HANDBUCH DER MEDIZINISCHEN RADIOLOGIE

ENCYCLOPEDIA OF MEDICAL RADIOLOGY

HERAUSGEGEBEN VON · EDITED BY

L. DIETHELM
MAINZ

O. OLSSON
LUND

F. STRNAD
FRANKFURT/M.

H. VIETEN
DÜSSELDORF

A. ZUPPINGER
BERN

BAND/VOLUME X

TEIL/PART 3

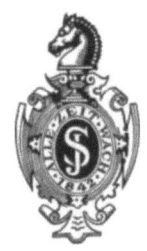

SPRINGER-VERLAG · BERLIN · GÖTTINGEN · HEIDELBERG · NEW YORK
1964

RÖNTGENDIAGNOSTIK DES HERZENS UND DER GEFÄSSE
TEIL 3

ROENTGEN DIAGNOSIS OF THE HEART AND BLOOD VESSELS
PART 3

VON · BY

I. BERGSTRAND · W. A. FUCHS · Å. GULLMO · E. LINDGREN
H. SCHEUNEMANN · J. SCHOENMACKERS · J. SCHRUDDE
S. I. SELDINGER · H. J. SIELAFF · H. VIETEN · E. VOGLER

REDIGIERT VON · EDITED BY

H. VIETEN
DÜSSELDORF

MIT 425 ABBILDUNGEN
WITH 425 FIGURES

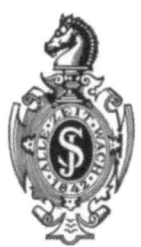

SPRINGER-VERLAG · BERLIN · GÖTTINGEN · HEIDELBERG · NEW YORK
1964

ISBN-13: 978-3-642-94895-4   e-ISBN-13: 978-3-642-94894-7
DOI: 10.1007/978-3-642-94894-7

© by Springer-Verlag Berlin · Göttingen · Heidelberg 1964

Library of Congress Catalog Card Number 64-17392

Softcover reprint of the hardcover 1st edition 1964

Vorwort

Die Röntgendiagnostik des Herzens und der Gefäße hat — in erster Linie infolge des Aufschwunges der Herz- und Gefäßchirurgie — in den letzten 20 Jahren an Bedeutung außerordentlich gewonnen. Die Ausbildung neuer und die Verfeinerung bereits früher bekannter Untersuchungsmethoden haben die diagnostischen Möglichkeiten in einem kaum geahnten Maße erweitert, so daß der heutige Umfang des Stoffes eine Dreiteilung des Bandes erforderlich machte, in dem die Röntgendiagnostik des Herzens und der Gefäße handbuchmäßig bearbeitet ist.

Der dritte Teil dieses Bandes liegt nunmehr vor. Er umfaßt die Röntgendiagnostik der Gefäße des kleinen Kreislaufs, der Abdominalgefäße (Aorta abdominalis und ihrer großen Äste, Pfortadergebiet und Vena cava inferior), außerdem die peripheren Arterien und Venen und schließlich die Gehirngefäße und das Versorgungsgebiet der A. carotis externa.

Wenn — dem Prinzip dieses Handbuches entsprechend — jeder Teilband in sich abgeschlossen sein soll, dann sind gewisse Überschneidungen mit anderen Bänden unvermeidbar. So wird natürlich gerade die Gehirnangiographie im Rahmen der Neuroradiologie eingehend abgehandelt; sie dürfte trotzdem auch in diesem Teilband nicht fehlen. Ähnliche Überschneidungen liegen aber auch bei anderen Gefäßbereichen in der Natur der Sache. So müssen, um nur noch ein Beispiel zu nennen, Kreislaufstörungen der Lunge sowohl hier als auch im Band über die Lungendiagnostik besprochen werden.

In dieser Tatsache sehen wir jedoch keinen Nachteil, eher vielleicht sogar einen Vorteil — vorausgesetzt, daß es gelingt, bei solchen Überschneidungen die jeweilige Bearbeitung dem Gesichtspunkt des betreffenden Bandes oder Kapitels nach Art und Umfang anzugleichen.

Allen Autoren dieses Bandes sind wir für die prompte Ablieferung ihrer Manuskripte zu großem Dank verpflichtet.

H. VIETEN

Düsseldorf, im Januar 1964

Preface

During the past twenty years the importance of diagnostic radiology in the study of the heart and blood vessels has increased concomittantly with the progress made in cardiovascular surgery. The development of new investigative methods, and the refinement of older ones, have led to an unprecedented expansion in this field. This has made it necessary to arrange the voluminous material in a three part volume. In this way, a comprehensive review of the roentgenology of the cardiovascular system in handbook form may be accomplished.

The third part of the volume is herewith presented and includes sections on the roentgenology of the pulmonary circulation, the abdominal vessels (aorta and its major branches, portal venous system and vena cava inferior), the peripheral vessels and the external carotid artery and its distribution.

The desire to adhere to the principal of a handbook requires that each volume be a complete entity. However, it is inevitable that some overlapping of the subject matter within other volumes will occur. Thus, cerebral angiography is presented in this volume although extensively described in the neuroradiology section. Similarly, vascular disorders of the lung are dealt with in this volume and are also presented in connection with pulmonary diagnosis. We feel this is necessary in order to maintain continuity of the material presented in each section.

We are indebted to all authors of this volume for their promptness in submitting the manuscripts.

H. VIETEN

Düsseldorf, January 1964

Inhaltsverzeichnis von Bd. X/3

Gehirn und Gesichtsschädel

A. Cerebral angiography. By E. Lindgren

Mitarbeiter von Band X/3 — Contributors to volume X/3

Dozent Dr. med. Ingemar Bergstrand, Röntgendiagnostisches Institut der Universitätskliniken, Lund (Schweden)

Dr. med. W. A. Fuchs, Zentrales Strahleninstitut der Universität und des Inselspitals Bern (Schweiz)

Dr. med. Åke Gullmo, Överläkare, Röntgenavdelningen, Lasarettet, Hässleholm (Schweden)

Professor Dr. med. E. Lindgren, Serafimerlasarettet, Hantverkargatan, Stockholm (Schweden)

Professor Dr. Dr. med. H. Scheunemann, Westdeutsche Kieferklinik der Medizinischen Akademie, Düsseldorf, Himmelgeisterstr. 152

Professor Dr. med. J. Schoenmackers, Pathologisch-Bakteriologisches Institut, Städtische Krankenanstalten, Aachen, Goethestraße

Dozent Dr. Dr. med. J. Schrudde, Leiter der Abteilung für plastische Chirurgie der Hautklinik an der Universität, Köln-Lindenthal

Dozent Dr. med. S. I. Seldinger, Centrala röntgenavdelningen, Karolinska Sjukhuset, Stockholm (Schweden)

Privatdozent Dr. med. H. J. Sielaff, Leiter der Röntgenabteilung der Medizinischen Universitätsklinik, Heidelberg, Bergheimer Str. 58

Professor Dr. med. H. Vieten, Direktor des Instituts für Medizinische Strahlenkunde der Medizinischen Akademie, Düsseldorf, Moorenstr. 5

Professor Dr. med. E. Vogler, Zentral-Röntgen- und Radiuminstitut, Landeskrankenhaus, Graz (Österreich)

Kleiner Kreislauf

A. Lungenarterien und Lungenvenen

Von

H. J. Sielaff

Mit 79 Abbildungen in 148 Teildarstellungen

I. Untersuchungsmethoden

1. Durchleuchtung

Für die Erfassung morphologischer Veränderungen der Lungengefäße stellt die Durchleuchtung nur eine grob orientierende Methode dar. Die rotierende Durchleuchtung ist jedoch grundsätzlich für die Beurteilung von Hilus- und Lungengefäßveränderungen Voraussetzung zur Durchführung der weiteren Untersuchungstaktik. Sie ist vor allem bei der Differentialdiagnose von Anomalien und Erkrankungen der Hilusregion und der herznahen Abschnitte der A. pulmonalis heranzuziehen. Häufig wird bereits durch dieses Verfahren die Diagnose entscheidend geklärt. Grobe Störungen und Veränderungen der Gefäßarchitektonik können meist erkannt werden, insbesondere dann, wenn eine sichtliche Diskrepanz zwischen Hilusstruktur und den peripheren Gefäßen besteht. So weist die Durchleuchtung häufig bereits auf lokale oder allgemeine Veränderungen der harmonischen Gefäßanordnung hin, liefert Beiträge zur Abgrenzung normaler von pathologischen Hilusstrukturen und erfaßt bis zu einem gewissen Grade verstärkte oder verminderte Durchblutung der Lungenperipherie. Darüber hinaus bildet das Verfahren bereits einen Teil der Funktionsdiagnostik des kleinen Kreislaufs; hierzu gehört vor allem die Untersuchung der herznahen Pulmonalarterienanteile auf pulsatorische Mechanismen. Eine wesentliche Verbesserung der Detailerkennbarkeit ermöglicht die Kombination der Feinstfocusröhre mit der Bildverstärkerröhre in bezug auf die Abgrenzung von Pulsationen der Pulmonalgefäße [FLEISCHNER (1957), GAY (1959)]. Die Überlegenheit der Bildverstärkerdurchleuchtung gegenüber der konventionellen Schirmbilddurchleuchtung für die Erfassung feiner pulsatorischer Bewegungen wurde in vergleichenden Untersuchungen von CSÁKÁNY, ALMOS u. VARGA (1961) eindeutig festgestellt.

2. Nativaufnahmen

Zur Dokumentation normaler und pathologischer Gefäßstrukturen sind zunächst Summationsaufnahmen in verschiedenen Ebenen heranzuziehen. Zur Lokalisation umschriebener gefäßbedingter Prozesse wird die übliche Fernaufnahme im dorso-ventralen Strahlengang durch Aufnahmen in den Schrägdurchmessern oder bei seitlichem Strahlengang ergänzt. Ungünstige Verhältnisse ergeben sich bei Bettaufnahmen im Sitzen oder Liegen, vor allem bei Schwerkranken mit akuten kardiovasculären Symptomen. Der Zwerchfellhochstand wirkt hierbei häufig diagnostisch störend und erschwerend. Hier ist die Anwendung einer transportablen Röntgenapparatur von Vorteil, um im Krankenzimmer orientierende Übersichtsaufnahmen anfertigen zu können. Schwierig sind hierbei seitliche Aufnahmen, die bei akuten Erkrankungen — beispielsweise Lungenembolien oder -infarkten — leider meist zu selten gemacht werden.

Aus den grundlegenden Arbeiten von v. DEHN (1910, 1934) und ASSMANN (1920) geht hervor, daß mit Hilfe der Summationsaufnahme bereits weitgehende Analysen der Lungengefäßstruktur erhoben werden können. STEINBACH, KEATS und SHELINE (1955) zeigten, daß das Summationsbild vor allem im schrägen Durchmesser geeignet ist, die Topographie der äußeren Venenstämme bis zu einem gewissen Umfang zu vermitteln. Hier sei auf die Anwendung der Hartstrahltechnik verwiesen. Auch die Röntgenvergrößerungsaufnahme mittels der Feinstfocusröhre erlaubt eine Verbesserung der Strukturanalyse insbesondere feiner peripherer Gefäßabschnitte [SEYSS (1954), TESCHENDORF (1958)].

3. Schichtaufnahmen

Die systematische Anwendung der Schichtaufnahmetechnik als den Patienten völlig schonende Methode ermöglicht bei Variation verschiedener Strahlengänge und Lagerungspositionen eine exakte morphologische Darstellung der Lungengefäße bis zu den Segmentbereichen. Wie BOGSCH (1958) hervorhebt, besitzt das Schichtverfahren größten diagnostischen Wert, wenn Kontraindikationen wie Jodempfindlichkeit oder sonstige Gründe vorliegen, die eine zusätzliche Pulmonangiographie verbieten. In überwiegendem Maße gelangt das *Längsschichtverfahren* zur Anwendung. Zu welch fruchtbaren und diagnostisch hervorragenden Ergebnissen die sachgerechte Durchführung der Tomographie im Bereich der Lungengefäße führen kann, haben insbesondere HORNYKIEWYTSCH und STENDER (1954/55), KOVÁTS u. ZSEBÖK (1959) und MACARINI u. OLIVA (1957) in ausführlichen eindrucksvollen Untersuchungsgängen unter genauer Schilderung der jeweiligen Technik gezeigt. Danach lassen Längsschichtaufnahmen die wichtigsten Veränderungen der Arterien und Venen der Lunge erkennen, die durch primäre oder sekundäre Gefäßprozesse infolge Erkrankungen des Lungenparenchyms oder durch Herzfehler verursacht werden. Arterien und Venen können bis zu einem Kaliberdurchmesser von 1 mm nachgewiesen werden. Sie sind sicher voneinander zu unterscheiden, wenn entsprechende Erfahrung und genaue Kenntnis der Röntgenanatomie der Lungengefäße vorhanden sind (KOVÁTS u. ZSEBÖK). Besonders empfohlen hat sich die Anfertigung von Simultan-Längsschichtaufnahmen in Einatmung bei Abständen von 0,5—1 cm in sagittalem und frontalem Strahlengang. Die Mehrzahl der Gefäße kommt hierbei gut und scharf zur Darstellung. Auf die Bedeutung der seitlichen Schichtaufnahmen in frontalem Strahlengang für die Lokalisation von Gefäßprozessen sowie zur topographischen Ausdeutung vor allem der größeren Abschnitte der Arteria und Vena pulmonalis haben KOVÁTS u. ZSEBÖK (1959) sowie LUZZATTI u. ROVELLI (1953) aufmerksam gemacht. Darüber hinaus sind auch *Strahlengänge in Schräglage* [GOVEA, AGUIRRE u. LEDO (1956)] sowie in schrägen Körperpositionen gegenüber der Vertikalachse erforderlich, um längere Gefäßstrecken von der Peripherie bis zum Hilusabgang bzw. zur Vorhofseinmündung technisch einwandfrei darstellen zu können. SCHULZE (1954/55) weist mit Recht darauf hin, daß nur eine sinnvolle Variierung des Strahlenganges das fragliche Teilobjekt nach Lage und Verlauf in größtmöglicher longitudinaler Ausdehnung zu erfassen vermag. Diagnostisch interessante Befunde ergeben sich bei der Anfertigung von Reliefbildern der Schichtaufnahmen mit Hilfe des Log-Etronic-Verfahrens [KOVÁTS u. ZSEBÖK (1959)]. Eine besondere technische Variante stellt auch die Kombination mit dem Pneumomediastinum [BOGSCH (1958)] dar, wobei sich vor allem die größeren Gefäßstämme der A. pulmonalis und der Lungenvenen plastisch abheben und sich von nicht gefäßbedingten Erkrankungen trennen lassen. Mit Hilfe des Längsschichtverfahrens ist die Abgrenzung normaler und pathologischer Strukturen des Gefäßbaumes bereits hinlänglich möglich. Besonderer Wert wurde in den letzten Jahren auf die Differenzierung der Lungenvenen gelegt [STECKEN (1957/59), THOMAS u. STECKEN (1961), GOVEA, AGUIRRE u. LEDO (1956) u.a.]. Die einzelnen Pulmonalvenen, ihr Verlauf, ihre topographische Anordnung und ihre Kaliber werden bei geeigneter Technik gut dargestellt. Eine besondere Indikation für die Schichtuntersuchung geben die Gefäßanomalien, insbesondere die zunehmend häufiger diagnostizierten Venektasien, Arteriektasien und arterio-venösen Lungenfisteln [STECKEN (1957/59), SCHULZE (1954)]. Vielfach werden Gefäßanomalien, die jahrelang unter der Diagnose eines parenchymatösen Prozesses laufen, erst mit Hilfe des Schichtverfahrens analysiert (STECKEN). Während somit im Bereich der zentralen und mittleren Gefäßabschnitte das Längsschichtverfahren sich als hervorragende diagnostische Methode bewährt hat, ist seine Strukturanalyse infolge zunehmender Absorptionsminderung durch die Abnahme der Gefäßkaliber zur Peripherie hin begrenzt und es gelingt kaum, jenseits der Aufzweigung der Lappengefäße in Segment- und Subsegmentarterien eine verläßliche Gefäßdiagnostik zu betreiben [HORNYKIEWYTSCH u. STENDER (1954/55)].

Das *Querschichtverfahren* [GEBAUER u. SCHANEN (1955), VALLEBONA (1948)] stellt vor allem die zentralen Abschnitte der Pulmonalarterien und die Einmündung der größeren Lungenvenen in den linken Vorhof dar und erfaßt darüber hinaus morphologische Veränderungen dieser Gefäßabschnitte, beispielsweise erweiterte Pulmonalarterien, Kalibervermehrung der Lungenvenen, Ektasie der Pulmonalarterien und Kaliberschwankungen der zentralen Abschnitte. MACARINI u. OLIVA (1957) haben dieses Verfahren zur Untersuchung der Vergrößerung des Hauptstammes der A. pulmonalis angewendet, ferner zur Differenzierung der großen Hilusgefäßäste und teilweise auch der Peripherie der Gefäßstämme des Lungenmantels. BOGSCH (1958) kombiniert das Verfahren mit der Pneumomediastinographie insbesondere zum Nachweis des rechten Hauptstammes der Pulmonalarterie. THOMAS u. STECKEN (1961) kommen auf Grund systematischer Verwendung des Querschichtverfahrens zu dem Ergebnis, daß mit seiner Hilfe bei pathologischen Veränderungen des unteren und oberen Venentrichters sowie im Bereich aller mehr horizontal verlaufender Gefäße eine Erweiterung der Aussagemöglichkeiten in Ergänzung zum Summations- und Längsschichtaufnahmeverfahren möglich ist.

4. Kymographie, Elektrokymographie

a) Kymographie

Während sich die Bildverstärkerkinematographie der Lungengefäße ohne Kontrastverfahren bislang kaum in die Routinediagnostik eingeführt hat, stellt die Flächenkymographie seit langem eine funktionsdiagnostische Methode dar, die bestimmte Aussagen über das pulsatorische Verhalten insbesondere der zentralen Lungengefäße erbringen kann. STUMPF wies 1936 bereits nach, daß die kleineren Lungengefäße kymographisch kaum erfaßbar sind und auch keine Eigenbewegungen aufweisen. Die Bedeutung der Flächenkymographie liegt in der Abgrenzung der nach THURN (1951) in der überwiegenden Mehrzahl vorkommenden Mitbewegung (Lokomotion) von der seltenen Eigenbewegung (Distention) der größeren Lungengefäße. FLEISCHNER (1958) spricht der Flächenkymographie eine diagnostische Mithilfe bei der Untersuchung der größeren Lungengefäße zu, um Pulsationen oder fehlende Pulsationen bei Verdacht auf Gefäßverschlüsse — insbesondere bei akuter Embolie — nachweisen zu können. SOSSAI (1959) kombinierte die Flächenkymographie mit der Angiokardiographie und nennt seine Methode Angiokardio-Kymographie. Zur Technik ist darauf hinzuweisen, daß heute Flächenkymogramme nicht nur mit Hilfe des voluminösen Flächenkymographen, sondern auch mittels spezieller Kymo-Kassetten am Durchleuchtungsgerät angefertigt werden können.

b) Elektrokymographie, Kinedensographie

Die als Elektrokymographie [HECKMANN (1952)] bzw. Kinedensigraphie [MARCHAL (1946)] bezeichnete Methode photoelektrischer Aufzeichnung der Pulsationen von Lungengefäßen ist ein sehr subtiles Verfahren zum Nachweis von Zirkulationsstörungen des kleinen Kreislaufs. So können die Randbewegungen bzw. die Dichteänderungen der A. pulmonalis und ihrer Äste aufgezeichnet werden. Für die Aufzeichnung der Bewegungen des Hauptstammes der A. pulmonalis wird eine leichte Drehung des Patienten in

Richtung der linken vorderen Schräglage empfohlen. Die Randkurven des linken Hauptstammes werden beim dorso-ventralen Strahlengang gewonnen. Die Gefäße des Lungenhilus und der Peripherie können mit einem zur Hauptrichtung der Arterienzweige senkrecht gerichteten Schlitz als Densogramme studiert werden. Auch die Pulsationen der Lungenvenen lassen sich aufzeichnen, wenn der Schlitz vertikal zwischen dem rechten Vorhofsbogen und dem Hilus angebracht wird [Karpati u. Eberle (1953)]. Mit Hilfe dieses Verfahrens ist somit auch die periphere Zirkulation der Lungen auf Grund von Dichteschwankungen kleiner Gefäße zu erfassen [Haubrich (1955), Karpati (1957), Kjellberg, Mannheimer, Rudhe u. Jonsson (1959), Kourilsky u. Marchal (1954), Marchal (1946), Rossi, Rustichelli u. Ferri (1957), Siedek, Wenger und Gmachl (1951)]. Marchal (1946) versuchte mit dieser Methode, die Zirkulationszeit der Lungen durch gleichzeitige Ableitung der zuführenden Arterie und abführenden Vene zu bestimmen. In der Peripherie gelingt ihm die Darstellung des „Lungencapillarpulses". Die Methode der Pulswellengeschwindigkeitsmessung des Pulmonalkreislaufs beruht auf der gleichzeitigen Ableitung der Pulsationen an der Pulmonalarterie des Hilus und an kleinen Lungenarterien der Peripherie bei einem Abstand der Meßpunkte von durchschnittlich 10 cm [Siedek, Wenger und Gmachl (1951)]. Gleichartige Untersuchungen führten Rossi, Rustichelli und Ferri (1957) sowie Luisada u. Fleischner (1949) durch.

5. Pulmonangiographie

a) Angiokardiographie, Kardio-Pulmonangiographie

Die Kontrastdarstellung der Lungengefäße ist heute wohl die umfassendste Methode zum Nachweis morphologischer und funktioneller Veränderungen im Bereich des kleinen Kreislaufs. Als ursprünglich verwendete Methode gilt die intravenöse Zufuhr von jodhaltigen Kontrastmitteln. So injizierte Salotti (1931) doppelseitig 20 cm^3 Kontrastmittel intravenös und erzielte brauchbare Lungenangiogramme; jedoch gelang erst Robb und Steinberg (1938/39) eine ausreichende Darstellung der Gefäße des kleinen Kreislaufs mit Hilfe der intravenösen Angiokardiographie. Dotter (1955/57) bevorzugt auch in jüngerer Zeit noch diese einfache Technik.

Eine bessere Kontrastierung der Lungengefäße wird mit Hilfe der Kardio-Pulmonangiographie nach Einführung des Herzkatheters [Forssmann (1929), Cournand u. Ranges (1941) und Kontrastmittelinjektion in den rechten Vorhof erzielt. So injizierte Forssmann 1931 erstmals Kontrastmittel in den rechten Vorhof und fertigte Angiogramme der Lungengefäße an. Zahlreiche Autoren folgten seinem grundlegenden Beispiel [Moniz, de Carvalho u. Lima (1931), de Carvalho, Moniz u. Saldanha (1932/33), Ravina, Sourice u. Benzaquen (1932), Conte u. Costa (1933), Guarini (1933), Hinault u. Desgrez (1936), Ravina, Cottenot, Sourice u. Lesauce (1936), Ameuille, Ronneaux, Hinault, Desgrez u. Lemoine (1936/37/38)]. Ausführliche Angaben über die technischen und methodischen Grundlagen dieses Verfahrens finden sich bei Abrams (1961), Kováts u. Zsebök (1959), Vieten (1958) sowie Werkö u. Kjellberg (1958) bzw. Kjellberg, Mannheimer, Rudhe u. Jonsson (1959). Im allgemeinen wird die Kardio-Pulmonangiographie unmittelbar nach dem Herzkatheterismus durchgeführt. Innerhalb von $^1/_2$—1 sec werden in der Regel 1,0—1,5 cm^3 bzw. ml vorwiegend 70%iger trijodierter Kontrastmittel pro Körpergewichtskilogramm durch den Katheter injiziert. Obgleich die modernen Kontrastmittel offensichtlich weitgehend komplikationslos vertragen werden, ist nach wie vor strenge Indikationsstellung zur Pulmonangiographie erforderlich. So berichtet Abrams (1961) über 29 Todesfälle bei 1076 Untersuchten und über schwere nicht tödlich verlaufende Zwischenfälle wie Hemiplegie, kardiovasculäre, respiratorische und cerebrale Störungen. Die Katheterlage muß sorgfältig vor der Injektion kontrolliert werden, in der Regel unter Herbeiziehung der Ventrikeldruckkurven des Herzkatheterismus. Kováts u. Zsebök (1959) weisen darauf hin, daß die 70%ige hypertonische Lösung ebenso wie andere hypertonische Lösungen zu Gefäßkrämpfen führen kann, wobei im Capillargebiet Störungen des Gasaustausches sowie reflektorischer Blutdruckabfall auftreten können.

Hierfür werden Angioreceptoren im Myokard und in der A. pulmonalis verantwortlich gemacht.

Mit Hilfe der modernen Blattfilm- und Rollfilmwechsler hat heute die für das Verfahren notwendige Schnellseriographie einen hohen Grad von Vollkommenheit erreicht, wodurch morphologische und funktionelle Veränderungen des kleinen Kreislaufs im Großfilmformat mit hohem Informationsgehalt hervorragend dargestellt werden können. Darüber hinaus erfaßt die insbesondere von Janker (1954) entwickelte Röntgenkinematographie Füllungsvorgänge des kleinen Kreislaufs noch vollkommener und trägt damit ergänzend wesentlich zur funktionellen Beurteilung bei. So weisen Teramo u. Gualdi (1955) auf die Bedeutung höherer Bildfrequenzen für diagnostisch wichtige Füllungsphasen, beispielsweise bei der Darstellung von Kollateralkreisläufen, hin. Auf weitere technische Einzelheiten kann in diesem Rahmen nicht eingegangen werden. Ergänzend seien nur folgende methodische Varianten erwähnt: 1. die simultane Angio-Kardio-Tomo- bzw. Stratigraphie [Lindemann (1950), Simonetti u. Gigante (1956), Franchebois, Pelissier, Colin u. Barjon (1956)]. Es handelt sich hierbei um die Kombination der Simultanschichtaufnahmetechnik mit der Kardio-Pulmonangiographie, ein Verfahren, welches zwar anatomisch sehr differenzierte Bilder ergibt, sich jedoch bislang kaum in die Routinediagnostik eingebürgert hat. 2. die Angio-Kardio-Kymographie von Sossai (1956), eine Kombination mit der Flächenkymographie. 3. Die Kombination der Angio-Kardiographie mit der Elektrokymographie [Sousa (1951)]. Ziedses des Plantes (1960) hat mit Hilfe des Subtraktionsverfahrens einen Weg gezeigt, kontrastgefüllte Gefäße von störenden Nachbarorganen weitgehend zu eliminieren, jedoch bezieht sich dieses Verfahren vorwiegend auf Angiographien des Schädels und der Extremitäten mit Überlagerung von Skeletanteilen.

b) Selektive Pulmonangiographie

Die Methode der Wahl zum Studium der Zirkulationsverhältnisse umschriebener Lungenabschnitte ist die als selektive Pulmonangiographie bezeichnete Kontrastmittelzufuhr nach Einführung des Herzkatheters in die Pulmonalarterien oder peripheren Lungenarterienäste. Auch hier sind die Untersuchungen von Forssmann (1931) grundlegend. Weitere Vorstufen waren Tierversuche von Bloch u. Zanetti (1933, 1935). Löffler führte 1943 die selektive Katheterangiographie bei Menschen vom Hauptstamm der A. pulmonalis aus durch. Das Verfahren von Jönsson, Brodén u. Karnell (1949) schloß sich an. Die wegweisende Entwicklung der selektiven Pulmonangiographie ist vor allem Bolt in Zusammenarbeit mit Forssmann, Rink, Stanischeff u. Zorn (1951, 1952, 1957, 1960, 1961) zu verdanken. Sie haben die Röntgenologie der peripheren ischämischen Zirkulationsstörungen des kleinen Kreislaufs wesentlich bereichert. Der Kontrastmitteldurchfluß durch die Strombahn der Lungensegmente läßt nicht nur morphologische Veränderungen direkt beobachten, sondern auch die Wirkungen der gestörten Struktur auf die Funktion abschätzen. Segment- und Subsegmentarterien stellen sich besonders kontrastreich mit genauer Gliederung ihres strukturellen Aufbaues und Nachweis der arteriellen, capillären und venösen Abflußphase dar. Der Schwerpunkt liegt in der Erkennung von Störungen der Lungendurchblutung. Nach Löhr (1959) bringt die arterielle Phase feinere Arterienverästelungen bis zu einer Größenordnung von etwa 1,2—0,15 mm Durchmesser zur Darstellung. Morphologische Gefäßveränderungen sind bis zu diesen Arterien- und Arteriolengrößen demnach noch nachweisbar. Für die Abgrenzung normaler von pathologischen Gefäß- und Parenchymveränderungen ist insbesondere der Nachweis der Capillarphase von ausschlaggebender Bedeutung. Unter dem selektiven Pulmonangiogramm im engeren Sinne versteht man die Kontrastdarstellung des Gefäßsystems einzelner Lungensubsegmente. Hierbei wird, einer Technik von Bell, Shimomura, Guthrie, Hempel, Fitzpatrick u. Begg (1959) bzw. Bell, Shimomura, Taylor u. Fitzpatrick (1959) folgend — der Cournand-Katheter Nr. 7 so weit vorgeschoben, bis er eine kleine Lungenarterie abdichtet und wie ein Keil (wedge) in ihr klemmend sitzt. Im amerikanischen Schrifttum wird dieser Mechanismus „wedge pulmonary arteriography (WPA)" genannt. Eine Terminologie von SEMISCH (1959) lautet „terminales Angiogramm". Es werden 2—3 ml 70%iges trijodiertes Kontrastmittel in tiefer Inspiration bei einem Druck von etwa 100 mm Hg injiziert. Das Kontrastmittel wird nicht durch Blut verdünnt und auch nicht wieder rasch ausgeschwemmt, so daß selbst Arteriolen bis zu 100 μ als Einzelgefäße erkannt werden. Die Capillaren bilden einen ebenfalls diagnostisch verwertbaren, mehr homogen angefärbten Hintergrund. SEMISCH nennt diesen Füllungsvorgang „stehendes Angiogramm". Erst nach Zurückziehen des Katheters und Wiederdurchblutung bzw. unmittelbar anschließender Auswaschung des Kontrastmittels mit 5—10 ml physiologischer Kochsalzlösung erfolgt der venöse Abfluß. BELL u. Mitarb. wendeten diese Methode 1957—1959 bei 53 Fällen von angeborenen und erworbenen Herzfehlern an. BOLT, FORSSMANN u. RINK verfügten bis 1957 über mehr als 2000 selektive Pulmonangiogramme, die anläßlich des Herzkatheterismus durchgeführt wurden. Sie sehen die Bedeutung der selektiven Angiographie in der Darstellung morphologischer Veränderungen des Lungenparenchyms und in der Möglichkeit, Rückschlüsse aus der funktionellen Struktur der Lungenstrombahn auf den Grad der Belastung des rechten Herzens zu ziehen. Das selektive Pulmonangiogramm hat vor allem für die Diagnostik der pulmonalen Hypertonie besondere Bedeutung. Darüber hinaus lassen sich spezielle Indikationen für die Lungenchirurgie festlegen und normales von funktionell geschädigtem Lungengewebe unterscheiden. Besondere Bedeutung hat die Darstellung „gesunden", nach einer Lungenresektion verbleibenden Lungenparenchyms zum Zweck einer exakten Aussage über die zu erwartende postoperative Funktionsleistung dieses Bereiches. Weitere grundlegende Ergebnisse der selektiven Pulmonangiographie stammen von SEMISCH (1959) sowie SEMISCH, GESSNER, KÖLLING u. WITTIG (1958), ferner von LÖHR, SCHOLTZE u. GRILL (1959) sowie MINETTO, ACTIS-DATO, ANGELINO u. GAMALERO (1955). Eine methodische Variante des Verfahrens, die temporäre Blockade der A. pulmonalis mit einem doppelläufigen Katheter, stammt von TORI u. PETRUCCI (1952). Hierdurch wird Kontrastmittel eingespart und eine längere Füllung der Gefäße in der Peripherie, dem „stehenden Angiogramm" entsprechend, erzielt. Ein besonderes Anwendungsgebiet des Verfahrens ist die Nachweismöglichkeit vasculärer Kurzschlüsse im Sinne von arterio-venösen Anastomosen [SEMISCH (1959), ZORN (1957)]. Neben dem Nachweis rein struktureller Veränderungen des Gefäßsystems handelt es sich somit auch um eine funktionsdiagnostische Maßnahme, die auch für therapeutische Eingriffe Bedeutung hat.

Unter den möglichen Komplikationen des selektiven Pulmonangiogramms sind vor allem lokale Lungeninfarkte im entsprechenden Subsegmentbereich zu erwähnen, die sich anschließend entwickeln können. BELL u. Mitarb. (1959) beobachteten derartige Infarkte bei zwei Patienten, die jedoch 5 bzw. 10 cm³ Kontrastmittel ohne anschließende Ausspülung mit physiologischer Kochsalzlösung erhielten. Auch bei zwei Patienten mit Mitralstenose fanden die Autoren klinisch Anzeichen des Lungeninfarktes. Ebenfalls in zwei Fällen berichteten GUARIENTI, LAPICCIRELLA, VECCHI u. SAETTI (1959) über Zeichen des Lungeninfarktes. Auch wir beobachteten zweimal bei Mitralstenose und pulmonaler Hypertonie im entsprechenden Subsegment typische Lungeninfarkte mit Parenchyminfiltration. Man darf jedoch annehmen, daß bei Beachtung der Vorsichtsmaßnahmen (schonende Injektion von 2—3 ml, anschließende Durchspülung mit physiologischer Kochsalzlösung) derartige Infarktkomplikationen wohl verhältnismäßig selten sein dürften.

Große Bedeutung für die Kenntnis der Veränderungen im Bereich der terminalen Lungenstrombahn hat die postoperative bzw. postmortale Pulmonangiographie gewonnen, die eine wesentliche Ergänzung zu den in vivo erhobenen Befunden bildet [BERRY (1935); BIRKELO u. BROSIUS (1938); BLASI u. CATENA (1957); FLEISCHNER (1959); HAMPTON u. CASTLEMAN (1940); FLORANGE (1960); GIESE (1957); HARRISON (1958); JUNGHANNS (1958); MEESSEN (1951); SHORT (1956); SUSSMAN u. FROST (1956); SCHOLTZE, KLINNER u. LÖHR (1957); SCHOENMACKERS (1950); SCHOENMACKERS u. VIETEN (1954); WOOD u. MILLER (1938)]. Hierüber wird im Abschnitt B gesondert von SCHOENMACKERS u. VIETEN berichtet.

c) Thorakale Aortographie

Für den Nachweis von pulmonalen Gefäßanomalien und kollateralen Versorgungs-
mechanismen von der Aorta aus hat die thorakale Aortographie zunehmende Bedeutung
erlangt. Man kann sich hierbei der Spätphase des Laevo-Kardiogramms und der anschließenden Aortendarstellung bedienen, jedoch sind hierbei die Befunde vielfach
unsicher und durch störende Gefäßabschnitte des kleinen Kreislaufs überlagert. Ungleich
bessere diagnostische Ergebnisse sind mit Hilfe der retrograden thorakalen Aortographie
zu erzielen. So heben FINDLAY u. MAIER (1951) die Bedeutung der Aortographie zum
Nachweis kongenitaler Anomalien mit Versorgung von Lungenlappen durch aberrierende
Pulmonalarterien oder ihrer Einzeläste von der Aorta aus hervor. AINSWORTH (1958)
sowie PISTOLESI u. SERVELLO (1959) erwähnen die Aortographie als Methode der Wahl
zum Nachweis sequestrierter von der Aorta aus durchbluteter Lungenabschnitte, wobei
das Verfahren erhebliche differentialdiagnostische Beiträge zu leisten vermag. Darüber
hinaus liefert die Aortographie den Nachweis des kollateralen Netzwerkes der Bronchialarterien bei einer Anzahl von kongenitalen Anomalien des Herzens und der großen Gefäße,
insbesondere bei peripheren Pulmonalstenosen sowie Hypo- und Aplasie der Pulmonalarterien bzw. ihrer Äste [WHYMAN (1954), ARVIDDSON, KARNELL u. MØLLER (1955), TERAMO
u. GUALDI (1955), JANIN (1960)]. SPRUNT, PETERS u. HOLDER (1959) erbrachten tierexperimentell den Nachweis der kompensierenden Bronchialzirkulation mittels Aortographie als Folge von Ligaturen der A. pulmonalis. Auch die postoperative Bronchial-
arteriographie zeigt die Bedeutung der Anastomosen zwischen A. bronchialis und pulmonalis [DAUSSY u. ABELANET (1955), FLORANGE (1960)]. Die Bedeutung der postmortalen Angiographie des kleinen Kreislaufs zum Nachweis der Anastomosen wird im
Abschnitt B von SCHOENMACKERS u. VIETEN gesondert erläutert.

II. Normale und pathologische Anatomie der Lungengefäße

1. Normale Anatomie

Durch die gezielte Anwendung der Tomographie und Pulmonangiographie einschließlich der selektiven Darstellung verschiedener Gefäßabschnitte ist eine Röntgenanatomie
der Lungengefäße geschaffen worden, die eine weitgehend vollkommene Strukturanalyse
in vivo erlaubt. Darüber hinaus hat auch die postmortale Angiographie unsere Kenntnisse
über die anatomischen Befunde des Lungengefäßbaumes sehr wesentlich bereichert.
Bezüglich der systematischen und topographischen Anatomie der Lungengefäße muß auf
die entsprechenden Lehrbücher der Anatomie verwiesen werden. Zum Verständnis der
normalen Anatomie und Physiologie der Lungengefäße sowie der Entwicklung von Erkrankungen des Gefäßsystems und ihrer röntgenologischen Analyse ist jedoch die Kenntnis
der mikroskopischen Anatomie unentbehrliche Voraussetzung. Es handelt sich hierbei
im engeren Sinne um eine funktionelle Anatomie, die vor allem im Bereich der präcapillaren
Abschnitte von entscheidender Bedeutung zur Regulierung physiologischer und pathophysiologischer Mechanismen ist. Anatomie und Physiologie haben hier naturgemäß
engste Berührungspunkte. Vorwegnehmend sei auf die grundlegenden Arbeiten von
TÖNDURY u. WEIBEL (1958) sowie WEIBEL (1959) und von v. HAYEK (1951) hingewiesen.
Eine umfassende Übersichtsarbeit, aus der die Bedeutung der funktionellen Anatomie
unter Hinweis auf zahlreiche Einzelarbeiten hervorgeht, stammt von FISHMAN (1961).
Danach enthalten die großen Lungenarterien und -venen elastische Strukturen, in welchen
glatte Muskeln offenbar an elastischen Fasern ansetzen. Bei den großen Lungenvenen
scheinen Teile der linken Vorhofmuskulatur in die Venenansätze hereinzuwachsen. Im
prä- und postcapillaren arteriellen und venösen Lungengefäßbereich ist jedoch eine entscheidende Reduktion glattmuskulärer Elemente histologisch unverkennbar. So findet
sich vor allem ein deutlicher Unterschied zwischen den kleinen Lungenarterien und denen
gleichen Kalibers im Bereich des großen Kreislaufs. Das präcapillare Lungengefäß hat
ebenso wie das postcapillare eine dünne Wand, nur im präcapillaren findet sich eine dünne

Schicht glatter Muskulatur, im postcapillaren Venenabschnitt ist kein glatter Muskel nachzuweisen. Präcapillare Gefäße des großen Kreislaufs enthalten jedoch ein dickes Netz von glatter Muskulatur, so insbesondere die Arteriolen mit Durchmessern von 300—400 μ. Nach Töndury u. Weibel (1958) haben prä- und postcapillare Lungengefäße im Durchschnitt 125—150 μ Durchmesser. Während präcapillare Arteriolen noch deutliche glatte Muskelelemente in der Wandung aufweisen, fehlen diese bei der Venole weitestgehend, letztere scheint demnach für die Konstriktion kaum in Betracht zu kommen. Erst Lungenvenen mit Lumina von mehr als 150 μ weisen wiederum ein besser organisiertes glattmuskuläres Netz auf und ähneln damit eher den arteriellen Gefäßen etwa gleicher Größe. Während indes Arteriolen des großen Kreislaufs von etwa 20 μ Durchmesser noch Elemente glatter Muskulatur aufweisen, sind in den unmittelbar präcapillar gelegenen Arteriolen der Lunge keine glattmuskulären Elemente mehr nachweisbar [Töndury u. Weibel (1958)]. Zur funktionellen Regelung des Lungenkreislaufs sind nach Fishman (1961) folgende Vorbedingungen notwendig: 1. Der glatte Gefäßmuskel ist eine Voraussetzung für die Vasoconstriction und Dilatation. 2. Während der Vasoconstriction sind die kleinen muskelenthaltenden Gefäße der Ort des gesteigerten Widerstandes. 3. Sind die dickwandigen muskulären Gefäße eines bestimmten Durchmessers mehr zur Konstriktion und weniger zur passiven Distension geeignet. Sie leisten demnach mehr Strömungswiderstand als dünne Gefäße derselben Durchmesser.

Soweit die neurohistologischen Methoden bisher eine Beurteilung erlauben, sind folgende Ergebnisse über den Nachweis vasomotorischer Nerven der Lungengefäße gewonnen worden: 1. Die Bronchialarterien sind stärker innerviert als die übrigen Lungengefäße. 2. Die größeren Lungengefäße, d.h. Arterien und Venen, sind reicher innerviert als die kleineren. 3. Die arterielle Bahn des Lungengefäßbaumes ist stärker innerviert als die venöse. 4. Die kleinen intrapulmonalen Venen scheinen geringer mit Nervenendigungen versorgt zu sein als die kleinen präcapillaren Gefäße. Diese Ergebnisse reihen sich indes harmonisch denen der funktionellen Anatomie glattmuskulärer Gefäßelemente an.

Ein für pathologische Prozesse des Parenchyms und der Lungengefäße sehr wichtiger funktioneller Mechanismus ist das Vorhandensein arterio-venöser pulmonaler und arterio-arterieller bzw. arterio-venöser broncho-pulmonaler Anastomosen. In normalen Lungen fanden sowohl v. Hayek (1951/53) als auch Weibel (1959) keine oder kaum arterio-venöse und broncho-pulmonale Anastomosen. Sie scheinen demnach zumindest in der normalen Lunge sehr selten vorzukommen. Auf den Nachweis und die Bedeutung der Anastomosen bei pathologischen Prozessen wird noch zurückzukommen sein. Hier ist vor allem auf die Untersuchungen von v. Hayek (1951/53) hinzuweisen.

Durch die grundlegenden Untersuchungen von Assmann (1920) wurde bereits klargestellt, daß das überwiegende anatomische Substrat der röntgenologisch nachweisbaren „Lungenzeichnung" den Lungenarterien und -venen zuzuordnen ist. Die röntgenologischen Kriterien der normalen Lungengefäßstruktur sind auch bereits weitgehend aus dem Summationsbild zu entnehmen. Allerdings weist Teschendorf (1958) darauf hin, daß gerade die Beurteilung des Normalzustandes der Hilus- und Lungengefäße und ihre differentialdiagnostische Abgrenzung von kranken Gefäß- und Parenchymprozessen eine der schwierigsten und verantwortungsvollsten Aufgaben des Röntgenologen darstellt. So wird sich jeder Röntgenologe letztlich auf Grund eigener intensiver Erfahrung ein Bild prägen müssen, wo die Grenzen zwischen Normalem und Pathologischem im Summationsbild liegen und welche weiteren diagnostischen Maßnahmen heranzuziehen sind. Besonders die Differentialdiagnostik des Hilusgebietes, das sich aus Bronchien, Lungenarterien, Lungenvenen und Lymphknoten zusammensetzt, kann sehr schwierig sein. Der rechte Hilus ist meist deutlicher und umfassender dargestellt als der linke, der bei dorsoventralem Strahlengang in der Regel teilweise vom Herzen überdeckt wird. Rechtsseitig sind die Verzweigungen der A. pulmonalis im Summationsbild daher meist besonders gut abzugrenzen. Kennzeichnend für eine normale Gefäßstruktur ist hier, daß zwischen den Verzweigungen der A. pulmonalis und dem rechten Herzrand ein parenchymbedingter Zwischenraum besteht. Die hierdurch bereits auf der Summationsaufnahme bedingte

Abgrenzungsmöglichkeit des rechten Hauptstammes der A. pulmonalis und seiner Verzweigungen in die Lappenarterien hat bereits frühzeitig zu vergleichenden Messungen der Gefäßweite im Nativbild, später auch im Angiogramm geführt. Hier sind Untersuchungsergebnisse von ASSMANN (1920), DIETRICH (1927), SCHWEDEL u. EPSTEIN (1936) sowie HORNYKIEWYTSCH u. STENDER (1953/55) zu nennen. Danach beträgt der normale Durchmesser der A. pulmonalis in Höhe des Abganges des Truncus medius von der Segmentarterie zum oberen Segment des Unterlappens zwischen 9 und 15 mm. ASSMANN fand Durchschnittswerte von 11—14 mm im Bereich der den rechten Hilus formierenden Pulmonalarterie. Pathologische Werte bezeichnete er bereits ab 15 mm Durchmesser. Angiographisch sind die Meßergebnisse naturgemäß sehr viel genauer und ergiebiger zu verwerten. Nach Untersuchungsbefunden von BELCHER, CAPEL, PATTINSON u. SMART (1957) ergaben sich am Hauptstamm der A. pulmonalis Werte zwischen 22 und 41, im Mittel 30,7 mm, in der rechten Pulmonalarterie 24,6 mm, desgleichen in der linken, in den Lappenarterien der Oberlappen Werte von 10—12,2, in den Unterlappenarterien Werte zwischen 17 und 19 mm, in den Lappenarterien zweiter Ordnung Werte zwischen 11,2 und 12,7 mm. Bemerkenswert ist, daß die Autoren zwischen angiographischen und postmortalen Untersuchungen grundsätzlich Übereinstimmung der Meßergebnisse fanden. Die Meßergebnisse von DOTTER (1961) sowie DOTTER u. STEINBERG (1949) beinhalten Durchschnittswerte von 23,4 mm im Bereich der rechten Pulmonalarterie und entsprechen damit den Ergebnissen der vorgenannten Autoren. Selbstverständlich beziehen sich die angegebenen Durchschnittswerte auf das mittlere Erwachsenenalter der Normalfälle, während die unteren und oberen Grenzwerte sich auf Untersuchungen von Kindern und älteren Personen sowie auf pathologische Veränderungen beziehen. DOTTER u. STEINBERG haben beispielsweise Altersspannen zwischen 5 und 60 Jahren vergleichend ausgewertet.

Bei der weiteren Gliederung der Röntgenanatomie des Lungengefäßsystems erscheint es zweckmäßig, Lungenarterien, Lungenvenen und den Bereich der terminalen Strombahn einzeln abzuhandeln. Dabei ist Bezug zu nehmen auf die deskriptive bzw. topographische Anatomie der einzelnen Gefäßabschnitte und die allgemeine Angioarchitektonik des Systems. Folgen wir Untersuchungen von BROWN, McCARTHY u. FINE (1939), so ist der Hauptstamm der A. pulmonalis etwa 6 cm lang und 3 cm breit. Er beginnt am oberen Ende des Infundibulum und wendet sich dorsal und cranialwärts zur Konkavität des Aortenbogens, wo er sich teilt, um die rechte und linke Pulmonalarterie zu bilden. Im dorso-ventralen Durchmesser variiert die Länge des Conus je nach vertikalem oder transversalem Typ des Herzens. Bei den Kindern ist der normale Conus gewöhnlich stärker prominent. Bei seitlichem Strahlengang erstreckt sich der Hauptstamm aufwärts und dorsalwärts parallel zum Aortenbogen. Die linke Pulmonalarterie verläuft nach dorsal und caudal, bevor sie in die linke Lunge eintritt. Im linken Schrägdurchmesser findet sich das Aortenfenster und die rechte Pulmonalarterie im vorderen Anteil dieses Bereiches. Im rechten Schrägdurchmesser ist der Hauptstamm gewöhnlich gut abzugrenzen. Weitere ausführliche Arbeiten über die topographisch-deskriptive Röntgenanatomie der A. pulmonalis stammen von SCHWEDEL u. EPSTEIN (1936), HEIM DE BALSAC (1954), CHATTON u. MALEKI (1947), WÓJTOWICZ (1958) und COOLEY u. SLOAN (1957). Danach kann mit Hilfe des konventionellen Durchleuchtungs- und Aufnahmeverfahrens in den verschiedenen Durchmessern die A. pulmonalis bis zu einem gewissen Grade lokalisiert werden. Sie bildet im dorso-ventralen Strahlengang den oberen Rand des zweiten linken Bogens, der Hauptstamm bzw. Conus pulmonalis dagegen den unteren Rand. Der Hilus besteht hauptsächlich aus der Bifurkation der A. pulmonalis, der rechten und linken Lungenarterie und deren Ästen. Die A. pulmonalis verläuft im Hilus hauptsächlich nach vorne und hinten und erzeugt dadurch das eigentliche Absorptionssubstrat des Hilus, weil die Lungenvenen mehr rechtwinklig zum Strahlengang verlaufen. Im ersten Schrägdurchmesser läßt sich der Hauptstamm und die linke Lungenarterie darstellen. Die A. pulmonalis selbst kann in drei Teile eingeteilt werden: am unteren Mediastinum verläuft sie transversal, bei ihrem Eintritt in den Hilus teilt sie sich rechts und links verschieden auf: rechts verläuft sie vor dem Unterlappenbronchus, unmittelbar oberhalb des Ursprungs vom Oberlappenbronchus. Dann steigt sie abwärts und verteilt sich entsprechend. Links beschreibt sie fast vertikal einen Bogen von vorne nach hinten und leicht schräg nach aufwärts, so daß sich eine nach unten konkave Öffnung ergibt, die sattelartig den Hauptbronchus und Oberlappenbronchus umgreift. Damit existieren vier arterielle Stämme, die auch im Schichtbild nachgewiesen werden können [CHATTON u.

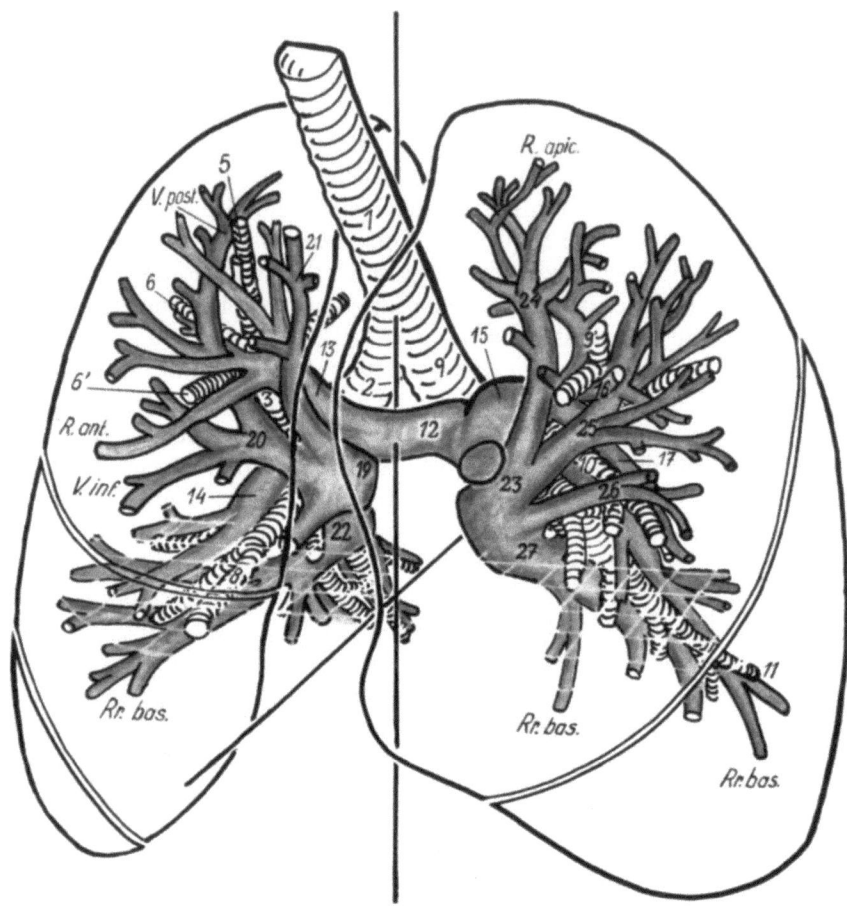

Abb. 1. Schematische Darstellung der Lungenarterien und -venen und ihrer topographischen Beziehung zum Bronchialbaum (nach KÓVÁTS-ZSEBÖK)

1 Trachea; *2* Bronchus dexter; *3* Bronchus lobi sup. dext.; *4* Bronchus intermedius ist bedeckt durch den Truncus sup. venae pulm.; *5* Bronchus apicalis; *6* Bronchus axillaris; *6'* Bronchus anterior; *7* Bronchus lobi medii; *8* Bronchus medialis; *9* Bronchus sinister; *9'* Verzweigung des Br. lobi sup. sin; *10* Bronchus lingulae; *11* Bronchus basalis post.; *12* Art. pulm. dext.; *13* Art. pulm. sup. dext.; *14* Art. pulm. inf. dext.; *15* Art. pulm. sin.; *16* Art. antero-lat.; *17* Art. lingulae; *19* Truncus sup. venae pulm. dext.; *20* Vena postero-inf.; *21* Vena apico-ant. dext.; *22* Truncus inf. venae pulm. dext.; *23* Vena pulm. sup. sin.; *24* Vena apico-post. sin.; *25* Vena antero-lat.; *26* Vena lingulae.; *27* Vena pulm. inf. sin.

MALEKI (1947)]. Eine sehr genaue Strukturanalyse und deskriptive Röntgenanatomie mit Hilfe aller zur Verfügung stehender moderner Spezialverfahren stammt von KOVÁTS u. ZSEBÖK (1955/59). Die Autoren beschäftigen sich insbesondere mit der Definition des Hilus bzw. der Lungenpforte. Auf typischen dorso-ventralen Summationsaufnahmen findet sich der Lungenhilus im allgemeinen in der Höhe der parasternalen Teile der 2.—4. Rippe und auf der linken Seite meistens etwas höher. Bei der Analyse der Lungenpforte und der großen Gefäße sind rechtsseitig von oben nach unten der Rand des oberen Mediastinum, die V. anonyma dextra und die V. cava cranialis abzugrenzen. Mitunter — insbesondere auf der Schichtaufnahme — ist der rechte Stamm der V. azygos zu erkennen. Die einzelnen Arterien- und Venenäste der Hilusregion sind im Summationsbild schwer voneinander zu differenzieren; am besten ist der in den Mittellappen führende Ast der A. pulmonalis erkennbar. Auch der untere Stamm der V. pulmonalis ist durch seinen fast horizontalen Verlauf verhältnismäßig gut abzugrenzen. Linksseitig findet sich von oben nach unten die V. anonyma sinistra, die A. subclavia, danach der Bulbus des Arcus aortae und basal von ihm der Stamm der A. pulmonalis. Die Abschnitte des linken Herzens schließen sich an. Die Gebilde der linken Lungenpforte sind zum großen Teil von Herz und Aorta descendens überdeckt. Nur die linke A. pulmonalis läßt sich scharf abgrenzen, sowie die Partie des oberen Stammes der V. pulmonalis. Auch obige Autoren weisen auf die Bedeutung der Projektion im 1. und 2. Schrägdurchmesser hin.

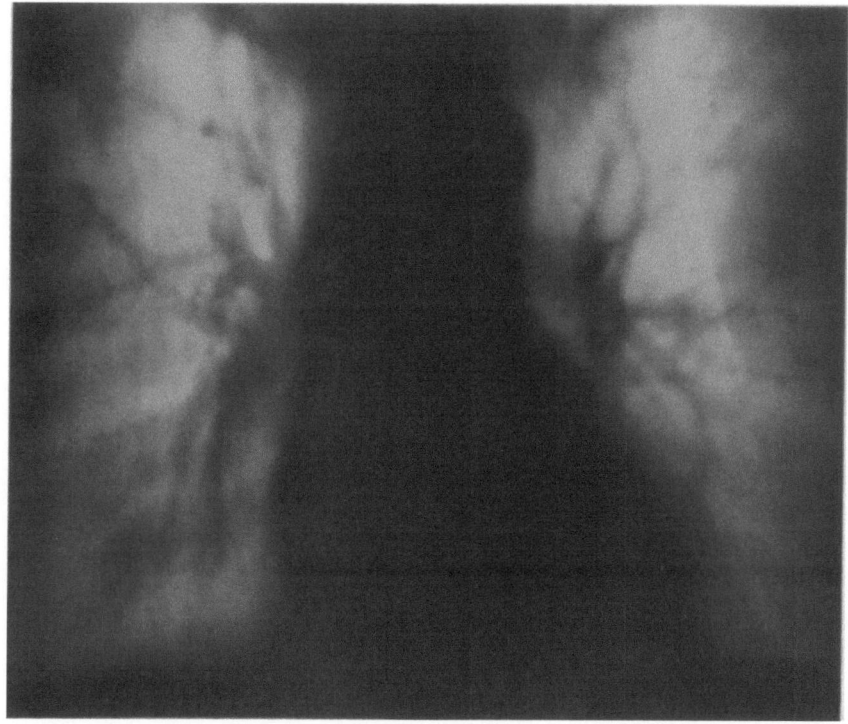

Abb. 2. Übersichts-Schichtaufnahme normaler Lungengefäße (Schichttiefe 12 cm von dorsal)

Wie ihre Gefäßanalysen mittels Skizzen zeigen, ist die Darstellung einzelner Gefäßabschnitte in den einzelnen Strahlengängen durchaus möglich. Einen additiven Faktor für die Gestaltung des Summationsbildes der Lungenzeichnung insbesondere im Hilusbereich bilden außerdem die lymphatischen Organe. Die Untersuchungen von KOVÁTS u. ZSEBÖK zeichnen sich des weiteren durch eine genaue topographische Analyse sämtlicher Arterien und Venen in verschiedenen Schnitten und Projektionsrichtungen aus. Im Vordergrund steht die röntgenanatomische Analyse einzelner Gefrierschnitte (Längsschnitte) des Thorax. Es zeigt sich, daß das Schichtaufnahmeverfahren in vivo eine weitgehende Übereinstimmung mit den anatomischen Schnitten erbringt. Eine vergleichend anatomische Strukturanalyse des Lungengefäßsystems wurde ferner von HERRNHEISER u. KUBAT (1951) unternommen. Hierbei bildeten präparativ-anatomische Arbeiten an der Leiche die Grundlage für die Systematik der Lungengefäße.

Röntgenmorphologische Grundlagen über die Angioarchitektonik des Lungengefäßsystems, insbesondere der arteriellen Verzweigungen, wurden mit Hilfe der Arteriographie vereinzelt vor etwa 20 Jahren geschaffen [AMEUILLE, RONNEAUX, HINAULT u. DESGREZ (1938); LÖFFLER (1946)]. Es zeigte sich dabei, daß die als „vermehrte Strangzeichnung" der Lunge häufig angesprochene pathologische Strukturierung lediglich durch besonders deutlich abgebildete Blutgefäße verursacht wird, wobei allerdings eine verstärkte Zirkulation, insbesondere bei postinfektiösen und abklingenden entzündlichen Parenchymerkrankungen, nicht von der Hand zu weisen ist. Eine umfassende Analyse des Lungengefäßsystems entstand indes erst durch die fruchtbare Kombination der Tomographie und Pulmonangiographie [Brown, McCarthy u. Fine (1939); Hornykiewytsch u. Stender (1953—1955); Macarini u. Oliva (1957); Heim de Balsac (1954); Lodge (1946); Kováts u. Zsebök (1955), Delherm, Devois u. Rullière (1939)]. Beide Untersuchungsmethoden stimmen darin überein, daß die Blutgefäße, die von den Pulmonalarterien entspringen, sich in harmonischer Gliederung mit allmählicher gleichmäßiger

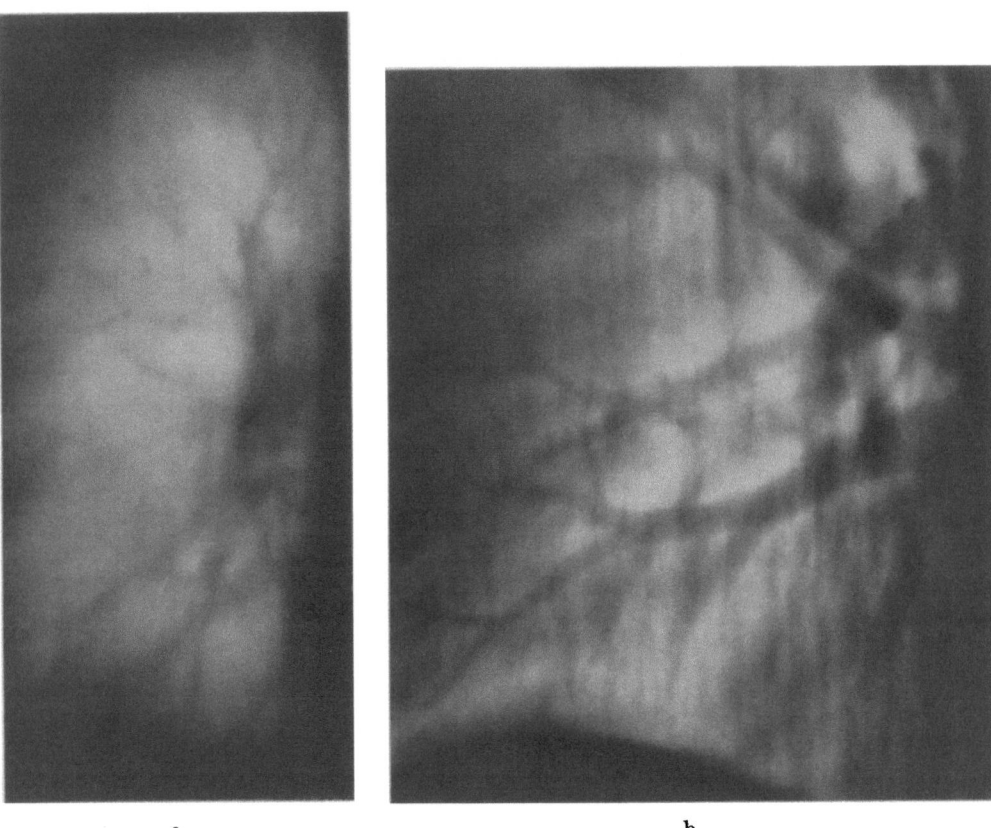

a   b

Abb. 3a u. b. Teilschichtaufnahmen der rechten Lunge. Differenzierung von Ästen der A. und V. pulmonalis

Verringerung des Kalibers vom Hilus zur Peripherie hin verzweigen. Die einzelnen arteriellen Äste zeigen deutliche Dehnbarkeit und ihr Volumen steht in Beziehung zu Veränderungen des intrathorakalen Druckes bzw. zu den Atembewegungen [Brown, McCarthy u. Fine (1939)]. Wie Karpati (1957) zeigt, hat jedoch jede Lunge einen individuellen Grundwert der Gefäßzahl bzw. der Gefäßdichte und es bestehen auch durchaus Varianten im Bereich der Segmentarterien mit unterschiedlichen individuellen Kalibern, die auch abhängig vom Füllungsgrad und der Körperstellung sowie der Atemfunktion sind. Somit hängt die Angioarchitektonik der Lungen ab von Größe und Form des Brustkorbes, dem Luftgehalt der Lungen und Kompressions- und Verlagerungsfaktoren. Unter Verzweigung versteht man nach Karpati die Stelle, an der sich ein Stammgefäß in zwei gleichwertige Gefäße aufteilt. Diese Aufteilung kann mit den Spezialmethoden bis zu einem Kaliber von etwa 1 mm verfolgt werden. Als Verzweigungswinkel ist der Winkel an der Gabelung gleichwertiger Gefäße zu definieren, wobei für den Normalfall gilt, daß die Winkel weitgehend konstant sind. Bei vermindertem Luftgehalt bzw. extremer Ausatmung sind die Verzweigungswinkel und die Gefäßlänge im allgemeinen verkleinert, bei vermehrtem

Luftgehalt bzw. maximaler Inspiration sind die Verzweigungswinkel und die Gefäßlänge meistens vergrößert. Derartige Varianten der Gefäßarchitektonik sind bereits bei der Durchleuchtung bzw. im Summationsbild entsprechend den Atemphasen gut bekannt.

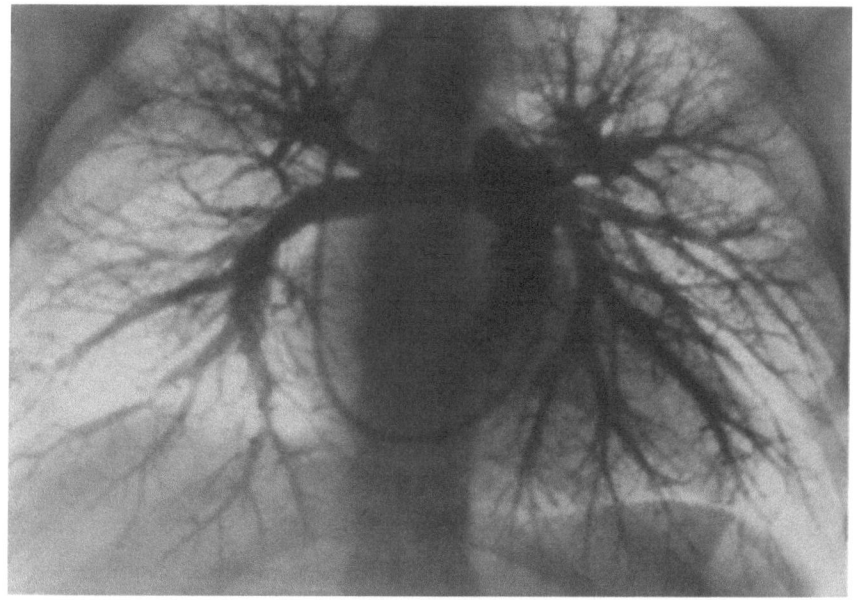

a

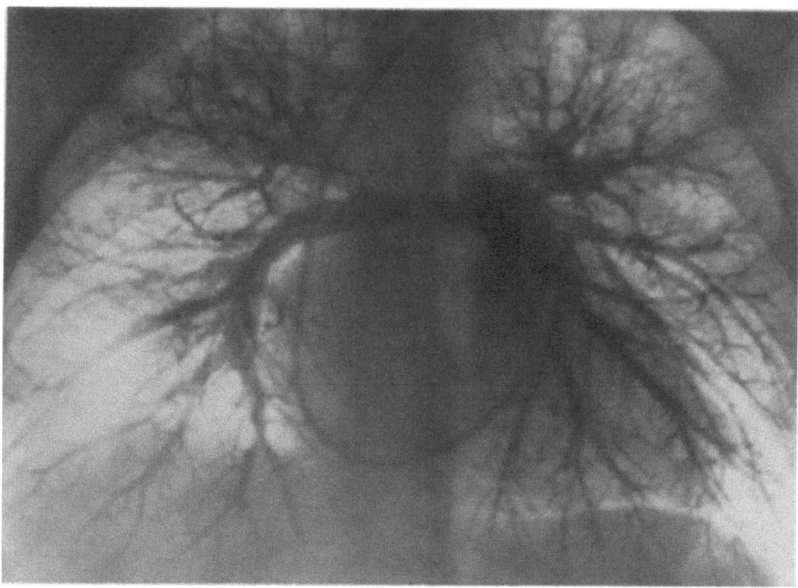

b

Abb. 4a—h. Selektives Pulmonangiogramm. Reiche Gliederung der Lungengefäße. Bildfrequenz 6/sec. a, b Bild 4 und 8, arterielle Phase. c, d Bild 12 und 16, spätarterielle und capilläre Phase. e, f Bild 19, venöse Phase, Darstellung der in den linken Vorhof einmündenden Lungenvenen in beiden Ebenen. g, h Bild 20, Darstellung der späten venösen Phase in beiden Ebenen. Lävo-Kardiogramm, Aortenfüllung

So hängt die Gefäßdichte ab vom Abstand gleichwertiger Gefäße voneinander, bedingt durch Größe der Verzweigungswinkel, Abstand der einzelnen Verzweigungen und Astabgänge und durch Gefäßdurchmesser und Gefäßlänge. Eine groß angelegte Analyse des

Lungengefäßsystems mittels der Tomographie stammt von HORNYKIEWYTSCH u. STENDER (1953/55). Danach lassen sich Arterien und Venen sicher voneinander trennen. Der Lungenlappen wird in drei Gebiete aufgeteilt: 1. Lappenwurzel, 2. Lappenkern, 3. Lappenmantel. Die Arterien des Lappenkernes lassen verschiedene Aufzweigungstypen: Baumtyp,

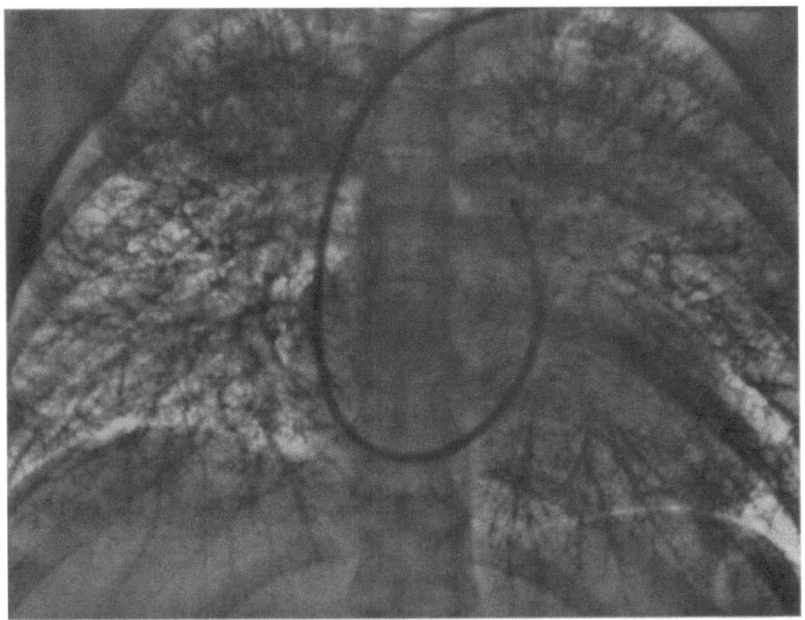

Abb. 4 c

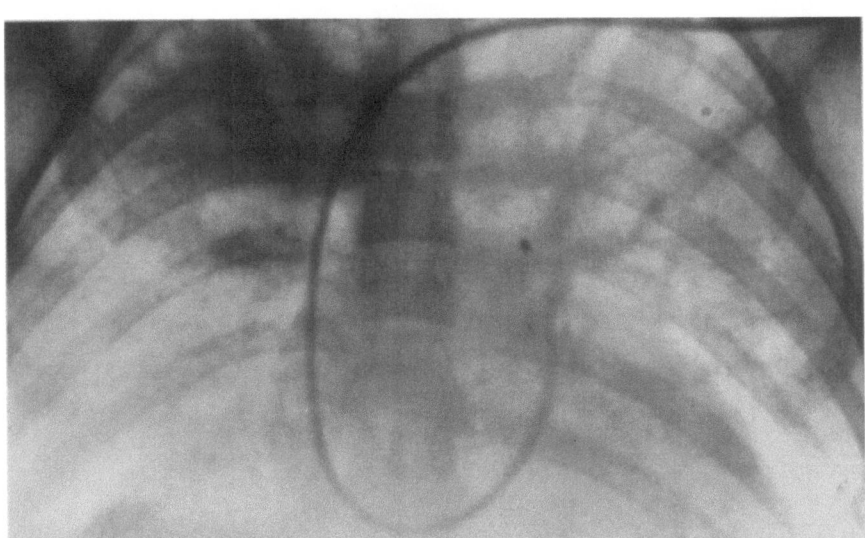

Abb. 4 d

Strauchtyp, Mischtyp, erkennen. Im Prinzip besteht eine weitgehende Übereinstimmung der Versorgungsgebiete der primären Bronchien und Arterien. Gefäßvarianten werden jedoch nicht selten beobachtet. Hierauf weisen vor allem CORY u. VALENTINI (1959) hin, die 524 Lungen und Lungenlappen postoperativ untersuchten. Insbesondere betonen die Verfasser, daß man an dem für seine mannigfachen arteriellen Varianten bekannten linken Oberlappen die Anordnung der Segmentarterien nicht immer genau bestimmen kann. Ebenso weist LODGE (1946) auf die möglichen Varianten des Normalen hin. Auch KOVÁTS u. ZSEBÖK beschreiben die verschiedenen Hauptverzweigungstypen des Arteriensystems, den „magistralen" und den „zerstreuten". Ersterer Typ ist in 20%, letzterer in 60%, Übergangsformen sind in etwa 20% vertreten. Als magistraler Verzweigungstyp ist die Form zu bezeichnen, bei welcher im Verhältnis zum Kaliber des Hauptastes die sich abzweigenden Nebenäste von bedeutend geringerem Durchmesser darstellen.

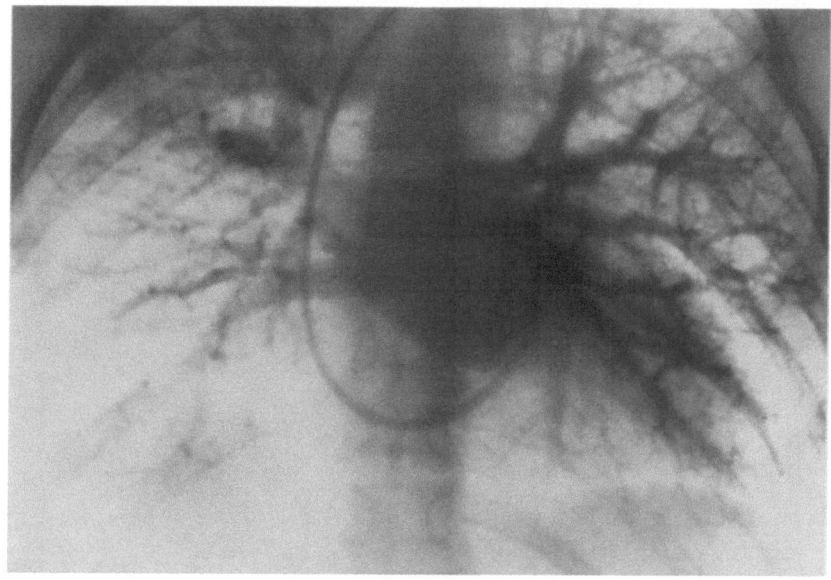

Abb. 4e

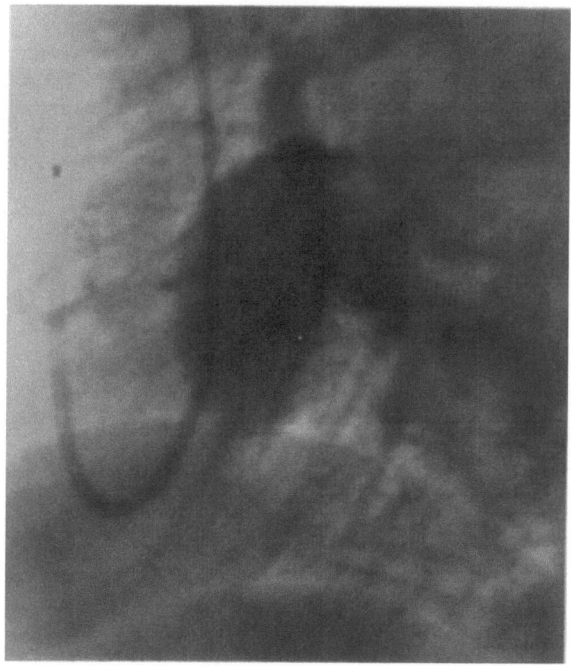

Abb. 4f

Als zerstreuter Typ gilt jene Verzweigungsform, bei welcher der Durchmesser der Nebenäste mit dem des Stammes fast völlig übereinstimmt. Beim ersten Typ kann die A. pulmonalis bis zu den äußersten Endzweigen verfolgt werden. In diesen Fällen gehen die Hauptzweige von ihrem Stamm ab, so daß man eine typische Magistrale erhält. Beim zerstreuten Typ zerfällt die A. pulmonalis gleich nach ihrem Eintritt in die Lunge in Zweige erster Ordnung, weshalb der Hauptstamm der A. pulmonalis sich schnell verliert.

Der vollkommene magistrale Typus kommt als Regel der asthenischen Konstitution zu. Gar nicht selten findet sich bei derselben Person der eine Typus rechts, der andere links. Auf diese verschiedenen Typen haben bereits DEHN (1910, 1934) sowie DEHN u. TROITZ-KAJA-TREGUBOVA (1933) in früheren Arbeiten hingewiesen. Eine ausführliche Schilderung der verschiedenen Verzweigungstypen findet sich ebenfalls bei KOVÁTS u. ZSEBÖK.

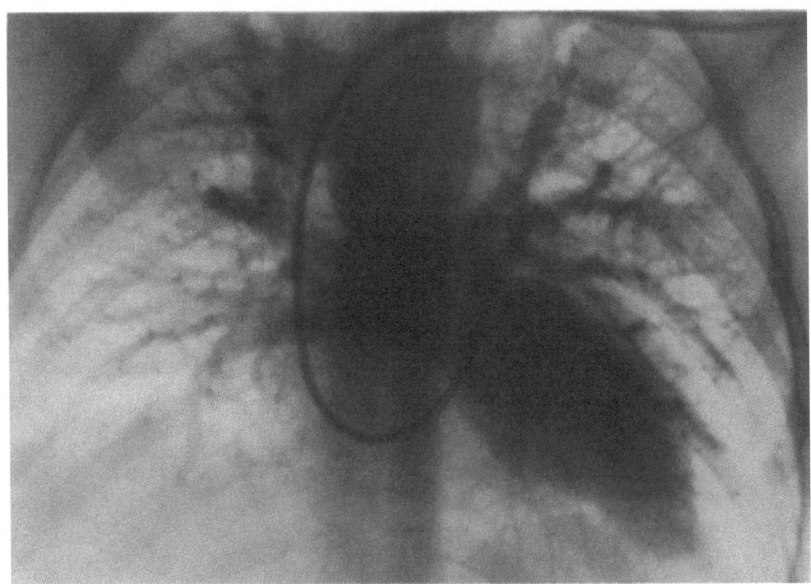

Abb. 4 g

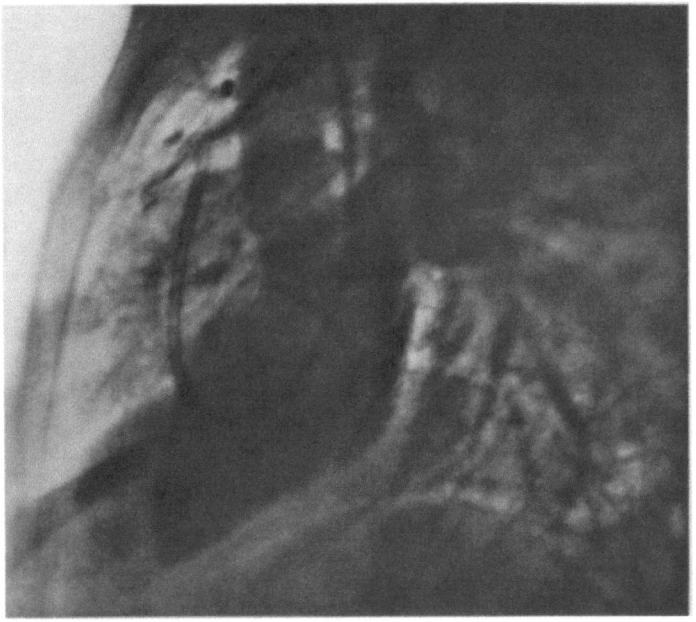

Abb. 4 h

Eine besondere Schwierigkeit ist auch heute noch die im Schrifttum uneinheitliche Nomenklatur, insbesondere der pulmonalen Arterienabschnitte im Stammbereich. Von der Schichtaufnahmetechnik her folgen wir hier im wesentlichen den Ausführungen von HORNYKIEWYTSCH u. STENDER, während sich die Nomenklatur der Gefäßfüllungsbilder jener von KOVÁTS u. ZSEBÖK angliedert. Beide Autorengruppen sind sich jedoch darin einig, daß am besten eine Übereinstimmung mit der internationalen Nomenklatur der Segment- und Subsegmentbronchien getroffen werden sollte. Vom anatomischen und röntgentopographischen Standpunkt aus ist diese Nomenklatur auch sinngerecht. HORNY-

KIEWYTSCH u. STENDER bezeichnen den zwischen dem Truncus anterior und inferior gelegenen Teil des Stammes der rechten Pulmonalarterie als Pars intermedia. Die arterielle Versorgung des rechten Oberlappens erfolgt durch den Truncus anterior und fast immer durch ein oder mehrere von der Pars intermedia abgehende ascendierende Gefäße. Bei Berücksichtigung der von KOVÁTS u. ZSEBÖK geforderten dreidimensionalen Betrachtung ist bemerkenswert, daß die großen Gefäße die Frontalebene insbesondere schräg, in dorsaler Richtung, durchqueren. Der Hilus liegt somit nicht senkrecht, denn seine craniale Partie liegt ventraler, während die caudale der Dorsalfläche dichter anliegt. In der Höhe der Abzweigungsstelle des Oberlappenbronchus verläuft der Truncus arteriae pulmonalis dextrae vor dem Bronchus nahezu waagerecht.

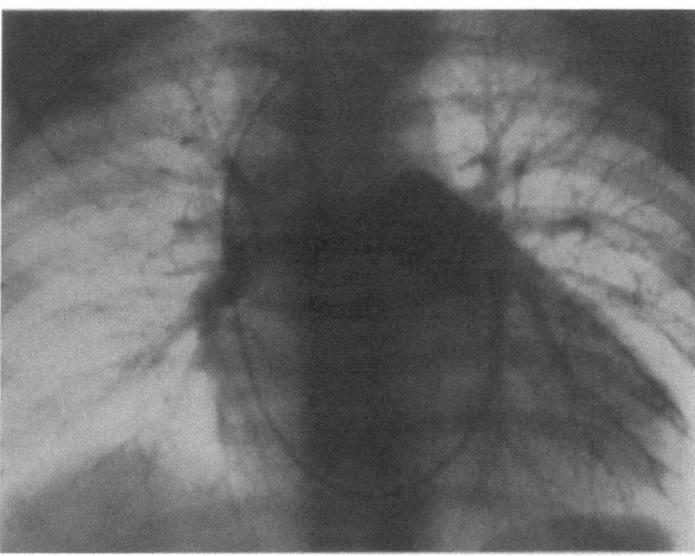

a

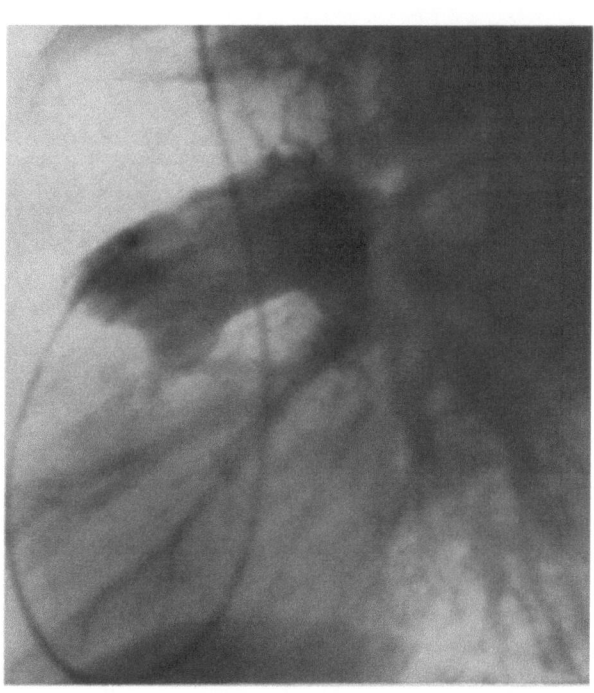

b

Abb. 5a u. b. Selektives Pulmonangiogramm. Geringe Gliederung. Darstellung des Hauptstammes der A. pulmonalis in beiden Ebenen

Nach HORNYKIEWYTSCH u. STENDER werden die Gefäße 1. Ordnung (Segmentgefäße) mit A 1, A 2, B 1 usw. bezeichnet, Gefäße 2. Ordnung (Rami bzw. Äste) als A 1 a, A 2 a, B 1 a usw., Gefäße 3. Ordnung (Zweige) mit A 1 a 1, A 2 a 2, B 1 a 1 usw. bezeichnet. Auch diese Autoren erwähnen die mannigfaltigen Varianten in bezug auf Größe- und Lagerelationen von Venen, Arterien und Bronchien. Entsprechend der Lappentopik bezeichnen KOVÁTS u. ZSEBÖK die größeren Arterienabschnitte wie folgt: A. pulmonalis dextra, 1. superior, 2. inferior (für Mittel- und Unterlappen). Die A. pulmonalis superior zerfällt in a) Ramus apicalis (Ramus apico-posterior), b) Ramus anterior, c) Ramus posterior recurrens. Die Arterie des Mittellappens stammt aus der A. pulmonalis inferior und teilt sich in Ramus anterior und Ramus lateralis. Der Unterlappen wird durch die A. pulmonalis inferior versorgt, sie gibt ab a) Ramus apicalis (superior), b) Ramus anterior, c) internus, d) externus, e) posterior. Wiederum wird auf erhebliche Varianten hingewiesen. Die Arterien der linken Lungenhälfte

entsprechen im wesentlichen jenen der rechten bzw. dem Bronchialsystem der linken
Lunge. Hier muß auf die Einzelergebnisse der Autoren verwiesen werden. Die Angioarchitektonik der Lungenvenen gliedert sich weitgehend jener der Arterien an,
weist jedoch gewisse Unterschiedlichkeiten auf. STEINBACH, KEATS u. SHELINE (1955)
haben große Mühe darauf verwandt, die Lungenvenen auf Summationsaufnahmen
in verschiedenen Durchmessern zu differenzieren. Durchaus nicht immer sind jedoch
die Venen beider Lungen im konventionellen Summationsbild sichtbar. Immerhin
lassen sich bei dorso-ventralem Strahlengang die größeren Venenstämme des Ober-
und Unterlappens vorwiegend rechtsseitig einigermaßen differenzieren, ungleich besser jedoch auf Schichtbildern. Im linken Schrägdurchmesser der normalen Lunge
(2. Schrägdurchmesser) kann das Venensystem des Unter- und Mittellappens
im Summationsbild innerhalb der Herzsilhouette bei Hartstrahltechnik schemen-
haft abgegrenzt werden. Im seitlichen Strahlengang sind die Unterlappenvenen
in den posterioren Abschnitten zu differenzieren, bis zu einem gewissen Grade auch
ihre Vereinigung hinter dem linken Vorhof. Allerdings überlagern sich die Venen
beider Thoraxhälften. Im rechten Schrägdurchmesser (1. Schrägdurchmesser) überlagern sich die
beiden Hauptstämme der linken Lunge, so daß sie als ein einziges großes Gefäß imponieren. LODGE
(1946) analysierte in einer Serie von 100 normalen Röntgenbildern die Lungenvenen und unterschied
apikale, axilläre und pectorale Venen im rechten Oberlappen. Mittellappen- und linksseitige Lingula-
venen vermochte er jedoch nicht zu identifizieren. Eine genaue Beschreibung der einzelnen Venenstämme und ihrer Topographie findet sich bei STEINBACH, KEATS u. SHELINE (1955). Normalerweise
entspringen zwei Hauptvenen von jeder Lunge mit einem Stamm, der jeweils von den fünf Lappen
kommt. Die Stämme für den

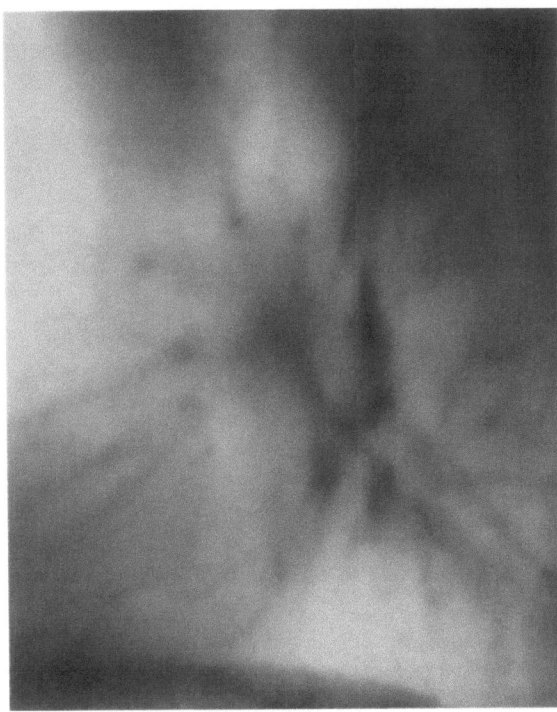

Abb. 6. Seitliche Schichtaufnahme (sinistro-dextral).
Darstellung von Arterien und Venen des rechten
Unterlappens

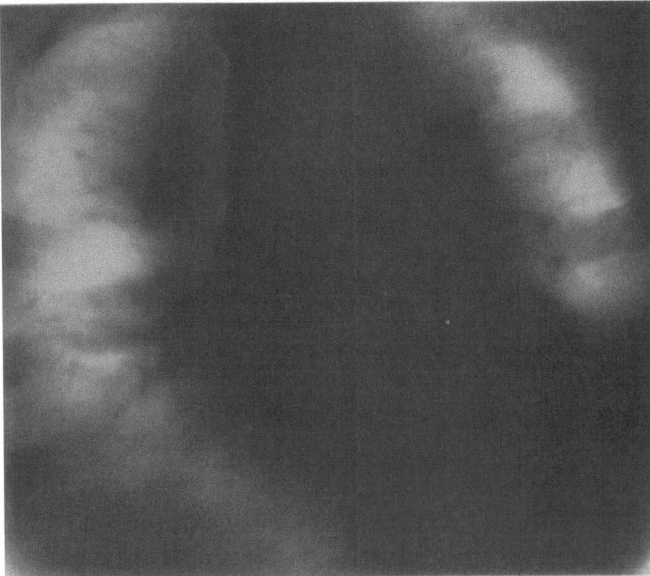

Abb. 7. Transversal-Schichtaufnahme: Einmündung rechtsseitiger
Lungenvenen in den linken Vorhof

rechten Ober- und Mittellappen können sich vereinigen, bevor sie in den hinteren Anteil des
linken Vorhofs einmünden. Gelegentlich münden auch die drei Venen der rechten Seite
in das Herz getrennt ein oder die Venen des Mittel- und Unterlappens können sich zu

einem einzigen Stamm vereinigen. Alle Venen entstammen einem capillären Netzwerk und haben Verbindung mit den Capillarverzweigungen der Pulmonalarterie. Jeder Lobulus hat ein kleines venöses Gefäß. Diese Gefäße vereinigen sich und bilden die größeren Venen. Auf die feinere Segmentanatomie der Lungengefäße ist bei der Besprechung des Segmentangiogramms noch einzugehen. Es ist jedoch darauf hinzuweisen, daß die Lungenvenen einen intersegmentalen Verlauf haben, im Lappenkern von Arterien und Bronchien getrennt liegen und ihr Blut aus zwei oder mehreren benachbarten arteriellen Versorgungsgebieten erhalten. Eine gute Beschreibung der Venentopographie findet sich bei KOVÁTS u. ZSEBÖK. Bedeutsam ist, daß an der Formation des Hilus nur die cranialen Lungenvenenabschnitte teilnehmen, während die caudalen unterhalb des Hilus verlaufen. Die großen Venenstämme haben eine vorwiegend horizontal gerichtete Form und münden ebenfalls caudalwärts von den Stämmen der Pulmonalarterie in den linken Vorhof ein. Allenfalls liegt die untere Lungenvene im tiefsten Teil des Hilus und etwas hinter der oberen Vene. Nach alledem wird klar, daß eine wesentliche Mitgestaltung des Hilussubstrates im Normalfalle durch die Lungenvenen nicht erfolgt, nichtsdestoweniger kann dagegen eine pathologische Venenfüllung merkliche Volumenzunahme im Hilusbereich hervorrufen.

Eine genaue *Gliederung des Venensystems* ist wiederum nur mit Hilfe der Spezialmethoden (Tomographie, Angiographie) möglich. Um die Venen einer Lunge zu identifizieren, ist eine selektive Angiographie in einem der Hauptstämme der A. pulmonalis, womöglich unter Blockade der kontralateralen Seite, erforderlich. STECKEN (1957) weist darauf hin, daß die Voraussetzung zur tomographischen Diagnostik des Venensystems die sichere Kenntnis der Gesetzmäßigkeiten des normalen Venenverlaufes und der normalen Veneneinmündung in beiden Aufnahmeebenen, ganz besonders auch im seitlichen Schichtbild, ist. Alle normal verlaufenden Oberlappenvenen konvergieren strauchförmig

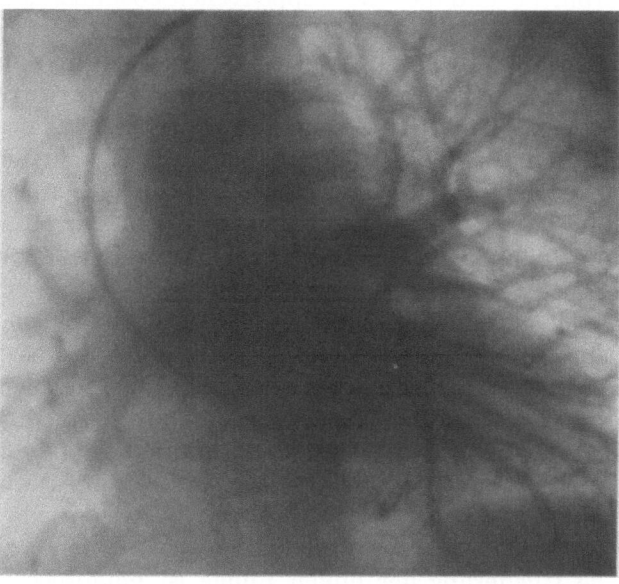

a

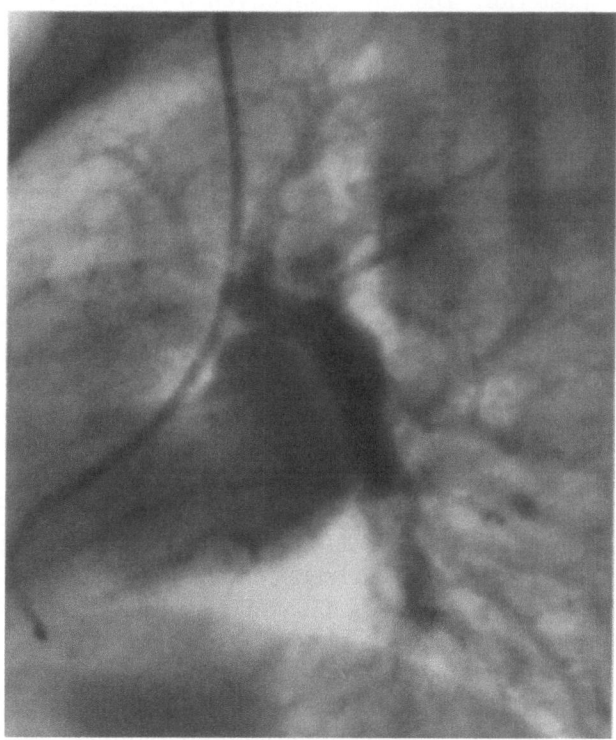

b

Abb. 8a u. b. Einmündung der Lungenvenen in den linken Vorhof mit Darstellung des linken oberen Venentrichters in beiden Ebenen

2*

zum vorderen unteren Areal des Hilus im seitlichen Schichtbild. Die Oberlappenvenen kreuzen den arteriellen Pulmonalisstamm dicht oberhalb des Abganges des Mittellappenbronchus und die Unterlappenvenen ebenfalls den Pulmonalisstamm in einer hilären oder retrohilären Schichttiefe, um dann in das Herz einzutauchen. Im seitlichen Schichtbild liegt ferner die untere Venengruppe caudal und dorsal von der oberen. Trotzdem bereitet das mannigfaltige und häufig schwer zu entwirrende Bild der Venenaufzweigung große Schwierigkeiten, insbesondere bei der Nomenklatur. Hier empfehlen die oben genannten Autoren wiederum das integrierende Prinzip der Segmentbeziehung. Allgemein kann von einer oberen Pulmonalvenengruppe gesprochen werden, da die vollständige Vereinigung nicht selten erst direkt vor oder an der Mündungsstelle oder überhaupt nicht stattfindet. An den Gefäßen des rechten Mittellappens fällt auf, daß besondere Varianten vorliegen können. Meist sammeln sich die Venenzweige in zwei Segmentvenen, die entweder getrennt oder nach Vereinigung zu einem Truncus venosus medius in die obere, selten in die untere Pulmonalvene münden. Steinbach, Keats u. Sheline (1955) bezeichnen vier Hauptvenen im Oberlappen als pleuro-mediastinale, apikale, pectorale und axillare Vene. Die Hauptvenen im rechten Mittellappen bzw. im Lingulasegment des linken Oberlappens werden als paramediastinale und costale Vene bezeichnet. Im Unterlappen lautet die Nomenklatur der Autoren: apiko-horizontale, anterio-basale, anterio-axillo-basale, posterio-basale und posterio-axillo-basale Vene. Alle fünf Venenstämme vereinigen sich aufwärts und medial verlaufend, um die inferiore Pulmonalvene zu bilden. Die Gliederung der linken Lunge ist entsprechend. Eine Nomenklatur von Kováts u. Zsebök lautet Truncus superior mit Untergliederung in a) apiko-anterior, b) inferior, c) posterior. Die Mittellappenvenen ergießen sich in den Truncus superior mit a) Ramus anterior (medialis), b) Ramus posterior (lateralis). Die Unterlappenvenen sammeln sich im Truncus venae pulmonalis inferior in a) V. apicalis, b) Vv. basales des Unterlappens. Entsprechende Gliederung wird für die linke Lunge angegeben. Auf weitere Einzelheiten kann in diesem Rahmen nicht näher eingegangen werden.

Die selektive Pulmonangiographie umschriebener Lungenlappensegmente *(Segment-Angiographie)* liefert eine detaillierte Strukturanalyse der peripheren Lungengefäße [Bolt, Forssmann u. Rink (1957), Bell, Shimomura, Guthrie, Hempel, Fitzpatrick u. Begg (1959), Semisch, Gessner, Kölling u. Wittig (1958), Scholtze, Löhr u. Klinner (1957)]. Die besten Kontrastdarstellungen ergeben sich fraglos dann, wenn der Katheter in einer Subsegmentarterie liegt, wobei das Gefäß- und Capillarnetz am günstigsten beurteilt werden kann. Bei diesem „Wedge-Arteriogramm" ist der Katheter in einem Pulmonalarterienbereich mit einem Durchmesser von 2,5 mm eingekeilt. Die umgebenden kleineren Arterien haben Durchmesser von etwa 2 mm. Hierbei sind feine Arterien und Arteriolen mit dünnen Wänden und weiten Lumina durchaus nachweisbar (Bell u. Mitarb.). Somit wird die präcapillare Phase durch eine bis in die feinsten Gefäßverzweigungen erfolgende scharfe Abbildung aller arteriellen Anteile eines Segmentes gekennzeichnet. Wie im Übersichts-Pulmonangiogramm unterscheidet man auch hier den magistralen und den zerstreuten Verzweigungstyp, wobei zwischen diesen extremen Typen nach v. Hayek (1951/53) noch zahlreiche Übergangsformen der Aufzweigung der Segmentarterie vorkommen. Von zentral her erfolgt eine kontinuierliche Verjüngung des Gefäßbaumes über alle Teilungen hinweg bis in die feinste Peripherie. Insgesamt vermittelt das angiographische Bild eines Lungenanteils die Vorstellung eines gesund gewachsenen, knorrigen, entlaubten Baumes. Somit zeichnet sich das normale Segmentangiogramm durch harmonische Aufzweigung, kontinuierlich abnehmende Gefäßkaliber und vollständige Darstellung des fein verzweigten terminalen Gefäßnetzes aus [Grill (1958)]. Im unmittelbaren Anschluß an die arterielle Füllung erfolgt die Darstellung des Capillarbettes im Segment bzw. Subsegment. Dieser Nachweis der homogenen Capillarfüllung ist von großer Wichtigkeit für die Erfassung normaler Verhältnisse des Lungenparenchyms. Das Erhaltensein des Capillarschleiers weist auf gesundes funktionsfähiges Parenchym hin. Dieser typische wolkenartige Schleier entsteht als Summationseffekt durch Kontrastmittelfüllung der Arteriolen und Capillaren, wenn die Katheterspitze so weit nach peripher vorgeschoben wird, daß sie das Lumen des Gefäßes verschließt („Wedge-Arteriogramm" bzw. „stehendes" Angiogramm). Hieraus ist zu ersehen, daß die terminale Strombahn und das funktionelle Capillarnetz genügend dicht ausgebildet und voll funktionstüchtig ist, wobei insbesondere die Funktion der alveolo-capillaren Diffusionsmechanismen im Vordergrund steht [SCHOLTZE u. STENDER (1960)]. Bei dem üblichen Segmentangiogramm ohne Teilverschluß der zuführenden Arterie ist im übrigen zu fordern, daß das Kontrastblut unmittelbar in das Capillargebiet und die ableitenden Venen abfließt; die gleiche Forderung ist beim Zurückziehen des Wedge-Katheters zu stellen, wonach sofortiger venöser Abfluß eintreten muß. Andererseits spricht bei dem stehenden bzw. Wedge-Angiogramm der anhaltende Capillarschleier für die Intaktheit des Parenchyms und der capillären Gefäße und offenbart, daß keine arterio-venösen Anastomosen geöffnet sind, die zu einem vorzeitigen Abfließen des Kontrastmittels bei pathologischem Parenchym oder fortgeschrittenen Gefäßerkrankungen führen können. Gerade diese Phasen haben besondere

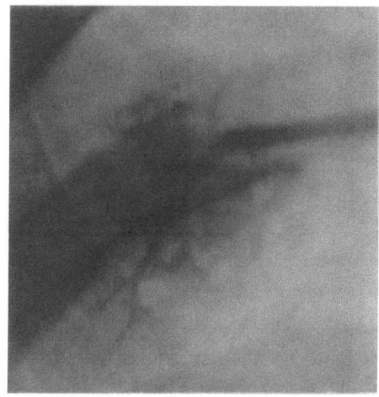

Abb. 9. Selektive Angiographie eines Lungensubsegmentes. Arterielle und frühcapilläre Phase

Bedeutung für den Nachweis offensichtlich fließender Übergänge von funktionellen zu organischen Wanderänderungen gewisser Strombahnabschnitte der Peripherie. Während sich unter normalen Zirkulationsverhältnissen die Capillarpassage innerhalb von Sekundenbruchteilen abspielt, kann diese Phase röntgenologisch dann durchaus

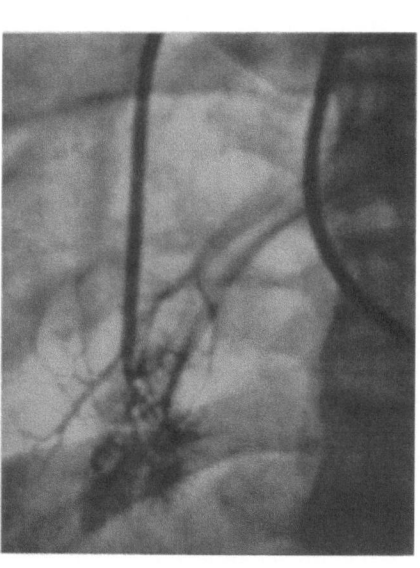
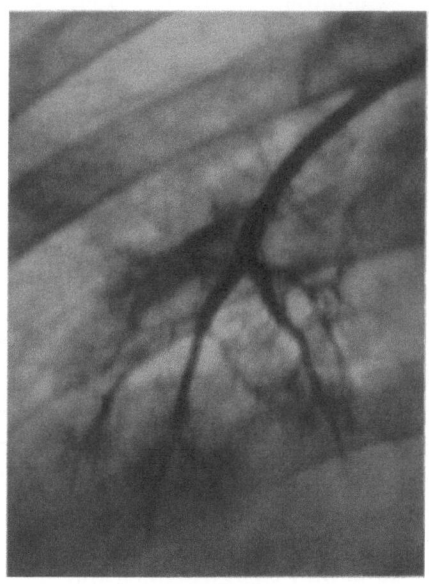

Abb. 10   Abb. 11

Abb. 10. Darstellung der ableitenden Venen des Subsegmentes im Anschluß an die Capillarfüllung

Abb. 11. „Stehendes" oder „Wedge-Angiogramm": Verschluß der zuführenden Segmentarterie durch den Katheter. Fehlender venöser Abfluß

erfaßt werden, wenn das Kontrastmittel über mehrere Sekunden fortlaufend nachgespritzt wird. Hat das Kontrastmittel das Capillarbett verlassen, so zeichnet sich der venöse Rückfluß ab. Dabei sammelt sich das Kontrastmittel in 2—3 kleinen intersegmental gelagerten Venen an. Die größeren Venen verlaufen immer an den

Grenzflächen der Segmente und Subsegmente. Der Aufbau des Subsegmentes, der sich im Bereich der kleinen Lungeneinheiten immer wiederholt, läßt sich somit eindrucksvoll zur Darstellung bringen. Zentral liegt die Arterie, die sich zur Peripherie hin aufzweigt und schließlich ins Capillarnetz übergeht. Von den Randgebieten des Capillarnetzes her sammelt sich das Kontrastmittel in feinen Venen, die das Subsegment korbförmig umgreifen und sich schließlich zu größeren Stämmen vereinigen. Durch fortlaufende Injektion können alle drei Phasen auf einem Bild oder kontinuierlich durch Seriogramme erfaßt werden [BOLT, FORSSMANN u. RINK (1957)]. Bei zu hohem Injektionsdruck in einer Subsegmentarterie treten jedoch leicht Extravasate auf, die sich durch längere Ablagerung im Parenchym kennzeichnen. Die Gesamtwertung der Segmentangiogramme im Vergleich zu Bronchogrammen erbringt nach BOLT, FORSSMANN u. RINK folgende Feststellungen: 1. Bronchogramm und Angiogramm sind miteinander identisch, 2. pathologische Veränderungen des Angiogrammes finden sich bei normalem oder kaum verändertem bronchographischen Befund, 3. Nachweis von pathologischen Veränderungen im gezielten Bronchogramm mit normalem oder kaum verändertem Befund im selektiven Angiogramm bei endobronchialen Prozessen. Ein normales Segment- bzw. Subsegmentangiogramm läßt demnach grundsätzlich auf gesundes funktionstüchtiges Parenchym schließen.

Hinzuweisen ist in diesem Zusammenhang auf die im speziellen Teil noch näher erörterten Untersuchungsbefunde von GIESE (1957/60) u. JUNGHANNS (1958). GIESE unterscheidet die ständig durchströmten Stromcapillaren von etwa 20—40 μ Weite und die fakultativ durchströmten, in den interalveolären Septen gelegenen Netzcapillaren mit 9—11 μ Durchmesser. Mit Hilfe der Feinstfocusröhre wurden derartige Capillargefäße in der Größenordnung 20—40 μ noch dargestellt.

Der angiographische *Nachweis der Bronchialarterien und Bronchialvenen* ist in vivo bisher beim Gesunden offenbar infolge unterschwelliger Kontraste nicht möglich. Nur in pathologischen Fällen, so bei kompensatorischer aorto-bronchialer Zirkulation, sind die Bronchialarterien mittels Aortographie darstellbar. Sehr ausführliche Angaben über die Bronchialarterien und Bronchialvenen mittels postmortaler Angiographie finden sich insbesondere bei SCHOENMACKERS (1960). Auch KOVÁTS u. ZSEBÖK führten postmortale Füllungen der Bronchialarterien durch, wobei das Arteriennetz durchaus an die sog. „Lungenzeichnung" erinnerte. Hieraus ist zu entnehmen, daß bei der Entstehung der Lungenzeichnung wohl auch den Arterien des Bronchialsystems eine gewisse Rolle zukommen kann. Es fand sich eine ähnliche Aufzweigung und Gliederung wie bei den Pulmonalarterien.

2. Pathologische Anatomie

Zum Verständnis der allgemeinen und speziellen röntgenologischen Symptomatologie von Erkrankungen und Formveränderungen der Lungengefäße muß auf die Ergebnisse der pathologischen Anatomie und Histologie verwiesen werden. Im Vordergrund steht hier die Deutung pathogenetischer Mechanismen, die zu Wandveränderungen der zentralen und peripheren Abschnitte insbesondere der Lungenarterien führen. Grundlegende Arbeiten hierüber stammen von BREDT (1942). Sie beschäftigen sich mit den Problemen der Entzündung und Sklerose der Lungenschlagader, insbesondere mit den Problemen der Endarteriitis und pulmonalen Arteriosklerose. Danach besteht eine Mannigfaltigkeit der histologischen Befunde. Die rheumatische Erkrankung der Lungenarterien wird mit der rheumatischen Endokarditis verglichen, wobei verschiedene gewebliche Stadien unterschieden werden. Die isolierte Endarteriitis bzw. sog. primäre Pulmonalarteriosklerose faßt BREDT als einheitliches Leiden im Sinne einer Gefäßwandentzündung auf und unterteilt auch hier in verschiedene Formen und Unterformen rheumatischer Affektionen. Die Rolle eines primären pulmonalen Hochdruckes wird von BREDT dagegen als Ursache herdförmiger Krankheitsprozesse der Lungenschlagader nicht anerkannt. Die Endarteriitis wird als gesetzmäßige Folge geweblicher Ausgleichsvorgänge auf alle am Stoffwechselmechanismus angreifenden und mit dem Blut an die vom Lumen aus ernährten Gefäßwandanteile herangebrachten Schädlichkeiten bezeichnet. Damit umfaßt die theoretische Festlegung des Begriffes Endarteriitis auch den Begriff der Arteriosklerose. Diese wiederum wird unterteilt in verschiedene Phasen mit entsprechenden pathologisch-anatomischen Befunden. Arteriosklerose als Krankheit ist jedoch grundsätzlich zu trennen von Altersfibrose und Ektasie bzw. kompensatorischer Wandhypertrophie bei Hypertonie. Von der Thrombangitis obliterans läßt sich die Arteriosklerose nur in Grenzformen scharf trennen, Übergänge kommen vor. Die umschriebene Phlebosklerose gehört mit der Arteriosklerose zum Formenkreis der Endarteriitis. Entsprechende Untersuchungen, die im wesentlichen die Ergebnisse von BREDT bestätigen, wurden von KÖNN (1956) an 100 Fällen chronischer pulmonaler Hypertonie mit morphologischen Veränderungen der Lungengefäße durchgeführt. Nach MEYER u. RICHTER (1956) stellt die hypertonische und altersgebundene Pulmonalarteriensklerose einen diffusen sklerotischen Vorgang mit besonderem Befall der Media dar. Die gleichzeitig vorkommenden herdförmigen Prozesse sind lediglich ein morphologisches Teilsymptom, eine Nebenveränderung, die in funktioneller Hinsicht zumindest in den größeren Pulmonalarterienästen belanglos sein dürfte. Das Wesen der Pulmonalarteriensklerose wird nicht in der Entwicklung dieser Intimaherde zu sehen sein. Vielmehr ist den Mediaschäden eine viel größere Bedeutung beim Werdegang der Pulmonalarteriensklerose einzuräumen. Diese Mediaveränderungen finden sich vorzugsweise bei der hypertonischen Sklerose der A. pulmonalis, der pulmonalen Hypertonie. So stellt die auffällige diffuse Verstärkung der Arterienwand neben der Hypertrophie der rechten Kammer ein ständiges morphologisches Symptom des pulmonalen Hochdrucks dar. An Hand von 200 autoptisch bestätigten Fällen wird das Gewicht der extrapulmonalen A. pulmonalis als zuverlässiger Gradmesser der Pulmonalarteriensklerose angesehen. Es ist ein neues quantitativ anatomisches Kriterium der pulmonalen Hypertonie, wobei sich mikroskopisch diffuse Sklerosierung der Arterienwand und Mediafibrose bei der altersbedingten Pulmonalarteriensklerose, jedoch stärkerer Mediaumbau mit erheblicher Vermehrung elastischer Elemente beim pulmonalen Hochdruck finden. Die Windkesselfunktion der Pulmonalarterie geht bei länger bestehendem Hochdruck ebenso wie im fortgeschrittenen Alter auf Grund der Wandveränderungen wesentlich zurück. STAEMMLER (1960) unterscheidet zwischen sekundärer und primärer Pulmonalarteriensklerose. Die sekundäre Form zeigt in den großen Ästen Ernährungsstörungen der Intima mit Lipoideinlagerungen und Atherombildungen, in den kleineren Ästen hyperplastische Verdickungen mit Elastosen der Intima. Diese auftretenden Veränderungen werden im allgemeinen als Folge der Drucküberlastung angesehen, jedoch führen auch Erkrankungen des Lungengewebes und Durchblutungsstörungen zu den Bildern der Pulmonalarteriensklerose. In einer zweiten Gruppe finden sich thrombotische oder embolische Verlegungen größerer Teilgebiete des Lungenarteriensystems mit Widerstandserhöhung im kleinen Kreislauf. Auch diese Gruppe gehört zur sekundären Form der Atherosklerose der Lungenarterien. Eine dritte Gruppe zeigt nach STAEMMLER nur Hypertrophie des rechten Herzens ohne nachweisbare Erkrankungen der Lungen oder ihrer größeren Gefäße. In solchen Fällen werden sklerotische Platten und atheromatöse Prozesse der größeren Äste der A. pulmonalis nicht als Ursache, sondern als Folgen der Hypertonie im kleinen Kreislauf angesehen und die Bezeichnung primäre Pulmonalsklerose für gegeben erachtet. Man ersieht aus diesen funktionell-anatomischen Befunden die offensichtliche Bedeutung regulativer bzw. dysregulativer Vorgänge des Arteriensystems, die zu Widerstandserhöhungen und verstärkter Druckbelastung im arteriellen Schenkel des kleinen Kreislaufs führen. Auf diese Zusammenhänge ist im Abschnitt pulmonale Hypertonie noch einzugehen. Anatomisch findet sich hierbei in der Peripherie eine Arterio- und Arteriosklerose, wahrscheinlich auch im Sinne von Folgeerscheinungen. Sind hierbei entzündliche Veränderungen im Sinne einer Endarteriitis pulmonalis bzw. Thrombendarteriitis pulmonalis obliterans im Sinne von BREDT vorhanden, so mögen rheumatisch entzündliche Gefäßerkrankungen allergischer Natur ursächlich eine Rolle spielen. Man findet jedoch in einer weiteren Anzahl von Fällen mikroskopisch keinen Krankheitsprozeß in den Arterien, sondern nur Hyperplasien der elastischen Elemente und Hypertrophien der Arterienmuskulatur. STAEMMLER beobachtet weitere Fälle, bei denen Ausdehnung und Alter der Prozesse nicht ausreichen, um die Hypertrophie des rechten Ventrikels zu erklären. Hier findet er die Bezeichnung Hypertonie im kleinen Kreislauf als primäre Ursache angebracht. Die Hypertonie ist demnach in diesen Fällen als das Primäre anzusehen. Somit kann die sog. primäre Pulmonalsklerose freilich verschiedene anatomische Substrate entzündlicher, allergischer oder atheromatotischer Natur aufweisen. Die ätiologische Ursache der Lues ist sowohl nach STAEMMLER als auch nach BREDT fraglich bzw. wird abgelehnt. Nach STAEMMLER u. SCHMITT (1951) scheint auch eine primäre obliterierende Capillarerkrankung in den Lungen vorzukommen, die als Folge einer serösen Entzündung im Lungengewebe aufgefaßt wird und zur Hypertonie des kleinen Kreislaufs führt.

Die Zusammenhänge zwischen Wandveränderungen der Pulmonalarterien und ursächlichen Funktionsstörungen gehen unter anderem aus Untersuchungen von NIKULIN (1959) hervor, der die Pulmonalarterien nach chronischer Histamininjektion im Tierversuch bei 55 Kaninchen untersuchte. Er fand schwere Lungengefäßveränderungen, die dem frühen Stadium einer Pulmonalsklerose ähneln. Nach 5 Monaten Versuchsdauer wurden reichliche Gefäßstenosen nachgewiesen, ferner lipoidhaltige Intimapolster. HEATH u. EDWARDS (1959) berichten über histologische Veränderungen in der Lunge bei Krankheiten mit pulmonaler venöser Hypertension. Danach ist die Struktur des elastischen Gewebes im Pulmonalisstamm vom fetalen, aortischen Typ, wenn die Hypertonie in den Pulmonalarterien und -venen von Geburt an besteht. Sie ist vom jugendlichen Pulmonalistyp, wenn der Anstieg des Blutdruckes in der Pulmonalarterie im jugendlichen Alter erworben wird. Die kleinen Pulmonalarterien zeigen verschiedene Grade von hypertonischen pulmonalen Gefäßerkrankungen. Die Pulmonalvenen sind dickwandig mit besonderer Zunahme der Muskulatur im Mediabereich und einer Intimafibrose. Für die pulmonale venöse Hypertonie ist vor allem die Ausbildung deutlicher kompakter muskulärer Mediaanteile in den Venenwänden besonders pathognomonisch. In der Lungensubstanz ist das erste Zeichen der pulmonalen venösen Hypertonie Capillarerweiterung mit pulmonaler Hämosiderose. Später kommen schwere Veränderungen hinzu: Bildung und zunehmende Organisation von ödematösen Koagula in den Alveolarspalten und -wänden. Schließlich wird die Lunge fest mit Intraalveolarfibrose und chronisch pulmonaler interstitieller Fibrose. Später bilden sich kleine Knochenspangen in den Alveolarzwischenräumen. Diese Lungenveränderungen sind charakteristisch für die pulmonale venöse Hypertension. Auf die pathologische Anatomie der Lungenstauung wird im übrigen im Abschnitt „Zirkulationsstörungen der Lunge" eingegangen.

Von besonderer Bedeutung ist der Nachweis von Anastomosen zwischen Bronchial- und Pulmonalarterien, der vorwiegend oder nur bei kardiovasculären bzw. parenchymatösen Erkrankungen geführt wird. Man kann derartige arterio-arterielle Anastomosen als Entlastungsmechanismus auffassen. Nach v. HAYEK (1940, 1952, 1953, 1957) sind drei Wege des Lungenkreislaufs zu unterscheiden: Der Hauptschluß durch die Capillaren der Alveolarwände mit großem Widerstand, der Nebenschluß durch die Riesencapillaren der Pleura mit geringem und schließlich die arterio-venösen Anastomosen mit geringstem Strömungswiderstand. Bei den Anastomosen zwischen A. pulmonalis und A. bronchialis findet sich eine besonders dicke innere Längsmuskelschicht, eine Längsmuskulatur, die die Funktion dieser Gefäße als Sperrarterien erkennen läßt. Je nach Kontraktionszustand der verschiedenen Abschnitte dieser Sperrarterien wird eine verschiedene Versorgung dieser Gebiete möglich sein. Auch arterio-venöse Anastomosen gehen von den Sperrarterien ab. v. HAYEK glaubt, daß, wenn alle Anastomosen geöffnet sind, etwa bis zu $1/10$ der Lungenblutmenge durch sie hindurchfließen kann. Auch BRUNNER u. KUCSKO (1959) sprechen der Gesamtheit derartiger arterio-venöser Anastomosen einen Schleusenmechanismus zu, der in sinnvoller Weise die beiden Kreislaufsysteme der Lunge zur funktionellen Einheit eines Strombogens zusammenfaßt. Sie weisen vor allem auf abnorme Gefäßdilatationen präexistenter, subpleuraler arterio-venöser Anastomosen hin. SCHOEN-MACKERS (1960) hebt ebenfalls die Verbindungsarterien und -venen der Pleura, des Mediastinum und des Zwerchfells hervor. Außerdem betont er die Bedeutung der Bronchialvenen, die zu erheblichen Verlagerungen von größeren Blutmengen aus jedem Schenkel des Kreislaufs führen können. Irreversible Veränderungen des Luftgehalts der Lunge sind von einer oft beträchtlichen Erweiterung der Bronchialvenen begleitet. So können nach experimenteller Unterbindung von Lungenvenen die Bronchialvenen innerhalb von 6 Wochen bis zu 3 Monaten den Blutabfluß aus den Lungenvenen völlig kompensieren. Auch bei allen Gefäßprozessen der Lunge sind die Bronchialvenen stark erweitert, ferner bei kongenitalen Anomalien des Herzens.

Durch die primären oder sekundären Gefäßveränderungen ohne und mit Erkrankungen des Lungenparenchyms prägt sich die röntgenologische Symptomatologie in den zentralen oder peripheren Gefäßabschnitten jeweils entsprechend aus. So stehen, wie STEINBACH, KEATS u. SHELINE (1955) hervorheben, normalerweise die Durchmesser der Pulmonalarterien, peripheren Gefäße und größeren Venen in einem gewissen Verhältnis zueinander. In pathologischen Fällen ändert sich dieses harmonische Verhältnis, so nimmt bei Steigerung des pulmonalen Blutstromes der Gefäßdurchmesser allgemein zu, bei Verminderung des Blutstromes tritt meist eine Verringerung des Durchmessers ein. In anderen Fällen sind die peripheren Pulmonalarterienabschnitte dilatiert und die peripheren Gefäße und Venen nicht entsprechend erweitert. Auch die Venenkaliber bei verschiedenen Gefäß- und Parenchymerkrankungen sind unterschiedlich, worauf in den speziellen Abschnitten noch einzugehen sein wird. Von grundsätzlicher Bedeutung ist die Relationsstörung zwischen Weite der zentralen und peripheren Pulmonalarterienabschnitte. Hier ist röntgenologisches Leitsymptom die Dilatation des Conus pulmonalis und der Hauptstämme. Diese häufig extreme Formveränderung weist entweder auf lokale Wandveränderungen wie Ektasie oder Aneurysma hin, kann Kriterium für akute oder chronische Obliterationen der distalen arteriellen Abschnitte sein, kann ferner bei Gefäßwanderkrankungen und sekundären Gefäßveränderungen bei Parenchymprozessen als Folgezustand erhöhter Druck- und Widerstandsbelastung auftreten. BROWN, McCARTHY u. FINE (1939) stellen fest, daß bei Dilatation der rechten Pulmonalarterie manchmal eine Impression an der Vorderwand des Oesophagus erfolgt. Trachea und Oesophagus können dorsalwärts verlagert werden. WEISS, WITZ u. SCHMIDT (1952) betonen die Notwendigkeit der Unterscheidung von symptomatischen und sog. idiopathischen Dilatationen der Pulmonalarterie. Ursachen symptomatischer Dilatationen können sein poststenotische Dilatation, Druckerhöhung im Bereich der Lungenperipherie, alle Fälle von Links-Rechts-Shunt. Kongenitale aneurysmatische und ektatische Veränderungen sind dagegen sehr viel seltener. BOTENGA (1936) weist auf die Erweiterung der Pulmonalarterie als vielseitiges Zeichen bei verschiedenen Krankheitsbildern hin. Auch LIU, JONA u. HARING (1958) stellen die Erweiterung der zentralen Lungenarterienabschnitte nach verschiedenen ätiologischen Gesichtspunkten heraus. Sie untergliedern in 1. Fälle mit primären Veränderungen der pulmonalen Hämodynamik, 2. Fälle mit nicht primären Veränderungen der pulmonalen Hämodynamik. In der 1. Gruppe sind es Patienten mit acyanotischen kongenitalen Herzfehlern und Links-Rechts-Shunt sowie Patienten mit Erkrankungen oder Veränderungen, die zu einem gesteigerten Schlagvolumen führen (Hyperthyreose, Anämie, Beriberi, Schwangerschaft). In der 2. Gruppe ist gesteigertes Volumen in den zentralen Abschnitten durch Pulmonalinsuffizienz und in der 3. Gruppe die Steigerung des Pulmonalarteriendruckes der Hauptfaktor. Hier wiederum werden unterschieden das chronische Cor pulmonale und primäre bzw. sekundäre Gefäßveränderungen sowie ursächliche kongenitale Anomalien mit sekundärer Drucksteigerung, schließlich Fehler des linken Herzens, insbesondere Mitralstenose. In der 4. Gruppe findet sich die poststenotische Dilatation bei der Pulmonalstenose und in der 5. eine gemischte Gruppe, nämlich Fälle, die einen gesteigerten pulmonalen Durchfluß haben und außerdem erhöhten pulmonalen Arteriendruck, beispielsweise Pulmonalstenose mit Vorhof- oder Ventrikelseptumdefekt. Von diesen Gruppen abgetrennt werden alle Fälle ohne primäre pulmonale hämodynamische Veränderungen, insbesondere jene Patienten, die eine abnorme Entwicklung oder Wandschwäche der Pulmonalarterie aufweisen. Andererseits sind auch erworbene Wandschwächen der Pulmonalarterie auf rheumatischer, luetischer, traumatischer oder bakterieller Arteriitis bekannt. Ebenso können ausgedehnte Ventrikelseptumdefekte und Pulmonalarteriosklerose aneurysmatische Dilatation der Lungenarterie bedingen. Auch aus diesen Untersuchungen geht die Vielschichtigkeit des Symptoms der Dilatation zentraler Pulmonalarterienabschnitte hervor.

Es erhellt somit, daß makroskopisch nachweisbare Veränderungen der zentralen Pulmonalarterienabschnitte mittels konventioneller und spezieller röntgenologischer Methoden nur in Verbindung mit dem Gesamtkrankheitsbild unter Einbeziehung aller klinischer und sonstiger röntgenologischer Einzelbefunde verwertbar sind. Aus den Zeichen allgemein-pathologischer Veränderungen können Rückschlüsse auf spezielle patho-morphologische Krankheitsbilder gezogen werden. Gleichartige Voraussetzungen sind auch für die Verwertung der röntgenologischen Symptomatologie peripherer Gefäßveränderungen des kleinen Kreislaufs zu veranschlagen. Wie Michelson u. Salik (1959) ausführen, gelingt es hier bis zu einem gewissen Grade, mittels konventioneller Technik pathologische Gefäßveränderungen zu identifizieren. Voraussetzung hierzu ist eine gründliche Kenntnis der normalen anatomischen Verhältnisse. Der detaillierte Nachweis pathologischer Gefäßveränderungen kann jedoch nur durch Kombination von Tomographie und Angiographie erfolgen, wobei heute insbesondere der selektiven Angiographie der größte diagnostische Wert beizumessen ist. Hier ist vor allem auf die grundlegenden Arbeiten von Bolt, Forssmann u. Rink (1957) hinzuweisen. Danach werden primäre oder durch Parenchymprozesse bedingte sekundäre Gefäßveränderungen in Form von Kalibersprüngen und betont stufenförmiger Abnahme des Gefäßquerschnittes erkannt, während sich normalerweise eine gleichmäßige Verjüngung und Aufzweigung nachweisen läßt. Fortgeschrittene destruierende Parenchymprozesse führen zur Gefäßzerstörung mit den entsprechenden Ausfällen im Angiogramm. Die normalen Arterienverzweigungen schwinden analog zur Ausdehnung des Krankheitsherdes. Extrapulmonale Krankheitsprozesse können zu Veränderungen der Gefäßtopographie führen, die abhängig von der Lokalisation und der Ausdehnung des die Lunge verdrängenden Prozesses sind. Organische Veränderungen in der Peripherie der Lungenstrombahn sind durch die Selektivangiographie einer Subsegmentarterie analysierbar. So ist die regulatorische Drosselung der arteriellen Durchblutung durch eine auffällige Engstellung der periphersten Arterienverzweigungen nachweisbar, wobei die Kontrastmittelpassage in den gedrosselten Subsegmenten deutlich verlangsamt ist. Die capillären Stasen, welche dabei resultieren, sind mitunter über Minuten zu beobachten. Bolt, Forssmann u. Rink teilen die morphologischen Gefäßveränderungen graduell folgendermaßen ein: a) Gefäßverlust mit Rarefizierung des Gefäßnetzes, b) Atrophie des Gefäßnetzes, Verarmungen der Gefäßaufzweigungen und Verengungen der Gefäßkaliber sowie Vergrößerungen der Verzweigungswinkel, c) völlige Zerstörung der Strombahn eines ganzen Lungenflügels mit funktionell toter Lunge (destroyed lung). Mischformen der genannten Einzelbefunde sind häufig und betreffen die Mehrzahl der Fälle. Bei fortgeschrittenen primären oder sekundären Gefäßprozessen dokumentieren sich vor allem Änderungen der Gefäkaliber mit sprunghafter Verkleinerung zur Peripherie und fadenförmigen Ausziehungen der gerade noch darstellbaren periphersten Verzweigungen. Die allgemeine Symptomatologie pathologischer Gefäßarchitektur der Lungen ist demnach charakterisiert durch Rarefizierungen, Gefäßabbrüche, Kalibersprünge, Füllungsdefekte, Engstellungen und ruckartige Richtungsänderungen. Rarefizierungen sind ursächlich durch Gefäßzerstörung mittelgroßer und kleiner Gefäße, thrombotische Verschlüsse oder unspezifisch produktive Endarteritiden mit Obliterationen oder weitgehender Lumeneinengung bedingt [Grill (1960)]. Gefäßabbrüche werden durch Verschlüsse infolge spezifischer oder unspezifischer Infiltrationen oder durch Thrombosen erklärt. Kalibersprünge, Füllungsdefekte, Engstellungen und Wandunregelmäßigkeiten lassen sich im wesentlichen auf die Entwicklung von subendothelialen Intimapolstern der Gefäße zurückführen. Man beobachtet diese Gefäßveränderungen in gleicher Weise bei allen spezifischen oder unspezifischen Parenchymprozessen. Gleichartige Feststellungen werden von einer weiteren Arbeitsgruppe, die sich intensiv mit der selektiven Angiographie befaßt hat, nämlich von SEMISCH, GESSNER, KÖLLING u. WITTIG (1958) beschrieben. Hiernach lassen sich angiographisch faßbare krankhafte Abweichungen an der Lungenstrombahn in folgenden Punkten ordnen: Änderungen der Gefäßtopographie, Herabsetzung oder Beschleunigung des Kontrastmitteldurchflusses, Erweiterung der zentralen Anteile der Lungenschlagader, Streckung des Gefäßbaumes und Verlängerung der Lappen- und Segmentarterien, Vergrößerung oder Verkleinerung der segmentalen und subsegmentalen Verzweigungswinkel, sprunghafte Einengung der Gefäße von Verzweigung zu Verzweigung, Engstellung der Segment- und Subsegmentgefäße, Gefäßabbrüche, Rarefizierung oder vollständige Auslöschung des peripheren Gefäßnetzes, atypische Gefäße eingelagerter neoplastischer Anteile. Bekannte patho-morphologische Krankheitsbilder wie Lungenemphysem, Atelektase, Tumor sind demnach angiographisch durchaus interpretierbar. Auf die spezielle Symptomatologie wird bei den einzelnen Gefäß- und Parenchymerkrankungen noch hingewiesen.

Die kombinierte Anwendung der Schichtuntersuchung und Angiographie, insbesondere die bevorzugte Durchführung der selektiven Angiographie führt somit zu einer äußerst subtilen Darstellung pathologisch-anatomischer Gefäßveränderungen zentraler und peripherer Lungenabschnitte, die in vivo bereits weitgehende Aussagen über die Verhältnisse der Lungenstrombahn erbringen. Wenngleich somit die klinische Radiologie in den letzten Jahren eine wesentliche Bereicherung unserer Kenntnisse von den Erkrankungen des kleinen Kreislaufs erbracht hat, so sind doch SCHOENMACKERS u. VIETEN (1951, 1952, 1954) der Auffassung, daß die Veränderungen zwar genau den pathologisch-anatomischen Gefäßprozessen entsprechen, daß es aber nicht möglich ist, ein angiographisches Einzelmerkmal mit Sicherheit einer speziellen Gefäß- oder Parenchymerkrankung zuzuordnen. Auch hier bedarf wiederum die Interpretation von Einzelbefunden sorgfältiger Unterbauung durch weitere klinisch-röntgenologische Krankheitszeichen. Ergänzend ist beizufügen, daß SCHOENMACKERS u. VIETEN durch postmortale Untersuchungen auch bei den Venen ganz entsprechende Veränderungen fanden wie bei den arteriellen Abschnitten. Hierauf wird im speziellen Abschnitt über postmortale Angiographie noch einzugehen sein.

Es war der Sinn dieses orientierenden Abschnittes, die Möglichkeiten des Nachweises pathologischer Veränderungen der Lungengefäße mittels röntgenologischer Methodik übersichtlich aufzuführen. Voraussetzung zur Interpretation ist die Kenntnis pathologisch-anatomischer und histologischer Befunde und die Eingliederung in das gesamte klinisch-röntgenologische Krankheitsgeschehen.

III. Normale und pathologische Physiologie des kleinen Kreislaufs

1. Radiologische Funktionsdiagnostik

Die radiologische Funktionsdiagnostik des kleinen Kreislaufs beschäftigt sich mit der Dokumentation und Analyse funktioneller Phänomene, die mittels radiologischer Methoden erfaßbar sind. Hierzu gehören Kymographie, Elektrokymographie, Kardio-Pulmonangiographie und selektive Angiographie, Diagnostik mittels radioaktiver Isotope sowie spezielle röntgenologische Funktionsprüfungen des kleinen Kreislaufs unter bestimmten Versuchsbedingungen. Hinzu kommt die Funktionsdiagnostik mittels Herzkatheter, auf deren Ergebnisse noch im nächsten Absatz eingegangen wird.

Die Flächenkymographie wurde schon frühzeitig zur Analyse der Bewegungen der A. pulmonalis angewendet [STUMPF (1936), HECKMANN (1937), BROWN, MCCARTHY u. FINE (1939)]. So hat sich STUMPF bereits 1936 ausführlich mit den kymographischen

Phänomenen der zentralen und peripheren Lungengefäße befaßt und insbesondere die Frage nach den Eigenbewegungen der Lungengefäße in den Vordergrund gestellt. Er kam bereits damals zur Schlußfolgerung, daß kleinere Gefäße niemals eine im Kymogramm verfolgbare Eigenpulsation haben, sondern daß ihre pulsatorischen Bewegungen immer von dem nächstgelegenen Herz- oder Gefäßrandteil mitgeteilt werden. Auch glückt bei normalen Fällen der Nachweis pulsatorischer Dichteänderungen durch Volumenschwankungen des Blutes nicht. In einer ausführlichen Analyse über die pulsatorischen Bewegungen der A. pulmonalis im Flächenkymogramm weist Heckmann Zusammenhänge zwischen Blutdruckamplitude und Schlagweite der Randzacken an den großen Gefäßen nach. Infolge der innigen Lagebeziehung zwischen Aorta und A. pulmonalis sind die Amplituden der Randbewegungen an der Pulmonalarterie ebenso groß wie an der Aorta. Heckmann nimmt an, daß die A. pulmonalis durch die Aorta, deren Druck höher ist, stärker verdrängt wird. Damit wird die Randbewegung über die wirkliche Volumenzunahme hinaus vergrößert, zusätzlich spielt auch die hebelartige Linksverschiebung des Aortenbogens eine Rolle. Schlüsse aus den Schlagweiten der Randkurven der A. pulmonalis auf ihre wirkliche Pulsationsgröße sind daher nur sehr bedingt möglich. Aortensklerose führt andererseits zur Verkleinerung der Ausschläge im Pulmonalisgebiet. Doppelzacken der Pulmonalarterie können auf eine Unterschiedlichkeit bzw. Verschiedenheit der beiden sich addierenden Volumenkurven von Aorta und Pulmonalis auch bei Gesunden hinweisen. Pathologische Phänomene im Flächenkymogramm beschrieb Heckmann 1937 bei Stauungszuständen der Lunge, welche mit charakteristischen Formveränderungen, beispielsweise Umänderungen in Trapezform, einhergehen und wobei die in der Herzdiastole auftretende Medialbewegung der Lungengefäße zunächst sehr langsam erfolgt. Als Erklärung wurde verzögertes Abströmen aus dem Stamm der Pulmonalarterie über das verengte oder rückgestaute Capillargebiet des Lungenkreislaufs angeführt. Auch die pulsatorischen Phänomene bei Links-Rechts-Shunt bzw. starker Volumenüberfüllung wurden damals von Heckmann bereits ausführlich beschrieben. Entsprechend der Gliederung kymographisch faßbarer Bewegungen in a) Eigenbewegungen (Distensionsbewegungen), b) Mitbewegungen (Lokomotionsbewegungen) und c) Streckbewegungen wird entsprechend den grundlegenden Untersuchungen von Stumpf u. Heckmann auch im neueren Schrifttum ziemlich übereinstimmend die Ansicht vertreten, daß echte Eigenbewegungen der Lungenarterien unter physiologischen Verhältnissen kymographisch nicht zu erfassen sind. Die Zeichen einer Eigenbewegung ergeben sich im Sinne von Zackenformationen, die gleiche Bewegungsphase haben, d.h. Gefäßband und Lungengefäße zeigen im gleichen Zeitabschnitt gleiche Lateral- oder Medialbewegung. Karpati (1952, 1957) sieht auch eine deutliche Lateralbewegung des äußeren Randes einer Lungenarterie in Kammersystole — selbst ohne im gleichen Zeitpunkt sicher erkennbare mediale Bewegung des inneren Gefäßrandes — als Eigenbewegung an. Allerdings fügt er hinzu, daß eine mitgeteilte Pulsation ausgeschlossen werden muß, woraus wiederum die Unsicherheit der kymographischen Analyse hervorgeht. Haubrich (1952) stellt fest, daß echte Eigenbewegungen der Lungenarterien bisher nur für angeborene Herzfehler nachgewiesen werden können, bei denen ein Pulmonalarteriendruck mit vergrößertem Durchflußvolumen und Ausweitung der Lichtungen verbunden ist. Auch aus den Untersuchungen von Thurn (1951) an über 500 Fällen von kongenitalen Anomalien geht hervor, daß eine echte und reproduzierbare Eigenbewegung nur dann gefunden wird, wenn außer einer Druckerhöhung in der arteriellen Strombahn auch eine Steigerung des Durchflußvolumens und eine Dilatation der Pulmonalarterie vorliegen. Thurn geht sogar so weit, zu diskutieren, daß alle „Mitralfehler" mit kymographisch faßbarer Distension der Lungengefäße gar keine reinen Mitralvitien sind, sondern Kombinationsformen eines erworbenen und eines angeborenen Herzfehlers darstellen. Demgemäß müssen auch die Untersuchungen von Csákány, Álmos u. Varga (1961) über den häufigeren Nachweis von pulsatorischer Aktivität mittels Bildverstärkerdurchleuchtung mit Vorbehalt angesehen werden, zumal eine objektive Analyse ausschließlich durch visuelle Verfahren nur sehr bedingt möglich sein wird. Die Art der Mitbewegungen ist nach KARPATI abhängig von der Stoßkraft des bewegenden Objektes, von der Masse und dem Zustand der Gefäße und der Masse und dem Zustand des Lungenparenchyms. Streckbewegungen sind von den allgemeinen Mitbewegungen nicht zu unterscheiden. So erfahren Arterien und Venen der Lungen ebenso wie die Bronchien pulsatorische Bewegungen, die vom Herzen oder der Aorta durch das dazwischenliegende Lungengewebe übertragen werden. Die pulsatorischen Mitbewegungen der peripheren Lungengefäße wurden von STUMPF (1936) bereits ausführlich beschrieben, wobei sich herausstellte, daß die Richtung der Mitbewegungen in den Lungenfeldern stets zentrifugal nach außen erfolgt. Es fehlt demnach eine an beiden Gefäßrändern der Eigenbewegung entsprechende zu fordernde systolische Medial- und diastolische gemeinsame Lateralbewegung. STUMPF stellte des weiteren fest, daß in der Ausatmung die Mitbewegungen weiter hinausreichen und intensiver sind als in der Einatmung. Als Grund hierfür wurde von ihm die Erhöhung des elastischen Zuges während der Einatmung angegeben, wodurch der Bewegung mehr Widerstände entgegenstehen sollen. Die stärksten Bewegungen laufen unmittelbar in der Nähe des Herzens ab, nach der Peripherie hin erfolgt eine strahlenförmige Abnahme der Intensität. Die Gefäße in der Kammernachbarschaft haben eine genau gegenläufige Bewegung zu jenen, die neben den großen Gefäßen oder am Hilus liegen. Es handelt sich bei den Mitbewegungen um eine Art Schaukelbewegung, wobei allerdings eine Zone der absoluten Ruhe nicht festzustellen ist. So entstehen in der Nähe des linken Herzohres Mischbewegungen, die sich teils aus der Kammerbewegung und teils aus der Gefäßbewegung zusammensetzen. Eine Abnahme der Lungenelastizität hat nach HAUBRICH (1952) verstärkte Mitbewegungen zur Folge, z.B. bei Emphysem oder Indurationen tuberkulöser und namentlich silikotischer Natur. Eine Erhöhung der Amplituden dieser Mitbewegungen findet sich des weiteren beim kleinen, kräftig pulsierenden Herzen, bei Aorteninsuffizienzen, Thyreotoxikose und insbesondere bei kongenitalen Herzfehlern mit Links-Rechts-Shunt, bei welchen neben den verstärkten Eigenbewegungen der zentralen Lungengefäße auch entsprechend verstärkte Mitbewegungen in den parahilären und peripheren Regionen nicht vermißt werden. Herabgesetzte Mitbewegungen finden sich bei der myogenen Herzdilatation und beim Perikarderguß, ferner bei Pleuraschwielen und Infiltraten, wodurch die Deformierbarkeit der Lunge und damit die Mitbewegungen vermindert werden. Besonders bei hilusnahen Infiltraten können die Bewegungsphänomene der Lungengefäße im Kymogramm vollkommen fehlen (HAUBRICH).

Eine subtile Phasenanalyse der Bewegungsphänomene der A. pulmonalis, die der Flächenkymographie unbedingt überlegen ist, erbringt die Elektrokymographie [KARPATI (1957); KARPATI u. EBERLE (1953); FLEISCHNER, ROMANO u. LUISADA (1948); ROSSI, RUSTICHELLI u. FERRI (1957); KJELLBERG, MANNHEIMER, RUDHE u. JONSSON (1959); HAUBRICH (1952); KOURILSKY u. MARCHAL (1954); MARCHAL (1946); SIEDEK, WENGER u. GMACHL (1951); KOURILSKY, MARCHAL u. BARCELO (1949)]. Zum näheren Studium der Ergebnisse dieser sehr spezialisierten Untersuchungsmethodik sei vor allem auf die ausführliche Monographie von HECKMANN (1959) verwiesen, die auch reichhaltige Literaturhinweise enthält. Die elektrokymographischen Kurven der Aorta und A. pulmonalis und ihrer Äste sind sich im wesentlichen ähnlich und erinnern an die beim Katheterismus gewonnenen Volumen- oder Druckkurven der großen Gefäße. Die Randbewegungskurve der A. pulmonalis zeigt einen ziemlich steil aufwärtsstrebenden Schenkel, bedingt durch Absorptionszunahme infolge Auswärtsbewegung bzw. Querschnittszunahme der Gefäße sowie einen mehr allmählich absteigenden Schenkel, der durch Absorptionsabnahme im Sinne der Einwärtsbewegung bzw. Querschnittsabnahme der Gefäße entsteht. KARPATI u. EBERLE (1953) beschreiben bei der normalen Kurve der A. pulmonalis drei Phasen: 1. die Phase der isometrischen Kontraktion der Kammer, 2. die Austreibungsphase, unterteilt in eine a) initiale Phase und eine b) terminale Phase, 3. die protodiastolische Phase. Die Zeit, gerechnet vom ersten Herzton bis zum Beginn des aufsteigenden Schenkels (Beginn der Austreibungszeit), ist eine Funktion der Pulswellengeschwindigkeit und hängt weitgehend von der Entfernung der Ableitungsstelle von den Semilunarklappen ab. Nach KJELLBERG, MANNHEIMER, RUDHE u. JONSSON (1959) beginnt der Anstieg der normalen Kurve etwa 0,1—0,14 sec nach der Q-Zacke des EKG. Die Dauer des Anstiegs beträgt durchschnittlich 0,1 sec. Der Gipfel ist kurz hinter der Mitte der Systole. Die proto-diastolische Phase dauert 0,03 sec. Hier entspricht der Beginn des Kurvenabfalls der zweiten Komponente des zweiten Herztones, die dem Pulmonalklappenschluß synchron ist. Es schließt sich ein erneuter Anstieg zum dikroten Gipfel an und die davor gelegene Incisur, die wesentlich ausgeprägter als an der Aorta ist, dauert etwa 0,01 sec. Der dikrote Gipfel wird übereinstimmend mit dem Rückfall des Blutes auf die geschlossenen Pulmonalklappen erklärt. Es folgt der abfallende Kurvenabschnitt, der durch flache Wellen als Ausdruck von Schwingungen des Gefäßrohres überlagert werden kann. KJELLBERG, MANNHEIMER, RUDHE u. JONSSON fanden gute Übereinstimmung zwischen den Elektrokymogrammen und den intra-arteriellen Druckkurven bei simultaner Registrierung. Das Erscheinungsbild der Kurven im Bereich verschiedener Segmente der Pulmonalarterie weist gewisse Variationen des Kurvengrundtyps im Bereich des Pulmonalisstammes auf. Hauptableitungspunkte sind häufig der rechte Hilus bzw. der rechte untere Hauptstamm der A. pulmonalis, während die Lungenperipherie ebenfalls meist vom rechten Unterfeld abgeleitet wird [LUISADA (1950); SALANS, SCHACK u. KATZ (1950); DACK u. PALEY (1952)]. Die peripheren Kurven der Hauptstämme zeigen nach HECK-

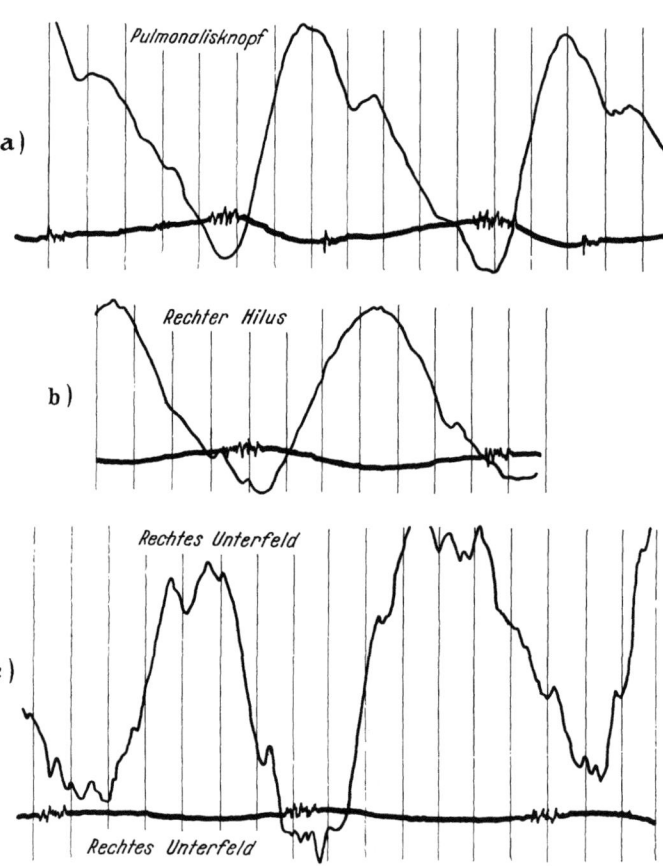

Abb. 12. Normales Elektrokymogramm der A. pulmonalis (nach HECKMANN)

MANN (1937) einen trägeren Anstieg und einen spät auftretenden Gipfel. Die Incisur wird flacher und verschwindet in der Peripherie. Eine vom rechten Hilus aufgenommene Kurve zeigt eine Verspätung der Strecke bis zum Beginn des Kurvenanstiegs, die der Laufzeit der Pulswelle gegenüber der Kurve des Pulmonalisstammes entspricht. Der Gipfel ist meist spitz, kann jedoch auch abgerundet sein. Die Kurven der Lungenperipherie wurden eingehend von KARPATI (1957) sowie FLEISCHNER, ROMANO u. LUISADA (1948) beschrieben. Der Hauptanstieg bezeichnet die Ankunft der arteriellen Pulswelle, die eine entsprechende Verspätung gegenüber dem Pulmonalisstamm und der Hilusregion aufweist. Auf der Höhe der Kurve finden sich zwei Gipfel, von denen nach KARPATI der erste arteriellen Ursprungs ist, während der zweite auf den ansteigenden Druck im linken Vorhof bezogen wird. Am absteigenden Schenkel stellen sich unregelmäßige Wellen dar, die durch Vorhoftätigkeit verursacht sein sollen, auch scheint in dieser Phase der venöse Füllungs- und Entleerungsvorgang enthalten zu sein. Ferner spielen wahrscheinlich gewisse Artefakte hierbei eine Rolle. Mit der Erfassung der peripheren Zirkulation der Lungen haben sich des weiteren MARCHAL (1946) sowie KOURILSKY u. MARCHAL (1954) bzw. KOURILSKY, MARCHAL u. BARCELO (1949) befaßt. MARCHAL hat versucht, die Zirkulationszeit der Lungen durch gleichzeitige Ableitung der zuführenden Arterie und abführenden Vene zu bestimmen. Durch die Erfassung feinster Dichteschwankungen kleiner Gefäße, die sonst unsichtbar bzw. dem menschlichen Auge nicht unterscheidbar sind, registrieren die Autoren Elektrokymogramme, die den peripheren Lungenpuls bzw. Capillarpuls der Lunge interpretieren sollen.

Ein weiteres Anwendungsgebiet der Elektrokymographie ist die Bestimmung der Pulswellengeschwindigkeit an der A. pulmonalis und ihren Ästen. FLEISCHNER, ROMANO u. LUISADA (1948) haben solche Messungen vorgenommen, wobei sie die Zeitintervalle zwischen dem ersten Herzton und dem Fußpunkt der Pulswelle an drei Kurven miteinander vergleichen, z.B. den Abstand vom Pulmonalishauptstamm zum rechten Hilus, wobei durchschnittlich 2 m Geschwindigkeit pro Sekunde errechnet wurden. Es zeigte sich, daß die Geschwindigkeit im kleinen Kreislauf viel geringer ist als die im großen. Weitere einschlägige Untersuchungen zur Bestimmung der Pulswellengeschwindigkeit stammen von SIEDEK, WENGER u. GMACHL (1951), wobei ferner der Einfluß von Sauerstoff und Pharmaka geprüft wurde. Diese Autoren geben bei Normalfällen bis zum 35. Lebensjahr eine Pulswellengeschwindigkeit von weniger als 150 cm pro Sekunde an, in späteren Jahren höhere Werte bis 270 cm pro Sekunde. Eine Erhöhung der Pulswellengeschwindigkeit fanden die Verfasser bei pulmonaler Hypertonie, Mitralfehlern, Asthma bronchiale und Lungenemphysem. Erniedrigte Werte wurden vor allem bei der Pulmonalstenose beobachtet. Für die praktische Anwendbarkeit der Elektrokymographie bei Krankheitszuständen des Lungenkreislaufs und der Lunge haben ROSSI, RUSTICHELLI u. FERRI (1957) verschiedene Syndrome abgegrenzt: 1. Nachweis verstärkten Blutdurchflusses der Lunge bei entsprechenden angeborenen Herzfehlern doppelseitig; einseitig bei Einengung der Lungenstrombahn der Gegenseite, z.B. nach Pneumektomien oder großen Pneumothorax; partiell nach Lobektomien, umschriebenen Prozessen oder arteriovenösen Aneurysmen. 2. Nachweis verminderten Blutdurchflusses der Lunge total bei entsprechenden Vitien, einseitig bei kollabierten Lungen, partiell bei Stenosen einzelner Arterienäste. 3. Nachweis „vasculärer Amputation" durch Verschluß oder Kompression von Lungenarterien oder -venen (Emboli, entzündliche und tumoröse Prozesse der Gefäßumgebung, Druckwirkung von Ergüssen, Verziehung durch schrumpfende Prozesse). Näheres hierüber ist im Spezialschrifttum bzw. in den einschlägigen Abschnitten zu ersehen.

Weitere Beiträge zur röntgenologischen Funktionsdiagnostik des kleinen Kreislaufs liefern die Kardio-Pulmonangiographie bzw. die selektive Pulmonangiographie. Hierbei kann insbesondere mittels der Kinematographie eine umfassende Analyse der Strömungsvorgänge erhoben werden. Es sind hier zunächst Untersuchungen über die Lungenkreislaufzeit zu nennen [JANKER (1951); JANKER u. HALLERBACH (1951); PUDWITZ (1956)]. Die Lungenkreislaufzeit wird vom Beginn der Ausschüttung des Kontrastblutes in die A. pulmonalis bis zum Beginn des venösen Rückflusses in den linken Vorhof gemessen. Sie beträgt auf Grund der Untersuchungen von PUDWITZ an 70 Patienten im Normalfalle 2,1—2,4 sec, maximal 3 sec. Eine Verkürzung der Lungenkreislaufzeit fand sich bei Ausfall einer Lunge, jedoch gesundem Herz und gesunder anderer Lunge, ferner bei Kammer- oder Vorhofseptumdefekt mit Links-Rechtsshunt oder Pendelshunt. Eine Verlängerung der Lungenkreislaufzeit wurde bei erhöhtem Widerstand im Pulmonalgefäßsystem nachgewiesen, so bei Pulmonalstenose, Pulmonalsklerose, Mitralklappenfehlern, Aortenklappenfehlern und Linksdekompensation. In diesem Zusammenhang sei auf die nach DE SOUSA (1951) benannte Angiokymographie hingewiesen, die eine Erforschung der Kreislaufverhältnisse unterschiedlicher Lungenabschnitte erlaubt. Die besondere Differenziertheit und die Notwendigkeit strenger Indikation des Verfahrens haben es bisher kaum erlauben können, beim Menschen den angiographischen Nachweis funktioneller Beeinflussungen des kleinen Kreislaufs zu führen. Als präoperative Funktionsdiagnostik wurde von HANSON (1954) bzw. CARLENS, HANSON u. NORDENSTRÖM (1951) der temporäre unilaterale Pulmonalarterienverschluß am Menschen beschrieben.

Es handelt sich um den einseitigen Verschluß einer Pulmonalarterie mittels eines Herz-katheters, der am distalen Ende eine mit Kontrastmittel auffüllbare Manschette besitzt. Hierdurch werden Bedingungen geschaffen, wie sie nach Lungenresektionen resultieren. Die entsprechende Pulmonalarterie wird 15 min in Ruhe und 15 min unter Belastung verschlossen. Angiographie, Bronchospirometrie und Druckmessungen peripher von der Manschette weisen auf einen echten Abschluß hin. Dramatische Reaktionen wie bei Lungenembolie wurden in 66 Fällen nicht beobachtet. Krall, Rodewald u. Hoffheinz (1954) haben diese Methode als Grundlage einer präoperativen Funktionsdiagnostik ebenfalls angewendet.

Kjellberg u. Olsson (1954) kommen durch Auswertung von Angiokardiographien bei Kindern, ergänzt durch Tierversuche, zu dem Schluß, daß ebenso wie bei den großen Hohlvenen auch an den herznahen Lungenvenenabschnitten Sphinctermechanismen nach-zuweisen sind. So zeigten sich schnelle Kontraktionen von etwa 0,1 sec Dauer, dann an-schließend langsame Erweiterung der Gefäße. Diese bei der Kontrastdarstellung deutlich erkennbaren sphincterähnlichen Gefäßkontraktionen tragen dazu bei, eine Regurgitation während der Systole zu verhindern. Die Beobachtungen stehen in Einklang mit anatomi-schen Befunden, wonach die Herzmuskulatur sich von den Vorhöfen aus noch eine Strecke weit über die einmündenden Venen erstreckt.

Das selektive Pulmonangiogramm vermittelt weitere funktionsdiagnostische Einblicke in die Verhältnisse insbesondere der terminalen Strombahnabschnitte. So bietet das terminale Lungenangiogramm [Semisch (1959)] alle Füllungsphasen, arterielle, capillare und venöse, simultan dar. Der Nachweis des homogenen Capillarnetzes ist Ausgangs-punkt der Differenzierung normaler und pathologischer Veränderungen. Beim Zurück-ziehen des Katheters muß das Kontrastmittel unverzüglich aus dem terminalen Lungen-abschnitt abfließen. Reduktion des Capillarnetzes und Nachweis vorzeitigen Abflusses über arterio-venöse Anastomosen bieten den angiographischen Beweis einer graduell abstufbaren Funktionsstörung im Subsegmentbereich, bedingt durch vasculäre oder parenchymatöse Prozesse. Das Phänomen des stehenden Angiogramms kann minutenlang nachgewiesen werden. Wird der Blutstrom freigegeben, so muß das Kontrastblut des übrig bleibenden Capillarbereiches unverzüglich abgespült werden. Hierbei läßt sich insbesondere die Geschwindigkeit des venösen Abstromes gut verfolgen und nötigenfalls messen. Wie Vieten (1953, 1955, 1958) betont, erweist sich damit bei der funktionellen Lungendiagnostik die Zirkulation als eine Funktion der Morphologie. Diese bedeutsamen Zusammenhänge wurden insbesondere von Bolt, Forssmann u. Rink (1957) sowie Zorn (1957) bestätigt. Die Beurteilung der capillären Füllungsphase im Bereich der Segment- und Subsegmentarterien spielt eine ausschlaggebende Rolle. Der Kontrast-mitteldurchfluß ist durch parenchymerkrankte Gebiete im allgemeinen entsprechend ihrer Ausdehnung verlangsamt. Je nach dem Grade des Verlustes an Capillarbahnen engt sich damit die Leistungsbreite des kleinen Kreislaufs ein, und es muß hervorgehoben werden, daß gerade diese Untersuchungsgänge sehr fruchtbare Beiträge der modernen Röntgenologie zur klinischen Diagnostik, Prognostik und operativen Indikationsstellung darstellen. Auf die Notwendigkeit angiographischer Funktionsuntersuchungen wurde auch von Vaccarezza (1955) sowie Vaccarezza, Soubrié, Lanari, Molins u. Barousse (1956) hingewiesen. Palmieri (1953) kombinierte die selektive Pulmonangiographie mit der Röntgenkinematographie und führte Untersuchungen über die sog. „kleine kardiale Atmung" durch.

Die Funktionsdiagnostik des Lungenkreislaufs mittels radioaktiver Isotope wird im Rahmen dieses Handbuchs gesondert abgehandelt. Hier sei orientierend auf Befunde von Sasamoto, Hosono u. Aikawa (1960) verwiesen, die mittels Jod 131 und Natrium 24 eine mittlere Lungenkreislaufzeit von 4,9 sec bei herzgesunden Personen errechneten. Fast gleiche Ergebnisse erzielte di Pietrantonj (1960) mittels Jod 131 und mittlerer Durchflußgeschwindigkeit von 4,5 sec im Modellversuch. Waser (1953) sowie Waser u. Hunzinger (1949, 1951) verwendeten Natrium 24 zur Bestimmung der Kreislaufzeit und untersuchten das Kreislaufverhalten bei normaler und pathologischer Herz- und Lungen-funktion. Entsprechende Untersuchungen stammen von KELLERSHOHN u. VERNEJOUL (1959) mit Jod 131 sowie von VENRATH (1957) mit Natrium 24. Eine weitere Methode wird von KNIPPING, BOLT, VALENTIN, VENRATH u. ENDLER (1957) als Isotopenthorako-graphie bezeichnet. Es handelt sich hier um eine Analyse der Ventilationsstörungen mittels Xenon 133. Die Autoren fanden, daß diese Methode auf Grund vergleichender Untersuchungen mit der selektiven Pulmonangiographie ziemlich exakt lokalisierte Durch-blutungsstörungen umschriebener Lungenabschnitte aufzudecken vermag.

Weitere funktionsdiagnostische Maßnahmen befassen sich mit der Untersuchung über den Einfluß der Respiration, der Preßdruckprobe und der körperlichen Belastung auf den kleinen Kreislauf. So vermag nach LAUBRY, CHAPERON u. SÉJOURNÉ (1929) verstärkte Ausatmung vor allem bei venöser Stauung am Hilus einen Absorptionsverlust, eine Größenrückbildung und einen Gewinn an Schärfe durch Venenentleerung hervorzurufen. STEPS (1958) fand bei Seitenlage die jeweils besser ventilierte Lunge stärker strahlen-durchlässig, während die verminderte Strahlentransparenz der schlechter beatmeten Lunge durch eine vermehrte Gefäßfüllung verursacht wurde. Weite Verbreitung haben der Müller- und Valsava-Versuch gefunden. Beim Valsava-Versuch bzw. der Bürgerschen Preßdruckprobe tritt eine Einflußhemmung auf, wobei der Blutgehalt der Lunge abnimmt, die Gefäßzeichnung zurücktritt und Bindegewebsbildungen gegebenenfalls stärker in den Vordergrund rücken. Somit kann eine vasculäre Struktur von einer soliden Gewebs-verdichtung einwandfrei dadurch unterschieden werden, daß sich bei Anwendung des Müller- bzw. Valsava-Versuches das Gefäß, insbesondere bei Anwendung der Schichtauf-nahmetechnik, vergrößert bzw. verkleinert, während das solide Gewebssubstrat unver-ändert bleibt [AMUNDSEN (1953); KOURILSKY, BIDERMANN, MARCHAL u. RIGAULT (1955); KARPATI (1957)]. Einer Methodik von KARPATI entsprechend wird bei den Versuchs-personen wenigstens 10 sec lang der intrathorakale Druck auf 15—20 mm Hg erhöht. Hierbei fand sich die allgemeine Lungenstauung kaum beeinflußt, wobei beispielsweise bei Mitralstenose zweifellos auch indurative Veränderungen des Parenchyms zu berück-sichtigen sind. Bei entzündlicher Hyperämie, Bronchopneumonie und Lungenödem ergaben die vergleichenden Thoraxaufnahmen eine Rückbildung der gefäßbedingten Ver-änderungen. Lymphknotenschwellungen traten andererseits infolge verminderter Blut-füllung der benachbarten Gefäße deutlicher in Erscheinung. KARPATI u. EBERLE (1953) wiesen des weiteren während der Ausführung des Valsava-Versuches mit schnellem Pressen bis 30 mm Hg und Anhalten des Druckes eine fast vollständige Unterdrückung der peri-pheren Pulswellen des Elektrokymogramms im rechten Mittelfeld nach. Die Veränderung der Lungendurchblutung beim Valsava-Versuch wird einmal durch eine Kompression der Alveolarcapillaren bedingt, zum anderen jedoch auch durch verminderten Blutzufluß zum rechten Herzen, der zur Herabsetzung des Druckes in der A. pulmonalis, zur Ver-kleinerung der Blutdepots in den Lungen und zur Verminderung des Schlagvolumens führt. Darüber hinaus mögen Tonusänderungen der Lungengefäße für die Durchblutung eine Rolle spielen. BOLT, MICHEL, SCHULTE, VALENTIN u. VENRATH (1956) haben den Einfluß des Valsava-Versuches bzw. der Bürgerschen Preßdruckprobe auf das selektive Pulmonangiogramm untersucht. Sie fanden eine venöse Einflußstauung bis zu den Armvenen, an den selektiven Lungenangiogrammen jedoch keine Änderung, abgesehen von einer besonders deutlichen capillären Füllungsphase und einer Verlängerung der Gesamtfüllungszeit.

Die Funktionsdiagnostik von Anpassungsvorgängen und Regulationsstörungen des kleinen Kreislaufs unter der Einwirkung körperlicher Belastung ist vor allem von REIN-DELL, SCHILDGE, KLEPZIG u. KIRCHHOFF und anderen Mitarbeitern (1955) in zahlreichen Untersuchungsgängen mit Hilfe der Tomographie und Kymographie ausgebaut worden. Die Autoren fanden bei Hochleistungssportlern eine selektive Erweiterung der Venen, die sogar jene bei Stauungszuständen übertraf. Bei Fehlen arterieller Hypertonie und Erwei-terungen von Pulmonalarterien handelt es sich hierbei ausnahmslos um ein Anpassungssyndrom im Sinne einer Verlagerung größerer Blutdepots vor das linke Herz für akute Leistungsbeanspruchungen. Die Größenzunahme des kardiovasculären Apparates wird als regulative Dilatation bezeichnet. Die Diagnostik von hypotonen Regulationsstörungen mit Absacken des Blutes, Schmalwerden des Herzens und Verminderung der Lungenzeichnung bei orthostatischem Kollapszustand wird dadurch ergänzt, daß bei Druck auf das Abdomen neben dem Wiederbreitwerden der Herzsilhouette eine relative Vermehrung der Lungengefäßzeichnung nachweisbar ist. Die Ursache hierfür ist die manuell bedingte Behinderung des venösen Blutabflusses in den Abdominalbereich. STUMPF (1951 hat ebenfalls das Belastungskymogramm in die Funktionsdiagnostik einbezogen. Unmittelbar nach körperlicher Arbeit findet sich beim Gesunden eine Verschmälerung von Herz und Hilusgefäßen bei kräftigeren Kontraktionen bzw. Pulsationen, die Lungengefäßzeichnung verringert sich. Pathologisch zu werten ist dagegen das Auftreten vermehrter Hilus- und Lungengefäßzeichnung bei gleichem Querdurchmesser oder Größenzunahme des Herzens und pathologischem Pulsationstyp im Herzkymogramm. STUMPF mißt diesen Befunden bereits Bedeutung im Sinne einer latenten Stauung bei, erwähnt jedoch, daß auch hypotone Regulationsstörungen bei diesem Phänomen diskutiert werden müssen. Näheres hierüber ist aus dem speziellen Kapitel dieses Handbuches zu ersehen. Gleichartige Arbeitsversuche wurden von CAMPBELL (1951) unternommen.

Die radiologische Funktionsdiagnostik des kleinen Kreislaufs mit verschiedenen Methoden hat dazu beigetragen, unsere Kenntnisse über die Physiologie und Pathophysiologie dieses bedeutenden vasculären Abschnittes wesentlich zu erweitern. Zum näheren Verständnis reaktiver vasculärer Vorgänge hat des weiteren die Untersuchung mittels Herzkatheters und Druckmessung geführt, auf deren Ergebnisse infolge ihrer verhältnismäßig engen Beziehungen zur klinischen Radiologie in Form einer Übersicht eingegangen werden muß.

2. Das funktionelle Verhalten der Lungengefäße (tierexperimentelle Ergebnisse, Pharmako-Radiographie)

Zahlreiche Einzeluntersuchungen haben sich mit der Frage beschäftigt, inwieweit der Nachweis vasoconstrictorischer oder -dilatatorischer Mechanismen im Bereich der peripheren Lungenarterien mit muskulärer Funktion erbracht werden kann. Im wesentlichen beziehen sich diese Untersuchungen auf die Erforschung sinnvoller Regulationsmechanismen des kleinen Kreislaufs bei Mehr- und Minderdurchblutung des Systems der A. pulmonalis. Drei Fragestellungen sind von besonderer Bedeutung: a) der Nachweis vasoconstrictorischer und -dilatatorischer Reflexe und pharmakologisch bedingter Reaktionen, b) der Nachweis von arterio-venösen bzw. arterio-arteriellen Kurzschlüssen im Pulmonalkreislauf oder zwischen Pulmonal- und Bronchialarterienkreislauf, c) der Nachweis einer kompensatorischen Bronchialarterienzirkulation bei Ausfällen des Pulmonalkreislaufs. Die intravasalen Druckmessungen mittels Herzkatheterismus spielen hier ebenso wie tierexperimentelle Forschungsergebnisse eine erhebliche Rolle, und es erscheint notwendig, über die wesentlichen Befunde eine gedrängte Übersicht zu vermitteln. Wie v. EULER (1951) ausführt, liegen seit den Untersuchungen von COURNAND (1947) und seiner Schule ausführliche Befunde über die normalen Lungengefäßdrucke vor. Der normale systolische Druck liegt in der Ruhe bei 23—30 mm Hg und der diastolische Druck bei 5—10 mm Hg. Der mittlere Druck beläuft sich auf etwa 15 mm Hg, woraus zu berechnen ist, daß der Widerstand im kleinen Kreislauf etwa $^1/_5$ desjenigen im großen Kreislauf ausmacht. Die venösen Drucke im Pulmonaliscapillargebiet nach Einführung eines Katheters in eine enge Arterie liegen etwa 2 mm Hg unter dem Druck im linken Vorhof. In Fällen von Herzdekompensation tritt eine Erhöhung des capillaren Venendruckes ein, wobei Werte von 20—30 mm Hg erhoben werden. Entsprechende pathologische Druckerhöhungen werden im arteriellen System bei dem auf mannigfaltigen Ursachen beruhenden Symptomenkomplex der pulmonalen Hypertonie gefunden.

Zahlreiche Einzelarbeiten haben sich mit dem Einfluß der Atemgase bzw. der Hypoxie auf die vasomotorische Aktivität des Lungenkreislaufes befaßt. Eine groß angelegte Übersichtsarbeit mit ausführlicher Berücksichtigung des Weltschrifttums (454 Einzelarbeiten) stammt von FISHMAN (1961). Im wesentlichen beziehen sich die meisten Arbeiten auf den Nachweis vasoconstrictorischer Reflexe bei Sauerstoffmangel im Sinne von EULER-LILJESTRAND (1946) bzw. COURNAND (1955). So bewirkt akuter Sauerstoffmangel genügenden Grades einen Anstieg des pulmonalen Arteriendruckes, zugleich mit einem Anstieg der pulmonalen Blutdurchströmung einhergehend. Entsprechend findet sich beim nicht anaesthesierten Menschen und gewöhnlich beim Hund ein Anstieg des vasculären Widerstandes. Der Mechanismus dieses erhöhten Widerstandes durch Hypoxie ist nach FISHMAN noch nicht völlig geklärt. Die pulmonale Vasoconstriction dürfte jedoch im allgemeinen die Basis des erhöhten Gefäßwiderstandes sein. Die Erfahrung scheint zu lehren, daß sowohl die prä- als auch die postcapillaren Gefäße der Lunge sich kontrahieren können, wenn sie einem drastischen Wechsel in der Sauerstoffversorgung unterliegen. Die Vorstellungen von EULER u. LILJESTRAND, daß regionale Vasoconstriction in hypoventilierten Abschnitten den Blutstrom zu den gut ventilierten Anteilen der Lunge leitet, haben manches für sich. Allerdings sind die subtilen Mechanismen des pulmonalen Druckanstiegs bei akuter Hypoxie erst Gegenstand eines beginnenden Stadiums der Untersuchungen. Es bleibt offen, zu zeigen, ob biochemische Veränderungen

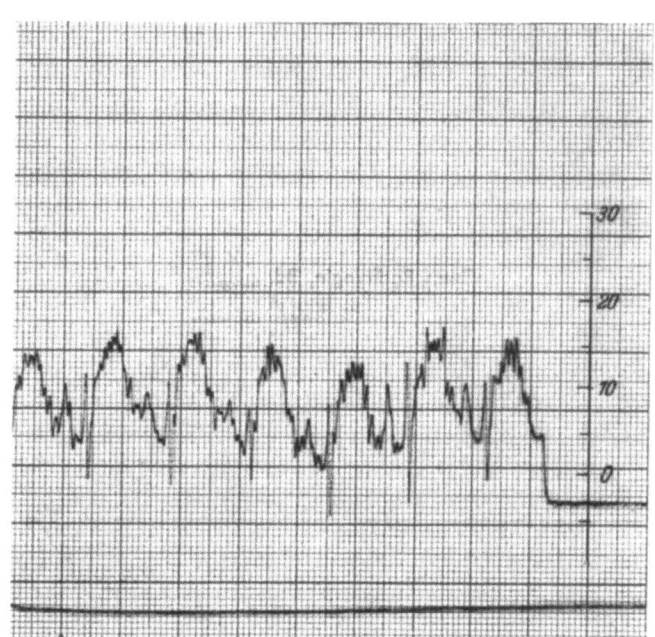

Abb. 13. Normale Druckkurve der A. pulmonalis

im glatten Gefäßmuskel oder intramurale Chemoreceptoren oder Reflexmechanismen hierbei beteiligt sind. EULER u. LILJESTRAND sind der Auffassung, daß Wechsel in der Zusammensetzung der eingeatmeten Gase den pulmonalen arteriellen Druck ändern, und nehmen an, daß die Anpassung der alveolaren Durchströmung an die alveolare Ventilation ein lokales Phänomen ist, bedingt durch örtliche Empfindlichkeit pulmonaler Gefäßsegmente auf Schwankungen der Sauerstoff- und Kohlensäuresättigung. Wie COURNAND und auch FISHMAN ausführen, können diese Vorstellungen jedoch nicht leicht einer experimentellen Prüfung unterworfen werden. So sind die kleinsten Lungeneinheiten kaum zu untersuchen und die größeren Einheiten wie Lappen oder Lungen kaum unterschiedlichen Gaszusammensetzungen zu unterwerfen, ohne daß es zu einer arteriellen Hypoxämie im großen Kreislauf kommt. Auch die nervalen und hormonellen Einflüsse verschiedener Ursache wirken sich störend am Regulativ des Lungenkreislaufs aus. Unter den tierexperimentellen Arbeiten scheinen uns folgende Einzelergebnisse erwähnenswert: arterieller Druckanstieg nach Hypoxie beim Hund [VENRATH, LECHTENBÖRGER, VALENTIN u. BOLT (1955)], Anstieg des Herzschlagvolumens nach Hypoxämie im Tierversuch, nachgewiesen mittels Kinematographie [STRUGHOLD (1930)], Anstieg des linken Pulmonalarteriendruckes beim lebenden Tier während Durchströmung der linken Lunge mit Stickstoff [DUKE (1954, 1957)], gleichartige Ergebnisse bei einseitiger Sauerstoffmangelatmung (5% Sauerstoff) von HEEMSTRA (1954), Anstieg des aortalen und pulmonalen Druckes und der Pulsfrequenz sowie Zunahme des Schlagvolumens beider Ventrikel und des

Lungenblutvolumens nach 10—12 %iger Sauerstoffredukion beim anaesthesierten Hund (HÜRLIMANN u. WIGGERS (1953)], Reduktion des Blutvolumens von 18—24 % nach einseitiger Anoxie in der anoxischen Tierlunge [LANARI-ZUBIAUR u. HAMILTON (1958)], Druckanstieg und Zunahme des Herzschlagvolumens sowie der Pulsfrequenz bei allgemeiner Hypoxie des nicht anaesthesierten Hundes [NAHAS, VISSCHER, MATHER, HADDY u. WARNER (1954)], Vasoconstriction in der einseitig hypoxischen Hundelunge mit deutlicher Volumenreduktion und stärkerer Durchströmung der normal beatmeten Lunge [RAHN u. BAHNSON (1953)], Anstieg des Pulmonalarterien- und -venendruckes mit Hinweis auf zusätzliche aktive pulmonale venöse Konstriktion unter Hypoxie beim anaesthesierten Hund, wobei der Haupteffekt der Hypoxie in den venösen Schenkel des Lungenkreislaufs verlegt wird und eine arteriolare Dilatation angenommen wird [RIVERA-ESTRADA, SALTZMAN, SINGER u. KATZ (1958)], Widerstandserhöhung im kleinen Kreislauf nach Hypoxie beim Hund, gemessen mit radioaktiven Isotopenlösungen [STROUD u. CONN (1954)].

In entsprechenden Untersuchungen am Menschen fanden DEFARES, LUNDIN, ARBORELIUS, STROMBLAD u. SVANBERG (1960) nach einseitiger Hypoxieatmung in der hypoxämischen Lunge eine Verminderung des Blutstromes. ULMER u. WENKE (1957) bestätigten mittels bronchospirometrischer Untersuchungen an gesunden Versuchspersonen die Durchblutungsabnahme im Bereich der Lungengebiete mit Sauerstoffmangel nach Absinken der Sauerstoffspannung. Diese Regulation spielt sich bereits im Zeitraum weniger Minuten ab. Es bleibt aber auch bei sehr niedrigen Sauerstoffspannungen immer noch eine nicht unerhebliche Restdurchblutung der unterbelüfteten Bezirke bestehen. Die Verfasser konnten an Hand pathologischer Fälle die grundsätzlich gleichartige Regulation bei einseitigen Lungenveränderungen zeigen. MELOT, BOLLAERT, DECLERQ u. DE COSTER (1956) bestätigten in Lungenangiogrammen beim Menschen die Hypovascularisierung als Folge von Ventilationsstörungen in der Lunge ebenso wie bei mechanischen Faktoren (Bronchuskompression) und chronisch pleuro-pulmonalen Prozessen. Sehr interessante Untersuchungsergebnisse stammen von SCARINCI (1953, 1954). Nach Abblocken eines Lungenflügels mit Arnaud-Katheter wurde ein doppelseitiges Lungenangiogramm angefertigt. Es fand sich dann eine Rarefizierung der Gefäßfüllung auf der blockierten Seite. Daß es sich hierbei in der Tat um eine reversible Veränderung auf funktioneller Basis handelte, wurde durch ein wiederholtes Pulmonangiogramm einige Tage später bewiesen. Während unter der ersten Versuchsbedingung eine persistierende Anfärbung der arteriellen Verzweigungen gegenüber der nicht blockierten Seite, wo bereits die venöse Phase begann, nachweisbar war, zeigte sich im Kontrollangiogramm keine Seitenasymmetrie. Im Hypoxieversuch war darüber hinaus eine kompensatorische Zirkulation auf der unbeeinflußten Lungenseite unverkennbar. SEMISCH (1959) wies derartige vasoconstrictorische Reflexmechanismen am stehenden Angiogramm nach Katheterverschluß der Subsegmentarterien nach. Etwa 0,5—1 min später trat eine oft ganz außerordentlich starke Kontraktion der kleinen und kleinsten Arterien auf. Damit dürfte auch angiographisch der Cournand-Eulersche Regulationsmechanismus beim Menschen beweisbar sein. Da die arterielle Kontraktion auch dann noch bestehenbleibt, wenn von den Nachbarlobuli her sauerstoffreiches Blut die interlobulären und intersegmentalen Venen von Kontrastmittel befreit hat, verlegt SEMISCH die auslösende Stelle des Reflexvorganges in den Bereich zwischen postcapillaren und interlobulären Venen.

Weitere Untersuchungen befassen sich mit dem Einfluß der Druck- und Widerstandsatmung auf die pulmonale Zirkulation. So fanden CARLILL, DUKE u. JONES (1957) an Katzenlungen unter positiver Druckatmung einen Anstieg der pulmonalen Arterienblutmenge und einen Abfall des pulmonalen Gefäßwiderstandes. NORDENSTRÖM (1960) führte entsprechende Untersuchungen im Tierversuch durch, beobachtete jedoch auch beim Menschen eine kontinuierliche Verlängerung der Kreislaufzeit bei steigendem intrabronchialem Druck. Bei etwa 25—30 cm Wasserdruck kommt es zu einem Anstieg der Druckamplitude im rechten Ventrikel, bei weiterer Erhöhung des intrabronchialen Druckes zu einem Abfall der Blutdruckamplitude, wahrscheinlich auf Grund verminderten venösen

Rückflusses. Bei Druckanstiegen bis zu 60 und 70 cm Wasser erfolgt zunehmende Verlängerung der Kreislaufzeit bis zur Stase. Für die Pulmonangiographie resultiert hieraus höhere Konzentration und langsamer Abfluß bei der Kontrastdarstellung, gegebenenfalls Sedimentation des Kontrastmittels. Komplikationen sind bis zu einer intrabronchialen Druckerhöhung von 25 cm Wasser über 15 sec nicht zu fürchten, kurzfristige Steigerung bis 40 cm Wasser wurden im Tierversuch noch ohne Alveolarrupturen vertragen. ROD-BARD (1953) hebt die Bedeutung des bronchomotorischen Apparates für die Regulation der pulmonalen Hämodynamik hervor. Insbesondere wird die Steigerung des Bronchiolentonus als Ursache intraalveolarer Druckerhöhung angeführt, weil hierbei die Alveolarcapillaren komprimiert werden und der Blutstrom durch die Lunge damit einem erhöhten Widerstand ausgesetzt wird. So beobachteten BOLT, FORSSMANN u. RINK (1957) bei Bronchographien einen offensichtlich reflektorisch bedingten Druckanstieg in der A. pulmonalis. HADDY u. CAMPBELL (1953) stellten fest, daß Druckanstieg der Lungenvenen beim anaesthesierten Hund sowohl durch Widerstandseinatmung als auch durch Widerstandsausatmung hervorgerufen wurde. Nach EULER u. LILJESTRAND (1946) senken pharmakologische Konzentration von Sauerstoff den arteriellen Blutdruck in der Lungenarterie beim anaesthesierten Tier, entsprechend wird der pulmonale Gefäßwiderstand isolierter Lungenpräparate herabgesetzt. Beim Menschen beobachteten SHEPHERD, SEMLER, HELMHOLTZ u. WOOD (1959) in Fällen von kongenitalen Herzfehlern entsprechende Drucksenkung unter Sauerstoffzufuhr. FISHMAN (1961) folgert vorsichtig, daß die Hyperoxie eine gewisse gefäßdilatierende Wirkung mit wahrscheinlichem Angriffspunkt am glatten Muskel der Lungengefäße herbeizuführen vermag. SIEDEK, WENGER u. GMACHL (1951) beobachteten unter Sauerstoffzufuhr stets beträchtlichen Abfall der Pulswellengeschwindigkeit der A. pulmonalis im Elektrokymogramm. In einer abschließenden Betrachtung über den Einfluß der Atemgase auf die Regulation des Lungenkreislaufs stellt FISHMAN (1961) in seiner umfassenden Übersichtsarbeit fest, daß die Hypoxie den mächtigsten physiologischen Einfluß auf eine pulmonale vasomotorische Aktivität ausübt. Der beste Beweis hierfür ist der Einfluß akuter mechanischer Behinderungen des Lungenblutstroms. Weitere Unterstützung der dominierenden Rolle mechanischer Faktoren bezüglich der Regulation der Lungenzirkulation wurden durch die Einflüsse der Schwerkraft experimentell beigebracht. So werden beim aufrechten Menschen die oberen Abschnitte der Lungen hyperventiliert und die abhängigen Anteile überströmt. Damit wird in den oberen Lungenabschnitten eine Hyperventilation niedrige Sauerstoffzufuhr ausgleichen. Somit überlagern passive kardio-respiratorische Einflüsse die vasomotorische Aktivität bezüglich der Regulation des normalen Lungenkreislaufs in der Regel. Demnach bedeutet das Studium von pulmonalen vasomotorischen Effekten durch respiratorische Einflüsse in der normalen Lunge auch das Studium feiner Regulierungen und Anpassungen der pulmonalen Zirkulation. In diesem Zusammenhang sind Untersuchungen über experimentelle einseitige Verschlüsse bzw. experimentelle Embolien der A. pulmonalis zu erwähnen. Nach v. EULER (1951) tritt beim Abklemmen der Gefäße an einer Lunge des intakten Tieres keine oder nur unbeträchtliche Drucksteigerung im Lungenkreislauf ein. ARENDT u. ROSENBERG (1959) konnten erst bei 58% einer Durchflußminderung im Tierversuch Zeichen des akuten Cor pulmonale nachweisen. Nach Blockade von peripheren Lungenarterienästen fanden SCÉBAT, FERRANÉ, RENAIS u. LENÈGRE (1959) Blutdruckanstieg und Engstellung sämtlicher Lungenarterien beiderseits. Auf die Untersuchungen von SCARINCI (1953, 1954) mit Nachweis der peripheren Hypovascularisierung nach Abblocken eines Lungenflügels wurde bereits hingewiesen, desgleichen auf die Ergebnisse von MELOT, BOLLAERT, DECLERQ u. DE COSTER (1959). In Anlehnung an die Methode von CARLENS, HANSON u. NORDENSTRÖM (1951) stellten KRALL, RODEWALD u. HOFFHEINZ (1954) beim Menschen nach einseitiger Blockierung einer A. pulmonalis fest, daß die Auswirkungen dieser einseitigen Blockade auf den peripheren Lungenkreislauf recht gering sind. FRANCK, ARNOLD, SIMON u. LAMARCHE (1956) stellten nach Abklemmen einer Pulmonalarterie im Tierversuch eine Verdoppelung des Blutstromes in der anderen Lunge fest. Untersuchungen von Sakurai u. Matsuchige (1935) sowie Hachiya (1938) erbrachten am experimentellen Pneumothorax Ischämie der Randpartien bzw. totale Ischämie bei stärkerem Kollaps. Nach Wiederentfaltung der Kollapslunge waren die Gefäße jedoch noch einige Zeit enger gestellt als auf der gesunden Seite. Prichard, Daniel u. Ardan (1954) sahen beim experimentellen Schock an den Lappenrändern und an der Oberfläche der Lunge temporär peripher ischämische Bezirke, die zum Teil jedoch nicht wirklich blutleer, sondern eher im Zustand der Stase waren.

Aufschlußreiche Arbeiten liegen über das Verhalten des kleinen Kreislaufs bei der experimentellen Thromboembolie der Lungengefäße vor [Businco u. Cardia (1931); Grödel, Schneider u. Wachter (1928); Jesser u. de Takats (1941); Liberson u. Liberson (1942); Lochhead, Roberts u. Dotter (1952); Naegeli u. Janker (1932); Jahn (1951); Krampf (1925); Martin (1929); Staudacher, Pulin u. Gasparini (1952); Kjellberg u. Olsson (1950); Patrese, Marini, Onorato u. Desenzani (1959); Stoney u. Adams (1961)]. Jesser u. de Takats (1941) beschäftigten sich vorwiegend mit dem Nachweis vasoconstrictorischer Mechanismen in größeren Tierversuchsreihen unter dem Einfluß der Embolisierung. Sie fanden auch im Bereich embolieferner Lungenabschnitte Gefäßverlust und lokales Emphysem ohne Anhaltspunkte für eine embolisierende Ursache. Simultane Bronchographien während der Embolisierung erbrachten deutliche Anzeichen von Bronchospasmus, offenbar im Sinne reflektorischer Vorgänge. Patrese, Marini, Onorato u. Desenzani (1959) glauben, den Nachweis der Reflex-Vasoconstriction kinematographisch geführt zu haben, wobei sie jeweils eine Reduktion der Gefäßkaliber der Lungenarterien nach der Embolisierung fanden. Sie beschreiben ferner das Auftreten von kavo-pulmonalen und veno-arteriellen Reflexen, die bereits beim Durchgang der Emboli durch das Zwerchfell entstehen sollen. Auch Lochhead, Roberts u. Dotter (1952) beobachteten vorübergehende Kaliberverminderung der peripheren sowie Dilatation der zentralen Pulmonalarterienäste. Kraus, Eisenbach, Tebrügge u. Strnad (1961) fanden bei tierexperimentellen Untersuchungen über die Fettembolie der Lunge im akuten Stadium ein deutliches Cor pulmonale sowie flüchtige Vasoconstrictionen und anschließende reaktive Gefäßerweiterungen. Sie sind der Ansicht, daß es sich hierbei um Ischämie im Bereich der Lungenvenen infolge verminderten Durchflusses und reflektorischer passiver bzw. aktiver Engstellung handelt. Die Versuche von Fouché u. d'Silva (1960) ergaben, daß bei einseitiger miliarer Embolisierung der Pulmonalarterien Vasoconstrictionen eindeutig nachweisbar sind. In bestimmten Zeitabständen angefertigte Angiogramme zeigten bei der Katze eine nach 30—120 min maximale Kontrastminderung auf der embolisierten Seite. Nach den Untersuchungen von Dotter u. Frischle (1958) ist bemerkenswert, daß kleine kontrastgebende Partikelchen von 0,25—1 mm Durchmesser im Tierversuch keine Reaktionen hervorriefen und sich innerhalb 2 min im Bereich der Lungenarterien völlig auflösten. Aus den experimentellen Untersuchungsbefunden über einseitige Verschlüsse der großen Äste bzw. periphere Embolisierungen dürfte ebenfalls die vasomotorische Reaktionsbereitschaft insbesondere der peripheren Anteile der A. pulmonalis hervorgehen.

Die Beeinflußbarkeit der Gefäßmuskulatur durch Pharmaka ist ein weiterer Gegenstand klinischer und experimenteller Untersuchungen. Grundsätzlich ist bei der Beurteilung derartiger pharmakologischer Reaktionen am kleinen Kreislauf jedoch kritisch vorauszuschicken, daß entsprechende vasomotorische Reaktionen des großen Kreislaufs die Beurteilung lokaler Effekte weitgehend überlagern, störend beeinflussen und damit in der Deutung unsicher machen. Eine elektive Beeinflussung pulmonaler Vasomotoren ist bis heute offenbar nicht möglich. Darüber hinaus muß eindeutig darauf verwiesen werden, daß tierexperimentelle Ergebnisse grundsätzlich nicht oder nur mit Vorsicht auf den Menschen übertragen werden können. Über den Einfluß der Katecholamine liegen folgende Untersuchungen vor: Fishman (1960) weist ihnen fragliche Wirkung beim Vorgang der Druckerhöhung im Lungenkreislauf zu. So waren Infusionen von Norepinephrin mitunter geeignet, eher einen Druckabfall hervorzurufen. Insbesondere wurde der Druckanstieg während akuter Hypoxie durch Katecholamine nicht signifikant beeinflußt. BARER u. GUNNING (1959) beobachteten im Tierversuch Reduktion des pulmonalen Arteriendruckes nach Zufuhr von Sympathicomimetika. Adrenalin erwies sich nach BUCHER u. HÜRLIMANN (1950) beim Lungenkreislauf der Katze völlig wirkungslos entsprechend den Befunden von v. EULER (1951). BRENNER (1957) sowie BERRY (1935) stellten im Tierversuch nach Adrenalin eine Beschleunigung der Strömungsgeschwindigkeit des Lungenkreislaufs fest, beim Menschen bewirkte Adrenalin nach BRENNER einen Druckanstieg. JESSER u. DE TAKATS (1941) beschrieben Engstellung und verminderte Vascularisierung nach Epinephrin. Arterenol bedingt nach SIEDEK, WENGER u. GMACHL (1951) Anstieg der Pulswellengeschwindigkeit der A. pulmonalis im Elektrokymogramm. Untersuchungsbefunde von PATEL, LANGE u. HECHT (1958) am Menschen bei 18 Normalpersonen und 3 Patienten mit pathologischen Lungengefäßveränderungen ergaben nach intravenöser Zufuhr von Norepinephrin eine deutliche Erhöhung des pulmonalen arteriolären Widerstandes bei Normalpersonen, jedoch verminderten Widerstand bei krankhaften Gefäßveränderungen.

Die Einflüsse des Acetylcholins auf die Lungenzirkulation des normalen Menschen sind nach FISHMAN (1961) nicht schlüssig oder inkonstant. Versuche bei Patienten mit Herzkrankheiten ergaben Senkung des pulmonalen Arteriendrucks bei Acetylcholininfusionen in die Lungenarterie, unterschiedliche Ergebnisse wurden sowohl bei normalen Personen als auch bei Patienten mit schwerer pulmonaler Hypertonie beschrieben. Bei gleichzeitiger Hypoxie vermochte Acetylcholin den Druckanstieg deutlich zu verringern. In fortgeschrittenen Fällen von chronischem Lungenemphysem und pulmonaler Hypertonie wurde keine Druckerniedrigung erzielt, woraus auf fortgeschrittene anatomische Veränderungen mit Verlust der Vasomotorik geschlossen werden kann. Infolge der vielgestaltigen Effekte des Acetylcholins kann die Substanz nach FISHMAN nicht als echter Lungengefäßdilatator angesehen werden. Beim vorwiegend intakten Hund bewirkte Acetylcholin Vasoconstriction der Pulmonalarterien [BORST, BERGLUND u. MCGREGOR (1957)]. Nach FRITTS, HARRIS, CLAUSS, ODELL u. COURNAND (1958) vermag Acetylcholininfusion den pulmonalen Druckanstieg nach akuter Hypoxie beim normalen Menschen zu beeinflussen. Es wird jedoch von den meisten Autoren auf die ambivalenten Wirkungen dieses Pharmakons hingewiesen. Diskrepanzen zwischen den Wirkungen von Acetylcholin und Sauerstoff bei Patienten mit kongenitalen cyanotischen Herzfehlern heben SHEPHERD, SEMLER, HELMHOLTZ u. WOOD (1959) hervor. WOOD (1958) betrachtet Acetylcholin als deutlichen Vasodilatator und seine Anwendung als diagnostisch-therapeutisches Verfahren, um die Vasoconstriction als Ursache der pulmonalen Hypertonie zu ergründen. Er fand des weiteren eine Erniedrigung des pulmonalen Gewebswiderstandes, einen Anstieg des linken Vorhofdruckes und des Schlagvolumens sowie eine Erhöhung des Systemblutdruckes, bedingt durch vermehrten Durchfluß in der Lunge. Tierversuche von BRENNER (1957) sowie BERRY (1935) sprachen für eine Verminderung der Strömungsgeschwindigkeit des Lungenkreislaufs nach Acetylcholin. Über den Einfluß von Histamin liegen Untersuchungen von NIKULIN (1959) beim Kaninchen vor. Das Herzversagen im akuten Histaminversuch wird durch eine aktive Kontraktion der Lungenarterien und der Bronchialmuskulatur mit akuter Hypertonie im kleinen Kreislauf und starkem Blutdruckabfall im großen Kreislauf erklärt. Im chronischen Histaminversuch ergaben sich eindeutige Wandveränderungen der Arterien, wobei ein pathogenetischer Entstehungsmechanismus der menschlichen Pulmonalsklerose offensichtlich war. An weiteren Einzelergebnissen sind zu nennen: Absinken des Gefäßwiderstandes nach Theophyllinäthylen [BARER u. GUNNING (1959)], Kaliberzunahme von peripheren Lungenarterienästen mit Revascularisierung der vorher enggestellten und peripher ischämischen Gefäße im Anschluß an Embolieversuche von JESSER u. DE TAKATS (1941), fehlende Wirkung des Atropin auf den Lungenkreislauf [FISHMAN (1961); v. EULER (1951)]. DHE (Dehydro-Ergotamin) führt nach HALMÁGYI, FELKAI, IVÁNYI, ZSÓTER, TÉNYI u. ZSÜCS (1953) zum arteriellen Druckanstieg im Lungenkreislauf und zur Widerstandserhöhung

durch Kontraktion der Lungengefäße. Natriumnitrit hob diese Wirkung auf. Die gleichen
Autoren beschrieben ähnliche Drucksenkungen und Widerstandsherabsetzungen nach
TEAB (Tetraäthylammoniumbromid) und Dibenamin. Hexamethonium bzw. weitere
Ganglienblockersubstanzen bewirken Druckabfall und Änderungen im Lungenangiogramm [DOYLE, GOODWIN, HARRISON u. STEINER (1957); BRENNER (1957); DE MARTINI
u. TUSINI (1957)]. Die rasche drucksteigernde Wirkung von Serotonin am Kaninchen
wurde von VIRTAMA u. JENKÄLE (1961) beobachtet. Die starke Kontraktion der peripheren Lungenarterien wurde andererseits durch Reserpin, welches eine eindeutige
Dilatation auslöste, aufgehoben. Die Verfasser sprechen dem Serotonin einen gezielten
lokalen Effekt auf die Lungenarterie zu. Yohimbin und Ergotoxin vermochten nach
v. EULER u. LILJESTRAND (1946) den pulmonalen Druckanstieg bei der hypoxämischen
Katze nicht zu beeinflussen. WASER u. HUNZINGER (1949, 1951, 1953) untersuchten den
Einfluß von herz- und kreislaufwirksamen Pharmaka auf die Kreislaufzeit mittels radioaktiver Isotope.

Das Verhalten des kleinen Kreislaufs als Regulativ der Lungendurchblutung wirft
insbesondere die Frage nach dem Vorhandensein und Sitz neuraler Regulationsmechanismen auf. GROSSE-BROCKHOFF (1957) hat darauf hingewiesen, daß im Bereich der Lungenarterien und Arteriolen eine reiche pulmonale Nervenversorgung vorhanden ist, die zu
vasoconstrictorischen Reflexen beitragen kann. So sind manche Physiologen der Ansicht,
daß beispielsweise sympathische Nervenreize arterio-venöse Kurzschlüsse schließen können. Andere sind der Meinung, daß während akuter Hypoxie die sympathischen Nerven
Venoconstriction hervorrufen. PEARCE u. WHITTERIDGE (1950) beschreiben eine Beeinflussung des pulmonalen Arteriendruckes durch die Entfernung von afferenten pulmonalen
Gefäßfasern im N. vagus. Es bestand jedoch keine Übereinstimmung mit dem Aorten-
druck, so daß sie diesen Fasern elektive Bedeutung für die Lungenarterien beimessen.
HEUCK (1959) kommt auf Grund tierexperimenteller Studien zur Schlußfolgerung, daß
eine nerval induzierte Beeinflussung des Lungencapillarbereiches mit Stase bestehen
muß, worauf er im wesentlichen die Streifenatelektasen flüchtiger Natur zurückführt.
FISHMAN (1961) stellt fest, daß auch bei der pulmonalen Vasoconstriction die Mechanismen
offensichtlich von der sympathischen nervösen Einflußsphäre gesteuert werden, offenbar
mehr als durch parasympathische neuro-humorale Faktoren. Er mißt jedoch der Rolle
des autonomen Nervensystems keine signifikante Bedeutung in der Entstehung der
pulmonalen Hypertonie während der akuten Hypoxie bei. Nach v. EULER (1951) sind die
Lungengefäße sowohl mit sympathischen als auch mit parasympathischen Gefäßnerven
versorgt, die bei elektrischer Reizung zu Veränderungen der Gefäßweite führen. Im
allgemeinen verursachen Reizung der sympathischen Nerven der Lunge eine Gefäßkontraktion und Erhöhung des Blutdrucks, im Tierversuch sind jedoch auch entgegengesetzte Reaktionen beschrieben worden. Reflektorische Vasodilatation bei starkem
Durchfluß könnte beispielsweise über Dehnungsreceptoren in der Gefäßwand zustande
kommen. Auch die Venolen kontrahieren sich. Regulationsmechanismen dürften nach
FISHMAN jedoch kaum mehr in den präcapillaren Abschnitten des kleinen Kreislaufs
auftreten, da hier so gut wie keine glattmuskulären Elemente mehr nachweisbar sind.
Auch in den unmittelbar postcapillaren Venolen sind kaum Muskelfasern vorhanden, so
daß dieser Abschnitt ebenfalls als Regulativ keine Bedeutung hat. Den Capillaren kann
nach FISHMAN in keinem Falle eine kontraktile Aktivität beigemessen werden, da ihnen
jegliche glatte Muskulatur fehlt. Die hauptsächlichen muskulären Grundlagen der vasomotorischen Aktivität liegen danach in den großen und kleinen Lungenarterien und -venen.
Die Gegenwart von extravasculären glatten Muskeln im Tracheo-Bronchialbaum und
Verlaufe der Parenchymabschnitte erschwert die Beurteilung und Deutung der pulmonalen
vasomotorischen Aktivität. Trotzdem scheint die pulmonale Vasoconstriction im allgemeinen die Basis eines erhöhten Gefäßwiderstandes zu sein. Es wird nach FISHMAN
weiterhin Aufgabe intensiver Forschung sein, die relative Rolle der prä- und postcapillaren
Gefäße in dem beschriebenen Regulationsmechanismus zu klären. Es bleibt auch offen,

zu zeigen, ob biochemische Veränderungen im glatten Gefäßmuskel oder intramurale Chemoreceptoren oder Reflexmechanismen hierbei beteiligt sind. Eine eingehende Diskussion über die physiologischen Grundlagen und vielfältigen Deutungsmechanismen, die FISHMAN hierüber anstellt, kann an dieser Stelle nicht wiedergegeben werden. Es sei hier nur betont, daß der Autor den wesentlichen vasoconstrictorischen Mechanismus bei der akuten Hypoxie in den postcapillaren Segmentbereich legt, soweit die Hypoxie durch Einatmen bedingt wird. Andererseits erhöhen ungewöhnlich starke hypoxämische venöse Blutangebote den präcapillaren Widerstand. Tritt eine brüske Änderung der Sauerstoffsättigung ein, so dürften sich sowohl prä- als auch postcapillare Gefäße kontrahieren. Immer wieder ist jedoch zu betonen, daß derartige Effekte auch durch extrapulmonale, mechanische, nervöse und humorale Faktoren überlagert werden können. So stellten HADDY u. CAMPBELL (1953) fest, daß Druckanstieg der Lungenvenen beim anaesthesierten Hund durch intrakranielle Druckerhöhung hervorgerufen werden kann. LEUSEN u. DEMESTER (1953) beobachten ein Ansteigen des Lungengefäßwiderstandes um 25—96% unter dem Einfluß der Allgemeinanaesthesie des Tierversuchs, SARNOFF u. BERGLUND (1952) beschreiben Druckerhöhung im großen und kleinen arteriellen und venösen Kreislauf nach Reizung medullärer Zentren, sie weisen ebenso wie FISHMAN darauf hin, daß durch Isovasoconstriction der großen Systemarterien auch eine erhebliche Widerstandserhöhung im kleinen Kreislauf resultieren kann. Auch der physiologische Einfluß des Schlafes scheint nach HALMÁGYI, FELKAI, IVÁNYI, ZSÓTER, TÉNYI u. SZÜCS (1953) eine Drucksenkung und Widerstandsherabsetzung im Lungenkreislauf zur Folge zu haben. GORLIN, CLARE u. ZUSKA (1958) beschreiben akute pulmonale Vasoconstriction beim Menschen unter dem Einfluß einer Stellatumganglienblockade. Ihre Untersuchungen werden jedoch durch das Auftreten eines doppelseitigen artefiziellen Pneumothorax mit letalem Ausgang, der zu einer akuten Widerstandserhöhung geführt haben dürfte, keine Beweiskraft erlangen. v. EULER u. LILJESTRAND (1946) sahen keine Beeinflussung des pulmonalen Druckanstieges auf Hypoxie nach Vagotomie oder doppelseitiger Ganglion stellatum-Ektomie bei der Katze. Auch FISHMAN verneint eine Wirkung der Sympathektomie bzw. Resektion des Ganglion stellatum. DE BURGH DALY u. HEBB (1954) wiesen die Kreuzung von vagosympathischen und chemoreceptorischen Nerven bei pneumektomierten Hunden nach. Sie stellten in der gleichen Versuchsserie auch pulmonale vasoconstrictorische und dilatatorische Fasern im cervicalen und thorakalen vagosympathischen Nervensystem fest. Des weiteren wiesen DE BURGH DALY u. HEBB am durchströmten Lungenpräparat des Hundes vasopressorische Resultate nach Reizung des cervicalen vagosympathischen Systems an der Lunge nach. Eine sichere Trennung parasympathischer und sympathischer Fasern konnte nicht durchgeführt werden. Diese Untersuchungen geben Anhaltspunkte, daß Reizungen von cervicalen Ganglienelementen Einfluß auf die pulmonale Durchblutung, den pulmonalen Arteriendruck und die Wandspannung der Pulmonalgefäße haben können. Nach DE BURGH DALY u. DE BURGH DALY (1957) bewirkt Reiz der Vagoreceptoren des Carotissinus einen Anstieg des pulmonalen Gefäßwiderstandes. Eine Reizung von Chemoreceptoren des Carotissinus auf den pulmonalen Gefäßwiderstand beim anaesthesierten Hund bewirkte ohne Beeinflussung des Systemdruckes einen Abfall des pulmonalen Gefäßwiderstandes als Hinweis auf eine Druckminderung bei konstantem pulmonalen arteriellen Blutstrom. LEUSEN, DEMEESTER u. BOUCKAERT (1954) fanden andererseits nach Reizung der Pressorreceptoren des Sinus caroticus nur einen geringen Druckanstieg in der A. pulmonalis gegenüber dem starken Druckanstieg im arteriellen System. Die Verfasser schließen eher, daß die Lungengefäße sich passiv gegenüber den Einflüssen der sinokarotidealen Reflexe verhalten.

Die regulierenden Einflüsse des autonomen Nervensystems sind auch bei der Öffnung und Schließung arterio-venöser und arterio-arterieller pulmonaler bzw. broncho-pulmonaler Anastomosen zu berücksichtigen. Anatomische Untersuchungen [v. HAYEK (1951); WEIBEL (1959)] erbringen zwar in der normalen Lunge nicht den Nachweis derartiger Anastomosen, dürften jedoch physiologischen Untersuchungstechniken aus naheliegenden Gründen unterlegen sein. So führten Rahn, Stroud u. Tobin (1952) röntgenkinematographisch an Hunden den Nachweis, daß das Kontrastmittel das pulmonale Capillarbett umgehen kann; andererseits vermochten Stroud u. Conn (1954) keine Anhaltspunkte für den Nachweis pulmonaler arterio-venöser Anastomosen während der Hypoxie beim Hund zu erbringen. Im Tierversuch zeigten Prichard, Daniel u. Ardan (1954) an Hand von Serienangiogrammen, daß entlang der Lappengrenzen eine temporäre periphere Ischämie mit Tendenz zur Revascularisierung auftreten kann. Bei Wiederholungsangiogrammen, $1/_2$ Std später, bildeten sich diese ischämischen Randzonen teilweise zurück. Die zirkulatorischen oder nervalen Gründe dieses Phänomens sind nicht geklärt, jedoch scheinen die Versuchsergebnisse zu bestätigen, daß es arterio-venöse Kurzschlüsse gibt, die eine periphere Durchblutung zeitweise verhindern können. Ursächlich werden freilich exogene Störfaktoren der Lungenperipherie und hypoxische Effekte zu diskutieren sein. Die Verfasser meinen außerdem, daß beim Lungenödem auch eine Verteilungsänderung des Blutstromes durch arterio-venöse Kurzschlüsse erfolgen kann. In diesem Zusammenhang sind angiokardiographische Untersuchungen von Goodwin, Steiner u. Lowe (1952) zu erwähnen, die bei schwerer Mitralstenose und pulmonaler Hypertonie deutliche Zeichen eines okklusiven Prozesses oder von Spasmen in der Peripherie nachweisen konnten, wobei ebenfalls die Frage der arterio-venösen Kurzschlüsse zu diskutieren ist. Die selektive Pulmonangiographie [Bolt u. Rink (1960)] bestätigt die hohe Bedeutung von arterio-venösen Kurzschlüssen bei allen Prozessen der Strombahnbehinderung, seien sie funktionell durch Engstellung der Arteriolen- und Capillarbezirke oder organisch durch weitgehenden Ausfall von Gefäßeinheiten bedingt. Semisch (1958, 1959) beschrieb derartige arterio-venöse Kurzschlüsse im Sinne von Überströmventilen bei terminalen Lungenangiogrammen. Perona u. Tosto (1953) wiesen Kurzschlüsse indirekt durch beschleunigtes Übertreten des Kontrastmittels in den linken Vorhof bzw. Auftreten eines verfrühten Lävogramms nach. Hier seien außerdem postmortale angiographische Befunde von Giese (1957) u. Junghanns (1958) erwähnt, wonach das Capillarnetz in Arbeits- und Funktionsformen aufgegliedert wird und wobei die Netzcapillaren dem Arbeitskreislauf, die Stromcapillaren mit direkten Verbindungen zwischen Arteriolen und Venolen möglicherweise der Ruhezirkulation dienen. Es ist jedoch noch nicht klargestellt, ob es sich hierbei um zwei verschiedene anatomische Capillararten oder um verschiedene Funktionsformen des gleichen Capillartyps handelt. Intrapulmonale arterio-venöse Kurzschlüsse unter Umgehung des capillaren Sektors haben somit bei verschiedenartigen parenchymatösen und auch vasculären Veränderungen der Lunge erhebliche Bedeutung, und ihr Nachweis ist für klinische und pathogenetische Fragestellungen von großem Wert [Matthes, Ulmer u. Wittekind (1960); v. Hayek (1940), Meessen (1951); Schoenmackers u. Vieten (1954)].

Auch die Bedeutung des kompensatorischen Bronchialarterienkreislaufs bei ausgefallener funktioneller Durchblutung auf Grund eines Strombahnhindernisses oder einer kardiovasculär bedingten Ischämie ist in zunehmendem Maße erkannt worden. Es darf heute angenommen werden, daß im Lungenkreislauf zahlreiche Möglichkeiten von arterio-arteriellen, arterio-venösen und veno-venösen Anastomosen zwischen den beiden Kreisläufen bestehen. v. Hayek (1944, 1953, 1957) hat diese verschiedenen Kurzschlußmechanismen morphologisch fundiert und den Begriff der sog. Sperrarterien geprägt. Töndury u. Weibel (1958) vermochten allerdings die in der menschlichen Lunge auch unter normalen Verhältnissen von v. Hayek (1940) beschriebenen Sperrarterien nicht nachzuweisen. Das Vorhandensein derartiger Kommunikationen wurde an Hand von Injektionspräparaten bzw. postmortalen Angiogrammen mehrfach bestätigt [Giese (1957); Junghanns (1958); Ferguson, Kobilak u. Deitrick (1944); Schoenmackers u. Vieten (1954)]. Ferner sei auf Tierversuche von Sprunt, Peters u. Holder (1959); Staudacher, Belli u. Ambrosini (1956); Ricceri u. Alati (1955); Kerber (1938) sowie Viallet, Combe, Chevrot, Sendra u. Houel (1953) verwiesen. Auch beim Menschen wurde der arterielle Bronchialkreislauf angiographisch bestätigt [KÜNZLER u. SCHAD (1960); JANIN (1960)].

Die Bronchialarterien vermögen beträchtliche Mengen von Blut unter Umgehung des capillaren und venösen Schenkels des kleinen Kreislaufs unmittelbar in den großen Kreislauf über den linken Vorhof direkt abzuleiten. In der normalen Lunge finden sich nach FISHMAN (1961) keine offenen broncho-pulmonalen arteriellen Kommunikationen; unter besonderen experimentellen Umständen können diese Anastomosen jedoch etwa 5% des totalen Systemarterienblutes transportieren. Nur wenn diese Kanäle eine besondere Ausdehnung und Ausbreitung unter der Einwirkung einer Krankheit gewonnen haben, sind sie indes fähig, eine besondere Rolle in der Regulation der Lungenzirkulation zu spielen [WEIBEL (1959)]. ASCENZI u. GUALDI (1953) betonen, daß sich broncho-pulmonale Anastomosen bei angeborenen Herzfehlern in sehr viel proximaleren Gebieten als bei sonstigen Lungenerkrankungen auffinden lassen. Tierversuche von SPRUNT, PETERS u. HOLDER (1959) wiesen die kompensatorische Dilatation und vasculäre Funktion der Bronchialarterien sowie die Öffnung arterieller broncho-pulmonaler Anastomosen unter Bedingungen von Atelektase, Pulmonalarterienverschluß und artefizieller Shuntanlegung im Laufe mehrmonatiger postoperativer Beobachtungen nach. Daß diese arteriellen broncho-pulmonalen Anastomosen normalerweise keine Öffnung aufweisen, konnte SEMISCH (1959) aus dem stehenden Lungenangiogramm dadurch entnehmen, daß der Füllungskomplex nicht auf diesem Anastomosenwege durch Zufluß aus der A. bronchialis abgespült wurde. DAUSSY u. ABELANET (1956) führten Untersuchungen mit Herzkatheter und postoperativen Angiogrammen bei chronischen Parenchymerkrankungen der Lungen durch. Auch hier erbrachten die postoperativen Angiogramme den Nachweis zahlreicher broncho-pulmonaler arterieller Anastomosen, darüber hinaus bestanden Anastomosen vom Mediastinum, vom Perikard, vom Gefäßnetz des Oesophagus und von den Intercostalgefäßen her im Bereich breitflächiger Verwachsungen. Auch zwischen A. pulmonalis und A. intercostalis wurden zahlreiche und voluminöse Shunts nachgewiesen. Die Bronchialarterien waren deutlich hyperplastisch und zeigten multiple Anastomosen in typischer verzweigter, geschlängelter Form. Vom chirurgischen Standpunkt her ist somit der Nachweis eines Links-Rechts-Shunts bei pathologischen Lungen eine Unterstützung zur Indikationsstellung der Resektion. TERAMO u. GUALDI (1955) erläutern die Bedeutung des kollateralen Bronchialarterienkreislaufs bei Pulmonalstenose oder Pulmonalatresie an Hand von fünf Kardio-Pulmonangiographien mittels Röntgenkinematographie. Hierbei finden sich auf den Einzelbildern gleichzeitige Füllungen von Aorta und ektatisch veränderten Bronchialarterien, die vom Hilusgebiet ausgehen. DESBAILLETS, REYMOND u. RIVIER (1957) beobachteten eine Anastomose zwischen einer Lungenarterie und einer Bronchialvene während einer Herzkatheterisierung.

Zusammenfassend darf festgestellt werden, daß durch die Anwendung zahlreicher Untersuchungsmethoden beim Menschen und im Tierversuch die Regulationsmechanismen des Lungenkreislaufs bereits weitgehend analysiert worden sind und ihre Erforschung wesentlich zum Verständnis pathophysiologischer Mechanismen beigetragen hat. Die bedeutende Rolle der klinischen und experimentellen diagnostischen Radiologie ist dabei nicht von der Hand zu weisen.

3. Die pulmonale Hypertonie

Das Krankheitsbild bzw. der Symptomenkomplex „pulmonale Hypertonie" hat sowohl klinisch als auch röntgenologisch in den letzten Jahren zunehmende Bedeutung gewonnen. Man versteht hierunter zusammengefaßt alle Vorgänge von Druckerhöhung vorwiegend des arteriellen Schenkels der Lungenstrombahn durch verschiedenartige neuro-muskuläre, vasculäre und parenchymbedingte Veränderungen und Erkrankungen im Bereich des kleinen Kreislaufs. Unter den Krankheitsbildern, die zu akuter pulmonaler Hypertonie führen, stellt die Lungenembolie das häufigste und klinisch meist dramatischste

Ereignis dar. Andere Ursachen wie Lungenödem, massive Atelektasen, Mediastinalemphysem, ein- oder doppelseitiger Pneumothorax, schwerer Status asthmaticus, akute Pneumonie, Durchbrüche von Aortenneurysmen in den Pulmonalkreislauf und Septumperforationen sind selten. Hierbei resultiert das Krankheitsbild des akuten bzw. subakuten Cor pulmonale. Auf die hierdurch bedingten, bei nicht letalem Ausgang in der Regel reversiblen Veränderungen des rechten Herzens und der Pulmonalgefäße soll hier nicht näher eingegangen werden, zumal diese Veränderungen im Abschnitt „Cor pulmonale" (Bd. X/2) dieses Handbuches abgehandelt werden. Auch sei auf die Ausführungen im Kapitel „Zirkulationsstörungen der Lungen" (Bd. X/2) verwiesen. Es sind jedoch Ursache und Symptomatologie jener Gefäßveränderungen zu besprechen, die bei chronischen Erkrankungen der Thoraxorgane auftreten, zu Druckerhöhung der pulmonalen Strombahn führen und mit lokaler oder allgemeiner Ischämie einhergehen. Hierbei ist des weiteren auf Zusammenhänge zwischen funktionellen Durchblutungsstörungen und Gefäßwandveränderungen sowie auf die Beziehungen verschiedener Parenchymerkrankungen zum Gefäßsystem einzugehen. Ein besonderes und zur Zeit sehr lebhaft umstrittenes Krankheitsbild ist die sog. primäre oder essentielle chronische pulmonale Hypertonie. Bei dieser Druckerhöhung des arteriellen Schenkels infolge allgemeiner Strombahnverengung mit mehr oder minder starker Ischämie, insbesondere der Lungenperipherie, sind organische Gefäßwandveränderungen zunächst nicht nachweisbar, so daß ausschließlich vasoconstrictorische Mechanismen angenommen werden müssen. Nachdem den peripheren Abschnitten der Lungenarterien vom muskulären Typ eine ausgesprochene Regulativfunktion zugesprochen werden darf, liegen hier ätiologisch Zusammenhänge mit neuro-vegetativen Funktionsstörungen — ähnlich wie bei der Hypertonie des großen Kreislaufs — nahe. Grosse-Brockhoff (1957) schuldigt vor allem den Faktor der Sauerstoffuntersättigung, beispielsweise beim Asthmatiker bzw. Bronchospastiker, als ätiologisches Agens vasoconstrictorischer Reaktionen an. Es wird angenommen, daß die peripheren Arterienspasmen für längere Zeit potentiell reversibel sind. Sehr bedeutsam ist die Frage, ob, wann und warum bei diesem Krankheitsgeschehen sklerotische Intimaveränderungen und Mediahypertrophien auftreten; man kann jedoch heute sagen, daß wohl mit Sicherheit organische Gefäßwandveränderungen entstehen, wenn derartige Funktionsstörungen lange Zeit, beispielsweise über Jahre, anhalten. Die Diagnosestellung der primären chronischen pulmonalen Hypertonie ist bislang im wesentlichen der pathologischen Anatomie vorbehalten gewesen. Harrison (1958) fand bei Durchsicht umfangreicher autoptischer Befunde im Laufe von 10 Jahren nur einen Fall, der die notwendigen Kriterien des Krankheitsbildes erfüllte. Nach Evans, Short u. Bedford (1957) ist autoptisch besonders auf abgelaufene wiederholte Mikroembolien der Peripherie mit sekundärer pulmonaler Hypertonie zu achten, des weiteren treten immer mehr angeborene, möglicherweise auch entzündlich erworbene periphere Pulmonalstenosen als Ursache der pulmonalen Hypertonie in den Vordergrund. Damit ergibt sich zugleich die erhebliche Bedeutung moderner klinisch-radiologischer Funktionsdiagnostik zur Aufdeckung und Abgrenzung dieses Krankheitsbildes. Herzkatheterismus, intraarterielle Druckmessung und Kardio-Pulmonangiographie dürften hier auch in Zukunft noch wesentlich zur Klärung schwebender Fragen beitragen. Es handelt sich bei diesen Untersuchungsgängen vorwiegend um die Aufdeckung okkulter Ursachen einer pulmonalen Hypertonie im Sinne organischer peripherer Strombahnhindernisse.

Nach Staemmler (1960) hat die primäre Hypertonie des kleinen Kreislaufs ausschlaggebende Bedeutung für die Entwicklung von Gefäßveränderungen. Die Auffassungen des Autors werden durch die Tatsache gestützt, daß sich auch bei den sicher sekundären Pulmonalsklerosen, die keine primären Gefäßerkrankungen sind, in den Arterien Prozesse entwickeln, die denen bei sog. primärer Pulmonalsklerose gleichen. Es bestehen demnach enge Beziehungen zwischen der pulmonalen Hypertonie und der primären bzw. sekundären Pulmonalsklerose. Nach Staemmler ist die Krankheit keineswegs selten. Sie wird bei jüngeren Menschen mehr beobachtet als bei älteren, ist aber bei älteren wahrscheinlich häufiger und kommt in ihrer sog. entzündlichen Form schon bei Jugendlichen und kleinen Kindern vor. Während im großen Kreislauf selbst bei generalisierten Arterienerkrankungen in der Regel nicht so zahlreiche Gefäße beteiligt sind, daß eine wesentliche Einengung der gesamten Strombahn zustande kommt, wirkt sich im kleinen Kreislauf jedes Hindernis im Zustrom zu den Lungengefäßen oder im Abfluß des Lungenblutes auf den vorgeschalteten rechten Ventrikel aus. Über die pathologische Morphologie der Lungengefäße bei chronischer pulmonaler Hypertonie hat KÖNN (1956) an Hand von 52 Fällen berichtet. Er konnte in 46 Fällen sekundäre Veränderungen an den kleinen Lungenarterien als Folge der pulmonalen Hypertonie feststellen. Im ersten Stadium findet sich eine muskuläre Mediahypertrophie als Anpassungsveränderung und eine Vermehrung oder Verdickung der elastischen Fasern. Später folgen Ernährungsstörungen und Wandveränderungen mit Intimawucherungen, zum Teil mit Obliterationen. In Einzelfällen beobachtete KÖNN auch primär entzündliche Erkrankungen der kleinen Lungenarterien wie Panarteriitis nodosa, in einem Fall eine Endophlebitis obliterans der kleinen Lungenvenen, des weiteren wurden ausgedehnte Verlegungen der kleinen Lungenarterien durch rezidivierende Embolien nachgewiesen. KÖNN verlegt ebenfalls den pathogenetischen Mechanismus der pulmonalen Hypertonie und ihrer Folgezustände in den terminalen Strombahnbereich des arteriellen Schenkels des kleinen Kreislaufs.

Aus dem umfangreichen Schrifttum über die vorwiegend sekundäre Form der chronischen pulmonalen Hypertonie geht hervor, daß die pathogenetischen Mechanismen dieses Krankheitsgeschehens recht mannigfaltig sind [BÜHLMANN, MAIER, HEGGLIN, KÄLIN u. SCHAUB (1953); RODBARD (1952); WOOD (1958); GOODWIN (1958); SUSSMAN u. FROST (1956); DEXTER, DOW, HAYNES, WHITTENBERGER u. HELLENS (1950); KJELLBERG, MANNHEIMER, RUHDE, JONSSON (1955)]. Klinische Übersichtsarbeiten über die chronische pulmonale Hypertonie und das chronische Cor pulmonale finden sich im Handbuch der inneren Medizin von MATTHES, ULMER u. WITTEKIND (1960); SCHWIEGK u. RICHTER (1960) sowie HEGGLIN (1960). BÜHLMANN (1960) stellt vier ätiologische Gruppen der pulmonalen Hypertonie heraus: 1. die massive Steigerung der Lungendurchblutung (angeborene Anomalien mit Links-Rechts-Shunt, Hyperthyreose, multiple arterio-venöse Anastomosen im großen Kreislauf, schwere Anämien, Beriberiherz), 2. Ausflußbehinderung aus dem Lungenkreislauf, insbesondere die Lungenstauung bei Mitralstenose und Linksinsuffizienz, 3. anatomische Einschränkung der Lungenstrombahn (ausgedehnte Lungenresektionen, Pneumonektomien, Gefäßverlust und Parenchymverlust bei chronischen Krankheiten). Die 4. Gruppe gibt am meisten Anlaß zur Diskussion: Es handelt sich um die reflektorische Engerstellung der kleinen Lungengefäße als Folge pathologischer alveolärer Gasspannungen, also pulmonale Hypertonie wegen gestörter Lungenfunktion. Hierbei spielt ätiologisch die erniedrigte alveoläre Sauerstoffspannung und erhöhte Kohlensäurespannung die wesentliche Rolle. Hier wäre in der Klinik die pulmonale Hypertonie bei allen Zuständen mit alveolärer Hypoventilation, insbesondere chronischem Asthma bronchiale, chronisch asthmoider Bronchitis, obstruktivem Emphysem, aufzuführen. So stellt auch RODBARD Widerstandserhöhungen im Alveolenbereich durch Erhöhung des Bronchiolentonus und Steigerung des intraalveolären Druckes als eine wesentliche Ursache erhöhten Widerstandes im Lungenkreislauf heraus. WOOD teilt ein in passive pulmonale Hypertonie durch gesteigerten pulmonalen Venendruck, hyperkinetische durch vermehrtes Blutvolumen, obstruktive durch Pulmonalembolie oder Thrombose, obliterative durch Reduktion der pulmonalen vascularen Kapazität, durch funktionelle vasoconstrictive Reaktion und polygenetische durch Kombination verschiedener Faktoren. GOODWIN (1958) gliedert pathogentisch in 1. erhöhtes Strömungsvolumen der bereits genannten ursächlichen Veränderungen, 2. erhöhte Capillarresistenz im präcapillaren Sektor durch Vasoconstriction auf der Grundlage venöser Hypertonie (Mitralstenose), chronischer Anoxie bei Parenchymerkrankungen, kongenitaler Herzfehler sowie Arteriitis verschiedener Ursache, Embolie, Tumor, Thrombose, 3. Hypertonie im postcapillaren Sektor (Obstruktion der Pulmonalvenen, des linken Vorhofs und linken Ventrikels,

Mitralklappenerkrankung, Vorhoftumoren; Linksinsuffizienz, konstriktive Perikarditis). Von besonderer Bedeutung sind die hämodynamischen Verhältnisse bei der pulmonalen Hypertonie der Mitralstenose, wo sowohl erhöhter Druck im linken Vorhof und venösen Schenkel als auch vermehrter arterieller Widerstand im präcapillaren Sektor zu finden ist [Sussman u. Frost (1956)]. Mise, Moriyama, Hirama, Hosokawa u. Uchino (1959) halten auf Grund autoptischer Befunde in zwei Fällen persistierende broncho-pulmonale arterielle Anastomosen im arteriellen Schenkel des kleinen Kreislaufs als seltene Ursache einer chronischen pulmonalen Hypertonie mit sekundären Wandveränderungen für möglich. Bedeutsamer dürfte die Feststellung von Kjellberg, Mannheimer, Rudhe u. Jonsson (1955) sein, daß unerkannte und später angiographisch nachgewiesene periphere Pulmonalarterienstenosen eine wahrscheinlich gar nicht so seltene Ursache der chronischen pulmonalen Hypertonie darstellen, woraus wiederum die Bedeutung der röntgenologischen Kontrastuntersuchungen hervorgeht.

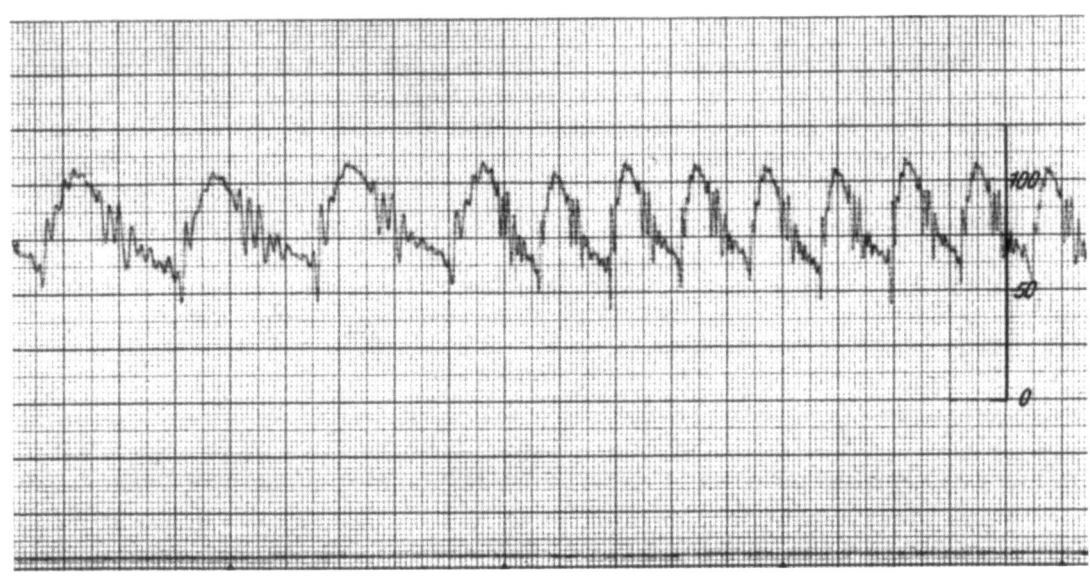

Abb. 14. Druckkurve der A. pulmonalis bei essentieller pulmonaler Hypertonie

Über die röntgenologische Symptomatologie der pulmonalen Hypertonie besitzen wir heute sehr differenzierte Kenntnisse, die vor allem im Verein mit den Befunden des Herzkatheterismus und der intraarteriellen Druckmessung gewonnen wurden. Goodwin (1958) spricht von pulmonaler Hypertonie dann, wenn der pulmonale Arteriendruck die obere Grenze der Norm (30/15 mm Hg) überschreitet. Pulmonale venöse Hypertonie besteht, wenn der linke Vorhofdruck die Normgrenze von 8—10 mm Hg überschreitet. Das wesentliche röntgenologische Kriterium wird durch die auffallende Diskrepanz zwischen dilatierten, mitunter etwas betont pulsierenden zentralen Pulmonalarterienstämmen und einer peripheren Rarefizierung und Engstellung der Gefäße charakterisiert [van Epps (1957, 1958); Esch u. Thurn (1959); Fleischner (1957); Lian (1940)]. Tomographie, Kardio-Angiographie und selektive Pulmonangiographie haben diese charakteristische Veränderung immer wieder reproduzieren können. Die Elektrokymographie erfaßt hypertensive Pulsationskurven in Form erhöhter Amplituden der erweiterten zentralen Pulmonalisäste, vorzeitigem Kurvengipfel der Pulmonalgefäße sowie Erhöhung der Pulswellengeschwindigkeit. In der Peripherie finden sich deutliche Verkleinerungen der Oscillationen entsprechend einer Querschnittseinengung und Minderdurchblutung [Heckmann (1959); Karpati u. Eberle (1953); Rossi, Rustichelli u. Ferri (1957)]. Die vorwiegend angiographisch erfaßbaren Symptome der Pulmonalarteriensklerose können sich in den späteren Stadien hinzugesellen. Untersuchungen von Healey, Dow, Sosman

u. DEXTER (1949) über die Beziehungen zwischen Pulmonalarterie und pulmonalen hämodynamischen Veränderungen sprechen dafür, daß wenigstens Volumenerhöhung über 7 Liter pro Minute Voraussetzung zu Veränderungen sind, die in Beziehung zur Größe des Blutstromes gebracht werden können. Sie bestehen in einem Zunehmen der Ausdehnung und Hyperaktivität der Pulmonalarterie und ihrer Äste. Abnorme Drucksteigerungen in der Pulmonalarterie führen letztlich zu Veränderungen, die rein röntgenologisch nicht von jenen verstärkten Blutstromes zu trennen sind. Die Kombination eines abnormen Zuwachses von Druck und Volumen ergibt Veränderungen, die sowohl Druck- oder Volumenschwankungen entsprechen. ESCH u. THURN (1959) kennzeichnen die röntgenologischen Veränderungen in Vorwölbung des Pulmonalissegmentes, Erweiterung der zentralen Lungenarterien, Einengung der peripheren Lungenarterien und abrupte Kalibereinengung am Übergang von den erweiterten Lappen- zu den verengten Segmentarterien. Das Verhalten der Gefäße im Röntgenbild ergibt bei vermehrtem Durchfluß keinen Maßstab für die Druckverhältnisse in der Strombahn. Nur die abrupte Kalibereinengung ist auch bei Fehlern mit vermehrtem Lungendurchfluß nach ESCH u. THURN ein zuverlässiges Zeichen der pulmonalen Hypertonie. Eine Korrelation zwischen gradueller Ausprägung der Röntgensymptome und Höhe des Pulmonalarteriendrukkes fanden die Verfasser nicht; andererseits geben sie zu, daß die Wahrscheinlichkeitsdiagnose einer pulmonalen Hypertonie vielfach bereits aus dem gewöhnlichen

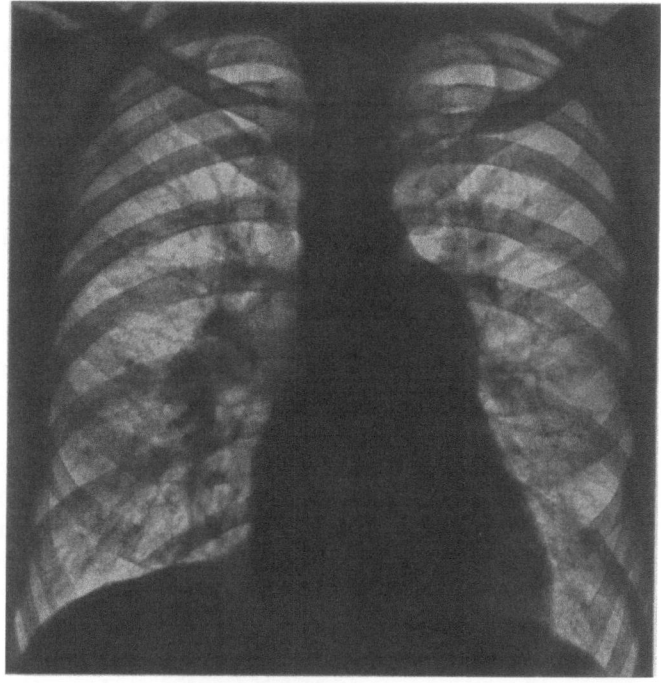

a

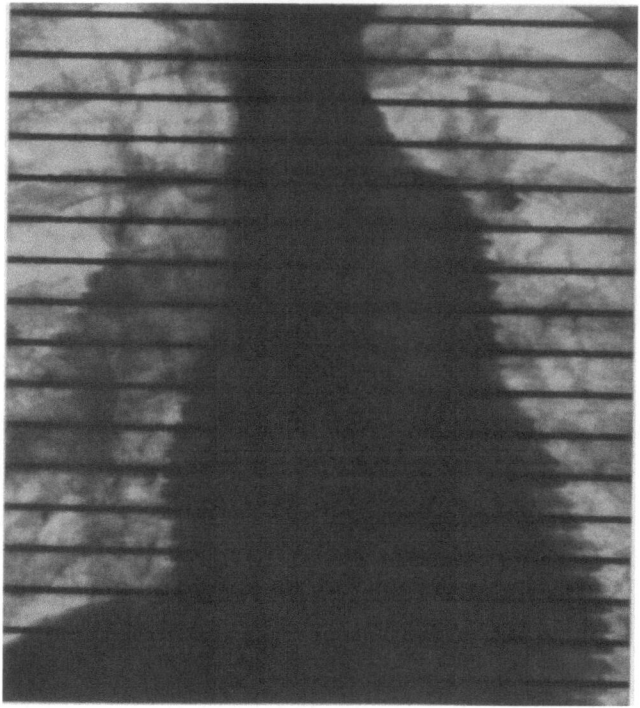

b

Abb. 15a u. b. Chronische pulmonale Hypertonie bei Links-Rechts-Shunt im Nativbild und Kymogramm

Röntgenbild ablesbar ist. Die Gefäßobliterationen, welche für den Strömungswiderstand und die Druckverhältnisse im Lungenkreislauf maßgeblich sind, spielen sich fast ausschließlich in den Arterien mit einem Durchmesser unter 1 mm und in der Arteriolenstrombahn ab.

Dieser Bereich liegt jedoch unterhalb der Grenze der zur Zeit röntgenologisch möglichen Wahrnehmbarkeit. Die Symptome der pulmonalen Hypertonie sind demnach letztlich nur indirekt aus den Veränderungen der unmittelbar davor gelegenen röntgenologisch identifizierbaren Gefäßbereiche zu stellen. Esch u. Thurn haben ferner vergleichende Befunde bei pulmonaler Hypertonie einer Mitralstenose vor und nach Valvulotomie beigetragen. Vor der Klappensprengung fand sich deutliche Erweiterung der zentralen Pulmonalisäste mit plötzlichem Kaliberverlust in Höhe der Segmentarterien; postoperativ ging die Erweiterung der Lappenarterien deutlich zurück. Die Segmentarterien ließen eine

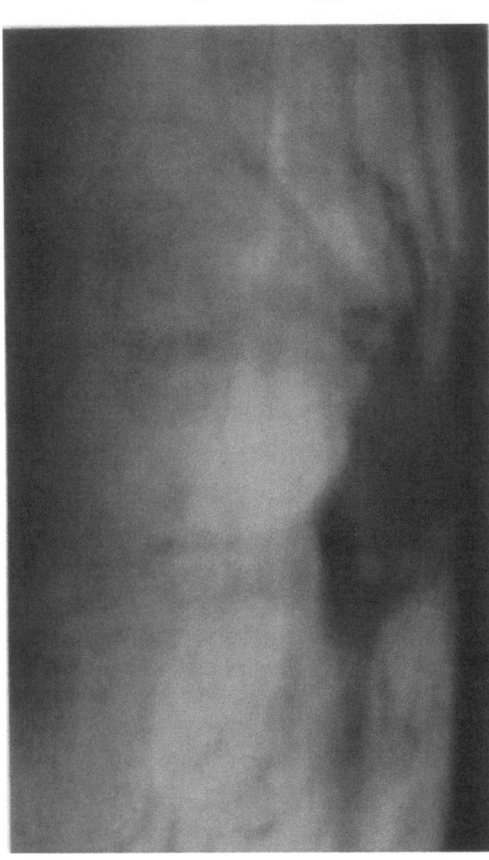

Abb. 16. Die A. pulmonalis und ihre Segment-äste im Schichtbild bei chronischer pulmonaler Hypertonie

signifikante Erweiterung des Lumens erkennen. In diesem Fall folgern die Autoren, daß zumindest zusätzliche funktionelle Vasoconstrictionen vorhanden gewesen sein dürften. Die Rückbildung organischer Gefäßobliterationen innerhalb weniger Wochen oder Monate ist den Verfassern nicht vorstellbar. Evans, Short u. Bedford (1957) verglichen postmortale Angiogramme und histologische Gewebsschnitte und stellten fest, daß in 9 ihrer 11 Fälle der Grad vasculärer Obstruktion eine ausreichende Erklärung für die Hypertonie brachte. Bei den restlichen 2 Fällen fanden sich keine histologischen Gefäßveränderungen, obgleich ein Arteriogramm in einem Falle eine diffuse Verengung der kleinen Arterien und Arteriolen bis zur Hälfte ihres Kalibers erbrachte. Evans, Short u. Bedford (1957) sind der Ansicht, daß der Mechanismus der essentiellen pulmonalen Hypertonie von kongenitalen Mediastrukturveränderungen der kleineren Pulmonalartereien abhängig ist. Sie nennen diesen Entwicklungsgang kongenitale pulmonale Hypertonie. Steiner (1958) stellt fest, daß das röntgenologische Studium der Lungengefäße bei der pulmonalen Hypertonie in Verbindung mit einer gründlichen klinischen Untersuchung oft ausreicht, eine genaue Diagnose des vorliegenden Krankheitsbildes und Schlußfolgerungen bezüglich der Höhe des pulmonalen arteriellen und venösen Druckes stellen zu können. Der Herzkatheterismus würde in einer großen Zahl von Patienten hinfällig. Die 1. Hauptgruppe ist nach Steiner die einer deutlich gesteigerten Blutüberfüllung mit dilatierten Pulmonalarterien auf Grund eines erhöhten Blutdurchflusses. Die 2. Gruppe beruht auf einem gesteigerten Widerstand mit der Untergruppierung in postcapillaren und präcapillaren Widerstand. In der 1. Untergruppe erkennt man die radiologische Symptomatologie der pulmonalen venösen Hypertonie mit Erweiterung der pulmonalen Venen, gewisser Erweiterung der Pulmonalarterien und Capillarveränderungen der Lungen von verschiedenen Graden des interstitiellen pulmonalen Ödems. In der 2. Untergruppe kommt das Bild der arteriellen Hypertonie zum Ausdruck, verbunden mit deutlicher Erweiterung der Hauptstämme der Pulmonalarterien und mit verhältnismäßiger Engstellung und Minderfüllung der kleineren peripheren Pulmonalgefäße. Kombinierte Formen finden sich vorwiegend bei Patienten mit Mitralklappenfehlern. Im Gegensatz zu der Auffassung von Esch u. Thurn (1959) sind Davies, Goodwin, Steiner u. van Leuven (1953) ebenso wie Short (1955) der Ansicht, daß doch gewisse Beziehungen zwischen Arteriendurchmesser und Pulmonalarteriendruck bestehen bzw. eine zumindest grobe Schätzung des Pulmonalarteriendrucks an Hand des Gefäßkalibers für möglich gehalten wird. Scarinci (1953) weist auf die diagnostische Bedeutung der Kardio-Pulmonangiographie zur ursächlichen Differenzierung des vorspringenden Pulmonalbogens bei der pulmonalen Hypertonie auf Grund verschiedener Krankheitsbilder hin. Hier sei nochmals auf Befunde von Kjellberg, Mannheimer, Rudhe, Jonsson (1953) verwiesen, die die Bedeutung der Lungenangiographie für die Diagnosestellung der peripheren Pulmonalstenose als Ursache sog. „primärer pulmonaler Hypertonie" hervorheben. Funktionell fanden die Autoren meist breite Pulsationen im Hauptstamm der A. pulmonalis, elektrokymographisch kennzeichnen diese sich durch typisch langsamen Anstieg zum systolischen Gipfel, kleine dikrotische Welle und abnorme Position der Incisur.

Besondere Beachtung hat die Symptomatologie der pulmonalen Hypertonie bei der Mitralstenose gefunden [Steiner u. Goodwin (1954); Doyle, Goodwin, Harrison u. Steiner (1957); Goodwin (1958); Goodwin, Steiner u. Lowe (1952)]. Die Verfasser zeigten, daß bei der Mitralstenose mit arterieller Hypertonie Verengung der kleinen Segmentarterien in den Unterlappen der Lunge besteht, zugleich eine Verbreiterung der Hauptäste. Bei der üblichen Mitralstenose ohne signifikante pulmonale Hypertonie sind die Pulmonalarterien jedoch normal, auch die Venen sind nicht verengt. Bei schwerer Mitralstenose und pulmonaler venöser und arterieller Hypertonie ist eine deutliche Engstellung der kleineren Arterien und auch der Venen im Angiogramm unverkennbar. Die Autoren sind der Ansicht, daß die Kaliberreduktion der kleinen Pulmonalarterien in enger Beziehung zum Grad der pulmonalen arteriellen Hypertonie steht.

Postmortale Angiogramme mit vergleichenden histologischen Untersuchungen des Gefäßbaumes bei fortgeschrittener pulmonaler Hypertonie stammen von Harrison (1958); Wood u. Miller (1938) sowie James, Owen u. Thomas (1961). Hier wird übereinstimmend die deutliche Rarefizierung der Peripherie, das Bild des entlaubten Baumes und weitgehendes Fehlen des capillaren Hintergrundes hervorgehoben. Auch der Befund zahlreicher Anastomosen der Bronchial- und Pulmonalarterien wird erwähnt.

Für den Nachweis der chronischen venösen pulmonalen Hypertonie auf Grund gesteigerten postcapillaren Widerstandes sind kombinierte Befunde mit Erweiterung der pulmonalen Venen, gewisser Erweiterung der Pulmonalarterien und Capillarveränderungen der Lungen von verschiedenen Graden des interstitiellen pulmonalen Ödems zu verwerten [Goodwin, Steiner, Lowe (1952); Grainger (1958); Carmichael, Julian, Jones u. Wren (1954)]. Besonders das interstitielle Lungenödem ist ein Zeichen pulmonaler venöser capillarer Hypertonie. Hier gelten insbesondere die von Kerley (1958) beschriebenen Septumlinien als ziemlich zuverlässiges Kriterium der venösen und capillaren Drucksteigerung des kleinen Kreislaufs. Grainger (1958) berichtet über das Auftreten transitorischer feiner Septumlinien mit nachweisbarer interkurrenter Capillardruckerhöhung mittels Herzkatheterismus. Einen signifikanten Zusammenhang zwischen Septumlinien und venöser Drucksteigerung durch einseitige Thrombosierung der Pulmonalvenen wurde von Emslie-Smith, Hill u. Lowe (1955) herausgestellt. Carmichael, Julian, Jones u. Wren (1954) erwähnen, daß bei Abwesenheit der B-Linien nach Kerley der Capillardruck noch unter 30 mm Hg ist. Sie zeigen an 51 Fällen, daß man mit ziemlich genauer Abschätzung den Druck in den Lungengefäßen feststellen kann, wenn man die Größe der Pulmonalarterien im Hilusbild in Beziehung setzt zur An- oder Abwesenheit der B-Linien.

Nach alledem ergibt sich, daß die pulmonale Hypertonie heute ein gut bekanntes, röntgenologisch durchaus faßbares Syndrom darstellt, welches jedoch durch vielfältige pathogenetische Mechanismen geprägt wird. Aufgabe des Radiologen ist es, in Verbindung mit den klinischen Befunden die ursächlichen Zusammenhänge dieses Geschehens zu klären und damit zu gezielten therapeutischen Maßnahmen beizutragen.

IV. Angeborene Veränderungen der Lungengefäße

1. Allgemeine Form-, Lage- und Entwicklungsanomalien

Wie aus der Sichtung des Schrifttums hervorgeht, sind Form-, Lage- und Entwicklungsanomalien der Lungengefäße keineswegs selten anzutreffen. Die Kenntnis von ihren verschiedenen Manifestationen und die Möglichkeit ihrer richtigen nosologischen Eingliederung ist heute für die klinische Radiologie vielfach nicht nur von rein akademischem Interesse, weil mit der Entwicklung der modernen Herz- und Gefäßchirurgie erweiterte therapeutische Möglichkeiten geschaffen wurden. Allerdings sind differenzierte Untersuchungsverfahren wie Pulmonangiographie und retrograde thorakale Aortographie vielfach notwendig, um zur Klärung und richtigen differentialdiagnostischen Abgrenzung von Gefäßanomalien der Lunge beizutragen.

Wie Grosse-Brockhoff, Loogen u. Schaede (1960), die im Handbuch der inneren Medizin das Gebiet der angeborenen Kardio- und Angiopathien ausführlich bearbeitet haben, hervorheben, stößt jeder Versuch einer schematischen Einteilung der angeborenen Anomalien nach ihren hervorstechendsten Krankheitssymptomen auf Schwierigkeiten, die sich aus der großen Variationsbreite sowie den Überschneidungen der Defektanomalien ergeben. In der Tat fällt die übersichtliche und nach einheitlichen genetischen Prinzipien vorzunehmende Gliederung dieser Anomalien bei Durchsicht des Schrifttums schwer, zumal vielfache Kombinationen einzelner Anomalien keine Seltenheit sind. Trotzdem kann der Versuch einer Sichtung nach dominierenden Fehlanlagen bzw. Hemmungsmißbildungen unternommen werden. An weiteren Übersichtswerken über die kongenitalen Kardio-Angiopathien sind die Arbeiten von Abbott (1936) im Atlas der kongenitalen Herzfehler sowie von Heim de Balsac über Anomalien des Gefäßbaums der A. pulmonalis im Sammelwerk von Donzelot u. d'Allaines (1954) zu erwähnen. Die pathologische Anatomie der kongenitalen Anomalien des Herzens und der Lungengefäße wurde im Handbuch der inneren Medizin von Doerr (1960) dargestellt.

Über isolierte Mißbildungen und Fehlentwicklungen der A. pulmonalis liegen im röntgenologischen Schrifttum aufschlußreiche Mitteilungen vor. Charakteristische Kennzeichen sind 1. abweichende Länge des gemeinsamen Stammes, 2. anomales Lumen eines oder beider Äste, 3. abnorme Äste der Arterien und Kommunikation mit anderen Gefäßen. Laval (1901) beschreibt das Vorkommen aller drei Abweichungen bei einem siebenjährigen Kind und weist darauf hin, daß er bisher nur zwei ähnliche Fälle im Schrifttum gefunden hat. Der Truncus pulmonalis war ungeteilt, 1,5 cm oberhalb der Klappe zog links von der Gefäßwandung ein solider Strang von 1 cm Länge zum Arcus aortae. Der gemeinsame Stamm der A. pulmonalis verlief hinter der Aorta ascendens nach rechts und oben, um sich dann in zwei Äste zu teilen Der eine Ast erstreckte sich vor dem rechten Bronchus hiluswärts, um sich dann zu normaler Weite zu verzweigen Der andere verlief zunächst schräg nach rechts oben, zog dann dicht über den rechten Bronchus hinüber und verästelte sich hinter dem Trachealbaum im Hilus der linken Lunge Eine ähnliche Beobachtung über abnormen Verlauf der linken Pulmonalarterie mit respiratorischer Obstruktion stammt von Wittenborg, Tantiwongse u. Rosenberg (1956). Hierbei fand sich bei dem 11 Wochen alten Kind Stenosierung des Tracheallumens im oberen Drittel. Auch im Oesophagus waren deutliche Eindellungen etwa in Höhe des Aortenbogens nachweisbar, bedingt durch die atypisch verlaufende linke Pulmonalarterie und die überkreuzende rechte Subklaviaarterie. Die A. pulmonalis verlief zwischen Trachea und Oesophagus. Der rechte Ast war normal. Der linke Ast erstreckte sich über den rechten Hauptbronchus hinter die Trachea, verlief vor dem Oesophagus und trat in den Hilus der linken Lunge hinter den Pulmonalvenen und Bronchien ein. In einem zweiten ähnlichen Fall fand sich eine Koarktation der Aorta. Weitere einschlägige Mitteilungen über diese Verlaufsanomalie stammen von Morse u. Gladding (1955); Potts, Holinger u. Rosenblum (1954); Welsh u. Munro (1954). Kombinationen mit einseitigem Emphysem oder

Atelektasen durch Bronchusstenosen sind dabei geläufig. An weiteren Anomalien werden aberrierende Gefäße, persistierende obere Hohlvene, Dextroposition der Aorta, Ventrikelseptumdefekt und andere Anomalien beschrieben. Besonders die ringförmigen Aorten- und Pulmonalanomalien führen zur Strikturierung der Atemwege und des Oesophagus. Auch die Gruppe der von der Aorta entspringenden Pulmonalarterie mit Verlaufsrichtung nach der kontralateralen Seite kann zur Kompression von Trachea oder Oesophagus führen. Man findet hierbei ebenfalls andere Gefäßanomalien im Bereich der Subclavia, Anonyma und der Carotis. So berichten HILLER u. MACLEAN (1957) über eine ringförmige Pulmonalarterie bei drei Kindern, wobei die linke A. pulmonalis wie in den vorher beschriebenen Fällen rechts der Mittellinie entsprang und nach dorsal bzw. links zwischen Trachea und Oesophagus hindurch verlief. Auch hier fand sich eine Eindellung des Oesophagus, die postoperativ nicht mehr nachweisbar war. Die Bariumbreipassage des Oesophagus hat demnach bei Verlaufsanomalien der Pulmonalgefäße diagnostische Bedeutung. Weitere diagnostische Hinweiszeichen sind asymmetrische Vascularisierungen der Lungenfelder, die durch zusätzliche Thrombosierungen des atypischen Gefäßes bedingt sein können. In allen derartigen Fällen von Minderdurchblutung sind bronchopulmonale arterielle Anastomosen die Regel. JACOBSON, MORGAN, ANDERSEN u. HUMPHREYS (1960) fügen drei weitere Beobachtungen hinzu und übersehen ein Weltschrifttum von 15 einschlägigen Fällen. Auch hier fand sich Stridor von Geburt an, zunehmende Atemstörung, Überblähung der gesunden Lunge und Mediastinalwandern. Im Oesophagogramm war eine Eindellung der hinteren Tracheal- und vorderen Oesophaguswand nachweisbar. Die Verlaufsanomalie der linken A. pulmonalis entsprach völlig den Vorbefunden. Bei den übrigen zwölf zitierten Fällen der Verfasser bestanden häufig weitere Fehlbildungen an der Trachea, an der V. cava, Herzfehler und Gefäßmißbildungen. Der Entstehungsmechanismus der Fehlbildung wird etwa in die 5.—6. Fetalwoche verlegt. Völlig gleichartige Verhältnisse lagen im Fall von POTTS, HOLINGER u. ROSENBLUM (1954) bei einem Neugeborenen mit rechtsseitigem Emphysem und deutlicher Dyspnoe sowie Verlagerung von Herz und Mediastinum nach links vor. Die Operation bestätigte ein breites abnormes Gefäß, welches den Hilus überkreuzte und die entsprechende Kompression hervorrief. Die linke Pulmonalarterie erstreckte sich kreisförmig um den rechten Bronchus und den unteren Teil der Trachea. Nach operativer Durchtrennung und ordnungsgemäßer Anastomosierung wurde die Stenose behoben. DOERR (1960) nennt unter den allgemeinen Mißbildungen der A. pulmonalis das Persistieren von beiden dorsalen Pulmonalisbögen, wobei zwei Ductus arteriosi entstehen. Die dorsalen Pulmonalarterienwurzeln können persistieren und stellen dann ein chirurgisches Problem dar, wobei möglicherweise die Ausbildung einer Nebenlunge die Entfaltung dieser hinteren Wurzeln begünstigt. Die doppelseitige Persistenz des Ductus arteriosus Botalli schafft eine Sonderform der arteriellen Ringbildung. Beim Fehlen der ventralen Wurzeln oder bei der Resorption derselben entsteht der Truncus arteriosus aorticus, ein aortaler Pseudotruncus. Fehlt nur eine ventrale Wurzel oder ist diese zum bindegewebigen Strang umgewandelt, spricht man von einseitiger Pulmonalatresie.

Weitere Beobachtungen erstrecken sich über den Nachweis des Ursprungs einer Pulmonalarterie, insbesondere der rechten A. pulmonalis, unmittelbar aus der Aorta ascendens. CARO, LERMANDA u LYONS (1957) stellten acht Fälle aus dem Schrifttum zusammen und fügten einen eigenen hinzu. Röntgenologisch fand sich rechtsseitiger schmaler Hemithorax, Prominenz des Hilus, leichte Dextroposition des Herzens, Prominenz des linken Herzrandes und des Pulmonalarteriensegmentes. Das Kardioangiogramm erbrachte eine deutliche Dilatation des Hauptstammes der A. pulmonalis und lediglich eine Füllung der linken Pulmonalarterie und ihrer Äste mit bedeutender Erweiterung der Gefäße. Erst 8 sec später kontrastierte sich die rechte Pulmonalarterie zugleich mit der aufsteigenden Aorta. Beim aberrierenden Gefäß war das Kaliber proximal etwas stärker als das einer normalen Pulmonalarterie. Die distalen Äste waren jedoch verengt. Eine wiederholte Kontrastdarstellung im Schrägdurchmesser wies den Ursprung des

4*

Gefäßes von der Hinterwand der aufsteigenden Aorta unmittelbar am Beginn des Aortenbogens nach. Auch in den übrigen vom Verfasser erwähnten acht Fällen entsprang jeweils
die rechte oder linke Pulmonalarterie von der Aorta ascendens. Auch hierbei sind Kombinationen mit anderen Anomalien des Herzens und der großen Gefäße bekannt. Weitere
ausführliche Angaben über aortale Ursprünge der A. pulmonalis stammen von Findlay
u. Maier (1951) unter Einbeziehung von 17 Fällen der Weltliteratur. Einhergehend mit
Pulmonalatresie oder partieller Versorgung nur einzelner Lungenlappen von der Pulmonalarterie finden sich isolierte Arterien von 5—9 mm Durchmesser, die von der Aorta ent-
springend die arterielle Versorgung des Lungenparenchyms übernahmen. Wiederum
finden sich dabei auch andere Mißbildungen des Herzens. In einer weiteren Gruppe
erfolgt die abnorme Blutversorgung von der abdominellen Aorta aus, so bei angeborener
Pulmonalatresie oder partiellen Hypoplasien, mitunter auch bei Fallotscher Tetralogie.
Weitere Beobachtungen beziehen sich auf abnorme Vascularisierungen von der linken
A. subclavia und der A. anonyma aus. Auch Claiborne u. Hopkins (1956) schildern
eine eindrucksvolle eigene Beobachtung über abnorme Kommunikation zwischen Aorta
und A. pulmonalis. Hier zeigte sich bereits auf der Nativaufnahme ein prominentes
Gefäß im rechten Unterfeld mit vermehrter Vascularisierung. Der Herzkatheterismus
erbrachte den Nachweis eines Links-Rechts-Shunts. Die Kardioangiographie bestätigte
die fehlende Füllung der rechten Pulmonalarterie, während sich 15 sec p.i. eine deutliche
Kontrastierung von der A. descendens aus in die Basis der rechten Lunge nachweisen
ließ. Operativ wurde der Nachweis einer Arterie von 1 cm Durchmesser geführt, die von
der Aorta entstammte und zum rechten Unterlappen verlief. Zahlreiche stark gefüllte
Blutgefäße bedeckten die Oberfläche des rechten Unterlappens. Die diagnostische Bedeutung der thorakalen Aortographie für den Nachweis des aberrierenden Gefäßes bzw.
der kollateralen Gefäßversorgung wird aus diesen Untersuchungen ersichtlich. Isolierte
Gefäßmißbildungen und Ursprungsanomalien der A. pulmonalis kommen vor, ohne daß
embryonale Fehlentwicklungen des Lungenparenchyms nachweisbar sind. In anderen
Fällen finden sich jedoch isolierte pulmonale Anomalien im Sinne der *Nebenlunge* (akzessorische Lunge) bzw. pulmonalen Sequestration. Giese (1960) definiert die Nebenlunge
als zusätzliche Bildung von Lungengewebe mit eigenem Bronchus, das mit dem Bronchialsystem der übrigen Lunge nicht in Verbindung steht und aus der Aorta eine eigene
Gefäßversorgung erhält. Die Nebenlungen liegen vorwiegend links paravertebral zwischen
Zwerchfell und Unterlappen, seltener rechts, gelegentlich auch unter dem Zwerchfell im
Abdomen (Bauchlunge) mit oder ohne gleichzeitigem Zwerchfelldefekt. An den Arterien
fallen Wandverdickungen nach Art der Sperrarterien auf. Ungeheuer u. Dalichau
(1962) definieren die intralobäre Sequestration als Übergangsstellung zwischen Gefäßanomalien und Exzeßbildungen der Lunge, die damit embryologisch in die Mitte zwischen
Gefäßhypo- und -aplasien einerseits und Nebenlungen = aberrante Lungenlappen,
teratoide und ektopische Geschwülste und Organanlagen andererseits gestellt wird.
Pryce, Sellors u. Blair (1947) bezeichnen diese Anomalie ebenfalls als Kombination
von abnormer Gefäßversorgung eines bestimmten Lungenbezirkes mit einer kongenitalen
broncho-pulmonalen Veränderung des zu der abnormen Arterie gehörenden Lungenabschnittes. Allerdings ist die Bezeichnung Sequestration offenbar nicht sehr glücklich
gewählt, da es sich im Sinne der Definition nicht um echte Sequester handelt. Pathologisch-anatomisch finden sich cystisch degeneriertes Lungengewebe und gekammerte
Hohlraumsysteme mit bronchiektatischem, pseudotumorösem oder abszeßartigem Charakter. In das sequestrierte Gebiet zieht ein aus der Aorta thoracalis oder abdominalis,
nur selten aus einem anderen arteriellen Stamm der Aorta entspringendes aberrierendes
Gefäß von wechselnder Größe. Klinisch finden sich nicht selten rezidivierende pneumonische Infektionen, deren Ursprung häufig verkannt wird. Pistolesi u. Servello (1959)
stellen fest, daß das arterielle anomale Gefäß, welches von der Aorta ascendens oder oberen
Abdominalaorta bzw. ihren Ästen entspringt und das sequestrierte Lungenparenchym
vascularisiert, fast immer mehrere Anastomosen mit den Bronchialarterienästen und damit

mit dem Pulmonalarteriensystem aufweist. Der endarterielle pulmonale Druck ist dadurch in der Regel gesteigert und führt zur vorzeitigen Sklerose. Der venöse Rückfluß des Gefäßes kann sich über den Lungenweg oder die V. azygos erstrecken. Auch hier sind embryonale Anastomosen möglich, die sich nicht zurückgebildet haben. Die Mehrzahl der Beobachtungen wird anläßlich einer Operation erhoben, weil in diesem Bezirk entzündliche chronische Prozesse, die eine Lobektomie erfordern, die Regel sind. Die präoperative Diagnostik ist selten; jedoch ist sie bei gezielter Anwendung aller Untersuchungsverfahren einschließlich der Tomographie und Kardio-Pulmonangiographie sowie der retrograden Aortographie durchaus möglich. Im Nativbild finden sich umschriebene Infiltrationen vorwiegend des Unterlappens, insbesondere im postero-basalen Segment, wo umschriebene Atelektasen mittels Schichtaufnahme nachgewiesen werden können. Die Bronchographie ergibt vielfach multiple Cystenbildungen, jedoch hat die Masse des Kontrastmittels nicht immer Zugang zum sequestrierten Bezirk. PISTOLESI u. SERVELLO wiesen mittels transhumeraler Aortographie in Höhe von D 10 einen entspringenden Ast mit etwa doppelter Dicke des Kalibers der Intercostalarterie nach, der an der Zonengrenze der Sequestration endete. Venöse Abflüsse waren nicht nachweisbar. Nach den Untersuchungen von ABBEY SMITH (1956) zeigt die Pulmonangiographie leichte Veränderungen der Segmentäste der Pulmonalarterien im Grenzbereich der sequestrierten Zone mit Verlagerungen oder Schlängelungen. Dieser Befund ist jedoch nicht spezifisch; entscheidend ist der Nachweis im Lävo-Angiogramm [DE GASPERIS u. DE NICOLAI (1953); PAPILLON, JAUBERT DE BEAUJEU, PINET, BETHENOD u. LATREILLE (1957)]. Die Aortographie ist jedoch die beste Methode zum Nachweis der arteriellen Anomalie [KENNEY u. EYLER (1956); PINNEY u. SALVEY (1957); AINSWORTH (1958)]. GEBAUER u. MASON (1959) sind der Ansicht, daß pulmonale Angiogramme gerade bei dieser Anomalie häufig falsch interpretiert werden. Wenn das Kontrastmittel eine Pulmonalarterie nicht auffüllt, so bedeutet dies lediglich, daß eine ungenügende Konzentration vorliegt bzw. der Blutstrom verhältnismäßig statisch oder sogar in entgegengesetzter Richtung fließt, weil seine Quelle zahlreiche broncho-pulmonale arterielle Anastomosen sein können. Aus dem einseitigen Fehlen der A. pulmonalis im Pulmonangiogramm darf somit nicht die Fehldiagnose einer Lungenagenesie bzw. Gefäßaplasie gestellt werden. Die diagnostische Bedeutung der Aortographie wird damit wiederum in den Vordergrund gestellt. Hierdurch lassen sich auch zahlreiche großkalibrige Anastomosen der Bronchialarterien nachweisen. GEBAUER u. MASON (1959) berichten über 96 Fälle, von denen 83 eine Vorgeschichte von signifikanter pulmonaler Infektion aufwiesen. Nur drei Fälle werden von den Verfassern jedoch als wirkliche kongenitale Anomalien bezeichnet. Aberrierende Lungenanomalien im Sinne der sog. Nebenlunge sind nach GEBAUER u. MASON seltener als die akzessorischen Typen. Im Falle von AINSWORTH (1958) zeigte das Aortogramm nach $1^1/_2$ sec breite Gefäße, die von der Abdominalaorta durch das rechte Zwerchfell zum rechten Unterlappen zogen. Operativ fand sich ein normaler rechter Oberlappen mit normalem Bronchus, der Mittellappen fehlte, der rechte Unterlappen war abnorm. Er war teilweise atelektatisch und von dickwandigen Gefäßen durchsetzt, die durch das Zwerchfell den Lappen versorgten. Auch die untere Lungenvene war kurz und mündete in die untere Hohlvene. Dextroposition mit Ausfüllung der rechten Thoraxseite durch das Herz und Sinistroposition der Aorta kennzeichneten das Bild. Weitere Beobachtungen stammen von WHYMAN (1954) sowie FULTON (1954). Die Diagnosestellung der intrapulmonalen Sequestration wird zusammenfassend an Hand von sieben Fällen durch folgende Symptome erläutert: Vorhandensein eines cystischen Infiltrationsbezirkes im medialen Anteil eines Lungenunterlappens, meist links, geringe Neigung zu Veränderung des radiologischen Aspektes, Darstellung einer abnormen Arterie mittels Tomographie, Kardio-Pulmonangiographie oder Aortographie, bronchographischer Nachweis des Fehlens einer oder mehrerer Bronchusverzweigungen, Verlagerung anderer Bronchialäste durch die Mißbildung, angiographischer Nachweis des Fehlens eines oder mehrerer Äste der A. pulmonalis und der mangelhaften Durchblutung des sequestrierten Segmentes, verspätete und andauernde

Füllung der Lungenvenen im Gebiet des Segmentes, Kontrastfüllung dieser Lungenvenen bei der Aortographie.

Unter den weiteren Anomalien im Bereich der A. pulmonalis sind Ursprünge der Coronararterien aus diesem Gefäß zu erwähnen. Doerr (1960) hat hierüber zusammenfassend berichtet. Kaunitz (1947) fand bei 10800 Sektionen zweimal Ursprung der linken Coronararterie aus der A. pulmonalis. In seiner Zusammenstellung von 25 Fällen wird das unterschiedliche Lebensalter bis zu 64 Jahren mit dem Umfang eines jeweils zur Ausbildung gekommenen Kollateralkreislaufs erklärt. Es kommt auch vor, daß die linke Coronararterie ihren Ursprung aus dem rechten Hauptast der A. pulmonalis nimmt. Der Ursprung der rechten Coronararterie aus der A. pulmonalis scheint dagegen sehr selten zu sein. Auch akzessorische Kranzarterien mit Ursprung aus der Pulmonalis kommen vor. Während bei Fehlabgang beider Coronararterien der Tod meist schon in der ersten Lebenswoche erfolgt, kann der isolierte Fehlabgang der rechten Coronararterie offenbar zeitlebens vertragen werden, wie aus drei von Grosse-Brockhoff, Loogen u. Schaede (1960) zitierten Fällen hervorgeht. Beim Abgang der linken Coronararterie aus der A. pulmonalis ist der linke Ventrikel stets erheblich vergrößert, der rechte Ventrikel normal. Der Kollateralkreislauf entscheidet über das Schicksal der Patienten. Bei Säuglingen und Kleinstkindern wird die Diagnose aus der röntgenologisch nachweisbaren Linksdilatation und dem EKG-Befund im Sinne eines „Vorderwandinfarktes" gestellt. Die Darstellung der Coronararterien ist mittels gezielter Coronarographie möglich, wobei die Diagnose per exclusionem gestellt werden kann, indem nur eine, nämlich die rechte Coronararterie, sich füllt. Einschlägige Beobachtungen über den Abgang der linken Coronararterie aus der rechten Pulmonalarterie stammen von Kresbach, Fossel u. Bauer (1961); Kuzman, Yuskis u. Carmichael (1959) sowie Masel (1960). Typisch ist bei diesen im Säuglingsalter durchaus diagnostizierbaren Veränderungen die ausgeprägte fast aneurysmatische Linksdilatation und die permanente Ischämie im Vorderwandspitzenbereich bei der Auswertung der Herzstromkurve. Bemerkenswert ist, daß Kuzman, Yuskis u. Carmichael innerhalb von 5 Monaten drei einschlägige Fälle beobachteten. Masel erwähnt, daß 1960 über 50 Fallberichte vom Ursprung der linken Coronararterie aus der Pulmonalarterie bekannt sind. In seinem Fall entsprang die linke Coronararterie aus der rechten Pulmonalarterie eines $3^{1}/_{2}$ Wochen alten Säuglings, der überdies eine Fallotsche Tetralogie hatte.

2. Spezielle Fehlbildungen

a) Aplasie und Hypoplasie der A. pulmonalis

Die Fehlbildungen der Lungenarterie haben in den letzten Jahren zunehmende Bedeutung erlangt und werden seit der gezielten Anwendung von Tomographie und Angiographie zweifellos sicherer und häufiger diagnostiziert als früher. Kröker hat 1948 eine detaillierte Beschreibung von einseitigen Gefäßhypoplasien der Lungen gegeben und Madoff 1952 das einseitige Fehlen der Pulmonalarterie angiokardiographisch nachgewiesen. In den darauffolgenden Jahren wurden die kasuistischen Berichte über diese Lungengefäßanomalie immer häufiger. Über die klinischen Daten und embryologischen Hypothesen wurde zusammenfassend von Grosse-Brockhoff, Loogen u. Schaede (1960) berichtet. Nach dem Schweregrad und der Ausdehnung der Fehlentwicklung kann mit Bock, Richter, Trenckmann u. Herbst (1963) am besten untergliedert werden in 1. Lungenagenesie mit Aplasie der zugehörigen Pulmonalarterie, 2 isolierte Aplasie einer Lungenarterie, die häufig mit zusätzlichen Anomalien des Herzens und der großen Gefäße vorkommt, 3. einseitige Hypoplasie der A. pulmonalis oder ihrer Äste. Die einseitige Aplasie der A. pulmonalis ist allerdings sehr häufig mit einer Agenesie der Lunge verbunden, zumindest ist praktisch bei Aplasie oder Hypoplasie einer Lungenarterie immer eine Unterentwicklung oder Fehlentwicklung der zugehörigen Lunge nachweisbar [Fisher u. van Epps (1958)]. Nach Giese (1960) ist unter Agenesie oder Aplasie

der Lunge das Fehlen der ganzen Lungenanlage zu verstehen. Dabei fehlt der Hauptbronchus vollständig oder ist als kleine Vorwölbung der Trachea mit einem kurzen blinden
Fortsatz entwickelt. Lungenarterien und Lungenvenen sind ebenfalls nur rudimentär
angelegt oder fehlen, ein Pleuraraum ist vorhanden. Die andere Lunge hypertrophiert
in der Regel kompensatorisch und füllt häufig die kontralaterale Thoraxhälfte weitgehend
aus. Die Agenesie einer Lunge ist oft mit anderen Mißbildungen, insbesondere solchen
des Herzens gekoppelt. Die reine Lungenagenesie, d.h. ein völliges Fehlen von Bronchus
und Parenchym, ist offenbar sehr selten. Mit WHYMAN (1954) muß daher letztlich zur
Sicherung der Diagnose Lungenagenesie eine Bronchographie bzw. Bronchoskopie erfolgen, um den blinden Bronchialverschluß und den Parenchymausfall nachzuweisen. Beim
Nachweis normaler Bronchien handelt es sich nicht um eine Agenesie, sondern allenfalls
um eine Hypoplasie der betreffenden Lunge. DUROUX (1958) weist darauf hin, daß bei
der Diagnosestellung bronchoskopischer und bronchographischer Befund auch dann noch
täuschen kann, wenn narbige Stenosen, die bei Hypoplasien auf entzündlicher Grundlage
nicht selten sind, vorhanden sind. Somit ist letztlich der angiographische Nachweis des
Fehlens der A. pulmonalis und der Nachweis des Nichtvorhandenseins einer vikariieren-
den arteriellen Versorgung aus den Systemarterien für die Diagnose Lungenagenesie entscheidend. Über die nähere Differenzierung der parenchymbedingten Fehlbildungen von
Lungenagenesie und Hypoplasie wird im Bd. IX dieses Handbuches berichtet. Es sei
jedoch darauf hingewiesen, daß zwischen völliger Agenesie und verschiedenen Formen
der Hypoplasie von Lunge und A. pulmonalis fließende Übergänge bestehen.

Zahlreiche Einzelarbeiten mit Übersichten über das Weltschrifttum haben zur röntgenologischen Differenzierung der *Aplasie der A. pulmonalis* beigetragen. Nach BEUTEL
u. STRNAD (1936) sind 1927 erst elf Fälle bekannt gewesen. INGRAM, HUDSON u. DAVIS
fanden 1950 rund 55 Mitteilungen über angeborenen Lungenmangel. 1955 schätzen STUTZ
u. VIETEN die bisher veröffentlichten Fälle auf etwa 100. In der Tat ist besonders in den
letzten Jahren eine Zunahme von Einzelpublikationen über diese Anomalie unverkennbar.
HÜLSHOFF u. KALVELAGE (1959) beobachteten beispielsweise innerhalb von 3 Jahren bei
drei Erwachsenen eine Pulmonalisaplasie. Diese Zahl ist bei über 30 000 Lungenunter-
suchungen in diesem Zeitraum erstaunlich hoch. Es ist anzunehmen, daß auch heute
noch manche Fälle dieser Art röntgenologisch verkannt werden und unter der Fehldiagnose
einseitige Pleuraschwarte bzw. Atelektase einhergehen. Differentialdiagnostisch kommen
ferner Zwerchfellhernien und Zustände nach Bronchusrupturen mit sekundären Alteratio-
nen in Betracht [STANĚK u. LUKL (1960)]. Auch einseitige Lungenresektion mit Verziehung der Mediastinalorgane muß erwogen werden. Die Stellung einer Fehldiagnose
ist verständlich, wenn man sich die durch den Parenchymschwund der Lunge und die
Verlagerung des Herzens und der großen Gefäße sowie die kongenitale Hypoplasie der
betreffenden Thoraxhälfte hervorgerufene Asymmetrie und starke Verminderung der
Strahlentransparenz vor Augen hält. Andererseits besteht bereits bei Interpretation der
Summationsaufnahme des Thorax durchaus die Möglichkeit der Diagnosestellung. Die
Analyse der röntgenologisch nachweisbaren Veränderungen muß daher vom Nativbild
ausgehen und dann erst die Ergebnisse der Spezialuntersuchungen berücksichtigen.

Über die röntgenologische Symptomatologie der Aplasie der A. pulmonalis liegen im
Schrifttum ziemlich übereinstimmende Angaben vor [GROSSE-BROCKHOFF, LOOGEN u.
SCHAEDE (1960); STEINBACH, KEATS u. SHELINE (1955); MARTINS, JOB, DE OLIVEIRA,
ILHA, SAINT PASTOUS u. DIAS CAMPOS (1955); WHYMAN (1954); MADOFF, GAENSLER u.
STRIEDER (1 952); FISHER u. VAN EPPS (1959); ANDERSON, CHAR u. ADAMS (1958); TORI
u. GARUSI (1959); PAPILLON, JAUBERT DE BEAUJEU, FINET, BETHENOD u. LATREILLE
(1 957); SCHNEIDERMAN (1958); ELDER, BROFMAN, KOHN u. CHARMS (1958); STEINBERG,
DOTTER u. LUKAS (1953); TABAKIN, HANSON, ADHIKARI u. MILLER (1960); HEINTZEN u.
TESKE (1960); ALEXANDER, FIGIEL u. CLASS (1955); STEINBERG u. FINBY (1956);
BRESCIA, AMERMAN u. SHARMA (1960); BORSANYI (1960); HEPNER (1934); BOCK, MICHEL
u. HERBST (1958); BOCK u. WEINGÄRTNER (1959); CSERE, KIS-VÁRDAY u. PATAKI (1961);

Sá Vieira (1960); Maier (1954); Bariéty u. Choubrac (1960); Janin (1960); Over-water (1957); Rudhe u. Zetterqvist (1959); Rubin u. Strauss (1960); Smith u. Bech (1958); Bock, Richter, Trenckmann u. Herbst (1963); Emanuel u. Pattinson (1956); Smart u. Pattinson (1956)]. Pathologisch-anatomische Berichte über einseitiges Fehlen einer A. pulmonalis stammen von Doering (1944); Ambrus (1936); Miller (1937) sowie Müller (1927). Das Nativbild der Lunge wird geprägt durch den schmalen Hemithorax der kranken Seite mit engen Intercostalräumen, angehobenem Zwerchfell und Verlagerung von Herz und Mediastinum zur befallenen Seite. Zwerchfellhochstand und verminderte Expansion sind kennzeichnend. Die Asymmetrie wird besonders gut durch Schichtauf-nahmen zur Darstellung gebracht. Im Falle einer Lungenhypoplasie lassen sich tomo-graphisch Lungensegmente oder rudimentäre Lappen, die entzündlich oder atelektatisch verändert sein können, nachweisen [Heintzen u. Teske (1960)]. Narbige oder kalkdichte Veränderungen werden jedoch in der Regel nicht gefunden. Als weiteres typisches Kenn-zeichen ist die Verlagerung des Herzens und der übrigen Mediastinalorgane zur befallenen Seite — Dextro- bzw. Sinistroposition des Herzens — hervorzuheben. Meist findet sich dabei eine deutliche Größenzunahme des Herzens im Querdurchmesser, die wohl vor-wiegend durch Dilatation des rechten Ventrikels auf Grund der einseitigen Lungendurch-blutung sowie die aortopulmonale bzw. broncho-pulmonale Kollateralversorgung hypo-plastischer Lungenabschnitte zu erklären ist. Darüber hinaus spielen angeborene Kardio-Angiopathien bei der Konfiguration des Herzens eine weitere Rolle. Aus der Herzverlage-rung, dem fehlenden oder kaum vorhandenen, meist verdichteten restlichen Lungenparen-chym und dem schmalen Hemithorax ergibt sich somit ein ziemlich charakteristisches Bild. Die weitere Strukturanalyse der befallenen Seite mittels Hartstrahltechnik und Schichtaufnahme wird durch das Fehlen der betreffenden A. pulmonalis und der ent-sprechenden Hilusgefäße gekennzeichnet. Mitunter findet sich im Schichtbild ein Netz-werk von kleinen Gefäßen, das offensichtlich durch verzweigte kollaterale Bronchial-arterien hervorgerufen wird [Whyman (1954)]. Bei Lungenagenesie wird jegliche Gefäß-struktur vermißt. Weitere Symptome sind Mediastinalpendeln zur befallenen Seite und mehr oder weniger ausgeprägte Herniierung der gesunden, kompensatorisch meist ver-größerten Lunge in den hypoplastischen Hemithorax. An letzterem sind häufig besonders enge Intercostalräume auffallend. Zusätzlich werden Rotationen des Herzens beobachtet. Die weitere Analyse befaßt sich mit der Gefäßstruktur der kontralateralen Lunge. Hier wird übereinstimmend die kompensatorische Dilatation der gesunden A. pulmonalis und eine deutlich verstärkte Vascularisierung der Peripherie hervorgehoben. Bereits im Über-sichtsbild ist die entsprechende Hiluszeichnung in der Regel verstärkt, der Durchmesser der A. pulmonalis im Seitenbild ungewöhnlich groß [Martins, Job, de Oliveira, Ilha, Saint Pastous u. Dias Campos (1955)]. Besonders auf der Schichtaufnahme sind diese Kalibervergrößerungen gut nachweisbar. Damit ist mit Fisher u. van Epps (1959) die Differenz in der Vascularisierung der beiden Lungenfelder ein sehr bedeutsames diagnosti-sches Zeichen. Die kompensatorische Dilatation des kontralateralen Hauptstammes der A. pulmonalis ist bereits auf der Summationsaufnahme deutlich nachweisbar. Allerdings ist an dieser Stelle darauf hinzuweisen, daß derartige Veränderungen auch nach Lungen-resektionen geläufig sind, so daß hier wiederum differentialdiagnostische Überlegungen angestellt werden müssen.

Die Kardio-Pulmonangiographie ist letztlich die entscheidende Untersuchungsmethode zum Nachweis der Aplasie der A. pulmonalis; sie erbringt jedoch in Zweifelsfällen nicht unbedingt Aufschluß darüber, ob eine völlige Lungenagenesie oder -hypoplasie vorliegt. Hier ist neben der Aortographie zum Nachweis aorto- oder broncho-pulmonaler Kollateral-gefäße bzw. zur Darstellung einer aberrierenden A. pulmonalis aus der Aorta auch die Bronchographie hinzuzuziehen. Auch erlaubt die alleinige Lungenangiographie nicht immer eine Entscheidung darüber, ob es sich um eine erworbene oder angeborene Anomalie handelt. So sind Abgrenzungsschwierigkeiten gegenüber einem Tumor mit Ausfall der A. pulmonalis oder gegenüber einer völlig zerstörten Lunge bekannt. Es ist mit Heintzen

u. TESKE (1960) des weiteren auf die „scheinbare" Lungenarterienaplasie mit akzessorischen
Gefäßen aus der Aorta ascendens bzw. dem Truncus brachiocephalicus hinzuweisen, die
gegenüber der echten Aplasie der rechten Lungenarterie durch Entwicklungsstörung des
proximalen und distalen Anteils des ventralen Sprosses der 6. Kiemenbogenarterie abzugrenzen ist. Zur Differenzierung dieser Unterschiede ist die Aortographie somit praktisch
unentbehrlich. Der angiographische Befund des Fehlens einer Pulmonalarterie ist im
übrigen recht typisch. So berichten MARTINS, JOB, DE OLIVEIRA, ILHA, SAINT PASTOUS
u. DIAS CAMPOS (1955), daß sich bei Aplasie der rechten Pulmonalarterie die linke A. pulmonalis mit einigen auffällig rechtsseitig horizontal gestreckten Ästen verzweigte, die
parasternal verliefen und dort die mediale Grenze der linken Lunge anzeigten, welche
den Mediastinalspalt offensichtlich nach rechts verlagerte. In den Fällen von WHYMAN
(1954) war ebenfalls der Abbruch des Pulmonalisstammes auf der befallenen Seite typisch,
desgleichen bei den Beobachtungen von FISHER u. VAN EPPS (1959) sowie den übrigen
oben aufgeführten Autoren. Bedeutsam ist ferner der angiographische Nachweis der
kompensatorischen Mehrdurchblutung und verstärkten Vascularisation sowie die Ausdehnung des Gefäßnetzes im Bereich der herniierten Lungenabschnitte.

Die modernen Spezialuntersuchungen ergeben eine deutliche Häufung von sonstigen
kongenitalen Kardio-Angiopathien in Verbindung mit der Aplasie der A. pulmonalis
[STEINBACH, KEATS u. SHELINE (1955); TORI u. GARUSI (1959); HEINTZEN u. TESKE
(1960); STEINBERG (1958); BARRETT u. WALKER (1958); GROSSE-BROCKHOFF, LOOGEN u.
SCHAEDE (1960)]. Als solche sind zu erwähnen: Truncus arteriosus communis mit einseitiger Aplasie, persistierender Ductus Botalli, Vorhofseptumdefekt, Fallotsche Tetralogie, die nach TORI u. GARUSI, welche 80 Fälle von einseitiger Aplasie aufführen, häufig
mit linksseitigem Fehlen der A. pulmonalis einhergeht; des weiteren werden erwähnt:
aorto-pulmonales Fenster, Isthmusstenose der Aorta, offenes Foramen ovale, Dextrokardie. GROSSE-BROCKHOFF, LOOGEN u. SCHAEDE (1960) beschrieben Kombinationen mit
Vorhofseptumdefekt zweimal, mit der Fallot-Gruppe zwölfmal sowie peripherer Pulmonalstenose und Ventrikelseptumdefekt ein- bzw. dreimal. In diese Gruppe der kombinierten
Kardio-Angiopathien sind allerdings auch Hypoplasien der A. pulmonalis und ihrer Äste
weitestgehend einzubeziehen.

Ebenso wie die Bronchographie bzw. Bronchoskopie hat der angiographische Nachweis
aorto- bzw. broncho-pulmonaler Anastomosen diagnostische und differentialdiagnostische
Bedeutung zur Abgrenzung der Lungenhypoplasie von der totalen Agenesie der Lunge.
Das Vorhandensein derartiger Kollateralkreisläufe wurde von zahlreichen Autoren beschrieben [BOPP (1949); STEINBACH, KEATS u. SHELINE (1955); WHYMAN (1954); FISHER
u. VAN EPPS (1959); ANDERSON, CHAR u. ADAMS (1958); TORI u. GARUSI (1959); ASCENZI
u. GUALDI (1953); MÜLLER (1927); ELDER, BROFMAN, KOHN u. CHARMS (1958); TABAKIN,
HANSON, ADHIKARI u. MILLER (1960); ARVIDDSON, KARNELL u. MØLLER (1955); HEINTZEN
u. TESKE (1960); STEINBERG, DOTTER u. LUKAS (1953); BARRETT u. WALKER (1958);
SCHNEIDERMAN (1958); ORELL, KARNELL u. WAHLGREN (1960); STEINBERG u. FINBY
(1956); GROSSE-BROCKHOFF, LOOGEN u. SCHAEDE (1960)]. Wie bereits erwähnt, sind
mitunter auf der Hartstrahl-Nativaufnahme unregelmäßige vasculäre Strukturen in der
hypoplastischen Lunge abzugrenzen, die broncho-pulmonalen Kollateralarterien entsprechen können. Die Bronchialgefäße sind dann häufig stark erweitert und geschlängelt.
Der starke Systemdruck der Bronchialarterien kann zu einer erheblichen Überlastung
des restlichen Lungenparenchyms führen, so daß möglicherweise die Indikation zur
Lobektomie gegeben ist. WYMAN (1954) fand in der Spätphase des Angiogramms, nach
Anfärbung der Aorta, äußerst feine Netzwerke vasculärer Strukturen im Bereich der
befallenen Lunge, bedingt durch erweiterte Bronchialarterien. Auch FISHER u. VAN EPPS
(1959) führten den angiographischen Nachweis der Kollateralversorgung. ANDERSON,
CHAR u. ADAMS (1958) beschrieben multiple feine Kollateralgefäße nach retrograder
Aortographie, die, von der Aorta ausgehend, die rechte Lunge versorgten. Sie schilderten
vor allem ein größeres Gefäß aus der linken Subclavia, das sich bis zur rechten Thoraxseite

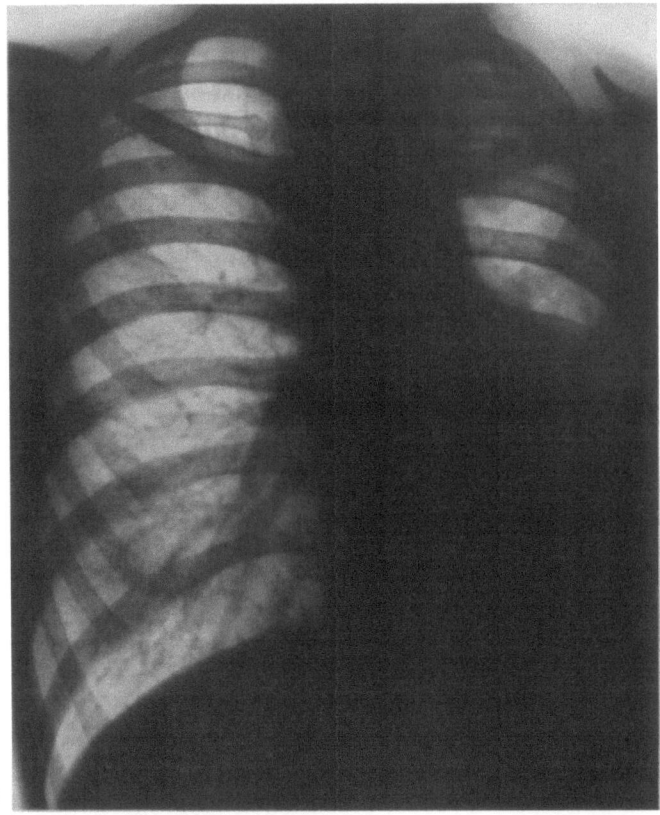

a

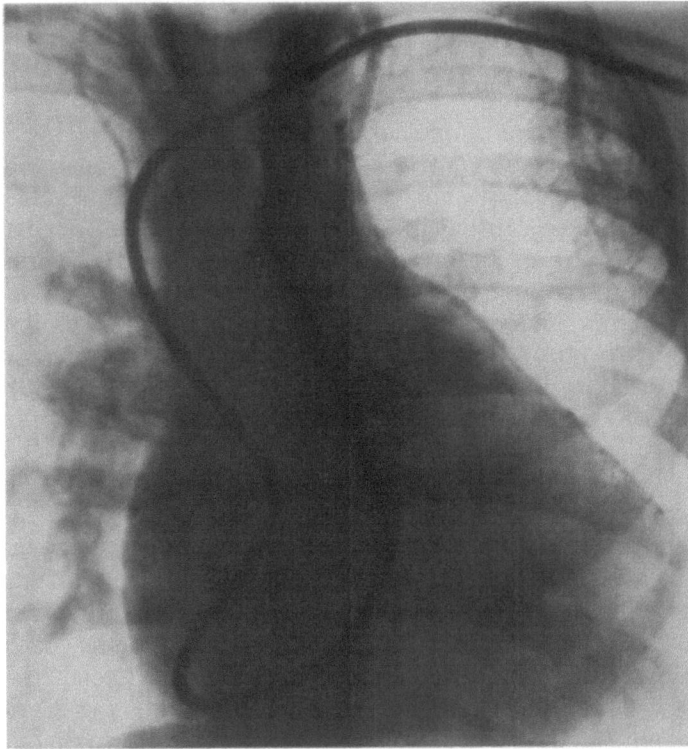

b

Abb. 17a—d. Aplasie der linken A. pulmonalis und Lungenvenen im
Nativbild und Kardio-Pulmonangiogramm (nach BOCK, RICHTER,
TRENCKMANN u. HERBST)

erstreckte. MÜLLER (1927) erwähnt ebenfalls eine vikariierende Blutversorgung der rechten Lunge aus der A. subclavia
bzw. einer atypischen Arterie
im Ursprungsgebiet der A. subclavia. HEINTZEN u. TESKE
(1960) haben an Hand einer
Literaturübersicht von 71 Fällen festgestellt, daß eine akzessorische Gefäßversorgung von
der Aorta und ihren verschiedenen Ästen, dem Truncus, der
A. subclavia, vom Bauchraum
usw. immer wieder vorzufinden
ist. Am häufigsten geht das
vikariierende Gefäß von der
Aorta ascendens aus, so auch im
Falle von BOPP (1949). Bei
rechtsseitiger Lungenarterienaplasie und Linksaortenbogen
wird eine akzessorische Gefäßversorgung der rechten Lunge
etwa in der Hälfte der Fälle
beobachtet, bei linksseitiger
Aplasie und linksseitigem Aortenbogen sowie bei rechtsseitiger Aplasie und Rechtsaortenbogen wurde niemals eine zusätzliche Gefäßversorgung aus
der Aorta ascendens bzw. vom
Aortenbogen aus beschrieben.
Bei linksseitiger Aplasie und
Rechtsaortenbogen fand sich
indes ein accessorisches Gefäß
zur linken Lunge etwa mit der
gleichen Häufigkeit wie bei
rechtsseitiger Aplasie und
Linksaortenbogen. Auf die Besonderheiten der embryologischen Fehlentwicklung und der
verschiedenen Varianten dieser
Anomalie wurde insbesondere
von HEINTZEN u. TESKE (1960)
hingewiesen. SCHNEIDERMAN
(1958) beschrieb eine abnorme
Arterie, die bei rechtsseitiger
Aplasie von der Aorta ascendens zum rechten Hilus führte
und als abnorme rechte Pulmonalarterie angesehen wurde. Die
Kombination der Pulmonangiographie mit der retrograden

Aortographie und der Bronchographie ist demnach eine gute Differenzierungsmöglichkeit zwischen Lungenagenesie und -hypoplasie.

Die *Hypoplasie der A. pulmonalis* und ihrer Äste, insbesondere die einseitige Hypoplasie, ist grundsätzlich als mildere Variante der aplastischen Fehlentwicklung von Lungenarterien zu bezeichnen. Es handelt sich um eine anlagebedingte Asymmetrie in der Entwicklung der Lungengefäße. Wie LONGIN (1960) ausführt, kann die Hypoplasie alle Äste einschließlich der Hauptarterie einer Lungenseite betreffen, sie kann sich aber auch auf einen einzelnen Pulmonalisast beschränken. Wie die Aplasie ist auch die einseitige Hypoplasie häufig mit Herz- oder Lungenanomalien vergesellschaftet. Hier ist vor allem die Fallotsche Tetralogie zu erwähnen, bei der anstatt der üblichen doppelseitigen Hypoplasie nur eine Pulmonalarterie eng sein kann, während die andere dilatiert oder normal weit ist. Auch Pulmonalstenosen, Septumdefekte und andere angeborene Herzveränderungen können mit einer asymmetrischen Weite der Pulmonalarterien einhergehen. Die minderdurchblutete Lunge ist häufig kleiner als normal, so daß eine Mediastinalverlagerung in die helle Seite und ein Zwerchfellhochstand ähnlich wie bei der Aplasie resultieren können. Diese Befunde weisen auf eine gleichzeitige Lungenhypoplasie hin. Pulmonalishypoplasie kann auch mit Lungenveränderungen einhergehen, wobei universelle einseitige Rarefizierung des Gefäß- und Bronchialbaumes mit vermehrter Helligkeit der Lungenfelder resultiert und zugleich ein auffällig

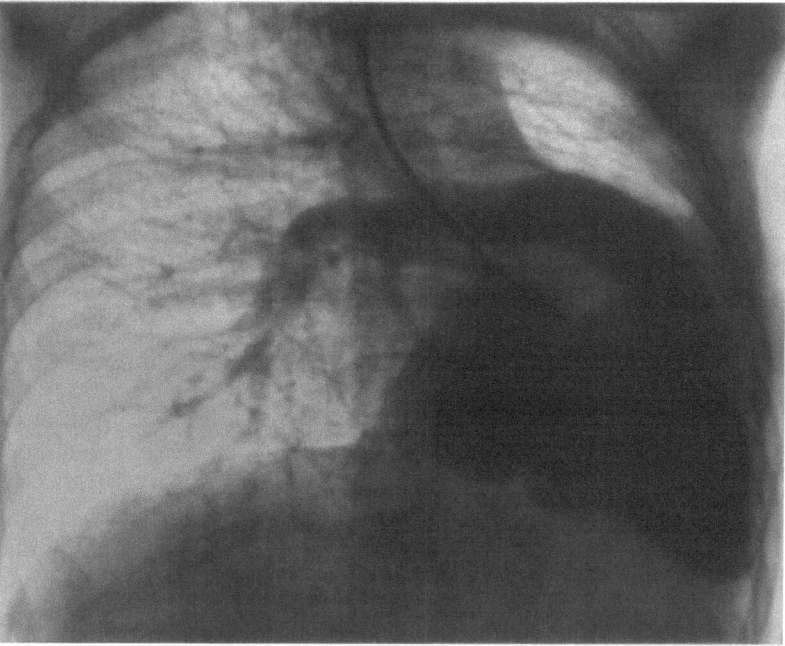

Abb. 17c

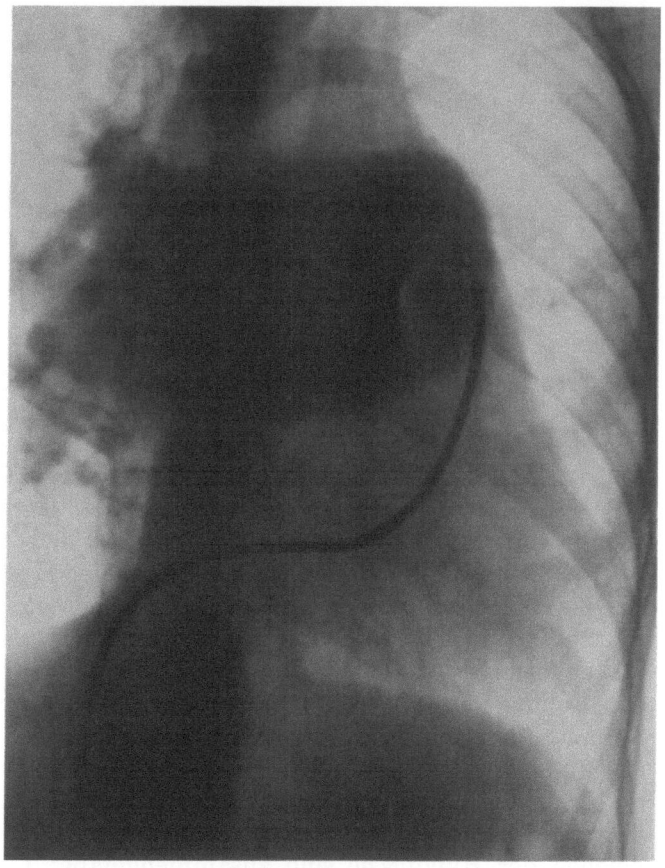

Abb. 17d

kleiner Hilus gefunden wird. Dabei kann die Lunge insgesamt hypoplastisch oder normal groß sein. Ferner können die Veränderungen die gesamte Lunge oder auch nur einen einzelnen Lappen betreffen. Die Bronchographie ergibt meist eine normale Verzweigung und normalen Verlauf der Bronchien, die aber ein engeres Kaliber aufweisen und entsprechend verkürzt erscheinen. Auf die asymmetrische Ausbildung der Lungenstrombahn wiesen 1938 Dahm u. Schmitt hin, Kröker beschrieb 1948 derartige Veränderungen an neun Patienten, von denen fünf Bergleute eine einseitige Silikose, nämlich der normal durchbluteten Lunge, aufwiesen. De Martini u. Balestra erkannten 1951, daß der einseitig vermehrten Lungenhelligkeit mit dem „leeren" Hilus auch eine Hypoplasie der zentralen Gefäße und Bronchien zugrunde liegen müsse, weshalb sie die Veränderungen als „Pseudo-

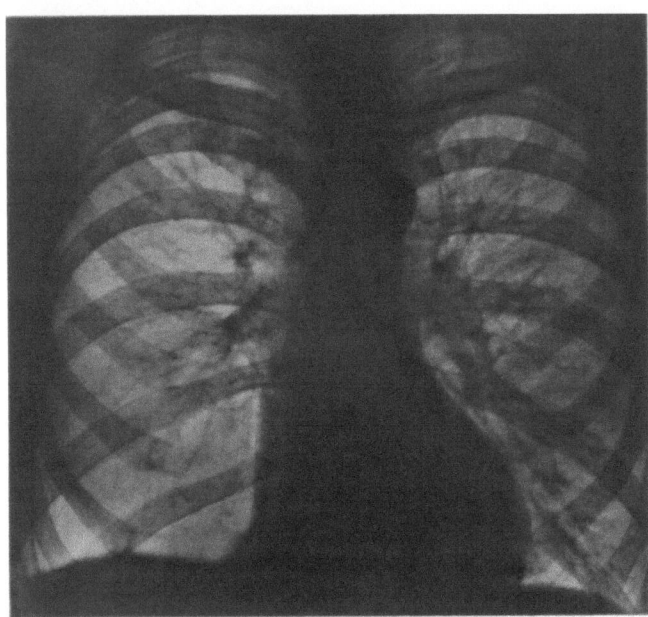

Abb. 18. Hypoplasie der rechten A. pulmonalis mit „einseitig heller Lunge". Amputation des rechten unteren Hauptastes der A. pulmonalis

emphysem" bzw. „idiopathische Lungenatrophie" vom echten Emphysem abgrenzten. Laur u. Wedler (1955) haben die von ihnen bezeichnete einseitig helle Lunge an Hand von zehn Fällen charakterisiert und 17mal eine kongenitale Hypoplasie festgestellt, die sich 9mal auf die linke, 8mal auf die rechte Lunge erstreckte. Inzwischen sind Mitteilungen über einseitige Hypoplasien verhältnismäßig zahlreich erschienen, wobei wiederum Tomographie und Angiographie eine wesentliche diagnostische Rolle spielen [Belcher, Capel, Pattinson u. Smart (1959); Mc. Lead (1954); Fisher u. van Epps (1959); Papillon, Jaubert de Beaujeu, Finet, Bethenod, Latreille (1957); Torner-Soler, Balaguer-Vintró u. Carrasco-Azemar (1958); Jaubert de Beaujeu (1947); Reisch u. Themel (1955); Schmitz u. Thurn (1958); Bender, Hilgenberg u. Junge-Hülsing (1957); Orell, Karnell u. Wahlgren (1960); Longin u. Peppmeier (1959); Luzzatti u. Rovelli (1953); Belcher u. Pattinson (1957); Heier (1956); Del Buono u. Melik (1959); Manfredi (1959); Popsavov u. Maleev (1960); Gottsegen, Csákány u. Romoda (1959); Nowicki u. Witek (1960); Maier (1954); Rubin (1937); Thurnher, Garbsch u. Kotscher (1954); Grosse-Brockhoff, Loogen u. Schaede (1960)].

Die röntgenologische Symptomatologie der Hypoplasie der A. pulmonalis wird durch das jeweilige Ausmaß der Veränderungen geprägt. Im Schrifttum finden sich Fälle, die weitgehend dem Bild der Aplasie ähneln, andererseits sind sehr rudimentäre und kaum diagnostizierbare Entwicklungsvarianten vorzufinden. Wenngleich somit die Hypoplasie der Pulmonalarterie nicht unbedingt leicht zu erkennen ist und die Abnormität auf Summationsaufnahmen übersehen werden kann, so läßt doch nach Fisher u. van Epps (1959) das sorgfältige Studium der Lungengefäße bereits auf konventionellen Aufnahmen die Anomalie häufig vermuten und durch Schichtaufnahmen bestätigen, ohne daß eine Pulmonangiographie notwendig sein muß. Die charakteristischen röntgenologischen Zeichen der Hypoplasie sind zusammengefaßt: 1. Reduktion einer Lungenarterie oder ihrer Lappenäste einschließlich der Segmentarterien, 2. vermehrte Strahlentransparenz einer Lunge oder einer ihrer Lappen, bedingt durch Substanzverlust von Gefäßen, 3. Verkleinerung einer Lungenpartie durch Parenchymhypoplasie. So weist nach Rubin

(1937) eine starke Konkavität im Bereich des Pulmonalsegmentes auf eine Hypoplasie der Pulmonalarterie hin. Die Reduktion der befallenen Pulmonalarterie bzw. ihrer Äste in Größe und Zahl äußert sich auf der Summationsaufnahme bereits in einem entsprechenden Schwund der Hilus- und Lungengefäße. Je nach Ausmaß der Hypoplasie findet sich weitgehende oder nur partielle Reduktion einzelner Gefäße der Hilusregion. So kann die Gefäßstruktur eines Lungenlappens völlig normal sein, während die zuführende Lappenarterie und ihre Segmentarterien bereits von den zentralen Abschnitten an entsprechend reduziert sind. In anderen Fällen kann eine Lappenarterie völlig fehlen, entsprechend einer partiellen Aplasie der A. pulmonalis. In diesen Fällen liegt entweder eine partielle Lungenagenesie oder eine -hypoplasie mit kompensatorischer aorto-bronchopulmonaler Zirkulation vor. In den üblichen Fällen der Hypoplasie ist das Gefäßnetz

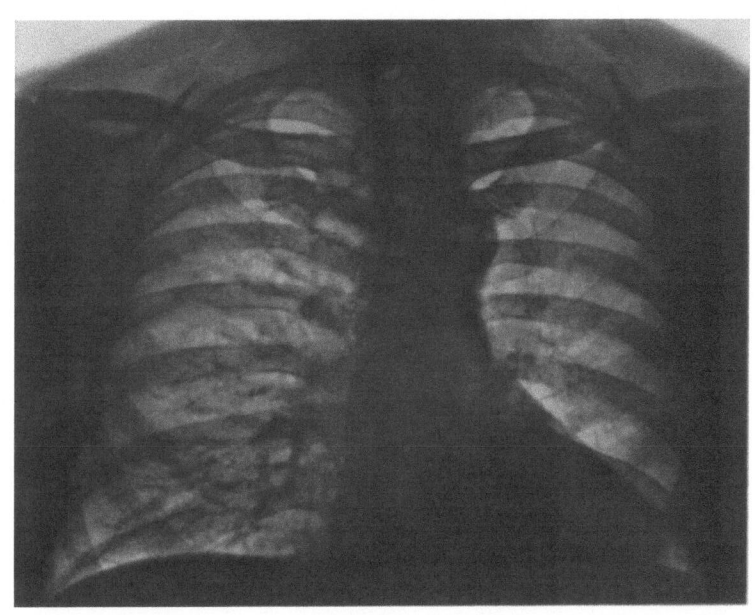

Abb. 19. Einseitig helle Lunge links bei Hypoplasie der A. pulmonalis

in den entsprechenden Lungenlappen äußerst rarefiziert, die Äste sind sehr schmal. Die Kombination von Reduktion der zentralen Pulmonalarterienabschnitte mit entsprechendem Schwund oder Verlust des Pulmonalissegmentes sowie die Hypovascularisierung einer Lunge oder einzelner Lungenlappen ist damit kennzeichnend für die Summationsaufnahme im dorso-ventralen Strahlengang. Übereinstimmend geht aus dem Schrifttum hervor, daß zur näheren Strukturanalyse dieser Veränderungen die Schichtaufnahmetechnik in verschiedenen Strahlengängen hervorragende Ergebnisse liefert. Als Folge des durch den Gefäßschwund bedingten Substanzverlust resultiert eine deutlich vermehrte Strahlentransparenz in den betreffenden Lungenabschntten. LAUR u. WEDLER (1955) haben hierfür den treffenden Ausdruck „einseitig helle Lunge" gefunden, ohne daß diese Bezeichnung ausschließlichen Anspruch auf ursächliche kongenitale Anomalien erhebt. Auch erworbene Gefäßveränderungen der A. pulmonalis können dieses Phänomen verursachen. Die vermehrte Strahlentransparenz bezieht sich auf die Bereiche der Hypoplasie; so beobachteten BELCHER, CAPEL, PATTINSON u. SMART (1959) das Phänomen bei sechs Patienten über einem Lungenlappen, in vier weiteren Fällen über der gesamten Lunge. Ihr Beobachtungsgut umfaßt 13 Fälle von Hypoplasie der Lappenarterien und vier Fälle von Hypoplasie einer Pulmonalarterie. Hypoplasie muß demnach vermutet werden, wenn ein Lappen oder eine Lunge vermehrte Strahlendurchlässigkeit und verminderte Größe aufweisen.

Entsprechend dem Grade der einseitigen Hypoplasie findet sich auf der kontralateralen Seite mehr oder weniger starke Mehrdurchblutung der Lungenarterien. Die Gefäßkaliber sind meist entsprechend größer ausgebildet als im Normalfalle, die periphere Gefäßzeichnung ist verstärkt. Die Schichtaufnahme ergibt in der Regel eine deutliche Verbreiterung der gegenseitigen A. pulmonalis, so daß der kontralaterale breite Hilus ein weiteres diagnostisches Zeichen der Hypoplasie ist. REISCH u. THEMEL (1955) weisen darauf hin, daß Schichtaufnahmen auch eine deutliche Hypoplasie der Lungenvenen erbringen können.

Besteht eine stärkere Lungenhypoplasie, so ähneln die Befunde denen der Aplasie der A. pulmonalis: Lungenreduktion, Zwerchfellhochstand, schmaler Hemithorax, Herz- und Mediastinalverlagerung treten in Erscheinung [Belcher, Capel, Pattinson u. Smart (1959); Belcher u. Pattinson (1957); Fisher u. van Epps (1959); Torner-Soler, Balaguer-Vintró u. Carrasco-Azemar (1958); Bender, Hilgenberg u. Junge-Hülsing (1957)]. Hier sind fließende Übergänge zum Vollbild der Aplasie vorhanden.

Die Pulmonangiographie erbringt nähere Aufschlüsse über die hypoplastischen Veränderungen der A. pulmonalis. Belcher, Capel, Pattinson u. Smart (1959) führten vergleichende Messungen in elf Fällen von Gefäßhypoplasien durch und fanden durchschnittliche Durchmesser der hypoplastischen Lappenarterien von 6,7 mm, während die durchschnittlichen Werte der korrespondierenden kontralateralen Pulmonalarterien 13,8 mm betrugen. Damit konnte eine Größenreduktion von über 50 % angiographisch exakt nachgewiesen werden. Strömungsdynamisch fiel auf, daß im befallenen Bereich die Zirkulationsrate deutlich geringer als im Normalfalle war. Fisher u. van Epps (1959) beschrieben in einem Fall abruptes Abschneiden des hypoplastischen, nur angedeuteten rechten Pulmonalarterienstumpfes mit Abgang von zwei schmalen Ästen zum Ober- und Mittellappen. Weitere angiographische Befunde von Torner-Soler, Balaguer-Vintró u. Carrasco-Azemar (1958), Orell, Karnell u. Wahlgren (1960), Manfredi (1959) und Nowicki u. Witek (1960) geben aufschlußreiche Beispiele über die exakte Darstellung hypoplastischer Veränderungen durch Kontrastmethoden. Gottsegen, Csákány u. Romoda (1959) stellten bei der intraarteriellen Druckmessung mittels Herzkatheter deutlich erniedrigte Drucke im hypoplastischen Hauptast gegenüber dem kontralateralen normalen Hauptast (12/5 gegenüber 26/13 mm) fest.

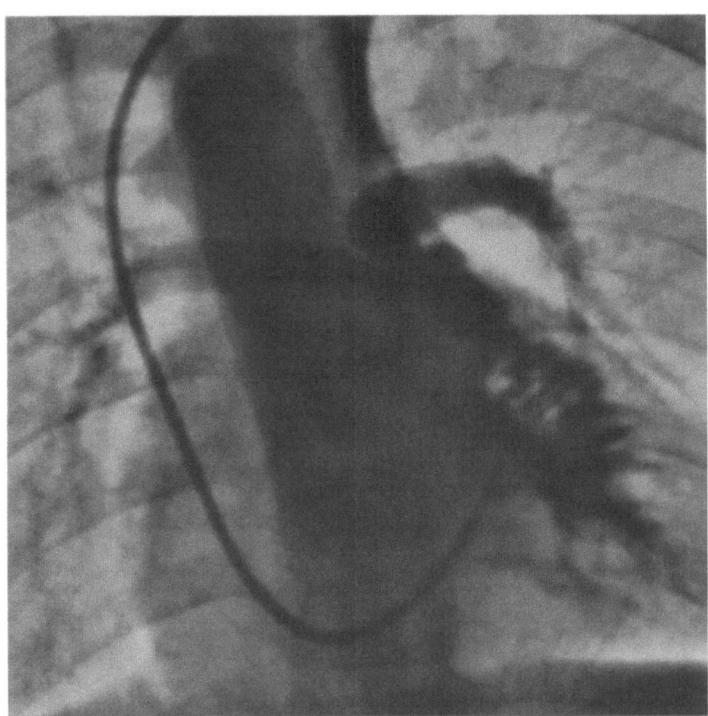

Abb. 20. Selektives Kardio-Pulmonangiogramm. Ausgeprägte doppelseitige Hypoplasie der A. pulmonalis bei Pentalogie nach Fallot (operativ bestätigt)

Bei stärkeren Graden der Hypoplasie spielen arterielle Kollateralkreisläufe wie bei der ausgeprägten Aplasie eine Rolle. So fanden Orell, Karnell u. Wahlgren (1960) pathologisch-anatomisch ausgeprägte broncho-pulmonale Anastomosen im Bereich der ausgefallenen Bezirke des rechten Mittel- und Unterlappens und der Lingula bzw. des linken Unterlappens. Außerdem wurde eine Hypolasie der Elastica und Media im Bereich der hypoplastischen Lappenarterienäste festgestellt. Maier (1954) wies bei Lungenhypoplasie zweimal abnorme arterielle Gefäßversorgung durch das Zwerchfell, dreimal transpleurale Anastomosen bei Fehlen des Pleuraspaltes nach. Auch Fisher u. van Epps (1959) erwähnen angiographische Befunde von kollateraler Gefäßversorgung.

Wie bei der Aplasie ist die Kombination der Hypoplasie mit einer Anzahl von angeborenen Kardio-Angiopathien sehr häufig [Papillon, Jaubert de Beaujeu, Finet,

BETHENOD u. LATREILLE (1957); TORNER-SOLER, BALAGUER-VINTRO u. CARRASCO-
AZEMAR (1958); REISCH u. THEMEL (1955); SCHMITZ u. THURN (1958); BENDER, HILGEN-
BERG u. JUNGE-HÜLSING (1957); LONGIN u. PEPPMEIER (1958); MAIER (1954)]. So
finden sich Angaben über gleichzeitig nachgewiesene transponierte Lungenvenen, Vorhof-
und Ventrikelseptumdefekt, persistierenden Ductus arteriosus, Transposition der großen
Gefäße, Fallotsche Tetralogie, Anomalien der Aorten- und Tricuspidalklappen, Pulmonalstenose und -ektasie, Variationen der Coronargefäße sowie bronchopulmonale Anomalien
wie Bronchiektasien und Cystenlunge. Die isolierte Hypoplasie der A. pulmonalis ist
demnach mit SCHMITZ u. THURN (1958) eine Seltenheit. Die Bedeutung der Bronchographie zum Nachweis oder Ausschluß von Lungenanomalien wurde bei der Besprechung
der Aplasie bereits hervorgehoben. So finden sich Angaben über Bronchialveränderungen
und Bronchiektasien (BELCHER, CAPEL, PATTINSON u. SMART (1959); FISHER u. VAN
EPPS (1959); BELCHER u. PATTINSON (1957); MANFREDI (1959); MAIER (1954); GROSSE-
BROCKHOFF, LOOGEN u. SCHAEDE (1960)]. Die Bronchographie kann nach BELCHER,
CAPEL, PATTINSON u. SMART als differentialdiagnostische Methode zur Abgrenzung normalen und hypoplastischen Parenchyms verwendet werden.

Die Differentialdiagnose der Hypoplasie der A. pulmonalis beschäftigt sich mit der
Abgrenzung erworbener Gefäß- und Parenchymerkrankungen [BELCHER, CAPEL, PATTIN-
SON u. SMART (1959); SCHMITZ u. THURN (1958); LAUR u. WEDLER (1955); HEILMEYER
u. SCHMID (1956); NOWICKI u. WITEK (1960)]. Ursachen vermehrter Strahlentransparenz
und verminderter Vascularisierung können sein lokales oder diffuses Emphysem, wobei
nach BELCHER, CAPEL, PATTINSON u. SMART (1959) sowie SCHMITZ u. THURN (1958) die
emphysematöse Lunge oder der Lungenlappen jedoch deutlich vergrößert sind und die
Pulmonalarterie bis zum Ursprung der Lappenäste ebenfalls dilatiert ist und vor allem
die Diskrepanz zwischen Dilatation der zentralen und Rarefizierung der peripheren
Gefäßäste im Vordergrund steht. Differentialdiagnostisch kommen des weiteren in Betracht Bronchialcarcinom mit Spreizung der Gefäße und lokalem Obstruktionsemphysem,
Kompression der A. pulmonalis und ihrer Äste durch extravasale Gewebsmassen, Thrombose der A. pulmonalis sowie das eigenartige Krankheitsbild der progressiven Lungendystrophie bzw. „vanishing lung" [SCHMITZ u. THURN (1958), HEILMEYER u. SCHMID (1956)].
Bei diesem Geschehen ist eine obliterierende Erkrankung der Lungen- und Bronchialgefäße ursächlich anzunehmen und ein allgemeiner Gefäßschwund nachweisbar. Über
die Symptomatologie dieser erworbenen Erkrankungen wird in den entsprechenden Abschnitten gesondert berichtet.

b) Supravalvuläre und periphere Stenose der A. pulmonalis

Zunehmende Anwendung von Herzkatheterismus und Kardio-Pulmonangiographie
haben zur Aufdeckung zentraler und peripherer Stenosen der A. pulmonalis und ihrer
Äste geführt, damit zur Diagnostik klinisch und hämodynamisch ungeklärter Krankheitsbilder beigetragen und darüberhinaus die Kenntnis vermittelt, daß derartige Gefäßanomalien keineswegs extrem selten sind. Insbesondere wird durch das Auffinden
organischer Stenosen der Pulmonalarterien vielfach die ursprüngliche Annahme einer
primären essentiellen pulmonalen Hypertonie entkräftet bzw. deren somatische Grundlage aufgedeckt. Es ist besonders wichtig zu wissen, daß, wie ARVIDDSON, KARNELL u.
MØLLER (1955) mitteilen, derartige Stenosen autoptisch übersehen oder nicht gefunden
werden. LÖHR, LOOGEN u. VIETEN (1961) diagnostizierten die Anomalie unter 2500 Patienten mit angeborenen Herzfehlern in elf Fällen = 0,5⁰/₀₀ ihres großen Untersuchungs-
gutes. Die Autoren weisen jedoch darauf hin, daß die Diagnose einer peripheren Pulmonalstenose durch das gleichzeitige Vorliegen anderer Herz- und Gefäßanomalien oft so sehr
erschwert wird, daß ihre Erkennung nur rein zufällig gelingt.

Über die Ätiologie der peripheren Pulmonalstenosen liegen noch keine einheitlichen
Anschauungen vor; zumindest gibt es heute noch keine befriedigende Erklärung hinsichtlich ihrer Entstehungsmechanismen. Auch scheint die Einteilung der verschiedenen

Arten peripherer Pulmonalstenosen auf entwicklungsgeschichtlicher Grundlage noch nicht möglich zu sein [Löhr, Loogen u. Vieten (1961); Grosse-Brockhoff, Loogen u. Schaede (1960)]. Die allgemeine Ansicht geht jedoch dahin, daß der Anomalie eine kongenitale Mißbildung vorzugsweise zugrunde liegt [Oppenheimer (1938); Eldridge, Selzer u. Hultgren (1957)]. Für die vorwiegend kongenitale Natur der Veränderung spricht die Tatsache, daß sie in der Regel mit anderen angeborenen Anomalien, insbesondere des Herzens und der Gefäße, einhergeht und in reiner Form selten angetroffen wird. Shafter u. Bliss (1959) beobachteten auch Kombinationen mit Entwicklungsanomalien der Augen im frühen Kindesalter. Lloyd-D'Silva, Dillon u. Gasul (1957) beschäftigen sich mit der embryologischen Fehlentwicklung des rechten Pulmonalarterienastes, der vorzugsweise befallen zu sein scheint. Sie sind der Ansicht, daß es sich wohl um eine Hemmungsmißbildung handelt, die embryologisch zwischen Atresie und normaler Entwicklung der Pulmonalarterie einzureihen ist. Die Patienten der Verfasser waren zwischen 16 Monaten und 15 Jahren alt. Für die kongenitale Komponente sprechen auch Beobachtungen von van Epps (1958) über familiäres Vorkommen in zwei Fällen. Kombinationen mit Hypo- und Aplasien einzelner Pulmonalisäste sind keine Seltenheit. Die periphere Pulmonalstenose wird schon im Handbuch der Morphologie der Mißbildungen von Schwalbe 1909 erwähnt. Bredt berichtet 1936 im Zusammenhang mit der pathologischen Anatomie der Herzmißbildungen ebenfalls hierüber.

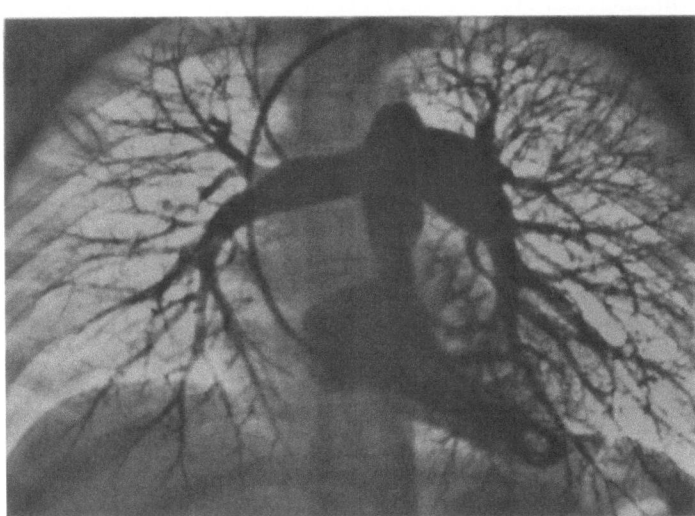

Abb. 21.
Asymmetrische Gefäßarchitektonik bei valvulärer Pulmonalstenose

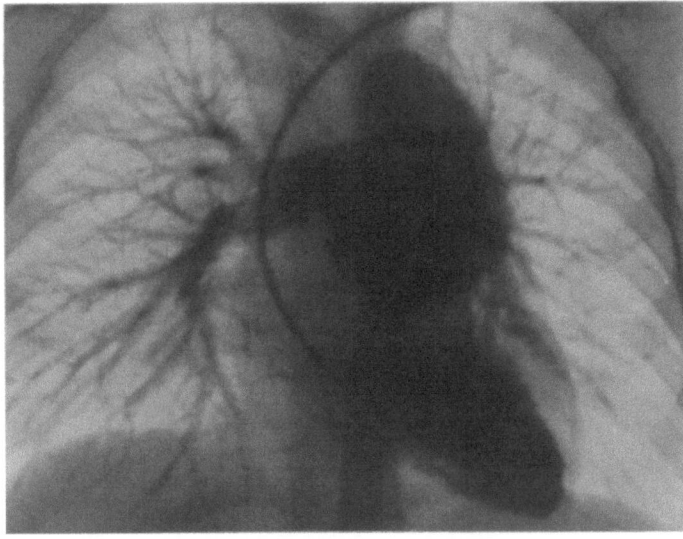

Abb. 22.
Asymmetrie der Gefäßverzweigungen bei korrigierter Transposition der großen Gefäße und valvulärer Pulmonalstenose

Eine detaillierte Beschreibung der anatomischen Verhältnisse peripherer Pulmonalstenosen stammt von Oppenheimer (1938). Doerr (1960) definiert die Stenose und Atresie der Hauptäste der A. pulmonalis als Anomalien der ventralen Wurzeln der 6. Kiemenbogenarterie. In den Fällen, in denen die ventralen Wurzeln nicht angelegt oder resorbiert worden sind, entstehen echte Mißbildungen. Fehlt nur eine ventrale Wurzel oder ist diese zu einem bindegewebigen Strang umgewandelt, so spricht man von einer einseitigen Pulmonalatresie. Doerr hat die Theorien über die Ursachen arterieller Stenosen zusammenfassend dargestellt. Nach Kjellberg,

MANNHEIMER, RUDHE u. JONSSON (1959) sind alle Übergänge zwischen geringer Verengerung und völliger Atresie des Gefäßes sowie zwischen membranöser und elongierter Stenose nachweisbar. Bei der supravalvulären Stenose scheinen Membranbildungen die wesentliche Rolle bei der Gefäßverengerung zu spielen. So berichtete SØNDERGAARD 1954 über drei Patienten, bei welchen sich während der Operation eine lokalisierte Konstriktion am Beginn beider Hauptäste der Pulmonalarterie fand. In wenigstens einem Falle schien diese Constriction verbunden zu sein mit einer Ausdehnung fibröser Bänder vom Ligamentum arteriosum, welches sich herumschlang und sowohl den rechten als auch den linken Ast der Pulmonalarterie abschnürte. Er bezeichnete diese Veränderung als Koarktation der Pulmonalarterie. In allen drei Fällen fanden sich begleitende Pulmonalstenosen. Es handelte sich um Beobachtungen während der Operation bei kongenitalen Herzfehlern. Auch COLES u. WALKER (1956) sprechen in diesen Fällen von Koarktation, ebenso FALKENBACH, ZHEUTLIN, DOWDY u. O'LOUGHLIN (1959), die über sieben Fälle von pulmonaler arterieller Koarktation bei Kindern berichten. Sie unterscheiden drei Typen der Koarktation: den zentralen, peripheren (gewöhnlich multiplen) Typ und die Hauptastkonstriktion. Die Ätiologie der drei Typen wird unterschiedlich gedeutet.

Unter den weiteren ursächlichen Deutungen der peripheren Pulmonalstenose finden sich Angaben über erworbene Ursachen im frühesten Kindesalter bzw. bald nach der Geburt: so wird insbesondere eine frühkindliche Thrombose oder Embolisierung peripherer Abschnitte der A. pulmonalis angeführt [SHAFTER u. BLISS (1959); ORELL, KARNELL u. WAHLGREN (1960)], auch entzündliche Veränderungen wie Arteriitis oder konstriktive Perikarditis [KJELLBERG, MANNHEIMER, RUDHE u. JONSSON (1959)] werden diskutiert.

Einer Einteilung von SMITH (1958) zufolge finden sich verschiedene Formen der peripheren Pulmonalarterienstenosen: Form 1 betrifft einzelne oder multiple Stenosen der Lungenarterienäste von Lappen-, Segment- oder Subsegmentgröße. Eine poststenotische Dilatation ist in den meisten Fällen deutlich. Form 2 charakterisiert die Stenose eines oder beider Lungenarterienhauptäste in näherer oder weiterer Entfernung vom Abgang aus dem Pulmonalisstamm Auch hier ist eine poststenotische Erweiterung die Regel. Die Form 3 kennzeichnet die supravalvuläre Stenose des Pulmonalarterienstammes. Hier besteht eine Stenose distal von der Pulmonalisklappenebene ohne wesentliche poststenotische Erweiterung· Diese verschiedenen Formen können in Schwere und Ausdehnung erheblich variieren und sind meist mit anderen kardiovasculären Mißbildungen kombiniert.

Über die Kombination mit anderen kongenitalen Anomalien des Herzens und der großen Gefäße liegen zahlreiche Beobachtungen vor [FALKENBACH, ZHEUTLIN, DOWDY u. O'LOUGHLIN (1959); DIGHIERO, FIANDRA, BARCIA u. CORTÉS (1957); WILLIAMS, LANGE u. HECHT (1957); SONDERGAARD (1954); ARVIDDSON, KARNELL u. MØLLER (1955); VERMILLION, LEIGHT u. DAVIS (1958); SHAFTER u. BLISS (1959); ELDRIDGE, SELZER u. HULTGREN (1957); ORELL, KARNELL u. WAHLGREN (1960); LLOYD-D'SILVA, DILON u. GASUL (1957); LÖHR, LOOGEN u. VIETEN (1961); OPPENHEIMER (1938); LOOGEN (1959); KJELLBERG, MANNHEIMER, RUDHE, JONSSON (1959); VAN EPPS (1958)]. Die periphere Stenose ist offenbar besonders häufig mit einer infundibulären oder valvulären Stenose kombiniert. Weitere häufige Anomalien sind Vorhof- und Ventrikelseptumdefekte, Fallotsche Tetralogie und Aplasie bzw. Hypoplasie der A. pulmonalis und ihrer Äste. Ferner werden im Schrifttum erwähnt: fehleinmündende Lungenvenen, persistierender Ductus arteriosus, persistierende linke obere Hohlvene, Dextropositio aortae, Tricuspidal- und Mitralatresie, Transposition der großen Gefäße, Truncus arteriosus communis, offenes Foramen ovale sowie vielfache Kombinationen der genannten Fehlanlagen. Es nimmt daher nicht wunder, daß, wie LÖHR, LOOGEN u. VIETEN betonen, die Anomalie wegen ihrer Geringfügigkeit bzw. ihrer Überlagerung durch andere Herz- und Gefäßanomalien oft nicht erkannt wird oder die Diagnose so erschwert wird, daß die Erkennung nur rein zufällig gelingt. Insbesondere entzieht sich die periphere Pulmonalstenose der klinischen Erfassung vielfach deshalb, weil die weiteren Anomalien des Herzens oder der großen

Gefäße im Vordergrund stehen und die physikalischen Symptome häufig nur diskret sind. Damit kommt den Spezialuntersuchungen naturgemäß eine besondere Bedeutung zur Feststellung der Veränderung zu.

Die eigentliche Diagnostik der peripheren Pulmonalstenosen geschieht durch kombinierte Anwendung der intraarteriellen Druckmessung mittels Herzkatheter und Kontrastdarstellung der Lungengefäße durch Kardio-Pulmonangiographie bzw. selektive Pulmonangiographie. Die gezielte Untersuchung mittels Herzkatheter kann dann einsetzen, wenn klinisch mehr oder weniger deutliche kontinuierliche ductusartige Geräusche über den Stenosen nachweisbar sind [Eldridge, Selzer u. Hultgren (1957); Löhr, Loogen u. Vieten (1961); Grosse-Brockhoff, Loogen u. Schaede (1960)]. Hierbei ist die Herz- und Arterienschallregistrierung von besonderem Wert. Die auskultatorische Differenzierung der valvulären und postvalvulären Stenose dürfte jedoch kaum möglich sein. Auch die Elektrokymographie [Kjellberg, Mannheimer, Rudhe u. Jonsson (1959)] kann zur Diagnostik hinzugezogen werden. In der Regel sollte die orientierende bzw. gezielte Druckmessung der Angio-Kardiographie voraufgehen. So würden nach Kjellberg, Mannheimer, Rudhe u. Jonsson beträchtlich mehr Fälle diagnostiziert werden, wenn kontinuierliche Druckmessungen während des Zurückziehens des Katheters von der Peripherie zum Hauptstamm der A. pulmonalis durchgeführt würden. Allerdings müßten dann praktisch alle einzelnen Lappen- und Segmentarterien beider Lungen untersucht werden. Auch in diesem Falle würden dann nur jene Stenosen entdeckt, die auch vom Katheter erfaßt werden. Andererseits werden Fälle eintreten, in welchen das Pulmonangiogramm isolierte oder multiple periphere Stenosen aufdeckt, die dann mittels gezielter Katheteruntersuchung bestätigt werden können. Somit liegt die enge Kombination beider Untersuchungsmethoden auf der Hand.

Das entscheidende diagnostische Kriterium bei der intraarteriellen Druckmessung ist der Nachweis eines Druckgradienten von der Stenose zum normalen Arterienlumen, gemessen in mm Hg [Williams, Lange u. Hecht (1957); Coles u. Walker (1956); Arvidsson, Karnell u. Möller (1955); Vermillion, Leight u. Davis (1958); Shafter u. Bliss (1959); Eldridge, Selzer u. Hultgren (1957); Lloyd-D'Silva, Dilon u. Gasul (1957); Löhr, Loogen u. Vieten (1961); Hodges (1955); Powell u. Hiller (1955); Gunning (1957); Smith (1958); Rodrigue, Bidoggia, Pietrafesa, Labourt u. Urdapilleta (1953); Kjellberg, Mannheimer, Rudhe u. Jonsson (1959); Grosse-Brockhoff, Loogen u. Schaede (1960)]. Nach Löhr, Loogen u. Vieten (1961), die über elf eigene Beobachtungen verfügen, ist der Nachweis einer Druckdifferenz innerhalb der Lungenarterie beweisend, weil im Verlaufe eines Hauptstammes oder der beiden Äste der A. pulmonalis Druckdifferenzen normalerweise nicht beobachtet werden. Sie bedeuten hier, auch wenn sie nur geringfügig sind, eine Einengung der Strombahn. Zum Nachweis einer peripheren Stenose sollte daher immer versucht werden, möglichst alle Lappenarterien beider Lungen zu sondieren, um multiple Stenosenbildungen zu erfassen. Allerdings bedingt selbst eine hochgradige Stenose des rechten oder linken Pulmonalarterienastes (Form 2 nach Smith) unter Ruhebedingungen keine wesentliche Druckerhöhung in der prästenotischen bzw. der übrigen Lungenstrombahn, so lange die Gefäße der kontralateralen Lunge keine anatomischen Veränderungen aufweisen. In diesen Fällen besteht zwar eine systolische Druckdifferenz zwischen dem prä- und poststenotischen Gefäßabschnitt, jedoch keine Differenz des diastolischen Druckes. Findet sich dagegen in einem Lungenarterienhauptast beim Zurückziehen des Katheters neben einer systolischen Druckdifferenz auch eine diastolische, so ist nach Löhr, Loogen u. Vieten (1961) dieser Befund suspekt auf eine Stenose auch des kontralateralen Hauptastes oder auf hämodynamisch entsprechende multiple Stenosen der anderen Lungenseite. Die Druckerhöhungen können bei peripheren, insbesondere multiplen Stenosen der Pulmonalarterien, im Hauptstamm bzw. den Hauptästen der A. pulmonalis recht beträchtlich sein. So fanden Arviddson, Karnell u. Møller (1955) in ihren Fällen ausgeprägter multipler Pulmonalarterienstenosen Druckwerte von 78/31 mm Hg bzw. 56/13 mm Hg. Damit ist zugleich sichergestellt worden, daß insbesondere multiple periphere Stenosen zu einer allgemeinen pulmonalen Hypertonie führen können, während isolierte selbst gröbere Stenosen nur einzelner größerer Äste hämodynamisch kaum Bedeutung haben. Hier finden sich unbedingt Parallelen zu den Embolien einzelner Lappenäste der A. pulmonalis, die nur geringe hämodynamische Rückwirkungen haben können, während multiple periphere rezidivierende Embolien zu einer ausgeprägten pulmonalen Hypertonie mit chronischem Cor pulmonale führen können. Die Katheteruntersuchungen geben somit Veranlassung, bei jeder ungeklärten pulmonalen Hypertonie an das Vorliegen peripherer Pulmonalstenosen zu denken.

Bei der postvalvulären Stenose der A. pulmonalis sind die Katheterbefunde diagnostisch nicht entscheidend, weil infolge der engen anatomischen Nachbarschaft die Lokalisation des Druckgradienten nur bedingten Wert hat und in diesem Falle meist eine valvuläre Stenose angenommen wird [WILLIAMS, LANGE u. HECHT (1957); LÖHR, LOOGEN u. VIETEN (1961); RODRIGUE, BIDOGGIA, PIETRAFESA, LABOURT u. URDAPILLETA (1953); LOOGEN (1959); KJELLBERG, MANNHEIMER, RUDHE u. JONSSON (1959); SLEZÁK, KŘEN, STEINHART u. ENDRYS (1962); GROSSE-BROCKHOFF, LOOGEN u. SCHAEDE (1960)]. Auch die klinischen und physikalischen Befunde erlauben hier keine beweisende Abgrenzung. Entscheidend ist bislang ausschließlich der angiographische Befund. Besonders WILLIAMS, LANGE u. HECHT sowie SLEZÁK, KŘEN, STEINHART u. ENDRYS führen an, daß in ihren Fällen die Diagnose nicht durch den Herzkatheter, sondern erst durch die Kontrastuntersuchung gestellt werden konnte.

Die röntgenologische Symptomatologie der supravalvulären und peripheren Pulmonalarterienstenose ist mittels konventioneller Methoden nicht oder nur sehr bedingt erfaßbar. Sofern eine fortgeschrittene bleibende pulmonale Hypertonie vorliegt, sind deren Folgeerscheinungen am rechten Herzen und den zentralen Abschnitten der A. pulmonalis nachweisbar. Die häufig vorkommenden zusätzlichen Kardio-Angiopathien bewirken jedoch ihrerseits meist entsprechende morphologische Veränderungen am Herzen und der Lungenstrombahn. Mittels konventioneller röntgenologischer Methoden werden im allgemeinen keine diagnostisch verwertbaren Befunde erhalten [LÖHR, LOOGEN u. VIETEN (1961); GROSSE-BROCKHOFF, LOOGEN u. SCHAEDE (1960)]. Insbesondere ist die supravalvuläre Stenose klinisch und röntgenologisch von der valvulären Stenose nicht abzugrenzen [SLEZÁK, KŘEN, STEINHART u. ENDRYS (1962)]. Sonstige Schrifttumsangaben [DIGHIERO, FIANDRA, BARCIA u. CORTÉS (1957); COLES u. WALKER (1956); ARVIDDSON, KARNELL u. MØLLER (1955); SHAFTER u. BLISS (1959); LLOYD-D'SILVA, DILON u. GASUL (1957); OPPENHEIMER (1938); KJELLBERG, MANNHEIMER, RUDHE u. JONSSON (1959)] sprechen sich überwiegend dahingehend aus, daß am Herzen die Zeichen der Rechtshypertrophie bzw. -dilatation zu finden sind, daß ferner eine mehr oder weniger deutliche Dilatation der zentralen Abschnitte der A. pulmonalis nachweisbar wird und daß die periphere Gefäßzeichnung in der Regel deutlich rarefiziert ist, die Lungenfelder entsprechend hell sind. Diese Veränderungen sind in wechselndem Maße — entsprechend der jeweiligen anatomischen Veränderung — vorzufinden.

Entscheidende röntgendiagnostische Aussagen vermittelt die Pulmonangiographie. Zur Differenzierung der postvalvulären Stenose ist die Kardioangiographie von der Ausflußbahn des rechten Ventrikels aus notwendig, zur Diagnostik peripherer Pulmonalstenosen kann die selektive Pulmonangiographie vom Hauptstamm der A. pulmonalis oder einer ihrer Äste verwendet werden. Berichte über supravalvuläre, unmittelbar klappennah gelegene Stenosen finden sich bei WILLIAMS, LANGE u. HECHT (1957), LÖHR LOOGEN u. VIETEN (1961), RODRIGUE, BIDOGGIA, PIETRAFESA, LABOURT u. URDAPILLETA (1953), KJELLBERG, MANNHEIMER, RUDHE u. JONSSON (1959), SLEZÁK, KŘEN, STEINHART u. ENDRYS (1962), GROSSE-BROCKHOFF, LOOGEN u. SCHAEDE (1960). WILLIAMS, LANGE u. HECHT (1957) haben vier Fälle von postvalvulärer Stenose operativ bestätigt. Hier fanden sich im ersten Fall deutliche hypoplastische Veränderungen am Anfangsteil der A. pulmonalis, im zweiten Fall außer einer stenotischen Pulmonalklappe noch eine deutliche Verengerung der Pulmonalarterie $1^1/_2$ cm distal nahe der Bifurkation, während im dritten und vierten Fall geringe valvuläre und postvalvuläre Stenosen bestanden. LÖHR, LOOGEN u. VIETEN (1961) beobachteten die Kombination einer infundibulären und supravalvulären Pulmonalstenose mit einem schmalen Kontrastmitteldefekt im Gefäßlumen. Bei der Auswertung von 47 Fällen der Weltliteratur und ihrer eigenen Beobachtungen stellten die Autoren fest, daß unter 20 Pulmonalarterienstenosen, die ohne sonstige Anomalien einhergingen, drei supravalvuläre Stenosen des Lungenarterienstammes beschrieben wurden. Meist fehlt eine poststenotische Dilatation bei der klappennahen Pulmonalarterienstenose. KJELLBERG, MANNHEIMER, RUDHE u. JONSSON (1959) beschrieben einen Fall von supravalvulärer Stenose, in diesem Falle mit Nachweis einer poststenotischen Dilatation. Es fand sich am Gipfel des Ostiums der Pulmonalarterie eine querverlaufende, dünne, membranöse Stenose. Die Pulmonalklappen waren intakt, öffneten und schlossen sich normal. Die Membran war in verschiedenen Füllungsphasen deutlich abgesetzt nachweisbar. SLEZÁK, KŘEN, STEINHART u. ENDRYS (1962) beschrieben im Kardio-Pulmonangiogramm bei dextrosinistralem Strahlengang in Kammersystole und eröffneten Pulmonalklappen ungefähr 2 cm distal vom Ostium eine zirkuläre Stenose mit poststenotischer Dilatation. Auch in Kammerdiastole war die Stenose bei geschlossenen Pulmonalklappen noch gut nachweisbar. An den peripheren Ästen fanden sich keine pathologischen Veränderungen. Die Verfasser weisen ausdrücklich darauf hin, daß die Diagnose nur durch die Angiographie und nicht durch den Herzkatheterismus gestellt werden konnte. Der schmale Kontrastmitteldefekt als Ausdruck

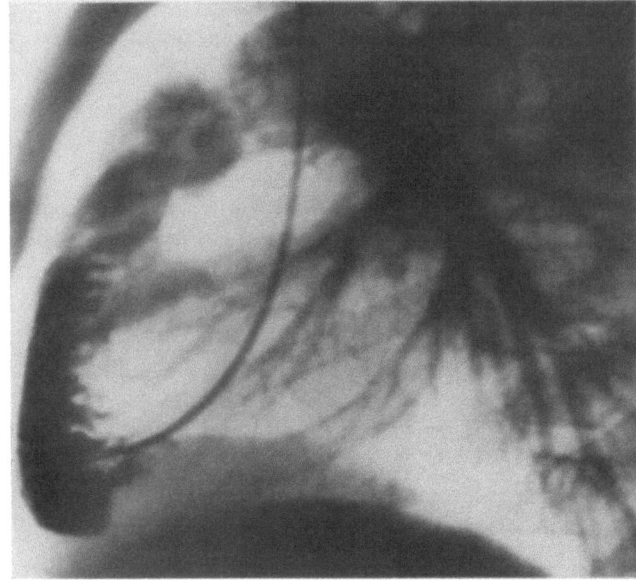

a

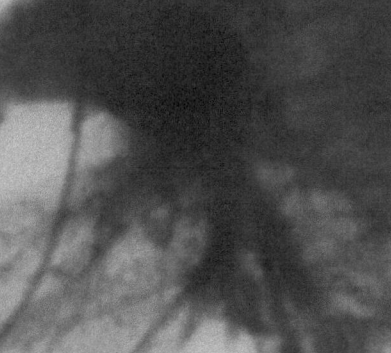

b

Abb. 23a—c. Supravalvuläre Stenose der A. pulmonalis im selektiven Kardio-Pulmonangiogramm.   Bildfrequenz 6/sec (Bild 6,8 und 12)

einer septumähnlichen Einengung ist somit für die supravalvuläre Pulmonalarterienstenose ziemlich charakteristisch. Die Aufnahmen in seitlichem Strahlengang sind diagnostisch entscheidend.

Die periphere Pulmonalarterienstenose im engeren Sinne wird als solitäre oder multiple Einengung der A. pulmonalis im Bereich der Bifurkation, der Hauptäste, der Lappen-

oder Segmentarterien definiert. Sie kann solitär oder multipel vorkommen. SMITH (1958) benennt als Form 1 einzelne oder multiple Stenosen der Lappen-, Segment- oder Sub-

segmentarterien mit poststenotischer Dilatation, während Form 2 die Stenose eines oder beider Lungenarterienhauptäste mit mehr oder weniger deutlicher Ausprägung der poststenotischen Dilatation kennzeichnet. Es ist kennzeichnend, daß verschiedenartige Übergänge und Schweregrade vorkommen, darüber hinaus auch Kombinationen mit Hypoplasie, Aplasie und Agenesie der A. pulmonalis bzw. der Lunge bekannt sind. Unter den von LÖHR, LOOGEN u. VIETEN (1961) im Schrifttum festgestellten 20 einschlägigen Fällen von peripherer Pulmonalarterienstenose fanden sich fünf Fälle von einzelnen oder multiplen Stenosen der kleineren Gefäßverzweigungen im Lappen- oder Segmentbereich (Form 1 nach SMITH), zehn Fälle von Stenosen der

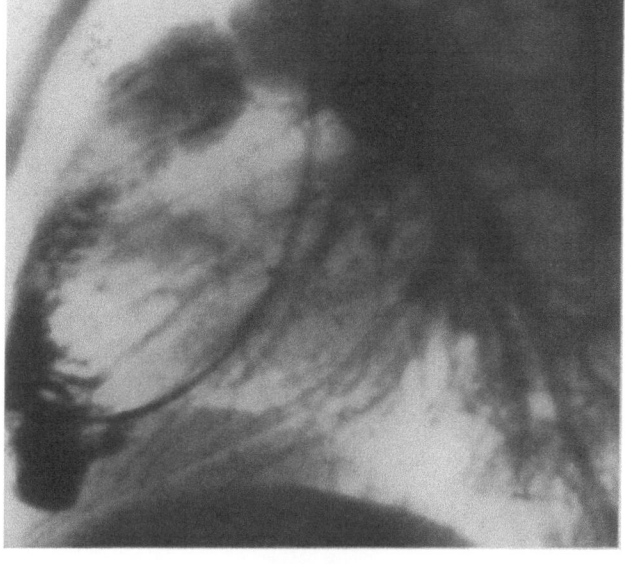

Abb. 23 c

beiden Hauptäste (Form 2), zwei Fälle von Stenosen der kleineren Gefäßverzweigungen und der Lungenarterienhauptäste (Form 1 und 2 gleichzeitig), ferner drei Fälle von supravalvulärer Stenose (Form 3 nach SMITH). Es handelte sich hier um ausschließlich nachgewiesene Pulmonalarterienstenosen ohne sonstige Herz- und Gefäßanomalien. Bei den kombinierten Kardio-Angiopathien mit Pulmonalarterienstenose verteilt sich der Sitz der Stenose folgendermaßen: Form 1 = 7 Fälle, Form 2 = 22 Fälle, Form 3 = 6 Fälle, Form 1 und 2 = 2 Fälle, Form 2 und 3 = 1 Fall, insgesamt 38 Fälle. Hieraus erhellt, daß die Stenose der Hauptäste der A. pulmonalis gegenüber jenen peripherer Äste bislang überwiegend gefunden wurde. Die in den Hauptästen oder in den Lappen- und Segmentarterien gelegenen Stenosen imponieren als mehr oder weniger deutliche „Einschnürungen", bei eng umschriebenen Stenosen ist der poststenotische Gefäßabschnitt in der Regel dilatiert. In einzelnen Fällen erstrecken sich die Stenosen über größere Gefäßabschnitte; sie können bis zu 5 cm lang sein. Wie GYLLENSWÄRD, LODIN, LUNDBERG u. MØLLER (1957) hervorheben, sind die peripheren

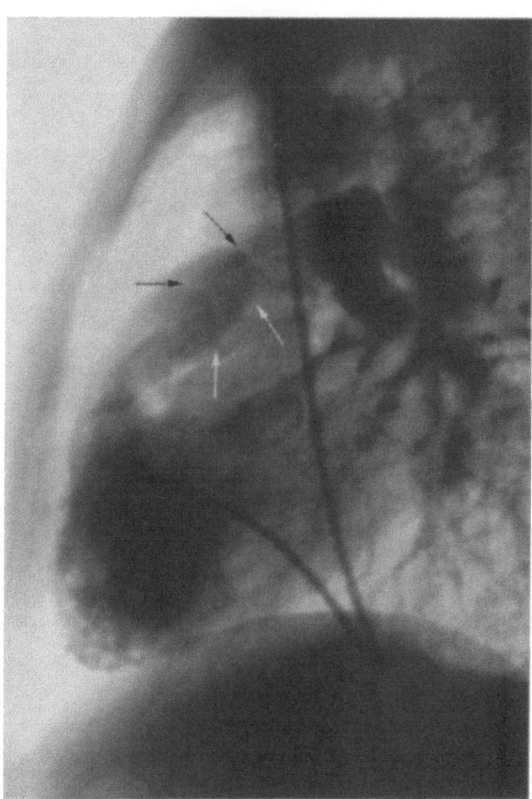

Abb. 24. Supravalvuläre Stenose der A. pulmonalis (nach LÖHR, LOOGEN u. VIETEN).

Gefäßabschnitte normal weit oder verengt, jedoch können auch weite periphere und enge zentrale Abschnitte beobachtet werden. Nur die selektive Angiographie offenbart den Grad und das Ausmaß der Stenose einzelner Gefäßabschnitte. Nach Löhr, Loogen u. Vieten (1961) erscheint es mitunter zweckmäßig, die Serienaufnahmen bzw. die Kinematographie in leichter Schräglagerung des Patienten vorzunehmen, insbesondere dann, wenn die Stenose unmittelbar am Abgang der Pulmonalishauptäste liegt. Diese Lokalisation ist deshalb ungünstig, weil die Stenose sich bei der üblichen Lagerung der Patienten auf den Rücken und Anfertigung der Aufnahmen in frontalem und sagittalem Strahlengang dem Nachweis entziehen kann.

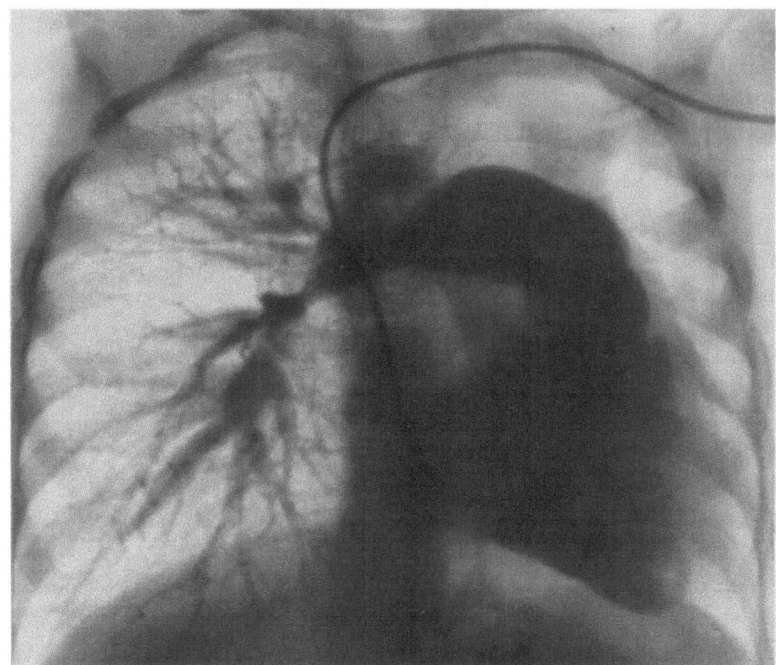

a

Das Vorkommen solitärer peripherer Stenosen der A. pulmonalis wurde von Falkenbach, Zheutlin, Dowdy u. O'Loughlin (1959), Vermillion, Leight u. Davis (1958), Shafter u. Bliss (1959), Eldridge, Selzer u. Hultgren (1957), Lloyd-D'Silva, Dilon u. Gasul (1957) und Hodges (1958) beschrieben. In den sieben Fällen von Falkenbach, Zheutlin, Dowdy u. O'Loughlin fand sich durchweg eine pulmonale Hypertonie, die Stenosen lagen jeweils in einem Hauptast der A. pulmonalis. Vermillion, Leight u. Davis beschrieben einmal die Stenose in einem der oberen Äste der rechten A. pulmonalis, in einem weiteren Fall im Bereich des rechten Hauptstammes unmittelbar distal von der Bifurkation. Shafter u. Bliss wiesen die Stenose am Abgang des rechten Hauptstammes der A. pulmonalis nach. Eldridge, Selzer u. Hultgren beobachteten in zwei Fällen eine Stenosierung distal der Bifurkation. Nach Lloyd-D'Silva, Dilon u. Gasul scheint die periphere Stenose sich vorwiegend auf den rechten Pulmonalarterienast zu erstrecken,

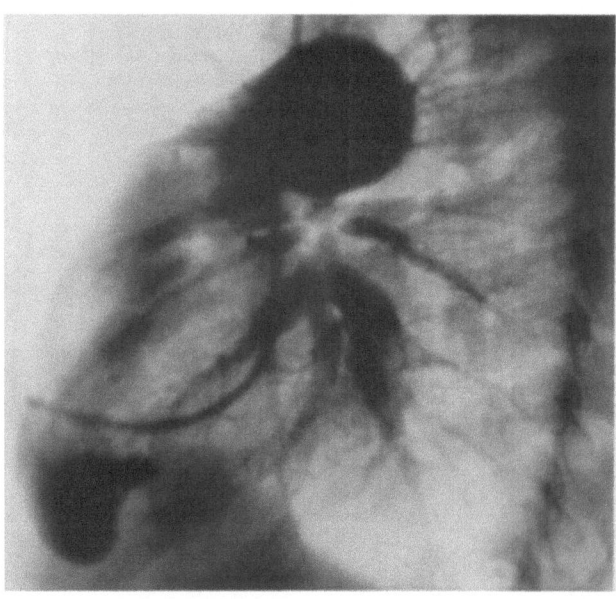

b

Abb. 25 a—c. Beispiele peripherer Pulmonalarterienstenose (nach Löhr, Loogen u. Vieten)

wie aus ihren fünf Fällen hervorgeht. Im Falle von Hodges wurde der Druckgradient im Bereich der Bifurkation der A. pulmonalis eindeutig durch die Angiokardiographie bestätigt, ebenso von Powell u. Hiller. Nachdem sich herausgestellt hat, daß solitäre

Stenosen der A. pulmonalis hämodynamisch kaum Rückwirkungen auszuüben brauchen, ist zum Auffinden einer peripheren solitären Stenose letztlich neben einer gründlichen Sondierung sämtlicher Äste die Pulmonangiographie, insbesondere ihre selektive Anwendung, entscheidend.

Multiple periphere Stenosen der A. pulmonalis sind in der Regel hämodynamisch sehr viel bedeutungsvoller als ihre solitäre Variante und gehen meist mit pulmonaler Hypertonie einher. Einschlägige Beobachtungen stammen von FIGLEY (1956), DIGHIERO, FIANDRA, BARCIA u. CORTÉS (1957), SØNDERGAARD (1954), COLES u. WALKER (1956), ARVIDDSON, KARNELL u. MØLLER (1955), MØLLER (1953), ORELL, KARNELL u. WAHLGREN (1960), LÖHR, LOOGEN u. VIETEN (1961), GUNNING (1957), SMITH (1958), GYLLENSWÄRD,

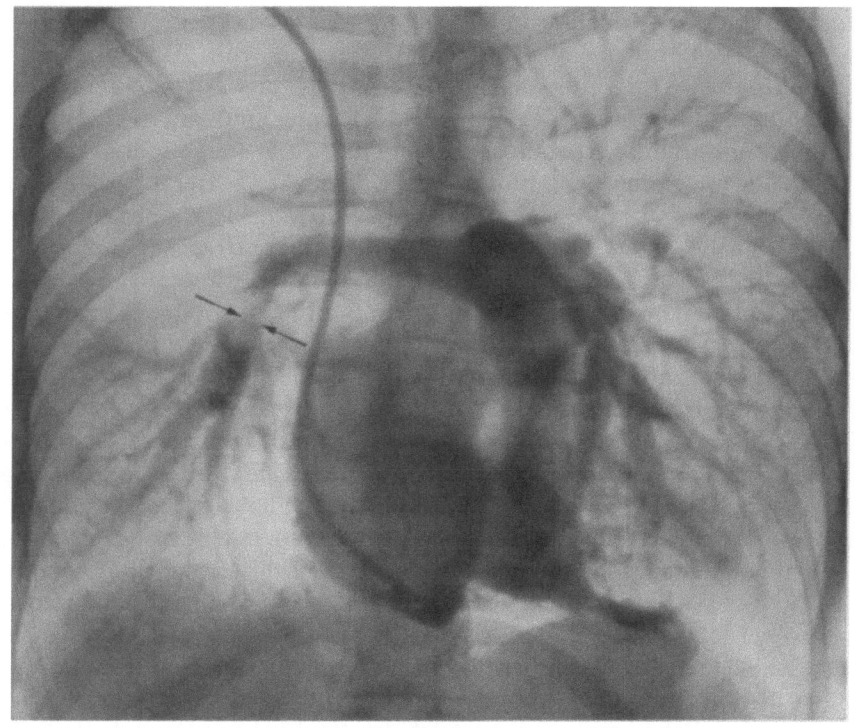

Abb. 25c

LODIN, LUNDBERG u. MØLLER (1957), GROSSE-BROCKHOFF u. LOOGEN (1959), OPPEN-HEIMER (1938), KJELLBERG, MANNHEIMER, RUDHE u. JONSSON (1959), KENIS, COURTOY u. BOLLAERT (1958). Angiokardiographisch fand FIGLEY entsprechende Lumenverenge-rungen an drei Stellen, so im Verzweigungsbereich des Hauptstammes, im Verzweigungs-bereich der linken A. pulmonalis und im proximalen Teil der rechten Oberlappenarterie. Auffallend war die poststenotische Dilatation besonders im letzteren Arterienabschnitt. Im Falle von DIGHIERO, FIANDRA, BARCIA u. CORTÉS bestand eine valvuläre Pulmonal-stenose, die A. pulmonalis und ihre Äste erschienen hypoplastisch, es fanden sich einige Stenosen der Äste zweiter Ordnung mit poststenotischer Dilatation. Die peripheren Äste waren dünn und unregelmäßig. In einer der Stenosen war der Gefäßdurchmesser 1,5 mm, im prästenotischen Segment 3,5 mm, im poststenotischen Segment 4,5 mm. Befallen waren jeweils rechts und links ein Ast zweiter Ordnung, ziemlich symmetrisch im Bereich der Unterlappenarterien. In den drei Fällen von SØNDERGAARD handelte es sich ebenfalls um symmetrisch ausgeprägte Konstriktionen beider Hauptäste der A. pul-monalis, verbunden mit valvulären Stenosen. Messungen von COLES u. WALKER er-brachten im rechten Hauptstamm eine Einengung auf 8 mm, im linken auf 10 mm, während jeweils 1,5 cm distal davon Gefäßkaliber von 14 bzw. 12 mm gefunden wurden

denen auch deutliche Druckgradienten entsprachen. Besonders anschaulich sind die vier
Fälle von Arviddson, Karnell u. Møller. Es handelte sich um kongenitale Veränderungen, einbezogen zwei Patienten (Mutter und Sohn) mit familiärer Belastung. Im
Fall 1 war der Hauptstamm auf 4 cm deutlich dilatiert. Die Lumina aller Lappenarterien
waren abrupt verengt. Die Durchmesser der Gefäße in den stenosierten Partien betrugen
nur 2—3 mm, die Lumina waren nadelfein. Prästenotisch fanden sich Durchmesser von
8—10 mm, poststenotisch spindelförmige Dilatationen mit 12 mm Durchmesser. In der
Peripherie waren die Gefäße weiterhin eng. Trotzdem zirkulierte das Kontrastmittel in
den Lungen offenbar mit normaler Strömungsgeschwindigkeit, weil das Lävogramm
5 sec p.i. nachweisbar war. Es ist jedoch anzunehmen, daß hierbei das kompensatorische
Verhalten von arterio-venösen Anastomosen eine wesentliche Rolle spielt. Eine drahtförmige Engstellung der peripheren Lungengefäße wies im Angiogramm auf die pulmonale
Hypertonie, die durch Druckmessungen bestätigt wurde, hin. Im Fall 2 war der rechte
Hauptstamm gering erweitert, nur die Gefäße der Ober- und Mittelfelder stellten sich dar,
eine Kontrastfüllung der Unterfelder bzw. Unterlappen und des rechten Mittellappens
sowie der Lingularegion fehlte. Der untere Ast der rechten A. pulmonalis endete blind in
Form einer Tasche ungefähr 3 cm hinter der Bifurkation. Der obere Ast der rechten
A. pulmonalis war weit und teilte sich unmittelbar in zahlreiche unregelmäßige Arterien,
von denen eine deutlich stenosiert war und eine markante poststenotische Dilatation
aufwies. Es handelte sich hierbei wohl um eine Kombination mit Aplasie der Unterlappenarterien. Entsprechende Veränderungen mit multiplen Stenosen und poststenotischer Dilatation in den Ästen zweiter Ordnung, verbunden mit Hypoplasie der Pulmonalarterien bzw. Vorhofseptumdefekt, wurden in den beiden weiteren Fällen nachgewiesen.
Im Falle von Orell, Karnell u. Wahlgren bestand eine Stenose im rechten unteren
Ast, wobei eine Verzweigungsarterie stenosiert war und markante poststenotische Dilatation aufwies. Auch hier war eine Kombination mit Hypoplasie bzw. Agenesie unverkennbar. Löhr, Loogen u. Vieten berichten über gleichartige Befunde mit Stenose
der rechten Unterlappenarterie und Aplasie der rechten Ober- und Mittellappenarterie.
In einem anderen Falle beschreiben sie mehrere umschriebene Stenosen in den Verzweigungen des rechten Pulmonalarterienastes mit poststenotischer Erweiterung und
Aplasie der linken Lungenarterie. Die Autoren kennzeichnen den Nachweis eines systolischen und diastolischen Druckgradienten als Verdachtsmoment für eine Stenose des
kontralateralen Hauptastes oder hämodynamisch entsprechende multiple Stenosen der
anderen Lungenseite. Sehr bemerkenswert ist die Beobachtung von Kjellberg, Mannheimer, Rudhe u. Jonsson über multiple bilaterale periphere Stenosen; ursprünglich
deuteten die Verfasser diesen Fall als primäre pulmonale Hypertonie, erst eine zweite
Analyse durch Pulmonangiogramme entdeckte die wahre Ursache. Einen ähnlichen Befund erhoben die Autoren in einem zweiten Falle, wobei sich multiple Stenosen und
poststenotische Dilatationen verschiedener Gefäße der linken Lunge sowie beträchtliche
Stenose der rechten Pulmonalarterie mit reduzierten zentralen Ästen vorfanden. Auch
diese beiden Beobachtungen verdeutlichen, daß multiple Stenosierungen beträchtliche
Widerstanderhöhung hervorrufen können, die zum Krankheitsbild des chronischen Cor
pulmonale führt, während Aplasie oder umschriebene Stenose nur eines Astes keinen
Druckanstieg zur Folge zu haben braucht.

Das Ausmaß der poststenotischen Dilatation bei der supravalvulären und peripheren
Pulmonalarterienstenose ist unterschiedlich. Bei der supravalvulären Stenose ist die
poststenotische Dilatation offenbar geringer oder garnicht entwickelt [Löhr, Loogen
u. Vieten (1961), Smith (1958)]. Kjellberg, Mannheimer, Rudhe u. Jonsson (1959)
beschreiben indes doch eine poststenotische Erweiterung der A. pulmonalis bei supravalvulärer Stenose, ebenso Slezák, Křen, Steinhart u. Endrys (1962), so daß die
bisherigen Beobachtungen nicht einheitlich sind. Übereinstimmend finden sich dagegen
Angaben über deutliche poststenotische Dilatationen bei der peripheren solitären und
multiplen Pulmonalarterienstenose [Reindell, Doll, Steim, Bilger, Emmrich u.

König (1960); Figley (1956); Dighiero, Fiandra, Barcia u. Cortés (1957); Coles u. Walker (1956); Arvidsson, Karnell u. Möller (1955); Orell, Karnell u. Wahlgren (1960); Löhr, Loogen u. Vieten (1961); Kjellberg, Mannheimer, Rudhe u. Jonsson (1959); Slezák, Křen, Steinhart u. Endrys (1962)].

Die broncho-pulmonale Kollateralzirkulation spielt auch bei den verschiedenen Formen der Pulmonalarterienstenosen eine Rolle, insbesondere bei gröberen morphologischen Veränderungen und Kombinationen mit Agenesie bzw. Aplasie. Hierfür sprechen sowohl die Befunde der Pulmonangiographie und Aortographie als auch der pathologischen Anatomie [Arviddson, Karnell u. Møller (1955); Orell, Karnell u. Wahlgren (1960); Doerr (1960)].

Die Differentialdiagnose der Pulmonalarterienstenose beschäftigt sich mit dem Nachweis oder Ausschluß kombinierter Kardio-Angiopathien unter Abgrenzung sonstiger Veränderungen der A. pulmonalis. Nach Löhr, Loogen u. Vieten (1961) ergeben sich differentialdiagnostische Schwierigkeiten gegenüber dem offenen Ductus arteriosus, der arterio-venösen Fistel und dem aorto-pulmonalen Septumdefekt. Auch die Pulmonalarterienthrombose kann Ähnlichkeit mit der peripheren Pulmonalstenose haben. Auf die fließenden Übergänge zur Hypo- und Aplasie der Lungenarterie wurde bereits mehrfach verwiesen. Die Abgrenzung der supravalvulären Pulmonalstenose von der valvulären Form kann nur angiographisch erfolgen [Kjellberg, Mannheimer, Rudhe u. Jonsson (1959); Slezák, Křen, Steinhart u. Endrys (1962)]. Der Befund multipler peripherer Pulmonalarterienstenosen kann durch voraufgegangene gehäufte periphere Embolisierungen klinisch und röntgenologisch imitiert werden. Das differentialdiagnostische Rüstzeug rekrutiert sich demgemäß aus einer gemeinschaftlichen exakten Auswertung aller klinischen und radiologischen Einzelbefunde.

c) Aneurysma der A. pulmonalis

Bei dem vorwiegend isolierten Aneurysma der A. pulmonalis handelt es sich um eine ätiologisch vielschichtige Veränderung, bei welcher sowohl kongenitale als auch erworbene Ursachen allein oder kombiniert in Betracht kommen, deren Trennung vielfach nicht mehr möglich ist, so daß in diesem Zusammenhang auf die unterschiedlichen Entstehungskomponenten eingegangen werden muß. Eine Definition von Boyd u. Mc Gavack (1939) für das Aneurysma der Pulmonalarterie, der sich Deterling u. Clagett (1947) angeschlossen haben, lautet: „Mehr oder weniger lokalisierte Dilatation des Truncus pulmonalis oder der großen Verzweigungen mit nachweisbarer Schädigung einer oder mehrerer Gefäßwandschichten". Demnach gilt jede organische, umschriebene, sack- oder spindelförmige Erweiterung der Lungengefäße als Aneurysma. Es ist jedoch bereits an dieser Stelle darauf hinzuweisen, daß nicht nur begrifflich die Abgrenzung einfacher Ektasien der A. pulmonalis von wirklichen Aneurysmen Schwierigkeiten macht, sondern daß auch tatsächlich in der Pathogenese des Aneurysma der A. pulmonalis beide Stufen aufeinander folgen und diese ineinander übergehen können (Deterling u. Clagett). Hierauf wird noch eingehend Bezug genommen werden müssen. Aneurysmen der A. pulmonalis wurden in jedem Lebensalter (zwischen dem 4. und 82. Lebensjahr) beobachtet. Sie sind nach Reid u. Stevenson (1959) indes sehr selten. Morvay (1960) gibt die Häufigkeit der Pulmonalarterienaneurysmen unter den aneurysmatischen Veränderungen der großen Gefäße mit 0,4 % an. Blades, Ford u. Clark berichten 1950 über insgesamt 152 dokumentierte Fälle der Weltliteratur. Von diesen sind 147 bisher erschöpfend in zwei Übersichten studiert worden, nämlich von Boyd u. McGavack (1939) in 111 Fällen und von Deterling u. Clagett (1947) in 36 weiteren Fällen. Die meisten Aneurysmen der A. pulmonalis sind am Stamm des Gefäßes lokalisiert; so berichten Boyd u. Mc Gavack, daß 66 % der Pulmonalarterienaneurysmen im Hauptstamm lokalisiert sind, wobei einer der Hauptäste entweder allein oder in Verbindung mit dem Hauptstamm befallen ist. Das Aneurysma ist gewöhnlich vom sackförmigen Typ, die allgemeine

Dilatation, die fusiforme Erweiterung, ist seltener. Das Verhältnis des Pulmonalarterien-aneurysma zum Aortenaneurysma ist nach SCHLUDERMANN (1952) etwa 1:200. Auf 13000 Autopsien kommt etwa ein Fall. Die peripheren Verzweigungen sind nur mit einem geringen Prozentsatz (etwa 15%) beteiligt. Sehr selten sind Aneurysmen in der Peripherie der Pulmonalarterie [KRZYSZKOWSKI (1902); SACHS (1892); WILKENS (1918)].

Die Entstehung der Aneurysmen hat zwar gemeinsame formale Pathogenese, jedoch außerordentlich verschiedene Ursachen, unter denen die kongenitale Komponente nach STAEMMLER (1960) offensichtlich verhältnismäßig selten vertreten ist. Einer Einteilung von BRENNER (1935) folgend, können Aneurysmen der A. pulmonalis nach patho-genetischen Gesichtspunkten in vier Gruppen eingeteilt werden: kongenitale, mykotische, luetische und traumatische. Ein weiterer Entstehungsmechanismus der Pulmonalarterien-aneurysmen liegt offensichtlich auf dem Boden von chronischen Zirkulationsstörungen im Lungenkreislauf mit sekundären Wandveränderungen im Sinne der Pulmonalarterien-sklerose. Im folgenden soll, der Inhaltsgliederung entsprechend, vorwiegend auf die kongenitale Form der Pulmonalarterienaneurysmen eingegangen werden. Das kongenitale Aneurysma kommt nach STAEMMLER vorzugsweise am Ductus Botalli, gelegentlich auch an Hirnarterien und an der Bauchaorta vor. Unter den seltenen Aneurysmen der A. pulmonalis und ihrer Äste — STAEMMLER übersieht etwa 170 Fälle des Schrifttums — sind weitere kongenitale Mißbildungen, so in etwa 20% ein offener Ductus Botalli, häufig. Verlauf und Folgezustände sind unterschiedlich und hängen von der Größe der Arterien sowie der Ausdehnung des Aneurysma ab. Als wesentliche Ursache der Aneurysma-bildung werden Gefäßwandhypoplasien angesprochen. Damit ergeben sich enge Be-ziehungen zur idiopathischen Pulmonalektasie (s. Teil 1 unter „Herz und herznahe große Gefäße"). Nach STAEMMLER besteht jedoch ein Unterschied zwischen Arteriektasie und Aneurysma, wenn sich auch beide oft vergesellschaften können und letzteres aus ersterer hervorgehen kann. Während das Aneurysma nämlich durch Kontinuitätstrennungen der elastischen Elemente der Media charakterisiert wird, kommt die Arteriektasie nur durch eine Verdünnung der Media zustande. STAEMMLER macht außerdem eine fibröse Ent-artung der Muskulatur für die umschriebenen Lumenerweiterungen verantwortlich. So wird das wahre Aneurysma durch eine Erweiterung der kranken Gefäßwand gebildet, beim falschen tritt Blut aus der traumatisch oder durch krankhafte Prozesse eröffneten Arterie aus, wühlt sich ein Bett in dem periarteriellen Zellgewebe und bildet ein wach-sendes Hämatom. Damit müssen angeborene Mißbildungen der Pulmonalarterienwand als Ursache einer späteren Aneurysmabildung erwogen werden. BRENNER wies 1936 auf derartige Entwicklungsgänge hin, die auch von LISSAUER (1905) u. SUTHERLAND (1923) angenommen wurden. Aus pathologisch-anatomischen Untersuchungen von COSTA sowie ESSER (1932) ist bekannt, daß mitunter hochgradige Hypoplasien des Gefäßsystems und lokalmikroskopisch eine Mißbildung der Arterienwand vom hypoplastisch-elastischen Typ vorhanden sein können. Nach KJELLBERG, MANNHEIMER, RUDHE u. JONSSON (1959) kann eine Erweiterung der A. pulmonalis bei gesunden Personen als extreme normale Variante aufgefaßt werden, vielfach wird jedoch eine milde Pulmonalstenose mit poststenotischer Dilatation vorliegen. Durch genaue Untersuchungen dürfte die Zahl der Fälle von „idiopathischer Dilatation" der Pulmonalarterie deutlich reduzierbar sein. Bei der Klassifizierung der idiopathischen Pulmonalarteriendilatation als spezieller Einheit sind hauptsächlich röntgenologische Kriterien zu verwerten. Allerdings dürften die normalen Variationsunterschiede der Pulmonalarterienweite bislang wenig bekannt sein. LAUBRY, ROUTIER u. HEIM DE BALSAC (1940) trennen von der idiopathischen Pulmonalektasie eine besondere Form ab, bei der die Pulmonalarterienerweiterung von einer schmalen Aorta begleitet wird. Die Ektasie kann ausschließlich auf den Pulmonalarterienstamm beschränkt bleiben, in anderen Fällen sind auch die Pulmonalarterienverzweigungen einbezogen. Die Autoren nehmen des weiteren an, daß es zwischen der Ektasie und dem Aneurysma auch histologisch Übergangsformen gibt. Es ist daher weder klinisch noch röntgenologisch eine sichere Differenzierung beider Anomalien möglich. Die Frage, ob die Dilatation im Laufe des Lebens zunimmt und ob es zu fortschreitenden degenerativen Veränderungen der Pulmonalarterie kommt, kann heute noch nicht eindeutig beantwortet werden. Beobachtungen über Größenzunahme umschriebener Erweiterungen dürften indes hierfür sprechen. Aus den Beobachtungen des Schrifttums über die idiopathische Pulmonalektasie [DESHMUKH, GUVENC, BENTIVOGLIO u. GOLDBERG (1960); LIU, JONA u. HARING (1958); VAN BUCHEM, NIEVEEN, MARRING u. VAN DER SLIKKE (1955); BAYER, BRIX u. ATHMANN (1957); SCHULZE (1954/55); ESSER (1932); HOLTHUSEN (1955); THURN (1958); KJELLBERG, MANNHEIMER, RUDHE u. JONSSON (1959); GROSSE-BROCKHOFF, LOOGEN u. SCHAEDE (1960); BOYD u. McGAVACK (1939)] geht hervor, daß die Ätiologie letztlich nicht bekannt ist. Entwicklungsstörungen des Truncus arteriosus werden allgemein angenommen, die Kombination mit hypoplastischen Aortenveränderungen sowie anatomische Befunde über Gefäßwandhypoplasie und Elasticaschwund (ESSER) sprechen des weiteren für die kongenitale Natur der Veränderung. Zahlreiche weitere Beobachtungen über das Vorhandensein von Ektasie bzw. Aneurysma der A. pulmonalis bei angeborenen Kardio-Angiopathien sprechen im gleichen Sinne. Hier finden sich Angaben über Links-Rechts-Shunt (offener Ductus arteriosus, Vorhof- und Ventrikelseptumdefekt), Fallotsche Tetralogie, Transposition der großen Gefäße, Pulmonalstenose und -insuffizienz, Hypoplasie und Aplasie der A. pulmonalis, pulmonale Venenstenose, Cysten, multiple Aneurysmen der A. pulmonalis [DESMUKH, GUVENC, BENTIVOGLIO u. GOLDBERG (1960); TALBOT u. SILVERMAN (1954); VAN BUCHEM, NIEVEEN, MARRING u. VAN DER SLIKKE (1955); ASSMANN (1949); ESSER (1932); REID u. STEVENSON (1959); KAUTZKY (1936); MORVAY (1960); JENNES (1936); BOYD u. McGAVACK (1939)]. Es ergeben sich somit bei beiden offenbar graduell nur verschiedenen Veränderungen Anhaltspunkte für eine gemeinsame primäre Entwicklungsstörung. Bei den angeborenen Kardio-Angiopathien kommen ferner sekundäre hämodynamische Strömungsmechanismen in Betracht, die insbesondere bei erhöhtem Druck im arteriellen Schenkel des kleinen Kreislaufs zu Ausbuchtungen der A. pulmonalis bei primärer Wandschädigung Veranlassung geben können. In diesem Zusammenhang muß des weiteren diskutiert werden, ob Ektasien bzw. aneurysmatische Erweiterungen einzelner Abschnitte der A. pulmonalis bei hyperkinetischen Zirkulationsstörungen (Anämie, Hyperthyreoidismus, Morbus Paget, Beriberi, arterio-venöse Fisteln im großen Kreislauf), primärer essentieller pulmonaler Hypertonie, sekundärer pulmonaler Hypertonie bei Stauung im kleinen Kreislauf und Pulmonalsklerose nicht ebenfalls durch primäre kongenitale Wandschwächen bedingt sind, die erst unter der Einwirkung der geänderten Hämodynamik zur Ausbildung kommen [DESHMUKH, GUVENC, BENTIVOGLIO u. GOLDBERG (1960); KÄPPELI (1933); VAN BUCHEM, NIEVEEN, MARRING, VAN DER SLIKKE (1955); BRETTELL u. HERRMANN (1960); SANCETTA, DRISCOL u. HACKEL (1958); ASSMANN (1949); HOLTHUSEN (1955); MORVAY (1960); JENNES (1936)]. Derartige Fragestellungen sind allerdings weder durch klinische noch durch röntgenologische Untersuchungen, sondern ausschließlich durch pathologisch-anatomische Befunde zu klären.

Unter den sonstigen Ursachen einer Aneurysmabildung der A. pulmonalis scheint nach STAEMMLER die Lues nicht die Hauptrolle zu spielen. VAN BUCHEM, NIEVEEN, MARRING u. VAN DER SLIKKE sind andererseits der Ansicht, daß das Aneurysma der A. pulmonalis in etwa 40% luetischen Ursprungs ist. JENNES führt an, daß 1936 unter 122 Fällen von Pulmonalarterienaneurysma 33mal Lues als Ursache angegeben wurde, jedoch überwogen auch in dieser Aufstellung kongenitale Kardio-Angiopathien. DETERLING u. CLAGETT sprechen der Lues eine ursächliche Rolle von etwa 30%, den kongenitalen Kardio-Angiopathien von über 40% zu. Mit dem Rückgang der Lues scheinen die Aneurysmen der A. pulmonalis nicht sehr viel seltener geworden zu sein. Bei den seltenen mykotischen Aneurysmen sind septische Prozesse, bakterielle Arteriitiden, rheumatische Infekte und endokarditische Krankheitsbilder mit entzündlich-thrombotischen Veränderungen anzuschuldigen. Auch Tuberkulose und multiple Embolien kommen vereinzelt in Betracht, desgleichen in seltenen Fällen extravasale adhäsiv-narbige Prozesse wie

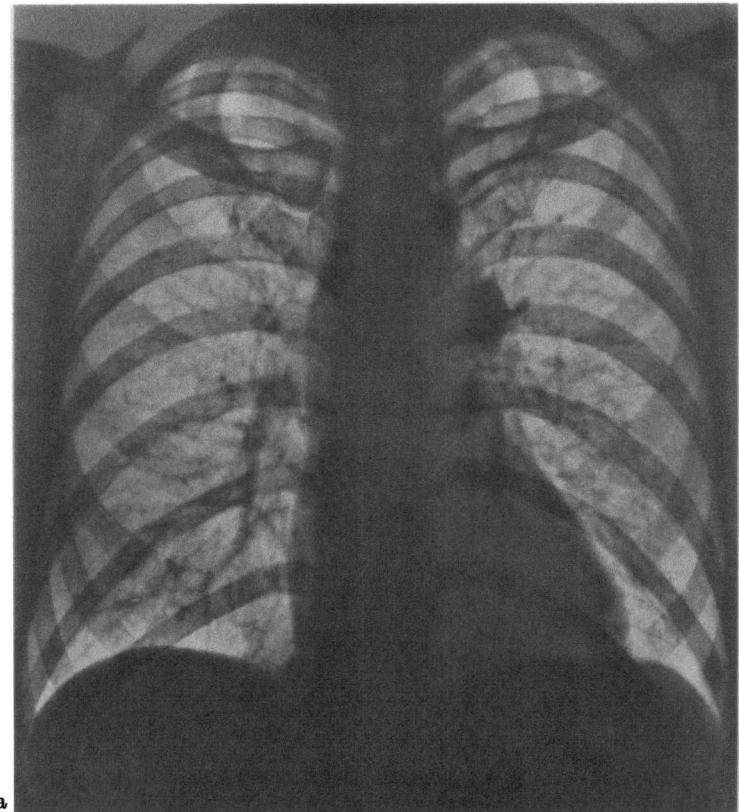

a

Perikarditis oder parenchymatöse Schrumpfungen. Schließlich sind posttraumatische Aneurysmenbildungen sowie Perforationen von Aortenaneurysmen in die A. pulmonalis anzuführen. Hierauf wird im einzelnen bei der Besprechung dieser Veränderungen Bezug genommen.

Klinische Hinweissymptome auf das Vorliegen eines Pulmonalarterienaneurysmas sind ungeklärte Cyanose, Dyspnoe und Müdigkeit, auskultatorisch können entsprechende Geräusche Verdachtsmomente sein. Die Diagnose ist jedoch röntgenologischen Untersuchungsmethoden vorbehalten. Das kennzeichnende Symptom ist bei dem überwiegend vorkommenden Sitz im Hauptstamm bzw. linken Hauptast der A. pulmonalis eine mit dem Gefäß verbundene und ihm in allen Strahlengängen zuzuordnende gewebliche, meist rundliche oder ovaläre Masse [BROWN, MC. CARTHY u. FINE (1939); TALBOT u. SILVERMAN (1954); LEXOW (1931); KÄPPELI (1933); VAN BUCHEM, NIEVEEN, MARRING u. VAN DER SLIKKE (1955); BRETTELL u. HERRMANN (1960); SANCETTA, DRISCOL u. HACKEL (1958); WEISE (1949); HOLST (1934); HOLTHUSEN (1955); REID u. STEVENSON (1959); PLENCZNER (1939); STEINER (1935); LESZLER (1960); GHISLANZONI u. REGGIANI (1956); BRENNER (1935); ZSEBÖK (1955); KAUTZKY (1936); GROEDEL (1939); SMITH, MOENNING u. BOND (1936); JENNES (1936); LATTES u. REVIGLIO (1935); GROSSE-BROCKHOFF, LOOGEN u. SCHAEDE (1960)]. Je nach Größe und Ausdehnung überlagert das Aneurysma die A. pulmonalis und die Hilusgefäße. Bei ausgedehnten Aneurysmabildungen kann

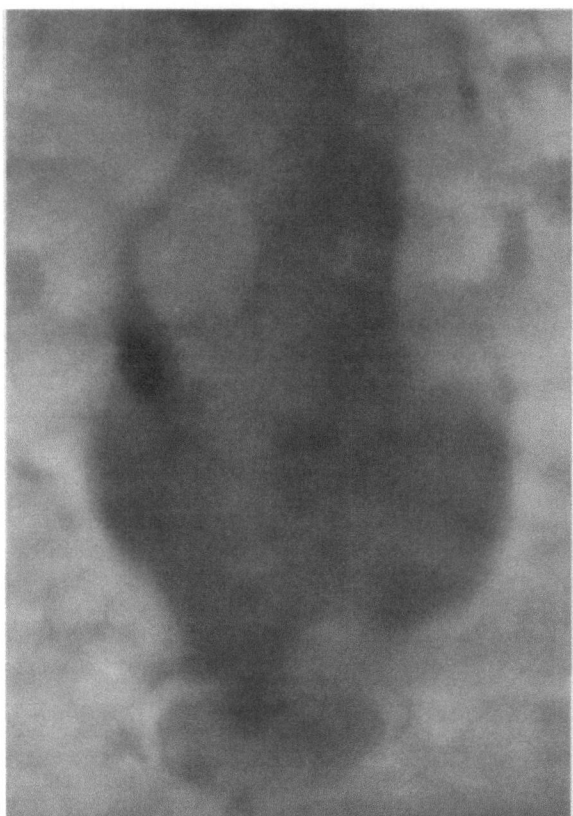

b

Abb. 26. Aneurysma der A. pulmonalis. a Nativaufnahme. b Transversale Schichtaufnahme mit Darstellung des links vorn gelegenen Aneurysma

sich das Gebilde bis in die peripheren Lungenfelder vorwölben. Besonderer Wert wird der Durchleuchtung in den Schrägdurchmessern, insbesondere im zweiten Schrägdurchmesser zuerkannt [TALBOT u. SILVERMANN (1954); LEXOW (1931); PLENCZNER (1939)]. Diese zusätzlichen Projektionen sind zur topographischen Zuordnung unbedingt erforderlich. Die enge Lagebeziehung zu den Mediastinalorganen macht verständlich, daß die differentialdiagnostische Abgrenzung nicht selten auf Schwierigkeiten stößt. Die Aorta ist in der Regel an normaler Stelle abzugrenzen und nicht formverändert, es sei denn, daß das Gefäß ebenfalls aneurysmatische Veränderungen aufweist. Die Lungenfelder können auffallend hell und gefäßarm sein [KÄPPELI (1933); REID u. STEVENSON (1959)]; hieran mögen ischämische Veränderungen durch Thrombosierungen einzelner benachbarter Gefäße ursächlich beteiligt sein. In anderen Fällen wird eine vermehrte vasculäre Hilus- und Lungengefäßstruktur beschrieben [PRZYWARA (1935); SMITH, MOENNING u. BOND (1936)]. Auch die Lungenvenen können erweitert sein. Es mag sich hierbei um anlagebedingte Gefäßveränderungen handeln, jedoch sind auch die begleitenden angeborenen Kardiopathien mit ihren Rückwirkungen auf den Lungenkreislauf ursächlich zu diskutieren. Der Aortenbogen wird durch das Aneurysma mitunter überragt [BROWN, MCCARTHY u. FINE (1939)]. Im Falle einer Ausbreitung des Aneurysma auf den linken unteren Hauptast ist dieser entsprechend erweitert und als breiter bogenförmiger Bezirk parakardial abzugrenzen [LEXOW (1931)]. Gewöhnlich handelt es sich um sack- oder spindelförmige Gebilde, die fusiforme Erweiterung ist seltener. Es finden sich dann mehr diffuse zylindrische Erweiterungen der Pulmonalarterie oder ihrer Äste. Wegen der Seltenheit der Veränderung sind operative Befundberichte und pathologisch-anatomische Untersuchungsergebnisse von besonderem Wert. KÄPPELI bestätigte ein rechtsseitiges Pulmonalarterienaneurysma autoptisch, wobei sich mächtige Dilatation und diffuse Durchblutung der Arterienwand sowie ein weiter klaffender Riß im Aneurysma fand. Die mittleren und kleineren Lungengefäße waren erheblich thrombosiert, so daß hierdurch der röntgenologische Befund heller Lungenfelder gut dokumentiert wurde. BRETTELL u. HERRMANN beobachteten eine spontane Ruptur der Pulmonalarterie bei einem 27jährigen Mann mit längerer Vorgeschichte, wobei sich ein Riesenaneurysma im Hauptstamm der A. pulmonalis vorfand, das von großen Thrombenmassen ausgefüllt war. SANCETTA, DRISCOL u. HACKEL bestätigten operativ ein Aneurysma des absteigenden Astes der rechten A. pulmonalis. Im Falle von PRIVITERI u. GAY (1950) war die Ursache einer beträchtlichen Dilatation der Pulmonalarterie und einer auffallenden Gefäßarmut der Lungenfelder ein großes fusiformes Aneurysma, welches die gesamte Länge des Hauptstammes der A. pulmonalis ausmachte. Weitere operative bzw. autoptische Befunde über multiple Aneurysmen wurden von HUGHES u. STOVIN (1959) beigetragen. Auch KAUTZKY und SMITH, MOENNING u. BOND verfügen über autoptische Belege bei Aneurysmen der A. pulmonalis. Durch derartige Befunde wird die röntgenologische Symptomatologie der Pulmonalarterienaneurysmen gut interpretiert.

Während es sich bei der Mehrzahl der beschriebenen Fälle um solitäre Aneurysmen handelt, liegen einige Beobachtungen über das Auftreten multipler Aneurysmen vor. VAN EPPS (1958) wies zwei große Aneurysmen der A. pulmonalis im rechten Oberlappen und linken Hilusbereich nach, die operativ und autoptisch bestätigt wurden. Im Fall von WEISE (1949) fanden sich multiple Aneurysmen in Form von Rundherden, die Kirsch- bis Pflaumengröße aufwiesen und perihilär abgegrenzt wurden. Es handelte sich hierbei jedoch wahrscheinlich um entzündliche Gefäßwandveränderungen bei chronisch-rheumatischem Geschehen. Ähnliche Beobachtungen stammen von WILDHAGEN (1920). ASSMANN (1949) erwähnt multiple Aneurysmen peripherwärts ziehender Arterienäste auf angeborener Grundlage, die in ihrer perlschnurartigen Anordnung für tuberkulöse Veränderungen der Lunge gehalten wurden. HUGHES u. STOVIN (1959) beschreiben operativ und autoptisch bestätigte multiple Aneurysmen in der rechten Lunge in allen drei Lappen. In einem zweiten Fall wurde ein sackförmiges Aneurysma im Stamm der rechten Pulmonalarterie, ein weiteres Aneurysma im Bereich einer mittleren Pulmonalarterie festgestellt.

Beobachtungen über periphere Lungenarterienaneurysmen sind verhältnismäßig selten. Huckstädt (1951) berichtet über einen derartigen Fall, der 1947 verkannt, 1950 jedoch klinisch und röntgenologisch richtig diagnostiziert sowie autoptisch bestätigt wurde. Es handelte sich um einen walnußgroßen, ovalen, dichten, scharf begrenzten Rundherd in der Mitte des rechten Unterfeldes. Das Aneurysma war durch zwei breite Bänder mit den zentralen Pulmonalarterienabschnitten verbunden. Autoptisch ergab sich ein taubenei-großes, sackförmiges, wuchtiges Aneurysma eines mittleren Astes der A. pulmonalis im rechten Lungenmittellappen. Zwei zuführende Arterienäste waren in ganzer Ausdehnung erweitert. Die Ursache war offensichtlich eine kongenitale Mißbildung. Für eine arteriovenöse Lungenfistel ergaben sich keine Anhaltspunkte. Barnes u. Stedem (1933) berichten ebenfalls über einen autoptisch gesicherten Fall, bei dem ursprünglich multiple Tumormetastasen angenommen wurden. Es handelte sich um zahlreiche Aneurysmenbildungen kleinerer Arterienäste der Lungenperipherie. Auf dem Nativbild ließ sich retrospektiv jeweils eine feine Gefäßverbindung mit dem Hilus nachweisen. Bei den beiden Fällen von Hughes u. Stovin handelte es sich, wie bereits erwähnt, ebenfalls um periphere Aneurysmen von Segmentarterien. Konhaus u. Kunkel (1955) verfügen über einen operativ bestätigten und geheilten Fall von Aneurysma der Arterie des apikalen Unterlappensegmentes der rechten Lunge. Erst die Lobektomie deckte den Sachverhalt auf, nachdem ursprünglich ein Tumor angenommen wurde. Weitere einschlägige Beobachtungen stammen von Krzyszkowski (1902), Sachs (1892), Wilkens (1918) sowie Lattes u. Reviglio (1935).

Die Durchleuchtung weist vielfach mehr oder weniger expansive Eigenpulsationen der Aneurysmen nach [Lexow (1931); Weise (1949); Holthusen (1955); Ghislanzoni u. Reggiani (1956); Jennes (1936)]. In anderen Fällen sind Pulsationen nicht faßbar. Es darf angenommen werden, daß — ähnlich wie beim Aortenaneurysma — Wandveränderungen und Thrombosierungen zur Einschränkung und Aufhebung der pulsatorischen Aktivität führen. Eine weitere funktionsdiagnostische Untersuchung bei der Durchleuchtung ist der Valsalva-Versuch. Bereits Rosenfeld erwähnt 1904 ein Pulmonalarterienaneurysma, welches sich im Valsalva-Versuch erweiterte. Dieses Rosenfeldsche Zeichen wurde seitdem im Schrifttum häufig als Kriterium für ein Pulmonalarterienaneurysma angegeben; so erwähnen Smith, Moenning u. Bond (1936) ebenfalls die Vergrößerung des Gebildes im Preßversuch. Holthusen (1955) beschreibt dagegen eine Abnahme der Pulsationen und zugleich eine Verkleinerung des Aneurysma. Insgesamt scheint dem Valsalva-Versuch keine signifikante Bedeutung zuzukommen, zumal Wandveränderungen und Thrombosierungen häufig zu einer Elastizitätsminderung führen können.

Am Herzen sind bei fortgeschrittenen Veränderungen die Zeichen der Rechtshypertrophie und -dilatation feststellbar [van Buchem, Nieveen, Marring u. van der Slikke (1955); Brettell u. Herrmann (1960); Reid u. Stevenson (1959); Lattes u. Reviglio (1935)]. Ursächlich sind hierbei neben der Aneurysmenbildung auch sonstige kongenitale Anomalien mit hämodynamischer Rückwirkung auf das rechte Herz anzuschuldigen. Die Breipassage des Oesophagus zeigt mitunter Ausbuchtungen durch größere Pulmonalarterienaneurysmen [Holthusen (1955); Steiner (1935)].

Zur genauen Analyse aneurysmatischer Veränderungen ist die Serientomographie besonders geeignet (Schulze 1954/55). Durch Kombination verschiedener Projektionsrichtungen kann ein klares Urteil über das Ausmaß einer Gefäßerweiterung gewonnen und geklärt werden, welche Teile der pulmonalen Einflußbahn in die Ektasie einbezogen und wie groß etwa ihre Kaliberdifferenzen sind. Diese Feststellungen können insbesondere für differentialdiagnostische Erwägungen bei angeborenen Angio-Kardiopathien mit vorspringendem Pulmonalisbogen bedeutsam sein.

Die Flächenkymographie dient zum Nachweis pulsatorischer Veränderungen und zur Abgrenzung gegenüber starren Gewebsmassen wie Mediastinal- und Bronchialtumoren [Brown, McCarthy u. Fine (1939); Schulze (1954/55); Zawadowski (1956)]. Im

Elektrokymogramm spricht nach HOLTHUSEN die frühzeitige systolische Auswärtsbewegung für die aneurysmatische Erweiterung eines Pulmonalgefäßes. Bei der einfachen idiopathischen Ektasie der Pulmonalarterie fanden KJELLBERG, MANNHEIMER, RUDHE u. JONSSON andererseits ein normales elektrokymographisches Kurvenbild.

Berichte über angiographische Darstellungen von Pulmonalarterienaneurysmen liegen vor von TALBOT u. SILVERMAN (1954); VAN BUCHEM, NIEVEEN, MARRING u. VAN DER SLIKKE (1955); SCHULZE (1954/55); REID u. STEVENSON (1959); STEINBERG u. FINBY (1959); GHISLANZONI u. REGGIANI (1956); ZAWADOWSKI (1956); NAZZI u. FERNANDEZ (1956); KJELLBERG, MANNHEIMER, RUDHE u. JONSSON (1959) und PRIVITERI u. GAY (1950). Diese Untersuchungsmethode erlaubt bei strenger Indikationsstellung eine sichere Abgrenzung aneurysmatischer Veränderungen von sonstigen mediastinalen oder parenchymatösen Veränderungen und ist daher aus differentialdiagnostischen Gründen sowie präoperativ von besonderer Bedeutung. Hier empfiehlt sich vor allem die selektive Pulmonangiographie.

Die Differentialdiagnose des Aneurysma der A. pulmonalis und ihrer Äste hat verschiedene kongenitale Anomalien und erworbene Veränderungen zu berücksichtigen. Besonders schwierig, häufig unmöglich, wird die Abgrenzung eines wahren Aneurysma der A. pulmonalis von der sog. idiopathischen Ektasie des Gefäßes sein [TALBOT u. SILVERMAN (1954); DOTTER u. STEINBERG (1951); BAYER, BRIX u. ATHMANN (1957); SCHULZE (1954/55); HOLTHUSEN (1955); GHISLANZONI u. REGGIANI (1956); BRAUN u. KLEINFELDER (1956); GROEDEL (1939); KJELLBERG, MANNHEIMER, RUDHE u. JONSSON (1959); GROSSE-BROCKHOFF, LOOGEN u. SCHAEDE (1960)]. Wie DETERLING u. CLAGETT herausstellen, sind zweifellos Übergangsfor

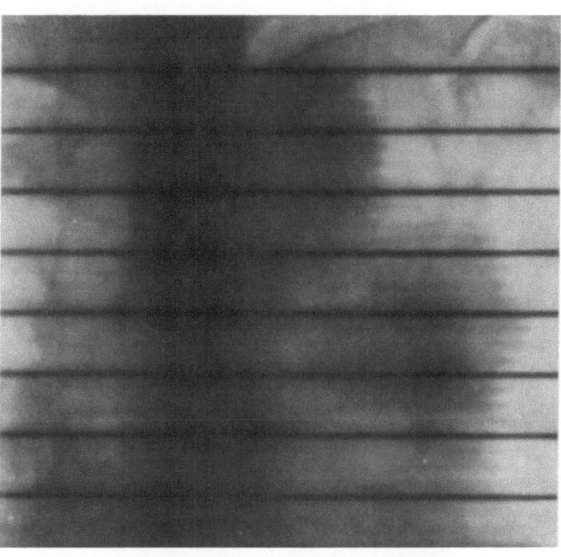

Abb. 27. Aneurysma der A. pulmonalis im Kymogramm. Verstärkte pulsatorische Aktivität gegenüber der Aorta

men zwischen Ektasie und Aneurysmabildung vorhanden und gemeinsame pathogenetische Mechanismen unverkennbar. Die terminologische Abgrenzung groteske Ektasie — Aneurysma wird daher vielfach kaum möglich sein (SCHULZE). Vielleicht kann das elektrokymographische Kurvenbild eine gewisse Differenzierung ermöglichen; so sind KJELLBERG, MANNHEIMER, RUDHE u. JONSSON der Ansicht, daß bei der einfachen Ektasie ein normales pulsatorisches Verhalten die Regel ist, verstärkte Pulsationen nicht abgegrenzt werden können. Die meisten Autoren geben jedoch zu, daß letztlich sichere differentialdiagnostische Anhaltspunkte zur Unterscheidung beider Anomalien bislang nicht gewonnen wurden. Auch die Frage, ob die idiopathische Ektasie im Laufe des Lebens zunimmt und damit zu einer Aneurysmabildung führt, kann mit KJELLBERG, MANNHEIMER, RUDHE u. JONSSON heute noch nicht beantwortet werden. Letztlich hat diese Frage wohl im wesentlichen theoretische Bedeutung, da man bei einer auffallenden Größenzunahme im Verlaufe von Monaten oder Jahren zweifellos von einer Aneurysmabildung sprechen kann. Als weitere Anomalie ist die poststenotische Dilatation bei der Pulmonalstenose abzugrenzen [REINDELL (1960); MORVAY (1960); KJELLBERG, MANNHEIMER, RUDHE u. JONSSON (1959)]. Hier wird die Zusammenarbeit klinischer und röntgenologischer Spezialuntersuchungen zur Befundklärung beitragen, ebenso werden hämodynamisch bedingte Dilatationen der A. pulmonalis und ihrer Äste durch angeborene oder erworbene Herz- und Gefäßveränderungen abgrenzbar sein. Die selektive Pulmonangiographie hat entscheidende differentialdiagnostische Bedeutung bei der Differenzierung der Pulmonalarterienaneurysmen von

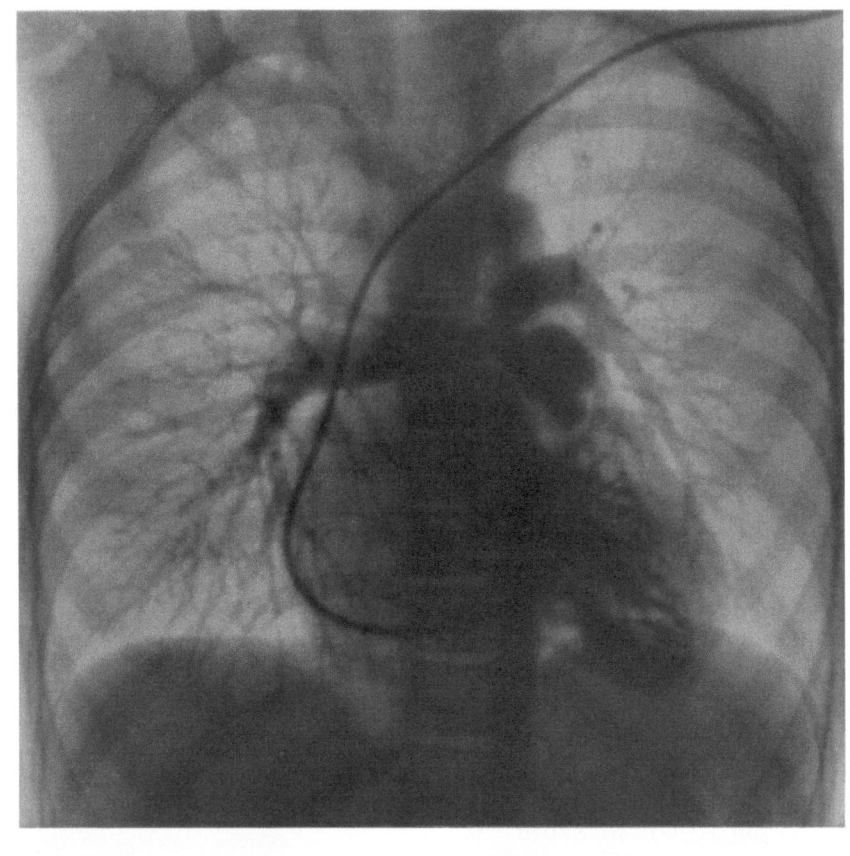

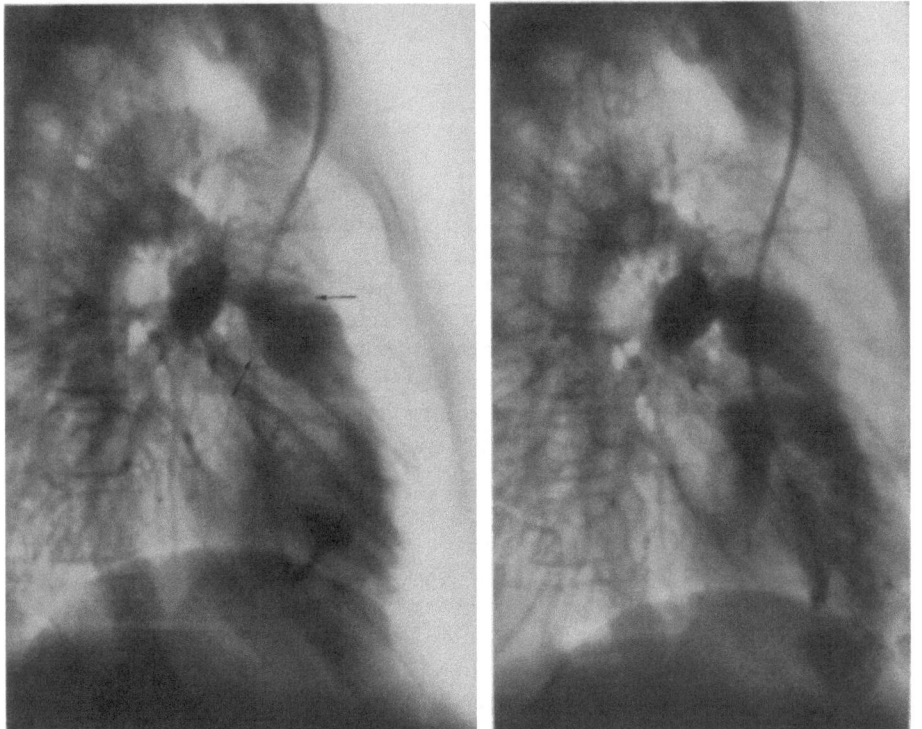

Abb. 28a—c. Aneurysma der A. pulmonalis im Pulmonangiogramm (nach GROSSE-BROCKHOFF, LOOGEN u. SCHAEDE)

geweblichen Veränderungen der Hilus- und Mediastinalregion sowie des Lungenparenchyms [KÄPPELI (1933); HOLTHUSEN (1955); BARNES u. STEDEM (1933); HUGHES u. STOVIN (1959); KONHAUS u. KUNKEL (1955); SMITH, MOENNING u. BOND (1936); WAHL u. GARD (1931); KJELLBERG, MANNHEIMER, RUDHE u. JONSSON (1959)]. So berichten WAHL u. GARD, daß in einem Fall nach 3jähriger klinischer und röntgenologischer Beobachtung unter der Annahme eines Dermoids im Mediastinum operiert wurde, wobei eine tödliche Verblutung aus dem Pulmonalarterienaneurysma erfolgte. Die Notwendigkeit der präoperativen Pulmonangiographie liegt in diesen Fällen zweifellos auf der Hand. Besonders dringlich ist vielfach die Abgrenzung gegenüber einem Bronchialneoplasma im Hilusbereich. Auch die Differenzierung peripherer Lungenarterienaneurysmen von Tumormetastasen bzw. peripheren Lungentumoren kann letztlich nur mittels Angiographie erfolgen. Zur Abgrenzung von Aneurysmen der Aorta [BROWN, McCARTHY u. FINE (1939); KÄPPELI (1933)] wird bei entsprechender Indikationsstellung ebenfalls die Angiographie mitunter erforderlich sein.

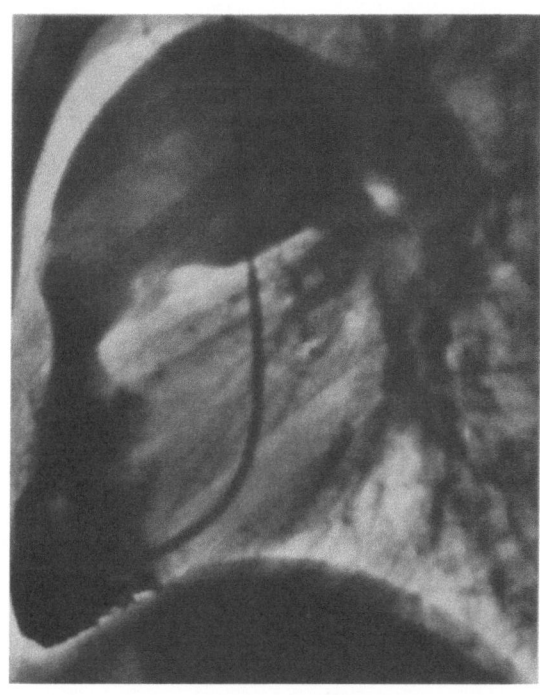

Abb. 29. Aneurysmatische Erweiterung des Hauptstammes der A. pulmonalis (poststenotische Dilatation bei valvulärer Stenose)

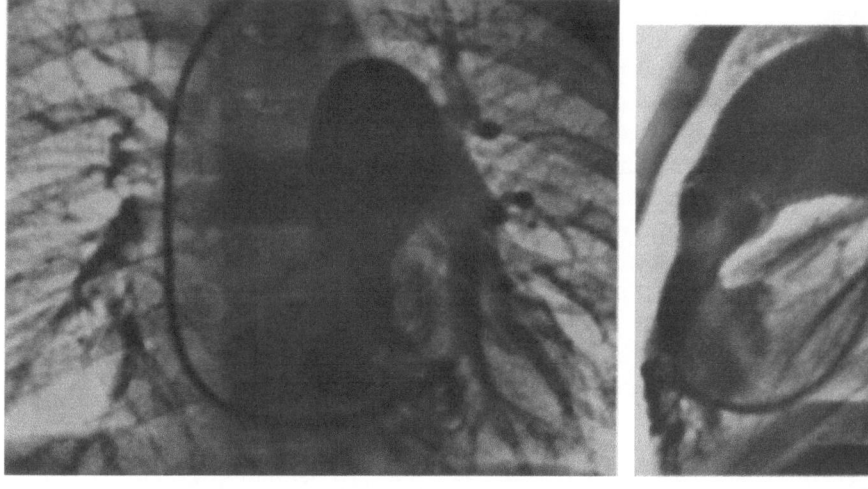
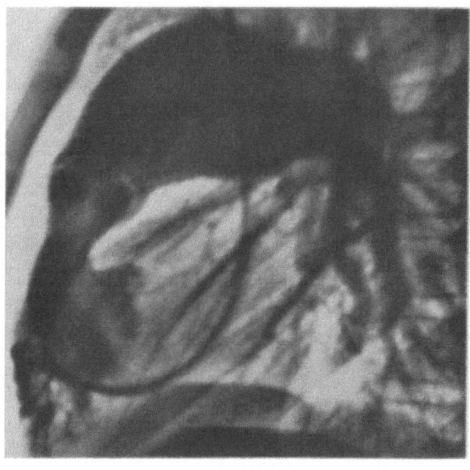

a   b

Abb. 30a u. b. Aneurysmatische poststenotische Dilatation der A. pulmonalis in sagittalem und seitlichem Strahlengang

d) Arterio-venöse Lungenfistel

Die arterio-venöse Lungenfistel ist eine kongenitale Anomalie, die eigentlich erst im Verlaufe der letzten 25 Jahre bekannt geworden ist und deren Symptomatologie auch heute noch zweifellos vielfach fehlgedeutet bzw. nicht rechtzeitig erkannt wird. Das kasuistische Schrifttum über diese Veränderung ist vor allem in den letzten 15 Jahren

stark angewachsen, so daß heute hierüber bereits ausgedehnte Erfahrungen vorliegen.
Nachdem sich herausgestellt hat, daß durch die Anomalie sowohl erhebliche hämodynamische Rückwirkungen als auch vielfache somatische Komplikationen hervorgerufen werden können, ist die genaue Kenntnis der klinisch-radiologischen Symptoma-
logie der Veränderung von besonderer Bedeutung, um so mehr als durch rechtzeitige
chirurgische Maßnahmen die Beseitigung von arterio-venösen Fisteln und damit die
Behebung ihrer Folgezustände möglich geworden ist [Grosse-Brockhoff, Loogen u.
Schaede (1960); Derra (1951)]. Die Terminologie dieser Veränderung war bis in die
jüngste Zeit außerordentlichen Schwankungen unterworfen. Die Gründe hierfür sind
im wesentlichen in der Polymorphie der Gefäßanomalien zu suchen: Je nach dem im
Vordergrund stehenden morphologischen Substrat an Arterien, Venen oder dazwischen
liegenden Capillargebieten wurden verschiedene Bezeichnungen geprägt, so arterio-
venöses Aneurysma bzw. Anastomose [Crane, Lerner u. Lawrence (1949); Hedinger,
Hitzig u. Marnier (1951)], arterio-venöses Angiom der Lunge [Ellman u. Hanson
(1959)], variköse Gefäße und Sinus bzw. pulmonaler Varixknoten [Ellman u. Hanson
(1959); Crane, Lerner u. Lawrence (1949); Hedinger, Hitzig u. Marnier (1951)],
capillares kavernöses Hämangiom und Sinusveränderungen [Ellman u. Hanson (1959);
Crane, Lerner u. Lawrence (1949); Hedinger, Hitzig u. Marnier (1951)], kongenitale kavernöse pulmonale Teleangiektasie [Ellman u. Hanson (1959); Cooley u. Mc
Namara (1954)]. Diese vielgestaltigen Bezeichnungen sind verständlich, wenn man sich
vergegenwärtigt, daß in etwa der Hälfte der Fälle von arterio-venösen Lungenfisteln
klinisch Zeichen einer hereditären hämorrhagischen Teleangiektasie im Sinne des Morbus
Rendu-Weber-Osler (Schludermann 1952) vorhanden sind und daß andererseits zweifellos mannigfache Übergangsformen zwischen einfacher Teleangiektasie bis zu großen
arterio-venösen Fisteln und geschwulstartigen Angiomatosen möglich sind [Hedinger,
Hitzig u. Marnier (1951); Sattler, Schmidt u. Wenzl (1959)]. Man gelangt somit
zur Feststellung, daß die arterio-venöse Lungenfistel vielfach als Komponente einer
allgemeinen kongenitalen Angiopathie aufzufassen ist. Es bestehen mithin verwandtschaftliche ätiologische Beziehungen zum Aneurysma der A. pulmonalis und zu isolierten
Venektasien im Bereich der Lungenvenen, wie auch aus den Einzelbeobachtungen des
Schrifttums, in welchen die Trennung nicht immer klar durchgeführt werden konnte,
hervorgeht. Dessen ungeachtet hat sich heute die Bezeichnung arterio-venöse Lungenfistel durchgesetzt, weil sie sowohl morphologisch als auch hämodynamisch am ehesten
den Verhältnissen gerecht wird. Nachdem heute anzunehmen ist, daß es sich um eine
persistierende primitive arterio-venöse direkte Kommunikation ohne Interposition eines
Capillargebietes auf Grund embryonaler Fehlbildung handelt, ist somit die Bezeichnung
arterio-venöse Lungenfistel am ehesten gerechtfertigt [Ellman u. Hanson (1959); Crane,
Lerner u. Lawrence (1949); Hedinger, Hitzig u. Marnier (1951); Schludermann
(1952)]. Unter einem arterio-venösen Aneurysma der Lunge ist vielmehr eine Arterienruptur und Venenverletzung mit Blutaustritt in den geweblichen Zwischenraum zu verstehen, der eine Kommunikation oder ein falsches Aneurysma verursacht [Crane,
Lerner u. Lawrence (1949)]. Die Beobachtung, daß im Bereich der pulmonalen
arterio-venösen Fistel ausgedehnte sackartige Gebilde mit labyrinthartig verbundenen
teleangiektatischen Hohlräumen vorgefunden werden, ist mit Schludermann so zu erklären, daß ursprünglich eine einfache Verbindung zwischen Arterie und Vene vorliegt,
jedoch in späteren Lebensjahren durch Änderung der Druckverhältnisse im kleinen
Kreislauf sowohl der arterielle als auch der venöse Schenkel aneurysmatisch erweitert
werden und beträchtliche Größe erreichen können, wobei der Fistelquerschnitt entsprechend zunimmt. Je nach Größe der ursprünglichen Fehlbildung treten diese Gebilde
entweder bald nach der Geburt, in der Kindheit oder erst im Erwachsenenalter in Erscheinung.

Pathologisch-anatomisch finden sich nach Giese (1960) bei der arterio-venösen Fistel
der Lunge oft sackförmig erweiterte, gekammerte und miteinander kommunizierende

Anastomosen zwischen Lungenarterien und Lungenvenen. Die Gefäßräume sind dünn-
wandig und glatt. Mitunter bilden sich darin Thrombosen und Kalkeinlagerungen. Die
zuführende Arterie und abführende Vene sind stark erweitert, häufig bis über bleistiftdick.
Man unterscheidet den Mikrotyp mit oft multiplen Herdbildungen und den Makrotyp,
der in der Regel solitär ist. Auch bilaterales Vorkommen ist nicht selten. Die Fehlbildung entwickelt sich anscheinend im Bereich der physiologischen Anastomose zwischen
Arterien und Venen der Lunge. Die seltene einfachste Form ist eine sackartig erweiterte
dünnwandige Gefäßschleife, die häufigere Form ein Gefäßknäuel vom Bau eines Ranken-
angioms mit mehreren Brücken zwischen Arterien und Venen. Die Größe der Veränderungen variiert von eben sichtbaren Knötchen bis zu kavernöser Umwandlung großer
Lungenabschnitte, die sich über einen ganzen Lappen ausdehnen können. Die miliaren,
vorwiegend subpleural liegenden Teleangiektasien können sich dem makroskopischen
Nachweis entziehen und auch mikroskopisch leicht übersehen werden. Nach GIESE
wird in 60—70% der klinisch oder anatomisch diagnostizierten arterio-venösen Fisteln
gleichzeitig ein Morbus Osler festgestellt, so daß die angeborene Lungenfistel eine häufige
Teilerscheinung der Teleangiektasia hereditaria haemorrhagica im Sinne einer konstitu-
tionellen Bindegewebsdysplasie ist. In anderen Fällen wird angenommen, daß es sich
um abortive Formen des Morbus Osler handelt oder daß die Teleangiektasien, die sich
häufig erst nach dem 30. Lebensjahr bilden, zur Zeit der Entdeckung der Lungenfistel
noch nicht in Erscheinung getreten waren. HEDINGER (1959) verfügt über Beobachtungen
bei familiären arterio-venösen Lungenfisteln im Rahmen des Morbus Osler in sechs Fällen.
Er hat ausführlich über pathologisch-anatomische Untersuchungsbefunde von vier an
Komplikationen ihrer Lungenfistel verstorbenen Patienten berichtet. Das pathologisch-
anatomische Substrat entspricht demnach meist rundlichen, glatt begrenzten blut-
gefüllten Varixknoten im Lungenparenchym, die linsen- bis orangengroß sein können.
Im Mittel haben sie etwa einen Querschnitt von 3 cm. Die Lungenuntergeschosse sind
bevorzugt. Ein Auftreten im Spitzenfeld wurde nach SCHLUDERMANN bisher nie be-
schrieben. Die Fisteln liegen häufiger peripher als hilusnahe, im Gegensatz zu den erworbenen Aneurysmen, die nahe den Hauptstämmen auftreten. Bei entsprechender
Größe bilden sich gekammerte Säcke. Hierin münden eine dilatierte Pulmonalarterie
und eine meist stärker ausgeweitete Pulmonalvene. Atypische Gefäße sind nicht selten,
WATSON (1947) beschreibt den Ursprung der Arterie direkt aus der Aorta, im Falle von
GRISHMAN, POPPEL, SIMPSON u. SUSSMAN (1949) mündet eine akzessorische Vene in die
V. cava caudalis. Die Kurzschlußverbindung führt zu einer Änderung der Kreislaufdynamik, das Blut strömt direkt in die Pulmonalvene und damit in den großen Kreislauf,
ohne arterialisiert zu werden. Den Shunt können größere Blutmengen bis zu 80%
passieren. Größenzunahme kann zur Beeinträchtigung des umgebenden Lungengewebes
führen, Atelektasen, pneumonische Verdichtungen, Indurationen und Gewebsblutungen
treten auf. Die röntgenologische Symptomatologie wird durch diese anatomischen Veränderungen geprägt. Die Wand der erweiterten Gefäße ist oft nur hauchdünn. Multiple
arterio-venöse Lungenfisteln werden in über 30% der Fälle festgestellt. BRUNNER u.
KUCSKO (1959) fanden bei einer 58jährigen Frau mit ausgeprägtem Morbus Osler
pathologisch-anatomisch im atelektatischen blutreichen und cyanotischen Mittellappen
ungewöhnliche Gefäßverhältnisse in Form arterio-venöser Gefäßkaskaden, eigenartiger
Torquierungen mittlerer und kleinerer Lungenarterien und abnormer arterio-venöser
Verbindungen. Die Bronchien wurden hierdurch offenbar komprimiert, der Mittellappen
atelektatisch. Nach WHITAKER (1947) ist die Histologie der Gefäßveränderungen im
Bereich der arterio-venösen Lungenfisteln identisch mit jener der Hautveränderungen
bei hereditärer hämorrhagischer Teleangiektasie.
    Über die klinische und röntgenologische Symptomatologie der arterio-venösen Lungen-
fisteln bestehen heute fundierte Kenntnisse, die durch zahlreiche kasuistische Beiträge
gestützt werden. STECKEN u. OPITZ (1954) erwähnen, daß bis 1954 über 70 Einzelarbeiten hierüber erschienen sind, die vorwiegend aus dem anglo-amerikanischen Schrifttum

stammen. Cooley u. McNamara (1954) geben für 1954 über 100 Publikationen an, während im Jahre 1959 bereits 150 Fälle von pulmonalen arterio-venösen Fisteln bekannt waren [Weiss u. Gasul (1954)].

Sichtet man die klinischen Daten der arterio-venösen Lungenfistel, so geht aus den Schrifttumsangaben hervor, daß etwa bei der Hälfte der erfaßten Fälle Zeichen eines Morbus Osler, also einer allgemeinen Gefäßanomalie, vorhanden sind [Schludermann (1952)]. Andererseits ergeben Untersuchungen von Garland u. Anning (1950) an Osler-Familien, daß man bei einer Gruppe alle typischen Zeichen der Erkrankung ohne pulmonale Veränderungen vorfinden kann, während einzelne Familien nur arterio-venöse

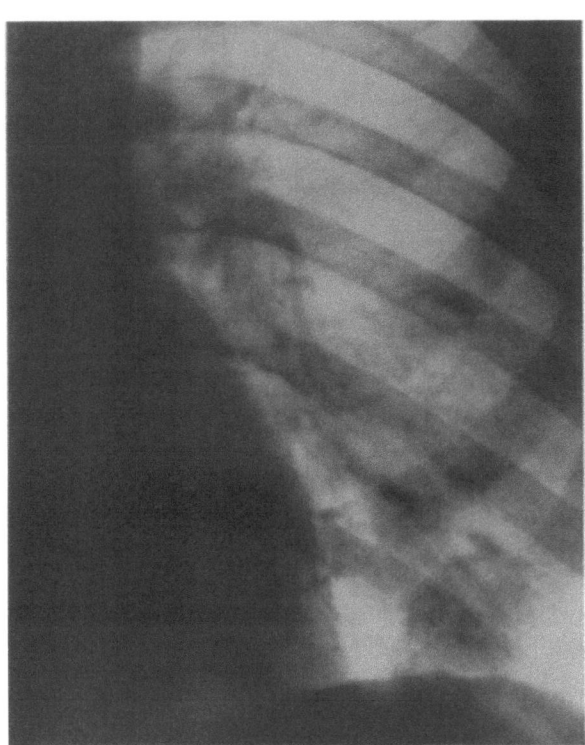

Fisteln der Lunge aufweisen, die demnach offenbar als einzige Manifestation der Oslerschen Erkrankung in Erscheinung treten können. Weitere sehr kennzeichnende Symptome sind periphere Mischungscyanose, Polyglobulie und Trommelschlegelfinger. In ausgeprägteren Fällen findet sich Dyspnoe. Rezidivierende Hämoptysen oft schwerer und tödlicher Art sowie gehäuftes Nasenbluten können das klinische Bild beherrschen. Eine allgemeine Thrombosebereitschaft mit Neigung zu Hirnembolie, Konvulsionen, motorisch-sensiblen Störungen und Mikroembolien ist häufig die Folge des Rechts-Links-Shunts. Das Auftreten eines ein- oder doppelseitigen Hämatothorax weist auf Perforation und Blutaustritte im subpleuralen Fistelbereich hin. Am Augenhintergrund sind vielfach Teleangiektasien ein unterstützendes Diagnosticum. Im Fistelbereich kann ein systolisch-diastolisches Geräusch und ein entsprechendes Schwirren nachweisbar sein, sein Fehlen spricht jedoch nach Loogen u. Wolter (1957) nicht gegen das Vorhandensein einer Fistel. Die

Abb. 31. Arterio-venöse Lungenfistel im linken Unterlappen auf der Nativaufnahme, durch Lungenfunktionsprüfung bestätigt

Lungenfunktionsprüfung wird zum Nachweis des Rechts-Links-Shunts häufig hinzugezogen. Auch Farbstoffindicatorlösungen sind zum Shunt-Nachweis geeignet [Callahan, Helmholz u. Kirklin (1956)]. Bezüglich der klinischen Diagnostik muß im übrigen auf das spezielle Schrifttum verwiesen werden.

Auch bei der radiologischen Diagnose der arterio-venösen Lungenfistel stehen konventionelle röntgenologische Methoden am Anfang. Die richtige Interpretation dieser Befunde führt vielfach erst zur Aufdeckung bisher ungeklärter pulmonaler Symptome. Aus den sehr zahlreichen Einzelarbeiten, die im Schrifttumsverzeichnis aufgeführt sind, geht hervor, daß der typische Befund der arterio-venösen Lungenfistel ein rundlicher oder ovalärer Verdichtungsbezirk in einem hilusnahen oder peripheren Lungenfeld ist. Nur wenn die Fistel ausgesprochen herznahe liegt, kann sie im Übersichtsbild dem Nachweis entgehen oder sich lediglich durch eine diskrete Vorwölbung am Herzrand äußern [Loogen u. Wolter (1957)]. Des weiteren muß darauf aufmerksam gemacht werden, daß hinter dem Herzen und in der Nachbarschaft des Mediastinum gelegene Fisteln der konventionellen Diagnostik entgehen können, so daß zumindest grundsätzlich die Übersichtsaufnahme in zwei Ebenen zur Lokalisation erfolgen muß. Der Nachweis von arterio-venösen Fisteln auf der Nativaufnahme kann jedoch in der Regel nur dann erfolgen, wenn diese eine gewisse Größe erreicht haben. Kleine Fisteln sind letztlich nur angiographisch darstellbar. Die Konturen des „Rundherdes" sind vorwiegend glatt, können jedoch nach LOOGEN u. MAJOR (1955) gelegentlich „aufgelockert" sein. Kontur-unregelmäßigkeiten dürften insbesondere bei zunehmenden perivasculären bindegewebigen Infiltrationen und Indurationen auftreten. Auch können zunehmende Atelektasen durch Bronchuskompression bei Größenzunahme der Fisteln den ursprünglichen Befund weit-gehend überlagern. In unkomplizierten Fällen und bei wenig ausgeprägten Kommuni-kationen können die Fistelsubstrate auf der Nativaufnahme sehr zart sein. Finden sich andererseits große trauben- und rankenförmige Gebilde, wie in einem Fall von GROSSE-BROCKHOFF, LOOGEN u. VIETEN (1957), so sind grobfleckige multiple Verdichtungen in einem Lungenfeld nachweisbar, die konfluierender Natur sein können und zu Fehl-deutungen berechtigten Anlaß geben. Es werden auch solitäre oder multiple zylindrische Veränderungen beschrieben [BAER, BEHREND u. GOLDBURGH (1950)]. Bei kleineren Aneurysmen kann die Diagnose besonders schwierig sein, sie können Metastasen oder Cysten ähneln [LINDGREN (1946)]. Vielfach findet sich eine typische Traubenform der ektatischen Gefäße, die das Vorliegen einer arterio-venösen Fistel bereits im Nativbild wahrscheinlich machen kann [SCHLUDERMANN (1952)]. BAKER u. TROUNCE (1949) be-schreiben Areale von „wurmförmigen" Gefäßerweiterungen. Auch besonders markante vasculäre Strukturen können nach COOLEY u. MCNAMARA (1954) für kongenitale Tele-angiektasien sprechen. Hier bestehen bereits Übergänge zur Symptomatologie der gut-artigen und bösartigen hämangiomatösen Blastome der Lunge [POWELL (1958)]. Alle beschriebenen pulmonalen Strukturveränderungen sind für solitäre oder multiple arterio-venöse Fisteln einer gewissen Größe charakteristisch; es ist jedoch mit LE ROUX (1959) darauf aufmerksam zu machen, daß in etwa 30% der Fälle die klinischen Kardinal-symptome fehlen und die röntgenologischen Zeichen trotz ausgeprägter Cyanose ebenfalls dann fehlen können, wenn zahlreiche kleinste Fisteln vorhanden sind. In diesen Fällen versagen konventionelle Methoden völlig. Nur die Pulmonangiographie ist in der Lage, derartige Befunde aufzudecken.

Vereinzelt liegen Durchleuchtungsbeobachtungen über Pulsationen der ektatischen Gefäßabschnitte vor [CRANE, LERNER u. LAWRENCE (1949); CALLAHAN, HELMHOLZ u. KIRKLIN (1956); BOSSINA (1954); DOGLIOTTI, ACTIS DATO, TARQUINI, WEISS u. QUAGLIA (1960)]. Besonders ANGELINO, ACTIS DATO u. TARQUINI (1954) beschreiben lebhafte Pulsationen von zweimarkstückgroßen Gefäßektasien, die zusammen eine 8 bildeten. Mit SCHLUDERMANN muß indes hervorgehoben werden, daß fehlende Pulsationen keines-wegs gegen das Vorhandensein einer arterio-venösen Fistel sprechen, zumal sekundäre Wandveränderungen, Thrombosierungen, Blutungen und parenchymatöse Indurationen pulsatorische Mechanismen beeinträchtigen oder aufheben können [LOOGEN u. MAJOR (1955); SCHLUDERMANN (1952)].

Ein weiteres wichtiges diagnostisches Kriterium ist der Nachweis der arterio-venösen Kommunikation bei Fisteln einer gewissen Ausdehnung durch die Darstellung dilatierter afferenter und efferenter Gefäßabschnitte, die gewöhnlich breiter als die entsprechenden Lungengefäße der Nachbarschaft und auch stärker gewunden sind. Vor allem sind die abführenden Venen stark dilatiert und breiter als die Arterien, entsprechend der arteriellen Drucksteigerung im ableitenden Venensystem. Diese beweisenden Substrate können vielfach bereits bei der Durchleuchtung und auf der Nativaufnahme in verschiedenen Projektionen, wobei auch Schrägdurchmesser und seitliche Strahlengänge hinzuzuziehen sind, als entsprechende bandförmige Veränderungen, deren Gefäßstruktur meist un-verkennbar ist, dargestellt werden [LOOGEN u. MAJOR (1955); CRANE, LERNER u. LAWRENCE (1949); GRISHMAN, POPPEL, SIMPSON u. SUSSMAN (1949); CALLAHAN, HELMHOLZ u. KIRKLIN (1956); BREA u. MARTÍNEZ (1957); GROSSE-BROCKHOFF, LOOGEN u. SCHAEDE (1960); SMITH u. HORTON (1939); SEAMAN u. GOLDMAN (1952); LINDGREN (1946)].

Bevorzugte Lokalisationen sind die basalen Lungenabschnitte beiderseits, insbesondere der rechte Unterlappen. Grosse-Brockhoff, Loogen u. Vieten (1957) geben an, daß sich die arterio-venöse Fistel in 80% im rechten Unterlappen nachweisen läßt. In den cranialen Lungenpartien sind die Veränderungen verhältnismäßig selten vorzufinden, in den Spitzenanteilen wurden nach Schludermann arterio-venöse Fisteln bisher niemals nachgewiesen. Die Lungenperipherie wird offensichtlich bevorzugt, ausgesprochen hilusnahe arterio-venöse Fisteln sind seltener. Multiple Fisteln kommen in verschiedenen Lappen beider Lungen, vorzugsweise in den Unterlappen, vor.

Die konventionelle Röntgendiagnostik ohne Zuhilfenahme von Spezialaufnahmen eignet sich nur zum Nachweis hämodynamisch bedeutsamer solitärer oder multipler arterio-venöser Fisteln der Lunge. Sie wird bereits problematisch, wenn Fisteln vom Herzen oder den Mediastinalorganen überlagert werden [Grosse-Brockhoff, Loogen u. Vieten (1957); Schludermann (1952); Grosse-Brockhoff, Loogen u. Schaede (1960)], versagt jedoch in der Regel dann, wenn multiple sehr kleine Fisteln in verschiedenen Lungenlappen vorliegen [Baer, Behrend u. Goldburgh (1950); Schludermann (1952); Duisenberg u. Arismendi (1949); Le Roux (1959)]. Darüberhinaus erbringen Operationsbefunde mitunter den Nachweis mehrerer arterio-venösen Fisteln im Gegensatz zur präoperativen Annahme solitärer Gebilde [Rodes (1938); Dumont u. Duprez (1959)]. Die Forderung, auch bei anscheinend klaren Befunden Spezialuntersuchungen (Tomographie, Angiographie) anzuschließen, ist daher insbesondere zur genauen Abgrenzung der Operationsindikation durchaus berechtigt.

Zum Nachweis der Größenvariabilität der Fistelgefäße unter veränderten hämodynamischen Bedingungen werden der Müller- und Valsalva-Versuch vielfach herangezogen. Positive Befunde, nämlich Verkleinerung der Gefäße beim Valsalva-Versuch (Preßdruck nach tiefer Inspiration gegen geschlossene Glottis), Vergrößerung im Müller-Versuch (inspiratorische Bewegung bei Glottisschluß) erhoben Ellman u. Hanson (1959), Crane, Lerner u. Lawrence (1949); Lindgren (1946); Hedinger, Hitzig u. Marnier (1951); Butter, Lohmann u. Thomas (1961). Andererseits liegen Berichte über negative Befunde beider Funktionsproben von Wetzel u. Heuck (1952), Thoenis u. Scheid (1952), Butter, Lohmann u. Thomas (1961), Bróbeck (1948) und Schludermann (1952) vor. Man muß hieraus entnehmen, daß diese Untersuchungen nur bei positivem Ausfall von Wert sind und dann allerdings darauf schließen lassen, daß zumindest keine gröberen Thrombosierungen, Wandsklerosen oder perivasculären Indurationen vorliegen, die im negativen Falle als Ursache einer Elastizitätsminderung der Fistelgefäße in Betracht kommen. Die Angaben über die diagnostische Verwertbarkeit der Flächenkymographie weisen entsprechende Schwankungen auf. Deutliche Eigenpulsationen wurden kymographisch von Wetzel u. Heuck (1952), Loogen u. Major (1955), Baer, Behrend u. Goldburgh (1950), Lindgren (1946) und Stecken (1955) als Charakteristicum für starke Druck- und Volumenschwankungen im Fistelbereich angegeben. Andererseits sprechen Bróbeck (1948) und Schludermann (1952) der Kymographie nur sehr bedingten und diagnostisch nicht entscheidenden Wert für die Diagnosestellung zu. Im Elektrokymogramm fanden Butter, Lohmann u. Thomas (1961), Baer, Behrend u. Goldburgh (1950) und Raton (1957) eindeutige Eigenpulsationen im Fistelbereich, die vor allem differentialdiagnostisch zur Abgrenzung gegenüber soliden Gewebsprozessen verwertbar sind.

Eine sehr bedeutende und vor allem schonende Untersuchungsmethode ist die Schichtaufnahme. Sie vermag hervorragende diagnostische Ergebnisse bei gezielter Anwendung zu erbringen. Vielfach wird hierdurch — insbesondere bei lokalisierten größeren Fisteln — die angiographische Lokalisation erspart werden können. Andererseits weisen Ellman u. Hanson (1959) mit Recht darauf hin, daß trotz der überzeugenden Ergebnisse der Tomographie die Angiographie hierdurch nicht ersetzt werden kann, weil sie insbesondere über verdeckte Veränderungen Auskunft gibt, die mit konventionellen Methoden übersehen oder nicht festgestellt werden können. Besonders wichtig für die exakte topo-

graphische Differenzie-
rung ist die Anwen-
dung einer selektiven
Tomographie, die sich
der jeweiligen Ver-
laufsebene der Fistel-
gefäße möglichst an-
passen sollte [SCHULZE
(1954/55)]. In diesen
Fällen kann der be-
treffende Gefäßstiel bis
zum Ursprung aus
der Pulmonalarterie
bzw. im venösen Schen-
kel bis zur Vorhofs-
grenze dargestellt wer-
den. Wertvolle Beiträge
über die hervorragende
Darstellungsmöglich-
keit der zu- und ab-
führenden Fistelgefäße
im Schichtbild stam-
men unter anderem
von GRISHMAN, POP-
PEL, SIMPSON u. SUSS-
MAN (1949), LINDGREN
(1946), HEDINGER, HIT-
ZIG u. MARNIER (1951),
BUTTER, LOHMANN u.
THOMAS (1961), SÜSSE,
OELSSNER, HERBST u.
KUNDE (1953), SEAMAN
u. GOLDMAN (1952),
SCHULZE (1954/55), LO-
DIN (1952), STECKEN
(1955), BEYER u. RICH-
TER (1963). So wiesen
GRISHMAN, POPPEL,
SIMPSON u. SUSSMAN
(1949) den großen Pul-
monalarterienast und
die breite Pulmonal-
vene unmittelbar un-
terhalb und proximal
am Herzen nach, ferner
stellten sie verästelte
Gefäßstrukturen ober-
halb der Fistel dar.
HEDINGER, HITZIG u.
MARNIER (1951) analy-
sierten linksseitig retrokardial ein Konvolut von streifen- und fleckförmigen Gefäßen, die
eine breite stielartige Verbindung zum Hilus aufwiesen. Der Nachweis einer Gefäßektasie
mit stielartiger Kommunikation zum Hilus ist damit ein typischer tomographischer und

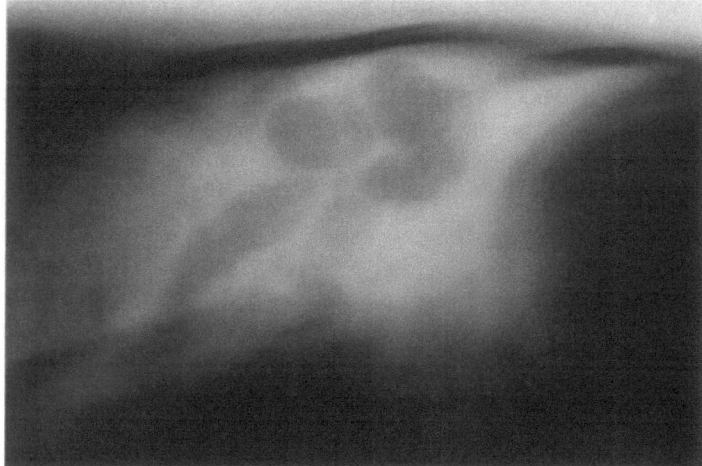

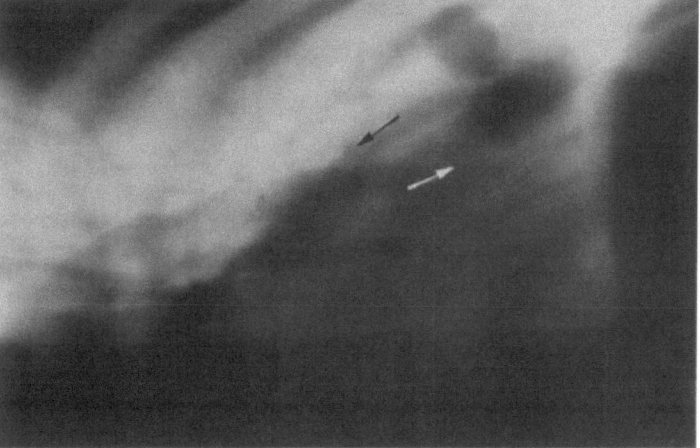

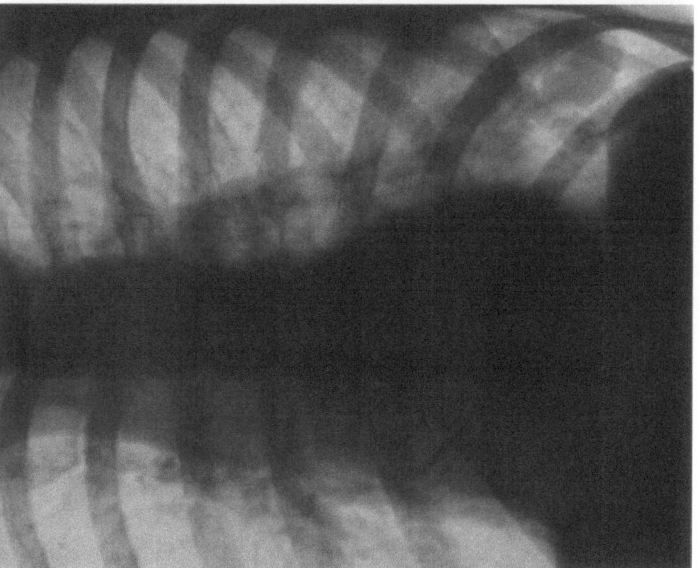

Abb. 32a—e. Arterio-venöse Lungenfistel im Nativbild (a), auf Schichtaufnahmen in sagittalem und seitlichem Strahlengang (b—d) und im postoperativen Angiogramm (e) (nach SCHULZE)

diagnostisch signifikanter Befund. SÜSSE, OELSSNER, HERBST u. KUNDE (1953) stellten im Schichtbild ausgesprochen aneurysmatisch ektatische und varicös geschlängelte breite Gefäße dar. Es war ihnen jedoch mit dieser Methode nicht möglich, zu entscheiden, welches der zu- und welches der abführende Schenkel war. Damit tritt wiederum die selektive Angiographie als ergänzende Methode an die Seite der Schichtaufnahmetechnik. LODIN (1952)

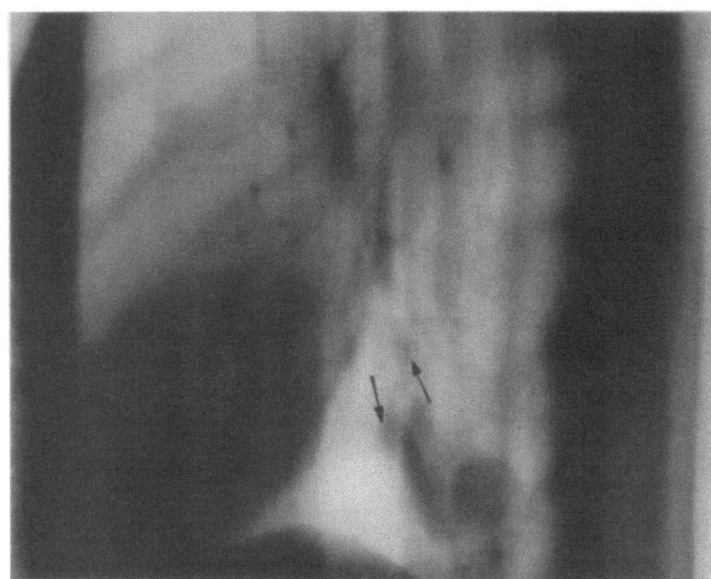

Abb. 32 d

vermochte durch zusätzliche sagittale und frontale Tomogramme vier weitere arteriovenöse Fisteln darzustellen, während konventionelle Aufnahmen in zwei Ebenen lediglich zwei einzelne Fisteln nachwiesen. Eindrucksvolle tomographische Beispiele der Gefäßdarstellung stammen ferner von BEYER u. RICHTER (1963). Die diagnostische Bedeutung des Schichtaufnahmeverfahrens wird grundsätzlich von allen Autoren, die sich bisher mit der arterio-venösen Lungenfistel befaßt haben, betont.

Die Befunde des Herz- und Arterienkatheterismus geben weitere Hinweise auf die Hämodynamik der arteriovenösen Lungenfistel und gehen in der Regel jenen der selektiven Pulmonangiographie voraus. Aufschlußreiche Ergebnisse über diese Methode erbrachten LOOGEN u. MAJOR (1955), BRÓBECK (1948), SCHLUDERMANN (1952), CALLAHAN, HELMHOLZ u. KIRKLIN (1956), LOOGEN u. WOLTER (1957) und GROSSE-BROCKHOFF, LOOGEN u. SCHAEDE (1960). Verhältnismäßig selten dürfte die direkte Darstellung des Shunts durch den Katheter sein [LOOGEN u. WOLTER (1957)]. Den Autoren gelang es, den Katheter von der rechten Pulmonalarterie über die ableitende Vene in den linken Vorhof und linken Ventrikel vorzuschieben. Andererseits weisen LOOGEN u. MAJOR (1955) auf die Gefahren der direkten Sondierung der Fistelgefäße hin, da bei hauchdünnen Gefäßwänden die Gefahr einer Perforation groß ist. Die übrigen Befunde bei der Anwendung des Herzkatheters ergeben den Nachweis des fistelbedingten Rechts-Links-

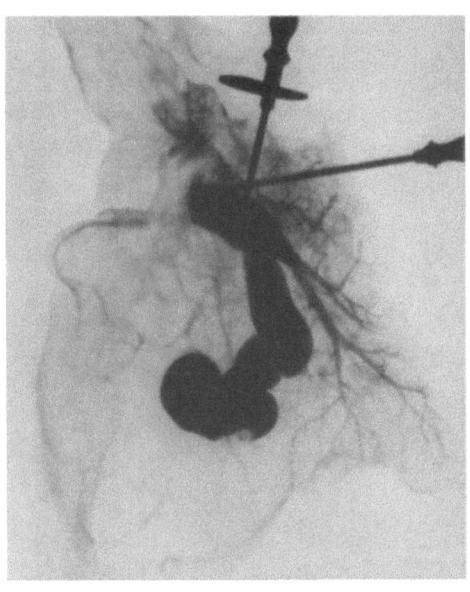

Abb. 32 e

Shunts, wobei eine deutliche Druckerniedrigung im arteriellen Schenkel, andererseits Druckerhöhung in der ableitenden Vene bei fehlender Arterialisierung festgestellt werden. Nach SCHLUDERMANN (1952) sind die kardialen Druckverhältnisse bei den arterio-venösen Lungenfisteln in der Regel normal. Im übrigen sei auf die speziellen Ergebnisse des Herzkatheterismus verwiesen.

Zahlreiche Einzelberichte zeigen den unbestrittenen Wert der selektiven Angiographie der Lungengefäße bei der Diagnostik der arterio-venösen Fistel, insbesondere bezüglich des Nachweises kleinerer multipler Fistelbildungen, die mit sonstigen Methoden nicht darstellbar sind. Darüber hinaus erlaubt die angiographische Kontrastdarstellung eine verläßliche Beurteilung der gestörten Hämodynamik im Fistelbereich und trägt damit wesentlich zur operativen Indikationsstellung bei. Hier ist methodisch der besondere Wert der Bildverstärker-Kinematographie mit schneller Bildfolge hervorzuheben, zumal die Shunt-Vorgänge verhältnismäßig schnell erfolgen. Jedoch liefert auch die Seriographie mit 6—12 Bildern pro Sekunde brauchbare diagnostische Resultate im Großformat. Soweit aus dem Schrifttum zu ersehen ist, führten SMITH u. HORTON (1939) erstmalig die Angiographie bei einer arterio-venösen Fistel in der Lunge durch. In den letzten Jahren haben sich Berichte über die hervorragenden diagnostischen Ergebnisse dieses Verfahrens gehäuft. Eindrucksvolle angiographische Beiträge stammen unter anderen von GROSSE-BROCKHOFF, LOOGEN u. VIETEN (1957); LOOGEN u. MAJOR (1955); GRISHMAN, POPPEL, SIMPSON u. SUSSMAN (1949); LINDGREN (1946); SÜSSE, OELSSNER, HERBST u. KUNDE (1953); SEAMAN u. GOLDMAN (1952); SCHULZE (1954/55); LOOGEN u. WOLTER (1957); STEINBERG u. FINBY (1957); PURRIEL u. MURAS (1957); ANGELINO, ACTIS-DATO u. TARQUINI (1954); THURN (1958) und GROSSE-BROCKHOFF, LOOGEN u. SCHAEDE (1960). Charakteristisch für den angiographischen Befund einer arterio-venösen Lungenfistel ist neben dem Nachweis der erweiterten zuführenden Arterie, rankenartiger Gefäßveränderungen und der Darstellung der dilatierten ableitenden Lungenvene vor allem die sehr vorzeitige Darstellung des Laevo-Kardiogramms mit rascher Kontrastierung von linkem Vorhof, linkem Ventrikel und der Aorta. Bei genügend schneller Bildfolge ist nach LOOGEN u. MAJOR (1955) erkennbar, daß das Kontrastmittel das linke

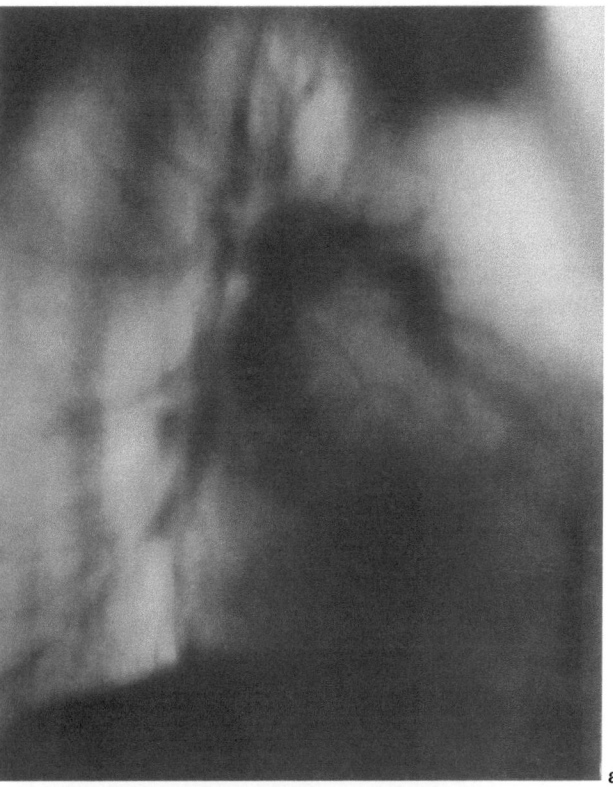

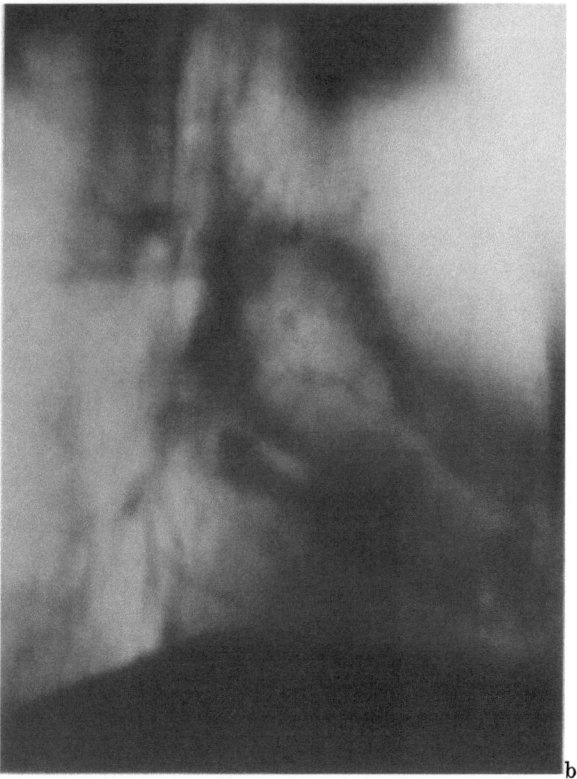

Abb. 33a u. b. Arterio-venöse Lungenfistel, dargestellt im seitlichen Schichtbild (nach RICHTER)

Herz bereits zu einem Zeitpunkt erreicht, in dem sich in der übrigen Lunge erst die Venen zu füllen beginnen. Dieses besondere funktionelle Verhalten ist angiographisch freilich nur bei großen solitären oder multiplen Lungenfisteln erkennbar. Auch die morphologischen angiographischen Befunde hängen von Art, Sitz, Größe und Ausdehnung der Fisteln ab. Bei größeren Fisteln zeichnen sich dilatierte Arterie und Vene, vielfach auch rankenartige Gefäßkonvolute in der Nachbarschaft kontrastreich ab. So sahen Grosse-Brockhoff, Loogen u. Vieten (1957) grobflächige konfluierende Kontrastmittel-ansammlungen, die das rechte Oberfeld weitgehend ausfüllten. In weiteren Fällen stellten sie die zum Teil kolbenförmig aufgetriebenen Gefäße und sackförmigen Fistelerweiterungen dar. Grishman, Poppel, Simpson u. Sussman (1949) erbrachten ebenfalls den Nachweis der arteriellen Füllungsphase von einem breiten Stamm der A. pulmonalis mit Beweis der unmittelbar anschließenden venösen Entleerung, wobei die ableitende Pulmonalvene deutlich ektatisch war. Ausgesprochen aneurysmatische Gefäßverhältnisse schildern Süsse, Oelssner, Herbst u. Kunde (1953) sowie Seaman u. Goldman (1952).

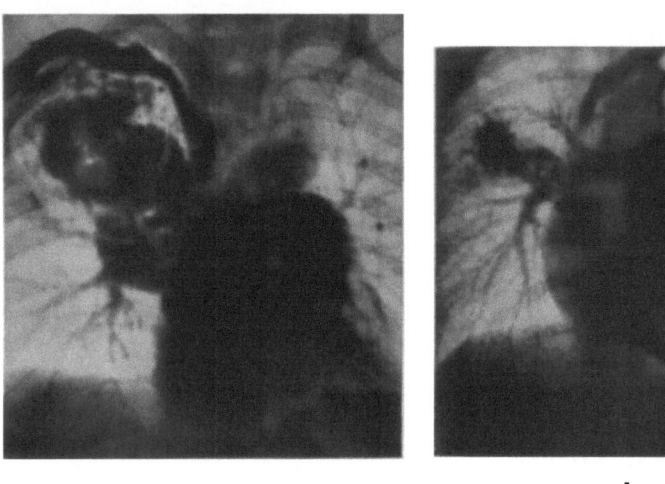

a   b

Abb. 34a u. b. Ausgeprägte arterio-venöse Fistelbildung des rechten Oberlappens im Pulmonangiogramm (nach Grosse-Brockhoff, Loogen u. Schaede)

Entsprechend eindrucksvolle Befunde hat Schulze (1954/55) beigetragen. Angelino, Actis-Dato u. Tarquini (1954) wiesen mittels venöser Angiokardiographie eine Aussparung und Verdrängung der V. cava superior nach lateral nach, deren Ursache eine arterio-venöse Fistel war, die sich 2 sec später mit Kontrastmittel ausfüllte. Ein atypischer Befund stammt von Loogen u. Wolter (1957): Hier endete die rechte Pulmonalarterie abrupt mit Übergang in eine schmale Kontrastmittelstraße. Über diese erfolgte Ansammlung des Kontrastmittels in einer Region, die sich vorwiegend in das Gebiet des linken Vorhofs projizierte. Damit konnte an einer Gefäßverbindung zwischen rechter A. pulmonalis und linkem Vorhof nicht gezweifelt werden. Die typischen Veränderungen der Lungenfelder und das Fistelgeräusch fehlten. Autoptisch lag eine drei Querfinger große Fistel zwischen Hinter- und Unterwand der rechten Pulmonalarterie nebst einer sackförmigen Erweiterung, die dorsal und rechts vom rechten Vorhof gelegen war, vor. Zum linken Vorhof fand sich eine breite Verbindungsbahn.

Der angiographische Nachweis multipler kleiner und kleinster arterio-venöser Fisteln kann schwer, manchmal ungenügend und problematisch sein. Indes hat gerade diese Darstellungsmethode besondere Berechtigung, vor allem dann, wenn klinisch die Zeichen eines ausgeprägten Rechts-Links-Shunts vorliegen und die Frage der Operationsindikation gestellt wird. Finden sich in diesem Fall ausnahmslos multiple kleine und kleinste Lungenfisteln, so stellen diese Befunde eine Kontraindikation dar. In anderen Fällen kann eine größere solitäre Fistel mit weiteren kleinen Fisteln verquickt sein. Auch dann wird die

Operationsindikation weitgehend vom angiographischen Befund abhängig gemacht werden. Das angiographische Bild kleiner peripherer arterio-venöser Fisteln beruht auf dem Nachweis von atypischen Gefäßstrukturen, zum Teil klobig-wabiger und unregel-mäßiger Natur und kleinen Kontrastmittelansammlun-gen. Vielfach sind die Ver-änderungen sehr diskret und kaum analysierbar, wohl mitunter auch durch gezielte selektive Darstel-lung besser zu erfassen. In einem von uns beob-achteten Falle, der beifol-gend abgebildet ist, wurden derartige multiple kleine Fisteln in den beiderseiti-gen Unterlappen nach-gewiesen und später autop-tisch bestätigt. Es fanden sich darüber hinaus vor allem linksseitig unregel-mäßige wabig-rankige peri-phere Gefäßstrukturen, bei denen es sich zweifellos um ent-sprechende noch nicht sehr ausge-bildete Fehlentwicklungen handelte. Damit erhebt sich angiographisch das Problem des Nachweises diskreter arterio-venöser Fistelbildungen. Wie GROSSE-BROCKHOFF, LOOGEN u. VIE-TEN (1957) ausführen, besteht durch-aus Berechtigung zur Annahme, daß zahlreiche kleinste Fistelbildungen häufig angiographisch noch nicht darstellbar sind, daß selbst bei nor-malem Befund noch kleinste arterio-venöse Fisteln vorliegen, die bei Größenzunahme doch noch klinische Folgeerscheinungen hervorrufen kön-nen. Dieses diagnostische Problem ist insbesondere bei der operativen Indikationsstellung zu berücksichti-gen, so daß die genaue Auswertung der Pulmonangiogramme erforderlich ist. Es ist nämlich eine bekannte Erfahrungstatsache, daß im An-schluß an die operative Entfernung einzelner arterio-venöser Fisteln bisher nicht erkannte periphere Fistelbildungen in der Folgezeit zunehmend größer wurden und sich hämodynamisch bemerkbar machten.

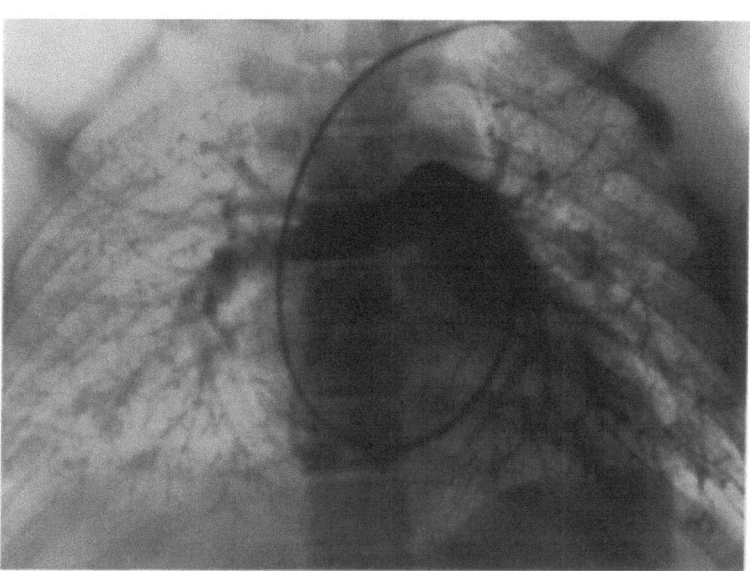

a

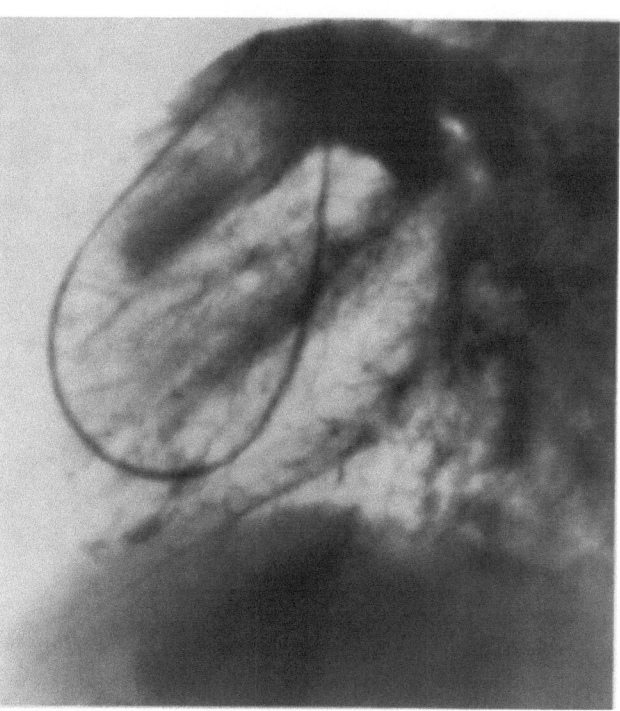

b

Abb. 35a—g. Darstellung multipler arterio-venöser Fisteln beider Lungenunterlappen im selektiven Pulmonangiogramm. Bildfrequenz 6/sec. a, b Bild 7. c, d Bild 9. e—g Bild 13. Nachweis multipler kleiner arterio-venöser Fisteln in beiden Lungen. Rechts Gefäßektasien und Fistelkommunikationen. Links rankenartige Dysplasien der peripheren Gefäßäste. Autoptisch bestätigt

Arterio-venöse Fisteln der Lunge können mit anderen Veränderungen einhergehen: Grishman, Poppel, Simpson u. Sussman (1949) und Lindgren (1946) berichten über den Befund von akzessorischen Pulmonalarterien, die als zuführende Fistelgefäße nach-

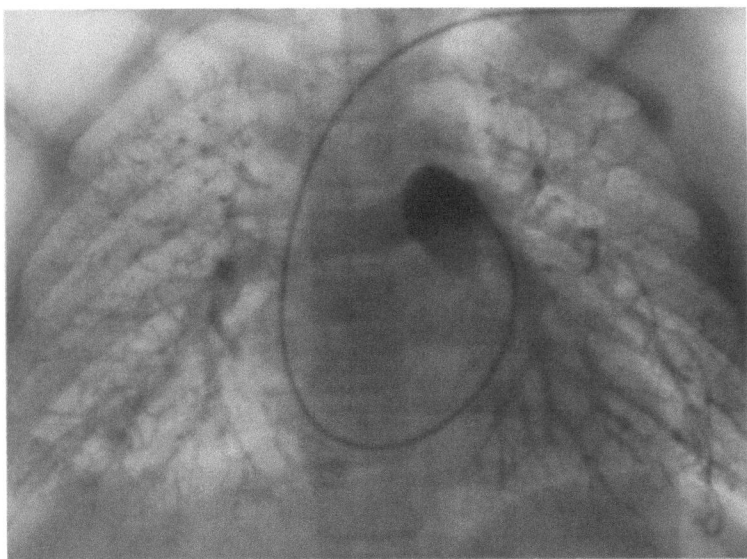

Abb. 35 c

gewiesen wurden. Akzessorische bzw. aberrierende Pulmonalvenen wurden von Grishman, Poppel, Simpson u. Sussman beschrieben. Über den aortalen Ursprung der A. pulmonalis bzw. Shunt zwischen Bronchialarterie und Lungenvene berichten Watson (1947) und Purriel, Muras, Mendoza, Piovano u. Spagna (1958). Kombinationen mit Vorhofseptumdefekt und Mitralstenose beobachteten Beyer u. Richter (1963) sowie Lindgren und Cope (1953). Ferner liegen Beobachtungen über Magenpolypen und Meningocele [Süsse, Oelssner, Herbst u. Kunde (1953)] sowie Osteopoikilie [Stecken u. Opitz (1954)] bei arterio-venöser Lungenfistel vor.

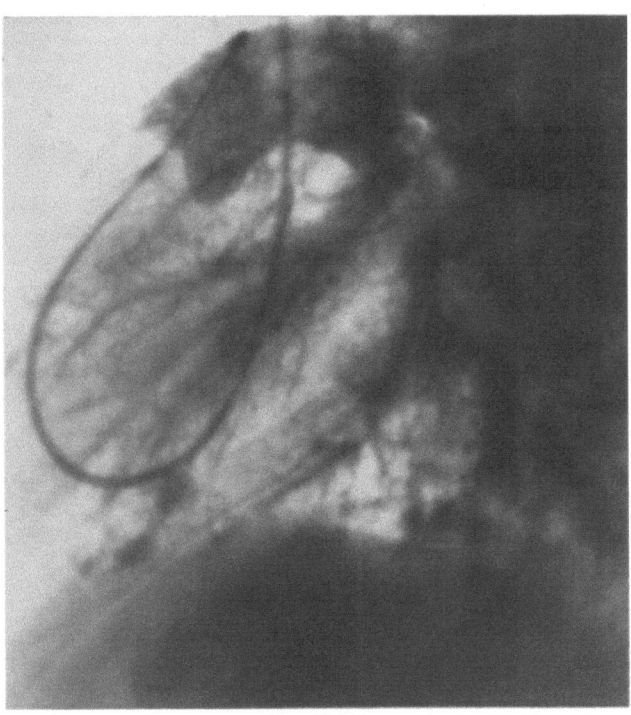

Abb. 35 d

Unter den chirurgisch-therapeutischen Maßnahmen stehen heute partielle oder totale Lobektomie bzw. Pneumektomien im Vordergrund [Derra (1951)]. Die Pneumektomie wurde erstmalig von Duvoir, Picot, Pollet u. Gaultier (1936) als Methode der Wahl bei ausgedehnten Veränderungen angegeben. Weitere Methoden sind lokale Excision der Fistel [Janes (1944)], Unterbindung der zuführenden Lungenarterie [d'Allaines, Durand u. Métianu (1951)] sowie die Ligatur des unmittelbar vor der Fistel gelegenen arteriellen Gefäßabschnittes [Björck u. Craafoord (1947)]. Die Lobektomie dürfte in der Regel die Methode der Wahl sein. Zahlreiche Einzelmitteilungen des Schrifttums weisen auf die guten Heilungsergebnisse der operativen Therapie hin. Postoperative Befunde und Verlaufskontrollen haben für den Radiologen besondere Bedeutung. Im Vordergrund steht hierbei das Problem der präoperativ nicht erkannten Fisteln sowie die Problematik von Fistelrezidiven in präformierten ursprünglich diagnostisch stummen Lungenbereichen. Im Fall von Ronald (1954) erbrachte beispielsweise die Resektion des rechten Unterlappens keine Besserung der Cyanose; eine weitere postoperative

Angiographie deckte andere Anomalien im linken Unterlappen auf, die in einer vorher-
gehenden Untersuchung nicht feststellbar waren. GROSSE-BROCKHOFF, LOOGEN u.
VIETEN (1957) beschreiben im Operations-
präparat außer den angiographisch nachgewiesenen Veränderungen noch zahlreiche
kleinste Fistelbildungen, die röntgenologisch
nicht dargestellt werden konnten. Auch
RYZHKOV (1961) deckte in einer systematischen Untersuchung von 21 Lungenresek-
tionspräparaten in elf Fällen angeborene
arterio-venöse Fisteln der Lunge auf.
DUMONT u. DUPREZ (1959) wiesen bei der
postoperativen Injektion eines Lungen-
präparates zwei arterio-venöse Fisteln statt
der einen präoperativ diagnostizierten nach.
Im Verein mit GROSSE-BROCKHOFF, LOOGEN
u. VIETEN sowie BAER, BEHREND u. GOLD-
BURGH (1950) muß ferner angenommen
werden, daß kleinere insbesondere subpleural gelegene Fisteln erst postoperativ
hämodynamisch wirksam werden, so daß
die genaue Interpretation der Angiogramme
in der präoperativen Phase eine wichtige
und verantwortungsvolle Aufgabe des klinischen Radiologen darstellt.

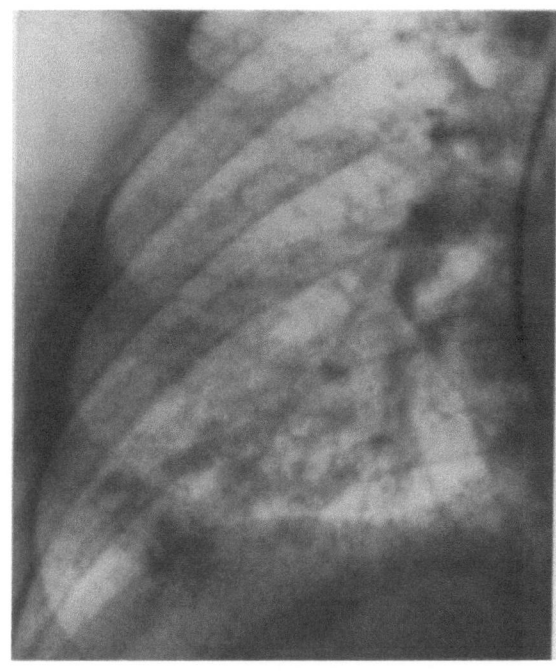

Abb. 35e

Die Differentialdiagnose der
arterio-venösen Lungenfistel ist
auch im Zeichen der modernen
klinischen Radiologie von aktuel-
ler Bedeutung, geht doch aus
einer Fülle von Einzelmitteilungen

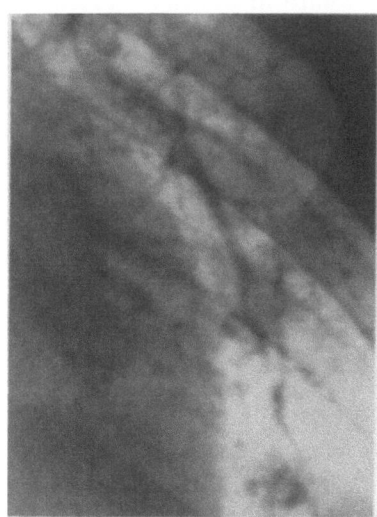

Abb. 35f

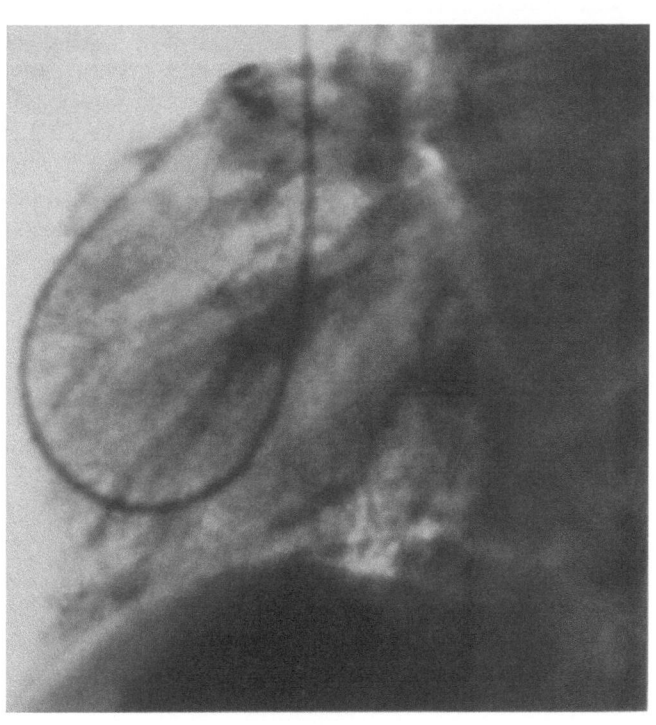

Abb. 35g

hervor, wie häufig diese Veränderung fehlgedeutet oder längere Zeit verkannt wird.
In überwiegendem Maße lauten die Fehldiagnosen Lungentuberkulose oder Lungentumor. Derartige Fehldeutungen sind freilich verständlich, wenn man die Ähnlichkeit

der röntgenologischen Symptomatologie mit den betreffenden Erkrankungen berücksichtigt. So nimmt es nicht wunder, daß multiple konfluierende, fleckförmige und streifige Gefäßstrukturen für produktive oder cirrhotisch-indurative tuberkulöse Prozesse gehalten werden, während andererseits isolierte Rundherde als hilusnahe Tumoren, Bronchialcarcinome oder Metastasen angesehen werden. Die arterio-venöse Lungenfistel muß demnach in die Differentialdiagnostik der Lungenrundherde unbedingt einbezogen werden. Schwierige Verhältnisse liegen insbesondere dann vor, wenn durch sekundäre indurative Veränderungen oder komprimierende Einflüsse auf die Bronchien Atelektasen und chronische entzündliche Veränderungen umschriebener Lungenabschnitte hervorgerufen werden. An weiteren Fehldiagnosen seien genannt: Lungeninfarkt, Lungenabsceß, Cystenlunge bzw. Lungencysten, Hamartom, Bronchiektasien. Als gefäßbedingte weitere Veränderungen kommen in Betracht isolierte Varixknoten, aberrierende Lungenvenen sowie benigne und maligne Hämangiome [Stecken (1955); Thurn (1958); Taipale, Kyllönen u. Heikel (1953); Powell (1958)]. In seltenen Fällen können maligne Tumormetastasen mit zahlreichen arterio-venösen Kurzschlußverbindungen klinisch und röntgenologisch angeborene arterio-venöse Fisteln der Lunge imitieren [Borrmann (1907); Pierce, Reagan u. Kimball (1959)]. Des weiteren sei auf die pulmonale Schistosomiasis hingewiesen, die nach de Faria u. Mitarb. (1959) arteriovenöse Fisteln in multiplen Lungenabschnitten hervorrufen kann. Die zahlreichen differentialdiagnostischen Schwierigkeiten verdeutlichen die Notwendigkeit einer eingehenden radiologischen Diagnostik unter Zuhilfenahme der Tomographie und Angiographie.

e) Venektasien und sonstige Venenanomalien

Kongenitale Anomalien der Lungenvenen sind aus dem anatomischen Schrifttum bekannt und in zunehmendem Maße durch die gezielte Anwendung röntgendiagnostischer Spezialmethoden in vivo analysiert worden. Nach Doerr (1960) sind Variationen in der Anzahl und Verlaufsrichtung der Lungenvenen sehr häufig. Wird auf kleine Verlaufsabweichungen geachtet, können diese nach den Erfahrungen des Verfassers in etwa 10% der Routinesektionen gefunden werden. Gelegentlich werden sechs Lungenvenen nachgewiesen, häufig nur ein einziger gemeinsamer Venenstamm bereits vor Erreichung des linken Vorhofs. Weiterhin können Lungenvenen der einen Seite in die der anderen einmünden, so daß die eine Lunge der anderen nachgeschaltet ist. Ferner wird Überkreuzung der Lungenveneneinmündungen beschrieben: Die Vene der rechten Lunge mündet in den linken, die der linken in den rechten Vorhof. Damit gewinnen Venenanomalien in Form der partiellen oder totalen Transposition auch hämodynamisch unterschiedliche Bedeutung und sind von klinischem Interesse. So münden einige Lungenvenen in die zum rechten Vorhof führende Blutbahn, in den Sinus coronarius, in die linke oder rechte obere Hohlvene, in die linke V. subclavia oder brachiocephalica, in die untere Hohlvene, die V. hepatica, den Ductus venosus Arantii oder die Pfortader. Bei der totalen Venentransposition erfolgt die Einmündung aller Lungenvenen in den rechten Vorhof; diese Anomalie ist nur mit dem Leben vereinbar, wenn ein hämodynamisch wirksamer RechtsLinks-Shunt vorhanden ist. Die Abhandlung der partiellen und totalen Lungenvenentransposition erfolgt ausführlich im Abschnitt „Angeborene Herz- und Gefäßfehler" dieses Handbuches; es wird auf sie hier insofern Bezug genommen, als hierbei offensichtlich eine Häufung von lokalen oder diffusen Venektasien zu verzeichnen ist.

Nach Staemmler (1960) handelt es sich bei den Venektasien um diffuse Venenerweiterungen, während umschriebene spindel-, sack-, tonnen- oder knotenförmige Venektasien als Varicen definiert werden. Man muß jedoch unter Venenerweiterungen als vorübergehendem Anpassungszustand und einem Dauerzustand der Venektasie unterscheiden. In letzterem Fall sind nach Staemmler gröbere Wandveränderungen vorhanden. Damit sollte ein Unterschied zwischen rein funktionellen und geweblich fixierten Erweiterungen gemacht werden. Demnach sind zu unterscheiden einfache Venektasien, echte Varicen und varicöse Venektasien, bei denen schon eine gewebliche Fixierung der Venenerweiterung eingetreten ist. Die einfachen Venektasien zeigen meist eine Verdünnung der Wand, die dehnungsbedingt ist. Im echten Varixknoten steht die regressive Veränderung der Media im Vordergrund, dabei mit Schwund der Muskulatur und der Elastica interna einhergehend. Die Wand besteht meist aus kollagenem Bindegewebe. Beim geweblich fixierten Venektasie-Komplex sind die Befunde nur weniger hochgradig. Auch hier herrscht Schwund der Muskulatur und der elastischen Fasern vor. Thromben sind in Varicen nicht selten. Ruptur von Varicen innerer Organe führt zu Blutungen, die sogar tödlich sein können. Die Ursachen der Venenerweiterung liegen offensichtlich in primären Minderwertigkeiten der Venenwand. Allgemein wird eine konstitutionelle Bindegewebsdysplasie verantwortlich gemacht. Im Laufe des späteren Lebens können entzündliche und toxische Einflüsse auch zu einer erworbenen Minderung der Widerstandsfähigkeit der Venenwand oder zu einer Manifestation latenter Wandschädigungen führen. Daneben spielen mechanische Zirkulationsstörungen mit Behinderungen des venösen Abflusses und venöser Druckerhöhung eine Rolle. So kann die venöse Rückstauung bei kardialen Schädigungen und Fehlern zu Venenerweiterungen führen. Hiervon abzutrennen sind weitere Gefäßmißbildungen von geschwulstähnlichem Charakter, die in abgeschnürten oder überzähligen Bildungen von Lungengewebe entstehen. GIESE (1960) erwähnt, daß auch im Bereich der Bronchialschleimhaut nicht selten kleine Hämangiome vorkommen, die gelegentlich zu Blutungen führen.

Die nur mit röntgendiagnostischen Methoden mögliche Feststellung von Venektasien der Lunge ist deshalb von besonderer Bedeutung, weil ihre Gefahr in Lungenbluten mitunter tödlichen Ausganges liegt. Bei ungeklärten pulmonalen Blutungen sollte daher differentialdiagnostisch immer an eine derartige Anomalie gedacht werden. In der Anamnese sind vor allem Nasenbluten, Lungenbluten und familiäre Faktoren zu beachten. Damit bestehen Ähnlichkeiten zum Morbus Osler, zumal entsprechende morphologische Varianten der Lungengefäßmißbildungen bekannt sind. Für die hereditäre Komponente spricht im übrigen die Kombination mit anderen auffälligen Anomalien, so im Falle von STECKEN (1955) die Verbindung mit familiärer Innenohrschwerhörigkeit.

Venektasien der Lunge wurden bisher sehr selten beschrieben und kommen offenbar auch recht selten vor. ZDANSKY (1949) erwähnt, daß im Weltschrifttum nur fünf Fälle bekannt seien, daß sie jedoch meist fehlgedeutet und jahrelang verkannt würden. Sie wären daher möglicherweise gar nicht so extrem selten wie man annimmt. GIMES u. HORVÁTH (1958) erwähnen neun im Schrifttum veröffentlichte Fälle. In jüngster Zeit hat vor allem STECKEN auf die Symptomatologie dieser Anomalie aufmerksam gemacht und mit Recht darauf hingewiesen, daß die Diagnosestellung bei gezielter Untersuchungstaktik durchaus möglich ist. Da es sich auch heute noch um diagnostisches Neuland handelt, ist ein näheres Eingehen auf die bisherige Kasuistik durchaus angebracht.

Die *röntgenologische Symptomatologie* varicöser Lungenveränderungen ist durch Einzelberichte gut bekannt geworden [HEDINGER (1907); NAUWERCK (1923); STEINHOFF (1957); GIMES u. HORVÁTH (1958); STECKEN u. OPITZ (1954); STECKEN (1955—1959); HAGEN u. HEINZ (1960); SCHULZE (1954); JACCHIA (1936); KLINCK u. HUNT (1933); NEIMAN (1934); MOUQUIN (1951); SCHRÖDER (1959)]. Eine genaue Differenzierung der Morphologie derartiger Veränderungen ist vor allem STECKEN zu verdanken. Der Autor hat allein vier einschlägige Fälle beschrieben und damit wesentlich zur Kenntnis dieser Anomalie beigetragen. Die Häufung seiner Befunde macht um so mehr wahrscheinlich, daß viele Fälle dieser Art laufend verkannt werden. Röntgenologisch sind breite, bandförmige bzw. spindelförmig ovale, scharf begrenzte Verdichtungen bei Durchleuchtung und auf der Nativaufnahme kennzeichnend. Bei frontalem Strahlengang können charakteristische Aufzweigungen auffallen, die den Verdacht einer Beziehung zu einzelnen Segmenten von Lungenlappen erwecken können. Diagnostisch grundsätzlich bedeutend ist, daß die ektatischen Gefäße einstrahlig und im Gegensatz zur arterio-venösen Fistel nicht doppelläufig in Erscheinung treten. Die bisherigen Beobachtungen zeichnen sich durch verschiedene Formvarianten aus. Es gibt circumscripte Ausweitungen von spindeliger, ovalärer bis großcystischer Form. Der abfließende Venenschenkel kann normal und gleichmäßig oder ungleichmäßig verbreitert sein. Ferner gibt es diffuse oder auch nur auf kurze Strecken begrenzte bandförmige Ektasien. Wichtig ist der Nachweis der kommunizierenden hilopetalen Vene, die jedoch durchaus nicht immer erweitert sein muß. Vielfach tragen die lokalen Veränderungen kavernom- bzw. rankenangiomartigen Charakter. Somit können, der Beschreibung von Stecken folgend, bereits im Übersichtsbild mehr oder weniger breite bandförmige, auch geweihartige oder spindelförmige und ovale, scharf begrenzte Gebilde, deren Gefäßstruktur mit typischer Schlängelung und Verzweigung vielfach bereits erkannt werden kann, auf die Anomalie hinweisen. Im Falle von Gimes u. Horváth fanden sich parahilär links pflaumengroße Rundherde, deren Differenzierung erst durch Schichtaufnahme gelang. Hagen u. Heinz beschrieben einen Varixknoten im Lingulaast der V. pulmonalis. Auch dieser imponierte als parakardialer Rundherd, der sich innerhalb eines Jahres sichtlich vergrößerte und auch mit dem Hilus kommunizierte. Ein Jahr später fiel eine kleinfingerdicke gewundene, zum Hilus ziehende bandförmige Veränderung auf. Auch hier gelang die Differenzierung erst mittels tomographischer Methoden. Schulze verfügt ebenfalls über eine eigene Beobachtung von Lungenvaricen. Klinisch fand sich hier Varicosis beider Unterschenkel. Röntgenologisch bestand deutliche Rechtsdilatation des Herzens mit Prominenz des Conus pulmonalis. Im rechten Hilusbereich wurde eine verschwommene, lateralwärts konvex begrenzte Verdichtung mit taubeneigroßem intrapulmonalem Rundherd abgegrenzt. Bei rotierender Durchleuchtung konnte der Nachweis mehrerer bis daumenstarker, einander überdeckender Bänder mit gewundenem, teils gestrecktem und schrägem Verlauf erbracht werden. Ähnliche Veränderungen bestanden im linken Oberlappen. Sichere weitere Aufschlüsse erbrachte wiederum erst die Schichtaufnahme. Der Zusammenhang mit der Varicose der Beine ließ auf eine vermutlich angeborene varicöse Lungenveränderung schließen. Bei Nauwerck entging die Veränderung auf der Übersichtsaufnahme der Lunge der röntgenologischen Diagnostik. Auch in den Fällen von Jacchia; Klinck u. Hunt; Neiman sowie Mouquin waren die Lungenvaricen durch rundliche, spindelförmig ovale und bis zu faustgroße Veränderungen ausgezeichnet. Entsprechende strukturelle Veränderungen wurden von Schröder im Bereich beider Oberlappen festgestellt.

Wie bei der Symptomatologie der arterio-venösen Fistel sind auch bei der Lungenvaricose die Ergebnisse des Müller- und Valsalva-Versuches sowie der Kymographie nicht einheitlich und damit diagnostisch nicht signifikant. So fanden Gimes u. Horváth im Valsalva-Versuch deutliche Verkleinerung und Intensivierung der Absorption im Bereich der Venektasie. Stecken vermochte andererseits nur in einem Fall eine geringe Größendifferenz festzustellen. Das Ausmaß von Thrombosierungen und Wandinfiltrationen scheint auch hier eine unterschiedliche Rolle zu spielen. Die bisherigen kymographischen Ergebnisse sind insofern einheitlich, als eine Eigenpulsation im ektatischen Venenbereich nicht festzustellen ist (Gimes u. Horváth, Hagen u. Heinz; Schulze). Schulze stellte lediglich mitgeteilte Pendelbewegungen fest, die synchron zu den relativ großen Ausschlägen des Conus pulmonalis waren. Dem Kymogramm kommt fraglos eine gewisse differentialdiagnostische Bedeutung zu, weil sein Nachweis sicherer arterieller Eigenpulsationen gegen eine isolierte Venektasie und eher für eine arterio-venöse Lungenfistel spricht.

Wenngleich konventionelle röntgenologische Methoden demnach vielfach Anhaltspunkte für vasculäre Anomalien im Bereich der Lungen erbringen, so sind sich doch die Autoren dahingehend einig, daß zur Klärung und Abgrenzung sowie zum sicheren Nachweis der gefäßbedingten Veränderungen die Schichtaufnahme unerläßlich ist [Gimes u. Horváth; Stecken; Hagen u. Heinz; Schulze; Nauwerck; Mouquin u. Mitarb. (1951); Schröder (1959)]. Stecken weist mit Recht darauf hin, daß Schichtbilder in sagittalem und frontalem Strahlengang zur Diagnose außerordentlich wichtig sind. Sie ergeben vor allem den Ausschluß cirrhotischer und interlobärer Veränderungen und die Bestätigung der Gefäßstruktur mit typischer Schlängelung und Verzweigung, die tatsächlich varicösen Veränderungen entspricht. Natürlich können Arteriektasien durchaus ähnliche Bilder hervorrufen. Für die venöse Ursache der Veränderung sprach jedoch in einem Falle von STECKEN, daß der weitere Verlauf der Stammvene des linken Oberlappens nach der Vereinigung der beiden erweiterten Gefäße sich bis zur Mündung in den Hilus in den tieferen, also mehr nach vorne gelegenen Schichten, verfolgen ließ. Da die Mündungen der Pulmonalvenen in den linken Vorhof bekanntlich caudal und ventral von den Pulmonalarterien liegen, kann tomographisch und topographisch auf diese Weise die venöse Ursache erbracht werden. Auf der Schichtaufnahme lassen sich ferner die einzelnen rundlichen, ovalen, spindelförmigen, bandförmigen oder knolligen Verdichtungen im Sinne circumscripter oder diffuser Gefäßausweitungen differentialdiagnostisch mindestens sehr viel besser abgrenzen. Hinzu kommt die Möglichkeit der gezielten Segmentlokalisation. Geeignete Strahlengänge werden häufig die Unterscheidung, ob es sich um arterielle, venöse oder arterio-venöse Veränderungen handelt, erbringen. Ein venöser Gefäßstiel zum Hilus findet sich häufig, ist jedoch nicht obligatorisch. Der Schichtbilddarstellung kommt damit entscheidende diagnostische Bedeutung insbesondere gegenüber der Abgrenzung einer arterio-venösen Lungenfistel zu, zu deren Nachweis ein afferenter und efferenter Gefäßstiel gehört. Besonders eindrucksvolle Tomogramme von STECKEN zeigen plastisch Venektasien im Bereich des rechten Oberlappens mit ausgedehnten knäuelförmigen Wulstbildungen und Gefäßkommunikationen. GIMES u. HORVÁTH differenzierten tomographisch im linken Oberlappen lateral gewunden verlaufende Gefäße mit deutlicher Verästelung. Bei seitlichem Strahlengang erbrachten die Tomogramme im apikoposterioren Segment zwei etwa dattelgroße, scharfrandige, runde Verdichtungen. Es handelte sich um eine auf den ganzen hinteren Ast der Vene des linken Oberlappens lokalisierte Varicosität. Im Falle von HAGEN u. HEINZ erbrachten erst die Schichtaufnahmen nach über einjähriger Latenzzeit die Gefäßnatur mit operativer Bestätigung des Varixknotens und der Erweiterung des Lingulaastes der V. pulmonalis. Eindrucksvolle Befunde liegen von SCHULZE vor: Hier stellte die gezielte Tomographie die strukturellen Details klar heraus. Es erwies sich, daß die im rechten Herzzwerchfellwinkel gelegene kaliberstärkste Vene von kranial her Zufluß aus dünneren Ästen erhielt, deren Einmündung ebenfalls erfaßt wurde. Weitere Schichtaufnahmen durch beide Lungen gaben entsprechende Aufschlüsse über Verlauf und Lagebeziehungen der Gefäße untereinander. So konnte die aus den latero-dorsalen Teilen des Unterlappens entspringende Vene als zur Gruppe der V. basalis lateralis (V 9) gehörig angesprochen werden. Sie mündete in den stärkeren basalen Venenstamm, der wahrscheinlich der V. basalis posterior (V 10) entsprach. Andere Gefäße konvergierten auf eine S-förmig gekrümmte weite Sammelvene hin, die sich in den linken Vorhof ergoß und offensichtlich der oberen Pulmonalvene entsprach. Diese Befunde sind eindrucksvolle Beweise für die hervorragende detaillierte Analyse und topographische Zuordnungsmöglichkeit, die bei Anwendung gezielter Schichtaufnahmen in verschiedenen Strahlengängen möglich werden.

Die Pulmonangiographie ist eine weitere Differenzierungsmethode zum Nachweis und zur Abgrenzung isolierter oder diffuser Venektasien der Lunge [THURN (1958); STECKEN (1955—1959); MOUQUIN u. Mitarb. (1951)]. Insbesondere sind derartige ergänzende Untersuchungen für die Operationsindikation von Bedeutung. MOUQUIN u. Mitarb. stellten in der venösen Phase des Kardio-Angiogramms Lungenvaricen dar, die den tomographischen Befund bestätigten. Es darf angenommen werden, daß in Zukunft noch weitere ergiebige Erfahrungen über die angiographische Diagnostik pulmonaler Venektasien gewonnen werden. Vor allem dient diese Methode in Zweifelsfällen zur Abgrenzung und zum Ausschluß von arterio-venösen Lungenfisteln.

Operative bzw. autoptische Bestätigungen röntgenologischer Befunde von Venektasien erbrachten HAGEN u. HEINZ; STECKEN; JACCHIA; KLINCK u. HUNT und NEIMAN. Hier zeigten sich graduell unterschiedliche sackförmige Ausweitungen peripherer Lungen-

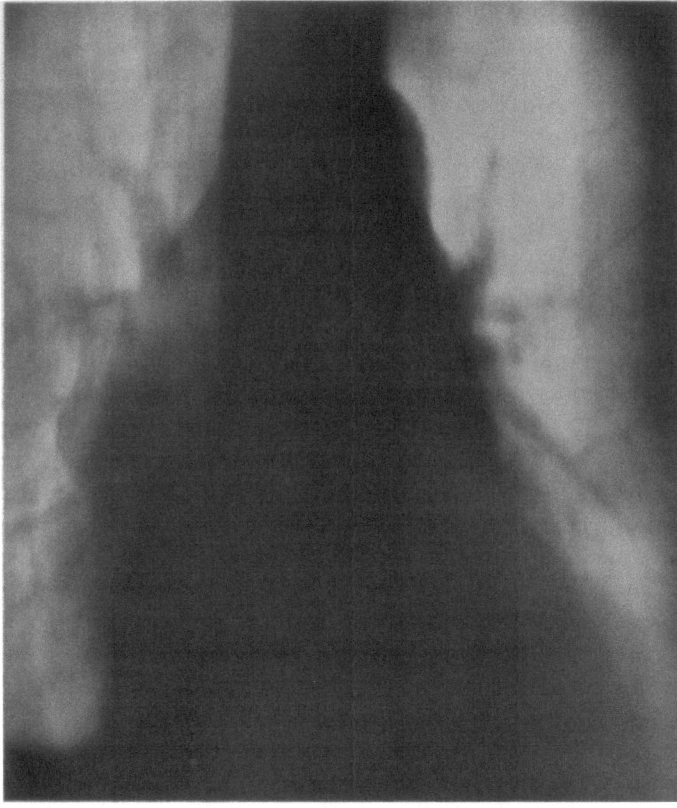

a

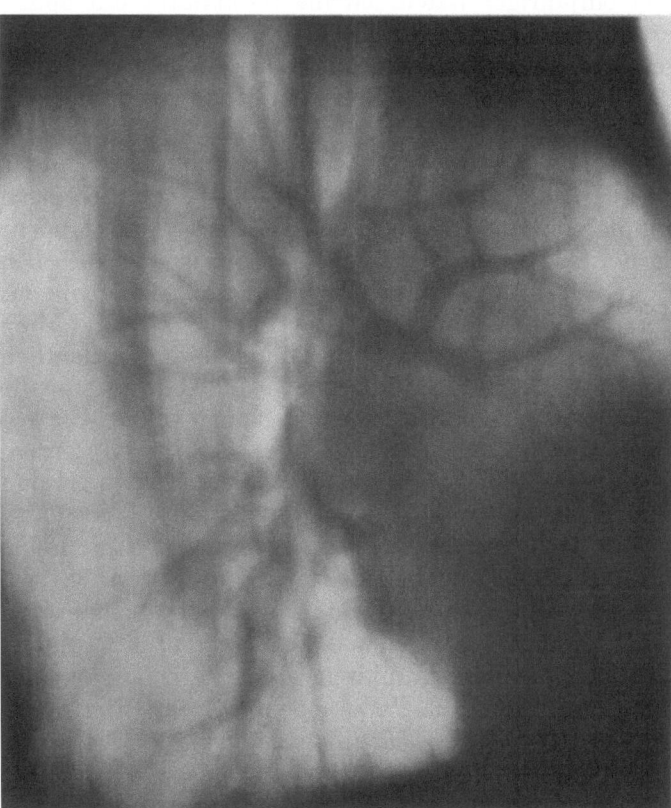

b

venen. Es ergab sich hieraus, daß der hilopetale venöse Stiel nicht in allen Fällen dilatiert war. Die Varixknoten lagen vorwiegend pleuranahe und zeigten häufig Wandthrombosierungen. Im Fall von Hagen u. Heinz stellte sich allerdings heraus, daß es sich doch um eine arterio-venöse Fistel handelte, die auf der seitlichen Schichtaufnahme ursprünglich nicht diagnostiziert wurde. Es werden somit in einzelnen Fällen auch bei subtiler Anwendung der Tomographie Zweifel bestehen, so daß die Pulmonangiographie in diagnostisch nicht völlig gesicherten Fällen hinzugezogen werden sollte.

Die *Differentialdiagnose* pulmonaler Venektasien kann wegen der Möglichkeit tödlicher Varicenblutungen vitale Konsequenzen haben. Die Seltenheit der Anomalie und ihre ähnliche Symptomatologie mit parenchymatösen Lungenveränderungen auf der Nativaufnahme machen verständlich, daß sie oft jahrelang verkannt oder fehlgedeutet wird [Steinhoff (1957); Stecken (1955—1959); Hagen u. Heinz (1960); Zdansky (1949)]. Ein wichtiger Anhaltspunkt sind familiäre Faktoren, sonstige Anomalien, rezidierende Nasen- und Lungenblutungen. Der Wert einer gezielten Anamnese ist demnach unverkennbar. Für die röntgenologische Differentialdiagnostik hat Stecken darauf hingewiesen, daß bei unklaren, meist scharf begrenzten Verdichtungen rundlicher, ovaler, spindelförmiger, bandförmiger oder knolliger Natur auf der Nativaufnahme eine circum-

Abb. 36a—d. Darstellung von Venektasien auf Schichtaufnahmen in sagittalem und frontalem Strahlengang (nach Richter). a u. b Ektasie der rechten oberen, c u. d der oberen und unteren Pulmonalvenengruppe

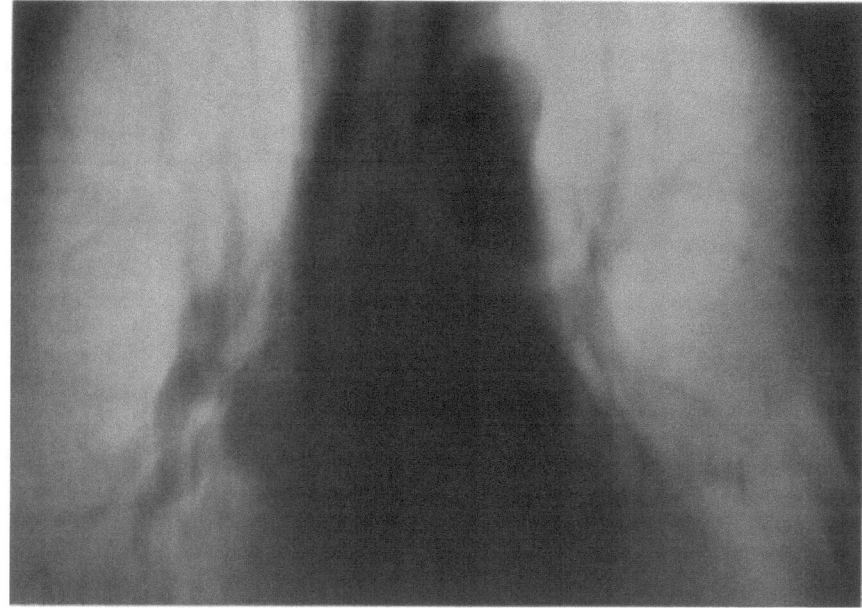

Abb. 36c

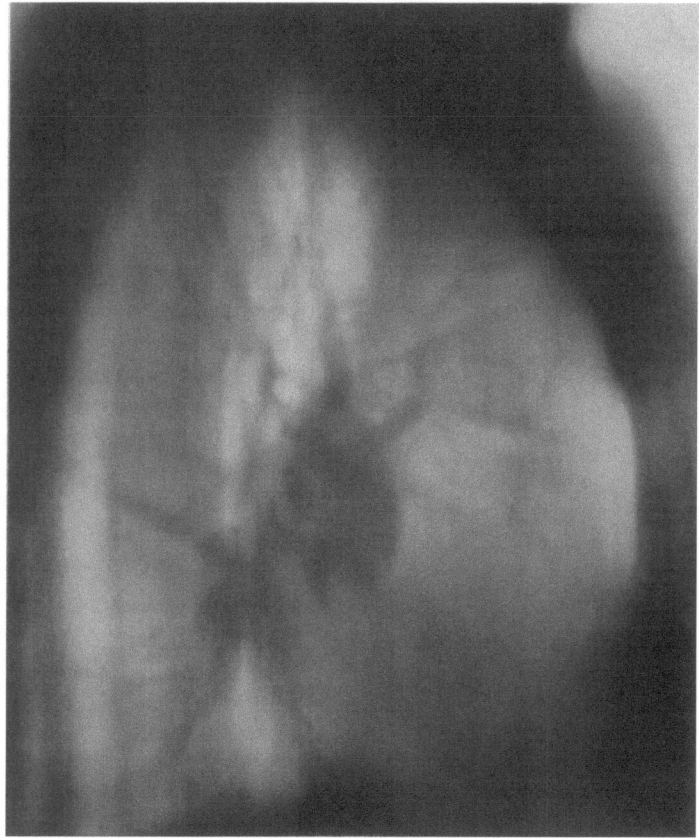

Abb. 36d

scripte oder diffuse Gefäßektasie differentialdiagnostisch mindestens berücksichtigt werden sollte. Das Denken hieran steht demnach im Vordergrund. Häufig werden tuberkulöse Restinfiltrate bzw. Tuberkulome, Rundherde verschiedener Ätiologie und Tumoren

7*

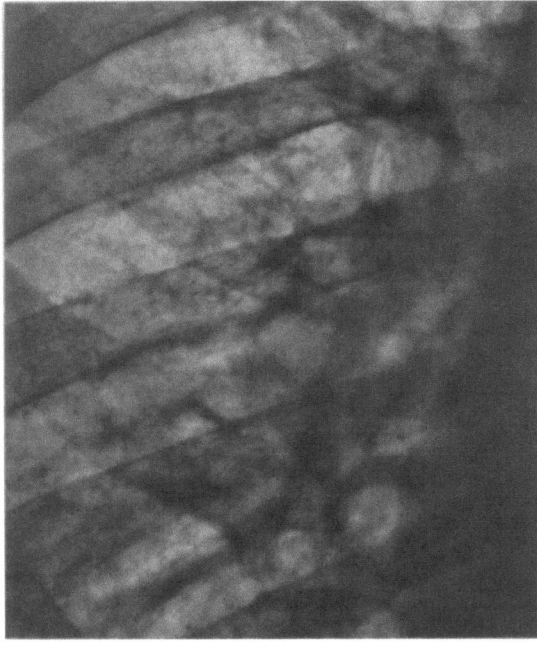

a

b

Abb. 37a—d. Perihiläre Arterio- und Venektasie.
Schichtaufnahmen in sagittalem, schrägem und seitlichem Strahlengang. Periphere Ischämie. Kommunikation der ektatischen Gefäße nach den Schichtbildern
zweifelhaft

angenommen (STEINHOFF; GIMES u. HOR-
VÁTH; HAGEN u. HEINZ). Die differentialdiagnostische Abgrenzung wird freilich dann
schwierig, wenn durch die Veränderung
hervorgerufene Kompressionsatelektasen
(HAGEN u. HEINZ) oder gar benachbarte
chronisch fibrotische Tuberkulosen von
Lungensegmenten (GIMES u. HORVÁTH)
die gefäßbedingten ursprünglichen Substrate weitgehend überlagern. Somit wird
verständlich, daß die mitunter diskreten
Veränderungen auf Übersichtsaufnahmen
verkannt, nicht richtig gedeutet oder lediglich anläßlich von Reihenuntersuchungen
als unklare Zufallsbefunde erfaßt werden
(HAGEN u. HEINZ; SCHULZE; NAUWERCK;
MOUQUIN u. Mitarb.). Der differentialdiagnostisch ausschlaggebende Wert der Tomographie und die ergänzende Anwendung der
Pulmonangiographie steht damit außer
Zweifel und wurde bereits mehrfach hervorgehoben. Die nähere tomographische Detail-
analyse muß sich mit der Abgrenzung von
Venektasien gegenüber Arteriektasien und
arterio-venösen Fisteln der Lunge befassen.
STECKEN teilt ein in Arteriektasien circumscripter und diffuser Natur (Aneurysmen),
Venektasien circumscripter und diffuser
Natur (Varicen), Arterio- und Venektasien
mit Shunt (arterio-venöse Fistel), schließlich
Arterio- und Venektasien ohne Shunt. Isolierte Arteriektasien können tomographisch
durchaus ähnliche Bilder hervorrufen. Für
die venöse Ursache der Anomalie spricht
dann der Verlauf des Gefäßes in die Gegend
des Venentrichters bzw. des linken Vorhofs,
soweit sich dieser Nachweis erbringen läßt.
Arterielle Gefäßstämme weisen im Schichtbild entsprechende Kommunikation in den
zentralen Abschnitten der A. pulmonalis auf,
die kranial und ventral von den Lungenvenen liegen. Hier haben wiederum Schichtaufnahmen in schrägem und seitlichem
Strahlengang besondere Bedeutung. Der
Nachweis eines isolierten ektatischen hilopetalen Gefäßes ist demnach entscheidend.
Schwieriger wird die Unterscheidung, wenn
sich Anhaltspunkte für das gleichzeitige Vorliegen von Arteriektasien und Venektasien
erbringen lassen. In diesem Falle steht
der Nachweis oder Ausschluß einer arterio-
venösen Kommunikation im Vordergrund.
Auch hier werden sorgfältig angefertigte

Schichtbilder vielfach entscheidende Ergebnisse bringen, insbesondere dann, wenn ektatische Arterie und Vene nicht voneinander zu trennen sind. HAGEN u. HEINZ ver-

mochten jedoch präoperativ diese Differenzierung auf der seitlichen Schichtaufnahme nicht endgültig durchzuführen, erst die Operation erbrachte den Befund einer arterio-venösen Fistel. Nach STECKEN zeichnen sich arterio-venöse Fisteln im Gegensatz zu den Venektasien durch vorwiegend in den Unterfeldern gelegene knollige Verdichtungen aus, die in mehreren zusammenhängenden Schichtbildern als deformierte ausgeweitete Endanastomosen eines erweiterten afferenten arteriellen Gefäßstiels und eines efferenten venösen meist breiteren Gefäßes zur Darstellung kommen. Entscheidend ist, daß bei den isolierten Venektasien die für eine arterio-venöse Fistel charakteristische Doppelläufigkeit der Gefäße entsprechend der isolierten Veränderung der Vene ohne Shunt nicht vorhanden ist. SCHULZE hat gezeigt, wieweit eine sorgfältige Strukturanalyse des Schichtbildes in der Lage ist, eine Anastomose zwischen ektatischen Venen und ihren arteriellen Nachbarästen aus-

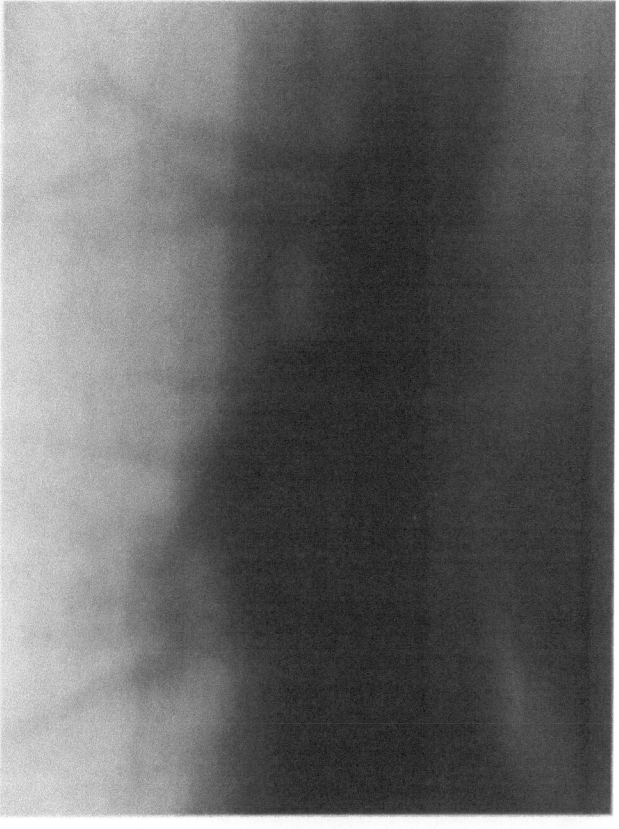

Abb. 37c

zuschließen. In derartigen Fällen kann auch ohne angiographische Sicherung von der Diagnose einer arterio-venösen Lungenfistel abgerückt werden. Die kymographische Differenzierung ist unsicher, sichere verstärkte Eigenpulsationen in ektatischen Gefäßbereichen sprechen jedoch eher für den Befund einer arterio-venösen Fistel und gegen eine isolierte Venektasie. Trotzdem werden Zweifelsfälle übrig bleiben, in denen — selbstverständlich unter Berücksichtigung aller klinischer Daten — die angiographische Analyse weitere diagnostische Sicherheit ergibt. Gegenüber erweiterten Venen bei kardialer Rückstauung spricht nach SCHULZE das lokalisierte Auftreten varicöser Veränderungen in der Peripherie, während die übrige Gefäßstruktur in der Regel keine Auffälligkeiten aufweist.

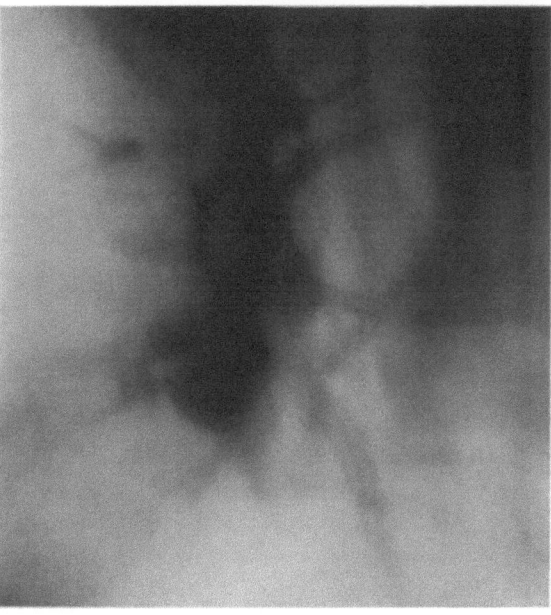

Abb. 37d

Venektasien finden sich des weiteren zweifellos gehäuft *bei transponierten Lungenvenen.* STECKEN stellte in diesen Fällen erweiterte Stämme oberhalb des Zwerchfells mit

Nachweis der Einmündung in die V. cava caudalis dar. Es scheint demnach eine Tendenz zur venösen Dysplasie im Sinne einer varicösen Verbreiterung vorzuliegen. Zu diskutieren ist als Ursache für die Verbreiterung eine kongenitale Fehlbildung oder Wandschwäche, möglicherweise modifiziert durch einen Rückstau infolge überlasteten rechten Vorhofs, der in der Regel vergrößert ist. Da das Bauprinzip der Arterien ebenfalls deutlich hierbei gestört ist, sind arterielle und venöse Fehlbildungen in diesen Fällen eng gekoppelt. Auch in diesen Fällen vermag die Schichtaufnahmetechnik ausgedehnte Varixknoten und ihre topographische Zuordnung zur unteren Hohlvene zu erbringen. Besonders hinzuweisen ist auf den Nachweis ausgedehnter Venektasien im Bereich transponierter Lungenvenen oberhalb des rechten Zwerchfells. Derartige transponierte, in die untere Hohlvene einmündende ektatische Lungenvenen aus dem Oberlappen ziehen peripher durch das Lungenfeld. Auf das Vorkommen solcher ektatischer, zum Teil grotesk

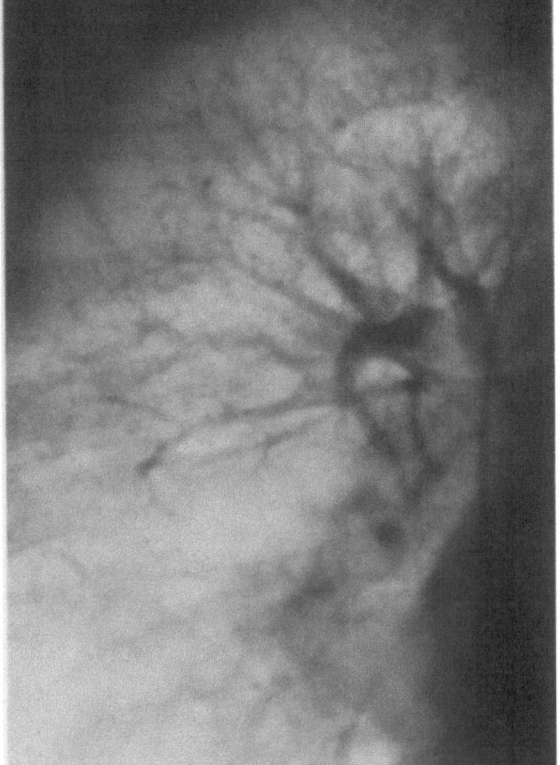

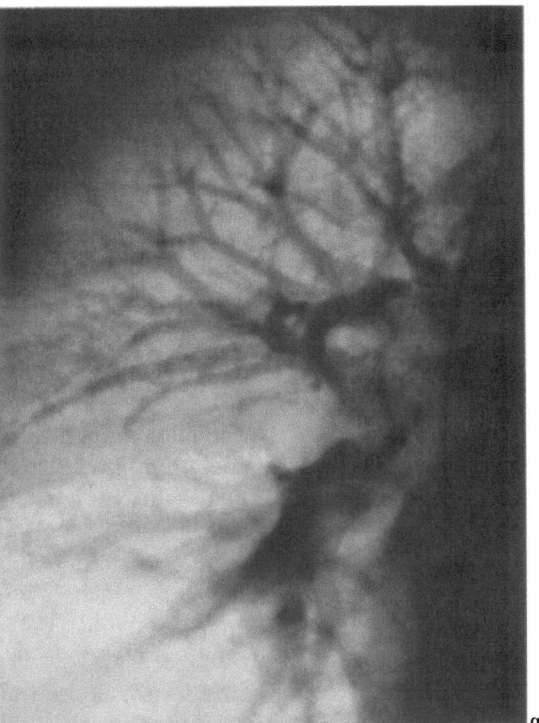

Abb. 37e—g. Pulmonangiogramm. Bildfrequenz 5/sec. Bild 3, 4 und 12. Vorzeitiger venöser Rückfluß, periphere Oligämie. Bestätigung der arterio-venösen Fistel

dilatierter aberrierender Lungenvenen haben des weiteren unter anderen FERRARIO (1958); WAREMBOURG, BONTE, PAUCHANT u. CARON (1959); FOGEL, SOMOGYI u. GÁCS (1959); LOOGEN, RIPPERT, SANTA MARIA u. WOLTER (1959); HALASZ, HALLORAN u. LIEBOW (1956); ARVIDSSON (1954); ROWE, GLASS u. KEITH (1961); KUGEL u. PÖSCHL (1954); REDLICH (1959); SCHWEIZER, HERZOG u. HAEFELY (1957); ZDANSKY (1949) und NASH, FRIEDENBERG u. GOETZ (1961) aufmerksam gemacht. Die Koppelung kongenitaler venöser und arterieller Anomalien ist demnach eine geläufige Beobachtung. Bezüglich der speziellen Diagnostik und Differentialdiagnostik transponierter Lungenvenen muß auf den entsprechenden Abschnitt dieses Handbuches verwiesen werden.

Weitere differentialdiagnostische Überlegungen betreffen erworbene *Venektasien auf dem Boden benachbarter chronisch entzündlicher schrumpfender und adhäsiver Prozesse* des Lungenparenchyms. Hier wird die Entscheidung insbesondere dann schwierig sein, wenn sich, wie im Falle von GIMES u. HORVÁTH, benachbarte fibro-cirrhotische tuberkulöse Veränderungen befinden, die zu Strangulation von Venenabschnitten und sekundärer varicöser Erweiterung führen können. Auch Abflußhindernisse im Verlaufe der größeren Venenstämme, insbesondere Tumoren, müssen ätiologisch berücksichtigt werden. HOLSTEIN u. STECKEN (1959) führen unter Hinweis auf die Arbeiten von SALINGER (1932), JANKER (1936) und HAUBRICH u. VERSEN (1954) aus, daß Gefäßektasien auf Grund entzündlicher Prozesse, die mit sekundären Kalkeinlagerungen verbunden sind, zu verästelten Lungenverknöcherungen mit perlschnur- und korallenstockartigen Gebilden führen können, deren Analyse im Schichtbild astförmige Gefäßverkalkungen ergibt. Es bestehen hierbei wohl auch Beziehungen zur ursprünglichen Endarteriitis obliterans. In einem Fall erbrachten die Autoren eindeutige Zusammenhänge zu voraufgegangenen schweren entzündlichen Veränderungen vor 14 Jahren, die sich im rechten Oberlappen manifestierten und sehr therapieresistent waren. Hier zeigte sich auf der Summationsaufnahme eine massive Verdichtung oberhalb des rechten Hiluspoles und deutliche Gefäßleere im apikalen Oberlappensegment. Auf der seitlichen Schichtaufnahme fanden sich abnorme apikale Segmentgefäße in Form partieller Ektasien oberhalb des Hilus und verknöcherte Verästelungen in der Spitze mit allgemeiner Rarefizierung der Gefäße. Zusammenhänge mit Tuberkulose und karnifizierender Pneumonie sind zweifellos ersichtlich. Neben degenerativen und entzündlichen Prozessen der Lunge werden jedoch auch konstitutionelle Faktoren, die zu derartigen seltenen Gefäßverknöcherungen führen, diskutiert.

Weitere, bisher selten beschriebene Veränderungen sind *kongenitale Stenosen der Lungenvenen*. So berichten HEATH u. EDWARDS (1959) über einen Fall kongenitaler Stenosen aller Pulmonalvenen bei der Einmündung in den linken Vorhof im Ostiumbereich mit konsekutiver pulmonaler venöser Hypertension und muskulärer Gefäßwandhypertrophie. EDWARDS (1960) hat des weiteren über drei Fälle von Stenosen einzelner in den linken Vorhof mündender Lungenvenen berichtet, in einem weiteren Fall mündeten die stenosierten unteren Lungenvenen in ein akzessorisches Atrium, während die beiden oberen über einen extrapulmonal liegenden Venenstamm miteinander kommunizierten. Die Verbindung mit weiteren angeborenen Veränderungen, insbesondere mit aberrierenden Lungenvenen, spricht dafür, daß derartige Stenosen kongenitaler Natur sind. In einer weiteren Beobachtung von FERENCZ u. DAMMANN (1947) bestand angeborene Venenstenose auf einer Lungenseite und Atresie. Das betreffende Kind litt an zunehmender Dyspnoe und Hämoptoe und starb im Alter von $2^1/_2$ Jahren. Postmortal fand sich Atresie der Vene des Unterlappens und Stenose der Vene des linken Oberlappens. Die rechten Pulmonalvenen waren normal. Linksseitig bestand eine deutliche Arteriolosklerose. REYE (1951) sah bei einem 8 Jahre alten Mädchen eine Stenose der Venen des linken Unter- und Oberlappens und des rechten Unterlappens. Die Vene des rechten Oberlappens war atretisch. Es handelte sich offensichtlich um kongenitale Stenosen mit sekundären thrombotisch entzündlichen Veränderungen. STEINBACH, KEATS u. SHELINE (1955) fanden schmale engkalibrige Venen bei valvulärer und infundibulärer Pulmonalstenose, vor allem dann, wenn die periphere Durchblutung signifikant

herabgesetzt war. Des weiteren fanden sich auffällig schmale Pulmonalvenen bei Fallotscher Tetralogie, Tricuspidalatresie und Truncus arteriosus communis. Das bisherige
Schrifttum über kongenitale Stenosen, Atresien und Hypoplasien der Lungenvenen ist
verhältnismäßig spärlich und dürfte in Zukunft noch durch weitere einschlägige Beobachtungen ergänzt werden.

V. Erworbene Veränderungen der Lungengefäße

1. Allgemeine Form- und Lageveränderungen

Erworbene Form- und Lageveränderungen der Lungengefäße, insbesondere der
A. pulmonalis und ihrer Äste können sowohl durch Kompression benachbarter geweblicher Prozesse als auch durch schrumpfende Veränderungen hervorgerufen werden.

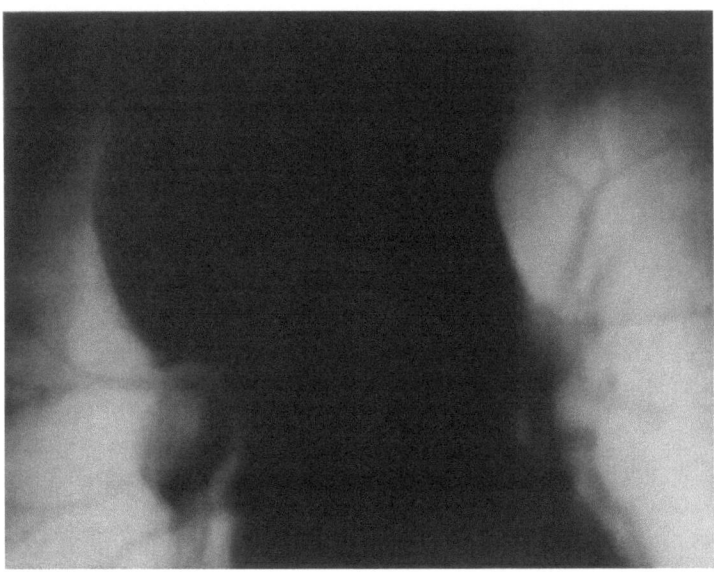

Kompression eines Haupt-
stammes oder einzelner Äste
der A. pulmonalis kann zum
Bild der einseitig hellen Lunge
führen [Laur u. Wedler
(1955); Brouet, Chevallier,
Vasselin u. du Perron
(1959); Stevenson u. Reid
(1959)]. Lyons (1957) be-
schrieb Distorsion und abnorme Abdrängung der linken
A. pulmonalis mit Okklusion
der linken Oberlappenarterie
durch ein Bronchialadenom,
welches auf den linken Hauptstamm drückte. In vier Fällen von malignen Bronchialtumoren beobachteten Fro-
ment, Bailly, Perrin u.
Brun (1959) Verlegung und
Verschlüsse der A. pulmo-
nalis im Angiogramm. Auf

Abb. 38. Verdrängung und Kompression der rechten A. pulmonalis
und ihres Oberlappenastes durch großen Mediastinaltumor

die tumorbedingten Veränderungen der Lungengefäße wird im speziellen Abschnitt
noch zurückzukommen sein. In Betracht kommen des weiteren Kompressionseffekte
durch Thymome [Hadorn, Lüthy u. Stucki (1957)] oder tuberkulöse Mediastinaldrüsen
(Lyons). Antituberkulöse Therapie kann in diesen Fällen den Rückbildungseffekt im
Kontrollangiogramm erbringen. Die vasculäre Amputation durch Verschluß oder Kompression von Lungenarterien oder -venen ist elektrokymographisch gut nachweisbar
[Rossi, Rustichelli u. Ferri (1957)].

Große Aortenaneurysmen vermögen bei ausgedehntem Wachstum ebenfalls Kompressionseffekte auf die A. pulmonalis hervorzurufen. Donnell, Levinson u. Griffith
(1956) erbrachten in zwei Fällen angiographisch den Nachweis einer Kompression und
Stenosierung jeweils eines Hauptastes der A. pulmonalis durch große Aortenaneurysmen.
Erst die Angiographie führte in diesen Fällen zur Diagnose. Auch Graeve (1957) beobachtete Kompression der linken A. pulmonalis und Verlegung der linken Lungenvenen
durch ein großes Aortenaneurysma im Pulmonangiogramm. Eine weitere einschlägige
Beobachtung stammt von Nowicki u. Witek (1960).

Verlagerungen der Pulmonalgefäße sind häufig Folgezustände chronisch entzündlicher,
schrumpfender Prozesse des Lungenparenchyms und der Mediastinalorgane. Lyons
beobachtete im Angiogramm eine grobe Verlagerung der A. pulmonalis bei ausgeprägtem

Fibrothorax mit Herniierung der kontralateralen Lunge und ihrer Gefäße. In derartigen Fällen kann die Differentialdiagnose gegenüber einseitiger Hypo- oder Aplasie, worauf bereits im entsprechenden Abschnitt hingewiesen wurde, Schwierigkeiten bereiten. Auch die Perikarditis und ihre Folgezustände vermag Verziehungen oder Strikturierungen der Pulmonalgefäße hervorzurufen [ASSMANN (1949); MORVAY (1960); HADORN, LÜTHY u. STUCKI (1957)]. Benachbarte schrumpfende parenchymatöse Prozesse führen mitunter zu aneurysmatischen Veränderungen der A. pulmonalis.

Sehr selten sind primäre Spindelzellsarkome der A. pulmonalis; auch an den Venen scheinen primäre Tumoren vorzukommen [STAEMMLER (1960)]. ELPHINSTONE u. SPECTOR (1959) berichten über einen Fall von primärem Sarkom der A. pulmonalis. Es verursacht eine fortschreitende Rechtsbelastung mit Zeichen der Pulmonalklappenstenose oder Obstruktion des Gefäßes; charakteristisch ist oft eine zunehmende Devascularisation der Lungen. Die Diagnose ist zu Lebzeiten möglich, eine Therapie jedoch kaum erfolgversprechend. ELPHINSTONE u. SPECTOR verweisen auf acht in der Literatur beschriebene Fälle, bei denen das Sarkom von der Intima, Media oder Adventitia der Pulmonalarterien ausging. Ein maligner Tumor ist das Hämangioendotheliom mit Endothelwucherungen, welches gelegentlich auch in der Lunge vorkommt. Es kann zu stärkeren Verdrängungseffekten führen.

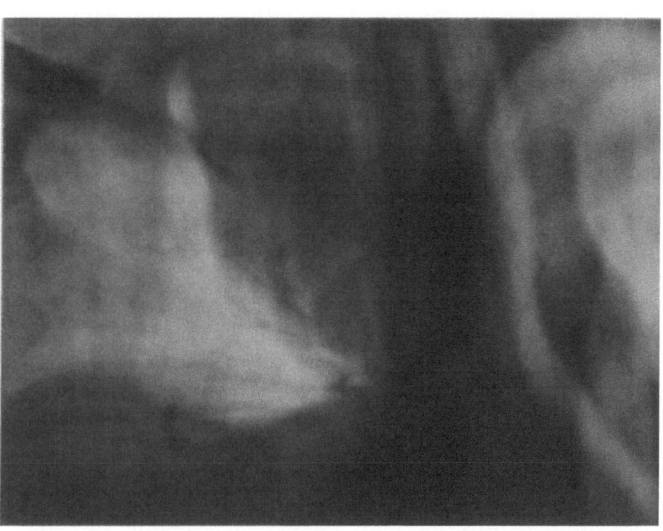

Abb. 39. Kompression der rechten A. pulmonalis durch großes malignes Thymom. Periphere Ischämie. Zwerchfellhochstand

2. Primäre spezifische und unspezifische Lungengefäßerkrankungen

a) Lues

Nach STAEMMLER (1960) befällt die Lues vorwiegend die großen Gefäße und die mittelgroßen Arterien. Die Aortitis steht zweifellos an erster Stelle, der Befall der A. pulmonalis ist sehr viel seltener. Bei genaueren Untersuchungen ist jedoch das Befallensein der A. pulmonalis neben der Aorta verhältnismäßig häufig. Die isolierte Erkrankung der A. pulmonalis ist jedoch eine ausgesprochene Seltenheit. Nach STAEMMLER sind im ganzen Schrifttum kaum mehr als 10—15 Fälle von selbständiger Lues der A. pulmonalis zu finden. Der Entzündungsprozeß entspricht dem der Aorta und kann vom Stamm auf die größeren Äste, mitunter auch auf die kleineren Verzweigungen übergreifen und mit Granulationswucherungen in der Media bzw. mit Endarteriitis obliterans verlaufen. Verwechslungsmöglichkeiten mit anderen entzündlichen Prozessen sind durchaus gegeben. Mikroskopisch spielt sich der Prozeß vorwiegend an der Adventitia und Media ab und besteht aus entzündlichen Zellinfiltraten mit Granulationswucherungen und Produktion von narbigem Bindegewebe sowie Zerstörung der Muskulatur und der elastischen Lamellen. Seltener sind gummöse Granulationswucherungen. Die Intima ist zunächst unbeteiligt. Bei entzündlichen luischen Prozessen kann eine Bildung umschriebener oder diffuser Aneurysmen resultieren. Die Bedeutung der Venenlues tritt gegenüber der Erkrankung der Arterien zurück. Immerhin kommen bei sekundärer Lues strangförmige oder nodöse Entzündungen im Sinne der luischen obliterierenden Phlebitis, die auch an den Lungenvenen beschrieben wurden, vor. Gummöse Lungenvenenveränderungen sind selten. Auch Hedlund (1942) ist der Ansicht, daß die primäre Lues der A. pulmonalis sehr selten ist. In der von Brenner (1957) durchgeführten Einteilung der pulmonalen Aneurysmen in kongenitale, mykotische, traumatische und luische überwiegen letztere nicht. Deterling u. Clagett (1947) sprechen von einer gewissen Resistenz der Pulmonalarterie gegenüber der Lues. Nach Schludermann (1952) wird die Pulmonalarterie im Gegensatz zur Aorta etwa im Verhältnis 1:3 ergriffen. Hedlund meint, daß bis 1942 nur 27 Fälle sicherer Lueserkrankung der A. pulmonalis veröffentlicht wurden, und unter diesen nur 8, bei denen die Erkrankung auf die Lungenschlagader begrenzt war oder von dieser ihren Ausgang genommen hatte. Unter den von Boyd u. McGavack (1939) und Deterling u. Clagett insgesamt 147 Fällen wurde in etwa 30% eine luische Ätiologie angenommen. Allerdings ist die Höhe dieses Prozentsatzes zweifelhaft, zumal mit dem Rückgang der Lues offenbar die Aneurysmen nicht sehr viel seltener werden. Neuburger (1930) stellte fest, daß bis 1930 nur drei Fälle von Pulmonalarterienaneurysma bekannt waren. Karsner (1933) erwähnt elf Fälle des Schrifttums. Van Buchem u. Mitarb. (1955) erkennen dem Aneurysma der A. pulmonalis etwa 40% luische Genese zu. Berücksichtigt man, daß traumatische und mykotische Aneurysmen zweifellos sehr selten sind, so dürfte demnach der überwiegende Teil von aneurysmatischen Veränderungen der A. pulmonalis doch wohl kongenitaler Natur sein.

Die Kasuistik über die Lues bzw. das Aneurysma der A. pulmonalis bestätigt, daß der isolierte Befall des Gefäßes ausgesprochenen Seltenheitswert besitzt. Wie Talbot u. Silverman (1954) ausführen, sind für die Annahme einer luischen Erkrankung und Aneurysmabildung der A. pulmonalis die Luesreaktionen fraglos von entscheidender Bedeutung, jedoch muß auch auf ihre Problematik hingewiesen werden. Hedlund berichtet über einen 45jährigen Patienten, der unter den Zeichen eines dekompensierten Herzfehlers starb. 18 Jahre vor dem Tode erfolgte die luische Infektion. 6 Jahre vorher begannen Herzbeschwerden. Röntgenologisch imponierte eine deutliche Dilatation der A. pulmonalis. Der Patient starb unter den Zeichen des Rechtsversagens. Histologisch fanden sich charakteristische, an die luische Mesaortitis stark erinnernde Veränderungen in beiden Hauptästen und deren größeren Verzweigungen, kombiniert mit zum Teil obturierender Thrombose. Im Falle von Stiénon (1939) handelte es sich um einen 39jährigen Patienten mit positiven Luesreaktionen und einer deutlichen Vorwölbung des Pulmonalisbogens, der synchron mit der Aorta und dem linken Ventrikel pulsierte. Es handelte sich mehr um eine diffuse Erweiterung als um ein abgegrenztes Aneurysma. Jalet (1935) stellte einen Rundherd fest, der sich operativ und autoptisch als Aneurysma der A. pulmonalis herausstellte. Ursprünglich wurde eine Echinococcuscyste angenommen. Es ergab sich ein sackförmiges Aneurysma des linken Astes der A. pulmonalis. Dieser diagnostische Irrtum gibt Anlaß zur sorgfältigen Ausdeutung derartiger Befunde mittels Schichtbild und Angiographie. Im Falle von Vogl (1931) lag ein größeres Aneurysma mit deutlicher Vorwölbung und schleudernden Pulsationen der A. pulmonalis bei einer 52jährigen Frau mit Lues vor. Auch die beiderseitigen Hauptäste und ihre Verzweigungen waren erweitert und wiesen verstärkte Pulsationen auf. Raynaud, Tillier u. Huguenin (1938) beschreiben einen weiteren Fall von Aneurysma der A. pulmonalis bei stark positiven Seroreaktionen. Die röntgenologische Symptomatologie luischer Aneurysmen der A. pulmonalis ist im übrigen nicht von jener der kongenitalen Aneurysmenbildungen zu trennen.

Weitere Beobachtungen des Schrifttums beziehen sich auf die Kombination von luischen Affektionen der Aorta und der A. pulmonalis [Donnell, Levinson u. Griffith (1956); Holst (1934); Neuburger (1930); Bharadwaj, Raman u. Phatak (1956); Karsner (1933); Allan u. Mc Cracken (1940); Plenge (1930); Herscher, Haret u. Frain (1931); Graeve (1957); Rubino (1942); Nowicki u. Witek (1960)]. In diesen Fällen handelte es sich um entsprechende Dilatationen der A. pulmonalis, die von Aortenaneurysmen zum Teil nicht abgegrenzt werden konnten. Im Falle von Donnell, Levinson u. Griffith vermochte die Angiographie den Nachweis einer luischen aorto-pulmonalen Fistel zu erbringen. Die Thorakotomie ergab ausgedehnte entzündliche Veränderungen der A. pulmonalis mit starker Dilatation. Es handelte sich demnach um eine stille Perforation des Aortenaneurysma in die linke A. pulmonalis. Eine aortopulmonale Fistel wurde auch von BHARADWAJ, RAMAN u. PHATAK beschrieben. Die aneurysmatischen Veränderungen können in diesen Fällen so ausgedehnt sein, daß eine klärende Abgrenzung mittels konventioneller Methoden nicht möglich ist. HERSCHER, HARET u. FRAIN berichten über die Ruptur eines Aortenaneurysma in die A. pulmonalis, wobei sich röntgenologisch eine diffuse Ektasie im Hilusbereich fand. Der Befund wurde autoptisch geklärt, während die Diagnose klinisch-röntgenologisch nicht gestellt, sondern eher eine Pulmonalarterienstenose angenommen worden war. Eine ähnliche Beobachtung stammt von RUBINO. Bei Auswertung des vorliegenden neueren Schrifttums wird ersichtlich, daß bei der Differentialdiagnose der Pulmonalarterienlues die Pulmonangiographie im Einzelfalle von entscheidender Bedeutung sein kann. Ihre gezielte Anwendung ermöglicht die Abgrenzung luischer Veränderungen der Aorta und sonstiger benachbarter Veränderungen; sie trägt des weiteren zur Vermeidung unnötiger und belastender operativer Maßnahmen bei.

b) Tuberkulose, Aktinomykose

Nach STAEMMLER (1960) finden sich Tuberkel in der Gefäßintima der Arterien selten, am häufigsten noch in der Aorta und A. pulmonalis. Sie kommen als Teilerscheinungen allgemeiner Miliartuberkulose vor, jedoch auch bei Lungentuberkulose von nodöscavernöser Form und finden sich als rundliche Knötchen oder größere polypöse Gebilde. Die zweite Form hämatogener Entstehung der Arterientuberkulose geht über die Vasa vasorum und führt zur Mesarteriitis tuberculosa. Dabei kann es sich um eine ausgedehnte Zerstörung der Media mit Aneurysmenbildung handeln oder der Prozeß setzt sich auf die Adventitia und Intima fort, so daß er hier wiederum zur Entstehung polypöser Geschwülste führen kann. Häufiger ist jedoch das direkte Übergreifen eines tuberkulösen Prozesses von außen auf die Arterien- bzw. Venenwand; Bildung wahrer oder falscher Aneurysmen oder Gefäßrupturen sind die Folge. Besonders bedeutsam ist die Bildung von Aneurysmen auf der Basis einer tuberkulösen oder unspezifischen Arteriitis, in deren Verlauf auch Arterienarrosionen in Lungenkavernen erfolgen können. Am häufigsten findet sich eine verkäsende Arteriitis inmitten großer verkäster tuberkulöser Herdbildungen, beispielsweise bei käsiger Pneumonie. Somit sind kleine Aneurysmen in der Wand tuberkulöser Kavernen als Ursache von Hämoptoen erkannt worden [SCHLUDERMANN (1952)]. Nach DETERLING u. CLAGETT (1947) werden in 4—5% von Autopsien der an chronischer Lungentuberkulose Verstorbenen derartige kleine Aneurysmen gefunden. Sie erreichen meist nur Linsengröße und sind in der Regel einer röntgenologischen Darstellung nicht zugängig, falls keine selektive Angiographie durchgeführt wird. Während somit die hämatogene Entstehung einer Tuberkulose der A. pulmonalis und ihrer Äste nach STAEMMLER verhältnismäßig selten ist, steht die Arteriitis peripherer Gefäßbezirke in der Nachbarschaft tuberkulöser Herde im Vordergrund. Auch die unspezifische Arteriitis ist bei der Tuberkulose keineswegs selten. Es scheint fast so, als ob sie unter der modernen Chemotherapie chronischer Tuberkuloseformen noch häufiger geworden ist. Die tuberkulöse Periphlebitis entsteht durch Übergreifen der Prozesse auf die Venenwand, in deren Verlauf gelegentlich eine Weiterentwicklung in allen Wandschichten als Panphlebitis mit Intimaproliferation und tuberkulösen Thromben (tuberkulöse Thrombophlebitis) erfolgen kann. Bei der Miliartuberkulose lassen sich fast regelmäßig in größeren Lungenvenen mehr oder weniger ausgedehnte tuberkulöse Knoten in der Intima nachweisen.

Die Kenntnisse über das Befallensein benachbarter Gefäßabschnitte wurden insbesondere durch die gezielte Anwendung der selektiven Pulmonangiographie in neuerer Zeit wesentlich bereichert und ergänzt. So haben vor allem die Untersuchungen von SCHOLTZE,

LÖHR u. KLINNER (1957); SCHOLTZE, KLINNER u. LÖHR (1957); BOLT, FORSSMANN u. RINK (1957) und BOLT u. RINK (1960) gezeigt, daß im Verlaufe der Lungentuberkulose alle Stadien von obliterierenden Gefäßprozessen, angefangen von Strömungs- und Abflußbehinderung über die obliterierende Intimafibrose bis zur ausgeprägten nekrotischen Destruktion angiographisch zu belegen sind. Eine besondere Rolle spielt die vorwiegend unspezifische Intimafibrose randnaher Gefäße. Es handelt sich mithin um Veränderungen, die auch bei unspezifischen Parenchymerkrankungen zu beobachten sind. Die Unterscheidung, ob es sich um spezifische oder unspezifische Gefäßveränderungen handelt, ist freilich angiographisch allein nicht möglich. Somit liegen enge Beziehungen zwischen Lungentuberkulose und chronischen Gefäßprozessen auf der Hand. Auf die röntgenologischen Befunde dieser Veränderungen soll im Abschnitt V 4b (chronische Gerüsterkrankungen, Fibrosen) näher eingegangen werden.

Über die *Thrombose der A. pulmonalis* bei Lungentuberkulose hat ALIPERTA (1958) an Hand 21 eigener Fälle mit pathologisch-anatomischer Auswertung berichtet. Der Autor nimmt an, daß die tuberkulöse Erkrankung an sich nicht Ursache der Thrombose der großen Arterienäste ist, sondern vielmehr Veränderungen der kleinen Verzweigungen anzuschuldigen sind, die sich allmählich zentralwärts fortschreitend entwickeln, bis ein Verschluß größerer Arterienäste auftritt. Diese Beobachtungen stehen in gutem Einklang mit den Ergebnissen der selektiven Pulmonangiographie. Bei weitgehenden Veränderungen des Lungenparenchyms kann sich daher der Lungenwiderstand auf das rechte Herz wesentlich auswirken und eine Thrombose der A. pulmonalis bei Lungentuberkulose somit zur beschleunigten Entwicklung eines chronischen Cor pulmonale beitragen.

Die *Aktinomykose der Lungenarterien*, insbesondere das aktinomykotische Aneurysma der A. pulmonalis, ist nach STAEMMLER eine ausgesprochene Rarität. Dies gilt um so mehr, als heute auch die primäre Lungenaktinomykose und ihre sekundär hämatogenen Verlaufsformen unter dem Einfluß der Chemotherapie und Antibiose kaum mehr zu beobachten sind.

c) Endarteriitis obliterans, Thrombose der A. pulmonalis

Bei der *Endarteriitis obliterans* handelt es sich mit STAEMMLER (1960) um das Endstadium eines pathogenetisch vielschichtigen Prozesses mit Intimawucherungen, wie es beispielsweise in alten schwieligen Lungenprozessen (Tuberkulose und Silikose) gefunden wird. Die Intimawucherungen beginnen gewöhnlich mit Eindringen von eiweißhaltiger Ödemflüssigkeit durch das Endothel in die subendotheliale Intimaschicht (seröse Endarteriitis). Später kommt es zu Granulationswucherungen und Neubildungen mit zellarmem, faserreichem, straffem Gewebe. In anderen Fällen spielen eitrige oder jauchige Entzündungsprozesse mit Gefäßarrosion und Infiltration eine Rolle. Thrombenbildungen können ein Sekundärphänomen des langsam zunehmenden Prozesses darstellen. Unter den infektiösen Ursachen spielen vor allem Streptokokkeninfektionen eine Rolle. Sie bilden sehr verschiedenartige entzündliche Prozesse infiltrativer und produktiver Art. Ferner muß auf die grundlegende Bedeutung rheumatischer und rheumatoider Gefäßerkrankungen hingewiesen werden, wobei allergische Umstimmungsprozesse des Organismus zu generalisierten Arterienerkrankungen führen können. So sind auch im Bereich der Pulmonalarterien arteriitische Veränderungen bei chronischem rheumatischem Geschehen nachgewiesen worden. Der Entzündungsprozeß spielt sich hier vorwiegend in den äußeren Wandschichten ab. Es handelt sich um Infiltrate in Media und Adventitia, die offenbar auch sekundär degenerative Umwandlungen im Sinne einer Atherosklerose erleiden können. Auch in diesen Fällen können thrombotische Verschlüsse auf entzündlicher Grundlage entstehen. Des weiteren führen unspezifische entzündliche Prozesse, Arteriitiden und septische Gefäßprozesse verschiedener Art, die auch mit Thrombosen einhergehen, mitunter zu mykotischen Aneurysmen. Es handelt sich hierbei um

Keimverschleppungen bei Endocarditis ulcerosa acuta oder lenta, wobei die Erreger entweder direkt von den Auflagerungen auf den Aortenklappen auf die Intima übertragen werden oder auch mit der Blutbahn in die Aortenwand hinein gelangen. Gleiches dürfte auch für die Pulmonalarterien gelten, jedoch dürfte nach STAEMMLER der Befall mykotischer Aneurysmen hierbei seltener als im großen Kreislauf sein. Sie können vor allem bei offenem Ductus Botalli mit Links-Rechts-Shunt und florider Endokartitis im Stamm der A. pulmonalis entstehen.

Eine ausführliche Würdigung pathogenetischer Mechanismen der verschiedenen pulmonalen Angitiden stammt von MATTHES, ULMER u. WITTEKIND (1960). Die Diagnose ist bislang sehr schwer und — wenn überhaupt — nur in Verbindung mit der klinischen Anamnese und Symptomatologie zu stellen. Die röntgenologische Symptomatologie entspricht weitgehend jener der pulmonalen Arteriolosklerose, jedoch sind mitunter zusätzliche Lungenveränderungen zu berücksichtigen. Besteht ein einseitiger obliterierender endangitischer Prozeß, so kann mit LAUR u. WEDLER (1955) die einseitig helle Lunge resultieren. Es bestehen auch offensichtlich Beziehungen zum Krankheitsbild der progressiven Lungendystrophie, wobei entsprechende Veränderungen der Bronchialarterien im Sinne der Endarteriitis und Periarteriitis zusätzlich berücksichtigt werden müssen. Hierauf ist bei der Besprechung der Periarteriitis nodosa noch zurückzukommen.

LIU, JONA u. HARING (1958) fanden in einem Fall autoptisch bewiesener Endarteriitis obliterans zunehmende Rechtsdilatation des Herzens mit Prominenz der A. pulmonalis im Verlauf von 3 Jahren. Terminal fand sich eine aneurysmatische Dilatation des Hauptstammes der A. pulmonalis. Die periphere Vascularisation war normal oder geringfügig vermindert. Lungeninfiltrationen wurden nicht nachgewiesen. Autoptisch fanden sich auch an den kleinen Lungenarterien fibrinoide Nekrosen. Angiographisch wiesen LÉVI-VALENSKI, MOLINA u. ALBOUN (1952) eine Dilatation beider Äste der A. pulmonalis nach. ARVIDDSON, KARNELL u. MÖLLER (1955) sowie DIGHIERO, FIANDRA, BARCIA, CORTÉS u. STANHAM (1957) beschrieben im Angiogramm multiple Stenosen der Lungenarterien, die wahrscheinlich entzündlicher Ursache waren. Damit ergeben sich wiederum Beziehungen zur peripheren Pulmonalarterienstenose, deren Genese wohl nicht ausschließlich kongenitaler, sondern in einzelnen Fällen auch endarteriitischer Natur sein dürfte. Wie aus einer Beobachtung von HARTLEB u. GEILER (1958) hervorgeht, ist die Pulmonangiographie zumindest in akuten und subakuten Stadien der Endarteriitis obliterans gefährlich und eher kontraindiziert. So fand sich bei einem Cor pulmonale nach Injektion von 70 ml Triopac „400" starke Vergrößerung des rechten Vorhofs, hochgradige Verlängerung der Zirkulationszeit im kleinen Kreislauf und stark verdünntes und verzögertes Laevo-Kardiogramm. 3 Std später erfolgte Kollaps und Exitus. Die Ursache der Strömungsverlangsamung war eine akute Panarteriitis pulmonalis mit Befallensein zahlreicher Gefäße in Form von Wandnekrosen und Obliterationen sowie Proliferationen. Es handelte sich offenbar um in Schüben verlaufende akut rezidivierende Arteriitis pulmonalis. Für den Radiologen ist diese Beobachtung eine Veranlassung, bei Verdacht auf akute arteriitische Prozesse mit der Durchführung einer Pulmonangiographie äußerst zurückhaltend zu sein. HOLSTEIN u. STECKEN (1959) führen an, daß ehemalige endangitische Prozesse der Lungengefäße, die zur Ausheilung gekommen sind, zu aneurysmatischen Ektasien und sekundären Verknöcherungen führen können. Neben der kongenitalen Ursache steht damit die Endarteriitis obliterans an zweiter Stelle bei der ätiologischen Deutung derartiger Gefäßveränderungen.

Im Gefolge endarteriitischer Prozesse können *mykotische Aneurysmen* verschiedener Zahl und Größe entstehen. Sie sind nach BRENNER (1935) sowie DETERLING u. CLAGETT (1947) selten; auch JENNES (1936) stellt fest, daß unter den im Jahre 1936 bekannten 122 Fällen der Weltliteratur nur sechsmal Infektion als Ursache von Aneurysmen der A. pulmonalis angegeben wurde. Immerhin liegen doch aufschlußreiche Einzelbeobachtungen vor, die Veranlassung geben, bei ungeklärten entzündlichen und fieberhaften Prozessen mit entsprechender röntgenologischer Symptomatologie an mykotische Lungenaneurysmen zu denken. SCHLUDERMANN (1952) stellt fest, daß unter den erworbenen peripheren Pulmonalaneurysmen an erster Stelle Gefäßwandschädigungen bei embolischer Verschleppung mykotischen Materials stehen. Der häufigste Ausgangspunkt ist die Endocarditis ulcerosa, wie auch ZDANSKY (1949) sowie THURNHER (1949) erwähnen. Bedeutsam ist, daß ein Links-Rechts-Shunt, beispielsweise Vorhofseptumdefekt (THURNHER) oder persistierender Ductus arteriosus [HÖRA u. WENDT (1941)] hierbei zur Besiedlung der A. pulmonalis mit mykotischem Material führen kann. WEDLER (1944) hat jedoch gezeigt, daß auch primär mykotische Aneurysmen im Gefolge einer Endokarditis des rechten Herzens entstehen können und ihre Entwicklung röntgenologisch verfolgt werden kann. Auch allgemeine septische Krankheitsbilder spielen ätiologisch eine Rolle [SANCETTA, DRISCOL u. HACKEL (1958)]. Bei einer weiteren Gruppe werden rheumatisch-toxische Gefäßwandschäden gefunden. Hier sind der Hauptstamm und die Hauptäste fast regelmäßig mitbeteiligt und histologisch ergibt sich das Bild einer Mesarteriitis (SCHLUDERMANN). Typische rheumatische Anamnesen und Befunde mit chronischer Polyarthritis und kombiniertem Mitralvitium lagen beispielsweise in den Fällen von VAN BOGAERT, VAN GENABECK u. VAN DUFFEL (1956) vor. Besonders wichtig ist das gleichzeitige Vorliegen von peripheren Venenthrombosen. So beobachteten HUGHES u. STOVIN (1959) die Entstehung von pulmonalen arteriellen mykotischen Aneurysmen nach voraufgegangener Jugularvenenthrombose und Sinusthrombose nach Otitis und Mastoiditis. Klinisch stehen bei ausgedehnten pulmonalen Aneurysmen rezidivierende Hämoptysen, Dyspnoe und Cyanose im Vordergrund. Der Tod kann durch Hämoptoe oder Rechtsversagen erfolgen. Es ist anzunehmen, daß durch die moderne Therapie mit Antibiotica und Antikoagulantien eine sichtliche Reduktion derartiger Krankheitsbilder erzielt wurde.

Die röntgenologische Symptomatologie mykotischer Pulmonalarterienaneurysmen beruht vorwiegend auf dem Nachweis hilusnaher, rundlicher oder halbmondförmiger Verdichtungen unterschiedlicher Größe, die solitär oder multipel sind [HUGHES u. STOVIN; SCHLUDERMANN; ZDANSKY; WEDLER; PIRANI, EWART u. WILSON (1949); WILDHAGEN (1920); SHERMAN (1926); VAN BOGAERT, VAN GENABECK, VAN DUFFEL; HÖRA u. WENDT; WEISE (1949)]. Verlaufsbeobachtungen bis zu 2 Jahren [WEISE (1949)] können ein deutliches Größerwerden der Rundherde erbringen. Der Sitz der Aneurysmen sind Hauptstamm und Hauptäste der A. pulmonalis, es können auch Segmentarterien befallen werden. Der Hauptstamm ist nach WEISE in mehr als der Hälfte der Fälle von der Wandschädigung mitgegriffen und mehr oder weniger aneurysmatisch ausgeweitet. So nimmt auch die häufige Beobachtung des betonten Pulmonalsegmentes und des Cor pulmonale nicht wunder. Pulmonalarterienaneurysmen können linsen- bis apfelgroß sein. Vielfach sind sie multipel, durchschnittlich pflaumengroß. Nach ZDANSKY sind die hilusnahen Rundherde dann charakteristisch, wenn sie entsprechend der Lokalisation an den Gefäßverzweigungen perlbandförmig angeordnet sind. Typische Befunde dieser Art stammen von WILDHAGEN und WEISE. SHERMAN beschreibt multiple mykotische Aneurysmen der A. pulmonalis in Zusammenhang mit septischer Endokarditis der Aortenklappe und offenem Ductus Botalli bzw. offenem Foramen ovale. Aortale Konfiguration des Herzens, Mitralisation und Stauungsveränderungen sind daher weitere Zeichen für endokarditisch-myokarditische Ausgangsprozesse. Die Tomographie kann den Zusammenhang der Rundherde mit den Lungengefäßen eindeutig beweisen (HUGHES u. STOVIN). Deutliche systolisch expansive Pulsationen unter Einbeziehung der Kymographie fanden SCHLUDERMANN, ZDANSKY, WEISE. Beim Vorliegen thrombotischer Veränderungen können jedoch Eigenpulsationen fehlen. Liegen zusätzlich intrapulmonale Infiltrationen im Aneurysmabereich vor, so können die Gefäßveränderungen freilich dem Nachweis entgehen (SCHLUDERMANN; HÖRA u. WENDT).

Pathologisch-anatomische Befunde von HUGHES u. STOVIN beweisen, daß mehr oder weniger ausgedehnte frischere und ältere Thrombosierungen im Aneurysmabereich vorhanden sein können. In einem Falle wurde Perforation eines sackförmigen Aneurysma in die Bronchien nachgewiesen. Hierdurch erklären sich plötzliche tödliche Verblutungen. Auch im Falle von SCHLUDERMANN war das faustgroße Aneurysma des Stammteiles der A. pulmonalis zum Großteil mit organisierten Thromben ausgefüllt. Des weiteren fanden sich spindelige Erweiterungen der Hauptäste und im rechten Mittel-Unterlappen über haselnußgroße multiple, zum Großteil durch Thromben verschlossene Aneurysmen.

Die Differentialdiagnose mykotischer Aneurysmen der A. pulmonalis ist nur bei sorgfältiger Wertung sämtlicher klinischer und röntgenologischer Einzelbefunde zu erörtern. Wichtige klinische Hinweise sind rheumatische Anamnese, chronische Herz- und Gefäßerkrankungen, voraufgegangene Infekte mit peripheren Thrombosen und Thrombosen im Schädel-, Gesichts- und Halsbereich, ferner thorakale Symptome wie Atemnot, Cyanose und Hämoptysen. Jeder unklare Temperaturanstieg kann ein verdächtiges Symptom sein. Kongenitale Kardio-Angiopathien sind weitere Verdachtsmomente, wenn unklare entzündliche Erscheinungen vorhanden sind. Verwechslungen mit Neoplasma (BARNES u. STEDEM (1933)] und Lymphogranulomatose (WEDLER) sind daher durchaus verständlich. Ein wichtiger Hinweis von WEISE ist, daß sich die erworbenen peripheren Aneurysmen der A. pulmonalis meist in Hilusnähe finden. Die Abgrenzung gegenüber einer luischen Aneurysmenbildung dürfte klinisch meist möglich sein. Schwierig ist jedoch der Aneurysmanachweis bei zusätzlichen infiltrativen Lungenveränderungen. In diesen Fällen kann die Diagnosestellung unmöglich werden. Auf die Hinzuziehung der Tomographie ist besonders zu verweisen. Sie wird bei gezielter Anwendung meist in der Lage sein, den Gefäßcharakter der Rundherde zu bestimmen.

Die *autochthone Thrombose der A. pulmonalis* ist ein seltenes Krankheitsbild [MATTHES, ULMER u. WITTEKIND (1960); KRAUSS (1960)]. HOLLISTER u. CULL (1956) stellen fest, daß bei den etwa 100 bis 1941 beschriebenen Fällen die Diagnose lediglich post mortem gestellt wurde. MAGIDSON u. JACOBSON (1955) berichten über fünf Lungenthrombosen unter 1000 Sektionen, während MØLLER (1922) in seinem Sektionsgut 29% Thrombosen der A. pulmonalis fand. Thrombosierungen der A. pulmonalis und ihrer Äste können sich an vielfältige Erkrankungen des Lungenparenchyms oder der Lungengefäße anschließen. Sie kommen insbesondere bei endarteriitischen Prozessen vor, weshalb sich die Besprechung dieses Krankheitsbildes hier unmittelbar anreihen muß. Ursächlich sind vielfach periphere und kardial bedingte Thrombo-Embolien sowie rechtsseitige Herzfehler anzuschuldigen [BALL, GOODWIN u. HARRISON (1956); HOLLISTER u. CULL (1956); KEATING, BURKEY, HELLERSTEIN u. FEIL (1953)]. Des weiteren werden angegeben: Endarteriitis, Lues, Arteriosklerose, Mitralstenose, verschiedene kongenitale Herz- und Gefäßanomalien, rheumatische Herzkrankheiten, Thrombangitis obliterans, Polycythämie, Sichelzellanämie [BRENNER (1935); CANADA, GOODALE u. CURRENS (1953); CAROLL (1950); HANELIN u. EYLER (1951); KEATING, BURKEY, HELLERSTEIN u. FEIL (1953)]. Ferner sind retrograde hiluswärts gerichtete Thrombosen im Anschluß an periphere Lungenembolien bekannt [HOLZMANN (1950); SHAPIRO u. RIGLER (1948); HAMPTON u. CASTLEMAN (1940); CAROLL (1950); BALL, GOODWIN u. HARRISON (1956)]. Entzündliche und neoplastische Erkrankungen, insbesondere Tuberkulose, Silikose und chronische Pneumonie reihen sich ätiologisch an [BRENNER; HANELIN u. EYLER (1951); KEATING, BURKEY, HELLERSTEIN u. FEIL (1953); SAVACOOL u. CHARR (1941)]. NIGHTINGALE u. WILLIAMS (1955) beobachteten die Entwicklung einer Lungenarterienthrombose im Anschluß an den Herzkatheterismus. Auch Thoraxtraumen können in seltenen Fällen Veranlassung zur Entwicklung einer pulmonalen Arterienthrombose geben [TORNER-SOLER, CARRASCO AZEMAR u. PERET RIERA (1959); DIMOND u. JONES (1954)].

Der klinische Verlauf erfolgt in der Regel subakut und kann in den Anfangsstadien verhältnismäßig mild sein, führt jedoch häufig zu plötzlichem Tod. Die Ursache liegt in einer zunehmenden und meist therapierefraktären Rechtsinsuffizienz des Herzens [MEESSEN (1960); HOLLISTER u. CULL (1956)]. Hämodynamisch sind hier wie bei multiplen peripheren Lungenembolien und multiplen peripheren Stenosen der A. pulmonalis ebenfalls periphere gehäufte Thrombosierungen meist sehr viel ungünstiger als einseitige

Thrombosierungen von Hauptstämmen der A. pulmonalis. Diese beiden Untergruppen weisen auch eine gewisse klinisch-radiologische Unterschiedlichkeit auf. Im Vordergrund des klinischen Bildes stehen chronische Leistungsinsuffizienz, Anstrengungs-Angina pectoris, Dyspnoe, Cyanose, erhöhte Puls- und Atemfrequenz, Brustschmerzen, Verwirrtheitszustände [Meessen; Ball, Goodwin u. Harrison; Hollister u. Cull (1956); Keating, Burkey, Hellerstein u. Feil; Froment, Lenègre, Gerbaux u. Himbert (1960)]. Mitunter sind wechselnde Herz- und Gefäßgeräusche nachweisbar, ferner finden sich Angaben über Mitralstenose, Linksdilatation und Stauungszeichen (Meessen; Ball, Goodwin u. Harrison; Hollister u. Cull). Im Elektrokardiogramm stehen die Zeichen der chronischen Rechtsbelastung im Vordergrund. Marchal, Marchal u. Kourilsky (1959) beobachteten elektrokymographisch deutliche Herabsetzung des Lungenpulses.

Die röntgenologische Symptomatologie wird durch Schweregrad und Ausdehnung der thrombotischen Veränderungen geprägt. v. Dehn beschrieb 1910 als erster das im Vordergrund stehende Zeichen des „großen Hilus", bedingt durch Dilatation der zentralen Abschnitte der A. pulmonalis. Dieser Befund ist ein besonderes Charakteristicum für die Thrombose der Hauptäste der A. pulmonalis [Steinbach, Keats u. Sheline (1955); Goodwin (1958); Laufer u. Gray (1956); Lepskaya u. Shanina (1959); Ball, Goodwin u. Harrison (1956); Hollister u. Cull (1956); Fowler (1934); Steinhoff (1951); Hampton u. Castleman (1940); Hanelin u. Eyler (1951); Keating, Burkey, Hellerstein u. Feil (1953)]. Keating, Burkey, Hellerstein u. Feil haben insbesondere auf das Fehlen von Pulsationen der Hilusgefäße aufmerksam gemacht. Parallel hierzu findet sich meist eine abrupte Verengerung der kleineren Arterien und eine hierdurch bedingte verstärkte Strahlentransparenz der Peripherie (Steinbach, Keats u. Sheline; Goodwin; Keating, Burkey, Hellerstein u. Feil; Dimond u. Jones). Dieser Befund entspricht dem bei der Lungenembolie bekannten Westermark-Zeichen, auf welches im entsprechenden Abschnitt zurückzukommen sein wird. In der Tat finden sich bei der Thrombose größere Äste der A. pulmonalis alle jene Veränderungen, die auch bei der Embolisierung nachweisbar sind. Infolge des meist subakuten bis chronischen Verlaufs steht jedoch das chronische Cor pulmonale auch röntgenologisch deutlich im Vordergrund (Steinhoff; Meessen; Keating, Burkey, Hellerstein u. Feil; Dimond u. Jones). Seltener sind ausgesprochene Verkleinerungen des Lungenhilus, die jedoch dann auftreten, wenn es sich um ausschließlich zentralen Thrombussitz handelt. Hierbei kann der Hilus sogar konkav begrenzt sein. Manchmal finden sich zackige und verfranste Konturierungen, entsprechend der Ausbreitung des Thrombus. Hanelin u. Eyler haben derartige Röntgenbilder mit eindrucksvollen Skizzen und pathologisch-anatomischen Präparaten interpretiert. Mitunter kann das Thoraxbild fast als photographisches Negativ des pathologisch-anatomischen Präparates dienen und den Thrombus im Gefäß darstellen [Bosswell u. Palmer (1931)]. Unter zunehmender Entwicklung einer peripheren Ischämie tritt somit eine allmähliche Vergrößerung und Verbreiterung des jeweiligen Hilus im Laufe des Krankheitsgeschehens hinzu. Es ist möglich, durch Verlaufskontrollen die jeweilige anatomische Änderung der Hilusstruktur mit Hilfe konventioneller Aufnahmen darzustellen. Wiederum muß auf die wesentliche Mithilfe der Tomographie verwiesen werden. Findet sich demgemäß eine fortschreitende ein- oder doppelseitige Dilatation der A. pulmonalis mit zunehmender pulmonaler Ischämie, Verlust der Hiluspulsationen, Scharfrandigwerden der Außenkontur des Hilus und segmentaler oder totaler Anordnung, so scheint es nicht unmöglich zu sein, im Verlauf und unter Berücksichtigung des klinischen Bildes die Diagnose röntgenologisch stellen bzw. weitgehend sichern zu können. Vereinzelt treten Infarkte oder infiltrative Veränderungen mit fibrotischen Strukturen hinzu (Steinhoff; Dimond u. Jones; Hanelin u. Eyler; Keating, Burkey, Hellerstein u. Feil). In diesen Fällen kann das Zeichen der peripheren Ischämie fehlen oder weniger ausgeprägt sein. Nach Savacool u. Charr wird die rechte A. pulmonalis bevorzugt und in fast der Hälfte der Fälle finden sich begleitende Parenchymerkrankungen der Lunge. Steinbach, Keats u. Sheline haben festgestellt, daß auch die Lungenvenen bei der massiven Thrombose des Hauptastes der A. pulmonalis und ihrer Lappenäste infolge des verminderten Durchflusses deutlich verengert sind. Hierbei muß freilich auch eine pulmonale Venenthrombose zusätzlich berücksichtigt werden. Ein ausgesprochenes Spätstadium fortgeschrittener Thrombosen wird durch Verkalkungen der A. pulmonalis charakterisiert [TRICOT, CALDIER u. RAGOT (1961)].

Bei der fortschreitenden Thrombose multipler kleiner Lungenarterien können die klinischen Symptome sehr viel ausgeprägter sein als bei der Thrombose einzelner Hauptäste der A. pulmonalis. So beschreiben KAPANCI u. VEYRAT (1959) den Fall einer 32jährigen Frau, die mehrere Jahre dyspnoisch war und am dekompensierten Cor pulmonale bzw. pulmonalen Hochdruck starb. Autoptisch fand sich extreme Rechtshypertrophie des Herzens, in den kleinen muskulären Lungenarterien und den Arteriolen wurden stenosierende, herdförmige, zellig faserige Intimaproliferationen mit Fibrinresten nachgewiesen. Der Befund wurde als primäre, wahrscheinlich rheumatische Thrombangitis mit sekundärer pulmonaler Hypertonie gedeutet. McMICHAEL (1948) beschreibt eine chronische Thrombose der kleinen Lungenarterien, die zu Stauungsherzfehlern Veranlassung geben soll. Nach BRENNER (1935) soll die Thrombose der A. pulmonalis hauptsächlich die kleineren Äste der Peripherie bevorzugen. Der nach LJUNGDAHL (1928) besonders chronisch schleichende Verlauf des häufig nicht deutbaren Krankheitsbildes ist weitgehend durch die kompensatorische Durchblutungsfähigkeit gesunder Lungenabschnitte zu erklären. So konnten GIBBON, HOPKINSON u. CHURCHILL (1932) im Tierversuch feststellen, daß erst nach einer Reduktion von 84—96 % des Pulmonalarterienquerschnittes der Tod herbeigeführt wird. Eine ausgesprochene Neigung zu Thrombosierungen und thrombangitischen Veränderungen peripherer Lungenarterienäste hat die Tuberkulose und Silikose. POU u. CHARR (1938) berichten über sechs Fälle von autochthoner Thrombose einer A. pulmonalis, die bei Sektionen von 105 Lungentuberkulosen und 45 Anthrako-Silikosen gefunden wurden. Die Thrombosen reichten jeweils in der kranken Lungenseite vom Hauptstamm bis in die feinsten Arterienverzweigungen, die nahe an den Kavernen oder mitten in den schwersten anthrako-silikotischen Veränderungen lagen. ALIPERTA (1958) verfügt über 21 Fälle mit pathologisch-anatomischer Auswertung und nimmt als Ursache der Thrombose großer Arterienäste Veränderungen kleiner Verzweigungen an, die sich allmählich zentralwärts fortschreitend entwickeln, bis ein Verschluß der großen Arterienäste zustande kommt. Bei weitgehenden Veränderungen des Lungenparenchyms und einer Thrombose der A. pulmonalis entwickelt sich zwangsläufig ein chronisches Cor pulmonale. TIRMAN, EISAMAN u. LLOYD (1951) haben angiographisch brüske Gefäßabbrüche und in der Peripherie äußerst spärliche Gefäßanfärbungen bei peripheren Thrombosen auf Grund von Oberlappentuberkulose festgestellt. Besonders ausführliche Erfahrungen mit der selektiven Pulmonangiographie liegen auf diesem Gebiet vor von LÖHR, SCHOLTZE u. KLINNER (1957); LÖHR, SCHOLTZE u. GRILL (1959) sowie GRILL (1958/60). Hierauf ist bei der Besprechung tuberkulöser Parenchymerkrankungen noch einzugehen.

Die Pulmonangiographie wurde bereits mehrfach in vivo zur Diagnosestellung der Thrombose der Lungenarterien hinzugezogen. So berichtet GOODWIN, daß sich im Fall einer rechtsseitigen Thrombose der Hauptast der rechten A. pulmonalis und Mittel- und Unterlappenarterien nicht auffüllten; die entsprechenden kleinen Gefäße zeigten nur geringfügige Kontrastanreicherung. Diesen Befunden entsprachen auffallend helle und klare Lungenfelder ohne Gefäßstrukturen bei deutlicher Erweiterung der Hauptstämme der A. pulmonalis. Der rechte Ventrikeldruck war mit 85/4 mm Hg deutlich erhöht. Im Falle von MEESSEN ergaben sich Ventrikel- und Arteriendrucke von 80/0 bzw. 80/30 mm Hg. Bei der Pulmonangiographie blieb das Kontrastmittel auffallend lange in der erweiterten A. pulmonalis. Autoptisch fanden sich ausgeprägte Thromben der Lungenarterien mit hochgradiger Einengung oder Verstopfung der Lichtung. Die kleineren Arterienäste waren frei von Veränderungen. Mikroskopisch waren größere Äste der A. pulmonalis stenosiert. Auch TORNER-SOLER, CARRASCO AZEMAR u. PERET RIERA bestätigten angiographisch eine Obstruktion der Hauptäste der A. pulmonalis. Entsprechende angiographische Befunde stammen von HOLLISTER u. CULL; DIMOND u. JONES und BROUET, CHEVALIER, VASSELIN u. DU PERRON (1959). Untersuchungen dieser Art haben heute nicht nur diagnostische, sondern vor allem auch therapeutische Konsequenzen, weil mit der modernen Antikoagulantien- und Fibrinolyse-Therapie eine maßgebliche Beeinflussung des oft schweren und deletären Krankheitsbildes zu erwarten ist. Postmortal stellte FLORANGE (1960) eine dichte Netzbildung im Hilusbereich mit zahlreichen bronchopulmonalen Anastomosen fest.

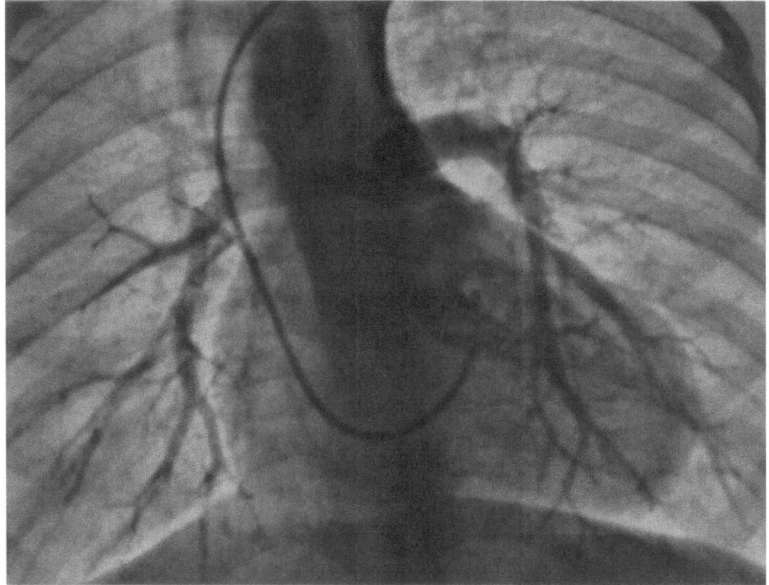

a

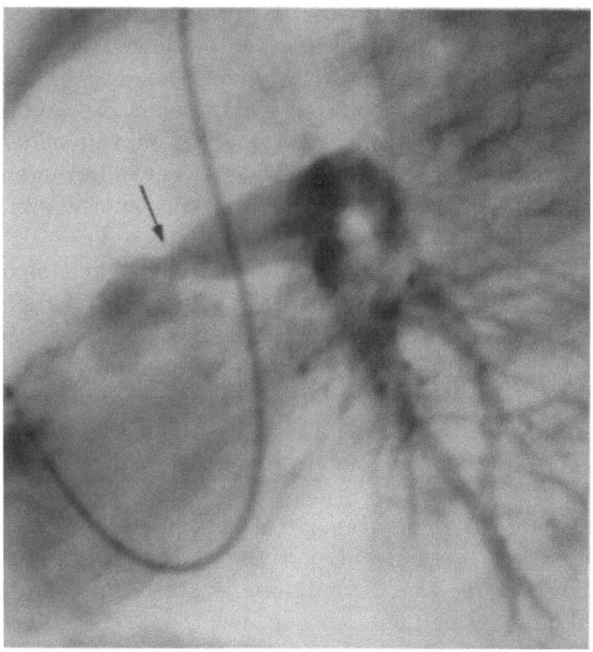

b

Abb. 40a u. b. Postvalvuläre partielle thrombotische Obliteration der hypoplastischen A. pulmonalis bei Pentalogie nach FALLOT (Vortäuschung einer supravalvulären Stenose). Operativ bestätigt

Der Vergleich pathologisch-anatomischer Präparate mit den in vivo erhobenen röntgenologischen Befunden ist für die Diagnosestellung der Thrombose größerer und kleinerer Abschnitte der A. pulmonalis von größter Bedeutung. Hier haben in jüngster Zeit HANELIN u. EYLER derartige röntgenologische Befunde mit eindrucksvollen Skizzen und pathologisch-anatomischen Präparaten interpretiert. Weitere Beobachtungen über den Nachweis massiver Thrombosen eines oder beider Hauptäste der A. pulmonalis, die sich mitunter bis in die feinsten Verzweigungen fortsetzen, stammen unter anderen von STEINBACH, KEATS u. SHELINE; STEINHOFF; MEESSEN; DIMOND u. JONES und DIETRICH (1927). Das Leitsymptom Dilatation der zentralen Abschnitte der A. pulmonalis und Rarefizierung der peripheren vasculären Strukturen im Thrombosegebiet wird durch derartige vergleichende Untersuchungsbefunde um so mehr erhärtet.

Die Differentialdiagnose der Lungenarterienthrombose kann sehr schwierig sein, zumal selbst Befunde der Pulmonangiographie mehrdeutig sind. Stehen Strömungsbehinderungen in der dilatierten A. pulmonalis im Vordergrund (MEESSEN), so kann leicht die Verlegenheitsdiagnose „essentielle pulmonale Hypertonie" zustande kommen. Eine valvuläre Pulmonalklappenstenose ist durch das Fehlen eines Druckgradienten zwischen Kammer und A. pulmonalis leicht auszuschließen. Erhebliche Schwierigkeiten bestehen offenbar bei der Abgrenzung gegenüber der peripheren Pulmonalarterienstenose [LAUFER u. GRAY; MEESSEN; ALAN u. AMOS (1958)]. Im Falle von DIMOND u. JONES wurde eine Pulmonalklappenstenose mit offenem Foramen ovale angenommen. Letzteres konnte autoptisch bestätigt werden, es fand sich jedoch eine Obstruktion durch eine Thrombose des rechten und linken Hauptstammes der Pulmonalarterie. Die Dilatation wurde als poststenotische Ektasie, die Ischämie der Peripherie als stenotisch bedingte Durchblutungsstörung gedeutet. SCHULZE (1961) grenzt die angeborene Hypoplasie der A. pulmonalis von der intravasalen Okklusion eines Pulmonalarterienastes ab: Für die angeborene Störung sind die Volumenstarre und Bewegungseinschränkung des homolateralen Zwerchfells bei exspiratorischem Mediastinalwandern typisch, während das akute und chronische partielle Obstruktionssyndrom durch Lungenaufhellung mit wenig Gefäßzeichnung und normalem atemdynamischem Verhalten ausgezeichnet ist. Es findet sich ferner ein chronisches Cor pulmonale und eine prästenotische Erweiterung der Pulmonalarterienstämme.

d) Periarteriitis nodosa

Bei der klassischen Periarteriitis nodosa sind nach SWEENEY u. BAGGENSTOSS (1949) die Lungen in etwa einem Viertel der Fälle befallen. Bei dem ohnehin verhältnismäßig seltenen Krankheitsbild ist somit die bisherige Kasuistik über pulmonale Veränderungen recht spärlich. Es handelt sich nach STAEMMLER (1960) um eine generalisierte Arterienerkrankung mit Bildung zahlreicher örtlich begrenzter, rundlicher oder ovaler Entzündungsprozesse in der Arterienwand. Auffallend sind umschriebene entzündliche Veränderungen in der Adventitia mit aneurysmatischen Ausbuchtungen und knötchenförmigen Anschwellungen. Darüber hinaus handelt es sich um eine Erkrankung aller Wandschichten der Lungenarterien, so daß die Bezeichnung Panarteriitis besser ist. Medianekrosen spielen eine wesentliche Rolle, wodurch die Neigung zur Bildung von Aneurysmen und Gefäßrupturen infolge nekrotisierender Panarteriitis erklärlich ist. Befallen werden fast ausschließlich mittlere und kleinere Arterien. Das makroskopische Bild wird durch Kreislaufstörungen mit Organfolgen, zu denen Aneurysmen und Blutungen kommen können, beherrscht. Es handelt sich jedoch grundsätzlich um eine Allgemeinerkrankung des Arteriensystems. Histologisch unterscheidet man 1. degenerative Phase mit Medianekrose, Ödem und fibrinösem Exsudat, 2. akute entzündliche Phase mit Zellinfiltraten in Adventitia und Media, 3. Phase der Granulationswucherungen, 4. Heilungsstadium mit Bildung von Narbengewebe, Intimawucherungen, Obliteration und periarterieller Fibrose. Die Verlaufsformen sind sehr verschieden. Schubweise Verläufe sind bekannt. Örtliche Abheilungen können zum vollständigen Gefäßverschluß oder Veränderungen führen, die Ähnlichkeit mit Atherosklerose haben. Der isolierte Befall von Lungenarterien scheint selten zu sein. Ätiologisch bestehen zweifellos Beziehungen zur Allergie und zum rheumatisch-hyperergischen Formenkreis, auch zur Tuberkulose, Sepsis lenta und Allgemeininfektion. Ferner werden bei Kollagenerkrankungen, so der diffusen Sklerodermie, Gefäßveränderungen beobachtet, die an solche bei Panarteriitis oder Thrombangitis obliterans erinnern. Ohne Zweifel bestehen enge verwandtschaftliche Beziehungen zur Thrombangitis obliterans (Morbus Winiwarter-Buerger), die ebenfalls eine Allgemeinerkrankung des Gefäßsystems, jedoch mit Beteiligung der Venen ist. Somit ist nach HADORN (1937) ein Kreis zu ziehen, der vom Rheumatismus über die Endokarditis und Endarteriitis zur Periarteriitis nodosa führt und damit die gemeinsamen ätiologischen Faktoren des rheumatischen Formenkreises beinhaltet. Der gewebliche Endzustand der Gefäßveränderungen wird schließlich vielfach durch das klinische und pathologisch-anatomische Bild der Pulmonalarteriensklerose gekennzeichnet.

Enge Beziehungen bestehen auch zum Krankheitsbild der nicht infektiösen nekrotisierenden Granulomatose (Syndrom von WEGENER). Es handelt sich hierbei ebenfalls um eine nodöse Periarteriitis, in deren Verlauf die Granulome ausgesprochene Tendenz

8*

zum Nekrotisieren aufweisen. Lungeninfarkte und Abszedierungen werden bei der pulmonalen Form beschrieben, ferner treten nekrotisierende Granulome der Schleimhäute und des Nierenparenchyms auf [Doub, Goodrich u. Gish (1954); Geist u. Mullen (1953); Fahey, Leonhard, Churg u. Godman (1954); Plummer, Angel, Shaw u. Hinson (1957); Felson u. Braunstein (1958); Rogers u. Roberto (1956)].

Die pathologisch-anatomischen Befunde machen verständlich, daß klinisch kardiovasculäre Symptomatik einschließlich Hypertonie und Zeichen chronisch rheumatischen Geschehens im Vordergrund stehen. Auf die einzelnen klinischen Befunde kann in diesem Zusammenhang nicht näher eingegangen werden. Die Mitbeteiligung des Herzens im Sinne rheumatischer Klappenfehler und hierdurch bedingter Stauung [v. Conta (1933)], ferner in Form der Linksdilatation und aortalen Beteiligung als Ausdruck der Hypertonie [Brown u. Mc Carthy (1939); Doub, Goodrich u. Gish)] läßt den Befall der Systemarterien erkennen. Darüber hinaus besteht in fortgeschrittenen Fällen der pulmonalen Periarteriitis nodosa auch eine stärkere Rechtsbelastung im Sinne des chronischen Cor pulmonale (Brown u. Mc Carthy).

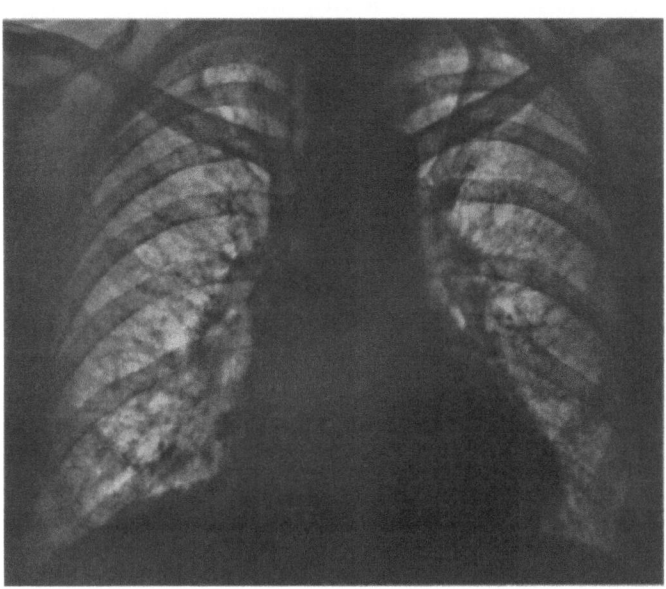

Abb. 41. Periarteriitis nodosa mit strukturellen Lungenveränderungen beiderseits

Im Laufe der Zeit bewirkt das Krankheitsbild Veränderungen an den Lungen. Sie sind jedoch nach Rose (1957) äußerst variabel und in keiner Weise spezifisch und werden eher durch die nekrotischen und granulomatösen Veränderungen bedingt als durch die Arteriitis selbst. Selbst bei histologisch ausgedehnter Periarteriitis können röntgenologische Veränderungen nämlich völlig fehlen. Die Kalibereinschränkung der periphersten Lungengefäße steht im Vordergrund, da hauptsächlich die kleineren Arterien und größeren Arteriolen befallen sind. Das Krankheitsgeschehen kann diffus verbreitet sein oder sich auch auf isolierte Lungenschlagaderabschnitte beschränken. Besonders charakteristisch sind perivasculäre Infiltrate in den Lungen, die häufig symmetrisch perihilär in den Mittelfeldern liegen. Kleinere Herde können wie Infarkte und Bronchopneumonien imponieren. Des weiteren sind fleckförmige Aussaaten in Verbindung mit ödematösen Veränderungen bekannt. Die mitunter schmetterlingsförmigen Infiltrate können konfluierenden Charakter haben. So wechselt nach Rose das Bild zwischen miliaren, fast miliaren, größeren, unregelmäßigen bis zu pneumonischen Infiltrationen. Bei der asthmatischen oder bronchitischen Erkrankungsform ohne Beteiligung der Pulmonalarterien können flüchtige Infiltrate in Erscheinung treten. Besonders ausgedehnte Infiltrationen mit längerem Verlauf finden sich bei der pneumonischen Form des Krankheitsbildes. Als Folge der chronischen Widerstandserhöhung in der Peripherie resultiert eine progrediente Dilatation der zentralen Abschnitte der A. pulmonalis, verbunden mit den Zeichen des chronischen Cor pulmonale. Die röntgenologische Symptomatologie wird demnach durch Rechts- und Linksdilatation, Dilatation der A. pulmonalis, Rarefizierung der vasculären Peripherie und perihiliäre sowie perivasculäre infiltrative Veränderungen gekennzeichnet.

In nicht sehr ausgeprägten Fällen imponiert die periphere Strukturveränderung als feinfleckige oder feinstreifige Zeichnung, bedingt durch die anatomischen Substrate der

Adventitia (BROWN, MC CARTHY; DOUB, GOODRICH u. GISH). V. CONTA beschreibt zahlreiche linsen- bis kirschgroße Einzelherde besonders in der Gegend des rechten Hilus, wobei allerdings Stauungsveränderungen bei Mitralvitium zusätzlich vorhanden waren. Auch HERRMAN (1933) erwähnt diffuse perivasculäre Infiltrate besonders in der Hilusgegend bei verhältnismäßig freier Peripherie. Zwischen den Strängen fanden sich kleine Herde, die wie Infarkte oder Bronchopneumonien imponierten. Die Lungenprozesse waren sichtlich progredient. Entsprechende Beobachtungen stammen von NICE, MENON u. RIGLER (1959); ROGERS u. ROBERTO (1956); STRICKLAND (1955); ZHISLINA (1959). Bemerkenswert ist, daß die Kombination der perihilären extravasculären Infiltrate mit der häufig beträchtlichen Dilatation der A. pulmonalis und ihrer Hauptäste in Form von hemicyclischen tumorförmigen Massen zum Ausdruck kommen kann, so daß derartige Bilder mitunter einem Lungentumor ähneln [BROWN, MC CARTHY u. FINE (1939); DOUB, GOODRICH u. GISH (1954); ARNDT u. WITTEKIND (1955)]. Die Hinzuziehung von Schichtaufnahmen ist in diesen Fällen vielfach diagnostisch entscheidend.

Das Auftreten von Lungeninfarkten bei der Periarteriitis nodosa ist offenbar keine Seltenheit und durch die Gefäßverschlüsse erklärbar [ROGERS u. ROBERTO; GEIST u. MÜLLEN; FAHEY, LEONHARD, CHURG u. GODMAN; VOGEL u. FLINK (1960); HERRMAN]. Infarkte werden freilich in vivo nicht immer typisch abgrenzbar sein und vielfach für infiltrative Veränderungen gehalten werden. Darüber hinaus besteht eine Tendenz zur

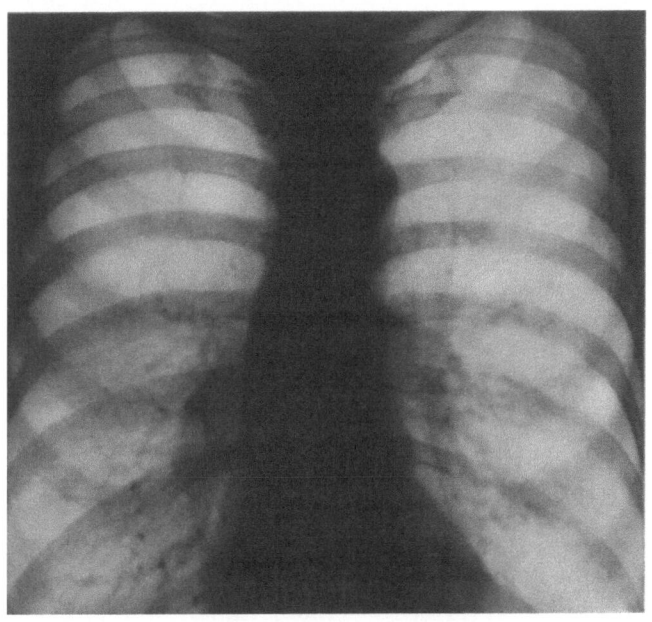

Abb. 42. Generalisierte Periarteriitis nodosa mit autoptisch nachgewiesenen Veränderungen der Bronchialarterien und progressiver Lungendystrophie

Abszedierung bzw. Nekrotisierung derartiger Infarkte, so daß sich schließlich Abszeßhöhlen unterschiedlicher Größe entwickeln können (GEIST u. MÜLLEN; FAHEY, LEONHARD, CHURG u. GODMAN; VOGEL u. FLINK; ROSE). Nach FELSON u. BRAUNSTEIN sollen derartige Infarkte in Form von Rundherden mit oder ohne Kavernenbildung für die infektiöse nekrotisierende Granulomatose nach WEGENER typisch sein und sich hierdurch von der eigentlichen Periarteriitis nodosa unterscheiden. Die zum Infarkt führende Gefäßobstruktion kann nach HARRISON durch Thromben oder arteriitische Wandveränderungen bedingt sein. Die besondere Neigung zur Abszedierung der Infarkte wird dann verständlich sein, wenn man sich vergegenwärtigt, daß vielfach auch die entsprechenden Bronchialarterien von dem Krankheitsgeschehen ergriffen sind und die Ernährung des befallenen Lungengewebes stark beeinträchtigt ist. Autoptische Befunde, beispielsweise von BROWN, MC CARTHY u. FINE; HIERONYMI (1959); HARRISON (1958); V. CONTA (1933) und HERRMAN (1933), haben die vielgestaltige röntgenologische Symptomatologie des Krankheitsbildes verständlich gemacht.

Einer gesonderten Erwähnung bedarf in diesem Zusammenhang das Krankheitsbild der sog. progressiven Lungendystrophie [HEILMEYER u. SCHMID (1956)], bei welcher eine obliterierende Erkrankung der Lungen- und Bronchialgefäße die Grundlage des Lungenschwundes bilden kann. Wir selbst beobachteten klinisch und röntgenologisch einen derartigen Fall, der als schwerstes Lungenemphysem bzw. ausgeprägte Lungendystrophie mit fast völligem Gefäßverlust in der Lungenperipherie imponierte. Der Patient kam unter den Zeichen respiratorischer Insuffizienz bei Cor pulmonale ad exitum. Die autoptischen Befunde wurden von Hieronymi (1959) veröffentlicht: Es fand sich eine generalisierte Periarteriitis nodosa aller Organe und eine Pulmonalarteriensklerose. Es lag jedoch keine Obliteration der Pulmonalarterien vor, sondern die Veränderungen beschränkten sich lediglich auf die mittelkalibrigen hilusnahen Bronchialarterien mit Aufsplitterung der Elastica interna, Intimaverquellungen und Ödem sowie zellreichem Granulationsgewebe. Diese Beobachtung zeichnet sich durch die verhältnismäßig seltene Lokalisation des Gefäßprozesses in den extrapulmonalen Bronchialarterien aus. Ein pathogenetischer Zusammenhang zwischen periarteriitischem Verschluß dieser Gefäßäste und der Entwicklung der progressiven Lungendystrophie muß für wahrscheinlich gehalten werden. Ätiologisch ist andererseits auch eine Kombination von Obliterationen der Bronchial- und Pulmonalarterien zu diskutieren.

Für die Differentialdiagnose der Periarteriitis nodosa ist maßgeblich, daß eine Klärung nur im Zusammenhang mit den klinischen Befunden möglich ist. Die Dilatation der zentralen Pulmonalarterienstämme, perihiläre Infiltrationen und auffällig helle Lungenperipherie können röntgenologisch entscheidend verwertet werden. In Betracht kommen ferner Stauungslunge, pneumonische Infiltrationen, Lungeninfarkt und Thrombose der A. pulmonalis. Lungentumoren werden in der Regel durch die gezielte Anwendung des Schichtaufnahmeverfahrens abgegrenzt werden können. Die Durchführung einer Pulmonangiographie dürfte in der Regel kontraindiziert sein.

e) Arterio- und Arteriolosklerose der A. pulmonalis

Entsprechend der üblichen Einteilung ist die pulmonale Arterio-Arteriolosklerose pathogenetisch in die primäre und sekundäre Form aufzugliedern. Die pathologische Anatomie des Krankheitsbildes wurde bereits im Abschnitt II 2 besprochen, des weiteren wurden die Zusammenhänge zwischen pulmonaler Hypertonie und Pulmonalarteriensklerose im Abschnitt III 3 dieses Beitrages herausgestellt. Die Diskussion um die Pathogenese der primären Form ist keineswegs abgeschlossen, viele Fragen sind noch offen. Matthes, Ulmer u. Wittekind (1960) haben die möglichen größtenteils noch hypothetischen Zusammenhänge zwischen primärer essentieller arterieller Hypertonie und primärer Pulmonalarteriensklerose vom klinischen Standpunkt ausführlich diskutiert. Ätiologisch kommen vor allem in Betracht angeborene Anomalien der Gefäßwände oder des gesamten Arteriensystems, insbesondere autoptisch nicht nachgewiesene multiple Stenosen der peripheren Lungenarterien oder der Lungenvenen. Es wurde bereits darauf hingewiesen, daß die Terminologie „primäre essentielle pulmonale Hypertonie bzw. pulmonale Arterio- und Arteriolosklerose" letztlich nur dann gerechtfertigt ist, wenn keine organischen Ursachen, die zu einer Beeinträchtigung der Zirkulation führen, nachweisbar sind. Parmley u. Jones (1952) haben nach einem Bericht über 28 Fälle des Schrifttums drei histologisch untersuchte weitere Beobachtungen ausführlich mitgeteilt. Die Ursache der Gefäßwandverdickung kleiner Lungenarterien konnte nicht geklärt werden. Auch in den drei Fällen von Koch u. Ehlers (1959), bei denen es sich um Kinder des 2. und 3. Lebensjahres handelte, die ihrem Leiden erlagen, fanden sich keine Anhaltspunkte für die Natur der ausgedehnten stenosierenden Intimaproliferationen kleiner Pulmonalarterien sowie zelliger Infiltrationen der Gefäßwände. Die Autoren diskutieren lediglich die Möglichkeit einer allergisch-hyperergischen entzündlichen Entstehung. Brill u. Krygier (1941) zählen zu den Bedingungen der Diagnose „primäre" Pulmonalarteriensklerose ein Fehlen aller Faktoren, die zu einer sekundären Sklerose oder einer Hypertrophie des rechten Ventrikels führen können. Sie waren der Auffassung, daß von den bis 1941 als primäre Sklerose beschriebenen etwa 100 Fällen im ganzen allenfalls 19 Fälle als echte Formen betrachtet werden konnten. Auch in ihrem ätiologisch nicht abgeklärten Fall waren die Arteriolen sklerosiert und weitgehend verödet, außerdem fanden sich unzählige Thromben in den kleinen Arterien.

Die sekundäre Form der pulmonalen Arterio- und Arteriolosklerose ist umso bekannter und auch ungleich häufiger. Ätiologische Faktoren sind alle Formen chronischer aktiver Hyperämie bzw. Überfüllung des kleinen Kreislaufs sowie venöser Rückstauung mit langjähriger sekundärer pulmonaler Hypertonie, ferner sind primäre spezifische und unspezifische Gefäßprozesse, insbesondere Endarteriitis und Thrombangitis, anzuschuldigen, schließlich reihen sich diffuse indurierende Lungenkrankheiten, die chronische Bronchitis, das Lungenemphysem, Bronchiektasien sowie Alters- und Stoffwechselveränderungen an. Die Sklerose der Lungenarterien stellt somit geweblich die Reaktion auf vielschichtige ursächliche Veränderungen des Gefäßsystems der Lunge dar.

Den klinischen Verlaufsstadien der früher auch als Syndrom von AYERZA bezeichneten Erkrankung mit zunehmender Dyspnoe, Cyanose und den Zeichen verstärkter Rechtsbelastung des Herzens entsprechen die röntgenologischen Symptome. Es scheint möglich zu sein, die Anfangsstadien der peripheren Arterio- und Arteriolosklerose röntgenologisch zu erfassen. ASSMANN (1924) wies bereits auf die verstärkte Gefäßzeichnung in der Peripherie hin, die auch von VAQUEZ (1926) hervorgehoben wurde. HORNYKIEWYTSCH u. STENDER (1955) haben insbesondere durch Schichtaufnahmen bestätigt, daß in den Anfangsstadien in der Peripherie das feine Gefäßnetz des Lungenmantels verstärkt sein kann, bedingt durch sklerosierende Veränderungen der Gefäßwand mit erhöhter Absorption. Mit fortschreitender Strombahneinengung gehen jedoch die peripheren Ab-

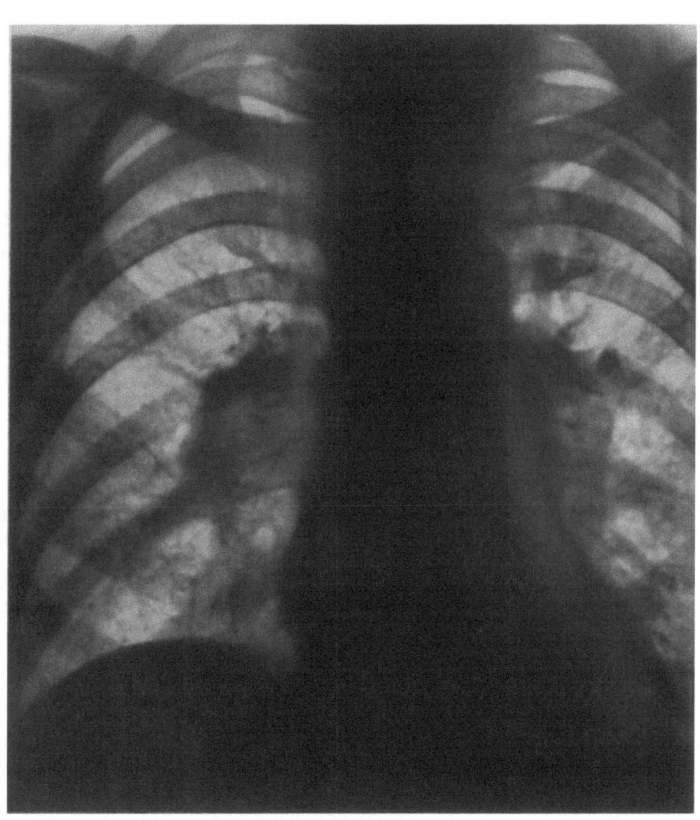

Abb. 43. Ausgeprägte Pulmonalarteriensklerose bei 80jähriger Frau

schnitte der Lungenarterien allmählich durch Obliteration zugrunde, sind ferner funktionell engergestellt oder durch das der Minderdurchblutung folgende Emphysem überlagert. Die Blutfüllung des Capillargebietes wird entsprechend reduziert, so daß mit fortschreitender Strombahneinengung die Erweiterung der mittelgroßen und zentralen Pulmonalarterien durch den schicksalsmäßig ablaufenden Alterungsprozeß begünstigt wird. Für das fortgeschrittene Krankheitsbild der pulmonalen Arterio- und Arteriolosklerose ist somit eine deutliche Akzentuierung der Arterien der Lungenwurzel und oft des Lappenkerngebietes kennzeichnend, so daß der Schwerpunkt der Gefäßzeichnung bei den großen und mittleren Arterien liegt. In den fortgeschrittenen Stadien der pulmonalen Arteriosklerose wird das Gesamtbild durch progrediente Obliteration und Ischämie der Peripherie bei zunehmender Widerstandsbelastung der zentralen Arterienabschnitte geprägt. Die Folge ist eine progrediente Dilatation der Hauptstämme der A. pulmonalis, verbunden mit der Entwicklung eines chronischen Cor pulmonale. Parallel hierzu findet sich eine verstärkte Strahlentransparenz mit diffuser Aufhellung der peripheren Lungenfelder infolge des Gefäßverlustes und konsekutiven Lungenemphysems

[Brown, Mc Carthy u. Fine (1939); Karpati (1957); Hornykiewytsch u. Stender (1955); Dietrich (1927); Barbieri (1937); Brill u. Krygier (1941); Thurn (1958); Macarini u. Oliva (1957)]. Auf diese Symptomatologie wurde bei der Besprechung der pulmonalen Hypertonie bereits hingewiesen (s. III 3). Besonders ausgeprägt sind die Zeichen der Pulmonalsklerose häufig bei älteren Menschen im 8. und 9. Lebensjahrzehnt. Es handelt sich hierbei offenbar um ausgeprägte Altersveränderungen des Gefäßsystems, die jedoch nicht altersgebunden sind. In fortgeschrittenen Fällen können auch Verkalkungen der A. pulmonalis beobachtet werden [Hohenner (1940)]. Bei stärkeren Dilatationen der Hauptstämme treten mitunter Verdrängungen der Nachbarorgane auf: So berichten Brown, Mc Carthy u. Fine über Impression des Oesophagus bei Dilatation der rechten Pulmonalarterie, die besonders im 1. Schrägdurchmesser an der Vorderwand in Höhe des Conus pulmonalis darstellbar ist. Kymographisch beobachteten die Autoren als Zeichen ausgeprägter Rechtsbelastung Pulsationen von besonders großen Amplituden im rechten Ventrikel und Conus pulmonalis. Auf die kymographischen Befunde der pulmonalen Hypertonie wurde im übrigen bereits hingewiesen.

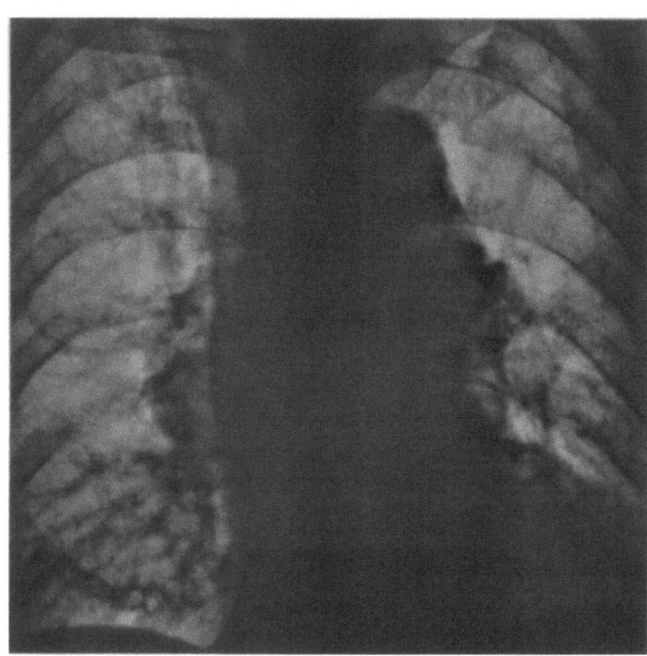

Abb. 44.
Fortgeschrittene Pulmonalarteriensklerose bei 90jähriger Frau

Mittels konventioneller Verfahren sind atypische Gefäßverläufe, die der fortgeschrittenen Pulmonalarteriensklerose entsprechen, häufig in der perihilären Region nachweisbar. Es finden sich Schlängelungen, beispielsweise der schmalen Arterien des Lungenkerns, abnorme Streckungen, Knickungen, bogiger oder schleifenförmiger Verlauf. Die Schichtaufnahmetechnik in verschiedenen Ebenen ist besonders geeignet, fortgeschrittene Gefäßveränderungen plastisch darzustellen [Hornykiewytsch u. Stender; Meldolesi (1955); Thurn; Macarini u. Oliva]. Meldolesi beschrieb auch Fälle rein zentraler Pulmonalarteriensklerose mit normalen Segmentarterien. Meist weist das Schichtbild deutliche Kalibersprünge der Arterien und Engstellung der peripheren Äste nach. Die selektive Pulmonangiographie ist nach Bolt, Forssmann u. Rink (1957) am besten geeignet, die sekundäre Pulmonalsklerose hinsichtlich ihres Schweregrades und ihrer funktionellen Bedeutung objektiv zu erfassen. Die Autoren fanden Änderungen der Gefäßkaliber mit sprunghafter Verkleinerung und fadenförmiger Ausziehung der periphersten Verzweigungen, ferner starke Verlängerung der Verweildauer des Kontrastmittels. Besonders charakteristisch sind die unmotivierten Kalibersprünge bei der Aufzweigung in die mittleren und kleineren Arterien. Künzler u. Schad (1960) wiesen vorwiegend in Übersichts-Pulmonangiogrammen die Pulmonalsklerose bei allen Formen vermehrter Lungendurchblutung nach und bestätigten stärkere Gefäßschlängelungen, Verarmung der Aufzweigungen, Streckung, umschriebene Lumenverengerung mit nachfolgender kolbiger Erweiterung und starken Kaliberschwankungen. Im postmortalen Bronchialarteriogramm stellte Florange (1960) immer Erweiterung und Schlängelung der Bronchialarterien neben ausgedehnter Entwicklung broncho-pulmonaler Anastomosen fest.

Auf die anatomische Analyse des Krankheitsbildes mittels Tomographie und Angiographie wurde im übrigen bereits im Abschnitt II 2 eingehend Bezug genommen.

Wie aus den Untersuchungen von KARPATI; HORNYKIEWYTSCH u. STENDER und POSSELT hervorgeht, sind auch die Lungenvenen bei pulmonalem Hochdruck und Pulmonalsklerose in der Peripherie ähnlich den Arterien an Zahl reduziert. Zum Teil sind die Venen im Lappenkern engergestellt. POSSELT (1931) beschreibt gesondert einen Fall von Sklerose der Lungenvenen.

Wie bei den übrigen Prozessen der Gefäßwand kann auch die pulmonale Arteriosklerose zur Aneurysmabildung führen. So tritt nach STAEMMLER in höherem Alter neben der luischen Natur die Bedeutung der Atherosklerose bei der Entstehung von Aneurysmen stärker hervor. Dies bezieht sich zwar vorwiegend auf die Aorta, hat jedoch auch für die A. pulmonalis Gültigkeit. So finden sich mitunter ausgeprägte Aneurysmenbildungen insbesondere im Bereich der zentralen Pulmonalarterienäste [KARPATI; Pos-

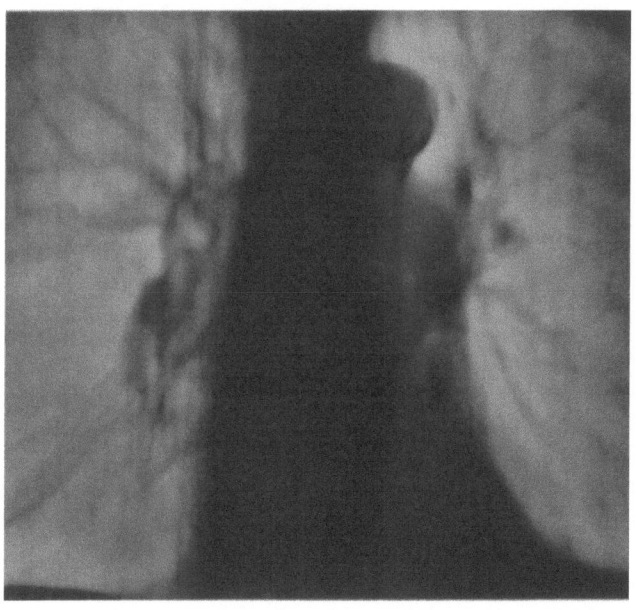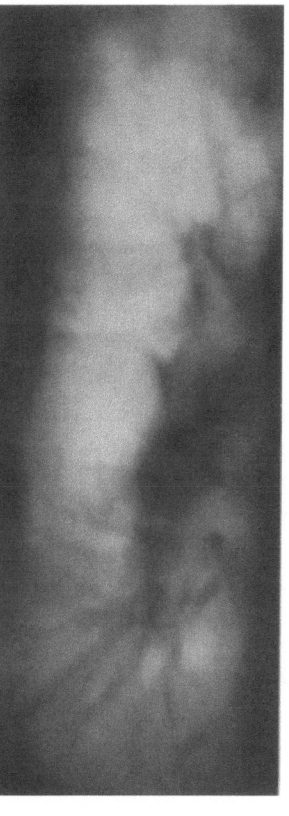

a   b

Abb. 45a u. b. Darstellung der Pulmonalarteriensklerose im Schichtbild (zentrale Dilatation, periphere Engstellung, Rarefizierung, Kalibersprünge)

SELT; KÄPPELI (1933)]. Es wird hierbei vielfach in den Bereich terminologischer Definition einzuordnen sein, inwieweit noch von Dilatation oder bereits von aneurysmatischer Gefäßveränderung gesprochen werden kann.

Die röntgenologische Differentialdiagnose der Pulmonalarteriensklerose muß sich letztlich mit allen Prozessen der Peripherie beschäftigen, die zu einer Strombahnbehinderung der Peripherie und Widerstandserhöhung zentraler Arterienabschnitte des kleinen Kreislaufs führen. Kennzeichnend ist in der Regel die symmetrische Ausbreitung der Veränderungen, die allerdings auch bei anderen Krankheitsbildern (Endangitis, Thrombangitis, Thrombose der A. pulmonalis, multiple periphere Embolien, multiple kongenitale oder erworbene Stenosen peripherer Pulmonalarterienabschnitte) zum Ausdruck kommen kann. Bei einseitigen Prozessen muß eher an kongenitale Anomalien oder erworbene Prozesse anderer Natur gedacht werden. Hier sei auf die vorangegangenen Abschnitte verwiesen.

f) Venenerkrankungen

Über isolierte Erkrankungen der Lungenvenen liegen bisher noch verhältnismäßig spärliche klinische, röntgenologische und autoptische Befunde vor. Entzündliche Wandveränderungen (Endophlebitis) im Bereich der Lungenvenen scheinen nach Staemmler (1960) sehr selten zu sein. Es bestehen jedoch zweifellos Beziehungen zur Thrombangitis obliterans und es gibt auch eine viscerale Form der sog. Thrombophlebitis migrans im Bereich der Lungen, die mit kurzdauernden Entzündungsprozessen einhergeht, welche örtlich zur Ausheilung kommen, an anderen Stellen, oft nach vielen Jahren, von neuem auftreten, meist mit Fiebersteigerung und Leukocytose einhergehend. Histologisch finden sich entsprechend entzündliche Infiltrate und fibroblastische Wucherungen in Media und Adventitia sowie Granulationsgewebe. Eine Thrombose kann sich anschließen oder fehlen. Zusammenhänge mit Thrombangitis sind wahrscheinlich. Zusammenhänge mit Allergie oder Rheumatismus erscheinen Staemmler fraglich. Im Grunde sollte jedoch die Gruppe der allergischen Krankheitsbilder zusammenfassend betrachtet werden. Hieronymi (1959) unterscheidet vier verschiedene Formen des Begriffes Thrombophlebitis migrans: neoplastische, infektiöse, endotoxische und allergische. Die histologischen Veränderungen der visceralen Venopathie und ihrer pulmonalen Untergruppe ähneln jenen der hyperergischen rheumatischen Gefäßaffektionen. Es bestehen demnach ätiologisch und pathogenetisch verwandtschaftliche Beziehungen zu den rheumatischallergischen Formenkreisen des arteriellen Systems im Lungenkreislauf. Offensichtlich sind hier in Zukunft noch ergiebige Untersuchungen erforderlich.

Unter den *spezifischen Entzündungen der Venen* erwähnt Staemmler die Lungentuberkulose und tuberkulöse Periphlebitis, bedingt durch Übergreifen des Prozesses auf die Venenwand und gelegentliche Weiterentwicklung in alle Wandschichten als Panphlebitis mit Intimaproliferation und tuberkulösen Thromben (tuberkulöse Thrombophlebitis). Bei Miliartuberkulose lassen sich fast regelmäßig in größeren Lungenvenen mehr oder weniger große tuberkulöse Knoten in der Intima nachweisen.

Die Bedeutung der Venenlues tritt gegenüber der Erkrankung der Arterien zurück. Immerhin kommen bei sekundärer Lues strangförmige oder nodöse Entzündungen vor (luische obliterierende Phlebitis), die auch an den Lungenvenen beschrieben wurden. Gummöse Venenveränderungen sind selten.

Die spärliche Kasuistik über bestätigte *entzündliche Veränderungen* der Lungenvenen erbringt wertvolle Aufschlüsse über die klinisch-röntgenologische Symptomatologie dieses Krankheitsbildes. Wallach, Pomerantz u. Di Maio (1957) fanden autoptisch Embolisierungen der Systemarterien, deren Ursprung auf Thromben der kleineren Lungenvenen zurückgeführt wurde. Eine intrakardiale Ursache der Thromben wurde nicht gefunden. Auch die Pulmonalarterien waren durch alte und frische Thromben verstopft. Die Ursache der Venenthrombose wurde auf einen therapierefraktären pneumonischen Prozeß im rechten Unterlappen zurückgeführt. Röntgenologisch bestand deutliche Dilatation der zentralen Pulmonalarterienabschnitte. Eine Verdichtung des rechten Unterfeldes entsprach pneumonischen Veränderungen mit Lungeninfarkten. Spain u. Moses (1946) berichten über 15 Fälle, bei welchen Thrombose der Lungenarterien die Ursache peripherer Embolien war. Ätiologisch sind entzündliche Erkrankungen wie Pneumonie, Pneumokoniose, Tuberkulose, Bronchiektasien, ferner Carcinom, Lungeninfarkt und primäre pulmonale Venensklerose anzuschuldigen. Über einen derartigen gesonderten Fall von Sklerose der Lungenvenen hat Posselt (1931) berichtet. Von Diamond (1958) stammt eine Beobachtung über einseitige arterielle und venöse Stenose sowie arteriovenöse Okklusion bei Hamman-Rich-Syndrom in der Kindheit. Auf der einen Seite bestand extreme Konstriktion der Lungenarterie und -vene und schwere Arteriolosklerose. Die Gefäßveränderungen waren bei Berücksichtigung des chronisch entzündlichen Lungenprozesses offensichtlich entzündlicher Natur. Brendstrup (1962) schildert das Krankheitsbild einer 41jährigen Frau mit Vergiftung durch Brompräparate und Bewußtlosigkeit. Die Patientin kam unter den Zeichen völliger Lungeninsuffizienz und Lungenstase bei Cor pulmonale ad exitum. Besonders dieser Fall verdeutlicht, wie schwer die Diagnosestellung in vivo ist. Mikroskopisch fanden sich außer zahlreichen Thromben in den Verzweigungen der Lungenvenen weitere Thromben in der A. pulmonalis.

Eine weitere *Ursache obturierender Veränderungen* der Lungenvenen sind *entzündliche oder neoplastische Tumormassen* in der Nachbarschaft oder im Bereich der Lungenvenen selbst. Kleine Venen können durch Tumormassen stark ausgeweitet werden. EDWARDS u. BURCHELL (1951) schildern das Krankheitsbild einer multilobulären Lungenvenenobstruktion mit pulmonaler Hypertonie. Es handelte sich um entzündliche Gewebsmassen im hinteren Mediastinum mit Kompression der Lungenvenen; wahrscheinlich war ein Zustand nach Mediastinitis vorhanden. Röntgenologisch wurde ein mitralkonfiguriertes Herz mit Zeichen gröberer Lungenstauung im rechten Unterfeld nachgewiesen. Unter der Annahme eines Tumors des linken Vorhofs wurde ein Herzkatheterismus durchgeführt. Wenige Stunden danach erfolgte der Exitus. Anatomisch fanden sich in den Lappen mit venöser Abflußbehinderung schwere okklusive vasculäre Veränderungen, in den Lappen ohne venöse Obstruktion erhebliche Lungenstauung. Anatomisch war die Ursache eine große gewebliche Masse im hinteren Mediastinum unterhalb der Bifurkation. Linksseitig war die obere und untere Lungenvene befallen, die einen gemeinsamen Stamm bildeten. Hier fand sich eine Einschnürung durch die mediastinale Masse mit maximaler Venenstenose. Auch die rechte obere Lungenvene und ihre Äste waren komprimiert. CUMMING u. SHILLITOE (1957) beschreiben eine kugelartige Obstruktion der Mitralklappe durch ein Sarkom einer Lungenvene, das in den linken Vorhof eingewachsen war und selbst die Mitralklappe verschloß. Röntgenologisch fand sich lediglich ein schmaler Verdichtungsbezirk im rechten Mittelfeld. Voraufgegangen war eine fieberhafte Erkrankung mit Hämoptoe; bei Wiederaufnahme war die Verdichtung offenbar resorbiert und nicht mehr nachweisbar. Der Exitus erfolgte im Lungenödem. Autoptisch wurde ein Tumorstiel nachgewiesen, der bis zur oberen Lungenvene zu verfolgen war. Es handelte sich um eine Osteosarkombildung, wahrscheinlich durch metaplastisches Gewebe. Die im Schrifttum sonst beschriebenen Tumoren wie Sarkome der Pulmonalarterie und -vene sind selten. Röntgenologische Befunde hierüber liegen offenbar bislang nicht vor.

Schwieriger zu deuten und damit bereits in die Differentialdiagnostik angeborener und erworbener Veränderungen der Lungenvenen einzubeziehen sind Befunde, bei denen Konstriktionen membranöser Natur vorliegen, die nicht typisch für erworbene Affektionen sind. Im Falle von EMSLIE-SMITH, HILL u. LOWE (1955) handelte es sich um derartige Membranbildungen der rechten Lungenvenen, die zu einseitigem starkem venösem Stauungsbild Anlaß gaben und mit Septumlinien nach KERLEY einhergingen. In einem weiteren Fall von GRAINGER (1958) handelte es sich um ausgedehnte Abnormitäten im Bereich der kleinen Lungenvenen mit Intimaverdickung, Thrombose und vereinzelten Rekanalisierungen. Der Tod erfolgte im Lungenödem. BERNSTEIN, NOLKE u. REED (1959) beschreiben eine extrapulmonale Stenose der Lungenvenen bei einem 6 Jahre alten Jungen. Sämtliche Pulmonalvenen wiesen Konstriktionen, die zur arteriellen Hypertonie führten, auf. Es waren Episoden von Hämoptysen voraufgegangen, die immer schwerer wurden. Angiographisch fand sich Dilatation der Pulmonalarterie und ihrer größeren Äste, jedoch kein Anhaltspunkt für kardiovasculäre Mißbildung. Die Probethorakotomie erbrachte ausgedehnte arterielle und venöse Thrombosen in verschiedenen Stadien der Organisation. Der Tod erfolgte unter den Zeichen der Rechtsinsuffizienz. Autoptisch wurden Stenosen der Pulmonalvenen bei ihrer Einmündung in den linken Vorhof nachgewiesen. Die Venen waren durch organisierte Thromben fast völlig verschlossen. Ursächlich wurde eine kongenitale Fehlentwicklung angenommen und eine Beziehung zur Endokardsklerose des linken Vorhofs diskutiert.

Differentialdiagnostisch ist des weiteren beim Vorliegen isolierter oder multipler Venektasien der Lunge mit STECKEN (1955—1959) davon auszugehen, daß derartige

Veränderungen wohl in der überwiegenden Mehrzahl der Fälle kongenitaler Natur sind. Immerhin ist im Zusammenhang mit klinisch-anamnestischen und röntgenologischen Kriterien an primär entzündliche Prozesse, traumatische Ursache oder Tumorkompression zu denken. Wesentlich scheint zu sein, daß es sich vielfach um das Bild einer klinisch und röntgenologisch therapierefraktären Lungenstauung handelt, die nicht kardialer Natur ist. Insbesondere werden einseitige Befunde diesen Verdacht erwecken. Bei Berücksichtigung neuzeitlicher Therapie mit Antikoagulantien und Fibrinolyse sollte der Radiologe bestrebt sein, im Verein mit dem Kliniker die Ursache derartiger Befunde möglichst aufzudecken, wobei Tomographie und im Einzelfalle wohl auch Pulmonangiographie nicht zu entbehren sein dürften. Zweifellos müssen über diese schwierig zu erfassenden und verborgenen Krankheitsbilder noch ergiebige Erfahrungen gesammelt werden.

3. Veränderungen bei Lungenembolie und -infarkt,
Öl-, Fett-, Luft- und Fremdkörperembolie

Bei allen Vorgängen der Lungenembolie auf verschiedenartiger Grundlage resultiert je nach Ausdehnung und Befall des arteriellen Systems akute pulmonale Hypertonie unterschiedlichen Grades. Klinisch und röntgenologisch handelt es sich um das Krankheitsbild des akuten Cor pulmonale. Falls sich die Veränderungen zurückbilden und die Kranken überleben, ist das Geschehen reversibel. In anderen Fällen, beispielsweise bei Organisationen multipler peripherer Embolien, können sich Veränderungen im Sinne der chronischen pulmonalen Hypertonie entwickeln.

Die *Thromboembolie* bevorzugt die Unterlappen, insbesondere den rechten Unterlappen, auch kombinierte Embolien von Unter- und Oberlappen kommen vor, während der Oberlappen allein sehr selten alleiniger Sitz embolischer Prozesse ist [HOFMANN (1912)]. LENÈGRE u. NÉEL (1950) sind der Ansicht, daß Lungenembolien ohne Infarkt verhältnismäßig häufig auftreten; sie konnten unter 173 Fällen 92mal Embolien ohne Lungeninfarkt nachweisen.

Für das Verständnis embolischer Vorgänge haben sich tierexperimentelle Ergebnisse von Wert erwiesen. ALWENS u. FRICK (1914) bestätigten hierbei die Bevorzugung des rechten Unterlappens. Nach BUSINCO u. CARDIA (1931) benötigt das embolisierende Material durchschnittlich 20—30 sec vom Herzen zur Lunge. CATTANEO (1938) fand, daß die Erscheinungen um so schneller auftraten, je größer die Emboli waren. Sehr aufschlußreiche Ergebnisse über den Embolievorgang gewannen NAEGELI u. JANKER (1932) sowie MARTIN (1929). Im Pulmonangiogramm wiesen LIBERSON u. LIBERSON (1942) abrupte Gefäßabbrüche nach künstlichen Embolisierungen nach. JESSER u. DE TAKATS (1941) beschrieben reflektorische Spasmen der Bronchien sowie deutliche Engstellung der nicht embolisierten Gefäßabschnitte der Lungenperipherie. LOCHHAED, ROBERTS u. DOTTER (1952) wiesen die unmittelbare Erweiterung der Zentralverzweigungen der Pulmonalarterie nach der Embolisierung eines Lappens oder einer größeren Segmentarterie nach. Diese Erweiterung ist reversibel und nicht unbedingt mit einem verhängnisvollen Ausgang verbunden. PATRESE, MARINI, ONORATO u. DESENZANI (1959) glauben röntgenkinematographisch den Nachweis von cavo-pulmonalen und arteriellen Konstriktionsreflexen erbracht zu haben. SCÉBAT, MOREAU, RENAIS u. LENÈGRE (1958) sowie SCÉBAT, FERRANÉ, RENAIS u. LENÈGRE (1959) blockierten mittels Ballon kleinere Äste der Pulmonalarterie; sie fanden um so stärkere Druckanstiege in beiden Lungenhälften, je weiter distal die Blockade erfolgte. Die angiographischen Befunde der Autoren sprachen für generalisierte Gefäßspasmen. Jedoch ist die Frage, ob bei akuten Widerstandserhöhungen durch Embolie vorwiegend reflektorische oder anatomische Faktoren zur Einengung der Strombahn und damit zur Widerstandserhöhung führen, zur Zeit noch lebhaft umstritten [GROSSE-BROCKHOFF (1957); MATTHES, ULMER u. WITTEKIND (1960)]. HOLZMANN (1950) betont, daß eine reflektorische Vasoconstriction mindestens mit im Spiele ist und wohl doch eine wesentliche Rolle bei der akuten pulmonalen Hyper-

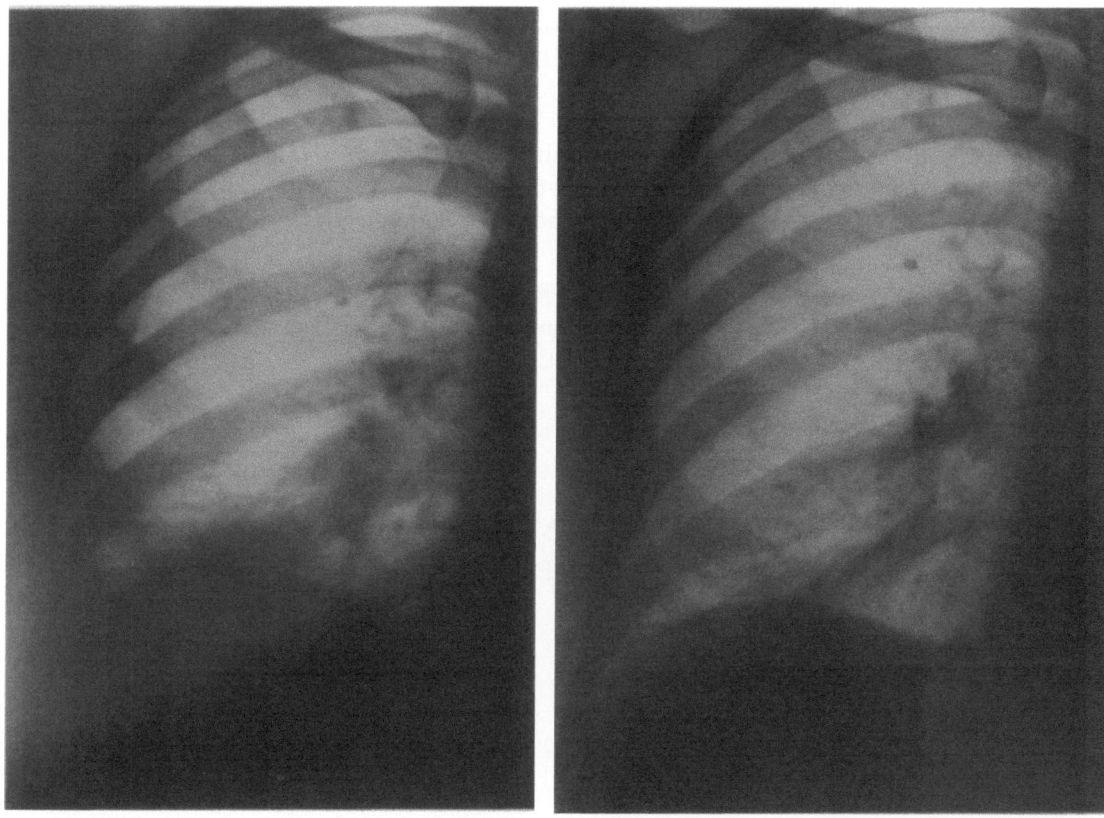

a

b

tonie spielen dürfte. STONEY u. ADAMS (1961) konnten im Pulmonangiogramm durch Thrombininjektion hervorgerufene Embolie bei 17 von 20 Versuchstieren nachweisen. FOUCHÉ u. D'SILVA (1960) riefen periphere miliare Embolisierungen einer Lunge hervor. Angiogramme zeigten eine nach 30—120 min maximale Kontrastminderung auf der embolisierten Seite, die nach Ansicht der Autoren durch Vasoconstriction entstanden war. In postmortalen Angiogrammen war dieser Effekt nicht mehr vorhanden. DOTTER u. FRISCHLE (1958) wiesen nach, daß kontrastgebende Partikel von 0,25—1 mm Durchmesser sich innerhalb von 2 min im kleinen Kreislauf völlig auflösten und keine Reaktion bei den Versuchstieren hervorriefen. Der Nachweis der kompensatorischen

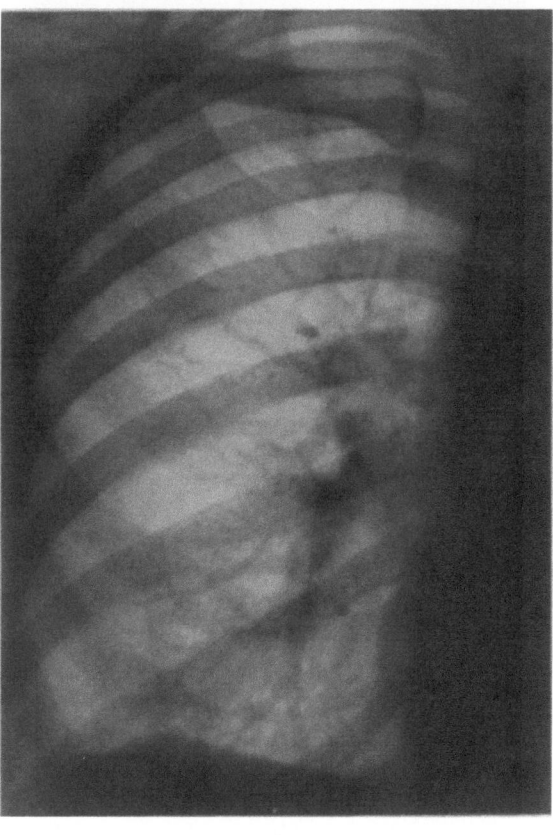

Abb. 46a—c. Nachweis und Verlauf eines basalen Lungeninfarktes rechts. a Akutes Stadium. b Rückbildung 3 Wochen später. c Normalisierung der Gefäß- und Lungenstruktur $2^1/_2$ Monate später. Rückbildung der Dilatation der A. pulmonalis als Hinweis auf Rekanalisierung

c

Bronchialarterienzirkulation beim Vorgang der Embolie wurde sowohl anatomisch als auch angiographisch erbracht [v. Hayek (1940); Florange (1960); Miller (1951); Krampf (1925)].

Röntgenologische Befunde bei perakuten Lungenembolien wurden bisher selten erhoben; man kann jedoch nicht mehr der Meinung von Cocchi (1950) beipflichten, daß die akute Embolie röntgenologisch nicht feststellbar ist. Vielfach finden sich im unmittelbaren Anschluß an die Embolie Zeichen des akuten Cor pulmonale mit Quer-

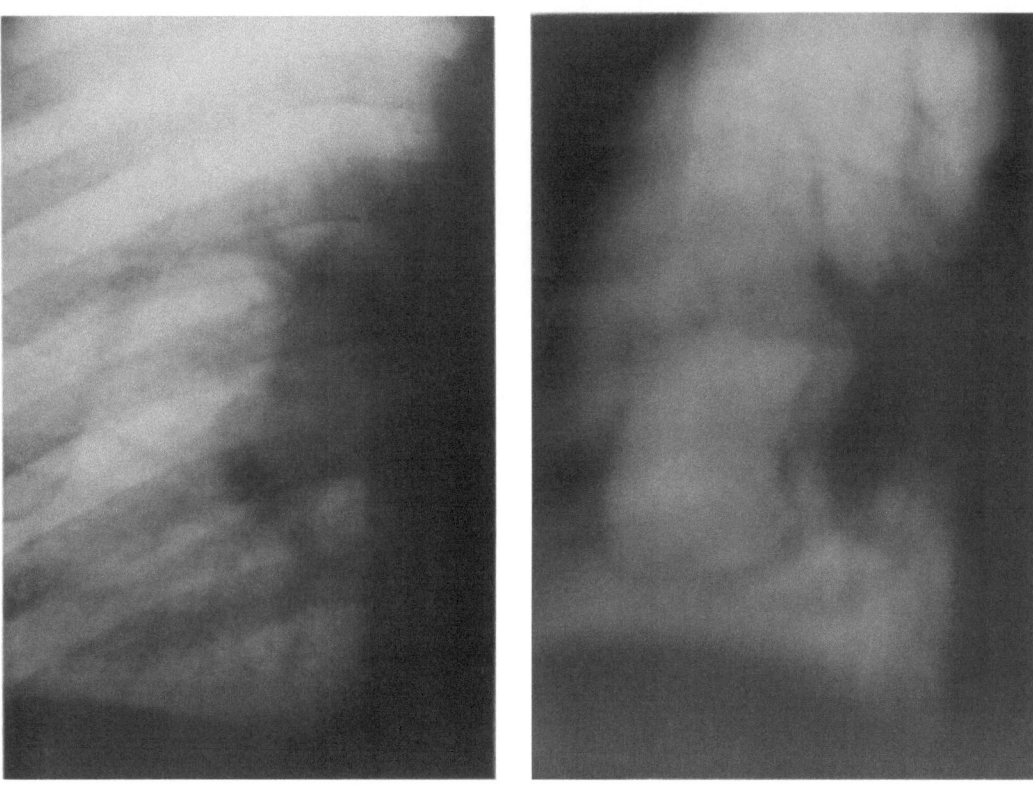

a   b

Abb. 47a—d. Verlauf eines Lungeninfarktes unter Fibrinolyse. a und b Akutes Stadium, Dilatation der A. pulmonalis, Zwerchfellhochstand und basaler Infarkt auf Übersichts- und Schichtaufnahme. Periphere Ischämie der Oberlappenarterien (Westermark-Zeichen). c und d 4 Wochen später weitestgehende Normalisierung der Gefäßstruktur, Rückbildung der Dilatation und Normalisierung der peripheren Durchblutung, Rückbildung der Infarktveränderungen

dilatation des rechten Ventrikels, des rechten Vorhofs und der V. cava superior, Verlängerung der Ausflußbahn und Prominenz des Conus pulmonalis sowie Dilatation der A. pulmonalis im Stamm und den Hauptästen [Novel u. Lyonnet (1952); Stein, Chen, Goldstein, Israel u. Finkelstein (1958); Gould, Mc Afee u. Torrance (1959); v. Dehn (1910); Lutz (1952); Short (1951); Soloff u. Zatuchni (1959); Arendt u. Rosenberg (1959); Caroll (1950); Shapiro u. Rigler (1948)]. Die Peripherie der Lungenfelder ist häufig auffallend hell. Diese Symptome können wenige Stunden nach der Embolie beobachtet, ihr Rückgang innerhalb 24 Std festgestellt werden (Novel u. Lyonnet). In anderen Fällen bilden sich die Symptome innerhalb einiger Tage zurück. Andererseits sind Intervalle von mehreren Tagen bis zur Diagnosestellung möglich [Short; Hampton u. Castleman (1940)]. Wird in sehr seltenen Fällen in vivo ein reitender Embolus (Sattelembolus) der A. pulmonalis röntgenologisch festgestellt, so erfolgt praktisch ein Totalverlust des Hilussubstrates beiderseits (Arendt u. Rosenberg).

Zwerchfellhochstand und pleurale Reaktionen sind geläufige Begleitsymptome der akuten Embolie.

Seit den grundlegenden Arbeiten von WESTERMARK (1938, 1948) ist bekannt, daß bei der akuten Embolie der A. pulmonalis und ihrer Verzweigungen eine Ischämie des Lungengebietes entsprechend dem embolisierten Bezirk nachweisbar ist. Es handelt sich um eine örtlich abgegrenzte Zone mit verminderter oder fehlender Vascularisierung. Nimmt die anämische Zone zu, so ist die Prognose schlecht, auch können weitere Thrombenmassen den ursprünglichen Embolus in zentraler Richtung verlängern und

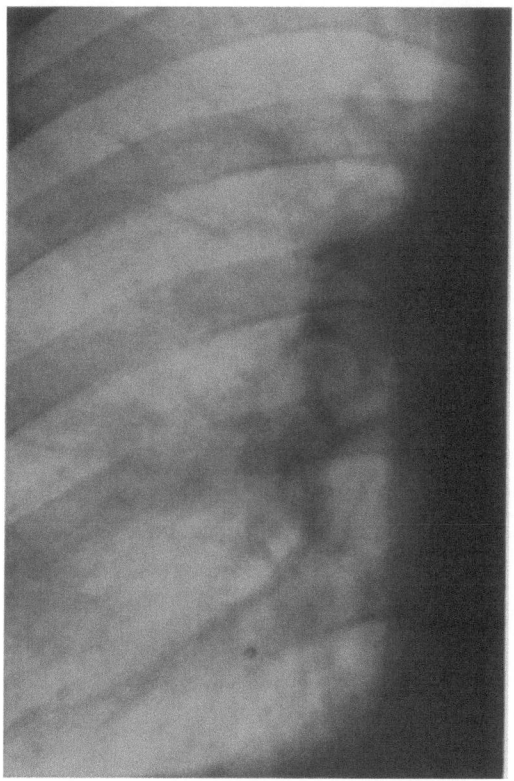

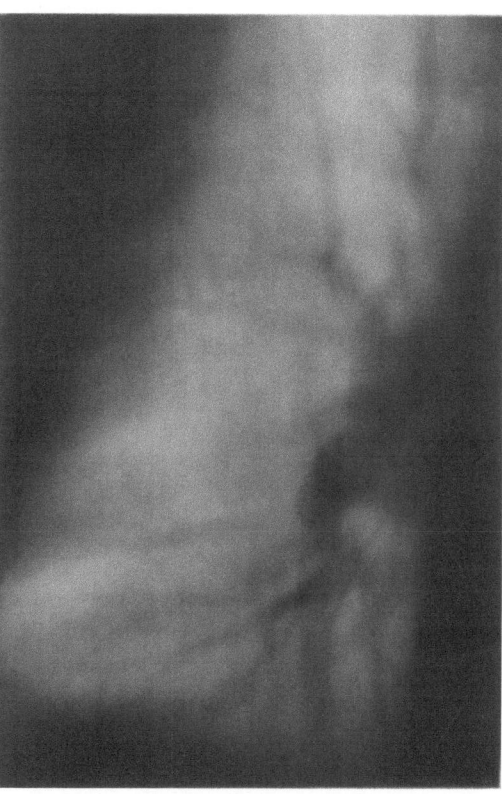

Abb. 47 c   Abb. 47 d

damit weitere Lungenabschnitte anämisieren. So können ganze Lungenlappen oder die ganze Lunge anämisch werden; die kollaterale Versorgung durch die Bronchialarterien verhindert eine Nekrose. In Fällen nicht tödlich endigender Lungenembolie bildet sich die avasculäre Zone allmählich wieder zurück, woraus auf eine Organisation und Resorption bzw. Rekanalisierung des Embolus geschlossen werden kann. In der Folgezeit hat sich im Schrifttum das Westermark-Zeichen als umrissenes Syndrom der röntgenologischen Emboliediagnose eingebürgert. Charakteristisch ist ein abrupter Abbruch der Gefäße, die zu dem avasculären Bezirk hin verlaufen. Die Veränderungen sind häufig wohl nur mittels Schichtaufnahme ergiebig darstellbar, auch kann der ischämische Bezirk schwach oder kaum ausgeprägt sein, entsprechend dem Schweregrad der Embolie. In der Regel ist wohl eine Latenzzeit bis zu 24 Std erforderlich, um den avasculären Bezirk nachzuweisen. WESTERMARK hat ausführlich auf die diagnostischen Schwierigkeiten hingewiesen und die Notwendigkeit von Wiederholungsaufnahmen in verschiedenen Projektionen sowie die Durchführung von Schichtaufnahmen herausgestellt. Diese verschiedenen Bedingungen, die nicht zuletzt durch das meist schwere Krankheitsbild verursacht werden, machen verständlich, daß das Westermark-Zeichen vielfach nur bedingt zum Ausdruck kommt. An seiner Gültigkeit kann indes nicht gezweifelt werden.

FLEISCHNER (1959) erklärt die Ursache der Avascularisierung im embolischen Bezirk weniger durch die mechanische Verschlußkomponente als durch pulmonale Arterio-spasmen der Peripherie auf reflektorischer Basis. Auch die meist obligate Dilatation zentraler Pulmonalarterienabschnitte führt er vorwiegend auf die Vasoconstriction und weniger auf den verschließenden Embolus mit resultierender Aufstauung zurück.

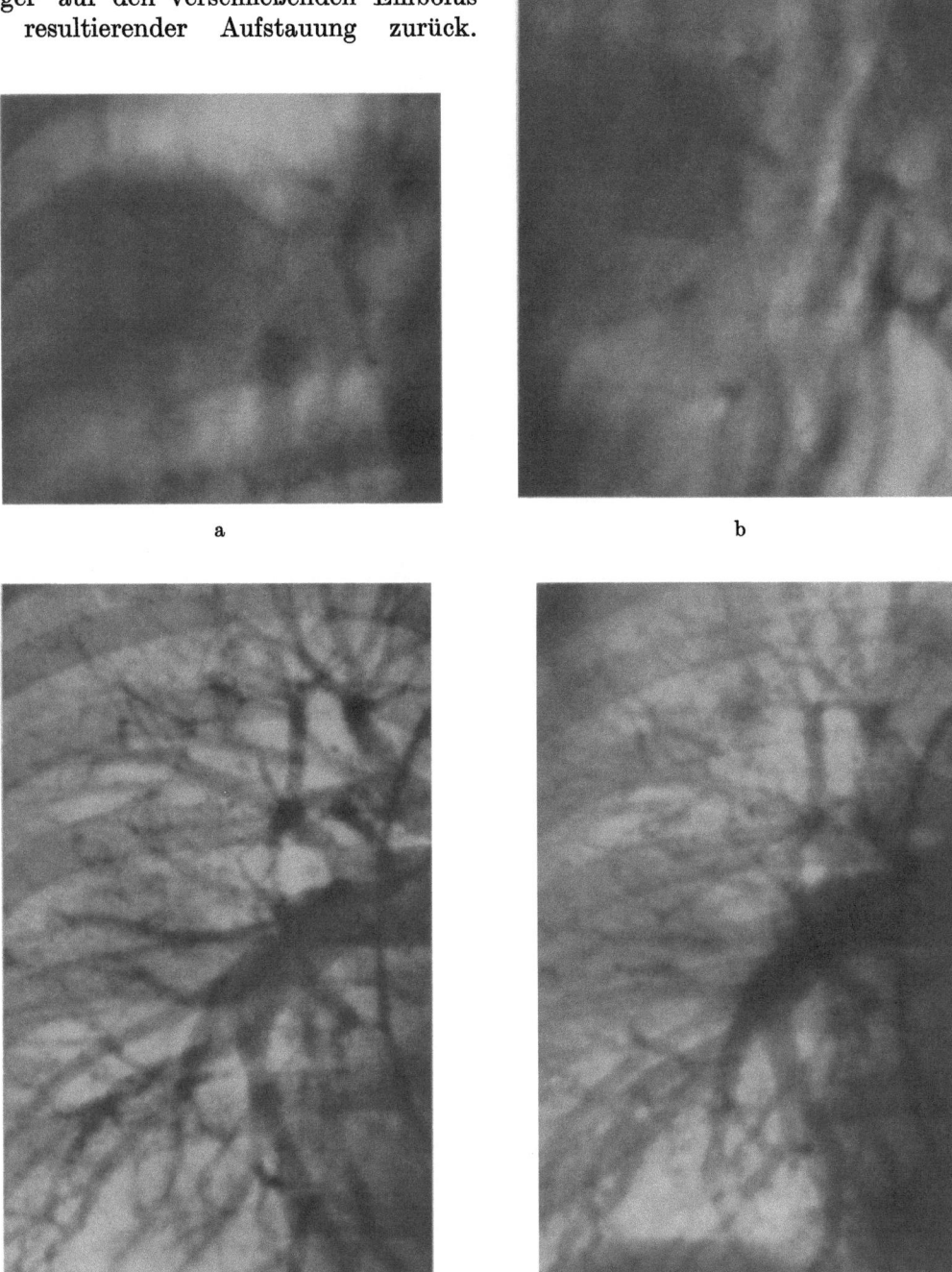

Abb. 48a—d. Infarktnachweis im Schichtbild und Pulmonangiogramm. a und b Darstellung des Infarktes im Spitzenbereich des rechten Unterlappens (sagittales und frontales Schichtbild). c und d Verminderte Vascularisierung im Infarktbereich 10 Tage später im Pulmonangiogramm (klinisch und röntgenologisch rezidivierende Lungeninfarkte bei Transposition der großen Gefäße). Bild 11 und 13 bei Frequenz 5/sec

FLEISCHNER hat des weiteren auf eine kompensatorische Mehrdurchblutung gesunder Lungenabschnitte hingewiesen. NOVEL u. LYONNET diskutieren, ob es sich bei der peripheren Ischämie um ein Reflexgeschehen oder um multiple kleinere Embolien handelt. Die Befunde von WESTERMARK werden von LAUR u. WEDLER (1955); CARLOTTI, HARDY, LINTON u. WHITE (1947); DITTLER (1956); LUTZ (1952) sowie SHAPIRO u. RIGLER (1948) bestätigt. ARENDT u. ROSENBERG stellen mehr die zentrale Hiluserweiterung mit plötzlichem Kalibersprung eines größeren Pulmonalarterienastes in den Vordergrund. Andere Autoren [SHORT (1951); STEIN, CHEN, GOLDSTEIN, ISRAEL u. FINKELSTEIN (1958); GOULD, MC AFEE u. TORRANCE (1959)] sind der Auffassung, daß das ausschließliche Westermark-Zeichen verhältnismäßig selten anzutreffen sei, da der Lungeninfarkt weitaus überwiege. THURN (1958) betont die Notwendigkeit von Kontrollaufnahmen, die häufig erst dann den Befundwechsel im Sinne einer Asymmetrie der Lungengefäße ergeben. Weitere Bestätigungen des Westermark-Zeichens stammen von KAYE (1958); COHEN (1957); ROBERTS (1957); SÖVÉNYI, BALÁZS u. DAVID (1958). WESTERMARK weist darauf hin, daß eine spärliche Gefäßzeichnung im ischämischen Gebiet durch die Aa. bronchiales bedingt sein kann. Beim Auftreten einer leichten Schleierung in der avasculären Zone diskutiert COHEN (1957) eine reflektorisch bedingte Atelektase. ROSSI, RUSTICHELLI u. FERRI (1957) bestätigten vasculäre Amputationen durch embolische Gefäßverschlüsse mittels Elektrokymographie. LUTZ (1952) verwertet Pulsationen der dilatierten A. pulmonalis differentialdiagnostisch als Beweis für den distalen Sitz des Embolus, während die Lungenarterienthrombose mit einer Reduktion oder einem Sistieren der Pulsationen einhergehen soll. Gegenüber einem akuten obstruktiven Lungenemphysem heben SHAPIRO u. RIGLER die Wichtigkeit der Zwerchfellelevation als differentialdiagnostische Abgrenzung hervor.

Die Pulmonangiographie wurde bereits mehrfach zum Nachweis voraufgegangener Embolien angewendet [AITCHISON u. MC KAY (1956); DUBOST (1958); TORNER-SOLER, CARRASCO AZEMAR u. PERET RIERA (1959); LENÈGRE, HATT u. CORONSO (1950); BESSON (1953); GOULD, MC AFEE u. TORRANCE (1959); HATT u. SÉBILLOTTE (1952); CAROLL (1950)]. Ihr Anwendungsbereich bezieht sich vornehmlich auf den Nachweis von Embolien größerer Äste, gegebenenfalls in Verbindung mit der Indikationsstellung zur Embolektomie (DUBOST). So werden insbesondere Amputationen eines Hauptstammes oder Astes 1. Ordnung das hauptsächlichste beweisende Symptom der voraufgegangenen Embolie sein. Es müssen vorwiegend große Lappenarterien befallen sein, um Kalibersymptome hervorzurufen. CAROLL beschrieb Avascularisierung der gesamten linken A. pulmonalis mit Gefäßleere der linken Lunge. Der massive Verschluß des Gefäßes unmittelbar nach der Verzweigung wurde operativ bestätigt. Weitere angiographische Symptome sind Herabsetzungen der Dichte der Arterienverzweigungen, umschriebene Verzögerungen der Gefäßfüllungen und Störungen der pulmonalen Venenfüllung. Diagnostische Schwierigkeiten infolge vielfacher Gefäßsuperposition liegen vor allem im Bereich der Arterien 2. und 3. Ordnung. Entsprechende Befunde wurden in postmortalen Angiogrammen von SCHOENMACKERS u. VIETEN (1952); SHORT (1951) sowie Hampton u. CASTLEMAN (1940) erhoben.

Der Nachweis von Embolien kleinerer und kleinster peripherer Gefäßäste der A. pulmonalis kann außerordentlich schwer, mitunter unmöglich sein. Häufig handelt es sich um chronisch rezidivierende, mitunter latent verlaufende Mikroembolien aus einem klinisch oft nicht faßbaren Thrombosegeschehen an den unteren Extremitäten oder im kleinen Becken. Ungeklärte Dyspnoe, Tachykardie, Hustenreiz, subfebrile Temperaturen bilden klinische Hinweise; mit der Zeit entwickelt sich ein chronisches Cor pulmonale, zumal es sich häufig um Verläufe von Wochen und Monaten Dauer handelt. Multiple kleine Embolien rufen hämodynamisch oft sehr viel stärkere Rückwirkungen als einzelne Embolien größerer oder mittlerer Äste hervor. Typische Hinweise ergibt die Querdilatation des rechten Herzens mit deutlicher Prominenz der A. pulmonalis als Folgezustand chronischer pulmonaler Hypertonie. Es nimmt nicht wunder, daß in diesen

Fällen die Diagnose „essentielle pulmonale Hypertonie" gestellt wird [Hurlimann, Reymond, Desbaillets u. Rivier (1959)]. Aus den tierexperimentellen Ergebnissen von Lochhaed, Roberts u. Dotter (1952) sowie Scébat, Ferrané, Renais u. Lenègre (1959) geht die Bedeutung der Lungengefäßperipherie für das Zustandekommen der chronischen pulmonalen Hypertonie eindeutig hervor. Hornykiewytsch u. Stender (1955) fanden bei chronisch rezidivierenden Lungenembolien eine Engerstellung der arteriellen Äste des Lappenkernes, die teils durch embolische Gefäßverschlüsse mit sekundären Thromben, teils durch funktionelle Faktoren bedingt war. Gould, Mc Afee u. Torrance (1959) sowie Torrance (1959) erwähnen Diskrepanzen in der strukturellen Anordnung zentraler und peripherer Lungengefäße: Bei multiplen Verschlüssen beobachteten sie zunächst eine Verminderung der peripheren Lungengefäßzeichnung ohne Dilatation zentraler Abschnitte, die erst im Verlaufe mehrerer Kontrollaufnahmen zum Ausdruck kam. Andererseits wurde die periphere Ischämie erst im weiteren Verlauf durch Kontrollbefunde sichergestellt. Auch Woesner, Gardiner u. Stilson (1953) heben die avasculäre Zone in der Peripherie bei schleichendem mehrmonatigem Verlauf hervor, Fleischner (1958) weist sogar auf jahrelange Verläufe hin und ist der Auffassung, daß die Verengerung der Pulmonalarterien 2. und 3. Ordnung lange Zeit spastischer Natur sein kann. Weitere Fälle wurden von Stender (1952) sowie Evans, Short u. Bedford (1957) beschrieben. Owen, Thomas, Castleman u. Bland (1953) fanden in keinem ihrer zwölf Fälle peripherer Embolien klinisch oder röntgenologisch eine markante Symptomatologie. Nur einmal fand sich eine ungewöhnlich strähnige Zeichnung im linken Oberlappen, in einem anderen Fall waren die Lungenfelder auffallend hell. Differentialdiagnostisch sind multiple Thrombosen kleinerer Lungengefäße wohl kaum von peripheren Embolien abzugrenzen [Hanelin u. Eyler (1951); Møller (1922)]. Auch die Sichelzellanämie vermag ähnliche Veränderungen in der Lungenperipherie hervorzurufen [Yater u. Hansmann (1936)].

Im Pulmonangiogramm wiesen Lenègre, Hatt u. Coronso (1950) Obliterationen von Ästen 2. Ordnung nach. Hürlimann, Reymond, Desbaillets u. Rivier (1959) beobachteten deutliche Strömungsverlangsamung im kleinen Kreislauf und äußerst schmalkalibrige Arterien in der Peripherie. Hatt u. Sébillotte (1952) berichteten über periphere avasculäre Zonen mit deutlichen Vasoconstrictionen in der Umgebung und Verminderung des venösen Rückflusses bei arterieller Strömungsverlangsamung.

Der *Lungeninfarkt* ist häufiger als die reine Embolie anzutreffen. Während die Entwicklung eines hämorrhagischen Infarktes unterbleibt, wenn die kollaterale Bronchialzirkulation und der Abfluß über die Pulmonalvenen ungestört sind [v. Hayek; Miller (1947); Lapp (1951)], stellt die venöse Rückstauung in erster Linie bei Erkrankungen des linken Herzens die Hauptursache für die Infarktentwicklung dar [Matthes, Ulmer u. Wittekind (1960); Gould, McAfee u. Torrance (1959); Brenner (1957); Fleischner (1958)]. Chapman, Gugle u. Wheeler (1949) vermochten in Tierversuchen bei gesunden Herzen keine typischen Lungeninfarkte zu provozieren. Bei zusätzlichen Bronchialarterienspasmen, ungenügender Kollateralzirkulation oder Anfüllung der Alveolen des Infarktbereiches mit Exsudat oder Transsudat kann sich der sehr seltene anämische Lungeninfarkt mit resultierender Nekrose entwickeln [Gould, Mc Afee u. Torrance; Cocchi (1950)].

Eingehende röntgenologisch-pathologisch-anatomische Untersuchungsbefunde über den Lungeninfarkt stammen insbesondere von Krause (1945); Krause u. Chester (1941); Miller u. Berry (1951); Hampton u. Castleman (1940); Arendt u. Rosenberg (1959); Short (1951) sowie Gould, McAfee u. Torrance. Alle genannten Autoren bestätigen das überwiegende Vorkommen der Infarkte unter der Gesamtzahl der Lungenembolien. Infarkte können auch bei der Lungenarterienthrombose, der Periarteriitis nodosa [Herrmann (1933)] oder als reine Stauungsinfarkte bei Stase auftreten. Einigkeit besteht des weiteren darüber, daß Lungeninfarkte bevorzugt den rechten Unterlappen befallen [Macleod u. Grant (1954); Gould, McAfee u. Torrance; Short; Wharton

u. Pierson (1922); Hampton u. Castleman; Kirklin u. Faust (1930); Krause u. Chester; Zweifel (1935)]. Linker Unterlappen, vor allem jedoch Oberlappen und sonstige Lungenabschnitte werden seltener befallen. Multiple Infarkte werden öfters beobachtet. Frühzeitige Infarktdiagnostik hat wegen der modernen Antikoagulantien- und Fibrinolyse-Therapie ebenso wie die der Lungenembolie ohne Infarkt besondere Bedeutung gewonnen. Der Röntgenologe ist vielfach in der Lage, eher einen Infarkt zu diagnostizieren als der Kliniker (Wharton u. Pierson). Nachdem sich Kohlmann (1924/30) erstmals intensiv mit der Röntgendiagnostik der Lungeninfarkte befaßte, wurde die Aufnahmetechnik zunehmend verbessert und intensiviert [Carlotti, Hardy, Linton u. White (1947)]. Der Infarkt vermag andere Lungenprozesse wie Pneumonie, Stauung, Pleuraerguß zu imitieren. Der Röntgenologe muß vorwiegend bei uncharakteristischen basalen parakardialen Befunden an die Möglichkeit eines Infarktes denken, vor allem dann, wenn diese Befunde postoperativ auftreten. Wie Hampton u. Castleman hervorheben, sind Fälle von zumindest zunächst klinisch stummen Lungeninfarkten bekannt geworden, deren Erfassung nur röntgenologisch möglich ist. Andererseits wird der Röntgenologe auch von der Klinik inspiriert, an die Möglichkeit eines Lungeninfarktes zu denken.

Das Westermark-Zeichen ist als Frühsymptom des Lungeninfarktes meist nicht verwertbar, weil die Veränderungen gewöhnlich in Stauungslungen ablaufen [Arendt u. Rosenberg (1959); Moberg (1948); Fleischner (1958)]. Als röntgenologische Frühsymptome gelten sog. indirekte Infarktzeichen, die bereits wenige Stunden nach der Infarzierung zum Ausdruck kommen können, so der bei der Lungenembolie bereits erwähnte reflektorische Zwerchfellhochstand, ferner kleine Pleuraergüsse oder Streifen- und Plattenatelektasen [Tomlin (1952); Short (1951); Krause (1945); Jellen (1939); Farr u. Spiegel (1929); Fleischner (1958)]. Short erklärt negative Röntgenbefunde durch zu frühe Untersuchungen und Überlagerung der Infarktveränderungen durch den Zwerchfellhochstand. Direkte Infarktzeichen sind kaum früher als 24 Std nach der Embolisierung feststellbar [Stein, Chen, Goldstein, Israel u. Finkelstein (1958); Wharton u. Pierson (1922); Tomlin; Hampton u. Castleman (1940)]. Andere Autoren geben Intervalle von 1—2 Tagen an [Fleischner (1958); Tomlin (1952); Short (1951); Robbins (1946); Jellen (1939)]. Krause wies andererseits sehr zarte Infarkte bereits wenige Stunden nach dem klinischen Ereignis nach.

Als röntgenologische Frühsymptomatologie steht demnach die Kombination von zarten Verdichtungen mitunter linearer Natur, kleinen Pleuraergüssen und Zwerchfellhochstand im Vordergrund. Manchmal finden sich nur minimale Ergüsse oder kleinste Verdichtungen im Pleurabereich. Veränderungen bei Lungenstauung und Stauungsergüsse erschweren die Infarktdiagnostik außerordentlich [Rieder u. Rosenthal (1924)]. Streifenatelektasen und geringfügige pleurale Reaktionen sind manchmal das einzige Hinweiszeichen auf einen akuten Infarkt [Gould, McAfee u. Torrance (1959)]. Ursachen linearer Veränderungen können pleurale Reaktionen mit lokalem Erguß, Stauungsphänomene mit Transsudat, umschriebene Atelektasen oder capillare Stasen sein. Minimale Frühzeichen der Lungeninfarkte äußern sich in Form pleuritischer Reaktionen des Zwerchfellrippenwinkels [Hampton u. Castleman (1940); Cutler u. Hunt (1922); Kirklin u. Faust (1930)]. Wharton u. Pierson haben bereits 1922 auf die frühen Pleurabeteiligungen der Lungeninfarkte hingewiesen. Auf den Zwerchfellhochstand hat Zweifel 1935 aufmerksam gemacht. Er fand durchschnittlich erst 5 Wochen später eine Normalisierung des Zwerchfellstandes. Diese Zeit entspricht auch etwa dem durchschnittlichen bisherigen Ablauf der Infarktausheilung. Der frühe Pleuraerguß wird von Gould, McAfee u. Torrance als differentialdiagnostisches Zeichen zur Abgrenzung eines Infarktes von einer reinen Embolie gehalten, da bei letzterer kein Parenchymtod eintritt und damit auch keine pleurale Reaktion.

Die direkten, infarktbedingten intrapulmonalen Veränderungen sind unterschiedlich und häufig uncharakteristisch ausgeprägt. Hampton u. Castleman haben röntgenologisch und pathologisch-anatomisch auf den Begriff des unvollständigen Lungeninfarktes aufmerksam gemacht. Sie beobachteten flüchtige Infiltrationen von wenigen Tagen Dauer und geringer Ausdehnung. Diese Infarkte können klinisch unterschwellig verlaufen und nur 1—2 Tage dauern. Sie stammen beispielsweise von kleinen Embolien aus Operationsbereichen. Die durchschnittliche Größe dieser Infarkte beträgt etwa 3,5 × 5 cm. Multiple Läsionen sind häufig. Die Alveolarwände bleiben in diesen Fällen flüchtiger Infarkte unversehrt. Pathologisch-anatomisch durchläuft diese Infarktform nämlich nicht alle geweblichen Stadien der Stauung, Extravasatbildung, Nekrobiose, Demarkation und Narbenbildung, sondern kann im Stadium der Extravasatbildung durchaus zur Ausheilung gelangen. Kirklin u. Faust (1930); Fleischner (1958/59); Wharton u. Pierson (1922); Smith (1953), Lenègre u. Néel (1950) sowie Cutler u. Hunt (1922) haben die Befunde von Hampton u. Castleman ebenfalls erhoben. Häufige Fehldiagnosen waren flüchtige Bronchopneumonien oder kleine Pleuraergüsse. Flüchtige Infarkte sind pyramiden- oder rhombusförmig, manchmal rechtwinklig bandförmig oder rund bzw. dreieckförmig, ovalär oder linear. Nach Arendt u. Rosenberg sind insbesondere buckelig geformte Infarkte im Zwerchfellrippenwinkel typisch für flüchtige Veränderungen.

Für die größeren Infarkte mit typischer geweblicher Entwicklung sind der Infarzierung und Atelektase entsprechende Verdichtungsbezirke charakteristisch, die bei überlebenden Kranken bis zu ihren Ausheilungsstadien zu verfolgen sind. Zu umfangreichen Diskussionen hat im Schrifttum die Frage geführt, ob der röntgenologisch nachweisbare Lungeninfarkt grundsätzlich eine typische Keil- bzw. Dreiecksform aufweist. In früheren Jahren haben Wessler u. Jaches (1923) sowie Kohlmann (1924/30) auf diese charakteristische Form aufmerksam gemacht. Krause (1945) definiert das röntgenologische Substrat des Lungeninfarktes als Verdichtung zunehmender Intensität von Homogenität mit scharfen Rändern, die eine oder mehrere Pleuraoberflächen peripher oder interlobär erreichen. Auch Westermark (1938/48) betont die allgemein scharfrandige Begrenzung der unbedingten Keilform, weist jedoch auf die verschiedenen Lokalisationen der Lungeninfarkte und entsprechend unterschiedlichen Verläufe der Keilachse hin. Er ist der Ansicht, daß im allgemeinen bei geeigneter Durchleuchtungsmethode bzw. differenzierter Aufnahmetechnik die Keilform erkannt werden kann. Indes findet sich eine Mehrheit von Autoren, die sich weitgehend gegen die typische Keil- oder Dreiecksform der Lungeninfarkte aussprechen. Gould, McAfee u. Torrance fanden nur in 10% der Infarkte typische Bilder. Nach Robbins (1946) hat der Infarkt einen gekrümmten Rand und seine Konvexität soll gegen die A. pulmonalis als Ursprung des Embolus gerichtet sein. Dittler (1956) wies in vier Fällen nach, daß die charakteristische Infarktform nur dann zur Geltung kommt, wenn der Strahlengang dem Infarktrand parallel verläuft. Nach Arendt u. Rosenberg (1959) entspricht die Keilform eigentlich eher einem gestutzten Conus, da immer eine helle Zone zwischen peripherer Verdichtung und Lungenkern vorhanden ist. Somit haben sich die meisten Autoren dagegen ausgesprochen, daß die Keilform der Lungeninfarkte auf den konventionellen Aufnahmen im ap-Strahlengang überwiegt. Assmann (1924) und Kohlmann (1924) haben bereits zum Ausdruck gebracht, daß die typische Keilform in diesem Strahlengang nur dann nachweisbar ist, wenn die Infarktbasis an der seitlichen Thoraxwand liegt. Fällt dagegen die Achse des Keils in den sagittalen Durchmesser, so vermag die rundliche Basis als größte Expansion des Infarktes einen kreisrunden oder ovalären Verdichtungsbezirk hervorzurufen. Die Projektion der Infarktbasis hat demgemäß häufig zu Fehldiagnosen geführt, wobei Carcinome, Sarkome, Struma, Echinococcus, Abscesse, Interlobärergüsse und ähnliche Veränderungen angenommen wurden [Coste u. Bolgert (1933); Cocchi (1950); Lüdin (1926); Tomlin (1952); Zweifel (1935); Benhamou u. Fourès (1934)]. Auch diese Veränderung ist keineswegs häufig, sondern viele Autoren sprechen von einer ausgesprochen uncharakteristischen röntgenologischen Infarktsymptomatologie [Kirklin u. Faust (1930); Krause u. Chester (1941); Gould, McAfee u. Torrance (1959); Arendt u. Rosenberg (1959); Short (1951); Hampton u. Castleman (1940)]. So finden sich Untergliederungen in den Pneumonitistyp, den Zwerchfellrippenwinkelinfarkt, der besonders postoperativ auftreten soll, den Lobärpneumonietyp, eine mit dem Lappen abschneidende Infarzierung, die im wesentlichen bei gröberen Stauungszuständen zu finden ist und schließlich den Tumortyp, der ähnlich einer Atelektase auftritt. Der Ödemtyp kann ein Lungenödem vortäuschen. KRAUSE u. CHESTER (1941) bezeichnen die Keil- oder Dreiecksform sogar als ausschließlich theoretisches Konzept und fanden auch die umgekehrte Keilform, wobei der breiteste Infarktteil herzwärts gerichtet ist. Vielfältige Variationen der Infarkte sind durch Superpositionen verschiedener Infarktbezirke möglich. Auch HAMPTON u. CASTLEMAN (1940) vertreten nicht die Anschauung von der typischen Keilform der Infarkte, zumal ihre vergleichenden pathologisch-anatomischen Untersuchungen eine runde oder höckerige, jedoch nicht spitze Konturierung der herznahe gelegenen Infarktränder erbrachten Berücksichtigt man jedoch, daß in der Regel bei akuten embolischen Geschehnissen Bettaufnahmen in ventro-dorsalem Strahlengang angefertigt werden, so ist verständlich, daß für die häufig sehr uncharakteristischen röntgenologischen Infarktzeichen sicherlich technische Gründe, insbesondere unzulängliche Aufnahmeprojektion, wesentlich verantwortlich zu machen sind. Die Anfertigung von Aufnahmen in verschiedenen Ebenen wird daher von allen Autoren grundsätzlich verlangt, um die bestmöglichsten Projektionen für die Infarktdarstellung zu erlangen. KRAUSE hat vor allem auf die Bedeutung der Schrägaufnahme — insbesondere auch als Bettaufnahme im akuten Stadium — aufmerksam gemacht. Die hochstehende Zwerchfellkuppel kann überdies Infarkte überdecken, so daß Zusatzaufnahmen bei seitlichem Strahlengang zu fordern sind. Eine Aufnahmetechnik nach MOBERG (1948) in linker oder rechter Seitenlage mit transversalem Strahlengang zielt auf die Darstellung kleiner Ergüsse als Randlamellen oder Parenchymtrübungen oberhalb des Phrenikocostalwinkels zur Frühdiagnose der Lungeninfarkte ab. Die uncharakteristische Infarktsymptomatologie ist des weiteren durch andere Faktoren zu erklären: pleurale Reaktionen der Nachbarschaft, infiltrative oder atelektatische Veränderungen, Stauungszustände, Ödem, Summation von Infarkten, Stauchungseffekte durch Zwerchfellhochstand müssen wesentlich berücksichtigt werden. Man gelangt letztlich zur Auffassung, daß die röntgenologische Diagnosestellung Lungeninfarkt um so leichter und eher möglich sein wird, je mehr auch der Radiologe an das Vorliegen eines Infarktgeschehens denkt. Jede uncharakteristische, mitunter nur angedeutete oder flüchtige, teilweise auch massivere und länger bestehende Verdichtung insbesondere basaler Lungenabschnitte bei Herzkranken, bei postoperativen Zuständen oder alten Leuten muß grundsätzlich als infarktverdächtig angesehen werden, selbst wenn keine klinischen Gesichtspunkte vorliegen. Es ist anzunehmen, daß auch heute noch die Lungeninfarkte klinisch und röntgenologisch eher zu wenig diagnostiziert und vielfach nicht rechtzeitig erkannt werden.

Bei der weiteren Besprechung der Infarktsymptomatologie, insbesondere der Folgezustände eines Lungeninfarktes, sei vorwegnehmend auf die entsprechenden Ausführungen im Abschnitt Zirkulationsstörungen der Lungen dieses Handbuches verwiesen, zumal es sich hier um Prozesse des Lungenparenchyms handelt. Flüchtige bzw. unvollkommene Infarkte bilden sich innerhalb weniger Tage zurück. Für größere und massive Lungeninfarkte gelten gewisse Gesetzmäßigkeiten der geweblichen Ausheilung, falls keine Komplikationen hinzutreten. Die Dauer der Ausheilungsstadien hängt von verschiedenen Faktoren ab und ist unterschiedlich. FLEISCHNER (1958) stellte Rückbildung bereits nach einer Woche fest, während die verbreiterten zentralen Pulmonalarterienabschnitte noch monatelang persistierten. Beobachtungen von WESTERMARK (1938/48) sowie WHARTON u. PIERSON (1922) sprachen für völlige Rückbildung innerhalb 14 Tagen, obwohl Pleuraveränderungen noch mehrere Monate nachweisbar waren. Nach MACLEOD u. GRANT (1954) dauert die Infarktrückbildung bei dekompensierten Herzkranken besonders lang. STEIN, CHEN, GOLDSTEIN, ISRAEL u. FINKELSTEIN (1958) geben Zeiträume von 1—3 Wochen an, während ZWEIFEL 5 Wochen als durchschnittliche Spanne veranschlagt. Dieser Zeitraum bezieht sich allerdings in der Regel auf die Infarktrückbildung bis zum völligen bindegewebigen Narbenstadium. Wir selbst haben in jüngster Zeit die

Beobachtung gemacht, daß unter der Einwirkung akut einsetzender Antikoagulantien-
und Fibrinolyse-Therapie eine besonders rasche Rückbildung der Infarkte und gefäßbedingten Veränderungen im Infarktbereich festzustellen ist. Diese Beobachtungen geben
um so mehr Anlaß zur rechtzeitigen Diagnosestellung. Tritt eine — heute seltene —
komplizierende pneumonische Infiltration und Pleuraergußbildung hinzu, so verlieren
die Infarktränder ihre Schärfe, werden fächerförmig und gehen allmählich ins gesunde
Parenchym über [Krause (1945)]. Im Gegensatz zur primären Lobär- oder Segment-
pneumonie, die meist medial beginnt, nimmt der Infarkt eher lateral an der Pleuragrenze
seinen Ursprung und läßt die medialen perihilären Abschnitte frei. Differentialdiagnostisch
sind des weiteren Bronchopneumonien zu erwähnen, die häufig multipel und ziemlich
variabel auftreten, jedoch vielfach unmöglich von umschriebenen kleinen Infarkten abgegrenzt werden können. Auch atypische Pneumonien und Neoplasmen sind zu erwähnen.
Hartstrahlaufnahmen erbrachten bei Neoplasmen Homogenität, bei Infarkten Inhomo-
genität des Infiltrationsbereiches [Hampton u. Castleman (1940)]. Interlobärergüsse
zeichnen sich durch elliptische Konfiguration aus. Für die Diagnose Infarktpneumonie
spricht eine auffällige Größenzunahme und Ausdehnung des benachbarten Pleuraergusses.
In der ersten Infarktwoche ist allerdings die Zunahme der Intensität kein verläßliches
Kriterium für eine pneumonische Infiltration, da hier Hämorrhagie und Atelektasebildung
im Vordergrund stehen.

Sekundäre Abszedierungen infizierter Infarkte durch septische Emboli, bronchogene
Zusatzinfektionen oder obliterierende Arteriitiden können die Entwicklung einer Infarkt-
kaverne begünstigen. Radiologische Beispiele dieser Art sind allerdings seit Einführung
der Antibioticatherapie sehr selten geworden. Die Symptomatologie abszedierender
Infarkte wurde von Chester u. Krause bzw. Krause u. Chester (1941/42) beschrieben.
Weitere Beispiele stammen von Bigger u. Vermilyn (1936); Casellas (1927); Davison
(1958); Jellen (1939) sowie Kirklin u. Faust (1930). Stein, Chen, Goldstein,
Israel u. Finkelstein berichteten 1958, daß sie unter 100 Fällen von Lungeninfarkten
nur noch einmal eine Kavernisierung feststellen konnten.

Die Rückbildungsstadien der Lungeninfarkte werden durch allmähliche Aufhellung,
Verkleinerung und Schrumpfung, Rückgang pleuraler Veränderungen sowie Normalisierung des Zwerchfellstandes gekennzeichnet. Infarktresiduen sind über mehrere Jahre
feststellbar. Die Ausheilungsdauer hängt von der Größe des Infarktes, dem Ausmaß der
kardialen Stauung und den sekundären entzündlichen Veränderungen ab. Nach Westermark kann der Infarkt völlig resorbiert werden, wenn das infarzierte Gebiet nicht so
groß ist oder nicht eine Nekrose eintritt. Der Infarkt wird dann lufthaltiger und erscheint
mehr netzförmig. Gewöhnlich wird er jedoch organisiert und weist dann eine Entzün-
dungszone auf. Das infarzierte Gebiet wird langsam narbig und die ursprüngliche diffuse
Verdichtung zunehmend streifiger. Diese Rückbildungstendenz ist im Laufe von 3 bis
4 Wochen meist deutlich nachweisbar. Etwa von der 4. Woche ab können streifige oder
knotenförmige Residuen beobachtet werden, die von fibrösem Narbengewebe herrühren
und noch Monate oder Jahre nach dem Infarktgeschehen nachweisbar sind [Short (1951);
Unverzagt (1927); Grayson (1949); Farr u. Spiegel (1929)]. Lungeninfarkte können
gelegentlich die Größe eines Lappens durch Schrumpfung verkleinern [Robbins (1946)].
Zeltförmige Zwerchfellausziehungen oder Interlobärschwielen sind geläufige Folgeerscheinungen der Infarktpleuritis. Besonders schöne röntgenologische Infarktverläufe bis zum
Narbenstadium hat Krause (1945) beschrieben. Bei der Mehrzahl abgeheilter Infarkte
sind einzelne oder multiple lineare Veränderungen im Infarktbereich nachweisbar, deren
Länge nach Arendt u. Rosenberg (1949) gewöhnlich 1—4 cm beträgt. Hampton u.
Castleman (1940) geben Maße von 1—10 cm Länge an. Die Streifen verlaufen in irgendeiner Richtung, erreichen jedoch immer die Pleuraoberfläche und können sich auch
knötchenförmig rundlich verdichten. Gegenüber interlobären Ergüssen und Plattenatelektasen grenzt Fleischner (1958) die residualen bindegewebigen Streifen dahingehend ab, daß diese persistieren, während Atelektase- oder Ergußveränderungen sich

zurückbilden können. HAMPTON u. CASTLEMAN (1940) haben die bindegewebige Natur dieser streifenförmigen Veränderungen pathologisch-anatomisch verifiziert.

Bei der *Öl- und Fettembolie* verstopft nach GIESE (1960) das Fett die Lungencapillaren, mitunter auch kleine Arterien. Das Fett tritt in einem Teil der Fälle durch die Lunge hindurch und kommt dann auch in die Organe des großen Kreislaufs. Die Kreislaufstörung soll dann tödlich sein, wenn etwa ein Drittel der Lungencapillaren mit Fett verstopft ist. In Tierversuchen wiesen JIRKA u. SCUDERI (1936) 20 min nach intravenöser Injektion von Ölsäure oder Olivenöl diffuse Verschleierungen der Lungen nach, die bis zu 5 und 7 Tagen anhielten. SCUDERI (1938) beobachtete sogar einmal bereits 2 min p.i. Lungenveränderungen. SORCE (1940) beschrieb akute Herzdilatation wie beim Cor pulmonale der Lungenembolie bereits 1 min p.i.; 8—10 min später war die Hauptmenge des Fettes im kleinen Kreislauf deponiert. Noch nach 30 Tagen fanden sich beim überlebenden Tier Fettemboli in den Lungen. FEHR fand 1944 bei Kaninchen und Hunden nach Injektion von 0,5 ml Olivenöl pro Kilogramm Körpergewicht kleinfleckige Infiltrate in beiden Lungen, die auch in den oberen Lungenabschnitten nachweisbar waren. 1—2 Wochen später bildeten sich diese Veränderungen weitgehend wieder zurück. Pathologisch-anatomisch ließen sich diese röntgenologischen Veränderungen als umschriebene Ödembildung, Blutungsherde und Atelektasen erklären. FEHR vermochte weder im Tierversuch noch bei der menschlichen Fettembolie entzündliche Infiltrate nachzuweisen. Die schnelle Rückbildung röntgenologischer Lungenveränderungen innerhalb von 1—2 Wochen deckte sich mit pathologisch-anatomischen Untersuchungen: Nach etwa einer Woche waren die größeren mit Fett embolisierten Gefäße wieder fettfrei, 2—3 Wochen p.i. war kein Fett mehr nachweisbar. KRAUS, EISENBACH, TEBRÜGGE u. STRNAD (1961) erzeugten an einer Serie von 18 Hunden experimentell eine Fettembolie durch Injektion von Jodipin-Olivenölmischungen oder Paraffin in die Blutbahn. Das akute Cor pulmonale bildete sich etwa 3 Std p.i. zurück. Die Verfasser beobachteten nach den Ölinjektionen eine sofortige Engstellung der Gefäße. Sie sind der Ansicht, daß es sich hierbei um verengerte Lungenvenen handelt, die sich etwa nach 5 min wieder erweitern. Die Engstellung wird durch Konstriktion der Lungenarterien mit vermindertem Blutangebot an die Lungenvenen bzw. durch aktive Konstriktion venöser Abschnitte erklärt. Des weiteren wurden Veränderungen im Sinne bronchopneumonischer Herde beobachtet, die von den Verfassern durch sekundäre Veränderungen oder kardiale Stauung erklärt werden. Sie stellen fest, daß es im Tierexperiment keine für die Fettembolie spezifischen Veränderungen im Röntgenbild gibt. Die Befunde wurden pathologisch-anatomisch bestätigt. In diesem Zusammenhang muß mit SEMISCH (1958) auf die Bedeutung arterio-venöser Kurzschlüsse hingewiesen werden, durch welche das Fett sofort in den großen Kreislauf gelangen kann. In gewissem Sinne kann dieser Vorgang als reflektorischer Schutzmechanismus gegenüber einer Verstopfung der Lungencapillaren aufgefaßt werden.

Mehrere Befunde liegen über Ölembolien durch versehentliche intravenöse Injektion von öligen Kontrastmitteln am Menschen vor. Übereinstimmende Beobachtungen von Pantopaque-Embolien nach Myelographie stammen von STEINBACH u. HILL (1951); GINSBURG u. SKORNECK (1955) sowie KEATS (1956). Es fanden sich hier am nächsten oder übernächsten Tag zahlreiche kleine knötchenförmige Infiltrationen oder multiple feine retikuläre Veränderungen vorwiegend in den Unterfeldern. Die Infiltrate gingen nach wenigen Tagen restlos zurück. KEATS beobachtete unmittelbar nach der Injektion ein feingranuliertes Bild in beiden Unterfeldern, vor allem im kostophrenischen Bereich. 49 Tage später waren keine Herde mehr nachweisbar. Derartige Ölembolien wurden wohl erstmals beim Menschen von SICARD u. FORESTIER (1922) röntgenologisch festgestellt, indem sie 6—8 min dauernde herdförmige Veränderungen nach langsamer intravenöser Injektion von 2—4 ml Lipiodol beobachteten. Ein gleichartiger Fall stammt von GROSSMANN (1946). Auch nach Hysterosalpingographie wurden Ölembolien röntgenologisch beschrieben [INGERSOLL u. ROBBINS (1947); EISEN u. GOLDSTEIN (1945)]. SCHINZ,

BAENSCH, FRIEDL, UEHLINGER (1952) stellten nach diesem Eingriff eine Füllung des Plexus uterinus fest, in deren Anschluß Atemnot, Kopfschmerzen und Müdigkeit sowie 1 Std später ausgeprägte Schlafsucht auftraten. 2 Tage später fanden sich ungleichmäßige kleinfleckige Veränderungen der Lungenmittel- und -untergeschosse. 8 Tage später waren keine Veränderungen mehr nachweisbar. VOLUTER (1949) ist der Ansicht, daß es sich bei den kleinen Herden nicht um Infarkte handelt, da die Fetttröpfchen viel zu klein seien, um Gefäßäste zu verstopfen; es handele sich vielmehr um die direkte Darstellung kleiner Fettdepots im Bereich der Arteriolen und Capillaren.

Über die röntgenologische Symptomatologie der traumatisch bedingten Fettembolie nach Extremitätenfrakturen liegen aufschlußreiche Mitteilungen vor. CARREAU u. HIGGINS (1951) schildern einen Zustand nach Fraktur des Unterschenkels mit Cyanose, Dyspnoe und Temperaturanstieg sowie Tachypnoe. 36 Std nach dem Unfall fanden sich multiple wolkig-fleckige Herde vorwiegend im Bereich der Mittel- und Unterfelder, die vor allem in den perihilären Abschnitten massiv konfluierten. Eine zweite Aufnahme bewies deutliche Progredienz der peribronchialen Infiltrationen. Autoptisch fanden sich verdickte Alveolarwände und massive Auffüllung der Alveolen mit Makrophagen und hyperplastischen Alveolarzellen. Entsprechende Befunde stammen von BÖHLER u. STREHLI (1957) sowie STREHLI (1958), wobei diffuse kleinfleckige bronchopneumonische Herde beiderseits nachgewiesen wurden. Eine Woche nach dem Trauma waren nur noch Reste zu erkennen, 6 Wochen später ergaben sich normale Lungenbefunde. Autoptisch fand STREHLI fleckiges Ödem, Fettausgüsse der Capillaren und kleinen Arterienäste, akutes Emphysem der Bronchiolen und Lungenödem mit Bevorzugung der atelektatischen Gebiete. Durch Entzündung ödematöser und atelektatischer Bezirke können sich bronchopneumonische Infiltrate entwickeln. Bei den röntgenologischen herdförmigen Veränderungen kann es sich daher um hämorrhagische Infarkte bzw. Atelektasen handeln. GROSS (1958) deutet diese Befunde andererseits als sekundäre Veränderungen nach eitriger Bronchitis und peribronchialer Herdpneumonie. FEHR (1944) stellte erbsen- bis haselnußgroße Herde über den Ober- und Unterfeldern fest, die gleichmäßig verstreut waren und sich aus einzelstehenden runden Elementen zusammensetzten. Gröbere konfluierende Herde wurden nicht nachgewiesen. Auch ALLTRED (1953) kennzeichnete schneegestöberartige herdförmige Veränderungen als typisch für die Fettembolie der Lunge. Auch aus den Befunden von TRAUMANN u. WETZEL (1962) geht hervor, daß sich im akuten Stadium kleinfleckige, meist einzelstehende, über alle Lungenfelder verteilte Herde auffinden lassen. Nur die Spitzenfelder waren im wesentlichen ausgespart. Weitere Befunde dieser Art stammen von FELTEN (1958); ASKROG (1962); BUCHNER u. SCHABERL (1959); WHITAKER (1939) sowie KOLMERT (1959). VOLUTER (1949) hat den röntgenologisch nachweisbaren Verlauf der Lungen-Fettembolie in drei Stadien eingeteilt. Im 1. Stadium erfolgt Anreicherung der Fettmassen in den parahilären Ästen mit großen Ballungen ähnlich wie bei der Speicherkrankheit. Im zweiten Stadium, etwa 24 Std später, resultieren sternförmige oder follikuläre Herde, bei welchen es sich um größere Fettdepots im Capillarsystem handelt. In der dritten, der peripheren Phase, sind rein miliare Veränderungen nachweisbar, die wenig Strahlen absorbieren. Die Lungenfelder sind dann wieder auffallend klar, während klinisch und pathologisch schwere Befunde mit Ödem, Hämorrhagien und Capillarverstopfungen nachweisbar sind. Beim Überlebenden kann das miliare Bild noch länger bestehen bleiben und ein Emphysem mit Cor pulmonale resultieren. Nach alledem ist festzustellen, daß röntgenologisch die Fettembolie der Lungen nachweisbar und in ihren Verlaufsstadien durchaus deutbar ist. Wesentliche differentialdiagnostische Schwierigkeiten werden sich im Zusammenhang mit dem voraufgegangenen Trauma nicht ergeben. Gegenüber der Thromboembolie sind die diffusen beiderseitigen Veränderungen für die Fettembolie charakteristisch.

Bei der *Luftembolie* werden nach GIESE (1960) kleine Luftmengen mit dem Blutstrom bis in das Capillarnetz der Lunge verschleppt. Im Tierversuch ist die Ausfüllung subpleuraler Capillaren mit Luft intravital beobachtet worden. Durch die Luftfüllung der kleinen Lungengefäße wird die Blutzirkulation unterbrochen, es entsteht im zugehörigen Bereich Stase, mitunter begleitet von diapedetischen Blutungen und Ödem. Die embolisierte Luft macht eine spastische Gefäßkontraktion, die in die Capillaren vorgedrungene Luft verläßt die Gewebe durch Diffusion in den Alveolarraum oder in das Gewebe. Die Luftresorption geht sehr rasch vor sich. Kleine Luftmengen sind schon nach wenigen Minuten, größere nach Stunden aus der Lunge verschwunden. Größere Luftmengen sammeln sich in der A. pulmonalis und im rechten Herzen, in dem sich Luft und Blut zu Schaum mischt. Die rechte Kammer ist dabei stark dilatiert. Ob Luft über das Capillarnetz in die Lungenvenen in nennenswerter Weise eintreten kann, ist zweifelhaft. Luftbläschen sollen Capillaren mit einer Lichtung von weniger als 30 μ nicht passieren. Da beim Menschen einwandfreie Beobachtungen arterieller Luftembolie ohne offenes Foramen ovale vorliegen, muß man annehmen, daß die Luft über präcapillare Gefäßverbindungen (arterio-venöse Anastomosen, Riesencapillaren der Pleura, präacinöse Stromcapillaren) in die Lungenvenen gelangt. In den Tierversuchen von JAKOBI, JANKER u. SCHMITZ (1932) fand sich ein fast durchsichtiges, stark vergrößertes Herz mit Dilatation des rechten Ventrikels. STAUFFER, DURANT u. OPPENHEIMER (1956) wiesen die große Gasblase in der Ausflußbahn des rechten Ventrikels und im Hauptstamm der A. pulmonalis ebenfalls nach. Aus den Versuchen von OPPENHEIMER, DURANT u. LYNCH (1953) geht hervor, daß Linksseiten- oder Rückenlinkslage die Möglichkeit einer partiellen Blutpassage vom rechten Ventrikel in die A. pulmonalis verschafft. KERBER (1938) stellte fest, daß die Lungencapillaren von der Luft nicht passiert werden können. Als Todesursache beschrieb er ein Luft-Blutgemisch in den Kranzarterien und eine Abflußbehinderung in die Coronarvenen. Er wies ferner das Verhalten des kompensatorischen Bronchialarterienkreislaufs nach. Die Füllung der Lungenstrombahn war stark verringert. Auch die Tierversuche von HOFFHEINZ (1933) bestätigten die innere Erstickung durch eine Verlegung der A. pulmonalis mit Luft, einhergehend mit einem akuten Cor pulmonale und partieller Luftfüllung der Coronarvenen.

Röntgenologische Befunde der Luftembolie beim Menschen stammen von DURANT, OPPENHEIMER, LYNCH, ASCANIO u. WEBBER (1954) sowie GERNEZ-RIEUX, BOUTE u. MEREAU (1952). Es handelte sich um Zwischenfälle bei der Angio-Kardiographie. In der linken A. pulmonalis war eine große Luftblase nachweisbar, die eine Aussparung im Jodkontrast verursachte. Im anderen Falle zeigte das erste Bild den Eintritt der Luft in die V. cava, das zweite Bild Sauerstoffüllung des rechten Vorhofs und Doppelkontrast der A. pulmonalis. In beiden Fällen war eine Undichtigkeit der Spritzenapparatur die Ursache der Sauerstoffembolie. ROER u. TEICHERT (1957) wiesen Luftansammlungen im Gefäßsystem des Thorax und Herzens an der Leiche nach tödlichen Schädelbasisbrüchen nach, indem sie seitliche Thoraxaufnahmen anfertigten.

Unter dem Begriff *Fremdkörperembolie* sind zusammengefaßt embolische Vorgänge der Lungen durch Zellelemente und körperfremdes Material zu verstehen. In Betracht kommen nach GIESE (1960) beispielsweise capilläre Embolien von Leberzellen bei Leberruptur, nicht selten solche von Placentazellen in der Gravidität, nach der Geburt, bei Abort. Ferner finden sich Einschwemmungen von Reticuloendothelien. Megakaryocyten des Knochenmarks können bei Traumen und Infekten in das Gefäßsystem gelangen, mitunter auch Muskelfasern bei Muskelquetschungen oder Hirngewebe. Fremdstoffe können bei therapeutischen intravenösen Injektionen verschleppt werden, beispielsweise Baumwollfasern. Tod an Fruchtwasserembolien ist immer wieder einmal beobachtet worden. Parasitäre Embolien erklären sich aus dem Eindringen der Larven in die Venen des großen Kreislaufs oder der Leber. Sie werden beobachtet bei Echinococcus, Filarien, Strongyliden, Ascariden, Leberegeln. Häufig sind Embolien von Geschwulstzellen durch direkten Einbruch von Tumorzellen in die Venen oder über den Ductus thoracicus. Bei Chorionepitheliom kommen sie durch Einbruch in die Uterusvenen, bei Hypernephrom in die Nierenvenen vor. Die embolische Verschleppung ist nur schwer von Einbrüchen einer Lymphangiosis carcinomatosa zu unterscheiden. STAEMMLER (1960) stellt fest, daß sich sehr häufig besonders bei Sarkomen der Einbruch von Tumorzellen in die Capillaren, von denen sie dann über das Venensystem in die Lungenarterien und Capillaren verschleppt werden, finden läßt. Auch bei Carcinomen ist der Einbruch in das Venensystem häufiger als man früher annahm. Die Mehrzahl der in die Lungencapillaren gelangenden Carcinomzellen geht in diesen jedoch zugrunde bzw. wird durch Thrombose und Organisation unschädlich gemacht. Auch retrogrades kontinuierliches Geschwulstwachstum in der Lungenvene ist beschrieben worden. Bei metastasierendem Lungencarcinom finden sich nicht selten grobe Einbrüche in die V. pulmonalis.

Über die *Fruchtwasserembolie* der Lungen liegen einige röntgenologische Befunde vor. Arnold, Gardner u. Goodman (1961) beobachteten unmittelbar nach einer Zangenextraktion Hustenanfall mit Unruhe, Atemnot, Tachykardie und Cyanose. 6 Std später fanden sich ausgedehnte fleckig konfluierende Herde in beiden perihilären Abschnitten. Die Infiltrate erstreckten sich am nächsten Tag noch weiter in die Peripherie und waren durch amniotische Lungenembolie bedingt. Am 2. Tag war das Herz noch deutlich dilatiert, die Infiltrationen begannen sich allmählich zu lösen, insbesondere in der Peripherie. 12 Tage später war das Herz wieder normal groß, die Infiltrationen zeigten weitere Rückbildungstendenz. 3 Wochen später fanden sich nur noch geringfügige atelektatisch-streifige Reste bei weitgehender Lösung. Erst 4 Monate später war der Thoraxbefund wieder normal. Pathogenetisch dringt die Amnionflüssigkeit unter großem Druck in die mütterliche venöse Zirkulation, so daß die Lungen Embolisierung der Arteriolen und Capillaren mit Alveolarödem und Hämorrhagie aufweisen Die cellulären Elemente setzen sich im wesentlichen aus Placentaanteilen zusammen. Weitere Befunde dieser Art stammen von Steiner u. Lushbaugh bzw. Lushbaugh u. Steiner (1941/42); Selzer u. Schuman (1947); Hager u. Davies (1952); Shuder u. Lode (1952); Rezende, Perricelli u. Gerk (1955); Koutzki u. Lukawsky (1954). In diesen Fällen wurde ein Rückgang der herdförmigen Veränderungen nach einigen Tagen und Aufhellung der Lungenfelder nach kurzer Zeit beschrieben.

Weitere Berichte befassen sich mit dem röntgenologischen Nachweis von *Lungenembolien durch Chorionepitheliome.* Harrison (1958) wies histologisch entsprechende Tumorzellelemente in Lungengefäßen nach, wodurch eine vasculäre Obstruktion mit sekundärer pulmonaler Hypertonie verursacht wurde. Fahrner, McQueeney, Mosely u. Petersen (1959) beschrieben multiple Lungeninfarkte mit Cor pulmonale auf dem Boden choriocarcinomatöser Tumorthromben, die von einem Sattelthrombus beider Pulmonalarterien fortgeleitet waren. Es handelte sich um die maligne Entartung einer Blasenmole zum Chorionepitheliom mit hämatogener Metastasierung. Die Schistosomiasis führt ebenfalls zu embolischen Veränderungen in den Lungenarterien. Die Ursache beruht auf der Einwirkung von Eiern des Parasiten, die zu einer Endangitis obliterans führen. Die verschlossenen Gefäße werden durch Neuansprossungen von Capillaren rekanalisiert. Im Zuge dieses Prozesses entwickeln sich sog. Angiomatoide, oft von kavernöser Form. Hierdurch entwickeln sich arterio-venöse Fisteln oder Kommunikationen zwischen Bronchial- und Pulmonalarterien, so daß Rechts-Links- oder Links-Rechtsshunt die Folge sind. Im Falle von de Faria, Barbas, Fujioka, Lion, de Andrade e Silva u. Décourt (1959) waren multiple Fisteln die Ursache einer ausgeprägten Cyanose. Das Kardio-Pulmonangiogramm erbrachte vorzeitige Füllung von linkem Ventrikel und Aorta. Ein weiterer Fall wurde von Zaky, El-Heneidy, Tawfick, Gemei u. Khadr (1959) beschrieben; hier ergab die zunehmende Sauerstoffsättigung bei Vorrücken des Herzkatheters in der Peripherie der Lungengefäße Anhaltspunkte für broncho-pulmonale arterio-arterielle Anastomosen durch Fistelbildung. Es fanden sich die Zeichen ausgeprägter pulmonaler Hypertonie.

Arendt u. Rosenberg (1959) berichteten über eine Sarkomembolie der A. pulmonalis, die einseitig das Westermark-Zeichen bot. Von Yater u. Hansmann (1936) wurde eine Sichelzellanämie mit zahlreichen thrombotischen Verschlüssen der kleineren Pulmonalarterienäste beschrieben, wobei röntgenologisch ausschließlich die Zeichen des chronischen

Cor pulmonale im Vordergrund standen. In einem Fall von JAUBERT DE BEAUJEU, DELORD u. BARDIN (1958) führte ein Geschoß im Anschluß an einen Herzschuß eine intravasale Wanderung durch und bewirkte eine Lungenembolie unter dem Bilde eines lokalisierten Infarktes.

4. Veränderungen bei akuten und chronischen Erkrankungen des Lungenparenchyms, der Pleurahöhlen und des Thoraxskelets

a) Asthma bronchiale, chronisches Lungenemphysem

Pathologisch-anatomisch läuft nach GIESE (1957/60) mit der Dehnung und dem blasigen Umbau des Acinus beim chronischen Emphysem gleichzeitig eine Reduktion des Capillarsystems einher. Die Capillaren rücken zu einem groben Maschenwerk auseinander. Mit zunehmender Dehnung des Acinus werden sie nicht mehr durchströmt, sie veröden und schwinden gleichzeitig mit dem Abbau der interalveolären und interacinösen Septen. Somit äußert sich die Gewebsatrophie auch im Gefäßbereich. Bei dieser Reduktion tritt eine deutliche Differenzierung in Netz- und Stromcapillaren ein. Während die Netzcapillaren schwinden, erfahren die Stromcapillaren eher eine Erweiterung. Dadurch entsteht eine Verkürzung der terminalen Strombahn mit raschem Rückfluß des Blutes in die Venen, oft unter Umgehung der Emphysemblasen. Diese Umstellung des Lungenkreislaufs ist dazu mit einer vermehrten Anschaltung an die Bronchialarterien gekoppelt Die Anastomosen zwischen Bronchial- und Lungenarterien sind beim Emphysem vermehrt. Von besonderer Bedeutung sind die Drucksteigerungen im Lungenkreislauf. Man kann bei der primären Hypertonie des kleinen Kreislaufs ein funktionelles und ein organisches Stadium unterscheiden. Es entwickelt sich jedoch nur bei einem Teil der Emphysemfälle — nach GIESE in etwa 20% — ein chronisches Cor pulmonale. Dies ist darauf zurückzuführen, daß sehr häufig nur eine Verteilungsstörung besteht, die zu einer Drosselung in umschriebenen Gefäßgebieten führt und durch Umleitung des Blutes in besser ventilierte Lungenabschnitte kompensiert wird. In diesen Fällen kommt es trotz peripherer Hypoxämie nicht zu einem Cor pulmonale bzw. zu einer pulmonalen Hypertonie. Ein Einfluß auf die Entwicklung der pulmonalen Hypertonie hat dagegen wahrscheinlich die Aortalisation des kleinen Kreislaufs durch vermehrten Zustrom von Aortenblut über die erweiterten Bronchialarterien (MEESSEN 1951). Diese Befunde wurden allerdings an funktionslosen zerstörten Lungen erhoben. Die Ursachen der zur Ischämie führenden Gefäßveränderungen liegen ausschließlich in der Peripherie. Somit läßt sich die chronische pulmonale Hypertonie des Emphysems auf die Reduktion des Capillarbettes, die Tonuserhöhung der Arteriolen infolge der Hypoxämie und durch vermehrten Blutzustrom aus arterio-arteriellen Anastomosen des Bronchialsystems erklären.

Auf die klinischen Formenkreise des Lungenemphysems, die nach MATTHES, ULMER u. WITTEKIND (1960) am zweckmäßigsten in alveolare Hypoventilation, ventilatorische und zirkulatorische Verteilungsstörung einzuteilen sind, kann in diesem Zusammenhang nicht näher eingegangen werden. Beim akuten Asthma bronchiale bzw. akuten oder funktionellen Emphysem handelt es sich wohl vor allem um vasoconstrictorische Regulationsstörungen, die anfänglich noch reversibel sein dürften. HORNYKIEWYTSCH u. STENDER (1955) finden hierbei tomographisch noch keine organischen Gefäßveränderungen. Die Arterien der Lungenwurzeln sind gegenüber der Norm noch nicht verändert. Teilweise sind jedoch die Abgangswinkel der die Subsegmente versorgenden Äste vergrößert. Im Lappenkern ist eine Verschmälerung und Verlängerung der Arterien zu beobachten. Im ganzen erscheint beim funktionellen Emphysem die normale Gefäßgliederung kaum gestört. Die Arterien und Venen haben sich nur der verstärkten Lungendehnung durch Längenzunahme und zum Teil Kaliberabnahme angepaßt. MACARINI u. OLIVA (1957) bestätigen, daß sich bei den Venen ähnliche Veränderungen finden. LODGE (1946) wertete 161 konventionelle Thoraxaufnahmen von Asthmapatienten zwischen 3 und 52 Jahren

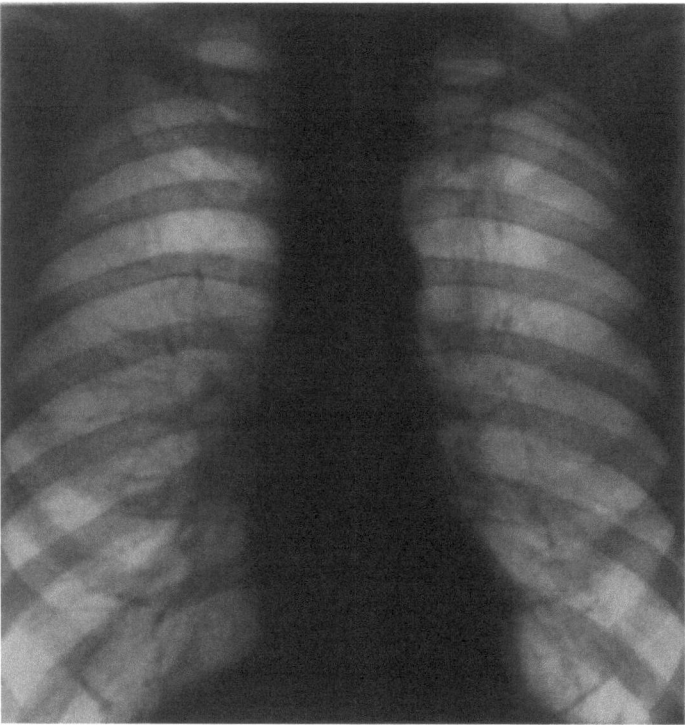

Abb. 49. Ausgeprägtes substantielles Lungenemphysem, durch Lungenfunktionsprüfung bestätigt. Starke Rarefizierung der peripheren Gefäße

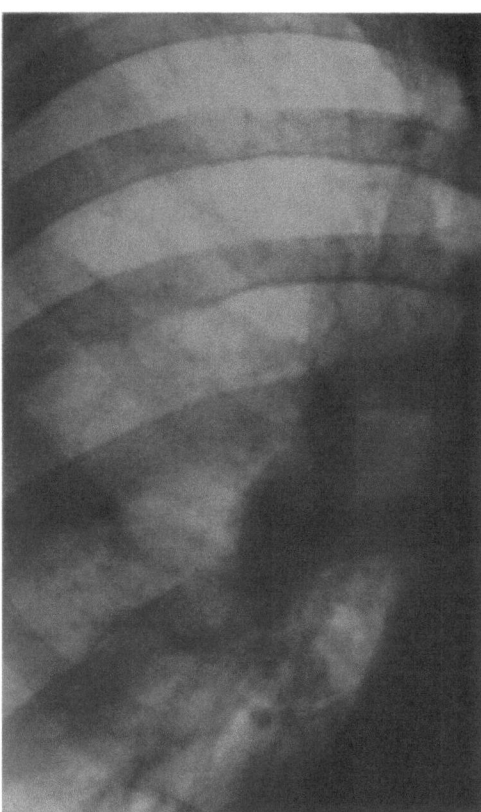

Abb. 50. Dilatation der zentralen Abschnitte der A. pulmonalis bei Lungenemphysem

aus und konnte in 141 Fällen ein ziemlich charakteristisches Bild der drahtförmigen und schmalen Lungengefäße nachweisen.

Die Pulmonangiographie der Asthmalunge bestätigt die Engstellung der segmentären Arterienäste ohne Nachweis morphologischer oder irreversibler Veränderungen. Besonders deutlich ist eine Rarefizierung der basalen Gefäßverzweigungen beiderseits [Bolt, Forssmann u. Rink (1957); Rink (1955); Sauvage u. Hatt (1952); Schoenmackers u. Vieten (1954)]. Die Strömungsgeschwindigkeit ist deutlich verlangsamt [Besson (1953)]. Auch Scébat, Ferrané, Renais u. Lenègre (1959) sowie Hatt (1950) verfügen über besondere pulmonangiographische Erfahrungen beim Asthma bronchiale und bestätigen die zirkulatorische Verlangsamung. Beim Status asthmaticus stellten sie kurz nach dem Abklingen noch eine erhebliche Hypovascularisierung vorwiegend der basalen Abschnitte fest. Die Vasoconstriction der Peripherie steht zweifellos in enger Beziehung zu Schwere und Dauer der respiratorischen Insuffizienz und ist zunächst ausschließlich funktioneller Natur. In fortgeschrittenen Asthmastadien wiesen die Autoren Gefäßlosigkeit einzelner Segmente mit erheblicher Zunahme der Strömungsverlangsamung nach. Die Engstellung des Gefäßsystems dürfte damit im wesentlichen auf den von Euler u. Liljestrand (1947) beschriebenen vasomotorischen Konstriktionsreflex bei Hyp- und Anoxie zurückzuführen sein.

In den weiteren Entwicklungsstadien des chronischen Lungenemphysems finden sich Übergangsformen von funktionellen Störungen zu organischen Gefäßveränderungen, besonders im Bereich der terminalen Strombahn. Die organischen Gefäßveränderungen sind bereits tomographisch faßbar: So ist nach Hornykiewytsch u. Stender (1955) das harmonische Gefäßbild oft erheblich gestört, die Äste im Lappen und Kern sind stark verengert und meist verschmälert. In fortgeschrittenen Fällen haben sie nur noch Stricknadeldicke. Verlagerungen oder bogenförmige Verlaufsweisen besonders bei bullösem Emphysem und bei Emphysemblasen sind nicht selten. Rarefizierung der Gefäße wechselt mit Verschmälerung, Verlängerung und Vergrößerung der Aufzweigungswinkel ab.

Die Befunde der selektiven Angiographie stellen alle Übergangsformen der Emphysementwicklung dar. So kann nach BOLT, FORSSMANN u. RINK (1957) die capillare Füllungsphase noch erhalten sein und lediglich das Kriterium der Dehnung und Drosselung der Kontrastmittelpassage im Vordergrund stehen. Die weiteren Stadien werden durch zunehmende Rarefizierung bzw. allmähliche Destruktion des Capillarnetzes charakterisiert, so daß sich das Kontrastmittel bereits in den arteriellen Segment- oder Subsegmentästen deutlich aufstaut. Die Untersuchungsbefunde von SEMISCH (1958/59) sowie SEMISCH, KÖLLING u. WITTIG (1958) bestätigen die Übergangsmechanismen von der funktionellen Zirkulationsstörung zur schweren Capillardestruktion. Danach ist eine graduelle Differenzierung der Reduktion des Capillarquerschnittes beim Lungenemphysem auf angiographischem Wege erst durch die Anwendung des selektiven bzw. terminalen Angiogramms weitgehend exakt möglich geworden. Bei den schwersten Formen des Lungenemphysems erfolgt völliger Verlust der Capillarphase. Das Ausmaß der peripheren Ischämie hängt damit von der Anzahl erhaltener Gefäßeinheiten und ihrer restierenden funktionellen Beteiligung am Gasaustausch ab. Die beschriebenen Prozesse finden sich sowohl bei dem chronischen substantiellen Emphysem als auch bei lokalen Formen des Emphysems auf verschiedener Grundlage. Das reine Altersemphysem ist dagegen nach BOLT, FORSSMANN u. RINK nicht durch schwere Gefäßveränderungen gekennzeichnet, sondern im wesentlichen durch Dehnungs- und Streckungszustände. Allerdings ist auch hier die Verweildauer des Kontrastmittels im arteriellen Schenkel meist erkennbar verzögert. Zusätzlich finden sich häufig Veränderungen auf Grund einer Pulmonalarteriensklerose. Besonders ausgedehnte Veränderungen wie Kompressionserscheinungen mit

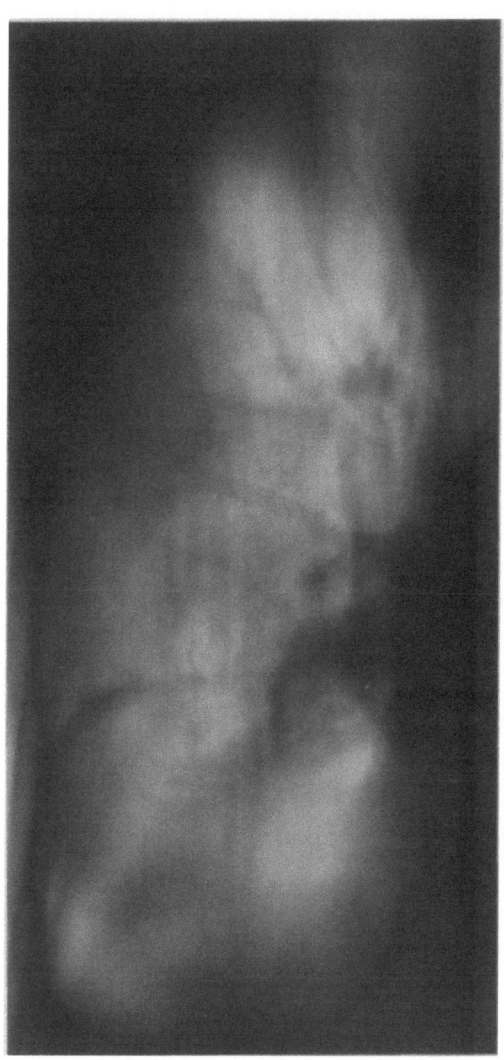

Abb. 51. Ausgeprägtes regionäres Lungenemphysem des rechten Unterlappens mit völligem Gefäßverlust. Starke Kaliberreduktion der übrigen Arterien

Amputationen und Deformierungen der Gefäße finden sich beim großflächigen bullösen Emphysem [MACARINI u. OLIVA (1957)]. JANIN (1960) sah entsprechende Veränderungen auch beim kongenitalen bullösen Emphysem. Arterio-venöse Kurzschlußverbindungen, die beim chronischen Emphysem fortgeschrittenen Grades zunehmende Bedeutung erlangen, konnte SEMISCH (1959) im Pulmonangiogramm eindeutig nachweisen. Der arterio-venöse Kurzschlußmechanismus dürfte der allmählichen Durchlöcherung, stärkeren Auflockerung und dem völligen Verlust des Capillarnetzes parallel gehen. In postmortalen Angiogrammen wurden die Verödungen von Präcapillaren und Arteriolen sowie sekundäre sklerotische Gefäßprozesse bestätigt. Des weiteren konnte auffallend frühzeitiger und vollständiger venöser Rückfluß infolge Reduktion der Netzcapillaren bei erhaltenen Stromcapillaren nachgewiesen werden (Giese 1957); Junghanns 1958). Die gesamte Angioarchitektur fortgeschrittener Stadien des Emphysems entspricht dem Bild eines entlaubten Baumes: Gefäßschwund, Stufenbildungen, gefäßfreie Felder, Verzerrungen und Venenverlust beherrschen das Bild (Schoenmackers u. Vieten 1954). Postmortale Angiogramme erbringen des weiteren den Nachweis arterio-arterieller Anastomosen (Meessen 1951; Florange 1960; Janin 1960).

Manfredi (1959) beschrieb das Krankheitsbild der sog. idiopathischen Lungenatrophie mit weitestgehendem Verlust der Gefäßstruktur und deutlicher Gefäßhypoplasie eines Lappens sowie völligem Füllungsausfall der übrigen Lungenabschnitte. Er identifiziert dieses Krankheitsbild nicht mit dem der progressiven Lungendystrophie bzw. vanishing lung. Es bleibt dahingestellt, inwieweit es sich hierbei um eine kongenitale hypoplastische Entwicklungsvariante handelt. Auf die Zusammenhänge zwischen endarteriitischen Prozessen mit dem Krankheitsbild der chronischen progressiven Lungendystrophie wurde bereits hingewiesen.

b) Chronische Gerüsterkrankungen, Fibrosen

Bei akuten entzündlichen Infiltrationen der Lunge sind mitunter ischämische Zirkulationsstörungen nachweisbar; die Pulmonangiographie ergibt jedoch eher eine aktive Hyperämie des betreffenden Lungenabschnittes (Guarini 1933; Löffler 1944; Schoenmackers u. Vieten 1954). Bei allen chronischen Gerüsterkrankungen und Fibrosen liegt dagegen mehr oder weniger eine universelle sklerosierend-fibrosierende Gefäßkomponente vor, die zu ischämischen Störungen Anlaß gibt. Die Erforschung derartiger Zirkulationsstörungen wurde durch die intravitale und postmortale Pulmonangiographie wesentlich vorwärts getrieben. Bei allen chronischen Parenchymerkrankungen existieren ferner zahlreiche Anastomosen im Sinne eines kompensatorischen Kreislaufs mit außerordentlich komplizierten und wohl sehr sinnvollen, durchblutungsfördernden bzw. entlastenden Mechanismen (v. Hayek 1953). Diese arterio-arteriellen und arterio-venösen Anastomosen wurden tierexperimentell und postmortal angiographisch bestätigt [Sprunt, Peters u. Holder (1959); Ameuille, Lemoine u. Fauvet (1937); Daussy u. Abelanet (1956); Short (1956); Viallet, Combe, Chevrot, Sendre u. Houel (1953); Meessen (1951); Schoenmackers u. Vieten (1954)]. Als differenzierte funktionsdiagnostische Methode zur Erfassung ischämischer Zirkulationsstörungen der Peripherie in vivo ist ferner die Elektrokymographie zu erwähnen [Marchal (1957); Marchal, Marchal u. Kourilsky (1959); Haubrich (1955); Karpati u. Eberle (1953)].

Die *Lungentuberkulose* führt in ihrem chronischen schubweisen Verlauf immer zu pathologisch-anatomischen Veränderungen an den Pulmonalgefäßen. Die Ischämie steht in enger Beziehung zur jeweiligen Schwere des Krankheitsbildes und reicht von geringen peripheren Zirkulationsstörungen bis zur funktionell toten Lunge. de Carvalho, Moniz u. Lima führten bereits 1932 Angiographien der Lunge bei Tuberkulose durch. Umfassende Aufschlüsse über die Angioarchitektur hat jedoch erst die gezielte Anwendung der selektiven Angiographie erbracht. Bei akuten infiltrativen Formen der Lungentuberkulose bestehen meist keine nennenswerten Zirkulationsveränderungen [Weiss, Witz, Hatt u. Petitjean (1951); Zambelli u. Sacco (1952)]. Bulgarelli u. de Maestri (1952) beschreiben raschere Kontrastfüllung der A. pulmonalis und ihrer Äste sowie Hyperämie wie bei akuten Pneumonien, mitunter auch Behinderung des venösen Abflusses. Bei Frühinfiltraten stellten Bolt, Forssmann u. Rink (1957) bereits Rarefikationen des peripheren Gefäßnetzes mit allgemeiner Engstellung fest. Die akute Miliartuberkulose zeigt Blockierung und Drosselung im Bereich der terminalen Strombahn. Diese Durchblutungsdrosselung tuberkulös veränderter Lungenabschnitte steht unbedingt im Vordergrund [Löffler (1944/46); Bolt u. Rink (1951); Rimini, Duomarco u. Burgos (1952);

AMEUILLE u. HINAULT (1937)]. Ursächlich sind hierür sowohl Parenchymveränderungen als auch sekundäre endovasale fibrotische Wandprozesse verantwortlich zu machen.

Schwere destruktive Gefäßprozesse sind bei Kavernenbildungen und Nekrotisierungsvorgängen nachzuweisen. Am Rande der Frühkaverne brechen die Gefäßäste der Subsegmentarterie unmittelbar ab, sind sonst jedoch kaum verändert. Bei chronischen Kavernen finden sich jedoch sekundäre Veränderungen mit völliger Blockade der gesamten Peripherie des Segmentgefäßnetzes. Durch leukocytäre Einflüsse und tuberkulöse Proliferationen werden Arterien an der Adventitia, zunächst als Periarteriitis, entzündlich infiltriert und schließlich nekrotisch. Kleine wahre und falsche Aneurysmen können sich entwickeln. Die aneurysmatischen Säckchen der A. pulmonalis erreichen meist Stecknadelkopf- bis Erbsen-, selten Bohnengröße. ZORN (1957) zeigte kinematographisch im selektiven Angiogramm Gefäßspasmen vor Kavernen und tuberkulösen Prozessen, ferner Kurzschlüsse von den Lungenarterien zu den Lungenvenen sowie von den Lungenarterien zu den Bronchialvenen. In den Ausheilungsstadien der Kaverne fanden BOLT u. RINK manchmal größere Lappenbezirke funktionell durch Rarefizierung des Capillargebietes ausgeschaltet. Sekundäre Gefäßveränderungen durch perifokale Emphysembildungen kommen hinzu. Die chronisch verlaufende Phthise bedingt eine hochgradige Einengung der Lungenstrombahn mit weitestgehender Rarefizierung bis auf feine Gefäßreste und Blockierung der Segmentarterien. In den terminalen Stadien der Organphthise

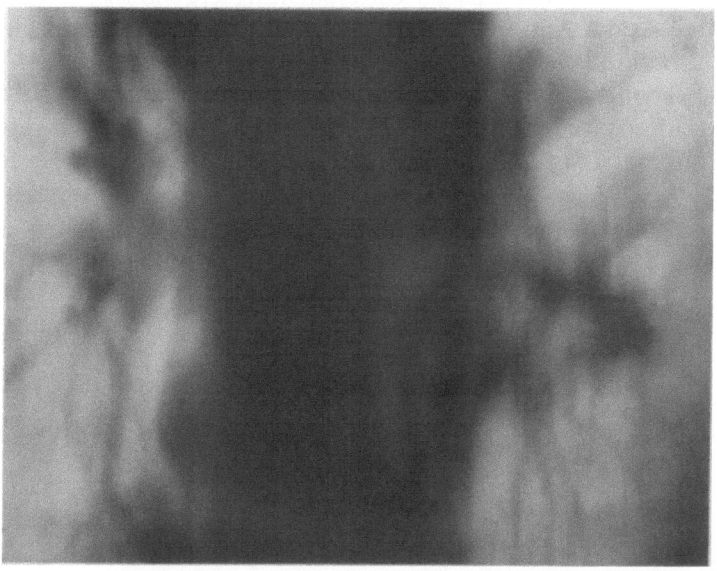

a

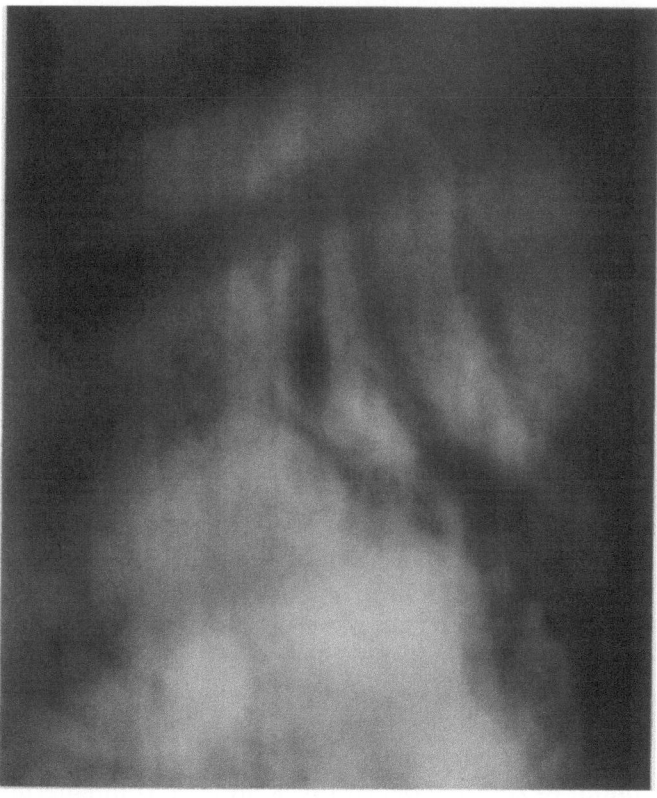

b

Abb. 52a u. b. Verziehung von Oberlappengefäßen durch cirrhotischen Spitzenprozeß

resultieren endgültige Strombahnverengerungen mit totalen Obliterationen und Verödungen sämtlicher Segment- und auch größerer Stammarterien. Es entsteht das

Bild der „destroyed lung". Scholtze, Löhr u. Klinner bzw. Scholtze, Klinner u. Löhr (1957) verfügen über eindrucksvolle vergleichende pathologisch-anatomische und pulmonangiographische Untersuchungsergebnisse. Kaliberreduktion und Kalibersprünge haben die Autoren durch den Nachweis von Fibrosen der Gefäßintima belegt. So ist die tuberkulös bedingte Endangitis eine wesentliche weitere Ursache der peripheren Ischämie. Besonders die randnahen Kavernengefäße sind durch Intimafibrose zum Teil völlig verschlossen, zum Teil erheblich eingeengt. Angiographisch stellen sich die großen Gefäße häufig nur noch als Stümpfe dar, die feineren Aufzweigungen fehlen vollkommen. Die selektive Angiographie erfaßt die unterschiedlichen Veränderungen der chronischen Lungentuberkulose, bei der zusätzlich die architektonischen Störungen des chronischen Emphysems und der Atelektase hinzukommen, bis in die einzelnen Segmente und Subsegmente und liefert damit entscheidende Beiträge zur Indikationsstellung operativer Maßnahmen. Grill (1959/60) führt derartige Arterienverschlüsse auch auf die direkte Einwirkung von spezifischem Granulationsgewebe zurück. Es bestehen des weiteren deutliche Beziehungen zwischen Gefäßdestruktionen und Verschlüssen und der Streptomycinresistenz der Tuberkulose [Weiss, Witz, Hatt u. Petitjean (1951); Besson (1953); Bourgeois, Durand, Vic-Dupont u. Carmanian (1950); Canetti (1950)].

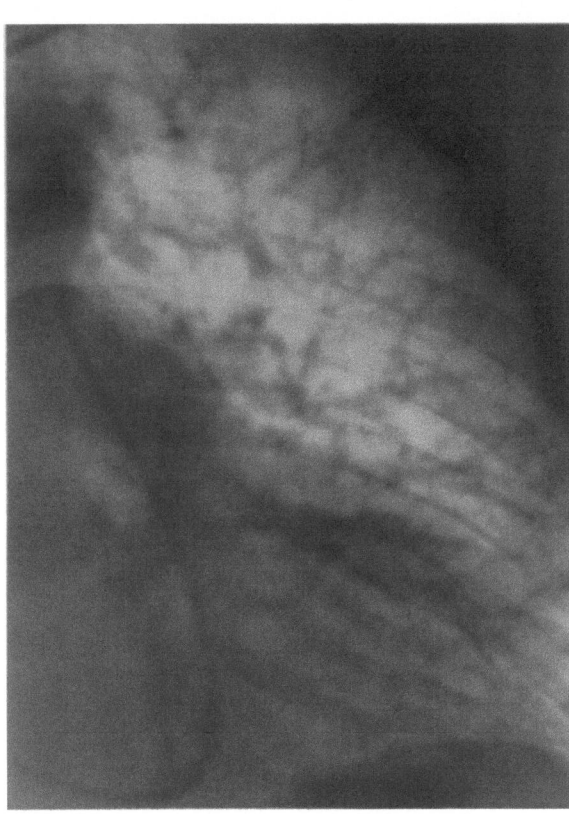

Abb. 53. Fortgeschrittene Gefäßveränderungen im Pulmonangiogramm bei Silikose. Unregelmäßige Gefäßkaliber, Schlängelungen, Spreizungen, Strömungsverlangsamung

Elektrokymographisch sind erhebliche Durchblutungsstörungen in Form einer Depression und Amplitudenverkleinerung bei chronischer Lungentuberkulose bekannt geworden [Rossi, Rustichelli u. Ferri (1957); Marchal (1957); Marchal, Marchal u. Kourilsky (1959)]. Auch die Isotopenthorakographie [Venrath (1957)] erbringt bei Spitzenprozessen deutliche Aktivitätsveränderungen in Übereinstimmung mit dem jeweiligen Ventilations- und Durchblutungsausfall. Wood u. Miller (1938) sowie Florange (1960) wiesen im postmortalen Angiogramm den kompensatorischen Bronchialkreislauf bei der Lungentuberkulose nach; es fanden sich andererseits auch Wandveränderungen und Abbrüche der Bronchialarterien.

Bei den *Pneumokoniosen* spielen insbesondere silikotische Gefäßwandschädigungen eine bedeutende Rolle, da sie zu völligen Gefäßobliterationen führen können und mit Thrombosen einhergehen [Pou u. Charr (1938)]. Über die perivasculäre Verschwielung kommt es zum arteriellen Block und zur Ummauerung sowie zu endovasalen Verschlüssen. Ghislanzoni u. Zannini (1956) sahen bereits vor Auftreten klinischer und elektrokardiographischer Zeichen einer Schädigung des kleinen Kreislaufs gröbere Gefäßveränderungen. Bolt, Forssmann u. Rink (1957) sowie Zorn u. Worth (1952) finden an den Arterien Verziehungen, Kaliberveränderungen, Lumeneinengung, vollständigen Gefäßverschluß oder Gefäßarmut. Die Capillarpassage ist stark verzögert, der venöse Rückfluß erheblich verlangsamt. Wie bei tuberkulösen Kavernen finden sich Gefäßabbrüche auch vor silikotischen Schwielen. PERONA u. TOSTO (1953) beschrieben beschleunigtes Übertreten des Kontrastmittels in den linken Vorhof im Sinne arterio-venöser Anastomosen. Bei kleinknotigen Formen der Silikose stellten WEISS, WITZ u. KOEBELE (1950) eine beachtliche Verzögerung der venösen Rückströmung fest. Kompressionen und Amputationen sowie Deformierungen der arteriellen Gefäßverzweigungen resultieren bei schwieligen und pseudotumorösen Formen der Pneumokoniose. ZORN u. WORTH haben auch auf Gefäßveränderungen bei einseitiger Silikose hingewiesen. Weitere einschlägige Untersuchungsbefunde finden sich bei CROIZIER, ODE u. ROCHE (1945); GIALLOMBARDO (1952); WITZ, HOLLENDER, SCHMIDT u. WELSCH (1951); CHARR u. RIDDLE (1937); MARSICO u. SESSA (1957); WORTH u. ZORN (1954) sowie GERSTEL (1933). Die postmortal im Angiogramm erhobenen architektonischen Veränderungen entsprechen den in vivo festgestellten Befunden und gleichen weitestgehend denen der chronischen Lungentuberkulose, insbesondere dann, wenn kombinierte Siliko-Tuberkulosen vorliegen. Auch die elektrokymographischen Befunde sind gleichartig.

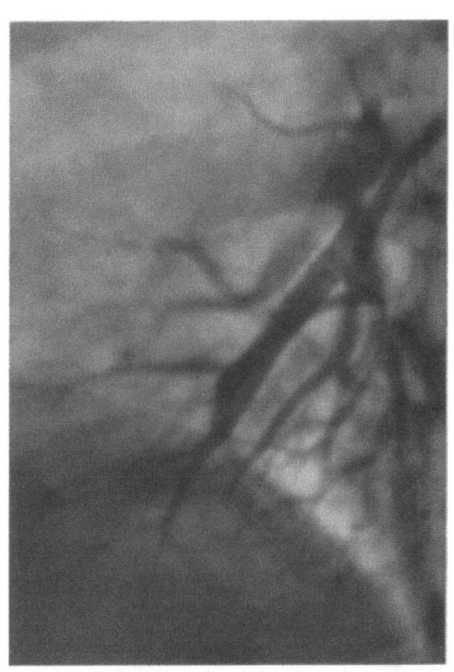

Abb. 54. Selektives Angiogramm bei chronischer pulmonaler Hypertonie infolge schrumpfender Bronchiektasien. Rarefizierung des Gefäßbaumes, Engstellung, Kalibersprünge, Verlust des Capillarnetzes

Chronische Gerüsterkrankungen und Fibrosen der Lunge gehen immer mit entsprechenden Gefäßveränderungen einher. Bereits bei geringfügig deformierender Bronchitis finden BOLT, FORSSMANN u. RINK (1957) ausgedehnte Gefäßveränderungen mit starker Rarefizierung. Bei Bronchiektasen sind Streckung und Engstellung der Segmentarterien, weitgehende Rarefizierung und Verlust der capillaren Füllungsphasen kennzeichnend. Die Veränderungen haben weitgehende Ähnlichkeit mit denen der Lungentuberkulose [MELDOLESI (1955)]. GASPARINI, PIETRI u. ALDINIO (1959) bestätigen die Avascularisation und Rarefizierung. Nach WEISS, WITZ u. KOEBELE (1950) überschreiten die Gefäßveränderungen häufig den beteiligten Lappen. Das Bild der funktionell toten Lunge mit völligem Gefäßausfall kann bei fortgeschrittenen Bronchiektasien und sekundären Fibrosen beobachtet werden [PUCHETTI u. ZEMELLA (1960); VIOLA, VACCAREZZA u. VISCARDI (1961)]. Nach Saugbehandlung und Lobektomie sind Besserungen der pulmonangiographischen Befunde mit Durchblutungserhöhung zu verzeichnen [SCARINCI (1952); SCARINCI u. ZUCCONI (1953)]. Beim akuten und subakuten Lungenabsceß findet sich vermehrte Vascularisierung in der Umgebung [DE CARVALHO (1932); LÖFFLER (1944); BOLT u. KNIPPING (1951)]. Andererseits werden auch normale Gefäßverhältnisse oder geringe Minderzirkulation beschrieben [FASANO u. GASPARRI (1951); GASPARINI, PIETRI u. ALDINIO (1959); SAUVAGE u. HATT (1952)]. AMEUILLE u. HINAULT (1937) beschrieben Gefäßveränderungen mit Strömungsverlangsamung und lokalen Ausfällen. Bei Bronchiektasien und Lungenabsceß sind postmortal reichhaltige broncho-pulmonale Anastomosen und arterio-venöse Kurzschlüsse festzustellen [FLORANGE (1960)]. Bei angeborenen Lungen- oder Bronchialcysten finden sich Avascularisierungen und atypische Gefäßanordnungen, Rarefizierungen und verzögerte Füllungen, Gefäßverdrängungen, Knäuelungen und Schlängelungen [JANIN (1960); GASPARINI, PIETRI u. ALDINIO (1959); PAPILLON, JAUBERT DE BEAUJEU, PINET, BETHENOD u. LATREILLE (1957); SANTY u. Mitarb. (1952)].

Bei Karnifikationen schildern BOLT, FORSSMANN u. RINK (1957) Bilder einer ihrer Äste weitgehend beraubten Stammarterie mit erheblichen Verziehungen und Knäuel-

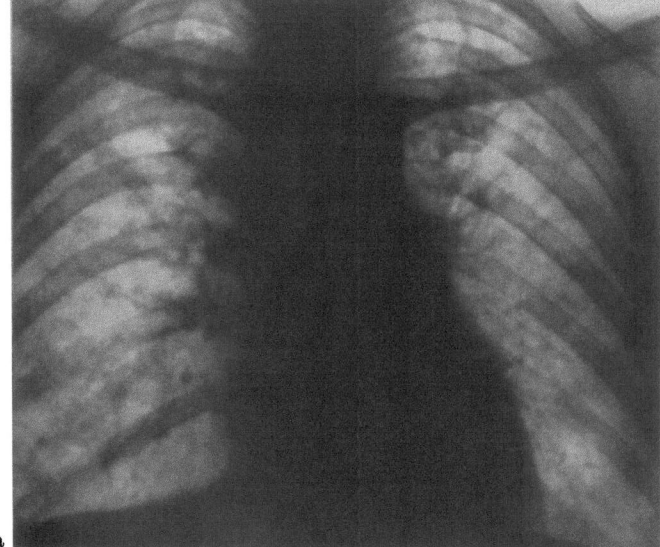

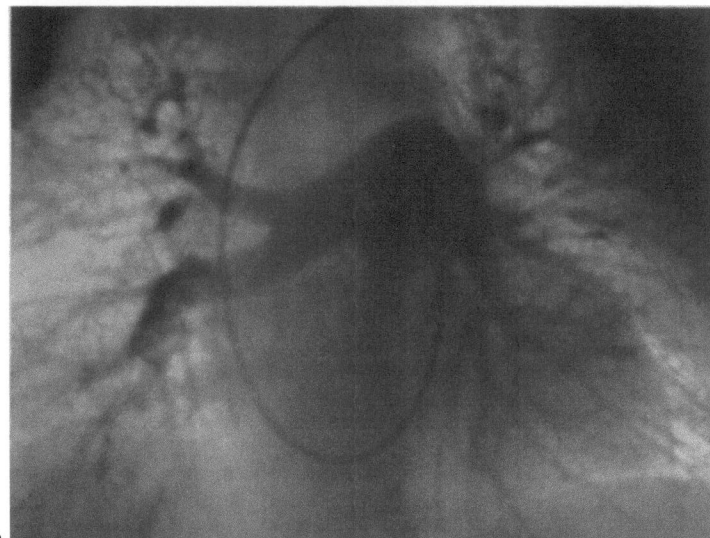

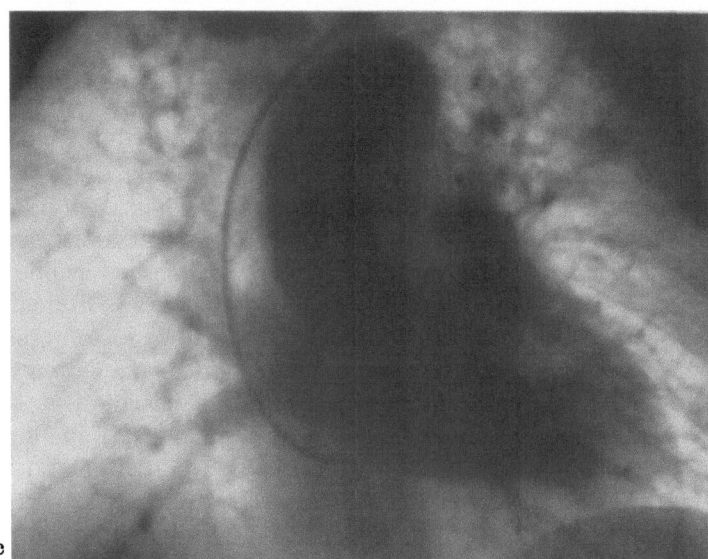

bildungen, sehr dünnen und durchsichtigen Capillarphasen und verzögertem Abfluß. Mitunter stellen sich nur noch Stümpfe der blind endenden Lobulararterie dar, in hochgradigen Fällen lediglich die Hauptstämme der A. pulmonalis. Gleichartige Befunde stammen von Blandino (1957); Novikov, Marmorshtain u. Trakhtenberg (1959).

Befunde über angiographische Veränderungen bei der chronischen Lungenfibrose wurden wohl erstmals von Robb u. Steinberg (1939) erhoben. Bolt, Forssmann u. Rink (1957) beschreiben erhebliche Verziehungen der Segment- und Subsegmentarterien mit Streckung und Engstellung feinerer Aufzweigungen und Rarefizierung der Peripherie. Beim Morbus Boeck, dessen fortgeschrittene pulmonale Formen zu peri- und intravasculären Fibrosen führen [Wurm, Reindell u. Heilmeyer (1958)], hat Fasano (1953) entsprechende angiographische Befunde erhoben. Michaels, Brown u. Cory-Wright (1960) erwähnen granulomatöse Veränderungen in kleineren Ästen der Pulmonalarterie, wobei sich vorwiegend in der Media granulomatöse Veränderungen finden. Bei der Lungenlymphogranulomatose konnte Marchal (1957) elektrokymographisch keine Pulsationsänderungen feststellen. Über die Histoplasmose, die zu

Abb. 55a—e. Lungenfibrose mit fortgeschrittenen Gefäßveränderungen. a Diffuse Strukturveränderungen auf der Nativaufnahme. b—e Ausgeprägte Gefäßveränderungen in verschiedenen arteriellen und venösen Füllungsphasen mit deutlichen Schlängelungen, unharmonischer Architektur und unregelmäßigen Kaliberverhältnissen

chronisch fibrotischen Veränderungen führt [EDGE (1958)], liegen bis jetzt offenbar keine angiographischen Befunde vor. Die diffuse interstitielle Lungenfibrose nach HAMMAN-RICH führt nach BOLT u. RINK (1951) zu einer Schrumpfung der lobulären Gefäßstrukturen mit Verkürzung des arteriellen und Streckung des venösen Schenkels sowie verzögertem Capillardurchfluß. Die terminalen Gefäßverästelungen sind aneinandergepreßt und zusammengerollt. Es entsteht eine Gefäßatrophie innerhalb der emphysematös entarteten subpleuralen Parenchymzonen und eine Behinderung der Zirkulation auf Grund der interalveolaren Fibrose im Bereich der geschrumpften Lobuli. GOLDEN u. BRONK (1953) stellten bei drei Patienten als Endzustandsbild der interstitiellen Lungenfibrose eine Angioretikulose mit diffuser Alveolarwandhypertrophie und markanter Proliferation der Capillaren fest. BAAR u.

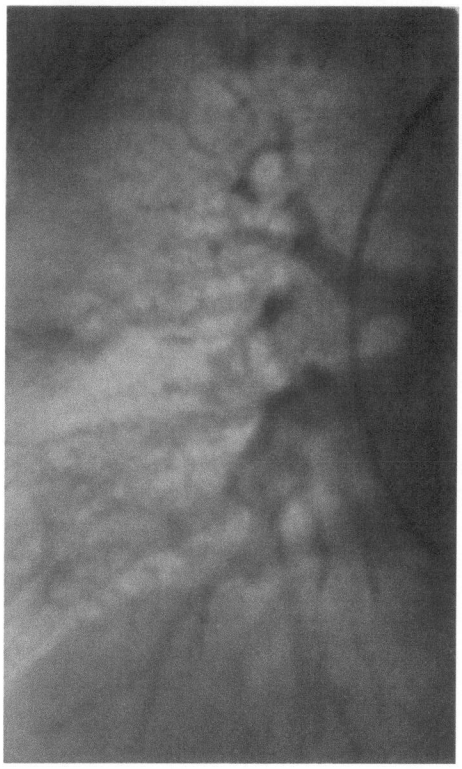 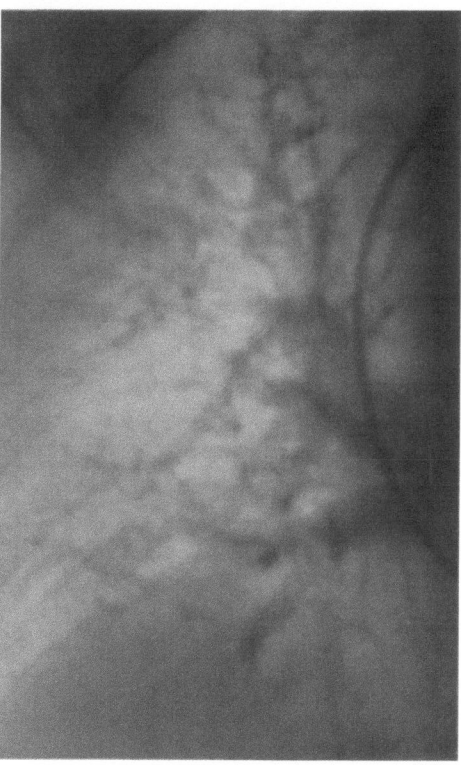

Abb. 55 d   Abb. 55 e

BRAID (1957) beschreiben muskuläre Hypertrophien der Arteriolen bei der kindlichen Form des Krankheitsbildes. Auch die Kollagenkrankheiten der Lungen dürften wohl immer mit mehr oder weniger ausgedehnten Gefäßwandprozessen einhergehen. So finden sich thrombotische Gefäßverschlüsse mit Infiltraten der Lungenarterien und Thrombosen [UEHLINGER u. SCHOCH (1957)]. Die gleichen Autoren beschreiben bei der Sklerodermie starke Vascularisierungen des Bindegewebes und arterio-venöse Kurzschlüsse. Auch der Lupus erythematodes führt zu degenerativen fibrösen und Gefäßveränderungen an den Lungen [AITCHISON, WILLIAMS u. WYNN (1956)]. Fortgeschrittene Kollagenosen (rheumatisches Fieber, rheumatische Pneumonitis, Sklerodermie, Dermatomyositis, Lupus erythematodes, Periarteriitis nodosa) gehen nach NICE, MENON u. RIGLER (1959) immer mit doppelseitigen Erweiterungen der Hilusgefäße und Rarefizierung der peripheren Zeichnung einher. Diese Befunde, die von ELLMAN u. CUDKOWICS (1954) bestätigt werden, weisen auf diffuse Wandveränderungen vor allem der peripheren Lungengefäße mit konsekutiver pulmonaler Hypertonie hin. Der Pulmonangiographie dürfte bei der Erforschung der Fibrosen und Kollagenosen in Zukunft noch ein reichhaltiges Aufgabengebiet beschieden werden.

c) Tumoren, Atelektasen

Der angiographische Nachweis ischämischer Zirkulationsstörungen bei Lungentumoren und Atelektasen ist von zahlreichen Autoren geführt worden. Avasculäre Zonen in carcinomatösen Lungenlappen wurden bereits von Guarini (1933) sowie Ameuille u. Hinault (1937) beschrieben. Steinberg u. Dotter (1952) berichteten über 100 angiographisch untersuchte Fälle von Geschwülsten der Lunge. Bei primären Lungentumoren finden sich immer Durchblutungsstörungen mit Hypo- bzw. Avascularisierung bestimmter Abschnitte [Löffler (1946); Amundsen u. Sörensen (1956); Keil u. Schissel (1950); Keil, Voelker u. Schissel (1950); Schissel u. Keil (1952); Krall (1955); Andersen,

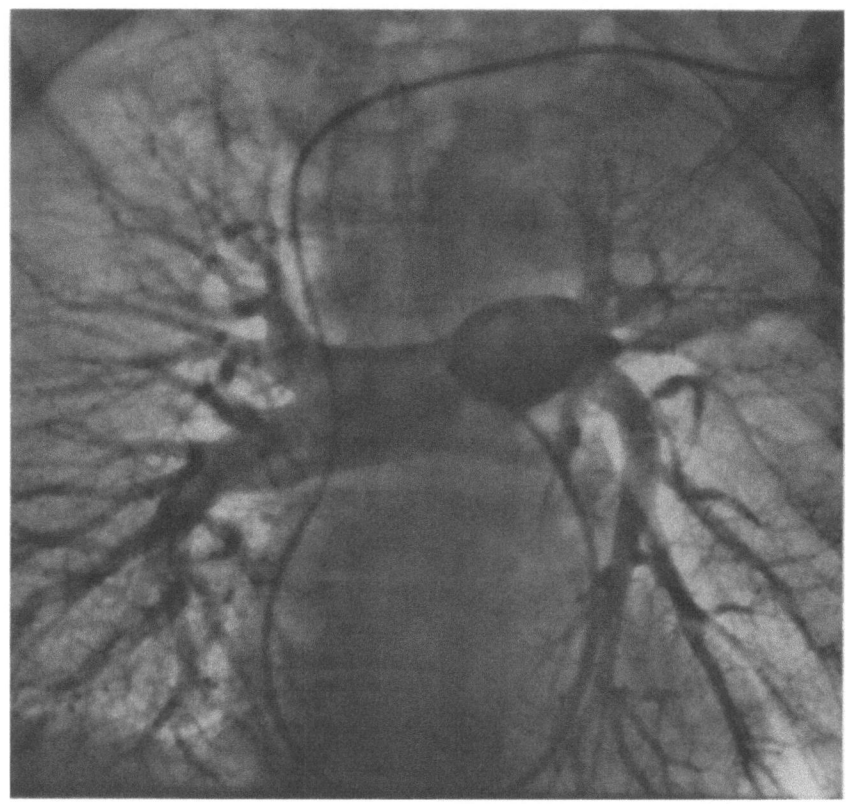

Abb. 56. Atelektase des linken Oberlappens durch Bronchialcarcinom im Pulmonangiogramm

Andersen, Eltorm (1951); Spath u. Caithaml (1952); Stuhl, Hatt u. Sébillotte (1951); Weiss, Schmidt, Witz, Hollender u. Koebele (1949); Weiss u. Witz (1951)]. Am ausgeprägtesten ist die Avascularisierung, wenn durch den Tumor bereits ein Totalverschluß des betreffenden Astes oder gar des Hauptstammes der A. pulmonalis erfolgt ist [Bariéty, Monod, Choubrac u. Joly (1951); Bariéty, Poulet, Paillas u. Legendre (1958); Bariéty, Monod u. Paillas (1958); Bolt, Forssmann u. Rink (1957); Lyons u. Vertova (1958); Battezzati, Soave u. Tagliaferro (1950); Bompiani (1955); Dotter, Steinberg, Cramton u. Holman (1950); Hoffheinz (1955); Liese (1952); Neuhof, Sussmann u. Nabatoff (1949); Schoenmackers u. Vieten (1952); Melot, Bollaert, de Clerq, de Coster, Dumont u. Duprez (1954); Melot, de Clerq, Bollaert u. de Coster (1952); Santy, Papillon u. Sournia (1953); Sauvage u. Hatt (1952); Steinberg u. Finby (1959); Stiller (1954); Veretennikova (1959)]. Im übrigen ist das angiographische Bild der Lungentumoren recht variabel und die Ischämie hängt von der Ausbreitung des neoplastischen Prozesses ab. Sie wird durch zentrale Kompressionen größerer Äste, Verlagerungen, Stenosierungen und Destruktionen der Gefäße bedingt. Bis zu einem gewissen Grade vermag die Angiographie expansives und infiltratives

Tumorwachstum zu differenzieren und damit wohl auch einige Aussagen zur Benignität oder Malignität zu machen, jedoch hat die Methode keinesfalls ausschließlichen Wert. So vermögen Bronchialadenome ebenfalls Stenosierungen und Kompressionen der A. pulmonalis und ihrer Äste hervorzurufen [OPATRNÝ, RACEK, BROZKOVÁ, AUDY u. VAVERKA (1960)]. Maligne Tumoren rufen schon frühzeitig Konturveränderungen und Ummauerungen hervor, später Infiltrationen und Verschlüsse der Gefäße [SEMISCH (1958)]. Für Malignität spricht der Nachweis unregelmäßiger, kleiner atypischer Gefäße [BOLT, VALENTIN, VENRATH u. WEBER (1952)], auch finden sich häufig unregelmäßige Gefäßstenosen [KRALL (1955); SKOP u. KREILEK (1957); WHYMAN u. WILKINS (1958)]. BOMPIANI u. GAMBACCINI (1957) erwähnen entsprechende Veränderungen der Lungenvenen. Bei ausgedehntem Tumorwachstum sind expansive Gefäßverdrängungen nachweisbar [SOAVE u. POSSENTI (1956); KEIL, VOELKER u. SCHISSEL (1950); NEUHOF, SUSSMANN u. NABAFFTO (1949)]. Neben der Strömungsverlangsamung und Durchblutungsdrosselung ist häufig auch eine kompensatorische Mehrdurchblutung der gesunden Seite festzustellen [BOMPIANI u. GAMBACCINI (1957); KRALL (1955); BATTEZZATI, SOAVE u. TAGLIAFERRO (1950)]. Des weiteren wurden arterio-venöse Kurzschlüsse nachgewiesen [BOLT, FORSSMANN u. RINK (1957); KRALL, RODEWALD u. HOFFHEINZ (1954)]. Finden sich bereits Veränderungen im Hilusbereich der Pulmonalarterie, so sind diese in der Regel für die Inoperabilität eines Bronchialcarcinoms beweisend. Besteht eine Tumoratelektase, so wird die angiographische Symptomatologie vielfach kombinierte Tumor- und Atelektasesymptome erbringen.

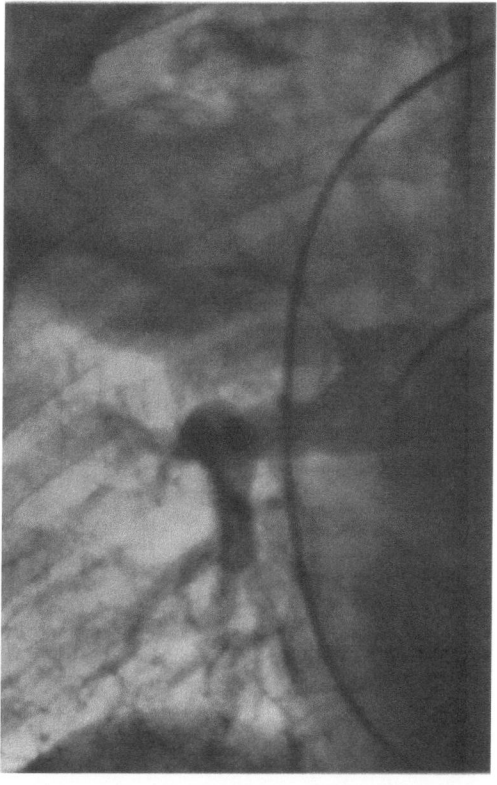

a

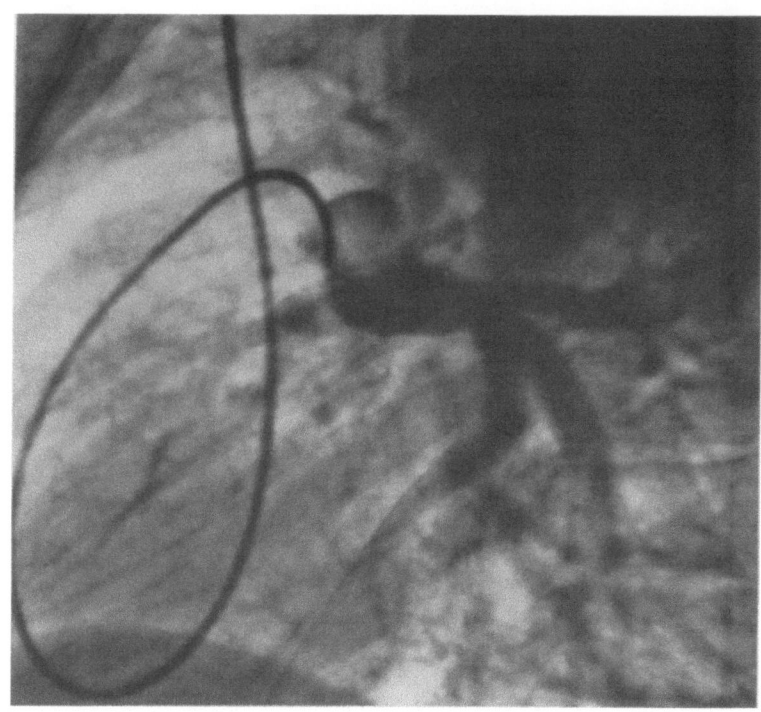

b

Abb. 57a u. b. Selektives Pulmonangiogramm bei Bronchialcarcinom des rechten Oberlappens. a Nachweis der Stenose des rechten oberen Hauptastes der A. pulmonalis. b Füllungsausfall im anterioren und apicalen Segmentbereich

Metastatische Lungentumoren sowie Nachbarschaftsmetastasen von Bronchialcarcinomen führen zu Aussparungen im Gefäßnetz und zur Spreizung der Verzweigungswinkel [Bolt, Forssmann u. Rink (1957)].

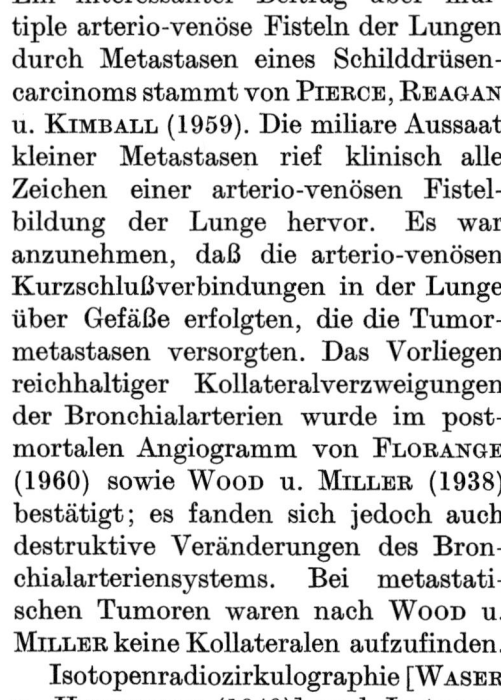

a

Ein interessanter Beitrag über multiple arterio-venöse Fisteln der Lungen durch Metastasen eines Schilddrüsencarcinoms stammt von Pierce, Reagan u. Kimball (1959). Die miliare Aussaat kleiner Metastasen rief klinisch alle Zeichen einer arterio-venösen Fistelbildung der Lunge hervor. Es war anzunehmen, daß die arterio-venösen Kurzschlußverbindungen in der Lunge über Gefäße erfolgten, die die Tumormetastasen versorgten. Das Vorliegen reichhaltiger Kollateralverzweigungen der Bronchialarterien wurde im postmortalen Angiogramm von Florange (1960) sowie Wood u. Miller (1938) bestätigt; es fanden sich jedoch auch destruktive Veränderungen des Bronchialarteriensystems. Bei metastatischen Tumoren waren nach Wood u. Miller keine Kollateralen aufzufinden.

Isotopenradiozirkulographie [Waser u. Hunzinger (1949)] und Isotopenthorakogramm [Bolt, Valentin u. Venrath (1952); Venrath (1957)] sind Ergänzungsmethoden zum Nachweis der Strömungsverlangsamung. Elektrokymographisch finden sich bei malignen Tumoren meist starre Kurvenbilder infolge weitgehend eingeschränkter Durchblutung und Pulsationsbeeinträchtigung. Diese Veränderungen können den angiographischen Befunden der Ischämie offenbar vorausgehen [Rossi, Rustichelli u. Ferri (1957); Benini u. Bellucci (1954); Karpati u. Eberle (1953); Kourilsky, Brille, Marchal u. Hatzfeld (1953); Haubrich (1955); Lisboa, Lisboa, de Mattos, Rocha, Januzzi u. de Souza (1957); Pozzi-Mucelli u. Vidal (1956); Toniolo u. Franchi

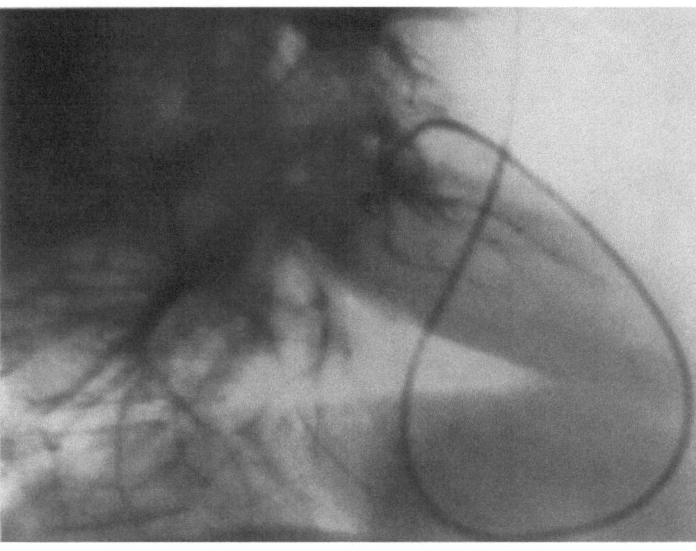

b

Abb. 58 a u. b. Pulmonangiogramm in sagittalem und frontalem Strahlengang bei Bronchialcarcinom des Mittellappens. Gefäßkompression bei Atelektase, Gefäßabbrüche, später vorzeitige Venenfüllung, wahrscheinlich durch arterio-venöse Kurzschlüsse im Tumorbereich

(1959)]. Die Methode eignet sich ferner zur Differenzierung krankhafter Gefäßprozesse im Mediastinum von anderen Mediastinalerkrankungen, zur Unterscheidung von Hilus-

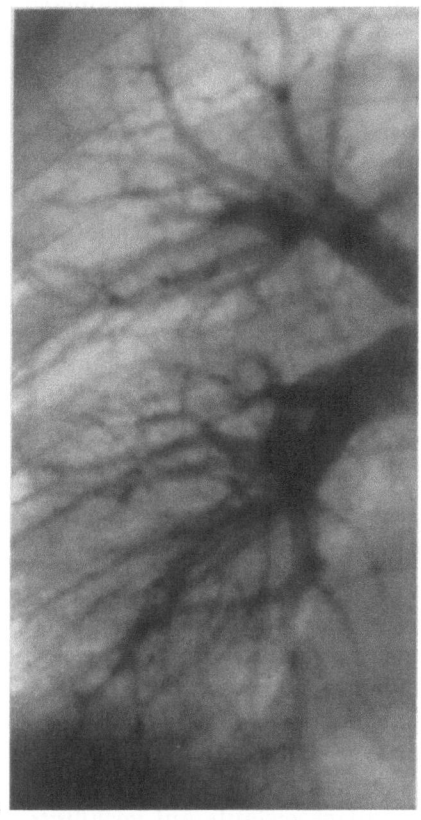
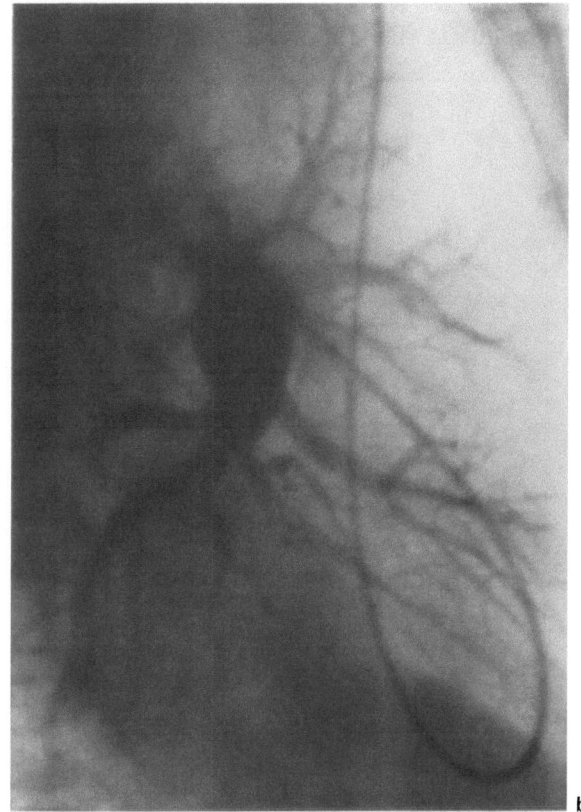

a

b

prozessen, zur Differentialdiagnose zwischen bronchogenen Tumoren und Lungenmetastasen sowie zur Abgrenzung von Neubildungen der Lungen gegen andere Lungenprozesse. Übereinstimmend wird angegeben, daß im Gegensatz zu primären infiltrativen Tumoren Sekundärtumoren und gutartige Neoplasmen kaum zur Unterbrechung von Pulsationen bzw. zur Ischämie führen.

Unter den einfachen Blutgefäßgeschwülsten sind nach STAEMMLER (1960) die kavernösen Hämangiome bzw. Rankenangiome zu nennen, die wiederum Beziehungen zum Morbus Osler haben. Ein maligner Tumor ist das Hämangioendotheliom mit Endothelwucherungen, welchen gelegentlich auch in der Lunge vorkommt. Sehr selten sind Spindelzellsarkome der A. pulmonalis. ELPHINSTONE u. SPECTOR (1959) haben hierüber acht Literaturfälle gesammelt. Ein Überschreiten dieser Tumoren ins Mediastinum

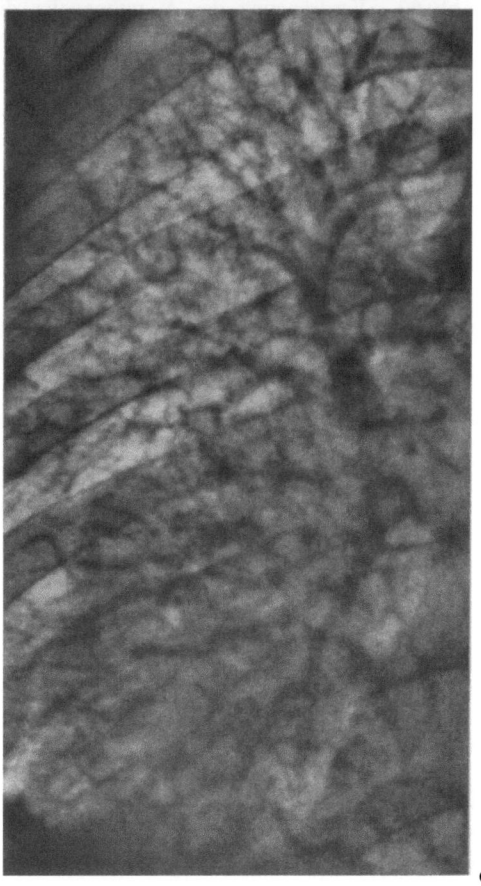

c

Abb. 59 a—c. Pulmonangiogramm bei Tumoratelektase im rechten Unterlappen. Gefäßabbrüche vor allem im medio-basalen Segmentbereich, Strömungsverlangsamung. Füllungsausfall auch im antero- und latero-basalen Segmentbereich ist möglich. Auch an den Venen scheinen primäre Tumoren vorzukommen. Carcinomatöse Verschlüsse der Pulmonalarterie durch Einbrüche in das Lumen oder metastatische Tumorwucherung können zum Bild des subakuten Cor pulmonale führen [Froment, Bailly, Perrin u. Brun (1959)].

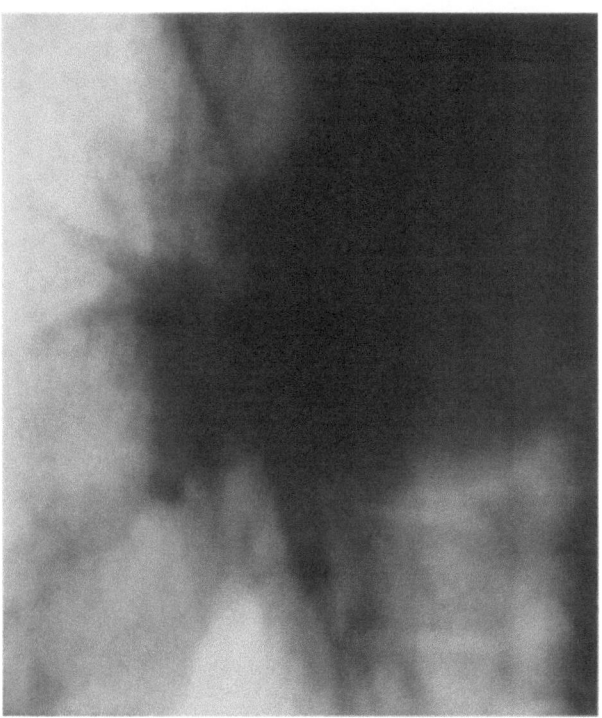

Abb. 60. Verdrängung der A. pulmonalis durch großen Lungentumor nach ventral. Abdrängung der Oberlappenäste (seitliche Schichtaufnahme)

Zustände verminderter Luftfüllung, die als Präatelektase oder Dystelektase bezeichnet werden, zeigen nach Giese (1960) eine Blutüberfüllung der Lungen, die auf gleichzeitige vasomotorische Störungen mit Tonusverlust der Lungengefäße hinweist. Diese sind jedoch in ihrer Pathogenese noch nicht restlos geklärt; neurogene und zentral-nervöse Faktoren werden angenommen. Bei der Atelektase wird die Blutmenge, die durch die Atelektasezone fließt, nicht arterialisiert und erscheint als venöse Beimischung im linken Herzen. Die venöse Beimischung wird auch als Kurzschluß bezeichnet, bei morphologischer Betrachtung ist jedoch von Kurzschluß nur dann zu sprechen, wenn Blut unter Umgehung des Capillarkreislaufs auf verkürztem Wege, wie bei arterio-venösem Aneurysma, direkt von der Lungenarterie

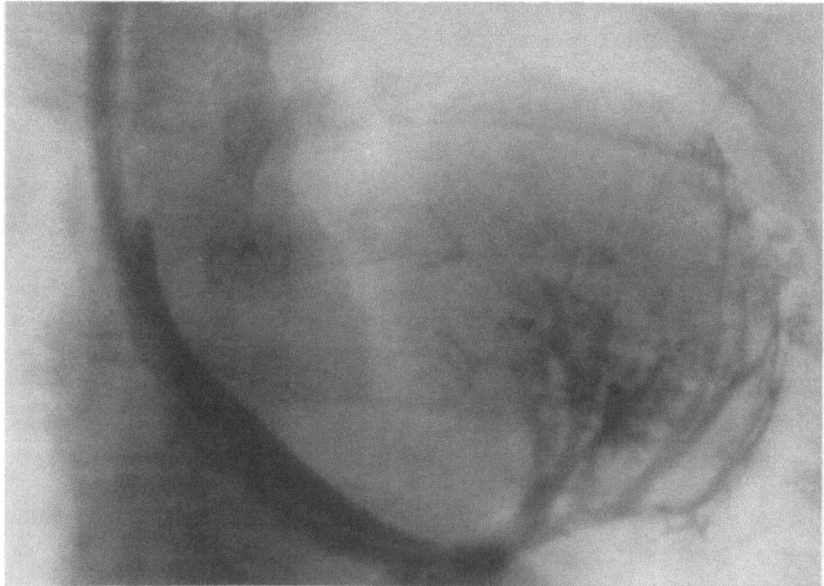

Abb. 61. Inoperables Hämangio-Endotheliom mit Verdrängung und Kompression der Oberlappenbronchien

in die Lungenvenen übertritt. Die akute Atelektase ist eine rote Atelektase, in der subakuten und chronischen Atelektase wird die Durchblutung des atelektatischen Bezirkes gedrosselt, es entsteht die blasse Atelektase. Die Drosselung erfolgt in der ersten Phase zunächst reflektorisch durch Konstriktion der Arteriolen. Dieser Zustand ist reversibel, sobald die Atelektase sich löst. Später erfolgen jedoch sekundäre Gefäßveränderungen, die Drosselung der Durchblutung wird organisch fixiert.

Entsprechende Befunde wurden in vivo mittels der selektiven Pulmonangiographie von BOLT, FORSSMANN u. RINK (1957) erhoben, die die Reversibilität und Irreversibilität bestätigen. Die Unterscheidung wird von dem Erhaltensein bzw. der Zerstörung des Capillarnetzes abhängig gemacht. Auch hier finden sich gleitende Übergänge von geringen Durchblutungsstörungen bis zur schwersten Ischämie und Anämie. Bei der reversiblen Atelektase sind lediglich funktionelle Zeichen mit Strömungsverlangsamung und Verlängerung der Füllungsphase festzustellen, während bei der irreversiblen Atelektase Reduktion und weitgehende Atrophie des Capillarnetzes vorliegt. Allerdings weist RINK (1955) darauf hin, daß Ausfall capillärer Füllungsphasen auch durch transitorische Exsudat- oder Transsudatfüllung der Alveolen bedingt sein kann. Als allgemeine Richtlinie kann gelten, daß die Reversiblität bzw. Irreversiblität der Atelektasen mit ihren entsprechenden vasalen Veränderungen in enge Beziehung zu gut- bzw. bösartigen Lungenprozessen zu bringen ist. Bei flüchtigen Atelektasen fanden BOLT, FORSSMANN u. RINK meist auffallende Gefäßverengerungen, die offensichtlich durch hypoxämische Reflexe im Sinne von EULER-LILJESTRAND (1947) verursacht waren. Es bedarf im übrigen noch weiterer Erforschung, inwieweit flüchtige Atelektasen und die mit diesen einhergehende Ischämie auf neurovasculäre Momente zurückgeführt werden können [BULGARELLI (1955)].

d) Erkrankungen der Pleura, des Mediastinum und des Thoraxskelets

Pleuraergüsse führen als solche nicht zu ischämischen Veränderungen, es sei denn durch Kompressionsatelektasen. Pleuraschwarten bewirken dagegen meistens eine Behinderung der Ventilation und damit Drosselung der Zirkulation. BOLT, FORSSMANN u. RINK (1957) fanden Kontrastmittelstasen mit Strömungsverlangsamung und Verlängerung der capillären Phase, ferner bei lokalen Verwachsungen Gefäßverluste, Engstellung und deutliche Drosselung der Zirkulation. Erhebliche Veränderungen bis zum Gefäßverlust sind bei verkalkten Pleuraschwarten feststellbar. Stärkere funktionelle und organische Veränderungen finden sich insbesondere bei apikalen Schwarten mit spezifischen Spitzenprozessen. In diesen Fällen sind Kombinationen von chronischer Tuberkulose, Atelektase und Pleuraschwarte mit Intimafibrosen und hyperplastischer Endarteriitis der peripheren Gefäße Ursachen der schweren angiographischen Veränderungen [LÖHR u. SCHOLTZE (1956); LÖHR, SCHOLTZE u. KLINNER (1957); CICERO u. CELIS (1955); CICERO, DEL CASTILLO, FERNANDEZ u. MOULÚN (1956)]. SCHOENMACKERS u. VIETEN (1951) wiesen bei Verwachsungen der Pleurablätter ausgedehnte Anastomosen zwischen intra- und extrathorakalen Gefäßen des großen Kreislaufs nach.

BLASI u. CATENA (1957) unterscheiden den „elastischen" Kollaps der Lunge beim gewöhnlichen Pneumothorax vom „starren" Kollaps, wobei zwischen pleuroparietalem starren Kollaps (Empyem oder Erguß) und parenchymatösem oder pleuroparenchymatösem Kollaps bei Thorakoplastik unterschieden wird. Angiographisch wiesen sie am anatomischen Präparat nach, daß beim elastischen Kollaps die Lungengefäße jeweils bis in die Arteriolen und Venen dargestellt werden. Beim starren Kollaps sind jedoch Obliterationen der kleinen Lungengefäße immer nachweisbar.

Pleuraschwielen und Atelektasen führen zu einer Verminderung der Deformierbarkeit und Mitbewegungen der Lungengefäße im Kymogramm [HAUBRICH (1952)]. Auch elektrokymographisch sind entsprechende Deformierungen und Abflachungen der Pulswellen bis zu lokal umschriebenen Stillständen der Pulsationen nachgewiesen worden [MARCHAL (1957); ROSSI, RUSTICHELLI u. FERRI (1957)].

Pleuratumoren und mediastinale Tumorbildungen können zu expansiven Rückwirkungen auf die Lungengefäße führen. FINBY u. STEINBERG (1955) stellten eine Verlagerung der A. pulmonalis bei einem Pleuramesotheliom fest. LÖFFLER (1946) beschrieb Abdrängungen und Zusammenschiebungen von Lungengefäßen ohne wesentliche Ischämie bei einem Mediastinaltumor. Hadorn, Lüthy u. Stucki (1957) beschrieben die Kompression der A. pulmonalis durch ein größeres Thymom. Mediastinale Prozesse ziehen im übrigen vorwiegend extrapulmonale Gefäße in Mitleidenschaft.

Bei allen gröberen Thoraxdeformitäten und hochgradigeren Kyphoskoliosen der Brustwirbelsäule entstehen sowohl hypoventilierte bzw. atelektatische als auch hyperventilierte bzw. emphysematöse Lungenfelder. Aus der hieraus resultierenden Änderung der Angioarchitektur entwickeln sich ischämische Veränderungen insbesondere in der Peripherie, die jenen des Emphysems und der Atelektase völlig entsprechen. So fanden Dubilier, Steinberg u. Dotter (1953) sowie Dotter u. Steinberg (1949) Streckung der vasculären Strukturen, Verlagerungen und Verziehungen von Herz und Gefäßen und deutliche Zirkulationsdrosselung. Bei Kompressionen wurden auch zusammengedrängte Gefäße nachgewiesen. Des weiteren sind Übergangsformen von der reversiblen zur irreversiblen Atelektase bekannt [Bolt, Forssmann u. Rink (1957)]. Von Schoenmackers u. Vieten (1951) wurden bei schwerer Kyphoskoliose Verkürzungen der Arterien mit Verkleinerung der Gefäßwinkel, Zusammendrängungen, Verengerungen und Verdichtungen beschrieben. Die zur Ischämie führenden Gefäßveränderungen bei Thorax- und Brustwirbelsäulendeformitäten sind demnach ausschließlich sekundärer Natur infolge der Parenchymschädigung.

5. Veränderungen bei aktiver Blutüberfüllung und venöser Rückstauung

a) Aktive Blutüberfüllung

Die vermehrte Füllung im Capillargebiet der Lunge kann Folge eines gesteigerten Zustroms, einer veränderten Blutverteilung oder einer Störung des Blutrückflusses zum Herzen sein. Der vermehrte Zufluß wird als aktive, der gestörte als passive Hyperämie bezeichnet. Aktive Hyperämie des kleinen Kreislaufs findet sich bei allen akuten entzündlichen Prozessen des Lungenparenchyms, worauf bereits hingewiesen wurde. Schoenmackers u. Vieten (1951) sahen bei frischer Entzündung postmortal Hyperämie und verstärkte Gefäßzeichnung der Lunge im Angiogramm. Ursachen aktiver Hyperämie können ferner sein die Polycythämie, Mißbildungen des Herzens und der größeren Gefäße mit Links-Rechts-Shunt sowie kompensatorische Überfüllung des kleinen Kreislaufs bei Aortalisation [Meessen (1956)]. Weitere Ursachen sind nach Giese (1960) reflektorische Mechanismen, beispielsweise Wurzelläsion des Rückenmarks von C7—Th2, auch Störungen in den Kreislaufzentren des Gehirns, die zu beträchtlicher Blutanreicherung in der Lunge führen können.

Bei der aktiven Hyperämie des kleinen Kreislaufs wird die röntgenologische Symptomatologie durch die reine Volumenüberfüllung, die in späteren Stadien mit den Zeichen der pulmonalen Hypertonie verbunden sein kann, geprägt. Erweiterungen der Arterien und Venen sind die Folge. Tritt jedoch ein erhöhter peripherer Widerstand im Arteriolenbereich hinzu, so resultiert eine zusätzliche Dilatation der A. pulmonalis. Zugleich mit der arteriellen Dilatation erfolgt ein Rückgang der Venenerweiterung [Karpati (1957)]. Es handelt sich hier bereits um Folgezustände der aktiven Blutüberfüllung. Lodge (1946) hat die Hyperämie durch Zunahme von Zahl und Größe der Gefäße charakterisiert. Beispiele generalisierter aktiver Lungenhyperämie sind Pertussispneumonie, diffuse Bronchitis und Bronchiolitis, ferner allgemeine fieberhafte Infekte vor allem bei Kindern. Das hierdurch bedingte hyperämische Gefäßbild geht allmählich, spätestens im Laufe von 2—6 Wochen, zurück. Lodge fand vor allem 1940/41 bei Virusinfektion mit schwerer Bronchitis und ihren Folgezuständen ausgeprägte vasculäre Hyperämie der Lungen. Er beschrieb des weiteren hyperämische Gefäßbilder bei Hyperthyreoidismus, akuten abdominellen Prozessen wie Peritonitis und subphrenischem Absceß sowie im Verlauf der letzten Schwangerschaftswochen. Die lokale Hyperämie entspricht nach Lodge einer umschriebenen Zone verstärkter Vascularisierung, so bei entsprechenden entzündlichen

Veränderungen. Die Abgrenzung gegenüber fibrotischen Strängen ist mitunter kaum möglich. ARNOIS, SILVERMAN u. TURNER (1959) weisen ebenfalls auf die häufig schwierige Beurteilung der vermehrten bzw. verminderten Vascularisierung der Lungen hin. Sie sind der Ansicht, daß es leichter ist, eine vermehrte Lungengefäßzeichnung zu erkennen als eine verminderte. Vergleichende Untersuchungen durch verschiedene Röntgenologen erbrachten beispielsweise erhebliche Abweichungen bei der Befundauswertung. Typisch für die aktive Mehrdurchblutung ist die Prominenz und Konturschärfe der Hilusgefäße. Die Dilatationen der Arterien erstrecken sich oft bis in die Segmentarterien. Die periphere Zeichnung ist andererseits häufig unauffällig, soweit die linke Kammer kompensiert ist. Auch eine Netzzeichnung ist in der Regel erst dann nachweisbar, wenn sekundäre Sklerosen in der Peripherie auftreten. Gegenüber der Lungenstauung sind die Hilusgefäße deutlich schärfer gezeichnet und auch besser abgrenzbar; gelegentlich resultieren sogar tumorartige Bilder, die differentialdiagnostische Schwierigkeiten ergeben. Ein wichtiges Kriterium der aktiven Blutüberfüllung ist ferner die meist fehlende Vergrößerung des linken Vorhofs. Kymographisch differenzierten CLERC, DELHERM, FISCHGOLD u. FRAIN bereits 1936 den pulsierenden arteriell hyperämischen Lungenhilus von der venösen Stauung mit weicher unscharfer Begrenzung und Unbeweglichkeit. Das Schichtbild ist besonders geeignet, Dilatationen von Arterien und Venen im Längsschicht- und Querschichtbild nachzuweisen [HORNYKIEWYTSCH u. STENDER (1955); GEBAUER u. SCHANEN (1955)].

Die essentielle Hypertonie des großen Kreislaufs scheint gewisse Beziehungen zur aktiven Blutüberfüllung der Lunge zu haben, obwohl es sich hierbei weniger um echte Volumenerhöhung der zirkulierenden Blutmenge handelt. SCHOENMACKERS u. VIETEN (1954) fanden postmortal bei der Hochdruckkrankheit deutliche Erweiterung sämtlicher Lungenarterien. Bei der Hyperthyreose liegt zwar ebenfalls keine echte Volumenmehrbelastung vor, jedoch sind auch hier funktionell die Zeichen vermehrter Durchströmung bei erhöhtem Herzminutenvolumen und Verkürzung der Kreislaufzeit oft vorhanden. HAUBRICH (1952) stellte hierbei erhöhte Amplituden der Hilusgefäßpulsationen fest; auch das herznahe Lungengewebe weist manchmal auffallende pulsatorische Mitbewegungen auf [HOLZMANN (1950)]. THURN (1951) vermochte andererseits bei der Hyperthyreose im Kymogramm keine wesentlichen Eigenbewegungen festzustellen. Die Lungenperipherie wird im allgemeinen als hell beschrieben.

Die Polycythaemia vera geht mit einer echten Vermehrung der zirkulierenden Blutmenge einher. Die Lungenzeichnung ist sehr viel stärker entwickelt als gewöhnlich, das Herz ist meistens quergelagert, aortenkonfiguriert und häufig linksdilatiert. Die Äste der stark prominenten Hilusgefäße sind mit äußerster Deutlichkeit bis in feinste Verzweigungen zu verfolgen. Mit der Angioarchitektur der Polycythaemia vera hat sich vor allem BREDNOW (1933) befaßt. SYLLA (1933) beschrieb die Gefäßstruktur der Polycythämie als kleinmaschige Netzzeichnung. Nach HODES u. GRIFFITH (1941) sind Thrombosen der A. pulmonalis hierbei keine Seltenheit. Die Autoren fanden im übrigen ebenso wie HIRSCH (1936) umschriebene kleine Lungenherde bei dem Krankheitsbild. HIRSCH beschrieb diese als sphärisch, scharfrandig, nicht durch Infiltrate umgeben und von kurzer Dauer. Wahrscheinlich handelte es sich hierbei um flüchtige Infarkte im Zusammenhang mit lokalen Thrombosen. Möglicherweise spielen auch Stasen und Diapedesisblutungen sowie Venenrupturen eine Rolle. HODES u. GRIFFITH wiesen derartige knotenförmige Veränderungen sogar jahrelang nach und diskutierten als weitere Ursache kavernöse Hämangiome. Die sekundäre Polycythämie bei Pulmonalarteriensklerose und chronischem Cor pulmonale weist in der Peripherie Engstellung der Gefäße und vermehrte Strahlentransparenz auf; die bei der echten Polyglobulie häufig außergewöhnlichen Gefäßdilatationen sind hierbei nicht nachweisbar. Außerdem besteht ein rechtskonfiguriertes Herz mit den Zeichen der pulmonalen Hypertonie. Schwieriger ist die Differentialdiagnose gegenüber zusätzlichen Stauungsveränderungen auf Grund zunehmender Linksinsuffizienz. In diesen Fällen ergeben sich typische Zeichen venöser Rückstauung mit verschwommenen Konturierungen der Hilusgefäße, allgemeiner Verwaschenheit und

Unschärfe. Bei der Beseitigung venöser Rückstauung kommt das ursprüngliche Struktur-
bild der Polycythämie wieder in voller Form zur Darstellung [Brednow (1933)]. Richter
(1960) sowie Richter u. Stecken (1960) haben weitere Beiträge zur Differentialdiagnose der Polycythaemia vera und sekundären Polyglobulie geleistet.

Bei der idiopathischen Hämosiderose [Ceelen (1931); Gellerstedt (1939)] handelt es sich um eine Zirkulationsstörung im Bereich der terminalen Lungenstrombahn mit mehr oder weniger großen Blutungen aus feinsten Capillaren mit Ablagerung von Hämosiderin [Meyer (1955)]. Die pathogenetischen Theorien sprechen von primär geweblichen Fehlbildungsmechanismen (Ceelen), infektiös-toxischen Gefäßschädigungen (Gellerstedt) sowie Stauungen im Bereich der broncho-pulmonalen Kollateralkreisläufe [Lendrum, Scott u. Park (1950)]. Probst (1955) stellt fest, daß Ceelen das Krankheitsbild bereits 1921 beschrieben hat. Die Bezeichnung idiopathische Hämosiderose stammt von Waldenström (1944). Nach Borsos-Nachtnebel (1947) handelt es sich um eine Reduktion der elastischen Fasern in den Interalveolarsepten, wodurch Kreislaufstörungen und anfallsartige Blutungen in der Lunge herrühren sollen. Esposito (1955) berichtet über Zusammenhänge mit rheumatischen Herzerkrankungen. Röntgenologisch finden sich herdförmige Verdichtungen vor allem der perihilären Mittelfelder, die im Laufe mehrerer Jahre an Größe zunehmen können [Anspach (1939)]. Typisch soll eine Verteilung mit schmetterlingsförmig ausgebreiteten feinfleckigen zum Teil konfluierenden Herden sein [Blair (1954); Bruwer, Kennedy u. Jesse (1956)]. Wechselnde Verlaufsformen mit Remissionen sind bekannt und werden von Elgenmark u. Kjellberg (1948) durch den unterschiedlichen Gehalt der Alveolen mit Eisenpigment sowie

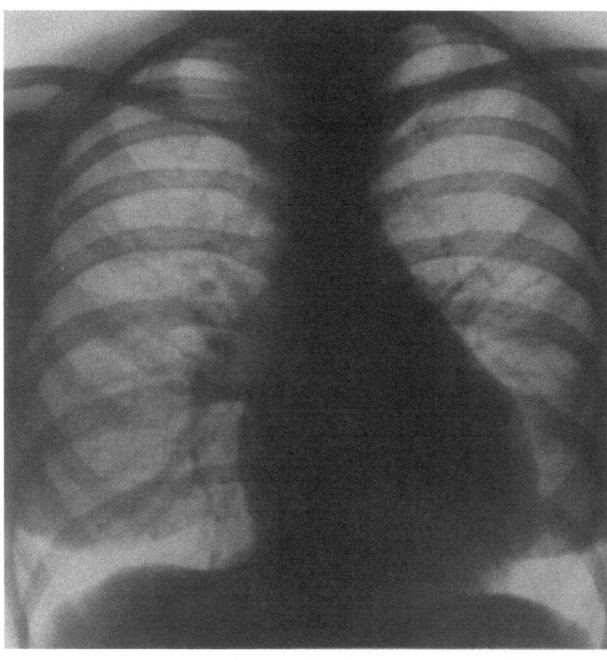

a

b

Abb. 62a u. b. Vorhofseptumdefekt vor und nach Operation.
a Präoperativ, b postoperativ deutliche Normalisierung der
Gefäßstruktur und Rückbildung der Überfüllung
im Lungenkreislauf

durch Resorptionsvorgänge erklärt. Esposito gibt die Größe der hämosiderotischen Knoten mit 2—5 mm an. Die Spitzenfelder sind meist frei. Weitere Fälle idiopathischer

Lungenhämosiderose beschrieben FLEISCHNER u. BEHRENBERG (1954); GLANZMANN u. WALTHARD (1941); WEINGÄRTNER (1957); HUTÁS (1957); HODSON u. GORDON (1953); WYLLIE, SHELDON, BODIAN u. BARLOW (1948); SELANDER (1944); MUNDT u. KRIEGEL (1952) sowie WYNN-WILLIAMS u. YOUNG (1956). Der vorwiegend im Kindesalter beobachtete schubweise Verlauf erstreckt sich mitunter über Jahre hinweg; im ganzen ist die Prognose des Krankheitsbildes bis heute ausgesprochen schlecht und der letale Verlauf die Regel. Es ist jedoch auf neuzeitliche therapeutische Methoden hinzuweisen, die auf medikamentösem Wege eine Entleerung von Eisendepots aus dem Gewebe erzielen.

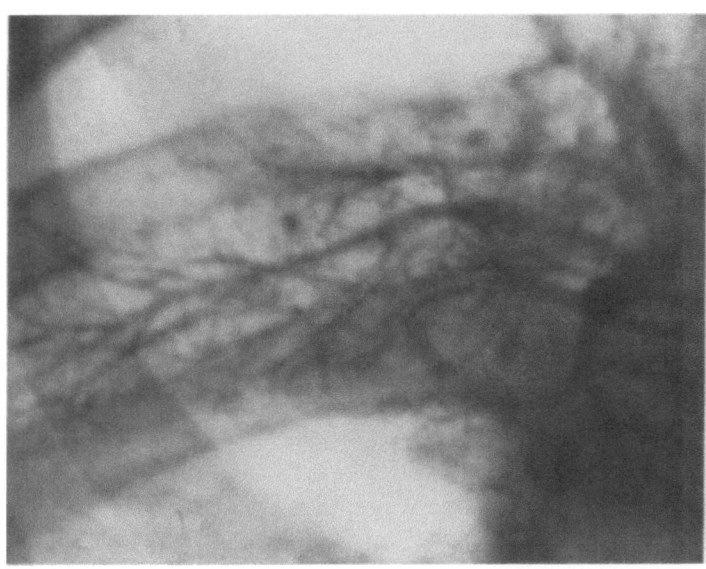

Abb. 63. Selektives Pulmonangiogramm bei persistierendem Ductus arteriosus. Ausgeprägte arterielle Füllung

Bei der Transfusionshämosiderose tritt infolge großer Blutmengenzufuhr eine akute Hämosiderose auf, die eine ähnliche Symptomatologie im Röntgenbild verursachen kann [POINSO, CHARPIN u. JULIEN (1953)].

Aktive Blutüberfüllung stärkeren Grades findet sich bei allen Formen eines Links-Rechts-Shunts. Wie GIESE (1960) ausführt, sind die Lungen bei angeborenen Herzfehlern zäher als bei der Mitralstenose, die gesamte Endstrombahn von den Arteriolen bis zu den Venolen ist stark erweitert und geschlängelt, die erweiterten Capillaren hängen in die Alveolen hinein und verengen das Alveolarlumen. Ein vermehrter Anschluß des Lungenkreislaufs über stark erweiterte Anastomosen zwischen Bronchial- und Pulmonalarterien an den Aortenkreislauf wurde mit Injektionsmethoden nachgewiesen. Nach CAMPBELL (1951) wird die Erweiterung der Pulmonalarterien sowohl von Drucksteigerung als auch von erhöhtem Volumen beeinflußt, besonders wenn beide angestiegen sind. Sichtbare Pulsationen finden sich bei gesteigerter Blutmenge. Die Pulsationen der Pulmonalarterie sind

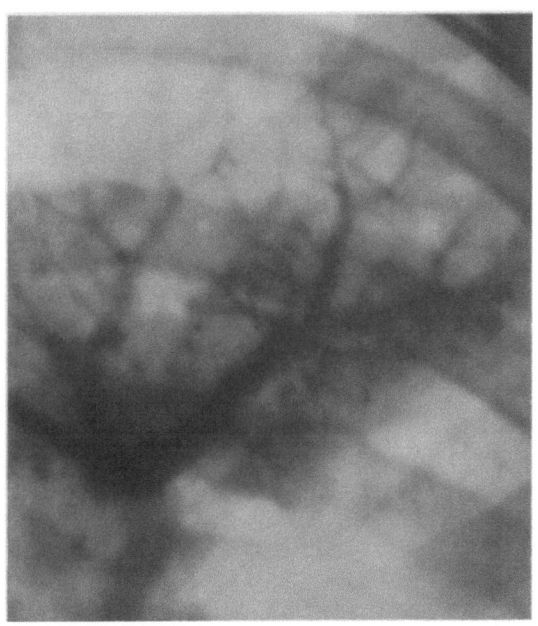

Abb. 64. Selektives Pulmonangiogramm bei Ventrikelseptumdefekt. Überfüllung der Segment- und Subsegmentarterien. Starke Kontrastierung der Capillarphase

am stärksten beim Vorhof- und Ventrikelseptumdefekt, ferner bei der Transposition der großen Gefäße, geringer beim perisistierenden Ductus arteriosus. Pulsationen in der Peripherie und Hilustanzen werden in der Regel nur beim Vorhof- und Ventrikelseptumdefekt sowie bei der Transposition gesehen. In der Peripherie ist die Zeichnung bei der Lungenhyperämie der kongenitalen Herzfehler nach THURN (1951) meist normal. DEMY u. GEWANTER (1954) finden bei Neugeborenen insbesondere im rechten Oberlappen

eine stärkere Hypervascularisierung und meinen, daß frühzeitige Infiltration des
rechten Oberlappens mit abnormem Herzbefund eine Transposition der großen Gefäße
oder einen Ventrikelseptumdefekt anzeigen können. Hornykiewytsch u. Stender

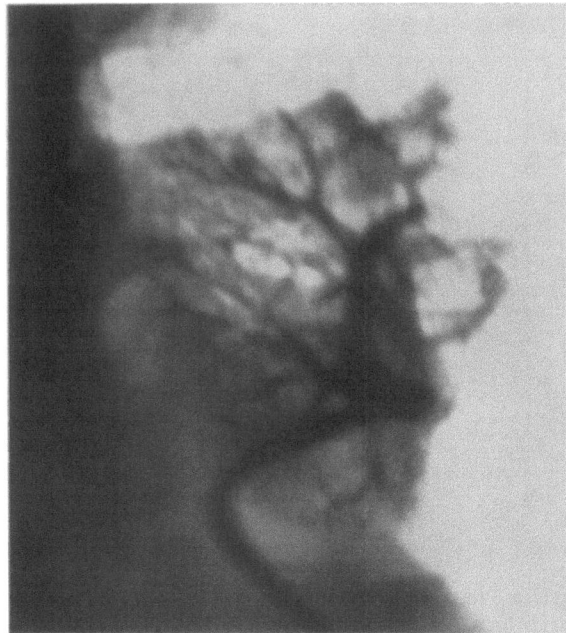

(1955) haben Fälle mit Links-Rechts-
Shunt mit Hilfe des Schichtbildes analysiert und starke Erweiterung von Arterien und Venen in der Lungenwurzel,
im Lungenkern und im Lungenmantel
vor allem bei Vorhof- und Ventrikelseptumdefekt beschrieben. Bei einer Erweiterung von Arterien und Venen ist
unbedingt ein stark vermehrtes Lungen-
zirkulationsvolumen anzunehmen; eine
ausschließliche Dilatation des arteriellen
Systems läßt dagegen bereits eine Drucksteigerung im Arteriolenbereich erkennen.
Die harmonische Gefäßarchitektur wird
erheblich gestört. Venenerweiterungen
bedingen eine Dichtezunahme der peripheren Abschnitte der Lungenwurzel infolge einer Dilatation der vom Lungen-
bzw. Lappenkern her einstrahlenden Venen. In den Frühstadien sind die Arterien

Abb. 65. Selektives Pulmonangiogramm bei Vorhof- und
Ventrikelseptumdefekt. Überfüllung des Subsegmentes

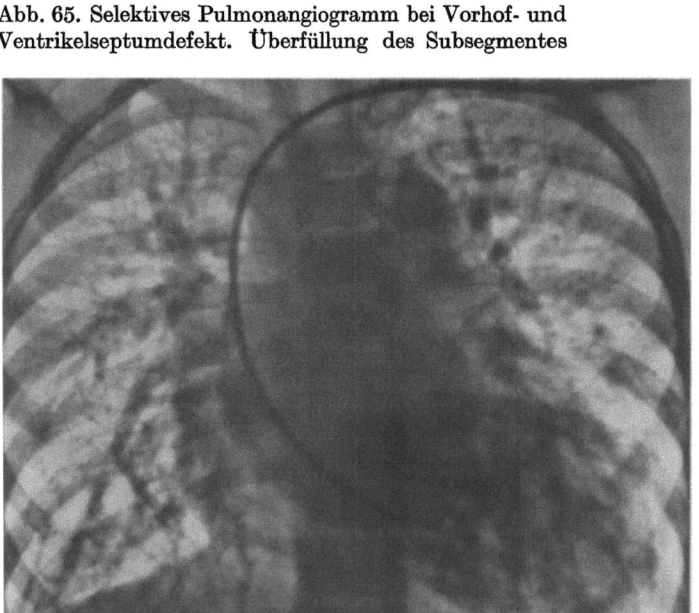
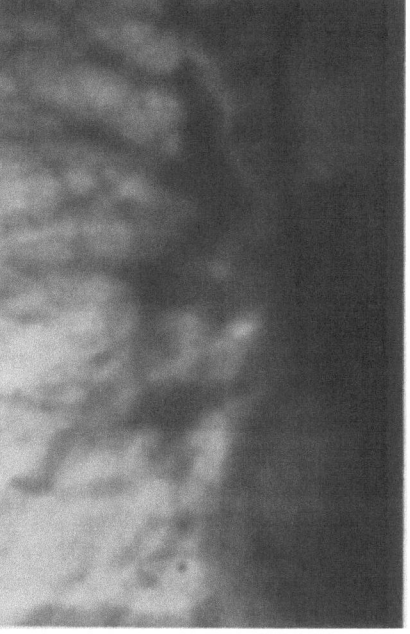

Abb. 66   Abb. 67

Abb. 66. Venöses Pulmonangiogramm bei Ventrikelseptumdefekt. Deutliche Überfüllung der Lungenvenen

Abb. 67. Venöses Pulmonangiogramm bei Ventrikelseptumdefekt. Starke Überfüllung der Lungenvenen

bis zur Peripherie hin dilatiert, in den Spätstadien der Links-Rechts-Shuntfehler tritt
jedoch eine zunehmende Verengerung der peripheren arteriellen Anteile auf. Auch die
Venen sind im Spätstadium deutlich enger gestellt. Abrupte Kaliberverjüngungen der
Gefäße sind dann die Regel. Steinbach, Keats u. Sheline (1955) haben bei 100 Fällen

von persistierendem Ductus arteriosus eine Vergrößerung der Pulmonalvenen auf der Summationsaufnahme in 71 % der Fälle identifizieren können. Die Venendilatation stellt sich besonders deutlich im Schrägdurchmesser dar [Keats u. Steinbach (1955)]. Ormond, Pozmanski u. Tempelton (1961) untersuchten bei 80 Patienten die Weite der Lungenvenen mittels selektiver Angiographie. Sie sind der Ansicht, daß die Weite der Lungenvenen ein zusätzliches Kriterium für die Beurteilung des Ausmaßes und der Operationsindikation eines angeborenen Herzfehlers ist. Hjelt u. Landtman (1959) fanden bei 99 Kindern unter einem Lebensjahr, die einen Links-Rechts-Shunt hatten, noch keine Erweiterungen der Lungenvenen. Die angiographischen Untersuchungen von Künzler u. Schad (1960) wiesen Erweiterung sämtlicher arterieller Gefäße mit gleichmäßiger und reichlicher Verästelung sowie Erweiterung der Lungenvenen nach. Die Segment- und Subsegmentarterien waren stärker geschlängelt und die Durchflußgeschwindigkeit gesteigert. Bell, Shimomura, Guthrie, Hempel, Fitzpatrick u. Begg (1959) sowie Bell, Shimomura, Taylor u. Fitzpatrick (1959) untersuchten den kleinen Kreislauf mittels selektiver Angiographie und bestätigten vermehrte Astzahl sowie vermehrte Hintergrundfüllung bei Vorhofseptumdefekten mit normalem oder leicht erhöhtem Druck in den Lungenarterien und erhöhter Zirkulationsmenge. Sie fanden ausgedehnte Verzweigungen, das Capillarnetz war insgesamt stärker entwickelt und etwas prominenter als normal. Ihre weiteren Untersuchungen wiesen in den Spätstadien die Reduktion und Engstellung des arteriellen Gefäßnetzes bei zunehmender pulmonaler Hypertonie nach.

b) Venöse Rückstauung

Bei der venösen Rückstauung beruht die passive Hyperämie des Lungengewebes auf einem erschwerten oder unterbrochenen Rückfluß des Blutes über die Lungenvenen zum linken Herzen. Man unterscheidet akute und chronische Lungenstauung. Die akute Lungenstauung ist reversibel, wenn die Herzinsuffizienz behoben wird. Die chronische Stauungslunge ist nach Giese (1960) morphologisch charakterisiert durch Induration, Hämosiderose und Pulmonalsklerose. In einem ersten Stadium der chronischen Lungenstauung bilden sich im Bereich der Endstrombahn Gefäßwiderstandszonen. Es kommt zum Spasmus und zur Wandhypertrophie der Postcapillaren und Venolen. In einem 2. Stadium werden auch die Präcapillaren und Arteriolen befallen. Im 3. Stadium folgen Veränderungen der Arterienwände mit Abnahme der Gefäßelastizität und rechtsseitiger Herzhypertrophie. Der erschwerte venöse Rückfluß führt zur pulmonalen Hypertrophie mit erheblichen Änderungen der Wandstruktur des arteriellen Abschnittes. Bei postmortaler venöser Füllung fließt das Kontrastmittel nur schwer rückläufig in den verengten arteriellen Abschnitt der Endstrombahn. Herzfehler mit vermehrter Lungenvenenstauung bedingen varicöse Erweiterungen der Lungencapillaren und Endothelproliferationen an den kleinen Arterien [Doerr (1960)].

Ursachen kardial bedingter venöser Rückstauung sind Erkrankungen des Herzens und seiner Klappen, beispielsweise Aortenklappen- und Mitralklappenfehler, relative Mitralklappeninsuffizienz, diffuse Myokardschädigungen des linken Herzens und Rhythmusstörungen. Grosse-Brockhoff (1957) unterscheidet bei der venösen Rückstauung einen kompensatorischen Anstieg der venösen Drucke als Ausdruck regulativer Vorgänge, die der Insuffizienz vorausgehen können, von der eigentlichen Rückstauung als Folge einer Insuffizienz des Herzmuskels. Die venöse Rückstauung führt des weiteren zu einer Erhöhung des Capillardrucks und des diastolischen Druckes in der A. pulmonalis. Die Drucke im rechten Ventrikel und Vorhof bleiben zunächst noch im Bereich der Norm.

Die Anfangsstadien der venösen Rückstauung sind röntgenologisch eher erfaßbar als klinisch [Dietlen (1927)]. Zdansky (1933) beobachtete längere Zeit vor dem Auftreten manifester Lungenstauung Dilatationen des linken Vorhofs. Die Beurteilung der Lungenstauung erfordert eine genaue Strukturanalyse der Lungengefäße. Anhaltspunkte für bereits vorliegende venöse Drucksteigerung sind Verbreiterung und Verdichtung des

Hilus, ohne daß transsudative Veränderungen in den Lungen nachweisbar sind. Differentialdiagnostisch ist auf die regulative Dilatation des Herzens und der großen zuführenden Venen beim Leistungssportler im Sinne normaler Adaptationsmechanismen aufmerksam zu machen [Reindell, Schildge, Klepzig u. Kirchhoff (1955)]. Das Belastungskymogramm [Stumpf (1951)] vermag eine Differenzierung normaler und pathologischer Hämodynamik zu erbringen: Als normale Reaktion gilt eher Hilusverkleinerung, Zunahme des Bewegungsraumes am linken Herzrand und Verkleinerung des Herzens als Ausdruck einer Erhöhung des Schlagvolumens und der Entspeicherung von Blutdepots vor dem linken Herzen; pathologische Befunde dokumentieren sich durch Hilusverbreiterung und Zunahme der Lungengefäßzeichnung nach dem Arbeitsversuch sowie Verstärkung der Vorhof- und Venenbewegung parasternal rechts, Verminderung des Bewegungsraumes am linken Herzrand und Zunahme des Herzquerdurchmessers. In diesen Fällen kann bereits von einer Insuffizienz des linken Herzens mit frühen Phasen venöser Rückstauung gesprochen werden.

Im stehenden Angiogramm wies Semisch (1959) Stauungssymptome durch eine meßbare Verzögerung der venösen Abflußphase nach. Die Lungenkreislaufzeit ist entsprechend dem Grade der venösen Rückstauung verlängert [Janker (1951); Pudwitz (1956)]. Die Isotopenradiozirkulographie [Waser u. Hunzinger (1949,

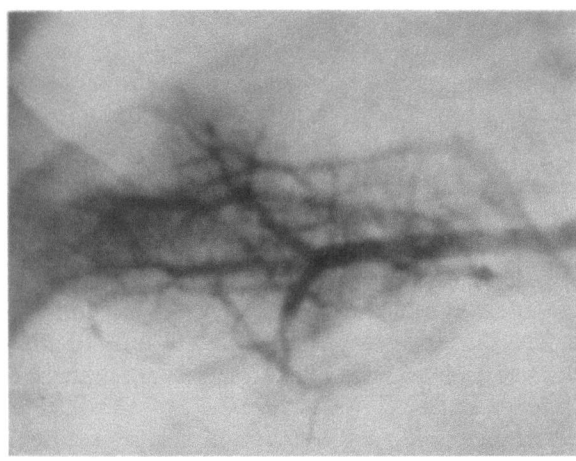

a

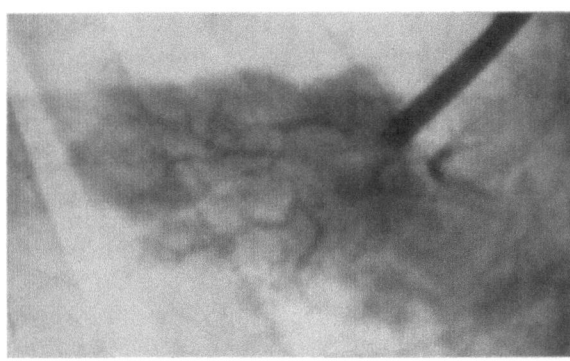

b

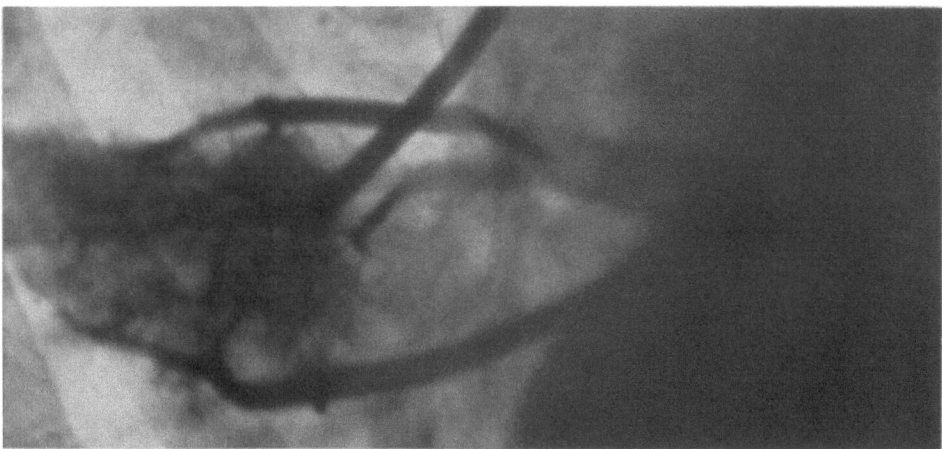

c

Abb. 68a—c. Selektive Pulmonangiogramme bei kombiniertem Mitralvitium mit überwiegender Stenose. a Arterielle Phase, leichte Kaliberreduktion. b Capillarphase, starke Kontrastierung. c Venöse Abflußphase mit breiten, rückgestauten ableitenden Venen. Verzögerter venöser Abfluß

1951)] bestätigt den verlangsamten Durchfluß und vermag latente Stauungszustände aufzudecken.

Die akute Lungenstauung tritt im Rahmen schwerer akuter Infektionskrankheiten und toxischer Myopathien des Herzens auf, sie erfolgt jedoch auch bei chronischen Klappenfehlern und Myokard-erkrankungen. Bei therapeutischer Beeinflussung kann sie reversibel sein, mehr oder weniger häufig rezidivieren oder unter dem Bilde des Lungenödems nicht selten tödlich verlaufen.

Die röntgenologische Symptomatologie wird vorwiegend durch das Auftreten von Transsudationen mit Übergangsformen zum kardialen Stauungsödem geprägt. Die Transsudation tritt bei übermäßigem Anstieg des venösen Druckes und Erhöhung des Capillardruckes über den kolloidosmotischen Druck des Blutes auf. Es entwickelt sich das sog. Asthma cardiale [BRENNER (1935)]. ZDANSKY (1933) hat die röntgenologische Symptomatologie der akuten Lungenstauung ausführlich interpretiert. Es sei hier auch auf die Ausführungen über die akute und chronische Lungenstauung im Abschnitt „Zirkulationsstörungen der Lunge" dieses Handbuches verwiesen. Akute Stauungszustände äußern sich in Form diffuser Schleierung größerer Lungenabschnitte von flächenhaftem Charakter in den Mittel- und Unterfeldanteilen [ASSMANN (1920); GROSS u. MÜLLER (1939)]. Beide Lungenhili sind immer verbreitert und meist unscharf begrenzt. Transsudate sammeln sich vorwiegend in den großen Interstitien an. Ausgesparte transsudatfreie Ab-

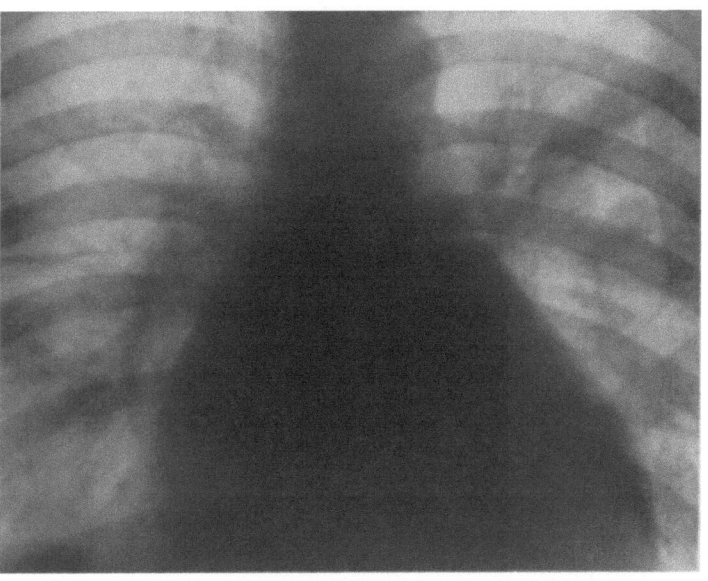

a

b

Abb. 69 a u. b. Erfolg konservativer Therapie bei akuter Lungenstauung. a Ausgeprägte Stauungsveränderungen beiderseits. b Nach Digitalisierung völlige Rückbildung, Normalisierung der Gefäßstruktur. Rückbildung der Herzdilatation

schnitte erwecken mit ZDANSKY Verdacht auf chronische Indurationen oder pleurale Schwarten. Lokale Formen von Transsudationen werden durch transitorische lineare Veränderungen im Sinne der von KERLEY (1958) bezeichneten zarten Linien charakterisiert. Anatomisch liegen ihnen Erweiterungen von Interlobär- und Interlobulärsepten durch Ödeme und Transsudate zugrunde. Der Beweis schneller Rückbildung derartiger kleiner Transsudate im Verein mit der Reversiblität der akuten Lungenstauung unter der Therapie spricht für die ausschließlich humorale Natur dieser Substrate [Fleischner u. Reiner (1954)].

Mit dem Rückgang der akuten Stauung bilden sich die transsudativen Verdichtungen und linearen Veränderungen oft rasch zurück, zugleich normalisiert sich die Lungenzeichnung weitgehend, der Hilus gewinnt seine ursprüngliche Größe und Schärfe wieder zurück. Leichte Hilusverbreiterungen können jedoch Ausdruck einer persistierenden venösen Drucksteigerung sein. Darüber hinaus finden sich im Falle chronischer Stauungsinduration entsprechende Gerüstveränderungen der Lungen, die im akuten Stauungsstadium verdeckt sein können.

Stauungsergüsse treten vorwiegend rechts zuerst auf oder auch nur rechts, jedoch ist dies nicht die Regel. Die kardiale Lungenstauung ist eine der häufigsten, wenn nicht die häufigste Ursache der interlobär abgesackten Ergüsse der Erwachsenen. In den Ausheilungs- und Resorptionsstadien der Ergüsse oder bei Sekundärinfektionen des Pleuraraumes können sich Pleuraschwarten entwickeln. Auch die Ergußrückbildung tritt im allgemeinen zugleich mit dem Rückgang der akuten Stauung ein.

Bei der chronischen Lungenstauung bleibt der Druckgradient zwischen arteriellem und venösem Kreislauf zunächst unbeeinflußt [Grosse-Brockhoff (1957)]. Diese Fälle von Rückstauung gehen mit einer großen Blutfülle in der Lunge einher. In diesen Stadien besteht Gefahr des Lungenödems. Andererseits entwickelt sich ein ausgedehnter Kollateralkreislauf zwischen den alveolären Capillaren und dem Capillarsystem des Bronchialkreislaufs. Hierdurch wird die Gefahr eines Lungenödems verringert und es entsteht die Stauungsbronchitis bzw. Stauungsbronchiolitis. Diese ist röntgenologisch kaum faßbar [Thurn (1958)]. Bei länger anhaltender Rückstauung erhöht sich der Druckgradient zwischen arteriellem und venösem Lungenkreislauf und es entstehen reflektorische Arteriolenkonstriktionen mit zunehmender pulmonaler Hypertonie. Die Ursache hierfür ist vorwiegend in der indurativen Gewebsumwandlung der Lunge auf Grund der chronischen Rückstauung zu sehen. Pathophysiologisch handelt es sich um fließende Mechanismen über längere Zeitabschnitte, die zu sekundären Parenchymveränderungen und fortschreitender pulmonaler Hypertonie Veranlassung geben, wenn die Ursache nicht rechtzeitig beseitigt wird.

Die chronische Lungenstauung führt zu mehr oder weniger ausgesprochenen Veränderungen der Angioarchitektur der Lungenfelder. Die Gefäßzeichnung ist allgemein verstärkt, die Lungenfelder sind wolkig getrübt und intraalveoläre Transsudate treten in wechselndem Umfang auf. Der Lungenhilus ist meist unscharf und verwaschen, die Lungenvenen sind erweitert. Zdansky (1922, 1929, 1930) zeigte, daß die Stauungszeichnung der zentralen Abschnitte vorwiegend auf einer Überfüllung der perivasculären, peribronchialen und im interlobären Bindegewebe verlaufenden Lymphbahnen mit Transsudatflüssigkeit beruht. Entzündliche Sekundärveränderungen der Hilusdrüsen können hinzutreten. Es entstehen damit sehr bunte und variable Bilder, die so wie die drei Faktoren — Blutgefäße, Lymphgefäße und Transsudate — im Einzelfalle sehr verschieden ausgebildet sein können. Von Sylla (1933, 1935) wurde die grobe mittelmaschige Netzzeichnung als Charakteristikum chronischer Stauungslungen angegeben und deren Ursache auf die stärkere Füllung großer und mittlerer Gefäße zurückgeführt. Er unterteilte ferner in den zentralen und peripheren Stauungstyp: Beim zentralen Typ überwiegen die Hilusveränderungen mit starker Gefäßüberfüllung, bei der peripheren Lungenstauung sind vorwiegend die Unterfelder, insbesondere in der Peripherie, getrübt. Des weiteren wurden verschiedene Typen der Gefäßzeichnung geschildert, nämlich Baum- und Strauchtyp, die vereint im Mischtyp auftreten sollen [Gross u. Müller (1939)]. Der Baumtyp neige erst spät und wenig zu Stauungserscheinungen, da die Gefäße infolge ihrer Weite und Dehnbarkeit eine gute Abflußmöglichkeit gewährleisteten. Der Strauchtyp sollte schon frühzeitig zu Stauung neigen, weil hierzu die anatomischen Vorbedingungen auf Grund andersartiger Angioarchitektur gegeben seien. Derartig unterschiedliche Stauungstypen wurden auch von HECKMANN (1937) und SCHRÖDER (1931) geschildert. Die Erweiterung der Lungenvenen, auf die bereits 1929 LAUBRY, CHAPERON u. SÉJOURNÉ aufmerksam machten, ist besonders gut mit Hilfe des Längsschichtverfahrens darzustellen [HORNYKIEWYTSCH u. STENDER (1953, 1954, 1955); MACARINI u. OLIVA (1957)]. GEBAUER u. SCHANEN (1955) wiesen die venöse Blutfülle durch breite, bis in die Peripherie sichtbare Gefäße mittels des Horizontalschichtverfahrens nach.

Differentialdiagnostisch ist die Stauungslunge nach TESCHENDORF (1958) gegenüber der arteriellen Überfüllung, dem vermehrten Durchfluß der Lunge bei Sportherz, der Tuberkulose und indurierten kleinen Infarkten abzugrenzen. Es besteht auch häufig Ähnlichkeit mit carcinomatöser Lymphangiosis und Pneumokoniose mit chronischen Stauungszuständen [WIERIG (1927)]. Peribronchiale und interstitielle indurierte Veränderungen sind mit chronischen Lungenfibrosen vergleichbar. Mitunter muß auch das Bronchialcarcinom, vor allem bei ausgedehnten zentralen Stauungszuständen, erwogen werden. Verlaufskontrollen können entscheiden.

Obwohl das Bild der chronischen Stauungslunge somit verhältnismäßig polymorph ist, können seine einzelnen Phänomene auf Grund neuerer Erkenntnisse über die Pathophysiologie des kleinen Kreislaufs durchaus gedeutet werden. In den fortgeschrittenen Stadien entstehen schließlich bindegewebige Indurationen, die ihrerseits die röntgenologische Symptomatologie prägen. Durch diese indurativen Prozesse werden Transsudationen in zunehmendem Maße verhindert, es resultiert die „trockene" Stauungslunge. ZDANSKY (1949) schildert dieses Stadium als helle Lunge mit verdickten Gefäßsträngen von scharfen Konturen und allgemein kräftig streifig vermehrten Strukturen. Transsudate sind nicht mehr nachweisbar. Des weiteren sind lineare Veränderungen im Sinne der Septumlinien nach KERLEY (1958) vorwiegend in den Unterfeldern nachweisbar. PARKER u. WEISS (1936) zeigten, daß diese interstitiellen und interlobären Ödeme bei Rekompensation resorbiert werden können und nicht mehr nachweisbar sind. Man ist sich heute darüber einig, daß die linearen basalen Veränderungen ein feiner Indicator für vorwiegend venös bedingte Drucksteigerung sind, während eindeutige Zusammenhänge mit arterieller pulmonaler Hypertonie nicht ergründet werden konnten. ESCH u. THURN (1957) fanden diese Linien bei alleiniger venöser Hypertonie in etwa 70% der Fälle. Auf die hämodynamische Bedeutung dieser Phänomene haben des weiteren CARMICHAEL, JULIAN, JONES u. WREN (1954); FLEMING u. SIMON (1958) sowie VAN EPPS (1958) aufmerksam gemacht. MOLDENHAUER u. DIHLMANN (1958) stellen heraus, daß es sich auch um fibröse Verdickungen interlobulärer Septen handeln kann, die dann allerdings keinen reversiblen Charakter haben.

Die Kymographie vermag bedingte Aussagen über den Grad der Lungenstauung im venösen Schenkel zu erbringen: So findet sich deutliche Reduktion der mitgeteilten Hilusgefäßbewegungen infolge starker Dämpfung durch den erheblichen Blutreichtum der gestauten Lunge [STUMPF (1951); CLERC, DELHERM, FISCHGOLD u. FRAIN (1936)]. HECKMANN (1937) beschrieb eine Abflachung der Bewegungsphänomene im Flächenkymogramm. Es ist in diesem Zusammenhang darauf hinzuweisen, daß gegenüber der Auffassung von GROSS u. NEUDERT (1949), wonach normalerweise nur die Lungenarterien eine Mitbewegung aufweisen sollen, THURN (1958) sowie HAUBRICH (1952) ausdrücklich auf das kymographische Phänomen der Mitbewegung von Lungenvenen aufmerksam machen.

Im weiteren Verlauf der unbeeinflußten chronischen Lungenstauung bildet sich infolge der konsekutiven arteriellen Hypertonie das chronische Cor pulmonale heraus. Bei Auftreten einer Rechtsinsuffizienz erfolgt deutlicher Rückgang der Stauungszeichnung, so daß die Gefäßstruktur wieder weitestgehend normal sein kann, abgesehen von den bindegewebigen Folgeerscheinungen der chronischen Lungenstauung. Die Tricuspidalisierung führt zu venöser Rückstauung in den rechten Vorhof und in die Hohlvenen. Zunehmende Herzdilatation bei abnehmender Lungenzeichnung sind demnach Zeichen eintretender Rechtsinsuffizienz, die das Terminalstadium der chronischen Lungenstauung darstellt.

11*

Infolge ihrer besonderen Hämodynamik hat die Mitralklappenstenose immer die ausgeprägtesten Rückstauungsmechanismen zur Folge, während die übrigen Klappenfehler des linken Herzens zumindest in den Frühstadien ihres Verlaufes infolge der Kompensationskraft des linken Ventrikels meist keine oder keine wesentlichen Rückstauungsveränderungen nach sich ziehen. Venen- und Capillardrucke sind bei der Mitralstenose demnach besonders hoch. Das Lungenödem wird jedoch durch Regulationsmechanismen der Arteriolendrosselung häufig verhütet [BAYER, LOOGEN u. WOLTER (1954)]. Ausführliche klinisch-radiologische Vergleichsuntersuchungen über die Mitralklappenfehler stammen von CARLIER (1958). Er teilt das Bild der Stauungslunge bei Mitralklappenstenose in fünf Stadien ein und hat gezeigt, daß röntgenologisch durchaus leichte bis deutliche Stauungsveränderungen vorhanden sind, ohne daß klinisch Anhaltspunkte hierfür bestehen müssen. Nach seinen Ergebnissen bestehen des weiteren eindeutige Zusammenhänge zwischen der röntgenologischen Stauungssymptomatologie und den Ergebnissen der Druckmessung mittels Herzkatheter.

Ziemlich übereinstimmend wird zum Ausdruck gebracht, daß die Stauungsveränderungen der Mitralklappenstenose dem sog. zentralen Typ entsprechen [SYLLA (1935); ZDANSKY (1949); CARLIER (1958); MACARINI u. OLIVA (1957); THURN (1958); HORNYKIEWYTSCH u. STENDER (1953, 1955)]. Der periphere Stauungstyp soll nach MACARINI u. OLIVA mehr bei der Mitralinsuffizienz vertreten sein. ZDANSKY charakterisiert die Veränderungen des Lungenkreislaufs bei der Mitralklappenstenose als Dilatation der großen Pulmonalarterienäste bei allgemeiner Verstärkung der Gefäßzeichnung in der Peripherie, jedoch normaler Helligkeit der Lungenfelder. Funktionell sollen verstärkte, systolisch expansive Pulsationen der Pulmonalarterien infolge des zunehmenden Druckanstiegs in späteren Phasen hinzukommen. THURN stellt demgegenüber fest, daß echte Eigenpulsationen praktisch nur kongenitalen Anomalien im Sinne eines Links-Rechts-Shunts vorbehalten sind; auch GROSSE-BROCKHOFF, KAISER u. LOOGEN (1960) sahen kymographisch unter 1000 Mitralfehlern nur zweimal sichere Eigenpulsationen bei Ausschluß einer kongenitalen Anomalie. Bei der Mitralklappeninsuffizienz wies STUMPF (1951) jedoch starke Pulsationen der Lungengefäße, die offenbar vom linken Ventrikel rückwirkend bedingt waren, nach. THURN ist der Ansicht, daß der Stauungshilus der Mitralklappenstenose häufig funktionell stumm ist, während bei der Mitralklappeninsuffizienz deutliche Mitbewegungen auftreten können.

Die ersten Anzeichen einer Rückstauung bei Mitralklappenfehlern wurden von SYLLA (1935) als prallere Füllung und Kaliberzunahme besonders der Gefäße des linken Oberfeldes beschrieben. In der weiteren Reihenfolge nannte er die zur rechten Spitze ziehenden Gefäße und die seitlich verlaufenden Gefäßabschnitte. Damit wurde der Mitralklappenstenose bereits eine gewisse Ausnahme bezüglich der Stauungsformen und eine ziemlich charakteristische Stauungsart zugeschrieben. SCHRÖDER (1931) fand keine beweisenden Zusammenhänge bestimmter Stauungsbilder mit der Mitralstenose, wies jedoch darauf hin, daß bei der peripheren Stauung einzelne, verhältnismäßig kleine Mitralherzen, jedoch durchaus keine strengen Parallelismen vorhanden waren. Nach BORRONI u. MASSERINI (1952) ist die von ihnen unter 950 Mitralklappenfehlern nur viermal beobachtete miliare Form der Lungenstauung sehr selten und differentialdiagnostisch gegenüber der Miliartuberkulose und rheumatischen Gefäßveränderungen der Lungen abzugrenzen.

In den weiteren Verlaufsstadien der chronischen Lungenstauung bei unbehandelter Mitralklappenstenose steht schließlich das Mißverhältnis zwischen Druckleistung der hypertrophischen rechten Kammer und Passagehindernis am stenosierten Mitralostium als Ursache der Drucksteigerung im Lungenkreislauf im Vordergrund. Es resultiert das Bild der pulmonalen Hypertonie mit Widerstandserhöhung im arteriellen Schenkel und peripherer Oligämie. FLEISCHNER u. SAGALL (1955) haben die hierdurch bedingten Strukturveränderungen im arteriellen Schenkel aus einer Reihe über mehrere Jahre beobachteter Fälle von Mitralklappenstenose bereits im Übersichtsbild differenziert und in drei Verlaufsstadien eingeteilt. Im 1. Stadium wird ein annähernd normales Bild der

Aufzweigung und des Kalibers der Pulmonalarterie gefunden. Im 2. Stadium besteht eine Erweiterung der großen Äste und eine Verengerung der peripheren Aufzweigungen. Diese erstreckt sich im 3. Stadium auf die Pulmonalarterienäste 3.—5. Ordnung, entsprechend einem Kaliber von etwa 2—5 mm. Die Ektasie der Hauptäste nimmt dabei noch zu. Hilusverbreiterungen und Abnahme der hilobasalen Gefäßzeichnung sind die Folge. Die Konstriktion der Pulmonalarterienäste 3.—5. Ordnung wird als Reflexvorgang aufgefaßt, der das Capillarsystem vor zu hoher Drucksteigerung schützt und eine folgende interstitielle Transsudation verhindert. Eine Auswertung von 93 Mitralklappenstenosen führte BORNEMANN, MICHEL u. HERBST (1958) zur Auffassung, daß eine Parallelität zwischen Hämodynamik und röntgenologischer Symptomatologie in zwei Punkten vorhanden ist: 1. der Druck in der A. pulmonalis entspricht in der Regel der röntgenologisch sichtbaren Weite dieses Gefäßes, 2. bei ausgeprägter Stenosierung der Mitralkalppe mit nur noch kleiner Öffnungsfläche ist die Dilatation der A. pulmonalis häufig vertreten.

Als Zeichen der Drucksteigerung vorwiegend des venösen Schenkels sind die von KERLEY (1958) beschriebenen horizontalen Linien anzusehen. Er unterscheidet A-Linien, die einige Zoll lang sind und vom Hilus aus in die Peripherie ziehen, sich nicht in ein regelrechtes Netz verzweigen und fibrösen Veränderungen oder perivasculären bzw. peribronchialen Lymphräumen entsprechen. Die von ihm benannten und auch am häufigsten feststellbaren B-Linien werden unter dem Begriff septierte Linien abgehandelt. Ferner unterscheidet er noch C-Linien, die keine strengen linearen Phänomene darstellen, sondern mehr ein Netzwerk von Streifen. Das Vorhandensein der vorwiegend in den Unterfeldern vorkommenden B-Linien wurde bei der Mitralklappenstenose gehäuft bestätigt [CARLIER (1958); MOLDENHAUER u. DIHLMANN (1958); SHORT (1955); CARMICHAEL, JULIAN, JONES u. WREN (1954); VAN DER HAUWAERT, WITTE u. JOOSSENS (1956); ESCH u. THURN (1957)]. Es handelt sich um feinste horizontale Linien von 1—2 mm Breite bis zu 3 cm Länge, die ein- oder beiderseitig in der Gegend des Sinus phrenicocostalis vorhanden sind. Manchmal sind bis zu zehn und mehr Linien in Abständen von wenigen Millimetern bis zu 1 cm nachweisbar. Sie sind von Streifenatelektasen durch ihre typische etagenartige übereinandergeschichtete Lage abgrenzbar. SHORT (1955) fand bei 33 Patienten 25mal gut ausgebildete B-Linien, BRUWER, ELLIS u. KIRKLIN (1955) berichten über entsprechende Befunde bei etwa einem Drittel von 152 Fällen und ESCH u. THURN haben 56 Mitralstenosen studiert, unter denen 31mal B-Linien aufzufinden waren. Es besteht heute die Auffassung, daß zwischen Größe der Mitralklappenöffnung und Auftreten der B-Linien eindeutige Zusammenhänge bestehen.

Von besonderer Bedeutung ist bei der chronischen Rückstauung der Mitralklappenstenose das Verhalten der Lungenvenen, worauf in früheren Jahren bereits von ASSMANN (1920) und SYLLA (1933, 1935) aufmerksam gemacht wurde. HORNYKIEWYTSCH u. STENDER (1955) vermochten tomographisch zwei Gruppen von Venen zu differenzieren. Starke Erweiterungen des linken Vorhofs gehen oft mit engen Venen im Lungenkern zusammen. Andererseits sahen die Verfasser auch eine gewisse Kongruenz zwischen weiten Venen und geringer Vorhofsvergrößerung bei normalem Sinusrhythmus. Auch bei der Mitralklappeninsuffizienz sind vorwiegend mäßig erweiterte Lungenvenen nachweisbar. Darüber hinaus finden sich auch bei gering vergrößerten Vorhöfen nicht selten enggestellte Venen, wenn gleichzeitig ein Vorhofflimmern besteht. Weitere tomographische Analyse erbrachte oft sackartige Ausweitungen der großen, in den Vorhof einmündenden Venenstämme. In der einen Gruppe sind die Venen demnach erweitert, die Arterien jedoch von normalem oder gering vergrößertem Kaliber. Dieses Gefäßbild findet sich bei hämodynamisch im Vordergrund stehender Mitralklappeninsuffizienz und bei einigen Formen leichterer Stenose. In der anderen Gruppe sind enggestellte Venen im Lungenkern und erweiterte Arterien vor allem in der Lungenwurzel mit abrupter Kaliberverjüngung zur Peripherie charakteristisch. Diese Bilder ergeben sich vorwiegend bei Mitralstenosen mit großem Vorhof und stärkerer Erhöhung des Druckes in den Lungenvenen, Capillaren und Arterien. Misch- und Übergangsformen zwischen beiden Typen kommen vor. Diese Befunde werden von DE BETTENCOURT, SALDANHA u. FRAGOSO (1953) bestätigt. Sie fanden in 50 Fällen erhöhten pulmonalen Capillardruck, prominente Pulmonalarterien mit kleinen schmalen

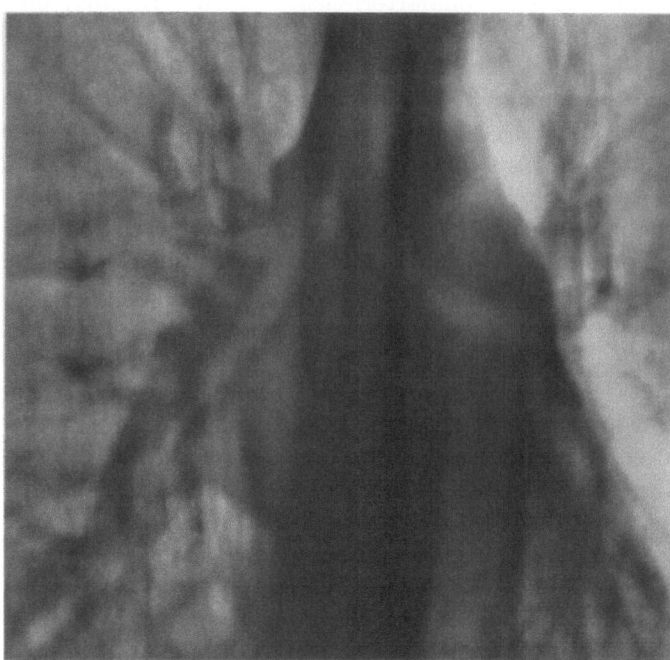

Abb. 70. Stark dilatierte rechtsseitige Lungenvenen mit Darstellung der Einmündung in den linken Vorhof bei Mitralstenose. Zustand nach abgeklungenem Lungenödem

Pulmonalvenen. Bei der Mehrzahl der Patienten mit Sinusrhythmus waren die Venen weit, bei Vorhofflimmern gewöhnlich schmal. Ursächlich wurde bei der Engstellung erhöhter Venentonus angenommen. Entsprechende Befunde erhoben MELDOLESI (1955) u. SALDANHA (1955) sowie MACARINI u. OLIVA (1957). SIMON (1958) analysierte 63 nicht operierte Fälle einer Mitralklappenstenose und kennzeichnete vier Gruppen von Oberlappenvenen, die sich durch unterschiedliche Kaliber von normaler Breite bis zu fünffacher Größe der Durchschnittswerte manifestierten. Weitere Befunde dieser Art stammen von GIANNARDI (1959); PANOV u. DEEVA (1959); GOVEA, AGUIRRE u. LEDO (1956); ORMOND u. POZNANSKI (1960) und LAVENDER, DOPPMAN, SHAWDON u. STEINER (1962). Die beiden letztgenannten Autorengruppen stellen ihrerseits heraus, daß die Oberlappenvenen bei der Mitralklappenstenose eher erweitert sind, während die Unterlappenvenen meist Engstellung aufweisen. STEINER bestätigt die Verengerung der unteren und mittleren Lungenvenen bei relativer Weitstellung der oberen Venengruppe und führt als Teilursache für diese ungleichmäßigen Gefäßveränderungen den verstärkten hydrostatischen Druck in den Lungenbasen an, wodurch sich ein merklich erhöhter venöser Druck hinzuaddiert, so daß durch Verengerung der arteriellen Gefäße das akute Lungenödem verhindert wird. Eine Unterscheidung zwischen spastischen und sekundären organischen Gefäßveränderungen hält STEINER röntgenologisch nicht für möglich. Er bestätigt im übrigen schmale Venen bei engen Mitralklappenstenosen mit hohem venösem Druck. GOODWIN (1958) bestä-

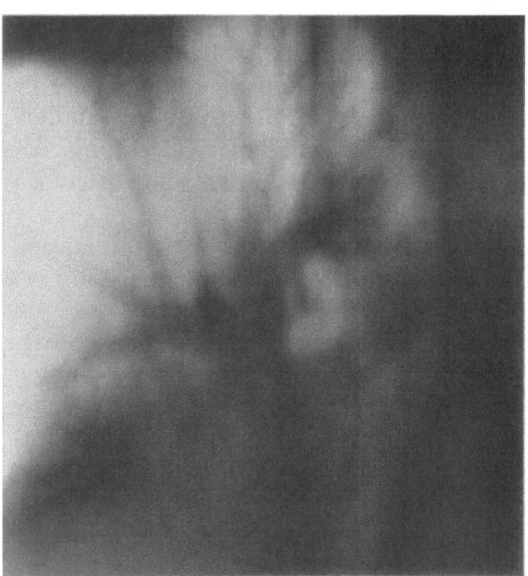

Abb. 71. Darstellung dilatierter oberer Lungenvenen an der Einmündung in den linken Vorhof bei Linksdekompensation und venöser Rückstauung (seitliche Schichtaufnahme)

tigt auf Grund angiographischer Studien die Dilatation der Oberlappenvenen und die Engstellung basaler Venengruppen. Aus diesen Gründen soll auch die bevorzugte Ansammlung des Lungenödems in den Ober- und Mittelfeldern zu erklären sein. Für die Engstellung der Venen führen STEINER u. GOODWIN auf Grund ihrer Untersuchungen mittels Herzkatheter und Angiographie Vasokonstriktionen oder organische Veränderungen der peripheren Pulmonalarterienabschnitte an. STEINBACH, KEATS u. SHELINE (1955) konnten keinen Zusammenhang zwischen Venengröße und Vorhof-

flimmern bzw. Sinusrhythmus erbringen. Sie fanden in den meisten Fällen von Mitralklappenstenose auffallend normale oder verschmälerte Pulmonalvenen. Bei den vom Chirurgen öfters vorgefundenen Venendilatationen unmittelbar an der Einmündung zum linken Vorhof handelt es sich nach ihrer Ansicht um eine an der Vorhofdilatation bereits teilnehmende Venenerweiterung. Unterschiedliche Venenverhältnisse wurden des weiteren von BOLT, FORSSMANN u. RINK (1957); SUSSMAN u. FROST (1956) sowie SCHOENMACKERS u. VIETEN (1951) festgestellt.

Aufschlußreiche Ergebnisse über das Verhalten der Lungenarterien bei der unbehandelten Mitralklappenstenose liefert die Kardio-Pulmonangiographie. Besonders ausgedehnte Erfahrungen an 500 Patienten stammen von ACTIS-DATO, ANGELINO u. BRUSKA (1956); ACTIS-DATO, ANGELINO u. ZAMBELLI (1952) sowie ACTIS-DATO, ANGELINO, OLIVERO u. TARQUINI (1955). In den Verlaufsstadien des Klappenfehlers grenzen sie drei Gruppen der gestörten Hämodynamik ab. In der ersten Gruppe steht Stase im venösen Kreislauf mit leichter Dilatation der Gefäße im Vordergrund. Bei fortgeschrittenen Veränderungen

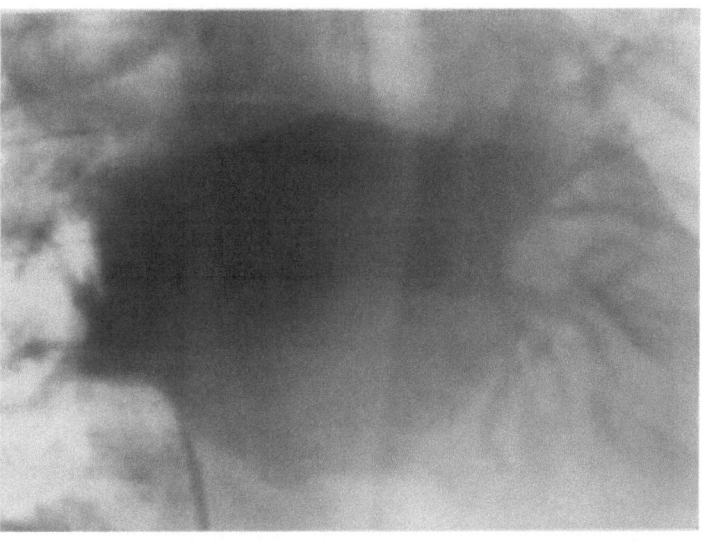

a

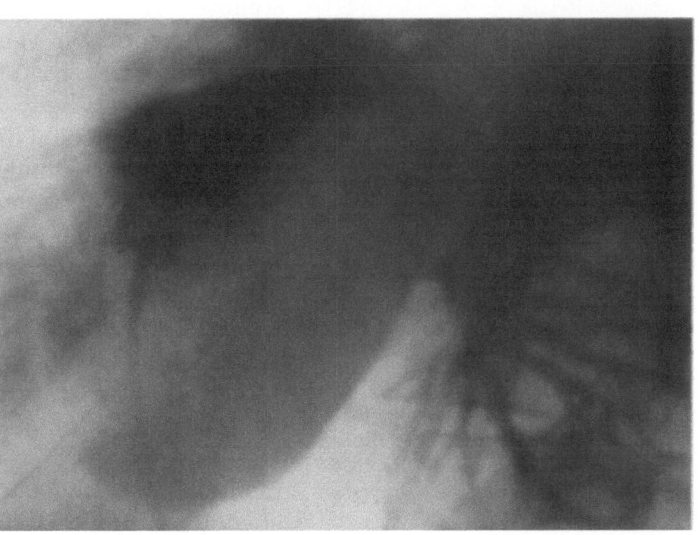

b

Abb. 72a u. b. Angiokardiogramm mit Kontrastdarstellung des stark dilatierten linken Vorhofs bei Mitralstenose (transseptale Punktion des linken Vorhofs nach transfemoraler Venenkatheterisierung). Venöser Reflux vorwiegend in die linksseitig einmündenden Lungenvenen. Leichte Dilatation der kranialen Lungenvenen

ist der Hauptstamm der A. pulmonalis mit seinen Ästen deutlich erweitert, außerdem finden sich bereits abrupte Verengerungen der peripheren Gefäße und unscharfe Begrenzungen sowie Schlängelungen. Die arterielle Zirkulation ist erheblich verlangsamt. Es handelt sich um das Stadium der pulmonalen Hypertonie mit Übergang in organische Gefäßveränderungen. Die Spätstadien entsprechen den Veränderungen fortgeschrittener Pulmonalarteriensklerose mit extremer Rarefizierung vor allem der Peripherie. Die

Kreislaufzeit ist — den verschiedenen Stadien entsprechend — sichtlich verlängert. 6—8 sec nach der Injektion ist das Kontrastmittel noch in der Pulmonalarterie nachweisbar, erst 8—10 sec p.i. sind die Pulmonalvenen kontrastiert, ihre Sichtbarkeit kann bis zu 15 und 20 sec verlängert sein. Entsprechende Befunde über die Kreislaufzeit stammen von PUDWITZ (1956); WASER u. HUNZINGER (1949); KELLERSHOHN u. VERNEJOUL (1959) sowie VENRATH (1959). Die angiographischen Befunde von ARVIDSSON u. ÖDMAN (1957) interpretieren fortgeschrittene Stadien der pulmonalen Hypertonie bei der Mitralklappen-

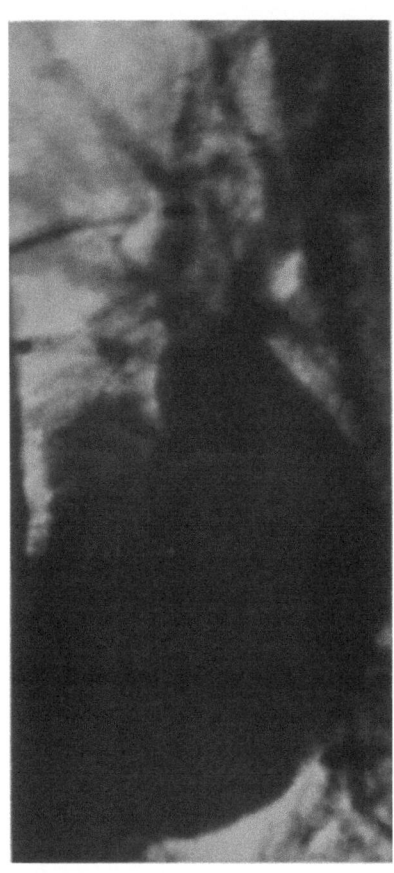

stenose im Sinne der bekannten Veränderungen des arteriellen Systems. Auch die Lungenvenen waren geschlängelt und in der Größe sehr unterschiedlich. Die Autoren bestätigen die häufige Gefäßarmut der Lungenbasen bei langdauernder pulmonaler Hypertonie. DEXTER, DOW, HAYNES, WHITTENBERGER, FERRIS, GOODALE u. HELLEMS (1950) unterscheiden zwischen aktiver und passiver pulmonaler Hypertonie der Mitralklappenfehler und verlegen die aktive Hypertonie in die Arteriolen, während die passive Form mehr das Ergebnis von venöser Stase sein soll. Sie geben allerdings zu, daß im allgemeinen die Unterscheidung zwischen den beiden Typen nicht ganz klar abzugrenzen ist. Bei der Mitralklappeninsuffizienz waren die Veränderungen der Pulmonalarterien nicht so ausgeprägt, ähnlich den Fällen geringer Mitralklappenstenose. Andererseits fanden sich deutlichere Venendilatationen. Die angiographischen Untersuchungen von GOODWIN, STEINER u. LOWE (1952) bestätigen die Verlaufsstadien der pulmonalen Hypertonie im arteriellen Schenkel mit zunehmender Dilatation zentraler Abschnitte und Konstriktion mittlerer und peripherer arterieller Äste. Es ergeben sich bei fortgeschrittenen Fällen Anhaltspunkte für occlusive Prozesse oder Spasmen in den peripheren Aretrien. In diesem Zusammenhang sind Tierversuche von PRICHARD, DANIEL u. ARDAN (1954) erwähnenswert, die unter bestimm-

Abb. 73. Selektives Pulmonangiogramm bei seitlichem Strahlengang. Darstellung des stark dilatierten linken Vorhofs bei Mitralstenose mit Nachweis gestauter, weiter oberer Lungenvenen

ten Bedingungen ausgedehnte periphere Ischämie der Lunge aufwiesen, so daß auf die Öffnung von arteriovenösen Anastomosen geschlossen werden mußte. Die Autoren stellen ihre Versuche in Analogie zum menschlichen Lungenödem, wo sich die Verdichtungen ebenfalls auf die Hilusregion und nicht bis in die Peripherie erstrecken, so daß eine Verteilungsänderung des Blutstromes durch arteriovenöse Kurzschlüsse zu diskutieren ist. DAVIES, GOODWIN, STEINER u. VAN LEUVEN (1953) fanden bei 22 Pulmonangiographien ziemlich genaue Abhängigkeit der Gefäßveränderungen von den Druckwerten. Die selektiven Pulmonangiogramme von BELL, SHIMOMURA, GUTHRIE, HEMPEL, FITZPATRICK u. BEGG (1959) sowie BELL, SHIMOMURA, TAYLOR u. FITZPATRICK (1959) bestätigen die Erfahrungen von BOLT, FORSSMANN u. RINK (1957) über die feinstrukturellen angioarchitektonischen Veränderungen der Peripherie des arteriellen Schenkels bei der Mitralklappenstenose. Verminderte Verzweigung und Verästelung mit reduziertem Capillarnetz und deutlicher Reduktion der Gefäßlumina stehen im Vordergrund. Die Entwicklungsstadien der Pulmonalarteriensklerose bahnen sich an.

Aortenklappenfehler kommen hämodynamisch praktisch erst dann zum Ausdruck, wenn eine reversible Mitralklappeninsuffizienz entsteht, es sei denn, daß Kombinationen mit Mitralklappenfehlern vorliegen. THURN (1958) findet bei voll kompensierten Aortenklappenfehlern normale Lungenzeichnung. Mitunter ist jedoch auch beim klinisch voll kompensierten Aortenvitium röntgenologisch häufig über lange Zeit hinweg eine Hilus-verbreiterung feststellbar, ohne daß manifeste Stauungserscheinungen vorliegen [TESCHEN-DORF (1958)]. Nach SYLLA (1933) neigt die Aortenklappeninsuffizienz vorwiegend zu peripheren Stauungsveränderungen in den Lungen. MACARINI u. OLIVA (1957) bestätigen den peripheren Typ. Sie finden tomographisch meist normale Arterien, die erst bei zunehmender Hypertonie im kleinen Kreislauf enggestellt sind. Die Lungenvenen sind im Lungenkern meist dilatiert. Auch HORNYKIEWYTSCH u. STENDER (1953/55) be-schreiben bei Linksinsuffizienz und Aortenklappenfehlern Venenerweiterungen in der Lungenwurzel und im Lungenkern, während Bilder verschmälerter Venen in der Regel nicht festzustellen sind. Auch die Arterienverhältnisse sind annähernd normal, wodurch zum Ausdruck kommt, daß die pulmonale Hypertonie bei den Aortenklappenfehlern meist ungleich geringer ausgeprägt ist. PUDWITZ (1956) stellte unter zehn Fällen von Aortenklappenfehlern nur einmal eine geringe Verkürzung der Lungenkreislaufzeit fest, während bei sechs Patienten normale Werte, bei den übrigen leicht verlängerte Kreislauf-zeiten nachweisbar waren.

Broncho-pulmonale arterielle Anastomosen sind nach BROUSTET, BRICAUT, MULLON, CARLES u. MARTIN (1957) bei der Mitralklappenstenose in starkem Grade ausgeprägt. Postmortale Gefäßinjektionen zeigten Vermehrung, Vergrößerung und Geradeausrich-tung der sonst spiraligen Bronchialarterien mit weiten Verbindungen zu den Pulmonal-arterien. Entsprechende Befunde stammen von SCHOENMACKERS u. VIETEN (1951) sowie MEESSEN (1951). FERGUSON, KOBILAK u. DEITRICK (1944) beschrieben ein Hervortreten von Anastomosen zwischen Bronchialvenen und Lungenvenen bei der Mitralklappen-stenose. Auch FLORANGE (1960) stellte eine erhebliche Dilatation der Bronchialvenen-plexus fest, wodurch die Stauwirkung auf den Bronchialkreislauf nachgewiesen wurde.

Die Verhältnisse bei venöser Rückstauung infolge diffuser Myokarderkrankungen sind im wesentlichen denen der Aortenklappenfehler angepaßt und ausschließlich von der Kompensationskraft des linken Ventrikels abhängig. Die periphere Stauungsform über-wiegt nach SYLLA (1933) bei der dekompensierten Hypertonie und diffusen Myopathie des Herzens. Im funktionellen Verhalten des kleinen Kreislaufs sind im übrigen keine Unterschiede gegenüber dekompensierten Klappenfehlern festzustellen.

Bei kongenitalen Anomalien mit Links-Rechts-Shunt kann infolge zum Teil erheblicher Volumenbelastung des linken Herzens eine vorzeitige Insuffizienz eintreten, jedoch sind die Zeiträume bis zum Eintritt der Linksinsuffizienz in der Regel verhältnismäßig lang [GROSSE-BROCKHOFF, LOOGEN u. SCHAEDE (1960)]. Bei nicht operierten Anomalien sind demgemäß entsprechende Stauungsveränderungen zu erwarten. Beim Ventrikelseptum-defekt sind beide Kammern von der Volumenbelastung betroffen, während andererseits beim Vorhofseptumdefekt und bei falschen Veneneinmündungen venöse Rückstauung kaum zu erwarten ist.

Der röntgenologische Nachweis der Ergebnisse konservativer und operativer Therapie bei venöser Rückstauung ist von großer Bedeutung. Die akute Lungenstauung bildet sich nach Entlastung und Therapie mit Digitaliskörpern häufig rasch zurück: Massive Transsudate werden innerhalb weniger Tage resorbiert, die Gefäßzeichnung normalisiert sich, der Hilus weist Größenreduktion und Wiederauftreten scharfer Konturen auf. ZDANSKY (1933, 1949) hat derartige Rückbildungen ausführlich beschrieben. Entspre-chende Untersuchungen stammen von HERZOG (1931). Auch der Rückgang von Kerley-schen B-Linien und Stauungsergüssen ist zu erwähnen. GROSS u. NEUDERT (1949) sehen im Wiederauftreten der Lungengefäßmitbewegungen im Kymogramm Zeichen der Rück-bildung venöser Stauungsveränderungen. Nach Beseitigung akuter Stauungssymptome kann das Gerüst chronischer Stauungsveränderungen wieder zur Darstellung kommen.

Mit der zunehmenden Entwicklung der Herz- und Gefäßchirurgie ist die Beobachtung postoperativer Verlaufsstadien der Klappenfehler des linken Herzens von besonderer klinischer Bedeutung geworden. Im Vordergrund stehen die Fragen des Ausmaßes der

Dauererfolge von Valvulotomien bei der Mitralklappenstenose. Hier ist mit GROSSE-BROCKHOFF, KAISER u. LOOGEN (1960) vorauszuschicken, daß noch nichts Sicheres darüber bekannt ist, ob sich organische Lungenveränderungen postoperativ zurückbilden können. ESCH u. THURN (1957) stellten eine sichtliche Rückbildung der Pulmonalarteriendilatation sowie der Engstellung peripherer Pulmonalarterienäste nach Valvulotomie fest. THURN (1958) vermochte des weiteren postoperativ kymographisch Amplitudenvergrößerung der A. pulmonalis sowie entsprechende Zunahme des Stromvolumens im Lungenkreislauf nachzuweisen. Die Abnahme der Lungenstauung ist unmittelbar nach der Klappensprengung durch sofortigen Druckabfall im Bereich des linken Vorhofs, im pulmonalen Capillarbereich und in der A. pulmonalis [BAYER, LOOGEN u. WOLTER (1954)] zu erklären und am Rückgang der Stauungszeichnung und Hilusvergrößerung ersichtlich. Bei 50 Fällen von Mitralklappenstenose sahen VAN DER HAUWAERT, DE WITTE u. JOOSSENS (1956) postoperativ Rückgang der Stauungszeichnung und Verschwinden der Kerleyschen B-Linien. Gleiche Beobachtungen machten VAN EPPS (1958) sowie FLEISCHNER u. SAGALL (1955); letztere heben ebenso wie ZDANSKY (1949) hervor, daß die postoperative Kaliberzunahme größerer arterieller Lungengefäße im Sinne einer Behebung vasoconstrictorischer Mechanismen zu deuten ist, woraus zugleich auf die Reversiblität der ursprünglich funktionellen Engstellung im arteriellen System geschlossen werden kann. Die rechtzeitige Erfassung derartiger Stadien hat daher um so größere Bedeutung für die Durchführung der Valvulotomie gewonnen. Auch LUKAS u. DOTTER (1952) beschreiben die Abnahme des Arteriolenwiderstandes nach dem Eingriff. So fanden auch SCHWEDEL, ESCHER, AARON u. YOUNG (1957) eine postoperativ deutliche Reduktion der Weite zentraler Pulmonalarterienabschnitte; sie geben Vergleichswerte von 20/12 mm Arterienbreite an. ACTIS-DATO, ANGELINO u. BRUSKA (1956) sahen in einem Falle nach Commissurotomie bei wiederholter Pulmonangiographie deutliche Rückbildung der Venendilatation und der Überfüllung des venösen peripheren Abschnittes. Auch die vergleichende Ausmessung der A. pulmonalis und des unteren Hauptastes der rechten A. pulmonalis zeigten 30 Tage nach dem operativen Eingriff signifikante Kaliberreduktionen. Wenngleich somit postoperativ eine Änderung der Angioarchitektur auf Grund verbesserter Hämodynamik feststellbar ist, so liegen bis heute jedoch noch keine gültigen Berichte über den Rückgang sekundärer pulmonaler Stauungsveränderungen vor. BRENNER (1957) sah beispielsweise einen Tag nach der Valvulotomie zwar Rückgang der peripheren Lungenstauung, erwähnte jedoch Bestehenbleiben der Hämosiderose und Pneumopathia osteoplastica noch 6 Monate danach. FROST, GORMSEN u. MØLLER (1952) machten gleiche Beobachtungen. Auch CARLIER (1958) weist auf die Konstanz mancher postoperativer Befunde im Sinne anatomisch bedingter Veränderungen ohne Reversiblität hin. Bei Restenosierung oder postoperativer Mitralklappeninsuffizienz sind röntgenologisch erneut auftretende Zeichen venöser Rückstauung feststellbar.

Extrakardial bedingte venöse Rückstauung und zum Teil auch arterielle Rückstauungszustände finden sich bei mechanischen Verlegungen im Bereich der Lungenvenen durch verschiedene intrathorakale Krankheitsprozesse. HAUBRICH (1949) berichtet über einseitige Lungenstauung bei Mediastinalverlagerung und Abknickung der Pulmonalvenen. Die mediastinale Pleuritis kann zu schwieligen Umklammerungen der Lungenvenen führen. In diesen Fällen finden sich Zeichen partieller Rückstauung einzelner Lungenabschnitte. Nach HAUBRICH kann bei einseitigen Lungenstauungen durch Mediastinalverlagerungen die Dichte der Gefäßzeichnung, d.h. das Ausmaß der Abflußbehinderung, exspiratorisch zunehmen. Auch ZDANSKY (1949) hat auf einseitige Stauungen bei pleuralen Schwartenbildungen oder stärkeren Hilusdrüsenveränderungen hingewiesen. Schrumpfungen des Lungengewebes können zu Zirkulationsbehinderungen arterieller Abschnitte des kleinen Kreislaufs führen, so daß in diesen Fällen die Bezeichnung arterielle Lungenstauung mitunter angebracht ist. STEPS (1958) macht für derartige Stauungszustände auch Gefäßasymmetrien, Gefäßanomalien und Kyphoskoliosen verantwortlich. LAUBRY, SHAPERON u. SÉJOURNÉ (1929) beschreiben Perikardergüsse und Concretio cordis im

Bereich des linken Herzens als Ursache einseitiger Stauungen. Bei Kollagenkrankheiten der Lungen haben UEHLINGER u. SCHOCH (1957) sekundäre Stauungsveränderungen infolge mechanischer Behinderung der Zirkulation durch fibrotische Prozesse beschrieben. Des weiteren können Tumoren zu Kompressionen der einmündenden Lungenvenen Veranlassung geben [STECKEN (1955)]. Auch große Aortenaneurysmen können zur Verlegung von Lungenvenen führen, wie GRAEVE (1957) angiographisch nachwies.

Bei der Lungenhypostase handelt es sich um ein Teilgeschehen kardial bedingter venöser Rückstauung durch Ansammlungen von Transsudatmassen in den weniger beatmeten abhängigen Lungenpartien, die in Verbindung mit Pleuraergüssen mehr oder weniger großen Ausmaßes auftreten. Strömungsverlangsamung und verminderte Resorption sind bei der Entwicklung der Hypostase maßgeblich beteiligt; nach ZDANSKY (1949) sind ferner verminderte Atmungsexkursionen für die erschwerte Transsudatresorption und verminderte Blut- und Lymphzirkulation der abhängigen Lungenabschnitte verantwortlich zu machen. Hypostatische Veränderungen sind häufig mit Ergüssen, Atelektasen und Infarkten kombiniert und dann schlecht zu differenzieren [COCCHI (1950)]. Pathologisch-anatomisch fand STEPS (1958) eine starke Blutfülle aller Gefäße bis zur Stase. Es handelt sich häufig um eine vorwiegend agonale und auch postmortale Erscheinung, wie vergleichende Röntgenaufnahmen von STEPS erbrachten.

c) Folgezustände

Zwangsläufige Folgezustände unbeeinflußter aktiver Blutüberfüllung und venöser Rück-

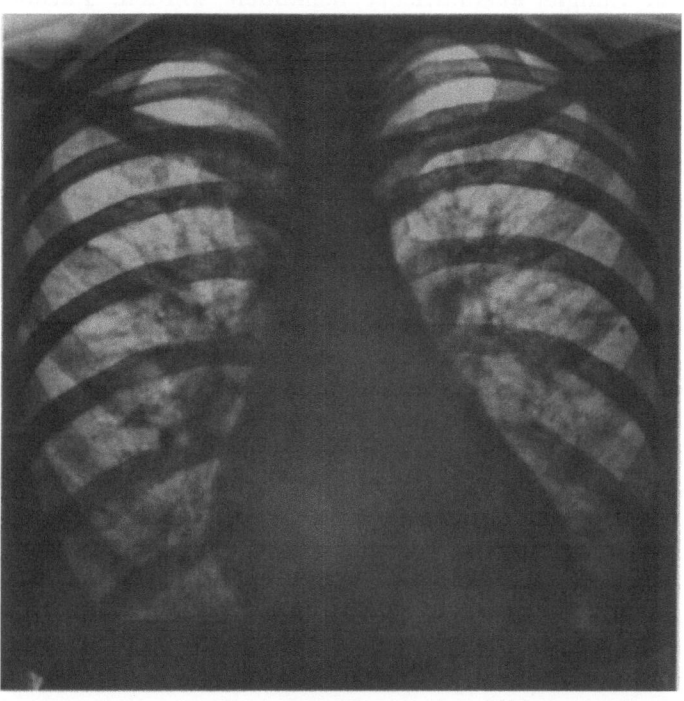

a

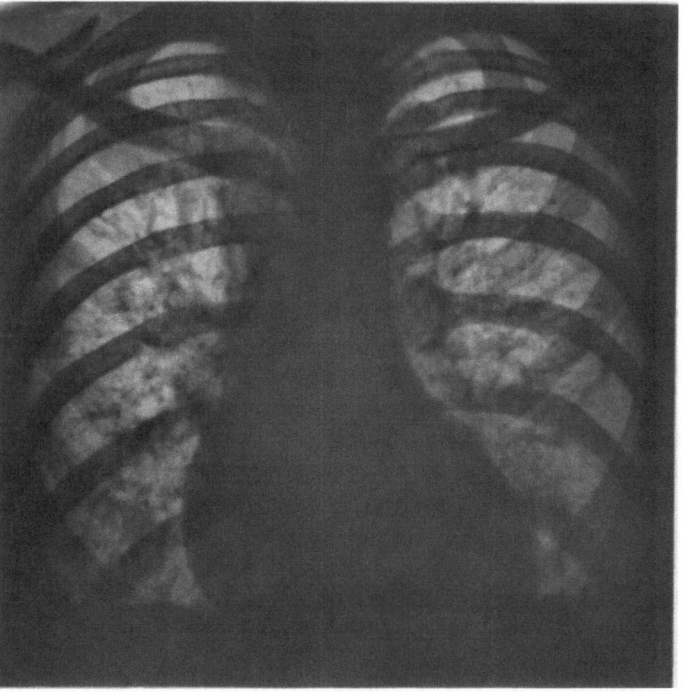

b

Abb. 74a u. b. Mitralstenose vor und nach Commissurotomie. a Präoperativ, b postoperativ keine Rückbildung der pulmonalen durch Stauungsinduration bedingten Strukturveränderungen. Wiederkehr der Herztaille

stauung des kleinen Kreislaufs sind sekundäre organische Veränderungen der Gefäße und des Lungenparenchyms. Hier sei zunächst auf die Folgezustände venöser Rückstauung summarisch eingegangen, die im übrigen im Abschnitt Zirkulationsstörungen der Lungen ausführlicher behandelt werden. Pathologisch-anatomisch handelt es sich um das Bild der chronischen Stauungsinduration der Lungen mit häufig einhergehenden Veränderungen im Sinne der Hämosiderose und Pneumopathia osteoplastica. Die Veränderungen des Gefäßsystems werden durch die Entwicklung sekundärer Pulmonalarteriensklerose geprägt [Linzbach (1960)]. Die Stauungsinduration charakterisiert sich durch Zunahme der Fibrillen und elastischen Fasern sowie Vermehrung der glatten Muskelzellen und Verminderung der Capillaranzahl [Schulz (1959)]. Mit zunehmender Induration und Sklerose treten die Zeichen venöser Rückstauung in den Hintergrund. Die Blutfülle der Lunge wird mehr und mehr in den großen Kreislauf verschoben, das weitere Schicksal hängt von der Suffizienz des rechten Ventrikels ab. Die Stauungsinduration kann als Kombination von Gerüstfibrose und Gefäßsklerose aufgefaßt werden. Röntgenologisch tritt ein abnormer Strukturreichtum mit einem Netzwerk streifiger Verdichtungen in Erscheinung [Zdansky (1923, 1949); Sylla (1929, 1935)]. Das anatomische Substrat wird durch Vermehrung interstitiellen Bindegewebes und fibröser Herde gebildet. Wierig (1927) bezeichnete diese Veränderungen als „Marmorierung" der Lungen. Auch die Verdickung der Bronchialwände trägt zu diesem Bilde bei [Vajnšteja (1953)]. Die kymographische Mitbewegung der Lungengefäße ist gehemmt [Gross u. Neudert (1949)]. Im selektiven Pulmonangiogramm wird Rarefizierung des arteriellen Schenkels der Endstrombahn und der venösen Gefäßabschnitte beschrieben [Bolt, Forssmann u. Rink (1957); Bolt u. Rink (1960)]. Kerleysche B-Linien können sich fibrotisch umwandeln und persistieren [Moldenhauer u. Dihlmann (1958); Fleischner u. Reiner (1954)]. Aus der Konstanz der Veränderungen kardialer Stauungsinduration im Röntgenbild folgern Gross u. Müller (1939), daß die anatomischen Grundlagen bzw. reaktiven pathologischen Veränderungen keine wesentliche Weiterentwicklung erfahren.

Eine spezielle Form der chronischen Stauungsinduration ist die Hämosiderose. Sie findet sich besonders ausgeprägt bei der unbehandelten Mitralklappenstenose. Das in den Alveolen und Endbronchiolen abgelagerte Hämosiderin kann auf Grund vergleichender histologischer Schnitte röntgenologisch nachgewiesen werden [Pendergrass, Lame u. Ostrum (1949)]. Erste vergleichende pathologisch-anatomisch-röntgenologische Untersuchungen stammen von Rosenhagen (1928). Nach Lendrum, Scott u. Park (1950) sowie Sussman und Frost (1956) überwiegen herdförmige Veränderungen mit dazwischenliegendem normalem Lungengewebe. Verkalkungstendenzen und fließende Übergänge zur Pneumopathia osteoplastica sind häufig nachweisbar. Elektronenmikroskopische Untersuchungen von Schulz (1959) beweisen Inkrustierungen von Capillar- und Arteriolenwänden mit Hämosiderin sowie den Austritt von Erythrocyten aus varicös erweiterten Anastomosen des Lungen- und Bronchialarteriensystems. Die Substanz findet sich auch im Bereich interlobulärer Septen [Gough (1955)]. Nach Ansicht verschiedener Autoren [Haubrich u. Versen (1954); Esposito (1955); Carlier (1958)] ist die venöse Stase allein nicht die Ursache einer miliaren Hämosiderose; heute wird vielmehr der zunehmenden arteriellen Hypertonie ausschlaggebende pathogenetische Bedeutung beigemessen. Tritt die Hämosiderose bei der unbehandelten Mitralklappenstenose im Stadium erheblicher pulmonaler Hypertonie nicht auf, so ist eine zunehmende Rechtsinsuffizienz oder ein zusätzlicher Tricuspidalklappenfehler anzunehmen [Ellman u. Gee (1951); Lendrum, Scott u. Park (1950)].

Röntgenologisch handelt es sich um eine feine und dichte Fleckelung, die vorwiegend im Bereich der Unter- und Mittelfelder lokalisiert ist und konfluierenden Charakter aufweist [Wierig (1927); Rosenhagen (1928); Sylla (1929)]. Einzelne Herdchen können bei Durchmessern von 1—3 mm starke Absorptionsintensität aufweisen [Hurst, Bassin u. Levine (1944); Hanusch (1956)]. Bei den chronischen Hämosiderosen ist die gestochene

Schärfe der Tüpfelung charakteristisch, die mit dem Begriff der Stauungslunge sehr wenig gemeinsam zu haben scheint. FROST, GORMSEN u. MØLLER (1952) haben zwei Fälle bioptisch bestätigt und eine deutliche pulmonale Hypertonie festgestellt. 3—6 Monate nach Valvulotomie beobachteten sie keine Strukturänderung der Lungen. Nach FLEISCHNER sowie FLEISCHNER u. BERENBERG (1954) kann das Hämosiderin sich auch im Bereich der Interlobulärsepten anlagern und damit permanente B-Linien im Sinne von KERLEY (1958) hervorrufen. BLAIR (1954) interpretiert das feine Netzwerk durch Behinderung des Lymphstroms auf Grund der Fibrose, während die Verminderung der Strahlentransparenz in erster Linie durch die Vollfüllung der Alveolen mit Herzfehlerzellen bedingt sein soll. BORRONI u. MASSERINI (1952) fanden bei 950 Mitralklappenfehlern mit Stauung im kleinen Kreislauf nur viermal eine Hämosiderose. Demgegenüber betonen PENDERGRASS, LAME u. OSTRUM (1949), daß die Hämosiderose offensichtlich doch häufiger vorkommt, jedoch röntgenologisch nicht genügend diagnostiziert wird. Die Ursache liegt oft in der verminderten Absorptionsfähigkeit feinerer, knötchenartiger Verdichtungen. Differentialdiagnostisch ist die Hämosiderose vor allem gegenüber der Miliartuberkulose abzugrenzen und unterscheidet sich von letzterer dadurch, daß die Spitzenfelder in der Regel frei sind und die miliaren Veränderungen sich im wesentlichen im Mittel- und Unterfeld bei allgemein engmaschiger Netzzeichnung und Marmorierung nachweisen lassen [BLAIR (1954), BORRONI u. MASSERINI (1952); ESPOSITO; FROST, GORMSEN u. MØLLER; HAUBRICH u. VERSEN; PENDERGRASS, LAME u. OSTRUM; WIERIG; KEVES (1956); COCCHI (1950); VIGLIANI (1954); ZDANSKY]. Die weitere Differentialdiagnose hat sich mit vielfachen feinnodulären und -retikulären chronischen Lungenprozessen unterschiedlicher Ätiologie zu beschäftigen, auf die hier nicht eingegangen werden soll.

Sekundäre Verkalkungen führen im Verlauf der Hämosiderose zur sog. Pneumopathia osteoplastica bzw. tuberösen Knochenbildung der Lunge. Es handelt sich auch hierbei im wesentlichen um ein Primat der unbehandelten Mitralklappenstenose. Untersuchungen von SALINGER (1932) und BRENNER (1957) erbrachten zahlreiche scharf begrenzte rundliche Kalkherde in beiden Lungen, vorwiegend im Bereich der Mittel- und Unterfelder. Die knöchernen Massen finden sich inmitten von Gruppen der Alveolen und entsprechen histologisch Knochenbälkchen und Osteoblasten. In der Regel lagern sich die Herde im Sinus- und Basisbereich der Lungen ab [PERRIN, FROMENT, GRAVIER u. PAUPERT-RAVAULT (1956)]. Zur Verknöcherung ist eine sehr lange bestehende, chronische Lungenstauung über Jahre hinweg notwendig. KERLEY (1958) fand bei 3—5% der Mitralklappenstenosen Verkalkungen in den Unterfeldern, jedoch auffallenderweise nie bei reiner Mitralklappeninsuffizienz. Nach GROSS (1938) ist die Knochenbildung bereits im jugendlichen Alter besonders stark ausgeprägt. DIEHL u. KUHLMANN (1933) weisen auf die fließenden Übergangsstadien von der Hämosiderose zu allmählichen sekundären Verkalkungen hin. Auch HAUBRICH u. VERSEN (1954) sind der Ansicht, daß es sich nur um einen graduell verschiedenen, sehr seltenen Sonderfall der nicht häufigen Lungenhämosiderose handelt. Im wesentlichen dürften die Veränderungen bei chronischen Lungenstauungen solcher Mitralklappenstenosen auftreten, die schon im kindlichen Alter erworben waren und nach vorübergehender Dekompensation mit starker Hämosiderinablagerung einen sehr milden und protrahierten Verlauf genommen haben. JANKER (1936) grenzt die Pneumopathia osteoplastica differentialdiagnostisch ab gegen verkalkte tuberkulöse Herde, Ausheilungsstadien der Miliartuberkulose und Pneumokoniose. Er trennt die tuberöse Form der Osteoplasie von der verästelten Knochenbildung der Lunge ab, die wahrscheinlich durch Metaplasien bzw. chronische Entzündung entsteht. Nach SALINGER (1932) bevorzugt die verästelte Form mehr die höheren, die tuberöse Form mehr die jüngeren Lebensalter. HOLSTEIN u. STECKEN (1959) haben darauf hingewiesen, daß die tuberösen Formen nie in verästelte Formen übergehen.

Pulmonale Hypertonie und sekundäre Veränderungen der Lungenstrombahn im Sinne der Pulmonalarteriensklerose mit zunehmender peripherer Oligämie sind obligate Folgeerscheinungen bei allen erworbenen Schädigungen des linken Herzens mit länger bestehender venöser Rückstauung. Anfänglich finden sich noch reversible Gefäßveränderungen in Form einer allgemeinen Engerstellung, wobei das architektonische Bild des Gefäßbaumes bei gleichmäßiger Verjüngung der Gefäßkaliber noch regelmäßig ist und die Phase vorwiegend funktionell bedingter Engstellung des arteriellen Schenkels der Lungenstrombahn zum Ausdruck bringt. Die zirkulatorische Blutmenge nimmt insbesondere im Oberlappen bei Verschmälerung peripherer Arterienäste ab [KERLEY

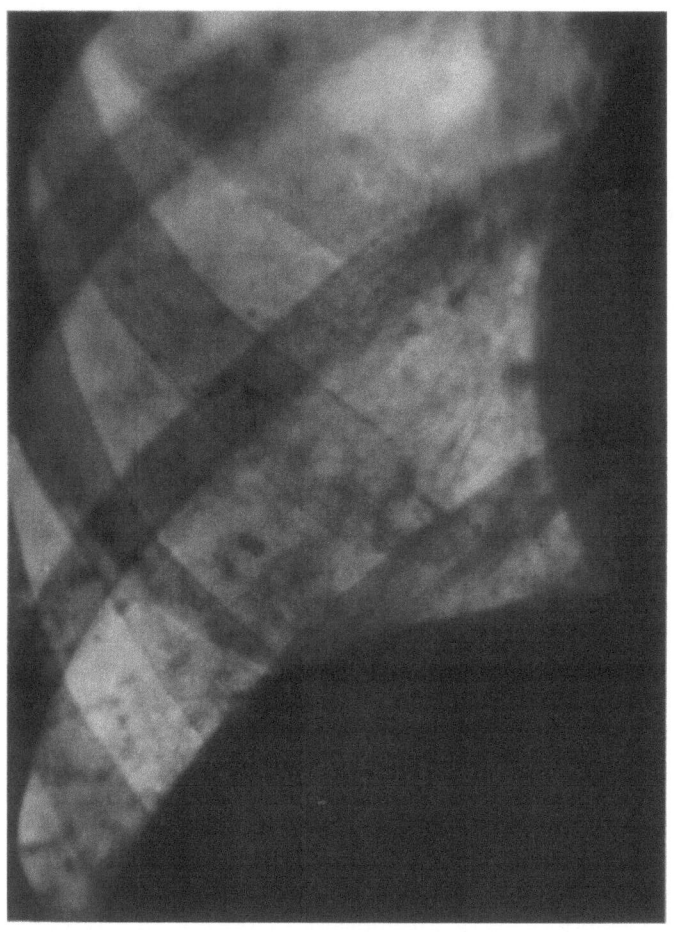

a

Abb. 75a u. b. Hämosiderose, Pneumopathia osteoplastica und Kerley-Linien in beiden Unterfeldern bei Mitralklappenstenose

(1958)]. Die Kontraktionen peripherer Lungengefäße mit zunehmender Aufhellung der Peripherie prägen das Bild der pulmonalen Oligämie [FLEISCHNER u. SAGALL (1955)]. Vergleichende Druckmessungen vor und nach Durchführung rechtzeitiger Valvulotomien beweisen die anfängliche Reversibilität in Form von Rückbildung der ursprünglich erhöhten Pulmonalarteriendrucke bei Kaliberzunahme der Gefäße [BAYER, EFFERT, LANDEN u. SCHUNK (1951); ZDANSKY (1949); FLEISCHNER u. SAGALL (1955); TURCHETTI (1953)]. In weiteren Untersuchungen wurde die Beziehung der Gefäßstruktur zentraler Abschnitte der A. pulmonalis zu den jeweils gemessenen pulmonalen Capillardruckwerten bewiesen [VAN EPPS (1958); BOLT, FORSSMANN u. RINK (1957); JACOBSON, SCHWARTZ u. SUSSMAN (1957); SCHWEDEL, ESCHER, AARON u. YOUNG (1957); WHITAKER u. LODGE (1954); BORNEMANN, MICHEL u. HERBST (1958); LAUBRY u. THOMAS (1926); LUKAS, MAHRER u. STEINBERG (1958)]. Größe der Hauptstämme sowie Maß der Verjüngung peripherer Verzweigungen der A. pulmonalis sind danach brauchbare Anzeichen eines pulmonalen Hochdrucks bei erworbenen Herzklappenfehlern und Linksschädigungen. Auf Grund vergleichender postmortaler Angiogramme und histologischer Befunde der Lungengefäße fortgeschrittener Mitralklappenstenosen ist HARRISON (1958) der Auffassung, daß die Verengerung der Gefäße vorwiegend in den basalen Abschnitten auftritt, da hier die Arterien meist stark hypertrophisch sind, während die kranialen Gefäße nur geringe Hypertrophie aufweisen. Histologisch ist eine signifikante muskuläre Hyper-

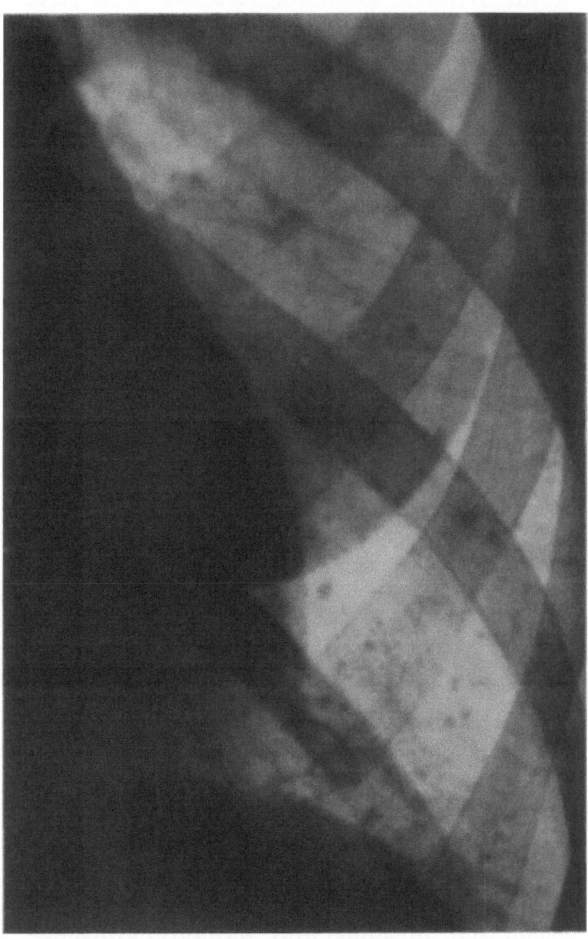

Abb. 75 b

trophie der Arterienwand gegenüber der schmalen Wand der normalen Arterien festzustellen. Diese Unterschiede zwischen Ober- und Unterlappenarterien waren in 25 Fällen ersichtlich. Auch in den Unterlappenvenen fanden sich Hypertrophien. Dem gesteigerten Venendruck wird danach ursächliche Bedeutung für die arterielle Engstellung beigemessen und diese als ein Schutzmechanismus gegen Überladung des Capillarbettes aufgefaßt. Des weiteren fand HARRISON (1958) zusätzliche atheromatotische Veränderungen der betreffenden Unterlappengefäße. LINZBACH (1960) stellte bei der chronischen Stauungsinduration der Lungen grundsätzlich eine sekundäre Pulmonalarteriensklerose mit muskulärer Hypertrophie und Zunahme des elastischen Apparates fest, wodurch wiederum die engen Zusammenhänge zwischen Funktionsstörung und organischer Wanderkrankung als Ursache der Ischämie dargelegt werden. Die angiographischen Befunde von DOYLE, GOODWIN, HARRISON u. STEINER (1957) bestätigen die Divergenz zwischen Ober- und Unterlappenarterien der Mitralklappenstenosen: Die Äste der Mittel- und Unterfelder waren fadenförmig dünn, die Arterien der Oberfelder entsprachen praktisch der Norm.

Evans u. Short (1957) zeigten in vergleichenden pathologisch-anatomischen und angiographischen Untersuchungen, daß diffuse Gefäßveränderungen schwereren Wandprozessen im Sinne von Intimaverdickungen und Thrombosen sowie subintimalen Verdickungen der Venolen entsprachen. Arterielle bzw. arteriolare Kontraktion und ausgedehnte Intimaproliferation waren die bestimmenden Faktoren der Gefäßveränderungen. Besonders die Basalarterien waren durch Thromben verstopft. Im Vordergrund stand der allgemeine Verlust feinster Äste. Die Capillarzeichnung wies deutliche Reduktion auf. Zunehmende Occlusion im Bereich kleinerer Arterien und Arteriolen ist demnach die Ursache der vasculären Widerstandserhöhung in den chronischen Stadien der Mitralklappenstenose. Eine signifikante Beziehung zum Grad der venösen Hypertonie konnte hierbei von Dexter, Dow, Haynes, Whittenberger, Ferris, Goodale u Hellems (1950) nicht festgestellt werden. Die ursprüngliche Reversibilität in der Gefäßengstellung

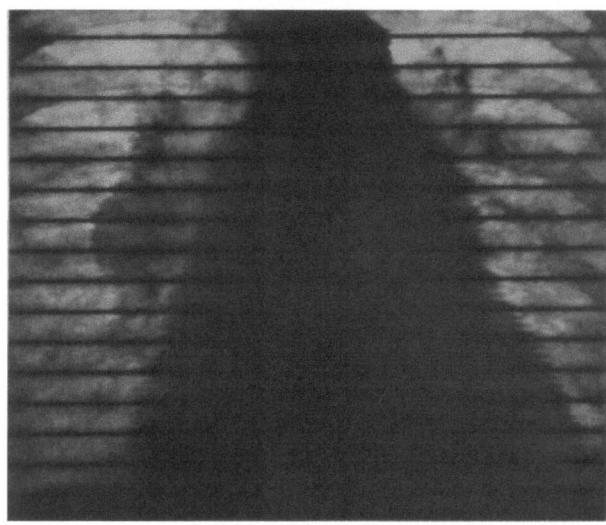

Abb. 76. Fortgeschrittene Pulmonalarteriensklerose und ausgeprägtes chronisches Cor pulmonale bei nicht operierter Mitralstenose. Deutliche pulmonale Hypertonie

auf vasoconstrictorischer Basis wurde von Goodwin (1958) auf den Nachweis von Druckerniedrigung und Verminderung der peripheren Widerstandserhöhung nach Zufuhr von Hexamethonium während der Druckmessung im arteriellen Schenkel begründet. Auch die angiographischen Befunde von Actis-Dato, Angelino u. Zambelli (1952) lassen die Kombination pathologisch-anatomischer und hämodynamischer Befunde in den fortgeschrittenen Stadien des Klappenfehlers erkennen. Das selektive Pulmonangiogramm erbringt typische Zeichen einer fortgeschrittenen Pulmonalarteriensklerose bis zu äußerster Reduktion des gesamten Gefäßnetzes, einhergehend mit meist deutlichen Erweiterungen der zentralen Abschnitte. In fortgeschrittenen Stadien werden capilläre Füllungsphasen praktisch vermißt [Bolt, Forssmann u. Rink (1957); Bolt, Knipping u. Ludes (1954)]. Die entsprechenden Untersuchungen von Bell, Shimomura, Guthrie, Hempel, Fitzpatrick u. Begg (1959) und Bell, Shimomura, Taylor u. Fitzpatrick (1959) bestätigen das Bild zunehmender Reduktion des peripheren Gefäßnetzes im Sinne des „entlaubten Baumes" bei weitestgehendem Schwund des capillaren Hintergrundnetzes. Histologisch bestätigen die Autoren Mediahypertrophie, muskuläre Hypertrophie und Intimaproliferation mit Verengerungen und Verschlüssen Schoenmackers u. Vieten (1951, 1954) wiesen intrapulmonale, broncho-pulmonale arterielle Anastomosen nach.

Auch bei den kongenitalen Anomalien mit Links-Rechts-Shunt finden sich in den Terminalstadien fortgeschrittener bzw. operativ unbehandelter Fälle ausgeprägte Wandveränderungen im Sinne der Pulmonalarteriensklerose [Hjelt u. Landtman (1959); Brewer u. Heath (1959); Doerr (1960)]. Mediahypertrophie und Fibroelastose der

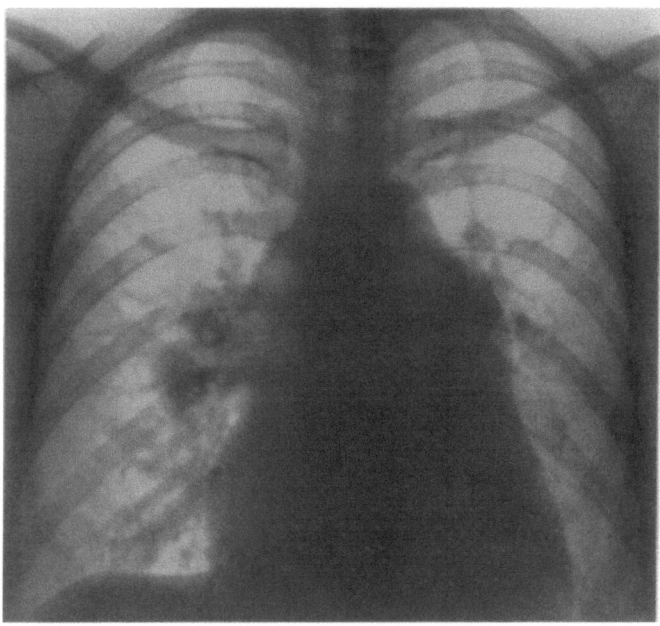

Abb. 77. Fortgeschrittene Pulmonalarteriensklerose mit chronischer pulmonaler Hypertonie bei nicht operiertem persistierendem Ductus arteriosus

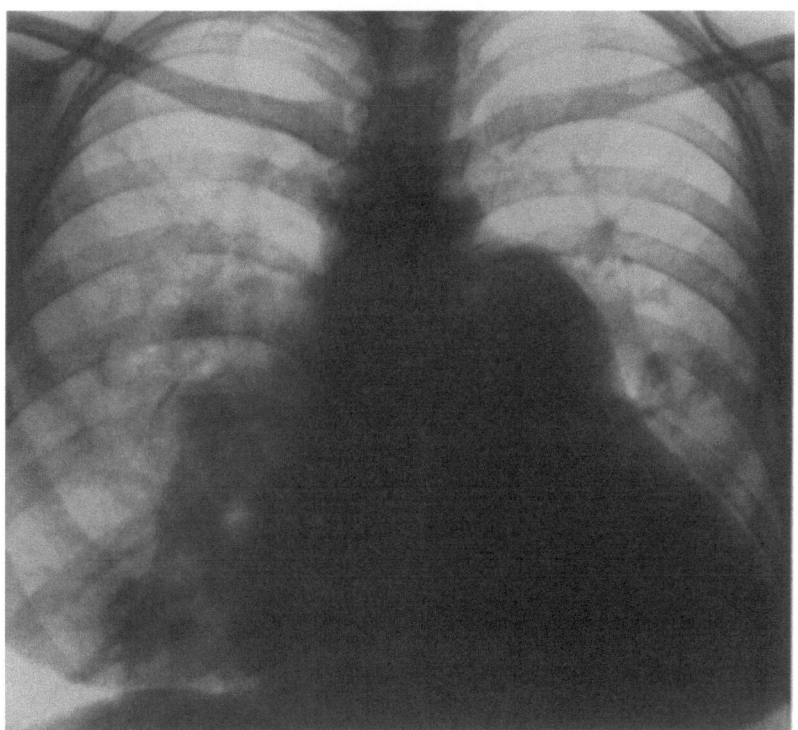

Abb. 78. Ausgeprägte Pulmonalarteriensklerose bei nicht operiertem Vorhofseptumdefekt

Intima mit zunehmender Verschlußneigung und Entwicklung broncho-pulmonaler Anastomosen sind die Folge. Angiographisch wird das Bild zwar vielfach noch durch erhebliche Dilatationen größerer und mittlerer Arterien geprägt, jedoch ist in den Spätstadien eine deutliche Verengerung kleiner peripherer Äste unverkennbar [HARRISON (1958)]. Gegenüber der Mitralklappenstenose zeichnen sich die Angiogramme der

kongenitalen Fehler durch eine gleichmäßige Dilatation sämtlicher Äste in Ober- und Unterlappen aus, eine unterschiedliche Lumenweite ist nicht nachweisbar [DOYLE, GOODWIN,
HARRISON u. STEINER (1957); GOODWIN (1958)]. Gegenüber den Mitralklappenfehlern
sind Venenverengerungen angiographisch nicht feststellbar. Die Zeichen ausgeprägter
pulmonaler Hypertonie charakterisieren somit auch die Endstadien der angeborenen
Anomalien mit Links-Rechts-Shunt [KEATS, KREIS u. SIMPSON (1956)], so daß sich die
Spätstadien aktiver Blutüberfüllung und venöser Rückstauung ziemlich gleich sind. Die

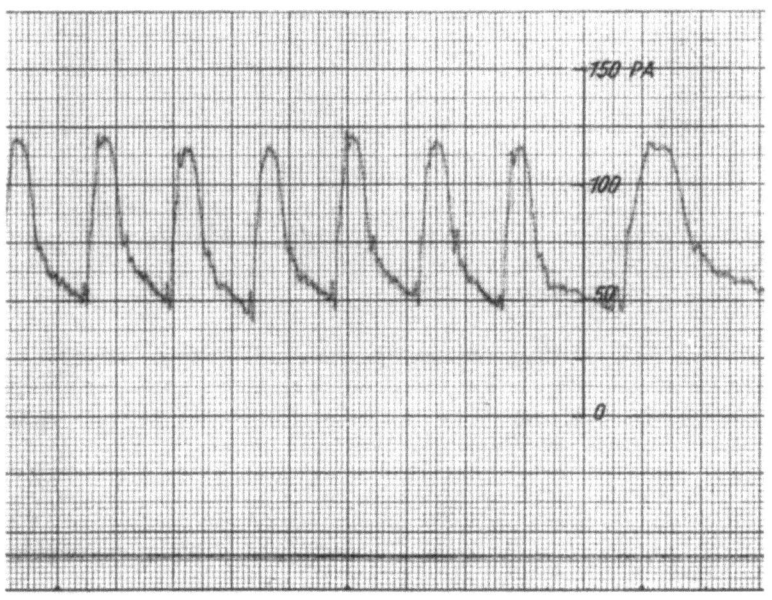

Abb. 79. Arterien-Druckkurve bei pulmonaler Hypertonie durch Ventrikelseptumdefekt

Auswirkungen auf die Angioarchitektur der Peripherie beider hämodynamischer Störungen lassen insbesondere im selektiven Pulmonangiogramm gleichartige Folgezustände
erkennen [BOLT, FORSSMANN u. RINK (1957); BELL, SHIMOMURA, TAYLOR u. FITZ-
PATRICK (1959)].

Bei den angeborenen Herzfehlern mit ursprünglich primärer Oligämie auf Grund einer
Volumenverringerung, beispielsweise der Pulmonalklappenstenose und Fallotschen Tetralogie, zeigen sich tomographisch und angiographisch zunächst die Symptome der Kaliberreduktion und peripheren Oligämie mit Strömungsverlangsamung auf Grund verminderter Blutzufuhr. In den Spätstadien operativ nicht behandelter Fehler dieser Art kann
jedoch die meist stark ausgeprägte kompensatorische Bronchialarterienzirkulation ebenfalls zur pulmonalen Hypertonie und sekundären Pulmonalarteriensklerose führen, so
daß die funktionellen und organischen Gefäßveränderungen mit den besprochenen
identisch sein können.

6. Veränderungen nach Traumen und thoraxchirurgischen Eingriffen

Unter den traumatischen Veränderungen der Lungengefäße ist das durch Stich-,
Schuß- oder Quetschwunden entstandene falsche Aneurysma der A. pulmonalis an erster
Stelle zu nennen. Beim falschen Aneurysma tritt nach STAEMMLER (1960) Blut aus der
traumatisch eröffneten Arterie aus, wühlt sich ein Bett in dem periarteriellen Zellgewebe
und bildet ein wachsendes Hämatom. Beim Aneurysma dissecans handelt es sich um die
Bildung eines neuen Gefäßrohres innerhalb der Arterienwand, meist im Bereich der
Media. Derartige Veränderungen an der A. pulmonalis sind offenbar selten beschrieben
worden. Der aneurysmatische Raum kann abgegrenzt werden und sklerosieren bzw.
obliterieren. Oft erweitert sich jedoch der cystische Sack und wird extrem groß. Ein

arterio-venöses Aneurysma kann nach gemeinsamer Verletzung einer Arterie und einer dicht daneben liegenden Vene entstehen. Die Symptomatologie ähnelt dann jener der kongenitalen arterio-venösen Fistel. Zwischen beiden Gefäßen kann sich auch ein Aneurysmasack, der das Überströmen des Blutes in die Vene vermittelt, bilden. Nach GIESE (1957) sind erworbene arterio-venöse Fisteln auf traumatischer Basis ebenfalls selten. Arterio-venöse Aneurysmen können sich des weiteren sekundär durch Perforation eines wahren Aneurysma in eine Vene bilden, z.B. durch Perforation eines Aortenaneurysma. Schließlich sind arterio-arterielle Fisteln durch Perforation und Ruptur eines Aorten-aneurysma in die A. pulmonalis bekannt.

Für die Lagebestimmung von Geschossen und Metallsplittern, die zu traumatischen Gefäßveränderungen der Lunge geführt haben, kann die Kardio-Pulmonangiographie bedeutsam sein [STEINBERG (1960)]. In sieben Fällen war im Gegensatz zur konventionellen Röntgenaufnahmetechnik die Lokalisation der Fremdkörper exakt möglich. So fanden sich beispielsweise Geschosse in unmittelbarer Nachbarschaft der rechten A. pulmonalis 3 cm nach ihrem Abgang, in einem weiteren Fall in der Nähe der Einmündung der rechten unteren Pulmonalvene in den linken Vorhof. Die topographische Analyse traumatischer Fremdkörper ist im Einzelfall präoperativ bedeutsam, um bei drohender Gefäßarrosion die Indikationsstellung zur operativen Entfernung zu ermöglichen.

Die röntgenologische Symptomatologie traumatischer Aneurysmen der Pulmonalarterie unterscheidet sich nicht von jener anderer Aneurysmenformen. JENNES (1936) stellt heraus, daß im Jahre 1936 unter 122 Fällen der Weltliteratur nur viermal eine traumatische Ursache angegeben wurde. Es ist verständlich, daß Kriegs- und Friedenszeiten hierbei statistisch unterschiedlich beurteilt werden müssen. Mitteilungen über die traumatische Entstehung peripherer Aneurysmen der A. pulmonalis stammen von MARBLE u. WHITE (1920) sowie CASTEX, CIO u. BATROS (1931). GROEDEL (1939) berichtet über ein Aneurysma der A. pulmonalis, das wahrscheinlich durch ein Brustwandtrauma im 14. Lebensjahr entstanden war und sich im Laufe der Jahre sichtlich vergrößerte.

Auch die Röntgensymptomatologie traumatisch entstandener arterio-venöser Lungenfisteln gleicht im wesentlichen jener der kongenitalen Formen. GROSSE-BROCKHOFF, LOOGEN u. VIETEN (1957) beobachteten 10 Jahre nach Granatsplitterverletzung der Lunge mit voraufgegangenem Hämatothorax zunehmende Leistungsunfähigkeit mit Cyanose, Trommelschlegelfingerbildungen und Dyspnoe. Die Pulmonangiographie erbrachte ein deutliches sackförmiges Aneurysma der rechten Pulmonalarterie mit Kommunikation zur Vene. Ein weiterer kasuistischer Beitrag stammt von RAVELLI (1954). CASTEX, CIO u. BATROS (1931) schildern die Entwicklung einer arterio-venösen Fistel der rechten A. pulmonalis bei einer 36jährigen Frau, die vor 9 Jahren einen Revolverschuß durch die Lunge erhielt. Nach anfänglich großer Blutung blieben starke Atemnot und Cyanose dauernd bestehen. Klinisch entwickelten sich Zeichen des Rechts-Links-Shunts. Röntgenologisch fand sich ein runder, taubeneigroßer, systolisch pulsierender Verdichtungsbezirk lateral vom rechten Hilus. Blutgasanalysen ergaben Sauerstoff-untersättigung bei Polyglobulie. Der Befund wurde autoptisch bestätigt. Auf die Entwicklung multipler arterio-venöser Anastomosen bei voraufgegangenen Lungentraumen haben VIOLA, VACCAREZZA, UGO u. VISCARDI (1961) aufmerksam gemacht. HEILE (1911) hat über eine Schußverletzung der V. pulmonalis des linken Unterlappens und Heilung durch Unterbindung berichtet. Es sei auch auf den Nachweis posttraumatischer Rundherde in der Lunge aufmerksam gemacht, bei denen es sich um intrapulmonale Hämatome nach Messerstichverletzung und stumpfem Trauma mit Rippenfrakturen handeln kann. Entwickeln sich derartige Rundherde nach einer gewissen Latenz von einigen Tagen, so muß an intrapulmonale Hämatome gedacht werden.

In seltenen Fällen entsteht im Anschluß an stumpfe Thoraxtraumen eine posttraumatische Thrombose der A. pulmonalis. TORNER-SOLER, CARASCO AZEMAR u. PERET RIERA (1959) haben einen derartigen Fall geschildert und angiographisch dokumentiert. Ein weiteres eindrucksvolles Beispiel stammt von DIMOND u. JONES (1954), wo sich klinisch nach einem Autounfall mit Thoraxtrauma 5 Monate vor dem Tode ein klinisch progredientes Krankheitsbild mit zunehmender Dyspnoe, Cyanose und Brustschmerzen entwickelte. Die röntgenologische Symptomatik entsprach einem progredienten Cor pulmonale mit fibrotischen Strukturen in den Lungen. Die Angiogramme wurden im Sinne einer Pulmonalklappenstenose fehlgedeutet. Autoptisch fand sich nämlich eine völlige Verstopfung der gesamten rechten Pulmonalarterie mit einem großen Thrombus, auch die linke Pulmonalarterie war praktisch völlig verschlossen. Der Thrombus setzte sich bis zur Pulmonalklappe fort. Infolge unzulänglicher Anamnese war die Fehldeutung des Krankheitsbildes verständlich.

Brettell u. Herrmann (1960) haben über spontane Ruptur einer A. pulmonalis bei pulmonaler Hypertonie berichtet. In zwei Fällen fanden sich Dilatationen und Verdünnung der Arterienwand, die als „aneurysmatisch" aufgefaßt wurden. Ursächlich lagen Lungeninfarkt bzw. chronisches Bronchialasthma zugrunde. Im einen Fall ergab die autoptische Kontrolle ausgedehnte Thrombenmassen im aneurysmatischen Bezirk. Die Literaturübersicht der Autoren ergibt nur fünf gut dokumentierte Fälle von Spontanruptur der A. pulmonalis. Keiner von diesen zeigte ausgedehnte Thrombose der Arterie. Der Rupturbezirk ist meist unmittelbar distal hinter der Pulmonalarterienklappe gelegen und gewöhnlich einige Zentimeter lang. Röntgenologisch waren in beiden Fällen Zeichen ausgedehnter pulmonaler Hypertonie und starker Dilatation der A. pulmonalis vorhanden.

Das Aortenaneurysma hat eine ausgesprochene Nachbarschaftsbeziehung zur A. pulmonalis, so daß hier traumatische Rupturen oder Spontanarrosionen nicht allzu selten sind. Herscher, Haret u. Frain (1931) sahen ausgedehnte perihiläre symmetrische Dilatationen der A. pulmonalis, die als poststenotische Erweiterung gedeutet wurden. Es fand sich autoptisch jedoch eine Kommunikation zwischen Aorta ascendens und A. pulmonalis infolge Ruptur eines Aortenaneurysma in die Lungenarterie. Eine ähnliche Beobachtung stammt von Rubino (1942). Donnell, Levinson u. Griffith (1956) haben in zwei Fällen derartige Kommunikationen mittels Herzkatheter und Pulmonangiographie dargestellt und die aorto-pulmonale Fistel nachgewiesen.

Eine zusammenfassende Darstellung über traumatische Veränderungen der Lungengefäße und ihre chirurgische Behandlung stammt von Dubost (1959) sowie Dubost u. Hoffmann (1959). Auch hier wird auf die Bedeutung der Pulmoangiographie hingewiesen.

Unter den thoraxchirurgischen Eingriffen ist der *therapeutische Pneumothorax* durch die Entwicklung moderner Chemotherapie und Antibiose weitgehend zurückgedrängt worden. Bei der Kollapslunge findet sich grundsätzlich eine ischämische Regulationsstörung. In Tierversuchen wiesen Hachiya (1938) sowie Sakurai u. Matsushige (1935) partielle oder totale Ischämie nach artefiziellem Pneumothorax in der Peripherie, beim Totalkollaps auch im Zentrum nach. Beim unkomplizierten intrapleuralen Pneumothorax ist meist nur eine funktionell bedingte Drosselung der Durchblutung infolge Engstellung des Gefäßnetzes vorhanden. Die Durchblutung kann beim Rückgang des Kollapses wieder in vollem Umfange eintreten. Verschwartungen im Anschluß an die Kollapstherapie sind die häufigste Ursache von mehr oder weniger ausgedehnten ischämischen Veränderungen. Bolt, Forssmann u. Rink (1957) beschrieben Verziehungen von Arterienverzweigungen, Verluste der zentralen Capillarphasen und maximale Verengerung der feinsten Arterienverzweigungen. Ausgedehnte Verschwartungen führen zu starken ischämischen Störungen. Charr u. Riddle (1937) beobachteten sehr enge und dünne Lungengefäße bei nach längerer Zeit offengehaltenem Pneumothorax. Beim Pneumoperitoneum sowie bei der Phrenicusexhairese stellten McCoy, Steinberg u. Dotter (1951) gleichfalls deutliche Kaliberverminderungen mit Durchflußverzögerung und avasculären Zonen in der Peripherie fest. Auch der extrapleurale Pneumothorax führt in dem selektiv kollabierten Lungenabschnitt zu einer fast vollständigen Aufhebung der Ventilation und Zirkulation mit Umleitung des Blutstroms in die ventilierten Segmente. Elektrokymographisch beschrieben Rossi, Rustichelli u. Ferri (1957) deutliche Reduktionen der Gefäßpulsationen in der Peripherie der Kollapsseite sowie starke Volumenerhöhung des Durchflusses auf der kontralateralen Seite. VADONE (1932) schilderte eine extreme aneurysmatische Dilatation der A. pulmonalis bei doppelseitigem Pneumothorax. Die Dilatation hängt wohl vom Grade des Lungenkollapses, der Widerstandsfähigkeit der Gefäßwand und der Leistungsfähigkeit des rechten Ventrikels ab. BLASI u. CATENA (1957) unterscheiden den „elastischen" Kollaps der Lunge beim gewöhnlichen Pneumothorax vom „starren" Kollaps, der mit Empyem oder Erguß einhergeht. Sie sind der Ansicht, daß der elastische Kollaps nie zur Ausbildung des chronischen Cor pulmonale, der starre Kollaps jedoch fast immer dazu führt. Angiographisch waren die Lungengefäße beim elastischen Kollaps jeweils bis in die Arteriolen und Venolen aufgefüllt. Histologisch fanden sich an den kleinen Lungengefäßen keine Veränderungen. Beim starren Lungenkollaps wurden jedoch irreversible Veränderungen des Parenchyms mit Obliteration der Alveolen und kleinen Lungengefäße sowie sekundären Wandveränderungen nachgewiesen. Diese Veränderungen entsprechen demnach den Befunden von BOLT, FORSSMANN u. RINK (1957) bei der Angiographie der reversiblen und irreversiblen Lungenatelektase.

Die *Thorakoplastik* hat meist stärkere Rückwirkungen auf die Zirkulation zur Folge. Die Hauptmasse des Blutes fließt über die erhaltenen Lungenabschnitte ab. Das sekundär entwickelte Emphysem gesunder Abschnitte trägt zur Ausdehnung ischämischer Zirkulationsstörungen bei. MACARINI u. OLIVA (1957) beschrieben Deformierungen der Arterien- und Venenverläufe, ferner Kompressionen und Verziehungen entsprechend der deformierenden Veränderung. Im kollabierten Segment ist die Gefäßversorgung grundsätzlich mangelhaft [LISBOA, LISBOA, DE MATTOS, ROCHA, JANUZZI (1957); DE SOUSA (1951); ZAMBELLI u. SACCO (1952)]. BLASI u. CATENA (1957) schildern irreversible Parenchymveränderungen mit Intima- und Mediaveränderungen der kleinen Gefäße und beträchtlich deformierende periphere Gefäßveränderungen mit erheblicher Rarefizierung.

Auch die *Dekortikation* ist Gegenstand pulmonangiographischer Untersuchungen geworden [BOLT, FORSSMANN u RINK (1957); BRESADOLA u. ALESSANDRI (1956)]. Je nach dem Grade reversibler oder irreversibler Parenchymveränderungen kann die regulatorische Engerstellung der Gefäße und damit die Ischämie nach der Dekortikation wieder aufgehoben werden; bei fortgeschrittener Parenchymzerstörung vermag die Dekortikation keine Beeinflussung ischämischer, morphologisch bedingter Gefäßveränderungen mehr zu erzielen.

Nach *Segmentresektionen und Lobektomie* resultiert infolge kompensatorischer Dilatation restlicher Lappen oder Lappenabschnitte deutliche Dehnung und Streckung der Gefäße mit Vergrößerung der Gefäßwinkel und Gefäßarmut, ähnlich den Befunden beim Emphysem [STILLER (1954); BOLT, FORSSMANN u. RINK (1957); RINK (1955)]. Es können auch reversible oder irreversible Atelektasen mit entsprechenden Gefäßveränderungen in der Nachbarschaft nachgewiesen werden. Ischämische Gefäßveränderungen finden sich mitunter in der kontralateralen Lunge auf Grund des sich hier entwickelnden kompensatorischen Emphysems. WEISS, WITZ u. KOEBELE (1950) schildern auffällige Verbesserung der Gefäßversorgung restlicher Lappen nach Lobektomie wegen Bronchiektasien. PACHECO u. DEL CASTILLO (1952) stellten jedoch auch das Gegenteil fest. Nach Pneumektomie sahen NEUHOF u. NABATOFF (1948) meistens keine bemerkenswerte Abweichung in Größe, Gestalt oder Verteilung des Gefäßbildes in der Restlunge. Sie verfügen über Verlaufsbeobachtungen bis zu 10 Jahren Dauer. An den großen Gefäßen sind Dehnungen und Verziehungen auf Grund kompensatorischer Blähung der Restlunge festzustellen [PACHECO u. DEL CASTILLO (1952); PIETRI, GASPARINI, GALMARINI, PERACCHIA u. PISANI (1959)]. SCHOENMACKERS u. VIETEN (1954) beschrieben besondere Dichte der Gefäßzeichnung und Erweiterung als Kompensationsmechanismus, andererseits Gefäßverlust bei kompensatorischem Emphysem nach Pneumektomie. Am Korrosionspräparat wiesen DAUSSY u. ABELANET (1956) zahlreiche Anastomosen zwischen Ästen der Aorta und A. pulmonalis in der wegen chronischer Parenchymprozesse entfernten Lunge nach.

Die selektive Pulmonangiographie hat entscheidend zur Dokumentation verschiedenartiger Krankheitsprozesse des Lungenparenchyms und der Lungengefäße beigetragen. Ihre besondere Bedeutung für die prä- und postoperative Diagnostik der Thoraxerkrankungen darf an dieser Stelle nochmals hervorgehoben werden.

Literatur

I. Untersuchungsmethoden

1.—3. Durchleuchtung,
Nativ- und Schichtaufnahmen

Assmann, H.: Über Veränderungen des Hilusschattens bei Herzkrankheiten. Münch. med. Wschr. 1920, 177—179.

Bogsch, A.: Beiträge zu den Röntgen-Möglichkeiten der Pulmonalarterie. Fortschr. Röntgenstr. 88, 401—406 (1958).

Csákány, G., S. Almos u. L. Varga: Die Bedeutung des Bildverstärkers bei der röntgenologischen Untersuchung der systolisch-expansiven Eigenpulsation der Hilusgefäße. Orv. Hetil. 102, 597—500 (1961).

Dehn, O. v.: Über röntgenologische Lungenbefunde im Vergleich zu den Ergebnissen der Sektion. Med. Klin. 1910, 863—864

— Grundsätzliches zur Lungenzeichnung. Fortschr. Röntgenstr. 49, 161—162 (1934).

Fleischner, F. G.: Roentgenology of cor pulmonary and pulmonary hypertension. Transact. Amer. Coll. Cardiol. 7, 110—119 (1957).

Gay jr., Brit B.: Normal pulsations in the pulmonary vascular tree as seen with roentgenoscopic image amplification. Amer. J. Roentgenol. 81, 801—806 (1959).

Gebauer, A., u. A. Schanen: Das transversale Schichtverfahren. Stuttgart: Georg Thieme 1955.

Govea, J., F. Aguirre y E. A. Ledo: Estudio radiológico tomográfico de la estenosis mitral. Rev. cub. Cardiol. 17, 1—22 (1956).

Hornykiewytsch, Th., u. H. St. Stender: Normale und pathologisch veränderte Lungengefäße im Schichtbild. Fortschr. Röntgenstr. 81, 36—45, 134—143, 455—457, 642—655 (1954); 82, 331—337 (1955).

Kováts jr., F., u. Z. Zsebök: Röntgenanatomische Grundlagen der Lungenuntersuchung. Budapest: Verlag der Ungarischen Akademie der Wissenschaften 1959.

Luzzatti, G., e F. Rovelli: Folia cardiol. (Milano) 12, 161, 247 (1953).

Macarini, N., e L. Oliva: Studio stratigrafico dei vasi polmonari in condizioni patologiche. Minerva med. 48, 2483—2500 (1957).

Schulze, W.: Anwendung und diagnostische Bedeutung der Tomographie bei Gefäßanomalien und Erkrankungen im Brustraum. Fortschr. Röntgenstr. 84, 164—175 (1954).

— Die idiopathische Pulmonalektasie und ihre differentialdiagnostische Abgrenzung. Münch. med. Wschr. 1955, 1522—1527.

Seyss, R.: Die Strukturzeichnung der peripheren Lungenabschnitte auf der direkten Vergröße-

rungsaufnahme. Fortschr. Röntgenstr. 81, 32—35 (1954).

Stecken, A.: Lungengefäßanomalien unter besonderer Berücksichtigung der Schichtdiagnostik. Kongr.-Ber. 1. Tagg med. wiss. Ges. Röntgenologie DDR, Leipzig 1955. Berlin: Akademie-Verlag 1957.

— Die Tomographie fehlmündender Lungenvenen in zwei Schnittrichtungen. Fortschr. Röntgenstr. 91, 582—596 (1959).

Steinbach, H. L., Th. E. Keats and G. E. Sheline: The roentgen appearance of the pulmonary veins in heart disease. Radiology 65, 157—168 (1955).

Teschendorf, W.: Lehrbuch der röntgenologischen Differentialdiagnostik, 4. Aufl., Bd. I. Erkrankungen der Brustorgane. Stuttgart: Georg Thieme 1958.

Thomas, G., u. A. Stecken: Transversaltomographie normaler und pathologischer Befunde der Lymphgefäße und der Aorta. Radiol. diagn. (Berl.) 2, 375—382 (1961).

Vallebona, A.: La stratigrafia assiale transversa. J. Radiol. Électrol. 29, 443 (1948).

4. Kymographie, Elektrokymographie

Fleischner, F. G.: Linear shadows in the lung fields. In: Rabin, Coleman, Roentgenology of the chest. Springfield, Ill. 1958.

Haubrich, R.: Der heutige Stand der Elektrokymographie. Ergebn. inn. Med. Kinderheilk. 6, 640—694 (1955).

Heckmann, K.: Grundriß der Elektrokymographie. Stuttgart: Georg Thieme 1952.

Karpati, A.: Über das röntgenmorphologische und röntgenkinetische Bild der Stamm- und Lungengefäße. Med. Mschr. 11, 784—791 (1957).

—, u. H. Eberle: Das elektrokymographische Kurvenbild der A. pulmonalis und ihrer Zweige. Med. Mschr. 7, 432—436 (1953).

Kjellberg, S. R., E. Mannheimer, U. Rudhe and B. Jonsson: Diagnosis of congenital heart disease. Chicago: Year Book Publishers 1959.

Kourilsky, R., et M. Marchal: La contribution de la cinédensigraphie au diagnostic du cœur et poumon. Presse méd. 62, 1296—1298 (1954).

Luisada, A. A., and F. G. Fleischner: Fluorocardiography (Electrokymography). Amer. J. Med. 37, 648 (1949).

Marchal, M.: De l'enregistrement des phenomènes radiologiques invisibles et en particulier des pulsations des artérioles pulmonaires, Cinédensigraphie. C. R. Acad. Sci. (Paris) 222, 973 (1946).

— De l'enregistrement des pulsations du parenchyme pulmonaire ainsi que des pulsations cardiovasculaires par la cinédensigraphie. Arch. Mal. Cœur **39**, 345 (1946).

MARCHAL, M.: La cinédensigraphie. Vie méd. **38**, Nr. spez. 38—52 (1957).

ROSSI, S., V. RUSTICHELLI e L. FERRI: La cinedensigrafia nello studio della circolazione e della fisiopatologia polmonare. Lotta c. Tuberc. **27**, 855—864, 867—884, 885—921 (1957).

SIEDECK, H., R. WENGER u. E. GMACHL: Elektrokymographische Untersuchungen am kleinen Kreislauf. Verh. dtsch. Ges. Kreisl.-Forsch. **17**, 170—174 (1951).

SOSSAI, M.: L'analyse angiocardiokymographique. Ann. Radiol. **2**, 823—836 (1959).

STUMPF, P.: Röntgenkymographische Bewegungslehre innerer Organe. In: STUMPF, WEBER u. WELTZ. Leipzig: Georg Thieme 1936.

THURN, P.: Röntgenkymographische Differentialdiagnose der Lungenstauung und Lungenhyperämie. Fortschr. Röntgenstr. **75**, 406—415 (1951).

5. Pulmonangiographie

ABRAMS, H. L.: Angiography, vol. 1. Boston (Mass.): Little, Brown & Co. 1961.

AINSWORTH, J.: Anomalous blood supply to lung demonstrated by aortography. Brit. J. Radiol. **31**, 448—449 (1958).

AMEUILLE, P., et V. HINAULT: Les artériographies pulmonaires. Arch. Élect. méd. **45**, 136—142 (1937).

— J. M. LEMOINE et J. FAUVET: Voies de suppléance circulaire aux oblitérations de l'artère pulmonaire. Ann. Anat. path. **14**, 660—663 (1937).

— G. RONNEAUX, V. HINAULT et H. DESGREZ: Contribution à l'artériographie pulmonaire sur le vivant. Bull. Soc. Radiol. méd. France **25**, 118—122 (1937).

— — — — Quelques cas d'artériographes pulmonaires. J. Radiol. Électrol. **22**, 97—107 (1938).

— — — — et J. M. LEMOINE: Remarques sur quelques cas d'artériographie pulmonaire chez l'homme vivant. Bull. Soc. méd. Hôp. Paris **60**, 729—739 (1936).

ARVIDDSON, H., J. KARNELL and T. MØLLER: Multiple stenosis of the pulmonary arteries associated with pulmonary hypertension. Acta radiol. (Stockh.) **44**, 209—216 (1955).

BELL jr., A. L. L., S. SHIMOMURA, W. J. GUTHRIE, H. F. HEMPEL, H. F. FITZPATRICK and CH. F. BEGG: Wedge pulmonary arteriography, its application in congenital and acquired heart disease. Radiology **73**, 566—574 (1959).

— — J. A. TAYLOR jr. and H. F. FITZPATRICK: Detection of pulmonary lesions in patients with congenital and acquired heart disease by wedge pulmonary arteriography. Progr. cardiovasc. Dis. **2**, 64—75 (1959).

BERRY, J. L.: The relation between bronchial and pulmonary circulation of the human lung, investigated by radiopaque injections. Quart. J. exp. Physiol. **24**, 305—314 (1935).

BIRKELO, C. C., and W. L. BROSIUS: Roentgen visualization of pulmonary arterial circulation in autopsy material. Radiology **31**, 261—292 (1938).

BLASI, A., et E. CATENA: Collapsus pulmonaire et circulation, Recherches anatomo-angiographiques. Poumon **13**, 467—487 (1957).

BLOCH, G., e S. ZANETTI: Nota preventiva su tentativi sperimentali di angiopneumografia. Radiol. med. (Torino) **20**, 1414—1415 (1933).

— — Richerche sperimentali sull arteriografia polmonare. Radiol. med. (Torino) **22**, 267—272 (1935).

BOLT, W.: Lungenangiographie. In: Handbuch der Tuberkulose, hrsg. von HEIN, KLEINSCHMIDT u. NEHLINGER. Stuttgart: Georg Thieme 1957.

— Lungenangiographie. Forschungsberichte des Landes Nordrhein-Westfalen Nr. 1032. Köln u. Opladen: Westdeutscher Verlag 1961.

— W. FORSSMANN u. H. RINK: Selektive Angiographie in der präoperativen Diagnostik und in der inneren Klinik. Stuttgart: Georg Thieme 1957.

—, u. H. RINK: Selektive Angiographie der Lungengefäße bei Lungentuberkulose. Schweiz. Z. Tuberk. **8**, 350—392 (1951).

— A. STANISCHEFF u. O. ZORN: Die selektive Angiographie der Lungengefäße. Münch. med. Wschr. **1951**, 305—311.

—, u. O. ZORN: Selektive Angiographie der Lungengefäße bei operativer Lungentuberkulose. Fortschr. Röntgenstr. Beih., **76**, 49 (1952).

CARVALHO, L. DE, E. MONIZ et A. SALDANHA: La visibilité des vaisseaux pulmonaires. J. Radiol. Électrol. **16**, 469—480 (1932).

CONTE, E., e A. COSTA: L'angiopneumografia. Radiol. med. (Torino) **20**, 1301—1314 (1933).

— — Angiopneumography. Radiology **21**, 461—465. (1933).

COURNAND, A., and H. A. RANGES: Catheterization of the right auricle in man. Proc. Soc. exp. Biol. (N.Y.) **46**, 462 (1941).

DAUSSY, M., et R. ABELANET: Intérêt théorétique et pratique du cathéterisme cardio-pulmonaire dans les affections pulmonaires chroniques, confrontation anatomo-physiologique. Sem. Hôp. Paris **1956**, 2551—2558.

DOTTER, C. T.: Motion in cardiovascular radiography. Circulation **12**, 1034—1042 (1955).

— Angiocardiography and "cor pulmonale". Trans. Amer. Coll. Cardiol. **7**, 186—190 (1957).

FINDLAY, W., and H. C. MAIER: Anomalies of the pulmonary vessels and their surgical significance. Surgery **29**, 604—641 (1951).

FLEISCHNER, F. G.: Unilateral pulmonary embolism with increased compensatory circulation throug the unoccluded lung. Radiology **73**, 591—597 (1959).

FLORANGE, W.: Anatomie und Pathologie der A. bronchialis. Ergebn. allg. Path. path. Anat. **39**, 152—224 (1960).

Forssmann, W.: Die Sondierung des rechten Herzens. Klin. Wschr. 1929, 2085—2087, 2287.
— Über Kontrastdarstellung der Höhlen des lebenden rechten Herzens und der Lungenschlagader. Münch. med. Wschr. 1931, 489—492.

Franchebois, P., M. Pelissier, R. Colin et P. Barjon: L'angio-cardio-stratigraphie simultanée. Minerva cardiolangiol. europ. 2, 747—751 (1956).

Giese, W.: Über die Endstrombahn der Lunge. Zbl. allg. Path. path. Anat. 97, 233—242 (1957).
— Über die Endstrombahn der Lunge, Lunge und kleiner Kreislauf. Bad Oeynhausener Gespräche, Bd. I, S. 45—53. Berlin-Göttingen-Heidelberg: Springer 1957.

Guarienti, F., R. Lapiccirella, G. P. Vecchi e E. C. Saetti: Osservazioni sperimentali su alcuni incidenti in corso di angiopneumografia selettiva. G. Clin. med. 40, 1402—1414 (1959).

Guarini, C.: L'angiopneumografia. Rinasc. med. 10, 561—562 (1933).

Hampton, A. O., and B. Castleman: Correlation of post mortem chest teleroentgenograms with autopsy findings, with special reference to pulmonary embolism and infarction. Amer. J. Roentgenol. 43, 305—326 (1940).

Harrison, C. V.: The pathology of the pulmonary vessels in pulmonary hypertension. Brit. J. Radiol. 31, 217—226 (1958).

Hinault, K., et H. Desgrez: Contribution à l'étude des ombres thoraciques par l'artériographie pulmonaire. Rev. Tuberc. (Paris) 52, 936—943 (1936).

Janin, P.: Intérêt de l'angiocardiographie dans l'étude des malformations pulmonaires. J. Radiol. Électrol. 41, 432—439 (1960).

Janker, R.: Röntgenologische Funktionsdiagnostik mittels Serienfilmen und Kinematographie. Wuppertal-Elberfeld: Girardet 1954.

Jönsson, G., B. Brodén and J. Karnell: Selective angiocardiography. Acta radiol. (Stockh.) 32, 486—497 (1949).

Junghanns, W.: Die Endstrombahn der Lunge im postmortalen Angiogramm. Virchows Arch. path. Anat. 331, 263—275 (1958).

Kjellberg, S. R., E. Mannheimer, U. Rudhe and B. Jonsson: Diagnosis of congenital heart diseases. Chicago: Year Book Publishers 1959.

Kováts jr., F., u. Z. Zsebök: Röntgenanatomische Grundlagen der Lungenuntersuchung. Budapest: Verlag der Ungarischen Akademie der Wissenschaften 1959.

Lindemann, B. L.: Simultane Angiocardio-Tomographie. Fortschr. Röntgenstr. 73, 261—267 (1950).

Löffler, L.: Die Kontrastdarstellung der Herzhöhlen und der Lungengefäße am lebenden Menschen. 65. Tagg Dtsch. Ges. Chir. Dresden 1943.

Löhr, H.: Die Lungentuberkulose im selektiven Angiogramm. Habil.-Schr. Marburg 1956.
— H. Scholtze u. W. Grill: Normale und pathologische Lungensegmente im selektiven Angiogramm. Acta radiol. (Stockh.) 51, 33—51 (1959).

Meessen, H.: Zur pathologischen Anatomie des Lungenkreislaufes. Verh. dtsch. Ges. Kreisl.-Forsch. 17, 25—34 (1951).

Minetto, E., A. Actis Dato, P. F. Angelino e P. G. Gamalero: La visualizzazione selettiva lobale e segmentaria del circolo polmonare nelle pneumopatie localizzate. Fol. angiol. (Firenze) 2, 276—285 (1955).

Moniz, E., L. de Carvalho et A. Lima: Angiopneumographie. Presse méd. 1931, 996—999.
— — — La visibilité des vaisseaux pulmonaires aux rayons X par injection dans l'oreille droite, de fortes solutions d'iodure de sodium. Bull. Acad. méd. (Paris) 105, 1—4 (1961).
— — — Aus dem Gebiete der Angiopneumographie. Beitr. Klin. Tuberk. 79, 72—77 (1931).

Pistolesi, G. F., et M. Servello: Importance de l'aortographie dans la séquestration pulmonaire. J. Radiol. Électrol. 40, 757 (1959).

Ravina, A., P. Cottenot, A. Sourice et Lesauce: L'angiographie pulmonaire. Bull. Soc. méd. Hôp. Paris 52, 770—772 (1936).
— A. Sourice et L. Benzaquen: L'angiographie et l'angiopneumographie. Presse méd. 40, 287—290 (1932).

Robb, G. P., and I. Steinberg: A practical method of visualization of the chambers of the heart, the pulmonary circulation and the great vessels in man. J. clin. Invest. 17, 507 (1938).
— — Visualization of the chambers of the heart and the thoracic blood vessels in pulmonary heart disease. Ann. intern. Med. 13, 12—45 (1939).
— — Visualization of the chambers of the heart, the pulmonary circulation and the great blood vessels in man. Amer. J. Roentgenol. 42, 14—37 (1939).

Salotti, A.: Tentativi di angiografia polmonare con l'uroselectan. Arch. Radiol. (Napoli) 7, 633—639 (1931).

Schoenmackers, J.: Technik der postmortalen Angiographie mit Berücksichtigung verwandter Methoden postmortaler Gefäßdarstellung. Ergebn. allg. Path. path. Anat. 39, 52—151 (1950).
—, u. H. Vieten: Atlas postmortaler Angiogramme. Stuttgart: Georg Thieme 1954.

Scholtze, H., W. Klinner u. H. Löhr: Sind die im Angiogramm bei der chronischen Lungentuberkulose erkennbaren Veränderungen funktioneller oder morphologischer Art? Beitr. Klin. Tuberk. 117, 244—258 (1957).

Semisch, R.: Neue Gesichtspunkte zur Hämodynamik des kleinen Kreislaufs auf dem Boden lungenangiographischer Studien. Z. Kreisl.-Forsch. 48, 437—453 (1959).
— J. Gessner, H. Kölling u. H. H. Wittig: Atlas der selektiven Lungenangiographie. Jena: Gustav Fischer 1958.

Short, D. S.: Post mortem pulmonary arteriography with special reference to the study of pulmonary hypertension. J. Fac. Radiol. (Lond.) 8, 118—131 (1956).

SIMONETTI, C., and I. GIGANTE: Simultaneous multiple pulmonary angiolaminagraphy. Amer. J. Roentgenol. 75, 129—139 (1956).

SOSSAI, M.: L'analyse angiocardiokymographique. Ann. Radiol. 2, 823—836 (1959).

SOUSA, A. DE: Angioquinografia. Lissabon 1951.

SPRUNT, W. H., R. M. PETERS and D. L. HOLDER: The significance of alterations in the lung arterial pattern. Radiology 73, 1—8 (1959).

SUSSMANN, M. L., and TH. T. FROST: Secondary vascular changes in the lungs. Amer. J. Roentgenol. 75, 758—766 (1956).

TERAMO, M., e G. GUALDI: Rilievi roentgen-angiocardio-cinematografici sulla circolazione arteriosa dei polmoni in alcuni vizi congeniti di cuore. Nunt. radiol. (Firenze) 21, 1030—1051 (1955).

TORI, G., e D. PETRUCCI: Bloccagio temporaneo dell'arteria polmonare ed angiopneumografia selettiva. Radiol. med. (Torino) 38, 1171—1177 (1952).

VIETEN, H.: Die röntgenologischen Darstellungs- und Untersuchungsmethoden. In: Handbuch der Thoraxchirurgie, Bd. I, S. 463—567. Berlin-Göttingen-Heidelberg: Springer 1958.

WERKÖ, L., and S. R. KJELLBERG: Heart catheterization and angiocardiography. In: Handbuch der Thoraxchirurgie, Bd. I, S. 615—650. Berlin-Göttingen-Heidelberg: Springer 1958.

WOOD, O. A., and M. MILLER: The rôle of the dual pulmonary circulation in various pathologic conditions of the lungs. J. thorac. Surg. 7, 649—670 (1938).

WHYMAN, S. M.: Congenital absence of a pulmonary artery. Radiology 62, 321—329 (1954).

ZIEDSES DES PLANTES, B. S. B. G.: Application clinique de la soustraction roentgenographique. J. belge Radiol. 43, 72—95 (1960).

ZORN, O.: Die selektive Angiographie der Lungengefäße. Fortschr. Röntgenstr. 86, Beiheft, 55 (1957).

II. Normale und pathologische Anatomie der Lungengefäße

1. Normale Anatomie

AMEUILLE, P., G. RONNEAUX, V. HINAULT et H. DESGREZ: Quelques cas d'artériographes pulmonaires. J. Radiol. Électrol. 22, 97—102 (1938).

ASSMANN, H.: Über Veränderungen des Hilusschattens bei Herzkrankheiten. Münch. med. Wschr. 1920, 177—179.

BELCHER, J. R., L. CAPEL, J. N. PATTINSON and J. SMART: Hypoplasia of the lobar pulmonary arteries. J. thorac. Surg. 34, 357—364 (1957).

BELL jr., A. L. L., S. SHIMOMURA, W. J. GUTHRIE, H. F. HEMPEL, H. F. FITZPATRICK and CH. F. BEGG: Wedge pulmonary arteriography, its application in congenital and acquired heart disease. Radiology 73, 566 (1959).

BOLT, W., W. FORSSMANN u. H. RINK: Selektive Angiographie in der präoperativen Diagnostik und in der inneren Klinik. Stuttgart: Georg Thieme 1957.

BROWN, S., J. E. MCCARTHY and A. FINE: The pulmonary artery. A roentgenographic and roentgenkymographic study. Radiology 32, 175—189 (1939).

CHATTON, P., et A. MALEKI: Anatomie radiologique du poumon. J. Radiol. Électrol. 28, 285—310 (1947).

COOLEY, R. N., and R. D. SLOAN: Radiology of the heart and great vessels. Baltimore: Williams & Williams 1957.

CORY, R. A. S., and E. J. VALENTINI: Varying patterns of the lobar branches of the pulmonary artery. Thorax 14, 267—280 (1959).

DEHN, O. v.: Über röntgenologische Lungenbefunde im Vergleich zu den Ergebnissen der Sektion. Med. Klin. 1910, 863—864.

— Grundsätzliches zur Lungenzeichnung. Fortschr. Röntgenstr. 49, 161—162 (1934).

—, u. T. TROITZKAJA-TREGUBOVA: Varianten der Lungenarterien im Röntgenbild. Fortschr. Röntgenstr. 47, 469—471 (1933).

DELHERM, L., A. DEVOIS et RULLIÈRE: Étude des gros vaisseaux de la base du cœur par les méthodes radiologiques d'examen »en coup«. J. Radiol. 23, 337—347 (1939).

DIETRICH, E.: Beitrag zur Diagnostik der Pulmonalsklerose. Fortschr. Röntgenstr. 36, 990—997 (1927).

DOTTER, C. T.: In: ABRAMS, Angiography, vol. 1. Boston (Mass.): Little, Brown & Co. 1961.

—, and I. STEINBERG: Angiocardiographic study of the pulmonary artery. J. Amer. med. Ass. 139, 566 (1949).

FISHMAN, A. P.: Respiratory gases in the regulation of the pulmonary circulation. Physiol. Rev. 41, 214—280 (1961).

GIESE, W.: Über die Endstrombahn der Lunge. Zbl. allg. Path. path. Anat. 97, 233—242 (1957).

— Die Atemorgane. In: KAUFMANN-STAEMMLER, Lehrbuch der speziellen pathologischen Anatomie, 11. u. 12. Aufl., Bd. II, S. 1541—1618. Berlin: W. de Gruyter & Co. 1960.

GRILL, W.: Morphologische Grundlagen angiographischer Lungenbefunde. Langenbecks Arch. klin. Chir. 289, 551—556 (1958).

HAYEK, H. v.: Über die funktionelle Anatomie der Lungengefäße. Verh. dtsch. Ges. Kreisl.-Forsch. 17, 17—22 (1951).

— Die menschliche Lunge. Berlin-Göttingen-Heidelberg: Springer 1953.

HEIM DE BALSAC, H.: L'artère pulmonaire. Sem. Hôp. Paris 1954, 1896—1899.

HERRNHEISER, G., u. A. KUBAT: Röntgenanatomie der Lunge. Fortschr. Röntgenstr. 74, 623—648 (1951).

HORNYKIEWYTSCH, TH., u. H. ST. STENDER: Normale und pathologisch veränderte Lungengefäße im Schichtbild. Fortschr. Röntgenstr. 81, 36—45, 134—143, 455—457, 642—655 (1954); 82, 331—337 (1955).

JUNGHANNS, W.: Die Endstrombahn der Lunge im postmortalen Angiogramm. Virchows Arch. path. Anat. 331, 263—275 (1958).

KARPATI, A.: Über das röntgenmorphologische und röntgenkinetische Bild der Stamm- und Lungengefäße. Med. Mschr. **11**, 784—791 (1957).

KOVÁTS jr., F., et Z. ZSEBÖK: Les fondements anatomo-radiologiques de l'investigation pulmonaire. Paris: Masson & Cie. 1955.

— — Röntgenanatomische Grundlagen der Lungenuntersuchung. Budapest: Kultura, Ungarische Handelsgesellschaft für Bücher und Zeitungen, Verlag der Ungarischen Akademie der Wissenschaften 1959.

LODGE, T.: Anatomy of blood vessels of human lung as applied to chest radiology. Brit. J. Radiol. **19**, 1—3, 77—87 (1946).

LÖFFLER, L.: Die Arteriographie der Lungen und die Kontrastdarstellung der Herzhöhlen am lebenden Menschen. Leipzig: Georg Thieme 1946.

MACARINI, N., e L. OLIVA: Studio stratigrafico dei vasi polmonari in condizioni patologiche. Minerva med. **48**, 2483—2500 (1957).

SCHOENMACKERS, J.: Über Bronchialvenen und ihre Stellung zwischen großem und kleinem Kreislauf. Arch. Kreisl.-Forsch. **32**, 1—86 (1960).

SCHOLTZE, H., H. LÖHR u. W. KLINNER: Vergleichende angiographische und morphologische Untersuchungen bei der Lungentuberkulose. Tuberk.-Arzt **11**, 129—157 (1957).

—, u. H. ST. STENDER: Röntgenologische Segmentdiagnose der umschriebenen Lungentuberkulose. Fortschr. Röntgenstr. **93**, 44—53 (1960).

SCHWEDEL, J. B., and B. S. EPSTEIN: A radiological study of the pulmonary artery, with special reference to the main branches. Amer. Heart J. **11**, 292—302 (1936).

SEMISCH, R., J. GESSNER, H. KÖLLING u. H. WITTIG: Atlas der Lungenangiographie. Jena: Gustav Fischer 1958.

STECKEN, A.: Lungengefäßanomalien unter besonderer Berücksichtigung der Schichtdiagnostik. Kongr.-Ber. 1. Tagg med.-wiss. Ges. Röntgenologie DDR., Leipzig 1955. Berlin: Akademie-Verlag 1957.

STEINBACH, H. L., TH. E. KEATS and G. E. SHELINE: The roentgen appearance of the pulmonary veins in heart disease. Radiology **65**, 157—168 (1955).

TESCHENDORF, W.: Lehrbuch der röntgenologischen Differentialdiagnostik, Bd. I. Erkrankungen der Brustorgane. Stuttgart: Georg Thieme 1958.

TÖNDURY, G., u. E. WEIBEL: Anatomie der Lungengefäße. In: Ergebnisse der gesamten Tuberkulose- und Lungenforschung, hrsg. von ENGEL, HEILMEYER, HEIM u. UEHLINGER, Bd. XIV, S. 59. Stuttgart: Georg Thieme 1958.

WEIBEL, E.: Die Blutgefäßanastomosen in den menschlichen Lungen. Z. Zellforsch. **50**, 653 (1959).

WÓJTOWICZ, J.: Radioanatomy of the branches of the pulmonary artery. Pol. Przegl. radiol. **22**, 73—84 (1958).

2. Pathologische Anatomie

BOLT, W., W. FORSSMANN u. H. RINK: Selektive Angiographie in der präoperativen Diagnostik und in der inneren Klinik. Stuttgart: Georg Thieme 1957.

BOTENGA, SJ. P.: Bedeutung des Pulmonalbogens. Ned. T. Geneesk **80**, 1460—1467 (1936).

BREDT, H.: Können morphologische Veränderungen im kleinen Kreislauf durch angeborene Herzfehler bedingt sein? Klin. Wschr. **1936 II**, 1358.

— Entzündung und Sklerose der Lungenschlagader. Virchows Arch. path. Anat. **308**, 60—152 (1942).

BROWN, S., J. E. MCCARTHY and A. FINE: The pulmonary artery. A roentgenographic and roentgenokymographic study. Radiology **32**, 175 (1939).

BRUNNER, E., u. L. KUCSKO: Über abnorme arterio-venöse Kurzschlüsse in der Lunge. Beitr. path. Anat. **120**, 85—94 (1959).

GRILL, W.: Die morphologischen Grundlagen der angiographischen Befunde. Fortschr. Röntgenstr. **93**, 38—43 (1960).

HAYEK, H. V.: Über einen Kurzschlußkreislauf (arterio-venöse Anastomosen) in der menschlichen Lunge. Z. Anat. Entwickl.-Gesch. **110**, 412—422 (1940).

— Die menschliche Lunge, ihre Gefäße, ihr Bau unter besonderer Berücksichtigung der Funktion. Ergebn. Anat. Entwickl.-Gesch. **34**, 144—249 (1952).

— Die menschliche Lunge. Berlin-Göttingen-Heidelberg: Springer 1953.

— Anatomische Grundlagen der Lungenfunktion, Lungen und kleiner Kreislauf. Bad Oeynhausener Gespräche 1956. Berlin-Göttingen-Heidelberg: Springer 1957.

HEATH, D., and J. E. EDWARDS: Histological changes in the lung in diseases associated with pulmonary venous hypertension. Brit. J. Dis. Chest **53**, 8—18 (1959).

KÖNN, G.: Die pathologische Morphologie der Lungengefäße bei chronischem cor pulmonale. Beitr. path. Anat. **116**, 273—329 (1956).

LIU, C. K., E. JONA and O. M. HARING: The large pulmonary artery. Angiology **9**, 67—83 (1958).

MEYER, W., u. H. RICHTER: Das Gewicht der Lungenschlagader als Gradmesser der Pulmonalarteriensklerose und als morphologisches Kriterium der pulmonalen Hypertonie. Virchows Arch. path. Anat. **328**, 121—156 (1956).

— — Die diffuse hypertonische Sklerose der Lungenschlagader und ihre Bedeutung für die Entstehung der Rechtsinsuffizienz des Herzens. Klin. Wschr. **1956**, 787—793.

MICHELSON, E., and J. O. SALIK: The vascular pattern of the lung as seen on routine and tomographic studies. Radiology **73**, 511—526 (1959).

NIKULIN, A.: Veränderungen der Pulmonalarterien nach chronischen Histamininjektionen. Beitr. path. Anat. **120**, 214—241 (1959).

SCHOENMACKERS, J.: Über Bronchialvenen und ihre Stellung zwischen großem und kleinem Kreislauf. Arch. Kreisl.-Forsch. 32, 1—86 (1960).
—, u. H. VIETEN: Demonstrationen zur Pathologie des Lungenkreislaufs. Verh. dtsch. Ges. Kreisl.-Forsch. 17, 310 (1951).
— — Das postmortale Angiogramm bei Tuberkulose, Silikose und Bronchialkarzinom. Fortschr. Röntgenstr. Beih. zu 76, 51—52 (1952).
— — Atlas postmortaler Angiogramme. Stuttgart: Georg Thieme 1954.
SEMISCH, R., J. GESSNER, H. KÖLLING u. H. WITTIG: Atlas der selektiven Lungenangiographie. Jena: Gustav Fischer 1958.
STAEMMLER, M.: Die Hypertonie des kleinen Kreislaufs. In: KAUFMANN-STAEMMLER. Lehrbuch der speziellen pathologischen Anatomie, 11. u. 12. Aufl., Bd. I, S. 254—259. Berlin: W. de Gruyter & Co. 1960.
—, u. K. SCHMITT: Neue Beobachtungen bei sog. primärer Pulmonalsklerose (Hypertonie im kleinen Kreislauf). Arch. Kreisl.-Forsch. 17, 264—283 (1951).
STEINBACH, H. L., TH. E. KEATS and G. E. SHELINE: The roentgen appearance of the pulmonary veins in heart disease. Radiology 65, 157—168 (1955).
WEISS, A. G., J. WITZ et C. SCHMIDT: Interprétation des arcs moyens gauches proéminents. J. Radiol. Électrol. 33, 594—596 (1952).

III. Normale und pathologische Physiologie des kleinen Kreislaufs

1. Radiologische Funktionsdiagnostik

AMUNDSEN, P.: Schichtaufnahmen beim Müllerschen und Valsalvaschen Versuch. Acta radiol. (Stockh.) 40, 387—394 (1953).
BOLT, W., W. FORSSMANN u. H. RINK: Selektive Angiographie in der präoperativen Diagnostik und in der inneren Klinik. Stuttgart: Georg Thieme 1957.
— O. MICHEL, O. SCHULTE, H. VALENTIN u. H. VENRATH: Angiographische Untersuchungen während der Bürgerschen Preßdruckprobe. Z. Kreisl-Forsch. 45, 402—408 (1956).
BROWN, S., J. S. McCARTHY and A. FINE: The pulmonary artery. A roentgenographic and roentgenokymographic study. Radiology 32, 175—189 (1939).
CAMPBELL, M.: Visible pulsation in relation to blood flow and pressure in the pulmonary artery. Brit. Heart. J. 13, 438—456 (1951).
CARLENS, E., H. E. HANSON and B. NORDENSTRÖM: Temporary unilateral occlusion of the pulmonary artery. J. thorac. Surg. 22, 527 (1951).
CSÁKÁNY, G. S. ÁLMOS u. L. VARGA: Die Bedeutung des Bildverstärkers bei der röntgenologischen Untersuchung der systolisch-expansiven Eigenpulsation der Hilusgefäße. Orv. Hetil. 102, 497—500 (1961).
DACK, S., and D. H. PALEY: Electrokymography. II. The great vessels and auricular electrokymography. Amer. J. Med. 12, 447 (1952).

FLEISCHNER, F. G., FR. J. ROMANO and A. LUISADA: Studies of fluorocardiography in normal subjects. Proc. Soc. exp. Biol. (N.Y.) 67, 533 (1948).
HANSON, H. E.: Temporary unilateral occlusion of the pulmonary artery in man. Acta radiol. (Stockh.), Suppl. 187 (1954).
HAUBRICH, R.: Zur Bewegung der Lungengefäße im Herzkymogramm. Fortschr. Röntgenstr. 76, 1—8 (1952).
HECKMANN, K.: Die pulsatorischen Bewegungen im Pulmonalisgebiet und ihr Ausdruck im Flächenkymogramm. Klin. Wschr. 1937, 733—740.
— Elektrokymographie. Berlin-Göttingen-Heidelberg: Springer 1959.
JANKER, R.: Bestimmung der Lungenkreislaufzeit im Film. Verh. dtsch. Ges. Kreisl.-Forsch. 17, 106 (1951).
—, u. H. HALLERBACH: Die Angiokardiographie als Mittel zur Bestimmung der Lungenkreislaufzeit. Fortschr. Röntgenstr. 75, 290—291 (1951).
KARPATI, A.: Die Bedeutung des intrapulmonalen Druckes für die Lungendiagnostik. Ärztl. Forsch. (Wörishofen) 6, 442—449 (1952).
— Über das röntgenmorphologische und röntgenkinetische Bild der Stamm- und Lungengefäße. Med. Mschr. 11, 784 (1957).
—, u. H. EBERLE: Das elektrokymographische Kurvenbild der A. pulmonalis und ihrer Zweige. Med. Mschr. 7, 432—436 (1953).
KELLERSHOHN, CL., et P. VERNEJOUL: La radiographie. Ann. Radiol. 2, 809—822 (1959).
KJELLBERG, S. R., E. MANNHEIMER, U. RUDHE and B. JONSSON: Diagnosis of congenital heart disease. Chicago: Year Book Publishers 1959.
—, and ST. E. OLSSON: Roentgenologic studies of the sphincter mechanism of the caval and pulmonary veins. Acta radiol. (Stockh.) 41, 481—497 (1954).
KNIPPING, H. W., W. BOLT, H. VALENTIN, H. VENRATH u. P. ENDLER: Regionale Funktionsanalyse in der Kreislauf- und Lungenklinik mit Hilfe der Isotopenthorakographie und der selektiven Angiographie der Lungengefäße. Münch. med. Wschr. 1957, 1—3, 45—47.
KOURILSKY, R., M. BIDERMANN, M. MARCHAL et B. RIGAULT: Sur les moyens d'identifier les volumineuses artères pulmonaires dans les »gros hiles« sans recourir à l'angiocardiographie. Sem. Hôp. Paris 1955, 707—714.
—, et M. MARCHAL: La contribution de la cinédensigraphie au diagnostic du cœur et poumon. Presse méd. 1954, 1296—1298.
— — et J. BARCELO: Un nouveau mode d'exploration de la circulation pulmonaire: La pneumodensigraphie. J. franç. Méd. Chir. thor. 3, 556—573 (1949).
KRALL, J., G. RODEWALD u. H. J. HOFFHEINZ: Die Blockade der A. pulmonalis als Grundlage einer präoperativen Funktionsprüfung in der Lungenchirurgie. Thoraxchirurgie 1, 434—443 (1954).

Laubry, Ch., R. Chaperon et Séjourné: Presse méd. 1929, 1653—1657.

Luisada, A. A.: Pulsations of the pulmonary vessels. Proc. of the first conference of electrokymography. Fed. Sec. Agency 1950, p. 65.

Marchal, M.: De l'enregistrement des pulsations des artérioles pulmonaires. C. R. Acad. Sci. (Paris) 222, 973 (1946).

— De l'enregistrement des pulsations du parenchyme pulmonaire, ainsi que des pulsations cardiovasculaires par la cinédensigraphie. Arch. Mal. Cœur 39, 345 (1946).

Palmieri, G. G.: Untersuchungen des kardiopneumatischen Phänomens mit Röntgenkymographie und selektiver Pneumokardiographie. Radiol. clin. (Basel) 22, 324—334 (1953).

Pietrantonj, F. di: Studio del tempo di circolo polmonare con metodo radiocardiografico in un modello sperimentale. Arch. E. Maragliano Pat. Clin. 16, 9—15 (1960).

Pudwitz, K. R.: Angiokardiographische Untersuchungen über die Lungenkreislaufzeit beim Menschen. Berl. Med. 1956, 366—370.

Reindell, H., E. Schildge, H. Klepzig u. H. W. Kirchhoff: Kreislaufregulation, eine pathologische, pathophysiologische und klinische Studie. Stuttgart: Georg Thieme 1955.

Rossi, S., V. Rustichelli e L. Ferri: La cinedensigrafia nello studio della circolazione della fisiopatologia polmonare. Lotta Tuberc. 27, 855—921 (1957).

Salans, A. H., J. A. Schack and L. N. Katz: Cardiac output in congestive heart failure. Amer. Heart J. 35, 529—541 (1948).

— — — Correlation of simultaneously recorded electrokymograms and pressure pulses of human heart and great vessels, a preliminary report. Circulation 2, 900—906 (1950).

Sasamoto, H., K. Hosono and H. Aikawa: Study on the pulmonary circulation using radioisotopes. Int. J. appl. Radiat. 8, 104—105 (1960).

Semisch, R.: Neue Gesichtspunkte zur Hämodynamik des kleinen Kreislaufs auf dem Boden lungenangiographischer Studien. Z. Kreisl.-Forsch. 48, 437—453 (1959).

Siedek, H., R. Wenger u. E. Gmachl: Elektrokymographische Untersuchungen am kleinen Kreislauf. Verh. dtsch. Ges. Kreisl.-Forsch. 17, 170—174 (1951).

Sousa, A. de: Angioquinografia. Lissabon 1951.

Steps, A.: In: Hirsch, Lungenkrankheiten im Röntgenbild, Bd. I. S. 493—533. Leipzig: Georg Thieme 1958.

Stumpf, P.: Röntgenkymographische Bewegungslehre innerer Organe. In: Stumpf, Weber, Weltz. Leipzig: Georg Thieme 1936.

— Kymographische Röntgendiagnostik. Stuttgart: Georg Thieme 1951.

Thurn, P.: Röntgenkymographische Differentialdiagnose der Lungenstauung und Lungenhyperämie. Fortschr. Röntgenstr. 75, 406—415 (1951).

Vaccarezza, R. F.: Exploración funcional de los pulmones per esparado. Riv. Tuberc. 3, 107—122 (1955).

— A. J. Soubrié, Ch. F. Lanari, M. E. Molins et A. P. Barousse: Valeur comparée de la bronchospirométrie et de l'angiopneumographie dans l'exploration fonctionelle de chaque poumon. Poumon 12, 13—22 (1956).

Venrath, H.: Lungen und kleiner Kreislauf. Bad Oeynhausener Gespräche. S. 144—153, Berlin-Göttingen-Heidelberg: Springer 1957.

Vieten, H.: Möglichkeiten einer funktionellen Röntgendiagnostik bei Erkrankungen der Lunge. 70. Tagg Dtsch. Ges. f. Chir. München 1953.

— Angiographische Funktionsdiagnostik im Bereich des Thorax. Langenbecks Arch. klin. Chir. 282, 388—399 (1955).

— Die röntgendiagnostischen Darstellungs- und Untersuchungsmethoden. In: Handbuch der Thoraxchirurgie, Bd. I. S. 463. Berlin-Göttingen-Heidelberg: Springer 1958.

Waser, P.: In: Schwiegk u. Turban, Künstliche Isotope in Physiologie. Diagnostik und Therapie. Berlin-Göttingen-Heidelberg: Springer 1953.

—, u. W. Hunzinger: Bestimmung von Kreislaufgrößen mit radioaktivem Kochsalz. Cardiologia (Basel) 15, 219—221 (1949).

— — Bestimmung von Kreislaufgrößen mit radioaktiven Substanzen. Schweiz. med. Wschr. 1951, 216.

Zorn, O.: Die selektive Angiographie der Lungengefäße. Fortschr. Röntgenstr. 86, Beiheft, 55 (1957).

2. Das funktionelle Verhalten der Lungengefäße (tierexperimentelle Ergebnisse, Pharmako-Radiographie)

Arendt, J., and M. Rosenberg: Thromboembolism of the lungs. Amer. J. Roentgenol. 81, 245—254 (1959).

Ascenzi, A., e G. Gualdi: Rilievi anatomo-radiologici sulla circolazione arteriosa dei polmoni in alcuni vizi congeniti di cuore. Radiologia (Roma) 9, 257—271 (1953).

Barer, G. R., and A. J. Gunning: Action of a sympathicomimetic drug and of theophylline ethylene diamine on the pulmonary circulation. Circulat. Res. 7, 383—389 (1959).

Berry, J. L.: The relation between bronchial and pulmonary circulation in the human lung investigated by radiopaque injections. Quart. J. exp. Physiol. 24, 305—314 (1935).

Bolt, W., W. Forssmann u. H. Rink: Selektive Angiographie in der präoperativen Diagnostik und in der inneren Klinik. Stuttgart: Georg Thieme 1957.

—, u. H. Rink: Die terminale Lungenstrombahn im normalen und pathologischen Angiogramm. Fortschr. Röntgenstr. 93, 21—37 (1960).

Borst, H. G., E. Berglund and M. McGregor: Effects of pharmacologic agents on the pulmonary circulation in the dogs. Studies on epinephrine, norepinephrine, 5-hydroytryptamine, acetylcholine, histamine and aminophylline. J. clin. Invest. **36**, 669 (1957).

BRENNER, O.: The lungs in heart disease. Brit. J. Tuberc. **51**, 209—222 (1957).

BUCHER, K., u. A. HÜRLIMANN: Über die Bedeutung von Druck und Blutangebot in den Vorhöfen für die Hämodynamik von Lungen- und Körperkreislauf. Helv. physiol. pharmacol. Acta **8**, 317—330 (1950).

BURGH DALY, I. DE, and M. DE BURGH DALY: Observations on the changes in resistance of the pulmonary vascular bed in response to stimulation of the carotid sinus baroreceptors in the dog. J. Physiol. (Lond.) **137**, 427—435 (1957).

— — The effects of stimulation of the carotid body chemireceptors on pulmonary resistance in the dog. J. Physiol. (Lond.) **137**, 436—446 (1957).

—, and C. O. HEBB: Pulmonary vasomotor fibres in the cervical vagosympathetic nerve of the dog. Quart. J. exp. Physiol. **37**, 19—43 (1952).

— — A study of crossed innervation of the lungs in chronic pneumonectomized dogs. Quart. J. exp. Physiol. **39**, 231—239 (1954).

BUSINCO, O., u. A. CARDIA: Über die Verteilung der experimentellen Lungenembolie im Röntgenbild. Fortschr. Röntgenstr. **44**, 60—69 (1931).

CARLENS, E., H. E. HANSON and B. NORDENSTRÖM: J. thorac. Surg. **22**, 527—536 (1951).

CARLILL, S. D., H. N. DUKE and M. JONES: Some observations on pulmonary haemodynamics in the cat. J. Physiol. (Lond.) **136**, 113—121 (1957).

CLERC, DELHERM, FISCHGOLD et FRAIN: Étude radiokymographique de la distension arterielle pulmonaire et de la stase veineuse hilaire. Radiol. méd. France **24**, 621—629 (1936).

COURNAND, A.: Bull. N.Y. Acad. Med. **23**, 27 (1947).

— Mysterious influence of unilateral pulmonary hypoxis upon the circulation in man. Acta cardiol. (Brux.) **10**, 429 (1955).

— R. L. RILEY, A. HIMMELSTEIN and R. AUSTRIAN: Pulmonary circulation and alveolar ventilation-perfusion relation-ships after pneumonectomy. J. thorac. Surg. **19**, 80 (1950).

DAUSSY, M., et R. ABELANET: Intérêt théorétique et pratique du cathétérisme cardio-pulmonaire dans les affections pulmonaires chroniques, confrontation anatomo-physiologique. Sem. Hôp. Paris **32**, 2551—2557 (1956).

DEFARES, J. G., G. LUNDIN, M. ARBORELIUS, R. STROMBLAD and L. SVANBERG: Effect of "unilateral hypoxia" on pulmonary blood flow distribution in normal subjects. J. appl. Physiol. **15**, 169—174 (1960).

DESBAILLETS, P., CL. REYMOND et J. L. RIVIER: Mise en évidence au cours d'un cathétérisme cardiaque d'une anastomose artère pulmonaire-veine bronchique. Cardiologia (Basel) **31**, 307—312 (1957).

DOTTER, CH. T., and L. H. FRISCHLE: Radiologic technic for qualitative and quantitative study of blood flow. Circulation **18**, 961 (1958).

DOYLE, A. E., J. F. GOODWIN, C. V. HARRISON and R. E. STEINER: Pulmonary vascular patterns in pulmonary hypertension. Brit. Heart. J. **19**, 353—365 (1957).

DUKE, H. N.: The site of action of anoxia on the pulmonary blood vessels on the cat. J. Physiol. (Lond.) **125**, 373—382 (1954).

— Observations on the effect of hypoxia on the pulmonary vascular bed. J. Physiol. (Lond.) **135**, 45—51 (1957).

EULER, U. S. v.: Physiologie des Lungenkreislaufs. Verh. dtsch. Ges. Kreisl.-Forsch. **17**, 8 (1951).

—, and G. LILJESTRAND: Observations on the pulmonary arterial blood pressure in the cat. Acta physiol. scand. **12**, 301 (1946).

FERGUSON, C. F., R. E. KOBILAK and J. E. DEITRICK: Varices of the bronchial veins as a source of hemoptysis in mitral stenosis. Amer. Heart J. **28**, 445—456 (1944).

FISHMAN, A. P.: Respiratory gases in the regulation of the pulmonary circulation. Physiol. Rev. **41**, 214 (1961).

FOUCHÉ, R. F., and J. L. D'SILVA: Hypertransradiancy of one lungfield and its experimental production by unilateral miliary embolisation of pulmonary arteries in cats. Clin. Radiol. (Edinb.) **11**, 100—105 (1960).

FRANCK, C., P. ARNOLD, A. SIMON et M. LAMARCHE: Les conséquences circulatoires et respiratoires de l'occlusion temporaire d'une artère pulmonaire chez le chien à thorax fermé. J. Physiol. (Paris) **48**, 825 (1956).

FRITTS jr., H. W., P. HARRIS, R. H. CLAUSS, J. E. ODELL and A. COURNAND: Effect of acetylcholine on the human pulmonary circulation under normal and hypoxid conditions. J. clin. Invest. **37**, 99 (1958).

GIESE, W.: Acinus und Lobulus der Lunge. Zbl. allg. Path. path. Anat. **97**, 233—242 (1957).

— Über die Endstrombahn der Lunge. Lungen und kleiner Kreislauf. Bad Oeynhausener Gespräche, S. 45—53. Berlin-Göttingen-Heidelberg: Springer 1957.

GOODWIN, J. F., R. E. STEINER and K. G. LOWE: The pulmonary arteries in mitral stenosis, demonstrated by angiocardiography. J. Fac. Radiol. (Lond.) **4**, 21—27 (1952).

GORLIN, R., B. CLARE and J. J. ZUSKA: Evidence for pulmonary vasoconstriction in man. Brit. Heart J. **20**, 346—350 (1958).

GRÖDEL, F. M., E. SCHNEIDER u. R. WACHTER: Röntgenologische Serienuntersuchungen zum Vorgang der Embolie am Kreislauf des Hundes. Fortschr. Röntgenstr. **37**, 230—234 (1928).

GROSSE-BROCKHOFF, F.: Pathophysiologie des Lungenkreislaufs, Lungen und kleiner Kreislauf. Bad Oeynhausener Gespräche, Bd. I, S. 64—79. Berlin-Göttingen-Heidelberg: Springer 1957.

HACHIYA, M.: Influence arteficial pneumothorax upon pulmonary vessels by roentgenograms and method of pulmonary arteriography. Kekkaku **16**, Nr 2 (1938).

Haddy, F. J., and G. S. Campbell: Pulmonary vascular resistance in anesthetised dogs. Amer. J. Physiol. 172, 747—751 (1953).

Halmágyi, D., B. Felkai, J. Iványi, T. Zsóter, M. Tényi and Z. Szücs: The rôle of the nervous system in the maintenance of pulmonary arterial hypertension in heart failure. Brit. Heart J. 15, 15—24 (1953).

Hayek, H. v.: Über einen Kurzschlußkreislauf (arteriovenöse Anastomosen) in der menschlichen Lunge. Z. Anat. Entwickl.-Gesch. 110, 412—422 (1940).

— Über die funktionelle Anatomie der Lungengefäße. Verh. dtsch. Ges. Kreisl.-Forsch. 17, 17—22 (1951).

— Die menschliche Lunge. Berlin-Göttingen-Heidelberg: Springer 1953.

— Anatomische Grundlagen der Lungenfunktion, Lungen und kleiner Kreislauf, Bad Oeynhausener Gespräche, Bd. I, S. 4—11. Berlin-Göttingen-Heidelberg: Springer 1957.

Heemstra, H.: The development of an increased pulmonary vascular resistance by local hypoxia. Quart. J. exp. Physiol. 39, 83—91 (1954).

Heuck, F.: Streifenatelektasen der Lunge. Stuttgart: Georg Thieme 1959.

Hürlimann, A., and C. J. Wiggers: The effects of progressive general anoxia on the pulmonary circulation. Circulat. Res. 1, 230—237 (1953).

Jahn, H.: Die Beeinflussung der experimentellen Lungenembolie durch Arzneimittel. Verh. dtsch. Ges. Kreisl.-Forsch. 17, 234—236 (1951).

Janin, P.: Intérêt de l'angiocardiographie dans l'étude des malformations pulmonaires. J. Radiol. Électrol. 41, 432—439 (1960).

Jesser, J. H., and G. de Takats: Visualization of pulmonary artery during its embolic obstruction. Arch. Surg. (Lond.) 42, 1034 (1941).

Junghanns, W.: Die Endstrombahn der Lungen im postmortalen Angiogramm. Virchows Arch. path. Anat. 331, 263—275 (1958).

Kerber, B.: Experimentelle Studien über venöse Luftembolie. Fortschr. Röntgenstr. 57, 439 bis 454 (1938).

Keys, A., J. P. Stapp and A. Violane: Responses in size, output and efficiency of the human heart to acute alterations in the composition of inspired air. Amer. J. Physiol. 135, 763 (1942).

Kjellberg, S. R., and S. E. Olsson: Roentgenological studies of experimental pulmonary embolism without complicating infarction in dog. Acta radiol. (Stockh.) 33, 507 (1950).

Krall, J., G. Rodewald u. H. J. Hoffheinz: Die Blockade der A. pulmonalis als Grundlage einer präoperativen Funktionsprüfung in der Lungenchirurgie. Thoraxchirurgie 1, 434—443 (1954).

Krampf, F.: Die Folgen der künstlichen Verlegung von Lungenarterienästen sowie ihre Bedeutung für den Lungenkollateralkreislauf. Dtsch. Z. Chir. 189, 216—240 (1925).

Kraus, R., J. Eisenbach, F. J. Tebrügge u. F. Strnad: Tierexperimentelle Untersuchungen zur Frage des röntgenologischen Nachweises der Fettembolie der Lunge. Med. Welt (XI.) 1961, 2406—2412.

Künzler, R., u. W. Schad: Atlas der Angiokardiographie angeborener Herzfehler. Stuttgart: Georg Thieme 1960.

Lanari-Zubiaur, F. J., and W. F. Hamilton: Effect of unilateral anoxia on pulmonary circulation. Circulat. Res. 6, 289—293 (1958).

Leusen, I., and G. Demeester: Variations de la résistance vasculaire pulmonaire au cours d'une anesthésie prolongée. Arch. int. Physiol. 61, 553—555 (1953).

— — Pulmonary vascular resistance in anesthaetized dogs. Exp. Med. Surg. 11, 217—221 (1953).

— — et J. J. Bouckaert: Sinus carotidiens et circulation pulmonaire. J. Physiol. (Paris) 46, 431—432 (1954).

Liberson, F., and I. R. Liberson: Use of diodrast in determing localization and extent of pulmonary embolism. Amer. J. Roentgenol. 48, 352 (1942).

Lochhead, R. P., D. J. Roberts jr. and Ch. T. Dotter: Pulmonary embolism, experimental angiographic study. Amer. J. Roentgenol. 68, 627—633 (1952).

Martin, B.: Über experimentell erzeugte Lungenembolie bei Hunden. Langenbecks Arch. klin. Chir. 155, 577—587 (1929).

Martini, R. de, e. G. Tusini: Modificationi angiopneumografiche durante ipotensione farmacologica. Rass. ital. Chir. Med. 6, 183—207 (1957).

Matthes, K., W. Ulmer u. D. Wittekind: Cor pulmonale. In: Handbuch der inneren Medizin, 4. Aufl., Bd. IX/4, S. 59—292. Berlin-Göttingen-Heidelberg: Springer 1960.

Meessen, H.: Zur pathologischen Anatomie des Lungenkreislaufs. Verh. dtsch. Ges. Kreisl.-Forsch. 17, 25—34 (1951).

Melot, G. J., A. Bollaert, P. Declerq et A. de Coster: L'angiopneumographie et ses résultats actuels. C. R. 2. Congr. internat. d'Angéiol. 1956, p. 579—607.

Naegeli, Th., u. R. Janker: Tierexperimentelle röntgenkinematographische Versuche über die Lungenembolie. Dtsch. Z. Chir. 235, 123—128 (1932).

Nahas, G. G., M. B. Visscher, G. W. Mather, F. J. Haddy and H. R. Warner: Influence of hypoxia on the pulmonary circulation of nonnarcotized dogs. J. appl. Physiol. 6, 467—476 (1954).

Nikulin, A.: Veränderungen der Pulmonalarterien nach chronischer Histamininjektion. Beitr. path. Anat. 120, 214—241 (1959).

Nordenström, B.: Contrast examination of the cardiovascular system during increased intrabronchial pressure. Acta radiol. (Stockh.), Suppl. 200 (1960).

Patel, D. J., R. L. Lange and H. H. Hecht: Some evidence for active constriction in the human pulmonary vascular bed. Circulation 18, 19—24 (1958).

PATRESE, P., F. MARINI, R. ONORATO e C. DESENZANI: Studio roentgenocinematografico della embolia polmonare sperimentale. Acta chir. ital. 15, 305—308 (1959).

PEARCE, J. W., and D. WHITTERIDGE: The correlation of pulmonary arterial pressure with the discharge of afferent pulmonary vascular fibres in the vagus nerve. J. Physiol. (Lond.) 112 (1950).

PERONA, P., e S. TOSTO: Experienze cliniche e radiologiche su casi di silicosi polmonare. Rass. Prev. soc. Roma, Ser. VI, 40, 102—152 (1953).

PRICHARD, M. M. L., P. M. DANIEL and G. M. ARDAN: Peripheral ischaemia of the lung. Brit. J. Radiol. 37, 93—96 (1954).

RAHN, H., and H. T. BAHNSON: Effect of unilateral hypoxia on gas exchange and calculated pulmonary blood flow in each lung. J. appl. Physiol. 6, 105—112 (1953).

— R. C. STROUD and C. E. TOBIN: Visualization of arteriovenous shunts by cinefluorography in the lungs of normal dogs. Proc. Soc. exp. Biol. (N.Y.) 80, 239 (1952).

RICCERI, R., e E. ALATI: La circolazione sistematica del polmone in condizione di normalita. Arch. Chir. Torace 12, 543—561 (1955).

RIVERA-ESTRADA, C., P. W. SALTZMAN, D. SINGER and L. N. KATZ: Action of hypoxia on the pulmonary vasculature. Circul. Res. 6, 10—14 (1958).

RODBARD, S.: Bronchomotor tone. Amer. J. Med. 15, 356 (1953).

SAKURAI, M., u. T. MATSUCHIGE: Röntgenologische Untersuchungen über den Lungenkreislauf. Mitt. med. Akad. Kioto 15, 1059 (1935).

SARNOFF, ST. J., and E. BERGLUND: Neurohemodynamics of pulmonary edema. Amer. J. Physiol. 170, 588—600 (1952).

SCARINCI, C.: L'apporte dell'angiopneumografia per lo studio della variazione della circolazione arterioso polmonare nell'anossia temporanea dell'uomo, arteficialmente provocata. Minerva med. 1953, 746—749.

— L'étude angiopneumographique de la circulation artérielle pulmonaire chez un sujet normal soumis à une anoxie transitoire. Presse méd. 1954, 623—624.

SCÉBAT, L., J. FERRANÉ, J. RENAIS et J. LENÈGRE: Étude angiocardiographique de la vasomotricité pulmonaire au cours de l'obstruction artérielle pulmonaire par ballonet. Arch. Mal. Cœur 51, 10 (1959).

SCHOENMACKERS, J., u. H. VIETEN: Atlas postmortaler Angiogramme. Stuttgart: Georg Thieme 1954.

SEMISCH, R.: Bedeutung präoperativer Differenzierung des cor pulmonale. Langenbecks Arch. klin. Chir. 289, 560—565 (1958).

— Neue Gesichtspunkte zur Hämodynamik des kleinen Kreislaufs auf dem Boden lungenangiographischer Studien. Z. Kreisl.-Forsch. 48, 437—453 (1959).

SHEPHERD, J. T., H. J. SEMLER, W. F. HELMHOLTZ jr. and E. H. WOOD: Effects of infusion of acetylcholine on pulmonary vascular resistance in patients with pulmonary hypertension and congenital heart disease. Circulation 20, 381—390 (1959).

SIEDEK, H., R. WENGER u. E. GMACHL: Elektrokymographische Untersuchungen am kleinen Kreislauf. Verh. dtsch. Ges. Kreisl.-Forsch. 17, 170—174 (1951).

SPRUNT, W. H., R. M. PETERS and D. L. HOLDER: The significance of alterations in the lung arterial pattern. Radiology 73, 1—8 (1959).

STAUDACHER, V., L. BELLI e A. AMBROSINI: Su di una possibile influenza della circolazione bronchiale nella regolazione del flusso e della emodinamica polmonare. Arch. Chir. Torace 13, 139—163 (1956).

— A. PULIN e V. GASPARINI: L'angiocardiopneumografia applicata allo studio dell'embolia polmonare sperimentale. Chirurgia (Milano) 7, 241—255 (1952).

STONEY, W. S., and J. E. ADAMS: The diagnosis of acute pulmonary embolism by arteriography. Amer. Rev. resp. Dis. 83, 26—30 (1961).

STROUD, R. C., and H. L. CONN jr.: Pulmonary vascular effects of moderate and severe hypoxia in the dog. Amer. J. Physiol. 179, 119—122 (1954).

STRUGHOLD, H.: A cinematographic study of systolic and diastolic heart size with special reference to effects of anoxemia. Amer. J. Physiol. 94, 641 (1930).

TERAMO, M., e G. GUALDI: Rilievi roentgenangiocardio-cinematografici sulla circolazione arteriosa dei polmoni in alcuni vizi congeniti di cuore. Nunt. radiol. (Firenze) 21, 1030—1051 (1955).

TÖNDURY, G., u. E. WEIBEL: Anatomie der Lungengefäße. In: Ergebn. d. ges. Tuberkuloseund Lungenforschung, hrsg. von ENGEL, HEILMEYER, HEIM u. UEHLINGER, Bd. XIV, S. 59. Stuttgart: Georg Thieme 1958.

ULMER, W., u. A. WENKE: Bronchospirometrische Untersuchungen zur Frage der gasspannungsabhängigen Durchblutungsregulation der Alveolarkapillaren. Arch. Kreisl.-Forsch. 26, 256 (1957).

VENRATH, H., H. LECHTENBÖRGER, H. VALENTIN u. W. BOLT: Das Verhalten von Atmung und Kreislauf bei uni- und bilateraler Sauerstoffmangelatmung; ein Beitrag zur Kompensation akuter Hypoxie durch Kreislaufumstellung. Z. Kreisl.-Forsch. 44, 544—555 (1955).

VIALLET, COMBE, CHEVROT, SENDRA et HOUEL: L'angiopneumographie dans les troubles ventocirculaires. J. Radiol. (Brux.) 34, 606—612 (1953).

VIRTAMA, P., and E. JÄNKÄLÄ: Pulmonary arterial response to serotonin and reserpine as visualized by pulmonary arteriography in the rabbit. Angiology 12, 77 (1961).

WASER, P.: Kreislaufdiagnostik mit Hilfe radioaktiver Isotope. In: SCHIEGK u. TURBAN, Künstliche Isotope in Physiologie, Diagnostik und Therapie, S. 562—583. Berlin-Göttingen-Heidelberg: Springer 1953.

Waser, P., u. W. Hunzinger: Bestimmung von Kreislaufgrößen mit radioaktivem Kochsalz. Cardiologia (Basel) 15, 219—221 (1949).
— — Bestimmung von Kreislaufgrößen mit radioaktiven Substanzen (Radiocirculographie). Schweiz. med. Wschr. 1951, 216—220.
Weibel, E.: Die Blutgefäßanastomosen in der menschlichen Lunge. Z. Zellforsch. 50, 653 (1959).
Wood, P.: Pulmonaler Hochdruck. Brit. Heart J. 20, 557—570 (1958). .

3. Die pulmonale Hypertonie

Bühlmann, A.: Klinik der pulmonalen Hypertension, Forum cardiologicum. Bd. 1, S. 52. Mannheim: C. F. Böhringer & Söhne 1960.
— H. C. Maier, M. Hegglin, R. Kälin u. F. Schaub: Beziehungen zwischen Lungenfunktion und Lungenkreislauf. Schweiz. med. Wschr. 1953, 1199—1202.
Carmichael, J. H. E., D. G. Julian, G. P. Jones and E. M. Wren: Radiological signs in pulmonary hypertension. Brit. J. Radiol. 27, 393—397 (1954).
Davies, L. G., J. F. Goodwin, R. E. Steiner u. B. D. van Leuven: Pulmonaler Hochdruck. Brit. Heart. J. 15, 393 (1953).
Dexter, L., J. W. Dow, F. W. Haynes, W. T. Whittenberger u. H. K. Hellens: Pulmonaler Hochdruck. J. clin. Invest. 29, 602 (1950).
Doyle, A. E., J. F. Goodwin, C. V. Harrison and R. E. Steiner: Pulmonary vascular patterns in pulmonary hypertension. Brit. Heart J. 19, 353—365 (1957).
Emslie-Smith, D., J. G. Hill and K. G. Lowe: Unilateral membraneous pulmonary venous occlusion, pulmonary hypertension, and patent ductus arteriosus. Brit. Heart. J. 17, 79—84 (1955).
Epps, E. F. van: Primary pulmonary hypertension in brothers. Amer. J. Roentgenol. 78, 471—482 (1957).
— The roentgen manifestations of pulmonary hypertension. Amer. J. Roentgenol. 79, 241—250 (1958).
Esch, D., u. P. Thurn: Zur Diagnose der pulmonalen Hypertonie im gewöhnlichen Röntgenbild. Fortschr. Röntgenstr. 90, 434—451 (1959).
Evans, W., D. S. Short and D. E. Bedford: Solitary pulmonary hypertension. Brit. Heart J. 19, 93 (1957).
Fleischner, F. G.: Roentgenology of cor pulmonale and pulmonary hypertension. Transact. Amer. Coll. Cardiol. 7, 110—119 (1957).
Goodwin, J. F.: Pulmonary hypertension. Brit. J. Radiol. 31, 174—188 (1958).
— R. E. Steiner and K. G. Lowe: The pulmonary arteries in mitral stenosis, demonstrated by angiocardiography. J. Fac. Radiol. (Lond.) 4, 21—27 (1952).
Grainger, R. G.: Pulmonary hypertension. Brit. J. Radiol. 31, 201—217 (1958).

Grosse-Brockhoff, F.: Pathophysiologie des Lungenkreislaufs, Lungen und kleiner Kreislauf. Bad Oeynhausener Gespräche 1956, S. 64—79. Berlin-Göttingen-Heidelberg: Springer 1957.
Harrison, C. V.: Pulmonary hypertension. Brit. J. Radiol. 31, 217—226 (1958).
Healey, R. F., J. W. Dow, M. C. Sosman u. L. Dexter: Pulmonaler Hochdruck. Amer. J. Roentgenol. 62, 777 (1949).
Heckmann, K.: Elektrokymographie. Berlin-Göttingen-Heidelberg: Springer 1959.
Hegglin, R.: Die Zirkulationsstörungen der Lunge. In: Handbuch der inneren Medizin, 4. Aufl., Bd. IV/2, S. 227—282. Berlin-Göttingen-Heidelberg: Springer 1956.
James, W. R., G. M. Owen and A. J. Thomas: The small pulmonary arteries studied by a new injection method. Brit. Heart J. 22, 695—705 (1960).
Karpati, A., u. E. Eberle: Das elektrokymographische Kurvenbild der A. pulmonalis. Med. Mschr. 7, 432—436 (1953).
Kerley, P.: Lung changes in acquired heart disease. Amer. J. Roentgenol. 80, 256—263 (1958).
Kjellberg, S. R., E. Mannheimer, U. Rudhe and B. Jonsson: Diagnosis of congenital heart disease. Chicago: Year Book Publishers 1955.
Könn, G.: Die pathologische Morphologie der Lungengefäße bei chronischem Cor pulmonale. Beitr. path. Anat. 116, 273—329 (1956).
Lian, C.: Hypertension artérielle pulmonaire primitive. Arch. Mal. Cœur 33, 67—83 (1940).
Matthes, K., W. Ulmer u. D. Wittekind: Cor pulmonale. In: Handbuch der inneren Medizin, 4. Aufl., Bd. IX/4, S. 59—292. Berlin-Göttingen-Heidelberg: Springer 1960.
Mise, J., K. Moriyama, H. Hirama, S. Hosokawa and F. Uchino: Primary pulmonary hypertension, arterial anastomosis between the bronchial and pulmonary arteries with regard to the pathogenesis of primary pulmonary hypertension. Jap. Circulat. J. (Ni.) 22, 917—925 (1959).
Rodbard, S.: Bronchomotor tone. Amer. J. Med. 15, 356—366 (1953).
Rossi, S., V. Rustichelli e L. Ferri: La cinedensigrafia nello studio della circolazione della fisiopatologia polmonare. Lotta Tuberc. 27, 855—864, 867—884, 885—921 (1957).
Scarinci, C.: Diagnostic angiopneumographique des arcs pulmonaires saillants dans certaines conditions pathologiques de l'appareil respiratoire. Presse méd. 1953, 1528.
Schwiegk, H., u. G. Richter: Pathophysiologie der Herzinsuffizienz. In: Handbuch der inneren Medizin, Bd. X, Teil 1, S. 1—348. Berlin-Göttingen-Heidelberg: Springer 1960.
Short, D. S.: Radiology of the lung in severe mitral stenosis. Brit. Heart J. 17, 33—40 (1955).
— Post mortem pulmonary arteriography with special reference to the study of pulmonary hypertension. J. Fac. Radiol. (Lond.) 8, 118—131 (1956).

STAEMMLER, M.: Pulmonalsklerose. In: KAUF-
MANN-STAEMMLER, Lehrbuch der speziellen
pathologischen Anatomie, 11. u. 12. Aufl.,
Bd. I, S. 254—259. Berlin: W. de Gruyter &
Co. 1960.

STEINER, R. E.: Pulmonary hypertension. Brit.
J. Radiol. 31, 188—200 (1958).

—, and J. F. GOODWIN: Some observations on
mitral valve disease. J. Fac. Radiol. (Lond.)
5, 167 (1954).

STENDER, H. ST.: Ein Beitrag zum Krankheitsbild des Cor pulmonale chronicum. Fortschr.
Röntgenstr. 76, 324—331 (1952).

SUSSMANN, M. L., and TH. T. FROST: Secondary
vascular changes in the lungs. Amer. J.
Roentgenol. 75, 758—766 (1956).

WOOD, O. A., and M. MILLER: The rôle of the
dual pulmonary circulation in various pathologic conditions of the lungs. J. thorac. Surg.
7, 649—670 (1938).

WOOD, P.: Pulmonary hypertension. Brit. Heart
J. 20, 557—570 (1958).

IV. Angeborene Veränderungen der Lungengefäße

1. Allgemeine
Form-, Lage- und Entwicklungsanomalien

ABBEY SMITH, R.: A theory of the origin of
intralobar sequestration of lung. Thorax 11,
10 (1956).

ABBOTT, M. E.: Atlas of congenital cardiac
disease. Amer. Heart Ass. N.Y. 1936.

AINSWORTH, J.: Anomalous blood supply to lung
demonstrated by aortography. Brit. J. Radiol.
31, 448—449 (1958).

BLAND, E., P. WHITE and T. GARLAND: Congenital
anomalies of the coronary arteries. Amer.
Heart. J. 8, 787—801 (1933).

CARO, C., V. C. LERMANDA and H. A. LYONS:
Aortic origin of the right pulmonary artery.
Brit. Heart J. 19, 345—351 (1957).

CLAIBORNE, T. ST., and W. A. HOPKINS: Aorta-
pulmonary artery communication through the
lung. Circulation 14, 1090—1092 (1956).

DOERR, W.: Pathologische Anatomie der ange-
borenen Herzfehler. In: Handbuch der inneren
Medizin, 4. Aufl., Bd. IX/3, S. 1—88. Berlin-
Göttingen Heidelberg: Springer 1960.

FINDLAY, W., and H. C. MAIER: Anomalies of
the pulmonary vessels and their surgical
significance. Surgery 29, 604—641 (1951).

FULTON, H.: Angiocardiographic study of a case
of lung hypoplasia. Med. Radiogr. Photogr. 30,
80—81 (1954).

GASPERIS, A. DE, e F. DE NICOLAI: Malformazione
cistica dei lobi inferiori polmonari con vaso
anomalo di origine aortica. Osped. maggiore
41, 59 (1953).

GEBAUER, P. W., and C. B. MASON: Intralobar
pulmonary sequestration associated with anomalous pulmonary vessels, a nonentity. Dis.
Chest 35, 282—288 (1959).

GIESE, W.: Die Atemorgane. In: KAUFMANN-
STAEMMLER, Lehrbuch der speziellen pathologischen Anatomie, 11. u. 12. Aufl., Bd. II,

S. 1541—1618. Berlin: W. de Gruyter & Co.
1960.

GROSSE-BROCKHOFF, F., F. LOOGEN u. A. SCHAE-
DE: Angeborene Herz- und Gefäßmißbildun-
gen. In: Handbuch der inneren Medizin,
Bd. IX/3, S. 105—652. Berlin-Göttingen-
Heidelberg: Springer 1960.

HEIM DE BALSAC, R.: Anomalies de l'arbre
artériel pulmonaire. In: DONZELOT u. D'ALLAI-
NES: Traité des Cardiopathies Congénitales.
Paris: Masson & Cie. 1954.

HILLER, H. G., and A. D. MCLEAN: Pulmonary
artery ring. Acta radiol. (Stockh.) 48, 434—
438 (1957).

JACOBSON, J. H., B. C. MORGAN, D. H. ANDER-
SEN and G. H. HUMPHREYS: Aberrant left
pulmonary artery. A correctable cause of
respiratory obstruction. J. thorac. cardiovasc.
Surg. 39, 602—612 (1960).

KAUNITZ, P. E.: Origin of left coronary artery
from pulmonary artery. Amer. Heart J. 33,
182 (1947).

KENNEY, L. J., and W. R. EYLER: Preoperative
diagnosis of sequestration of the lung by
aortography. J. Amer. med. Ass. 160, 1464—
1465 (1956).

KRESBACH, E., M. FOSSEL u. R. BAUER: Abgang
der linken Koronararterie aus der A. pulmonalis. Z. Kreisl.-Forsch. 50, 162—169 (1961).

KUZMAN, W. J., A. S. YUSKIS and D. B. CAR-
MICHAEL: Anomalous left coronary artery
arising from the pulmonary artery. Amer.
Heart J. 57, 36—48 (1959).

LAVAL, P. O.: Über einen seltenen Fall von Mißbildung der A. pulmonalis. Inaug.-Diss. Kiel
1901.

MASEL, L. F.: Tetralogy of Fallot origin of the
left coronary artery from the right pulmonary
artery. Med. J. Aust. 47, 213—217 (1960).

MORSE, H. R., and S. GLADDING: Bronchial
obstruction due to misplaced left pulmonary
artery. Amer. J. Dis. Child. 89, 351—353 (1955).

PAPILLON, G., M. JAUBERT DE BEAUJEU, F. PINET,
M. BETHENOD et R. LATREILLE: Intérêt de
l'angiocardiographie dans les malformations
pulmonaires. J. Radiol. Électrol. 38, 602—607
(1957).

PINNEY, C. T., and J. M. SALVEY: Bronchopulmonary sequestration. J. thorac. Surg. 33,
791 (1957).

PISTOLESI, G. F., et M. SERVELLO: Importance
de l'aortographie dans la séquestration pulmonaire. J. Radiol. Électrol. 40, 757 (1959).

POTTS, W. J., P. H. HOLINGER and A. H. ROSEN-
BLUM: Anomalous left pulmonary artery
causing obstruction to right main bronchus.
J. Amer. med. Ass. 155, 1409—1411 (1954).

PRYCE, D. M., T. H. SELLORS and L. G. BLAIR:
Brit. J. Surg. 137, 18 (1947).

UNGEHEUER, E., u. H. DALICHAU: Klinik und
Therapie von angeborenen Lungenveränderungen im Kindesalter. Med. Klin. 1962, 659.

WELSH, T. M., and J. B. MUNRO: Congenital
stridor caused by an aberrant pulmonary
artery. Arch. Dis. Childh. 29, 101—103 (1954).

Whyman, S. M.: Congenital absence of a pulmonary artery. Radiology 62, 321—328 (1954).

Wittenborg, M. H., T. Tantiwongse and B. Rosenberg: Anomalous course of the left pulmonary artery with respiratory obstruction. Radiology 67, 339—345 (1956).

2. Spezielle Fehlbildungen

a) Hypoplasie und Aplasie der A. pulmonalis

Alexander, S. C., St. J. Figiel and R. N. Class: Congenital absence of the left pulmonary artery. Amer. Heart J. 50, 465—470 (1955).

Ambrus, G.: Congenital absence of right pulmonary artery with bleeding into right lung. J. techn. Meth. 15, 103 (1936).

Anderson, R. C., F. Char and P. Adams jr.: Proximal interruption of a pulmonary arch (absence of one pulmonary artery). Dis. Chest. 34, 73 (1958).

Arviddson, H., J. Karnell and T. Møller: Multiple stenosis of the pulmonary arteries associated with pulmonary hypertension, diagnosed by selective angiocardiography. Acta radiol. (Stockh.) 44, 209—216 (1955).

Ascenzi, A., e G. Gualdi: Rilievi anatomoradiologici sulla circolazione arteriosa dei polmoni in alcuni vici congeniti di cuore. Radiologia (Roma) 9, 225—271 (1953).

Bariéty, M., et P. Choubrac: Intérêt de l'angiopneumographie dans l'agénesie pulmonaire. Acta chir. belg., Suppl. 2, 171—177 (1960).

Barnes, J. M., and D. E. Stedem: Multiple aneurysms of the smaller branches of the pulmonary artery. Amer. J. Roentgenol. 30, 443—448 (1933).

Barrett O'Neill and W. J. Walker: Tetralogy of Fallot with absent left pulmonary artery. Report of a case with anomalous development of the right hilar vasculature and nonfunctioning right lung. Amer. Heart J. 55, 356—359 (1958).

Belcher, J. R., L. Capel, J. N. Pattinson and J. Smart: Hypoplasia of the pulmonary arteries. Brit. J. Dis. Chest 53, 253—262 (1959).

—, and J. N. Pattinson: Hypoplasia of the lobar pulmonary arteries. J. thorac. Surg. 34, 357—364 (1957).

Bender, F., F. Hilgenberg u. G. Junge-Hülsing: Dextrokardie mit Pulmonalvenentransposition bei partieller Lungenagenesie. Z. Kreisl.-Forsch. 46, 172—179 (1957).

Beutel, A., u. F. Strnad: Zur bronchographischen Diagnostik des angeborenen Luftmangels. Fortschr. Röntgenstr. 54, 49—54 (1936).

Bock, K., D. Michel u. M. Herbst: Lungenagenesie mit Lävokardie. Kinderärztl. Prax. 26, 451—459 (1958).

— H. Richter, H. Trenckmann u. M. Herbst: Die Aplasie einer Lungenarterie. Fortschr. Röntgenstr. 98, 419—427 (1963).

—, u. L. Weingärtner: Zur Diagnose der Lungenagenesie. Med. Bild 2, 121—130 (1959).

Bopp, F.: Anormale arterielle Gefäßversorgung der rechten Lunge (Abgang der rechten A. pul-

monalis aus der Aorta bei normaler Versorgung der linken Lunge durch die Pulmonalarterie. Zbl. allg. Path. path. Anat. 85, 155—160 (1949).

Borsanyi, St.: Agenesis of the lung. Laryngoscope (Lond.) 70, 187—193 (1960).

Brescia, M. A., E. É. Amerman and K. K. Sharma: Agenesis of the left lung. Arch. Pediat. 77, 485—490 (1960).

Csere, M., G. Kis-Várday u. L. Pataki: Kongenitaler Mangel der A. pulmonalis dextra. Gyermekgyógyászat 12, 104—108 (1961).

Dahm, M., u. H. Schmitt: Über Verlagerungen des Mittelfeldes, die durch einseitig seltenere Veränderungen des Lungengewebes bedingt sind. Fortschr. Röntgenstr. 57, 454—466 (1938).

Del Buono, M. S., u. A. Melik: Ein Fall von Hypoplasie der linken A. pulmonalis mit Schrumpfung der linken Lunge. Radiol. clin. (Basel) 28, 150—155 (1959).

Doering, H.: Angeborener Defekt der rechten Lungenarterie. Inaug.-Diss. Freiburg 1944.

Duroux, A.: Les agénésies pulmonaires. Poumon 14, 733—735 (1958).

Elder, J. C., B. L. Brofman, P. M. Kohn and B. L. Charms: Unilateral pulmonary artery absence or hypoplasia. Circulation 17, 557—566 (1958).

Emanuel, R., and J. N. Pattinson: Absence of the left pulmonary artery in Fallot's tetralogy. Brit. Heart J. 18, 289 (1956).

Ferguson, C. F., and E. B. D. Neuhauser: Congenital absence of lungs (agenesis) and other anomalies of the tracheobronchial tree. Amer. J. Roentgenol. 52, 459—471 (1944).

Figley, M.: The expanding scope of cardiovascular radiology. Amer. J. Roentgenol. 76, 721—729 (1956).

Findlay, W., and H. C. Maier: Anomalies of the pulmonary vessels and their surgical significance. Surgery 29, 604—641 (1951).

Fisher, J. M., and E. F. van Epps: Aplasia or hypoplasia of one pulmonary artery: radiologic and pulmonary function studies. Amer. Heart J. 58, 26—40 (1958).

Giese, W.: Die Atemorgane. In: Kaufmann-Staemmler, Lehrbuch der speziellen pathologischen Anatomie, 11. u. 12. Aufl., Bd. II, S. 1541—1618. Berlin: W. de Gruyter & Co. 1960.

Gottsegen, G., G. Csákány and T. Romoda: Increased translucency of one lung as a sign of pulmonary vascular anomalies. Cor et Vasa (Praha) 1, 38—46 (1959).

Grosse-Brockhoff, F., F. Loogen u. A. Schaede: Angeborene Herz- und Gefäßmißbildungen. In: Handbuch der inneren Medizin, 4. Aufl. Bd. IX/3, S. 105—652. Berlin-Göttingen-Heidelberg: Springer 1960.

Heier, H.: Zur Kenntnis des Röntgenbildes der einseitigen Pulmonalishypoplasie. Dtsch. Gesundh.-Wes. 1956, 626—629.

Heilmeyer, L., u. F. Schmid: Progressive Lungendystrophie. Dtsch. med. Wschr. 1956, 1293, 2118.

HEINTZEN, P., u. J. TESKE: Die einseitige Agenesie der Lungenarterie. Arch. Kreisl.-Forsch. **32**, 263—291 (1960).

HEPNER, F.: Agenesie der linken Lunge. Arch. Kinderheilk. **103**, 92—96 (1934).

HÜLSHOFF, TH., u. H. KALVELAGE: Ein Beitrag zur Diagnose und zur Frage der Häufigkeit des angeborenen Lungenmangels. Fortschr. Röntgenstr. **91**, 725—728 (1959).

INGRAM, J. R., J. W. HUDSON and T. J. DAVIS: Aplasia of the lung. Amer. J. Roentgenol. **64**, 409—413 (1950).

JANIN, P.: Intérêt de l'angiocardiographie dans l'étude des malformations pulmonaires. J. Radiol. Électrol. **41**, 432—439 (1960).

JAUBERT DE BEAUJEU A.: L'image téléradiographique radio-vasculaire. J. Radiol. Électrol. **28**, 188—192 (1947).

KRÖKER, P.: Beobachtungen über einseitige Staublungen im Zusammenhang mit einseitiger Gefäßhypoplasie der Lunge. Röntgenpraxis **17**, 127—139 (1948).

— Die progressive Lungendystrophie. Dtsch. med. Wschr. **1956**, 2117—2118.

— Zur Frage der sog. progressiven Lungendystrophie. Fortschr. Röntgenstr. **93**, 1—20 (1960).

LAUR, A., u. H. W. WEDLER: Die einseitig helle Lunge. Fortschr. Röntgenstr. **82**, 305—315 (1955).

LONGIN, F.: Über die lokalisierte und einseitige „helle Lunge". Fortschr. Röntgenstr. **93**, 673—687 (1960).

—, u. G. PEPPMEIER: Beitrag zur anomalen Lungenveneneinmündung in die V. cava inferior. Fortschr. Röntgenstr. **88**, 386—400 (1958).

LUZATTI, G., e F. ROVELLI: Studio radiologico dell'arteria polmonare. Fol. cardiol. (Milano) **12**, 161—192, 247—273 (1953).

MADOFF, J. M., E. A. GAENSLER and J. W. STRIEDER: Congenital absence of right pulmonary artery. New Engl. J. Med. **247**, 149—157 (1952).

MAIER, H. C.: Absence or hypoplasia of a pulmonary artery with anomalous systemic arteries. J. thorac. Surg. **28**, 145—162 (1954).

MANFREDI, F.: Atrofia polmonare idiopatica. Vanishing lung. Radiol. med. (Torino) **45**, 337—352 (1959).

MARTINI, A. DE, e G. BALESTRA: Sindromi di rarefazione del tessuto polmonare con particolare riguardo alla atrofia polmonare idiopatica. Minerva med. **2**, 917 (1951).

MARTINS JOB, DARCY DE OLIVEIRA ILHA, PAULO SAINT PASTOUS and F. DIAS CAMPOS: Dextrocardia and unsuspected absence of the right pulmonary artery in an adult demonstrated by angiocardiography. Amer. J. Roentgenol. **73**, 950 (1955).

MCLEAD, W. M.: Thorax **9**, 147 (1954).

MILLER, J. F.: Congenital absence of right pulmonary artery in newborn infant. Amer. J. Dis. Child. **53**, 1268 (1937).

MÜLLER, L.: Über angeborene Atresie der rechten Pulmonalarterie bei einem Erwachsenen. Z. Kreisl.-Forsch. **19**, 561—575 (1927).

NOWICKI, J., u. J. WITEK: Fälle von röntgenologisch festgestellter asymmetrischer Lungenvaskularisation. Przegl. lek., Ser. II, **16**, 78—83 (1960) [Polnisch].

ORELL, S. R., J. KARNELL and F. WAHLGREN: Malformation and multiple stenoses of the pulmonary arteries with pulmonary hypertension. Acta radiol. (Stockh.) **54**, 449—459 (1960)

OVERWATER, M. G. P.: Agenesie eines Astes der A. pulmonalis. Maandschr. Kindergeneesk. **25**, 127—129 (1957).

PAPILLON, G., M. JAUBERT DE BEAUJEU, F. PINET, M. BETHENOD et R. LATREILLE: L'angiocardiographie dans l'exploration des malformations pulmonaires. Atlas de Radiol. clin. Presse méd. **1957**, 1.

POPSAVOV, A., and N. MALEEV: Hypoplasia of the lung. Vup. pediat. Akuś Ginek. **4**, Nr 1, 25—30 (1960).

REISCH, D., u. K. G. THEMEL: Zur Diagnose von Anomalien der Hauptpulmonalarterien. Dtsch. Arch. klin. Med. **202**, 394—409 (1955).

RUBIN, E.: The visualisation of the pulmonary artery by x-rays. Brit. J. Radiol. **10**, 501—514 (1937).

—, and L. STRAUSS: Congenital absence of the right pulmonary artery. Amer. J. Cardiol. **6**, 344—350 (1960).

RUDHE, H., and P. ZETTERQVIST: Aberrant left pulmonary artery. Acta chir. scand., Suppl. **245**, 331 (1959).

SÁ VIEIRA, V.: Bedeutung der Angiopneumographie in der Diagnostik der kongenitalen Lungenagenesien. Ein Fall von Aplasie der linken Lunge. Gaz. méd. port. **13**, 358—369 (1960) [Portugiesisch].

SCHMITZ, H., u. P. THURN: Zur Asymmetrie der Lungenarterien. Fortschr. Röntgenstr. **88**, 133—145 (1958).

SCHNEIDERMAN, L. J.: Isolated congenital absence of the right pulmonary artery. Amer. Heart J. **55**, 772—780 (1958).

SMART, J., and J. N. PATTINSON: Congenital absence of the left pulmonary artery. Brit. med. J. **1956 I**, 491—493.

SMITH, R. A., and A. O. BECH: Agenesis of lung. Thorax **13**, 28—33 (1958).

STANÈK, Z., and J. LUKL: Unilateral hypoplasia of a lung. Čsl. Rentgenol. **14**, 53—57 (1960).

STEINBACH, H. L., TH. E. KEATS and G. E. SHELINE: The roentgen appearance of the pulmonary veins in heart disease. Radiology **65**, 157—168 (1955).

STEINBERG, I.: Congenital absence of a main branch of the pulmonary artery. Amer. J. Med. **34**, 559—567 (1958).

— CH. T. DOTTER and D. S. LUKAS: Congenital absence of a main branch of the pulmonary artery. J. Amer. med. Ass. **152**, 1216—1218 (1953).

—, and N. FINBY: Clinical and angiocardiographic features of congenital anomalies of the pulmonary circulation. Angiology 7, 378—395 (1956).

Stutz, E., u. H. Vieten: Die Bronchographie. Stuttgart: Georg Thieme 1955.

Tabakin, B. S., J. S. Hanson, P. K. Adhikari and D. B. Miller: Physiologic studies in congenital absence of the left pulmonary artery. Circulation 22, 1107—1111 (1960).

Thurnher, B., H. Garbsch u. E. Kotscher: Über einseitige Hypoplasien bzw. Atresien der Pulmonalarterie. Radiol. Austriaca 7, 103—108 (1954).

Tori, G., and G. Garusi: Congenital absence of right pulmonary artery with patent ductus arteriosus and auricular septal defect. Radiol. clin. (Basel) 28, 228—250 (1959).

Torner-Soler, M., I. Balaguer-Vintró and J. Carrasco-Azemar: Cardiac dextroposition. Hypoplasia of the right pulmonary artery with right venous pulmonary drainage into the inferior vena cava. Amer. Heart J. 56, 425—430 (1958).

Whyman, S. M.: Congenital absence of a pulmonary artery. Radiology 62, 321—328 (1954).

b) Supravalvuläre und periphere Stenose der A. pulmonalis

Arviddson, H., J. Karnell and T. Møller: Multiple stenosis of the pulmonary arteries associated with pulmonary hypertension, diagnosed by selective angiocardiography. Acta radiol. (Stockh.) 44, 209—216 (1955).

Bredt, H.: Die Mißbildungen des menschlichen Herzens. Ergebn. allg. Path. path. Anat. 30, 77—182 (1936).

Coles, J. E., and W. J. Walker: Coarctation of the pulmonary artery. Amer. Heart J. 52, 469—473 (1956).

Dighiero, J., O. Fiandra, A. Barcia, R. Cortés and J. Stanham: Multiple pulmonary stenosis with pulmonary hypertension. Acta radiol. (Stockh.) 48, 439—443 (1957).

Doerr, W.: Pathologische Anatomie der angeborenen Herzfehler. In: Handbuch der inneren Medizin, 4. Aufl., Bd. IX/3, S. 1—88. Berlin-Göttingen-Heidelberg: Springer 1960.

Eldridge, F., A. Selzer and H. Hultgren: Stenosis of a branch of the pulmonary artery: An additional cause of continous murmurs over the chest. Circulation 15, 865—874 (1957).

Epps, E. F. van: The roentgen manifestations of pulmonary hypertension. Amer. J. Roentgenol. 79, 241—250 (1958).

Falkenbach, K. H., N. Zheutlin, A. H. Dowdy and B. J. O'Loughlin: Pulmonary hypertension due to pulmonary arterial coarctation. Radiology 73, 575—590 (1959).

Figley, M.: The expanding scope of cardiovascular radiology. Amer. J. Roentgenol. 76, 721—729 (1956).

Grosse-Brockhoff, F., u. F. Loogen: Klinik und Hämodynamik der Pulmonalstenosen ohne Ventrikelseptumdefekt. Dtsch. med. Wschr. 1959, 133—137.

—— u. A. Schaede: Angeborene Herz- und Gefäßmißbildungen. In: Handbuch der inneren Medizin, 4. Aufl., Bd. IX/3, S. 105—652. Berlin-Göttingen-Heidelberg: Springer 1960.

Gunning, A. J.: An unusual cause of a continous murmur simulating persisting ductus arteriosus and associated with other congenital cardiac defects. Thorax 12, 34—36 (1957).

Gyllenswärd, A., H. Lodin, A. Lundberg and T. Møller: Congenital multiple peripheral stenoses of the pulmonary artery. Pediatrics 19, 399—410 (1957).

Hodges, F. J.: Panel discussion on cardiovascular diseases. Meeting of American Medical Association, Atlantic City (N.Y.) June 1955.

Kenis, B., P. Courtoy and A. Bollaert: Multiple stenosis of pulmonary arteries, presence of a continous murmur. 3. World Congr. Cardiol. Brussels 1958, p. 230.

Kjellberg, S. R., E. Mannheimer, U. Rudhe and B. Jonsson: Diagnosis of congenital heart disease. Chicago: Year Book Publishers 1955 u. 1959.

Lloyd d'Silva, J., R. F. Dilon and B. Gasul: Syndrome of stenosis of the right pulmonary artery. Circulation 16, 911 (1957).

Löhr, H., F. Loogen u. H. Vieten: Die periphere Pulmonalstenose. Fortschr. Röntgenstr. 94, 285—304 (1961).

Loogen, F.: Diagnose der angeborenen Pulmonalstenose. Thoraxchiurgie 7, 212—228 (1959).

Möller, T.: A case of peripheral pulmonary stenosis. Acta Pediat. (N.Y.) 42, 390 (1953).

Oppenheimer, E. H.: Partial atresia of the main branches of the pulmonary artery occurring in infancy and accompanied by calcification of the pulmonary artery and aorta. Bull. Johns Hopk. Hosp. 63, 261—275 (1938).

Orell, S. R., J. Karnell and F. Wahlgren: Malformation and multiple stenoses of the pulmonary arteries with pulmonary hypertension. Acta radiol. (Stockh.) 54, 449—459 (1960).

Powell, M. L., and H. G. Hiller: Pulmonary hypertension. Med. J. Aust. 42, 272—273 (1955).

Reindell, H., E. Doll, H. Steim, R. Bilger, J. Emmrich u. K. König: Das prä- und postoperative Röntgenbild angeborener Herzfehler, seine diagnostische, pathophysiologische und prognostische Bedeutung. Arch. Kreisl.-Forsch. 32, 174—220 (1960).

Rodrigue, C., H. Bidoggia, E. Pietrafesa, F. Labourt y V. Urdapilleta: Contribucion al diagnostico topografico de la estenosis pulmonar. Rev. argent. Cardiol. 20, 125—132 (1953).

Schwalbe, E.: Morphologie der Mißbildungen, Teil III. Jena: Gustav Fischer 1909.

Shafter, H. A., u. H. A. Bliss: Pulmonary artery stenosis. Amer. J. Med. 26, 517—526 (1959).

Slezák, P., V. Křen, L. Steinhart u. J. Endrys: Die supravalvuläre Pulmonalisstenose. Fortschr. Röntgenstr. 97, 806—808 (1962).

Smith, W. G.: Pulmonary hypertension and a continous murmur due to multiple peripheral stenoses of the pulmonary artery. Thorax 13, 194—200 (1958).

SØNDERGAARD, T.: Coarctation of the pulmonary artery. Dan. med. Bull. ed. 2, 1, 46—48 (1954).

VERMILLION, M. B., L. LEIGHT and L. A. DAVIS: Pulmonary artery stenosis. Circulation 17, 55—59 (1958).

WILLIAMS, C. B., R. L. LANGE and H. H. HECHT: Postvalvular stenosis of the pulmonary artery. Circulation 16, 195—199 (1957).

c) Aneurysma der A. pulmonalis

ARMENTROUT, H. L., and F. J. UNDERWOOD: Amer. J. Med. 8, 246 (1950).

ASSMANN, H.: Die klinische Röntgendiagnostik der inneren Erkrankungen. Berlin-Göttingen-Heidelberg: Springer 1949.

BARNES, J. M., and D. E. STEDEM: Multiple aneurysms of the smaller branches of the pulmonary artery. Amer. J. Roentgenol. 30, 443—448 (1933).

BAYER, O., J. BRIX u. A. ATHMANN: Zur Frage der idiopathischen Pulmonalektasie. Arch. Kreislaufforsch. 27, 1—19 (1957).

BLADES, B., W. FORD and P. CLARK: Pulmonary artery aneurysm. Circulation 2, 565 (1950).

BOGAERT, A. VAN, A. VAN GENABEECK et J. VAN DUFFEL: Anévrysme d'origine rhumatismale d'une artère lobaire pulmonaire. Arch. Mal. Cœur 49, 655—663 (1956).

BOYD, L. J., and T. H. McGAVACK: Aneurysm of pulmonary artery. Amer. Heart J. 18, 562 (1939).

BRAUN, H., u. H. KLEINFELDER: Zur Differentialdiagnose der durch pulmonale Gefäßprozesse bedingten Hilusvergrößerungen. Med. Klin. 1956, 2157—2160, 2175.

BRENNER, O.: Pathology of the vessels of the pulmonary circulation. Arch. intern. Med. 56, 1189 (1935).

BRETTELL, H. P., and R. E. HERRMANN: Spontaneous rupture of the pulmonary artery in pulmonary hypertension. Amer. Heart J. 59, 263—276 (1960).

BROWN, S., J. E. McCARTHY and A. FINE: The pulmonary artery. Radiology 32, 175 (1939).

BUCHEM, F. S. P. VAN, J. NIEVEEN, W. E. MARRING and L. B. VAN DER SLIKKE: Idiopathic dilatation of the pulmonary artery. Dis. Chest 28, 326—336 (1955).

COSTA, A.: Morfologia e patogenesi degli aneurismi dell'arteria polmonare. Arch. Pat. Clin. Med. 8, 257 (1929).

DESMUKH, M., S. GUVENC, L. BENTIVOGLIO and H. GOLDBERG: Idiopathic dilatation of the pulmonary artery. Circulation 21, 710—716 (1960).

DETERLING, R. A., and O. TH. CLAGETT: Aneurysm of the pulmonary artery. Review of the literature and report of a case. Amer. Heart J. 34, 471—499 (1947).

DOERR, W.: Pathologische Anatomie der angeborenen Herzfehler. In: Handbuch der inneren Medizin, 4. Aufl., Bd. IX/3, S.)1—88. Berlin-Göttingen-Heidelberg: Springer 1960.

DOTTER, C. T., and I. STEINBERG: Angiocardiography. New York: Paul B. Hoeber, Inc. 1951.

EPPS, E. F. VAN: The roentgen manifestations of pulmonary hypertension. Amer. J. Roentgenol. 79, 241—250 (1958).

ESSER, A.: Seltene Formen von Aneurysmen. Z. Kreisl.-Forsch. 24, 737—752 (1932).

GHISLANZONI, R., e G. REGGIANI: Considerazioni sulla cosiddetta dilatazione congenita isolata dell'arteria polmonare. Radiol. med. (Torino) 42, 1049—1070 (1956).

— — Aneurismi e dilatazioni congenite isolate della arteria polmonare. Radiologia (Roma) 13, 91—100 (1957).

GROEDEL, F. M.: Aneurysm of the pulmonary artery. Radiology 33, 219—232 (1939).

GROSSE-BROCKHOFF, F., F. LOOGEN u. A. SCHAEDE: Angeborene Herz- und Gefäßmißbildungen. In: Handbuch der inneren Medizin, Bd. IX/3, S. 105—652. Berlin-Göttingen-Heidelberg: Springer 1960.

HOLST, L.: Die Erweiterung des Pulmonalbogens im Röntgenbild. Fortschr. Röntgenstr. 50, 349—360 (1934).

HOLTHUSEN, W.: Über Aneurysmen des Stammes und der Hauptäste der A. pulmonalis. Z. Kreisl.-Forsch. 44, 447—461 (1955).

HUCKSTÄDT, O.: Über ein peripheres Aneurysma der Pulmonalarterie. Fortschr. Röntgenstr. 74, 593—594 (1951).

HUGHES, J. P., and P. G. I. STOVIN: Segmental pulmonary aneurysms with peripheral venous thrombosis. Brit. J. Dis. Chest 53, 19—27 (1959).

JENNES, S. W.: Diffuse aneurysmal dilatation of the pulmonary artery and both of its branches. Bull. Johns Hopk. Hosp. 59, 133—142 (1936).

KÄPPELI, A.: Über einen Fall von Aneurysma der Pulmonalarterie. Z. klin. Med. 123, 603—619 (1933).

KAUTZKY, A.: Ein Fall von diffuser Dilatation der A. pulmonalis bei kongenitaler Insuffizienz der Pulmonalklappen. Röntgenpraxis 8, 809—813 (1936).

KJELLBERG, S. R., E. MANNHEIMER, U. RUDHE and B. JONSSON: Diagnosis of congenital heart disease. Chikago: Year Book Publishers 1955 u. 1959.

KONHAUS, C. H., and P. A. KUNKEL jr.: Aneurysm of a pulmonary artery. Ann. Surg. 142, 997—1001 (1955).

KRZYSZKOWSKI, I.: Aneurysma des Stammes der Pulmonalarterie. Wien. klin. Wschr. 1902, 92—95.

LATTES, E., e G. M. REVIGLIO: Tumore pulsante dell' emitorace destro. Boll. Soc. ital. Pediat. 4, 103—104 (1935).

LAUBRY, CH., D. ROUTIER et R. HEIM DE BALSAC: Grosse pulmonaire-petite aorte, affection congénitale. Bull. Soc. méd. Hôp. Paris 56, 810 (1940).

LESZLER, A.: Über das Lungenaneurysma unter besonderer Berücksichtigung seiner röntgenologischen Symptome. Radiol. diagn. (Berl.) 1, 600—609 (1960).

Leszler, A.: Das pulmonale Aneurysma mit besonderer Berücksichtigung auf seine röntgenologischen Beziehungen. Orv. Hetil. **102**, 119—124 (1961) [Ungarisch].

Lexow, R.: Angeborenes Aneurysma der A. pulmonalis. Z. Kreisl.-Forsch. **23**, 409—413 (1931).

Lissauer, M.: Über das Aneurysma am Stamm der Pulmonalarterie. Virchows Arch. path. Anat. **180**, 462 (1905).

Liu, C. K., E. Jona and O. M. Haring: The large pulmonary artery. Angiology **9**, 67—83 (1958).

Morvay, E.: Differentialdiagnose der Pulmonalaneurysmen. Wien. klin. Wschr. **1960**, 342—344.

Nazzi, V., e C. Fernandez: Sulla diagnostica clinica degli aneurismi dell'arteria polmonare. Cuore e Circol. **40**, 257—274 (1956).

Plenczner, A.: Seltener Fall eines Aneurysmas der A. pulmonalis. Z. Kreisl.-Forsch. **31**, 881—892 (1939).

Priviteri, C. A., and B. B. Gay: Aneurysm of pulmonary artery, case diagnosed by angiocardiography. Radiology **55**, 247 (1950).

Przywara, L. E.: Über die angeborene Erweiterung der A. pulmonalis. Z. klin. Med. **138**, 260—269 (1935).

Raynaud, R., H. Tillier et A. Huguenin: Un cas d'anévrisme de l'artère pulmonaire. Bull. Soc. électroradiol. med. France **26**, 656—659 (1938).

Reid, I. M., and J. G. Stevenson: Aneurysm of the pulmonary artery. Dis. Chest **36**, 104—107 (1959).

Reindell, H., E. Doll, R. Bilger, J. Emmrich u. K. König: Das prä- und postoperative Röntgenbild angeborener Herzfehler, seine diagnostische, pathophysiologische und prognostische Bedeutung. Arch. Kreisl.-Forsch. **32**, 174—220 (1960).

Rosenfeld, F.: Zur Diagnostik der Aneurysmen der A. pulmonalis. Fortschr. Röntgenstr. **8**, 290 (1904).

Sachs, R.: Zur Kasuistik der Gefäßerkrankungen. Dtsch. med. Wschr. **20**, 443—447 (1892).

Sancetta, S. M., Th. Driscol and D. H. Hackel: Primary pulmonary systolic hypertension associated with aneurysm of pulmonary artery. Amer. Heart J. **55**, 607—614 (1958).

Schludermann, H.: Über kongenitale und erworbene periphere Aneurysmen der A. pulmonalis. Fortschr. Röntgenstr. **76**, 8—24 (1952).

Schulze, W.: Anwendung und diagnostische Bedeutung der Tomographie bei Gefäßanomalien und -erkrankungen im Brustraum. Fortschr. Röntgenstr. **84**, 164—175 (1954).

— Die idiopathische Pulmonalektasie und ihre differentialdiagnostische Abgrenzung. Münch. med. Wschr. **1955**, 1522—1527.

Smith, L. A., W. P. Moenning and G. S. Bond: Dilatation of the pulmonary artery of congenital origin. Radiology **27**, 141—148 (1936).

Staemmler, M.: Aneurysmen der Arterien. In: Kaufmann-Staemmler, Lehrbuch der speziellen pathologischen Anatomie, 11. u. 12. Aufl., Bd. I, S. 302—322. Berlin: W. de Gruyter & Co. 1960.

Steinberg, I., and N. Finby: Clinical and angiocardiographic features of congenital anomalies of the pulmonary circulation. Angiology **7**, 378—395 (1956).

Steiner, G.: Über das Aneurysma der A. pulmonalis. Röntgenpraxis **7**, 168—174 (1935).

Sutherland, G. A.: A case of congenital aneurysm of the pulmonary artery. Brit. J. Child. Dis. **20**, 27 (1923).

Talbot, Th. J., and J. J. Silverman: Pulmonary artery enlargement simulating a neoplasma of the lung. Amer. Heart J. **48**, 146—151 (1954).

Thurn, P.: Isolierte Pulmonalgefäßerkrankungen. In: Teschendorf, Lehrbuch der röntgenologischen Differentialdiagnostik, 4. Aufl., Bd. I, S. 645—1035. Stuttgart: Georg Thieme 1958.

Wahl, H. R., and R. L. Gard: Aneurysm of the pulmonary artery. Surgery **52**, 1129—1135 (1931).

Weise, H.: Beitrag zur Röntgendiagnostik multipler Aneurysmen der Pulmonalarterie. Fortschr. Röntgenstr. **72**, 345—349 (1949).

Wildhagen, K.: Norsk. Lægevidensk. **81**, 572 (1920).

Wilkens, G. D.: Ein Fall von multiplen Pulmonalisaneurysmen. Beitr. Klin. Tuberk. **38**, 1 (1918).

Wood, O. A., and M. Miller: The rôle of the dual pulmonary circulation in various pathologic conditions of the lungs. J. thorac. Surg. **7**, 649—670 (1938).

Zawadowski, W.: Radiodiagnosis of the varices, aneurysma and the arteriovenous fistulae of the lung. Postępy Radiol. **2**, 30—45 (1956).

Zsebök, Z.: Über ein intra vitam diagnostiziertes Pulmonalaneurysma. Radiol. clin. (Basel) **24**, 59—62 (1955).

d) Arterio-venöse Lungenfistel

Allaines, F. d', M. Durand et C. Métianu: Anévrysmes artério-veineux pulmonaires. Sem. Hôp. Paris **191**, 2685 (1951).

Angelino, P. F., A. Actis Dato e A. Tarquini: Fistola artero-venosa congenita del polmone. Minerva med. **45**, 859—867 (1954).

Apthorp, G. H., and D. V. Bates: Thorax **12**, 65 (1957).

Armentrout, H. L., u. F. J. Underwood: Amer. J. Med. **8**, 246 (1950).

Baer, S., A. Behrend and H. Goldburgh: Arterio-venous fistulas of the lung. Circulation **1**, 602—612 (1950).

Baker, C., and J. R. Trounce: Arteriovenous aneurysm of the lung. Brit. Heart J. **11**, 109—118 (1949).

Beyer, A., u. K. Richter: Zwei seltene Formen arteriovenöser Fisteln der Lunge. Fortschr. Röntgenstr. **98**, 269—278 (1963).

Björck, G., and C. Crafoord: Arteriovenous aneurysm of the pulmonary artery simulating patent ductus arteriosus. Thorax **2**, 65 (1947).

BOCK, K., D. MICHEL u. M. HERBST: Lungenagenesie mit Lävokardie. Kinderärztl. Prax. **26**, 451—459 (1958).

BORRMANN, R.: Metastasenbildung bei histologisch gutartigen Geschwülsten. Beitr. path. Anat. **40**, 372—392 (1907).

BOSSINA, K. K.: Ein Fall von arteriovenöser Fistel in der Lunge. Maandschr. Kindergeneesk. **22**, 49—53 (1954).

BREA, M. M. J., y J. L. MARTÍNEZ: Fistula arteriovenosa de pulmón. Tórax **6**, 173—178 (1957).

BRINK, A. J.: Quart. J. Med. **19**, 239 (1950).

BRÓBECK, O.: A case of arteriovenous aneurysm of the lung cured by resection. Acta radiol. (Stockh.) **30**, 371—379 (1948).

BRUNNER, E., u. L. KUCSKO: Über abnorme arteriovenöse Kurzschlüsse in der Lunge. Beitr. path. Anat. **120**, 85—94 (1959).

BUTTER, U., D. LOHMANN u. G. THOMAS: Beitrag zur Diagnostik des arteriovenösen Lungenaneurysmas. Fortschr. Röntgenstr. **94**, 545—548 (1961).

CALLAHAN, J., H. HELMHOLZ and J. W. KIRKLIN: Pulmonary arteriovenous fistula by indicator dilution studies. Amer. Heart J. **52**, 916—921 (1956).

COOLEY, D. A., and D. G. McNAMARA: Pulmonary teleangiectasis. J. thorac. Surg. **27**, 614—622 (1954).

COPE, G. C.: Brit. J. Tuberc. **47**, 166 (1953).

CRANE, P. H., H. LERNER and E. A. LAWRENCE: The syndrome of arteriovenous fistula of the lung. Amer. J. Roentgenol. **62**, 418—431 (1949).

DALCO, C.: L'angiomatosi arterovenosa polmonare nel quadro della malattia di Rendu-Osler. Arch. Pat. Clin. med. **30**, 209—220 (1952).

DERRA, E.: Die angeborene arterio-venöse Pulmonalfistel und ihre Operationsmöglichkeit. Zbl. Chir. **76**, 1362 (1951).

DOGLIOTTI, A. M., A. ACTIS DATO, A. TARQUINI, R. WEISZ e C. QUAGLIA: Fistole artero-venose congenita del polmone. Minerva med. **51**, 2967—3001 (1960).

DUISENBERG, E., and L. ARISMENDI: The angiographic demonstration of pulmonary arteriovenous fistula. Radiology **53**, 66—74 (1949).

DUMONT, A., et A. DUPREZ: Anévrysmes artéroveineux pulmonaires. Acta chir. belg. **58**, 441—443 (1959).

DUVOIR, M., G. PICOT, L. POLLET et M. GAULTIER: Angiome du poumon, lipomatose et malformations digitales. Bull. Soc. méd. Hôp. Paris **55**, 596 (1936).

Editorials: The roentgen aspects of pulmonary arteriovenous fistula. Amer. J. Roentgenol. **67**, 478—480 (1952).

ELLMAN, P., and A. HANSON: Pulmonary arteriovenous aneurysm. Brit. J. Dis. Chest **53**, 165 (1959).

FARIA, J. L. DE, J. V. BARBAS, T. FUJIOKA, M. F. LION, U. DE ANDRADE e SILVA and L. V. DÉCOURT: Pulmonary schistosomatic arteriovenous fistulae producing a new cyanotic syndrome in Manson's schistosomiasis. Amer. Heart J. **58**, 556—567 (1959).

FOLEY, R. E., and D. P. BOYD: Arteriovenous fistula of the lung. Dis. Chest **35**, 422—427 (1959).

FREYSCHMIDT, P.: Zur Diagnostik der Lungenhämangiomatose. Dtsch. med. J. **9**, 210—215 (1958).

GARLAND, H. G., and S. T. ANNING: Hereditary haemorrhagic teleangiectasie. Brit. med. J. **1950I**, 700.

GIAMPALMO, A., e V. GIAMPALMO: Su un novo caso di angiomatosi polmonare arterio-venosa ipossiemizzante. Arch. E. Maragliano Pat. Clin. **4**, 67 (1949).

GIESE, W.: Die Atemorgane. In: KAUFMANN-STAEMMLER, Lehrbuch der speziellen pathologischen Anatomie, 11. u. 12. Aufl., Bd. II, S. 1541—1618. Berlin: W. de Gruyter & Co. 1960.

GOETZ, R. H., M. NELLEN, V. SCHRIVE and L. VOGELPOEL: Pulmonary arterio-venous fistulae. S. Afr. med. J. **1957**, 504—514.

GOLDMAN, A.: J. Lab. clin. Med. **32**, 330—331 (1947).

— Cavernous hemangioma of lung, secondary polycythemia. Dis. Chest **9**, 479—486.

— Arteriovenous fistula of lung. Amer. Rev. Tuberc. **57**, 266—280 (1948).

GRISHMAN, A., M. H. POPPEL, R. P. SIMPSON and M. L. SUSSMAN: The roentgenographic and angiocardiographic aspect of 1) aberrant insertion of pulmonary veins associated with intraaterial septal defect, 2) congenital arteriovenous aneurysm of the lung. Amer. J. Roentgenol. **62**, 500—508 (1949).

GROSSE-BROCKHOFF, F., F. LOOGEN u. A. SCHAEDE: Angeborene Herz- und Gefäßmißbildungen. In: Handbuch der inneren Medizin, 4. Aufl., Bd. IX/3, S. 105—652. Berlin-Göttingen-Heidelberg: Springer 1960.

— — u. H. VIETEN: Die Symptomatologie der angeborenen arterio-venösen Lungenfisteln. Dtsch. med. Wschr. **1957**, 134—137.

HAUCH, H. J., u. C. W. HERTZ: Das arteriovenöse Lungenaneurysma. Thoraxchirurgie **1**, 411—429 (1954).

HEDINGER, CHR.: Familiäre arteriovenöse Lungenaneurysmen. Schweiz med. Wschr. **1959**, 846—851.

— W. H. HITZIG, u. C. MARNIER: Über arteriovenöse Lungenaneurysmen und ihre Beziehungen zur Oslerschen Krankheit. Schweiz. med. Wschr. **1951**, 367—374.

HUTÁS, I.: Das arteriovenöse Aneurysma der Lunge. Magy. Radiol. **6**, 103—109 (1954) [Ungarisch].

JANES, R. M.: Multiple cavernous hemangiomas of the lung. Bud. J. Surg. **31**, 270 (1944).

KLINCK, S. H., and H. O. HUNT: Pulmonary varix with rupture and death. Amer. Arch. Path. **15**, 227 (1933).

LÉQUIME, J., H. DENOLIN, R. DELCOURT, A. VERNIORY et C. CALLEBAUT: Anévrysmes artério-veineux pulmonaires et angiomatose généralisée. Acta cardiol. (Brux.) **5**, 63 (1950).

LE ROUX, B. T.: Pulmonary arteriovenous fistulae. Quart. J. Med., N.S. 28, 1—19 (1959).

LIAVAAG, K., u. Ø. L. VINJE: Pulmonary arteriovenous aneurysm. T. norske Lægeforen. 77, 902—905 (1957).

LINDGREN, E.: Roentgen diagnosis of arteriovenous aneurysm of lung. Acta radiol. (Stockh.) 27, 585—600 (1946).

LODIN, H.: Tomographic analysis of arteriovenous aneurysms in the lung. Acta radiol. (Stockh.) 38, 205—211 (1952).

LOOGEN, F., u. H. MAJOR: Das arterio-venöse Pulmonalaneurysma. Münch. med. Wschr. 1955, 21.

—, u. H. H. WOLTER: Über einen ungewöhnlichen arterio-venösen Kurzschluß im Lungenkreislauf. Z. Kreisl.-Forsch. 46, 328—333 (1957).

LUZZATTI, G.: Aneurismi, fistoli ed anastomosi artero-venose polmonari. Minerva med. 50, 2629—2645 (1959).

MAJOR, H.: Angeborenes arteriovenöses Pulmonalaneurysma. In: Handbuch der Thoraxchirurgie, Bd. 3, S. 14—28. Berlin-Göttingen-Heidelberg: Springer 1958.

MÉTIANU, C., et B. HEIM DE BALSAC: Angiomes et anévrysmes artérioveineux pulmonaires. In: DONZELOT u. D'ALLAINES, Traité des Cardiopathies Congénitales. Paris: Masson & Cie. 1954.

MEYERSOHN, S.: Pulmonary arteriovenous fistula. Brit. J. Radiol. 25, 614—616 (1952).

MOUQUIN, M.: Anévrysmes artério-veineux pulmonaires. Actualités cardiol. 10, 1—3 (1961).

NAUWERCK, C.: Lungenvarix und Haemoptoe. Münch. med. Wschr. 1923, 1084.

NEIMANN, B. H.: Varix of the pulmonary vein. Amer. J. Roentgenol. 32, 608—612 (1934).

NOGRETTE, P.: Anévrysmes artéro-veineux pulmonaires. Presse méd. 1953, 25—26.

PIERCE, J., W. P. REAGAN and R. W. KIMBALL: Unusual cases of pulmonary arteriovenous fistulas with a note on thyreoid carcinoma as a cause. New Engl. J. Med. 260, 901—907 (1959).

POWELL, V.: Pulmonary teleangiectasis. Thorax 13, 321—326 (1958).

PURRIEL, P., y O. MURAS: Aneurismas arteriovenosos de pulmón. Tórax 6, 101—158 (1957).

— — D. MENDOZA, S. PIOVANO et A. SPAGNA: Les anévrysmes artérioveineux du poumon. J. franç. Méd. Chir. thor. 12, 5—55 (1958).

RATON, D.: Anévrysme artério-veineux bilateral de poumon avec enregistrement cinédensigraphique. Poumon 13, 137—148 (1957).

RODES, C. B.: Cavernous hemangiomes of lung with secondary polycythemia. J. Amer. med. Ass. 110, 1914—1915 (1938).

RONALD, J.: Brit. Heart J. 16, 34 (1954).

ROZENSHTRAUKH, L. S.: Clinical x-ray diagnosis of arteriovenous aneurysms of the lung. Vestn. Rentgenol. Radiol. 32, H. 6, 17—22 (1957) [Russisch].

RUDSTRÖM, P., and K. H. HOLMDAHL: Arteriovenous fistulae-the importance of angiographic investigation before operative treatment. Upsala Läk.-Föron. Förh. 60, 270—275 (1955).

RYZHKOV, E. V.: Congenital arteriovenous shunts of the lung. Arkh. Pat. 23, No 4, 61—67 (1961).

SAMMONS, B. P.: Arteriovenous fistula of the lung. Radiology 72, 710—715 (1959).

SANTY, P.: Anévrysme artério-veineux intrapulmonaire. Presse méd. 57, 411 (1949).

SATTLER, A., F. SCHMIDT u. M. WENZL: Zur Klinik des arterio-venösen Lungenaneurysma. Wien. klin. Wschr. 1959, 157—160.

SCHIRMER, H.: Zur Kenntnis des arteriovenösen Aneurysmas der Lunge. Radiol. Austriaca 7, 83—89 (1954).

SCHLUDERMANN, H.: Über kongenitale und erworbene periphere Aneurysmen der A. pulmonalis. Fortschr. Röntgenstr. 76, 8—24 (1952).

SCHRÖDER, G.: Silikose-Fehldiagnose infolge Lungengefäß-Anomalie bei staubexponierten Personen. Dtsch. Gesundh.-Wes. 14, 224—228 (1959).

SCHULZE, W.: Anwendung und diagnostische Bedeutung der Tomographie bei Gefäßanomalien und -erkrankungen im Brustraum. Fortschr. Röntgenstr. 84, 164—175 (1954).

— Die idiopathische Pulmonalektasie und ihre differentialdiagnostische Abgrenzung. Münch. med. Wschr. 1955, 1522—1527.

SCHWALBE, E.: Morphologie der Mißbildungen, Teil III. Jena: Gustav Fischer 1909.

SEAMAN, W. B., and A. GOLDMAN: Roentgen aspects of pulmonary arteriovenous fistula. Arch. intern. Med. 89, 70—81 (1952).

SENDRYS, N.: A case of Rendu-Osler's disease with arterio-venous fistula in the lung. Pol. Tyg. lek. 14, 1537—1540 (1959).

SISSON, J. H., G. E. MURPHY and E. V. NEWMAN: Bull. Johns Hopk. Hosp. 76, 93 (1945).

SLOAN, R. D., and R. N. COOLEY: Congenital pulmonary arteriovenous aneurysm. Amer. J. Roentgenol. 70, 183—210 (1953).

SMITH, H. L., and B. T. HORTON: Arteriovenous fistula of the lung associated with polycythemia vera. Amer. Heart J. 18, 589—592 (1939).

STECKEN, A.: Beitrag zur Diagnostik des pulmonalen arteriovenösen Aneurysmas. Dtsch. Gesundh.-Wes. 1955, 292—298.

—, u. H. OPITZ: Über das kombinierte Auftreten eines arteriovenösen Lungenaneurysmas bei Teleangiectasia haemorrhagica hereditaria (M. OSLER) mit einer Osteopoikilie. Fortschr. Röntgenstr. 80, 236—241 (1954).

STEINBERG, I., and N. FINBY: Roentgen manifestations of pulmonary arteriovenous fistula. Amer. J. Roentgenol. 78, 234—246 (1957).

— B. MAISEL and F. ST. VOGEL: Pulmonary arteriovenous fistula associated with capillary teleangiectasia. J. thorac. Surg. 35, 517 (1958).

—, and L. MISCALL: Pulmonary arteriovenous fistulae in mother and son with liver abscess complications in mother. Surgery 43, 672—679 (1958).

STEINHOFF, F.: Über Lungengefäßanomalien. Tuberk.-Arzt 11, 607 (1957).

STORK, W. J.: Pulmonary arteriovenous fistulae. Amer. J. Roentgenol. 74, 441—454 (1955).

SÜSSE, H.-J., W. OELSSNER, M. HERBST u. G. KUNDE: Das arterio-venöse Aneurysma der Lunge und die Darstellung seiner Kreislaufdynamik durch kinematographische Pneumangiographie. Fortschr. Röntgenstr. 79, 498—505 (1953).

TAIPALE, E., K. E. J. KYLLÖNEN and P. E. HEIKEL: Arteriovenous fistula of the lung, real hemangioma of the right upper lobe. Ann. Med. intern. Fenn. 42, 323—336 (1953).

THOENIS, H., u. P. SCHEID: Das arteriovenöse Aneurysma der Lunge. Z. Kreisl.-Forsch. 41, 824—839 (1952).

THURN, P.: Diagnose und Differentialdiagnose der Herzerkrankungen im Röntgenbild. In: TESCHENDORF, Lehrbuch der röntgenologischen Differentialdiagnostik, 4. Aufl., Bd. I, S. 645—1023. Stuttgart: Georg Thieme 1958.

WARE, G. W.: Pulmonary arteriovenous fistula. Med. Ann. 25, 117—122 (1956).

WATSON, W. L.: Pulmonary arteriovenous aneurysm. Surgery 22, 919 (1947).

WEISS, E., and B. M. GASUL: Pulmonary arteriovenous fistula and teleangiectasia. Ann. intern. Med. 41, 989—1002 (1954).

WETZEL, V., u. F. HEUCK: Ein Beitrag zur Kenntnis des arteriovenösen Aneurysmas der Lunge und ähnlicher Mißbildungen. Fortschr. Röntgenstr. 77, 335—343 (1952).

WHITAKER, W.: Cavernous hemangioma of lung. Thorax 2, 58 (1947).

WILLIAMS, C. F., and B. FLINK: Hereditary hemorrhagic teleangiectasia in association with cerebral manifestations and pulmonary aneurysm. J. Lab. clin. Med. 32, 1401 (1947).

YATER, W. M., J. FINNEGAN and H. GIFFIN: Pulmonary arterio-venous fistula. J. Amer. med. Ass. 141, 581 (1949).

ZAWADOWSKI, W.: Radiodiagnosis of the varices, aneurysma and the arteriovenous fistulae of the lung. Postępy Radiol. 2, 30—45 (1956).

ZDANSKY, E.: Röntgendiagnostik des Herzens und der großen Gefäße, 2. Aufl. Wien: Springer 1949.

e) Venektasien und sonstige Venenanomalien

ARVIDSSON, H.: Anomalous pulmonary vein entering the inferior vena cava, examined by selective angiocardiography. Acta radiol. (Stockh.) 41, 156—162 (1954).

COOLEY, D. A., and H. A. COLLINS: Anomalous drainage of entire pulmonary venous system into left innominate vein. Circulation 19, 486—495 (1959).

DOERR, W.: Die Mißbildungen des Herzens und der großen Gefäße. In: KAUFMANN-STAEMMLER, Lehrbuch der speziellen pathologischen Anatomie, 11. u. 12. Aufl., Bd. 1. Berlin: W. de Gruyter & Co. 1960.

EDWARDS, J. E.: Congenital stenosis of pulmonary veins. Lab. Invest. 9, 46—66 (1960).

FERENCZ, C., and F. J. DAMMANN jr.: Significance of the pulmonary vascular bed in congenital heart disease. V. Lesions of the left side of the heart causing obstruction of the pulmonary venous return. Circulation 16, 1046 (1947).

FERRARIO, J.: Falsche Einmündung aller Lungenvenen in die vena anonyma sinistra mit interatrialer Kommunikation. Schweiz. med.Wschr. 1958, 256—261.

FOGEL, M., Z. SOMOGYI and J. GÁCS: Transposition of the pulmonary veins. Fortschr. Röntgenstr. 90, 32—37 (1959).

GIESE, W.: Die Atemorgane. In: KAUFMANN-STAEMMLER, Lehrbuch der speziellen pathologischen Anatomie, 11. u. 12. Aufl., Bd. II, S. 1541—1618. Berlin: W. de Gruyter & Co. 1960.

GIMES, B., u. F. HORVÁTH: Über die Varikosität der Pulmonalvene. Fortschr. Röntgenstr. 89, 545—548 (1958).

GOTT, V. L., R. G. LESTER, C. W. LILLEHEI and R. L. VARCO: Total anomalous pulmonary return. Circulation 13, 543—552 (1956).

HAGEN, H., u. K. HEINZ: Varixknoten im Lingulaast der Vena pulmonalis. Fortschr. Röntgenstr. 93, 151—159 (1960).

HALASZ, N., K. H. HALLORAN and A. A. LIEBOW: Bronchial and arterial anomalies with drainage of the right lung into the inferior vena cava. Circulation 14, 826—846 (1956).

HARRIS, G. B. C., E. B. D. NEUHAUSER and A. GIEDLION: Total anomalous pulmonary venous return below the diaphragm. Amer. J. Roentgenol. 84, 436 (1960).

HAUBRICH, R., u. E. VERSEN: Über die miliare Lungenhämosiderose mit partieller Verknöcherung. Fortschr. Röntgenstr. 81, 440—449 (1954).

HEATH, D., and J. E. EDWARDS: Histological changes in the lung in disease associated with pulmonary venous hypertension. Brit. J. Dis. Chest 53, 8—18 (1959).

HEDINGER, E.: Demonstration einer Lungenvarix Verh. dtsch. Ges. Path. 11, 303—308 (1907).

HOLSTEIN, J., u. A. STECKEN: Zur Frage der Gefäßbeteiligung bei verästelten Lungenverknöcherungen. Fortschr. Röntgenstr. 91, 713 (1959).

JACCHIA, P.: Phlebektasie im Lungenparenchym. Acta radiol. (Stockh.) 17, 74—78 (1936).

JANKER, R.: Knotige Knochenbildungen der Lunge. Fortschr. Röntgenstr. 53, 260—267 (1936).

— Die verästelten Knochenbildungen in der Lunge. Fortschr. Röntgenstr. 53, 840—860 (1936).

KLINCK, S. H., and H. O. HUNT: Pulmonary varix with rupture and death. Amer. Arch. Path. 15, 227 (1933).

KUGEL, E., u. M. PÖSCHL: Über Mißbildungen der Pulmonalvenen. Fortschr. Röntgenstr. 80, 467—471 (1954).

LAURENCE, K. M., u. R. J. K. BROWN: Total anomalous drainage of pulmonary veins into the left gastric vein. Brit. Heart J. 22, 295 (1960).

LOOGEN, F., R. RIPPERT, E. SANTA MARIA u. H. H. WOLTER: Anomalien der großen Körper-

und Lungenvenen. Z. Kreisl.-Forsch. 48, 136—153 (1959).

Mouquin, M., H. Hébrard, R. Damasio, P. Jouvet, M. Durand et J. Piéquet: Varices du poumon diagnostiqué par l'angiocardiographie. Bull. Soc. méd. Paris 1051, 1091.

Nash, B., R. M. Friedenberg and R. H. Goetz: Aberrant insertion of a pulmonary vein into the left atrium simulating an intrinsic lesion of the esophagus. Amer. J. Roentgenol. 86, 888 (1961).

Nauwerck, C.: Lungenvarix und Haemoptoe. Münch. med. Wschr. 1923, 1084.

Neiman, B. H.: Varix of the pulmonary vein. Amer. J. Roentgenol. 32, 608—612 (1934).

Niedner, F. F., u. H. G. Kaatz: Über anormale Veneneinmündung in das Herz. Cardiologia (Basel) 30, 173—181 (1957).

Redlich, F. H.: Ein weiterer Fall von partieller Lungenvenentransposition. Fortschr. Röntgenstr. 91, 143—145 (1959).

Reye, R. D. K.: Congenital stenosis of the pulmonary veins in their extrapulmonary course. Med. J. Aust. 1, 801 (1951).

Rowe, R. D., I. H. Glass and J. D. Keith: Total anomalous pulmonary venous drainage at cardiac level. Circulation 23, 77—80 (1961).

Salinger, H.: Die Knochenbildungen in der Lunge mit besonderer Berücksichtigung der tuberösen Form. Fortschr. Röntgenstr. 46, 269—275 (1932).

Schröder, G.: Silikose-Fehldiagnose infolge Lungengefäßanomalien bei staubexponierten Personen. Dtsch. Gesundh.-Wes. 14, 224—228 (1959).

Schulze, W.: Anwendung und diagnostische Bedeutung der Tomographie bei Gefäßanomalien und -erkrankungen im Brustraum. Fortschr. Röntgenstr. 84, 164—175 (1954).

— Die idiopathische Pulmonalektasie und ihre differentialdiagnostische Abgrenzung. Münch. med. Wschr. 1955, 1522—1527.

Schweizer, W., H. Herzog u. W. Haefely: Pathologische Lungenvene mit veno-venösem Shunt. Cardiologia (Basel) 31, 301—306 (1957).

Staemmler, M.: Phlebektasien. In: Kaufmann-Staemmler, Lehrbuch der speziellen pathologischen Anatomie, 11. u. 12. Aufl., Bd. I, S. 348—355. Berlin: W. de Gruyter & Co. 1960.

Stecken, A.: Über Varizen in der Lunge. Fortschr. Röntgenstr. 82, 54—63 (1955).

— Lungengefäßanomalien unter besonderer Berücksichtigung der Schichtdiagnostik. Kongr.-Ber. 1. Tagg med.-wiss. Ges. Röntgenologie DDR. 1955. Berlin: Akademie-Verlag 1957.

— Pathologisch veränderte Lungengefäße als Ursache für röntgenologische Fehldeutungen von Lungenerkrankungen. Dtsch. Intern.-Tagg Leipzig 1956, S. 224.

— Beitrag zur partiellen Lungenvenentransposition. Fortschr. Röntgenstr. 86, 710—720 (1957).

— Die Tomographie fehlmündender Lungenvenen in zwei Schnittebenen. Fortschr. Röntgenstr. 91, 582—596 (1959).

Stecken, A., u. H. Opitz: Über das kombinierte Auftreten eines arterio-venösen Lungenaneurysmas bei Teleangiectasia haemorrhagica hereditaria (M. Osler) mit einer Osteopoikilie. Fortschr. Röntgenstr. 80, 236—241 (1954).

Steinbach, H. L., Th. E. Keats and G. E. Sheline: The roentgen appearance of the pulmonary veins in heart disease. Radiology 65, 157 (1955).

Steinberg, I.: Roentgen diagnosis of anomalous pulmonary venous drainage into inferior vena cava. Amer. J. Roentgenol. 81, 280—289 (1959).

Steinhoff, F.: Über Lungengefäßanomalien. Tuberk.-Arzt 11, 607 (1957).

Thurn, P.: Isolierte Pulmonalgefäßerkrankungen. In: Teschendorf, Lehrbuch der röntgenologischen Differentialdiagnostik, 4. Aufl. Stuttgart: Georg Thieme 1958.

Warembourg, H., G. Bonte, M. Pauchant et J. Caron: Image médiastinale pathologique par anomalie de drainage veineux pulmonaire. J. Radiol. Électrol. 40, 794—798 (1959).

Wood, J. C., M. E. Conrad jr. and A. G. Morrow: Partial anomalous venous connection. Amer. Heart J. 54, 422—428 (1957).

Zawadowski, W.: Radiodiagnosis of the varices, aneurysms and the arteriovenous fistulae of the lung. Postępy Radiol. 2, 30—45 (1956).

Zdansky, E.: Röntgendiagnostik des Herzens und der großen Gefäße, 2. Aufl. Wien: Springer 1949.

V. Erworbene Veränderungen der Lungengefäße

1. Allgemeine Form- und Lageveränderungen

Assmann, H.: Die klinische Röntgendiagnostik innerer Erkrankungen. Berlin-Göttingen-Heidelberg: Springer 1949.

Brouet, G., J. Chevallier, M. Vasselin et M. C. du Perron: Problèmes posés par les hyperclartés pulmonaires unilaterales avec hypervascularisation. J. franç. Méd. Chir. thor. 13, 481 (1959).

Donnell, J. J., D. C. Levinson and C. Griffith: Clinical studies on involvement of the pulmonary artery by syphilitic aortic aneurysms. Circulation 13, 75—81 (1956).

Elphinstone, R. H., and R. H. Spector: Sarcoma of the pulmonary artery. Thorax 14, 333—340 (1959).

Froment, R., E. Bailly, A. Perrin et F. Brun: L'oblitération cancéreuse des troncs artériels pulmonaires avec retantissement ventriculaire droit. Poumon 15, 573—588 (1959).

Graeve, K.: Zum angiographischen Bild des großen Aneurysmas der aufsteigenden Aorta mit einseitiger Beeinträchtigung des Lungenkreislaufs. Fortschr. Röntgenstr. 87, 321—325 (1957).

Hadorn, W., E. Lüthy u. P. Stucki: Über verschiedene Erscheinungsformen der Pulmonalstenose. Cardiologia (Basel) 31, 5—35 (1957).

Laur, A., u. H. Wedler: Die einseitig helle Lunge. Fortschr. Röntgenstr. 82, 305—315 (1955).

LYONS, H. A.: The use of angiocardiography as an aid in the diagnosis of pulmonary disease. J. Amer. med. Ass. **165**, 1939—1943 (1957).

MORVAY, E.: Differentialdiagnose der Pulmonalaneurysmen. Wien. klin. Wschr. **1960**, 342—344.

NOWICKI, J., and J. WITEK: Cases of asymmetrical pulmonary vasculation diagnosed by x-rays. Przegl. lek., Ser. II, **16**, 78—83 (1960).

ROSSI, S., V. RUSTICHELLI e L. FERRI: La cinedensigrafia nello studio della circolazione e della fisiopatologia polmonare. Lotta Tuberc. **27**, 655—664, 885—921 (1957).

STEVENSON, J. G., and I. M. REID: Unilateral obliteration of the pulmonary artery in emphysema. Thorax **14**, 82—84 (1959).

2. Primäre spezifische und unspezifische Lungengefäßerkrankungen

a) Lues

ALLAN, W. B., and J. P. McCRACKEN: Aneurysm of the pulmonary arteries. Amer. J. Syph. **24**, 563—577 (1940).

BHARADWAJ, T. P., K. RAMAN and M. D. PHATAK: Aorto-pulmonary fistula. Indian J. med. Sci. **10**, 815—817 (1956).

BOYD, L. J., and T. H. McGAVACK: Aneurysm of pulmonary artery. Amer. Heart J. **18**, 562 (1939).

BRENNER, O.: The lungs in heart disease. Brit. J. Tuberc. **51**, 209—222 (1957).

BUCHEM, F. S. P. VAN, J. NIEVEEN, W. E. MARRING and L. B. VAN DER SLIKKE: Idiopathic dilatation of the pulmonary artery. Dis. Chest **28**, 326—336 (1955).

DETERLING, JR., and O. TH. CLAGETT: Aneurysm of the pulmonary artery. Review of literature, report of a case. Amer. Heart J. **34**, 471—499 (1947).

DONNELL, J., D. C. LEVINSON and G. C. GRIFFITH: Clinical studies on involvement of the pulmonary artery by syphilitic aortic aneurysms. Circulation **13**, 75—81 (1956).

GRAEVE, K.: Zum angiographischen Bild des großen Aneurysmas der aufsteigenden Aorta mit einseitiger Beeinträchtigung des Lungenkreislaufs. Fortschr. Röntgenstr. **87**, 321—325 (1957).

HEDLUND, P.: Über Syphilis der A. pulmonalis. Z. Kreisl.-Forsch. **34**, 257—272 (1942).

HERSCHER, HARET et FRAIN: Communication entre l'artère pulmonaire et une ectasie de l'aorte ascendante. Bull. Soc. Radiol. méd. France **19**, 445—448 (1931).

HOLST, L.: Die Erweiterung des Pulmonalbogens im Röntgenbilde. Fortschr. Röntgenstr. **50**, 349—360 (1934).

JALET, J.: Opacité arrondie du champ pulmonaire gauche se présentant comme un anévrysme de l'artère pulmonaire. Bull. Soc. Radiol. méd. France **23**, 187—191 (1935).

KARSNER, H. T.: Productive-cicatricial syphilitic disease of the pulmonary artery. Arch. intern. Med. **51**, 367—386 (1933).

NEUBURGER, J.: Zwei Fälle von syphilitischem Aneurysma der A. pulmonalis. Dtsch. med. Wschr. **1930**, 821—823.

NOWICKI, J., and J. WITEK: Cases of asymmetrical pulmonary vasculation diagnosed by x-rays. Przegl. lek. Ser. II, **16**, 78—83 (1960).

PLENGE, K.: Zur Frage der Syphilis der Lungenschlagader. Virchows Arch. path. Anat. **275**, 572—584 (1930).

RAYNAUD, R., H. TILLIER et A. HUGUENIN: Un cas d'anévrisme de l'artère pulmonaire. Bull. Soc. Électroradiol. méd. France **26**, 656—659 (1938).

RUBINO, A.: Aneurisma sacciforme dell'aorta intrapericardica con ampia aperture nell'arteria polmonare. Cuore e Circol. **26**, 44 (1942).

SCHLUDERMANN, H.: Über kongenitale und erworbene periphere Aneurysmen der A. pulmonalis. Fortschr. Röntgenstr. **76**, 8—24 (1952).

STAEMMLER, M.: Syphilis der Arterien. In: KAUFMANN-STAEMMLER, Lehrbuch der speziellen pathologischen Anatomie, 11. u. 12. Aufl., Bd. I, S. 289—300. Berlin: W. de Gruyter & Co. 1960.

STIÉNON, E.: Sur un cas d'anévrisme de l'artère pulmonaire. J. belge Radiol. **28**, 174—178 (1939).

TALBOT, TH. J., and J. J. SILVERMAN: Pulmonary artery enlargement simulating a neoplasma of the lung. Amer. Heart J. **48**, 146—151 (1954).

VOGL, A.: Ein Fall von luischem Aneurysma der A. pulmonalis. Med. Klin. **1931 II**, 1352—1353.

b) Tuberkulose

ALIPERTA, A.: La trombosi dell'arteria polmonare nella tubercolosi. Arch. Tisiol. **13**, 870—889 (1958).

BOLT, W., W. FORSSMANN u. H. RINK: Selektive Angiographie in der präoperativen Diagnostik und in der inneren Klinik. Stuttgart: Georg Thieme 1957.

—, u. H. RINK: Die terminale Lungenstrombahn im normalen und pathologischen Angiogramm. Fortschr. Röntgenstr. **93**, 21—37 (1960).

DETERLING, JR., and O. TH. CLAGETT: Aneurysm of the pulmonary artery. Report of a case. Amer. Heart J. **34**, 471—499 (1947).

SCHLUDERMANN, H.: Über kongenitale und erworbene periphere Aneurysmen der A. pulmonalis. Fortschr. Röntgenstr. **76**, 8—24 (1952).

SCHOLTZE, H., W. KLINNER u. H. LÖHR: Sind die im Angiogramm bei der chronischen Lungentuberkulose erkennbaren Veränderungen funktioneller oder morphologischer Art? Beitr. Klin. Tuberk. **117**, 244 (1957).

— H. LÖHR u. W. KLINNER: Vergleichende angiographische und morphologische Untersuchungen bei der Lungentuberkulose. Tuberk. Arzt **11**, 129 (1957).

STAEMMLER, M.: Tuberkulose der Arterien. In: KAUFMANN-STAEMMLER, Lehrbuch der speziellen pathologischen Anatomie, 11. u. 12. Aufl., Bd. I, S. 300—301. Berlin: W. de Gruyter & Co. 1960.

c) Endarteriitis obliterans,
Thrombose der A. pulmonalis

Alan, J., and S. Amos: Thrombosis of the major pulmonary arteries. Brit. med. J. 2, 659—662 (1958).

Aliperta, A.: La trombosi dell'arteria polmonare nella tuberculosi. Arch. Fisiol. 13, 870—889 (1958).

Arviddson, H., J. Karnell and T. Møller: Multiple stenosis of the pulmonary arteries associated with pulmonary hypertension, diagnosed by selective angiocardiography. Acta radiol. (Stockh.) 44, 209—216 (1955).

Ball, K. P., J. F. Goodwin and C. V. Harrison: Massive thrombotic occlusion of the large pulmonary artery. Circulation 14, 766—783 (1956).

Barnes, J. M., and D. E. Stedem: Multiples aneurysms of the smaller branches of the pulmonary artery. Amer. J. Roentgenol. 30, 443—448 (1933).

Bogaert, A. van, A. van Genabeek et J. van Duffel: Anévrysme d'origine rhumatismale d'une artère lobaire pulmonaire. Arch. Mal. Cœur 49, 655—663 (1956).

Boswell, C. H., and H. D. Palmer: Progressive thrombosis of pulmonary artery. Arch. intern. Med. 47, 799 (1931).

Brenner, O.: Pathology of the vessels of the pulmonary circulation. Arch. intern. Med. 56, 1189 (1935).

Brouet, G., J. Chevallier, M. Vasselin et M. C. du Perron: Problèmes posés par les hyperclartés pulmonaires unilatérales avec hypervascularisation. J. franç. Méd. Chir. thor. 13, 481 (1959).

Canada, W. J., F. Goodale and J. H. Currens: Defect of the interarterial septum with thrombosis of the pulmonary artery. New Engl. J. Med. 248, 309 (1953).

Caroll, D.: Chronic obstruction of major pulmonary arteries. Amer. J. Med. 9, 175 (1950).

Dehn, O. v.: Über röntgenologische Lungenbefunde im Vergleich zu den Ergebnissen der Sektion. Med. Klin. 6, 863 (1910).

Deterling, R. A., and O. Th. Clagett: Amer. Heart J. 34, 471 (1947).

Dietrich, E.: Beitrag zur Diagnostik der Pulmonalsklerose. Fortschr. Röntgenstr. 36, 990—997 (1927).

Dighiero, J., O. Fiandra, R. Barcia, R. Cortés and J. Stanham: Multiple pulmonary stenosis with pulmonary hypertension. Acta radiol. (Stockh.) 48, 439—443 (1957).

Dimond, E., and T. Jones: Pulmonary artery thrombosis simulating pulmonary valve stenosis with patent foramen ovale. Amer. Heart J. 47, 105—107 (1954).

Feischl, P.: Über Aneurysmen der A. pulmonalis. Thoraxchirurgie 7, 279 (1959).

Florange, W.: Anatomie und Pathologie der A. bronchialis. Ergebn. allg. Path. path. Anat. 39, 152—224 (1960).

Fowler, W. M.: Obliterating thrombosis of pulmonary arteries. Ann. intern. Med. 7, 1101—1116 (1934).

Froment, R., J. Lenègre, A. Gerbaux et J. Himbert: L'angine de poitrine d'effort par thrombose artérielle pulmonaire chronique. Arch. Mal. Cœur 53, 361—369 (1960).

Gibbon, J. H., M. Hopkinson and E. D. Churchill: Changes in circulation produced by gradual occlusion of pulmonary artery. J. clin. Invest. 11, 543 (1932).

Goodwin, J. F.: Pulmonary hypertension. Brit. J. Radiol. 31, 174—188 (1958).

Grill, W.: Morphologische Grundlagen angiographischer Lungenbefunde. Langenbecks Arch. klin. Chir. 289, 551—556 (1958).

— Die morphologischen Grundlagen der angiographischen Befunde chirurgischer Lungenerkrankungen. Fortschr. Röntgenstr. 93, 38—43 (1960).

Hadorn, W.: Über Endarteriitis obliterans der Organe. Dtsch. Arch. klin. Med. 181, 18—54 (1937).

Hampton, A. O., and B. Castleman: Correlation of post mortem chest teleroentgenograms with autopsy findings, with special reference to pulmonary embolism and infarction. Amer. J. Roentgenol. 43, 305 (1940).

Hanelin, J., and W. R. Eyler: Pulmonary artery thrombosis: Roentgen manifestations. Radiology 56, 689 (1951).

Hartleb, O., u. G. Geiler: Zur Indikation angiokardiographischer Untersuchungen (tödliche Komplikation nach Angiokardiographie bei Arteriitis pulmonalis-Morbus Ayerza. Z. Kreisl.-Forsch. 47, 1010—1019 (1958).

Höra, I., u. H. Wendt: Thromboendarteriitis der Lungenschlagader mit multiplen, mykotischen Aneurysmen. Wien. Arch. inn. Med. 35, 249 (1941).

Hollister, L. E., and V. L. Cull: The syndrome of chronic thrombosis of the major pulmonary arteries. Amer. J. Med. 21, 312—320 (1956).

Holstein, J., u. A. Stecken: Zur Frage der Gefäßbeteiligung bei verästelten Lungenverknöcherungen. Fortschr. Röntgenstr. 91, 717—724 (1959).

Holzmann, M.: Erkrankungen des Herzens und der Gefäße. In: Schinz-Baensch-Friedl-Uehlinger, Lehrbuch der Röntgendiagnostik, 5. Aufl., S. 2679—2884. Stuttgart: Georg Thieme 1950.

Hughes, J. P., and P. G. I. Stovin: Segmental pulmonary artery aneurysms with peripheral venous thrombosis. Brit. J. Dis. Chest 53, 19 (1959).

Jennes, S. W.: Diffuse aneurysmal dilatation of the pulmonary artery and both of its branches. Bull. Johns Hopk. Hosp. 59, 133—142 (1936).

Kapanci, Y., et R. Veyrat: Artériosclérose pulmonaire par thromboses artérielles et artériolaires. Schweiz. Z. allg. Path. 22, 392—397 (1959).

KEATING, D. R., J. N. BURKEY, H. K. HELLERSTEIN and H. FEIL: Chronic massive thrombosis of pulmonary arteries. Amer. J. Roentgenol. **69**, 208—220 (1953).

KRAUSS, J.: Die Lungenembolie. Ergebn. inn. Med. Kinderheilk. **14**, 119—198 (1960).

LAUFER, S., and J. GRAY: Organized thrombus occluding a main pulmonary artery. N. Engl. J. Med. **254**, 893—896 (1956).

LAUR, A., u. H. W. WEDLER: Die einseitig helle Lunge. Fortschr. Röntgenstr. **82**, 305—315 (1955).

LEPSKAYA, E. S., and V. A. SHANINA: Roentgenological diagnosis of pulmonary artery thrombosis. Klin. Med. (Moskau) **37**, Nr 11, 96—99 (1959).

LÉVI-VALENSI, A., C. MOLINA et A. ALBOUN: Dilatation de l'artère pulmonaire et kyste aérien du poumon. Bull. Soc. méd. Hôp. Paris, Sér. IV, **68**, 8—14 (1952).

LIU, C. K., E. JONA and O. M. HARING: The large pulmonary artery. Angiology **9**, 67—83 (1958).

LJUNGDAHL, M.: Gibt es eine chronische Embolisierung der Lungenarterie? Dtsch. Arch. klin. Med. **160**, 1—23 (1928).

LÖHR, H., H. SCHOLTZE u. W. GRILL: Normale und pathologische Lungensegmente im selektiven Angiogramm. Acta radiol. (Stockh.) **51**, 33—51 (1959).

— — u. W. KLINNER: Röntgendiagnostische Probleme der Lunge. Medizinische **1957**, 1697—1702, 1705—1708.

MAGIDSON, O., and G. JACOBSON: Thrombosis of the main pulmonary arteries. Brit. Heart. J. **17**, 207—218 (1955).

MARCHAL, M., M. T. MARCHAL et R. KOURILSKY: Une nouvelle méthode de diagnostic radiologique pulmonaire: la cinédensigraphie photo-électrique. Internat. Kongr. Röntgenol., Vortrag 853. München 1959.

MATTHES, K., W. ULMER u. D. WITTEKIND: Cor pulmonale. In: Handbuch der inneren Medizin, 4. Aufl, Bd. IX/4, S. 59—292. Berlin-Göttingen-Heidelberg: Springer 1960.

McMICHAEL, J.: Heart failure of pulmonary origin. Edinb. med. J. **55**, 65 (1948).

MEESSEN, H.: Klinisch-pathologisch-anatomisches Kolloquium. Dtsch. med. Wschr. **1960**, 942—943.

MØLLER, P.: Studien über embolische und autochthone Thrombose in der A. pulmonalis. Beitr. path. Anat. **71**, 26—77 (1922).

NIGHTINGALE, J. A., and B. L. WILLIAMS: Pulmonary artery thrombosis following cardiac catheterization. Brit. Heart J. **17**, 113—116 (1955).

PIRANI, C., F. EWART and A. WILSON: Amer. J. Dis. Child. **77**, 460 (1949).

POU, J. F., and R. CHARR: Thrombosis of pulmonary artery. Amer. Rev. Tuberc. **37**, 394—409 (1938).

SANCETTA, S. M., TH. DRISCOL and D. H. HACKEL: Primary pulmonary systolic hypertension associated with aneurysm of pulmonary artery. Amer. Heart J. **55**, 607—614 (1958).

SAVACOOL, J. W., and R. CHARR: Thrombosis of the pulmonary artery. Amer. Rev. Tuberc. **44**, 42 (1941).

SCHULZE, W.: Röntgenologische Aspekte des oligämischen Obstruktionssyndroms im Lungenkreislauf bei chronischer massiver Pulmonalarterienthrombose. Radiologe **1**, 37—42 (1961).

SCHLUDERMANN, H.: Über erworbene und kongenitale periphere Aneurysmen der A. pulmonalis. Fortschr. Röntgenstr. **76**, 8—24 (1952).

SHAPIRO, R., and L. G. RIGLER: Pulmonary embolism without infarction. Amer. J. Roentgenol. **60**, 460 (1948).

SHERMAN, D. H., and B. ROMAN: Bull. Buffalo gen. Hosp. **4**, 39 (1926).

STAEMMLER, M.: Pulmonalsklerose. In: KAUFMANN-STAEMMLER, Lehrbuch der speziellen pathologischen Anatomie, 11. u. 12. Aufl., Bd. II, S. 1541—1618. Berlin: W. de Gruyter & Co. 1960.

STEINBACH, H. L., TH. E. KEATS and G. E. SHELINE: The roentgen appearance of the pulmonary veins in heart disease. Radiology **65**, 157—168 (1955).

STEINHOFF, F.: Pulmonalarterienthrombose. Fortschr. Röntgenstr. **74**, 106 (1951).

THURNHER, V.: Demonstrationen in der Wiener Röntgengesellschaft 1949.

TIRMAN, W. S., J. L. EISAMAN and J. T. LLOYD: Pulmonary artery obstruction. Radiology **56**, 875 (1951).

TORNER-SOLER, M., J. CARRASCO AZEMAR y J. PERET RIERA: Obstrucción de las ramas pricipales de la arteria pulmonar. Arch. esp. Med. interna **5**, 357—364 (1959).

TRICOT, R., L. CALDIER et M. RAGOT: Thrombose massive avec calcification de l'artère pulmonaire. Bull. Soc. méd. Hôp. Paris, Sér. IV, 543 (1961).

WEDLER, H. W.: Multiple mykotische Aneurysmen an den Hauptästen der A. pulmonalis. Fortschr. Röntgenstr. **68**, 188—194 (1944).

WEISE, H.: Beitrag zur Röntgendiagnostik multipler Aneurysmen der Pulmonalarterie. Fortschr. Röntgenstr. **72**, 345—349 (1949).

WILDHAGEN, K.: Norsk. Mag. Lægevidensk. **81**, 572 (1920).

ZDANSKY, E.: Lehrbuch der Röntgendiagnostik des Herzens, 2. Aufl. Wien: Springer 1949.

d) Periarteriitis nodosa

ARNDT, TH., u. D. WITTEKIND: Ein ungewöhnlicher Fall von Periarteriitis nodosa unter dem Bilde eines Lungentumors. Ärztl. Wschr. **1955**, 63—68.

BROWN, S., J. E. McCARTHY and A. FINE: The pulmonary artery. A roentgenographic and roentgenkymographic study. Radiology **32**, 175—189 (1939).

CONTA, G. v.: Periarteriitis nodosa der Lungengefäße und Lungenröntgenbild. Fortschr. Röntgenstr. **47**, 506—510 (1933).

Doub, H. P., B. E. Goodrich and J. R. Gish: Pulmonary aspects of polyarteriitis (periarteriitis) nodosa. Amer. J. Roentgenol. **71**, 785—792 (1954).

Fahey, J. L., E. Leonhard, J. Churg and G. Godman: Wegeners granulomatosis. Amer. J. Med. **17**, 168—179 (1954).

Felson, B., and H. Braunstein: Non infectious necrotizing granulomatosis, Wegeners syndrome, lethal granuloma, and allergic angiitis and granulomatosis. Radiology **70**, 326—334 (1958).

Geist jr., R. M., and W. H. Müllen: Roentgenologic aspects of letal granulomatous ulceration of midline facial tissues. Amer. J. Roentgenol. **70**, 566—571 (1953).

Hadorn, W.: Über Endarteriitis obliterans der Organe. Dtsch. Arch. klin. Med. **181**, 18—54 (1937).

Harrison, C. V.: The pathology of the pulmonary vessels in pulmonary hypertension. Brit. J. Radiol. **31**, 217—226 (1958).

Heilmeyer, L., u. F. Schmid: Progressive Lungendystrophie. Dtsch. med. Wschr. **1956**, 1293, 2118.

Herrman, W. G.: Pulmonary changes in a case of periarteriitis nodosa. Amer. J. Roentgenol. **29**, 607—611 (1933).

Hieronymi, G.: Über einen Fall generalisierter Periarteriitis nodosa unter dem Bilde einer sog. progressiven chronischen Lungendystrophie. Frankfurt. Z. Path. **70**, 107—120 (1959).

Nice, Ch. M., A. N. K. Menon and L. G. Rigler: Pulmonary manifestations in collagen diseases. Amer. J. Roentgenol. **81**, 254—279 (1959).

— — — Clinical and roentgenological signs of collagen diseases involving the thorax. Dis. Chest **35**, 634—651 (1959).

Plummer, M. C., J. H. Angel, D. B. Shaw and K. T. W. Hinson: Respiratory granulomatosis with polyarteriitis nodosa (Wegeners syndrome). Thorax **12**, 57—64 (1957).

Rogers, J. V., and A. E. Roberto: Circumscribed pulmonary lesions in periarteriitis nodosa and Wegeners granulomatosis. Amer. J. Roentgenol. **76**, 88—93 (1956).

Rose, G. A.: Clinical features of polyarteriitis nodosa with lung involvement. Brit. J. Tuberc. **51**, 113—122 (1957).

Schulze, W.: Anwendung und diagnostische Bedeutung der Tomographie bei Gefäßanomalien und -erkrankungen im Brustraum. Fortschr. Röntgenstr. **84**, 164—175 (1954).

— Die idiopathische Pulmonalektasie und ihre differentialdiagnostische Abgrenzung. Münch. med. Wschr. **1955**, 1522—1527.

Staemmler, M.: Die Periarteriitis nodosa. In: Kaufmann-Staemmler, Lehrbuch der speziellen pathologischen Anatomie, 11. u. 12. Aufl., Bd. I, S. 267—277. Berlin: W. de Gruyter & Co. 1960.

Strickland, B.: Pulmonary appearance in polyarteriitis nodosa. J. Fac. Radiol. (Lond.) **6**, 201—208 (1955).

Sweeney, A. R., and A. H. Baggenstoss: Pulmonary lesions of periarteriitis nodosa. Proc. Mayo Clin. **24**, 35—43 (1949).

Vogel, K. H., u. E. Flink: Über Veränderungen im Röntgenbild des Thorax bei der Periarteriitis nodosa. Fortschr. Röntgenstr. **92**, 501—507 (1960).

Zhislina, M. M.: Roentgenologic studies of changes in the lung in periarteriitis nodosa. Klin. Med. (Moskau) **37**, 95—99 (1959).

e) Arterio- und Arteriolosklerose

Assmann, H.: Die klinische Röntgendiagnostik der inneren Erkrankungen. Berlin-Göttingen-Heidelberg: Springer 1949; Leipzig: Vogel 1924.

Barbieri, D.: Arteriosclerosi polmonare diffusa e bronchiettasie multiple bilaterali con sindrome di Ayerza. Clinica (Bologna) **3**, 625 — 647 (1937).

Bolt, W., W. Forssmann u. H. Rink: Selektive Angiographie in der präoperativen Diagnostik und in der inneren Klinik. Stuttgart: Georg Thieme 1957.

Brill, I. C., and J. J. Krygier: Primary pulmonary vascular sclerosis. Arch. intern. Med. **68**, 560 (1941).

Brown, S., J. E. McCarthy and A. Fine: The pulmonary artery. A roentgenographic and roentgenkymographic study. Radiology **32**, 175—189 (1939).

Dietrich, E.: Beitrag zur Diagnostik der Pulmonalsklerose. Fortschr. Röntgenstr. **36**, 990—997 (1927).

Florange, W.: Anatomie und Pathologie der A. bronchialis. Ergebn. allg. Path. path. Anat. **39**, 152—224 (1960).

Hohenner, K.: Das klinische Bild der Pulmonalsklerose. Arch. Kreisl.-Forsch. **6**, 293—324 (1940).

Hornykiewytsch, Th., u. H. St. Stender: Gefäßveränderungen bei Emphysem und Pulmonalsklerose. Fortschr. Röntgenstr. **82**, 642—655 (1955).

Käppeli, A.: Über einen Fall von Aneurysma der Pulmonalarterie. Z. klin. Med. **123**, 603—619 (1933).

Kapanci, Y., et R. Veyrat: Artériosclerose pulmonaire par thromboses artérielles et artériolaires. Schweiz. Z. allg. Path. **22**, 392—397 (1959).

Karpati, A.: Über das röntgenmorphologische und röntgenkinetische Bild der Stamm- und Lungengefäße. Med. Mschr. **11**, 784—791 (1957).

Koch, J., u. C. Th. Ehlers: Primäre Pulmonalsklerose im Kleinkindesalter. Mschr. Kinderheilk. **107**, 483—489 (1959).

Künzler, R., u. N. Schad: Atlas der Angiokardiographie angeborener Herzfehler. Stuttgart: Georg Thieme 1960.

Macarini, N., e L. Oliva: Studio stratigrafico dei vasi polmonari in condizioni patologiche. Minerva med. **48**, 2483—2500 (1957).

Matthes, K., W. Ulmer u. D. Wittekind: Cor pulmonale. In: Handbuch der inneren Medizin, 4. Aufl., Bd. IX/4, S. 59—292. Berlin-Göttingen-Heidelberg: Springer 1960.

MELDOLESI, G.: Diagnostica radiologica differenziale dell'apparato cardiovasculare. Roma: Ed. Universo 1955.

PARMLEY jr., L. F., and F. S. JONES: Primary pulmonary arteriosclerosis. Arch. intern. Med. 90, 157—181 (1952).

POSSELT, A.: Zur Klinik und Pathologie der primären und sekundären Atheromatosis pulmonalis, insbesondere der letzteren unter Berücksichtigung des Pulmonalarterienaneurysmas. Wien. med. Wschr. 1931 II, 1093—1095, 1119—1121, 1154—1157, 1341—1345, 1376—1377, 1403—1404, 1435—1442, 1465—1466.

SCHULZE, W.: Anwendung und diagnostische Bedeutung der Tomographie bei Gefäßanomalien und -erkrankungen im Brustraum. Fortschr. Röntgenstr. 84, 164—175 (1954).

— Die idiopathische Pulmonalektasie und ihre differentialdiagnostische Abgrenzung. Münch. med. Wschr. 1955, 1522—1527.

STAEMMLER, M.: Die Hypertonie im kleinen Kreislauf. In: KAUFMANN-STAEMMLER, Lehrbuch der speziellen pathologischen Anatomie, 11. u. 12. Aufl., Bd. I, S. 254—259. Berlin: W. de Gruyter & Co. 1960.

THURN, P.: Diagnose und Differentialdiagnose der Herzerkrankungen im Röntgenbild. In: TESCHENDORF, Lehrbuch der röntgenologischen Differentialdiagnostik, 4. Aufl., Bd. I, S. 645—1023. Stuttgart: Georg Thieme 1958.

VAQUEZ, H.: Sclérose de l'artère pulmonaire. Paris radiol. 16, 15—21 (1926).

f) Venenerkrankungen

BERNSTEIN, J., A. C. NOLKE and J. O. REED: Extrapulmonic stenosis of the pulmonary veins. Circulation 19, 891 (1959).

BRENDSTRUP, A.: Lungenvenetrombose. Ugeskr. Læg. 124, 282 (1962).

CUMMING, A. R. R., and A. J. SHILLITOE: Ball-valve mitral obstruction by a sarcoma of a pulmonary vein. Brit. Heart J. 19, 287—289 (1957).

DIAMOND, J.: The Hamman-Rich syndrome in childhood. Report of a case with unilateral pulmonary arterial and venous stenosis and arteriovenous occlusion. Pediatrics 22, 279 (1958).

EDWARDS, J. E., and H. B. BURCHELL: Multilobar pulmonary venous obstruction with pulmonary hypertension. Arch. intern. Med. 87, 372—378 (1951).

EMSLIE-SMITH, D., J. G. HILL and K. G. LOWE: Brit. Heart J. 17, 79 (1955).

GRAINGER, R. G.: Pulmonary hypertension. Brit. J. Radiol. 31, 201—217 (1958).

HIERONYMI, G.: Allergische Gewebereaktionen in den Gefäßwänden. In: Angiologie, hrsg. von M. RATSCHOW, S. 292—308. Stuttgart: Georg Thieme 1959.

POSSELT, A.: Zur Klinik und Pathologie der primären und sekundären Atheromatosis pulmonalis, insbesondere der letzteren unter Be-

rücksichtigung des Pulmonalarterienaneurysmas. Wien. med. Wschr. 1931 II, 1093—1095, 1119—1121, 1154—1157, 1341—1345, 1376—1377, 1403—1404, 1435—1442, 1465—1466.

SPAIN, D. M., and J. B. MOSES: Thrombosis and embolism of pulmonary vessels with special reference to pulmonary vein thrombosis. Amer. J. med. Sci. 212, 707—712 (1946).

STAEMMLER, M.: Venen. In: KAUFMANN-STAEMMLER, Lehrbuch der speziellen pathologischen Anatomie, 11. u. 12. Aufl., Bd. I, S. 324—358. Berlin: W. de Gruyter & Co. 1960.

STECKEN, A.: Über Varizen in der Lunge. Fortschr. Röntgenstr. 82, 54—63 (1955).

WALLACH, R., N. POMERANTZ and D. DI MAIO: Emboli arising in the lungs. Arch. intern. med. 99, 142—146 (1957).

3. Veränderungen bei Lungenembolie und -infarkt, Öl-, Fett-, Luft- und Fremdkörperembolie

AITCHISON, J. D., and J. M. McKAY: Pulmonary artery occlusion demonstrated by angiography. Brit. J. Radiol. 29, 398—399 (1956).

ALLTRED, A. J.: Brit. J. Surg. 41, 82 (1953).

ALWENS u. FRICK: Über die Lokalisation von Embolien in der Lunge. Frankfurt. Z. Path. 15, 315—326 (1914).

ARENDT, J., and M. ROSENBERG: Thromboembolism of the lungs. Amer. J. Roentgenol. 81, 245—254 (1959).

ARNOLD, H. R., J. E. GARDNER and P. H. GOODMAN: Amniotic pulmonary embolism. Radiology 77, 629 (1961).

ASKROG, V.: Fettemboli. Ugeskr. Læg. 124, 1510 (1962).

ASSMANN, H.: Die klinische Röntgendiagnostik der inneren Erkrankungen. Teil II. Berlin-Göttingen-Heidelberg: Springer 1949/1950; Leipzig: Vogel 1924.

BENHAMOU, E., et C. FOURÈS: Image arrondie d'infarctus pulmonaire au cours d'un anévrisme aortique. Bull. Soc. méd. Hôp. Paris III, 50, 1258—1264 (1934).

BESSON, H.: Angiocardiopneumographie et pathologie thoracique. Maroc. méd. 32, 307—312 (1953).

BIGGER, I. A., and G. D. VERMILYN: Aseptic anemic infarct of the lung with sequestration. J. thorac. Surg. 5, 315—321 (1936).

BÖHLER, J., u. R. STREHLI: Röntgenologische Veränderungen bei Fettembolie der Lunge. Mschr. Unfallheilk. 60, 282—284 (1957).

BRENNER, O.: The lungs in heart disease. Brit. J. Tuberc. 51, 209—222 (1957).

BUCHNER. H., u. W. SCHABERL: Die Fettembolie bei Verkehrsunfällen. Wien. med. Wschr. 1959, 936.

BUSINCO, O., u. A. CARDIA: Über die Verteilung der experimentellen Lungenembolie im Röntgenbild. Fortschr. Röntgenstr. 44, 60—69 (1931).

CARLOTTI, J., I. B. HARDY, R. R. LINTON and P. D. WHITE: Pulmonary embolism in medical patients. J. Amer. med. Ass. 134, 1447—1452 (1947).

Caroll, D.: Chronic obstruction of major pulmonary arteries. Amer. J. Med. 9, 175—185 (1950).

Carreau, E. P., and G. A. Higgins: Fat embolism. Arch. intern. Med. 88, 692—699 (1951).

Casellas, P. R.: Hemorrhagic infarct of the lung. Amer. J. Roentgenol. 17, 554—555 (1927).

Cattaneo, M.: Richerche sperimentali sull'embolia polmonare. Arch. ital. Med. sper. 2, 979—990 (1938).

Chapman, D. W., L. J. Gugle and P. W. Wheeler: Experimental pulmonary infarction. Arch. intern. Med. 83, 158 (1949).

Chester, E. M., and G. R. Krause: Lung abscess secondary to aseptic pulmonary infarction. Radiology 39, 647—654 (1942).

Cocchi, U.: Zirkulationsstörungen der Lunge. In: Schinz-Baensch-Friedl-Uehlinger, Lehrbuch der Röntgendiagnostik, 5. Aufl. Stuttgart: Georg Thieme 1950.

Cohen, G.: The radiological differential diagnosis of unilateral total pulmonary veiling. S. Afr. med. J. 1957, 1186—1189.

Coste, F., et M. Bolgert: Image radiologique arrondie. Infarctus pulmonaire? Bull. Soc. méd. Hôp. Paris III, 49, 1362—1368 (1933).

Cutler, E. C., and A. M. Hunt: Postoperative pulmonary complications. Arch. intern. Med. 29, 449—481 (1922).

Davison, K.: Lung abscess following aseptic pulmonary embolism. Brit. J. Tuberc. 52, 149—153 (1958).

Dehn, O. v.: Über röntgenologische Lungenbefunde im Vergleich zu den Ergebnissen der Sektion. Med. Klin. 1910, 863—864.

— Grundsätzliches zur Lungenzeichnung. Fortschr. Röntgenstr. 49, 161—162 (1934).

Dittler, E. L.: Regelwidrige klinische und Röntgenbilder von Lungenembolien. Dis. Chest 29, 215—224 (1956).

Dotter, C. T.: Motion in cardiovascular radiography. Circulation 12, 1034—1042 (1955).

— Angiocardiography and "cor pulmonale". Trans. Amer. Coll. Cardiol. 7, 186—190 (1957).

—, and L. H. Frischle: Radiologic technic for qualitative and quantitative study of blood flow. Circulation 18, 961—970 (1958).

Dubost, Ch.: Chirurgie des affections acquises de l'aorte, de l'artère pulmonaire et de la veine cave. In: Handbuch der Thoraxchirurgie, Bd. II. Berlin-Göttingen-Heidelberg: Springer 1958.

Durant, T. M., M. J. Oppenheimer, P. Lynch, G. Ascanic and D. Webber: Body position in relation to venous air embolism. Amer. J. med. Sci. 227, 509—520 (1954).

Eisen, D., and J. Goldstein: Lipiodol intravasation during utero-salpingography with pulmonary complications. Radiology 45, 603—607 (1945).

Evans, W., D. S. Short and D. E. Bedford: Solitary pulmonary hypertension. Brit. Heart J. 19, 93—116 (1957).

Fahrner, R. J., A. J. McQueeney, J. M. Mosely and R. W. Petersen: Trophoblastic pulmonary thrombosis with cor pulmonale. J. Amer. med. Ass. 170, 1898—1901 (1959).

Faria, J. L. de, J. V. Barbas, T. Fujioka, M. F. Lion, U. de Andrade e Silva and L. V. Décourt: Pulmonary schistosomatic arteriovenous fistulae producing a new cyanotic syndrome in Manson's schistosomiasis. Amer. Heart J. 58, 556—567 (1959).

Farr, C. E., and R. Spiegel: Pulmonary infarction and embolism. Ann. Surg. 89, 481—511 (1929).

Fehr, A. M.: Röntgenologische Lungenveränderungen bei der Fettembolie. Schweiz. med. Wschr. 74, 53 (1944).

Felten, H.: Fettembolie. Fortschr. Neurol. Psychiat. 26, 443 (1958).

Fleischner, F. G.: Pulmonary embolism. Canad. med. Ass. J. 78, 653—660 (1958).

— Linear shadows in the lung fields. In: Rabin, Coleman: Roentgenology of the chest. Springfield, Ill. 1958.

— Unilateral pulmonary embolism with increased compensatory circulation through the unoccluded lung. Radiology 73, 591—597 (1959).

Florange, W.: Anatomie und Pathologie der A. bronchialis. Ergebn. allg. Path. path. Anat. 39, 152—224 (1960).

Fouché, R. F., and J. L. D'Silva: Hypertransradiancy of one lung field and its experimental production by unilateral miliary embolisation of pulmonary arteries in cat. Clin. Radiol. (Edinb.) 11, 100—105 (1960).

Gernez-Rieux, C., G. Boute et Mereau: Images radiographiques d'une embolie gazeuse intracardiaque. J. franç. Méd. Chir. thor. 6, 268—269 (1952).

Giese, W.: Die Atemorgane. In: Kaufman-Staemmler, Lehrbuch der speziellen pathologischen Anatomie, 11. u. 12. Aufl., Bd. II, S. 1541—1618. Berlin: W. de Gruyter & Co. 1960.

Ginsburg, L. B., and A. B. Skorneck: Pantopaque pulmonary embolism. Amer. J. Roentgenol. 73, 27 (1955).

Gould, D. M., J. G. McAfee and D. J. Torrance jr.: Roentgenographic signs of pulmonary artery occlusion. Amer. J. med. Sci. 237, 651 (1959).

Grayson, C. E.: Nodular pulmonary densities due to scars of multiple pulmonary infarcts. Amer. J. Roentgenol. 62, 208—210 (1949).

Gross, Fr.: Röntgenologische Veränderungen der Lungen bei der Fettembolie. Mschr. Unfallheilk. 61, 245 (1958).

Grosse-Brockhoff, F.: Pathophysiologie des Lungenkreislaufs, Lungen- und kleiner Kreislauf. Bad Oeynhausener Gespräche, Bd. I, S. 64—79. Berlin-Göttingen-Heidelberg: Springer 1957.

Grossmann, M. E.: Pulmonary oil embolism. Brit. J. Radiol. 19, 178 (1946),

Hager, H. F., and S. D. Davies: Non fatal maternal pulmonary embolism by amniotic fluid. Amer. J. Obstet. Gynec. 63, 901 (1952).

HAMPTON, A. O., and B. CASTLEMAN: Correlation of post mortem chest teleroentgenograms with autopsy findings, with special reference to pulmonary embolism and infarction. Amer. J. Roentgenol. 43, 305 (1940).

HANELIN, J., and W. R. EYLER: Pulmonary artery thrombosis: roentgen manifestations. Radiology 56, 689—703 (1951).

HARRISON, C. V.: The pathology of the pulmonary vessels in pulmonary hypertension. Brit. J. Radiol. 31, 217—226 (1958).

HATT, P. Y., et J. P. SÉBILLOTTE: Étude angiocardiopneumographique des embolies pulmonaires. Sem. Hôp. Paris 1952, 87—91.

HAYEK, H. v.: Über einen Kurzschlußkreislauf in der menschlichen Lunge. Z. Anat. Entwickl.-Gesch. 110, 412—422 (1940).

— Die menschliche Lunge und ihre Gefäße, ihr Bau unter besonderer Berücksichtigung der Funktion. Ergebn. Anat. Entwickl.-Gesch. 34, 144—249 (1952).

— Die menschliche Lunge. Berlin-Göttingen-Heidelberg: Springer 1953.

— Anatomische Grundlagen der Lungenfunktion, Lungen- und Kreislauf. Bad Oeynhausener Gespräche, Bd. I, S. 4—11. Berlin-Göttingen-Heidelberg: Springer 1957.

HERRMANN, W. G.: Pulmonary changes in a case of periarteriitis nodosa. Amer. J. Roentgenol. 29, 609—611 (1933).

HOFFHEINZ, S.: Die Luft- und Fettembolie. Neue Deutsche Chirurgie, Bd. 55. Stuttgart: Ferdinand Enke 1933.

HOFMANN, W.: Über die Lokalisation von Embolien in der Lunge beim Menschen. Beitr. path. Anat. (Jena) 54, 622 (1912).

HOLZMANN, M.: Erkrankungen des Herzens und der Gefäße. In: SCHINZ-BAENSCH-FRIEDL-UEHLINGER, Lehrbuch der Röntgendiagnostik. Stuttgart: Georg Thieme 1950.

HORNYKIEWYTSCH, TH., u. H. ST. STENDER: Gefäßveränderungen bei Emphysem und Pulmonalsklerose. Fortschr. Röntgenstr. 82, 642—655 (1955).

HURLIMANN, J., A. REYMOND, P. DESBAILLETS et J. L. RIVIER: L'hypertension pulmonaire dite essentielle. Cardiologia (Basel) 34, 327—347 (1959).

INGERSOLL, F. M., and ROBBINS: Oil embolism following hysterosalpinography. Amer. J. Obstet. Gynec. 53, 307 (1947).

JAKOBI, J., R. JANKER u. W. SCHMITZ: Röntgenologische und elektrokardiographische Beobachtungen an Kaninchen bei Äthernarkose, Luftembolie und Entblutung. Dtsch. Arch. klin. Med. 172, 497—501 (1932).

JAUBERT DE BEAUJEU, M., M. DELORD et A. BARDIN: Embolie pulmonaire par corps étranger métallique. J. franç. Méd. Chir. thor. 12, 197—204 (1958).

JELLEN, J.: Roentgenological manifestations of pulmonary embolism with infarction of the lung. Amer. J. Roentgenol. 41, 901—908 (1939).

JESSER, J. H., and G. DE TAKATS: Visualization of pulmonary artery during its embolic obstruction. Arch. Surg. (Lond.) 42, 1034 (1941).

— — The bronchial factor in pulmonary embolism. Surgery 12, 541 (1942).

JIRKA, F. J., u. C. S. SCUDERI: Fat embolism. Arch. Surg. (Lond.) 33, 708—713 (1936).

KAYE, J., G. COHEN, A. SANDLER and B. TABATZNIK: Massive pulmonary embolism without infarction. Brit. J. Radiol. 31, 326—330 (1958).

KEATS, TH.: Pantopaque pulmonary embolism. Radiology 67, 748—750 (1956).

KERBER, B.: Experimentelle Studien über venöse Luftembolie. Fortschr. Röntgenstr. 57, 439—454 (1938).

KIRKLIN, B. R., and L. FAUST: A clinical and roentgenological consideration of pulmonary infarction. Amer. J. Roentgenol. 23, 265—276 (1930).

KOHLMANN, G.: Die Klinik und Röntgendiagnose des Lungeninfarkts. Fortschr. Röntgenstr. 32, 1—12 (1924).

— Neuere Beobachtungen über den Lungeninfarkt. Fortschr. Röntgenstr. 41, 483—484 (1930).

— Neuere Beobachtungen über den Lungeninfarkt. Fortschr. Röntgenstr. 42, Kongreßheft, 26—29 (1930).

KOLMERT, F.: A few observations on fat embolism. Acta chir. scand. 83, 263—268 (1959).

KOUTZKY, J., and L. LUKAWSKY: Embolism of the amniotic fluid as a cause of chock in labor. Čs. Gynek. 19, 334 (1954).

KRAMPF, F.: Die Folgen der künstlichen Verlegung von Lungenarterienästen sowie ihre Bedeutung für den Lungencollateralkreislauf. Dtsch. Z. Chir. 189, 216—240 (1925).

KRAUS, R., J. EISENBACH, F. J. TEBRÜGGE u. F. STRNAD: Tierexperimentelle Untersuchungen zur Frage des röntgenologischen Nachweises der Fettembolie der Lunge. Med. Welt 1961, 2406—2412.

KRAUSE, G. R.: Roentgen diagnosis of pulmonary infarcts. Radiology 45, 107 (1945).

—, and E. M. CHESTER: Infarction of lung, clinical and roentgenological study. Arch. intern. Med. 67, 1144 (1941).

LAPP, H.: Über die Sperrarterien der Lunge und die Anastomosen zwischen den Arteriae bronchiales und der A. pulmonalis, über ihre Bedeutung, insbesondere für die Entstehung der hämorrhagischen Infarkte. Frankfurt. Z. Path. 72, 537—550 (1951).

LAUR, A., u. H. W. WEDLER: Die einseitige helle Lunge im Röntgenbild. Fortschr. Röntgenstr. 82, 305—315 (1955).

LENÈGRE, J., P. Y. HATT et G. CORONSO: Étude angiocardiopneumographique des embolies pulmonaires. 1er Congr. mondiale de Cardiologie Paris 1950, No 196.

—, et J. NÉEL: Embolies pulmonaires sans infarctus. Arch. Mal. Cœur 43, 385—409 (1950).

LIBERSON, F., and I. R. LIBERSON: Use of diodrast in determing localisation and extent of pulmonary embolism. Amer. J. Roentgenol. 48, 352—355 (1942).

Lochhead, R. P., D. J. Roberts jr. and Ch. T. Dotter: Pulmonary embolism, experimental angiographic study. Amer. J. Roentgenol. **68**, 627—633 (1952).

Lüdin, M.: Der solitäre umschriebene rundliche Schatten im Lungenröntgenogramm. Fortschr. Röntgenstr. **34**, 899—904 (1926).

Lushbaugh, C. C., and R. E. Steiner: Additional observations on maternal pulmonary embolism by amniotic fluid. Amer. J. Obstet. Gynec. **43**, 833 (1942).

Lutz, P.: Zum Röntgenbild der Thromboembolie der Lungenschlagader. Radiol. Austriaca **5**, 109—116 (1952).

Macleod, J. G., and I. W. B. Grant: A clinical, radiographic and pathological study of pulmonary embolism. Thorax **9**, 71—83 (1954).

Martin, B.: Über experimentell erzeugte Lungenembolie bei Hunden. Langenbecks Arch. klin. Chir. **155**, 577—587 (1929).

Matthes, K., W. Ulmer u. D. Wittekind: Cor pulmonale. In: Handbuch der inneren Medizin, 4. Aufl., Bd. IX/4, S. 59—292. Berlin-Göttingen-Heidelberg: Springer 1960.

Miller, R., and J. B. Berry: Pulmonary infarction, frequently missed diagnosis. Amer. J. med. Sci. **222**, 197—206 (1951).

Miller, W. S.: The lung, 2nd edit. Springfield (Ill.): Ch. C. Thomas 1947.

Moberg, G.: Early pleural effusion in pulmonary embolism and pneumonia or bronchopneumonia. Acta radiol. (Stockh.) **29**, 7—18 (1948).

Møller, P.: Studien über embolische und autochtone Thrombose in der A. pulmonalis. Beitr. path. Anat. **71**, 26—77 (1922).

Naegeli, Th., u. R. Janker: Tierexperimentelle röntgenkinematographische Versuche über die Lungenembolie. Dtsch. Z. Chir. **235**, 123—128 (1932).

Novel et Lyonnet: Les aspects radiologiques du cœur pulmonaire aigu. J. Radiol. Électrol. **33**, 61—63 (1952).

Oppenheimer, M. J., T. M. Durant and P. Lynch: Body position in relation to venous air embolism and the associated cardio-vascular-respiratory changes. Amer. J. med. Sci. **225**, 362—373 (1953).

Owen, W. R., W. A. Thomas, B. Castleman and E. F. Bland: Unrecognized emboli to the lungs with subsequent cor pulmonale. New Engl. J. Med. **249**, 919 (1953).

Patrese, P., F. Marini, R. Onorato e C. Desenzani: Studio roentgen-cinematografico della embolia polmonare sperimentale. Acta chir. ital. **15**, 305—308 (1959).

Rezende, J. de, F. Perricelli y C. Gerk: Embolia pulmonar materna par liquido amnico. Rev. Ginec. Obstet. (Rio de J.) **1**, 61 (1955).

Rieder, H., u. J. Rosenthal: Hämorrhagische Infarkte. In: Lehrbuch der Röntgenkunde, 2. Aufl., S. 431—432. Leipzig: Johann Ambrosius Barth 1924.

Robbins, L. L.: The technique of the roentgenologic demonstration of pulmonary infarcts. Amer. J. Roentgenol. **56**, 736—742 (1946).

Roberts, S.: The radiological diagnosis of pulmonary embolism. Proc. roy. Soc. Med. **50**, 93—96 (1957).

Roer, H., u. G. Teichert: Über den röntgenologischen Nachweis von Luftembolien bei tödlichen Schädelbasisbrüchen. Mschr. Unfallheilk. (Lpz.) **60**, 257—265 (1957).

Rossi, S., V. Rustichelli e L. Ferri: La cinedensigrafia nello studio della circolazione della fisiopatologia polmonare. Lotta c. Tuberc. **27**, 855—864, 867—884, 885—921 (1957).

Scébat, L., J. Ferrané, J. Renais et J. Lenègre: Étude angiocardiographique de la vasomotricité pulmonaire au cours de l'obstruction artérielle pulmonaire par ballonet. Arch. Mal. Cœur **51**, 10—16 (1959).

— P. Moreau, J. Renais et J. Lenègre: L'embolie pulmonaire fibrinocruorique expérimentale du chien. Path. et Biol. **34**, 1347 (1958).

Schinz-Baensch-Friedl-Uehlinger: Lehrbuch der Röntgendiagnostik, S. 2117. Stuttgart: Georg Thieme 1952.

Schoenmackers, J., u. H. Vieten: Das postmortale Angiogramm bei Tuberkulose, Silikose und Bronchialkarzinom. Fortschr. Röntgenstr. Beih. zu **76**, 51—52 (1952) u. **77**, 14—28 (1952).

Scuderi, C. S.: Fat embolism. Arch. Surg. (Lond.) **36**, 614—625 (1938).

Selzer, L. M., and W. Schuman: Non fatal pulmonary embolism by amniotic fluid contents with report of a possible case. Amer. J. Obstet. Gynec. **54**, 1938 (1947).

Semisch, R.: Bedeutung und präoperative Differenzierung des Cor pulmonale in der Lungenchirurgie. Langenbecks Arch. klin. Chir. **289**, 560—565 (1958).

Shapiro, R., and L. G. Rigler: Pulmonary embolism without infarction. Amer. J. Roentgenol. **60**, 460—465 (1948).

Short, D. S.: Radiological study of pulmonary infarction. Quart. J. Med. **20**, 233—245 (1951).

Shuder, H. M., and F. R. Lode: Sudden maternal death associated with amniotic fluid embolism. Amer. J. Obstet. Gynec. **64**, 118 (1952).

Sicard, J. A., et J. Forestier: Méthode générale d'exploration radiologique par l'huile iodée. Bull. Soc. méd. Hôp. Paris **46**, 463 (1922).

— — Injections intravasculaires d'huile iodée sous contrôle radiologique. C. R. Soc. Biol. (Paris) **88**, 1200 (1923).

Smith, M. J.: Roentgenographic aspects of complete and incomplete pulmonary infarction. Dis. Chest **23**, 532—546 (1953).

Sövenyi, E., V. Balázs u. M. Dávid: Verschluß der Hauptäste der Lungenschlagader ohne Infarktbildung, mit der Entwicklung eines subakuten Cor pulmonale. Fortschr. Röntgenstr. **89**, 30—33 (1958).

Soloff, L. A., and J. Zatuchni: An early hitherto unrecognized simple roentgenographic aid in the diagnosis of major pulmonary embolism. Amer. J. med. Sci. **237**, 608—611 (1959).

SORCE, G.: Richerche sperimentali sull' embolia grassosa. Sperimentale **94**, 164—186 (1940).

STAEMMLER, M.: Thrombose und Embolie. In: KAUFMANN-STAEMMLER, Lehrbuch der speziellen pathologischen Anatomie, 11. u. 12. Aufl., Bd. I, S. 324—335. Berlin: W. de Gruyter & Co. 1960.

STAUFFER, H. M., TH. M. DURANT and M. J. OPPENHEIMER: Gas embolism, Roentgenologic considerations including the experimental use of carbone dioxide as an intracardiac contract material. Radiology **66**, 686—692 (1956).

STEIN, G. N., JEN TI CHEN, F. GOLDSTEIN, H. I. ISRAEL and A. FINKELSTEIN: The importance of chest roentgenography in the diagnosis of pulmonary embolism. Amer. J. Roentgenol. **81**, 255—263 (1958).

STEINBACH, H. L., and W. B. HILL: Pantopaque pulmonary embolism during myelography. Radiology **56**, 735—738 (1951).

STEINER, R. E., and C. C. LUSHBAUGH: Maternal pulmonary embolism by amniotic fluid as cause of obstetric shock and unexpected deaths in obstetrics. J. Amer. med. Ass. **117**, 1245, 1340 (1941).

STENDER, H. ST.: Ein Beitrag zum Krankheitsbild des cor pulmonale chronicum. Fortschr. Röntgenstr. **76**, 324—331 (1952).

STONEY, W. S., and J. E. ADAMS: The diagnosis of acute pulmonary embolism by arteriography. Amer. Rev. resp. Dis. **83**, 26—30 (1961).

STREHLI, R.: Fettembolien. Mschr. Unfallheilk. **61**, 247 (1958).

THURN, P.: Diagnose und Differentialdiagnose der Herzerkrankungen im Röntgenbild. In: TESCHENDORF, Lehrbuch der röntgenologischen Differentialdiagnostik, 4. Aufl., Bd. I, S. 645—1023. Stuttgart: Georg Thieme 1958.

TOMLIN, C. E.: Pulmonary infarction complicating thrombophlebitis of the upper extremity. Amer. J. Med. **12**, 411—421 (1952).

TORNER-SOLER, M., J. CARRASCO AZEMAR y J. PERET RIERA: Obstrucción de las ramas principales de la arteria pulmonar. Arch. esp. Med. interna **5**, 357—364 (1959).

TORRANCE jr., D. J.: Roentgenographic signs of pulmonary artery occlusion. Amer. J. med. Sci. **237**, 651—662 (1959).

TRAUMANN, K. J., u. U. WETZEL: Röntgenologische Lungenveränderungen bei der Fettembolie. Med. Klin. **1962**, 2098—2100.

UNVERZAGT, W.: Der organisierte Lungeninfarkt im Röntgenbild. Fortschr. Röntgenstr. **36**, 842—844 (1927).

VOLUTER, G.: La morphologie radiologique de l'embolie graisseuse du poumon. Acta radiol. (Stockh.) **31**, 403—430 (1949).

WESSLER, H., and L. JACHES: Clinical roentgenology of diseases of the chest. Troy (N.Y.): Southworth Co. 1923.

WESTERMARK, N.: On the roentgen diagnosis of lung embolism. Acta radiol. (Stockh.) **19**, 357—372 (1938).

— Roentgen studies of the lung and heart. Minneapolis: University of Minnesota Press 1948.

WHARTON, L. R., and J. W. PIERSON: The minor forms of pulmonary embolism after abdominal operations. J. Amer. med. Ass. **1922**, 1904—1910.

WHITAKER, J. C.: Traumatic fat embolism. Arch. Surg. (Lond.) **39**, 182—189 (1939).

WOESNER, M. E., G. A. GARDINER and W. L. STILSON: Pulmonary embolism does not necessarily mean pulmonary infarction. Amer. J. Roentgenol. **69**, 380—384 (1953).

YATER, W. M., and G. H. HANSMANN: Sickle cell anemia: New cause of cor pulmonale, report of two cases with numerous disseminated occlusions of small pulmonary arteries. Amer. J. med. Sci. **191**, 474—484 (1936).

ZAKY, H. A., A. R. EL-HENEIDY, I. M. M. TAWFICK, Y. GEMEI and A. A. KHADR: Bronchopulmonary shunts in schistosoma cor pulmonale. Dis. Chest **36**, 164—172 (1959).

ZWEIFEL, C.: Der Zwerchfellhochstand bei Lungeninfarkt. Fortschr. Röntgenstr. **52**, 222—227 (1935).

4. Veränderungen bei akuten und chronischen Erkrankungen des Lungenparenchyms, der Pleurahöhlen und des Thoraxskelets

a) Asthma bronchiale, chronisches Lungenemphysem

BESSON, H.: Angiocardiopneumographie et pathologie thoracique. Maroc. méd. **32**, 307—312 (1953).

BOLT, W., W. FORSSMANN u. H. RINK: Selektive Angiographie in der präoperativen Diagnostik und in der inneren Klinik. Stuttgart: Georg Thieme 1957.

EULER, U. S. v., and G. LILJESTRAND: Observations on the pulmonary arterial blood pressure in the cat. Acta physiol. scand. **12**, 301 (1947).

FLORANGE, W.: Anatomie und Pathologie der A. bronchialis. Ergebn. allg. Path. path. Anat. **39**, 152—224 (1960).

GIESE, W.: Über die Endstrombahn der Lunge. Zbl. allg. Path. path. Anat. **97**, 233—242 (1957).

— Über die Endstrombahn der Lunge, Lungen- und kleiner Kreislauf. Bad Oeynhausener Gespräche, Bd. I, S. 45—53. Berlin-Göttingen-Heidelberg: Springer 1957.

— Die Atemorgane. In: KAUFMANN-STAEMMLER, Lehrbuch der speziellen pathologischen Anatomie, 11. u. 12. Aufl., Bd. II, S. 1541—1618. Berlin: W. de Gruyter & Co. 1960.

HATT, P. Y.: Les vaisseaux pulmonaires à l'état normal et dans certaines conditions pathologiques. Leur exploration par l'angiographie. Thèse Paris 1950.

HORNYKIEWYTSCH, TH., u. U. ST. STENDER: Gefäßveränderungen bei Emphysem und Pulmonalsklerose. Fortschr. Röntgenstr. **82**, 642—655 (1955).

JANIN, P.: Intérêt de l'angiocardiographie dans l'étude des malformations pulmonaires. J. Radiol. Électrol. **41**, 432—439 (1960).

Junghanns, W.: Die Endstrombahn der Lunge im postmortalen Angiogramm. Virchows Arch. path. Anat. **331**, 263—275 (1958).

Lodge, T.: Anatomy of blood vessels of human lung as applied to chest radiology. Brit. J. Radiol. **19**, 1—3, 77—87 (1946).

Macarini, N., e L. Oliva: Studio stratigrafico dei vasi polmonari in condizioni patologiche. Minerva med. **48**, 2483—2500 (1957).

Manfredi, F.: Atrofia polmonare idiopatica. „Vanishing lung". Radiol. med. (Torino) **45**, 337—352 (1959).

Matthes, K., W. Ulmer u. D. Wittekind: Cor pulmonale. In: Handbuch der inneren Medizin, 4. Aufl., Bd. IX/4, S. 59—292. Berlin-Göttingen-Heidelberg: Springer 1960.

Meessen, H.: Zur pathologischen Anatomie des Lungenkreislaufs. Verh. dtsch. Ges. Kreisl.-Forsch. **17**, 25—34 (1951).

Rink, H.: Lungenfunktion und Lungenchirurgie, eine lungenangiographische Untersuchung. Z. Tuberk. **106**, 11—30 (1955).

Sauvage, R., et P. Y. Hatt: Angiographies et chirurgie pulmonaire. Sem. Hôp. Paris **28**, 91 (1952).

Scébat, L., J. Ferrané, J. Renais et J. Lenègre: Étude angiocardiographique de la vasomotricité pulmonaire au cours de l'obstruction artérielle pulmonaire par ballonet. Arch. Mal. Cœur **51**, 10—16 (1959).

Schoenmackers, J., u. H. Vieten: Atlas postmortaler Angiogramme. Leipzig: Georg Thieme 1954.

Semisch, R.: Bedeutung und präoperative Differenzierung des Cor pulmonale in der Lungenchirurgie. Langenbecks Arch. klin. Chir. **289**, 560—565 (1958).

— Neue Gesichtspunkte zur Hämodynamik des kleinen Kreislaufs auf dem Boden lungenangiographischer Studien. Z. Kreisl.-Forsch. **48**, 437—453 (1959).

— H. Kölling u. H. H. Wittig: Seltene lungenangiographische Befunde beim Bronchialkarzinom und ihre Bedeutung. Chirurg **29**, 132—135 (1958).

— — — Zur Differentialdiagnose und Operationsindikation bei der total zerstörten Lunge. Zbl. Chir. **83**, 201—209 (1958).

Zdansky, E.: Röntgenologie des Lungenkreislaufs. Verh. dtsch. Ges. Kreisl.-Forsch. **17**, 139—150 (1951).

b) Chronische Gerüsterkrankungen, Fibrosen

Aitchison, J. D., A. Williams and A. Wynn: Pulmonary changes in disseminated lupus erythematosus. Ann. rheum. Dis. **15**, 26—32 (1956).

Ameuille, P., et V. Hinault: Les artériographies pulmonaires. Arch. Électr. méd. **45**, 136—142 (1937).

— J. M. Lemoine et J. Fauvet: Voies de suppléance circulaire aux oblitérations de l'artère pulmonaire. Ann. Anat. path. **14**, 660—663 (1937).

Baar, H. S., and F. Braid: Diffuse progressive interstitial fibrosis of the lungs in childhood. Arch. Dis. Childh. **52**, 199—207 (1957).

Besson, H.: Angiocardiopneumographie et pathologie thoracique. Maroc. méd. **32**, 307—312 (1953).

Blandino, G.: Considerazioni sui rilievi morfologici e funzionali angiopneumografici nel fibrotorace. Radiol. prat. **7**, 100—106 (1957).

Bolt, W., W. Forssmann u. H. Rink: Selektive Angiographie in der präoperativen Diagnostik und in der inneren Klinik. Stuttgart: Georg Thieme 1957.

—, u. H. W. Knipping: Zur Klinik des Lungenkreislaufs. Verh. dtsch. Ges. Kreisl.-Forsch. **17**, 87—92 (1951).

—, u. H. Rink: Selektive Angiographie der Lungengefäße bei Lungentuberkulose. Schweiz. Z. Tuberk. **8**, 350—392 (1951).

Bourgeois, P., M. Durand, P. Y. Vic-Dupont et M. K. Carmanian: Intérêt de l'angiopneumographie chez les tuberculeux pulmonaires. Sem. Hôp. Paris **26**, 427 (1950).

Bulgarelli, R., e A. de Maestre: Prime richerche sull' angiopneumografia nella tuberculosi polmonare primaria infantile. Lotta c. Tuberc. **22**, 849—750 (1952).

Canetti, L.: La streptomycine résistance du bacille de Koch dans l'aspect radiologique des lésions. Rev. Tuberc. (Paris) **14**, 505 (1950).

Carvalho, L. de: Die Angiopneumographie. Beitr. Klin. Tuberk. **80**, 681—690 (1932).

— E. de Moniz et A. Lima: L'angiopneumographie et son application dans la tuberculose. Presse méd. **40**, 1098 (1932).

Charr, R., and R. Riddle: Pulmonary circulation in artificial pneumothorax and anthracosilicosis. Amer. J. med. Sci. **194**, 502 (1937).

Croizier, L., L. Ode et L. Roche: Lésions artérielles des blocs silicotiques. Presse méd. **1945**, 638—639.

Daussy, M., et R. Abelanet: Intérêt théorétique et pratique du cathéterisme cardio-pulmonaire dans les affections pulmonaires chroniques, confrontation anatomo-physiologique. Sem. Hôp. Paris **1956**, 2551—2558.

Edge, J. R.: Pulmonary histoplasmosis. Brit. J. Tuberc. **52**, 45—52 (1958).

Ellman, P., and L. Cudkowics: Pulmonary manifestations in the diffuse collagen disease. Thorax **9**, 46—57 (1954).

Fasano, E.: Le localizzazioni mediastiniche e polmonari clinicamente primitive della malattia di Besnier-Boeck-Schaumann. Riv. Pat. Clin. **26**, 193—210 (1953).

—, e O. Gasparri: L'angiocardiografia nella tbc. pleuropolmonare. Riv. Pat. Clin. **24** (1951).

Florange, W.: Anatomie und Pathologie der A. bronchialis. Ergebn. allg. Path. path. Anat. **39**, 152—224 (1960).

Gasparini, V., P. Pietri e V. Aldinio: L'angiopneumografia in alcune affezioni polmonari di interesse chirurgico. Minerva med. **50**, 406—412 (1959).

GERSTEL, G.: Über die Veränderungen der Lungenblutgefäße bei Staublungenkranken. Jena: Gustav Fischer 1933.

GHISLANZONI, R., e D. ZANNINI: Aspetti radiologici della compromissione del piccolo circolo nella silicosi e loro significato. Minerva med. 1956 II, 1901—1910.

GIALLOMBARDO, R.: L'angiopneumocardiografia nella silicosi e silico-tuberculosi. Riv. Pat. Clin. 25, 221—239 (1952).

GOLDEN, A., and TH. T. BRONK: Diffuse interstitial fibrosis of lungs, a form of diffuse interstitial angiosis and reticulosis of the lungs. Arch. intern. Med. 92, 606—614 (1953).

GRILL, W.: Morphologische Grundlagen angiographischer Lungenbefunde. Langenbecks Arch. klin. Chir. 289, 551—556 (1958).

— Die morphologischen Grundlagen der angiographischen Befunde chirurgischer Lungenerkrankungen. Fortschr. Röntgenstr. 93, 38—43 (1960).

GUARINI, C.: L'angiopneumografia. Rinasc. med. Napoli 10, 561—562 (1933).

HAUBRICH, R.: Der heutige Stand der Elektrokymographie. Ergebn. inn. Med. Kinderheilk. 6, 640—694 (1955).

HAYEK, H. v.: Die menschliche Lunge. Berlin-Göttingen-Heidelberg: Springer 1953.

JANIN, P.: Intérêt de l'angiocardiographie dans l'étude des malformations pulmonaires. J. Radiol. Électrol. 41, 432—439 (1960).

KARPATI, A., u. E. EBERLE: Das elektrokymographische Kurvenbild der A. pulmonalis und ihrer Zweige. Med. Mschr. 7, 432—436 (1953).

LÖFFLER, L.: Die Methode der Kontrastdarstellung der A. pulmonalis und des rechten Herzens am lebenden Menschen und ihr voraussichtliches Anwendungsgebiet. Dtsch. Z. Chir. 259, 342—355 (1944).

— Füllungsbilder des arteriopulmonalen Systems akut entzündlicher Prozesse im Lungenparenchym am lebenden Menschen. Fortschr. Röntgenstr. 70, 178—184 (1944).

— Die Arteriographie der Lunge und die Kontrastdarstellung der Herzhöhlen am lebenden Menschen, 2. Aufl. Leipzig: Georg Thieme 1946.

MARCHAL, M.: La cinédensigraphie. Vie méd. 38, No spec. 38—52 (1957).

— M. T. MARCHAL u. R. KOURILSKY: Une nouvelle méthode de diagnostic radiologique pulmonaire: la cinédensigraphie photoélectrique. Internat. Kongr. Röntgenol. Vortrag 853, München 1959.

MARSICO, F., e G. SESSA: La indagene stratigrafica nello studio delle alterazioni dell'arteria polmonare nella silicosi. Fol. med. (Napoli) 40, 697—709 (1957).

MATTHES, K., W. ULMER u. D. WITTEKIND: Cor pulmonale. In: Handbuch der inneren Medizin, 4. Aufl., Bd. IX/4, S. 59—292. Berlin-Göttingen-Heidelberg: Springer 1960.

MEESSEN, H.: Zur pathologischen Anatomie des Lungenkreislaufs. Verh. dtsch. Ges. Kreisl.-Forsch. 17, 25—34 (1951).

MELDOLESI, G.: Diagnostica radiologica differenziale dell'apparato cardiovasculare. Roma: Ed. Universo 1955.

MICHAELS, L., N. J. BROWN and M. CORY-WRIGHT: Arterial changes in pulmonary sarcoidosis. Arch. Path. 69, 741—749 (1960).

NICE, CH. M., A. N. K. MENON and L. G. RIGLER: Pulmonary manifestations in collagen diseases. Amer. J. Roentgenol. 81, 264—279 (1959).

— — — Clinical and roentgenological signs of collagen diseases involving the thorax. Dis. Chest 35, 634—651 (1959).

NOVIKOV, A. N., S. I. MARMORSHTAIN and A. H. TRAKHTENBERG: Angiopneumography as an adjunct to lung cancer diagnosis. Vop. Onkol. 5, 449, 456 (1959).

PAPILLON, G., M. JAUBERT DE BEAUJEU, F. PINET, M. BETHENOD et R. LATREILLE: Intérêt de l'angiocardiographie dans les malformations pulmonaires. J. Radiol. Électrol. 38, 602—607 (1957).

— — — — — L'angiocardiographie dans l'exploration des malformations pulmonaires. Presse méd. 1957, 1—4.

PERONA, P., e S. TOSTO: Experienze cliniche e radiologiche su casi di silicosi polmonare. Rass. Prev. soc. Roma Ser. VI, 40, 102—152 (1953).

POU, J. F., and R. CHARR: Thrombosis of pulmonary artery, a clinical-pathological study of six cases. Amer. Rev. Tuberc. 37, 394 (1938).

PUCHETTI, V., e G. F. ZEMELLA: Considerazioni sull'importanza del circolo bronchiale nella esclusione angiografica del sistema arterioso polmonare. Chir. Pat. sper. 8, 1010—1032 (1960).

RIMINI, R., G. DUOMARCO e R. BURGOS: La funzione respiratoria studiata nella tubercolosi polmonare per mezzo dell'angiopneumografia. Lotta c. Tuberc. 1952, 1007—1018.

ROBB, G. P., and I. STEINBERG: Visualization of the chambers of the heart and the thoracic blood vessels in pulmonary heart disease. Ann. intern. Med. 13, 12—45 (1939); — Amer. J. Roentgenol. 41, 1—17 (1939); 42, 14—37 (1939).

ROSSI, S., V. RUSTICHELLI e L. FERRI: La cinedensigrafia nello studio della circolazione della fisiopatologia polmonare. Lotta c. Tuberc. 27, 855—764, 867—884, 885—921 (1957).

SANTY, P., M. BÉRARD, P. GALY et H. NGUYEB: La séquestration pulmonaire kystique avec artère anomale d'origine aortique à propos de six cas. J. franç. méd. Chir. thor. 6, 101—139 (1952).

SAUVAGE, R., et P. HATT: Angiographies et chirurgie pulmonaire. Sem. Hôp. Paris 28, 91—95 (1952).

SCARINCI, C.: Studio della circolazione arteriosa polmonare nei disturbi segmentari della ventilazione mediante i metodi angiopneumografico e broncho-spirometrico. G. ital. Tuberc. 6, 255 (1952).

—, et C. ZUCCONI: L'étude angiographique des variations de la circulation artérielle dans les poumons bronchectasiques. Presse méd. 1953, 726—727.

Schoenmackers, J., u. H. Vieten: Atlas postmortaler Angiogramme. Stuttgart: Georg Thieme 1954.

Scholtze, H., W. Klinner u. H. Löhr: Sind die im Angiogramm bei der chronischen Lungentuberkulose erkennbaren Veränderungen funktioneller oder morphologischer Art? Beitr. Klin. Tuberk. 117, 244—259 (1957).

— H. Löhr u. W. Klinner: Vergleichende angiographische und morphologische Untersuchungen bei der Lungentuberkulose. Tuberk.-Arzt 11, 129—157 (1957).

Short, D. S.: Post mortem pulmonary arteriography with special reference to the study of pulmonary hypertension. J. Fac. Radiol. (Lond.) 8, 118—131 (1956).

Sprunt, W. H., R. M. Peters and D. L. Holder: The significance of alterations in the lung arterial pattern. Radiology 73, 1—8 (1959).

Uehlinger, E., u. G. Schoch: Zur Diagnose und Differentialdiagnose der Lungenerkrankungen: Entzündungen und Dystrophien. In: Schinz-Glauner-Uehlinger: Röntgendiagnostische Ergebnisse 1952—1956. Stuttgart: Georg Thieme 1957.

Venrath, H.: Die Lungenfunktionsprüfung mit Hilfe von Isotopen, Lungen- und kleiner Kreislauf. Bad Oeynhausener Gespräche. Berlin-Göttingen-Heidelberg: Springer 1957, S. 144 bis 153.

Viallet, Combe, Chevrot, Sendra et Houel: L'angiopneumographie dans les troubles ventocirculatoires. J. Radiol. (Brux.) 34, 606—612 (1953).

Viola, A. R., O. A. Vaccarezza, A. V. Ugo and E. B. Viscardi: Pulmonary and bronchial circulation in chronic lung apneumatosis. Physiologic and anatomic studies in a case of traumatic rupture of the main-stem bronchus treated by pneumectomy. J. thorac. cardiovasc. Surg. 41, 459—464 (1961).

Weiss, A. G., J. Witz, J. Hatt et R. Petitjean: Angiopneumographie et tuberculose. J. Radiol. Électrol. 32, 848—851 (1951).

— — et F. Koebele: L'angiopneumographie dans les silicoses et les dilatations bronchiques. Presse méd. 1950, 1437—1438.

Witz, J., L. Hollender, Cl. Schmidt et R. Welsch: L'angiopneumographie, moyen de la fonction respiratoire chez les silicotiques. Réunion sur le silicose, Nancy 1950. Rev. méd. Nancy 72, 137—141 (1951).

Wood, O. A., and M. Miller: The rôle of the dual pulmonary circulation in various conditions of the lungs. J. thorac. Surg. 7, 649 (1938).

Worth, G., u. O. Zorn: Die Bedeutung der selektiven Angio- und Bronchographie für die Beurteilung der Silikose. Arch. Gewerbepath. Gewerbehyg. 13, 285—300 (1954).

Wurm, K., H. Reindell u. L. Heilmeyer: Der Lungenboeck im Röntgenbild. Stuttgart: Georg Thieme 1958.

Zambelli, E., u. F. Sacco: L'angiopneumografia nella tuberculosi polmonare. Minerva med. 1952, 1160—1165.

Zorn, O.: Die selektive Angiographie der Lungengefäße. Fortschr. Röntgenstr. 86, 55 (1957).

—, u. G. Worth: Staublungen im Röntgenbild. Köln: Staufen-Verlag 1952.

c) Tumoren, Atelektasen

Ameuille, P., et V. Hinault: Les artériographies pulmonaires. Arch. Électrol. méd. 45, 136—142 (1937).

Amundsen, P., u. E. Sörensen: Angiokardiographie bei intrathorakalen Tumoren mit besonderer Berücksichtigung der Frage der Operabilität. Acta radiol. (Stockh.) 45, 185—198 (1956).

Andersen, P. Th., J. Andersen, H. Eltorm, Th. Poulson, E. Glistrup and H. Petersen: Angiopulmography. Acta radiol. (Stockh.) 36, 257—269 (1951).

Bariéty, M., O. Monod, P. Choubrac et P. Joly: Le poumon exclu. Presse méd. 59, 711—712 (1951).

— — et S. Paillas: Angiographie et cancer bronchique. Bull. Soc. méd. Hôp. Paris 66, 1107—1110 (1958).

— J. Poulet, J. Paillas et R. Legendre: Cancers bronchiques et infarctus pulmonaires. J. franç. Méd. Chir. thor. 12, 213—228 (1958).

Battezzati, M., F. Soave u. A. Tagliaferro: Die Angiocardiopneumographie zur Diagnose der Lungen- und Mediastinaltumoren. Schweiz. med. Wschr. 1950, 799—802.

— — — L'angiocardiopneumografia nelle diagnosi di tumore del polmone. Minerva med. 12, 1—12 (1950).

Benini, P., e M. Bellucci: La cinedensigrafia nella diagnostica dei tumori del polmone. Chir. gen. (Perugia) 3, 463—483 (1954).

Bolt, W., W. Forssmann u. H. Rink: Selektive Angiographie in der präoperativen Diagnostik und in der inneren Klinik. Stuttgart: Georg Thieme 1957.

— H. Valentin, H. Venrath u. E. Weber: Zur Klinik des Bronchialkarzinoms. Med. Klin. 47, 733—739 (1952).

Bompiani, C.: Reperti angiocardiografici in tumore polmonare. Radiol. med. (Torino) 41, 1—16 (1955).

—, e P. Gambaccini: Ulteriore contributo sull'angiopneumografia quale metodo di studio dei tumori polmonari. Radiologia (Roma) 13, 729—766 (1957).

Bulgarelli, R.: Sull ischemia delle zone polmonari atelettasiche e sui rapporti funzionali tra ventilazione ed irrorazione sanguigna. Minerva pediat. 7, 1149—1154 (1955).

Dotter, C. T., I. Steinberg, W. Cramton and C. W. Holman: Lung cancer operability. Amer. J. Roentgenol. 64, 222—238 (1950).

Elphinstone, R. H., and R. G. Spector: Sarcoma of the pulmonary artery. Thorax 14, 333—340 (1959).

Euler, U. S. v., and G. Liljestrand: Observations on the pulmonary arterial blood pressure in the cat. Acta physiol. scand. 12, 301 (1947).

FLORANGE, W.: Anatomie und Pathologie der A. bronchialis. Ergebn. allg. Path. path. Anat. **39**, 152—224 (1960).

FROMENT, R., E. BAILLY, A. PERRIN et F. BRUN: L'oblitération cancéreuse des troncs artériels pulmonaires avec retentissement ventriculaire droit. Poumon **15**, 573—588 (1959).

GIESE, W.: Die Atemorgane. In: KAUFMANN-STAEMMLER, Lehrbuch der speziellen pathologischen Anatomie, 11. u. 12. Aufl., Bd. II, S. 1541—1618. Berlin: W. de Gruyter & Co. 1960.

GUARINI, C.: L'angiopneumografia. Rinasc. med. Napoli **10**, 561—562 (1933).

HAUBRICH, R.: Der heutige Stand der Elektrokymographie. Ergebn. inn. Med. Kinderheilk. **6**, 640—694 (1955).

HOFFHEINZ, H.-J.: Ein kritischer Vergleich zwischen Bronchoskopie, Bronchographie und Angiopneumographie beim Bronchialkarzinom. Thoraxchirurgie **3**, 139—150 (1955).

KARPATI, A., u. E. EBERLE: Das elektrokymographische Kurvenbild der A. pulmonalis und ihrer Zweige. Med. Mschr. **7**, 432—436 (1953).

KEIL, P. G., and D. J. SCHISSEL: Differential diagnosis of unresolved pneumonia and bronchiogenic carcinoma by pulmonary angiography. J. thorac. Surg. **20**, 62—65 (1950).

— C. A. VOELKER and D. J. SCHISSEL: Diagnostic value of pulmonary arteriography in bronchial carcinoma. Amer. J. med. Sci. **219**, 301—306 (1950).

KOURILSKY, R., D. BRILLE, M. MARCHAL et C. HATZFELD: Étude comparée de la ventilation et de la circulation dans les cancers bronchopulmonaires. J. franç. Méd. Chir. thor. **7**, 1—17 (1953).

KRALL, J.: Die thorakale Angiographie beim Bronchialkarzinom. Thoraxchirurgie **3**, 121—138 (1955).

— G. RODEWALD u. H.-J. HOFFHEINZ: Die Blockade der A. pulmonalis als Grundlage einer präoperativen Funktionsprüfung in der Lungenchirurgie. Thoraxchirurgie **1**, 434—443 (1954).

LIESE, E.: Das Verhalten der Lungengefäße bei Bronchialkarzinom. Fortschr. Röntgenstr., Beiheft zu **76**, 50—51, 53—54 (1952).

LISBOA, L. O. M., R. M. LISBOA, A. D. DE MATTOS, M. ROCHA u. J. B. E. DE SOUZA: Lungenkreislauf bei Thorakoplastik. Rev. bras. Tuberc. **25**, 673—686 (1957).

LISBOA, R. M., A. D. DE MATTOS, M. ROCHA, A. JANUZZI u. J. B. E. DE SOUZA: Untersuchung des Lungenkreislaufs und der Atmungsfunktion. Rev. bras. Tuberc. **25**, 751—780 (1957).

LÖFFLER, L.: Die Arteriographie der Lunge und die Kontrastdarstellung der Herzhöhlen am lebenden Menschen, 2. Aufl. Leipzig: Georg Thieme 1946.

LYONS, H. A., and F. VERTOVA: Angiocardiography. An aid for the early diagnosis of bronchogenic carcinoma. Amer. J. med. Sci. **236**, 147—155 (1958).

MELOT, G., A. BOLLAERT, F. DE CLERQ, A. DE COSTER, A. DUMONT et A. DUPREZ: Détermination de l'opérabilité du cancer bronchique d'après l'angiopneumographie. J. belge Radiol. **37**, 369—394 (1954).

— F. DE CLERQ, A. BOLLAERT et A. DE COSTER: Applications actuelles de l'angiopneumographie. J. belge Radiol. **35**, 434—456 (1952).

NEUHOF, H., M. L. SUSSMANN and R. A. NABATOFF: Angiocardiography in the differential diagnosis of pulmonary neoplasms. Surgery **25**, 178—183 (1949).

OPATRNY, K., F. RACEK, V. BROZKOVÁ, K. AUDY u. V. VAVERKA: Z. ges. inn. Med. **15**, 295 (1960).

PIERCE, J. A., W. P. REAGAN and R. W. KIMBALL: Unusual cases of pulmonary arteriovenous fistulas, with a note on thyroid carcinoma as a cause. New Engl. J. Med. **260**, 901—907 (1959).

POZZI-MUCELLI, E., e B. VIDAL: Sul comportamento del circolo polmonare nelle neoplasie intratoraciche. Minerva med **1956**, 947—955.

RINK, H.: Lungenfunktion und Lungenchirurgie, eine lungenangiographische Untersuchung. Z. Tuberk. **106**, 11, 30 (1955).

ROSSI, S., V. RUSTICHELLI e L. FERRI: La cinedensigrafia nello studio della circolazione della fisiopatologia polmonare. Lotta c. Tuberc. **27**, 855—864, 867—921 (1957).

SANTY, P., J. PAPILLON et J. C. SOURNIA: Le diagnostic angiopneumographique des opacités arrondies du poumon. J. Radiol. Électrol. **34**, 12—17 (1953).

SAUVAGE, R., et P. Y. HATT: Angiographies et chirurgie pulmonaire. Sem. Hôp. Paris **28**, 91—95 (1952).

SCHISSEL, D. J., and P. G. KEIL: Further observations on the diagnostic value of pulmonary angiography on bronchogenic carcinoms. Amer. J. Roentgenol. **67**, 51—56 (1952).

SCHOENMACKERS, J., u. H. VIETEN: Das postmortale Angiogramm bei Tuberkulose, Silikose und Bronchialkarzinom. Fortschr. Röntgenstr., Beiheft zu **76**, 51—52 (1952) u. **77**, 14—28 (1952).

SEMISCH, R.: Bedeutung und präoperative Differenzierung des Cor pulmonale in der Lungenchirurgie. Langenbecks Arch. klin. Chir. **289**, 560—565 (1958).

— Neue Ansichten über die periphere Lungenzirkulation und ihre Folgerungen bezüglich der Metastasierung, Fett- und Thromboembolie. Langenbecks Arch. klin. Chir. **292**, 294—301 (1959).

SKOP, V., u. V. KREILEK: Beitrag zur angiographischen Untersuchung der Lungentumoren. Čs. Rentgenol. **11**, 262—267 (1957).

SOAVE, F., e B. POSSENTI: Dimonstrazione angiocardiografica di inoperabilitá in alcuni casi di neoplasia del polmone. Minerva chir. **11**, 793—798 (1956).

SPATH, F., u. W. CAITHAML: Zur Differentialdiagnose des Bronchialkarzinoms. Krebsarzt **7**, 99—104 (1952).

STAEMMLER, M.: Hypertrophie und Neubildungen der Arterien. In: KAUFMANN-STAEMMLER, Lehrbuch der speziellen pathologischen Anatomie, 11. u. 12. Aufl., Bd. I, S. 323—324. Berlin: W. de Gruyter & Co. 1960.

STEINBERG, I., and CH. T. DOTTER: Lung cancer angiocardiographic findings in one hundred consecutive proved cases. Arch. Surg. 64, 10—19 (1952).

—, and N. FINBY: Great vessel involvement in lung cancer. Amer. J. Roentgenol. 81, 807—818 (1959).

STILLER, H.: Angiographische Untersuchungen als diagnostische Maßnahme in der Thoraxchirurgie. Fortschr. Röntgenstr. 80, 214—228 (1954).

STUHL, L., P. Y. HATT et J. P. SÉBILLOTTE: La circulation artérielle pulmonaire dans les troubles segmentaires de la ventilation. Presse méd. 59, 393—395 (1951).

TONIOLO, G., e M. FRANCHI: Interpretazione del tracciato fluorodensografico polmonare. Radiol. prat. 9, Suppl. 1, 134—145 (1959).

VENRATH, H.: Die Lungenfunktionsprüfung mit Hilfe von Isotopen, Lungen- und kleiner Kreislauf. Bad Oeynhausener Gespräche. Berlin-Göttingen-Heidelberg: Springer 1957, S. 144 bis 153.

VERETENNIKOVA, V. P.: Angiographic data in primary cancer of the lung. Klin. Med. (Mosk.) 37, 89—94 (1959).

WASER, P., u. W. HUNZINGER: Bestimmung von Kreislaufgrößen mit radioaktivem Kochsalz. Cardiologia (Basel) 15, 219 (1949).

WEISS, A. G., C. SCHMIDT, J. WITZ, L. HOLLENDER et F. KOEBELE: Intérêt de l'angiocardiographie dans l'étude des tumeurs thoraciques. Presse méd. 1949, 1189—1191.

—, et J. WITZ: Étude angiopneumographique de 60 cas de cancer bronchique, diagnostic, opérabilité. Sem. Hôp. Paris 1951, 95.

WOOD, O. A., and M. MILLER: The rôle of the dual pulmonary circulation in various pathologic conditions of the lungs. J. thorac. Surg. 7, 649—670 (1938).

WHYMAN, S. M., and E. W. WILKINS jr.: Angiocardiography as an aid to identification of nonresectable pulmonary carcinomas. J. thorac. Surg. 35, 452—460 (1958).

d) Erkrankungen der Pleura, des Mediastinum, des Thoraxskelets

BLASI, A., et E. CATENA: Collapsus pulmonaire et circulation recherches anatomo-angiographiques. Poumon 13, 467—487 (1957).

BOLT, W., W. FORSSMANN u. H. RINK: Selektive Angiographie in der präoperativen Diagnostik und in der inneren Klinik. Stuttgart: Georg Thieme 1957.

CICERO, R., H. DEL CASTILLO, M. FERNANDEZ and M. MOULÚN: Selective angiopneumography and a correlative study of bronchography and the histopathologic findings in tuberculous fibrothorax. Amer. Rev. Tuberc. 73, 61—71 (1956).

CICERO, R., and A. CELIS: Ante-mortem and post-mortem angiography of the pulmonary arterial tree in advanced tuberculosis. Amer. Rev. Tuberc. 71, 810—821 (1955).

DOTTER, C. T., and I. STEINBERG: The angiocardiographic measurement of the normal great vessels. Radiology 52, 353—358 (1949).

DUBILIER, W., I. STEINBERG and C. T. DOTTER: Kyphoscoliosis: angiographic findings. Radiology 61, 56—59 (1953).

FINBY, N., and I. STEINBERG: Roentgen aspects of pleural mesothelioma. Radiology 65, 169—181 (1955).

HADORN, W., E. LÜTHY u. P. STUCKI: Über verschiedene Erscheinungsformen der Pulmonalstenose. Cardiologia (Basel) 31, 5—35 (1957).

HAUBRICH, R.: Zur Bewegung der Lungengefäße im Herzkymogramm. Fortschr. Röntgenstr. 76, 1—8 (1952).

LÖFFLER, L.: Die Arteriographie der Lunge und die Kontrastdarstellung der Herzhöhlen am lebenden Menschen, 2. Aufl. Leipzig: Georg Thieme 1946.

LÖHR, H., u. H. SCHOLTZE: Die Indikationsstellung zu den verschiedenen Verfahren der Lungenresektion bei der Tuberkulose mit Hilfe der selektiven Lungenangiographie. Fortschr. Röntgenstr. 84, 277—288 (1956).

— — u. W. KLINNER: Röntgendiagnostische Probleme der Lunge. Medizinische 1957, 1697—1702, 1705—1708.

MARCHAL, M.: La cinédensigraphie. Vie méd. 38, No spez., 38—52 (1957).

ROSSI, S., V. RUSTICHELLI e L. FERRI: La cinedensigrafia nello studio della circolazione della fisiopatologia polmonare. Lotta c. Tuberc. 27, 855—864, 867—921 (1957).

SCHOENMACKERS, J., u. H. VIETEN: Demonstrationen zur Pathologie des Lungenkreislaufs. Verh. dtsch. Ges. Kreisl.-Forsch. 17, 310 (1951).

— — Das postmortale Angiogramm bei Tuberkulose, Silikose und Bronchialcarcinom. Fortschr. Röntgenstr., Beiheft zu 76, 51—52 (1952); 77, 14—28 (1952).

— — Atlas postmortaler Angiogramme. Stuttgart: Georg Thieme 1954.

5. Veränderungen bei aktiver Blutüberfüllung und venöser Rückstauung

a) Aktive Blutüberfüllung

ANSPACH, W. E.: Pulmonary hemosiderosis. Amer. J. Roentgenol. 41, 592—596 (1939).

ARNOIS, D. C., F. N. SILVERMAN and M. E. TURNER: The radiographic evaluation of pulmonary vasculature in children with congenital cardiovascular disease. Radiology 72, 689—698 (1959).

BELL jr., A. L. L., S. SHIMOMURA, W. J. GUTHRIE, H. F. HEMPEL, H. F. FITZPATRICK and CH. F. BEGG: Wedge pulmonary arteriography, its application in congenital and acquired heart disease. Radiology 73, 566 (1959).

— — J. A. TAYLOR jr. and H. F. FITZPATRICK: Detection of pulmonary lesions in patients with congenital and acquired heart disease by wedge pulmonary arteriography. Progr. cardiovasc. Dis. **2**, 64—75 (1959).

BLAIR, L. G.: Disseminate lung lesions. J. Fac. Radiol. (Lond.) **6**, 1—11 (1954).

BORSOS-NACHTNEBEL, O.: Über Anämie und Lungenhämosiderose. Dtsch. med. Wschr. **1947**, 266.

BREDNOW, W.: Polycythaemia vera im Röntgenbild, zugleich ein Beitrag zur röntgenologischen Darstellung der Stauungslunge. Röntgenpraxis **5**, 732—735 (1933).

BRUWER, A. J., R. L. J. KENNEDY and E. JESSE: Recurrent pulmonary hemorrhage with hemosiderosis. Amer. J. Roentgenol. **76**, 98—107 (1956).

CAMPBELL, M.: Visible pulsation in relation to blood flow and pressure in the pulmonary artery. Brit. Heart J. **13**, 438—456 (1951).

CEELEN, W.: Die Kreislaufstörungen der Lunge. In: Handbuch der speziellen pathologischen Anatomie und Histologie von HENKE-LUBARSCH, Bd. III/3, S. 1—146. Berlin: Springer 1931.

CLERC, DELHERM, FISCHGOLD et FRAIN: Étude radiographique de la distension artérielle pulmonaire et la stase veineuse hilaire. Bull. Soc. Radiol. méd. France **24**, 621—629 (1936).

DEMY, N. G., and A. P. GEWANTER: Correlation of upper lobe vascularization with certain congenital intracardiac shunts. Radiology **62**, 329—336 (1954).

DOERR, W.: Pathologische Anatomie der angeborenen Herzfehler. In: Handbuch der inneren Medizin, 4. Aufl., Bd. IX/3, S. 1—88. Berlin-Göttingen-Heidelberg: Springer 1960.

ELGENMARK, O., and S. R. KJELLBERG: Hemosiderosis of the lungs. Acta radiol. (Stockh.) **29**, 32—36 (1948).

ESPOSITO, M. J.: Focal pulmonary hemosiderosis in rheumatic heart disease. Amer. J. Roentgenol. **73**, 351—365 (1955).

FLEISCHNER, F. G., and A. L. BERENBERG: Idiopathic pulmonary hemosiderosis. Radiology **62**, 522—526 (1954).

GEBAUER, A., u. A. SCHANEN: Das transversale Schichtverfahren. Stuttgart: Georg Thieme 1955.

GELLERSTEDT, N.: Acta path. microbiol. scand. **16**, 386 (1939).

GIESE, W.: Die Atemorgane. In: KAUFMANN-STAEMMLER, Lehrbuch der speziellen pathologischen Anatomie, 11. u. 12. Aufl., Bd. II, S. 1541—1618. Berlin: W. de Gruyter & Co. 1960.

GLANZMANN, E., u. B. WALTHARD: Idiopathische progressive braune Lungeninduration im Kindesalter mit hereditärer Hämoptyse, intermittierender sekundärer Anämie und Eosinophilie und embolischer Herdnephritis. Mschr. Kinderheilk. **88**, 1—45 (1941).

HAUBRICH, R.: Zur Bewegung der Lungengefäße im Herzkymogramm. Fortschr. Röntgenstr. **76**, 1—8 (1952).

HIRSCH, J. S.: Pulmonary changes in polycythemia vera. Radiology **26**, 469—473 (1936).

HJELT, L., and B. LANDTMAN: The pulmonary vascular bed in congenital heart disease. Ann. Paediat. Fenn. **5**, 245—257 (1959).

HODES, P. J., and J. Q. GRIFFITH: Chest roentgenograms in polycythemia vera and polycythemia secundary to pulmonary arteriosclerosis. Amer. J. Roentgenol. **46**, 524 (1941).

HODSON, C. F., and I. GORDON: Idiopathic juvenile pulmonary hemosiderosis. J. Fac. Radiol. (Lond.) **5**, 50—61 (1953).

HOLZMANN, M.: Erkrankungen des Herzens und der Gefäße. In: SCHINZ-BAENSCH-FRIEDL-UEHLINGER, Lehrbuch der Röntgendiagnostik, 5. Aufl., S. 2679—2884. Stuttgart: Georg Thieme 1950.

HORNYKIEWYTSCH, TH., u. H. ST. STENDER: Das Verhalten der Lungengefäße bei angeborenen und erworbenen Herzfehlern. Fortschr. Röntgenstr. **83**, 26—40 (1955).

HUTÁS, I.: Das Röntgenbild der essentiellen pulmonaren Hämosiderose. Magy. Radiol. **9**, 154—160 (1957).

KARPATI, A.: Über das röntgenmorphologische und röntgenkinetische Bild der Stamm- und Lungengefäße. Med. Mschr. **11**, 784—791 (1957).

KEATS, TH. E., VAN ALLEN KREIS and E. SIMPSON: The roentgen manifestations of pulmonary hypertension in congenital heart disease. Radiology **66**, 693—700 (1956).

KEATS, T. E., and H. L. STEINBACH: Patent ductus arteriosus. A critical evaluation of its roentgen signs. Radiology **64**, 528—537 (1955).

KÜNZLER, R., u. N. SCHAD: Atlas der Angiokardiographie angeborener Herzfehler. Stuttgart: Georg Thieme 1960.

LENDRUM, A. C., L. D. W. SCOTT and S. D. S. PARK: Pulmonary changes due to cardiac disease with special reference to hemosiderosis. Quart. J. Med. **19**, 249—262 (1950).

LODGE, T.: Anatomy of blood vessels of human lung as applied to chest radiology. Brit. J. Radiol. **19**, 1—3, 77—87 (1946).

MATZEL, W.: Idiopathische Lungenhämosiderose. Dtsch. med. Wschr. **1957**, 2194—2197.

MEESSEN, H.: Die Lunge bei der Mitralstenose. Dtsch. med. Wschr. **1956**, 1445—1448.

MEYER, K.: Ein Beitrag zur idiopathischen Lungenhämosiderose. Ärztl. Wschr. **1955**, 583 bis 586.

MUNDT, E., u. E. M. KRIEGEL: Die idiopathische Lungenhämosiderose. Dtsch. Arch. klin. Med. **199**, 275—283 (1952).

ORMOND, R. S., A. K. POZNANSKI and A. W. TEMPLETON: Pulmonary veins in congenital heart disease in the adult. Radiology **76**, 885—893 (1961).

POINSO, R., J. CHARPIN et H. JULIEN: Les miliaires ferriques. Ann. Méd. **54**, 289—336 (1953).

PROBST, A.: Pathologisch-anatomische Untersuchungen bei primärer Lungenhämosiderose. Virchows Arch. path. Anat. **326**, 633—663 (1955).

Richter, K.: Lungenveränderungen bei Polycythaemia vera und symptomatische Polyglobulie bei Lungenkrankheiten. Dtsch. Gesundh.-Wes. 15, 2012—2023 (1960).

—, u. A. Stecken: Röntgenologischer Beitrag zur Differenzierung zwischen Polycythaemia vera und sekundärer Polyglobulie bei Lungenerkrankungen mit respiratorischer Insuffizienz. Fortschr. Röntgenstr. 93, 703—712 (1960).

Schoenmackers, J., u. H. Vieten: Demonstrationen zur Pathologie des Lungenkreislaufs. Verh. dtsch. Ges. Kreisl.-Forsch. 17, 310 (1951).

— — Das postmortale Angiogramm bei Tuberkulose, Silikose und Bronchialkarzinom. Fortschr. Röntgenstr. Beiheft zu 76, 51—52 (1952) u. 77, 14—28 (1952).

— — Atlas postmortaler Angiogramme. Stuttgart: Georg Thieme 1954.

Selander, P.: Idiopathische Lungenhämosiderose. Acta paediat. (Uppsala) 31, 286—299 (1944).

Steinbach, H. L., Th. E. Keats and G. E. Sheline: The roentgen appearance of the pulmonary veins in heart disease. Radiology 65, 157—168 (1955).

Sylla, A.: Über die Lungenzeichnung im Röntgenbild mit besonderer Berücksichtigung entzündlicher Erkrankungen. Fortschr. Röntgenstr. 47, 122—174 (1933).

Thurn, P.: Röntgenkymographische Differentialdiagnose der Lungenstauung und Lungenhyperämie. Fortschr. Röntgenstr. 75, 406—415 (1951).

— Diagnose und Differentialdiagnose der Herzerkrankungen im Röntgenbild. In: Teschendorf, Lehrbuch der röntgenologischen Differentialdiagnostik, 4. Aufl., Bd. I, S. 645—1023. Stuttgart: Georg Thieme 1958.

Waldenström, J.: Relapsing diffuse, pulmonary bleedings or haemosiderosis pulmonum, a new clinical diagnosis. Acta radiol. (Stockh.) 25, 149—162 (1944).

Weingärtner, L.: Zur Frage der idiopathischen Lungenhämosiderose unter besonderer Berücksichtigung röntgenologischer Veränderungen. Fortschr. Röntgenstr. 87, 482—487 (1957).

Wyllie, W. G., W. Sheldon, M. Bodian and A. Barlow: Idiopathic pulmonary hemosiderosis. Quart. J. Med. 17, 25—48 (1948).

Wynn-Williams, N., and D. R. Young: Idiopathic pulmonary hemosiderosis in an adult. Thorax 11, 101—104 (1956).

b) Venöse Rückstauung

Actis Dato, A., P. F. Angelino and A. Bruska: An angiopulmographic study of the lesser circulation in mitral stenosis. Amer. Heart J. 52, 1—6 (1956).

— — S. Olivero e A. Tarquini: Le alterazioni anatomo-funzionali dei piccoli vasi polmonari, valutate mediante angiopneumografia nella stenosi mitralica. Fol. angiol. (Firenze) 2, 253—259 (1955).

— — e E. Zambelli: L'angiocardiopneumografia nei vizi mitralici. Minerva med. 43, 693—713 (1952).

Arvidsson, H., u. P. Ödmann: Pulmonaler Hochdruck. Acta radiol. (Stockh.) 47, 97—118 (1957).

Assmann, H.: Über Veränderungen des Hilusschattens bei Herzkrankheiten. Münch. med. Wschr. 1920, 177—179.

Bayer, O., F. Loogen u. H. H. Wolter: Der Herzkatheterismus bei angeborenen und erworbenen Herzfehlern. Stuttgart: Georg Thieme 1954.

Bell jr., A. L. L., S. Shimomura, W. J. Guthrie, H. F. Hempel, H. F. Fitzpatrick and Ch. F. Begg: Wedge pulmonary arteriography, its application in congenital and acquired heart disease. Radiology 73, 566—574 (1959).

— — J. A. Taylor and H. F. Fitzpatrick: Detection of pulmonary lesions in patients with congenital and acquired heart disease by wedge pulmonary arteriography. Progr. cardiovasc. Dis. 2, 64—75 (1959).

Bettencourt, J. M. de, A. Saldanha et J. C. B. Fragoso: Étude des veins pulmonaires par la tomographie. J. belge Radiol. 36, 263—275 (1953).

Bolt, W., W. Forssmann u. H. Rink: Selektive Angiographie in der präoperativen Diagnostik und in der inneren Klinik. Stuttgart: Georg Thieme 1957.

Bornemann, K., D. Michel u. M. Herbst: Über Beziehungen zwischen Hämodynamik und röntgenologischen Herz- und Lungenveränderungen bei der Mitralstenose. Münch. med. Wschr. 1958, 897—899.

Borroni, G., e A. Masserini: La stasi miliariforme polmonare. Policlinico, Sez. med. 59, 179—194 (1952).

Brenner, O.: The lungs in heart disease. Brit. J. Tuberc. 51, 209—222 (1957).

Broustet, P., H. Bricaut, P. Mullon, J. Carles et P. L. Martin: La circulation bronchique du poumon mitral. Arch. Mal. Cœur 50, 522—540 (1957).

Bruwer, A. J., F. H. Ellis and J. W. Kirklin: Costophrenic septal lines in pulmonary venous hypertension. Circulation 12, 807—812 (1955).

Carlier, J.: Le poumon des mitraux. Rev. méd. Liège 13, 360—376, 422—428, 448—456, 471 bis 478, 516—520, 542—559 (1958).

Carmichael, J. H. E., D. G. Julian, G. P. Jones et E. M. Wren: Radiological signs in pulmonary hypertension. Brit. J. Radiol. 7, 393—397 (1954).

Clerc, Delherm, Fischgold et Frain: Étude radiographique de la distension artérielle pulmonaire et la stase veineuse hilaire. Bull. Soc. Radiol. méd. France 24, 621—629 (1936).

Cocchi, U.: Zirkulationsstörungen der Lungen. In: Schinz-Baensch-Friedl-Uehlinger, Lehrbuch der Röntgendiagnostik, 5. Aufl. Stuttgart: Georg Thieme 1950.

Davies, L. G., J. F. Goodwin, R. E. Steiner and B. D. van Leuven: The clinical and radiological assessment of the pulmonary arterial pressure in mitral stenosis. Brit. Heart J. 15, 393—400 (1953).

DEXTER, L., J. W. DOW, F. W. HAYNES, V. L. WHITTENBERGER, B. G. FERRIS, W. T. GOODALE and H. K. HELLEMS: Studies of the pulmonary circulation in man at rest. J. clin. Invest. 29, 602 (1950).

DIETLEN, H.: Die Bedeutung der Röntgenuntersuchung der Lungen und des Mediastinum für die innere Medizin. Verh. dtsch. Ges. inn. Med. 39, 402—422 (1927).

DOERR, W.: Pathologische Anatomie der angeborenen Herzfehler. In: Handbuch der inneren Medizin, 4. Aufl., Bd. IX/3, S. 1—88. Berlin-Göttingen-Heidelberg: Springer 1960.

EPPS, E. F. VAN: The roentgen manifestations of pulmonary hypertension. Amer. J. Roentgenol. 79, 241—250 (1958).

ESCH, D., u. P. THURN: Zur Pathogenese und diagnostischen Bedeutung der kostodiaphragmatischen Septumlinien bei der Mitralstenose. Fortschr. Röntgenstr. 87, 7—16 (1957).

FERGUSON, F. C., R. E. KOBILAK and J. E. DEITRICK: Varices of the bronchial veins as a source of hemoptysis in mitral stenosis. Amer. Heart J. 28, 445—456 (1944).

FLEISCHNER, F. G., and L. REINER: Linear x-ray shadows in acquired pulmonary hemosiderosis and congestion. New Engl. J. Med. 250, 900—905 (1954).

—, and E. L. SAGALL: Pulmonary arterial oligemia in mitral stenosis as revealed on the plain roentgenogram. Radiology 65, 857—867 (1955).

FLEMING, P. R., and M. SIMON: The hemodynamic significance of intrapulmonary septal lymphatic lines. J. Fac. Radiol. (Lond.) 9, 33—36 (1958).

FLORANGE, W.: Anatomie und Pathologie der A. bronchialis. Ergebn. allg. Path. path. Anat. 39, 152—224 (1960).

FROST, J., H. GORMSEN and F. MØLLER: On pulmonary hemosiderosis due to mitral stenosis as a differential diagnosis from silicosis. Acta med. scand. 142, Suppl. 266, 401—411 (1952).

GEBAUER, A., u. A. SCHANEN: Das transversale Schichtverfahren. Stuttgart: Georg Thieme 1955.

GIANNARDI, G.: Studio stratigrafico delle vene polmonari in corso di cardiopatia mitralica prevalentemente stenotica. Nunt. radiol. (Firenze) 25, 731—747 (1959).

GIESE, W.: Acinus und Lobulus der Lunge. Zbl. allg. Path. path. Anat. 97, 233—242 (1957).

— Die Atemorgane. In: KAUFMANN-STAEMMLER, Lehrbuch der speziellen pathologischen Anatomie, 11. u. 12. Aufl., Bd. II, S. 1541—1618. Berlin: W. de Gruyter & Co. 1960.

GOODWIN, J. F.: Pulmonary hypertension. Brit. J. Radiol. 31, 174—188 (1958).

— R. E. STEINER and K. G. LOWE: The pulmonary arteries in mitral stenosis demonstrated by angiocardiography. J. Fac. Radiol. (Lond.) 4, 21—27 (1952).

GOVEA, J., F. AGUIRRE y E. A. LEDO: Estudio radiológico tomográfico de la estenosis mitral. Rev. cuba. Cardiol. 17, 1—22 (1956).

GRAEVE, K.: Zum angiokardiographischen Bild des großen Aneurysmas der aufsteigenden Aorta mit einseitiger Beeinträchtigung des Lungenkreislaufs. Fortschr. Röntgenstr. 87, 321—325 (1957).

GROSS, A., u. P. MÜLLER: Röntgenologische Beobachtungen bei kardialen Stauungslungen, insbesondere bei chronischen Zuständen. Fortschr. Röntgenstr. 59, 428—439 (1939).

—, u. E. NEUDERT: Die Analyse der Bewegungsarten der Lungengefäße im Kymogramm und ihre praktische Bedeutung. Fortschr. Röntgenstr. 71, 428—435 (1949).

GROSSE-BROCKHOFF, F.: Pathophysiologie des Lungenkreislaufs, Lungen- und kleiner Kreislauf. Bad Oeynhausener Gespräche, Bd. I, S. 64—79. Berlin-Göttingen-Heidelberg: Springer 1957.

— K. KAISER u. F. LOOGEN: Erworbene Herzklappenfehler. In: Handbuch der inneren Medizin, 4. Aufl., Bd. IX/2, S. 1288—1552. Berlin-Göttingen-Heidelberg: Springer 1960.

— F. LOOGEN u. A. SCHAEDE: Angeborene Herz- und Gefäßmißbildungen. In: Handbuch der inneren Medizin, Bd. IX/3, S. 105—652. Berlin-Göttingen-Heidelberg: Springer 1960.

HAUBRICH, R.: Über die einseitige Lungenstauung. Fortschr. Röntgenstr. 71, 571—577 (1949).

— Zur Bewegung der Lungengefäße im Herzkymogramm. Fortschr. Röntgenstr. 76, 1—8 (1952).

HAUWAERT, L. G. VAN DER, P. E. DE WITTE et J. V. JOOSSENS: Les lignes septales de Kerley. Incidence et signification dans la sténose mitrale. Acta cardiol. (Brux.) 11, 351—354 (1956).

HECKMANN, K.: Die pulsatorischen Bewegungen im Pulmonalisgebiet und ihr Ausdruck im Flächenkymogramm. Klin. Wschr. 1937, 733—736.

— Die Bedeutung der Röntgenbilder der Lunge. Münch. med. Wschr. 1937, 495—501.

HERZOG: Bedeutung der Röntgenuntersuchung bei cardialer Lungenstauung. Fortschr. Röntgenstr. 44, 442—447 (1931).

HOLZMANN, M.: Erkrankungen des Herzens und der Gefäße. In: SCHINZ-BAENSCH-FRIEDL-UEHLINGER, Lehrbuch der Röntgendiagnostik, 5. Aufl., S. 2679—2884. Stuttgart: Georg Thieme 1950.

HORNYKIEWYTSCH, TH., u. H. ST. STENDER: Normale und pathologisch veränderte Lungengefäße im Schichtbild. Fortschr. Röntgenstr. 79, 704—713 (1953); 81, 36—45, 134—143, 455—467, 642—655 (1954); 82, 331—337 (1955).

JANKER, R.: Bestimmung der Lungenkreislaufzeit im Film. Verh. dtsch. Ges. Kreisl.-Forsch. 17, 106 (1951).

KELLERSHOHN, CL., et P. VERNEJOUL: La radiographie. Ann. Radiol. 2, 809—822 (1959).

KERLEY, P.: Lung changes in acquired heart disease. Amer. J. Roentgenol. 80, 256—263 (1958).

LAUBRY, CH., R. CHAPERON et SÉJOURNÉ: Étude radiologique des stases veineuses pulmonaires. Presse méd. 1929, 1653—1657.

LAVENDER, J. P., J. DOPPMAN, H. SHAWDON and R. E. STEINER: Pulmonary veins in left ventricular failure and mitral stenosis. Brit. J. Radiol. 41, 293 (1962).

LUKAS, D. S., and CH. T. DOTTER: Modifications of the pulmonary circulation in mitral stenosis. Amer. J. Med. 12, 6 (1952).

MACARINI, N., e L. OLIVA: Studio stratigrafico dei vasi polmonari in condizioni patologiche. Minerva med. 48, 2483—2500 (1957).

MEESSEN, H.: Zur pathologischen Anatomie des Lungenkreislaufs. Verh. dtsch. Ges. Kreisl.-Forsch. 17, 25—34 (1951).

MELDOLESI, G.: Diagnostica radiologica differenziale dell'apparato cardiovasculare. Roma: Ed. Universo 1955.

MOLDENHAUER, W., u. W. DIHLMANN: Röntgenologisches Zeichen der Druckerhöhung im kleinen Kreislauf mit besonderer Berücksichtigung der Kerleyschen Linien. Ärztl. Wschr. 1958, 28—34.

ORMOND, R. S., and A. K. POZNANSKI: Pulmonary veins in rheumatic disease. Radiology 74, 542—549 (1960).

PANOV, N. A., and M. M. DEEVA: The roentgenological picture of changes in the pulmonary circulation in children with rheumatic affection of the mitral valve. Pediatriya No 8, 37, 67—72 (1959).

PARKER, F., and J. WEISS: Nature and significance of structural changes in lungs in mitral stenosis. Amer. J. Path. 12, 573—598 (1936).

PRICHARD, M. M. L., P. M. DANIEL and G. M. ARDAN: Peripheral ischaemia of the lung. Brit. J. Radiol. 27, 93—96 (1954).

PUDWITZ, K. R.: Angiographische Untersuchungen über die Lungenkreislaufzeit beim Menschen. Berl. Med. 1956, 366—370.

REINDELL, H., E. SCHILDGE, H. KLEPZIG u. H. W. KIRCHHOFF: Kreislaufregulation, eine pathologische, pathophysiologische und klinische Studie. Stuttgart: Georg Thieme 1955.

SALDANHA, A.: Sombras vasculares. Acta ibér. radiol.-cancer. 12, 1—21 (1956)

SCHOENMACKERS, J., u. H. VIETEN: Demonstrationen zur Pathologie des Lungenkreislaufs. Verh. dtsch. Ges. Kreisl.-Forsch. 17, 310 (1951).

— Atlas postmortaler Angiogramme. Stuttgart: Georg Thieme 1954.

SCHRÖDER, E.: Beitrag zur Kenntnis der pulmonalen Stase, insbesondere der Röntgendiagnose der Lungenstauung. Dtsch. med. Wschr. 1931, 927—928.

SCHWEDEL, J. B., D. W. ESCHER, R. S. AARON and D. R. YOUNG: The roentgenologic diagnosis of pulmonary hypertension in mitral stenosis. Amer. Heart J. 53, 163—173 (1957).

SEMISCH, R.: Diagnostische Möglichkeiten der selektiven Lungenangiographie. Thoraxchirurgie 6, 551—564 (1959).

— Neue Gesichtspunkte zur Hämodynamik des kleinen Kreislaufs auf dem Boden lungenangiographischer Studien. Z. Kreisl.-Forsch. 48, 437—453 (1959).

SHORT, D. S.: Radiology of the lung in severe mitral stenosis. Brit. Heart. J. 17, 33—40 (1955).

SIMON, M.: The pulmonary veins in mitral stenosis. J. Fac. Radiol. (Lond.) 9, 25—32 (1958).

STECKEN, A.: Beitrag zur Differentialdiagnose der bandförmigen pathologischen Gefäßveränderungen in der Lunge. Fortschr. Röntgenstr. 82, 454—461 (1955).

STEINBACH, H. L., TH. E. KEATS and G E. SHELINE: The roentgen appearance of the pulmonary veins in heart disease. Radiology 65, 157—168 (1955).

STEINER, R. E.: The roentgenology of pulmonary manifestations in mitral heart disease and left heart failure. Progr. cardiovasc. Dis. 2, 1—19 (1959).

—, and J. F. GOODWIN: Some observations on mitral valve disease. J. Fac. Radiol. (Lond.) 5, 167—177 (1954).

STEPS, W.: In: HIRSCH, Lungenkrankheiten im Röntgenbild. Bd. I, S. 493—533. Leipzig: Georg Thieme 1958.

STUMPF, P.: Kymographische Röntgendiagnostik. Stuttgart: Georg Thieme 1951.

SUSSMAN, M. L., and TH. T. FROST: Secondary vascular changes in the lungs. Amer. J. Roentgenol. 75, 758—766 (1956).

SYLLA, A.: Über die Lungenzeichnung im Röntgenbild mit besonderer Berücksichtigung entzündlicher Erkrankungen. Fortschr. Röntgenstr. 47, 122—174 (1933).

— Lungenstauung und Stauungslunge. Ergebn. inn. Med. Kinderheilk. 49, 122—187 (1935).

TESCHENDORF, W.: Lehrbuch der röntgenologischen Differentialdiagnostik, 4. Aufl., Bd. I. Erkrankungen der Brustorgane. Stuttgart: Georg Thieme 1958.

THURN, P.: Diagnose und Differentialdiagnose der Herzerkrankungen im Röntgenbild. In: TESCHENDORF, Lehrbuch der röntgenologischen Differentialdiagnostik, 4. Aufl., Bd. I, S. 645—1023. Stuttgart: Georg Thieme 1958.

UEHLINGER, E., u. G. SCHOCH: Zur Diagnose und Differentialdiagnose der Lungenerkrankungen, Entzündungen und Dystrophien. In: Röntgendiagnostische Ergebnisse 1952—1956, SCHINZ-GLAUNER-UEHLINGER. Stuttgart: Georg Thieme 1957.

VENRATH, H.: Lungenfunktionsprüfung mit Hilfe von Isotopen, Lungen- und kleiner Kreislauf. Bad Oeynhausener Gespräche. Berlin-Göttingen-Heidelberg: Springer 1957, S. 144—153.

WASER, P., u. W. HUNZINGER: Bestimmung von Kreislaufgrößen mit radioaktivem Kochsalz. Cardiologia (Basel) 15, 219 (1949).

—— Bestimmung von Kreislaufgrößen mit radioaktiven Substanzen. Schweiz. med. Wschr. 81, 216 (1951).

WIERIG, A.: Beiträge zum Kapitel der Lungenzeichnung im Röntgenbild. Fortschr. Röntgenstr. 35, 704—713 (1927).

ZDANSKY, E.: Über das Röntgenbild der kardialen Lungenstauung. Verh. dtsch. Ges. inn. Med. 41, 447—448, 475—477 (1929).

— Beiträge zur Kenntnis der kardialen Lungenstauung auf Grund klinischer und anatomischer Untersuchungen. Wien. Arch. inn. Med. 18, 461—486 (1929).

— Über das Röntgenbild der kardialen Lungenstauung. Fortschr. Röntgenstr. 42, 746—748 (1930).

— Über das Röntgenbild des Lungenödems, gleichzeitig ein Beitrag zur Frage der Pathogenese des Lungenödems. Röntgenpraxis 5, 248—253 (1933).

— Röntgendiagnostik des Herzens und der großen Gefäße. Wien: 2. Aufl., Springer 1949.

c) Folgezustände

ACTIS DATO, A., P. F. ANGELINO e E. ZAMBELLI: L'angiocardiopneumografia nei vici mitralici. Minerva med. 1952, 693.

BAYER, O., S. EFFERT, H. C. LANDEN u. R. SCHUNK: Der Lungenkreislauf vor und nach Operation der Mitralstenose. Verh. dtsch. Ges. Kreisl.-Forsch. 17, 164—169 (1951).

BELL jr., A. L. L., S. SHIMOMURA, W. J. GUTHRIE, H. F. HEMPEL, H. F. FITZPATRICK and CH. F. BEGG: Wedge pulmonary arteriography, its application in congenital and acquired heart disease. Radiology 73, 566—573 (1959).

— — J. A. TAYLOR and H. F. FITZPATRICK: Detection of pulmonary disease by wedge pulmonary arteriography. Progr. cardiovasc. Dis. 2, 64—75 (1959).

BLAIR, L. G.: Disseminate lung lesions. J. Fac. Radiol. (Lond.) 6, 1—11 (1954).

BOLT, W., W. FORSSMANN u. H. RINK: Selektive Angiographie in der präoperativen Diagnostik und in der inneren Klinik. Stuttgart: Georg Thieme 1957.

— H. W. KNIPPING u. H. LUDES: Zur präoperativen Herzdiagnostik unter Berücksichtigung der Möglichkeiten der Isotopenchemie. Verh. dtsch. Ges. Kreisl.-Forsch. 20, 102—110 (1954).

—, u. H. RINK: Die terminale Lungenstrombahn im normalen und pathologischen Angiogramm. Fortschr. Röntgenstr. 93, 21—37 (1960).

BORNEMANN, K., O. MICHEL u. M. HERBST: Über Beziehungen zwischen Hämodynamik und röntgenologischen Herz- und Lungenveränderungen bei der Mitralstenose. Münch. med. Wschr. 1958, 897—899.

BORRONI, G., e A. MASSERINI: La stasi miliariforme. Policlinico. Sez. med. 59, 179—194 (1952).

BRENNER, O.: The lungs in heart disease. Brit. J. Tuberc. 51, 209—222 (1957).

BREWER, D. B., and D. HEATH: Pulmonary vascular changes in Eisenmenger's complex. J. Path. Bact. 77, 141—147 (1959).

CARLIER, J.: Le poumon des mitraux. Rev. méd. Liège 13, 360—376, 422—428, 448—456, 471—478, 516—520, 542—559 (1958).

COCCHI, U.: Zirkulationsstörungen der Lungen. In: SCHINZ-BAENSCH-FRIEDL-UEHLINGER, Lehr-

buch der Röntgendiagnostik, 5. Aufl. Stuttgart: Georg Thieme 1950.

DEXTER, L., J. W. DOW, F. W. HAYNES, V. L. WHITTENBERGER, B. G. FERRIES, W. T. GOODALE and H. K. HELLEMS: Studies of the pulmonary circulation in man at rest. J. clin. Invest. 29, 602 (1950).

DIEHL, F., u. F. KUHLMANN: Die Knochenbildungen in der Lunge mit besonderer Berücksichtigung der tuberösen Form. Fortschr. Röntgenstr. 48, 202—203 (1933).

DOERR, W.: Pathologische Anatomie der angeborenen Herzfehler. In: Handbuch der inneren Medizin, 4. Aufl., Bd. IX/3, S. 1—88. Berlin-Göttingen-Heidelberg: Springer 1960.

DOYLE, A. E., J. F. GOODWIN, C. V. HARRISON and R. E. STEINER: Pulmonary vascular pattern in pulmonary hypertension. Brit. Heart J. 19, 353—365 (1957).

ELLMAN, P., and A. GEE: Pulmonary hemosiderosis. Brit. med. J. 1951 III, 384—390.

EPPS, E. F. VAN: The roentgen manifestations of pulmonary hypertension. Amer. J. Roentgenol. 79, 241—250 (1958).

ESPOSITO, M. J.: Focal pulmonary hemosiderosis in rheumatic heart disease. Amer. J. Roentgenol. 73, 351—365 (1955).

EVANS, W., u. D. S. SHORT: Pulmonaler Hochdruck. Brit. Heart J. 19, 457 (1957).

FLEISCHNER, F. G., and A. L. BERENBERG: Idiopathic pulmonary hemosiderosis. Radiology 62, 522—526 (1954).

—, and L. REINER: Linear x-ray shadows in acquired pulmonary hemosiderosis and congestion. New Engl. J. Med. 250, 522—527 (1954).

—, and E. L. SAGALL: Pulmonary arterial oligemia in mitral stenosis as revealed on the plain roentgenogram. Radiology 65, 857—867 (1955).

FROST, J., H. GORMSEN and F. MØLLER: On pulmonary hemosiderosis due to mitral stenosis as a differential diagnosis from silicosis. Acta med. scand. 142, Suppl. 256, 401—411 (1952).

GOODWIN, J. F.: Pulmonary hypertension. Brit. J. Radiol. 31, 174—188 (1958).

GOUGH, J.: Correlation of radiological and pathological changes in some diseases of the lung. Lancet 1955 I, 161—162.

GROSS, A.: Knotige Knochenbildung bei chronischer kardialer Lungenstauung. Fortschr. Röntgenstr. 58, 33—39 (1938).

—, u. P. MÜLLER: Röntgenologische Beobachtungen bei kardialen Stauungslungen, insbesondere bei chronischen Zuständen. Fortschr. Röntgenstr. 59, 429—439 (1939).

—, u. E. NEUDERT: Die Analyse der Bewegungsarten der Lungengefäße im Kymogramm und ihre praktische Auswirkung. Fortschr. Röntgenstr. 71, 428—435 (1949).

GROSSE-BROCKHOFF, F.: Pathophysiologie des Lungenkreislaufs, Lungen- und kleiner Kreislauf. Bad Oeynhausener Gespräche, Bd. I, S. 64—79. Berlin-Göttingen-Heidelberg: Springer 1957.

Grosse-Brockhoff, F., K. Kaiser u. F. Loogen: Erworbene Herzklappenfehler. In: Handbuch der inneren Medizin, 4. Aufl., Bd. IX/2, S. 1288—1552. Berlin-Göttingen-Heidelberg: Springer 1960.

Hanusch, A.: Beitrag zur Lungenhämosiderose. Z. ges. inn. Med. 11, 57—62 (1956).

Harrison, C. V.: The pathology of the pulmonary vessels in pulmonary hypertension. Brit. J. Radiol. 31, 217—226 (1958).

Haubrich, R., u. E. Versen: Über die miliare Lungenhämosiderose im Röntgenbild. Fortschr. Röntgenstr. 81, 346—354, 440—449 (1954).

Hjelt, L., and B. Landtman: The pulmonary vascular bed in congenital heart disease. Ann. Paediat. Fenn. 5, 245—257 (1959).

Holstein, J., u. A. Stecken: Zur Frage der Gefäßbeteiligung bei verästelten Lungenverknöcherungen. Fortschr. Röntgenstr. 91, 717 (1959).

Hurst, A., S. Bassin and I. Levine: Miliary densities associated with mitral stenosis. Amer. Rev. Tuberc. 49, 276 (1944).

Jacobson, G., L. H. Schwartz and L. Sussmann: Radiographic estimation of pulmonary artery pressure in mitral valvular disease. Radiology 68, 15—24 (1957).

Janker, R.: Knotige Knochenbildungen der Lunge. Fortschr. Röntgenstr. 53, 260—267 (1936).

— Die verästelten Knochenbildungen in der Lunge. Fortschr. Röntgenstr. 53, 840—860 (1936).

Keats, Th., van Allen Kreis and E. Simpson: The roentgen manifestations in congenital heart disease. Radiology 66, 693—700 (1956).

Kerley, P.: Lung changes in acquired heart disease. Amer. J. Roentgenol. 80, 256—263 (1958).

Keves, L. E.: Hämosiderose der Lungen bei Mitralfehlern des Herzens. Vestn. Rentgenol. Radiol. 31, 27—32 (1956).

Künzler, R., u. N. Schad: Atlas der Angiokardiographie angeborener Herzfehler. Stuttgart: Georg Thieme 1960.

Laubry, Ch., et M. Thomas: Les lésions de l'artère et leurs conséquences au cours du rétrécissement mitral. Bull. Soc. méd. Hôp. Paris 42, 639—647 (1926).

Lendrum, A. C., L. D. W. Scott and S. D. S. Park: Pulmonary changes due to cardiac disease with special reference to hemosiderosis. Quart. J. Med. 19, 249—262 (1950).

Linzbach, A. J.: Die pathologische Anatomie der Herzinsuffizienz. In: Handbuch der inneren Medizin, 4. Aufl., Bd. IX/1, S. 706—800. Berlin-Göttingen-Heidelberg: Springer 1960.

Lukas, D. S., P. R. Mahrer and I. Steinberg: Angiocardiographic and physiologic correlations in mitral stenosis. Circulation 17, 567—575 (1958).

Macarini, N., e L. Oliva: Studio stratigrafico dei vasi polmonari in condizioni patologiche. Minerva med. 48, 2483—2500 (1957).

Moldenhauer, W., u. W. Dihlmann: Röntgenologische Zeichen der Druckerhöhung im kleinen Kreislauf mit besonderer Berücksichtigung der Kerleyschen Linien. Ärztl. Wschr. 1958, 28—34.

Pendergrass, E. P., E. L. Lame and H. W. Ostrum: Hemosiderosis of the lung due to mitral disease. Amer. J. Roentgenol. 61, 443—456 (1949).

Perrin, A., R. Froment, J. Gravier et M. Paupert-Ravault: Miliaires hémosidérosiques et ossifications nodulaires des poumons dans les sténoses mitrales. Arch. Mal. Cœur 49, 153—158 (1956).

Rosenhagen, H.: Über einige Beziehungen zwischen histologischen Veränderungen bei der chronischen Stauungslunge. Fortschr. Röntgenstr. 38, 353—359 (1928).

Salinger, H.: Die Knochenbildungen in der Lunge mit besonderer Berücksichtigung der tuberösen Form. Fortschr. Röntgenstr. 46, 269—275 (1932).

Schoenmackers, J., u. H. Vieten: Demonstrationen zur Pathologie des Lungenkreislaufs. Verh. dtsch. Ges. Kreisl.-Forsch. 17, 310 (1951).

— — Atlas postmortaler Angiogramme. Stuttgart: Georg Thieme 1954.

Schulz, H.: Die submikroskopische Anatomie und Pathologie der Lunge. Berlin-Göttingen-Heidelberg: Springer 1959.

Schwedel, J. B., D. W. Escher, R. S. Aaron and D. R. Young: The roentgenologic diagnosis of pulmonary hypertension in mitral stenosis. Amer. Heart J. 53, 163—170 (1957).

Sussmann, M. L., and Th. T. Frost: Secondary vascular changes in the lungs. Amer. J. Roentgenol. 75, 758—766 (1956).

Sylla, A.: Hämosiderose der Lunge bei chronischer Pneumonie mit Karnifikation und Einschmelzung. Dtsch. Arch. klin. Med. 163, 309—314 (1929).

— Über die Lungenzeichnung im Röntgenbild mit besonderer Berücksichtigung entzündlicher Erkrankungen. Fortschr. Röntgenstr. 47, 122—174 (1933).

— Lungenstauung und Stauungslunge. Ergebn. inn. Med. Kinderheilk. 49, 122—187 (1935).

Thurn, P.: Röntgenkymographische Differentialdiagnose der Lungenstauung und Lungenhyperämie. Fortschr. Röntgenstr. 75, 406—415 (1951).

— Diagnose und Differentialdiagnose der Herzerkrankungen im Röntgenbild. In: Teschendorf, Lehrbuch der röntgenologischen Differentialdiagnostik, 4. Aufl., Bd. I, S. 644—1023. Stuttgart: Georg Thieme 1958.

Turchetti, A.: A propos de certains tableaux cliniques et radiologiques particuliers à la maladie mitrale. Acta cardiol. (Brux.) 8, 111—128 (1953).

Vajnsteja, G. J.: Röntgendiagnose der braunen Induration und der Hämosiderose der Lunge. Vestn. Rentgenol. Radiol. 2, 33—41 (1953).

Vigliani, E. C.: L'emosiderosi polmonare endogena, una affezione radiologimente confondibile con le pneumoconiosi. Med. d. Lavoro **45**, 1—11 (1954).

WHITAKER, W., and TH. LODGE: The clinical manifestations of pulmonary hypertension in patients with mitral stenosis. J. Fac. Radiol. (Lond.) **5**, 182—188 (1954).

WIERIG, A.: Beiträge zum Kapitel der Lungenzeichnung im Röntgenbild. Fortschr. Röntgenstr. **35**, 704—713 (1927).

ZDANSKY, E.: Über das Röntgenbild der kardialen Lungenstauung. Verh. dtsch. Ges. inn. Med. **41**, 447—448, 475—477 (1929).

— Beiträge zur Kenntnis der Lungenstauung auf Grund klinischer und anatomischer Untersuchungen. Wien. Arch. inn. Med. **18**, 461—486 (1929).

— Über das Röntgenbild des Lungenödems, gleichzeitig ein Beitrag zur Frage der Pathogenese des Lungenödems. Röntgenpraxis **5**, 248—253 (1933).

— Röntgendiagnostik des Herzens und der großen Gefäße, 2. Aufl. Wien: Springer 1949.

— Über das Röntgenbild der kardialen Lungenstauung. Fortschr. Röntgenstr. **42**, 746—748 (1950).

— Röntgenologie des Lungenkreislaufs. Verh. dtsch. Ges. Kreisl.-Forsch. **17**, 139—150 (1951).

6. Veränderungen nach Traumen und thoraxchirurgischen Eingriffen

BLASI, A., et E. CATENA: Collapsus pulmonaire et circulation. Recherches anatomo-angiographiques. Poumon **13**, 467—487 (1957).

BOLT, W., W. FORSSMANN u. H. RINK: Selektive Angiographie in der präoperativen Diagnostik und in der inneren Klinik. Stuttgart: Georg Thieme 1957.

BRESADOLA, R., e G. ALESSANDRI: Studio radiologico del polmone riespanso dopo decorticazione pleurica. Chir. torac. **9**, 749—755 (1956).

BRETTELL, H. P., and R. E. HERRMANN: Spontaneous rupture of the pulmonary artery in pulmonary hypertension. Amer. Heart J. **59**, 263—276 (1960).

CASTEX, M.-R., A. V. DI CIO et A. BATTROS: Anévrisme de la branche droite de l'artère pulmonaire. Arch. méd.-chir. Appar. resp. **6**, 303—316 (1931).

CHARR, R., and R. RIDDLE: Pulmonary circulation in artificial pneumothorax and anthracosilicosis. Amer. J. med. Sci. **194**, 502 (1937).

DAUSSY, M., et R. ABELANET: Intérêt théorétique et pratique du cathétérisme cardio-pulmonaire dans les affections pulmonaires chroniques, confrontation anatomo-physiologique. Sem. Hôp. Paris **1956**, 2551—2558.

DIMOND, E., and T. JONES: Pulmonary artery thrombosis simulating pulmonary valve stenosis with patent foramen ovale. Amer. Heart J. **47**, 105—107 (1954).

DONNELL, J. J., D. C. LEVINSON and G. C. GRIFFITH: Clinical studies on involvement of the pulmonary artery by syphilitic aortic aneurysms. Circulation **13**, 75—81 (1956).

DUBOST, CH.: Chirurgie des affections acquises de l'aorte ,de l'artère pulmonaire et de la veine cave. In: Handbuch der Thoraxchirurgie, Bd. 2, Teil 1. Berlin-Göttingen-Heidelberg: Springer 1959.

—, et TH. HOFFMANN: Plaies et traumatismes des gros vaisseaux. In: Handbuch der Thoraxchirurgie, Bd. 2. Berlin-Göttingen-Heidelberg: Springer 1959.

GIESE, W.: Über die Endstrombahn der Lunge, Lungen- und kleiner Kreislauf. Bad Oeynhausener Gespräche, Bd. I, S. 45—53. Berlin-Göttingen-Heidelberg: Springer 1957.

— Acinus und Lobulus der Lunge. Zbl. allg. Path. path. Anat. **97**, 233—242 (1957).

GROEDEL, F. M.: Aneurysm of the pulmonary artery. Radiology **33**, 219—232 (1939).

GROSSE-BROCKHOFF, F., F. LOOGEN u. A. SCHAEDE: Angeborene Herz- und Gefäßmißbildungen. In: Handbuch der inneren Medizin, 4. Aufl., Bd. IX/3, S. 105—652. Berlin-Göttingen-Heidelberg: Springer 1960.

— — u. H. VIETEN: Die Symptomatologie der angeborenen arterio-venösen Lungenfisteln. Dtsch. med. Wschr. **1957**, 134.

HACHIYA, M.: Influence of arteficial pneumothorax upon pulmonary vessels by roentgenogram and method of pulmonary arteriography. Kekkaku (Tokyo) No 2 (1938).

HEILE, B.: Über Schußverletzungen der V. pulmonalis des linken Unterlappens und Heilung durch Unterbindung. Berl. klin. Wschr. **1911**, 2336—2337.

HERSCHER, HARET et FRAIN: Communication entre l'artère pulmonaire et une ectasie de l'aorte ascendante. Bull. Soc. Radiol. med. France **19**, 445—448 (1931).

JENNES, S. W.: Diffuse aneurysmal dilatation of the pulmonary artery and both of its branches. Bull. Johns Hopk. Hosp. **59**, 133—142 (1936).

LISBOA, L. O. M., R. M. LISBOA, A. D. DE MATTOS, M. ROCHA y A. JANUZZI: Lungenkreislauf bei Thorakoplastik. Rev. bras. Tuberc. **25**, 673—686 (1957).

MACARINI, N., e L. OLIVA: Studio stratigrafico dei vasi polmonari in condizioni patologiche. Minerva med. **48**, 2483—2500 (1957).

MARBLE, H. G., and P. D. WHITE: Traumatic aneurysm of the right pulmonary artery. J. Amer. med. Ass. **74**, 1778 (1920).

MCCOY, H. I., I. STEINBERG and C. T. DOTTER: Angiographic findings in thoracoplasty, arteficial pneumoperitoneum and phreniclasia. J. thorac. Surg. **21**, 149—158 (1951).

NEUHOF, H., and R. A. NABATOFF: Angiographic study of the form and function of the remaining lung after pneumonectomy. J. thorac. Surg. **17**, 799—808 (1948).

PACHECO, C. R., and H. DEL CASTILLO: Angiographic studies after pulmonary resection. J. thorac. Surg. **23**, 262—271 (1952).

PIETRI, P., V. GASPARINI, D. GALMARINI, A. PERACCHIA e F. PISANO: Rilievi angiopneumografici dopo exeresi polmonare. Minerva chir. **14**, 379—392 (1959).

Ravelli, A.: Traumatisches sogenanntes arteriovenöses Aneurysma eines Pulmonalisastes. Med. Klin. 1954, 326.

Rink, H.: Lungenfunktion und Lungenchirurgie, eine lungenangiographische Untersuchung. Z. Tuberk. 106, 11—30 (1955).

Rossi, S., V. Rustichelli e L. Ferri: La cinedensigrafia nello studio della circolazione della fisiopatologia polmonare. Lotta c. Tuberc. 27, 855—864, 867—921 (1957).

Rubino, A.: Aneurisma sacciforme dell'aorta intrapericardica con ampia apertura nell'arteria polmonare. Cuore e Circol. 26, 44 (1942).

Sakurai, M., u. T. Matsushige: Röntgenologische Untersuchungen über den Lungenkreislauf. Mitt. Akad. Kioto 15, 1059 (1935).

Schoenmackers, J., u. H. Vieten: Atlas postmortaler Angiogramme. Stuttgart: Georg Thieme 1954.

— — Demonstrationen zur Pathologie des Lungenkreislaufs. Ergebn. allg. Path. path. Anat. 39, 52—151 (1960).

Sousa, A. de: Angioquinografia. Lissabon 1951.

Staemmler, M.: Aneurysma der Arterien. In: Kaufmann-Staemmler, Lehrbuch der speziellen pathologischen Anatomie, 11. u. 12. Aufl., Bd. I, S. 254—259. Berlin: W. de Gruyter & Co. 1960.

Steinberg, I.: Localization of bullets and metallic fragments in the cardiovascular system: rôle of angiocardiography in 7 cases. Amer. J. Roentgenol. 83, 998—1010 (1960).

Stiller, H.: Angiographische Untersuchungen als diagnostische Maßnahme in der Thoraxchirurgie. Fortschr. Röntgenstr. 80, 214—228 (1954).

Torner-Soler, M., J. Carrasco Azemar y J. Peret Riera: Obstrucción de las ramas principales de la arteria pulmonar. Arch. esp. Med. interna 5, 357—364 (1959).

Vadone, A.: Erweiterung der Pulmonalarterie infolge doppelseitigen Pneumothorax. Arch. Tisiol. 8, 523—528 (1932).

Viola, A. R., O. A. Vaccarezza, A. V. Ugo and E. B. Viscardi: Pulmonary and bronchial circulation in chronic lung apneumatosis, physiologic and anatomic studies in a case of traumatic rupture of the main-stem bronchus treated by pneumectomy. J. thorac. cardiovasc. Surg. 41, 459—464 (1961).

Weiss, A. G., J. Witz et F. Koebele: L'angiopneumographie dans les silicoses et les dilatations bronchiques. Presse méd. 1950, 1437—1438.

Zambelli, E., e F. Sacco: L'angiopneumografia nella tuberculosi polmonare. Minerva med. 1952, 1160—1165.

B. Postmortale Angiogramme des kleinen Kreislaufs

Von

J. Schoenmackers und H. Vieten

Mit 18 Abbildungen in 44 Einzeldarstellungen

Die Lunge enthält zwei Gefäßsysteme. Das eine umfaßt die Lungenarterien, deren Blut über die Lungencapillaren in die Vv. pulmonales fließt; das zweite Gefäßsystem —die Vasa privata: Bronchialarterien und Bronchialvenen (Zuckerkandl 1881, Schoenmackers 1960) — erhält sein Blut aus der Aorta und gibt es, nachdem es das Capillargebiet der Bronchien und Gefäße durchflossen hat, an Lungenvenen, linken Vorhof und Venen des Mediastinum ab. Die Vasa privata stehen aber auch mit Venen des Oberbauches, der V. cava inf. und der Pfortader, in Verbindung.

Normalerweise sind die Vasa privata klein und eng; ihr Durchfluß ist mit nur wenigen Prozenten an dem gesamten Stromvolumen der Lunge beteiligt. Sie sind außer ernährenden Gefäßen auch noch Druck- und Volumkompensatoren zwischen dem venösen und arteriellen Schenkel des Kreislaufs (Schoenmackers).

Unter patho-hämodynamischen Bedingungen, beispielsweise bei Fallotschen Fehlern des Herzens, können die Bronchialarterien den gleichen Querschnitt wie die hypoplastischen Lungenarterien erreichen. Die Bronchialvenen können bei Abnahmestörungen des Blutes durch Mitralstenosen oder nach chronischer Linksinsuffizienz einen Teil des Blutes, das vor der linken Herzhälfte „liegenbleiben" kann, wieder in den venösen Schenkel des großen Kreislaufs zurückleiten.

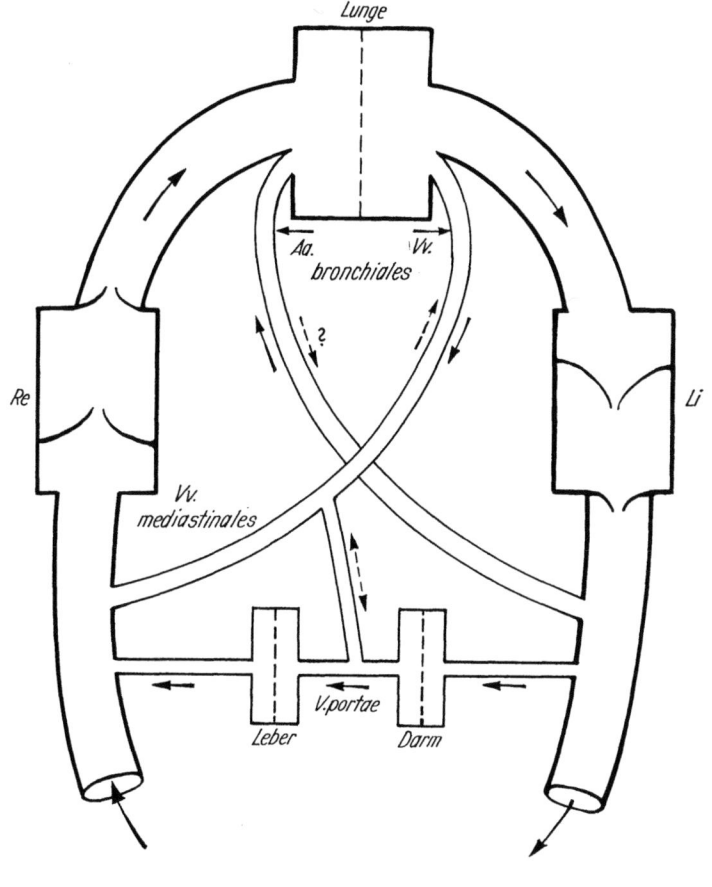

Abb. 1. Die Stellung der Lungen- und Bronchialgefäße im Kreislauf

Die Stellung der Vasa privata zwischen großem und kleinem Kreislauf gibt das Schema der Abb. 1 wieder.

Unter pathologischen Bedingungen bekommen die Vasa privata ein besonderes Gewicht, weil sie im wesentlichen für die Vascularisation von Narben und Blastomen verantwortlich sind, oft sogar deren Blutversorgung ganz allein tragen. Aus diesem Grunde

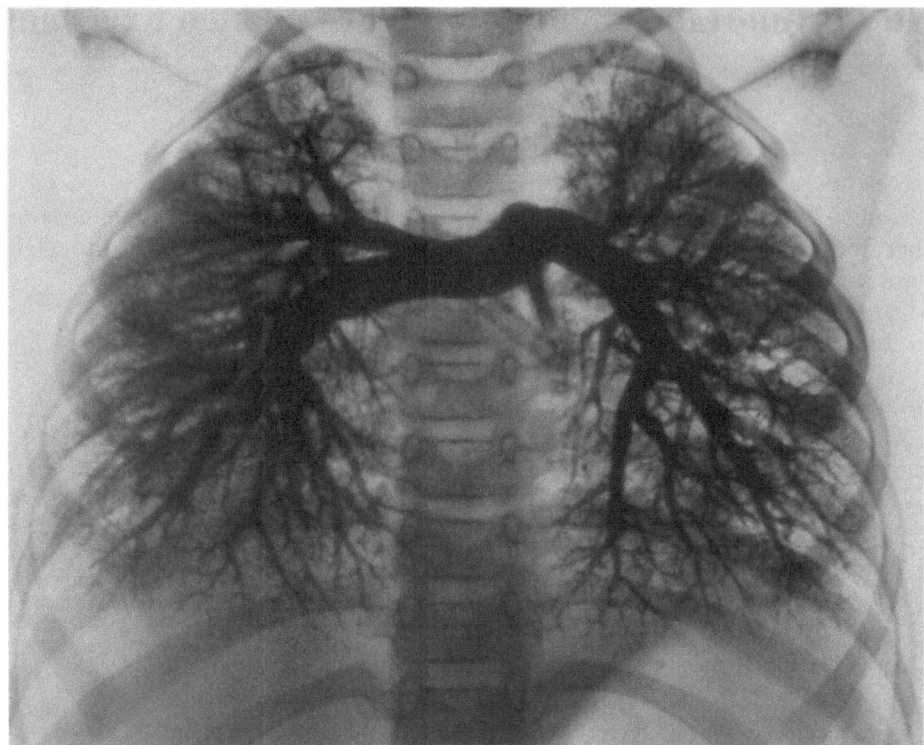

Abb. 2a. Normales Arteriogramm der Lunge. 9 Jahre, ♂, S.-Nr. 1064/50

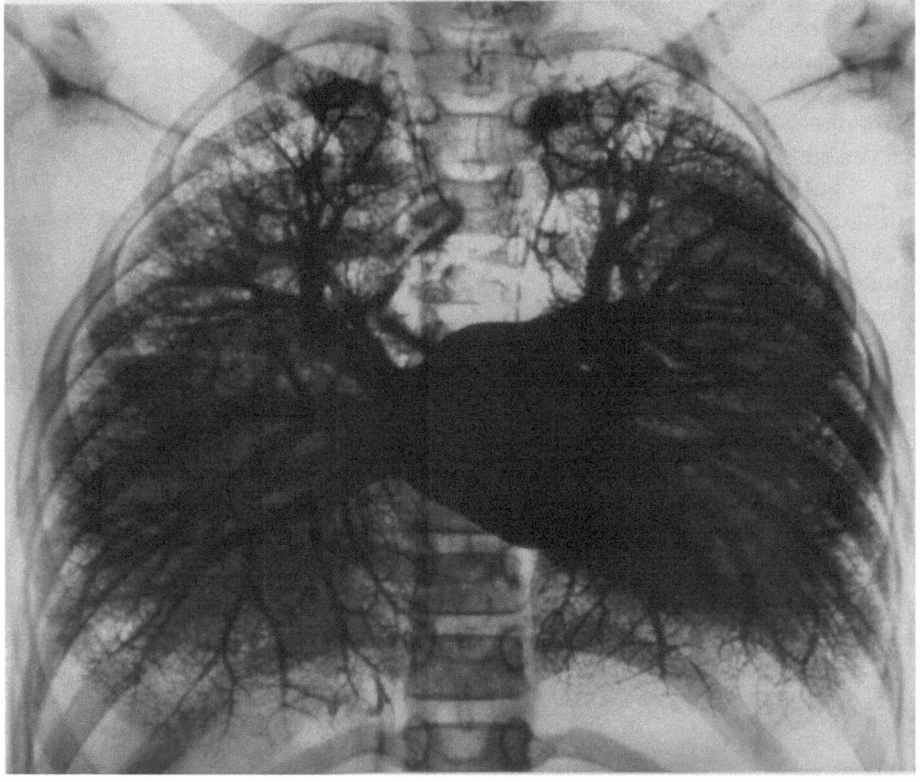

Abb. 2b. Normales Venogramm der Lunge. Zartes Netz von Mediastinalvenen links neben der oberen Brust-wirbelsäule. Schmaler Kontraststreifen rechts neben der unteren Brustwirbelsäule = Kontrastmittel in der V. cava inferior 12 Jahre, ♂, S.-Nr. 9/51

sind im folgenden nicht nur die Vasa publica, sondern auch die Vasa privata der Lunge berücksichtigt, da man vielleicht auch sie einmal intravital darstellen kann. Auf Grund der Tatsache, daß besonders unter pathologischen Bedingungen Anastomosen zwischen beiden Systemen weiter werden, kann das Blut von einem System in das andere gelangen. Das ist natürlich auch bei der Kontrastmitteldarstellung möglich.

Eine ausführliche Darstellung der Technik der postmortalen Angiographie findet sich bei SCHOENMACKERS und VIETEN (1954) sowie bei SCHOENMACKERS (1960).

I. Normale Lunge

Die beiden Stämme der *Lungenarterie* verlaufen fast waagerecht, können aber auch einen nach oben leicht konvexen Bogen bilden. Gegenüber der Einmündungsstelle der

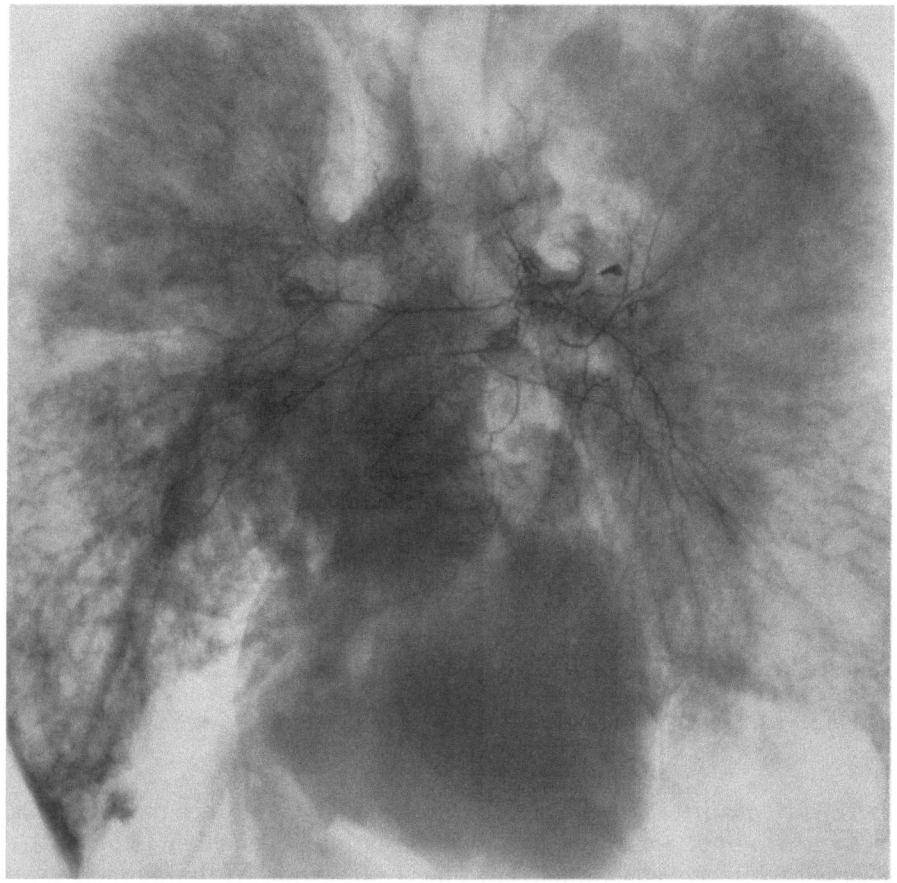

Abb. 2c. Normales Arteriogramm der Bronchialarterien. Deutliche Vascularisation von Lymphknoten im Hilus und neben der Trachealgabel. 57 Jahre, ♂, S.-Nr. 753/58

Lungenschlagader kann eine kleine Einziehung, aber auch eine leichte Vorwölbung vorhanden sein. Innerhalb der Lungen verjüngen sich die Arterien harmonisch. Das ganze Lungenfeld ist gleichförmig mit Arterienästen ausgefüllt (Abb. 2a).

Die *Lungenvenen* haben fast den gleichen Verjüngungsmodus, sind aber topographisch gegenüber den Arterien etwas versetzt. Sie münden mit mehreren Stämmen unmittelbar in den linken Vorhof, so daß ihre Venentrichter in den linken Vorhof überleiten (Abb. 2b bis d).

Die *Bronchialarterien*, die aus der Aorta descendens kurz unterhalb des Bogens entspringen, aber auch sonst noch Verbindungen zu Mediastinal- und Intercostalarterien

15*

aufweisen, bilden in der Lunge ein feines Netz, das die Bronchien und Lungenarterien begleitet (Abb. 2c). Je nach Viscosität des injizierten Kontrastmittels lassen sie sich mehr oder weniger weit bis in die Peripherie darstellen. Sie stehen auch untereinander in Verbindung, da sie oft aus einem gemeinsamen Stamm entspringen oder im Mediastinum ein Netz bilden, das erst seine Äste an die Lungen abgibt.

Die *Bronchialvenen*, die von den Lungenvenen aus dargestellt werden müssen, sind im Venogramm der Lunge nicht zu sehen, wenn man sie nicht abschnittsweise darstellt. Sie umspinnen wie ein feines Netz Lungengefäße und Bronchien. Erst in der Nähe des Lungenhilus lassen sich einzelne kleine Stämme differenzieren (Schoenmackers 1960). Da sie wesentlich engere Verbindung zu den Lungenvenen haben, als dies bei den Lungen- und Bronchialarterien der Fall ist, sieht man sie zwar angiographisch in der Lunge nur

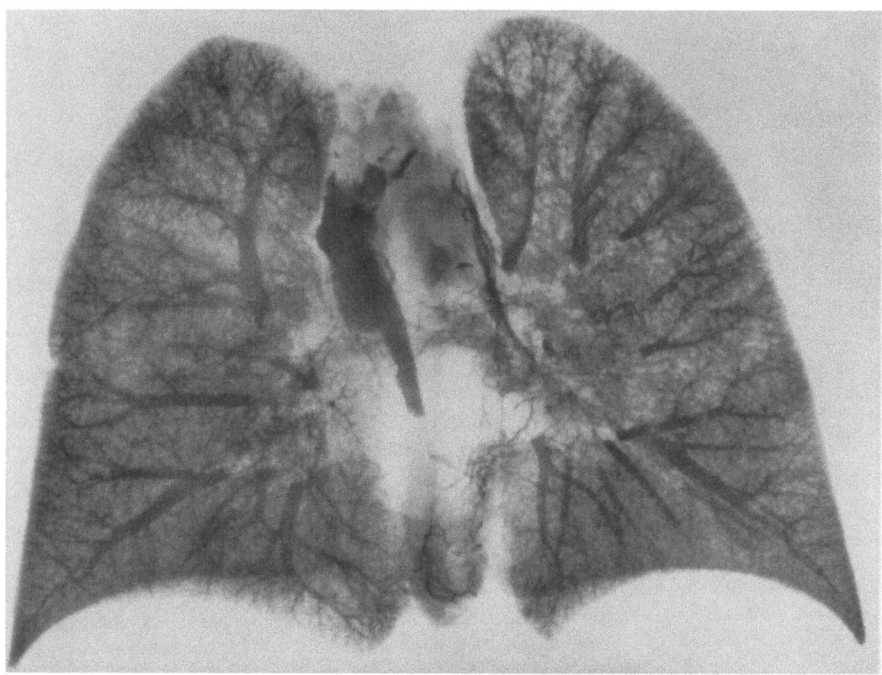

Abb. 2d. Normales Lungenvenenmuster (Lungenscheibe). Bronchialvenen im rechten mehr als im linken Hilus. Bronchialvenennetz an der medialen und unteren Kante der linken Lunge im Lig. mesopulmonum. Kontrastmittel in oberen Mediastinalvenen und in der V. cava sup. Brückenvenen zwischen dem Hilus beider Lungen. 8 Jahre, ♂, S.-Nr. 585/59

selten; das Injektionsmittel tritt aber von den Lungenvenen über die Bronchialvenen in Venen der Lymphknoten am Hilus und in Mediastinalvenen über (Abb. 2d).

Normalerweise bilden sie nämlich ein enges Netz mit Verbindungen zwischen den Venen von Lungen, Pleura, Bronchien und Mediastinum. Sie münden vorwiegend in die V. hemiazygos sowie auch in Venen des oberen und unteren Mediastinums, um dann über diese die V. cava sup. und inf. zu erreichen (Zuckerkandl 1881, Liebow 1953, Schoenmackers 1960). Sie stehen aber auch mit dem V. portae-System in enger Verbindung.

II. Veränderungen des Luftgehaltes

1. Vermehrung des Luftgehaltes

a) Akute Lungenblähung

Die Lunge kann sich auf Grund ihres Luftgehaltes in einem stärkeren Ausmaß verkleinern oder vergrößern als andere — parenchymtöse — Organe. Deshalb können auch allein auf Grund eines veränderten Luftgehaltes Gefäßveränderungen entstehen (SCHOEN-MACKERS u. VIETEN 1954; RINK 1955; HORNYKIEWITSCH 1956; BOLT, FORSSMANN u. RINK 1957; SEMISCH u.a. 1957/59).

Auch angiographisch unterscheidet man dabei (SCHOENMACKERS 1950; SCHOEN-MACKERS u. VIETEN 1954/58) die akute Lungenblähung — das sog. akute Emphysem —, bei der eine reversible Zunahme des Luftgehaltes vorliegt, vom chronisch-substantiellen Emphysem, das zwar auch mit einer Zunahme des Luftgehaltes einhergeht, aber gleichzeitig mit Veränderungen des Lungenparenchyms verbunden ist. Diese Parenchymveränderungen sind der Grund dafür, daß die Vermehrung des Luftgehaltes irreversibel ist. Dem leichteren chronisch-substantiellen Emphysem kann sich eine akute Lungenblähung aufpfropfen.

Infolge des vermehrten Luftgehaltes wird das Lungenvolumen größer, die Rippen weichen auseinander, und das Zwerchfell tritt tiefer. Die Arterien werden länger und gleichzeitig enger, so daß die kleinen peripheren Lungenarterien unter die Grenze der Darstellbarkeit treten können. Das Angiogramm wird „durchsichtiger". Mit der Vergrößerung der Lungen ändern sich die Teilungswinkel der Gefäße. Sie können größer und kleiner werden, je nachdem, ob die Raumvergrößerung des Thorax durch Tieferstellung des Zwerchfells oder durch Hebung der

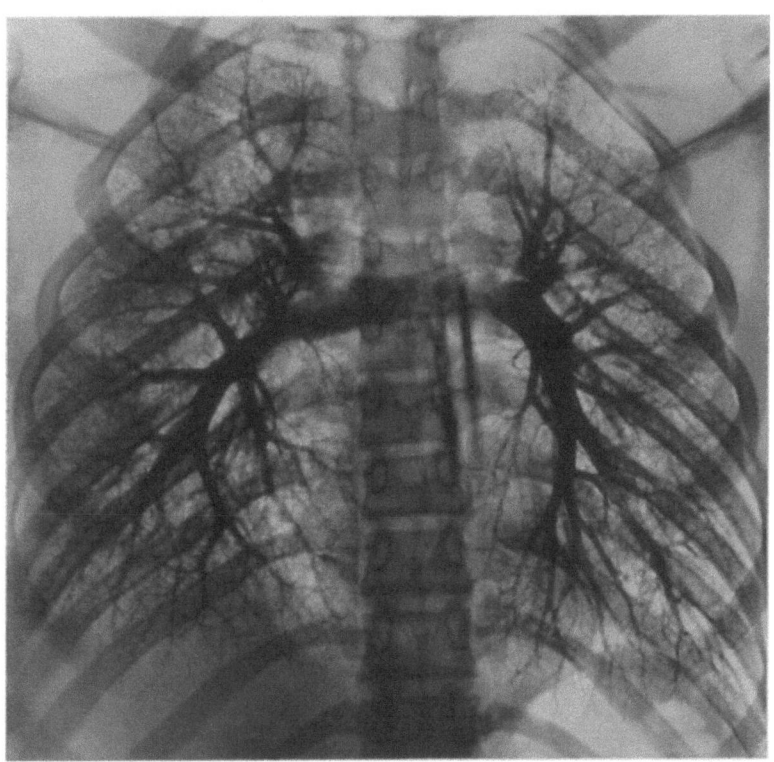

Abb. 3a. Akute Lungenblähung, sog. akutes Emphysem. Verlängerung und Kaliberabnahme der Lungenarterien. Vergrößerung und Verkleinerung von Verzweigungswinkeln. Peripherer „Gefäßverlust". 19 Jahre, ♂, S.-Nr. 56/51

Rippen erfolgt, oder ob Rippen und Zwerchfell gemeinsam an der Vergrößerung des Brustraumes beteiligt sind (Abb. 3a).

Die Lungenvenen machen gleichsinnige Veränderungen ihrer quantitativen Merkmale durch. Die Änderung der Gefäßwinkel ist genau so wie an den Lungenarterien, wenn man von den Venentrichtern mit ihrem Übergang zum linken Vorhof absieht.

Auch die Bronchialarterien werden länger; deshalb sind sie meist auch enger. Da sie schon in der normalen Lunge vor Erreichen der Lungenperipherie unter die Grenze der Darstellbarkeit treten, verlieren sie sich in überblähten Lungen oft schon in der Nähe des Hilus. Zu einem Teil liegt das auch daran, daß sie infolge der geringen Strahlenabsorption des überblähten Lungengewebes überstrahlt werden und sich nicht mehr differenzieren lassen. Wenn man dann nach der Darstellung der ganzen Lunge auch noch Lungenscheiben anfertigt, kann man sie oft wieder erkennen.

Die Bronchialvenen zeigen oft fast das gleiche Verhalten. Während der Injektion fällt aber schon auf, daß sie im oder in der Nähe des Hilus auffällig weit sind, so daß schon zu Beginn der Injektion Kontrastmittel in Mediastinalvenen erscheint oder aus kleinen Bronchial- und Mediastinalvenen austritt. Innerhalb der Lunge bilden die

Bronchialvenen ein zartes Netz um Bronchien und Lungengefäße sowie in Lungensepten, das nicht immer von den Kontrastschatten lungeneigener Strukturen zu unterscheiden ist (Abb. 3b).

b) Asthma bronchiale

Beim Asthma bronchiale gibt es Veränderungen der Vasa publica und der Vasa privata. Die Lungenarterien zeigen eine steilere Verjüngung. Auch die größeren Lungenarterien erscheinen meist ziemlich eng. Infolge der Verengerung kleiner peripherer Arterien treten wie bei der Lungenblähung zahlreiche Gefäße unter die Grenze der Darstellbarkeit. Deswegen erscheint ein solches Angiogramm oft sehr „durchsichtig".

Auf Grund der polsterartigen Beschaffenheit der vergrößerten Alveolengruppen weichen die Gefäße oft in kleineren oder größeren Bögen den überblähten Lungenabschnitten aus. Aus dem gleichen Grunde können selbst die großen Lungenarterien bogenförmig verlaufen (Abb. 4a). Selbst wenn bereits eine Rechtshypertrophie des Herzens besteht, können die größeren Arterienäste deshalb eng bleiben.

Auf der venösen Seite sind die Veränderungen oft nicht so eindrucksvoll. Die Lungenvenen sind aber auch oft enger (Abb. 4b), sie können auch bogenförmig verlaufen. Die Verjüngung ist

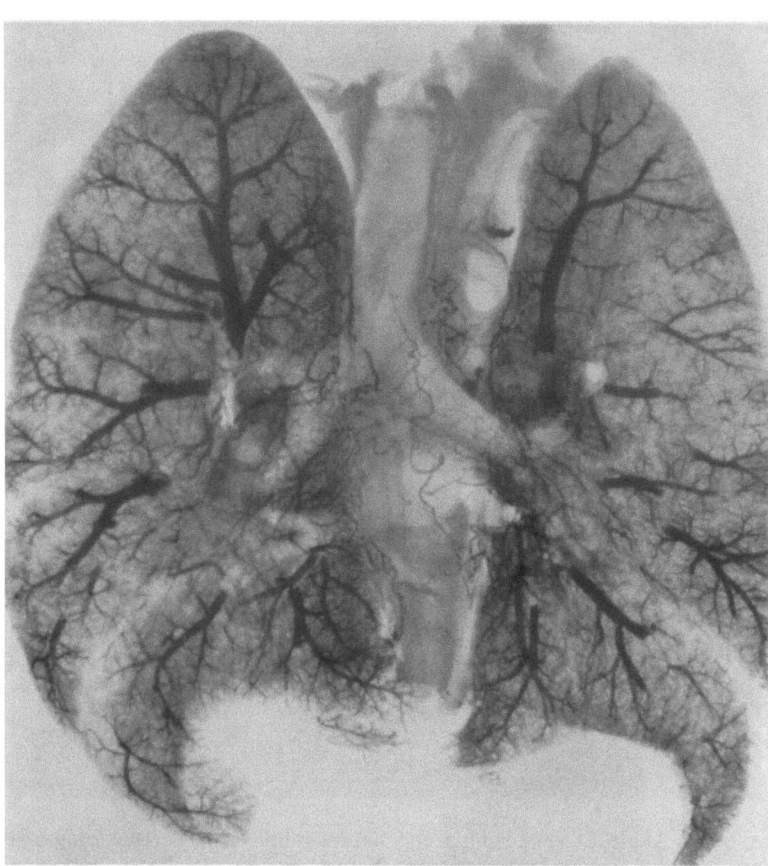

Abb. 3b. Geringe akute Lungenblähung (Lungenscheibe). Geringe Verlängerung und Verschmälerung von Lungenvenen. Erweiterte Bronchialvenen, besonders im rechten Hilus. Verbindungen zwischen Bronchial-, Mediastinal- und Adventitialvenen der Aorta. 59 Jahre, ♂, S.-Nr. 1414/58

besonders an den größeren Venen nur flach. Sogar die Venentrichter können eng werden, weil sie von den überblähten Alveolenpolstern komprimiert werden.

Die Vasa privata verhalten sich nun ganz anders. Die Bronchialarterien sind erweitert und ziehen in Bögen — die Bronchien begleitend — zur Peripherie. Durch ihre Erweiterung erscheinen sie vermehrt. Sie können aber auch tatsächlich vermehrt sein, weil jedes Asthma bronchiale mit einer chronischen Bronchitis, Entzündungen in der Umgebung der Bronchien und Bildung von Granulationsgewebe einhergeht. Entzündete Gewebsabschnitte, aber auch die hyperplastischen Schleimdrüsen werden von Bronchialarterien versorgt. Wenn dann im Lungengewebe noch kleinere Narben oder Herde chronischer Pneumonie entstehen, dann sind die Bronchialarterien beträchtlich erweitert.

Da der Zufluß von den Bronchialarterien in weitem Maße über die Bronchialvenen abgeleitet werden muß, sind auch sie erweitert. Man kann sie auf Lungenscheiben und an Präparaten in situ schon im Hilus sehen. Das Injektionsmittel tritt in größerer Menge

aus den Lungenvenen in
Venen des Mediastinums
und seiner Lymphknoten
(Abb. 4b) über. Die Me-
diastinalvenen sind des-
halb weit. Ihre Erwei-
terung und ihr Gehalt an
Kontrastmittel sind im
allgemeinen ein verläß-
liches Maß für die Erwei-
terung (und Vermehrung)
von Bronchialvenen.

Auch die Arterien und
Venen der Hiluslymph-
knoten, die fast immer
vergrößert sind, zeigen
eine beträchtliche Erwei-
terung, so daß oft an Stelle
der Lymphknoten flä-
chenhafte Kontrastmit-
telschatten zu sehen sind.

c) Chronisch-substantielles Emphysem

Jedes chronisch-sub-
stantielle Emphysem
(GIESE, LOTTENBACH) ist
durch einen Verlust von
Parenchym charakteri-
siert. Nicht jedes mor-
phologisch faßbare Em-
physem führt allerdings
— selbst wenn es schwer
sein sollte — zu subjek-
tiven Beschwerden oder

Abb. 4a. Asthma bronchiale.
Kaliberabnahme der Gefäße.
Bogenförmige Gefäßabschnitte.
Stärkerer peripherer „Gefäßver-
lust“. Weiter Bogen der rechten
Unterlappenarterie. 39 Jahre,
♂, S.-Nr. 996/53

Abb. 4b. Asthma bronchiale.
Verschmälerung und bogen-
förmige Verlaufsabschnitte der
Lungenvenen. Starke Erweiterung der Bronchialvenen.
Dichte Venennetze besonders
an der unteren Kante des
linken Stammbronchus und in
den Hiluslymphknoten. Erweiterung der Venen in beiden
Ligg. mesopulmonum. 65 Jahre,
♂, S.-Nr. 195/59

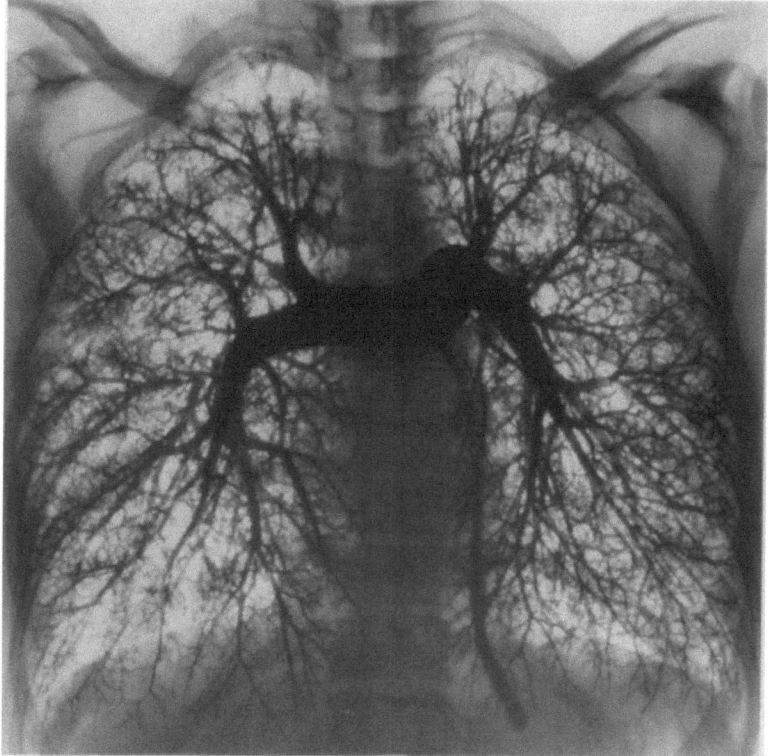

Abb. 4a

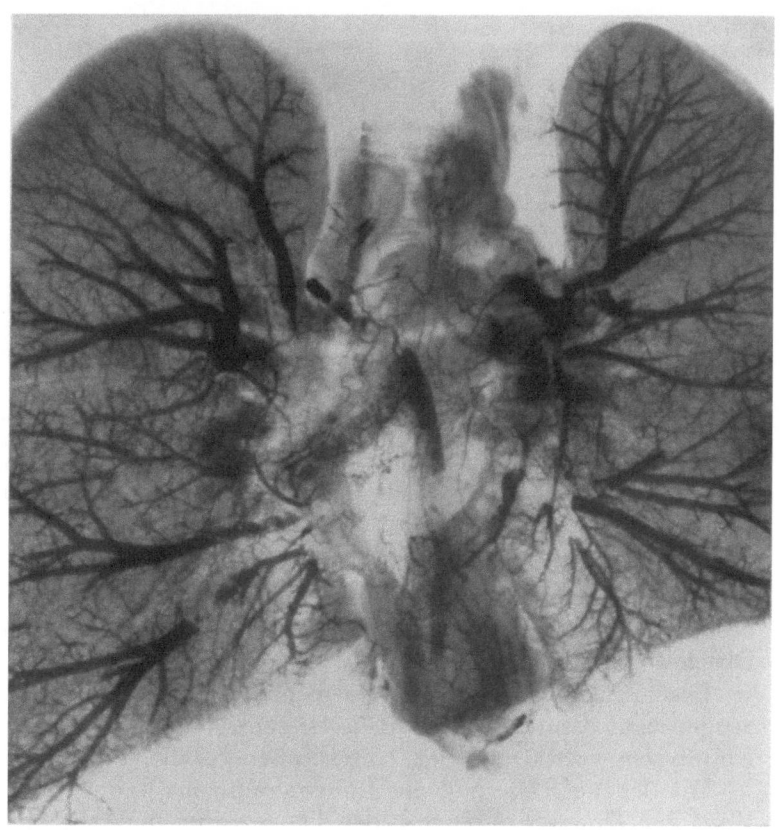

Abb. 4b

objektiven Symptomen. Der angiographische Befund ist aber unabhängig von den klinischen Erscheinungen und wird nur durch die Schwere der morphologischen Veränderungen bestimmt.

Emphysemlungen unterscheiden sich oft durch eine verschieden dichte und starke, meist kleinfleckige oder schmalstreifige Vernarbung von den Emphysemen mit einfachem Parenchymverlust (Giese).

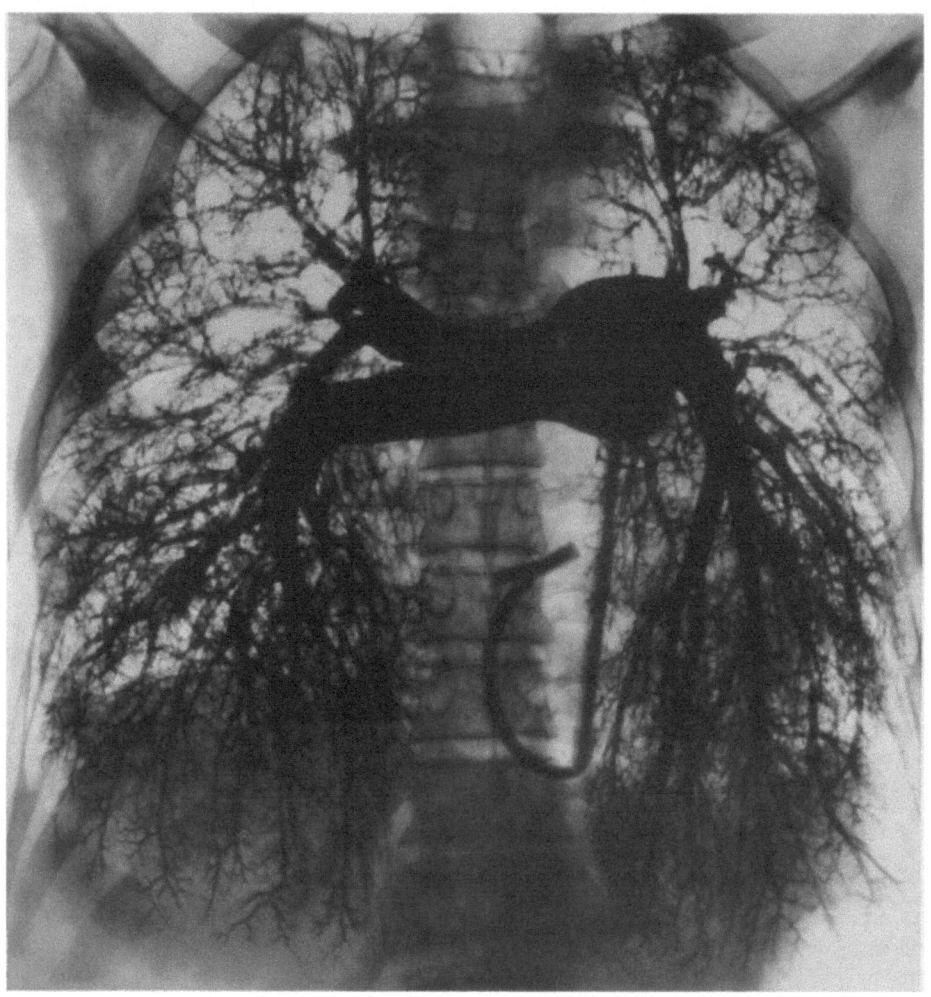

Abb. 5a. Schweres chronisch-substantielles Emphysem. Stärkerer Gefäßverlust in den Oberlappen, links mehr als rechts. Verlagerung des Hilus nach oben. Erweiterung der Lungenarterie bei Rechtshypertrophie des Herzens. Verlängerung der Unterlappenarterien. Geringe Verdichtung der Unterlappenzeichnung durch Herdpneumonien. 74 Jahre, ♂, S.-Nr. 1031/50

Die Lungenarterien sind infolge der Vergrößerung des Lungenvolumens verlängert und deshalb auch enger. Nur wenn eine Rechtshypertrophie des Herzens (Cor pulmonale) besteht, sind die proximalen Lungenarterienäste auf Grund des erhöhten pulmonalen Druckes erweitert (Abb. 4 und 5).

Beschränkt sich das Emphysem auf den Oberlappen oder ist es dort am stärksten ausgeprägt, dann tritt der Hilus tiefer; er rückt umgekehrt nach kranial, wenn das Emphysem vorwiegend den Unterlappen befällt.

Mit der Vergrößerung des Lungenvolumens ändern sich die Gefäßverteilungswinkel. Wird der Thorax breiter und der Thoraxraum dadurch kürzer, können die Gefäßwinkel größer werden; wenn aber der Thorax unter dem Einfluß des chronisch-substantiellen

Emphysems länger wird, weil das Zwerchfell tiefer tritt, dann verkleinern sich die Gefäß-winkel, wenigstens im Bereich der Unterlappen.

Besonders charakteristisch ist der Verlust an kleinen Gefäßen. Er kann so schwer sein, daß an den Lungenrändern vollkommen gefäßfreie Felder entstehen. Das ist nicht nur der Fall, wenn an den Lungenrändern große Emphysemblasen auftreten, sondern auch dann, wenn dort noch Parenchym erhalten ist.

Die Lungenvenen werden genau so verändert wie die Arterien. Gerade bei den Venen kann die Abnahme des Kalibers besonders eindrucksvoll sein. Auch der Verlust kleiner Gefäße ist oft umfangreicher als bei den Lungenarterien (Abb. 5b).

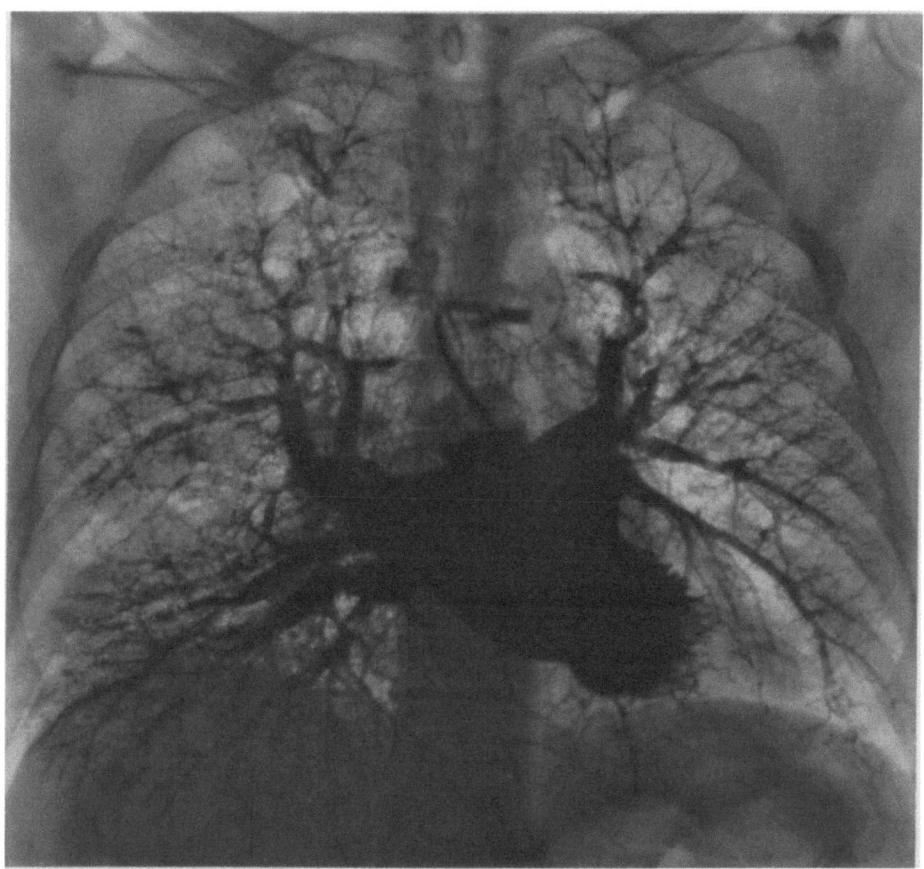

Abb. 5b. Schweres chronisch-substantielles Emphysem. Bullöse Umwandlung der Oberlappen. Sehr umfang-reicher Venenverlust im Bereich der Oberlappen. Bogenförmige Gefäßabschnitte. Schrägstellung der oberen Kante des linken Vorhofes. Netze von Bronchialvenen vor der Wirbelsäule. 52 Jahre, ♂, S.-Nr. 12/51

Der Lungenhilus tritt wie bei den Arterien je nach der Lokalisation des Emphysems tiefer oder höher. Für den Fall, daß er mit seinen Venentrichtern tiefer tritt, wird auch die obere Grenze des linken Vorhofs caudalwärts verschoben.

Die Bronchialarterien verhalten sich dagegen anders. Fast jedes chronisch-sub-stantielle Emphysem geht mit einer chronischen Bronchitis einher. Die Bronchialwand ist verdickt und mit Narben und Granulationsgewebe durchsetzt. Auch das Lungen-parenchym der unmittelbaren Umgebung kann in den entzündlichen Prozeß einbezogen werden (Peribronchitis). Außerdem trifft man auch im Lungenparenchym selbst immer wieder auf kleine Narben.

Da, wie schon erwähnt, Narben und entzündliche Bezirke in der Lunge von Bronchial-arterien versorgt werden, sind diese erweitert und tatsächlich vermehrt (Abb. 5c). Sie lassen sich nun bis in die Lungenperipherie verfolgen. Wenn gleichzeitig der pulmonale Druck erhöht ist, wird die Erweiterung der Bronchialarterien besonders eindrucksvoll.

Schon aus der Erweiterung und Vermehrung von Bronchialarterien kann man schließen, daß wahrscheinlich auch die Bronchialvenen erweitert und vermehrt sein müssen, wie dies unter der Schleimhaut der Bronchien, aber auch sonst im Lungengewebe tatsächlich der Fall ist (vgl. Abb. 8e).

In dem Maße also, wie infolge des chronisch-substantiellen Emphysems kleine Lungengefäße verschwinden, nehmen Zahl und Weite der Bronchialgefäße zu. Wenn man demnach nach der Darstellung der Lungenarterien und -venen gefäßfreie Felder findet, dann

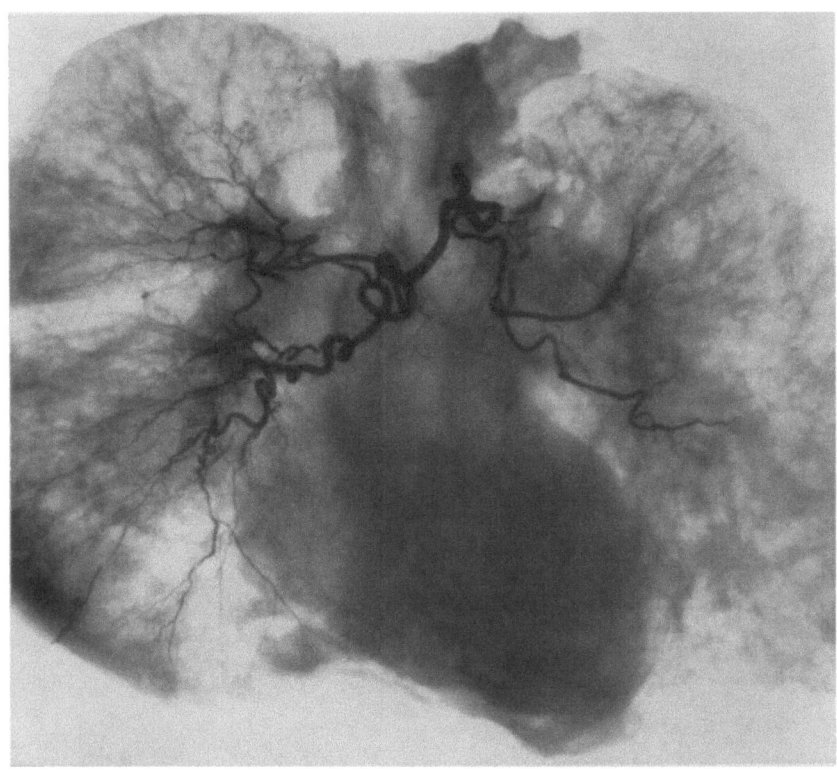

Abb. 5c. Chronisch-substantielles Emphysem, Hochdruck. Sehr starke Erweiterung und Schlängelung der Bronchialarterien. Erweiterung der Bronchialarterien bis in die Peripherie, rechts mehr als links (Herz-Lungenpräparat). 69 Jahre, ♂, S.-Nr. 42/58

werden diese Felder, sofern es sich nicht um Emphysemblasen, sondern um luftarmes oder luftleeres Parenchym handelt, von Bronchialgefäßen vascularisiert.

Wenn es also intravital gelingen würde, in einer Phase die Lungengefäße und in einer zweiten Phase die Bronchialgefäße darzustellen, so könnte man die gefäßfreien Felder in Angiogrammen der Lungenarterien und -venen nach Darstellung der Bronchialgefäße intensiv vascularisiert finden.

Auf Grund der engen anatomischen Schaltung von Lungen- und Bronchialgefäßen kann natürlich auch ein Teil des Injektionsmittels von Lungen- in Bronchialgefäße gelangen und umgekehrt. Dieser Übertritt von Kontrastmittel wird aus Lungenvenen in Bronchialvenen und umgekehrt häufiger sein als bei den entsprechenden Gefäßen der arteriellen Seite.

2. Verminderung des Luftgehaltes. Atelektase

Unabhängig von der Ätiologie der Atelektase (Loeschke 1928; Löffler 1956; Peters, Loring u. Sprint 1959) bezeichnen wir als Atelektase nur jene luftarmen oder luftlosen Lungenabschnitte, die sonst keine Veränderungen zeigen. Im besonderen schließen wir alle Narben aus dem Begriff der Atelektase aus.

Die Atelektase in diesem Sinne ist also reversibel, wenn sich ihre Ursache beseitigen läßt (Abb. 6a). Wenn eine solche Atelektase lange besteht, kann es natürlich auf dem Wege über eine Bronchitis zu einer Entzündung im atelektatischen Lungenabschnitt kommen. Solche entzündlichen Herde können vernarben. Der betreffende Lungenabschnitt enthält dann zwar auch keine Luft, ist aber im engeren Sinne nicht „atelektatisch", sondern eine Narbe, selbst wenn noch einzelne Lufträume erhalten sein sollten.

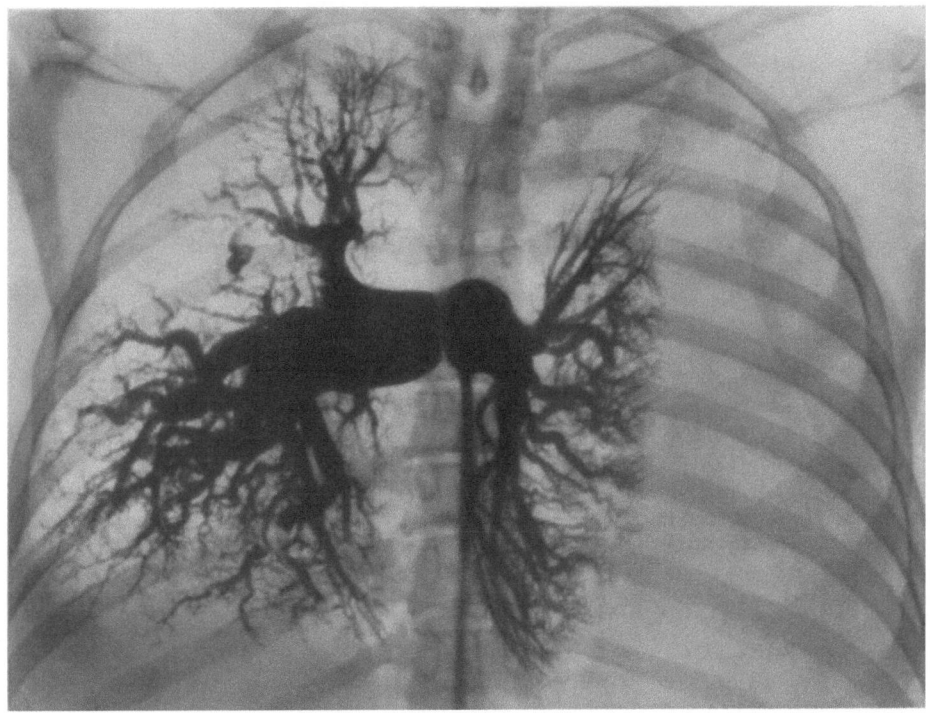

Abb. 6a. Lungenatelektase. Embolie im rechten Oberlappen. Kompression der linken Lunge durch Transsudat. Schlängelung und Verkürzung der Lungenarterien. Beträchtliche Kaliberabnahme. Geringere Atelektase des rechten Unter- und Mittellappens mit Schlängelung und geringer Kaliberabnahme der Gefäße. Erweiterung der rechten und linken Lungenarterie. Verschiebung des linken Hilus nach medial mit Stauchung der linken Lungenarterie. Verdrängung der rechten Oberlappenarterie durch metastatische Lymphknoten. Gefäßausfall im embolischen Bezirk des rechten Oberlappens. Allgemeine Gefäßerweiterung infolge leichter Mitralstenose. 46 Jahre, ♀, S.-Nr. 1179/57

Solche Narben müssen besonders für jede angiographische Differentialdiagnostik von der echten Atelektase abgetrennt werden, weil zwischen Narben und atelektatischen Lungenabschnitten wesentliche angiographische Unterschiede bestehen können.

Lungenarterien und -venen sind in atelektatischen Abschnitten im allgemeinen enger als normal. Der Gefäßverlauf und auch die Größe der Gefäßwinkel richten sich danach, ob sich eine Lunge nach Resorption der Luft auf den Hilus zusammenzieht oder aber aus irgendeiner Richtung komprimiert wird. Nach einer seitlichen Kompression legen sich die Lungengefäße wie Spanten eines Schirmes aneinander oder schlängeln sich (vgl. Abb. 17a). Stimmen Gefäßverlauf und Kompressionsrichtung überein, so werden die Gefäßwinkel kleiner, die Schlängelung beherrscht dann das angiographische Bild (Abb. 6a und b). Zwischen diesen beiden Formen gibt es natürlich Übergänge.

Wenn ein Lungenlappen allseitig von einem Schwielenmantel umschlossen wird, oder wenn bei einer Kyphoskoliose der Thoraxraum einer Seite kleiner wird, dann kann ein Lungenlappen oder eine ganze Lunge wie ein Schwamm zusammengepreßt werden. Die

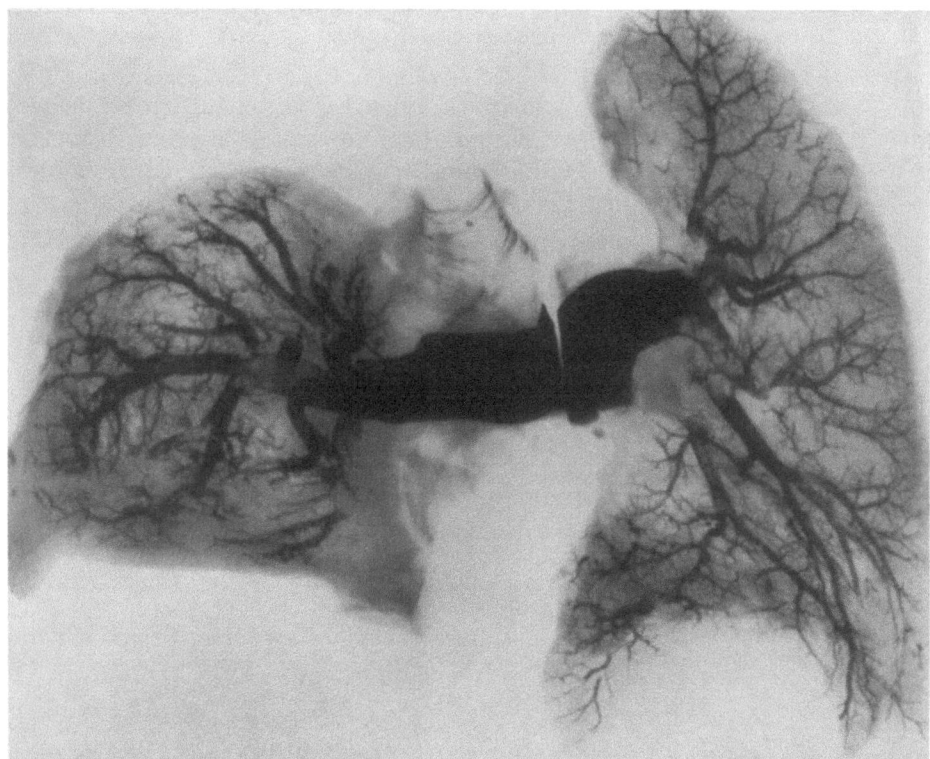

Abb. 6 b. Ältere Resektion des rechten Oberlappens. Schwielenmantel um den rechten Mittel- und Unterlappen. Zirkuläre Kompression der beiden rechten Lappen mit Verringerung der Verzweigungswinkel, herdförmigem Ge-

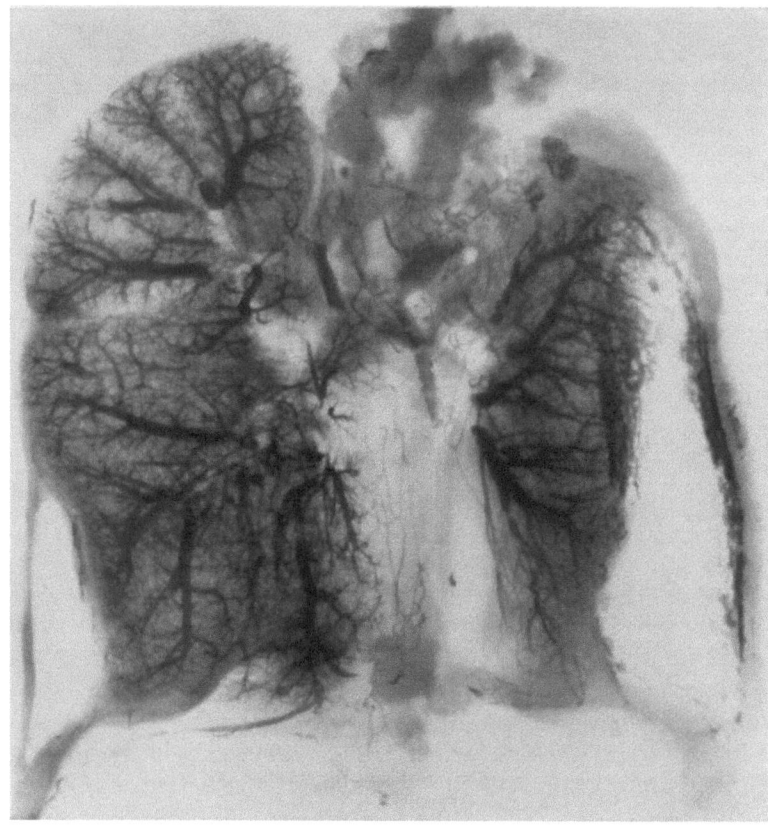

Abb. 6 c

fäßverlust und abgebogenen Gefäßenden. Geringer Gefäßverlust in der linken Lunge durch ein mittelschweres chronisch-substantielles Emphysem mit Überblähung. Lungenscheibe. 65 Jahre, ♂, S.-Nr. 1301/57

Abb. 6 c. Restempyem in schwieligen Verwachsungen mit Verkalkung auf der linken Seite. Linksseitige Lungenatelektase. Kleines Restempyem am rechten Unterlappen mit partieller Atelektase des rechten Unter- und Mittellappens, umfangreiche Herdpneumonien in beiden Unterlappen bei schwerer chronischer Bronchitis. Verkleinerung der Gefäßwinkel in der linken Lunge und im rechten Unter- und Mittellappen. Kaliberabnahme in den gleichen Lungenbezirken. Geringgradige Erweiterung peripherer Venen des rechten Oberlappens. Leichte Erweiterung der Bronchialvenen auf der rechten, geringer auf der atelektatischen Seite. Erweiterte Bronchial- und Mediastinalvenen im rechten Lig. mesopulmonum und in der rechten Zwerchfellhälfte. 30 Jahre, ♀, S.-Nr. 608/59

Gefäße legen sich aneinander, können aber auch je nach der Kompressionsrichtung gebogen, geschlängelt oder geradlinig verlaufen (Abb. 6b).

Auf einen besonderen Befund bei der Atelektase muß noch hingewiesen werden. Wird die Lunge an einer oder mehreren Stellen durch Verwachsungen an der Thoraxwand oder am Mediastinum festgehalten, so kann dieser Teil der Lunge zipfelförmig ausgezogen sein. In diesem Zipfel verlaufen dann die Gefäße auf einer breiteren Basis zur Spitze hin konvergierend. Wenn die Verwachsungsstelle weiter ist, dann sind nur die Wandgefäße verzogen, während die anderen ausgezogen, verlängert und enger erscheinen.

Die Lungenvenen verhalten sich wie die Lungenarterien.

Solange eine echte Atelektase besteht, ist das Verhalten der Bronchialgefäße uncharakteristisch; sie können enger, gelegentlich aber auch weiter sein. Die Ursache ist oft nicht klar ersichtlich, wenn nicht kleine Narben vorhanden sind (Abb. 6c, Bronchialvenen). Wenn allerdings atelektatische Bezirke vernarben, sind die Bronchialgefäße natürlich vermehrt und erweitert (s. S. 234).

III. Veränderungen des Blutgehaltes und der Durchströmung

Wir müssen uns nun einer zweiten Gruppe von Lungengefäßveränderungen zuwenden, die oft gemeinsam oder unabhängig von anderen Lungenveränderungen auftreten können. Es handelt sich dabei um die hämodynamisch bedingten Veränderungen, deren Wirkung besonders auch morphologische Parenchymveränderungen nach sich ziehen kann (CEELEN 1931; GROSSE-BROCKHOFF 1951; HEGGLIN 1956; GROSSE-BROCKHOFF und SCHÖDEL 1957; HALMAGYI 1957).

Wir wollen diese Gruppe unterteilen in die Fälle, welche mit einer Erhöhung des pulmonalen Stromvolumens und -druckes einhergehen, und in jene, welche von einer Verminderung des Stromvolumens und -druckes begleitet sind. Dabei lassen wir unbeachtet, ob die Erweiterung der Gefäße Folge eines vergrößerten Stromvolumens ist, wie beim offenen Foramen ovale, oder aber ob eine Abnahmestörung des Blutes im Bereich der linken Herzhälfte vorliegt (z. B. Mitralstenose). Das erscheint in diesem Falle berechtigt, weil enge Wechselbeziehungen zwischen Druck und Volumen bestehen.

1. Erhöhung des Blutangebotes und des pulmonalen Druckes

Unter dem Einfluß des erhöhten Blutangebotes an die Lungen (Foramen ovale) werden die Lungengefäße vom Herzen an weiter. Sie können so stark erweitert sein, daß sie sich derart übereinander projizieren, daß flächenhafte Kontrastmittelschatten entstehen, in denen man einzelne Gefäße nicht mehr differenzieren kann. Die Gefäßerweiterung reicht bis in die Peripherie. Da die proximalen Gefäße schon sehr weit sind, erscheint ihre Verjüngung oft ausgesprochen gering. In den — angiographisch gesehen — peripheren Gefäßabschnitten kann dagegen die Verjüngung stufenförmig werden. Dies wird mit zunehmender Druckerhöhung im kleinen Kreislauf immer deutlicher (vgl. Abb. 7 und 8). Man kann sogar oft aus der Art der Verjüngung auf die Druckverhältnisse in der Lunge zurückschließen.

Die Lungenvenen sind ebenfalls auf Grund des erhöhten Stromvolumens weit und zeigen fast die gleichen Merkmalsveränderungen wie die Arterien.

Die Bronchialgefäße verhalten sich etwas anders. Man sieht in einigen Fällen, daß die Bronchialgefäße erweitert und vermehrt sind, in anderen Fällen dagegen, daß sie kaum Abweichungen von der Norm zeigen. Bei einer Vermehrung und Erweiterung der Bronchialgefäße muß man daran denken, daß eine chronische Bronchitis oder aber Narben in der Lunge bestehen. Wenn der Druck im arteriellen Schenkel des kleinen Kreislaufes zugenommen hat, sind die Bronchialarterien in jedem Falle erweitert und vermehrt.

Die hämodynamischen Veränderungen, die sich vorwiegend auf den arteriellen Schenkel des kleinen Kreislaufes auswirken [Ductus arteriosus Botalli, Foramen primum

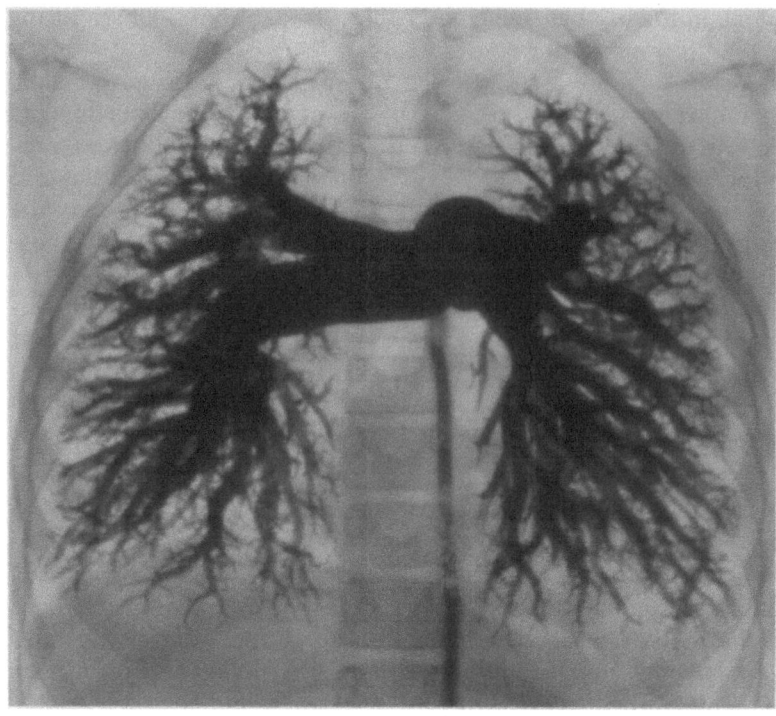

a

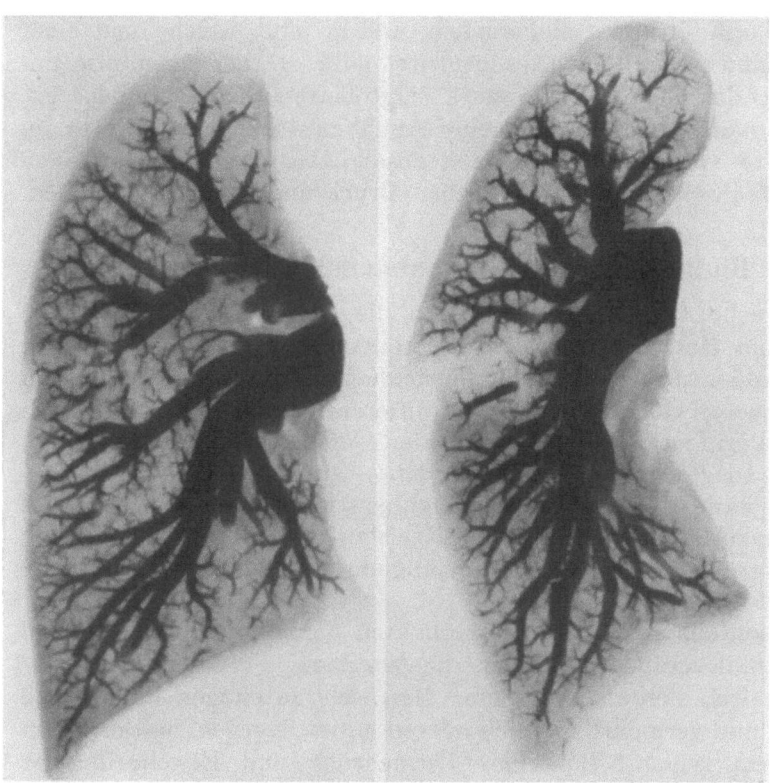

b

Abb. 7a u. b. Foramen primum. Erweiterung der Lungenarterien mit peripherer stufenförmiger Verjüngung. a Lunge in situ. b und c Lungenscheiben des gleichen Falles. 6 Jahre, ♀, S.-Nr. 1227/57

(Abb. 7), Ventrikelseptumdefekt, Arteriitis pulmonalis (Abb. 9a)] oder auf der venösen Seite zu einer Druckerhöhung führen [Mitralfehler (Abb. 8), Myxome und große Thromben des linken Vorhofs, chronische Linksinsuffizienz (Abb. 8e), Aortenfehler und Aortenisthmusstenosen mit Linksinsuffizienz und extravalvuläre Mitralfehler] haben ganz unterschiedliche Folgen im kleinen Kreislauf.

Bei Herz- und Gefäßveränderungen, die mit einer Druckerhöhung auf der arteriellen Seite einhergehen, werden die Lungengefäße weiter; sie werden aber höchstens beim Foramen primum so weit wie nach einem offenen Foramen ovale (Vorhofseptumdefekt). Die Verjüngung der Lungenarterien wird ausgesprochen stufenförmig, wenn der erhöhte Druck über lange Zeit bestanden hat, dann schlängeln sich die Gefäße, und zwar in der Peripherie mehr als im Lungenzentrum (Abb. 7 und 8).

Auf der venösen Seite ergeben sich unterschiedliche Bilder, weil die hämodynamischen Veränderungen dort nicht immer denen der arteriellen Seite entsprechen. Beim Ventrikelseptumdefekt sind die Lungenvenen im allgemeinen zwar etwas erweitert, aber doch nicht so sehr wie nach einem offenen Foramen ovale oder einem Vorhofseptumdefekt. Manchmal läßt sich überhaupt keine sichere quantitative Veränderung der Venen nachweisen. Beim Ductus arteriosus persistens haben wir dagegen in einem Fall eine ganz schwere Erweiterung mit Schlängelung gesehen (SCHOENMACKERS und VIETEN 1954). Nach Mitralfehlern, besonders nach Stenosen, sind die Verhältnisse an den Lungenvenen ganz verschieden. In einzelnen Fällen zeigen Erweiterung und Schlängelung der Venen sehr deutlich die Wirkung eines erhöhten Druckes, der längere Zeit wirksam war (Abb. 8b). Ihre Verjüngung ist wie auf der arteriellen Seite ausgesprochen stufenförmig (Abb. 8a).

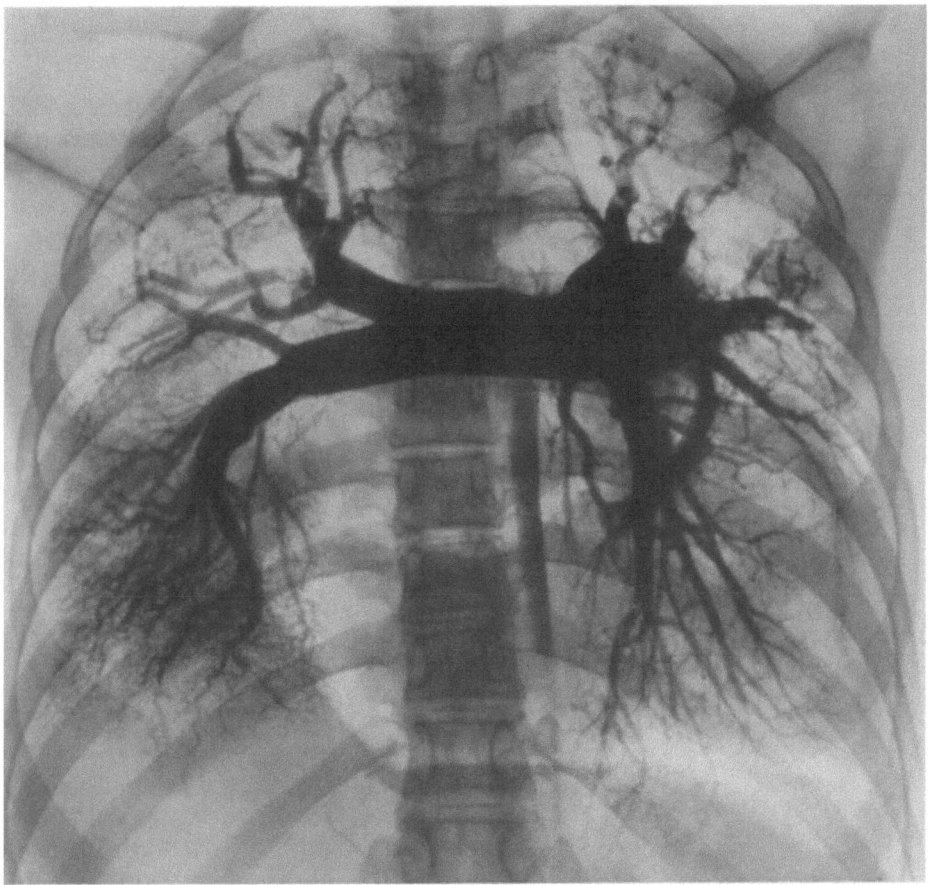

Abb. 8a. Schwere Mitralstenose. Erweiterung der beiden Lungenarterienstämme. Stufenförmige Verjüngung der intrapulmonalen Äste. Schlängelung von Arterien besonders im rechten Oberlappen. Großer ausgesparter Herzraum mit Verdrängung der rechten Unterlappenarterie. Übertritt von Kontrastmittel über Bronchialarterien in die Aorta thoracica. 40 Jahre, ♀, S.-Nr. 152/51

Andere Fälle lassen kaum oder sogar überhaupt keine Veränderungen an den Lungenvenen erkennen (Abb. 8c).

Die Bronchialgefäße zeigen, wie bei allen Fällen mit einer pulmonalen Hypertension, eine Erweiterung von Arterien (Abb. 8d) und Venen sowie histologisch eine Hypertrophie. Sie unterscheiden sich fast immer deutlich von Normalbefunden.

Mitralstenosen führen zur Erweiterung von Bronchialarterien (vgl. Abb. 13). Diese lassen sich dann bis weit in die Lungenperipherie darstellen und erscheinen dadurch vermehrt. Das hängt zum Teil mit der Erhöhung des pulmonalen Druckes infolge des Mitralfehlers zusammen; zum Teil ist es aber sicherlich auch die Folge davon, daß fast immer eine chronische Bronchitis besteht, und daß im verstärkten Lungengerüst kleine und größere Narben nachzuweisen sind (s. S. 246, 248, Infarktnarben).

Die Bronchialvenen sind nach Mitralfehlern und Fehlern mit ähnlicher Hämodynamik wie Vorhofthrombosen und Myxomen beträchtlich erweitert und vermehrt (Abb. 8e).

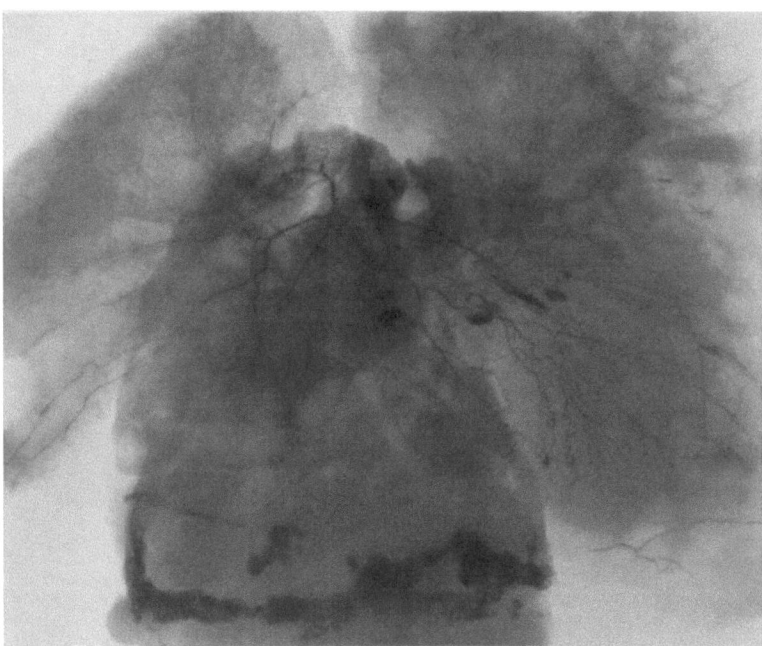

Abb. 8b. Panzerherz mit Tricuspidalinsuffizienz und „Mitralfehler", Rechtshypertrophie des Herzens. Erweiterung der Bronchialarterien, besonders im rechten Unterlappen. Umfangreiche Kollateralen mit Arterien der beiden Vorhöfe. 57 Jahre, ♀, S.-Nr. 1169/58

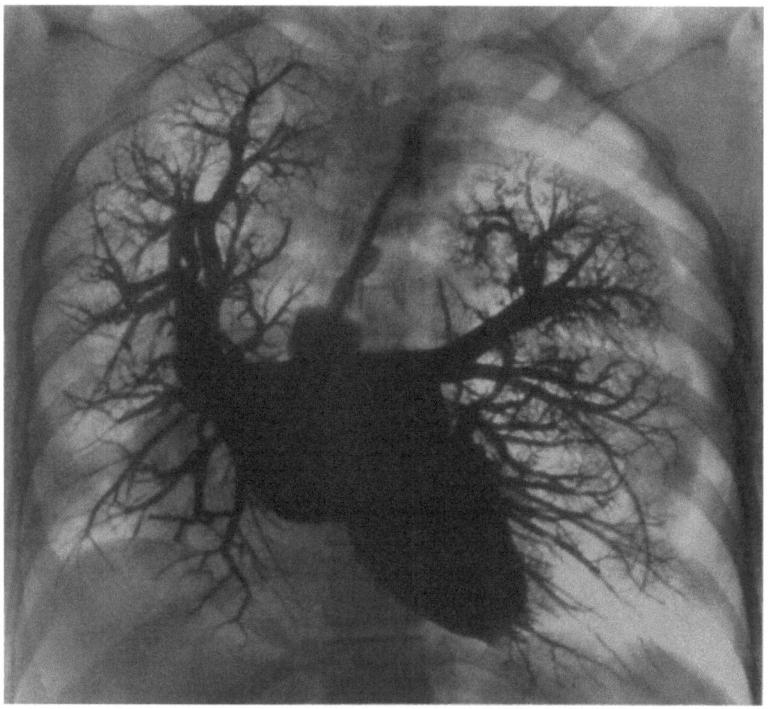

Abb. 8c. Mitralstenose, beiderseitiges Pleuratranssudat. Schlängelung und stufenförmige Verjüngung der Lungenvenen. Kompression der linken mehr als der rechten Lunge mit dem Bilde der Atelektase. Erweiterung des linken Vorhofes besonders nach rechts. Keine Darstellung der Bronchialvenen! 36 Jahre, ♀, S.-Nr. 355/55

Ihre Vermehrung hat zwei Ursachen: Das Bronchialarterienblut, das infolge der Narben und der chronisch-entzündlichen Veränderungen der Bronchien vermehrt zufließt, muß über die Bronchialvenen abfließen. Auf der anderen Seite staut sich Lungenvenenblut vor Mitralstenosen, bei Linksinsuffizienz (Abb. 8d), Aortenfehlern und Isthmusstenosen im venösen Schenkel des kleinen Kreislaufes vor dem linken Ventrikel. Es kann nur über erweiterte Bronchialvenen abgeleitet werden. Diese lassen das Blut dann über Mediastinalvenen in die Vv. cavae zurückfließen.

Wenn ein pulmonaler Hochdruck (Cor pulmonale) (Delius 1951, 1955; Evans 1952; Kirch 1955; Grosse-Brockhoff und Schödel 1957) längere Zeit besteht, dann entwickelt sich eine Pulmonalsklerose (Brüning 1901; Bredt 1932, 1942; Maurer 1941; Prévôt 1951; Könn 1956, 1958; Köhn und Richter 1958) oder wie bei den Ventrikelsepteumdefekten eine Innenschichtverdickung, manchmal sogar eine Arteriitis (Meessen 1957, Grosse-Brockhoff 1957, Loogen 1958). Diese Gefäßveränderungen können angiographisch zunächst ohne Folgen bleiben. Später ändert sich aber das angiographische Bild. Die zentralen Abschnitte der Lungengefäße bleiben zwar weiter als gewöhnlich, die peri-

pheren Abschnitte werden
aber immer enger, so daß
auf die Dauer das gleiche
Bild wie nach primärer
Arteriitis pulmonalis entsteht (Abb. 9a und 10b).
Die Bilder können aber
auch denen bei Mitralste-
nosen und offenem Duc-
tus arteriosus gleichen.

Die Bronchialarterien
sind nach pulmonalem
Hochdruck hypertrophisch
und erweitert; dadurch
erscheinen sie vermehrt.
Sie treten mehr in den
Vordergrund, weil der
Druck in den Lungenar-
terien, mit denen sie in
Verbindung stehen, höher
geworden ist, und weil
unter diesen Bedingungen
in der Lunge fast immer
Narben zu finden sind
(Abb. 10a und b, Abb. 13a).

Ganz anders verhalten
sich die Bronchialvenen
wenigstens in der Nähe
des Lungenhilus. Sie wer-
den so weit, daß bereits
bei Beginn der Injektion
in die Lungenvenen das
Kontrastmittel in den

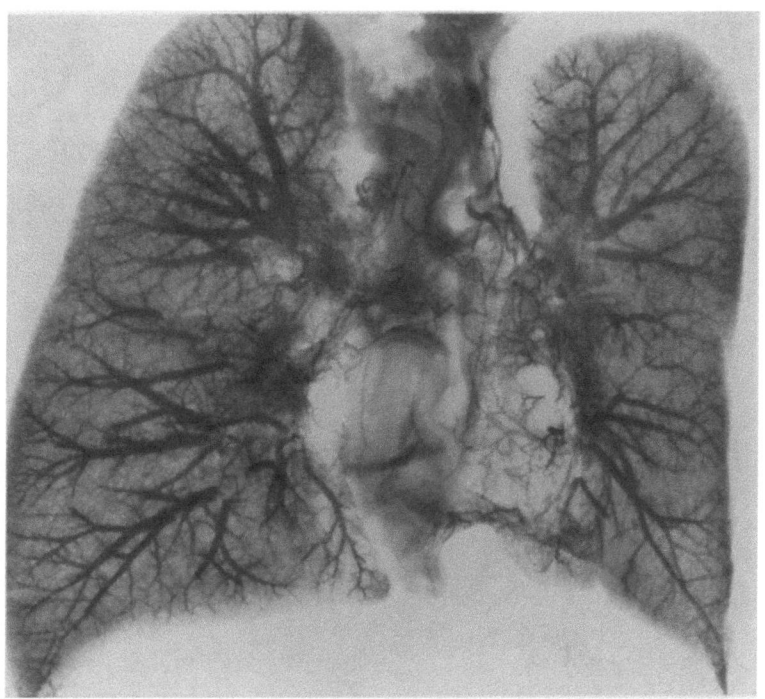

Abb. 8d

Abb. 8d. Schwerere Mitralstenose. Keine wesentliche Erweiterung der Lungenvenen, fast
normales Venogramm. Stärkere
Erweiterung von Bronchialvenen besonders im linken Hilus,
im linken Lig. mesopulmonum.
Erweiterung von Lymphkno-
tenvenen. Gröbere Venennetze
um die Stammbronchien und
links im oberen Mediastinum
(Lungenscheibe). 48 Jahre, ♀,
S.-Nr. 139/59

Abb. 8e. Schwere Linksinsuffizienz bei umfangreichen Herz-
muskelnekrosen. Extravalvuläre
Mitralinsuffizienz. Chronisch-
substantielles Emphysem mitt-

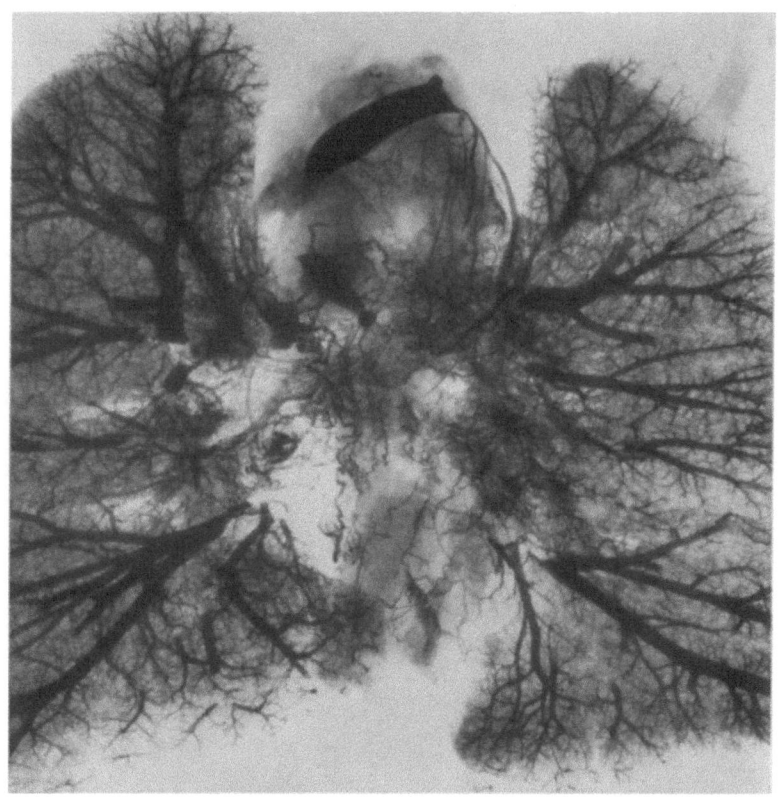

Abb. 8e

leren Grades. Erweiterung von Lungenvenen geringen Grades. Sehr starke Erweiterung und Vermehrung
von Bronchialvenen in beiden Hili. Umfangreiche Verbindungen zu Mediastinalvenen. Starke Erweiterung
von Venen in Lymphknoten. 51 Jahre, ♂, S.-Nr. 204/59

Mediastinalvenen erscheint und aus ihnen abfließt. Daraus darf man schließen, daß die Bronchialvenen im Hilus besonders weit sind (Abb. 9b). Diese Erweiterung kann auf eine spezielle Funktion der Bronchialvenen hinweisen. Da in solchen Fällen die Cyanose besonders schwer ist, kann man daran denken, daß das Blut aus den Vv. cavae in den linken Vorhof gelangt und zu einer schweren *parapulmonalen* oder *vasculär-hämody-*

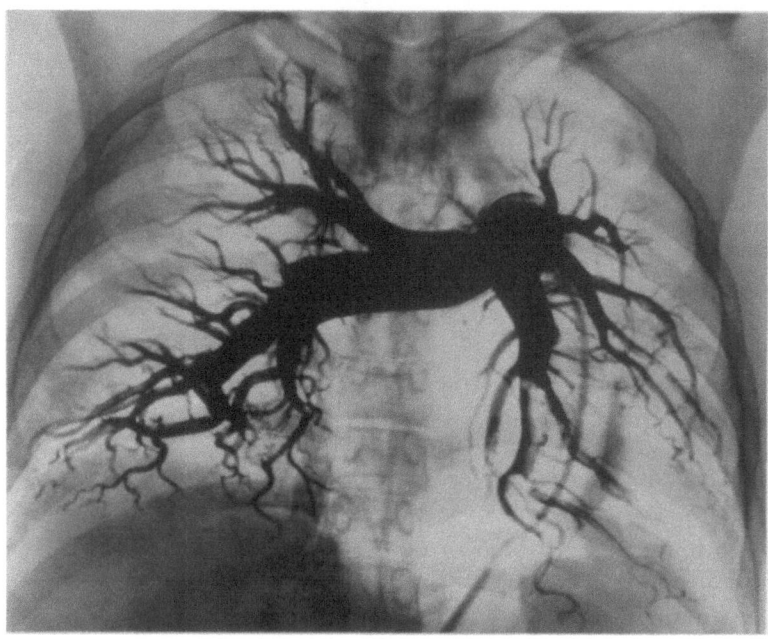

Abb. 9a. Arteriitis pulmonalis. Erweiterung der zentralen Lungenarterien und der Lungenarterienstämme. Stufenförmige Verjüngung der Mittelabschnitte der Lungenarterien. Pfriemartige Verjüngung des Endstückes mit starker Schlängelung. 34 Jahre, ♂, S.-Nr. 1193/57

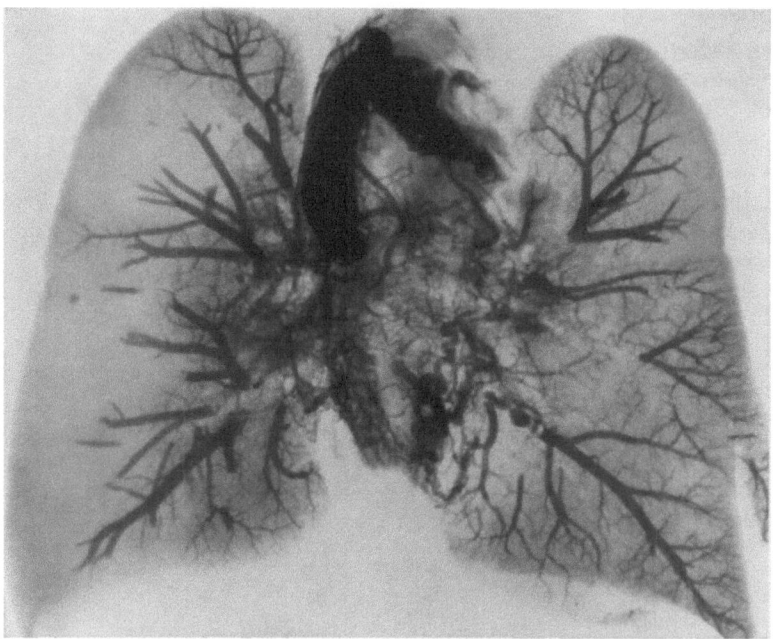

Abb. 9b. Arteriitis pulmonalis. Enge Lungenvenen mit nur angedeuteter Schlängelung. Extreme Erweiterung der Bronchialvenen in beiden Lungenhili, rechts mehr als links. Abfluß des Kontrastmittels aus den weiten Bronchialvenen in die Mediastinalvenen vor der vollständigen Darstellung der Lungenvenen. Kontrastmittel in der V. cava sup. und in einem dichten Venengeflecht um die Speiseröhre. 26 Jahre, ♂, S.-Nr. 370/59

namischen Cyanose (SCHOENMACKERS 1960) führt. Der Blutzufluß kann dadurch zustande kommen, daß die verminderte Lungendurchströmung durch den Zufluß über die Bronchialvenen kompensiert wird oder zumindest werden kann (SCHOENMACKERS).

In allen jenen Fällen, bei denen man keine erkennbare Ursache der Pulmonalsklerose findet, sieht man die gleichen Veränderungen der Vasa privata wie nach eindeutig sekundärer Pulmonalstenose.

2. Verminderung des Blutangebotes und des pulmonalen Druckes

Besteht eine Tricuspidal- oder Pulmonalstenose, entweder isoliert oder im Rahmen eines Fallotschen Fehlers, so sind die Lungenarterien eng (Abb. 11a) (GIAMPALMO u. SCHOENMACKERS 1952; FERRIER 1955). Sie verjüngen sich sehr langsam und wirken im ganzen besenreiserartig. Durch die Erweiterung der peripheren Lungenarterien wird die Enge der zentralen Lungenschlagadern noch unterstrichen.

Die Lungenvenen sind zwar im allgemeinen auch enger als sonst (Abb. 11b), jedoch sind sie fast immer weiter als die zugehörigen Arterien, weil die Lungenvenen, wie auch die peripheren Lungenarterien, nicht nur Blut durch die Lungenschlagader, sondern auch über zahlreiche erweiterte Bronchialarterien (Lungenausgleichversorgung) erhalten (Abb. 11c). Wir haben sogar Fälle gesehen, bei denen man aus dem Venogramm nicht auf eine verminderte Durchströmung der Lungenarterien schließen konnte. Sie fallen allerdings meist dadurch auf, daß die peripheren Venen im Verhältnis zu Normalfällen etwas weiter sind und ihre Verjüngung im ganzen geringer erscheint. Das hat unter Umständen nicht nur hämodynamische Gründe, sondern kann auch Folge einer höheren Viscosität des Blutes sein.

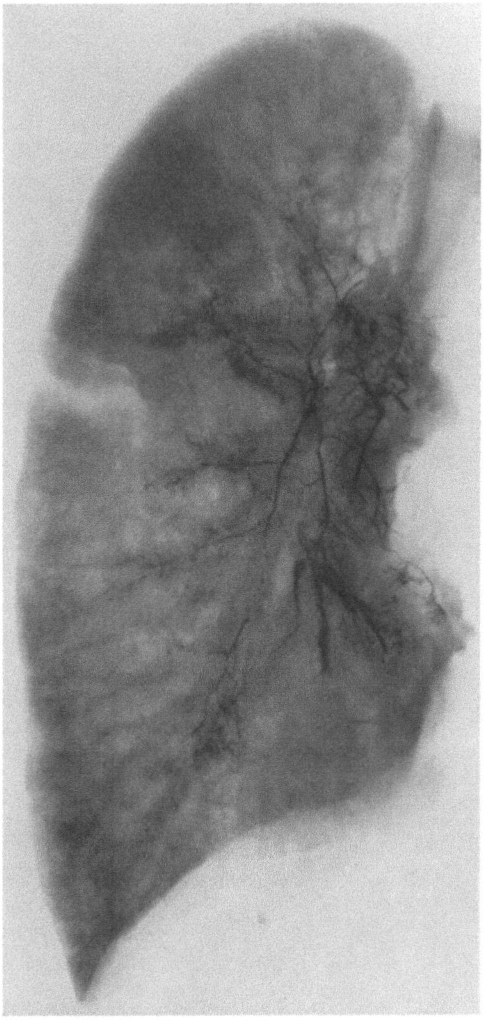

Die Bronchialarterien sind in den meisten Fällen mit vermindertem Blutzufluß zur Lunge

Abb. 10a. Ductus arteriosus persistens. Erweiterung und Hypertrophie von Bronchialarterien. Übertritt von Kontrastmittel in kleinere und größere Lungenarterien. 6 Jahre, ♂, S.-Nr. 8/58

erweitert (Abb. 11c). Neben den weiten „normalen Bronchialarterien" ziehen noch zahlreiche „kleine Bronchialarterien" als Äste von Intercostalarterien oder der Bauchaorta oder sogar von Hilusschlagadern zur medialen Lungenkante (Abb. 16). Gelegentlich sind einzelne Arterien der Lungenausgleichversorgung so weit wie die A. carotis beim gleichen Fall.

Das Blut, das durch diese Bronchialarterien zur Lunge fließt, gelangt zu einem großen Teil in die Lungenarterien (vgl. Abb. 10b und Abb. 11c) und erreicht dann über die Lungencapillaren die Lungenvenen. Ein Teil kann aber anscheinend auch über die Bronchialvenen abfließen, da sie in den meisten Fällen erweitert sind (Abb. 11b). Die Erweiterung der Bronchialvenen ist aber bei weitem nicht so eindrucksvoll wie die von Bronchialarterien. Es muß nun klinischen Untersuchungen überlassen bleiben zu klären, ob die Bronchialvenen nicht auch Blut vom venösen Schenkel des großen Kreislaufes

16*

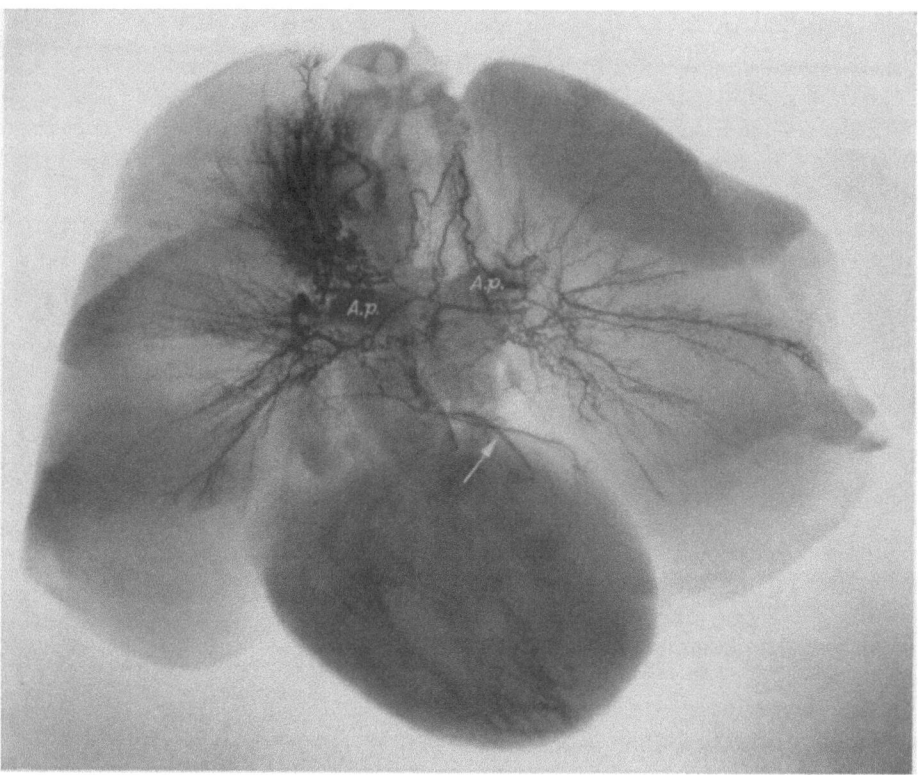

Abb. 10b. Ventrikelseptumdefekt, schwere Arteriitis pulmonalis. Sehr starke Erweiterung und Vermehrung von Bronchialarterien, besonders im rechten Oberlappen. Kollateralen zu Coronararterien. Übertritt von Kontrastmittel aus den Bronchialarterien in die beiden Lungenarterien. 6 Jahre, ♀, S.-Nr. 1066/58

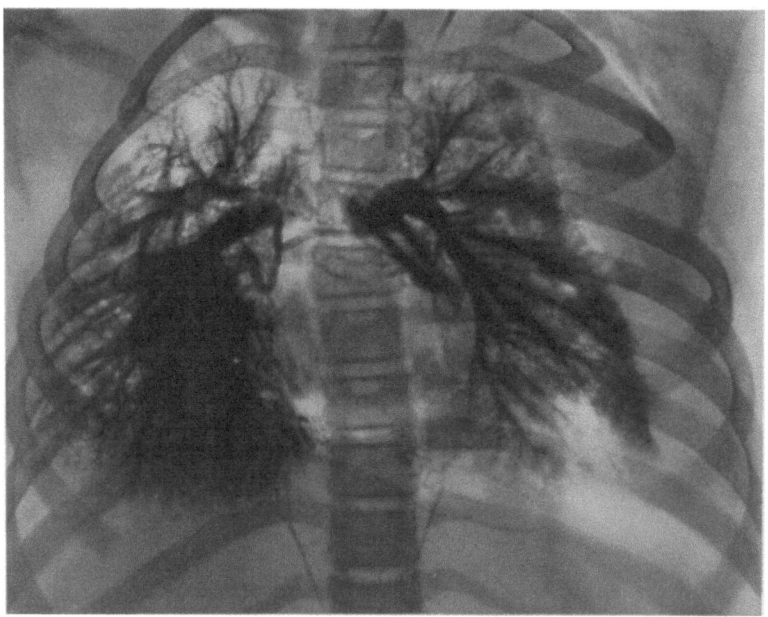

Abb. 11a. Fallotsche Tetralogie. Enge Lungenarterien. Erweiterung der kleinen peripheren Lungenarterien. Kompression der linken Lunge. Zahlreiche Bronchialarterien besonders im rechten Hilus und an der oberen Brustwirbelsäule. Lungenausgleichversorgung durch Äste der Halsschlagadern und der Bauchaorta sowie in dem Lig. mesopulmonum. 15 Jahre, ♂, S.-Nr. 33/51

unter Umgehung der Lunge an den linken Vorhof oder an Lungenvenen abgeben können, um so zur Volumenkompensation beizutragen.

Arterielle Aneurysmen (FEISCHL 1959) (Abb. 12) zeigen auf der arteriellen Seite, wenn sie in einen Bronchus perforiert sind, eine Verengung bis auf jene Gefäßstrecke, die zwischen Hilus und Aneurysma liegt.

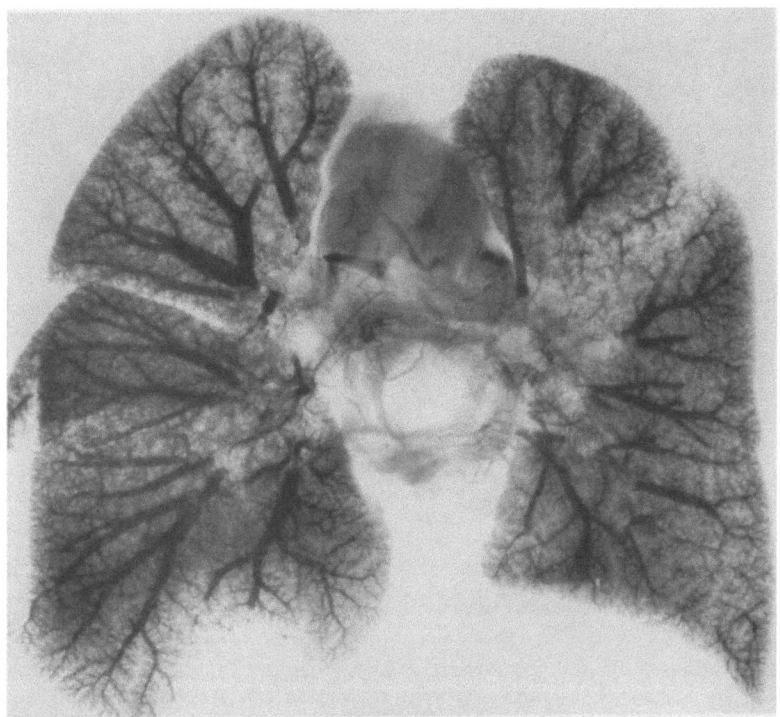

Abb. 11b. Fallotsche Tetralogie. Unbedeutende Verengerung der Lungenvenen trotz Pulmonalstenose. Mittelgradige Erweiterung von Bronchial- und Mediastinalvenen. 8 Jahre, ♂, S.-Nr. 395/59

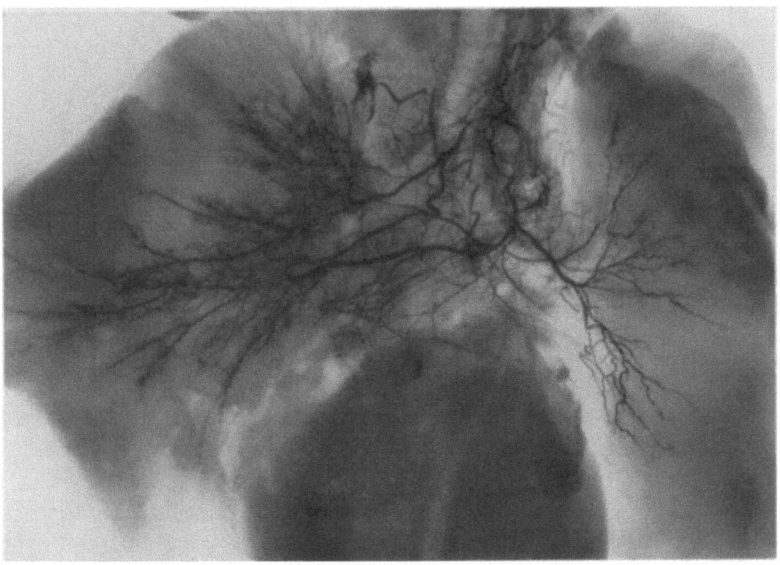

Abb. 11c. Vorhofseptumdefekt, Tricuspidal- und Pulmonalstenose (funktionell der Fallotschen Trilogie nahestehender Herzfehler). Beträchtliche Vermehrung und Erweiterung von Bronchialarterien, rechts mehr als links. Übertritt in kleinste Lungenarterien. Kollateralen zu Coronargefäßen. 22 Jahre, ♂, S.-Nr. 1171/58

Nach arterio-venösen Fisteln (Giampalmo 1950; Grosse-Brockhoff, Neuhaus u. Schaede 1954; Stecken und Opitz 1954) sind beide Schenkel des kleinen Kreislaufes, soweit sie zu den Zu- und Abflußgefäßen der Fistel gehören, erweitert. Über die Bronchialgefäße liegen noch keine genügend sicheren Angaben vor.

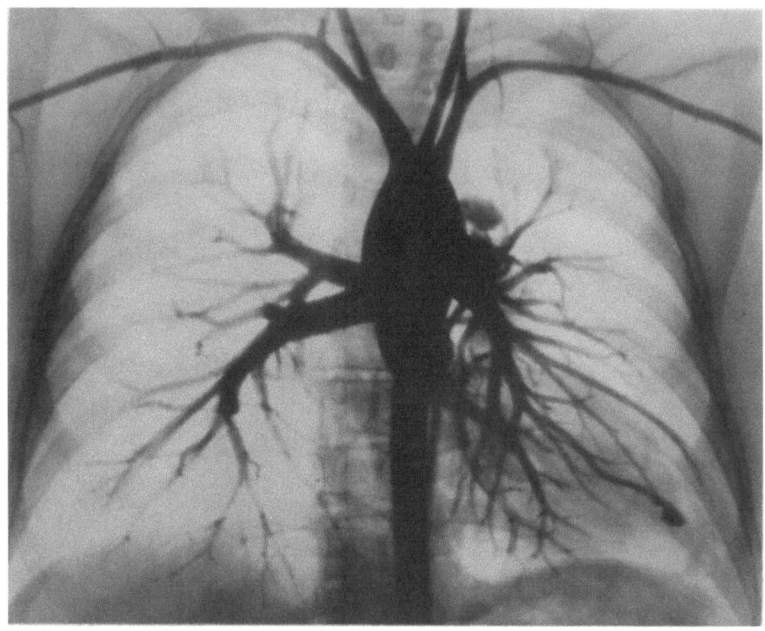

Abb. 12. Mehrere Aneurysmen der Lungenarterien. Verengerung der Lungenschlagadern. Ältere Perforation eines Aneurysmas in die Aorta. Funktionelle Wirkung wie ein Ductus arteriosus. Terminale Perforation eines Aneurysmas in einen Bronchus des linken Unterlappens. 22 Jahre, ♀, S.-Nr. 682/57

IV. Embolie und Thrombose

Lungenembolien, die durch appositionelle Thromben (Schoenmackers 1958) wachsen können, machen auf der arteriellen Seite gefäßfreie Felder, die oft Keilform zeigen. Das gleiche gilt auch für Thromben von Lungenarterien (Wiese 1936). Es muß aber darauf hingewiesen werden, daß nur ein kleiner Teil der Embolien Infarkte hervorruft, so daß auch angiographisch nicht jede Embolie nachzuweisen ist, da das embolisch verschlossene Gefäß durch Kollateralen umgangen werden kann. Vernarben solche Lungeninfarkte, dann werden die Lungenarterien eng, oder sie sind sogar ganz verschlossen (Abb. 13).

Auf der venösen Seite sieht man bei frischen Infarkten ebenfalls gefäßfreie Felder, die zum Teil durch Thrombosen von Venen bedingt sind; dabei kann es sich aber auch um Kunstprodukte handeln, weil es in den Venen zu einer „postmortalen Stase" kommt.

Wenn Lungeninfarkte vernarben, treten die Lungengefäße angiographisch in den Hintergrund. Die Vascularisation der Narbe wird von den Bronchialgefäßen übernommen. Innerhalb der Narben sieht man dementsprechend mehr oder weniger dicht angeordnete Bronchialgefäße, die erweitert sind und das von Lungenarterien und -venen freie Feld ausfüllen können (Abb. 13). Die Weite der Lungengefäße hängt nicht nur von der Größe der Narbe, sondern auch vom Blutdruck ab, der intravital in der Lunge geherrscht hat. Da die Lungenarterien eng werden, können sie angiographisch zwischen den oft fast gleichweiten Bronchialgefäßen nicht differenziert werden.

Bei einer protrahierten, über Wochen oder Monate sich entwickelnden Lungenembolie verhalten sich die Lungen- und Bronchialgefäße anders. In Infarktnarben entstehen zwar die gleichen Gefäßverhältnisse wie sonst. Es kommt aber im Laufe der Zeit zu

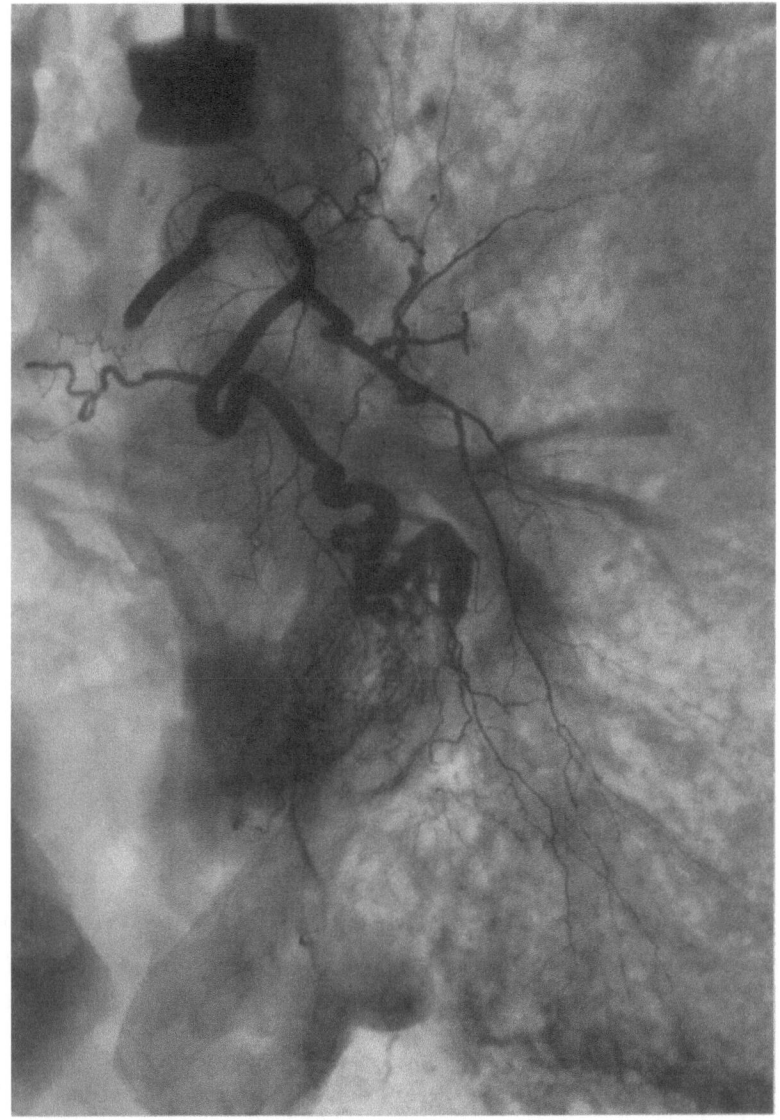

Abb. 13a. Erweiterung und Hypertrophie der Bronchialarterien bei Mitralstenose. Übertritt von Injektions-mittel in Lungenarterien. Größere *Infarktnarbe* an der Innenseite des linken Unterlappens mit intensiver Vascularisation durch Bronchialarterien. Schlängelung der Bronchialarterien vor der Infarktnarbe. 36 Jahre, ♀, S.-Nr. 1374/57

einem pulmonalen Hochdruck (WALDER 1939, MEESSEN 1940, KÖNN 1956, 1958, FORIN 1958). Die Lungenarterien werden weiter, schlängeln sich, und es entwickelt sich schließ-lich eine Pulmonalsklerose (s. S. 239 und Abb. 8).

Die Lungenvenen bleiben eng oder werden sogar enger als vorher; sie sind oft aber auch vollkommen unverändert.

Die Bronchialarterien werden weiter und hypertrophieren. Das liegt sowohl an dem pulmonalen Hochdruck als auch an der Entwicklung kleiner Narben.

Mit der Entstehung von Narben werden auch die Bronchialvenen weiter und erscheinen angiographisch dichter (s. S. 251).

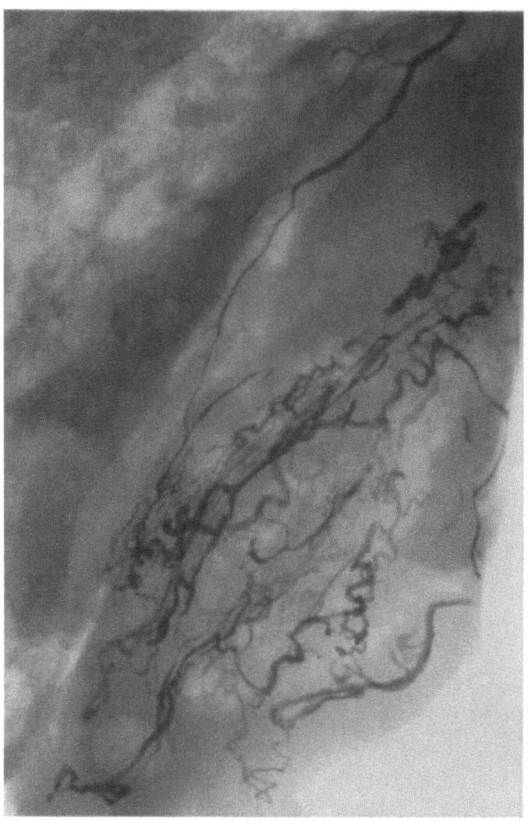

Abb. 13b. Mitralstenose — älterer Infarkt des rechten Unterlappens. Intensive Vascularisation der Infarktnarbe durch Bronchialarterien. (2× nat. Größe.) 36 Jahre, ♀, S.-Nr. 1374/57

V. Entzündungen der Lunge und ihrer Bronchien

Die Lungenarterien und -venen zeigen bei einer *chronischen Bronchitis* keine Veränderungen. Die Bronchialgefäße werden dagegen auf Grund der Bildung von Granulationsgewebe und Narben weiter und erscheinen dadurch vermehrt. Wenn das Narbengewebe größeren Umfang angenommen hat, sind sie oft auch tatsächlich vermehrt.

Weitergreifende peribronchiale Entzündungen bei *Bronchiektasien* erfassen die Lungenarterien eher als die Lungenvenen (Adebahr 1955, Kartagener 1956). Die Lungenarterien können arteriitische Veränderungen zeigen und dadurch auf kürzere oder längere Strecke eng werden. Oft werden sie auch zerstört (vgl. Abb. 14a und b). Das führt dann zu Gefäßabweichungen und zu Verziehungen des Arterienverlaufes. Wenn sehr viel Lungengewebe in den peribronchialen entzündlichen Prozeß einbezogen wird, dann wirkt sich dies auch auf die Lungenvenen aus; sie werden dann ebenfalls enger oder sogar zerstört.

Die Bronchialgefäße übernehmen nun die Vascularisation der Narben, sie sind deshalb vermehrt, erweitert und können das makroskopische und angiographische Bild ganz beherrschen (Abb. 14c und d). Oft beschränken sich diese Veränderungen auf einzelne Lungensegmente oder -lappen.

In *frischen entzündlichen Veränderungen* der Lunge, wie in Lobärpneumonien (Lauche 1928) werden die Lungenarterien und auch die Venen eng, ohne ihren Verteilungsmodus zu verlieren. Sie wirken aber starr. Das Schicksal des entzündlichen Prozesses bestimmt auch die Veränderungen an den Lungengefäßen. Wenn sich eine Pneumonie löst und in der Lunge eine Restitutio ad integrum erreicht wird, sind die Lungengefäße wieder vollkommen unauffällig. Wenn aber eine Pneumonie aus dem frisch-entzündlichen Stadium in eine *chronische* Pneumonie übergeht, dann bleiben innerhalb des chronisch-pneumonischen Lungenabschnittes die Lungengefäße eng. Mit zunehmender Vernarbung eines solchen Bezirkes können die Lungengefäße so eng werden, daß man sie angiographisch nicht mehr von den dann erweiterten Bronchialgefäßen unterscheiden kann. Auch in diesem Fall werden natürlich, wenn sich kein pulmonaler Hochdruck entwickelt hat, nur die Bronchialgefäße zwischen Hilus und dem vernarbten Lungenabschnitt weiter.

Bei einem *Zerfall von Lungengewebe* kommt es unabhängig von der Ätiologie fast zu den gleichen angiographischen Veränderungen. Sie lassen sich nur anhand der Vor-

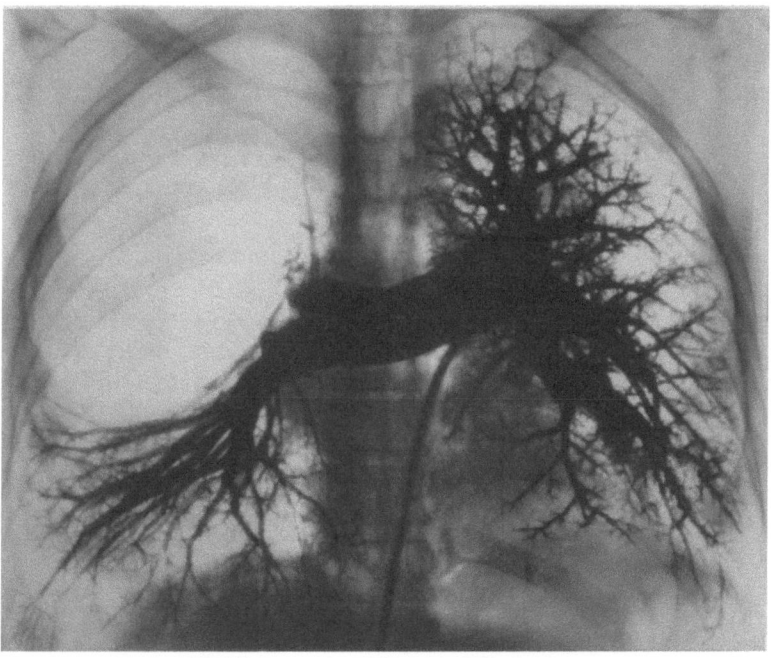

Abb. 14a. Kavernöse Lungentuberkulose mit großer Kaverne des rechten Ober- und Mittellappens. Kompression der Lunge im Untergeschoß. Größere tuberkulöse Herde der linken Lunge. Gefäßabbrüche vor Kavernen und tuberkulösen Herden. Leichte Schlängelung einzelner Lungenarterien. Erweiterung der Lungenarterien bei Rechtshypertrophie. Atelektase im Bereich des rechten Untergeschosses mit Zusammenlegung von Gefäßen. 45 Jahre, ♂, S.-Nr. 1233/57

geschichte und ihrer Lokalisation in der Lunge der einen oder anderen Krankheit zuordnen. In der Wand einer Zerfallshöhle, sei es nun ein Absceß oder eine tuberkulöse Kaverne, entstehen auf der Seite zum Hilus hin kleine oder größere Gefäßstümpfe (Abb. 14a und b). Die Höhlen selbst bilden natürlich gefäßfreie Felder. In der narbigen Kapsel einer solchen Höhle können zahlreiche kleine Gefäße auftreten, die sowohl zu den Lungen- als auch zu den Bronchialgefäßen gehören können. Selbstverständlich sind diese Gefäße nur dann zu sehen, wenn derartige Höhlen groß genug sind, um sie in einem Angiogramm differenzieren zu können.

Gefäße, die vor einer solchen Höhle plötzlich abbrechen (Abb. 14a und b), können stumpf enden oder sich wie eine Bleistiftspitze verjüngen. Manchmal sieht man auch nur eine seitliche Eindellung, die dann meist dadurch verursacht ist, daß der entzündliche Prozeß auf die Gefäßwand übergegriffen und zu einer parietalen Thrombose geführt hat. Gefäße können aber auch den Narben ausweichen oder durch die Narbenschrumpfung an den vernarbten Lungenbezirk herangezogen werden. Der Gefäßverlauf wird dann gebogen, geschlängelt usw. Wenn in einer Höhlenwand oder in der Umgebung einer Kaverne mehrere Gefäße erhalten sind, können sie korbartig angeordnet sein. Große Narben, die beispielsweise einen ganzen Lungenlappen einnehmen, verziehen eher die Gefäße im

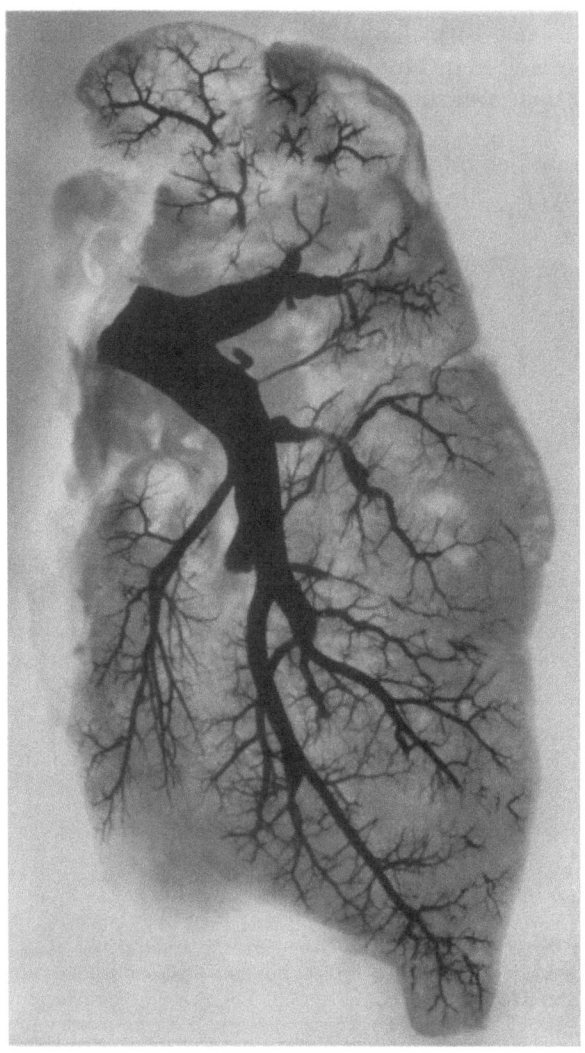
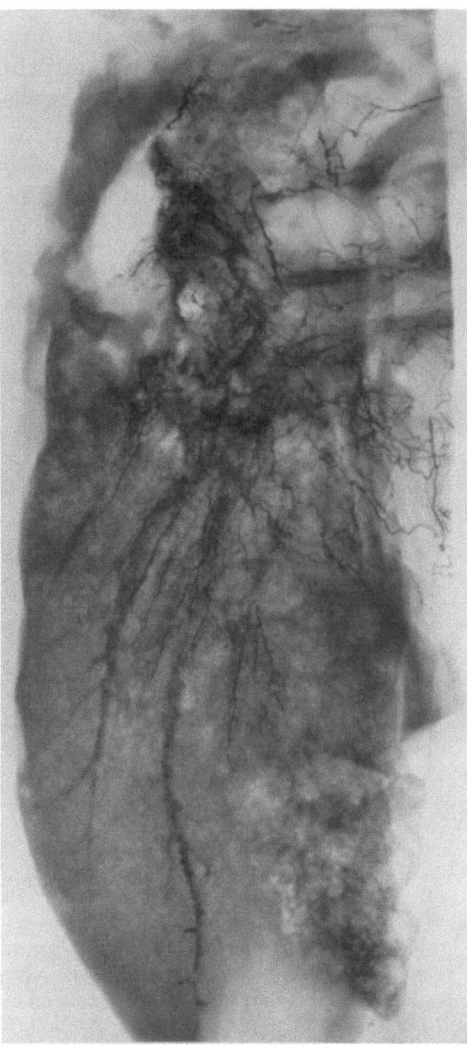

Abb. 14b   Abb. 14c

Abb. 14b. Chronisch-kavernöse Lungentuberkulose (Lungenscheibe). Gefäßabbrüche vor kleinen Kavernen und tuberkulösen Herden. Perlschnurartige Gefäßabschnitte durch Narbenkompression und partielle thrombotische oder arteriitische Gefäßverlegung. 53 Jahre, ♂, S.-Nr. 1232/57

Abb. 14c. Chronisch-kavernöse Lungentuberkulose. Schwielen und Schwarten am linken Oberlappen. Umfangreiche Vascularisation der Narben durch Bronchialarterien. Übertritt von Kontrastmittel in Lungenarterien mittleren Grades. Stärkere peribronchiale Vascularisation und dichtere Bronchialarterienzeichnung von Lymphknoten. 56 Jahre, ♂, S.-Nr. 273/58

Hilus, so daß rechte und linke Lungenarterie ihre alte Verlaufsrichtung verlieren. Sie können je nach Lokalisation der Narbe nach kranial oder caudal verzogen sein. Die Lungenschlagader steigt dann in Richtung auf die Narbe an oder ab. Bestehen beiderseits umfangreiche Narbenprozesse, dann kann die Teilungsstelle nach einer Oberlappenvernarbung gabelförmig (Abb. 15a) und nach einer Unterlappenvernarbung giebelförmig erscheinen.

Von diesen mehr loka-
len Veränderungen unter-
scheidet sich das angio-
graphische Bild solcher
Entzündungen und Nar-
ben, die sich diffus in der
Lunge verteilen. Auf die
chronische Bronchitis und
Bronchiektasen wurde
schon eingegangen. Nun
gibt es noch eine Reihe anderer Entzündungen, wie
miliare und hypermiliare
Tuberkulosen oder Koni-
osen der Lunge, aber auch
kleine chronisch-entzünd-
liche Herdchen in der
Lunge ohne spezifische
Ätiologie. Dann sieht
man meist an den Lun-
genarterien selbst keine
Veränderungen, abgese-
hen natürlich von den
angiographischen Sym-
ptomen, die auf einem
veränderten Luftgehalt
oder hämodynamischen
Veränderungen beruhen,
aber nicht immer mit
dem Lungenprozeß in
irgendeinem Zusammen-
hang stehen müssen.

Größe und Dichte der
einzelnen Herde entschei-
den darüber, ob man die

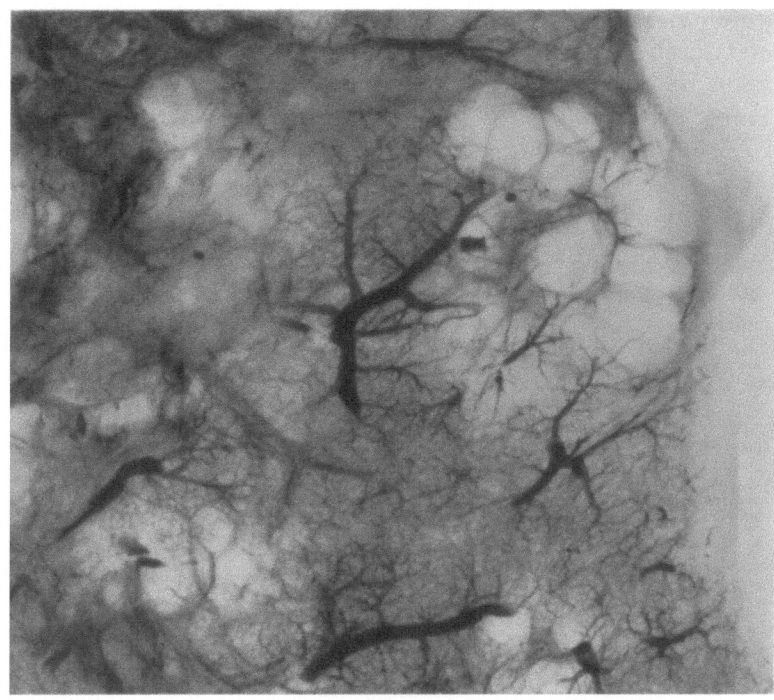

Abb. 14d

Abb. 14d. Lungentuberkulose
mit kleineren und größeren
Kavernen. Schweres chronisch-
substantielles Emphysem. Dichte Vascularisation der Narben
(links oben) durch Bronchialvenen. Lungenvenenverlust durch
das chronisch-substantielle Emphysem. 47 Jahre, ♂, S.-Nr. 52/59

Abb. 15a. Schwere großknotige
Silikose mit sehr schwerem
chronisch-substantiellem Emphysem. Gefäßfreie Felder im
Bereich der silikotischen Knoten, besonders medial im rechten Oberlappen. Gefäßverlust

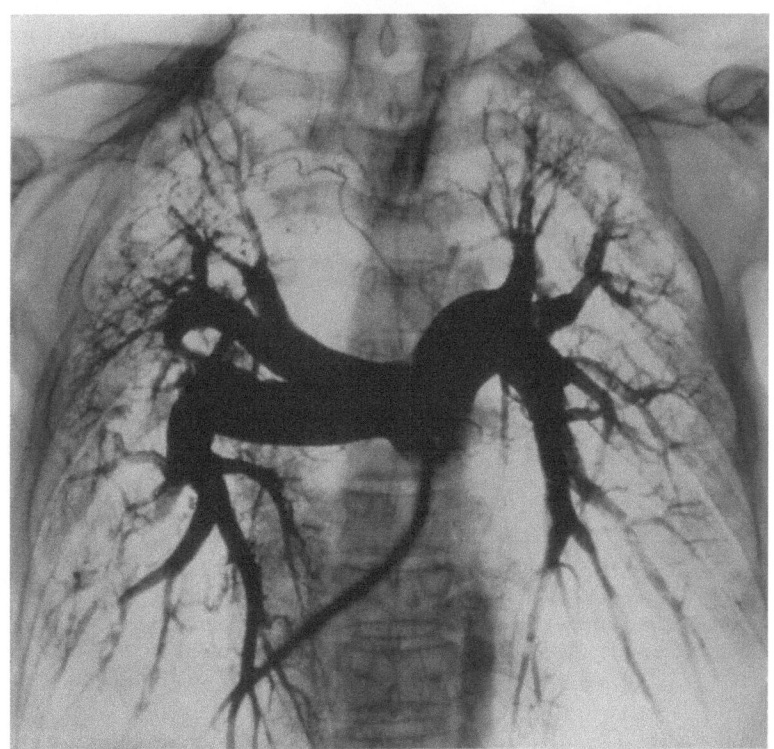

Abb. 15a

durch Silikose und Emphysem. Erweiterung der Lungenarterien durch Rechtshypertrophie des Herzens.
Umfangreiche Verbindungsgefäße und Übertritt von Injektionsmittel in Bronchialarterien und Aorta thoracica.
Einzelne Arterien an der rechten seitlichen Brustwand im Bereich des Schulterblattes. Kontrastmittel in
Halsarterien. 69 Jahre, ♂, S.-Nr. 347/51

durch sie hervorgerufenen Gefäßveränderungen unmittelbar erkennen kann oder ob man erst durch allgemeine Gefäßveränderungen auf solche Lungenprozesse hingewiesen wird. So kann die Erweiterung von Lungenarterien auf Grund eines pulmonalen Hochdruckes einen Hinweis in diese Richtung geben. Andererseits kann auch die Vermehrung von Bronchial-

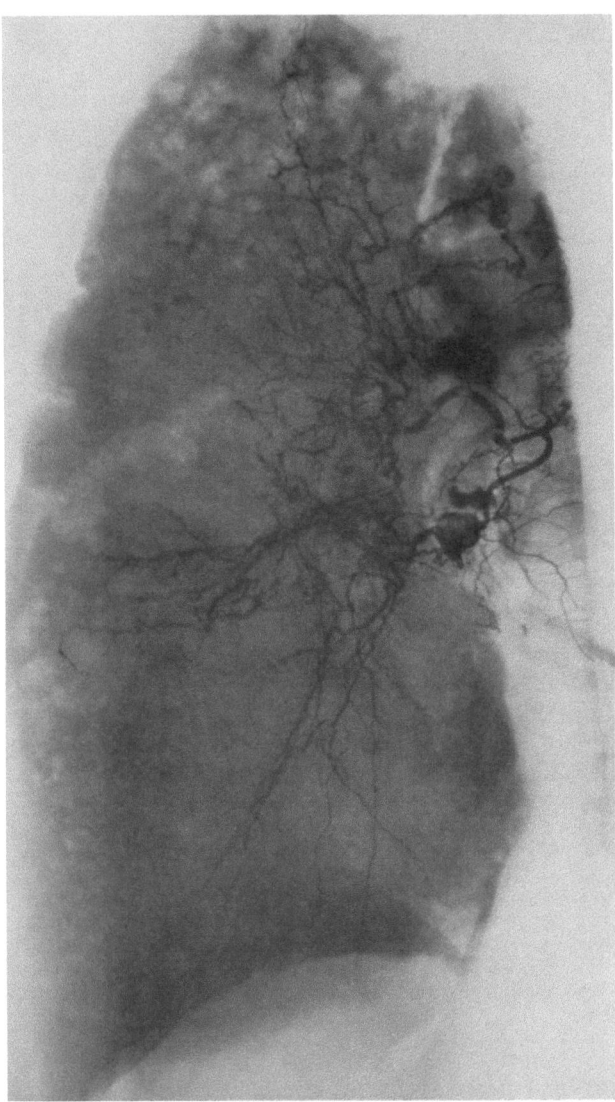

gefäßen einen Hinweis darauf bieten, daß in der Lunge entzündlich-vernarbende Prozesse ablaufen. Auf Lungenscheiben kann man sie oft postmortal-angiographisch erkennen, nicht aber auf dem angiographischen Summationsbild der ganzen Lungen, gleichgültig, ob das Angiogramm in situ oder an der isolierten Lunge angefertigt wurde.

Die *Koniosen* (Worth 1950, Uehlinger 1956) müssen gesondert besprochen werden, da auch bei ihnen gefäßfreie Felder bestehen, denen aber nur selten Höhlen entsprechen. Häufiger werden sie durch solide Narbenknoten, die bei den Koniosen ausgesprochen gefäßarm sind, verursacht. Die Lungenarterien und Venen mit ihren Abbrüchen und bogenförmigen Verlaufsabschnitten können genau so aussehen wie nach einer chronisch-kavernösen Tuberkulose (Abb. 15a).

Mit Koniosen ist sehr oft ein schweres chronisch-substantielles Emphysem verbunden, das seinerseits den Gefäßverlust infolge koniotischer Knoten noch unterstreicht. Oft ist sogar die Unterscheidung von gefäßfreien Feldern auf Grund von Konioseknoten und großen Emphysemblasen ziemlich schwer.

Die Bronchialgefäße sind bereits durch die Koniose allein vermehrt, weil auch ihre Narben von den Bronchialgefäßen versorgt werden (Abb. 15b, c). Gegenüber der Tuberkulose und anderen Lungennarben besteht allerdings ein Unterschied. Während die Lungennarben meist von Bronchialarterien durchzogen

Abb. 15b. Klein- und mittelknotige Silikose. Mittelschweres chronisch-substantielles Emphysem. Umfangreiche Vascularisation der silikotischen Abschnitte. Ringgefäße und Gefäßabbrüche im Bereich silikotischer Knoten. Stärkere Schlängelung der Arterien, besonders im etwas narbig geschrumpften Oberlappen. 57 Jahre, ♂, S.-Nr. 1073/58

sind (Abb. 15b, c), brechen diese oft vor den Konioseknoten ab. Das liegt aber zum Teil nur daran, daß die Gefäße innerhalb der Knoten unter der Grenze der Darstellbarkeit liegen.

Zu der Vermehrung von Bronchialgefäßen infolge der Koniose addiert sich noch ihre Vermehrung durch chronisches Emphysem und chronische Bronchitis. Es kann in der Lunge sogar Stellen geben, bei denen die Vascularisation durch Bronchialgefäße wesentlich dichter ist als durch Lungengefäße.

Differentialdiagnostisch unterscheiden sich aber die koniotischen Knoten von anderen Lungennarben (Abb. 14c, Abb. 15b, c). Während sonst das gefäßfreie Feld im Arterio- oder Venogramm durch Bronchialgefäße nach einer zweiten Injektion ausgefüllt wird, bleiben die koniotischen Knoten dann auch frei.

Entzündungen der *Pleura*, die zu Verwachsungen führen, zeigen in ihrer frischen exsudativen Phase keine angiographischen Symptome, wenn man von der Erweiterung der Pleuragefäße absieht. Wenn aber Verwachsungen entstehen, sind diese intensiv vascularisiert (AMEUILLE, LEMOINE u. NOUILLE 1938; SCHOENMACKERS u. VIETEN 1954; SCHOENMACKERS 1960). Über die Verbindungsgefäße in Verwachsungen entsteht eine

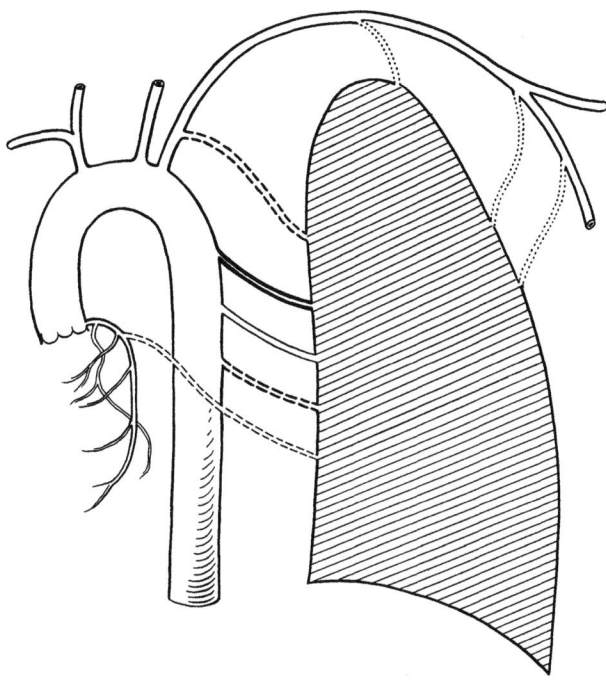

Abb. 16. Verbindungen der Lungen zum arteriellen Schenkel des großen Kreislaufes. ⚌ Aa. bronchiales; ꞊ Aa. bronchiales accessoriae; ⠿ Verbindungsgefäße zwischen arteriellem Schenkel des großen und kleinen Kreislaufes; ⚍ extrakardiale Coronaranastomosen; ⚎ Arterien der Lungenausgleichversorgung

Kommunikationsmöglichkeit zwischen Lungen- und Bronchialgefäßen einerseits und den Gefäßen der seitlichen Brustwand andererseits (Abb. 15a, am rechten Schulterblatt).

Diese Gefäßverbindungen müssen unter verschiedenen Gesichtspunkten betrachtet werden. Wenn das Blutangebot an die Lunge vermindert ist, wie nach Tricuspidal- und Pulmonalstenosen oder Fallotschen Fehlern, kann Blut von der seitlichen Brustwand über diese Verwachsungsgefäße in den Lungenkreislauf gelangen (Abb. 16). Auf der anderen Seite kann über diese Verbindungsgefäße überschüssiges Blut aus den Lungenvenen an die seitliche Brustwand abgegeben werden. Eine ganz besondere Bedeutung haben die Verbindungsgefäße in Verwachsungen, wenn z.B. durch große tuberkulöse Herde und Höhlen ein Teil der Lungen von der Hilusversorgung abgeschnitten wird (Abb. 14a). Die Ernährung der äußeren Lungenschale kann dann nur durch diese Verbindungsgefäße gewährleistet werden (Abb. 16). Sonst sind wir über die Funktion der Verbindungsgefäße noch nicht genügend unterrichtet.

VI. Blastome

Blastome der Lunge oder der Bronchien sowie Lungen- und Pleurametastasen verdrängen und zerstören Lungengefäße, so daß gefäßfreie Felder entstehen (Abb. 17a)

(Kahlau 1954; Langer und Gusmano 1955; Mülly 1956; Leschke 1957). Da Blastomgewebe aber wächst, muß es auch mit Blut versorgt werden.

Während demnach Blastome in Angiogrammen der Lungenarterien und -venen gefäßfreie oder gefäßarme Felder hervorrufen, sind sie in Angiogrammen der Bronchialgefäße

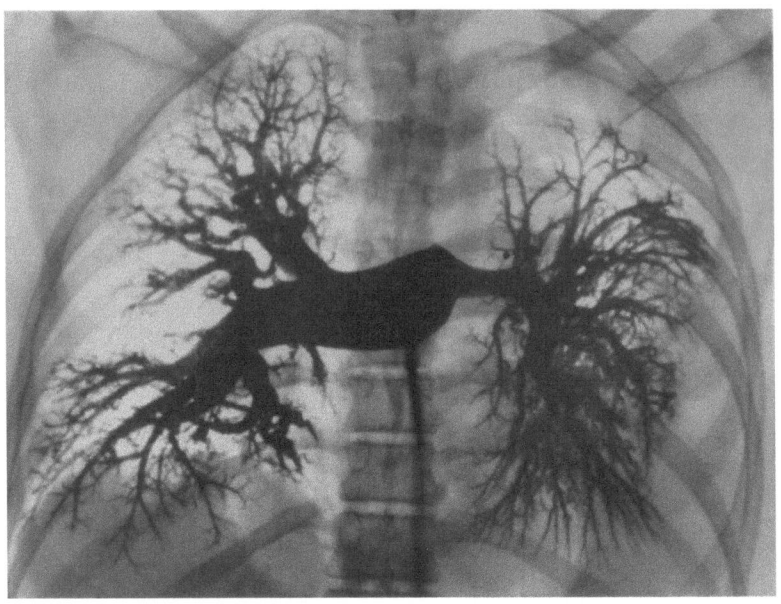

a

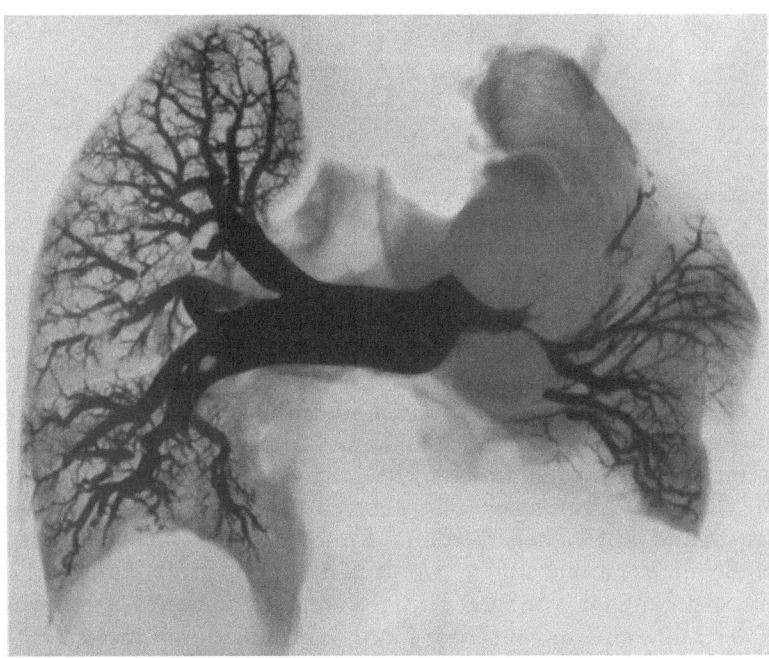

b

Abb. 17a u. b. Plattenepithelcarcinom des linken Hauptbronchus mit Metastasen im rechten Oberlappen.
Linksseitige Pleuracarcinose mit Kompression der linken Lunge, besonders seines Unterlappens. Kompression
der linken Lungenarterie im Hilus durch Carcinom und Lymphknotenmetastasen. Gefäßzerstörung durch
Metastasen auf der rechten Seite. Kompression des Unterlappens mit spantenförmig aneinanderliegenden
Gefäßen. 50 Jahre, ♀, S.-Nr. 1291/57. b Gleicher Fall wie a. Geringer Gefäßausfall in der rechten Lunge.
Kompression, Verdrängung und Zerstörung von Lungenarterien durch das Carcinom

mehr oder weniger dicht vascularisiert (Abb. 17b u. c) (SCHOENMACKERS und VIETEN 1954, 1958; ARMSTRONG u. CUDKOWICZ 1958; SCHOENMACKERS 1960; FLORANGE 1960). Es kann sogar sein, daß angiographisch eine Unterscheidung von Entzündung, Narben und Blastomgewebe sehr schwierig werden kann (Abb. 18), weil sie in Angiogrammen der Lungen- und Bronchialgefäße das gleiche Verhalten zeigen können. Kleine gefäßfreie Felder sind zudem schwer zu differenzieren.

Befindet sich ein Blastomknoten an der Lungenoberfläche, so entsteht meist eine örtliche Pleuritis, die zu Verwachsungen führen kann. In diesen Verwachsungen finden sich dann Gefäße, die mittelbar die Blastomknoten erreichen. Andererseits kann aber das Blastom entlang diesen Gefäßen auch in die Brustwand oder ins Mediastinum einwachsen (SCHOENMACKERS 1960).

Die *Lungengefäße im Hilus* können von einer

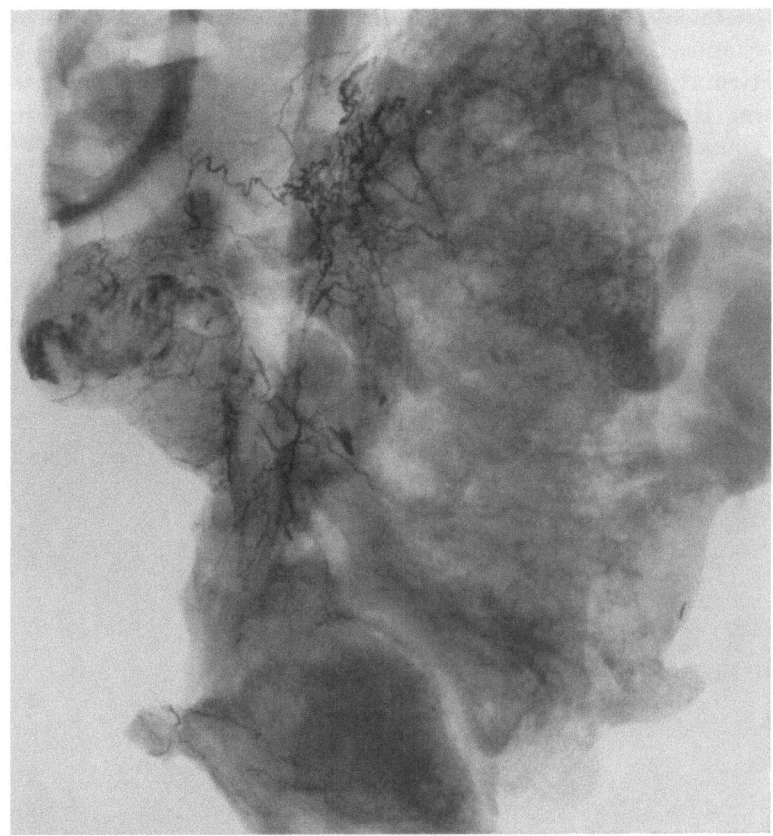

Abb. 17c

Abb. 17c. Bronchialcarcinom. Intensive Vascularisation des Carcinoms am Hilus und der Metastasen in der Trachealgabel durch Bronchialarterien. 80 Jahre, ♂, S.-Nr. 276/58

Abb. 17d. Carcinom des rechten Oberlappens mit Metastassen in den Lymphknoten, Kompression und Zerstörung von Lungenvenen. Dichte Vascularisation der Randgebiete des Carcinoms durch Bronchialvenen mit breitem Anschluß an Venen des Mediastinums. 68 Jahre, ♂, S.-Nr. 98/59

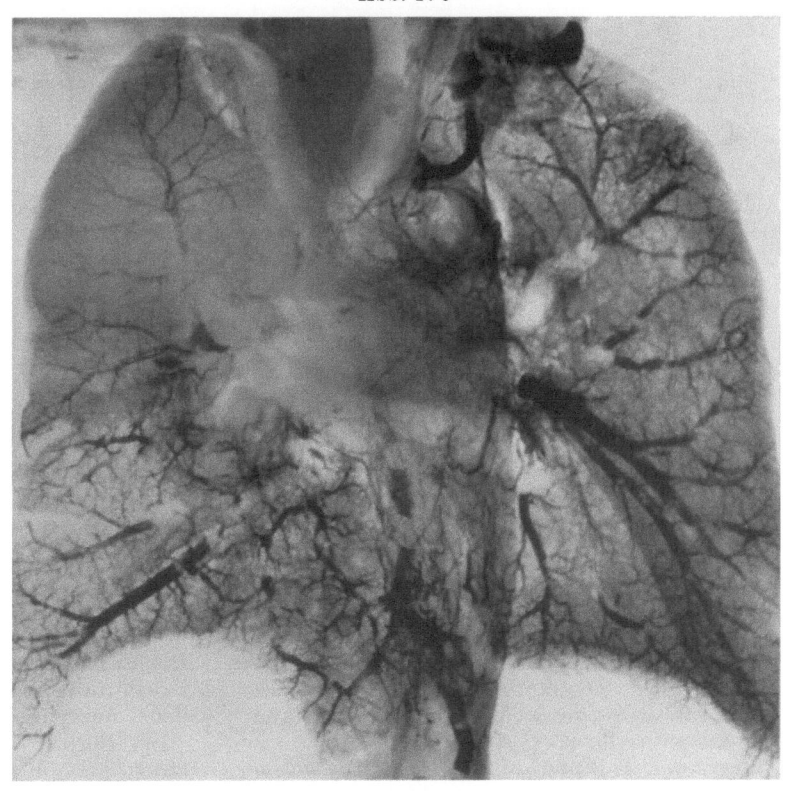

Abb. 17d

Seite komprimiert oder zirkulär umschlossen und eingeengt werden. Man sieht solche Stenosen, wenn verkalkte tuberkulöse Lymphknoten oder koniotische Lymphknoten auf Grund ihrer progredienten Schrumpfung die Lungenarterie und auch die Lungenvenen im Hilus immer mehr einengen. Für solche Stenosen hat Meessen den Vorschlag gemacht, sie unter Umständen operativ zu sprengen.

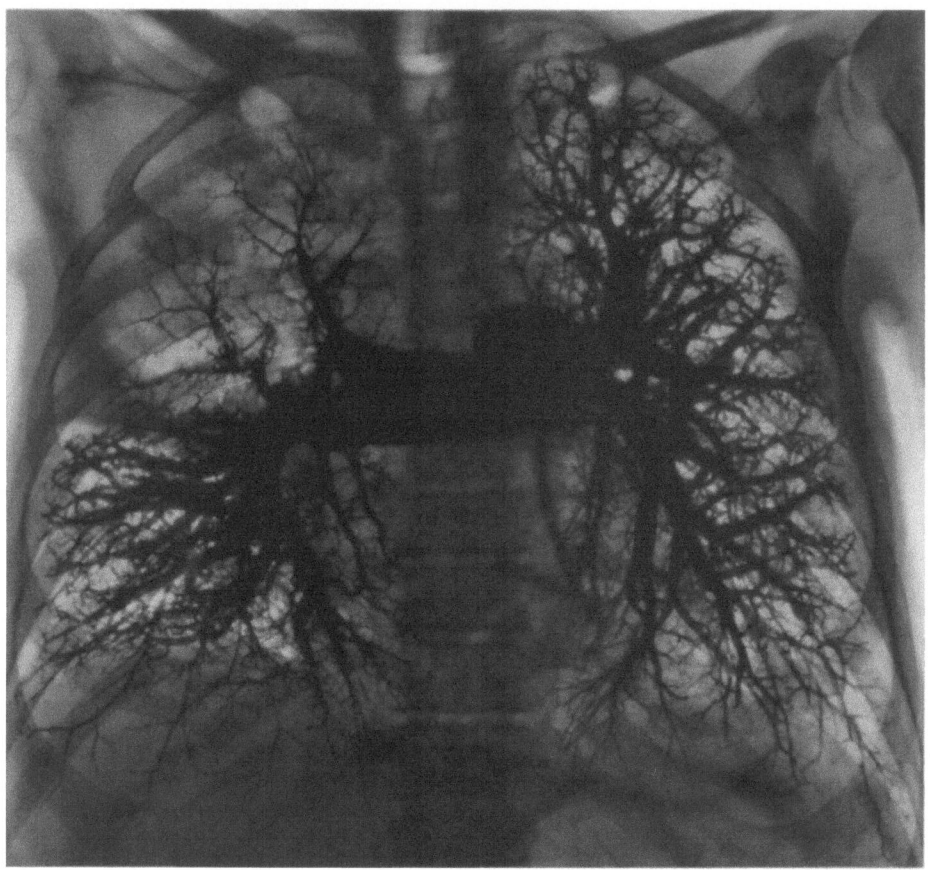

Abb. 18. Große tuberkulöse Kavernengruppe im rechten Oberlappen. Carcinom im Oberlappenbereich mit Metastasen im rechten Unterlappen. Kompression und Zerstörung von Gefäßen im rechten Oberlappen und im Bereich der Metastasen im rechten Unterlappen. Erweiterung der Lungenarterien infolge Rechtshypertrophie. 55 Jahre, ♂, S.-Nr. 1141/51

Besonders schwer wird die Kompression der Lungengefäße im Hilus nach Bronchialcarcinomen und Mediastinaltumoren (Abb. 17a u. b).

Auf die Bronchialgefäße haben diese Veränderungen der Hiluslymphknoten im allgemeinen keinen wesentlichen Einfluß. Man sieht allerdings bei Blastommetastasen eine dichtere Vascularisation als nach Narben in den Lymphknoten.

Literatur

Adebahr, G.: Befunde bei Bronchiektasen nach Untersuchungen an Operationsmaterial. Frankfurt. Z. Path. **66**, 29 (1955).

Ameuille, L., J. Lemoine et J. Nouille: Suppléance circulatoire par les adhérences après ligature des veines pulmonaires. Ann. anat. path. **45**, 85 (1938).

Armstrong, J. B., u. L. Cudkowicz: Die pathologische Anatomie der Bronchialarterien. Ergebn. ges. Tuberk.-Forsch. **14**, 191 (1958).

Bedford, E. D.: Discussion on pulmonary heart disease. Proc. roy. Soc. Med. **44**, 597 (1952).

— S. M. Aidaros and B. Girgis: Postmortale Angiogramme der Lunge. Brit. Heart J. **8**, 87 (1946).

Benninghoff, A.: Blutgefäße und Herz. Handbuch der mikroskopischen Anatomie, Bd. VI, S. 1. Berlin: Springer 1930.

Berry, J. L., J. F. Brailsford and Daly J. de Burgh: The bronchialvascular system in the dog. Proc. roy. Soc. B **109**, 214 (1931/32).

BERRY, J.L., and DALY J. DE BURGH: The relation between the pulmonary and bronchial vascular systems. Proc. roy. Soc. B 109, 319 (1931/32).

BOLT, W., W. FORSSMANN u. H. RINK: Selektive Lungenangiographie. Stuttgart: Georg Thieme 1957.

BREDT, H.: Die primäre Erkrankung der Lungenschlagader in ihren verschiedenen Formen. Virchows Arch. path. Anat. 284, 126 (1932).

— Entzündung und Sklerose der Lungenschlagader. Virchows Arch. path. Anat. 308, 60 (1942).

BRÜNING, H.: Untersuchungen über ein Vorkommen der Angiosklerose im Lungenkreislauf. Beitr. path. Anat. 30, 451 (1901).

BÜCHERL, E.: Über Bronchialgefäße. Klin. Wschr. 30, 961 (1952).

CEELEN, W.: Die Kreislaufstörungen der Lunge. In Handbuch der speziellen Anatomie und Histologie, Bd. III/3, S. 1. Berlin: Springer 1931.

Cor pulmonale. Verh. dtsch. Ges. Kreisl.-Forsch. 21, 163 (1955).

DELIUS, L.: Zur Frage der pulmonalen Hypertonie. Verh. dtsch. Ges. Kreisl.-Forsch. 17, 92 (1951).

— Klinische Beobachtungen an den Fragwürdigkeiten des cor pulmonale. Verh. dtsch. Ges. Kreisl.-Forsch. 21, 237 (1955).

ELLIS, F. H., J. H. GRINDLAY and J. E. EDWARDS: The bronchial arteries. I. Experimental occlusion. Surgery 30, 810 (1951).

— — — The bronchial arteries. II. Their voie in pulmonary embolism and infarction. Surgery 31, 107 (1952a).

— — — The bronchial arteries. III. Structural changes after division of the Rat's left pulmonary artery. Amer. J. Path. 28, 89 (1952b).

ESCH, D., u. F. GROSSE-BROCKHOFF: Tuberkulose und Kreislauf. Ergebn. ges. Tuberk.-Forsch. 14, 207 (1958).

EVANS, W.: Congenital pulmonary hypertension. Proc. roy. Soc. Med. 44, 600 (1952).

FEISCHL, P.: Über Aneurysmen der Art. pulmonalis. Thoraxchirurgie 7, 279 (1959).

FERRIER, P.: Endofibrose des artérioles pulmonaires en cas de „Maladie bleue". Presse méd. 1955, 453.

FLORANGE, W.: Diskussionsbemerkung. III. Internat. Staublungentagung Münster 1957. In: Die Staublungenerkrankungen, Bd. III, S. 481. Darmstadt: Dr. Dietrich Steinkopff 1958.

— Anatomie und Pathologie der A. bronchialis. Ergebn. allg. u. spez. Path. 39, 152 (1960).

FLORIN, P.: Le cœur pulmonaire chronique par thrombose artérielle pulmonaire. Sem. Hôp. Paris 23, 349 (1958).

GIAMPALMO, A.: The arteriovenous angiomatosis of the lung with hypoxemia. Acta med. scand. Suppl. 139, 248 (1950).

—, u. J. SCHOENMACKERS: Die Lunge bei M. caeruleus. Beitr. path. Anat. 112, 387 (1952).

GIESE, W.: Die morphologischen Grundlagen der Ventilationsstörungen bei Emphysem und Bronchitis und deren Rückwirkungen auf den Kreislauf. Verh. dtsch. Ges. inn. Med. 62, 12 (1956).

GIESE, W.: Über die Endstrombahn der Lunge in „Lungen und Kleiner Kreislauf". Bad Oeynhausener Gespräche I. Berlin-Göttingen-Heidelberg: Springer 1957.

— Alterslunge und Altersemphysem. Medizinische 1959, 2247.

GROSSE-BROCKHOFF, F.: Hämodynamik der Lungenkreislaufstörungen. Verh. dtsch. Ges. Kreisl.-Forsch. 17, 34 (1951).

— Der Phasenwandel im Erscheinungsbild der angeborenen Herz- und Gefäßfehler. Verh. dtsch. Ges. Kreisl.-Forsch. 23, 201 (1957a).

— Pathophysiologie des Lungenkreislaufes in „Lungen und Kleiner Kreislauf". Berlin-Göttingen-Heidelberg: Springer 1957b.

— G. NEUHAUS u. A. SCHAEDE: Herzbelastung bei arterio-venösen Fisteln und veno-venösen Anastomosen im großen bzw. kleinen Kreislauf. Z. Kreisl.-Forsch. 43, 388 (1954).

—, u. W. SCHÖDEL: Physiologie und Pathophysiologie des Kreislaufes. In Handbuch der Thoraxchirurgie, Bd. I. Berlin-Göttingen-Heidelberg: Springer 1957.

HALMAGYI, D. F. J.: Die klinische Physiologie des kleinen Kreislaufes. Jena: Gustav Fischer 1957.

HAYEK, H. v.: Über einen Kurzschluß (arteriovenöse Anastomosen) in der menschlichen Lunge. Z. Anat. Entwickl.-Gesch. 110, 412 (1940).

— Kurz- und Nebenschlüsse in der Pleura. Z. Anat. Entwickl.-Gesch. 112, 221 (1942).

— Die menschliche Lunge. Berlin-Göttingen-Heidelberg: Springer 1953.

— La vascularisation des bronches. Bronches 4, 110 (1954).

— Über die funktionelle Anatomie der Lungengefäße. Verh. dtsch. Ges. Kreisl.-Forsch. 17, 17 (1955).

— Anatomische Grundlagen der Lungenfunktion in „Lungen- und kleiner Kreislauf". Berlin-Göttingen-Heidelberg: Springer 1957.

HEGGLIN, R.: Die Zirkulationsstörungen der Lunge (mit Beiträgen von UEHLINGER). In Handbuch der inneren Medizin, Bd. IV/2, S. 227. Berlin-Göttingen-Heidelberg: Springer 1956.

HORNYKIEWYTSCH, TH.: Die Strukturanalyse der Lunge und ihre klinische Bedeutung. Medizinische 1956, 1451.

KAHLAU, G.: Der Lungenkrebs. Ergebn. allg. Path. path. Anat. 37, 258 (1954).

KIRCH, E.: Die pathologische Anatomie des Cor pulmonale. Verh. dtsch. Ges. Kreisl.-Forsch. 21, 163 (1955).

KÖHN, K., u. M. RICHTER: Die Lungenarterienstrombahn bei angeborenen Herzfehlern. Stuttgart: Georg Thieme 1958.

KÖNN, G.: Die pathologische Morphologie der Lungengefäße beim chronischen Cor pulmonale. Beitr. path. Anat. 116, 273 (1956).

— Die pathologische Morphologie der Lungengefäßerkrankungen und ihre Beziehungen zur chronischen pulmonalen Hypertonie. Ergebn. ges. Tuberk.-Forsch. 14, 101 (1958).

KUCSKO, L.: Über arterio-venöse Verbindungen in der menschlichen Lunge und ihre funktionelle Bedeutung. Frankfurt. Z. Path. 64, 54 (1953).

Langer, E., u. G. Gusmano: Zur Morphologie epithelialer Lungengeschwülste nach Untersuchungen an Operationsmaterial. Z. Krebsforsch. **60**, 259 (1955).

Lapp, H.: Über Sperrarterien der Lunge und die Anastomosen zwischen A. bronchialis und A. pulmonalis, über ihre Bedeutung insbesondere für die Entstehung des hämorrhagischen Infarktes. Frankfurt. Z. Path. **62**, 537 (1951).

Lauche, A.: Die Entzündungen der Lunge und des Brustfelles. In Handbuch der speziellen pathologischen Anatomie und Histologie, Bd. III/1, S. 701. Berlin: Springer 1928.

Leschke, W.: Das Bronchialcarcinom, seine Häufigkeit, Metastasierung und Frühdiagnose. Arch. Geschwulstforsch. **11**, 294 (1957).

Liebow, A. A.: The bronchopulmonary venous collateral circulation with spezial reference to emphysema. Amer. J. Path. **29**, 251 (1953).

Löffler, W.: Die Lungenatelektase. In Handbuch der inneren Medizin, Bd. IV/2, S. 920. Berlin-Göttingen-Heidelberg: Springer 1956.

Loeschke, H.: Störungen des Luftgehaltes. In Handbuch der speziellen Pathologie und Histologie, Bd. II/1, S. 599. Berlin: Springer 1928.

Loogen, F.: Der pulmonale Hochdruck bei angeborenen Herzfehlern mit hohem pulmonalem Stromvolumen. Arch. Kreisl.-Forsch. **28**, 1 (1958).

Lottenbach, K.: Das Lungenemphysem. In Handbuch der inneren Medizin, Bd. IV/2, S. 806. Berlin-Göttingen-Heidelberg: Springer 1956.

Maurer, G.: Zur Frage der primären Sklerose der Pulmonalarterien. Frankfurt. Z. Path. **55**, 208 (1941).

Meessen, H.: Über experimentelle Lungenembolie durch Glasperlen. Arch. Kreisl.-Forsch. **6**, 117 (1940).

— Zur Pathogenese, Progredienz und Adaption der angeborenen Herz- und Gefäßfehler. Verh. dtsch. Ges. Kreisl.-Forsch. **23**, 188 (1957).

Miller, W. S.: The lung. Springfield Ill. 1947.

Mülly, K.: Die Geschwülste der Lunge, Pleura und Brustwand. In Handbuch der inneren Medizin, Bd. IV/4, S. 1. Berlin-Göttingen-Heidelberg: Springer 1956.

Pagel, W.: Lungentuberkulose. In Handbuch der speziellen Anatomie und Histologie, Bd. IV/2, S. 139. Berlin: Springer 1930.

Peters, R. M., W. E. Loring and W. H. Sprint: An experimental study of the effect of chronic atelektasis on pulmonary and bronchial blood flow. Circulat. Res. **7**, 31 (1959).

Prévôt, R.: Über Verfettungen von Lungenvenen. Zbl. allg. Path. path. Anat. **50**, 305 (1951).

Rink, H.: Lungenfunktion und Lungenchirurgie. Eine lungenangiographische Untersuchung. Z. Tub. **106**, 11 (1955).

Schoenmackers, J.: Die akute Lungenblähung und das interstitielle Emphysem bei intrakraniellen Prozessen. Virchows Arch. path. Anat. **318**, 61 (1950).

— Zur Pathologie der Lungenembolie. Dtsch. med. Wschr. **83**, 115 (1958a).

Schoenmackers, J.: The pathology of pulmonary embolism. Germ. med. Monthly **2**, 91 (1958b).

— Über Bronchialvenen. Zbl. allg. Path. path. Anat. **100**, 350 (1959).

— Über Bronchialvenen und ihre Stellung zwischen großem und kleinem Kreislauf. Arch. Kreisl.-Forsch. **32**, 1 (1960).

—, u. H. Vieten: Das postmortale Angiogramm bei Tuberkulose, Silikose und Bronchialcarcinom. Fortschr. Röntgenstr. **77**, 14 (1952a).

— — Demonstrationen zur Pathologie des Lungenkreislaufes. Verh. dtsch. Ges. Kreisl.-Forsch. **18**, 310 (1952b).

— — Atlas postmortaler Angiogramme. Stuttgart: Georg Thieme 1954.

— — Vergleichende pathologisch-anatomische und postmortal-angiographische Betrachtungen der Lunge. Ergebn. ges. Tuberk.-Forsch. **14**, 347 (1958).

Semisch, L.: Neue Gesichtspunkte zur Hämodynamik des kleinen Kreislaufes auf dem Boden lungenangiographischer Studien. Z. Kreisl.-Forsch. **48**, 437 (1959).

— J. Gessner, L. Kölling u. H. H. Wittig: Atlas der selektiven Lungenangiographie. Jena: Gustav Fischer 1957.

Sieglbauer, F.: Lehrbuch der Anatomie des Menschen. Berlin u. Wien: Springer 1927. Letzte, 9. Auflage: Wien-Innsbruck: Urban & Schwarzenberg 1963.

Stecken, A., u. H. Opitz: Über das kombinierte Auftreten eines arterio-venösen Lungenaneurysma bei Teleangiektasia hereditaria (M. Osler) und Osteopoikilie. Fortschr. Röntgenstr. **80**, 236 (1954).

Töndury, G., u. E. Weibel: Über das Vorkommen von Blutgefäßanastomosen in der menschlichen Lunge. Schweiz. med. Wschr. **86**, 265 (1956).

— — Anatomie der Lungengefäße. Ergebn. ges. Tuberk.-Forsch. **14**, 59 (1958).

Uehlinger, E.: Die pathologische Anatomie und experimentelle Pathologie der Staublungenerkrankungen. In Handbuch der inneren Medizin, Bd. IV/3, S. 737. Berlin-Göttingen-Heidelberg: Springer 1956.

Walder, R.: Elektrokardiographische und histologische Untersuchungen des Herzens bei experimenteller Luft- und Fettembolie, sowie bei Embolie durch Stärkesuspension. Beitr. path. Anat. **102**, 485 (1939).

Wiese, F.: Über Thrombendarteriitis der Lungenarterien, ein Beitrag zur Pathogenese autochtoner Lungenarterienthrombose. Frankfurt. Z. Path. **49**, 155 (1936).

Worth, G.: Bronchitis, Emphysem, Silikose. In: Die Staublungenerkrankungen, Bd. III, S. 414. Darmstadt: Dr. Dietrich Steinkopff 1950.

Zuckerkandl, E.: Über die Anastomosen der V. pulmonalis mit Bronchialvenen und mediastinalen Venennetzen. S.-B. Akad. Wien, math.-naturwiss. Kl., Abt. 3 **84**, 110 (1881).

— Über die Verbindungen zwischen den arteriellen Gefäßen der menschlichen Lunge. S.-B. Ksl. Akad. Wiss., natur.-wiss. Kl., Abt. III **87**, 171 (1883).

Abdominale Gefäße

A. Aorta abdominalis und ihre großen Äste

Von

E. Vogler

Mit 47 Abbildungen in 83 Einzeldarstellungen

Die Kontrastdarstellung der Aorta abdominalis wurde 1929 von Dos Santos, Lamas und Caldas als Untersuchungsmethode eingeführt. Seither, insbesondere aber im letzten Jahrzehnt, hat die Angiographie der Aorta abdominalis und ihrer Äste weite Verbreitung gefunden. Einmal wegen der Verbesserung und der Vereinfachung der Methodik und der Anwendung weniger toxischer Kontrastmittel, wodurch Zwischenfälle auf ein Minimum reduziert werden konnten, und zum anderen, weil außer der Aorta abdominalis selbst auch abdominale und retroabdominale Organe in die angiographische Diagnostik mit einbezogen wurden. Die Entwicklung der Aortographie seit Dos Santos ist so weit fortgeschritten, daß bei geeigneter Methodik und Technik neben der Aorta abdominalis selbst die einzelnen Hauptäste der Aorta getrennt und gezielt und so die entsprechenden Organe besser und zweckmäßiger angiographisch dargestellt werden können.

I. Untersuchungsmethoden

Mehrere Methoden zur Kontrastdarstellung der Aorta abdominalis und ihrer Äste stehen uns zur Verfügung. Prinzipiell kann man zwischen *direkten* und *indirekten Methoden* unterscheiden. Zu den direkten Methoden, bei denen die Aorta punktiert wird, sind die *translumbale Aortographie* nach Dos Santos, Lamas und Caldas sowie die *transoesophageale Methode* nach Euler zu rechnen; zu den indirekten Methoden zu zählen sind sämtliche *Kathetermethoden*, bei denen die Kontrastdarstellung der Aorta über einen Katheter erfolgt, der andernorts in eine Arterie eingeführt und bis in die Aorta oder deren Äste gezielt vorgeschoben wird.

Jede der genannten Methoden hat in der Hand des Geübten Berechtigung angewendet zu werden. Die Wahl der Methode soll sich nach der Art des zu untersuchenden Falles richten.

1. Direkte translumbale Aortographie

Diese Methode wurde von Dos Santos, Lamas und Caldas 1929 und 1931 bekanntgegeben.

Man unterscheidet je nach der Höhe, in der die Punktion der Aorta abdominalis erfolgt, die *hohe subdiaphragmale Aortographie* und die *lumbale Aortographie*. Bei der hohen subdiaphragmalen Aortographie werden auch die großen visceralen Äste der Aorta abdominalis (Aa. renales, A. coeliaca und deren Äste, A. mesenterica sup. u. inf.) in die Kontrastdarstellung mit einbezogen, während bei der lumbalen Aortographie die distalen Anteile der Aorta abdominalis etwa in Höhe von L 3 abwärts und die Beckenarterien vorwiegend berücksichtigt werden.

a) Technik

Patient ist in Bauchlage. Für die direkte Punktion der Aorta soll eine etwa 20 cm lange Kanüle, deren Innenlumen 1,2—1,5 mm und deren Außendurchmesser nicht über

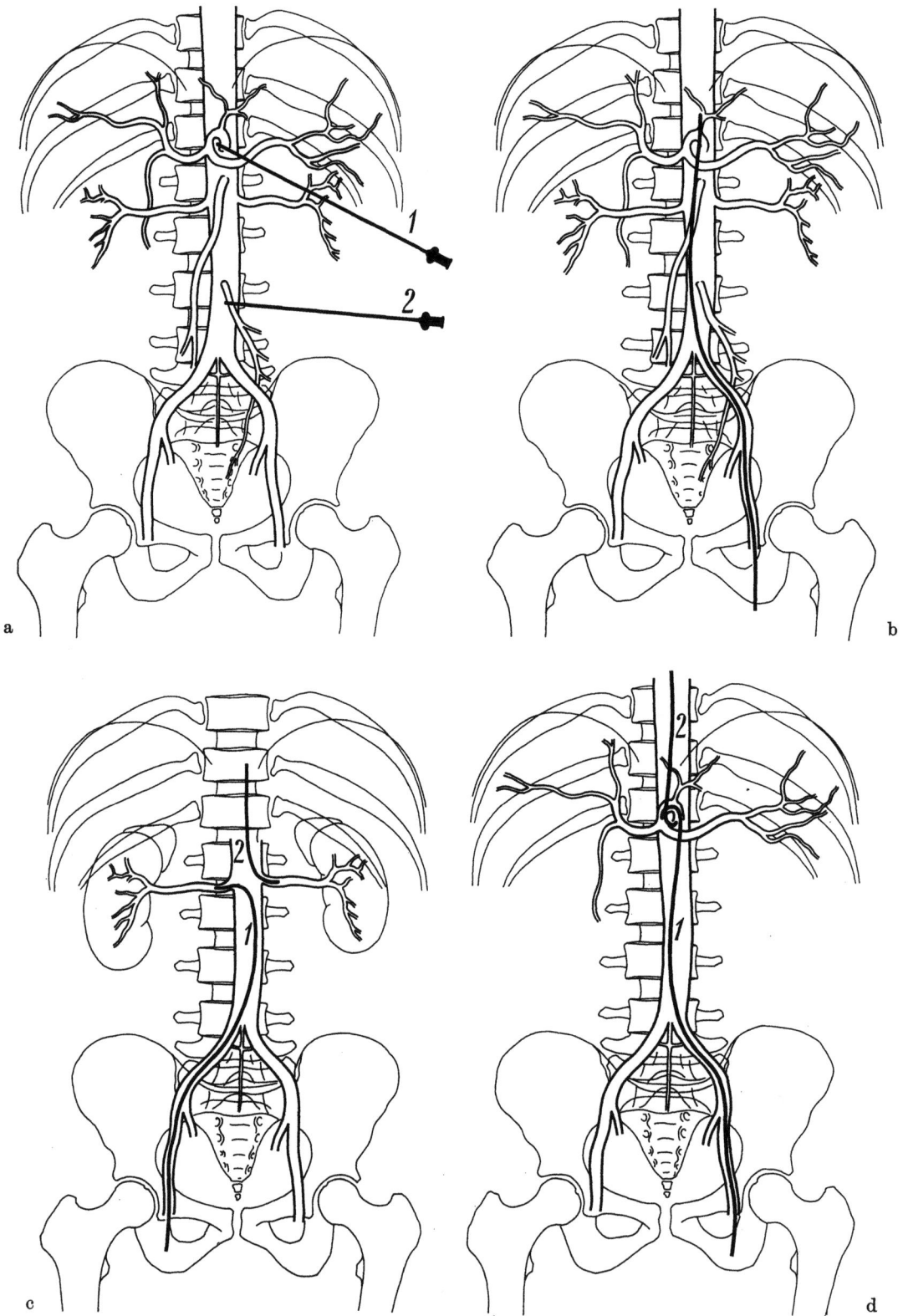

Abb. 1a—d. Schematische Darstellung der am meisten angewandten Methoden der Kontrastdarstellung der Aorta abdominalis und deren Hauptäste. a Translumbale Aortographie, hohe subdiaphragmale (*1*), tiefe lumbale (*2*). b Aortographie mittels Katheter über die A. femoralis (nach SELDINGER). c Gezielte Angiographie der Nieren über A. femoralis (*1*), über die A. brachialis (*2*). d Gezielte Angiographie der A. coeliaca über die A. femoralis (*1*), über die A. brachialis (*2*)

2 mm beträgt, Verwendung finden. Die Mehrzahl der Untersucher bevorzugen *eine* Punktionskanüle; LERICHE, GADERMANN und SCHRADER u.a. verwenden deren *zwei*, jedoch im Lumen engere. Von vielen Autoren werden Kanülen mit Mandrin und scharf geschliffener Spitze verwendet. Der Vorteil solcher Kanülen liegt darin, daß die Weichteile besser durchstoßen werden können, der Nachteil ist jedoch darin gegeben, daß trotz exakter Kanülenlage bei der Injektion die scharf geschliffene Kanülenspitze in die gegenüberliegende Aortenwand dringen oder diese durchdringen kann und so intramurale oder extravasale Kontrastmittelinjektionen erzeugt werden können. Als zweckmäßig und zur Vermeidung solcher Zwischenfälle hat sich die Verwendung einer Doppelkanüle erwiesen. Diese Kanüle besteht aus einer stumpfen Außenkanüle, in deren Lumen eine zweite eingepaßte, scharf geschliffene Innenkanüle mit Mandrin gelegen ist. Die eingepaßte, scharf geschliffene Innenkanüle mit Mandrin überragt das Ende der stumpfen Außenkanüle um etwa 5 mm, so daß die Punktion ebenfalls mit scharfer Spitze durchgeführt werden kann. Bei der Kontrastmittelinjektion verbleibt nur die stumpfe Außenkanüle im Aortenlumen (s. Abb. 2).

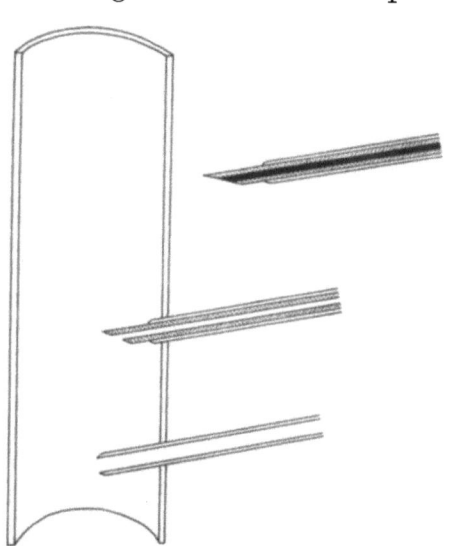

Bei der *subdiaphragmalen Aortographie* erfolgt die Punktion knapp unterhalb der linken 12. Rippe etwa 4—5 Querfinger lateral der Medianlinie. Nach Durchdringung der Haut wird die Kanüle nach medial vorne oben vorbei an den Querfortsätzen geschoben, bis der vordere laterale Rand des 1. Lenden- bzw. 12. Brustwirbelkörpers mit der Kanülenspitze getastet wird. Knapp unterhalb des vorderen lateralen Randes der genannten Wirbelkörper wird die Kanüle noch um einige Zentimeter vorgeschoben und so das Lumen der Aorta erreicht. Die Kanülenspitze soll im Lumen der Aorta in Höhe des 12. Brustwirbelkörpers liegen.

Die Punktion der Aorta bei der *lumbalen Aortographie* erfolgt in ähnlicher Weise, nur tiefer in Höhe des 2. oder 3. Lendenwirbels.

Abb. 2. Schematische Darstellung der Aortenpunktion mit Doppelkanüle

Die richtige Lage der Kanülenspitze ist erkenntlich an dem pulsrhythmischen Entströmen arteriellen Blutes nach Entfernung des Mandrins. Zur Kontrolle der richtigen Lage der Kanülenspitze ist es zweckmäßig, eine Probeaufnahme mit wenigen Kubikzentimeter Kontrastmittel in niedriger Konzentration durchzuführen. Für die Hauptinjektion des Kontrastmittels kann ein Überdruckapparat verwendet werden, jedoch genügt in der Regel auch die Injektion mittels Handspritze und Handdruck.

b) Kontrastmittel

Um eine kontrastreiche Darstellung der Aorta abdominalis und deren Äste zu erreichen, ist es bei dem relativ großen Blutvolumen und der Strömungsgeschwindigkeit des Blutes notwendig, ein Kontrastmittel in geeigneter Konzentration und Menge in kurzer Zeit zu injizieren. Am zweckmäßigsten dazu sind derzeit trijodierte Kontrastmittel in hoher Konzentration. Bei der Wahl des Kontrastmittels muß jedoch auch die Toxicität desselben berücksichtigt werden. Ein nichttoxisches Kontrastmittel gibt es derzeit nocht nicht. Im Tierversuch am wenigsten toxisch erwiesen haben sich bisher die trijodierten Kontrastmittel und von diesen vor allem das Urografin.

Früher, vereinzelt auch heute noch, wurden bis zu 80 cm³ hochkonzentrierte Kontrastmittel verwendet. Eine derart große Menge ist mit den dabei möglichen Schädigungen des Parenchyms der inneren Organe, vorwiegend der Nieren, nicht mehr vereinbar, so daß man in der Regel mit 20 cm³ das Auslangen finden muß. Mit 20 cm³ hochkonzentriertem Kontrastmittel, z. B. Urografin 76%ig, können kontrastreiche Füllungen der

Aorta abdominalis und deren Äste erreicht werden, ohne daß dabei — normale Lage der Kanülenspitze vorausgesetzt — ernsthafte Schädigungen des Parenchyms innerer Organe befürchtet werden müssen.

c) Komplikationen

Relativ viele Komplikationen wurden durch die direkte translumbale Aortographie verursacht. McAfee hat durch Rundfrage die Komplikationen bei 13200 abdominalen Aortographien erfassen können und fand insgesamt 1,02% Zwischenfälle, davon 37 (0,28%) tödliche und 98 (0,74%) ernsterer Natur. Die häufigsten Komplikationen davon

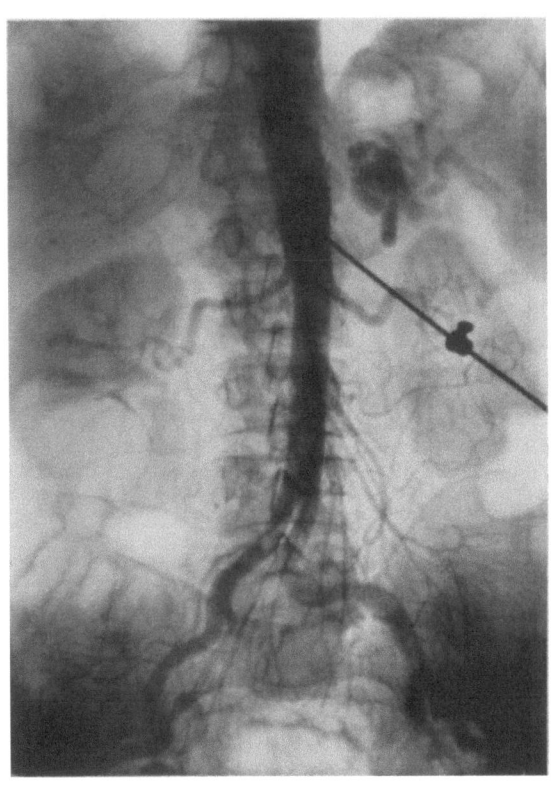 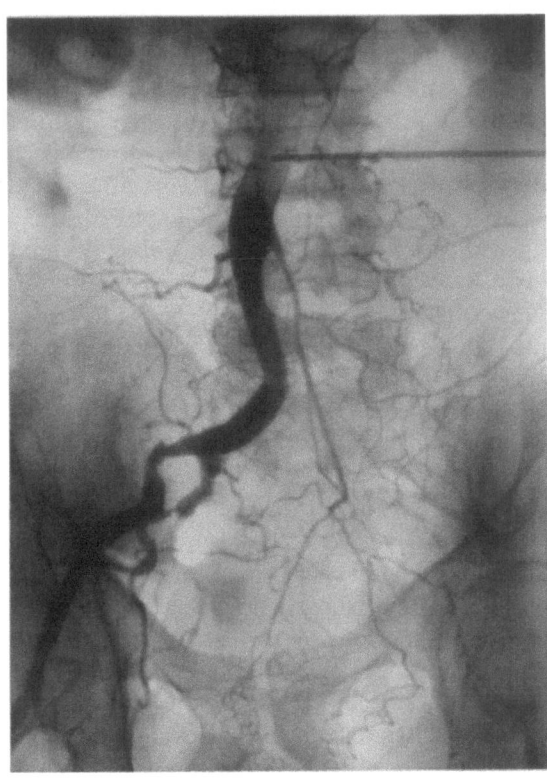

Abb. 3. Subdiaphragmale Aortographie. Nierencyste rechts

Abb. 4. Lumbale Aortographie. Arteriosklerose. Verschlüsse der Beckenarterien

waren Nierenschädigungen (12 Todesfälle an Urämie, 27 ernstere Schädigungen) infolge Durchfluß zu großer und hochkonzentrierter Kontrastmittelmengen durch die Nieren, wodurch Nierenparenchymschäden hervorgerufen wurden. Als zweithäufigste Komplikationen treten Paraplegien (29 Fälle, davon 5 tödliche) auf, die offenbar ebenfalls durch direkte schädliche Einwirkung des Kontrastmittels auf das Rückenmark zurückzuführen sind. Stärkere Blutungen nach den Punktionen waren in 13 Fällen (davon 5 Todesfälle) zu verzeichnen. Kardiovasculäre Komplikationen konnten bei 13 Patienten (5 Todesfälle) beobachtet werden, Schäden des gastrointestinalen Traktes in 10 Fällen, davon 5 Todesfälle und 5 ernsterer Natur, vorwiegend bedingt durch Punktion der A. mesenterica superior und nachfolgender Kontrastmittelinjektion.

Komplikationen entstehen vorwiegend bei der hohen subdiaphragmalen Methode der translumbalen Aortographie. Als Ursache kommen die Folgen der Punktion selbst, Schäden durch Kontrastmittel oder Kombination von Punktions- und Kontrastmittelschäden, Anaesthesiezwischenfälle oder eine zu großzügige bzw. fehlerhafte Indikationsstellung in Frage.

Bei der Punktion der Aorta, die praktisch „blind" durchgeführt werden muß, kommt es immer wieder vor, daß nicht die Aorta selbst, sondern ein Hauptast derselben punktiert wird (A. coeliaca, A. mesenterica superior, A. mesenterica inferior, A. renalis). Wenn auch die Punktion solcher Gefäße selbst in der Regel selten schwerwiegende Folgen nach sich zieht, kann es bei der nachfolgenden Injektion größerer Kontrastmittelmengen in hoher Konzentration zur Schädigung des betreffenden Organparenchyms kommen, die eine Parenchymnekrose zur Folge haben kann. Um vor nachfolgenden Schäden bei isolierter Punktion von Organarterien gesichert zu sein, ist es notwendig, vor der Haupt-injektion eine Probeaufnahme mit geringen Kontrastmittelmengen in niedriger Konzen-

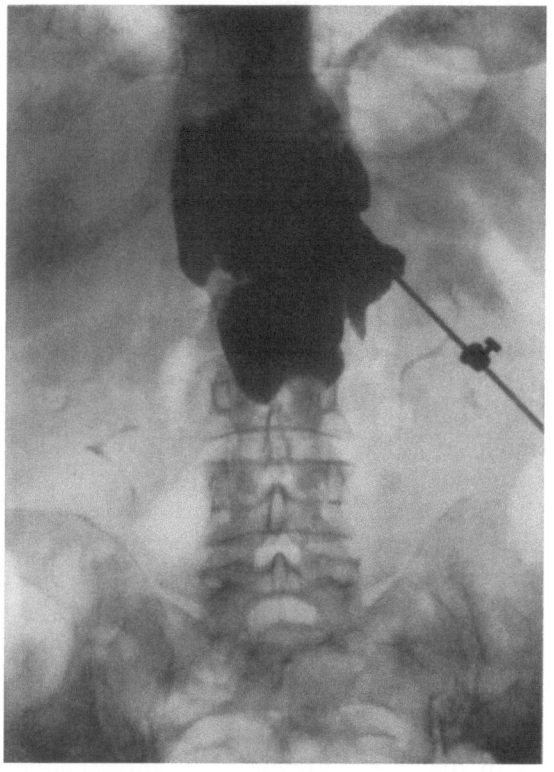

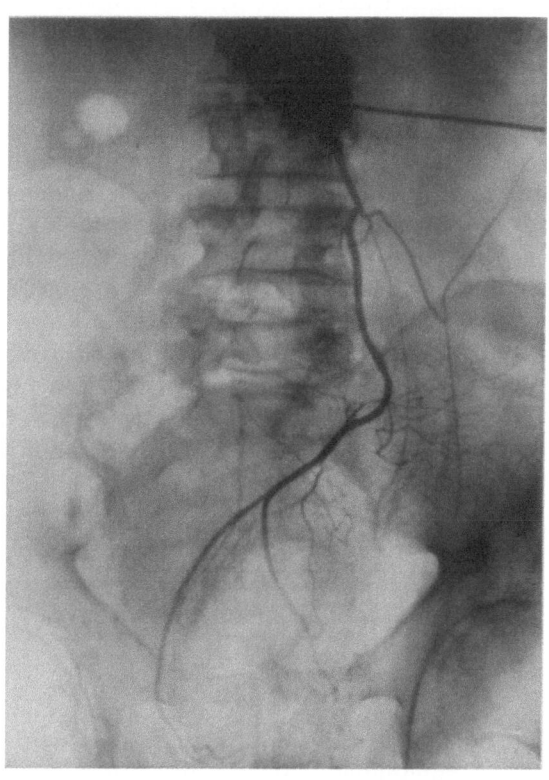

<table>
<tr><td>Abb. 5. Paravasale Kontrastmittelinjektion bei trans-
lumbaler Aortographie</td><td>Abb. 6. Isolierte Punktion der A. mesenterica in-
ferior u. paravasale Kontrastmittelinjektion bei
translumbaler Aortographie</td></tr>
</table>

tration durchzuführen, um die Nadellage eventuell korrigieren zu können. Als weitere wesentlichere Komplikationen, die durch die Punktion verursacht wurden, sind bekannt die Verletzung des Ductus thoracicus (MALUF u. McCOY, GASPAR u. SECREST) und die Punktion des Thoraxinnenraumes mit nachfolgendem Hämatothorax, die Punktion des intraspinalen Raumes und schließlich auch retroperitoneale Hämatome nach Punktion.

Schäden durch Kontrastmittel selbst werden vorwiegend im Bereiche der Nieren, des Rückenmarkes und des Darmes beobachtet. Sie treten dann auf, wenn das Parenchym dieser Organe von zu großen Mengen Kontrastmittel in zu hoher Konzentration durch-strömt wird, (z.B. bei isolierter Punktion von Organarterien oder nahe Lage der Kanülen-spitze vor der Abgangsstelle derselben), so daß dadurch irreversible Parenchymschäden erzeugt werden. So berichteten DOTTER, STEINBERG u. BALL, SAUTER, VÖLPEL, WAGNER u. PRICE u.a. über Todesfälle nach Punktion der A. mesenterica sup. und nachfolgender Kontrastmittelinjektion.

Über Komplikationen von seiten der Nieren bei translumbaler Aortographie siehe bei VOGLER u. HERBST.

Die Ursache der Paraplegien ist nach McAfee wahrscheinlich ein Spasmus der Spinalarterien mit nachfolgender Ischämie des Rückenmarkes. Fast nie ist eine intraspinale Kontrastmittelinjektion die Ursache. Vergrößert wird die Gefahr bei Anwendung einer Spinal- bzw. Allgemeinanaesthesie, ferner durch große Kontrastmittelmengen sowie Placierung der Spitze der Injektionskanüle unmittelbar gegenüber einer hinteren A. lumbalis, von der die A. radicularis anterior abgeht. Andere Ursachen von Paraplegien sind die Unterlage von Kissen, die die Aorta abdominalis komprimieren (Antoni u. Lindgren) oder, wie Vogler beobachten konnte, eine fehlerhafte Druckapparatur, wodurch große Sauerstoffmengen nach der Kontrastmittelinjektion in die Aorta gelangten (Gasembolie).

Bezüglich der durch Kontrastmittel hervorgerufenen Zwischenfälle sei bemerkt, daß eine Wiederholung der Injektion die Rate der Komplikationen wesentlich erhöht. Insbesondere gilt dies für kurz hintereinander durchgeführte mehrfache Kontrastmittelinjektionen, die zur Summation des schädlichen Effektes führen können.

Letzthin sei darauf hingewiesen, daß auch Komplikationen auftreten können, deren exakte Erklärung nicht möglich ist, wobei oft die Aneinanderkettung nicht vorherzusehender Umstände diese letzten Endes auslösen.

Um Komplikationen bei der translumbalen Aortographie nach Möglichkeit zu vermeiden, sind einige Punkte zu berücksichtigen:

1. Kritische Indikationsstellung zur Untersuchung.
2. Einstichstelle in der Aorta so tief als möglich wählen.
3. Exakte Kontrolle der Lage der Kanülenspitze durch vorhergehende Probeinjektion.
4. Verwendung der notwendigsten Kontrastmittelmengen und Konzentrationen (20 cm³ hochkonzentriertes Kontrastmittel nach Möglichkeit nicht überschreiten).
5. Wiederholung von Kontrastmittelinjektionen in kurzen Zeitintervallen vermeiden.
6. Beobachtung des Patienten nach der Untersuchung.

Auch bei Beachtung dieser Punkte wird es immer wieder vorkommen, daß Komplikationen auftreten können, die jedoch dann an Zahl und Intensität geringer sind. Komplikationen bei der translumbalen Aortographie ganz zu vermeiden, scheint bei dieser Methode wohl nicht möglich zu sein.

2. Indirekte Aortographie, Kathetermethoden

Bei der indirekten Aortographie wird ein Katheter, der in eine für die Punktion leicht zugängliche Arterie eingeführt wird, bis in die Aorta abdominalis vorgeschoben und auf diesem Wege das Kontrastmittel injiziert.

Ichikawa gab 1938 eine Methode an, wonach ein Katheter über einen Ast der operativ freigelegten A. circumflexa femoris lateralis eingeführt wird. Fariñas (1941) führte den Katheter über die A. femoralis nach Freilegung derselben und Punktion mittels Trokar bis in die Aorta abdominalis vor. Lindgren punktierte percutan die A. femoralis und führte durch die Punktionskanüle einen Katheter ein. Peirce, Peirce u. Ramey und schließlich Seldinger haben 1953 einfach durchführbare Methoden der percutanen Arteriographie über die A. femoralis angegeben, wobei letztere nach Seldinger als die am leichtesten handzuhabende Kathetermethode bezeichnet werden darf.

Neben den Methoden, bei denen über die A. femoralis oder deren Äste die Katheter eingeführt werden, gibt es noch Methoden, bei denen über andere Arterien der Katheter bis in die Aorta vorgeschoben wird. So haben Castellanos u. Pereiras die A. brachialis oder A. axillaris, Radner die A. radialis nach operativer Freilegung als Einführungsort gewählt. Jönsson benutzt die A. carotis communis. Zwar haben die letztgenannten Autoren damit vorwiegend die thorakalen Abschnitte der Aorta angiographisch untersucht, aber andere Autoren führten auf diese Weise auch die abdominale Aortographie durch (u.a. Tillander, Morino).

Mit Hilfe der Katheter ist es auch möglich, die einzelnen Äste der Aorta abdominalis getrennt und somit auch einzelne Organe gezielt angiographisch zu untersuchen. Durch besondere Bearbeitung der Katheterspitze oder des Führungsdrahtes kann der Katheter unter Durchleuchtungskontrolle in die einzelnen Hauptäste der Aorta gesteuert werden (TILLANDER, ÖDMAN, EDHOLM u. SELDINGER, VOGLER, GOLLMANN, MORINO u.a.).

Die derzeit einfachste und am leichtesten durchführbare Kathetermethode ist die nach SELDINGER mit ihren bereits vorhandenen einzelnen Modifikationen (ÖDMAN, VOGLER, GOLLMANN).

a) Seldingersche Kathetermethode

Patient ist in Rückenlage. Das Instrumentarium nach SELDINGER besteht aus einer dreiteiligen Punktionskanüle (Flügelkanüle), aus einem metallenen Führungsdraht mit

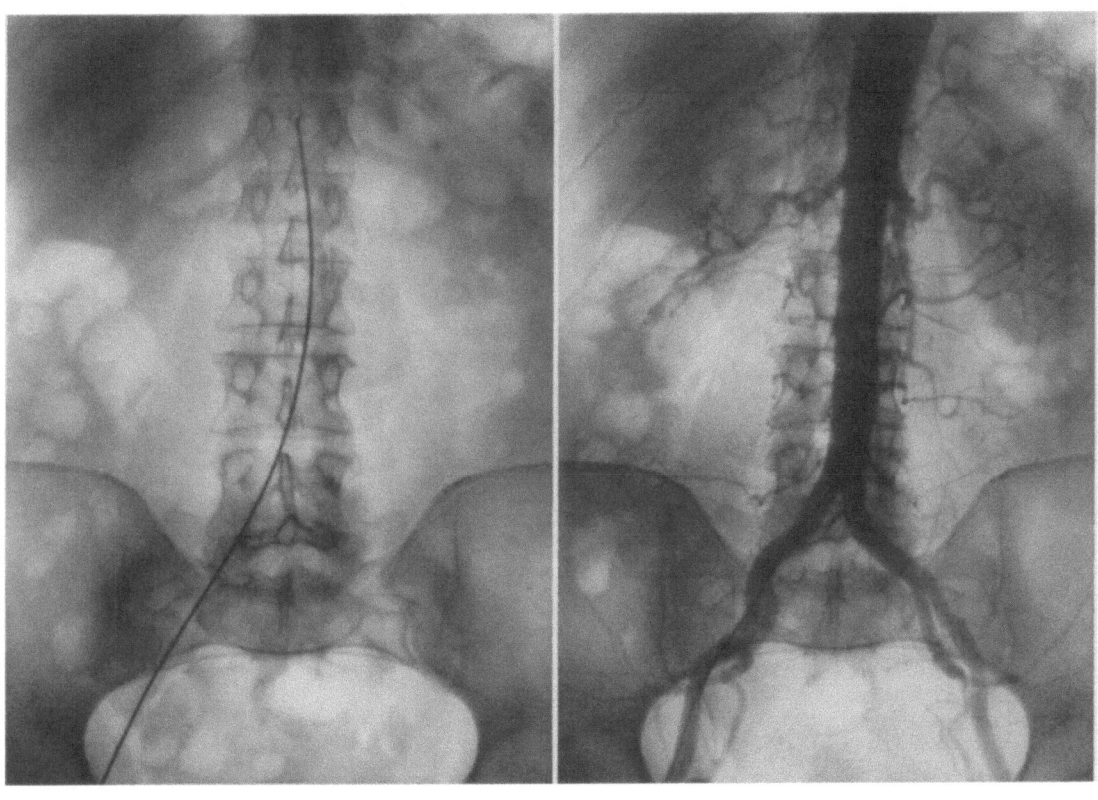

a   b

Abb. 7a u. b. Aortographie mittels Katheter über die A. femoralis nach SELDINGER. a Lage des Katheters mit Führungsdraht. b Kontrastmittelinjektion

flexiblem Ende, einem zweiteiligen Verbindungsstück und Kathetermaterial aus Poly-ethylen. Näheres siehe bei SELDINGER. Die Punktion erfolgt nach vorheriger Lokal-anaesthesie im Bereiche der A. femoralis an typischer Stelle. Nach Punktion des Ge-fäßes wird durch die Außenkanüle der Führungsdraht mit flexiblem Ende voran bis in die Aorta ohne Gewaltanwendung vorgeschoben. Bei liegendem Führungsdraht wird die stumpfe Außenkanüle sodann entfernt und der mit einem Teil des Verbindungs-stückes versehene Polyethylenkatheter bekannter Länge über den Führungsdraht in das Gefäßlumen vorgeschoben. Aus der bekannten Länge des Führungsdrahtes und des Polyethylenkatheters läßt sich die genaue Lage der nichtschattengebenden Katheter-spitze errechnen. Die gewünschte Lage der Katheterspitze kann bei eingelegtem Füh-rungsdraht entweder mittels Durchleuchtung oder mittels Probeaufnahme festgestellt werden. Nach eventueller Korrektur der Lage der Katheterspitze wird vor der Kontrast-mittelinjektion der Führungsdraht entfernt und der zweite Teil des mit Sperrhahn versehenen Verbindungsstückes angeschraubt. Zur Verhütung eines thrombotischen Verschlusses des Katheters wird dieser mit physiologischer Kochsalzlösung gefüllt und die Füllung etwa alle Minuten erneuert.

b) Gezielte Angiographie der großen Äste der Aorta abdominalis

Für die gezielte Angiographie der großen Äste der Aorta abdominalis kommen vor allem die Nierenarterien und die A. coeliaca und deren Äste in Frage, aber auch die A. mesenterica superior u. inferior. Die gezielte Angiographie der genannten Arterien kann auf zwei Wegen erfolgen, entweder von distal nach proximal über die A. femoralis nach der Seldingerschen Methode und deren einzelnen Modifikationen (ÖDMAN, VOGLER,

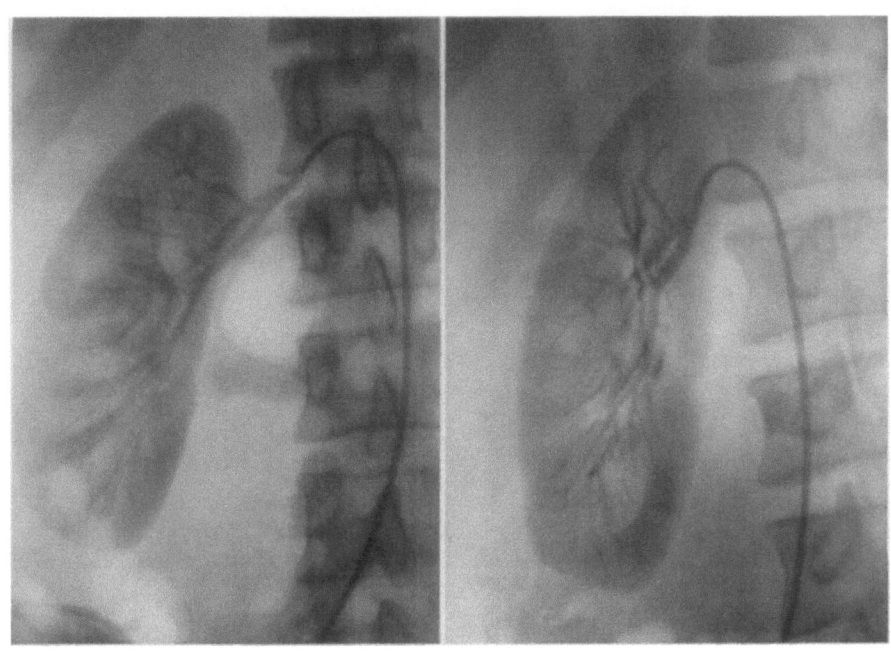

a   b

Abb. 8a u. b. Gezielte Angiographie der rechten Niere mit Ödman-Katheter. a Arterielle Phase antero-posterior. b Arterielle Phase gedreht

GOLLMANN) oder von proximal nach distal, wobei der Katheter über die A. radialis oder A. brachialis (RADNER, TILLANDER, MORINO), die A. subclavia in die Aorta thoracica und weiter bis in die Aorta abdominalis und schließlich in deren Äste vorgeschoben wird. Der Vorteil der Methoden über die A. femoralis liegt darin, daß der Katheter leichter bis in die Aorta gebracht werden kann, der Nachteil aber ist gegeben in mitunter auftretenden Schwierigkeiten bei der Einführung der Katheterspitze in die Abgangsstelle der großen Arterienäste. Bei den Methoden über die Aorta thoracalis dagegen kann die Katheterspitze leichter in die Abgangsstellen der großen Äste der Aorta abdominalis eingeführt werden, aber in der Regel ist für die Einführung des Katheters in das Aortenlumen an der oberen Extremität eine operative Freilegung des Gefäßes notwendig, wobei nicht immer eine Schädigung der Arterienwand mit deren Folgen zu verhindern ist.

ÖDMAN, EDHOLM u. SELDINGER geben der Spitze des Polyethylenkatheters gekrümmte Form, wobei die Formung entweder im heißen Wasser, oder über einer Flamme erfolgt. ÖDMAN verwendet überdies noch schattengebendes Kathetermaterial, was die Lokalisation des Katheters erleichtert. Durch die Krümmung der Katheterspitze können die Äste der Aorta abdominalis leichter gezielt aufgesucht werden. Im Aortenlumen bei Körpertemperatur kommt es häufig vor, daß die geformte Katheterspitze weicher wird und den größten Teil ihrer Krümmung verliert. Bei engem Aortenlumen ist die Beweglichkeit der gekrümmten Katheterspitze auch gehemmt. Aus diesen Gründen sieht GOLLMANN von einer besonderen Formung des Katheters selbst ab und legt Wert auf die Formung der Spitze des Führungsdrahtes. Verwendung findet dabei eine allseits flexible Drahtspirale mit engen Windungen, in deren Lumen auswechselbare Führungsdrähte mit verschiedener Spitzenkrümmung eingeführt werden können. Der Vorteil dieser Methode liegt darin, daß bei einmaliger Einführung der Drahtspirale beliebig Führungsdrähte mit verschiedener Spitzenkrümmung gewechselt werden können und so die Möglichkeit besteht, individuell die einzelnen Äste der Aorta abdominalis gezielt aufzusuchen. Ist die Drahtspirale mit dem Führungsdraht im aufzusuchenden Gefäß, so kann ein gewöhnlicher Polyethylenkatheter über diese vorgeschoben werden. Nach Entfernung der Drahtspirale mit Führungsdraht erfolgt die Kontrastmittelinjektion über den liegengebliebenen Polyethylenkatheter.

Neben den genannten Methoden der gezielten Angiographie der Aortenäste sei noch die Methode von TILLANDER erwähnt, wobei ein Herzkatheter mit einer aus flexiblen Metallgliedern bestehenden Spitze über die operativ freigelegte A. radialis bis in die Bauchaorta vorgeschoben wird und die Spitze des Katheters im Magnetfeld in die einzelnen Äste gesteuert werden kann.

ALKEN u. SOMMER, DUFOUR, HICKEL u. SESBUE gaben Methoden der gezielten Angiographie der Nieren nach *operativer Freilegung* der Nierenarterien bekannt.

c) Kontrastmittel

Bei der nichtgezielten Aortographie nach SELDINGER genügen 20 cm³ trijodiertes 76%iges Kontrastmittel (Urografin). Da bei der gezielten Angiographie praktisch die gesamte injizierte Kontrastmittelmenge in die entsprechende Arterie und somit in das zu untersuchende Organ gelangt und ein Abfluß in die Aorta bei richtiger Katheterlage nicht vorkommt, ist es notwendig, daß die Kontrastmittelmenge und -konzentration reduziert wird, um Parenchymschäden der Organe zu vermeiden. Für die Untersuchung der Nieren, die in der Regel einseitig erfolgen soll, genügen 6—8 cm³ Urografin 45%ig, für die A. coeliaca 20 cm³ Urografin 60—76%ig.

d) Komplikationen

Die Kathetermethoden sind in ihrer Gesamtheit gegenüber der translumbalen Aortographie wesentlich ungefährlicher. Dies liegt darin, daß bei den einzelnen Kathetermethoden eine bessere Kontrolle des gesamten Untersuchungsganges möglich ist. Außerdem finden hierbei in der Regel weniger große Kontrastmittelmengen Anwendung. Nur wenige Komplikationen wurden bisher bei den Kathetermethoden bekannt. PEIRCE u. RAMEY beobachteten eine arterio-venöse Fistel zwischen A. femoralis und einem Ast der V. saphena nach percutaner Einführung des Katheters über die A. femoralis. GOODWIN, SCARDINO u. SCOTT beschrieben eine Perforation mit der Katheterspitze; Verwendung fand dabei ein großer Ureterenkatheter. VOGLER u. HERBST konnten den Abbruch der flexiblen Spitze des Führungsdrahtes in einer Wandthrombose der A. iliaca com. ohne weitere Folgen beobachten. IDBOHRN beobachtete nach Einführung des Katheters über die A. radialis Zirkulationsstörungen der Hand bei einem älteren Patienten mit Arteriosklerose.

Hämatome bzw. Sugillationen des Gewebes im Bereich der Punktionsstelle sind mitunter bei Patienten mit hohem Blutdruck bzw. bei Störungen der Blutgerinnung festzustellen. Durch geeignete Kompression von außen können die Blutungen auf ein Minimum reduziert werden. Treten dennoch Hämatome auf, so ist es zweckmäßig, nach Stillstand der Blutung Permease zwecks schnellerer Resorption in die Hämatome zu injizieren. GOLLMANN beobachtete ein großes Hämatom an der Punktionsstelle, das operativ ausgeräumt werden mußte, wobei, wie sich später herausstellte, der Patient an einer Blutgerinnungsstörung litt.

Die am einfachsten durchzuführende Methode der gezielten Arteriographie der großen Äste der Aorta abdominalis ist die mit dem Punktionsgerät nach SELDINGER und dem schattengebenden Kathetermaterial nach ÖDMAN. Diese Kombination hat sich bisher am besten bewährt.

3. Grenzen der einzelnen Methoden

a) Translumbale Aortographie. Dieser Methode sind Grenzen gesetzt, vor allem bei der Punktion der Aorta, die manchmal schwierig sein kann oder mitunter auch nicht gelingt.

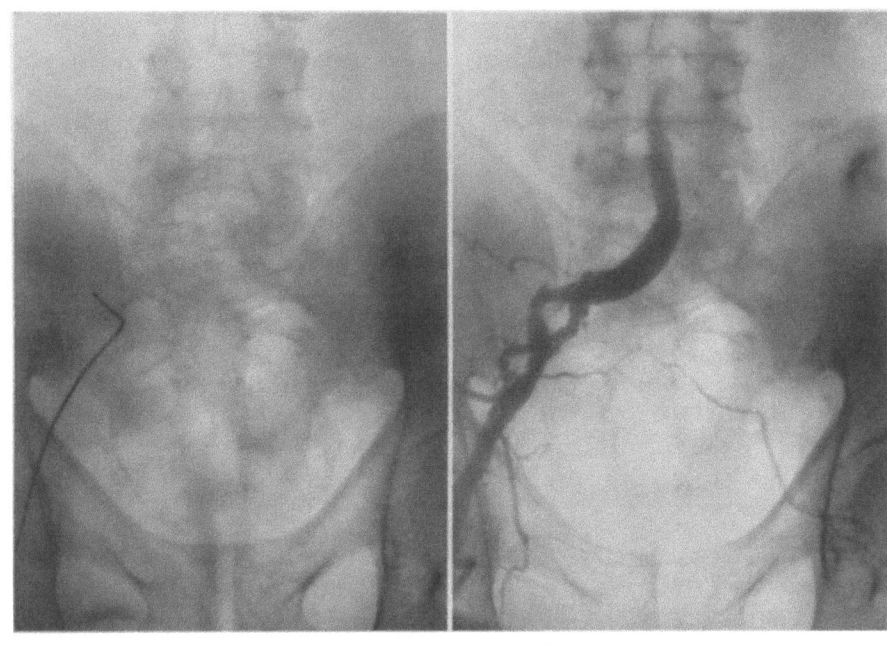

a   b

Abb. 9a u. b. Nichtgelingen der Kathetermethode. a Stop der flexiblen Spitze des Führungsdrahtes. b Kontrastmittelinjektion. Stenosierende Wandveränderungen bei Arteriosklerose

So bei hochgradigen Deformitäten der Wirbelsäule wie vor allem Kyphoskoliose, Skoliose bzw. Kyphose oder bei großen expansiven Prozessen des retroperitonealen Raumes, die zur Verlagerung der Aorta führen können.

b) Kathetermethoden. Grenzen gesetzt sind diesen Methoden dann, wenn Verlaufsanomalien bzw. stenosierende, meist erworbene Wandveränderungen der Gefäße die Einführung bzw. das Vorschieben des Katheters bis an den Ort der Wahl verhindern.

4. Indikation zur abdominalen Aortographie

Seit der Anwendung weniger toxischer Kontrastmittel und der Verbesserung und Vereinfachung der Technik und Methodik kann die Indikation zur abdominalen Aortographie auch entsprechend erweitert werden. Wurde früher die abdominale Aortographie vorwiegend zur Diagnostik von Erkrankungen der Aorta abdominalis selbst angewandt, so werden heute durch diese Untersuchungsmethode auch die Organe des abdominalen und retroabdominalen Raumes, die von den Hauptästen der Aorta versorgt werden, mit erfaßt. Neben die reine Gefäßdiagnostik mittels Angiographie tritt auch die Parenchymdiagnostik einzelner Organe.

Die Indikation zur abdominalen Aortographie ist gegeben

a) bei Wanderkrankungen der Aorta abdominalis selbst und deren Hauptäste, vorwiegend auch der Beckenarterien zwecks Lokalisation und Erfassung der Ausdehnung von Veränderungen und Darstellung eines vorhandenen Kollateralkreislaufes. Nur auf Grund der bildlichen Darstellung der Veränderungen kann eine etwa vorgesehene, aktive chirurgische Intervention gezielt durchgeführt werden;

b) bei expansivem Prozeß des abdominalen und retroabdominalen Raumes unklarer Genese, zwecks Lokalisation und eventueller Artdiagnose, wenn andere Untersuchungsmethoden keinen hinreichenden Aufschluß ergeben;

c) bei Erkrankungen der Nieren, wobei die Angiographie jedoch nicht die üblichen urologischen Routinemethoden ersetzen, sondern diese ergänzen soll (s. später);

d) bei gewissen Erkrankungen, vorwiegend expansiven Prozessen von Leber, Milz, Pankreas, sowie Erkrankungen des Pfortadersystems.

5. Gegenindikation zur abdominalen Aortographie

Als Gegenindikationen zur Aortographie haben zu gelten:

a) Schlechter Allgemeinzustand des Patienten, so daß die Untersuchung nicht zugemutet werden kann.

b) Nicht oder nur mangelhaft durchgeführte vorherige klinische Untersuchung des Patienten.

c) Fortgeschrittene Erkrankungen der parenchymatösen Organe, vorwiegend der Nieren, mit höhergradiger Funktionseinschränkung.

d) Erwiesene Kontrastmittelüberempfindlichkeit.

e) Nichtbeherrschung der Untersuchungstechnik.

II. Normale Anatomie und Physiologie

1. Zur Anatomie

Die Aorta abdominalis erstreckt sich vom Durchtritt durch den Hiatus aorticus in Höhe des 12. Brustwirbels bis zu ihrer Teilung in die Aa. iliacae communes in Höhe des 4. Lendenwirbels. Die Lage der Aorta abdominalis ist ventral der Lendenwirbelsäule und gering links der Medianlinie. In ihrem Verlaufe gibt die Aorta abdominalis zahlreiche paare und unpaare Äste verschiedenen Kalibers ab.

Unpaare Äste der Aorta abdominalis. Von diesen entspringt als erster in Höhe von Th 12 die A. coeliaca von der Vorderwand der Aorta nach ventral. Der Stamm der A. coeliaca ist lediglich von 1—1^1/$_2$ cm Länge. Als stärkster Ast der A. coeliaca entspringt die A. lienalis, die quer oder etwas aufsteigend nach links zum Hilus der Milz verläuft. Die A. lienalis gibt in ihrem Verlauf größere und kleinere nutritive Äste zum Pankreas, ferner die Rami gastrici breves zum Magenfundus und schließlich die A. gastroepiploica sin. zur großen Kurvatur des Magens ab. Der zweitstärkste Ast der A. coeliaca ist die A. hepatica communis, die sich nach rechts verlaufend in die A. hepatica propria und A. gastroduodenalis teilt. Die A. hepatica propria verläuft zur Porta hepatis und gibt ihrerseits die A. gastrica dextra ab, um sich dann in der Leber in die einzelnen Lappenarterien aufzuteilen. Aus der A. gastroduodenalis entspringt die A. gastroepiploica dextra zur großen Kurvatur des Magens und die A. pancreaticoduodenalis sup. zum Kopf des Pankreas und zur Duodenalschlinge. Als dritter und kaliberengster Ast der A. coeliaca entspringt schließlich die A. gastrica sinistra und verläuft zum oberen Anteil der kleinen Kurvatur des Magens. Weitere unpaare Äste der Aorta abdominalis sind die A. mesenterica superior, die in Höhe des 1. Lendenwirbels manchmal in unmittelbarem Anschluß an die A. coeliaca entspringt, den gesamten Dünndarm und die orale Hälfte des Dickdarmes versorgt. Schließlich als letzter unpaarer Ast entspringt die A. mesenterica inferior in Höhe des 3. oder zwischen 3. und 4. Lendenwirbel. Letztgenannte Arterie versorgt die aborale Hälfte des Dickdarmes etwa von der Flexura lienalis an.

Paare Äste der Aorta abdominalis. Zu diesen zu zählen sind die Aa. phrenicae inferiores, Aa. suprarenales, Aa. renales, Aa. spermaticae int. bzw. Aa. ovaricae und die Aa. lumbales. Von besonderem Interesse für die abdominale Aortographie sind davon vorwiegend die Aa. renales, die einer näheren Betrachtung unterzogen werden sollen.

Wenn die Nierenhauptarterien bei typischem Verhalten beiderseits vorhanden sind, so entspringen diese in Höhe des Zwischenwirbelraumes zwischen dem 1. und 2. Lendenwirbel. In der Hälfte der Fälle ist der Abgang beider Nierenarterien in gleicher Höhe, häufig geht jedoch die rechte Nierenhauptarterie etwas tiefer als die linke ab. Die rechte Nierenarterie ist gegenüber der linken in der Regel länger infolge der Lage der Aorta abdominalis paramedian links. Der Abgang der Nierenarterien aus der Aorta ist bei normaler Lage der Nieren ein annähernd rechtwinkliger oder ein nach unten zu mäßig spitzwinkliger. Die Aufteilung der Nierenhauptarterien in ihre Äste (Rami anteriores u. posteriores) erfolgt im Bereiche des Nierenhilus, kann aber auch vorzeitiger schon knapp nach der Abgangsstelle der Hauptarterie aus der Aorta erfolgen. Häufig sind Variationen in der arteriellen Versorgung der Nieren nachweisbar. Sie werden in Hand- und Lehrbüchern mit etwa 20—25 % der Fälle angegeben, wobei meist zwei oder mehrere Hauptarterien aus der Aorta die Versorgung einer Niere übernehmen können. Häufig ziehen die überzähligen Arterien (Polarterien) zu den oberen oder unteren Polen der Nieren (s. später).

Von Interesse für die angiographische Diagnostik, vorwiegend von expansiven Prozessen der Nebennieren, ist auch die arterielle Versorgung dieser Organe. Diese kann von drei Quellen aus erfolgen. Die Aa. suprarenales können aus den Nierenarterien, der Aorta oder den Aa. phrenicae inf. entspringen. Im Angiogramm sind vorwiegend die von den Nierenarterien bzw. der Aorta selbst entspringenden Aa. suprarenales zu sehen. Die Aa. lumbales (4 Paare) verlaufen nach ihrem Ursprung aus der Aorta quer über die Lendenwirbelkörper, wobei die rechten die linken an Länge übertreffen.

Die Aufteilung der Aorta abdominalis im distalen Ende in die Aa. iliacae communes erfolgt in Höhe des caudalen Endes des 4. Lendenwirbelkörpers (Aortengabel). Die direkte Fortsetzung der Aorta abdominalis ist die kaliberenge A. sacralis media (Aorta caudalis).

2. Zur Physiologie der Durchblutung

Der Aorta abdominalis kommt die Rolle des Hauptblutleiters für die abdominalen und retroabdominalen Organe zu sowie auch für die Organe des kleinen Beckens und für die unteren Extremitäten. Das Kaliber der Aorta abdominalis ist normalerweise proximal der Abgangsstelle der Aa. renales etwas weiter und distalwärts davon kaliberenger. Dies hängt damit zusammen, daß bis einschließlich der Abgangstelle der Aa. renales auch die Masse des Blutes für die abdominalen und retroabdominalen Organe herangebracht werden muß.

Die Betrachtung der einzelnen Organarterien läßt erkennen, daß das Kaliber derselben in keiner Beziehung zur Größe und dem Volumen der einzelnen Organe steht. So ist die A. hepatica propria, die die Leber, das relativ größte Organ des abdominalen Raumes, versorgt, kaliberenger als die A. lienalis oder die Aa. renales, die ungleich kleinere Organe zu versorgen haben. Dies hängt im entscheidenden Maße mit der arteigenen Funktion der einzelnen inneren Organe zusammen. Während die A. hepatica propria lediglich die nutritive Versorgung des Leberparenchyms aufrechtzuerhalten hat, versorgt ein zweiter getrennter Kreislauf, nämlich der über die Vena portae, das Organ mit der für die physiologische Funktion notwendigen Blutmenge. Anders ist dies bei den übrigen Organen des abdominalen und retroabdominalen Raumes. Diese erhalten ihre gesamte Blutmenge, sowohl die für die nutritive Versorgung des Parenchyms als auch die für die organeigene physiologische Funktion notwendige, über das arterielle System, wodurch naturgemäß ein größerer arterieller Zufluß notwendig ist. Aber auch die Organe, die den Blutzufluß nur über das arterielle System erhalten, zeigen, bezogen auf eine Volumeneinheit, einen verschieden großen Zufluß an arteriellem Blut und sind dementsprechend verschieden stark durchblutet. Die mit arteriellem Blut am besten versorgten Organe sind die Nieren, die Milz und erst dann mit Abstand die Leber, die Nebennieren, das Pankreas, der Magen-Darmtrakt. Für die Kontrastdarstellung dieser Organe ist dies von Bedeutung. Wird Kontrastmittel in die Aorta injiziert, wie dies bei der abdominalen Aortographie der Fall ist, so werden auch die Organe besser und kontrastreicher dargestellt, die größere Blutmengen über das arterielle System zugeführt erhalten. Da aber bei der Injektion der Kontrastmittelmenge und der Konzentration Grenzen gesetzt sind und auf Grund der für die Kontrastdarstellung oft ungenügend arteriellen Durchströmung die Darstellung der einzelnen Organe oft ungenügend ist, haben sich Methoden entwickelt, die eine gezielte Kontrastmittelinjektion in die Organarterien erlauben, wodurch diese Organe besser dargestellt werden können (gezielte Angiographie).

III. Erkrankungen der Aorta abdominalis und ihrer Äste

Seit Einführung der abdominalen Aortographie wurde in zunehmendem Maße bekannt, daß die Ursachen peripherer Durchblutungsstörungen vielfach nicht allein in den peripheren Gefäßen der unteren Extremität, sondern weiter proximal im Bereiche der großen Beckenarterien und der Aorta abdominalis selbst zu suchen sind. Die Beteiligung der Aorta abdominalis und der großen Beckenarterien am Zustandekommen peripherer Durchblutungsstörungen der unteren Extremitäten wird in der Literatur verschiedentlich und mit etwa 10—15% angegeben. Dementsprechend sollen auch bei der Klärung peripherer Durchblutungsstörungen die Aorta abdominalis und die großen Beckenarterien Berücksichtigung finden.

1. Arteriosklerose, Endangitis

a) Arteriosklerose

Insbesondere die Aorta abdominalis wird von arteriosklerotischen Wandveränderungen bevorzugt befallen. Pathologisch anatomisch sieht man in ausgeprägten Fällen neben platten- und röhrenförmigen Kalkablagerungen in der Gefäßwand auch beetartige, flach gegen das Aortenlumen hin vorspringende, mit Cholesterinbrei gefüllte Polster, die bei Fortschreiten des Prozesses und bei Erweichung aufbrechen können und als sog. atheromatöse Geschwüre imponieren. Auf der Basis solcher Geschwüre bilden sich häufig Wandthrombosen, die die Ursache von Kalibereinengung und von Gefäßverschlüssen sein können. Lieblingslokalisation der arteriosklerotischen Veränderungen sind auch die Abgangsstellen der Gefäße aus der Aorta.

Zwei geradezu entgegengesetzte Folgezustände der Arteriosklerose werden im Bereiche der Bauchaorta beobachtet. Einmal die Einengung des Gefäßlumens meist infolge sekundärer Wandthrombosen und zum anderen die Erweiterung (Ektasie) der Aorta abdominalis infolge Schwächung der Wandschichten. Letztere kann umschriebener oder diffuser Art sein. Gleichzeitig mit der Erweiterung des Lumens geht auch eine Elongation des Gefäßes einher, so daß die Aorta als vermehrt geschlängeltes und erweitertes Rohr imponiert. Insbesondere die mit Einengung des Gefäßlumens einhergehende Form der Arteriosklerose kann oft von einer sog. Endangitis nicht unterschieden werden. Angiographisch sind die genannten Veränderungen bei Arteriosklerose gut zu erkennen.

b) Endangitis

Diese Art der Gefäßwanderkrankung der Aorta abdominalis führt in der Regel zur
Einengung des Aortenlumens, vorwiegend infolge der für diese Erkrankung typischen
und häufigen Wandthrombosen. Hochgradige Kalibereinengungen und Verschlüsse sind
bei Endangitis häufiger wie bei Arteriosklerose. Die Unterscheidung von einer Arteriosklerose kann angiographisch mitunter schwierig, ja unmöglich sein. Dies wird auch

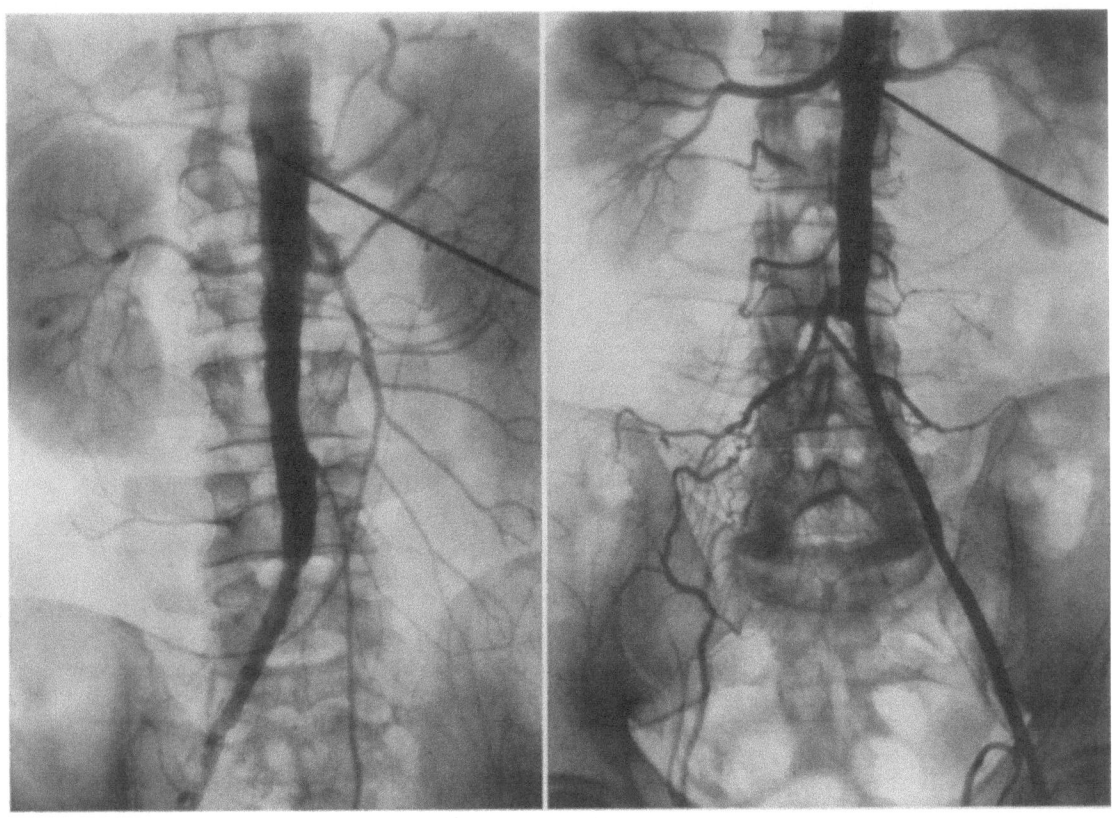

Abb. 10   Abb. 11

Abb. 10. Arteriosklerose der Aorta abdominalis bei 62 Jahre altem Patienten. Verschluß der A. iliaca
communis sinistra

Abb. 11. Endangitis obliterans der Aorta abdominalis bei 40 Jahre altem Patienten. Verschluß der A. iliaca
communis dextra

verständlich, wenn man bedenkt, daß beide Erkrankungen zeitlich nacheinander bei ein
und demselben Individuum auftreten können und mitunter nur graduelle Unterschiede
zwischen beiden bestehen.

2. Verschlüsse der Aorta abdominalis

Seit LERICHE 1940 das erste Mal angiographisch und operativ einen totalen Verschluß
der Aorta abdominalis nachweisen konnte, sind mittels der Angiographie zahlreiche
solche Gefäßprozesse festgestellt worden. Dadurch gelangte man zur Erkenntnis, daß
Verschlüsse der Aorta abdominalis, wenn sie unterhalb der Abgangsstellen der Aa. renales
gelegen sind, durchaus mit dem Leben des Patienten vereinbar sind, ja sogar die Arbeits-
fähigkeit dadurch oft nur unwesentlich beeinträchtigt wird. Vorwiegend bei Männern
sind Verschlüsse der Aorta abdominalis zu finden. LOOSE konnte in 6% seiner Aortographien Totalverschlüsse der großen Bauchschlagader feststellen.

Zwei typische Formen von Verschlüssen der Aorta abdominalis werden beobachtet. Einmal der hohe *subrenale Aortenverschluß* knapp unterhalb der Abgangsstellen der Aa. renales mit der Gefahr der Niereninsuffizienz bei fortschreitender Thrombose nach proximal und zum anderen der tiefe *lumbale Aortenverschluß (Bifurkationsverschluß)*. Letzterer kann sich bei proximalem Fortschreiten der Thrombose zu einem hohen subrenalen Verschluß entwickeln, was häufig der Fall ist, wie dies aus der Beobachtung zahlreicher lumbaler Aortenverschlüsse ersichtlich ist. Die Thrombose wandert in der Regel von distal nach proximal.

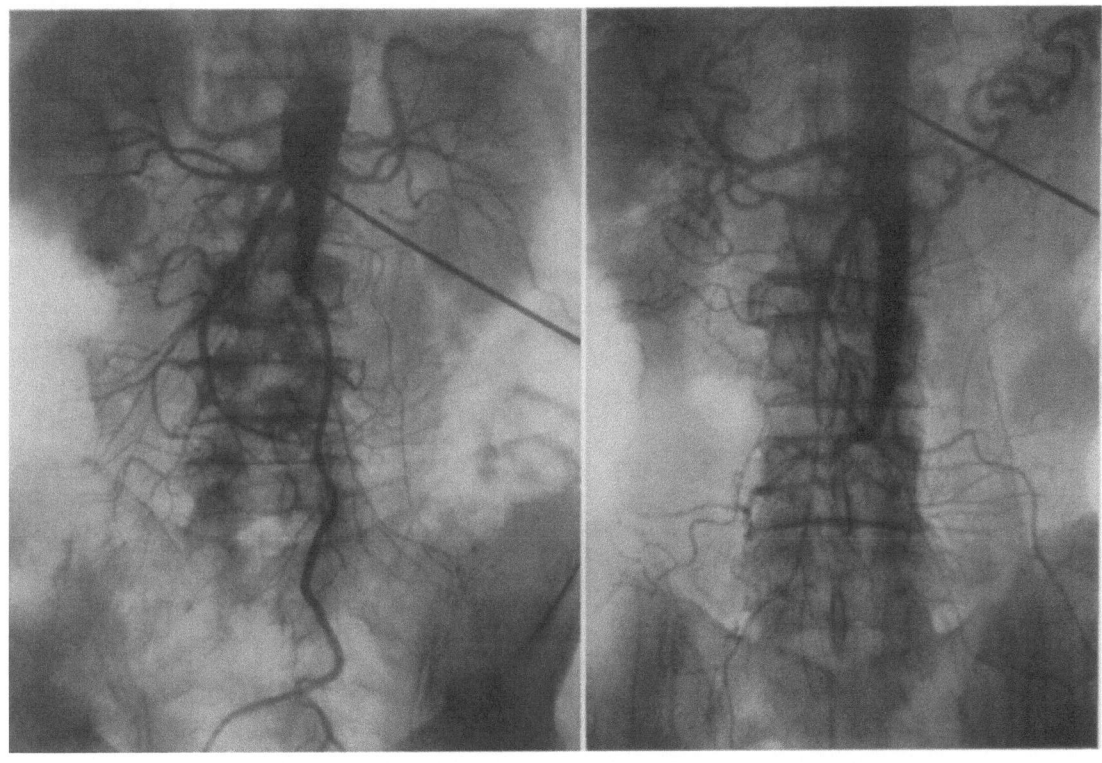

Abb. 12   Abb. 13

Abb. 12. Hoher subrenaler vollständiger Aortenverschluß

Abb. 13. Tiefer lumbaler vollständiger Birfurkationsverschluß bei Arteriosklerose

3. Kollateralkreislauf bei Verschlüssen der Aorta abdominalis

Voraussetzung für die Lebensfähigkeit des Gesamtorganismus bzw. der durch den Verschluß in der Ernährung beeinträchtigten Körperteile ist ein funktionstüchtiger Kollateralkreislauf, der auf anderen Wegen für die Ernährung genügende Blutmengen heranbringt. Wie groß die diesbezüglich ausgleichenden Möglichkeiten des Körpers sind, kann gerade bei Verschlüssen der Aorta abdominalis demonstriert werden. Je nach dem Sitz des Verschlusses im Bereiche der Aorta abdominalis stehen dem Körper verschiedene Möglichkeiten zur Verfügung, den Kollateralkreislauf auszubilden. Voraussetzung für die Ausbildung eines genügenden Kollateralkreislaufes ist jedoch, daß der Verschluß nicht akut, sondern langsam erfolgt, so daß dem Körper noch genügend Zeit bleibt, die Kollateralbahnen in geeignetem Maße zu öffnen. Nach LOOSE ist die Entwicklung und Kapazität eines Kollateralkreislaufes abhängig vom Tempo der Progredienz eines Verschlusses, seiner Ausdehnung und Lokalisation. Ein Kollateralkreislauf schaltet sich nach LOOSE erst dann maßgeblich ein, wenn die Stenose des Stammgefäßes mindestens $^2/_3$ des Lumens beträgt.

Nach Gottlob erhalten bei Verschluß der Aorta abdominalis folgende Kollateralbahnen die Ernährung der distal des Verschlusses gelegenen Körperanteile aufrecht:

Tabelle 1. *Kollateralkreislauf bei Verschluß der Aorta abdominalis.* (Frei nach Gottlob)

Obliterierte Gefäßstrecke	Ausgang der Kollateralverbindungen	Zwischengeschaltete Arterien	Einmündung der Kollateralbahnen
Aorta, von Nierenarterien abwärts, hoher subrenaler Aortenverschluß	A. thoracica int. Aa. intercostales, Aorta abdominalis	A. epigastrica superior, A. epigastrica inferior A. mesenterica superior, A. mesenterica inferior (Riolansche Arkade), A. pudenda interna A. iliaca interna A. testicularis (A. spermatica) interna, A. testicularis externa, A. epigastrica inferior A. ovarica, A. uterina, A. iliaca interna	A. iliaca externa (A. femoralis) A. iliaca externa (Anfangsteil) A. iliaca externa (distal) A. iliaca externa (Anfang)
Aorta, knapp oberhalb der Bifurkation, tiefer lumbaler Aortenverschluß	Aorta abdominalis	Aa. lumbales, A. iliolumbalis, A. ilica interna Aa. lumbales, A. circumflexa ilium profunda A. mesenterica inferior, Aa. haemorrhoidales superiores, Aa. haemorrhoidales inferiores, A. pudenda interna, A. iliaca interna	A. iliaca externa (Anfang) A. iliaca externa (distal) A. iliaca externa (Anfang)

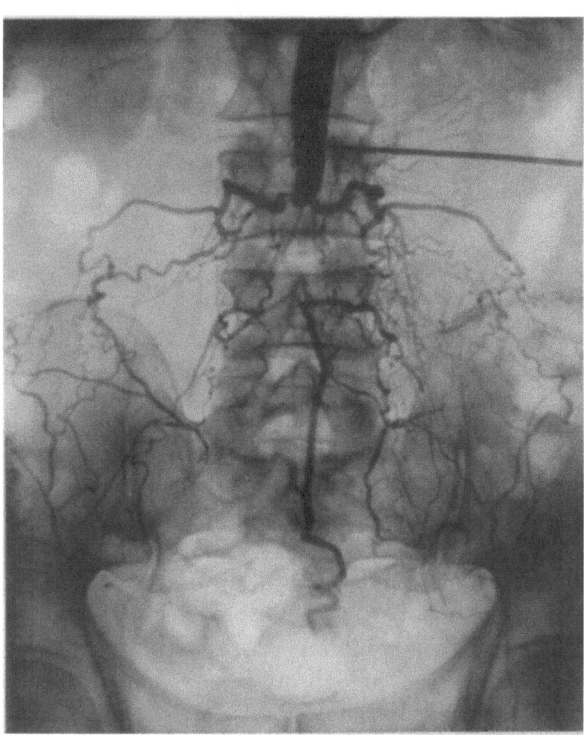 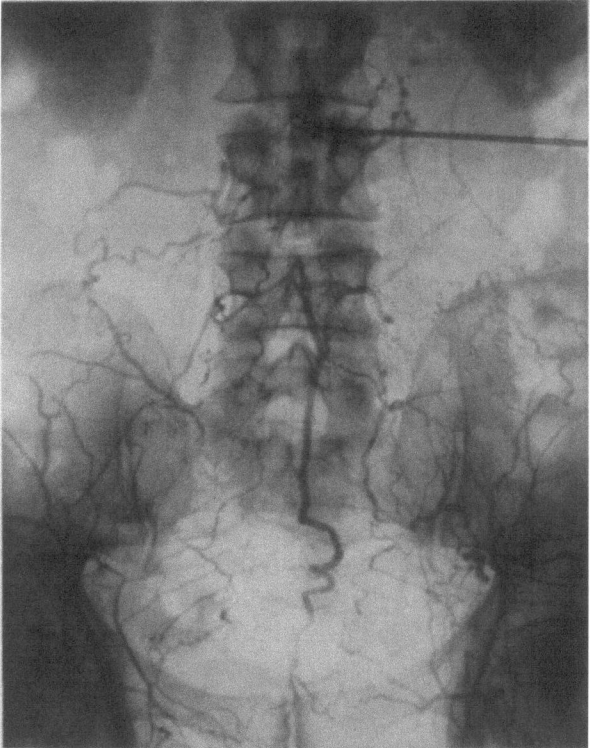

a   b
Abb. 14a u. b. Vollständiger Aortenverschluß in Höhe von L 3 mit gut ausgebildetem Kollateralkreislauf

Von den großen Ästen der Aorta abdominalis sind es vorwiegend die A. lienalis und
die Aa. renales und mit Abstand dann erst die Aa. mesentericae inferior et superior und

die übrigen Hauptarterien, die von Arteriosklerose bzw. Endangitis befallen werden. Schon am Übersichtsbild des Abdomens kann man im linken Oberbauch mitunter röhrenförmige, vielfach geschlängelte Verkalkungen nachweisen, die solchen in einer Milzarterie entsprechen.

4. Aneurysmen

Aneurysmen der Aorta abdominalis sind in der Regel nicht so häufig wie solche der Aorta thoracalis. Mit zunehmender Überalterung der Bevölkerung und einhergehender

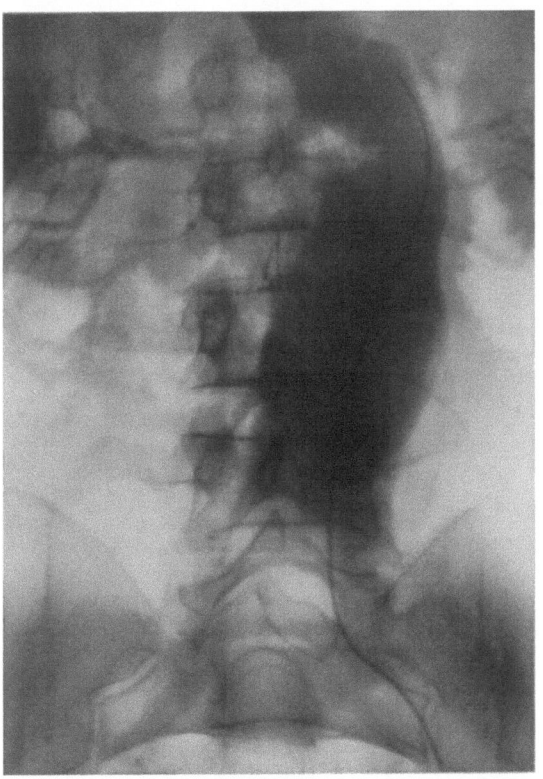

Abb. 15. Spindelförmiges Aneurysma der Aorta abdominalis infolge chronischen Traumas bei 35 Jahre altem Holzarbeiter

Zunahme der degenerativen Gefäßerkrankungen als auch infolge der neuen diagnostischen Möglichkeiten kann man aber auch Aneurysmen der Aorta abdominalis des öfteren beobachten. Die häufigsten Ursachen der Aneurysmen sind Wanderkrankungen im Sinne einer Arteriosklerose bzw. Mesaortitis luica. Selten sind plötzliche oder auch chronische Traumen die Ursache der Entstehung solcher Gefäßwandveränderungen. Im Bereiche der Aorta abdominalis handelt es sich in der Mehrzahl um ein Aneurysma verum, selten um ein Aneurysma dissecans oder Aneurysma spurium. Was die Form der Aneurysmen betrifft, so sind die sackförmigen am häufigsten und seltener die spindeligen und zylindrischen.

Arterio-venöse Fisteln zwischen Aorta abdominalis und Vena cava inferior wurden vereinzelt beobachtet (BULGRIN und JACOBSON).

In der Diagnostik von Aneurysmen der Aorta abdominalis führt der alleinige Palpations- und Auskultationsbefund häufig zu Irrtümern, die insbesondere dann zustande kommen, wenn Verlaufsanomalien der Aorta abdominalis vorwiegend bei Deformitäten der Lendenwirbelsäule vorhanden sind, oder auch bei Elongation der Aorta abdominalis bei Arteriosklerose.

18*

Aneurysmen der großen Äste der Aorta abdominalis sind vorwiegend im Bereiche der A. lienalis zu beobachten. Neben einzelnen können auch mehrfach hintereinandergereihte beobachtet werden, die meist mit Erweiterung und Schlängelung der Arterien

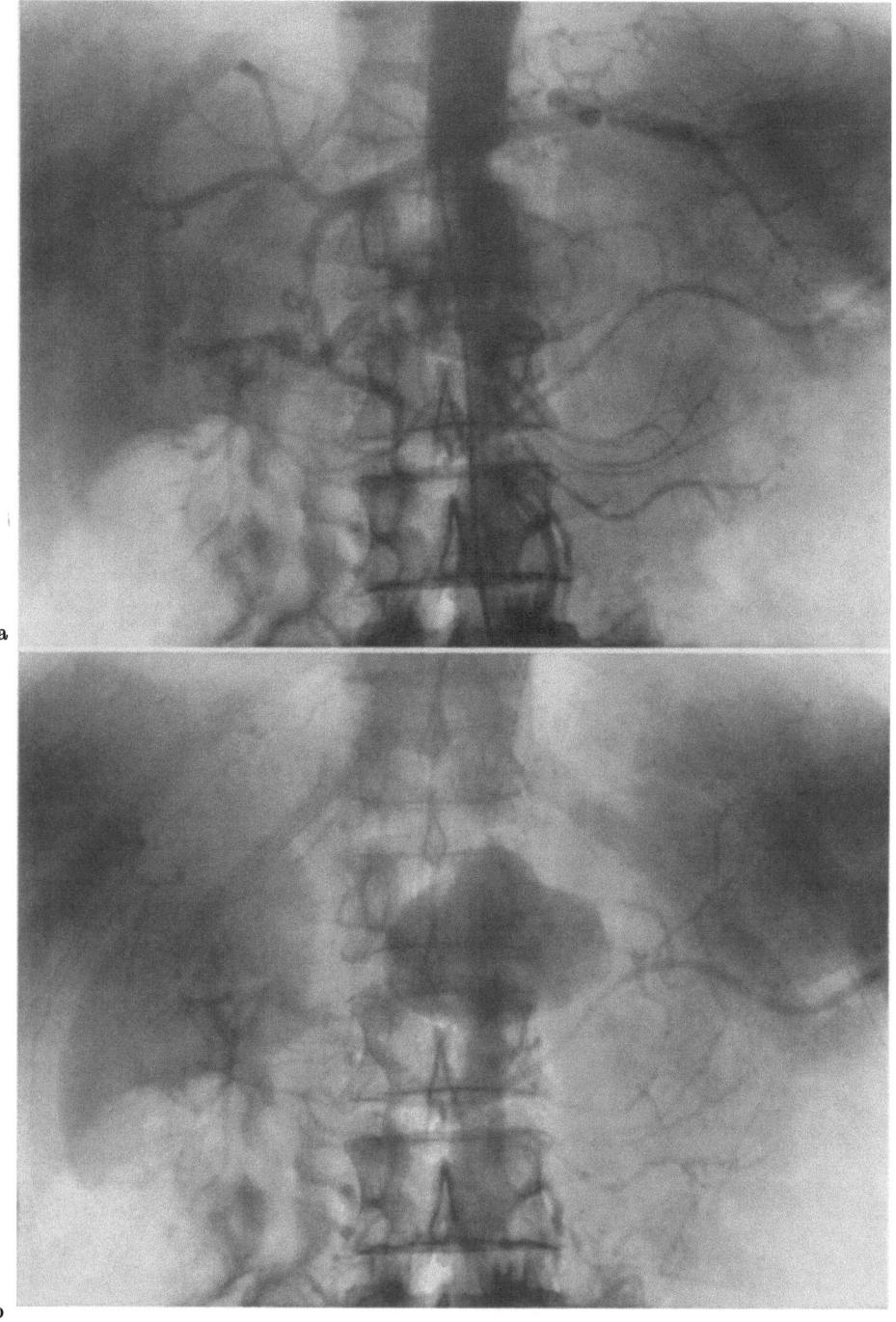

Abb. 16a u. b. Sackförmiges Aneurysma der Aorta abdominalis in Höhe der Abgangsstelle der Nierenarterie. Verschluß der linken Nierenhauptarterie

einhergehen (Aneurysma serpentinum). Auch im Bereiche der Nierenarterien und deren Verzweigungen können arterielle Aneurysmen mitunter festgestellt werden. Sind Verkalkungen in solchen Aneurysmen vorhanden, so können diese am Übersichtsbild bereits als charakteristische Ringschatten erkannt werden.

5. Verlaufs- und Lageanomalien

Angeborene Verlaufs- und Lageanomalien der Aorta abdominalis sind selten und unbedeutend. Zu erwähnen wäre die rechts descendierende Aorta, die im unteren Thorakal- bzw. oberen Lumbalbereich nach links an normaler Stelle wechselt. Bei Situs inversus totalis liegt die Aorta abdominalis nicht links, sondern rechts neben der Medianlinie.

Erworbene Verlaufs- und Lageanomalien kommen vor bei großen expansiven Prozessen des abdominalen bzw. retroabdominalen Raumes. Dadurch kann die Aorta

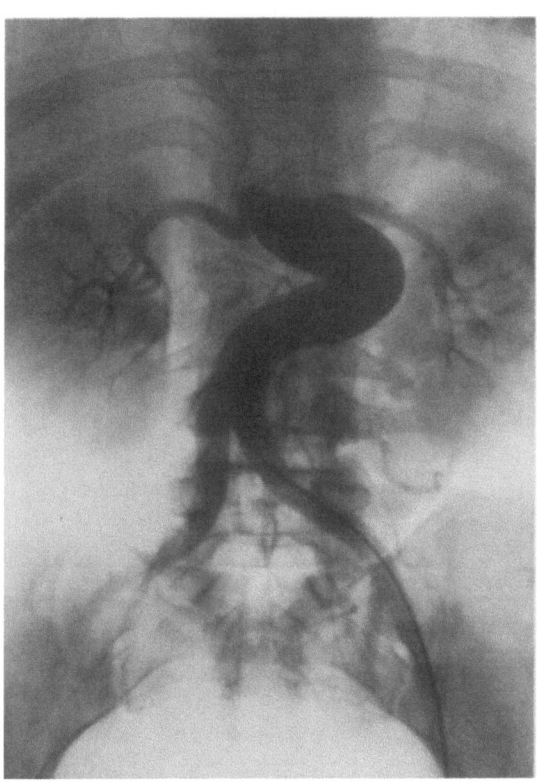
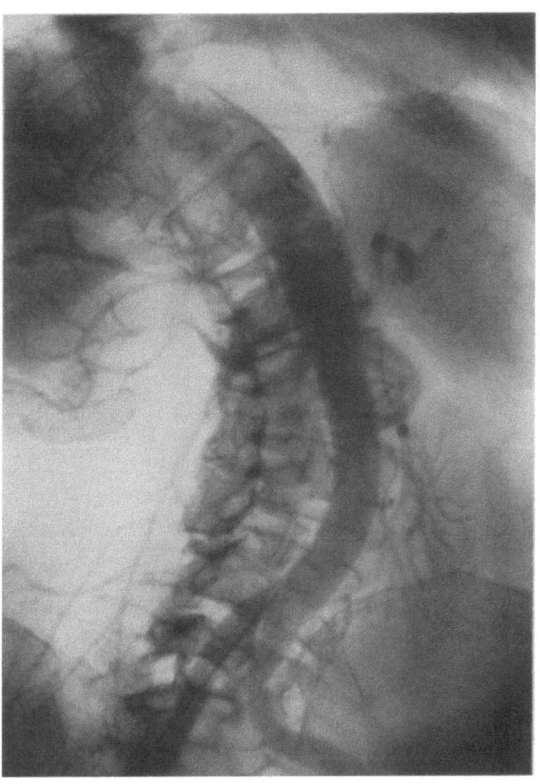

Abb. 17. Gewundener Verlauf der Aorta abdominalis infolge Höhenabnahme der Lendenwirbelsäule bei Caries L 1—3

Abb. 18. Bogiger Verlauf der Aorta abdominalis bei Skoliose und Rotation der Lendenwirbelsäule

abdominalis oft bedeutend bogig verdrängt werden. Andere erworbene Verlaufsanomalien sind bei Deformitäten der Lendenwirbelsäule zu beobachten, wobei die Aorta abdominalis jeweils die Krümmungen der Wirbelsäule mitmacht. Elongation der Aorta abdominalis führt zu S-förmigem Verlauf derselben, der insbesondere bei Arteriosklerose zu beobachten ist.

Die Kenntnisse der Verlaufs- und Lageanomalien der Aorta abdominalis sind besonders dann von Wert, wenn die translumbale Methode der Aortographie angewendet werden soll, da dabei die Punktion schwierig, ja unmöglich sein kann.

IV. Angiographie der Nieren

Gegenüber den bisherigen Routinemethoden der urologischen Röntgendiagnostik (Abdomenübersichtsbild, intravenöse und retrograde Pyelographie) ist es mit Hilfe der Angiographie möglich, neben dem Gefäßsystem auch das Parenchym der Nieren darzustellen und dieses damit einer direkten Betrachtung zu unterziehen.

Die Indikationen zur Angiographie der Nieren können infolge Vereinfachung der Technik und der Untersuchungsmethoden und durch Anwendung weniger toxischer Kontrastmittel in geeigneter Konzentration und Menge relativ weit gesteckt werden. Insbesondere gilt dies für die Kathetermethoden und die gezielte Nierenangiographie. Ohne eine wesentliche Schädigung des Nierenparenchyms oder des Gesamtorganismus befürchten zu müssen, kann bei geeigneter Technik diese Untersuchungsmethode mit wenigen Ausnahmen bei allen unklaren Erkrankungen der Nieren angewandt werden. Diese Ausnahmen, die gleichzeitig die Kontraindikationen darstellen, sind:

Erkrankungen des Nierenparenchyms im urämischen oder präurämischen Stadium.

Schlechter Allgemeinzustand des Patienten, so daß die Untersuchung nicht zugemutet werden kann.

Nicht oder nur mangelhaft durchgeführte vorherige urologische und klinische Untersuchung des Patienten.

Erwiesene Kontrastmittelüberempfindlichkeit.

Nichtbeherrschung der Methodik und der Technik der Nierenangiographie durch den Untersucher.

1. Das normale Angiogramm der Nieren

Das Angiogramm der Nieren in seiner Gesamtheit setzt sich aus mehreren Phasen zusammen. Nach der momentanen Darstellung der einzelnen Gefäßabschnitte im Ablauf der Gesamtdurchströmung des Organs mit Kontrastmittel kann man

a) die arterielle Phase,

b) die Übergangsphase oder Phase des nephrographischen Effektes,

c) die venöse Phase unterscheiden.

Zwischen den einzelnen Phasen gibt es im Sinne der fortlaufenden Durchströmung fließende Übergänge.

a) Arterielle Phase

Als diese Phase wird die Darstellung der arteriellen Gefäße der Nieren bezeichnet, soweit diese mit freiem Auge zu erkennen sind. Dazu gehören die Nierenhauptgefäßstämme, die Rami anteriores et posteriores (Hilusgefäße), die Aa. interlobares und unter günstigen Umständen die Aa. interlobulares u. Aa. arciformes (Aa. arcuatae). Die im Kaliber noch kleineren arteriellen Gefäße, wie z. B. die Aa. efferentes und gleichgroße bzw. kleinere sind mit freiem Auge nicht zu erkennen.

b) Übergangsphase; Phase des nephrographischen Effektes

In dieser Phase durchströmt das Kontrastmittel die mit freiem Auge nicht sichtbaren arteriellen und venösen Gefäßanteile der Niere. Die Summation des in diesen Gefäßanteilen zu diesem Zeitpunkt vorhandenen schattengebenden Kontrastmittels imponiert als diffuse „Anfärbung" des Nierenparenchyms (sog. nephrographischer Effekt). Edling u. Helander sind der Ansicht, daß beim Zustandekommen des nephrographischen Effektes außerdem noch das in den Zellen der Nierenkanälchen und in den Nierengängen gespeicherte Kontrastmittel eine wesentliche Rolle spielt und in gewissem Grade auch die Rückdiffusion des Kontrastmittels aus den Zellen der Tubuli in die Venen. Der nephrographische Effekt beginnt schon frühzeitig, wenn noch die größeren arteriellen Gefäße sichtbar sind und reicht weit in die venöse Phase hinein, wenn die venösen Gefäße schon dargestellt sind. Die besser durchbluteten und kontrastreicher angefärbten Rindenanteile der Niere heben sich im Beginn dieser Phase von den schwächer angefärbten Markanteilen deutlich ab. Auf der Höhe der Phase verwischen sich die Kontrastunterschiede von Rinde und Mark immer mehr.

c) Venöse Phase

In dieser Phase wird der venöse Rückfluß dargestellt. Meist sind nur die Venen des Hilusgebietes und die Nierenhauptvenen bis zu ihrer Mündungsstelle in die Vena cava caudalis deutlicher zu erkennen, dies deshalb, weil durch die zeitlich lange Dauer der Übergangsphase und der Verdünnung des Kontrastmittels mit nachfließendem Blut das venöse Blut kontrastärmer ist und somit die venösen Abflußbahnen sich kontrastärmer von der Umgebung abheben.

Von den Nierenhauptvenen ist die rechte in der Regel deutlicher als die linke zu differenzieren, da in die linke V. renalis die V. spermatica bzw. V. ovarica mündet, durch deren Blut der Kontrast in der Nierenvene herabgesetzt wird.

Die venösen Gefäße der Niere sind nicht mit der Regelmäßigkeit wie die arteriellen Gefäße zu erfassen, es sei denn, man verwendet größere Kontrastmittelmengen in hoher Konzentration, was aber mit Rücksicht auf Schädigungen des Nierenparenchyms vermieden werden muß.

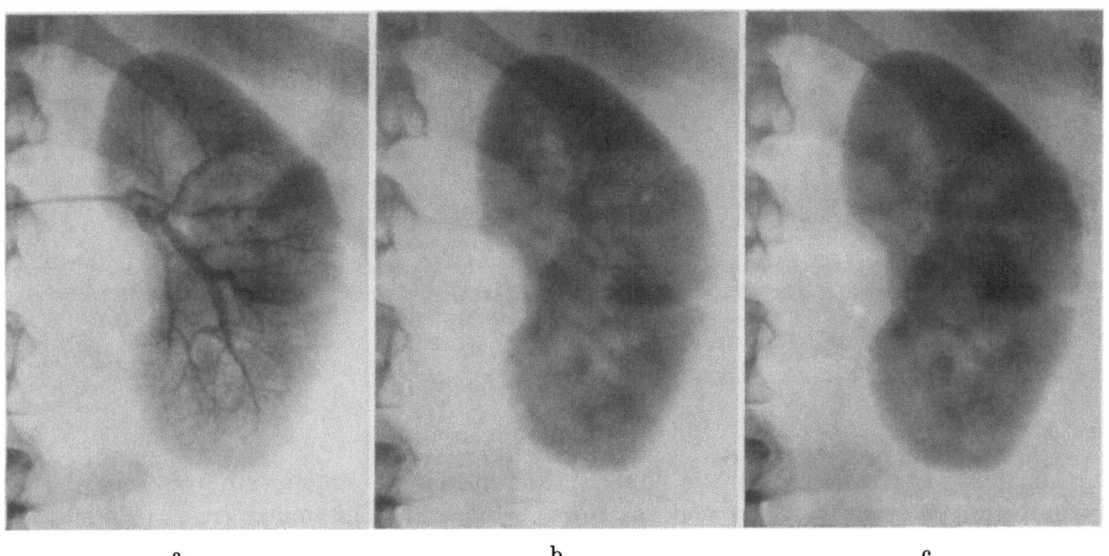

a   b   c

Abb. 19a—c. Gezielte Angiographie der linken Niere, Normalfall. a Arterielle Phase. b Phase des nephrographischen Effektes. c Venöse Phase

2. Anomalien in der Gefäßversorgung der Nieren

Anomalien (Variationen) in der Gefäßversorgung der Nieren sind häufiger als allgemein bekannt ist. In etwa 20—25%, nach HELLSTRÖM sogar in 43,5%, der Fälle können Varianten verschiedener Art beobachtet werden. Für gewisse vorgesehene chirurgische Interventionen ist die vorherige Kenntnis solcher Varianten von Bedeutung (z. B. Polresektionen, gefäßbedingte Hydronephrosen). HELLSTRÖM hat in einem einfachen Schema die wichtigsten Varianten in der Gefäßversorgung der Nieren wiedergegeben.

Tabelle 2. *Variationen in der arteriellen Gefäßversorgung der Nieren nach* HELLSTRÖM

1. Eine A. renalis, keine Polgefäße („normal")

2. obere ⟩ Polarterien von ⟨ Aorta / A. renalis / anderen Arterien
   untere

3. Zwei oder mehrere Aa. renales (Hilusgefäße) von ⟨ Aorta / anderen Arterien

Als „normal" bezeichnet HELLSTRÖM, wenn eine Nierenarterie vorhanden ist, deren Äste in den Nierenhilus einmünden. Die Nierenvenen haben bedeutend weniger Varianten als die Arterien, wobei als die häufigste Abweichung 2 Vv. renales, sowie obere und untere Polvenen zu finden sind.

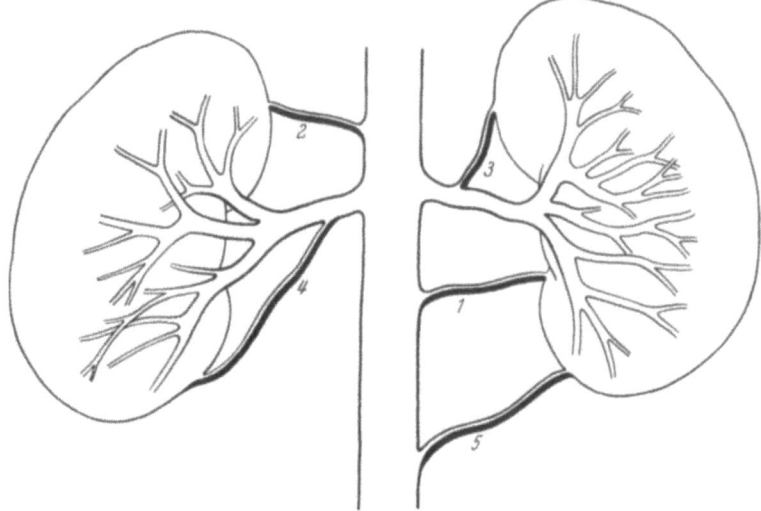

Abb. 20. Schematische Darstellung der häufigsten Varianten der Nierengefäße. *1* Zweite A. renalis; *2* obere Polarterie aus der Aorta; *3* obere Polararterie aus der A. renalis; *4* untere Polararterie aus der A. renalis; *5* untere Polararterie aus der Aorta

3. Erkrankungen der Nieren

a) Mißbildungen

Die Form und Lage sowie die Zahl der Nieren können infolge embryonaler Entwicklungsstörungen eine Änderung von der Norm erfahren. Nicht immer ist es möglich, mit den üblichen Routinemethoden solche Mißbildungen genügend zu erfassen und abzu-

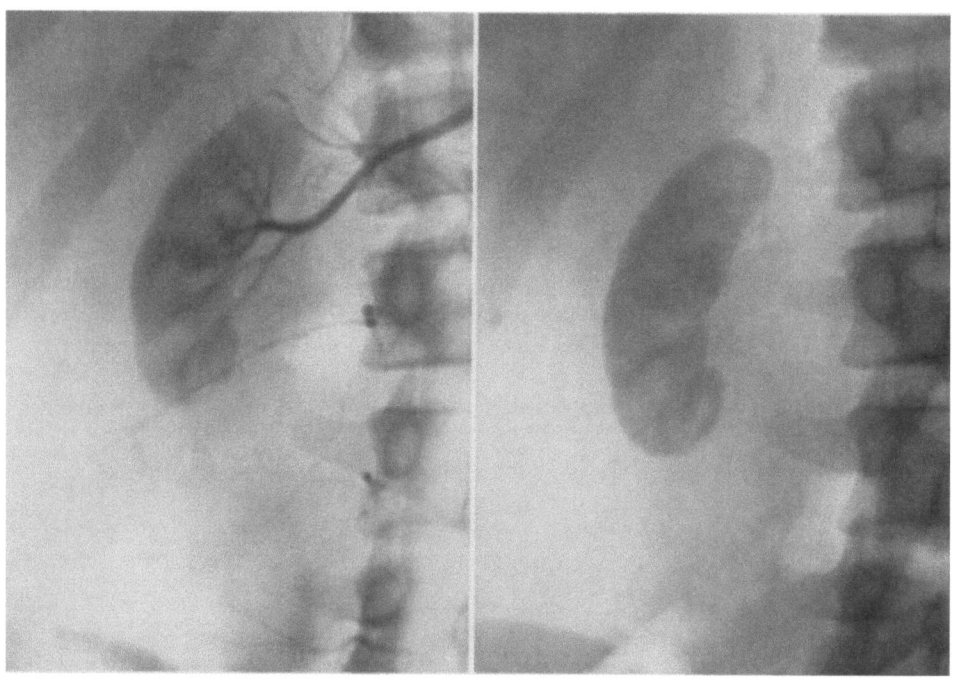

a   b

Abb. 21a u. b. Hypoplastische Niere rechts. a Arterielle Phase. b Phase des nephrographischen Effektes

grenzen, insbesondere dann nicht, wenn Aufschluß gegeben werden soll über Form, Lage, Anordnung und Ausdehnung der vorhandenen Parenchymanteile sowie über deren Gefäßversorgung. Mittels Angiographie ist dies besser möglich.

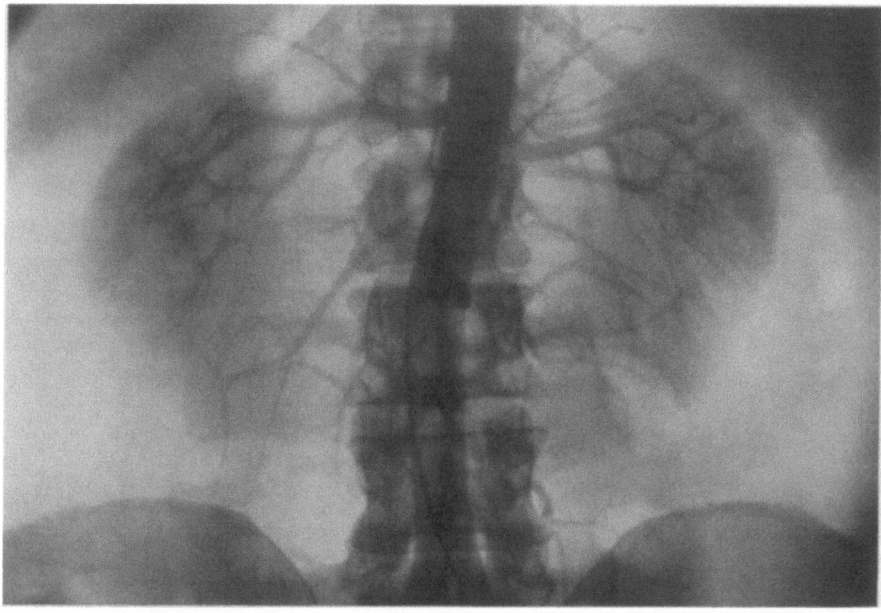

a

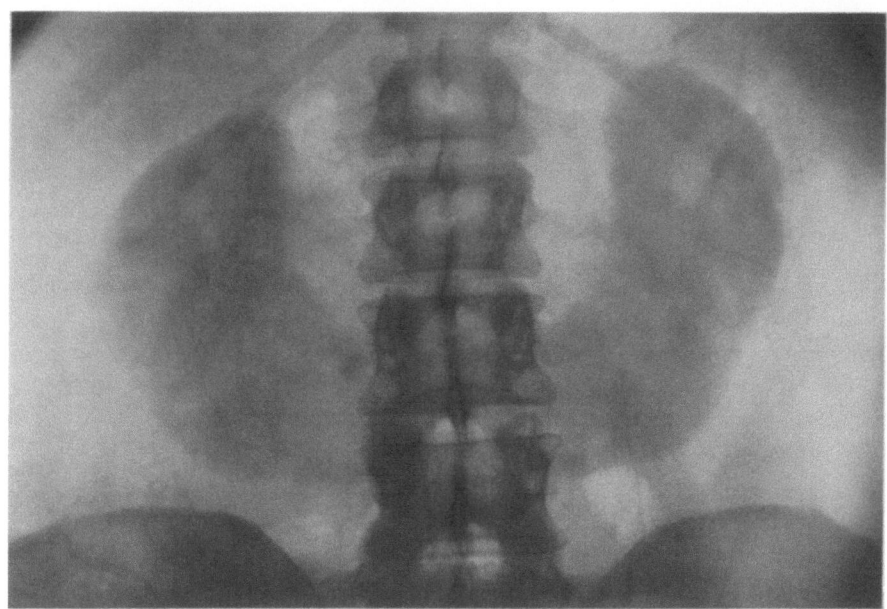

b

Abb. 22a u. b. Hufeisenniere. a Arterielle Phase. b Phase des nephrographischen Effektes

α) Persistierende fetale Lappung

Die Oberfläche solcher Nieren erscheint entsprechend dem Aufbau der Nieren aus den einzelnen Renculi und infolge mangelhafter Verschmelzung derselben gelappt, so daß mitunter ein expansiver Prozeß am Übersichtsbild vorgetäuscht werden kann. Die Angiographie grenzt diese Mißbildung geringen Grades deutlich ab.

β) Aplasie; Hypoplasie

Bei einseitiger *Nierenaplasie* fehlen auch die entsprechenden Nierengefäße. Die Angiographie bei dieser angeborenen Mißbildung ist diagnostisch deshalb von Bedeutung, weil mit anderen Untersuchungsmethoden oft nicht gesagt werden kann, ob es sich um eine Aplasie oder andere Erkrankung der Nieren mit Funktionsausfall handelt. Auch angiographisch kann die Aplasie einer Niere nicht immer mit Sicherheit erkannt werden, da bei hochgradiger Hypoplasie oder hochgradiger, einseitiger, sekundärer Schrumpf- niere die Nierenarterie im Kaliber so eng sein kann, daß diese nicht differenzierbar ist. Immer besteht bei Aplasie eine kompensatorische Hypertrophie der anderen Niere.

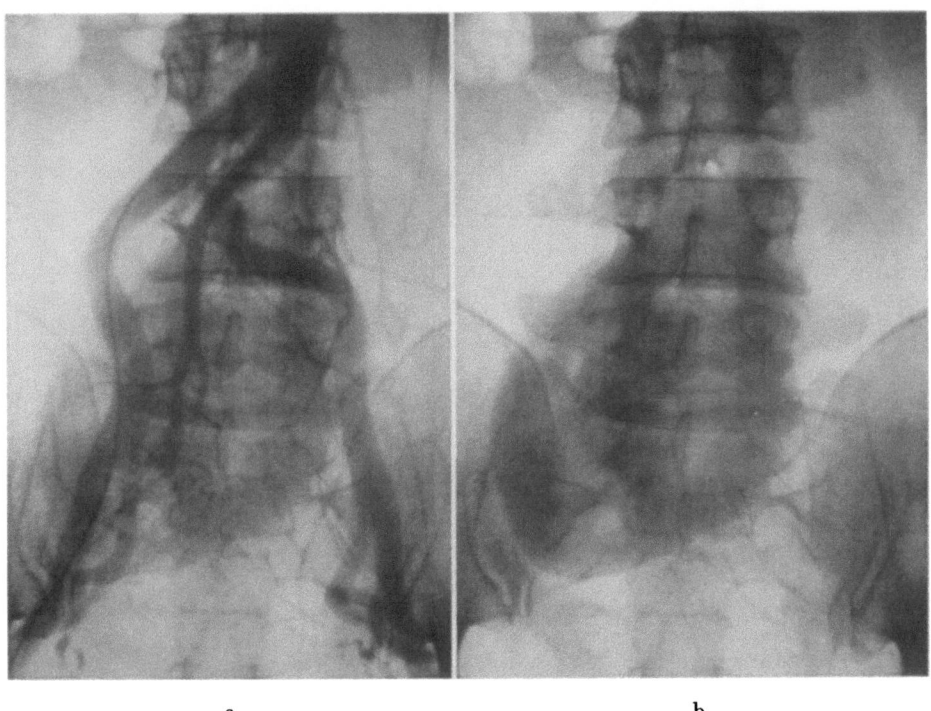

a   b

Abb. 23 a u. b. Dystope Niere. a Arterielle Phase. b Phase des nephrographischen Effektes

Die *Hypoplasie* einer Niere kann verschiedenen Grades sein. Von einer eben noch nachweisbaren Größenverminderung des Organs mit erhaltener Funktion bis zur knospenförmigen Anlage mit Funktionsausfall sind alle Zwischenstufen zu beobachten. Entsprechend dem Grad der Hypoplasie ist auch das Gefäßsystem dieser Nieren aus- gebildet.

Schwierigkeit kann die angiographische Differentialdiagnose zwischen Hypoplasie und sekundärer Schrumpfniere bereiten, ja die Unterscheidung kann mitunter unmöglich sein. Die Gesamtdurchströmung solcher hypoplastischer Nieren ist gegenüber der Norm vermindert.

γ) Verschmolzene Nieren

Verschmolzene Nieren entstehen durch Vereinigung des metanephrogenen Gewebes, aus dem normalerweise das Nierenparenchym für jede Seite getrennt hervorgeht. Dazu sind die Konglomeratnieren, Hufeisennieren oder sonstigen, oft mannigfachen dies- bezüglichen Abweichungen von der Norm zu zählen. Die arterielle Gefäßversorgung solcher Mißbildungen ist variabel und erfolgt in der Regel aus den den Mißbildungen nächst gelegenen Hauptgefäßstämmen. Häufig werden solche Mißbildungen klinisch irrtümlich als Tumoren angesprochen.

δ) Dystope Nieren

Angeborene Lageanomalien sind in der Mehrzahl der Fälle einseitig. Selten erfolgt eine Verlagerung auf die andere Seite (gekreuzte Dystopie). Dystope Nieren können im Verlaufe der Aszendenz im kleinen Becken in Höhe des Promontoriums oder der Linea innominata verbleiben, oder sie weichen von der normalen Lage der Nieren nur unwesentlich ab. Die Gefäßversorgung erfolgt aus den nächstgelegenen arteriellen Hauptgefäßstämmen. Häufig sind dystope Nieren auch mit anderen Bildungsanomalien (meist Hypoplasie) kombiniert.

ε) Doppelnieren

Sie stellen unvollständig verschmolzene Nierenanlagen mit zwei getrennten Nierenbecken dar. Bei Funktionsausfall eines Teiles der Doppelnieren gibt die Angiographie wertvolle Aufschlüsse über den Zustand sowohl des gesunden als auch des kranken Parenchymanteiles der Doppelnieren.

b) Erworbene Lageanomalien

Infolge expansiver Prozesse des retroabdominalen Raumes, mitunter auch des Abdominalraumes, können die Nieren aus ihrer normalen Lage verdrängt und auch in ihrer

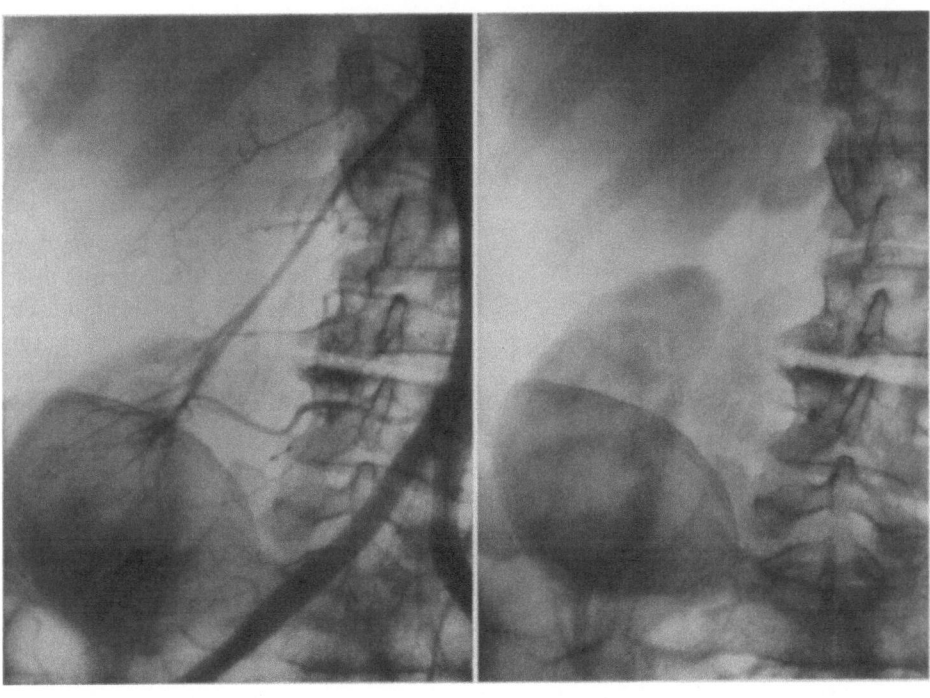

a   b

Abb. 24a u. b. Nierenptose rechts. a Arterielle Phase; Elongation der A. renalis bei normalem Abgang aus der Aorta. b Phase des nephrographischen Effektes

Form beeinflußt werden. Die häufigste erworbene Lageanomalie stellt jedoch die Nierenptose dar, wobei meist eine, seltener beide Nieren bis unter den Darmbeinkamm reichen können. Zum Unterschied von angeborenen Lageanomalien paßt sich die A. renalis der erworbenen Lageanomalie an und ist dem Grad der Nierenptose entsprechend elongiert. Bei höhergradiger Nierenptose ist auch die Gesamtdurchströmung des Organs vermindert.

c) Tuberkulose der Nieren

Bei Nierentuberkulose sind in der Regel die mittels Kontrastdarstellung des Nieren-beckenkelchsystems nachweisbaren Veränderungen geringer als die tatsächlich im Nieren-parenchym vorhandenen. Mit Hilfe der Pyelographie kann erst dann ein tuberkulöser Prozeß nachgewiesen werden, wenn dieser vom Nierenparenchym auf das Nierenbecken-kelchsystem übergegriffen und zu sichtbaren Veränderungen ebendort geführt hat. Die Darstellung des Nierenparenchyms über das Gefäßsystem bietet uns die Möglichkeit, die tatsächliche Ausdehnung der Veränderungen zu erfassen, was hinsichtlich der einzu-schlagenden Therapie, ob konservativ oder operativ, von Bedeutung ist. Für eine etwa vorgesehene Polresektion ist die vorherige Kenntnis der Gefäßversorgung von Wert. Bei allen tuberkulösen Prozessen des Nierenparenchyms sind dem Grad der Erkrankung entsprechend obliterierende Veränderungen am Gefäßsystem zu beobachten, die von der umschriebenen Ischämie bis zur Minderdurchblutung des gesamten Organs führen können. Sie bedingen auch die schlechte Heilungstendenz dieser Prozesse.

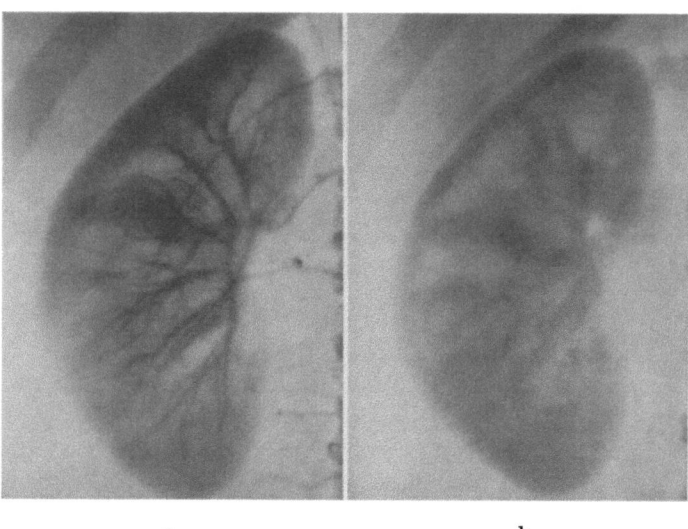

α) *Umschriebene Destruktionen; Kavernen*

Diese Veränderungen sind im Angiogramm als umschrie-bene gefäßleere, ischämische Bezirke erkenntlich. Mitunter bildet eine hyperämische Rand-zone die Abgrenzung gegen die gesunde Umgebung. Während in der arteriellen Phase die regionären, kleinen Arterien ko-nische Einengung des Lumens bis zur Obliteration zeigen, sind in der Übergangsphase die ischämischen Bezirke deutlich vom übrigen, normal durch-bluteten Parenchym abgrenz-

a   b

Abb. 25 a u. b. Umschriebene, kleine tuberkulöse Kaverne im medialen Teil des oberen Nierenpoles mit zartem hyperämischem Randsaum. Insbesondere in der Phase des nephrographischen Effektes zu erkennen

bar. Die mittels Angiographie gefundenen Parenchymveränderungen sind in der Regel ausgedehnter als die bei der Kontrastdarstellung des Nierenbeckenkelchsystems nachgewiesenen. Insbesondere ist dies bei Parenchymläsionen im frühen Stadium zu beobachten, während bei älteren, geglätteten kavernösen Prozessen die Diskrepanz zwischen Angiographie und Pyelographie geringer ist.

β) *Segmentäre Veränderungen, infarktähnliche Form der Tuberkulose*

Bei diesen Veränderungen handelt es sich um meist in den Nierenpolen, seltener in der Nierenmitte lokalisierte, keilförmig begrenzte, spezifische Prozesse, die weniger im akuten, häufiger im fibrös-cirrhotischem Stadium zu beobachten sind. An den arte-riellen Gefäßen sind im mehr akuten und floriden Stadium vorwiegend Kaliberschwan-kungen, Gefäßabbrüche, konische Einengungen sowie zeitliche Verzögerung der Durch-strömung in Form von Stasen in den mittleren und kleinen Arterien zu beobachten, während in der Übergangsphase das betroffene Parenchym unregelmäßig fleckige An-färbung erkennen läßt, wobei die Grenzen zwischen Rinde und Mark verwaschen sind. Im fibrös-cirrhotischen Stadium kann eine Rarefizierung des arteriellen Gefäßbaumes beobachtet werden, die so weit geht, daß die das Segment versorgende Arterie und deren Äste Ähnlichkeit mit dem Aussehen eines dürren Baumes haben. In diesem Stadium schrumpfen die betroffenen Parenchymanteile, wobei die Schrumpfung so weit gehen kann, daß man von einer partiellen segmentären Selbstausschaltung der Nierenanteile sprechen kann. In Diskrepanz zum eigentlichen Infarkt, bei dem die zugehörige versorgende Arterie verschlossen ist, steht der meist nachweisbare, durchgängige versorgende Arterienast. Bei der infarktähnlichen Form der Nierentuberkulose sind nicht so sehr die versorgenden Hauptäste als vielmehr die kleinen und mittleren arteriellen Äste obliterierenden Veränderungen unterworfen.

γ) Diffuse destruierende Form der Nierentuberkulose

Dazu gehören die ausgedehnten ulcerös-kavernösen und käsigen Formen der Nierentuberkulose sowie deren Endausgänge, die Mörtel- bzw. Kittniere und tuberkulöse Schrumpfniere. Entsprechend dem Grad des pathologischen Prozesses im Parenchym sind auch Veränderungen am Gefäßsystem und der Gesamtdurchströmung der betroffenen Niere zu beobachten. Vorwiegend die mittleren und kleinen arteriellen Äste zeigen obliterierende Gefäßveränderungen und Rarefizierung des arteriellen Gefäßbaumes. In der Übergangsphase ist die Rinden- und Marksubstanz nicht näher differenzierbar. Ischämische sowie vermindert durchblutete Bezirke nebeneinander ergeben eine unregelmäßige Anfärbung des Parenchyms. Die Gesamtdurchströmung in solchen Nieren ist vermindert und verzögert,

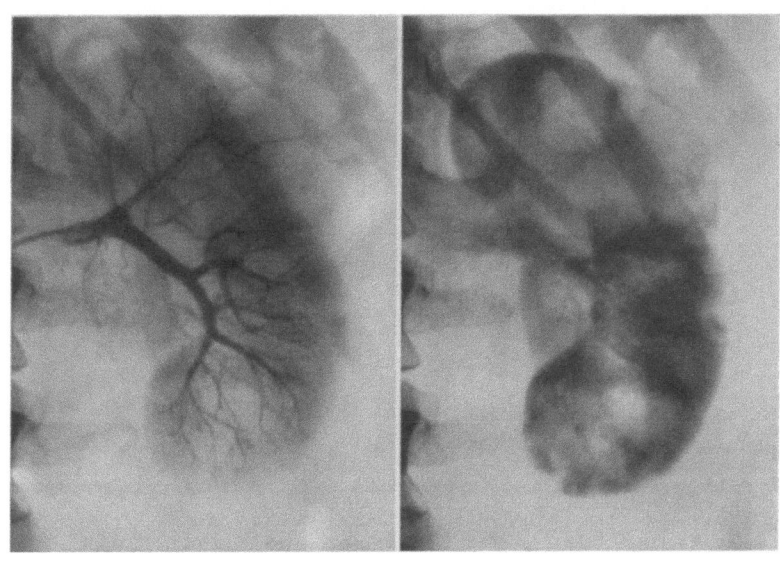

a   b

Abb. 26a u. b. Ausgedehnte ulcerös-kavernöse Tuberkulose der linken Niere. Kavernensystem in den oberen, frischere Destruktionen der unteren Nierenanteile

die Nierenhauptarterien entsprechend kaliberenger, die Füllung der Nierenvenen kontrastarm und verzögert. Je hochgradiger und fortgeschrittener die Veränderungen sind, desto geringer ist die Gesamtdurchblutung des Organs, das letzten Endes im Stadium der Mörtel- bzw. Kittniere oder hochgradigen Schrumpfniere vom Kreislauf vollkommen abgeschaltet werden kann. Die zugehörende Nierenhauptarterie kann so kalibereng sein, daß sie nicht mehr im Angiogramm nachweisbar ist. In diesem Stadium der Erkrankung kann angiographisch zwischen tuberkulöser und sonstiger entzündlicher Schrumpfniere oder hochgradiger Hypoplasie oder Aplasie nicht mehr unterschieden werden, es sei denn, typische Verkalkungen weisen auf die Ätiologie der Erkrankung hin.

d) Pyelonephritis

In der Mehrzahl der Fälle kommen derartige Erkrankungen der Nieren im chronischen Stadium zur angiographischen Untersuchung, dann insbesondere, wenn infolge narbiger Veränderungen des Parenchyms Verziehungen am Nierenbeckenkelchsystem entstehen, die andere Erkrankungen vortäuschen können, oder aber bei einseitiger, funktionsloser Niere, deren Ursache eine pyelonephritische Schrumpfniere sein kann. Infolge der narbigen Einziehungen der Nierenoberfläche und der mitunter auftretenden kompensatorischen Hypertrophie der restierenden gesunden Parenchymanteile können Verformungen der Niere entstehen, die am Übersichtsbild, aber auch pyelographisch als expansive Prozesse imponieren können. Die Differentialdiagnose dabei ist mittels Angiographie möglich. Als Folgezustand nach Pyelonephritis können je nach Ausdehnung der vorangegangenen Veränderungen von umschriebenen Narben mit Einziehung der Nierenoberfläche alle Zwischenstufen bis zur pyelonephritischen Schrumpfniere beobachtet werden. Die arteriellen Gefäße zeigen im Bereiche der narbigen Veränderungen Rarefizierungen des arteriellen Gefäßbaumes sowie vermehrte Schlängelung der Gefäße und Verzögerung der Durchströmung. Die Durchblutung ist im narbigen Gebiet vermindert. Noch normale Parenchymanteile heben sich von den narbigen durch intensivere Kontrastanfärbung in der Übergangsphase ab. Die Abgrenzung zwischen Rinden- und Marksubstanz ist oft nicht möglich. Die pyelonephritische Schrumpfniere kann so hochgradig sein, daß das Organ vom Kreislauf praktisch abgeschaltet wird. Diese dann von anderen hochgradigen Schrumpfnieren zu unterscheiden, ist angiographisch nicht möglich.

Seltener angiographisch zu beobachten sind pyelonephritische Nieren im akuten bzw. floriden Stadium. Diese sind gekennzeichnet durch verwaschene Struktur des Nierenparenchyms in der Übergangsphase und schlechte Abgrenzbarkeit der Rinden- von der Mark-

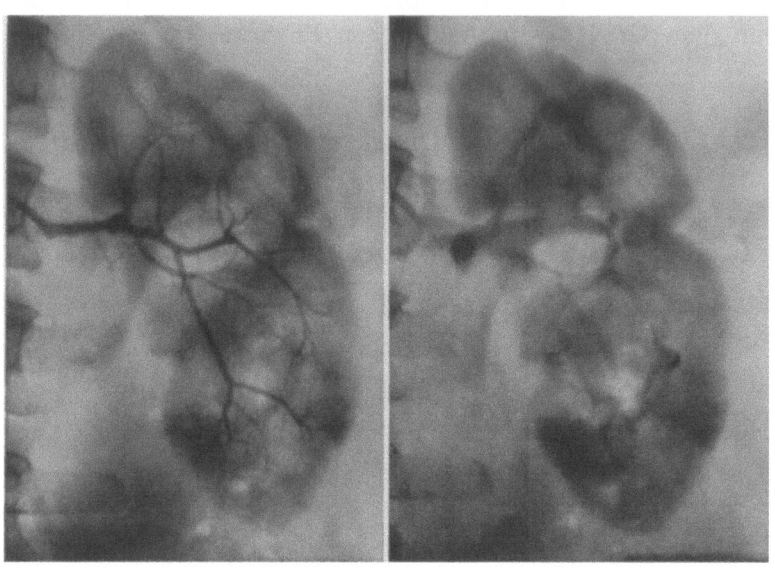

a   b

Abb. 27 a u. b. Chronische Pyelonephritis mit narbigen Veränderungen des Nierenparenchyms und narbigen Einziehungen der Oberfläche

region sowie durch unscharfe Abgrenzung der Nierenkontur gegen die Umgebung, offenbar bedingt durch die ödematöse Durchtränkung der Nierenhüllen. Letztere Veränderungen sind aber auch bei akuter Harnstauung angiographisch zu beobachten.

e) Nierenabscesse; perinephritische Abscesse; Nierenkarbunkel

Abscesse der Nieren imponieren im Angiogramm als gefäßarme oder gefäßleere expansive Prozesse, häufig versehen mit einer hyperämischen Randzone. Perinephritische Abscesse sind gefäßleer und drängen das angrenzende Nierenparenchym von der Capsula fibrosa ab. Die sog. „Nierenkarbunkel" geben sich ebenfalls als expansive Prozesse zu erkennen, die gefäßarm, oder wie DE VRIES beobachten konnte, auch gefäßreich sein und dadurch mit einem Tumor verwechselt werden können.

f) Cystische Erkrankungen des Nierenparenchyms

Von differentialdiagnostischer Bedeutung vorwiegend gegenüber anderen expansiven Prozessen der Nieren sind die Solitärcysten sowie die grobcystische Form der Cystenniere. Die meist mit klarer, bernsteingelber Flüssigkeit erfüllten, gefäßleeren Solitärcysten imponieren im Angiogramm in der Übergangsphase als nicht durchblutete, scharf und bogig begrenzte Bezirke und heben sich dadurch vom durchbluteten übrigen Nierenparenchym deutlich ab. Zentrale Cysten, die von durchblutetem Nierenparenchym überlagert werden, geben sich durch bogige Verdrängung der umliegenden Gefäße zu erkennen. Bei größeren Solitärcysten können mitunter zarte, bogig verlaufende Gefäße der Cystenwand beobachtet werden. Die Differentialdiagnose gegenüber gefäßreichen Tumoren bietet keine Schwierigkeiten, wohl jedoch mitunter die gegenüber gefäßarmen

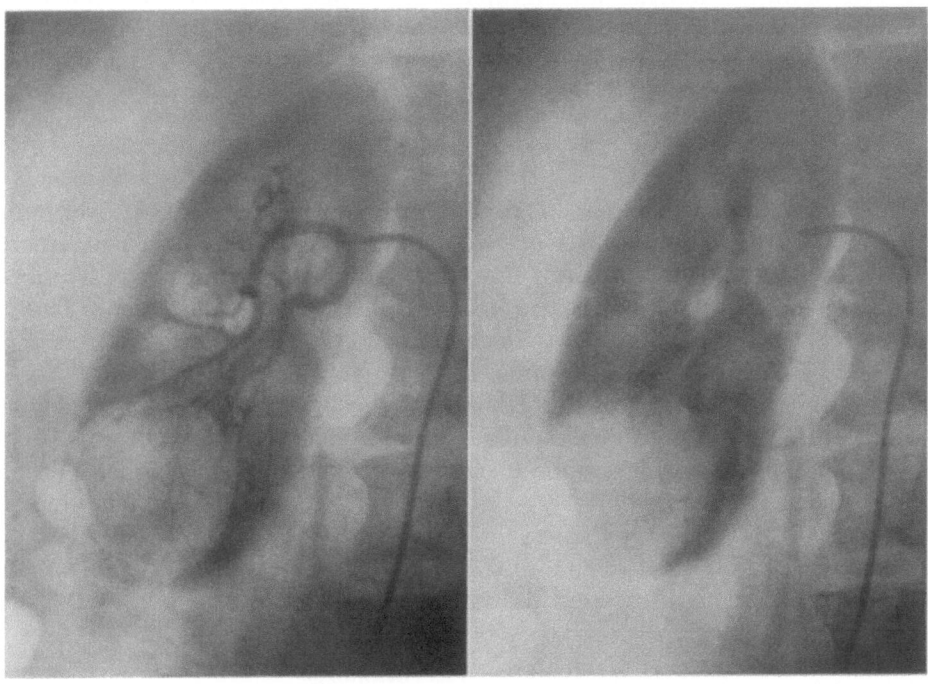

a   b
Abb. 28a u. b. Solitärcyste der rechten Niere im unteren Pol

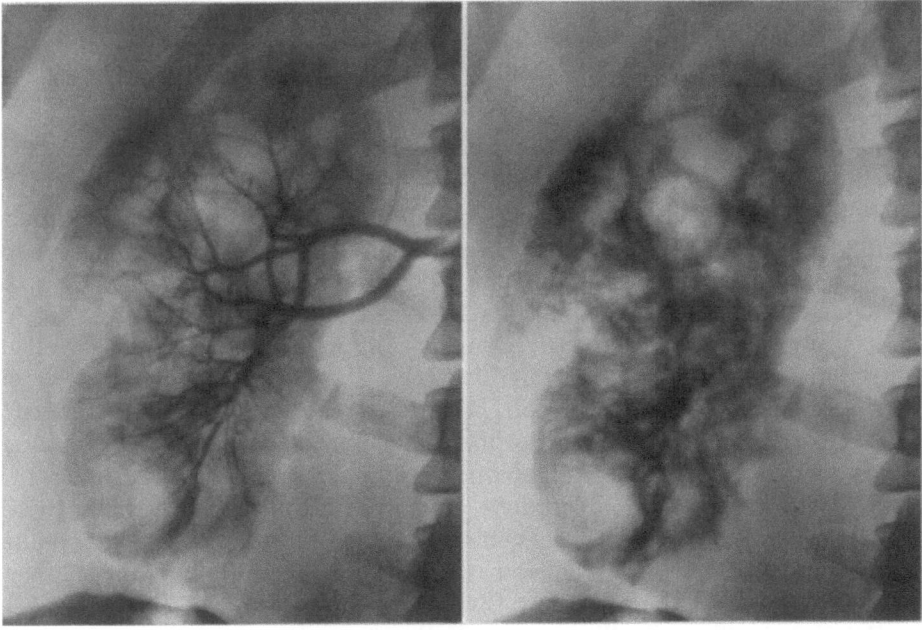

a   b
Abb. 29a u. b. Cystenniere rechts

Tumoren. Die grobcystische Form der Cystennieren ist, wenn typisch im Angiogramm, charakterisiert durch kaliberenge, irregulär gestreckt und bogig verdrängt verlaufende arterielle Gefäße. Das Kaliber der arteriellen Gefäße steht im Mißverhältnis zu dem durch die Cysten vergrößerten Organ. Die Gesamtdurchblutung der Cystenniere ist vermindert, das funktionstüchtige Parenchym in der Übergangsphase oft vermindert angefärbt, wodurch die Abgrenzung der einzelnen Cysten vom eigentlichen Parenchym schwierig sein kann. Ähnliche angiographische Bilder wie bei Cystennieren können ausgedehnte gefäßarme Tumoren (meist Nierencarcinome) hervorrufen, doch spricht in der Differentialdiagnose die Beidseitigkeit des Prozesses für Cystennieren, wenngleich auch diese einseitig stärker ausgebildet sein können.

g) Tumoren

Mit Hilfe der Angiographie können Tumoren nicht nur nachgewiesen werden, sondern es ist auch eine Artdiagnose sowie Unterscheidung gegenüber anderen expansiven Prozessen möglich. Darüber hinaus kann die Größe und Ausdehnung von Tumoren sowie deren Gefäßversorgung auch von extrarenal her bestimmt werden, wenn Tumoren eine bestimmte Größe erreichen. Angiographisch können gefäßarme und gefäßreiche Tumoren unterschieden werden. Gefäßarme Tumoren imponieren eher durch bogige Verdrängung benachbarter Gefäße und sind in der Übergangsphase vermindert angefärbt gegenüber dem normal durchbluteten, umgebenden Parenchym. Sie können mit Cysten verwechselt werden. Gefäßreiche Tumoren sind charakterisiert durch das Vorhandensein eines tumoreigenen Gefäßkonvolutes sowie durch eine verstärkte Anfärbung des Tumors in der Übergangs- und venösen Phase.

Das Charakteristikum „gefäßreich und gefäßarm" läßt wohl meist, aber nicht immer sichere Schlüsse auf Benignität oder Malignität eines Tumors zu (s. unten).

α) Benigne Nierentumoren

Von diesen relativ selten zur Beobachtung gelangenden Tumoren verdienen lediglich die Adenome nähere Betrachtung. Sie sind im Angiogramm gekennzeichnet als gefäßarme expansive Prozesse, die sich vom normal durchbluteten umgebenden Parenchym als vermindert durchblutete Bezirke scharf abgrenzen und mit Solitärcysten verwechselt werden können. Andere gutartige Tumoren wie Fibrome, Lipome, Myxome und dergleichen imponieren bei Erreichung einer gewissen Größe vorwiegend durch Verdrängung oft der ganzen Niere.

β) Maligne Nierentumoren

Von den bösartigen Tumoren der Nieren sind in erster Linie die malignen hypernephroiden Tumoren (Hypernephrome, Grawitzsche Tumoren) zu nennen. Sie stellen die Mehrzahl der malignen Nierentumoren dar. In zweiter Linie sind es andere Tumoren, meist epithelialer Herkunft, von denen die Nierencarcinome überwiegen.

Maligne hypernephroide Tumoren zeigen im Angiogramm in der Mehrzahl der Fälle ein charakteristisches, tumoreigenes Gefäßsystem. Die tumoreigenen Gefäße sind, was deren Aussehen, Verlauf und Funktion betrifft, irregulär. Neben den meist an der Oberfläche der Tumoren verlaufenden, größeren zuführenden arteriellen Gefäßen, die ihr Blut aus den Gefäßen der Tumorumgebung beziehen, sind im Tumorinnern gestreckt, geschlängelt oft korkzieherartig gewundene, mittlere und kleinere arterielle Gefäße nachweisbar. Häufig kann in den tumoreigenen Gefäßkonvoluten zwischen kleinen arteriellen und venösen Gefäßen nicht unterschieden werden. Im Tumorgebiet fließt über arteriovenöse Fisteln vorzeitiger eine größere Blutmenge in venöses Abflußgebiet, als dies in derselben Zeiteinheit über Capillaren der Fall wäre. Dementsprechend ist der Blutbedarf solcher Tumoren ein größerer, wobei auch die abführenden Venen vorzeitig kontrastgefüllt werden. Die zuführenden arteriellen Gefäße sind infolge des erhöhten Blutbedarfes des Tumors, der wie ein Schwamm das Blut an sich zieht, beträchtlich weiter im Kaliber. In der Übergangs- bzw. venösen Phase heben sich solche Tumoren infolge ihrer intensiveren Anfärbung mit Kontrastmittel deutlich vom übrigen, oft minder durchbluteten Nierenparenchym ab. Erreichen solche malignen Tumoren eine gewisse Größe und wachsen dieselben nach extrarenal, so kann deren Versorgung außer

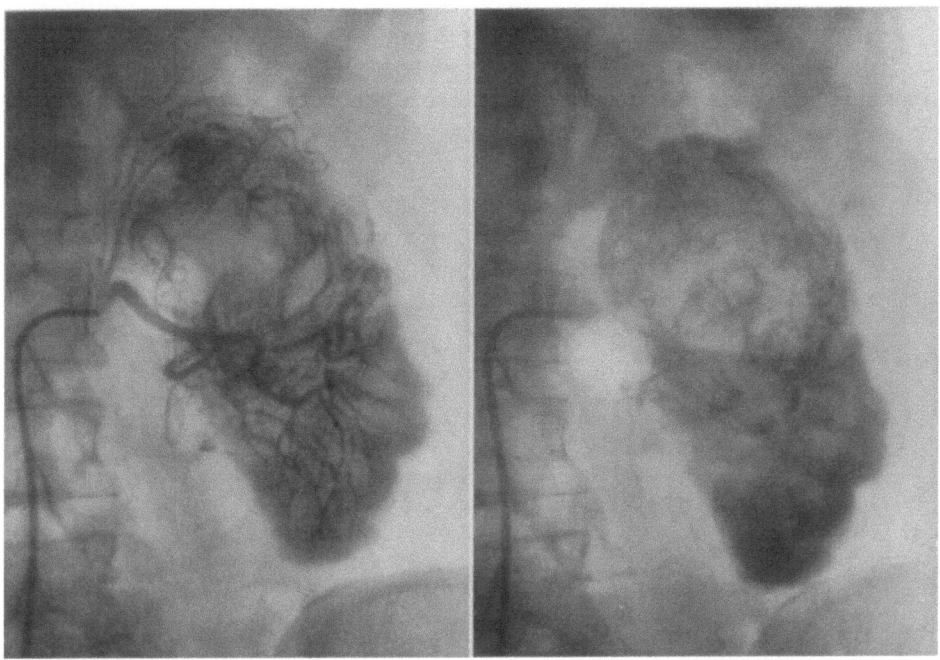

a   b
Abb. 30a u. b. Maligner hypernephroider Tumor der linken Niere

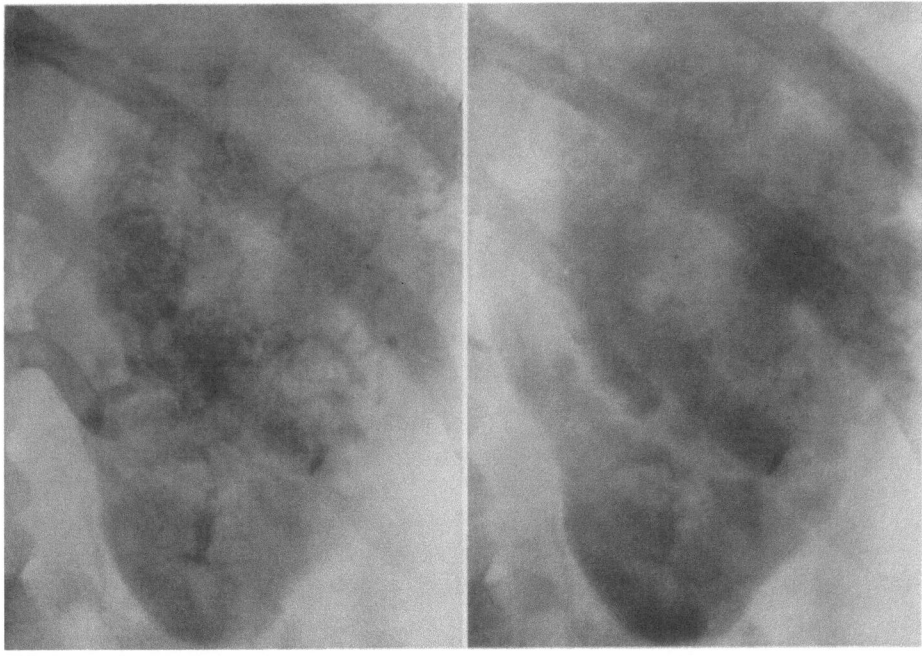

a   b
Abb. 31a u. b. Maligner hypernephroider Tumor der linken Niere mit regressiven Metamorphosen in der Tumorperipherie

über die A. renalis auch von anderen Arterien der Umgebung mit übernommen werden (z.B. A. mesenterica, Aa. lumbales). Häufig treten bei malignen hypernephroiden Tumoren regressive Metamorphosen in Form von Nekrosen bzw. Blutungen auf. Dann kann das angiographische Bild dieser Tumoren uncharakteristisch sein. Diese regressiven Metamorphosen imponieren im Angiogramm als gefäßleere Bezirke ohne nephrographischen Effekt gegenüber den von regressiven Metamorphosen nicht befallenen Tumoranteilen, in denen typische Tumorgefäße nachweisbar sind. So kann es der Fall sein, daß bei Totalnekrose eines malignen hypernephroiden Tumors keine Tumorgefäße feststellbar sind und dieser dann als gefäßleerer expansiver Prozeß imponiert, wobei es schwierig ist, diesen als malignen hypernephroiden Tumor zu identifizieren. Sind jedoch nur vereinzelte Tumorgefäße nach Art der bei malignen hypernephroiden Tumoren typischen nachweisbar, so kann die Diagnose als gesichert gelten.

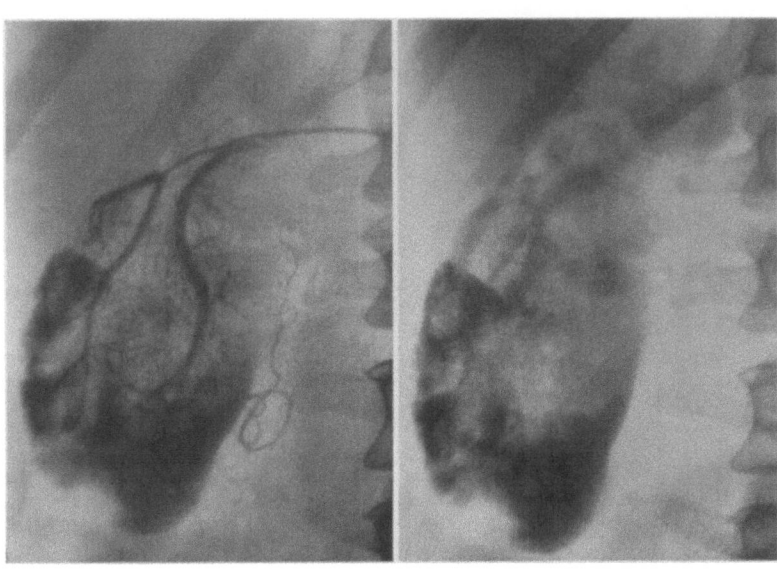

a   b

Abb. 32a u. b. Ausgedehntes *Carcinom* der rechten Niere

Relativ gefäßarm sind in der Mehrzahl der Fälle die *Nierencarcinome*, die ihren Ausgang meist vom Nierenbecken nehmen. Sie imponieren im Angiogramm vorwiegend durch bogige Verdrängung und Spreizung der Gefäße und können bei kleiner Ausdehnung Cysten und bei größerer Ausdehnung Hydronephrosen vortäuschen.

Auch hier gilt der Nachweis von Tumorgefäßen als sicheres Kriterium für das Vorhandensein eines Tumors.

h) Hydronephrosen

Hydronephrosen und deren Ursachen können in der Mehrzahl der Fälle mit den übrigen Routinemethoden der urologischen Röntgendiagnostik erkannt werden. Die intravenöse Urographie gibt Aufschluß über die Funktion, die retrograde Pyelographie über die anatomischen Verhältnisse der hydronephrotisch veränderten Niere. Mit den üblichen Routinemethoden kann aber über das Nierenparenchym selbst, den Grad der Veränderung desselben sowie den Grad der gestörten Durchblutung nichts ausgesagt werden. Mit Hilfe der Angiographie können außer dem Nachweis der Hydronephrose selbst bei Versagen der üblichen Routinemethoden noch zusätzlich wichtige Hinweise bezüglich der Diagnostik und einzuschlagenden Therapie gewonnen werden. So können die Ausdehnung der Hydronephrosen sowie die dadurch bedingten Veränderungen des Nierenparenchyms als auch die Veränderungen am Gefäßsystem und an der Gesamtdurchblutung des Organs erfaßt und daraus Rückschlüsse auf die Funktion des Nierenparenchyms auch dann noch gezogen werden, wenn eine Ausscheidung im Urogramm nicht mehr nachweisbar ist. Schließlich können auch die Ursachen gefäßbedingter Hydronephrosen nachgewiesen werden, wodurch dem Operateur präoperativ wichtige Hinweise gegeben werden können.

Das angiographische Bild der Hydronephrosen ist je nach dem Grad und der Ausdehnung derselben verschieden. Bei Hydronephrosen geringen Grades sind, wenn überhaupt, nur geringe Veränderungen am arteriellen Gefäßsystem in Form mäßiger Kalibereinengung und angedeuteter Spreizung nachweisbar. Die Gesamtdurchströmung ist von der Norm nicht wesentlich abweichend. Die höhergradig veränderten hydronephrotischen

Nieren sind im Angiogramm gekennzeichnet durch gespreizt und bogig verlaufende, größere und mittlere arterielle Gefäße, die in ihrer Gesamtheit an das Bild eines Spinnennetzes erinnern. Die arteriellen Gefäße sind kaliberenger entsprechend der Abnahme

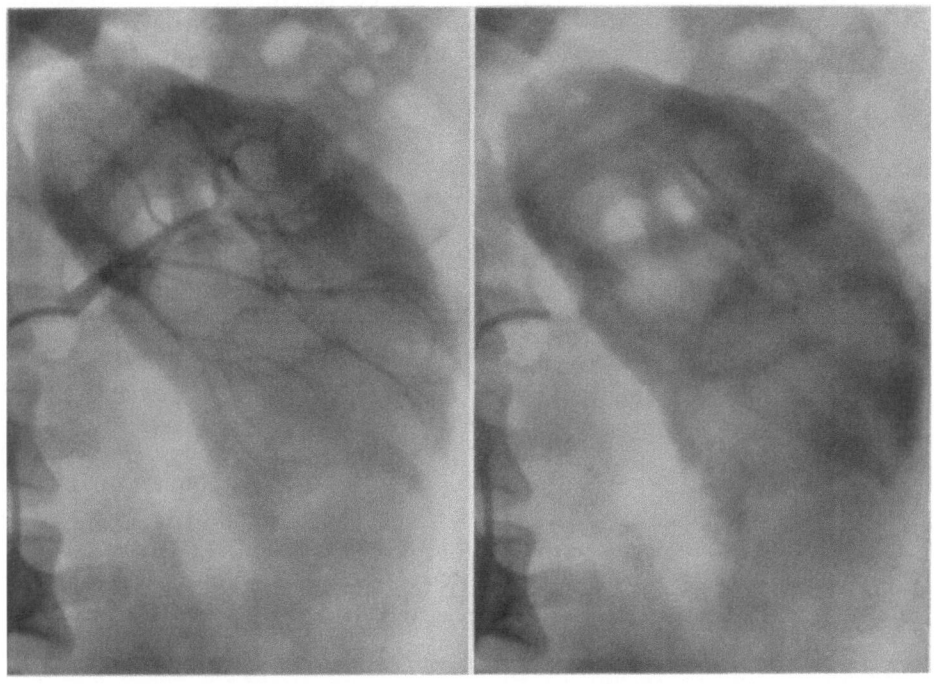

a   b

Abb. 33 a u. b. Hydronephrose der linken Niere

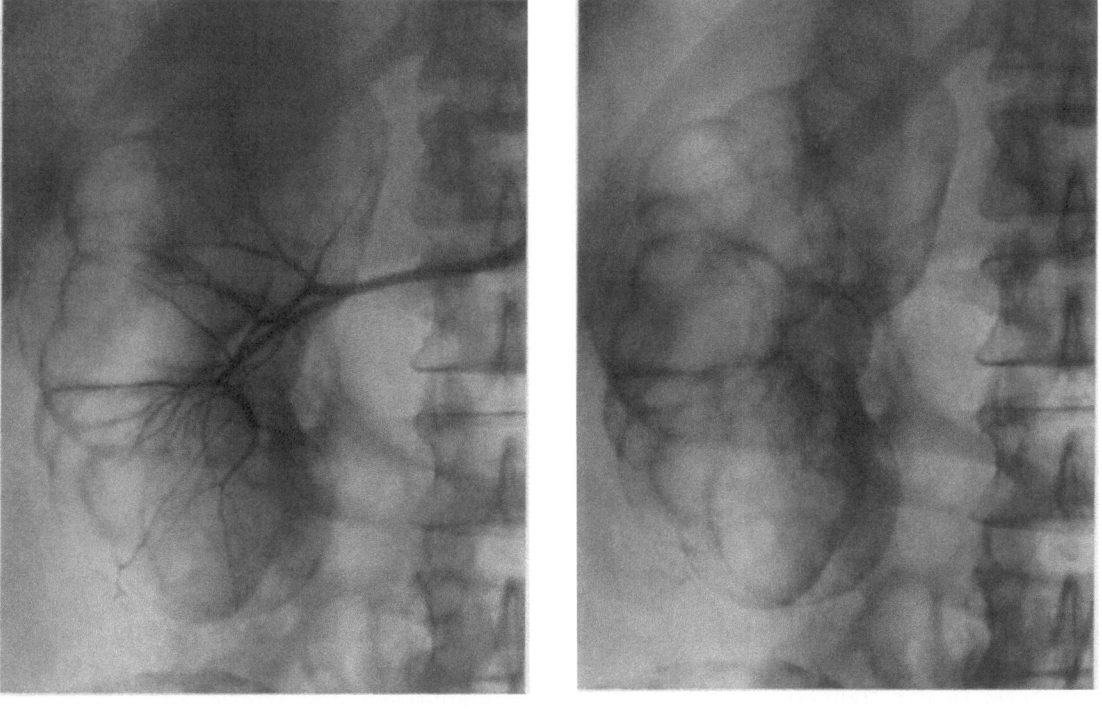

a   b

Abb. 34 a u. b. Hydronephrose der rechten Niere mit hochgradiger Verschmälerung des Parenchymmantels

19*

des Volumens des Nierenparenchyms infolge Druckatrophie. Der nephrographische Effekt ist vermindert. Die Ausdehnung des durch Druckatrophie volumenverminderten Parenchyms ist in dieser Phase erkennbar, wobei die zuerst von der Atrophie befallenen Markanteile (Pyramiden) sowie das erweiterte Kelchsystem sich von den besser durch-

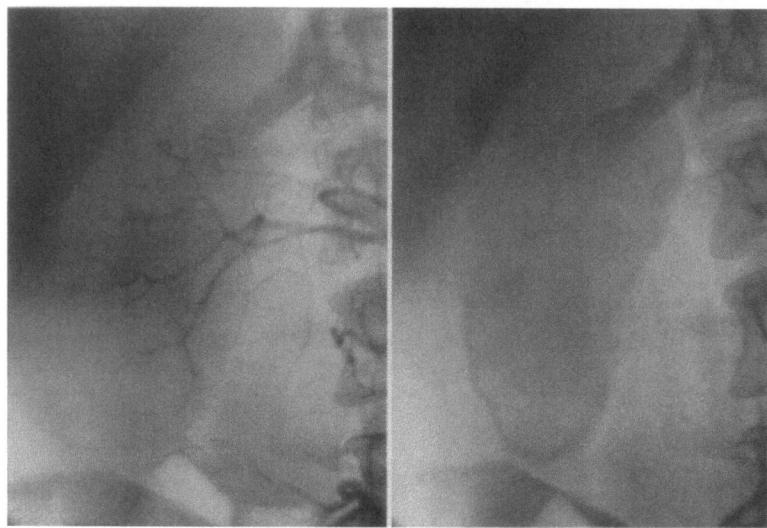

a   b

Abb. 35a u. b. Hydronephrotische Schrumpfniere rechts

bluteten Rindenanteilen deutlich abheben. Die Veränderungen am Gefäßsystem sind um so hochgradiger, je ausgedehnter die Hydronephrose und die Druckatrophie des Nierenparenchyms sind.

Bei *gefäßbedingten* Hydronephrosen, deren Ursachen meist den Ureter kreuzende arterielle Gefäße (Varianten) sind, können die letzteren dargestellt werden sowie auch ihr Anteil an der Parenchymversorgung der Nieren. Dadurch kann prä-

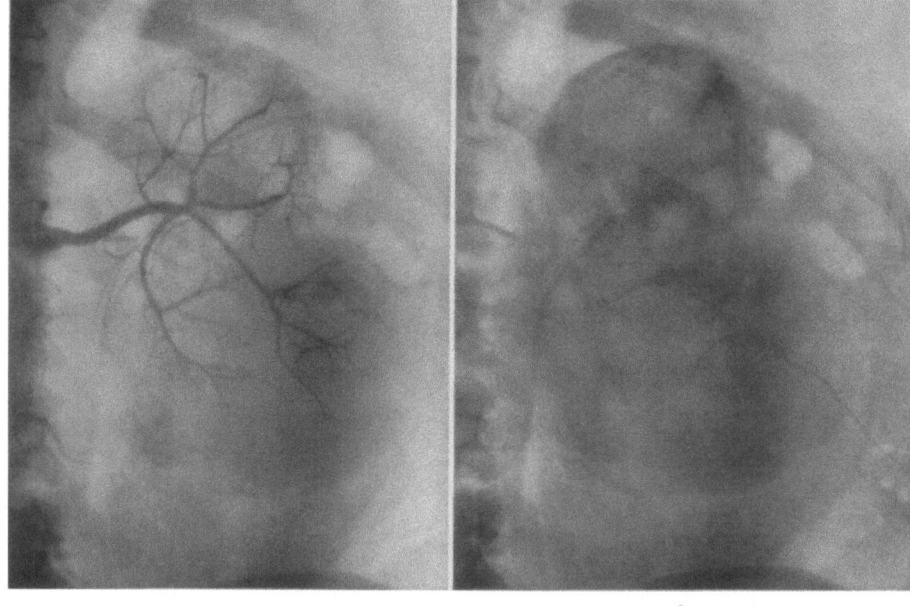

a   b

Abb. 36a u. b. Hochgradige Pyonephrose der linken Niere und perinephritischer Absceß bei Nephrolithiasis. Die arteriellen Gefäße gespreizt und bogig verlaufend, kaliberenger, Druckatrophie des Nierenparenchyms wie bei Hydronephrose. Angedeutet mantelförmige Abdrängung und mäßige Kompression des Nierenparenchyms vorwiegend lateral infolge des perinephritischen Abscesses

operativ beurteilt werden, ob das abnorme Gefäß geschont werden muß oder unterbunden werden kann. Keineswegs alle den Ureter kreuzenden Gefäßvarianten führen zur Hydronephrose. In der Mehrzahl gefäßbedingter Hydronephrosen sind arterielle Gefäße, in der Minderzahl venöse Gefäße oder aber auch beide, arterielle und venöse, die Ursache. Die Darstellung der arteriellen Gefäße gelingt angiographisch gut, die der venösen nur selten.

Die *hydronephrotische Schrumpfniere* entwickelt sich bei lang andauernder Hydronephrose und gleichzeitig begleitender Entzündung im Sinne einer interstitiellen Nephritis bzw. Pyelonephritis. Die Volumenabnahme des Organs erfolgt durch Schrumpfung des chronisch entzündlichen Parenchyms. Angiographisch entsprechen die Gefäße denen einer Schrumpfniere, sie sind kaliberenger. Die Gesamtdurchströmung des Organs ist vermindert. In der Übergangsphase grenzen sich die druckatrophischen Markanteile und die erweiterten Kelche cystenartig vom übrigen Parenchym ab.

i) Pyonephrosen

Pyonephrosen sind von Hydronephrosen angiographisch schwierig zu unterscheiden. Sind entzündlich destruierende Veränderungen des Parenchyms vorhanden, dann sind neben dem Bild der Hydronephrose, insbesondere in der Übergangsphase, unregelmäßige Anfärbungen und verwaschene Struktur der betroffenen Parenchymanteile mitunter festzustellen. Pyonephrosen ohne entzündlich destruierende Veränderungen des Parenchyms können von Hydronephrosen nicht unterschieden werden.

k) Hochdruck unklarer Genese

GOLDBLATT hat tierexperimentell nachweisen können, daß die Drosselung der Blutzufuhr einer Niere Hochdruck erzeugen kann, und daß nach Exstirpation der in der

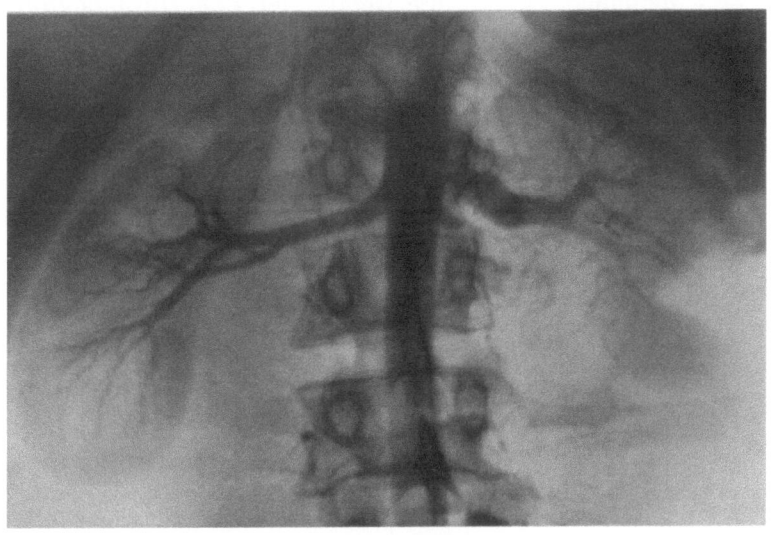

Abb. 37 a—c. Goldblatt-Syndrom. Stenose der linken Nierenhauptarterie an der Abgangsstelle aus der Aorta mit poststenotischer Dilatation. a Übersicht. b und c Gezielte Angiographie

Durchblutung geschädigten Niere normale Blutdruckverhältnisse wiederkehren. Seit Kenntnis dieser Tatsache muß bei Ausschluß anderer Möglichkeiten auch an diese Ursache des Hochdruckes gedacht werden. So können einseitige Schrumpfnieren meist entzündlicher Genese, Stenosen einer Nierenarterie oder andere mit Drosselung der arteriellen Zufuhr einhergehende einseitige Erkrankungen der Nieren als Ursachen eines Hochdruckes festgestellt werden. Insbesondere angiographisch können solche pathologischen Verhältnisse einseitig erkrankter Nieren dargestellt werden. Auch zum Nachweis von Phäochromocytomen bei Fällen von paroxysmaler Hypertonie ist die Angiographie von Wert. Phäochromocytome imponieren im Angiogramm als mäßig gefäßreiche Tumoren, die auch in der Übergangsphase relativ gut angefärbt sind und sich dadurch von der Umgebung gut abgrenzen. Ihre Gefäßversorgung erhalten diese Tumoren von den Nebennierenarterien und bei Erreichung einer gewissen Größe auch von Arterien der Umgebung. Sowohl die Gefäße der Phäochromocytome als auch das übrige Gefäßsystem sind meist spastisch eng. Der Nachweis der Phäochromocytome mittels Angiographie erleichtert das operative Vorgehen durch die Lokalisation, Größenbestimmung sowie Kenntnis der Gefäßversorgung.

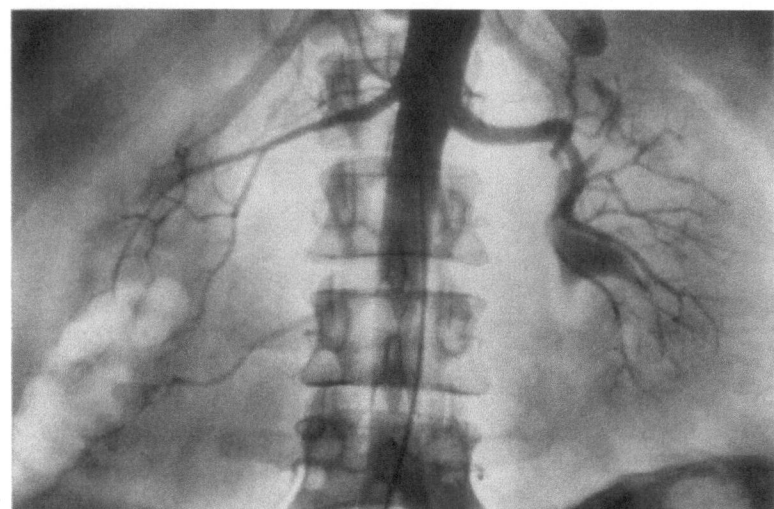
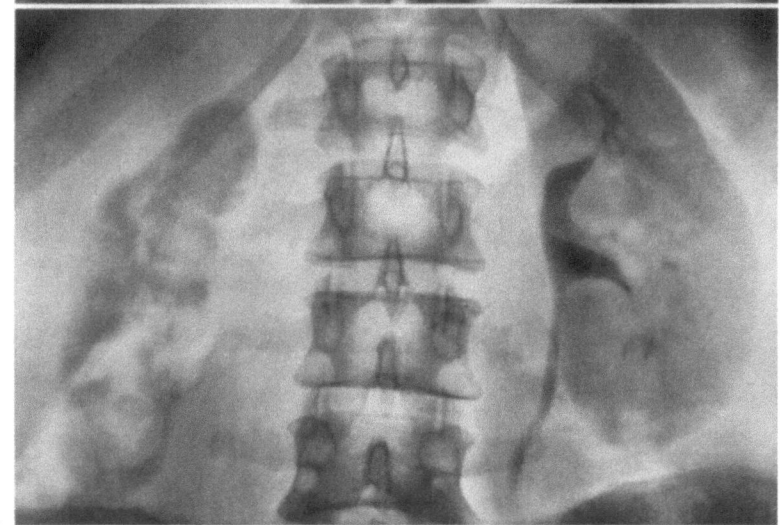

Abb. 38a u. b. Funktionslose Niere rechts bei fortgeschrittener Tuberkulose (Kittniere)

1) Einseitig funktionslose Nieren

Röntgenologisch wird eine Niere dann als funktionslos bezeichnet, wenn bei intravenöser Urographie eine Ausscheidung des Kontrastmittels nicht nachweisbar ist. Der Funktionsausfall einer Niere kann je nach den Ursachen desselben vorübergehend oder dauernd sein. Die Ursachen des Funktionsausfalles können verschiedener Art sein, so z. B. Steinerkrankungen der Nieren oder insbesondere der Ureteren, entzündliche Erkrankungen in fortgeschrittenem Stadium (Tuberkulose, Pyelonephritis, Pyonephrose), Schrumpfnieren entzündlicher Genese, Hydronephrosen, Tumoren usw. Mit den üblichen Routinemethoden der röntgenologischen Nierendiagnostik kann häufig über die Ursachen des Funktionsausfalles nichts ausgesagt werden, zumal wenn auch die retrograde Pyelographie nicht gelingt. Angiographisch kann in solchen Fällen über den Zustand des Gefäßsystems und des Parenchyms solcher Nieren Aufschluß gegeben werden und damit über die Ursachen des Funktionsausfalles. Außerdem ist es durch Beurteilung des Gefäßsystems und des Nierenparenchyms sowie des nephrographischen Effektes möglich zu entscheiden, ob nach Entfernung der den Funktionsausfall bedingenden Ursache eine Wiederkehr der Funktion zu erwarten ist oder nicht. Dies ist für die einzuschlagende Therapie von großer Wichtigkeit und kann präoperativ mit anderen Methoden nicht entschieden werden. Das Kaliber der arteriellen Gefäße sowie auch die Stärke des nephrographischen Effektes nehmen bei Schädigung oder Volumenverminderung, sowie Funktionsverminderung des Nierenparenchyms ab. Eine Wiederkehr der Funktion einer vorher funktionslosen Niere kann auf Grund der Betrachtung des Angiogramms dann noch erwartet werden, wenn das Kaliber der Nierenhauptarterie nicht unter etwa 70 % des normalen Kalibers abgenommen hat, die mittleren und kleineren arteriellen Gefäße nicht wesentlich kaliberenger oder rarefiziert sind und der nephrographische Effekt noch deutlich nachweisbar und nicht grob vermindert ist. Eine diesbezügliche Beurteilung ist insbesondere dann von Bedeutung, wenn eine organschonende Therapie vorgesehen oder notwendig ist.

m) Gefäßerkrankungen der Niere

α) Arterio-Arteriolosklerose, Endangitis

Diese Veränderungen an den arteriellen Gefäßen der Nieren treten im Rahmen der Gesamterkrankung des Gefäßsystems auf. Arteriosklerotische Wandveränderungen sind vorwiegend im Bereiche der Nierenhauptarterien und hier besonders in Nähe der Abgangsstellen derselben aus der Aorta in Form von flachen Polstern mit mehr oder minder starker Einengung des Gefäßlumens festzustellen.

Die Arterio-Arteriolosklerose der Nieren ist im Angiogramm erkenntlich an der vermehrten Schlängelung der mittleren sowie Rarefizierung der kleineren arteriellen Äste, die um so stärker ist, je weiter sich der Grad der Erkrankung der arterio-arteriolosklerotischen Schrumpfniere nähert. In diesem Stadium ist auch die Gesamtdurchströmung solcher Nieren insofern geändert, als infolge des erhöhten Widerstandes, den die gefäßeinengenden Veränderungen bedingen, die Durchströmung in der arteriellen und insbesondere der Übergangsphase zeitlich verlängert ist, woraus ein intensiverer und verlängerter nephrographischer Effekt im volumenverkleinerten Organ resultiert.

Bei fortgeschrittenen Fällen von generalisierter Endangitis obliterans können auch die Nieren befallen sein. Die obliterierenden Prozesse an den Nierengefäßen, meist den mittleren und kleineren, führen zu umschriebenen, narbig schrumpfenden Veränderungen des Parenchyms, die schließlich als grobe Einziehungen der Nierenoberfläche imponieren und das Organ deformieren. Die arteriellen Gefäße sind dabei kaliberenger, und auch die Gesamtdurchströmung ist infolge des erhöhten Widerstandes in der Gefäßperipherie verzögert.

β) Verschlüsse der Nierenhauptarterien und deren Äste

In der Mehrzahl sind dieselben embolisch, seltener durch Thrombose im Rahmen einer Arteriosklerose bzw. Endangitis bedingt. Gänzlicher Verschluß einer Nierenhauptarterie führt zur totalen Nekrose der Niere. Angiographisch ist je nach Sitz des Verschlusses die Nie-

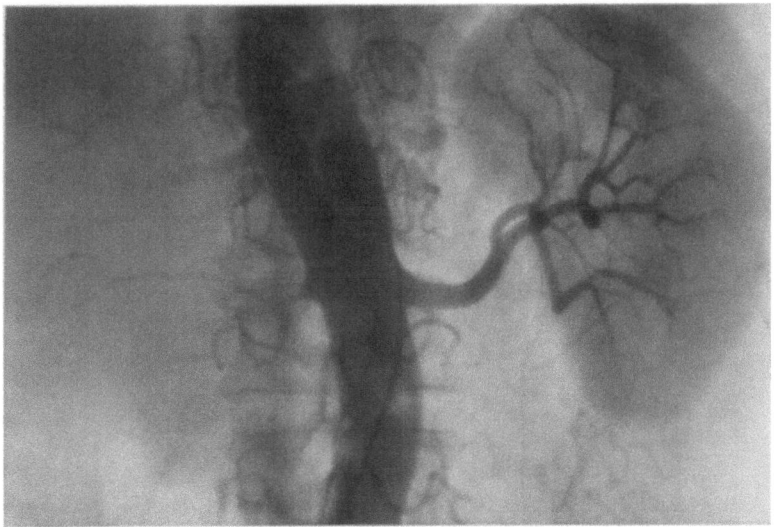

Abb. 39. Verschluß der rechten Nierenhauptarterie knapp nach der Abgangsstelle aus der Aorta

renhauptarterie nicht oder nur ein kurzes Stück nachweisbar. Infarkte entstehen bei Verschluß von Ästen der Nierenhauptarterie. Bei gewisser Ausdehnung der Infarkte können diese angiographisch gut nachgewiesen werden und imponieren als vermindert oder nicht duchblutete, keilförmig oder landkartenartig begrenzte Bezirke gegenüber dem normal durchbluteten übrigen Parenchym. Häufig sind die Infarkte von einer hyperämischen Randzone umgeben. Die entsprechende zuführende Nieren-

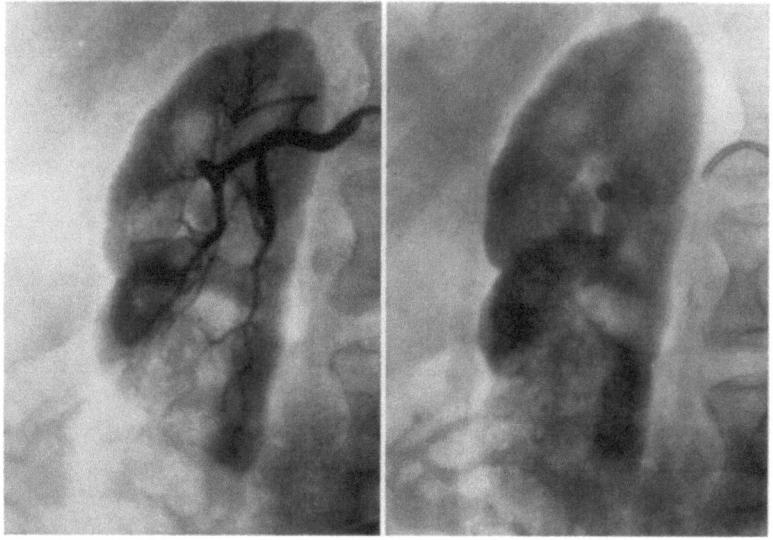

Abb. 40 a u. b. Infarktniere rechts. Keilförmiger frischerer Infarkt im unteren Nierenpol

arterie und deren Verzweigungen sind nicht nachweisbar.

γ) Aneurysmen

Sowohl arterielle als auch arterio-venöse Aneurysmen wurden im Bereiche der Nieren mehrfach beobachtet. Während arterielle Aneurysmen vorwiegend im Bereich der Nierenhauptarterien und deren größeren Äste beobachtet wurden, können arterio-venöse Aneurysmen außerdem auch mehr in der Peripherie im Nierenparenchym fest-

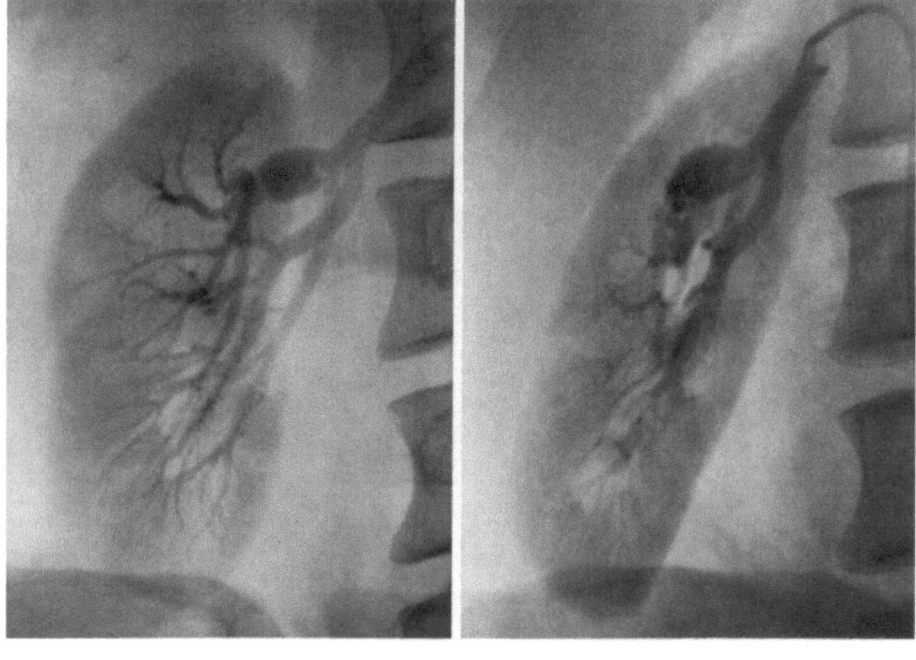

a   b

Abb. 41 a u. b. Sackförmiges Aneurysma der oberen Hilusarterie knapp nach deren Abgangsstelle aus der A. renalis

gestellt werden. Arterielle Aneurysmen sind mitunter schon am Übersichtsbild erkenntlich, wenn Wandverkalkungen in denselben vorhanden sind. Sie imponieren dann als ringförmig verkalkte Schatten im Nierenbereich. Angiographisch kann die Diagnose leicht gesichert werden und auch solche Aneurysmen ohne Wandverkalkungen nachgewiesen werden. Bei arterio-venösen Aneurysmen sind infolge des vorzeitigen Übertrittes des Kontrastmittels noch in der arteriellen Phase in venöses Gebiet gleichzeitig die zuführenden Arterien und ableitenden Venen kontrastgefüllt. Da auch eine größere Blutmenge über die arterio-venösen Aneurysmen fließt, sind auch die zuführenden Arterien und insbesondere die ableitenden Venen weiter. Arterio-venöse Aneurysmen können mit gefäßreichen, malignen hypernephroiden Tumoren verwechselt werden, die im Angiogramm eine ähnliche Symptomatologie zu bieten imstande sind.

n) Nierentrauma

Meist sind es stumpfe Traumen, die zu Gefäß- und Parenchymschäden der Nieren führen. Die Angiographie kann als einzige Untersuchungsmethode die Ausdehnung solcher Schäden des Gefäßsystems und des Parenchyms der Nieren abgrenzen und damit exakte Hinweise auf die einzuschlagende Therapie geben.

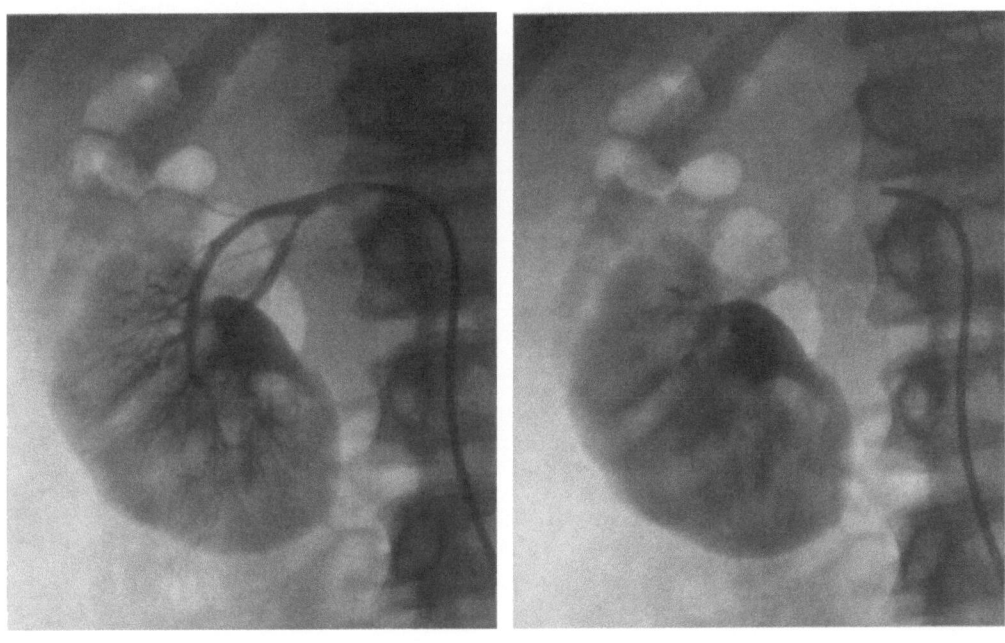

a   b

Abb. 42a u. b. Nierentrauma. Abriß der oberen Polarterie mit Nekrose des oberen Nierenpoles

In der Regel sind es Abrisse von Ästen der A. renalis, die grobe segmentäre Nekrosen des Nierenparenchyms verursachen. Seltener sind Abrisse der Nierenhauptarterie zu beobachten. Im Angiogramm ist bei Abriß der Nierenhauptarterie lediglich ein restierender Gefäßstumpf oder gerade noch die Abgangsstelle der Nierenhauptarterie aus der Aorta zu erkennen. Die Anfärbung des Nierenparenchyms fehlt. Abrisse von Ästen der Nierenarterie sind gekennzeichnet durch fehlende Darstellbarkeit derselben, sowie die fehlende Durchblutung der entsprechend versorgten Segmente, die sich vom normal durchbluteten Parenchym scharf abgrenzen. Die selteneren Abrisse der Nierenhauptarterie führen zur Totalnekrose des Organes, die häufiger zu beobachtenden Abrisse von Ästen erster Ordnung zur Nekrose der entsprechenden Parenchymsegmente. Vorwiegend betroffen sind dabei die versorgenden Arterien des oberen und unteren Nierenpoles.

Darüber hinaus können mit der Angiographie auch subkapsuläre Blutungen, als auch retroperitoneale Hämatome, die als gefäßleere expansive Prozesse mit entsprechender Verdrängung der Niere imponieren, erkannt werden.

Die Folgezustände nach traumatisch bedingten Nierenparenchymschäden noch konservativer oder operativer Behandlung können angiographisch erfaßt und dargestellt werden. Über Angiographie bei Nierentrauma siehe die Arbeit OLSSON u. LUNDERQUIST, VOGLER u. BERGMANN.

V. Angiographie der A. coeliaca und deren Äste

Um eine ausreichende Kontrastdarstellung der A. coeliaca und deren Äste zu erreichen, ist es am vorteilhaftesten, die Untersuchung gezielt mittels Katheter durchzuführen. Die translumbale Aortographie (hohe subdiaphragmale) zeigt diesbezüglich unsichere Ergebnisse, es sei denn, man verwendet große Kontrastmittelmengen in hoher

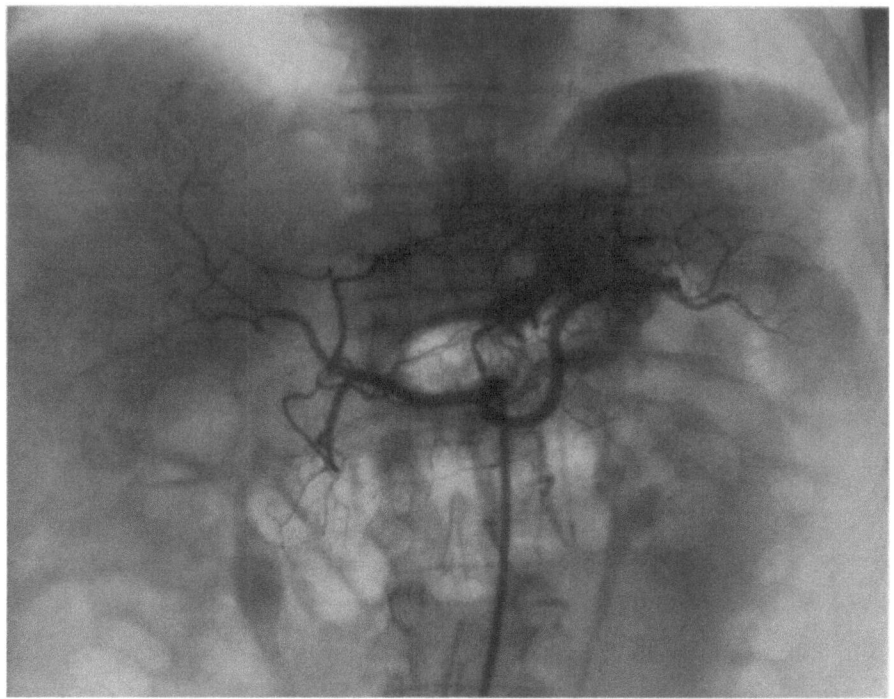

Abb. 43. Angiographie der A. coeliaca, arterielle Phase. Normalfall

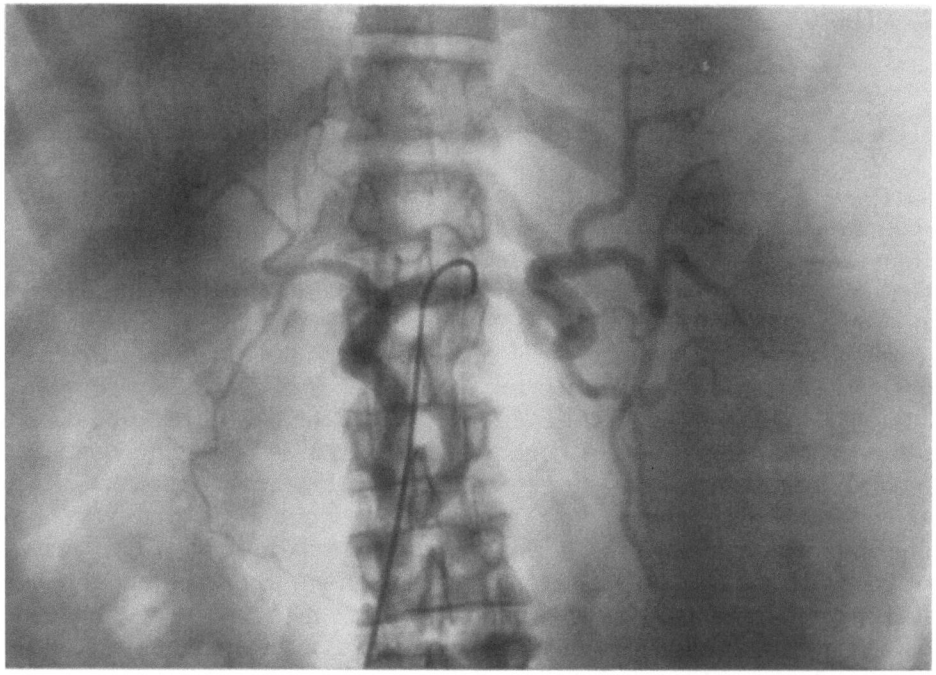

Abb. 44. Angiographie der A. coeliaca bei Splenomegalie

Konzentration, die aber wieder die Rate der Komplikationen bedeutend heraufsetzen. Auch wirken bei der translumbalen Aortographie andere kontrastgefüllte Gefäße durch Überlagerung störend. Bei der gezielten Angiographie der A. coeliaca wird der Zweck verfolgt, die Katheterspitze in die Abgangsstelle des Gefäßes aus der Aorta in Höhe

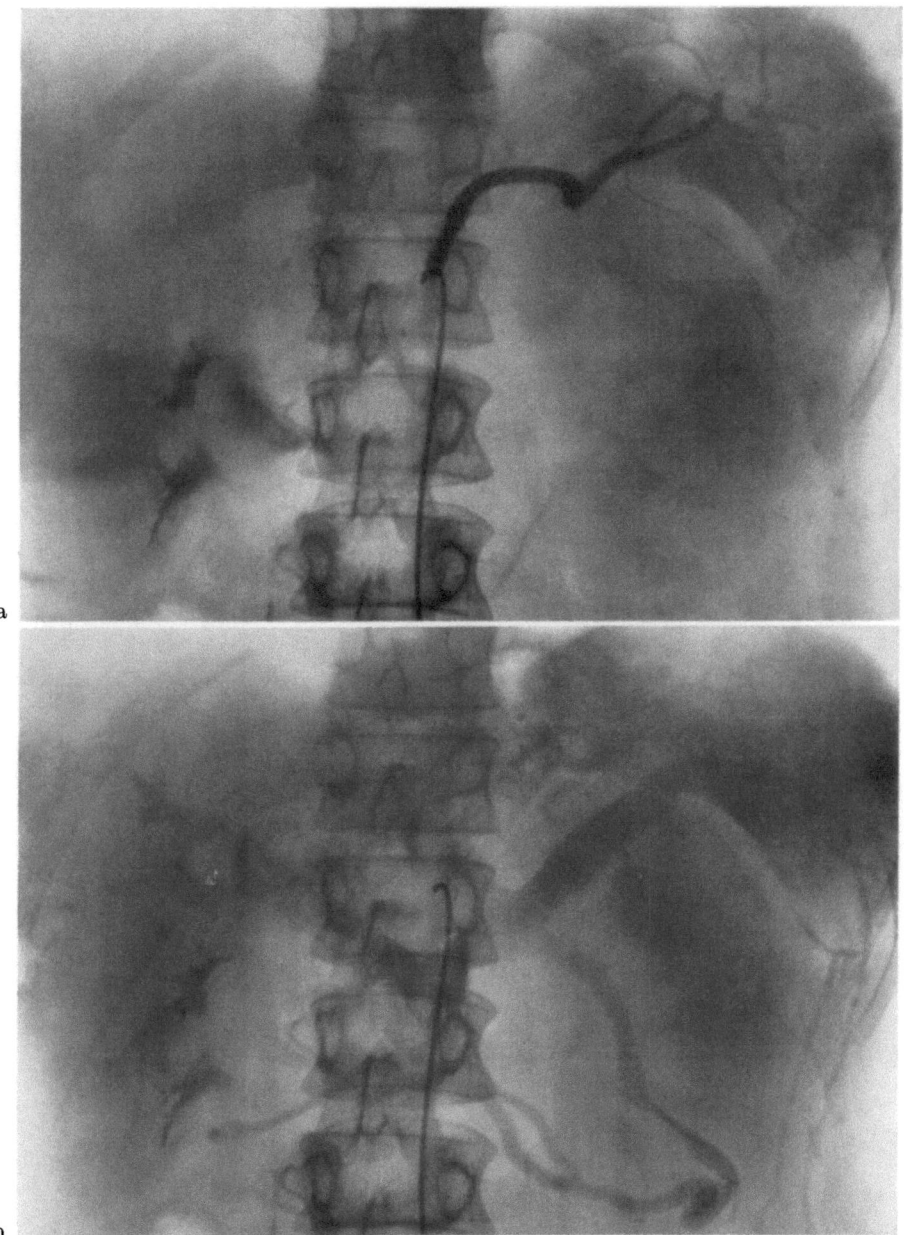

Abb. 45a u. b. Angiographie der A. lienalis bei großer Cyste des Pankreasschwanzes. Verdrängung der A. lienalis. Kompression der V. lienalis vor der Mündungsstelle in die V. portae. Venöser Kollateralkreislauf

von Th XII zu steuern. Dies gelingt mit der Seldingerschen Methode, besser aber mit der modifizierten Methode nach GOLLMANN oder aber insbesondere mit dem schattengebenden Katheter nach ÖDMAN über die A. femoralis bzw. nach MORINO über die A. radialis.

Über die A. coeliaca gelingt einmal die Darstellung ihrer Äste sowie die des Parenchyms der von ihnen versorgten Organe (Leber, Milz, Pankreas und Magenschleimhaut)

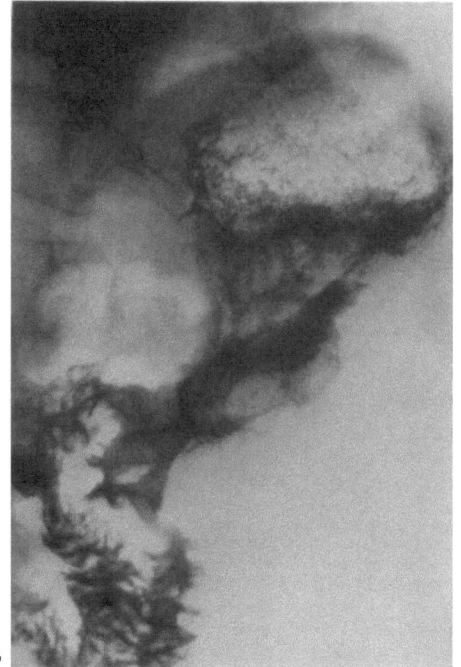

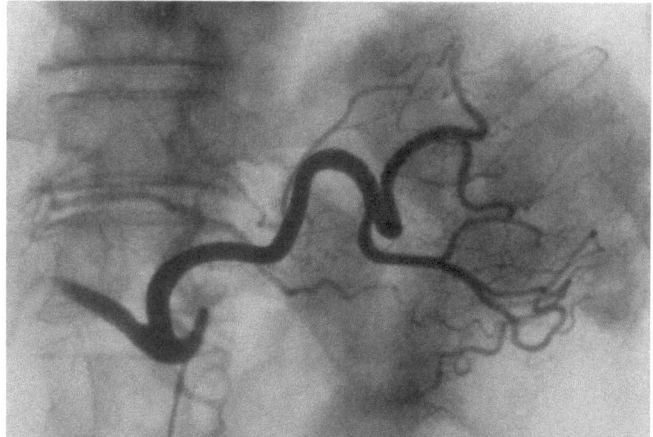

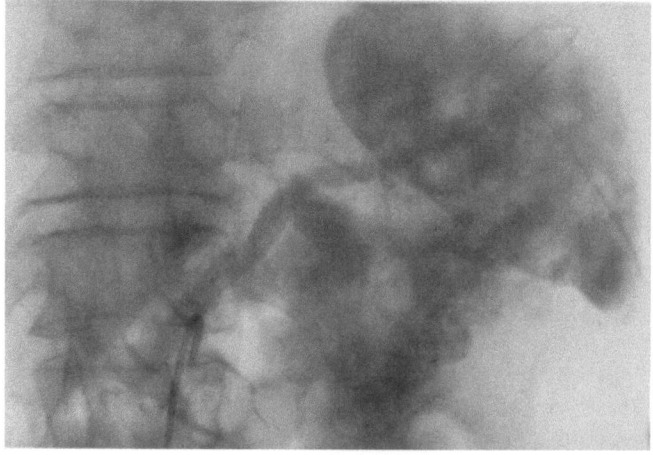

Abb. 46a—c. Magenstumpfcarcinom. a Darstellung mit Bariumbrei. b und c Angiographie der A. coeliaca.
Die Ausdehnung des Tumors durch Anfärbung direkt dargestellt, Übergreifen auf das Pankreas und die nähere
Umgebung. Die Milz ist verdrängt

als auch die der venösen Gefäßanteile und Abflußgebiete vor allem des Pfortadersystems. Auf dieser Basis können Erkrankungen der entsprechenden arteriellen und venösen Gefäßgebiete dargestellt werden und Erkrankungen vorwiegend expansiven Charakters von Milz, Leber, Pankreas und Magen in die angiographische Diagnostik mit einbezogen werden. Expansive Prozesse der genannten Organe können entweder direkt dargestellt oder durch Verdrängung von Gefäßen lokalisiert werden. Durch Darstellung des Organ-

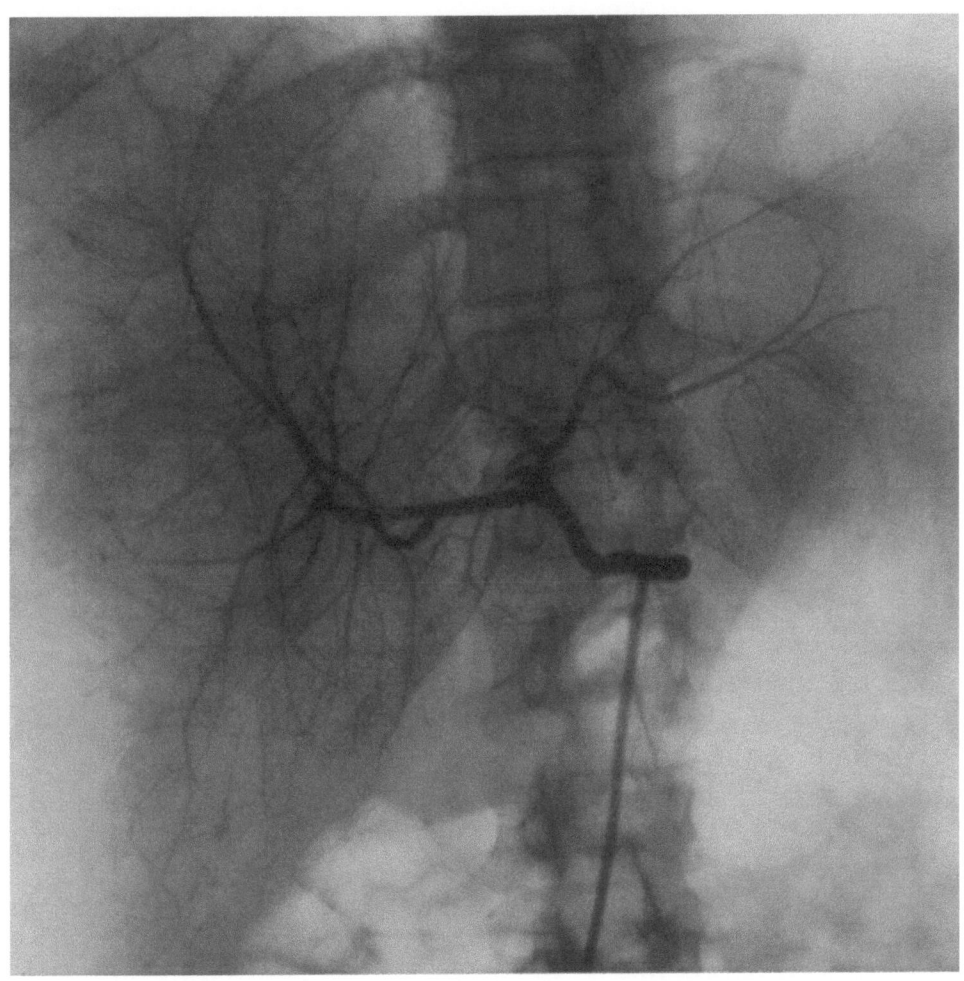

Abb. 47a

Abb. 47a u. b. Angiographie der A. coeliaca. Metastasenleber

parenchyms vorwiegend von Milz und Leber kann die Größe und Form derselben bestimmt werden und daraus sowie auch aus der diffusen oder umschriebenen unterschiedlichen Durchblutung des Parenchyms bei einzelnen Erkrankungen Rückschlüsse auf die Art der Erkrankung gezogen werden. Eine zusammenfassende Darstellung über dieses Teilgebiet der Angiographie verdanken wir ÖDMAN.

Wenn auch die Angiographie der A. coeliaca und deren Äste noch nicht den Wert besitzt wie z. B. die Angiographie der Nieren oder des Gehirnes, so können damit doch diagnostische Ergebnisse erzielt werden, die mit anderen Methoden nicht erreicht werden können. Weitere Ergebnisse dieser Methoden, die dann eine Vereinheitlichung der Symptomatologie ergeben, sind in Zukunft noch zu erwarten. Die Fortschritte in der chirurgischen Behandlung von Erkrankungen der Leber, Milz und des Pankreas werden in

Zukunft eine exaktere Diagnostik und damit auch die Angiographie der A. coeliaca und deren Äste erforderlich machen.

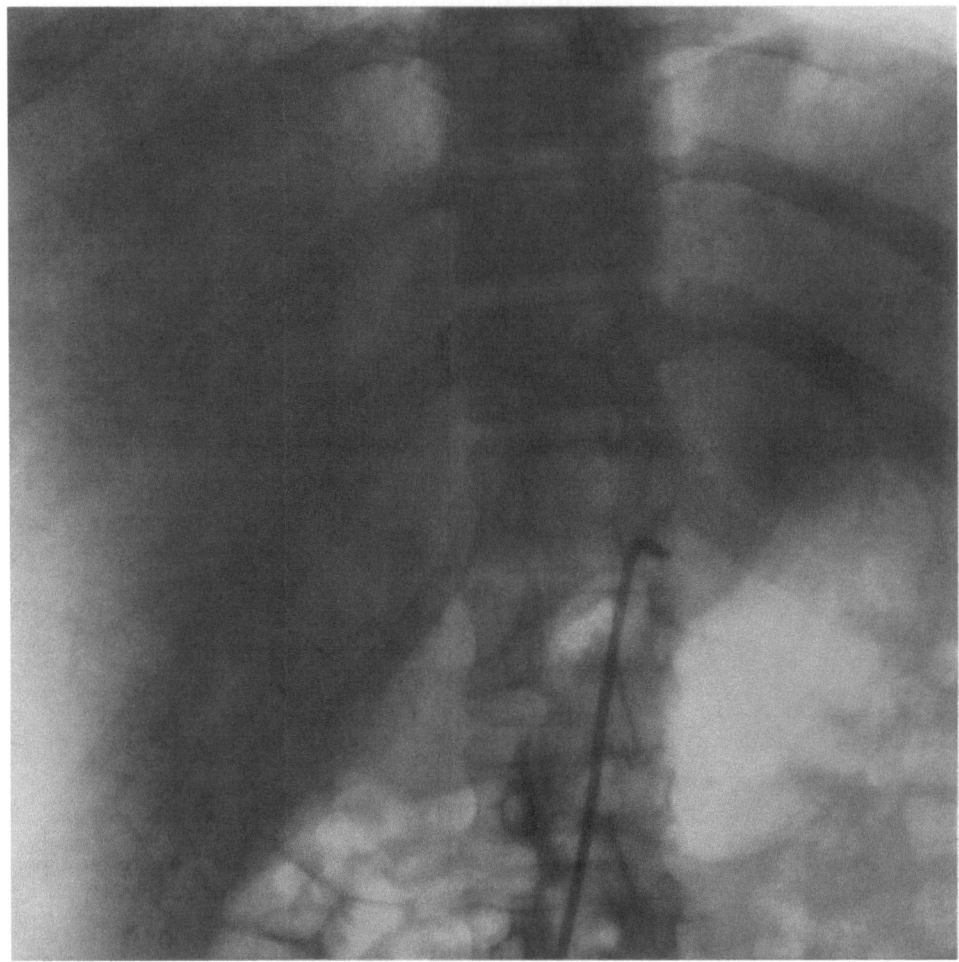

Abb. 47b

VI. Angiographie der A. mesenterica superior und inferior

Auch dabei ist es zweckmäßig, die Untersuchung gezielt durchzuführen, um vor allem Überlagerungen durch andere Gefäße auszuschalten. Wie bei der gezielten Angiographie der A. coeliaca hat sich auch hier der schattengebende Katheter nach Ödman bewährt. Die Abgangsstelle der A. mesenterica superior aus der Aorta liegt in Höhe von L 1, manchmal auch knapp unterhalb der Abgangsstelle der A. coeliaca. Dieses Gefäß versorgt den Dünndarm und den Dickdarmanteil bis etwa in Höhe der Flexura lienalis. Die A. mesenterica inferior entspringt in Höhe von L 3 oder zwischen L 3—L 4 aus der Aorta und versorgt den Dickdarmabschnitt etwa von der Flexura lienalis nach aboral. Ödman weist darauf hin, daß nicht nur die Äste der genannten Arterien, sondern auch die Darmgefäße und die Darmwand selbst dargestellt werden können. Inwieweit sich die Angiographie der A. mesenterica superior und inferior gegenüber anderen Methoden in der Diagnostik von Erkrankungen des Darmes durchsetzen wird, bleibt noch abzuwarten, da die bisherigen Mitteilungen noch kein endgültiges Urteil erlauben.

VII. Angiographie bei expansiven Prozessen unklarer Herkunft

Die Zugehörigkeit und die Art expansiver Prozesse des abdominalen oder retro-abdominalen Raumes können trotz Anwendung klinischer und röntgenologischer Routine-methoden oft nicht exakt fesgestellt werden, insbesondere bei großer Ausdehnung der-selben. Mittels Kontrastdarstellung der Aorta abdominalis und deren Äste können oft weitere diagnostische Hinweise bezüglich des Ausgangspunktes, der Ausdehnung, aber auch hinsichtlich der Art solcher Prozesse gewonnen werden. Es ist damit möglich, einen expansiven Prozeß entweder direkt darzustellen oder per exclusionem durch Dar-stellung der inneren Organe zu lokalisieren. Für ein nachfolgendes operatives Vorgehen ist dies von besonderem Wert. Als zweckmäßig hat es sich dabei erwiesen, zunächst eine Übersicht durch Injektion des Kontrastmittels in die Aorta zu gewinnen und bei Notwendigkeit die weitere Untersuchung gezielt durchzuführen.

Literatur

AGUZZI, A., A. MARLEY e S. CHIUPPA: Valuta-zione critica delle technice di aortografia ab-dominale. Boll. Soc. med.-chir. Pavia 68, 1153—1165 (1954).

ALKEN, C. F.: Renovasographie bei Teilresek-tionen der Niere und ihre Bedeutung für die Diagnostik isolierter Prozesse am Nierenparen-chym. Z. Urol., Sonderh., 121—128 (1952).
— Zur Diagnose und Behandlung unklarer Nie-renblutungen. Med. Klin. 39, 1271—1281 (1952).
—, u. F. SOMMER: Die Renovasographie. Z. Urol. 43, 420—423 (1950).

ALWALL, N., S. JOHNSSON, A. TORNBERG and L. WERKÖ: Acute renal failure following angio-graphy especially the risk of repeated examina-tion, revealed by eigh cases (two deaths). Acta chir. scand. 109, 11—19 (1955).

AMBROSETTI, A., u. R. SESENNA: Arteriographi-sche Untersuchungen an der tuberkulösen Niere. Urol. int. (Basel) 1, 153—171 (1955).

ANTHONY jr., J. E.: Complications of aorto-graphy. Arch. Surg. (Chicago) 76, 28—34 (1958).

ANTONI, N., und E. LINDGREN: Stenos' experi-ment in man. Acta chir. scand. 98, 230—246 (1949).

ARRIGONI, G., e E. LASIO: Prospettive sull'impiego dell'aortografia abdominale in urologia. Mi-nerva urol. (Torino) 5, Nr 6 (1953).

AURIG, C.: Der Nachweis örtlichen Geschwulst-wachstums durch Kontrastdarstellung abdomi-naler Gefäße. Fortschr. Röntgenstr. 83, 490—498 (1955).
—, u. G. H. KÖTZSCHKE: Die Indikation der paravertebralen Aortographie in der Diagnostik und Therapie urologischer Erkrankungen. Dtsch. Gesundh.-Wes. 9, 338—342 (1954).
—, u. H. RADKE: Die Bedeutung der Aorto-graphie für die Diagnostik der abdominalen Aortenneurysmen. Fortschr. Röntgenstr. 84, 661—670 (1956).

BEGNER, J. A.: Aortography in renal artery aneurysm. J. Urol. (Baltimore) 73, 720—725 (1955).

BELLMANN, G.: Erfahrungen mit der Aorto-graphie. Dtsch. Gesundh.-Wes. 1042—1045 (1957).

BERBERICH, J., u. S. HIRSCH: Die röntgeno-graphische Darstellung der Arterien und Venen am lebenden Menschen. Klin. Wschr. 49, 2226—2231 (1923).

BERRY, N. E., E. P. WHITE and J. C. METCALFE: Abdominal aortography in urology. Canad. med. Ass. J. 66, 215—217 (1952).

BIERMAN, H. R., E. R. MILLER, R. L. BYRON jr.: Intra-arterial catheterization of viscera in man. Amer. J. Roentgenol. 66, 555—568 (1951).

BILLING, L.: The roentgen diagnosis of poly-cystic kidneys. Acta radiol. (Stockh.) 41, 305—315 (1954).
—, u. Å. G. H. LINDGREN: Die pathologisch-anatomische Unterlage der Geschwulstarterio-graphie. Eine Untersuchung der arteriellen Gefäße des Hypernephroms und des Magen-karzinoms. Acta radiol. (Stockh.) 25, 625—636 (1944).

BOHLE, A.: Über Aortenthrombosen bei Wini-warter-Buergerscher Krankheit. Z. Kreisl.-Forsch. 39, 531—542 (1950).

BOHNE WAITE, A., and WM. W. CHRISTESON: Clinical evaluation of a concentrated iodine preparation. For intravenous nephrography and pyelography. Radiology 60, 401—405 (1953).

BONTE, G., G. TRINEZ et G. TOISON: Aorto-graphie directe ou aortographie par cathé-térisme rétrograde fémoral. J. Radiol. Electrol. 36, 417—424 (1955).

BOYARSKY, S.: Paraplegia following translumbar aortography. J. Amer. med. Ass. 156, 599—602 (1954).

BROMAN, T., and O. OLSSON: The tolerance of cerebral blood vessels to a contrast medium of the diotrast group. Acta radiol. 30, 326—342 (1948).
— Experimental study of contrast media for cerebral angiography with reference to possible injurious effects on the cerebral blood vessels. Acta radiol. (Stockh.) 31, 321—334 (1949).

BROOKS, B.: Intra-arterial injection of sodium iodide. J. Amer. med. Ass. 82, 1026—1032 (1924).

BULGRIN, J. G., and G. JACOBSON: Aortographie demonstration of an aortocaval fistula. A case report. Radiology 71, 409—411 (1958).

BURNS, E.: Clinical diagnosis of tumours of adult renal parenchyma. J. Urol. (Baltimore) 70, 9—14 (1953).

CALDAS PEREIRA, M.: Artériographie des membres, de l'aorte abdominale et de ses branches. J. Radiol. Électrol. 34, 28—41 (1953).

CASTELLANOS, A., and R. PEREIRAS: Counter-current aortography. Rev. Cubana Cardiol. 2, 187—196 (1940).

CICANTELLI, M. J., B. GALLGHER, F. C. SKEMP and P. C. DIETZ: Fatal nephropathie and adrenal necrosis after translumbar aortography. New Engl. J. Med. 258, 433—438 (1958).

CLARK, C. G.: Unilateral renal injury due to translumbar aortography. Lancet 1958I, 769 bis 770.

CONROY, M. J.: Aneurism of the renal artery. Ann. Surg. 78, 628—634 (1923).

CORNING, H. K.: Lehrbuch der topographischen Anatomie. München: J. F. Bergmann 1939.

CREEVY, C. D., and W.E. PRICE: Differentiation of renal cysts from neoplasmas by abdominal aortography: pitfalls. Radiology 64, 831—839 (1955).

DENSTAD, T.: Abdominal aortography. Acta radiol. (Stockh.) 38, 187—198 (1952).

DETERLING, R. A.: Direct and retrograde aortography. Surgery 31, 88—114 (1952).

DOS SANTOS, J. C.: L'angiographie rénale. Soci. Internat. d'Urologie, Athen 1955.

— R.: L'aortographie dans les tumeurs rénales et pararénales. Arch. Mal. reins 8, 313 (1934).

— Technique de l'aortographie. J. int. Chir. 2, 609—634 (1937).

— A. C. LAMAS et J. P. CALDAS: L'artériographie des membres, de l'aorte at de ses branches abdominales. Bull. Soc. Chir. Paris 55, 587 (1929).

— — — Arteriografia de aorta e dos vasos abdominos. Med. contemp. 47, 93—96 (1929).

— — — Artériographie des membres et de l'aorte abdominale. Paris: Masson & Cie. 1931.

DOSS, A. K.: Translumbar aortography: Its diagnostic value in urology. J. Urol. (Baltimore) 55, 594—602 (1946).

— Translumbar aortography. An aid in the management of the hydronephrotic kidney. Sth. med. J. (Bgham, Ala.) 40, 376—384 (1947).

— The management of ureteropelvic juncture obstruction; translumbar aortography an adjunct. J. Urol. (Baltimore) 57, 521—526 (1947).

— H. C. THOMAS and T. B. BOND: Renal arteriography, its clinical value. Tex. St. J. Med. 38, 277—280 (1953).

DUCUING, J., H. PONS et A. ENJALBERT: L'aortographie abdominale. J. Radiol. Électrol. 30, 497—504 (1949).

DUFOUR, A. R., R. HICKEL and P. SESBUÉ: Peroperative renal angiography. Urol. Med. chir. 57, 105—109 (1951).

EDHOLM, P., and S. I. SELDINGER: Percutaneous catheterization of the renal artery. Acta radiol. (Stockh.) 45, 15—20 (1956).

EDLING, N. P. G.: Röntgenuntersuchung der Harnorgane. In SCHINZ, BAENSCH, FRIEDL, UEHLINGER, Lehrbuch der Röntgendiagnostik. Stuttgart: Georg Thieme 1952.

—, and C. G. HELANDER: On renal damage due to aortography and its prevention by renal tests. Acta radiol. (Stockh.) 47, 473—479 (1957).

— — Nephrographic effect in renal angiography. Acta radiol (Stockh.) 51, 17—24 (1959).

— — Angionephrographic effect in renal damage. Acta radiol. (Stockh.) 51, 241—246 (1959).

— — F. PERSSON and Å. ÅSHEIM: Renal function after aortography with large contrast medium doses. Acta radiol. (Stockh.) 50, 351—360 (1958).

— — — — Renal function after selective renal angiography. Acta radiol. (Stockh.) 51, 161 bis 169 (1959).

EDSMAN, G.: Accessory vessels of the kidney and their diagnosis in hydronephrosis. Acta radiol. (Stockh.) 42, 26—32 (1954).

— Malign tumour of the spleen diagnosed by lienal arteriography. Acta radiol. (Stockh.) 42, 461—464 (1954).

— Angionephrography and suprarenal angiography. Acta radiol. (Stockh.) Suppl. 155 (1957).

ELLIOTT, R., V., and M. E. PECK: Thrombotic occlusion of aorta as demonstrated by translumbar aortograms. J. Amer. med. Ass. 148, 426—431 (1952).

EULER, H. E.: Die perösophageale Aortenpunktion, ihre diagnostischen und therapeutischen Möglichkeiten. Arch. Ohr.-, Nas.- u. Kehlk.-Heilk. 155, 649—655 (1949).

EVANS, A. T.: Translumbar arteriography. Cincinn. J. Med. 32, 47—56 (1951).

— Renal arteriography. Amer. J. Roentgenol. 72, 574—585 (1954).

— Combined use of contrast media in retroperitoneal tumors. Arch. Surg. (Chicago) 70, 191—198 (1955).

— J. A., e A. F. GOVONI: Angionefrografia associata a stratigrafia. Radiol. med. (Torino) 41, 1120—1130 (1955).

EYLER, E.: Lumbar and peripheral arteriography. Technics and radiolgic anatomy. Radiology 69, 165—187 (1957).

FABRE, P.: L'Angiographie rénale. Soci. Internat. d'Urologie, Athen 1955.

FALCONER, C.W. A., and E. GRIFFITHS: The anatomy of the blood-vessels in the region of the pancreas. Brit. J. Surg. 37, 334—342 (1950).

FARIÑAS, P. L.: A new technique for arteriographic examination of the abdominal aorta and its branches. Amer. J. Roentgenol. 46, 641—644 (1941).

— Retrograde arteriography in the study of the abdominal aorta and iliac arteries. Surgery 18, 244—252 (1945).

— Retrograde abdominal aortography. Radiology 47, 344—356 (1946).

FELSON, B.: Translumbar arteriography in intrinsic disease of the abdominal aorta and its branches. Amer. J. Roentgenol. **72**, 597—606 (1954).

FRIMANN-DAHL, J.: The radiological investigation of renal tuberculosis. Acta chir. scand. **110**, 16—31 (1955).

— Radiological investigations of urogenital tuberculosis. Urol.int. (Basel) **1**, 396—426 (1955).

GADERMANN, E., u. E. A. SCHRADER: Zur Technik und Indikation der lumbalen Aortographie. Fortschr. Röntgenstr. **75**, 670—678 (1951).

GARRITANO, A. P., G. T. WOHL, C. K. KIRBY and A. L. PIETROLUONGO: The roentgenographic demonstration of an arteriovenous fistula of renal vessels. Amer. J. Roentgenol. **75**, 905—911 (1956).

GASPER, M. R., and P. G. SECREST: Chylothorax as a complication of translumbar aortography. Arch. Surg. (Chicago) **75**, 193—196 (1957).

GAUDIERI, A.: L'impotanza della aortografia nella diagnostica di alcune sindromi addominal. G. ital. Chir. **12**, 544—554 (1956).

GOLDBLATT, H.: Studies on experimental hypertension. Arch. Surg. (Chicago) **43**, 327 (1941).

GOLLMANN, G.: Die gezielte Angiographie und ihre diagnostischen Möglichkeiten (Kathetermethode). Radiol. Austriaca **9**, 117—123 (1956).

— Eine Modifizierung der Seldingerschen Kathetermethode zur isolierten Kontrastfüllung der Aortenäste. Fortschr. Röntgenstr. **87**, 211—214 (1957).

— Hypertonus bei einseitiger Nierenarterienstenose mit arteriovenöser Fistel. Fortschr. Röntgenstr. **88**, 684—687 (1958).

— Zur Technik der Angiographie mittels Katheter (Seldinger-Methode). Fortschr. Röntgenstr. **89**, 281—284 (1958).

— Die isolierte Angiographie der Aortenäste mit perkutan eingeführtem Katheter, ihre Indikation und Ergebnisse. Fortschr. Röntgenstr. **89**, 383—396 (1958).

GOODWIN, W. E., P. L. SCARDINO and W. W. SCOTT: Translumbar aortic puncture and retrograde catheterization of the aorta in aortography and renal arteriography. Ann. Surg. **132**, 944—958 (1950).

GOTTLOB, R.: Über Thrombosen der Aorta und der Iliakalarterien. Langenbecks Arch. klin. Chir. **272**, 408—416 (1952).

— Angiographie und Klinik: Wien u. Bonn: Wilhelm Maudrich 1956.

—, u. O. BAYER: Über die Kontrastdarstellung der Baucharterien durch retropleurale Aortenpunktion. Chirurg **25**, 346—358 (1954).

GOULD, D. M., and J. K. V. WILLSON: Abdominal aortography. Amer. J. med. Sci. **228**, 586—598 (1954).

GRAVES, F. T.: The anatomy of the intrarenal arteries and its application to segmental resection of the kidney. Brit. J. Surg. **42**, 132—144 (1954).

GREENFIELD, I.: Thrombosis and embolism of the abdominal aorta. Ann. intern. Med. **19**, 656—664 (1943).

GRIFFITHS, J. H.: A preliminary report on abdominal aortography in urology. Brit. J. Urol. **22**, 281—301 (1950).

HAFFERL, A.: Lehrbuch der topographischen Anatomie. Berlin-Göttingen-Heidelberg: Springer 1953.

HAMILTON, G. R., R. J. GETZ and S. JEROME: Arteriovenous fistula of renal vessels: Case report and review of literature. J. Urol. (Baltimore) **69**, 203—213 (1953).

HAMM, F. C., and H. C. HARLIN: Perirenal insufflation with arteriography. J. Urol. (Baltimore) **70**, 318—327 (1953).

HARTMANN, G.: Ein Beitrag zur Angiographie der sog. einseitigen funktionslosen Niere. Z. Urol. **52**, 161—176 (1959).

HAUSSCHILD, W.: Peridurale Kontrastmittelinjektion bei der Aortographie. Fortschr. Röntgenstr. **88**, 154—156 (1958).

HAVARD, B. M.: Renal angiography: Smith-Evans translumbar technic. New Orleans med. J. **104**, 454—457 (1952).

— Renal Angiography. J. Urol. (Baltimore) **70**, 15—19 (1953).

HELLANDER, C. G.: Nephrographic effect and renal arteriographic damage. Acta radiol. (Stockh.) Suppl. **163** (1958).

HELLSTRÖM, J.: Über die Varianten der Nierengefäße. Z. urol. Chir. **24**, 253—272 (1928).

HELMWORTH, J. A., J. McGUIRE and B. FELSON: Arteriography of the aorta and its branches by means of the polyethylene catheter. Amer. J. Roentgenol. **64**, 196—202 (1950).

HENLINE, R. B., and S. W. MOORE: Renal arteriography, preliminary report of experimental study. Amer. J. Surg. **32**, 222—229 (1936).

HILLENBRAND, H. J., u. H. FORST: Renovasographie bei peripheren Durchblutungsstörungen. Fortschr. Röntgenstr. **86**, 86—94 (1957).

HOFF, F.: Klinische Physiologie und Pathologie. Stuttgart: Georg Thieme 1950.

HOL, R., and O. SKJERVEN: Spinal cord damage in abdominal aortography. Acta radiol. (Stockh.) **42**, 276—284 (1954).

HOOKS, CH., and O. H. GRAVES: Experiences with percutaneous transfemoral renal arteriography. Sth. med. J. (Bgham, Ala.) **45**, 587—591 (1952).

HOU-JENSEN, H. M.: Die Verästelungen der Arteria renalis in der Niere des Menschen. Berlin: Springer 1929.

ICHIKAWA, M. T.: Z. Urol. **32**, H. 8 (1938).

— Diskussion Soc. Internat. d'Urologie, Athen 1955.

IDBOHRN, H.: Renal angiography in cases of delayed excretion in intravenous urography. Acta radiol. (Stockh.) **42**, 333—352 (1954).

— Tolerance to contrast media in renal angiography. Acta radiol. (Stockh.) **45**, 141—154 (1956).

— Renal angiography in experimental hydronephrosis. Acta radiol. (Stockh.) Suppl. **136**, (1956).

—, and N. BERG: On the tolerance of the rabbits kidney to contrast media in renal angiography. Acta radiol. (Stockh.) **42**, 121—140 (1954).

JÖNSSON, G.: Thoracic aortography by means of a cannula inserted percutan into the common carotid artery. Acta radiol. (Stockh.) **31**, 376—386 (1949).

— Thoracic aortography. Acta radiol. (Stockh.) Suppl. 89 (1951).

JOHNSSON, S., and T. NORRMANN: Lower nephron nephrosis after renal angiography. Nord. Med. **52**, 1188—1198 (1954).

JOSSELSON, A. J., and J. H. KAPLAN: Fatal reaction following aortography with neoiopax. J. Urol. (Baltimore) **72**, 256—258 (1954).

KEY, E., u. Å. ÅCKERLUND: Fall von verkalktem Aneurysma in der Arteria renalis. Fortschr. Röntgenstr. **25**, 551—556 (1917).

KINCAID, O.W.: Translumbar aortography. Sth. med. J. (Bgham, Ala.) **51**, 455—464 (1958).

KREMSER, K., u. K. MÜNTER: Die Bedeutung des Cavogramms bei Nierentumoren. Darstellung der Vena cava inferior. Fortschr. Röntgenstr. **77**, 721—723 (1952).

KUNLIN, J., C. BITRY-BOELY et B. VOLNIE: Remarques sur l'aortographie. Rev. Chir. (Paris) **88**, 286—298 (1950).

LANDELIUS, E.: Death following renal arteriography in a child. Acta chir. scand. **104**, 469—475 (1955).

LAPENNA, M.: Quadri arteriografici renale nell' arteriosclerosi e nella tromboangioite obliterante. Urologia (Treviso) Ser. **3**, 36—40 (1954).

LARSSON, H., and A. PALMLÖV: Abdominal aortography, with special reference to its complications. Acta radiol. (Stockh.) **38**, 111—124 (1952).

LASIO, E., G. ARRIGONI e A. CIVINO: L'aortografia abdominale in chirurgia urologica. Arch. ital. Urol. **27**, 424—444 (1954).

— — — In Minerva urol. (Torino) **7**, 8—10 (1955).

LÉGER, J.L., J. MICHON, P. BOURGEOIS et M. BELISLE: Anévrysme de l'artère rénale. Présentation d'un cas. J. Canad. Ass. Radiol. **5**, 19—22 (1954).

LERICHE, R.: De la résection du carrefour aortico-iliaque avec double sympathectomie lombaire pour thrombose artéritique de l'aorte; le syndrome de l'oblitération termino-aortique par artérite. Presse méd. **48**, 601 (1940).

— Les oblitérations de la terminaison de l'aorte. Langenbecks Arch. klin. Chir. **270**, 85—86 (1951)

— P. BEACENSFIELD and C. BOELY: Aortography: its interpretation and value. Surgery **94**, 83—90 (1952).

— J. KUNLIN et C. BITRY-BOELY: Lésions artéritiques des iliaques et de l'aorta d'après 90 aortographies. Lyon chir. **45**, 5—26 (1950).

—, and A. MOREL: The syndrome of thrombotic obliteration of the aortic bifurcation. Ann. Surg. **127**, 193—205 (1948).

LINDBLOM, K., and S. I. SELDINGER: Renal angiography as compared with renal puncture in the diagnosis of cysts and tumours. Soc. Internat. d'Urologie, Athen 1955.

LINDBOM, Å.: Angiographie. In SCHINZ, BAENSCH FRIEDL, UEHLINGER, Lehrbuch der Röntgendiagnostik. Stuttgart: Georg Thieme 1952.

LINDGREN, E.: Technique of abdominal aortography. Acta radiol. (Stockh.) **39**, 205—218 (1953).

— Persönliche Mitteilungen.

LJUNGGREN, E., et G. EDSMAN: Diskussion. Soc. Internat. d'Urologie, Athen 1955.

LODIN, H., and L. THOREN: Renal function following aortography carried out under ganglionic block. Acta radiol. (Stockh.) **43**, 345—352 (1955).

LÖFGREN, F. O.: Renal tumour not demonstrable by urography, but shown by renal angiography. Acta radiol. (Stockh.) **42**, 300—304 (1954).

LOOSE, K. E.: Die Aortographie in der Diagnostik peripherer Gefäßleiden. Chirurg **22**, 394—398 (1951).

— Zur chirurgischen Diagnostik und Therapie peripherer Gefäßleiden. Dtsch. med. J. **3**, 531—536 (1952).

— Zur Arteriographie. Fortschr. Röntgenstr. **76**, 173—180 (1952).

— Die Bedeutung der Serienaortographie für die Gefäßdiagnostik des Beckens und der Nieren. Radiol. clin. (Basel) **23**, 325—337 (1953).

— Abdominelle und retroabdominelle Arteriographie. Langenbecks Arch. klin. Chir. **282**, 399—413 (1955).

— Aortographische Diagnostik. Langenbecks Arch. klin. Chir. **287**, 311—322 (1957).

—, u. G. HARMS: Fortschrittliche Gefäßdiagnostik des Beckens und der Nieren. Chirurg **25**, 158—163 (1954).

MACQUET, P., L. WEMEAU, G. DEFRANCE et G. LEMAITRE: Aortographie et pathologie de la jonction pyélo-urétérale. Acta urol. belg. **23**, 208—215 (1955).

MALUF, N. S. R., and C. B. McCOY: Translumbar aortography as a diagnostic procedure in urology. With notes on caval phlebography. Amer. J. Roentgenol. **73**, 533—573 (1955).

MATTSON, O.: Tolerance to contrast media in renal angiography. Acta radiol. (Stockh.) **45**, 133—140 (1956).

MAY, J. P., et F. ROBERT: Association de l'aortographie et du pneumorétropéritoine. J. Radiol. Électrol. **34**, 540—541 (1953).

McAFEE, J. G.: A survey of complications of abdominal aortography. Radiology **68**, 825—838 (1957).

—, and J. K. V. WILLSON: A review of the complications of translumbar aortography. Amer. J. Roentgenol. **75**, 956—970 (1956).

McCORMACK, J. G.: Paraplegia secondary to abdominal aortography. J. Amer. med. Ass. **161**, 860—862 (1956).

McDOWELL, R. F. C., and I. D. THOMPSON: Inferior mesenteric artery occlusion following lumbar aortography. Brit. J. Radiol. **32**, 344—346 (1959).

MELICK, W.F., and A.E. VITT: The present status of aortography. J. Urol. (Baltimore) 60, 321—334 (1948).

MELIS, M., G. BALDUZZI e G. BENEDETTI: Studio arteriografico in alcune malformazione renali. Pathologica 46, 37—68 (1954).

MILLER, G.M., E.J. WYLIE and F. HINMAN: Renal complications from aortography. Surgery 35, 885—892 (1954).

MOLDENHAUER, W., u. W. DIHLMANN: Klinik und Diagnostik von Milzarterien-Aneurysmen. Fortschr. Röntgenstr. 90, 594—599 (1959).

MORINO, F.: Die selektive Arteriographie der Bauchgefäße in der Nieren-, Leber- und Milzdiagnostik. Münch. med. Wschr. 99, 1113—1116, 1127—1129 (1957).

—, e A. TARQUINI: Cateterismo attraverso l'arteria omerale per l'arteriografia dei rami collaterali dell'aorta abdominale. Minerva med. (Torino) 1, 935—944 (1956).

MULLER, H.: Arteriography by retrograde catheterization of the aorta in renal pathology. Arch. chir. neerl. 5, 108—114 (1953).

MYHRE, J.R.: Arteriovenous fistula of the renal vessels. A case report. Amer. Surg. 22, 573—578 (1956).

NELSON, O.A.: Arteriography in renal and abdominal conditions. J. Urol. (Baltimore) 53, 521—532 (1945).

— Arteriography in diagnosis of upper abdominal conditions. Northw. Med. (Seattle) 44, 314 bis 318 (1945).

— Arteriography of abdominal organs by aortic injection. J. Surg. 74, 655—662 (1952).

NESBIT, R.M., and W.B. CRENSHAW: Aneurysm of the renal artery. J. Urol. (Baltimore) 75, 380—386 (1956).

— T.E.: A criticism of renal angiography. J. Roentgenol. 73, 574—583 (1955).

NEY, H.R.: Die Kontrastdarstellung der Lebervenen im Röntgenbild. Fortschr. Röntgenstr. 86, 302—309 (1957).

ÖDMAN, P.: Percutaneous selective angiography of the main branches of the aorta. (Preliminary report.) Acta radiol. (Stockh.) 45, 1—14 (1956).

— Percutaneous selective angiography of the coeliac artery. Acta radiol. (Stockh.) Suppl. 159 (1958).

— Percutaneous selective angiography of the superior mesenteric artery. Acta radiol. (Stockh.) 51, 25—32 (1959).

ÖSTLING, K.: Über Aneurysmen in der A. renalis, lienalis und hepatica. Drei Fälle von Ruptur im Anschluß an Gravidität. Acta obstet. gynec. scand. 18, 444—452 (1938).

OLSSON, O.: Renal angiography. Soc. Internat. d'Urologie, Athen 1955.

—, and G. JÖNSSON: Diagnostic radiology. In Handbuch der Urologie. Berlin-Göttingen-Heidelberg: Springer 1962.

—, and A. LUNDERQUIST: Angiographie in renal trauma. Acta radiol. diagn. 1, 1—21 (1963).

ORSORIO, P.A.: Abdominal aortography. Ref. J. Amer. med. Ass. 100, 1555—1556 (1933).

PÄSSLER, H.W.: Die Angiographie. Stuttgart: Georg Thieme 1952.

PALMLÖV, A.: Abdominal aortography with special reference to renal diagnosis. Acta chir. scand. 103, 165—174 (1952).

PALUMBO, V.: Studio anatomo-radiologica sul comportamento dell'arteria renale nell'uomo e.t.c. Arch. ital. Urol. 25, 329—355 (1952).

PEIRCE, E.C.: Percutaneous femoral artery catheterization in man with spezial reference to aortography. Surg. Gynec. Obstet. 93, 56—74 (1951).

—, and W.P. RAMEY: Renal arteriography: a report of a percutanous method using the femoral artery approach and a disposable catheter. J. Urol. (Baltimore) 69, 578—585 (1953).

PFEIFER, W.: Grundlagen der funktionellen urologischen Röntgendiagnostik. Stuttgart: Georg Thieme 1949.

POTTS, I.F.: Further experiences in aortography. Med. J. Aust. 1, 232—233 (1955).

PRIESCHING, A.: Anatomische Bemerkungen zur hohen lumbalen Aortographie. Klin. Med. (Wien) 13, 115—120 (1958).

RADNER, S.: Thoracal aortography by catheterization from the radial artery. Acta radiol. (Stockh.) 29, 178—192 (1948).

— Vertebral angiography by catheterization. Acta radiol. (Stockh.) Suppl. 87 (1951).

RATSCHOW, M.: Die peripheren Durchblutungsstörungen. Dresden u. Leipzig: Theodor Steinkopff 1953.

RAUBER-KOPSCH: Anatomie des Menschen. II. Leipzig: Georg Thieme 1939.

REBOUL, H.: L'artériographie des membres et de l'aorte abdominale. Thése, Paris 1935.

— L'artériographie des membres et de l'aorte abdominale. Paris: Masson & Cie. 1938.

REUS DE, H.D.: Serien-Aorto-Arterio-Phlebographie. Fortschr. Röntgenstr. 85, 193—198 (1956).

RIBBERT, H., u. H. HAMPERL: Lehrbuch der allgemeinen Pathologie und der pathologischen Anatomie. Berlin: F.C.W. Vogel 1940.

RICHES, E.W.: The present status of renal angiography. Brit. J. Surg. 42, 462—470 (1955).

—, and J.H. GRIFFITHS: Renal angiography. Soc. Internat. d'Urologie, Athen 1955.

RIEDER, W.: Sonderstellung arterio-venöser Aneurysmen der Nierengefäße im Rahmen operativer Behandlung schwerer Herz-Kreislaufschäden beim arterio-venösen Aneurysma. Chirurg 14, 609—618 (1942).

RIEMENSCHNEIDER, P.A.: Multiple large aneurysms of the splenic artery. Amer. J. Röntgenol. 74, 872—873 (1955).

RIGLER, L.G., and P.C. OLFELT: Abdominal aortography for the roentgen demonstration of the liver and spleen. Amer. J. Roentgenol. 72, 586—596 (1954).

ROBINSON, A.S.: Acute pancreatitis following translumbar aortography. Arch. Surg. (Chicago) 72, 290—298 (1956).

Roby, H. R., and J. W. McKay: Fatality follow- ing abdominal arteriography. J. Canad. Ass. Radiol. 7, 1—4 (1956).

Samuel, E., and M. Denny: An evaluation of the hazards of aortography. Arch. Surg. (Chicago) 76, 542—545 (1958).

Sante, L. R.: Evaluation of aortography in abdominal diagnosis. Radiology 56, 183—192 (1951).

Sandström, C.: Contrast media for the kidneys, heart and vessels and their toxicity. Acta radiol. (Stockh.) 39, 281—298 (1953).

Schobinger, R., G. Blackman and Ru Kan Lin: Operative intestinal arteriography. Acta radiol. (Stockh.) 48, 330—336 (1957).

Schimatzek, A.: Fehldeutungen der Aortogra- phie. Z. Urol. 50, 454—459 (1957).

Schrader, E. A.: Komplikationen der trans- lumbalen Aortographie; ihre Erklärung und Vermeidung. Fortschr. Röntgenstr. 83, 476 bis 489 (1955).

Schulze-Bergmann, G.: Zur Aortographie in der Urologie. Z. Urol. 46, 432—442 (1953).
— Über das arterio-venöse Aneurysma der Niere. Z. Urol. 47, 661—669 (1954).
— Die Anzeigen und Grenzen der angiologischen Nierendiagnostik. Bruns' Beitr. klin. Chir. 194, 1—16 (1957).

Schumacher, S.: Grundriß der Histologie des Menschen. Wien: Springer 1939.

Seldinger, S. I.: Catheter replacement of the needle in percutaneous arteriography. Acta radiol. (Stockh.) 39, 368—376 (1953).

Serov, V. V.: Zum Problem der Angioarchitek- tonik der Nieren. Bjull. éksp. Biol. Med. 41, 72—74 (1956). [Russisch.]

Skop, V., and V. Teichmann: The aortographic picture in Grawitz tumours of the kidney. Čsl. Roentgenol. 9, 148—151 (1955).

Smith, P. G.: A résumé of the experience of the making of 1500 renal angiograms. J. Urol. (Baltimore) 70, 328—331 (1953).
— A. T. Evans, E. C. Elsey and B. Felson: Translumbar arteriography: Its roentgenologi- cal interpretation. Amer. J. Roentgenol. 67, 183—196 (1952).
— T. W. Rush and A. T. Evans: An evaluation of translumbar arteriography. J. Urol. (Balti- more) 65, 911—931 (1951).
— — — The technique of translumbar arterio- graphy. J. Amer. med. Ass. 148, 255—258 (1952).

Snyder, C. H., and C. J. Rutledge: Pheo- chromocytoma. Localization by aortography. Pediatrics 15, 312—316 (1955).

Sommer, F., u. P. Schölzel: Beobachtung einer aszendierenden Aortenthrombose nach Aorto- graphie. Fortschr. Röntgenstr. 86, 609—613 (1957).

Spalteholz, W.: Handatlas der Anatomie des Menschen, II. Leipzig: S. Hirzel 1933.

Stirling, W. B.: Aortography. Its application in urological and some other conditions. Edin- bourgh u. London: E. & S. Livingstone 1957.

Süsse, H. J., u. H. Radke: Nachweis und Lokali- sierung von Nebennierentumoren mittels Aorto- graphie. Fortschr. Röntgenstr. 86, 599—604 (1957).

Sunder-Plassmann, P.: Symposium über Hoch- druck. Barcelona 1955.

Thelen, A.: Die Pathologie des Harnleiters im Röntgenbild. Stuttgart: Georg Thieme 1949.

Tillander, H.: Selective angiography of the abdominal aorta with a guided catheter. Acta radiol. (Stockh.) 45, 21—26 (1956).

Tille, D.: Zur Technik zur Indikation der Aorto- graphie, insbesondere der Renovasographie. Z. Urol. 52, 121—126 (1959).

Tornvall, G.: A modified catheter for per- cutaneous angiography. Acta paediat. (Upp- sala) 47, 470—476 (1957).

Trevisini, A.: Il comportamento arteriografico del vene durante la colica nell'uomo. Urologica (Milano) 19, 139—157 (1952).

Ungeheuer, E.: Indikationen zur Aortographie. Med. Klin. 52, 645—653 (1957).

Vesay, J., C. T. Dotter and J. Steinberg: Nephrography: Simplif. technic. Radiology 55, 827—833 (1950).

Völpel, H. W.: Die Indikation der Aortographie. Verh. dtsch. Ges. Kreisl.-Forsch. 17 305—308 (1951).
— Der arterielle Spasmus im arteriographischen Bild. Fortschr. Röntgenstr. 86, 79—86 (1957).

Vogler, E.: Vasographie der Nieren. Fort- bildungskurs, Gießen 1955. — Angiographisch nachweisbare Veränderungen der Gefäße und der Durchblutung der Nieren bei Erkrankun- gen derselben. II. Congr. Internat. D'Angéio- logie, Fribourg 1955.
— Der Wert der Angiographie in der Diagnostik expansiver und entzündlicher Erkrankungen der Nieren. 8. Tagg der Österr. Röntgenges., Wien 1957.
—, u. M. Bergmann: Angiographie bei stumpfem Nierentrauma. Fortschr. Röntgenstr. 98, 675— 685 (1963).
—, u. R. Herbst: Angiographie der Nieren. Stuttgart: Georg Thieme 1958.
— E. Kahr u. H. Holzer: Serienvasographie der Nieren. Fortschr. Röntgenstr. 77, 594—601 (1952).

Vries, G. H. de: Angiogramm eines Nieren- karbunkels. Fortschr. Röntgenstr. 90, 640— 641 (1959).

Wagner, F. B.: Arteriography in renal diagnosis. Prel. report and critical evaluation. J. Urol. (Baltimore) 56, 625—635 (1946).
—, and A. H. Price: Fatality after abdominal arteriography. Surgery 27, 621—626 (1950).
—, and P. C. Swenson: Abdominal arterio- graphy. Technique and diagnostic application. Amer. J. Roentgenol. 58, 591—601 (1947).

Waite Bohne, A., and W. M. W. Christeson: Clinical evaluation of a concentrated iodine preparation. Radiology 60, 401—406 (1953).

Walsh, A.: Solitary cyst of the kidney and its relationship to renal tumour. Brit. J. Urol. 23, 377—382 (1951).

WALTER, R. C., and W. E. GOODWIN: Aortography and retroperitoneal oxygen insufflation in urologic diagnosis: a comparison of translumbar and percutaneous femoral methods of aortography. J. Urol. (Baltimore) 70, 526—537 (1953).

— — Aortography and pneumography in children. J. Urol. (Baltimore) 77, 323—328 (1957).

WEINGARTEN, K.: Über neurologische Komplikation nach Aortographie. Wien. Z. Nervenheilk. 20, 257—269 (1962).

WELLAUER, J.: Die abdominale Aortographie. In SCHINZ, GLAUNER, UEHLINGER, Röntgendiagnostik, Ergebnisse 1952—1956. Stuttgart: Georg Thieme 1957.

WEYDE, R.: Abdominal aortography in renal diseases. A preliminary report. Brit. J. Radiol. 25, 353—359 (1952).

WEYDE, R.: Die abdominale Aortographie, insbesondere bei Nierenkrankheiten. Nord. Med. 47, 212 bis 217 (1952). — Radiol. clin. (Basel) 23, 313—325 (1954).

WIDÉN, T.: Renal angiography during and after unilateral ureteric occlusion. Acta radiol. (Stockh.) Suppl. 162 (1958).

WILDBOLZ, H.: Lehrbuch der Urologie. Berlin: Springer 1952.

WILLE-BAUMKAUFF, H.: Ein Beitrag zur Arteriographie der Nieren. Jena: Gustav Fischer 1950.

WYLIE, E. J., and L. GOLDMAN: The role of aortography in the determination of operability in arteriosclerosis of the lower extremities. Ann. Surg. 148, 325—342 (1958).

YANNICELLI, E., A. FABIUS y M. ARTECONA: La aortografia en el diagnostico de la embolia renal. Tórax 3, 250—256 (1954).

B. Das Pfortadergebiet

Von
Ingemar Bergstrand
Mit 31 Abbildungen in 87 Einzeldarstellungen

I. Einführung

1. Anatomie. Druckverhältnisse

Das Pfortadergebiet ist das Gefäßsystem, durch welches das venöse Blut des Verdauungskanals der Leber zugeführt wird. Es umfaßt also zwei Capillargebiete, das gastrointestinale, welches das venöse Blut liefert, und das der Leber, in dem das Portablut mit den Leberzellen in Kontakt kommt.

Zwei große Venen führen der Pfortader Blut zu. Die Vena mesenterica superior erhält Blut vom Dünndarm, vom Pankreas und vom größten Teil des Dickdarms. Die Vena lienalis drainiert die Milz, das Pankreas und den Magen. Die kleinere Vena mesenterica inferior empfängt Blut aus dem distalen Teil des Dickdarms und dem Rectum und mündet in eines der vorgenannten größeren Gefäße. Außerdem gelangen mehrere kleinere Gefäße direkt in die Pfortader. Sie sammeln Blut aus dem Pankreaskopf, dem Pylorus und teilweise aus dem Duodenum und der Gallenblase.

Der Druck im Pfortadersystem — etwa 10—20 cm H_2O — ist hoch im Vergleich zum Druck im Cavasystem, der ungefähr zwischen 0 und 5 liegt. Ursache des Unterschiedes ist der Widerstand im zweiten Capillargebiet des Pfortadersystems, der Leber. Das Minutenvolumen der Pfortader soll etwa 1000—1200 ml betragen. Veränderungen des Minutenvolumens der Leberarterie (normalerweise etwa 300 ml) beeinflussen das der Pfortader in entgegengesetzter Richtung, so daß insgesamt der Abfluß von der Leber durch die Venae hepaticae ziemlich konstant ist.

2. Kollateralkreislauf

Bei Behinderung des Abflusses durch die Pfortader steigt der Druck im Gefäßgebiet vor dem Hindernis. Der erhöhte Druckunterschied zwischen diesem und dem Gefäßgebiet hinter dem Hindernis führt zur Bildung einer Kollateralzirkulation. Da sich im Pfortadersystem keine Venenklappen befinden, kann sich der Blutstrom in den Venen des gestauten Gebietes leicht in rückläufiger Richtung bewegen. In erster Linie bildet sich eine Kollateralzirkulation zwischen Venen vor und hinter dem Hindernis aus, deren Gefäßgebiete in engem Kontakt liegen. PICK (1909) hat die klassische Einteilung der verschiedenen Kollateralwege in zwei Gruppen vorgenommen:

a) Kollateralgefäße, die das Blut der Leber zuführen (hepatopetale Kollateralzirkulation), und

b) Kollateralgefäße, die die Leber umgehen und das Blut in das Cavasystem ableiten (hepatofugale Kollateralzirkulation).

Hepatopetale Kollateralzirkulation kommt nur dann zustande, wenn das Hindernis im extrahepatischen Teil des Pfortadersystems liegt. Zum Beispiel bildet sich bei Verschluß der Pfortader ein Kollateralsystem über alle kleinen Venen des Ligamentum hepatoduodenale, so daß der Ductus choledochus völlig von erweiterten Venen umgeben sein kann.

Hepatofugale Kollateralzirkulation kommt sowohl bei extra- wie intrahepatischem Verschluß vor. Nach McINDOE (1928) sind hauptsächlich drei verschiedene Wege möglich:

α) Eine Möglichkeit ist dort vorhanden, wo pfortaderdrainierte Organe retroperitoneal oder dicht am parietalen Peritoneum liegen. Hierher gehören die Gefäßverbindungen der Milz mit den Intercostal- und Zwerchfellvenen sowie der quantitativ häufig bedeutungsvolle Kollateralweg über die linke Nierenvene (LEARMONTH 1947/48).

β) Reste der obliterierten fetalen Umbilicalzirkulation im Ligamentum teres hepatis können das Pfortadersystem mit den zum Cavasystem gehörenden Venen der Bauchdecke verbinden. Tritt dieser Kollateralweg in Funktion, kann in vorgeschrittenen Fällen ein sog. Caput medusae entstehen.

γ) Der dritte Weg ist der am oberen und unteren Ende des Verdauungskanals. Im distalen Oesophagus und im Kardiagebiet befinden sich präformierte Gefäßverbindungen zwischen dem Porta- und dem Cavasystem, und zwar sowohl submukös als in den äußeren Schichten der Speiseröhre. Sie sind von KEGARIES (1933, 1934) und BUTLER (1951) beschrieben worden. Wenn die Kollateralzirkulation den submukösen Venenplexus in Anspruch nimmt, entstehen die klinisch wichtigen Oesophagusvaricen. Im distalen Teil des Rectums wird das Porta- und das Cavasystem durch den Hämorrhoidalvenenplexus verbunden. Eine Erweiterung dieses Plexus ruft aber keine klinischen Symptome hervor.

Die Röntgendiagnostik des Pfortadersystems hatte früher geringes Interesse. Durch die erweiterten Möglichkeiten, expansive Prozesse in Pankreas und Leber chirurgisch anzugreifen (COUINAUD 1957), hat das Gebiet wesentlich an Aktualität gewonnen. Die neuen Behandlungsmöglichkeiten lebensbedrohender Blutungen aus Oesophagusvaricen mit „spleno-renal" oder „porta-caval shunt" (WHIPPLE 1945; BLAKEMORE u. LORD 1945; SANDBLOM 1947; LINTON 1948; EKMAN 1957; HUNT 1958) hat das Pfortadersystem noch stärker in den Brennpunkt des Interesses gerückt und größere Anforderungen an eine zufriedenstellende röntgenologische Diagnostik gestellt.

II. Untersuchungsmethoden

1. Übersichtsaufnahmen und Kontrastmitteldarstellung des Digestionstraktes

a) Lebergröße und -verkalkungen

Pathologische Veränderungen im Pfortadergebiet können in manchen Fällen durch gewöhnliche Übersichtsaufnahmen festgestellt werden. Eine vergrößerte Leber kann man z. B. bei Hepatitis, in den ersten Stadien der Lebercirrhose und bei Lebermetastasen beobachten. Form und Größe der Leber können aber auch unter normalen Bedingungen sehr unterschiedlich sein (PFAHLER 1926; MARTIN 1937; FLEISCHNER u. SAYEGH 1958), und man soll bei der Beurteilung zurückhaltend sein. Verkalkungen im Lebergebiet können z. B. in geheilten Blutungsherden und Abscessen, bei Tuberkulose, in Echinococcuscysten oder in Tumoren des oberen Nierenpoles wahrgenommen werden (Abb. 1). Hämangiome mit typischen strahlenförmigen Verkalkungen können auch vorkommen (ASPRAY 1945).

Verkalkungen in der Vena portae oder in der Vena lienalis werden in einigen Fällen bei portalem Hochdruck gesehen (Abb. 2). Der Verfasser hat unter einem Krankengut von 19 Fällen von Pfortaderstauung, die auf nachgewiesener extrahepatischer Thrombose beruhte, auf dem Röntgenbild in fünf Fällen Verkalkungen im Gefäß oder in dessen Wand gesehen. Unter 91 Fällen von Pfortaderstauung durch Lebercirrhose wurden nur in zwei Fällen Verkalkungen in den Venenwänden festgestellt. Das Vorkommen von Verkalkungen in der Vena lienalis oder der Vena portae deutet also auf extrahepatische Stauung hin.

b) Milzgröße

Splenomegalie kann durch Erkrankungen im Pfortadersystem hervorgerufen werden. Die Größe der Milz ist röntgenologisch mit größerer Sicherheit zu beurteilen als durch

Palpation (DELL u. KLINEFELTER 1946). Der untere Pol der Milz ist fast immer auf Übersichtsbildern zu sehen (BERGSTRAND u. EKMAN 1957 a, c). Voraussetzung dafür ist jedoch eine gute Röntgentechnik (Patient in Rückenlage, Zentralstrahl über der linken Flanke, gute Einblendung, tiefe Inspiration, in der die Rippen das Bild weniger beeinträchtigen). Der obere Pol der Milz liegt gewöhnlich dicht unter dem Zwerchfell und ist ohne Kontrastmittel (Luftfüllung des Magens oder Pneumoperitoneum) nicht erkennbar. Die Größe der Milz kann jedoch ziemlich genau beurteilt werden, indem man den vertikalen Abstand vom unteren Pol der Milz zum höchsten Punkt der linken Zwerchfellkuppel mißt (Abb. 3). Normalerweise betrug bei dieser Methode die Länge der Milz selten

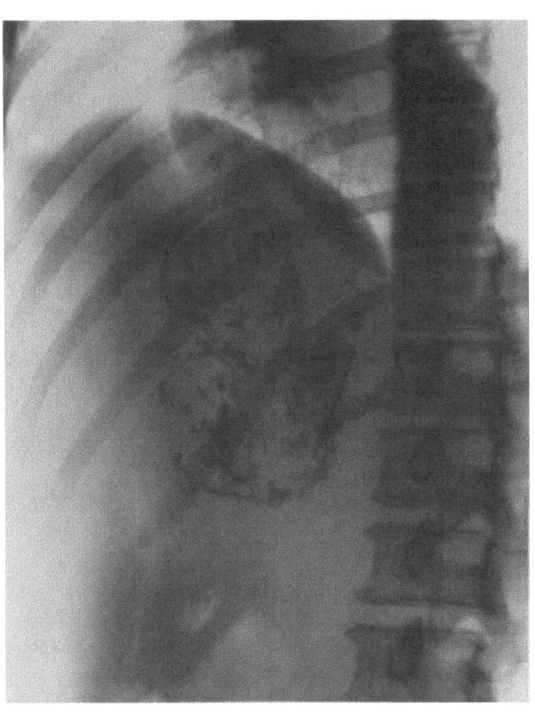

mehr als 16 cm (BERGSTRAND u. EKMAN 1957a). Der Verfasser führte diese Studien der Milzgröße fort. Von 91 Patienten mit Pfortaderstauung durch Cirrhose hatten 85 eine vergrößerte Milz (in 4 der 6 Ausnahmefälle war die Milz 16 cm lang). Bei der Untersuchung von 19 Patienten, die eine Pfortaderstauung durch nachgewiesene extrahepatische Thrombose hatten, zeigte das Röntgenbild immer eine deutliche Splenomegalie. Bei zwölf Patienten mit histologisch festgestellter Lebercirrhose, aber normalen Druckverhältnissen im Pfortadersystem, war die Milz von normaler Größe bis auf einen Fall, wo die Länge 17 cm betrug. Patienten, die eine Pfortaderstauung infolge maligner Tumoren aufweisen, haben im allgemeinen eine normale Milzgröße. Das kann auf der kurzen Dauer der Stauung in solchen Fällen beruhen oder auf der Tatsache, daß sich die Milz mit zunehmendem Alter verkleinert (KELSEY u. a. 1947; WELCH 1950).

Abb. 1. Verkalkungen in der Leber von einem Nierencarcinom, das in die Leber eingewachsen war

In Fällen, in denen wegen portalen Hochdrucks eine druckentlastende Operation vorgenommen wurde (,,spleno-renal" oder ,,porta-caval shunt"), verkleinert sich die Milz, wenn der ,,shunt" wirksam ist (EKMAN 1957). Die Beurteilung der Größe der Milz ist also von großer Bedeutung, und zwar sowohl bei Verdacht auf portalen Hochdruck als auch vor und nach einer ,,Shunt"-Operation.

c) Varicen im Verdauungskanal

Bei der Pfortaderstauung bildet sich eine Kollateralzirkulation. Diese kann röntgenologisch festgestellt werden in Fällen, in denen das Schleimhautrelief des Verdauungskanales verändert ist. Im Oesophagus kommen normalerweise nur schmale, in Längsrichtung verlaufende Schleimhautfalten vor (Abb. 4g). Eine varicöse Erweiterung des submukösen Venenplexus im distalen Oesophagus kann daher schon im frühen Stadium beobachtet werden (OPPENHEIMER 1937, SCHATZKI, 1931 1940) (Abb. 24 c). Bei geeigneter Technik können Oesophagusvaricen durch Kontrastmitteluntersuchung mit ebenso großer Sicherheit nachgewiesen werden wie bei der Oesophagoskopie. Die Untersuchung soll in Rückenlage vorgenommen werden. Unter Durchleuchtungskontrolle trinkt der Patient einen Schluck Bariumbrei gewöhnlicher Konsistenz. Sobald die Schleimhautfalten im distalen Teil der Speiseröhre hervortreten, werden Aufnahmen in rechts- und linksseitiger Schräglage durchgeführt. Die Aufnahmen sollen bei Einatmung vorgenommen werden.

Mit dieser Methode werden die Varicen gut sichtbar und von anderen Organen nicht verdeckt. Kurze Belichtungszeiten sowie genaue Einblendung sind von großer Bedeutung. In jeder Einstellung müssen mehrere Bilder aufgenommen werden, weil die peristaltischen Wellen die Varicen auf einigen Bildern entleeren können. Die Durchführung eines Valsalva-Versuches ist, wie auch von EVANS (1959) betont wurde, ohne Hilfe.

Die Varicen rufen eine Verbreiterung der Schleimhautfalten und perlenkettenähnliche Defekte hervor (Abb. 24c). Im allgemeinen ist der Oesophagus etwas erweitert, und der Brei haftet länger als gewöhnlich an der Schleimhaut. Die Veränderungen beginnen im distalen Teil, können aber in fortgeschrittenen Fällen die gesamte Speiseröhre umfassen, somit auch den Teil, der oberhalb der Vena azygos liegt. Varicen treten in 90 % aller Fälle von Pfortaderstauung auf. In den restlichen 10 % wird der submuköse Venenplexus im Oesophagus zur Kollateralbildung nicht herangezogen (Abb. 16) (BERGSTRAND 1959). In einigen dieser Fälle verläuft die Kollateralzirkulation über den peri-oesophagealen Venenplexus zur Vena azygos. In solchen Fällen kann man des öfteren mittels Schichtdarstellung eine Erweiterung der Vena azygos wahrnehmen. Die Veränderungen im Azygossystem sind auch durch intraossäre Kontrastmittelinjektion dargestellt worden (LESSMANN u. SCHOBINGER 1959). In der Regel verschwinden die Varicen nach erfolgreicher Operation mit „spleno-renal" oder „porta-caval shunt" (Abb. 24c, d) (EKMAN 1957; EVANS u. PAYNE 1958).

Die Magenschleimhaut ist normalerweise so grob, daß Varicen hier relativ groß sein müssen, bevor man sie mit Sicherheit erkennen kann. Sie sind in etwa einem Drittel der Fälle mit Oesophagusvaricen sichtbar (EVANS u. FORBES 1953).

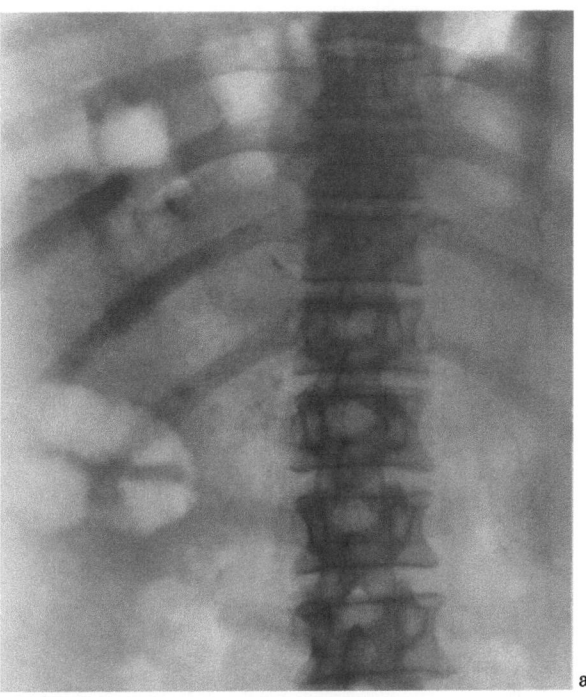

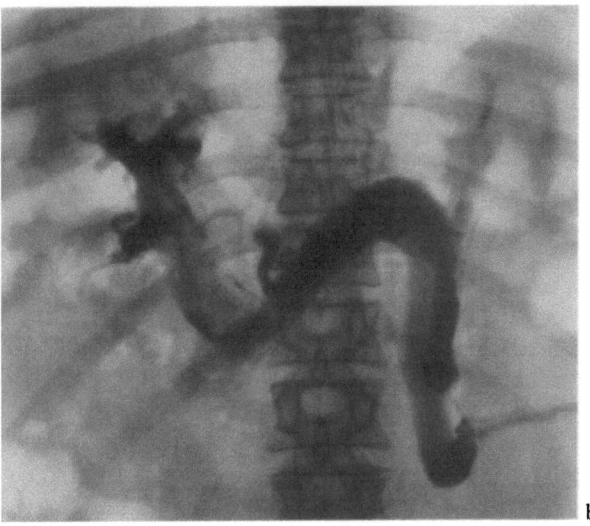

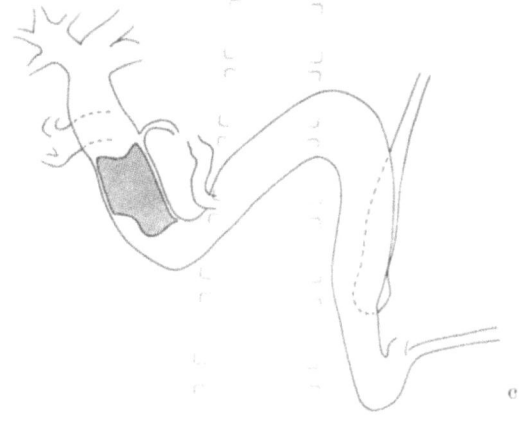

Abb. 2a—c. Lebercirrhose mit wandständiger Thrombose der Pfortader. a Wandverkalkungen in Pfortadergefäßen. b, c Splenoportogramm. Thrombus in der Pfortader punktiert (bestätigt durch Autopsie)

Im Dickdarm sind Veränderungen weder röntgenologisch noch rectoskopisch zu sehen, auch wenn die Splenoportographie zeigt, daß die Vena mesenterica inferior in die Kollateralzirkulation mit einbezogen ist. Hämorrhoiden kommen ebenso oft bei Patienten ohne wie bei Patienten mit Pfortaderstauung vor.

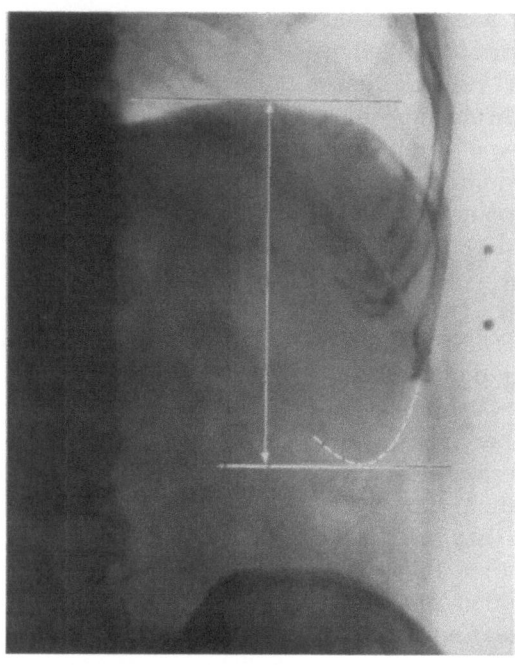

Abb. 3. Normale Milz. In tiefer Inspiration ist der untere Milzpol leicht zu erkennen. Die Größe der Milz wird geschätzt durch Messung des Abstandes zwischen unterem Milzpol und der Kuppel des Zwerchfells.

2. Kontrastmitteldarstellung des Pfortadergebietes

Das Pfortadersystem kann auch durch Injektion eines Kontrastmittels untersucht werden. Früher wandte man kolloidale Kontrastmittel an, die vom reticuloendothelialen System, z. B. in der Leber und der Milz, gespeichert wurden, so daß eine röntgenologische Demonstration der Organe möglich war (DEGKWITZ 1938; BECKERMANN u. POPKEN 1938; OLLE OLSSON 1941). Von dieser Methode hat man wegen der häufigen, ernsten Komplikationen Abstand genommen. Heute bedient man sich nur wasserlöslicher organischer Kontrastmittel. Die Injektion kann in das arterielle System erfolgen wie bei abdominaler Aortographie (RIGLER, OLFELT u. KRUMBACH 1953) oder nach Katheterisierung der Arteria coeliaca (ÖDMAN 1958). Dabei ist die Konzentration des Kontrastmittels in den intrahepatischen Pfortaderverzweigungen jedoch oft unzureichend. Ein besseres Ergebnis wird bei Injektion direkt in das Pfortadersystem erzielt. Das Kontrastmittel kann während einer Laparotomie in eine Mesenterialvene injiziert werden (MOORE u. BRIDENBAUGH 1950, 1951; HUNT 1952, 1958). Es ist auch möglich, das Mittel nach percutaner Punktion eines der größeren Pfortaderzweige nahe dem Leberhilus einzuführen (STEINBACH u. a. 1953). Diese Technik ist jedoch mit einem bedeutenden Komplikationsrisiko verbunden. Die Methode, die die besten Resultate lieferte und die technisch einfach zu handhaben ist, sowie selten Komplikationen aufweist, ist die Einführung des Kontrastmittels in das Pfortadersystem durch percutane Milzpunktion—Splenoportographie. Sie soll nachstehend deshalb von verschiedenen Gesichtspunkten aus näher beleuchtet werden.

III. Splenoportographie

1. Methodik

a) Einführung

Nach erfolgreichen Tierexperimenten an Hunden, die ABEATICI und CAMPI 1951 durchführten, wurde die percutane Kontrastmittelinjektion in die Milz am Menschen zum ersten Male im selben Jahr beschrieben (BOULVIN u. a., LEGER u. a.). Diese Methode fand dann zunehmend größere Anwendung, und zwar sowohl für die Untersuchung der Hämodynamik des Pfortadersystems als auch für morphologische Studien. Seitdem sind mehrere Monographien veröffentlicht worden (LEGER 1955 b; CACCIARI u. a. 1957; RÖSCH u. a. 1958 b; ANACKER u. a. 1959), die sich auf eine große Krankenzahl stützen. Aus ihnen geht hervor, daß die Methode leicht anzuwenden ist und verhältnismäßig wenig Komplikationen hat. Unter einer Vielzahl von Bezeichnungen für diese Methode haben sich die meisten für den praktischen Gebrauch als zu lang erwiesen (beispielsweise: percutaneous splenicportal venography, percutane lieno-portale Venographie). Heute ist der im Jahre 1952 von SOTGIU u.a. eingeführte Name „Splenoportographie" allgemein angenommen worden.

b) Untersuchungstechnik

Der nachstehend beschriebenen Technik für die Splenoportographie liegen Erfahrungen von über 400 Untersuchungen zugrunde. In ihren Hauptzügen stimmt sie mit der der meisten anderen Untersucher überein. Es sind allerdings auch einige andere Methoden angewandt und beschrieben worden, wie z. B. die Punktion der Milz unter laparoskopischer Kontrolle (WANNAGAT 1955, 1956) und die Einführung eines Katheters in die Milz mittels percutaner Technik (SELDINGER 1957). Der Verfasser besitzt nur geringe Erfahrungen mit diesen Modifizierungen.

1. In Fällen von Kontrastmittelüberempfindlichkeit oder von schlechter Nierenfunktion soll die Untersuchung nicht durchgeführt werden.

2. Der Verdauungskanal des Patienten soll entleert sein.

3. Prämedikation mit Lergigan 1 Std vor der Untersuchung. (Bei Leberkrankheiten sind Morphium und Barbiturate kontraindiziert.)

4. Übersichtsbilder mit Bleimarken auf der Haut, um Größe und Lage der Milz in verschiedenen Respirationsphasen beurteilen zu können.

5. Lokalbetäubung von Haut und Peritoneum. Nur Kinder benötigen Vollnarkose während der Untersuchung.

6. Horizontale Rückenlage hat sich am vorteilhaftesten und bequemsten erwiesen. Änderungen der Ausgangslage beeinflussen sowohl die Hämodynamik im Pfortadersystem als auch die Verteilung des relativ schweren Kontrastmittels und sollen vermieden werden.

7. Der Durchmesser der Injektionsnadel soll so klein wie möglich sein, trotzdem aber eine genügend schnelle Injektion des ziemlich viscösen Kontrastmittels ermöglichen. Erfahrungsgemäß ist ein Durchmesser von 1,5 mm und eine Länge von 10 cm am besten. Die Nadel soll mit der Injektionsspritze durch ein biegsames Plastikröhrchen verbunden sein.

8. Punktionsstelle und -tiefe werden an Hand der Übersichtsbilder und eines Durchleuchtungsbefundes gewählt. Die Milz soll punktiert werden, wo sie die Bauchwand berührt. Eine vergrößerte Milz muß in der mittleren, eine normalgroße Milz in der hinteren Axillarlinie punktiert werden. Die Nadel soll in horizontaler Ebene parallel zur Längsachse der Milz und so nah wie möglich an den Milzhilus herangeführt werden. Mit dieser Technik hat man gute Voraussetzungen, daß das Kontrastmittel in die Venenbahn gelangt. Sobald man spürt, daß die Nadel die Oberfläche der Milz berührt, muß der Patient den Atem anhalten. Daraufhin wird die Nadel rasch in Richtung auf den Hilus eingeführt, und zwar — je nach Größe der Milz — 2—5 cm tief. Die Injektion kann dann unmittelbar erfolgen; am sichersten jedoch ist es, zunächst die richtige Lage der Nadel zu kontrollieren. Das geschieht entweder durch eine Probeinjektion unter Durchleuchtungskontrolle (RÖSCH 1958) oder durch den Nachweis von Blut, das aus dem Nadelende entweicht. Die

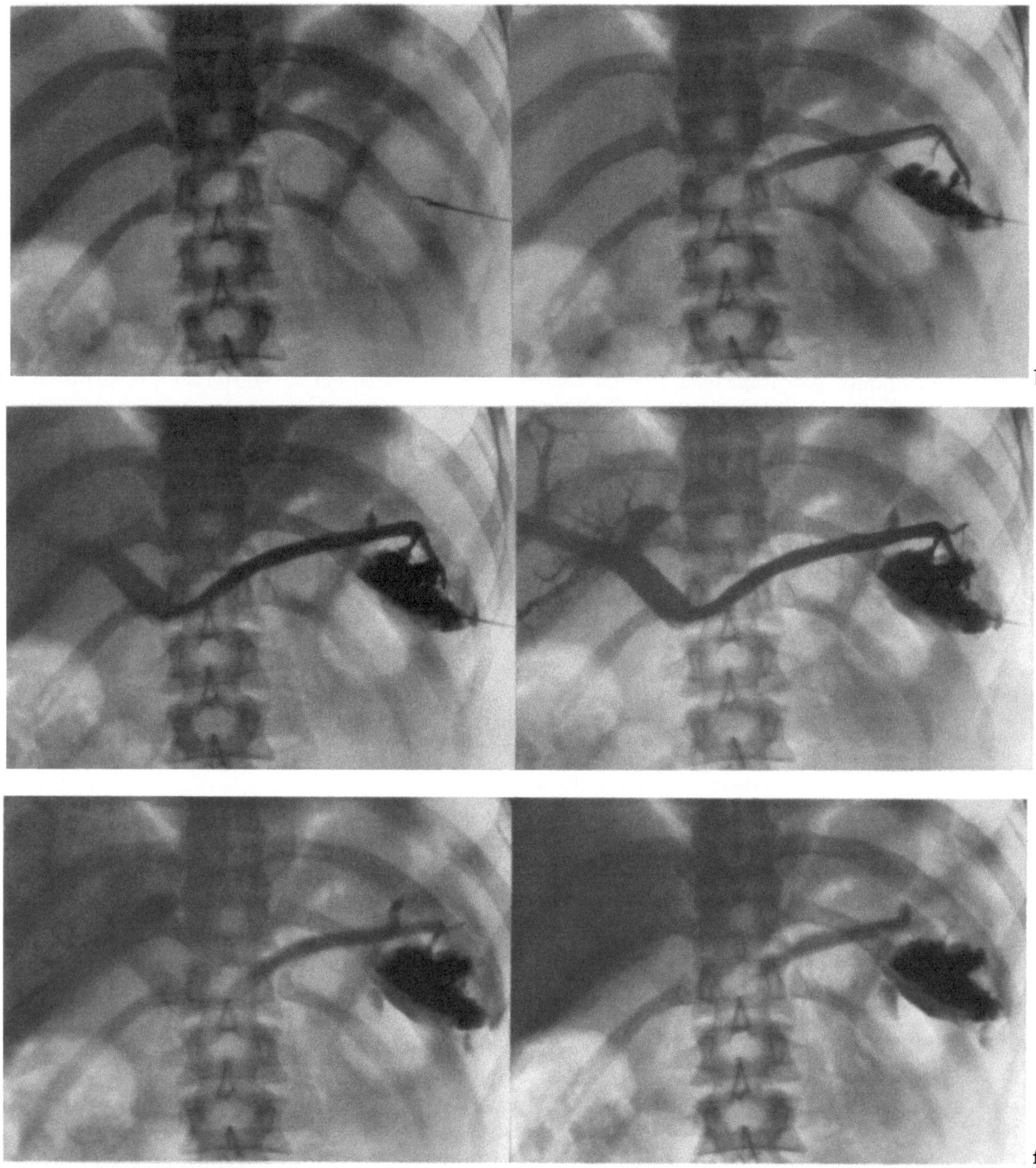

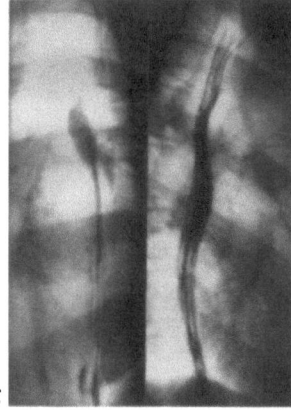

Abb. 4a—g. Normaler Fall. a Beginn der Injektion. b 1 sec nach Beginn der Injektion. c 2 sec nach Beginn der Injektion. Kontrastmittel hat die Porta hepatis erreicht. d 4 sec nach Beginn der Injektion. Kontrastmittel hat das intrahepatische Gefäßsystem dargestellt. e 6 sec nach Beginn der Injektion (2 sec nach dem Ende der Injektion). Kontrastmittel beginnt von den Gefäßen in das Leberparenchym überzutreten. f 5 sec nach Beendigung der Injektion. Kein Kontrastmittel in den intrahepatischen Gefäßen. Das Leberparenchym ist dargestellt (Hepatogramm). Geringe Kontrastmittelreste in der Milzvene.
g Normale Speiseröhre mit längsgerichteten schmalen Schleimhautfalten

letztgenannte Kontrolle dauert wenige Sekunden und kann im allgemeinen im Atemstillstand durchgeführt werden. Oberflächliche Respiration mit der Nadel in der Milz scheint aber mit keinem Risiko verbunden zu sein (BERGSTRAND u. EKMAN 1957 c). Jedoch kann die Bewegung der Milz zu einer Erweiterung des Punktionskanals führen, durch den dann Kontrastmittel zur Oberfläche der Milz zurückfließt.

9. Die Injektion des Kontrastmittels muß sehr schnell erfolgen, weil es sonst in der Gefäßbahn zu stark verdünnt wird. Eine Menge von 30 cm³ 60%igem Urografin injiziert in 4 sec hat sich bei Erwachsenen als ausreichend erwiesen. Unmittelbar nach der Injektion wird die Nadel herausgezogen.

10. Es ist notwendig, einen automatischen Filmwechsler und einen automatischen Programmwähler zu benutzen, um alle Stadien des Kontrastmittelflusses von der Milz zum Cavasystem zu erfassen. Es ist ausreichend, wenn man in den ersten 13 sec nach Beginn der Injektion eine Aufnahme pro Sekunde und danach alle 3 sec eine Aufnahme für etwa 10—20 weitere Sekunden anfertigt. Wir untersuchen nur in sagittaler Projektion. Bei Aufnahmen in zwei Ebenen wird die Qualität des Bildes durch Sekundärstrahlen bedeutend schlechter.

11. Zur Feststellung einer eventuellen extralienalen Kontrastmittelansammlung wird nach den Serienfilmen auch ein Übersichtsbild angefertigt.

12. Der Patient sollte nach der Untersuchung 4—5 Std lang auf der linken Seite liegen. Man ist der Ansicht, daß dadurch die Blutungsgefahr durch eine gewisse Kompression der Milz an der Stelle der Punktion vermindert wird.

FIGLEY (1958) berichtet aus eigener Erfahrung und aus Literaturstudien eine erfolgreiche Darstellung des Pfortadersystems in etwa 85—90% der Fälle. Der Verfasser hat gleiche Resultate.

c) Komplikationen

Wenn die Injektion in richtiger Weise ausgeführt wird, gelangt die ganze Kontrastmittelmenge in das Venensystem, und der Patient gibt ein Wärmegefühl im Körper an. Bei intraperitonealer Ablagerung von Kontrastmittel bekommt der Patient Schmerzen in der linken Flanke, deren Stärke und Dauer von der Menge des extralienalen Kontrastmittels abhängig sind. Kontrastmittelinjektion in nahegelegene Organe läßt sich bei der vorgeschriebenen Technik vermeiden. Injektionen in Darm oder Magen verursachen im allgemeinen keine Beschwerden. Kontrastmittelinjektion in die linke Niere ruft ebenfalls keine Symptome hervor. Hierbei erhält man eine renale Phlebographie. Kontrastmittelinjektionen in die linke Pleurahöhle haben dagegen intensive Schmerzen zur Folge. Die modernen Kontrastmittel Hypaque und insbesondere Urografin verursachen bei extralienaler Ablagerung geringere Beschwerden als Präparate vom Diodon- und Urokontyp. Mit den benötigten Kontrastmittelmengen hat man weder tierexperimentell noch beim Menschen an der Gefäßbahn oder der Leber irgendwelche Schäden festgestellt, die auf das Kontrastmittel zurückgeführt werden können. In der Milz entsteht gewöhnlich eine Einbuchtung an der Injektionsstelle, wahrscheinlich auf Grund einer lokalen Narbenbildung.

Die schwerwiegendste Komplikation der Splenoportographie ist die intraabdominelle Blutung. Sie ist in allen objektiven Veröffentlichungen über größeres Krankenmaterial beschrieben worden, wenngleich mit unterschiedlicher Häufigkeit. In unserem Krankengut, das größtenteils aus Patienten in schlechtem Allgemeinzustand zusammengesetzt war, konnten in 2% der Fälle Blutungen klinisch nachgewiesen werden. Todesfälle sind bei uns nicht vorgekommen. ANACKER u. a. (1957) fanden in einer Zusammenstellung von Komplikationen bei 1200 Splenoportographien vier Todesfälle. Die Gefahr der Blutung scheint bei Milzpunktion während einer Laparotomie oder bei Pneumoperitoneum größer zu sein (DU BOULAY u. GREEN 1954; HARPER 1955). Daher ist von dieser Technik abzuraten. Patienten mit erheblich herabgesetztem Koagulationsvermögen sollten nicht untersucht werden, ebensowenig wie Kranke mit einer chronischen Infektion, wenn man erwarten kann, daß die Milz brüchig ist.

d) Indikationen

Die Splenoportographie gibt ein ziemlich genaues Bild über die hämodynamischen und morphologischen Veränderungen im Pfortadergebiet. Gewöhnlich handelt es sich darum, Lage und Beschaffenheit eines Stromhindernisses in der splenoportalen Gefäßbahn festzustellen. Die Untersuchung kann ausschlaggebend sein für die Indikation zu einer Shunt-Operation und die Wahl der geeignetsten Methode. Daher soll eine Splenoportographie durchgeführt werden bei Patienten mit Oesophagusvaricen, Bauchhöhlenwandvaricen, gastrointestinalen Blutungen oder Splenomegalie unbekannter Ursache. Desgleichen ist die Splenoportographie indiziert zur Kontrolle der Funktion eines „Porta-Cava-Shunts".

Expansive Prozesse in der Nachbarschaft der Milzvene und Pfortader können eine Verlagerung, eine Kompression oder einen Verschluß verursachen — je nach Art und Ausdehnung des pathologischen Prozesses. Vor allem Pankreas, Ligamentum hepatoduodenale und Leber sind in den letzten Jahren Gegenstand zunehmenden chirurgischen Interesses gewesen. Eine Splenoportographie kann daher indiziert sein, wenn Verdacht auf Pankreastumoren, Pankreascysten, Metastasen in der Porta hepatis sowie gutartige oder bösartige Tumoren in der Leber besteht. Auch in Fällen von Lebercirrhose, Hepatomegalie, Ascites oder Ikterus unbekannter Ursache kann die Untersuchung weiterhelfen.

2. Anatomie

Das normale Aussehen der Milzvene und Pfortader ist sowohl vom anatomischen als auch vom röntgenologischen Standpunkt aus beschrieben worden (DOUGLASS, BAGGENSTOSS u. HOLLINSHEAD 1950; DOEHNER u. a. 1955; FALCONER u. GRIFFITHS 1950; GILFILLAN 1950).

a) Vena lienalis

Die Milzvene wird im Milzhilus aus dem Zusammenfluß von zwei bis sechs (gewöhnlich drei) kleinen Venen gebildet. Mitunter verläuft die eine oder andere dieser kleinen Venen eine längere Strecke parallel zur Vena lienalis, bevor sie sich mit ihr vereinigt. Der Verlauf der Milzvene ist im Anfangsteil recht variierend (Abb. 4, 6—10). Direkt an der Wirbelsäule bildet sie gewöhnlich einen caudal konvexen Bogen. Dort vereinigt sie sich mit der Vena mesenterica sup. zur Vena portae. In ihrem ganzen Verlauf liegt die Milzvene dicht hinter der Cauda und dem Corpus pancreatis. Sie empfängt Blut aus relativ kleinen Gefäßen (den Venae gastricae breves, der Vena gastroepiploica sinistra, den Venae pancreaticae sowie mitunter auch aus der Vena mesenterica inferior und der Vena coronaria). Dies mag eine Erklärung dafür sein, daß das Gefäß in seinem ganzen Verlauf eine ziemlich gleichmäßige Stärke aufweist. Der Durchmesser im Röntgenbild liegt normalerweise zwischen 8 und 15 mm (BERGSTRAND u. EKMAN 1957a).

b) Vena portae

Die Vena portae wird aus der Vena lienalis, der Vena mesenterica superior und in einigen Fällen auch der Vena mesenterica inferior zwischen Wirbelsäule und Pankreas in Höhe von L I—L II gebildet. Das gerade oder leichtgekrümmte Gefäß ist 6—8 cm lang, verläuft dextro-kranial hinter dem oberen Teil des Duodenums mit unterschiedlichem Neigungswinkel (40—90°) zur Wirbelsäule (Abb. 4, 6—10) und teilt sich im rechten Teil der Porta hepatis in seine zwei intrahepatischen Hauptzweige. Der leberferne Teil der Pfortader nimmt in den meisten Fällen die Vena coronaria auf, die das Kardiagebiet drainiert, sowie eine kleine, aber konstant auftretende Vena pancreaticoduodenalis posterior superior. Der größte Durchmesser der Pfortader findet sich in ihrem leberfernen Abschnitt. Er beträgt dort im Röntgenbild 15—20 mm.

c) Die Leber und die intrahepatischen Pfortaderzweige

In den üblichen Anatomiebüchern wird die Leber in zwei Lappen unterteilt beschrieben, den größeren rechten und den kleineren linken. Diese sind an der Oberfläche durch eine Fossa sagittalis sin. getrennt, in deren vorderem unterem Teil das Ligamentum teres im Ligamentum falciforme verläuft.

McINDOE und COUNSELLER haben 1927 neben anderen Autoren hervorgehoben, daß diese Unterteilung oberflächlich ist und die intrahepatische Anatomie nicht berücksichtigt. Mit Hilfe von Korrosionspräparaten der intrahepatischen Pfortaderzweige können zwischen den Ästen des Gefäßbaumes konstant vorkommende Spalten nachgewiesen werden, in denen die Venae hepaticae verlaufen (HJORTSJÖ 1948). Der wichtigste Spalt, der rechts der Fossa sagittalis sin. in einer vorwiegend sagittalen Ebene durch das Gallenblasenbett und die Fossa venae cavae verläuft, teilt die Leber in den linken und den rechten Hauptteil.

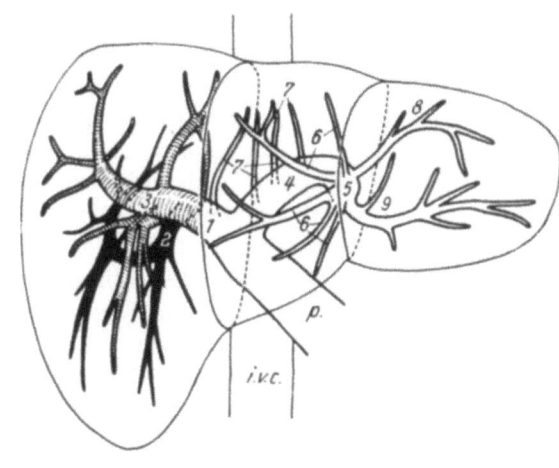

a

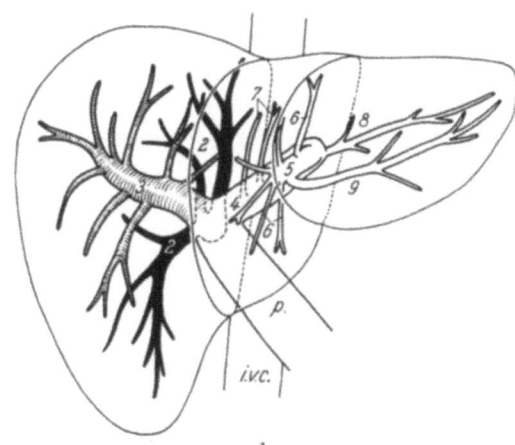

b

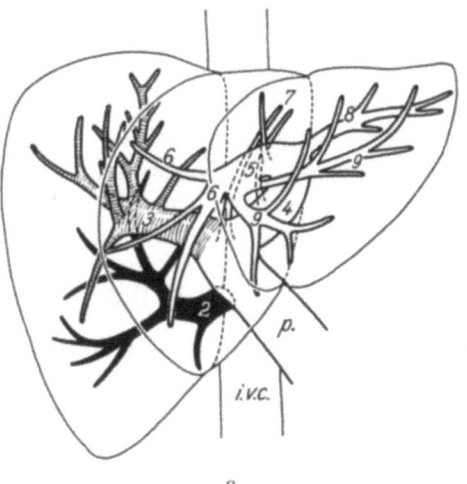

c

Abb. 5a—c. Normale Anatomie des intrahepatischen Gefäßbaumes. *p.* V. portae; *i.v.c.* V. cava inferior.

1 Ramus venae portae (Vpr.) principalis dx. ⎫
2 Vpr. dorsocaudalis (schwarz) ⎬ Rechter Hauptteil
3 Vpr. ventrocranialis (schraffiert) ⎭
4 Vpr. principalis sin. ⎫
5 Vpr. ventroflexus ⎪
6 Vprr. ventrales ⎫ Medialer Abschnitt ⎬ Linker Hauptteil
7 Vprr. dorsales ⎭ ⎪
8 Vpr. dorsolateralis ⎫ Lateraler Abschnitt ⎪
9 Vpr. ventrolateralis ⎭ ⎭

Diese werden durch den linken bzw. rechten Hauptzweig der Pfortader versorgt. Zum medialen Abschnitt des linken Hauptteiles gehören Lobus quadratus und Lobus caudatus. Durch einen sagittalen Spalt, der durch die Fissura sagittalis sin. läuft, wird ein lateraler Abschnitt abgegrenzt, wodurch der „linke Leberlappen" gebildet wird. Im Gefäßbaum des rechten Hauptteils befindet sich ein ausgeprägter Segmentspalt, der in einem schrägen Frontalniveau verläuft. Er trennt einen ventro-kranialen von einem dorso-caudalen Teil ab. Im lateralen Abschnitt des linken Hauptteiles gibt es auch einen frontalen Segmentspalt.

Im medialen Abschnitt des linken Hauptteiles ist keine scharfe Grenze zu sehen zwischen den Gefäßen des ventralen Teils (= Lobus quadratus), des zentralen Teils und des dorsalen Teils (= Lobus caudatus). ELIAS u. PETTY (1952) und COUINAUD (1952, 1953, 1954) haben die Anatomie im großen und ganzen auf die gleiche Weise — wenn auch mit verschiedener Nomenklatur — beschrieben.

Die vom Verfasser hier benutzte Nomenklatur der Gefäße basiert im wesentlichen auf HJORTSJÖ (1948). Für röntgendiagnostische Zwecke ist sie etwas vereinfacht worden (BERGSTRAND 1957a). Die schematischen Abb. 5a—c zeigen diese vereinfachte Nomenklatur. Die Pfortader, Vena portae, kann sich in der Porta hepatis auf drei verschiedene Weisen verzweigen. Am häufigsten ist die Teilung in zwei Hauptäste. Der linke Ast verläuft in einem Bogen nach links, um nach vorne gerichtet blind zu enden, während sich der rechte nach einigen Zentimetern in zwei Gefäße teilt, die ventro-kranial und dorso-caudal verlaufen (Abb. 4 und 5a). Mitunter erfolgt die Teilung des rechten Hauptastes schon unmittelbar an der Abzweigung des linken Hauptastes (Abb. 5b und 8). Seltener zweigt das Gefäß zum dorso-caudalen Teil des rechten Hauptteiles ab, bevor die Pfortader ihren linken Hauptast abgegeben hat (Abb. 5c und 9).

Vom linken Hauptast der Pfortader (Vpr. principalis sin.) gehen kleinere Zweige dorsal-kranial in den Lobus caudatus über (Vprr. dorsales). Vom nach links hin konvexen Bogen wird ein größeres Gefäß in jedes der zwei Segmente des lateralen Abschnittes abgegeben (Vpr. dorso-lateralis und Vpr. ventro-lateralis). Vom nach vorn und unten rechts gerichteten blinden Endteil des linken Hauptastes strahlt ein typisches Gefäßbündel nach rechts hin zum Lobus quadratus aus (Vprr. ventrales).

Der rechte Hauptzweig der Pfortader (Vpr. principalis dext.) teilt sich in zwei Gruppen von Gefäßen (Vprr. ventro-craniales und Vprr. dorso-caudales), innerhalb welcher große Variationsmöglichkeiten bestehen. Das dorso-caudale Lebersegment wird auffallend oft durch ein rechts-dorsal verlaufendes, bogenförmiges Gefäß versorgt, dessen Konvexität nach rechts und caudal gerichtet ist (Abb. 5a, c).

3. Das normale Splenoportogramm

a) Richtung und Geschwindigkeit des Kontrastmittelflusses

Die Hämodynamik des Pfortaderkreislaufes wird von technischen Faktoren beeinflußt, von denen man Kenntnis haben muß, um die Bilder richtig beurteilen zu können.

Während der Injektion fließt das Kontrastmittel in die Venen, die den injizierten Teil der Milz drainieren, ohne daß die Milz selbst aktiv das Weiterfließen des Kontrastmittels beeinflußt (Abb. 4a—b). Normalerweise werden nur die Vena lienalis, die Vena portae sowie deren intrahepatische Zweige kontrastmittelgefüllt, nicht aber die Gefäße, die in die obengenannten einmünden. Tierexperimente sowie klinische Erfahrungen haben gezeigt, daß die Kontrastmittelinjektion keinen Einfluß auf die Strömungsverhältnisse im Pfortadersystem hat unter der Voraussetzung, daß die Injektion in die Milz und nicht intravenös erfolgt (BERGSTRAND u. EKMAN 1957a, b). Das Kontrastmittel fließt also passiv mit dem Blutstrom. Seine Bewegung im Gefäßsystem ist daher ein Maßstab für die Stromrichtung und die Zirkulationsgeschwindigkeit des Blutes. Die Strömungsgeschwindigkeit ist in der Vena lienalis ziemlich groß (10—20 cm pro Sekunde). 1—2 sec nach Beginn der Injektion hat das Kontrastmittel die Porta hepatis erreicht (Abb. 4c) und nach 3—5 sec befindet es sich in den Gefäßen des rechten Teiles der Leber (Abb. 4d). 3—5 sec nach Beendigung der Injektion hat das Kontrastmittel die Pfortaderzweige verlassen und befindet sich in den Capillargefäßen der Leber, wodurch man eine Abbildung des Leberparenchyms erhält — Hepatographie (Abb. 4f). Zum Schluß der Hepatographiephase, etwa 20—30 sec nach der Injektion, treten die Venae hepaticae schwach hervor. Nach 30—40 sec ist das Kontrastmittel aus der Leber entwichen. Studien der portalen Strömungsgeschwindigkeit sind von ABEATICI u. a. 1952, HUNT

1954, LEBON u. a. 1954, GVOZDANOVIČ u. HAUPTMANN 1955a, b, 1956, STEINER u. a. 1956—1957 sowie von BERGSTRAND u. EKMAN 1957a ausgeführt worden.

Änderungen des intrathorakalen Druckes scheinen die röntgenologisch meßbare spleno-portale Strömungsgeschwindigkeit nicht nennenswert zu beeinflussen. Auch hat der Verfasser in seinem Material keinen Fall beobachtet, bei dem die normale Stromrichtung in den Gefäßen des Pfortadersystems durch einen Valsalva-Versuch geändert werden konnte. Dagegen gibt es Fälle von Pfortaderstauung, bei denen die kranial gerichteten Kollateralgefäße sich nicht füllen, vermutlich auf Grund eines erhöhten intrathorakalen Druckes während der Kontrastmittelinjektion, obgleich ausgedehnte Oesophagusvaricen das Vorkommen solcher Gefäße anzeigen (BERGSTRAND 1959).

b) „Stream-lining"

Auf Grund von Farbmittelinjektionen in das Pfortadergebiet hat man angenommen, daß das Milzblut vorwiegend in den linken Teil der Leber gelangt, ohne sich mit dem restlichen Pfortaderblut zu vermischen (COPHER u. DICK 1928; HAHN u. a. 1945). Nach DREYER (1954) unterstützen Erfahrungen bei Splenoportographie diese Annahme nicht. Die gewöhnlichen Kontrastmittel sind aber für physiologische Studien nicht geeignet. Sie

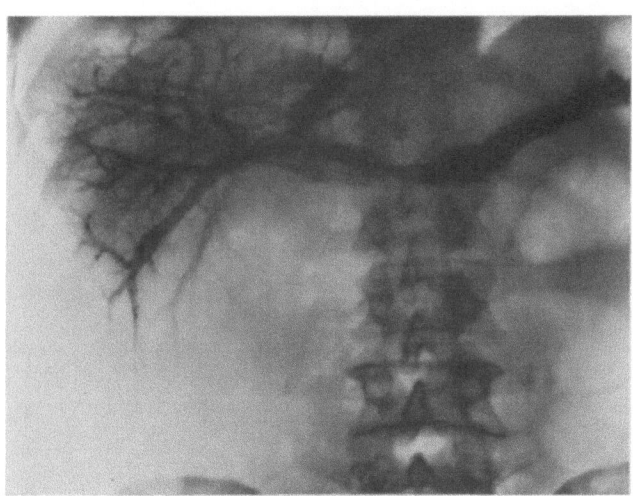
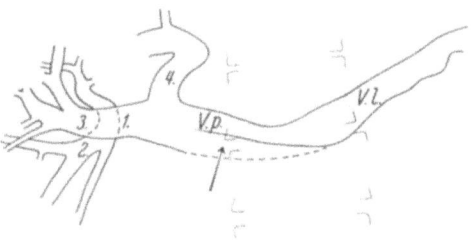

a   b

Abb. 6a u. b. Normales Splenoportogramm. Die Pfortader hat einen horizontalen Verlauf. Vpr. principalis dexter ist ungefähr 3 cm lang, bevor er sich in ventrokraniale und dorsocaudale Äste aufteilt. ↑ Blut aus der V. mesenterica sup.; *V.l.* V. lienalis; *V.p.* V. portae; *1* Vpr. principalis dx; *2* Vpr. dorsocaudalis; *3* Vpr. ventrocranialis; *4* Vpr. princip. sin.

haben ein relativ hohes spezifisches Gewicht und vermischen sich nur unvollständig mit dem Blut. Bei der angewandten Untersuchungstechnik füllen sich deshalb die dorsal liegenden Gefäße am besten. Die Vena lienalis weist allerdings immer eine gute Füllung auf, so daß ihre Breite und ihr Verlauf leicht beurteilt werden können. Mitunter verbleibt Kontrastmaterial lange in ihren dorsal gerichteten Bögen.

In der Vena portae mischt sich das Kontrastmittel oft nicht völlig mit dem Blute. Ein sog. Stream-lining-Effekt entsteht, und Blut ohne Kontrastmittel aus den Mesenterialvenen fließt parallel zu kontrasthaltigem Blut aus der Milzvene. Deshalb kann der Durchmesser der Pfortader unterschätzt werden (Abb. 7). Die Gefäße im linken Hauptteil der Leber füllen sich schlechter und langsamer als die im rechten. Eine ausgebliebene Füllung des ventral verlaufenden linken Hauptastes ist deswegen nur selten als pathologisch anzusehen.

c) Das normale Hepatogramm

Man kann auf dem Röntgenbild vier bis fünf Größenordnungen von Verzweigungen unterscheiden. Die Größe der Gefäße nimmt zur Peripherie der Leber hin gleichmäßig ab, und die kleineren Zweige verteilen sich in auffallend gleichförmiger Weise.

Unterschiede in der Kontrastmitteldichte während des Hepatographiestadiums erklärt man durch die unterschiedliche Dicke der Leber in dorso-ventraler Richtung. Daher

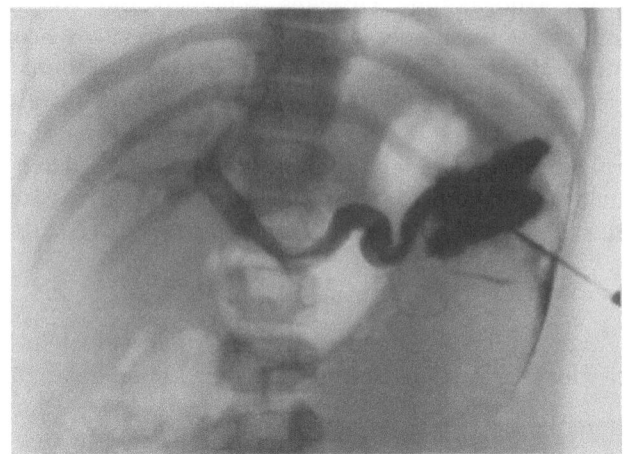

a

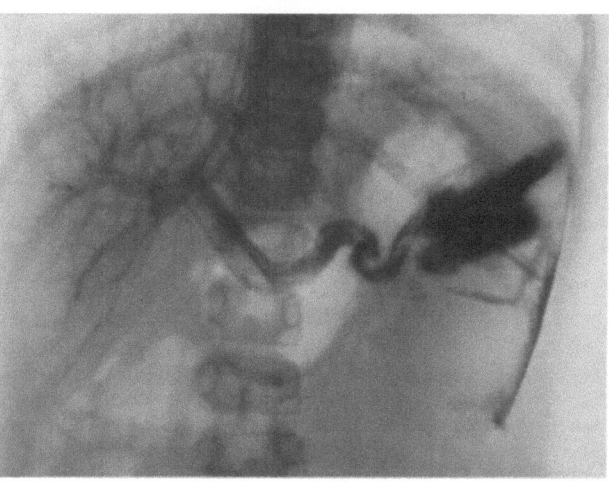

b

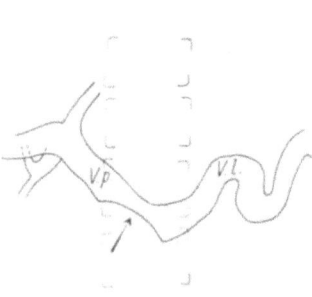

c   d

Abb. 7a—d. Normales Splenoportogramm. a, c „Stream-lining"-Effekt zwischen Blut mit Kontrastmittel aus der V. lienalis und Blut ohne Kontrastmittel aus der V. mesenterica superior ↑. Die tatsächliche Gefäßdicke wird hierdurch unterschätzt. b, d Einige Sekunden später hat sich das Blut vermischt, und die wirkliche Dicke der Pfortader ist dargestellt

erscheint die oft tiefe Fossa vesicae felleae als ein auffallend kontrastarmer Bezirk innerhalb des sonst kontrastreichen rechten Teiles der Leber beim Hepatogramm. Die Fossa venae cavae, die parallel mit der Wirbelsäule und unmittelbar an deren rechter Seite

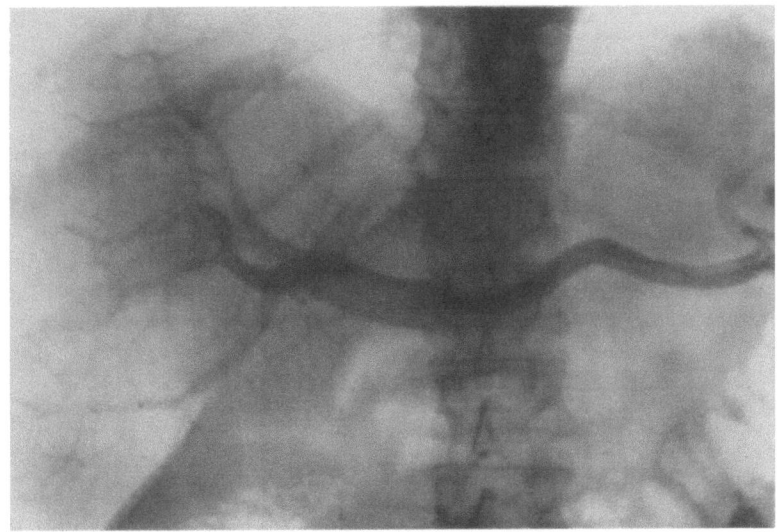

a

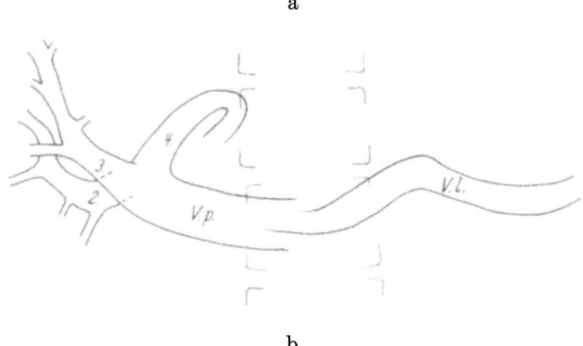

b

Abb. 8a u. b. Normales Splenoportogramm. Die Pfortader hat einen horizontalen Verlauf. Vpr. dorsocaudalis zweigt sich bereits auf der Höhe der Vpr. principalis sinister ab

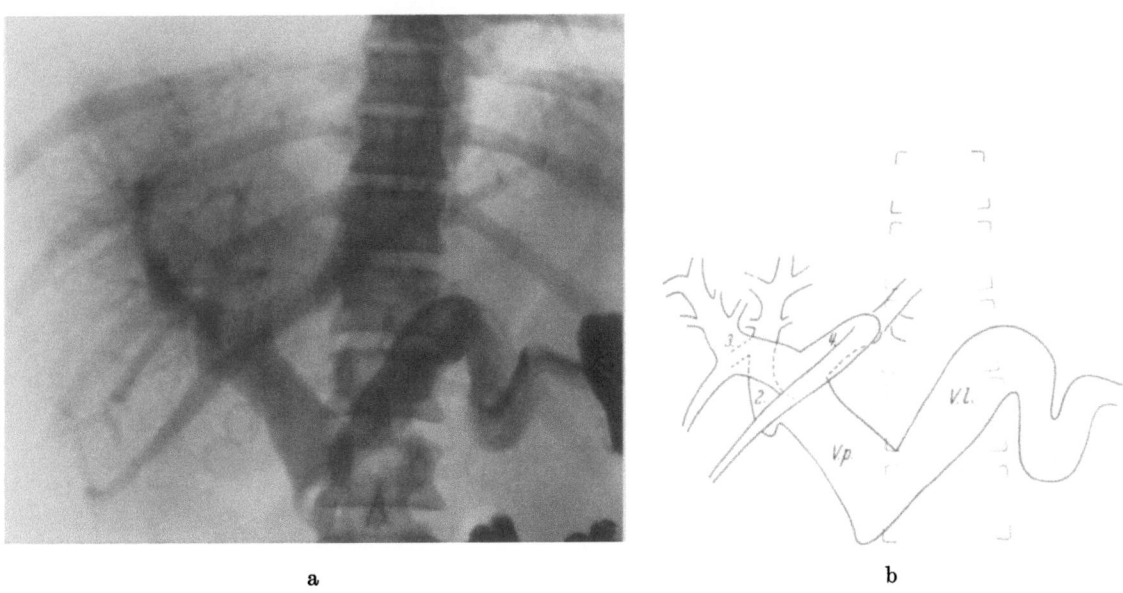

a   b

Abb. 9a u. b. Normale Variante der intrahepatischen Pfortaderanatomie. Der Vpr. dorsocaudalis zweigt bereits vor dem Abgang der Vpr. principalis sinister ab. Die Milzvene ist erweitert und geschlängelt. (Splenomegalie bei Osteomyelosklerosis). V.p. Vena portae; V.l. Vena lienalis

21*

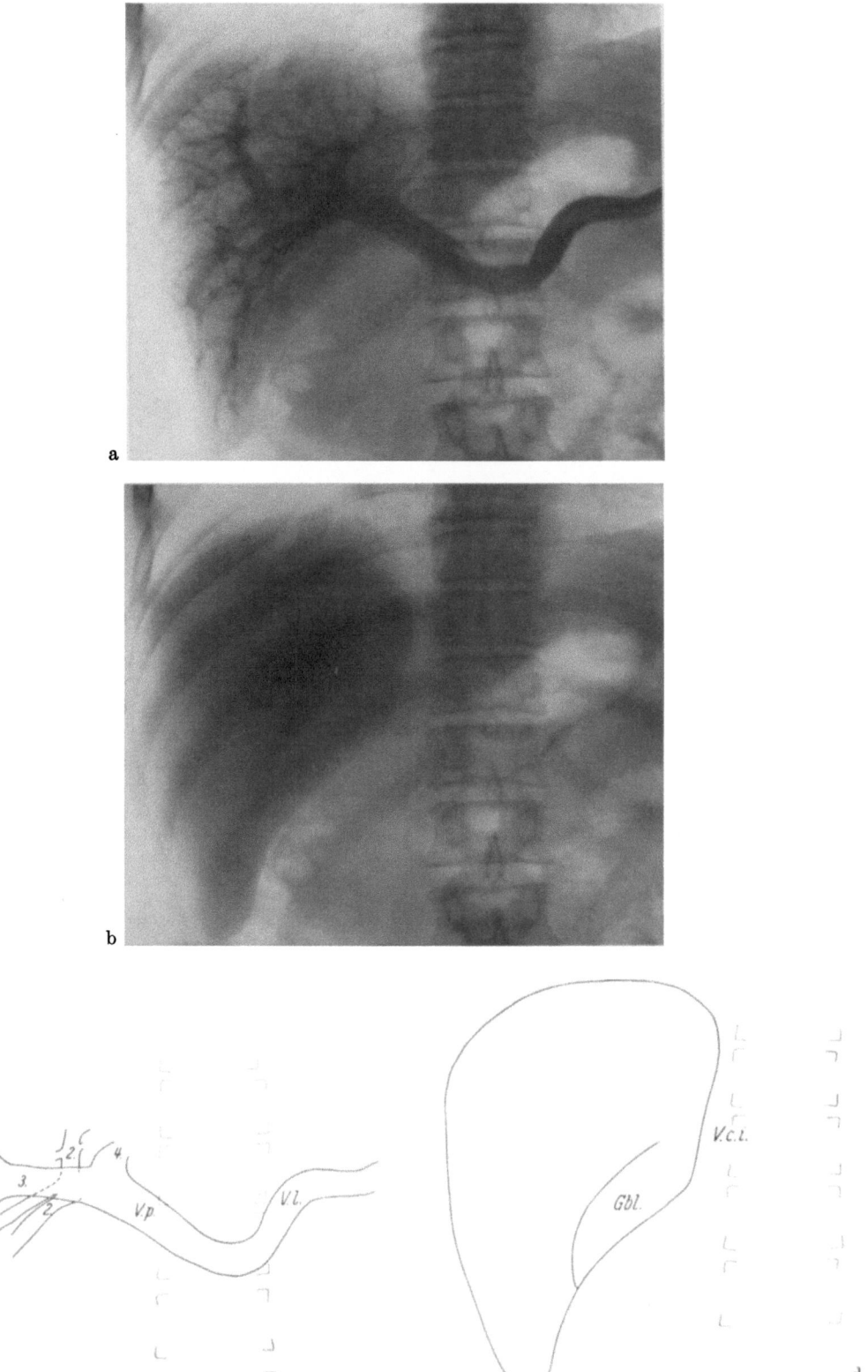

Abb. 10a—d. Normales Splenoportogramm. a, c Nur der Vpr. principalis dexter mit Verzweigungen ist dargestellt. b, d 3 sec später ist das Leberparenchym mit dem Kontrastmittel angereichert (Hepatogramm). Die Fossa venae cavae ist deutlich zu sehen (*V.c.i.*). Die Fossa vesicae felleae, das Gallenblasenbett, (*Gbl*) ist gleichfalls dargestellt

verläuft, ist ein weiteres kontrastarmes Gebiet im Hepatogramm, dem gleichfalls keine pathologische Bedeutung beizumessen ist (Abb. 10). Da der linke Hauptteil relativ schmal ist und wegen seiner ventralen Lage nur verdünntes Kontrastmittel erhält, ist er gewöhnlich schlecht dargestellt.

4. Pathologische Veränderungen

a) Hindernisse im splenoportalen Abfluß

Hindernisse im splenoportalen Abfluß können intra- oder extrahepatischer Art sein. Erstere werden meist durch Lebercirrhose verursacht. Lebertumoren führen nur selten

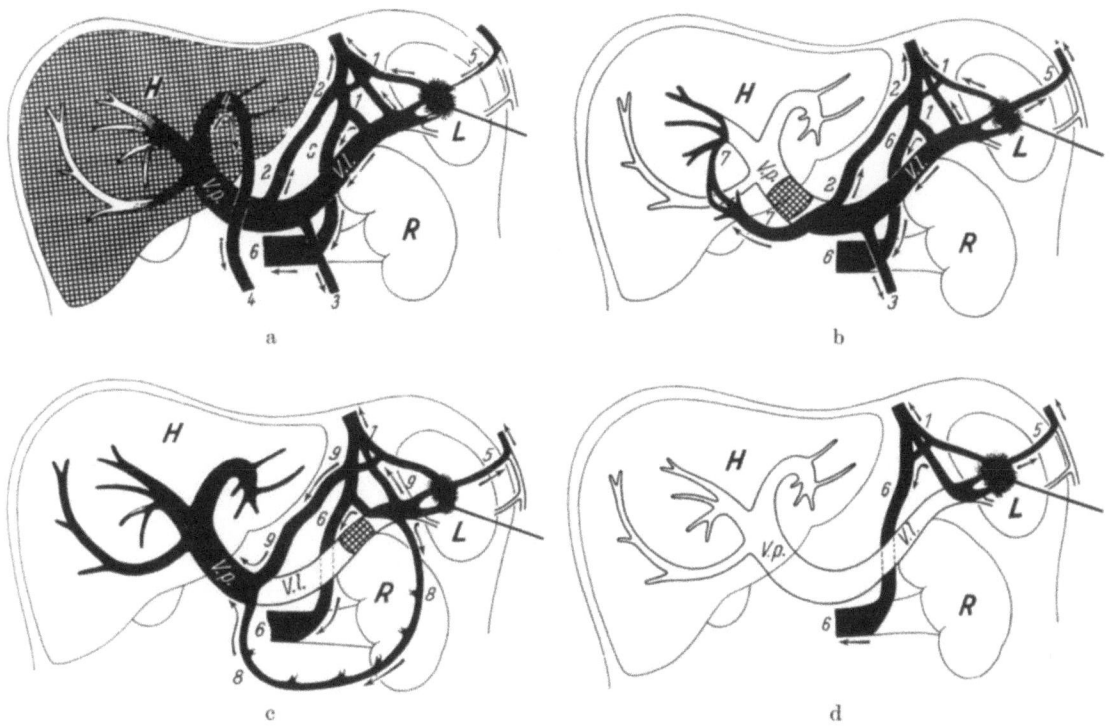

Abb. 11a—d. Verschiedene Typen von Kollateralzirkulation. a Hepatofugale Kollateralzirkulation bei einem intrahepatischen Hindernis. b Hepatofugale und hepatopetale Kollateralzirkulation bei einem extrahepatischen Hindernis (Verschluß der Pfortader). c Hepatofugale und hepatopetale Kollateralzirkulation bei einem extrahepatischen Hindernis (Verschluß der Milzvene). d Hepatofugale Kollateralzirkulation ohne Darstellung der Milzvene oder der Pfortader. Der Verschluß kann in diesem Falle intra- oder extrahepatisch liegen.

Hepatofugale Kollateralgefäße. 1 Vv. gastricae breves; *2* V. coronaria; *3* V. mesenterica inf.; *4* V. parumbilicalis; *5* Milz — Bauchhöhlenwandgefäße; *6* Verbindungen Milzvene — linke Nierenvene. *Hepatopetale Kollateralverbindungen. 7* Pfortader — Leber über Venen der Gallenblase; *8* Milzvene — Pfortader über Gastroepiploicavenen; *9* Milzvene — Pfortader über Vv. gastricae breves und V. coronaria

zu einer Pfortaderstauung und Oesophagusvaricen (RUPRECHT u. KINNEY 1956). Extrahepatische Hindernisse sind gewöhnlich Thrombosen, die häufiger im jugendlichen Alter beobachtet werden. Die Thrombosen rufen häufig Veränderungen hervor, die oft als „kavernomatöse" oder „hämangiomatöse" Obliteration bezeichnet werden (KELSEY u. a. 1947). Die Ursache des sog. Banti-Syndroms ist wahrscheinlich immer eine Obstruktion der splenoportalen Gefäßbahn. Deshalb sollte man diese Bezeichnung nicht mehr benutzen (THOMPSON 1940). Bei älteren Menschen wird ein extrahepatisches Hindernis gewöhnlich durch Tumoren verursacht und ruft nur einen geringeren Grad von Stauung hervor (KELSEY u. a. 1947; WELCH 1950).

α) *Kontrastmittelgefüllte Kollateralgefäße, reduzierte Zirkulationsgeschwindigkeit,*
Gefäßdilatation

Das Vorhandensein einer Stauung im Pfortadersystem kann sich auf dreierlei Weise
im Splenoportogramm zeigen: Kontrastmittelfüllung von Kollateralgefäßen, verminderte
Strömungsgeschwindigkeit und Gefäßdilatation. Das Übertreten des Kontrastmittels in

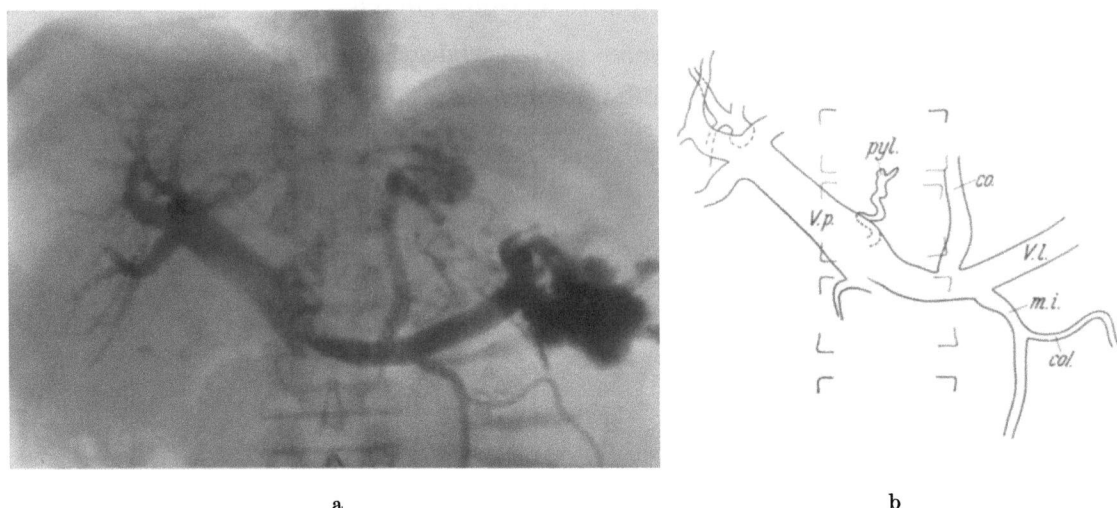

a   b

Abb. 12a u. b. Kollateralzirkulation bei einem intrahepatischen Hindernis (Lebercirrhose). *co.* V. coronaria;
m.i. V. mesenterica inf.; *col.* V. colica sin.; *pyl.* V. pylorica (?)

Kollateralgefäße ist die sicherste dieser drei Veränderungen und kommt bei der benutzten
Untersuchungstechnik in allen Fällen von Pfortaderstauung vor. Dagegen bestehen keine
Beziehungen zwischen dem Grad des Pfortaderhochdruckes und dem röntgenologisch
feststellbaren Ausmaß der Kollateralzirkulation. Diese Diskrepanz beruht teils darauf,
daß bei der Splenoportographie nicht alle Kollateralgefäße gefüllt werden, und teils

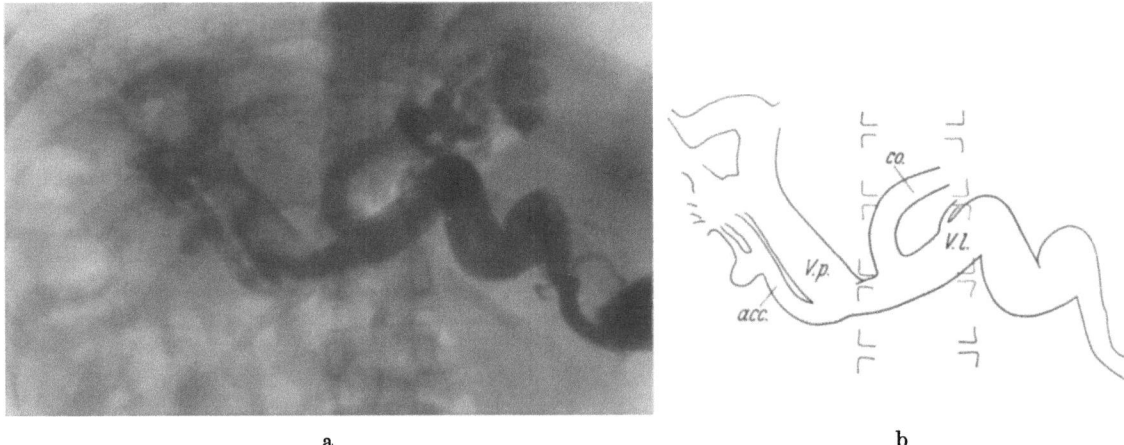

a   b

Abb. 13a u. b. Kollateralzirkulation bei einem intrahepatischen Hindernis (Lebercirrhose) mit erheblich
veränderter intrahepatischer Gefäßanatomie. *co.* V. coronaria; *acc.* V. portae accessoria

darauf, daß das Ausmaß der Kollateralzirkulation von Grad und Lage des Hindernisses
und von der Dauer der Stauung abhängt. Außerdem bestehen sicherlich auch individuelle
Unterschiede in Fällen mit gleichartigem Hindernis.

Strömungsgeschwindigkeit und Gefäßgröße sind oft pathologisch, können aber auch
in Fällen weit fortgeschrittenen Pfortaderhochdruckes innerhalb normaler Grenzen liegen

(BERGSTRAND u. EKMAN 1957a). Sogar Fälle mit gut entwickelter Kollateralzirkulation weisen eine niedrige Zirkulationsgeschwindigkeit und einen pathologisch erhöhten Druck auf als ein Zeichen dafür, daß die Kollateralgefäße nicht imstande sind, die Stauung erfolgreich abzuleiten.

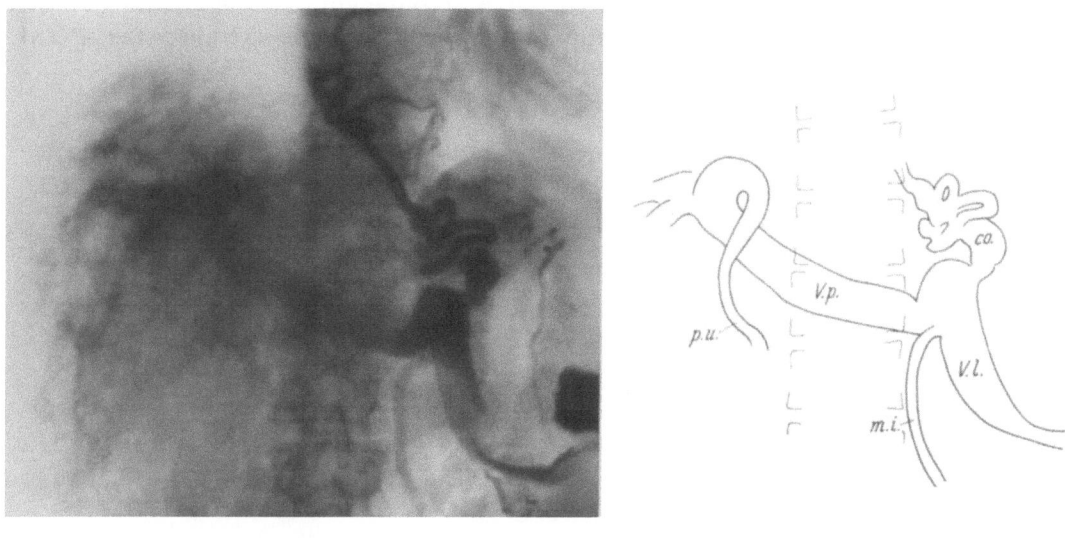

a   b

Abb. 14a u. b. Kollateralzirkulation bei einem anderen Fall von intrahepatischem Hindernis (Lebercirrhose) mit erheblich veränderter intrahepatischer Gefäßanatomie. *co.* V. coronaria; *m.i.* V. mesenterica inf.; *p.u.* V. parumbilicalis

β) Verschiedene Typen der Kollateralzirkulation

Pathologen und Anatomen sind seit langem mit den verschiedenen Kollateralmöglichkeiten vertraut (PICK 1909; McINDOE 1928; EDWARDS 1951; DOEHNER u. a. 1956). Die

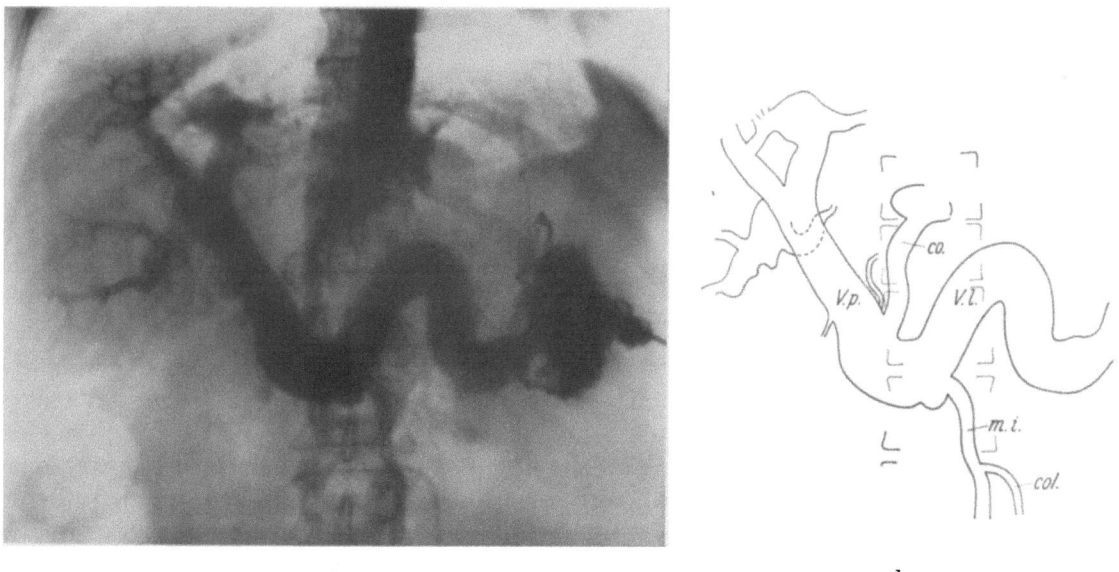

a   b

Abb. 15a u. b. Kollateralzirkulation bei einem weiteren Fall von intrahepatischem Hindernis mit veränderter intrahepatischer Gefäßanatomie. *co.* V. coronaria; *m.i.* V. mesenterica inf. *col.* V. colica sin.

Splenoportographie kann außerdem eine gewisse Aufklärung darüber vermitteln, welche der Kollateralmöglichkeiten in den einzelnen Fällen von Pfortaderstauung ausgenutzt werden. Es ist allerdings wichtig zu wissen, daß kranial gerichtete Kollateralgefäße auf

Grund technischer Ursachen in etwa 10 % der Fälle sich nicht mit Kontrastmittel füllen (BERGSTRAND 1959).

Der Verfasser hat die durch Splenoportographie sichtbaren Kollateralen zweier Gruppen von Pfortaderstauungen analysiert und miteinander verglichen; in der ersten Gruppe war sie durch nachgewiesene Lebercirrhose ohne ein extrahepatisches Hindernis (91 Patienten), und in der zweiten Gruppe durch nachgewiesene extrahepatische Thrombose mit normaler Leber (19 Patienten) verursacht.

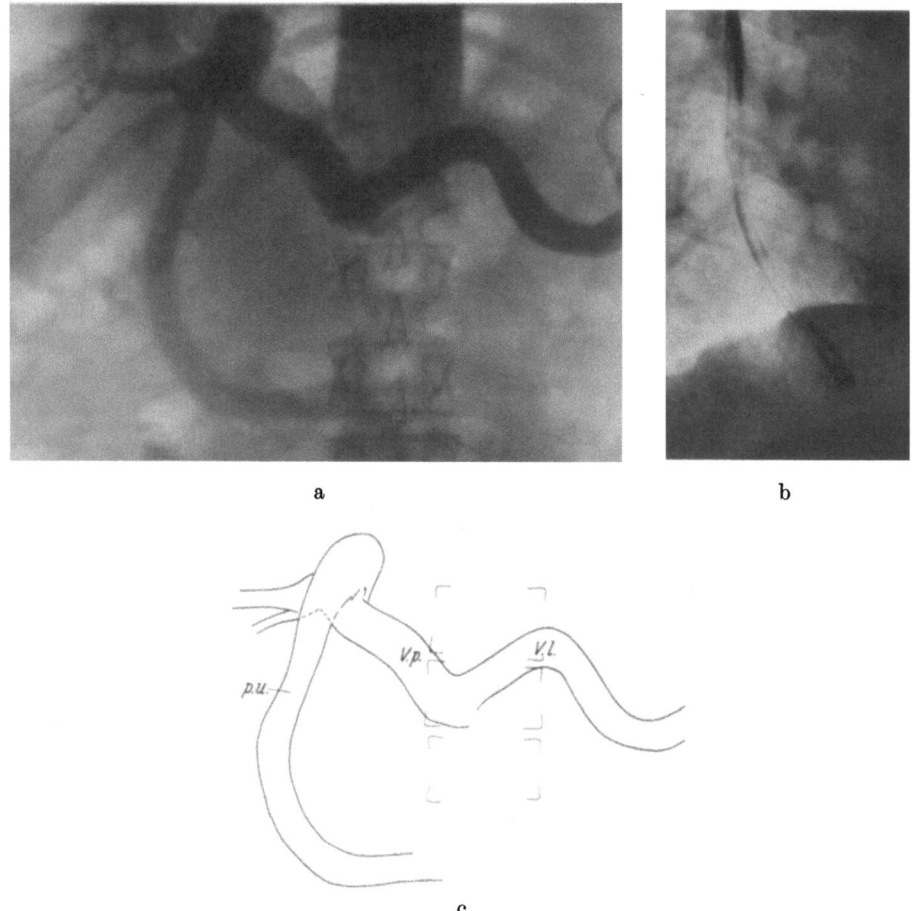

a   b

c

Abb. 16a—c. a, c Kollateralzirkulation über die Parumbilicalvenen in einem Fall von Lebercirrhose (Syndrom von Cruveilhier-Baumgarten). b Kontrastdarstellung der Speiseröhre zeigt keine Varicen

Intrahepatisches Hindernis. In 80 von 91 Fällen zeigte sich eine kranial gerichtete Kollateralzirkulation über ein bis fünf Gefäße, die in einen Plexus in Höhe und rechts vom Fundus ventriculi („fundic plexus") konvergierten. In 60 dieser Fälle sah man eine gerade verlaufende, ziemlich dicke Vene, die vom lebernahen Teil der Vena portae ausging. Dies ist die Vena coronaria (Abb. 12—15, 17). In 24 Fällen wurden kleine Venae gastricae breves vom Milzhilus aus gefüllt (Abb. 17). Der Abfluß des „Fundic-Plexus" ging in 55 Fällen nur kranial in Richtung zum Azygos- und Vena cava superior-Gebiet, in 7 Fällen nur caudal zum Vena cava inferior-Gebiet und in den übrigen Fällen sowohl kranial als caudal vor sich.

Caudal gerichtete Kollateralzirkulation wurde in 70 Fällen beobachtet. (In 11 von diesen Fällen bestand keine kranial gerichtete Kollateralzirkulation.) Am häufigsten nahm die Vena mesenterica inferior und ihre Fortsetzung, die Vena haemorrhoidalis med., an der caudalen Kollateralbildung teil, und zwar in 29 Fällen (Abb. 12, 14, 15). In der

Hälfte dieser letztgenannten Fälle wurde auch die Vena colica sinistra gefüllt. Die Vena parumbilicalis, die vom blind endenden Teil des linken intrahepatischen Hauptastes in caudaler Richtung zum Venensystem in der Bauchhöhlenwand hin verläuft, war in 19 Fällen sichtbar (Abb. 14, 16, 23). Verbindungen zwischen der Milzvene oder dem

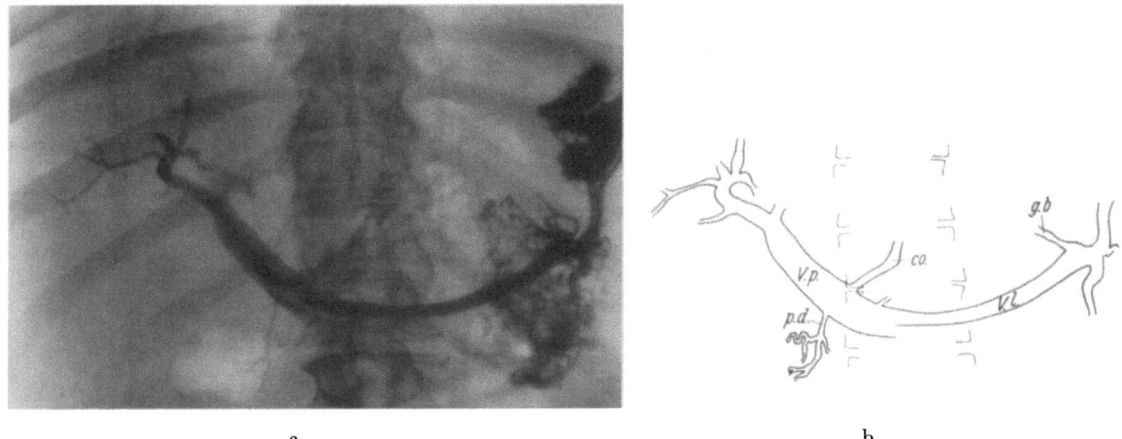

a   b

Abb. 17a u. b. Kollateralzirkulation bei einem intrahepatischen Hindernis (Lebercirrhose). Anhalt für Thrombosierung der intrahepatischen Verzweigungen. *co.* V. coronaria; *g.b.* Vv. gastricae breves; *p.d.* V. pancreaticoduodenalis posterior superior

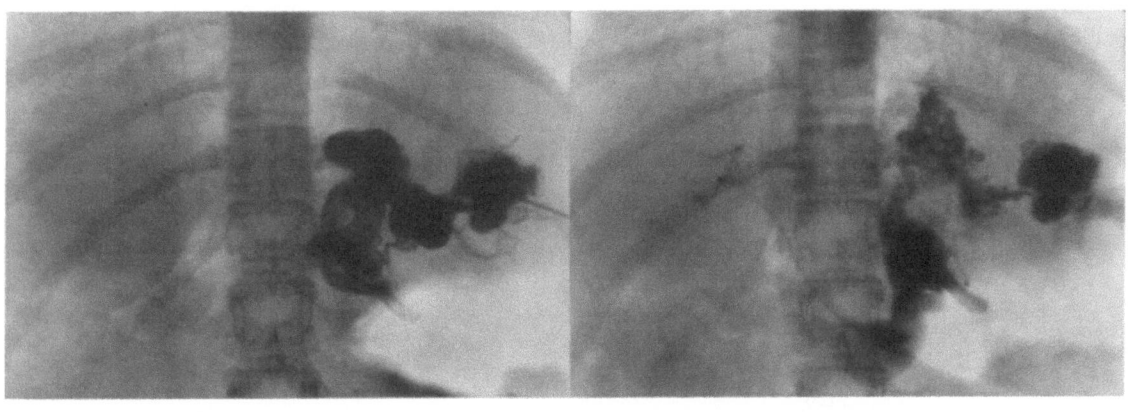

a   b

Abb. 18a—c. Hepatofugale Kollateralzirkulation. Die Pfortader ist nicht dargestellt, da das gesamte Kontrastmittel aus der Milzvene in die linke Nierenvene fließt. Die Lage des Hindernisses kann mit einem Splenoportogramm dieser Art nicht bestimmt werden. Laparotomie zeigte Lebercirrhose mit normaler Pfortader (vgl. Abb. 22). *ren.* V. renalis sinistra; *V.c.i.* V. cava inf.

c

Milzhilus und der Bauchhöhlenwand kamen in 18 Fällen vor. In 6 Fällen bestand eine direkte Verbindung zwischen der Milzvene und der linken Nierenvene. (In etwa 20 Fällen wurde der „Fundic-Plexus" in caudaler Richtung über die Lumbalvenen in die linke Nierenvene drainiert.) Die Vena mesenterica superior wurde nur in 3 Fällen kontrastmittelgefüllt, und zwar nur in ihrem proximalen Teil. In 17 Fällen füllte sich ein für die Kollateralzirkulation unwesentliches Gefäß, das aber eine typische Lage und Aussehen hatte. Es entspringt im dextro-caudalen Gebiet des leberfernen Teils der Pfortader und entspricht sicher der von Anatomen (FALCONER u. GRIFFITHS 1950; PETRÉN 1929) beschriebenen Vena pancreaticoduodenalis posterior superior (Abb. 17). In 4 Fällen wurde eine mit der

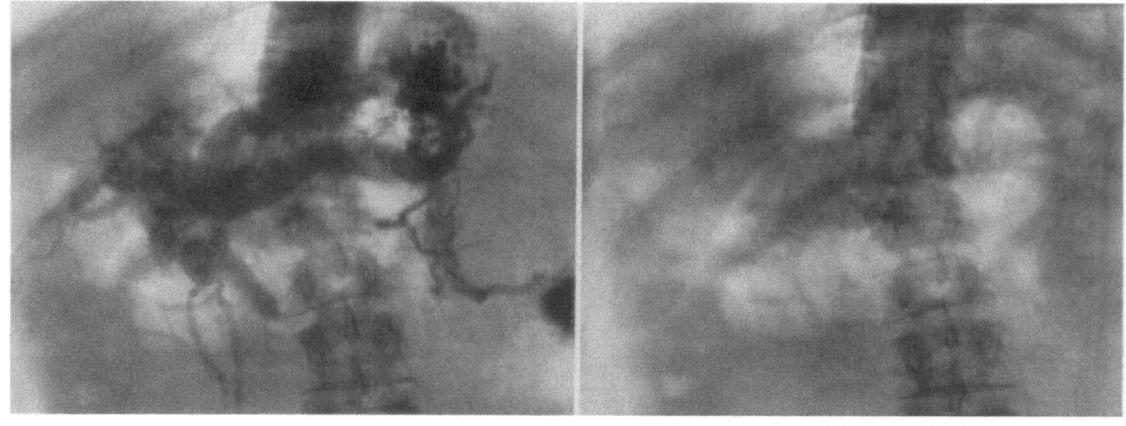

a   b

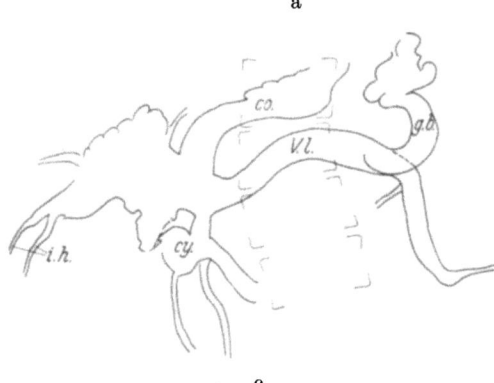

c

Abb. 19a—c. Hepatofugale und hepatopetale Kollateralzirkulation bei einem extrahepatischen Hindernis (Pfortaderthrombose). a und c Splenoportogramm. b Hepatogramm. *co.* V. coronaria; *g.b.* Vv. gastricae breves;
cy. hepatopetale Kollateralvenen in der Nachbarschaft
der Gallenblase. *i.h.* intrahepatische Pfortaderäste

Pfortader parallel laufende kleine Vene beobachtet, die in die Porta hepatis einmündete
(Abb. 13). Wahrscheinlich handelt es sich um
eine akzessorische Vena portae, die nicht als
Kollateralgefäß anzusehen ist. Walcker (1922b)
hat eine solche Vene beschrieben.

In 6 Fällen war das Zirkulationshindernis in der Leber so groß, daß das Kontrastmittel nicht dorthin gelangte („Pseudookklusion"), sondern vollständig über die hepato-
fugalen Kollateralgefäße zum Cavasystem abgeleitet wurde (Leger 1956; Bergstrand

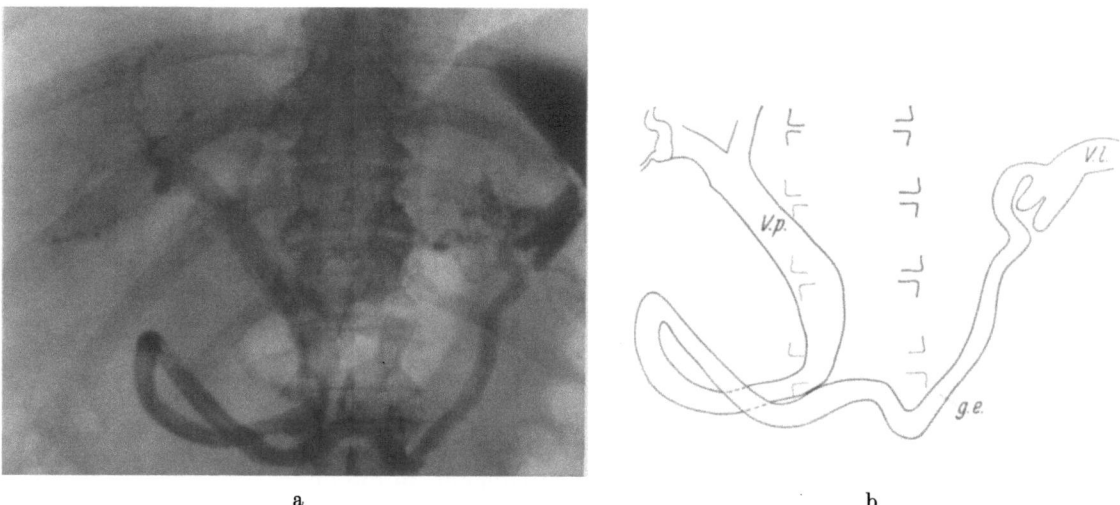

a   b

Abb. 20a u. b. Hepatopetale Kollateralzirkulation bei einem extrahepatischen Hindernis (Verschluß der
Milzvene durch ein Pankreascarcinom). *g.e.* V. gastroepiploica

u. Ekman 1957a; du Boulay u. a. 1957). Das läßt sich auf folgende Weise erklären:
Bei einer ausgedehnten intrahepatischen Obstruktion strömt das gesamte Blut aus den
Mesenterialvenen zu Kollateralgefäßen im leberfernen Teil der Milzvene. Das heißt, die
Stromrichtung in der Milzvene ist geändert, und es liegt ein „hämodynamischer",

jedoch kein anatomischer extrahepatischer Verschluß vor. Kontrastmittel aus der Milz erreicht aus diesem Grunde nicht die Pfortader und die Leber. In den meisten dieser Fälle wird das Kontrastmittel vom Milzhilus über Kollateralgefäße in die linke Nierenvene abgeleitet (Abb. 18). Das Bild war somit das gleiche wie in vielen Fällen eines extrahepatischen Hindernisses (s. unten).

Extrahepatisches Hindernis. Das Krankengut mit nachgewiesener extrahepatischer Thrombose bei normaler Leber umfaßte 19 Fälle. In 12 Fällen lag die Thrombose in der Vena portae, in 3 in der Vena lienalis und in 4 Fällen in beiden dieser vorgenannten Venen. In 3 von 12 Fällen mit isolierter Pfortaderthrombose erreichte das Kontrastmittel die Vena portae nicht, sondern floß zum Cavagebiet über hepatofugale Kollateralgefäße (Vena coronaria und Venae gastricae breves). In den übrigen 9 Fällen wurde auch eine hepatopetale Kollateralzirkulation beobachtet (Abb. 19). Dabei wurde das Kontrastmittel vom leberfernen Teil der Pfortader — vermutlich über die erweiterte Vena pancreaticoduodenalis posterior superior — zu den Venen der Gallenblase und von dort aus zu intrahepatischen Pfortaderzweigen weitergeleitet. Im übrigen waren die gleichen Kollateralgefäße vorhanden wie im Falle eines intrahepatischen Hindernisses, jedoch in größerem Ausmaß. So wurden bei diesen 12 Untersuchungen der erste Abschnitt der Vena mesenterica sup. in 3, und die Verbindungen zur Vena renalis sinistra in 8 Fällen dargestellt. In keinem Falle wurde die Vena parumbilicalis gefüllt.

Von den 3 Fällen mit isolierter Milzvenenthrombose hatte einer ausschließlich eine hepatofugale Kollateralzirkulation über die Gefäße vom Milzhilus zur linken Nierenvene (Abb. 22). In 2 Fällen wurde die gesamte Menge des Kontrastmittels über hepatopetale Umleitungsgefäße (unter anderem die Gastroepiploicavenen) an der verschlossenen Milzvene vorbei zur Vena portae geführt (Abb. 20).

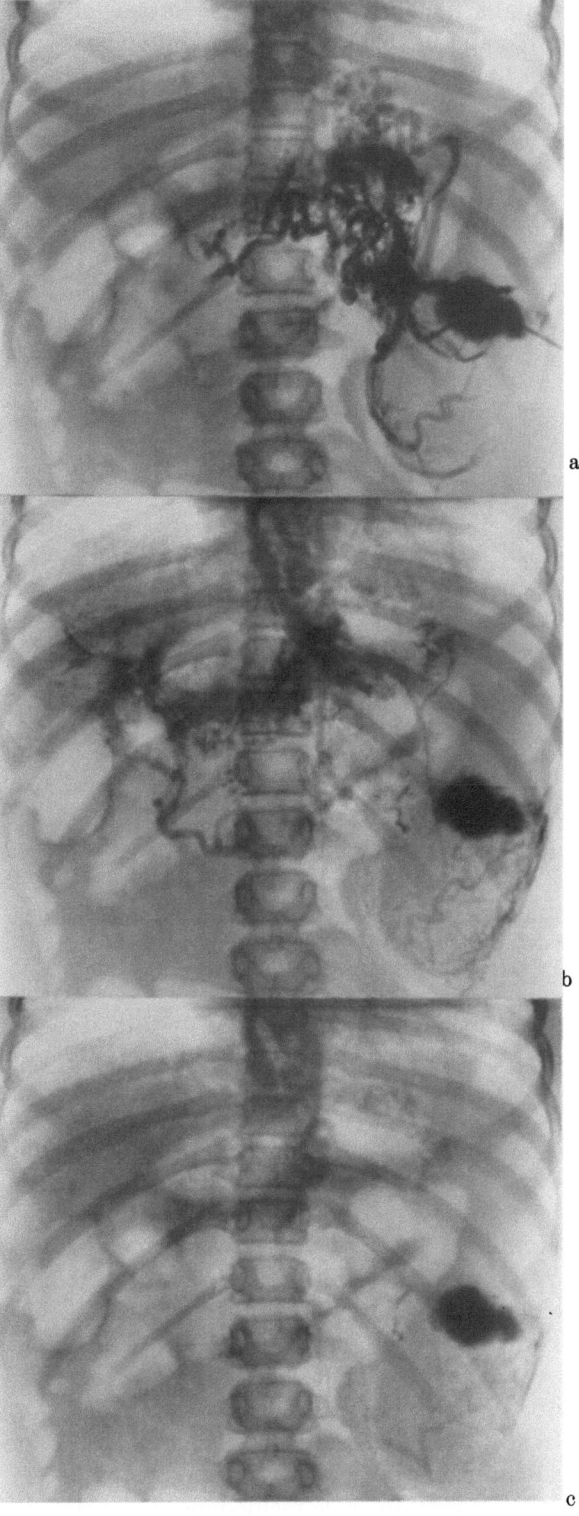

Abb. 21 a—c. Hepatofugale und hepatopetale Kollateralzirkulation bei Thrombosis der Milzvene und der Pfortader. a und b Milzvene und Pfortader sind nicht dargestellt, es ist jedoch über hepatopetale Kollateralgefäße zu einer Darstellung der intrahepatischen Venen gekommen. c Hepatogramm

Vier Fälle, bei denen Thrombose sowohl in der Vena portae als auch in der Vena lienalis nachgewiesen wurde, hatten eine hepatopetale Kollateralzirkulation vom Milzhilus aus über geschlängelte Umleitungsgefäße zu den Gallenblasenvenen und der Leber hin (Abb. 21). In diesen Fällen kamen auch hepatofugale Kollateralen vor, teils kranial zu den Oesophagusvenen und teils caudal zu den Lumbalvenen und der linken Nierenvene hin.

γ) Lokalisation der Obstruktion

Die Lokalisierung des Hindernisses ist leicht, solange dieses noch keine völlige Blockierung hervorruft und das Kontrastmittel bis an das Hindernis vordringen kann. Beim Vorliegen einer totalen Obstruktion gibt das Splenoportogramm, wie aus oben Gesagtem hervorgeht, gelegentlich einen falschen Eindruck über die Lage des Gefäßverschlusses. Das Kontrastmittel füllt nämlich nicht immer den durchgängigen Teil der splenoportalen Gefäßbahn ganz bis zum Hindernis. Außerdem sind die Kollateralgefäße

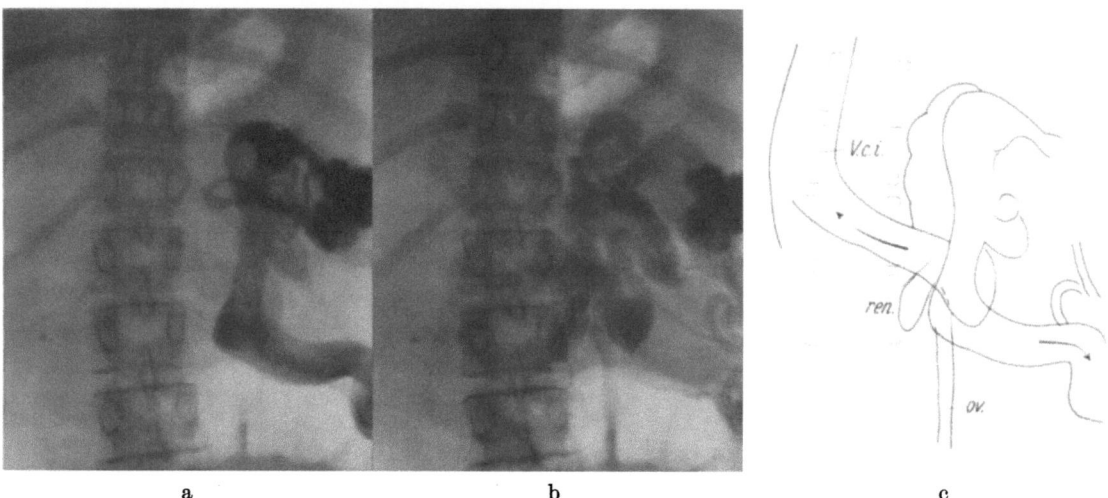

a   b   c

Abb. 22a—c. Hepatofugale Kollateralzirkulation über die linke Nierenvene ohne Darstellung der Milzvene oder der Pfortader. Laparotomie zeigte eine Milzvenenthrombose (vgl. Abb. 18). a 3 sec nach Beginn der Injektion. b 8 sec nach Beginn der Injektion. *ov.* V. ovarica; *ren.* V. renalis sinistra. *V.c.i.* V. cava inf.

gelegentlich so unvollständig gefüllt, daß sie zu Fehlschlüssen Anlaß geben. Wesentliche diagnostische Schwierigkeiten treten auch auf, wenn ein intrahepatischer Verschluß durch einen extrahepatischen kompliziert ist.

Das oben beschriebene Material und weitere eigene Erfahrungen haben gezeigt, daß eine Splenoportographie in etwa 90 % der Fälle den richtigen Sitz des Verschlusses darstellen kann. In Fällen mit Kontrastmittelfüllung der Vena lienalis und der Vena portae sowie hepatofugaler Kollateralzirkulation ist die Ursache ein intrahepatisches Hindernis (Abb. 11a). Wenn eine Kontrastmittelfüllung der Vena portae oder der Vena lienalis ausbleibt, aber eine hepatopetale Kollateralzirkulation dargestellt ist, liegt ein Verschluß der Pfortader bzw. der Milzvene vor (Abb. 11b, c). Sobald man eine Kontrastmittelfüllung weder der Vena lienalis noch der Vena portae, sondern nur eine hepatofugale Kollateralzirkulation feststellt, liegt entweder ein extrahepatisches oder ein intrahepatisches Hindernis vor. Auch kann eine Kombination von beiden bestehen (Abb. 11d). In solchen Fällen muß die Lage des Hindernisses mit Hilfe anderer Untersuchungsmethoden bestimmt werden, wie z. B. durch Druckmessung oder Kontrastmittelinjektion in verschiedene Teile des Pfortadersystems während einer Laparotomie.

b) Hepatitis. Cirrhose

α) Veränderungen der intrahepatischen Morphologie

Ob bei Hepatitis oder Fettleber makroskopische Gefäßveränderungen auftreten, ist vorläufig noch umstritten. Mann u. a. (1953) stellten Korrosionspräparate aus der Fettleber eines Patienten her, der an einer Leberinsuffizienz gestorben war. Sie beobachteten keine makroskopischen Veränderungen.

Bei der Beurteilung morphologischer Veränderungen im Splenoportogramm bei Patienten mit Hepatitis ist große Vorsicht erforderlich wegen der relativ weiten Variationsbreite des normalen Splenoportogramms. Ferner kommt bei Hepatitis eine Schwellung der Leberzellen vor, wodurch verschiedene Gebiete der Leber sich langsamer mit Kontrastmittel füllen können als andere. WANNA-GAT (1956, 1957a, b) und RÖSCH u. Mitarb. (1958b) berichten jedoch über sichtbare Veränderungen im Splenoportogramm bei Hepatitis und beschreiben sie als ein unregelmäßiges Bild mit Kompressionen, Verengungen, Erweiterungen und Verschlüssen kleinster Verzweigungen. Das Bild soll an einen „vom Sturm gepeitschten Herbstbaum" erinnern. Sie nehmen an, daß diese Veränderungen durch entzündliche extravasale Infiltrate verursacht werden. Solche Fälle von Hepatitis können nach Ansicht der oben genannten Verfasser von denen unterschieden werden, die im histologischen Bild vorwiegend Bindegewebsbildung zeigen. Dabei machen die kleinen Pfortaderverzweigungen auf dem Röntgenbild den Eindruck von Regelmäßigkeit, obgleich sie weniger dicht als normal vorkommen. Die mittleren Pfortaderzweige sind steifer, schmaler und kürzer als üblich.

Die klassische Beschreibung der bei Lebercirrhose auftretenden Gefäßveränderungen gab MCINDOE im Jahre 1928. Er wies auf die ausgesprochene Verkleinerung des Gefäßbaumes mit unregelmäßigen Verengungen und Verlagerungen der größeren Gefäße hin.

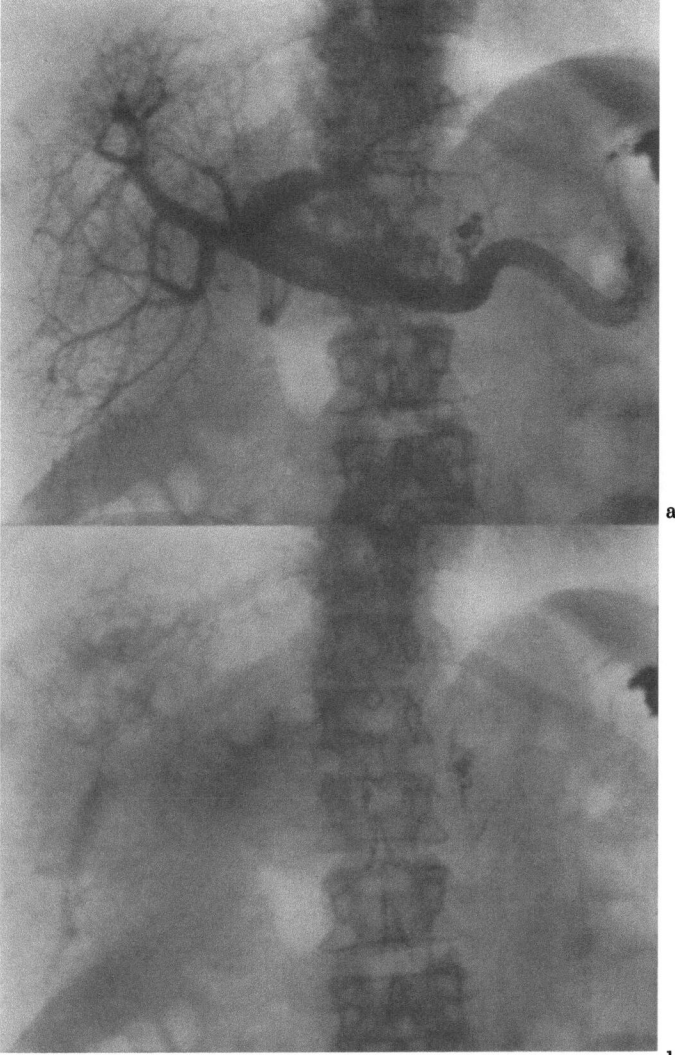

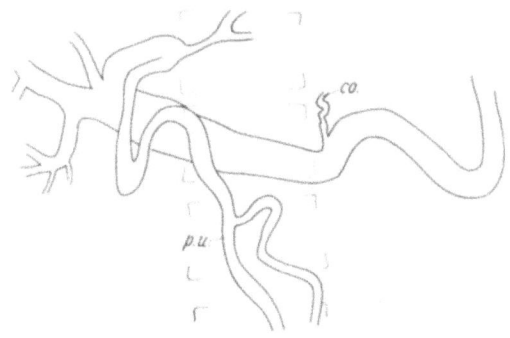

Abb. 23a—e. Lebercirrhose. a, c Splenoportogramm: veränderte intrahepatische Gefäßmorphologie. Kollateralzirkulation über die Parumbilicalvene (*p.u.*). b Hepatogramm. Schwache und fleckige Kontrastmitteldarstellung des Leberparenchyms

MANN u. a. (1953) beschrieben den sklerotischen Gefäßbaum anschaulich als „twisted like gnarled vine and entangled the disrupted hepatic twigs in its meshes". DANIEL u. a.

(1951, 1952) haben ähnliche Veränderungen in Ratten mit experimenteller Cirrhose beobachtet.

Gefäßverschluß bei Lebercirrhose kann auch durch Kompression der kleineren Pfortaderzweige durch Knötchen regenerierten Lebergewebes oder durch sekundäre Thromben verursacht werden (KELTY u. a. 1950).

MCINDOE (1928) und POPPER u. a. (1952) konnten an Korrosionspräparaten aus cirrhotischen Lebern auch intrahepatische Verbindungen zwischen Pfortaderzweigen und Lebervenen darstellen, durch die das schon geschädigte Parenchym weitere Schäden erfährt.

Bei Lebercirrhose ist die Kontrastmittelpassage durch die Leber oft verlangsamt. Für die optimale Darstellung der kleineren intrahepatischen Gefäße und des Leberparenchyms ist es deshalb erforderlich, die ganze venöse und capillare Phase zu erfassen. Das läßt sich am besten mit einem automatischen Filmwechsler durchführen.

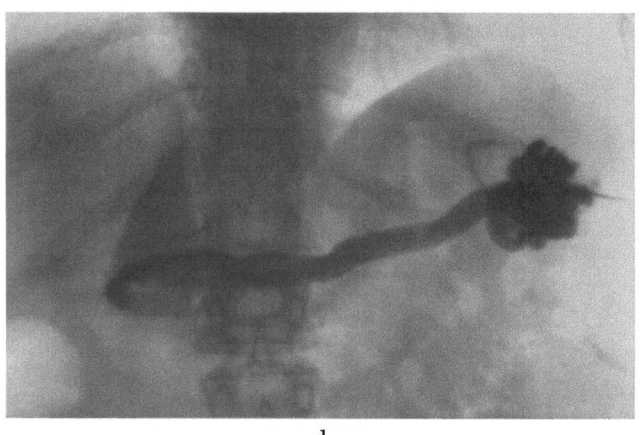
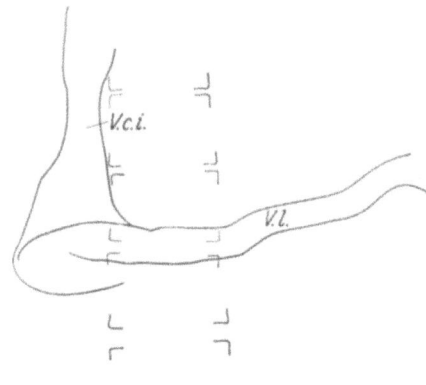

d   e

Abb. 23 d u. e. Splenoportogramm nach Anlage einer Porta-Cavaanastomose. Die Kollateralgefäße füllen sich nicht mehr. Die V. cava inferior (*V.c.i.*) ist während ihres Verlaufes durch die Leber eingeengt

Die Erfahrungen des Verfassers (BERGSTRAND 1957b) gründen sich auf pathologisch-anatomisch gesicherte Fälle von Cirrhose. Die Veränderungen waren in überwiegendem Maße so weit fortgeschritten, daß sie einen Pfortaderhochdruck verursachten. Im Splenoportogramm zeigten zwei Drittel der Fälle morphologische Veränderungen in den intrahepatischen Pfortaderzweigen (Abb. 13, 15, 23a). Diese Veränderungen waren die gleichen wie die unter Anwendung der Korrosionstechnik beschriebenen. In den am weitesten fortgeschrittenen Fällen war die Leber klein, die Gefäße waren kurz und schmal, hatten wenig Verzweigungen und einen auffallend unregelmäßigen Verlauf. Als Ausdruck der Schrumpfung war der linke Hauptast der Leber oft dextro-kranial verlagert. In mehreren Fällen wurde ein Verschluß der größeren Zweige beobachtet, wahrscheinlich auf Grund einer Thrombose (Abb. 17). In einem Drittel der Fälle war die intrahepatische Gefäßstruktur normal. RUZICKA u. a. (1958) berichten über die gleichen Erfahrungen.

Auch in der Phase der Hepatographie werden häufig Veränderungen bei Lebercirrhose wahrgenommen. In den meisten Fällen sieht man eine auffallend schwache Kontrastmittelfüllung. Das ist damit zu erklären, daß der Leber auf Grund von Kollateralzirkulation ein Teil des Kontrastmittels „vorenthalten" wird. Auch in einigen Fällen ohne Kollateralzirkulation werden eine auffallend schwache Füllung des Parenchyms und eine frühzeitige Darstellung der Lebervenen gesehen. Diese Befunde sind wahrscheinlich die röntgenologischen Zeichen für die oben beschriebenen portovenösen, intrahepatischen Verbindungen bei Lebercirrhose. In vielen Fällen ist eine deutlich ungleichmäßige Kontrastdarstellung des Leberparenchyms zu bemerken, die vermutlich durch die cirrhotischen Knoten verursacht wird (Abb. 23b). Disseminierte Lebermetastasen können ein ähnliches Hepatogramm hervorrufen. RUZICKA u. a. (1958) fanden bei Laboruntersuchungen keine Beziehung zwischen Veränderungen im Hepatogramm und Schädigung der Leberfunktion.

β) Das Bild nach der portocavalen Shuntoperation

Ein operativ angelegter Porta-Cava-Shunt drainiert das gestaute Gefäßgebiet so wirkungsvoll, daß die vorher bestandene Kollateralzirkulation zum Erliegen kommt. Das Blut aus den Kollateralgefäßen ergießt sich wieder in das Pfortadergebiet, und der Durchmesser der Gefäße nimmt ab. Damit ist die Blutungsgefahr aus Oesophagusvaricen beseitigt. Die veränderten hämodynamischen Verhältnisse im Pfortadersystem werden

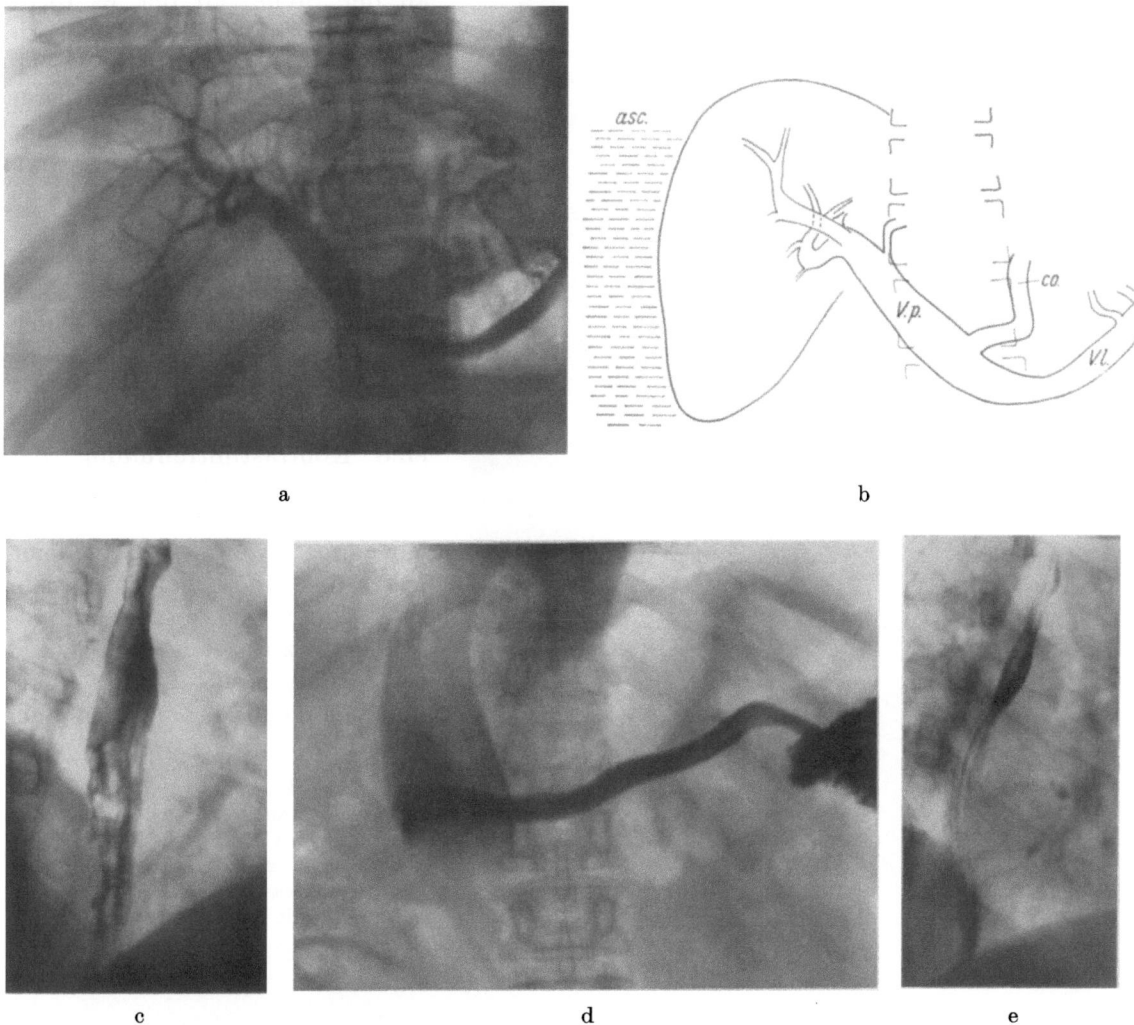

Abb. 24a—e. Lebercirrhose. a, b Splenoportogramm vor der Operation. Kollateralgefäße (*co.*) und erhebliche Ascites. c Oesophagusvaricen. d Splenoportogramm nach Anlage einer Porta-Cavaanastomose. Kollateralgefäße und Ascites sind nicht mehr vorhanden. Die V. cava inferior hat normale Dicke. e Kontrastmitteldarstellung des Oesophagus 6 Wochen nach der Operation: keine Varicen

durch das Splenoportogramm bestätigt. Die Kollateralgefäße füllen sich nicht mehr, und das Kontrastmittel wird durch den angelegten „shunt" direkt in die Vena cava inferior abgeleitet (Abb. 23d, 24d). Ist der „shunt" unzureichend, z. B. auf Grund von sekundärer Thrombosierung, dann bleibt die Kollateralzirkulation bestehen und somit auch die Füllung der Kollateralgefäße mit Kontrastmittel (EKMAN 1957).

Die Vena cava inferior verläuft dicht hinter der Leber in der Fossa venae cavae. Links von ihr liegt der Lobus caudatus. Gelegentlich wird das Gefäß auf allen Seiten von Lebergewebe umgeben. Es bestehen also anatomische Voraussetzungen für eine Gefäßverengung durch regenerierende Knötchen der cirrhotischen Leber. Der Verfasser hat die Anatomie der Vena cava inf. auf dem Splenoportogramm in Fällen von Cirrhose

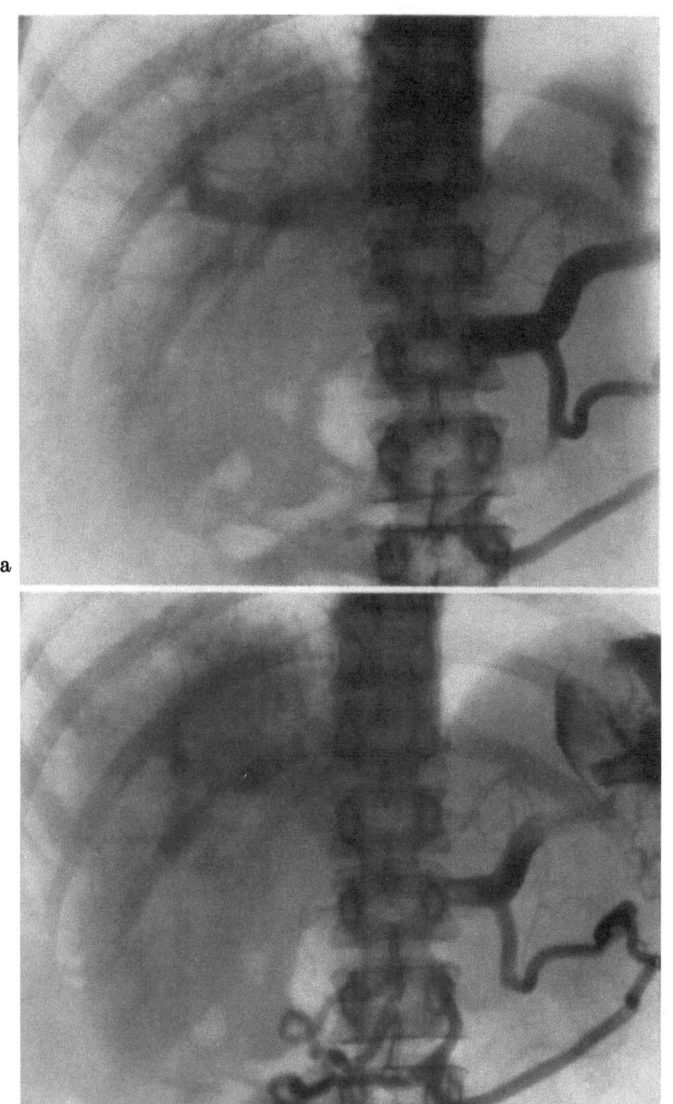

a

b

untersucht, die mit Porta-Cava-Shunt operiert worden waren. Das Kontrastmittel wird in der Vena cava inf. erheblich verdünnt. In 23 Fällen jedoch konnte man die Weite des Gefäßes beurteilen an der Stelle, an der es dicht hinter oder innerhalb der cirrhotischen Leber verläuft. In 18 Fällen war die Vena cava inferior in dieser Höhe nicht verengt (Abb. 24d). Ihr Durchmesser betrug 17—37 mm. In 5 Fällen war das Gefäß in der Höhe der Leber erheblich eingeengt, und seine Weite lag zwischen 12 und 18 mm (Abb. 23d). In 2 von den ersteren 18 Fällen traten Beinödeme nach der Operation auf. In keinem Fall wurde während des Splenoportogramms eine Kontrastmittelfüllung der Kollateralgefäße beobachtet. Unter 3 von den 5 Fällen mit Cava-einengung wurden Beinödeme festgestellt, und bei einem Patienten füllten sich die Kollateralgefäße trotz ausreichenden Shunts mit Kontrastmittel. Das Vorkommen einer solchen Einengung

Abb. 25a—d. Pankreascarcinom mit Lebermetastasen. a—c Splenoportogramm mit Anhalt für Verschluß der Milzvene (→). Hepatopetale Kollateralzirkulation über Gastroepiploicavenen (*g.e.*). d Hepatogramm mit großen Aussparungen

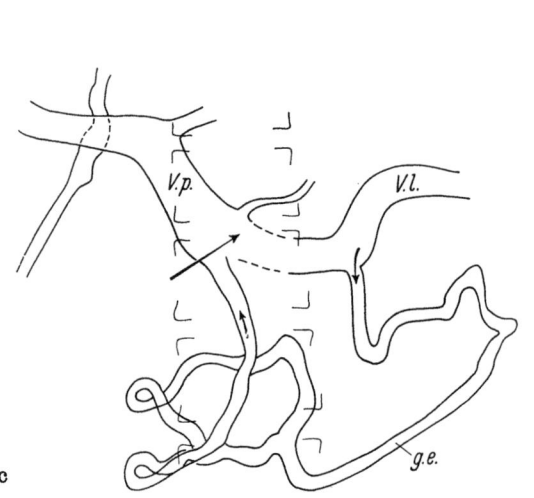

c

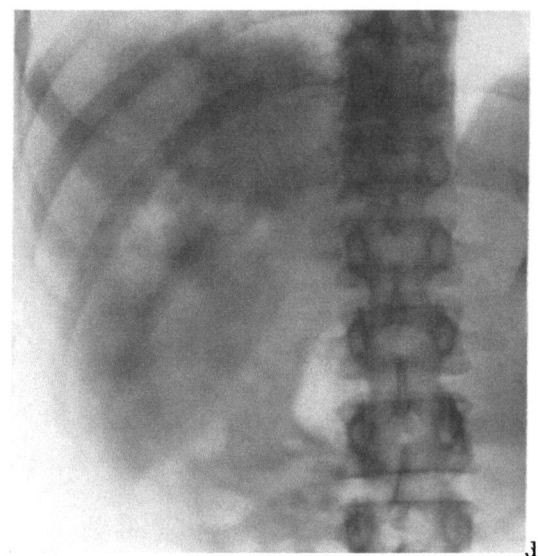

d

der Vena cava inf. bei einer cirrhotischen Leber sollte somit vor einer eventuellen Shunt-operation durch Cavographie festgestellt werden.

c) Expansive Prozesse

α) Extrahepatische Geschwülste

Die Organe, die dicht an der splenoportalen Venenbahn liegen und bei Splenoporto-graphie sichtbare morphologische Veränderungen zeigen können, sind in erster Linie

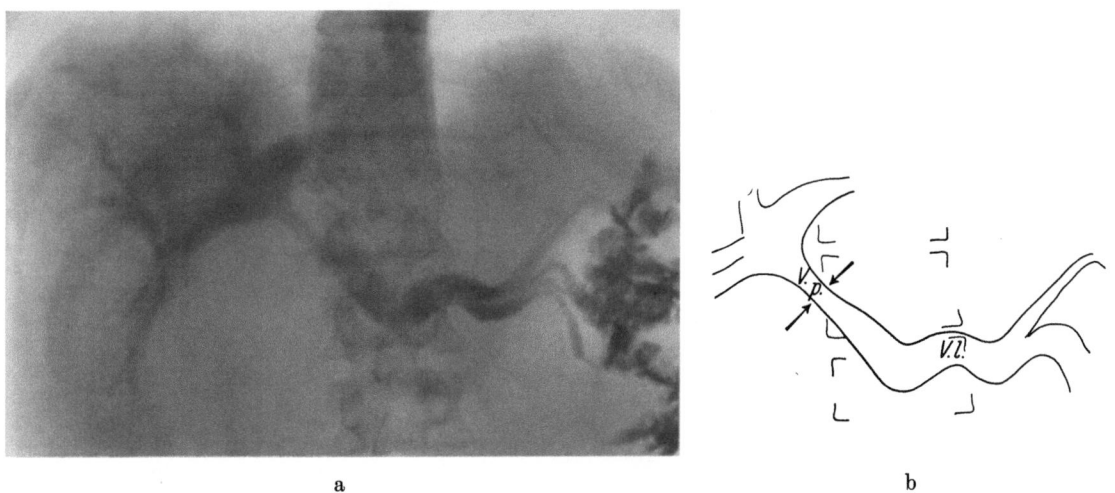

a   b

Abb. 26a u. b. Hämatom an der Unterfläche der Leber mit Verengerung der Pfortader (↓)

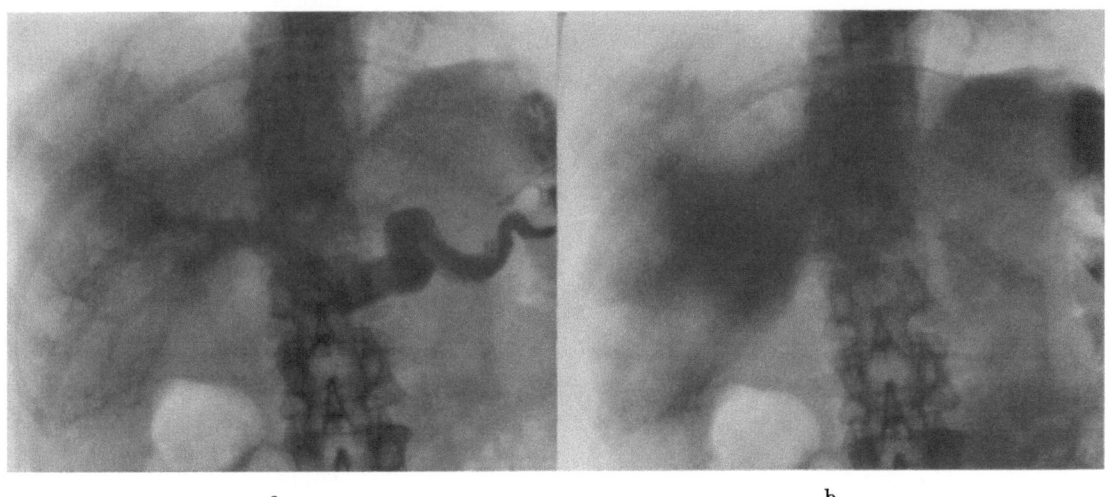

a   b

Abb. 27a u. b. Lebermetastasen mit Veränderungen der intrahepatischen Gefäßanatomie (a) und mit Aussparungen im Hepatogramm (b)

Pankreas, Ligamentum hepatoduodenale sowie die Leber. Die Milzvene und die Pfort-ader können — je nach Größe und Art des expansiven Prozesses — verlagert, eingeengt oder verschlossen werden. Der schon normalerweise unterschiedliche Verlauf der Milz-vene erschwert die Beurteilung der Verlagerung; ihre gleichmäßige Dicke dagegen er-leichtert es, eine Einengung festzustellen. Füllungsdefekte in der Kontrastmittelsäule, die an Stellen einer Einmündung größerer Gefäße zu sehen sind, dürfen jedoch nicht mit einer Gefäßeinengung verwechselt werden.

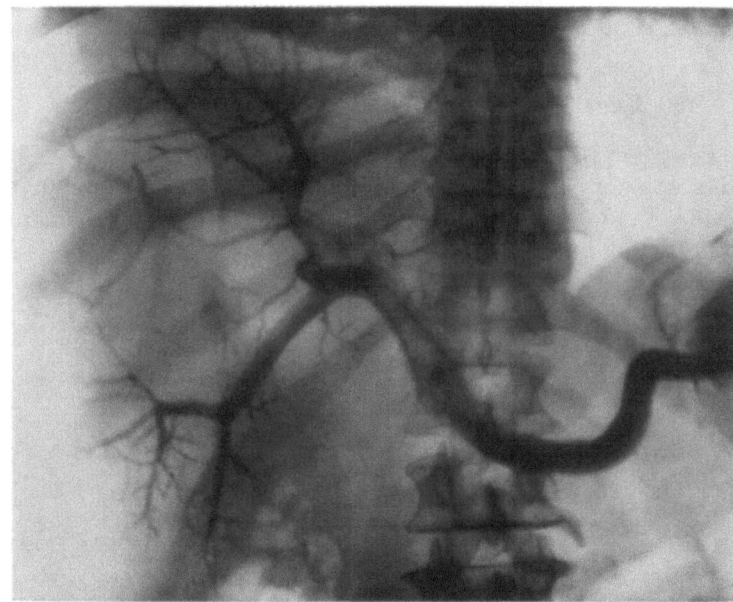

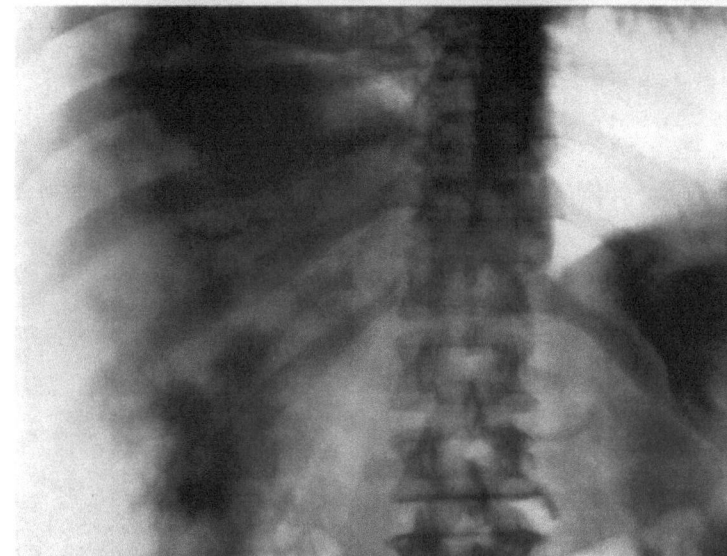

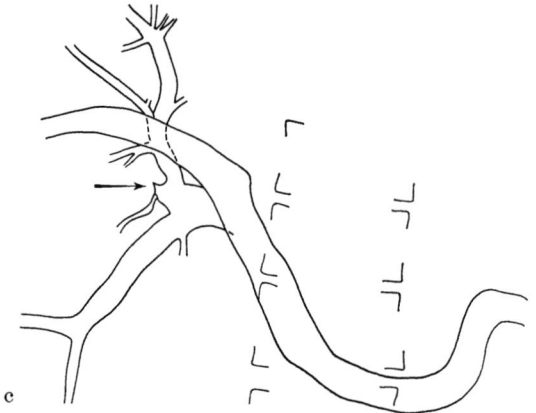

Abb. 28a—c. Lebermetastasen. a, c Verlegung der dorsocaudalen Verzweigungen. Hepatomegalie. b Ausgedehnte Veränderungen im Hepatogramm

RÖSCH (1958b, 1959) hat eine bedeutende Anzahl von Fällen mit expansiven Prozessen im Pankreas systematisch untersucht. Durch expansive Prozesse inflammatorischer Art, z. B. akute Pankreatitis, kann die Vena lienalis in Höhe der Wirbelsäule eingeengt oder verschlossen werden, und es kommt zu einer Stauung von Kontrastmittel in der erweiterten Milzvene. Pankreastumoren können mit Splenoportographie früher diagnostiziert werden als mit irgendeiner anderen röntgenologischen Methode. Dies gilt besonders, wenn der Tumor nach hinten wächst (RÖSCH 1958b). Tumoren des Pankreasschwanzes verschließen den leberfernen Teil der Milzvene im frühen Stadium. Tumoren im Körper des Pankreas verändern den lebernahen Teil der Milzvene (Abb. 25). Expansive Prozesse im Lig. hepatoduodenale oder im Pankreaskopf verlagern, verengern und verschließen die Pfortader (Abb. 26).

Expansive Prozesse in Organen wie Nieren, Nebennieren und Magen müssen sehr groß sein, bevor sie Veränderungen an Milzvene oder Pfortader hervorrufen. RÖSCH (1958b, 1959), der in solchen Fällen Splenoportogramme anfertigte, ist der Meinung, daß die Methode dabei keine ausreichende Genauigkeit hat.

β) Intrahepatische Geschwülste

Lebercysten kommen bei parasitären tropischen Krankheiten sowie mitunter als Mißbildung vor und dann oft im Zusammenhang mit Cystennieren. Im Splenoporto-gramm stellt man Gefäßverlagerungen sowie Defekte in der Kontrastmittelfüllung während der hepatographischen Phase fest (BOURGEON u. a. 1954; CATALANO 1955; MORINO 1956). Bei Leberabscessen sieht man außerdem häufig sekundäre intrahepatische Thrombosen.

Bösartige Lebertumoren beeinflussen in erster Linie die Venen, und zwar durch Einwachsen in kleinere Zweige und Verschluß derselben (WILLIS 1930; BIERMAN u. a. 1951; BREEDIS u. YOUNG 1954). Gefäßverlagerung und Vergröberung des Gefäßbaumes treten dagegen erst in relativ fortgeschrittenem Stadium auf (BERGSTRAND 1957b). Die Tumoren sind fast immer arteriell versorgt; aus diesem Grunde kann man nicht erwarten, bei der Splenoportographie pathologische Tumorgefäße zu sehen. Die ersten Veränderungen kann man in der Hepatographiephase wahrnehmen (Abb. 25, 27); es entsteht ein scharf abgegrenzter, mehr oder weniger unregelmäßiger Defekt in der Kontrastmittelfüllung an der Stelle des Tumors (BOURGEON u. a. 1954; BERGSTRAND 1957b). Dies ist ein Zeichen für Invasion in und Verschluß von kleinsten Gefäßen, die im Venogramm nicht immer dargestellt werden können. Der Tumor muß jedoch einen Durchmesser von etwa 2 cm haben, um nicht durch überliegendes kontrastmittelhaltiges Leberparenchym verdeckt zu werden. Die Grenzen der Splenoportographie wurden von GUILLEMIN u. a. (1956) untersucht. Sie verglichen Splenoportogramme und Abgußpräparate des Pfortadersystems von verstorbenen Patienten. In späteren Stadien sind Anzeichen von Gefäßverschlüssen auch auf dem Venogramm zu beobachten (Abb. 28, 29). Verlagerung von Gefäßen ist ein relativ spät auftretendes Merkmal, das erst dann wahrgenommen werden kann, wenn der

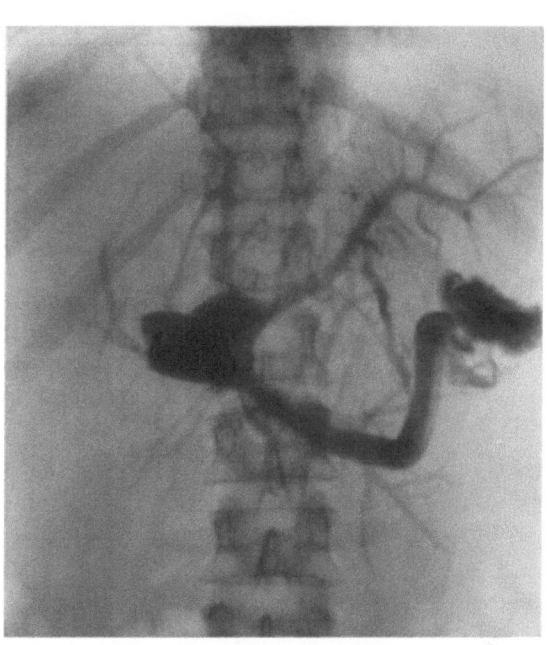

Abb. 29. Lebermetastasen. Der Vpr. principalis dexter ist verlegt. Hepatomegalie

Tumor ungefähr zur Größe einer Pflaume angewachsen ist (LEGER 1955b) (Abb. 27). Mitunter ist auch ein Shunt im Tumor von einem Pfortaderast zu einem der Lebervenen zu beobachten. Expansive Prozesse in der Leber können somit oft diagnostiziert werden unter der Voraussetzung, daß sie eine gewisse Größe erreicht haben. Bei Kenntnis der normalen Anatomie der Leber kann man häufig auch die Lage des Tumors in der Leber bestimmen.

d) Varia

Eine Splenomegalie bei Systemerkrankungen oder Blutkrankheiten führt zu erhöhtem Blutstrom in der Milzvene, die sich dann erweitert und einen geschlängelten Verlauf hat. Nach HUNT (1958) kann in solchen Fällen ein pathologisch erhöhter Druck im Pfortadersystem vorkommen, ohne daß eine Stauung im eigentlichen Sinne des Wortes vorliegt.

Mißbildungen können bei der Umstellung der fetalen Umbilicalzirkulation nach der Geburt auftreten (LEBON u. a. 1954; LAPLANE u. a. 1955). Die normale Rückbildung der Vena umbilicalis oder des Ductus venosus kann ausbleiben. Auf der anderen Seite kann der Verschluß aber auch die Bifurkation der Pfortader mit ergreifen (Abb. 31).

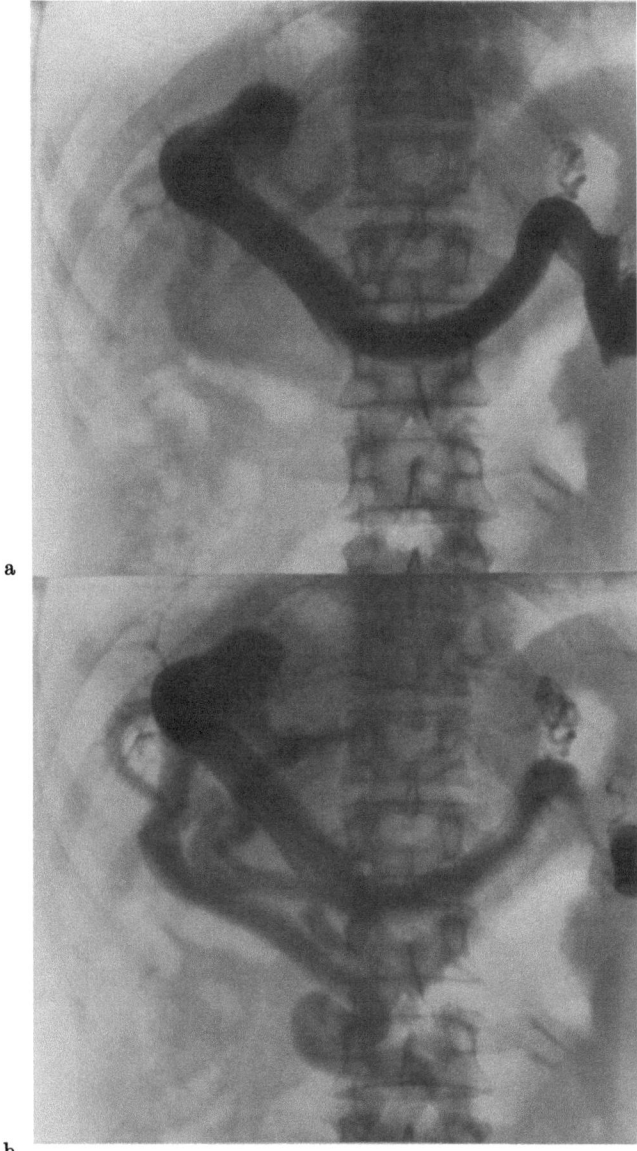

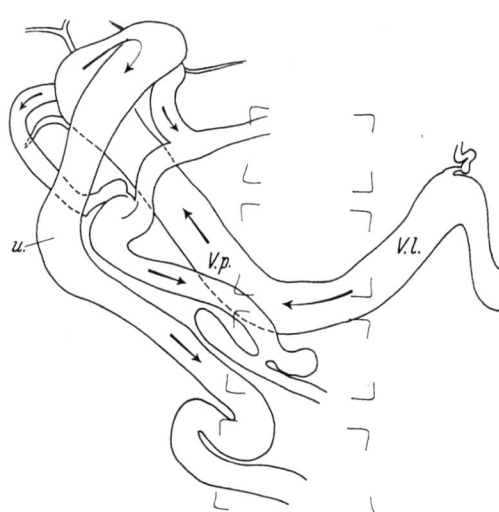

Die Mißbildung, die Cruveilhier-Baumgarten-Krankheit benannt ist, kommt selten vor. Sie beruht wahrscheinlich auf unterbliebener Rückbildung der Vena umbilicalis, möglicherweise durch Hypoplasie des intrahepatischen Gefäßbaumes verursacht. Der größere Teil des Pfortaderblutes gelangt dabei durch den linken Hauptast der Leber in die nicht verschlossene Vena umbilicalis. Diese steht in der Bauchhöhlenwand mit Venen in Verbindung, die zum Cavasystem gehören. Nur eine geringe Blutmenge passiert die Leber, die klein und fibrotisch wird (Abb. 30). Obgleich die Zirkulation in der nicht zurückgebildeten Vena umbilicalis kräftig ist, was klinisch am Venenschwirren zu erkennen ist, gehen diese Fälle mit Pfortaderhochdruck und Splenomegalie einher.

Sehr oft wird eine ausgesprochene umbilicale Kollateralzirkulation durch Lebercirrhose verursacht. Dieses Symptombild im Verein mit Pfortaderhochdruck und Splenomegalie wird Cruveilhier-Baumgarten-Syndrom genannt (ARMSTRONG u. a. 1942; JAHNKE u. a. 1954).

Die Methode der Splenoportographie hat in großem Maße dazu beigetragen, Krankheiten im Pfortadersystem diagnostizieren zu können. Schwierigkeiten der Milzpunktion können im allgemeinen durch genaue Feststellung der Lage der Milz sowie ihre Punktion während Durchleuchtung behoben werden. Blutungen können bei der Punktion wahrscheinlich nie völlig vermieden werden, auch wenn die Technik weiterhin verbessert wird. Die Diagnostik der Pfortaderstauungen hat schon jetzt eine große Genauigkeit erreicht. Sie kann aber durch neue

Abb. 30a—c. Einen Fall von Cruveilhier-Baumgarten-Krankheit. Der größte Teil des Pfortaderblutes entleert sich in die Umbilicalvene (*u.*). Die intrahepatischen Verzweigungen sind atrophisch. (Leberbiopsie zeigte, daß keine Cirrhose vorlag)

Kontrastmittel, die in rheologischer Hinsicht dem Blut ähnlicher sind als die bisherigen, noch vervollkommnet werden. Die Diagnostik intrahepatischer expansiver Prozesse wird verbessert werden können, wenn unschädliche kolloidale Kontrastmittel zugänglich sind, die lange genug in der Leber verbleiben, um die Schichtdarstellung und Untersuchung der Leber in verschiedenen Projektionslagen zu ermöglichen.

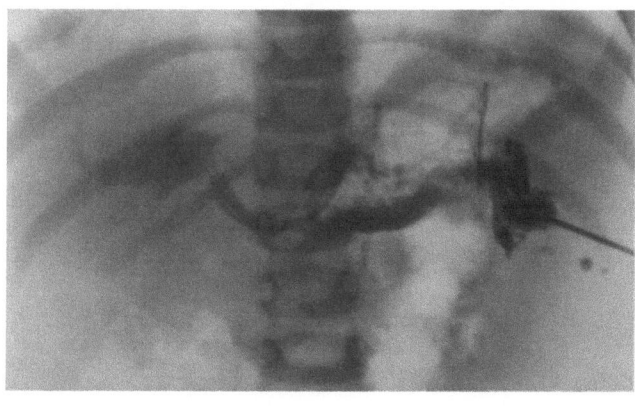
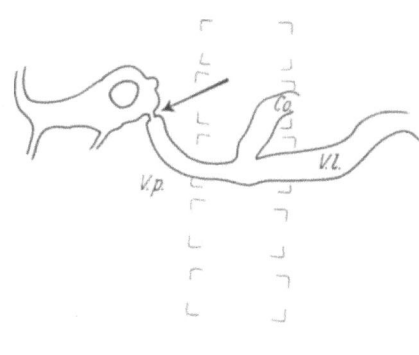

a   b

Abb. 31a u. b. Angeborene Pfortaderstenose (↓) bei einem 2 Jahre alten Jungen mit Kollateralzirkulation über die Vena coronaria (co.). Poststenotische Erweiterung der Pfortader im Leberhilus

Literatur

ABEATICI, S., et L. CAMPI: Sur les possibilités de l'angiographie hépatique. La visualisation du système portal. Acta radiol. (Stockh.) 36, 383 (1951).

— — L'esplorazione flebografica nello studio della patologia portale. Rass. giul. Med. 9, 175 (1953a).

— — Sulle ostruzioni portali pre-epatiche. Minerva med. (Torino) 44 (2), 1807 (1953b).

— — ed F. CALUZZI: Sulla divisione segmentaria del fegato: la topografia intraepatica della vena porta. Minerva chir. (Torino) 10, 72 (1955).

— — ed R. FERRERO: Sulle curve di propagazione del circolo splenoportale. Studio emodinamico del distretto lieno-epatico mediante portografia seriata. Minerva chir. (Torino) 7, 886 (1952a).

— — — Valore clinico ed indicazioni della splenoportografia transparietale. Minerva med. (Torino) 43 (1), 1370 (1952b).

ANACKER, H., K. DEVENS u. G. LINDEN: Leistungsfähigkeit und Grenzen der perkutanen Splenoportographie. Fortschr. Röntgenstr. 86, 411 (1957).

— F. MORINO, J. RÖSCH, W. SCHUMACHER u. A. ZUPPINGER: Röntgendiagnostik der Leber. Berlin-Göttingen-Heidelberg: Springer 1959.

ANGEI, A., F. NAPOLEONE ed G. SPANU: La splenoportografia nella diagnostica della idatidosi epatica. Radiol. med. (Torino) 42, 243 (1956).

ARAFA, M. A.: Recent studies on splenomegaly and portal hypertension. Bibl. haemat. (Basel) 3, 134 (1955).

ARMSTRONG, E. L., W. L. ADAMS jr., L. J. TRAGERMAN and E. W. TOWNSEND: The Cruveilhier-Baumgarten syndrome; review of the literature and report of two additional cases. Ann. intern. Med. 16, 113 (1942).

ASPRAY, M.: Calcified hemangiomas of the liver. Amer. J. Roentgenol. 53, 446 (1945).

ATKINSON, M., E. BARNETT, S. SHERLOCK and R. E. STEINER: The clinical investigation of the portal circulation, with special reference to portal venography. Quart. J. Med. 24, 77 (1955).

—, and S. SHERLOCK: Intrasplenic pressure as index of portal venous pressure. Lancet 266, 1325 (1954).

AURIG, G., H. J. SÜSSE, W. KOTHE u. O. SCHOLZ: Zur Kontrastdarstellung des Pfortaderkreislaufes nach perkutaner transperitonealer Milzpunktion. Fortschr. Röntgenstr. 81, 1 (1954).

AUVERT, J.: Des anastomoses porto-caves spontanées dans l'hypertension portale par obstacle veineux extra-hépatique. Rev. int. Hépat. 5, 661 (1955a).

— Les cirrhoses de l'enfant avec hypertension portale. Rev. int. Hépat. 5, 1243 (1955b).

BAGGENSTOSS, A. H., and M. H. STAUFFER: Posthepatitic and alcoholic cirrhosis: clinicopathologic study of 43 cases of each. Gastroenterology 22, 157 (1952).

BAHNSON, H. T., R. D. SLOAN and A. BLALOCK: Splenic-portal venography. Bull. Johns Hopk. Hosp. 92, 331 (1953).

BASU, A. K., and A. DAS: Splenoportal venography for evaluating abnormalities of portal circulation. Brit. med. J. 1956 II, 916.

BECKERMANN, F., u. C. POPKEN: Kontrastdarstellung der Leber und Milz im Röntgenbild mit Jodsolen. Fortschr. Röntgenstr. 58, 519 (1938).

Benz, E. J., A. H. Baggenstoss and E. E. Wollaeger: Atrophy of the left lobe of the liver. Proc. Mayo Clin. 28, 232 (1953).

Bergstrand, I.: Roentgen anatomy of the intra-hepatic portal ramification. Kgl. fys. Sällsk. Lund Förh. 27, 85 (1957a).

— Liver morphology in percutaneous lieno-portal venography. Kgl. fys. Sällskap. Lund Förh. 27, 105 (1957b).

— Studies on percutaneous lieno-portal venography. Diss. Lund, Håkan Ohlsson 1957c.

— Die portale Kollateralzirkulation und Oesophagusvaricen. IX. I. C. R. München 1959.

—, and C.-A. Ekman: Percutaneous lieno-portal venography. Acta radiol. (Stockh.) 43, 377 (1955).

— — Portal circulation in portal hypertension. Acta radiol. (Stockh.) 47, 1 (1957a).

— Lieno-portal venography in the study of portal circulation in the dog. Acta radiol. (Stockh.) 47, 257 (1957b).

— — Percutaneous lieno-portal venography. Technique and complications. Acta radiol. (Stockh.) 47, 269 (1957c).

Bétoulières, P., M. Pélissier, R. Colin, A. Bertrand et L. Boulad: Cirrhose de Cruveilhier-Baumgarten. Exploration phlébographique. J. Radiol. Électrol. 38, 293 (1957).

— — Gary-Bobo et P. Leenhardt: Splénoportographie transpariétale. Presse méd. 63, 602 (1955).

Bierman, H. R., R. L. Byron jr., K. H. Kelley and A. Grady: Studies on the blood supply of tumors in man. III. Vascular patterns of the liver by hepatic arteriography in vivo. J. nat. Cancer Inst. 12, 107 (1951).

— H. L. Steinbach, L. P. White and K. H. Kelley: Portal venipuncture. A percutaneous, transhepatic approach. Proc. Soc. exp. Biol. Med. (N.Y.) 79, 550 (1952).

Blakemore, A. H., and J. W. Lord jr.: The technic of using vitallium tubes in establishing portacaval shunts for portal hypertension. Ann. Surg. 122, 476 (1945).

Boerema, J.: Varices de l'oesophage accompagnant l'hypertension du système porte. 4. Congr. Ass. Soc. nat. europ. Gastro-ent. Paris 1954, 1, 293.

Bonte, F. J., A. S. Weisberger and C. Piavello: An evaluation of portal venography performed by intrasplenic injection of contrast material (splenography). Radiology 66, 17 (1956).

Boulvin, R., M. Chevalier, P. Gallus et M. Nagel: Contribution à l'étude du syndrome d'hypertension portale. Acta gastro-ent. belg. 14, 795 (1951a).

— — — — La portographie par voie splénique transpariétale. (Note préliminaire.) Acta chir. belg. 50, 534 (1951b).

— — — — Portographie par voie splénique transpariétale. (Note complémentaire.) Acta chir. belg. 51, 192 (1952).

Bourgeon, R., R. Dumazer, H. Pietri et M. Guntz: Une forme nouvelle de l'hépatographie. Mém. Acad. Chir. 80, 665 (1954).

Bourgeon, R., H. Pietri, R. Dumazer, J. P. Pantin et H. Catalano: Données récentes sur la splénoportographie. Afr. franç. chir. 13, 500 (1955).

— — M. Durand et M. Guntz: Acquisitions nouvelles au sujet du diagnostic radiologique des kystes hydatiques du foie. Afr. franç. chir. 12, 323 (1954).

— — et M. Guntz: Intérêt de la splénoportographie transplénique dans l'échinococcose hépatique. Arch. Mal. Appar. dig. 43, 168 (1954).

— — — La radio-anatomie de la veine porte intra-hépatique. Afr. franç. chir. 13, 353 (1955a).

— — — La radio-anatomie normale de la veine porte intra-hépatique. Presse méd. 63, 465 (1955b).

— — — Mesure de la pression portale par voie splénique. Presse méd. 63, 64 (1955c).

— — — De l'atrophie hépatique et de l'hypertrophie compensatrice. Rev. int. Hépat. 6, 997 (1956).

— — J. P. Pantin, H. Catalano et M. Guntz: La splénoportographie transpariétale. Maroc méd. 32, 844 (1953).

— — — et M. Guntz: La place de la splénoportographie en hydatidologie hépatique. Algérie méd. 59, 217 (1955a).

— — — et F. Mesnard: La splénoportographie transpariétale au cours des abscès du foie. Afr. franç. chir. 13, 229 (1955b).

— A. Portier, H. Pietri et M. Guntz: La pression portale étudiée par voie transplénique, ses variations. 4. Congr. Ass. Soc. nat. europ. Gastro-ent. Paris 1954, 2, 507 (1956).

— — — J. Massonnat, M. Guntz, J. Duval, H. François, C. Thiebault et C. Thiebault (Mme): La splénoportographie transpariétale. Maroc méd. 33, 370 (1954).

Bradley, S. E., F. J. Ingelfinger, G. P. Bradley and J. J. Curry: The estimation of hepatic blood flow in man. J. clin. Invest. 24, 890 (1945).

Breedis, C., and G. Young: The blood supply of neoplasms in the liver. Amer. J. Path. 30, 969 (1954).

Brick, I. B., and E. D. Palmer: Incidence and diagnosis of esophageal varices in cirrhosis of the liver. An esophagoscopic study. Gastro-enterology 25, 378 (1953).

— — Comparison of esophagoscopic and roentgenologic diagnosis of esophageal varices in cirrhosis of the liver. Amer. J. Roentgenol. 73, 387 (1955).

Brombart, M., R. Boulvin et M. Chevalier: Radiologie et hypertensions portales. Acta gastro-ent. belg. 15, 385 (1952).

Brusori, G.: In tema di splenoportografia. Arch. Radiol. (Napoli) 29, 15 (1954).

Bruwer, A. J., and G. A. Hallenbeck: Roentgenologic findings in splenic portography. Amer. J. Roentgenol. 77, 324 (1957).

Butler, H.: The veins of the oesophagus. Thorax 6, 276 (1951).

CACCIARI, C.: Contributo della splenoportografia e della splenomanometria alle fysiopathologia della milza. Acta med. patav. **14**, 457 (1954).

—, ed A. FRASSINETI: Valutazione clinica e radiologica del contributo diagnostico della splenoportografia. Arch. ital. Mal. Appar. dig. **19**, 353 (1953).

— E. PISI ed G. CAVALLI: Splenoportografia e splenomanometria. Bologna: Rivista medica di Bologna 1957.

CAMPI, L.: La splenoportografia transparietale. Minerva med. (Torino) **48**, 939 (1957).

—, ed S. ABEATICI: Modificazioni del circolo spleno-portale dopo legatura dei rami venosi lienali. (Ricerche flebografiche sperimentali.) Radiol. med. (Torino) **38**, 1 (1952).

— — La circolazione splenica nell'ipertensione portale acuta. Minerva med. (Torino) **44** (2), 2046 (1953).

— — Sugli aspetti splenoportografici della sindrome di Cruveilhier-Baumgarten. Radiol. med. (Torino) **39**, 1171 (1953).

CANTLIE, J.: On a new arrangement of the right and left lobes of the liver. J. Anat. Physiol. **32**, Proc. anat. Soc. p. 4 (1898).

CARAVATI, C. M., and J. MACMILLAN: Venography in the diagnosis of the Cruveilhier-Baumgarten syndrome. Gastroenterology **27**, 598 (1954).

CAROLI, J., A. PARAF et J. CHALUT: Syndromes spléno-polyglobuliques et thrombocythémiques avec thromboses splénoportales. Presse méd. **63**, 164 (1955).

— — et V. SCHWARZMANN: Rôle de l'hypertension portale dans la pathogénie des ascites cirrhotiques. Sa démonstration par la radiomanométrie portale. Sem. Hôp. Paris **27**, 1761 (1951).

CATALANO, D.: La epatografia per via splenoportografica nella diagnostica delle cisti da echinococo del fegato. Med. int. (Milano) **63**, 320 (1955).

—, et D. DILENGE: Les varices gastriques. Aspect radiologique et spléno-portografique. J. Radiol. Électrol. **36**, 43 (1955).

—, and A. GIARDIELLO: Splenic venography. Amer. J. Roentgenol. **73**, 971 (1955).

— — e S. RICCIO: La splenoportografia. Rif. med. **67**, 908 (1953).

— — and A. RUGGIERO: Hepatography after percutaneous lienoportal venography. Acta radiol. (Stockh.) **43**, 285 (1955).

—, e S. RICCIO: Visualizzazione delle vene del fondo gastrico e delle vene esofagee inferiori ottenuta con la splenoportografia in un caso di tumore gastrico. Ann. Radiol. diagn. (Bologna) **27**, 233 (1954).

CELIS, A., J. F. ESPINOSA and J. A. FREGOSO: Radiological diagnosis of the Cruveilhier-Baumgarten syndrome. Gastroenterology **11**, 253 (1948).

CERRINI, L., e G. ZUBIANI: Indicazioni e valore della splenoportografia transparietale. Osped. maggiore **43**, 295 (1955).

CHALUT, J., et A. PARAF: La splénoportographie transpariétale dans les cirrhoses. Presse méd. **62**, 694 (1954).

CHILD III, C. G.: The hepatic circulation and portal hypertension. Philadelphia and London: W. B. Saunders Company 1954.

— The portal circulation. New Engl. J. Med. **252**, 837 (1955).

CIARPAGLINI, L., u. G. IANNACCONE: Dynamische Veränderungen des varikösen Ösophagus. Fortschr. Röntgenstr. **89**, 551 (1958).

COOPER, D. R., R. C. BROWN, C. H. STONE and L. K. FERGUSON: Spleno-portography. Ann. Surg. **138**, 582 (1953).

COPHER, G. H., and B. M. DICK: "Stream line" phenomena in the portal vein and the selective distribution of portal blood in the liver. Arch. Surg. (Chicago) **17**, 408 (1928).

CORNET, A.: Cancer du corps du pancréas décelé par la splénoportographie. Sem. Hôp. Paris **30**, 4455 (1954).

COUINAUD, C.: Hépatectomies gauches lobaires et segmentaires. (Étude des conditions anatomiques.) J. Chir. (Paris) **68**, 697 (1952a).

— Hépatectomies gauches lobaires et segmentaires. J. Chir. (Paris) **68**, 821 (1952b).

— Étude de la veine porte intra-hépatique. Presse méd. **61**, 1434 (1953).

— Bases anatomiques des hépatectomies gauche et droite réglées. J. Chir. (Paris) **70**, 933 (1954a).

— Lobes et segments hépatiques. Notes sur l'architecture anatomique et chirurgicale du foie. Presse méd. **62**, 709 (1954b).

— Le foie. Paris: Masson & Cie. 1957.

DANIEL, P. M., and M. M. L. PRICHARD: Variations in the circulation of the portal venous blood within the liver. J. Physiol. (Lond.) **114**, 521 (1951).

— — and P. C. REYNELL: The portal circulation in experimental cirrhosis of the liver. J. Path. Bact. **64**, 53 (1952a).

— — — The portal circulation in rats with liver-cell damage. J. Path. Bact. **64**, 61 (1952b).

DANTAS, O. DE M., P. ROCHA y N. M. BARROS: Esplenoportografia. Sua aplicação na síndrome de hipertensão porta. Rev. paul. Med. **42**, 272 (1953).

DARNIS, F.: Splénoportographie transpariétale; splénomanométrie et sériographie portale. Vie méd. **37**, no spéc. (1956).

DAS, A., and A. K. BASU: Portal hypertension due to extrahepatic obstruction. Brit. med. J. **1956 I**, 325.

DAUMERIE, L., et J. VAN BRUSSEL: Le syndrome d'hypertension portale. Acta gastro-ent. belg. **14**, 617 (1951).

DAVIS, R. E., G. A. HALLENBECK, F. R. LICHTENHELD and J. H. GRINDLAY: Percutaneous splenic portograms in dogs: Technique and examples of usefulness. Surgery **38**, 708 (1955).

DEGKWITZ, R.: Kolloidgestaltung und gezielte intravenöse Injektion. Fortschr. Röntgenstr. **58**, 472 (1938).

DELL jr., J. M., and H. F. KLINEFELTER: Roentgen studies of the spleen. Amer. J. med. Sci., N. S. **211**, 437 (1946).

Doehner, G. A., F. F. Ruzicka, G. Hoffman and L. M. Rousselot: The portal venous system: Its roentgen anatomy. Radiology 64, 675 (1955).

— — L. M. Rousselot and G. Hoffman: The portal venous system: On its pathological roentgen anatomy. Radiology 66, 206 (1956).

Dogliotti, A. M., and S. Abeatici: Transparietal spleno-portal roentgenography and research on portal hypertension. Surgery 35, 503 (1954).

— S. Abeatici, S. Catania et L. Campi: La radiologia portale. 4. Congr. Ass. Soc. nat. europ. Gastro-ent. Paris 1954, 1, 59 (1954).

Dornuf, G.: Röntgenologischer Beitrag zur Diagnose der Leberzirrhose. Fortschr. Röntgenstr. 76, 402 (1952).

Dotter, C. T., M. A. Payne and W. O'Sullivan: Catheterization of the portal vein in man following porto-caval anastomosis. Ann. Surg. 132, 310 (1950).

Douglass, B. E., A. H. Baggenstoss and W. H. Hollinshead: The anatomy of the portal vein and its tributaries. Surg. Gynec. Obstet. 91, 562 (1950).

Dreyer, B.: Splenic and portal venography. Quart. J. exp. Physiol. 39, 93 (1954).

— Streamlining in the portal vein. Quart. J. exp. Physiol. 39, 305 (1954).

—, and O. E. Budtz-Olsen: Splenic venography. Demonstration of the portal circulation with diodone. Lancet 262, 530 (1952).

Du Boulay, G. H., and B. Green: Portal venography in Banti's disease. Brit. J. Radiol. 27, 423 (1954).

— — and A. H. Hunt: Portal and splenic venography. Brit. med. J. 1957 I, 189.

Dumazer, R., R. Bourgeon, H. Pietri et M. Guntz: Le temps hépatographique de la splénoportographie. J. Radiol. Électrol. 36, 259 (1955).

Edwards, E. A.: Functional anatomy of the porta-systemic communications. A.M.A. Arch. intern. Med. 88, 137 (1951).

Efskind, L.: On the pathogenesis of portal hypertension. Acta chir. scand. 104, 157 (1952/53).

Egeli, E. S., I. Ulagay and H. Alp: Transcutaneous determination of intrasplenic pressure and splenoportography. Forum med. (Istanbul) 2, 74 (1956).

Ekman, C.-A.: Portal hypertension. (Diagnosis and surgical treatment.) Acta chir. scand. Suppl. 222 (1957).

—, and Ph. Sandblom: The surgical treatment of portal hypertension. Acta chir. scand. 108, 241 (1954).

Elias, H., and D. Petty: Gross anatomy of the blood vessels and ducts within the human liver. Amer. J. Anat. 90, 59 (1952).

—, and H. Popper: Venous distribution in livers. A.M.A. Arch. Path. 59, 332 (1955).

Eppinger, H.: Die hepato-lienalen Erkrankungen. Enzyklopädie der klinischen Medizin (Spezieller Teil). Berlin-Göttingen-Heidelberg: Springer 1920.

Escalier, A., L. Leger et J.-A. Hummel: L'appoint de la spléno-portographie pour le diagnostic et la tactique opératoire des tumeurs pancréatiques. Arch. Mal. Appar. dig. 43, 399 (1954).

Evans, J. A., and D. Forbes: Gastric varices. Radiology 60, 46 (1953).

—, and W. D. O'Sullivan: Percutaneous splenoportal venography, utilizing rapid serial roentgenography. Amer. J. Roentgenol. 77, 312 (1957).

—, and M. A. Payne: Studies of esophageal varices before and after portacaval shunts. Amer. J. Roentgenol. 79, 760 (1958).

Evans, K. T.: Oesophageal and gastric varices. Brit. J. Radiol. 32, 233 (1959).

Falconer, C. W. A., and E. Griffiths: The anatomy of the blood-vessels in the region of the pancreas. Brit. J. Surg. 37, 334 (1950).

Falomir, J. M., M. Campuzano and B. Sepulveda: Splenoportography for the diagnosis of portal hypertension. A.M.A. Arch. intern. Med. 98, 39 (1956).

Faure, C., J. Auvert et E. Guy: La splénoportographie transpariétale appliquée aux hypertensions portales de l'enfant. J. Radiol. Électrol. 35, 778 (1954).

Fauvert, R., et L. Hartmann: La mesure de la vitesse de circulation portale, et les explorations combinées trans-splénique. Rev. int. Hépat. 5, 695 (1955).

— — et P. Vigneron: A propos de la cirrhose de Cruveilhier-Baumgarten. Rev. int. Hépat. 5, 409 (1955).

Fesevur, H. J. J., en J. R. v. Ronnen: Thrombose van de vena portae, aangetoond door middel van splenophlebographie. Ned. T. Geneesk. 98, 1502 (1954).

Figley, M. M.: Splenoportography: Some advantages and disadvantages. Amer. J. Roentgenol. 80, 313 (1958).

—, W. J. Fry, J. E. Orebaugh and H. M. Pollard: Percutaneous splenoportography. Gastroenterology 28, 153 (1955).

—, and H. M. Pollard: Percutaneous splenoportography. 4. Congr. Ass. Soc. nat. europ. Gastro-ent. Paris 1954, 2, 622 (1956).

Fleischner, F. G., and V. Sayegh: Assessment of the size of the liver. Roentgenologic considerations. New Engl. J. Med. 259, 271 (1958).

Fontaine, R., C. Bollack et E. Wolf: Rupture secondaire de la rate après splénoportographie. Presse méd. 64, 1198 (1956).

Franklin, K. J., and R. Janker: Effects of respiration upon the venae cavae of certain mammals as studied by means of x-ray cinematography. J. Physiol. (Lond.) 81, 434 (1934).

— — The effects of respiration upon the circulation through the liver, as studied by means of x-ray cinematography. J. Physiol. 89, 160 (1937).

Fraser, C. G.: Accessory lobes of the liver. Ann. Surg. 135, 127 (1952).

FRIEDMAN, E. W., H. A. FRANK and J. FINE: Portal circulation in experimental hemorrhagic shock. Ann. Surg. 134, 70 (1951).

FULD, H., and D. T. IRWIN: Clinical application of portal venography. Brit. med. J. 1954 I, 312.

GALLUS, P.: Les conséquences circulatoires au cours du syndrome d'hypertension portale. 4. Congr. Ass. Soc. nat. europ. Gastro-ent. Paris 1954, 1, 239 (1954).

GANS, H.: The intrahepatic anatomy and its repercussions on surgery. Arch. chir. neerl. 7, 131 (1955).

GARY-BOBO, J., R. COLIN, P. LEENHARDT, POURQUIER et M. PÉLISSIER: La splénoportographie dans la recherche des métastases hépatiques. J. Radiol. Électrol. 36, 605 (1955).

GASPARIAN, G. I.: Über die primären Lebergeschwülste. Langenbecks Arch. klin. Chir. 153, 435 (1928).

GELIN, G.: La rate et ses maladies. Paris: Masson & Cie. 1954.

GERBER, A. B., M. LEV and S. L. GOLDBERG: The surgical anatomy of the splenic vein. Amer. J. Surg. 82, 339 (1951).

GHOLMY, A. el-, H. GRACE, M. RAGAB, M. NABAWY, M. GABR and N. HASHIM: Splenoportal venography in infancy and childhood. J. Pediat. 46, 506 (1955).

GIBSON, J. B., and R. L. RICHARDS: Cavernous transformation of the portal vein. J. Path. Bact. 70, 81 (1955).

GILFILLAN, R. S.: Anatomic study of the portal vein and its main branches. A.M.A. Arch. Surg. 61, 449 (1950).

GIULI, G. DE, e C. BOMPIANI: Studio anatomo-radiologico delle diramazioni portali. Radiol. med. (Torino) 40, 3 (1954).

GRAY, H. K.: Clinical and experimental investigation of the circulation of the liver. Ann. roy. Coll. Surg. Engl. 8, 354 (1951).

GRAYSON, J.: The role of the portal vein in the integration of splanchnic blood flow. 4. Congr. Ass. Soc. nat. europ. Gastro-ent. Paris 1954, 1, 1 (1954).

GREENWALD, H. M., and M. G. WASCH: The roentgenologic demonstration of esophageal varices as a diagnostic aid in chronic thrombosis of the splenic vein. J. Pediat. 14, 57 (1939).

GRINDLAY, J. H., J. F. HERRICK and F. C. MANN: Measurement of the blood flow of the liver. Amer. J. Physiol. 132, 489 (1941).

GROSS, A., et G. DUBOUCHER: Étude physiopathologique de la circulation porte. Algérie méd. 58, 799 (1954).

GROSS, L.: Studies on the gross and minute anatomy of the spleen in health and disease. J. med. Res. 39, 311 (1918/19).

GUGLIELMO, G. DI: Der Morbus Banti. Bibl. haemat. (Basel) 3, 123 (1955).

GUILLEMIN, G., E. NAUDIN, P. BARRY et A. GILBERTAS: Documents concernant la splénoportographie dans les tumeurs métastatiques du foie. J. Radiol. Électrol. 37, 454 (1956).

GVOZDANOVI , V., u. E. HAUPTMANN: Die perkutane lieno-portale Venographie und ihre klinische Bedeutung. Verh. dtsch. Ges. inn. Med. 60, 644 (1954).

— — An x-ray study of the lieno-portal circulation. Bull. sci. Yogosl. 2, 52 (1955a).

— — Further experience with percutaneous lieno-portal venography. Acta radiol. (Stockh.) 43, 177 (1955b).

— — Schnelle Serienaufnahmen bei der perkutanen lieno-portalen Venographie. Radiol. Austr. 9, 12 (1956).

— — E. NAJMAN and B. OBERHOFER: Percutaneous splenic venography. Acta radiol. (Stockh.) 40, 17 (1953).

HABBE, E. J.: Roentgen findings in splenomegaly. Amer. J. Roentgenol. 29, 449 (1933).

HAHN, P. F., W. D. DONALD and R. C. GRIER jr.: The physiological bilaterality of the portal circulation. Amer. J. Physiol. 143, 105 (1945).

HALLENBECK, G. A.: Porta-caval anastomosis: rationale, indications and technique. Surg. Clin. N. Amer. 35, 1099 (1955).

—, and A. BRUWER: Portal venography. Proc. Mayo Clin. 29, 333 (1954).

HARE, H. F., E. SILVEUS and F. A. RUOFF: Esophageal and gastric varices, with report of a case. Surg. Clin. N. Amer. 28, 729 (1948).

HARPER, R. A. K.: The clinical application of portal venography in portal hypertension. Amer. J. Roentgenol. 73, 755 (1955).

HAUPTMANN, E., u. V. GVOZDANOVIĆ: Die perkutane lieno-portale Venographie. Wien. med. Wschr. 104, 1011 (1954).

HEALEY jr., J. E.: Clinical anatomic aspects of radical hepatic surgery. J. int. Coll. Surg. 22, 542 (1954).

HEALEY, J. E., and P. C. SCHROY: Anatomy of the biliary ducts within the human liver. A.M.A. Arch. Surg. 66, 599 (1953).

HELLER, A.: Über traumatische Pfortaderthrombose. Verh. dtsch. path. Ges. 7, 182 (1904).

HELLWEG, G.: Congenital absence of intrahepatic portal venous system simulating Eck fistula. A.M.A. Arch. Path. 57, 425 (1954).

HENNING, N.: Untersuchungen über Druck und Geschwindigkeit im Pfortaderkreislauf. 4.Congr. Ass. Soc. nat. europ. Gastro-ent. Paris 1954, 2, 59 (1956).

HERFORT, K.: Choroby slinivky brisni. Praha: CS Graf. Unie 1946.

HERRINGHAM, W. P.: Cases of Riedel's lobe with remarks on the various deformities of the liver. St. Bart's Hosp. Rep. 41, 15 (1905).

HJORTSJÖ, C.-H.: Die Anatomie der intrahepatischen Gallengänge beim Menschen mittels Röntgen- und Injektionstechnik studiert. Acta Univ. lund., N.S. II 44, 3 (1948).

— The topography of the intrahepatic duct systems. Acta anat. 11, 599 (1951).

— The intrahepatic ramification of the portal vein. Acta Univ. lund., N. S. II 52, 20 (1956).

HOFFMANN, T.: Erkennung, Klinik und Behandlung des portalen Hochdrucks. Ärztl. Wschr. 8, 193 (1953).

HOLLENBERG, H. G., and B. P. BRIGGS: Portal caval anastomosis in infants. Ann. Surg. 141, 648 (1955).

HOLMES, R. O., and W. V. LOVITT: Studies of the portal venous system by injection technique. Gastroenterology 17, 209 (1951).

HUANG TS'UI-T'ING, and LIU KENG NIEN: Splenoportography in the diagnosis of retroperitoneal tumors. Chin. med. J. 75, 41 (1957).

HUNT, A. H.: Portal venography. Proc. roy. Soc. Med. 45, 722 (1952).

— An investigation of the pressures and speeds in the portal circulation. 4. Congr. Ass. Soc. nat. europ. Gastro-ent. Paris 1954, 1, 27 (1954).

— A contribution to the study of portal hypertension. Edinburgh and London: E. & S. Livingstone 1958.

JAHNKE jr., E. J., E. D. PALMER and I. B. BRICK: The Cruveilhier-Baumgarten syndrome. Ann. Surg. 140, 44 (1954).

JAHNKE, E. J., E. D. PALMER, V. M. SBOROV, C. W. HUGHES and S. F. SEELEY: An evaluation of the shunt operation for portal decompression. Surg. Gynec. Obstet. 97, 471 (1953).

JOHNSTON, J. M.: The relation of changes in the portal circulation to splenomegaly of the Banti's type. Ann. intern. Med. 4, 772 (1931).

JORDAN, P., T. B. PATTON and C. D. BENSON: Portal hypertension in infants and children. A.M.A. Arch. Surg. 72, 879 (1956).

JUNÈS, M. P.: Les arborisations bilio-vasculaires intra-hépatiques. Bordéaux chir. 1, 5 (1954).

KADRNKA, S.: Hepatosplenographie. Fortschr. Röntgenstr. 44, 9 (1931).

KALK, H.: Die portale Hypertension, betrachtet unter dem Gesichtspunkt ihrer operativen Behandlung. Münch. med. Wschr. 95, 89 (1953).

KEGARIES, D. L.: The venous plexus of the esophagus: its pathologic and clinical significance. Proc. Mayo Clin. 8, 160 (1933).

— The venous plexus of the esophagus. Surg. Gynec. Obstet. 58, 46 (1934).

KELSEY, M. P., H. E. ROBERTSON and H. Z. GIFFIN: The rôle of chronic thrombosis of the portal vein and its tributaries in the syndrome of splenic anemia. Surg. Gynec. Obstet. 85, 289 (1947).

KELTY, R. H., A. H. BAGGENSTOSS and H. R. BUTT: The relation of the regenerated hepatic nodule to the vascular bed in cirrhosis. Proc. Mayo Clin. 25, 17 (1950).

KIRIMLI, A. I., A. ERTUGRUL and S. LEVINE: Portal hypertension in a child diagnosed by splenoportogram. J. Pediat. 49, 177 (1956).

KIRSH, I. E., C. C. BLACKWELL and H. D. BENNETT: Roentgen diagnosis of esophageal varices. Amer. J. Roentgenol. 74, 477 (1955).

KONAR, N. R., and D. C. R. CHAUDHURY: Splenic venography in portal cirrhosis of the liver. Amer. J. Gastroent. 25, 363 (1956).

—, and A. N. SEN GUPTA: Splenic venography. Brit. med. J. 1953 II, 810.

KRETZ, R.: Cirrhosis of the liver. Int. Clin. 3, 289 (1905).

KROOK, H.: Circulatory studies in liver cirrhosis. Acta med. scand. Suppl. 318, (1956).

KUO TEH-WEN: Splenoportography. Chin. med. J. 72, 453 (1954).

LAFARGUE, P., REBOUL, J. LAFARGUE et B. AUCHE: Présentation de films de spléno-portographie pour affection de l'étage sus-mésocolique de l'abdomen. J. Méd. Bordeaux 132, 418 (1955).

LAGROT, F., P. CORIAT et E. LAVERGNE: Cancer primitif du foie. Confrontation anatomo-radioclinique. Afr. franç. chir. 12, 535 (1954).

LAPLANE, R., D.-J. DUCHÉ et M. DUGAS: Malformation congénitale de la veine porte. Intérêt de la splénoportographie. Arch. franç. Pédiat. 12, 317 (1955).

LEARMONTH, J. R.: The problems of portal hypertension. Ann. roy. Coll. Surg. 1, 299 (1947—48).

LEBACQ, E., P. LISON et A. GEERTS: Intérêt de la splénoportographie transpariétale en pathologie abdominale. Acta clin. belg. 9, 495 (1954).

— — — La splénoportographie transpariétale. J. Radiol. Électrol. 36, 389 (1955).

LEBON, J., R. BOURGEON, M. FABREGOULE, J. MESSERSCHMITT et R. LE GO: Syndrome de Budd-Chiari par agénésie congénitale des veines sus-hépatiques. Algérie méd. 58, 897 (1954).

— R. CLAUDE, A. FOURRIER, R. EISENBETH, R. LE GO et P. GALEY: Les cirrhoses du musulman algérien. Rev. int. Hépat. 6, 497 (1956).

— M. FABREGOULE et R. LE GO: Méthodes actuelles et données nouvelles en splénoportographie. Manométrie splénique. Sériographie portale. Algérie méd. 58, 837 (1954).

— — — Manométrie splénique. Sériographie portale. Rev. int. Hépat. 5, 587 (1955).

— — — et R. EISENBETH: Des techniques actuelles de splénoportographie. L'intérêt de la manométrie intra-splénique et de la sériographie portale. 4. Congr. Ass. Soc. nat. europ. Gastro-ent. Paris 1954, 2, 514 (1956).

LEFEBVRE, J., J. AUVERT et C. FAURÉ: La splénoportographie transpariétale appliquée aux hypertensions portales de l'enfant. Arch. franç. Pédiat. 12, 581 (1955).

LÉGER, J. L.: Phlébographie portale par injection splénique intra-parenchymateuse. Mém. Acad. Chir. 77, 712 (1951).

— La spléno-portographie dans l'exploration des viscères sus-mésocoliques de l'abdomen. J. Sci. méd. Lille 73, 421 (1955a).

— Spléno-portographie. Paris: Masson & Cie. 1955b.

— L'inversion du courant portal. Les fausses images d'obstacle à la circulation sur le tronc porte. Presse méd. 64, 1189 (1956).

— G. ALBOT et N. ARVAY: La phlébographie portale dans l'exploration des affections hépatospléniques. Presse méd. 59, 1230 (1951).

— M. FOUQUET et VIGNERON: Localisation par spléno-portographie d'un obstacle sur les veines sus-hépatiques. Syndrome de Budd-Chiari. Mém. Acad. Chir. 81, 317 (1955).

LÉGER, J. L., L. GALLY et N. ARVAY: La phlébographie portale par injection intraparenchymateuse splénique transpariétale. J. Radiol. Électrol. **34**, 322 (1953).

— — — J. OUDOT et J. AUVERT: La portographie. (Technique et indications.) J. Radiol. Électrol. **32**, 633 (1951a).

— — — — — La portographie. Technique. Étude expérimentale, anatomique et clinique. Presse méd. **59**, 410 (1951b).

— F. KANOUI et RENSONNET: Six cas de cancer du corps pancréas diagnostiqués par spléno-portographie. Arch. Mal. Appar. dig. **44**, 607 (1955).

— P. LAJOUANINE, A. CORNET et J. ARNAVIELHE: Le retentissement splénique des affections pancréatiques. Presse méd. **62**, 666 (1954).

— P. MONTÊTE, F. SIGUIER, M. ZARA et C. BÉTOURNÉ: Phlébite de la veine porte. Presse méd. **63**, 395 (1955).

—, et C. PROUX: L'exploration de la rate, du foie et de la veine porte par la spléno-portographie. Arch. Mal. Appar. dig. **43**, 641 (1954a).

— — Les enseignements de la spléno-portographie. Presse méd. **62**, 469 (1954b).

— — L'exploration de la veine porte, des organes tributaires et satellites par la splénoportographie. 4. Congr. Ass. Soc. nat. europ. Gastroent. Paris 1954, **2**, 499 (1956).

— — et C. BAEZNER: Splénoportographies en série à la caméra. Arch. Mal. Appar. dig. **45**, 658 (1956).

— — et J. A. HUMMEL: La spléno-portographie dans le diagnostic et le traitement des tumeurs pancréatiques. J. Radiol. Électrol. **35**, 654 (1954).

—, et L. QUÉNU: Phlébite tronculaire de la veine porte. Dépistage par spléno-portographie transpariétale. Mém. Acad. chir. **80**, 145 (1954).

LEMAIRE, A., J. LOEPER, M. TUBIANA, R. BONNIOT DE RUISSELET et B. PIERQUIN: L'exploration de la circulation sanguine dans le secteur rate-veine splénique-foie. Presse méd. **60**, 349 (1952).

LEROUX, G. F., et A. DE SCOVILLE: Splénoportographie transpariétale. J. belge Radiol. **13**, 89 (1954).

— — Contribution à la splénoportographie transpariétale: étude de l'hépatogramme. Acta gastroent. belg. **19** (1), 697 (1956).

LESSMANN, F. P., and R. SCHOBINGER: Intraosseous venography in portal hypertension. Acta radiol. (Stockh.) **51**, 95 (1959).

LEUCUTIA, T.: Peroperative portal venography. Amer. J. Roentgenol. **66**, 972 (1951).

LEVINE, S.: Hemangioma of the liver diagnosed by splenoportography. Amer. J. Roentgenol. **77**, 332 (1957).

LEWITAN, A., A. R. BOGDANOVICS, M. LANGSAM and M. GOLDNE: Transparietal splenic venography and splenic arteriography. Amer. J. dig. Dis. **22**, 227 (1955).

LINTON, R. R.: Porto-caval shunts in the treatment of portal hypertension. New Engl. J. Med. **238**, 723 (1948).

MacMAHON, H. E.: Congenital anomalies of the liver. Amer. J. Path. **5**, 499 (1929).

MAHONEY, E. B., and L. HOGG jr.: Congenital stricture of the portal vein. Arch. Surg. (Chicago) **61**, 713 (1950).

MALLET-GUY, P., G. DEVIC, J. FEROLDI et M. GANGOLPHE: Documents expérimentaux pour l'étude physio-pathologique des sténoses chroniques de la veine porte et des anastomoses porto-caves. Lyon chir. **46**, 303 (1951).

MANN, F. C.: The gastrointestinal tract and the liver. J. Amer. med. Ass. **121**, 720 (1943).

MANN, J. D., K. G. WAKIN and A. H. BAGGENSTOSS: Alterations in the vasculature of the diseased liver. Gastroenterology **25**, 540 (1953a).

— — — The vasculature of the human liver: A study by the injection-cast method. Proc. Mayo Clin. **28**, 227 (1953b).

MANSER, J.: Air inflation technique for visualization of liver and spleen. Radiography **20**, 59 (1954).

MARAGLIANO, G., ed E. SCIO: La distribuzione intraepatica della vena porta. Minerva chir. (Torino) **11**, 417 (1956).

MARION, P.: Le ostruzioni portali. Minerva med. (Torino) **43** (1), 809 (1952).

MARKOFF, N.: Pfortaderhochdruck. Ciba Symp. **3**, 66 (1955).

— Signes, diagnostic et traitement de l'hypertension portale par obstacle extrahépatique. 4. Congr. Ass. Soc. nat. europ. Gastro-ent. Paris 1954, **2**, 117 (1956).

MARKS, L. J., B. WEINGARTEN and G. R. GERST: Carcinoma of the tail of the pancreas associated with bleeding gastric varices and hypersplenism. Ann. intern. Med. **37**, 1077 (1952).

MARTIN, C. L.: Roentgenologic studies of the liver and spleen. Amer. J. Roentgenol. **37**, 633 (1937).

McINDOE, A. H.: Vascular lesions of portal cirrhosis. A.M.A. Arch. Path. **5**, 23 (1928).

—, and V. S. COUNSELLER: The bilaterality of the liver. A.M.A. Arch. Surg. **15**, 589 (1927).

MELNIKOFF, A.: Architektur der intrahepatischen Gefäße und der Gallenwege des Menschen. Z. Anat. Entwickl.-Gesch. **70**, 411 (1924).

MENEGAUX, J. C.: La place de la splénoportographie dans le diagnostic des hémorragies digestives. J. Chir. (Paris) **73**, 391 (1957).

MOESCHLIN, S.: Die Milzpunktion. Basel: Benno Schwabe & Co. 1947.

MOODY, R. O., and R. G. VAN NUYS: Some results of a study of roentgenograms of the abdominal viscera. Amer. J. Roentgenol. **20**, 348 (1928).

MOORE, G. E., and R. B. BRIDENBAUGH: Portal venography. Surgery **28**, 827 (1950).

— — Roentgen demonstration of the venous cirulation in the liver: Portal venography. Radiology **57**, 685 (1951).

MORINO, F.: Splenoportografia ed arteriografia epatica sellettiva nell'echinococco del fegato. Minerva chir. (Torino) **11**, 1060 (1956).

Morris, A. N., and H. H. Miller: Chronic portal vein occlusion and portal hypertension in the dog. Surgery 30, 768 (1951).

Morton, J. H., and T. J. Whelan jr.: Esophageal varices without portal hypertension. Surgery 36, 1138 (1954).

Moyson, F., et A. de Scoville: Diagnostic et traitement des hémorrhagies digestives aiguës. Acta chir. belg. Suppl. 1 (1955).

Newman, H. F., and I. B. Cohen: Estimation of the portal circulation time in man. J. Lab. clin. Med. 34, 674 (1949).

Nimeh, W.: New method for the determination of the size of the liver and spleen. Amer. J. Gastroent. 23, 147 (1955).

Ödman, P.: Percutaneous selective angiography of the coeliac artery. Acta radiol. (Stockh.) Suppl. 159 (1958).

Olerud, S.: Experimental studies on portal circulation at increased intra-abdominal pressure. Acta physiol. scand. Suppl. 109 (1953).

Olsson, Olle: On hepatosplenography with „Jodsol". Acta radiol. (Stockh.) 22, 749 (1941).

Oppenheimer, A.: Esophageal varices. Amer. J. Roentgenol. 38, 403 (1937).

O'Sullivan, W. D., and J. A. Evans: Splenoportal venography. Surg. Gynec. Obstet. 101, 235 (1955).

Owens, J. C., and R. J. Coffey: Aneurysm of the splenic artery, including a report of 6 additional cases. Int. Abstr. Surg. 97, 313 (1953).

Palmer, E. D.: On correlations between portal venous pressure and the size and extent of esophageal varices in portal cirrhosis. Ann. Surg. 138, 741 (1953).

— Effect of the Valsalva maneuver on portal hypertension in cirrhosis. Amer. J. med. Sci., N.S. 227, 661 (1954).

Panizon, P., B. d'Agnolo e L. Dalla Palma: Diagnostica angiografica dei tumori addominali dell'infanzia. Acta med. patav. 15, 581 (1955).

Panke, W. F., E. G. Bradley, A. H. Moreno, F. F. Ruzicka jr. and L. M. Rousselot: Technique, hazards and usefulness of percutaneous splenic portography. J. Amer. med. Ass. 169, 1032 (1959).

Paraf, A., J. Chalut et J. Caroli: Syndromes spléno-polygluliques et thrombocythémiques avec thromboses spléno-portales. Intérêt de la splénoportographie. Sang 26, 476 (1955).

— — — et P. Porcher: Manométrie splénique et splénoportographie dans les affections du système hémopoiétique, les pyléphlébites, les cirrhoses du foie. Rev. int. Hépat. 5, 617 (1955).

Parker, R. A., and R. M. E. Seal: Cavernous transformation of the portal vein. J. Path. Bact. 70, 97 (1955).

Patel, J., J. Lataste et M. Hivet: Sur les hypertensions portales localisées. Presse méd. 63, 269 (1955).

Patrassi, G.: Erfahrungen mit der Splenoportographie. Bibl. haemat. (Basel) 3, 98 (1955).

— Importancia clinica de la esplenoportografia. Folia clín. int. (Barcelona) 6, 249 (1956a).

Patrassi, G.: La circulation spléno-hépatique dans les syndromes de Banti. Rev. int. Hépat. 6, 651 (1956b).

—, u. B. d'Agnolo: Anwendung und Deutung der percutanen lieno-portalen Phlebographie. Verh. dtsch. Ges. inn. Med. 60, 658 (1954).

— — ed M. Galan: Importanza e limiti della splenoportografia. Acta med. patav. 14, 173 (1954).

Pavlovsky, A. J.: Hypertension portale extra-hépatique. 4. Congr. Ass. Soc. nat. europ. Gastro-ent. Paris 1954, 2, 95 (1956).

Pedro-Botet, J.: La esplenoportografía por vía intraesplénica transparietal. An. Med. (Med.) 42, 97 (1956a).

— La splénoportographie au cours des cirrhoses hépatiques et les blocages portaux extra-hépatiques. Rev. int. Hépat. 6, 659 (1956b).

— Utilidad diagnóstica de la esplenoportografía en el síndrome de Cruveilhier-Baumgarten. Med. clín. (Barcelona) 27, 25 (1956c).

—, y A. Gimenez-Salinas: Utilidad diagnóstica de la esplenoportografía en los tumores hepáticos. Med. clín. (Barcelona) 26, 89 (1956).

Pedro-Pons, A., J. Pedro-Botet y I. Blajot: La esplenoportografía por vía intraesplénica transparietal. Med. clín. (Barcelona) 21, 228 (1953).

Perez, M. A.: Hipertension portal de origen esplenico. Rev. clín. esp. 59, 309 (1955).

Petrén, T.: Die Arterien und Venen des Duodenums und des Pankreaskopfes beim Menschen. Z. Anat. Entwickl.-Gesch. 90, 234 (1929).

Pfahler, G. E.: The measurement of the liver by means of roentgen rays based upon a study of 502 subjects. Amer. J. Roentgenol. 16, 558 (1926).

Pick, L.: Über totale hämangiomatöse Obliteration des Pfortaderstammes und über hepatopetale Kollateralbahnen. Virchows Arch. path. Anat. 197, 490 (1909).

Pietri, H., M. Guntz, R. Dumazer et R. Bourgeon: Splénoportographies et effets de posture. Afr. franç. chir. 12, 521 (1954).

—, et Videau: Une splénoportographie «nouvelle manière» pour l'exploration des foies scléreux. Rev. int. Hépat. 5, 529 (1955).

Plotz, M., and N. E. Reich: Esophageal varices in portal hypertension. Amer. J. dig. Dis. 5, 357 (1938).

Popper, H., H. Elias and D. E. Petty: Vascular pattern of the cirrhotic liver. Amer. J. clin. Path. 22, 717 (1952).

Porcher, P., J. Caroli, A. Paraf, J. Chalut et J. Chenderovitch: La radiologie portale. 4. Congr. Ass. Soc. nat. europ. Gastro-ent. Paris 1954, 2, 83 (1956).

Preble, R. B.: Conclusions based on sixty cases of fatal gastro-intestinal hemorrhage due to cirrhosis of the liver. Amer. J. med. Sci., N.S. 119, 263 (1900).

Proux, C., et L. Leger: Étude critique de la splénoportographie. J. Radiol. Électrol. 38, 870 (1957).

PROUX, C., L. LÉGER et J. A. HUMMEL: L'état actuel de l'exploration radiologique de la rate, du foie et de la veine porte par l'injection intrasplénique. J. Radiol. Électrol. 35, 550 (1954).

— — — Splénoportographie. (Technique et résultats.) J. Radiol. Électrol. 36, 415 (1955).

RACK, F. J., J. R. MINCKS and F. A. SIMEONE: Observations on etiology of esophageal varices. A.M.A. Arch. Surg. 65, 422 (1952).

RAPPAPORT, A. M.: Hepatic venography. Acta radiol. (Stockh.) 36, 165 (1951).

REMOUCHAMPS, L., P. GALLUS et J. CLOQUET: L'hypertension portale et le syndrome dit de Banti. Acta gastro-ent. belg. 15 (1), 245 (1952).

REX, H.: Beiträge zur Morphologie der Säugerleber. Morph. Jb. 14, 517 (1888).

REYNOLDS, T. B., W. MIKKELSEN and A. G. REDEKER: Splenic hemorrhage following percutaneous splenoportography. J. Amer. med. Ass. 158, 478 (1955).

RIGLER, L. G., and P. C. OLFELT: Abdominal aortography for the roentgen demonstration of the liver and spleen. Amer. J. Roentgenol. 72, 586 (1954).

— — and R. W. KRUMBACH: Roentgen hepatography by injection of a contrast medium into the aorta. Radiology 60, 363 (1953).

ROBERT, F., u. T. HOFFMANN: Zum Nachweis der Ösophagusvarizen und ihrer klinischen Bedeutung beim portalen Hochdruck. Fortschr. Röntgenstr. 79, 51 (1953).

RODRIGUEZ, H. F., R. D. BONNET and D. RODRIGUEZ-PEREZ: Extrahepatic portal hypertension (portal vein thrombosis), diagnosed by percutaneous splenic venography. Ann. intern. Med. 44, 772 (1956).

RÖSCH, J.: Die Rolle der Splenoportographie in der Diagnostik der Epigastriumgeschwülste. Fortschr. Röntgenstr. 90, 415 (1959).

— J. BRET u. M. LIŠKOVÁ: Die Splenoportografie in der Diagnostik der Splenomegalie. Fortschr. Röntgenstr. 89, 249 (1958a).

— — — Transparietální splenoportografie. Praha: Státní zdravotnické nakladatelství 1958 b.

RÓTH, M., u. I. JÓNA: Die diagnostische Bedeutung der percutanen Spleno-Portographie. Schweiz. med. Wschr. 86, 738 (1956).

ROUSSELOT, L. M.: The late phase of congestive splenomegaly (Banti's syndrome) with hematemesis but without cirrhosis of the liver. Surgery 8, 34 (1940).

— F. F. RUZICKA and G. A. DOEHNER: Portal venography via the portal and percutaneous splenic routes. Surgery 34, 557 (1953).

— — — Portography in portal hypertension. Surg. Clin. N. Amer. 36, 361 (1956).

RUDOLPH, R. L.: Portal venography. U.S. Armed Forces med. J. 6, 1298 (1955).

RUOL, A., B. D'AGNOLO e C. DAL PALU: Rilievi di emodinamica epatica nella cosidetta "trasformazione cavernomatosa della vena porta". Acta med. patav. Suppl. Splene 59 (1956).

RUPRECHT, A. L., and T. D. KINNEY: Esophageal varices caused by metastasis of carcinoma to the liver. Amer. J. dig. Dis., N.S. 1, 145 (1956).

RUZICKA, F. F., E. G. BRADLEY and L. M. ROUSSELOT: The intrahepatic vasculogram and hepatogram in cirrhosis following percutaneous splenic injection. Radiology 71, 175 (1958).

— G. A. DOEHNER and L. M. ROUSSELOT: Portal venography. Anatomic and physiologic considerations in interpretation. Amer. J. dig. Dis., N.S. 1, 3 (1956).

SAEGESSER, M.: Der Pfortaderhochdruck. Schweiz. med. Wschr. 84, 359 (1954).

SAMUEL, E.: Gastric varices. Brit. J. Radiol., N.S. 21, 519 (1948).

SANDBLOM, PH.: Anastomosis between the portal and caval systems in portal hypertension with alarming hemorrhage. 23. Meet. N. surg. Ass. 1947, Trans. p. 88.

SANSONE, G.: Lo studio radiologico dei vasi portali. II: La splenoportografia per via transparietale nel bambino. Minerva pediat. (Torino) 5, 680 (1953).

—, ed B. ROSCIOLI: La splenoportografia per via transparietale nell'infanzia. Clin. pediat. (Bologna) 36, 887 (1954).

SANTY, P., et P. MARION: Portographies peropératoires pour syndrome de Banti. Presse méd. 59, 221 (1951).

SCHATZKI, R.: Die Röntgendiagnose der Ösophagus- und Magenvarizen und ihre Bedeutung für die Klinik. Fortschr. Röntgenstr. 44, 28 (1931).

— Roentgen demonstration of esophageal varices. A.M.A. Arch. Surg. 41, 1084 (1940).

SCHIFF, L. (Ed.): Diseases of the liver. Philadelphia & Montreal: J. B. Lippincott Company 1956.

SCHOENMACKERS, J., u. H. VIETEN: Leber- und Ösophagusgefäße bei Leberveränderungen mit portalem Hochdruck. Arch. Kreisl.-Forsch. 25, 222 (1957).

SCHOLZ, O., W. KOTHE u. G. AURIG: Zur Anwendung der transperitonealen Splenoportographie. Zbl. Chir. 79, 1521 (1954).

SCHUCKMELL, N., W. J. GROVE and A. P. REMENCHICK: The diagnosis of operable portal obstruction in children. Amer. J. Dis. Child. 90, 692 (1955).

SCHWIEGK, H.: Physiologie und funktionelle Pathologie der Leberdurchblutung. 4. Congr. Ass. Soc. nat. europ. Gastro-ent. Paris 1954, 2, 27 (1956).

SCOVILLE, A. DE: La circulation spléno-portale du chien. Arch. int. Physiol. 62, 197 (1954).

— Variations expérimentales de la spléno-hépatographie chez le chien. Rev. belge Path. 25, 172 (1956).

—, et G. F. LEROUX: Phlébographie portale et hépatographie par voie splénique transpariétale dans un cas de cancer pylorique. Acta gastroent. belg. 15 (1), 634 (1952a).

— — Portographie par voie splénique transpariétale. Son intérêt dans l'hypertension portale et l'hépatographie. Rev. méd. Liège 7, 318 (1952b).

Scoville, A. de et G. F. Leroux: Réflexions sur la portographie par voie splénique transpariétale. Acta chir. belg. **51**, 193 (1952b).

— — Contribution anatomo-radiologique à la splenoportographie percutanée. 4. Congr. Ass. Soc. nat. europ. Gastro-ent. Paris 1954, **2**, 690 (1956a).

— — Cancers pancréatiques et hépatobiliaires. Rev. méd. Liège **11**, 533 (1956b).

— — Déformations et thromboses de la veine splénique. Acta gastro-ent. belg. **19** (1), 629 (1956c).

Sedgwick, C. E., and C. M. Parrish: Portal hypertension. Surg. Clin. N. Amer. **35**, 667 (1955).

Seldinger, S. I.: A simple method of catheterization of the spleen and liver. Acta radiol. (Stockh.) **48**, 93 (1957).

Sherlock, S.: The portal circulation in cirrhosis. Gastroenterologia (Basel & New York) **81**, 84 (1954).

— Diseases of the liver and biliary system. Oxford: Blackwell 1955.

Siguier, F., L. Leger, C. Bétourné, Ph. Tcherdakoff et L. Orcel: Tumeur pancréatique hypoglycémiante métastases au foie. Intérêt de la splénoportographie pré-opératoire. Bull. Soc. méd. Hôp. Paris **72**, 360 (1956).

Snider, H. R., and M. C. Nelson: Portal hypertension with hemorrhage from esophageal varices secondary to acute recurrent pancreatitis. Surgery **40**, 1065 (1956).

Sotgiu, G., u. C. Cacciari: Splenoportographie und Splenomanometrie. Verh. dtsch. Ges. inn. Med. **60**, 649 (1954).

— — Résultats d'expérience splénoportographique et splénomanométrique. 4. Congr. Ass. Soc. nat. europ. Gastro-ent. Paris 1954, **2**, 527 (1956).

— — y M. Evangelista: Anomalías del sistema venoso portal, documentables con la esplenoportografía. Rev. clín. esp. **53**, 306 (1954).

— — et A. Frassineti: Splénoportographie. Presse méd. **60**, 1295 (1952).

Soulié, P., L. Leger et J. R. Sicot: Mesure de la pression portale par cathétérisme des veines sus-hépatiques. Confrontation avec la splénomanométrie, et la spléno-portographie. Presse méd. **64**, 319 (1956).

Sousa Pereira, A. de: Thrombo-phlébites des veines tributaires du système porte. 13. Congr. int. Chir. New Orleans 1949, p. 534 (1950).

— e C. Da Costa: Hemodinâmica esplenoportal. Lisboa 1957.

Stabert, C., M. Nicol et J. Tacher: Splénoportographie. (Téchnique et indications.) J. Radiol. Électrol. **37**, 616 (1956).

Steinbach, H. L., H. R. Bierman, E. R. Miller and W. A. Wass: Percutaneous transhepatic portal venography. Radiology **60**, 368 (1953).

Steiner, R. E., S. Sherlock and M. D. Turner: Percutaneous splenic portal venography. J. Fac. Radiol. (Lond.) **8**, 158 (1956—57).

Summerskill, W. H. J., E. A. Davidson, S. Sherlock and R. E. Steiner: The neuro-psychiatric syndrome associated with hepatic cirrhosis and an extensive portal collateral circulation. Quart. J. Med. **25**, 245 (1956).

Thomas, S. F., G. W. Henry and H. S. Kaplan: Hepatolienography: past, present and future. Radiology **57**, 669 (1951).

Thompson, W. P.: The pathogenesis of Banti's disease. Ann. intern. Med. **14**, 255 (1940).

— J. L. Caughey, A. O. Whipple and L. M. Rousselot: Splenic vein pressure in congestive splenomegaly. J. clin. Invest. **16**, 571 (1937).

Tidy, H.: Banti's disease and splenic anaemia. Brit. med. J. **1952 II**, 4774.

Tori, G.: Hepatic venography in man. Acta radiol. (Stockh.) **39**, 89 (1953).

—, and W. G. Scott: Improved method for splenoportography using biplane serialized exposures. Amer. J. Roentgenol. **70**, 237 (1953a).

— — Experimental method for visualization of the hepatic vein-venous hepatography. Amer. J. Roentgenol. **70**, 242 (1953b).

Tornvall, G., and B. Nordenström: Roentgendensometric recording of hepatic and portal circulation. Acta radiol. (Stockh.) **43**, 276 (1955).

Turner, M. D., S. Sherlock and R. E. Steiner: Splenic venography and intrasplenic pressure measurement in the clinical investigation of the portal venous system. Amer. J. Med. **23**, 846 (1957).

Ungeheuer, E.: Erfahrungen bei der chirurgischen Behandlung des Pfortaderhochdruckes. Langenbecks Arch. klin. Chir. **282**, 733 (1955).

Wakim, K. G., and F. C. Mann: The blood supply of the normal liver. Proc. Mayo Clin. **28**, 218 (1953).

Walcker, F. J.: Beiträge zur chirurgischen Anatomie des Pfortadersystems. Dtsch. Z. Chir. **168**, 354 (1922a).

— Beiträge zur kollateralen Blutzirkulation im Pfortadersystem. Langenbecks Arch. klin. Chir. **120**, 819 (1922b).

Walker, R. M.: Portal hypertension. In: Modern trends in gastroenterology. Ed. by F. A. Jones. London: Butterworth & Co. 1952a.

— The pathology and treatment of portal hypertension. Lancet **262**, 729 (1952b).

— A review of trans-splenic portal venography in the investigation of portal hypertension. J. Fac. Radiol. (Lond.) **8**, 178 (1956—57).

— Portocaval anastomosis. Lancet **272**, 57 (1957).

— J. H. Middlemiss and E. M. Nanson: Portal venography by intrasplenic injection. Brit. J. Surg. **40**, 392 (1952—53).

Wannagat, L.: Das laparoskopische Splenoportogramm bei der hepatitischen Zirrhose. Acta hepat. (Hamburg) **3**, 204 (1955a).

— Die laparoskopische Splenoportographie. Klin. Wschr. **33**, 750 (1955b).

— Bedeutet die laparoskopische Splenoportographie einen Fortschritt auf dem Gebiete der medizinischen Röntgendiagnostik? Fortschr. Röntgenstr. **84**, 509 (1956).

WANNAGAT, L.: La splénoportogramme laparo-scopique au cours de la cirrhose hépatique. Rev. int. Hépat. **7**, 187 (1957a).
— Störungen des Pfortaderkreislaufes im Spleno-portogramm. Aus Pathologie, Diagnostik und Therapie der Leberkrankheiten. Viertes Frei-burger Symposion, S. 303. Berlin-Göttingen-Heidelberg: Springer 1957b.
WEESE, M. S. DE, M. M. FIGLEY, W. J. FRY, R. RAPP and H. L. SMITH: Clinical appraisal of percutaneous splenoportography. A.M.A. Arch. Surg. **75**, 423 (1957).
WELCH, C. S.: Portal hypertension. New Engl. J. Med. **243**, 598 (1950).
WHIPPLE, A. O.: Recent studies in the circulation of the portal bed and of the spleen in relation to splenomegaly. Trans. Stud. Coll. Phycns Philad. **8**, 203 (1941).
— The problem of portal hypertension in relation to the hepatosplenopathies. Ann. Surg. **122**, 449 (1945).

WIEN, A. VAN: A propos de la portographie intrasplénique par voie transpariétale. Acta chir. belg. **51**, 197 (1952).
—, et R. KIEKENS: La splénoportographie et la manométrie portale. Rev. Méd. Pharm. **11**, 91 (1955).
WILLIS, R. A.: The importance of venous invasion in the development of metastatic tumours in the liver. J. Path. Bact. **33**, 849 (1930).
WOLF, G.: Die Erkennung von Ösophagusvarizen im Röntgenbilde. Fortschr. Röntgenstr. **37**, 890 (1928).
ZAINO, C.: Oil contrast study of the lower eso-phagus. Amer. J. Roentgenol. **67**, 942 (1952).
ZELMAN, S.: Liver and spleen visualization by a simple roentgen contrast method. Ann. intern. Med. **34**, 466 (1951).
ZOPFF, G.: Pfortader-Leberkreislauf, Stoffwech-sel und Kollaps. Langenbecks Arch. klin. Chir. **197**, 319 (1940).

C. Postmortale Angiogramme des Pfortadergebietes

Von

J. Schoenmackers und **H. Vieten**

Mit 17 Abbildungen in 32 Einzeldarstellungen

Die *Diagnostik des Pfortadergebietes* (KALK 1954; LEMAIRE u. HOUSSET 1955; WANKE, EUFINGER u. JUNGE 1956; DEMLING; EWERBECK; KALK, DELTESKAMP u. WILDHIRT 1958; WALKER 1960) und insbesondere die *Portographie* (LEGER 1955; ANACKER 1959; ebenso MORINO, RÖSCH, SCHUMACHER u. ZUPPINGER u. a.) haben neuerdings durch die Möglichkeit einer chirurgischen Behandlung des Pfortaderhochdruckes sehr an Bedeutung

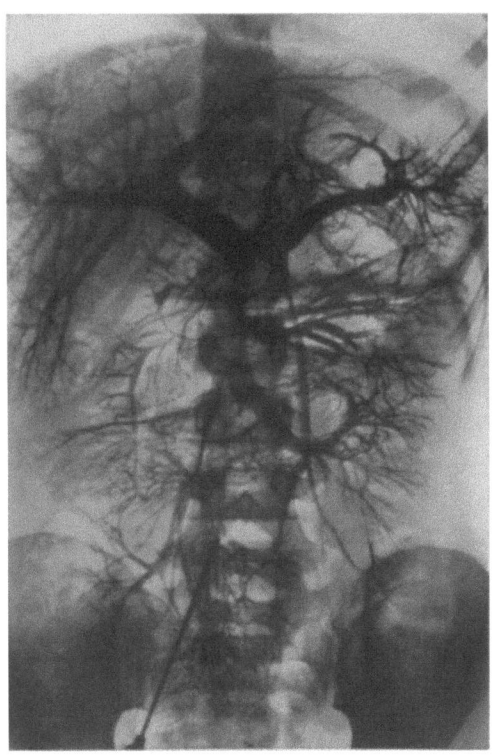
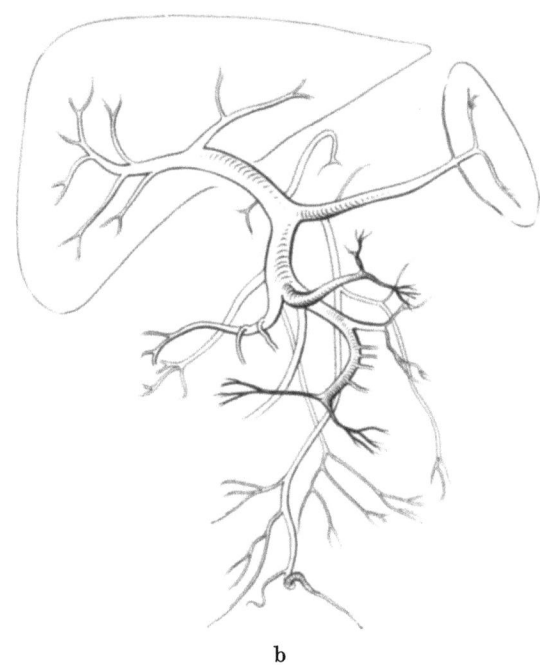

a   b

Abb. 1a u. b. Postmortales Angiogramm eines normalen Pfortadergebietes. 8 J., ♂, S.-Nr. 167/52. Schädelbruch. (OBERDALHOFF/VIETEN, Klinische Röntgendiagnostik chirurgischer Erkrankungen 1959)

gewonnen (LINTON u. WARREN 1953; SAEGESSER 1953; VOSSSCHULTE u. BÖRGER 1953; VOSSSCHULTE 1954; GÜTGEMANN, HEMERICH u. NAGEL 1955; HEGEMANN u. ZENKER 1956; UNGEHEUER 1958). Ein wesentlicher Grund für die jetzt notwendige Verfeinerung der Diagnostik besteht darin, daß nun auch Varianten des Verlaufs oder der Verteilung, die früher ohne wesentliche praktische Bedeutung waren, einen entscheidenden Einfluß auf die operative Technik gewinnen können und deshalb vorher bekannt sein müssen.

I. Normales Angiogramm des Pfortadergebietes und seiner Kollateralen

In Angiogrammen des normalen Pfortadergebietes (Abb. 1a und b) sieht man je nach der Viscosität des verwandten Kontrastmittels eine mehr oder weniger dichte Gefäßzeichnung der einzelnen Darmabschnitte. Die Dünndarmschlingen projizieren sich ihrer jeweiligen Lage entsprechend übereinander (Abb. 1 a und b). Die Sammelvenen aus dem Bereich von Dünn- und Dickdarm steigen links, ungefähr vor der Wirbelsäule nach kranial. Sie vereinigen sich unmittelbar vor der Wirbelsäule mit der von links und oben kommenden Milzarterie. Der Stamm der Pfortader zieht von der Stelle, an der sich Milz- und größere Mesenterialvenen vereinigt haben, in einem Winkel von etwa 45⁰ nach rechts und kranial zum Leberhilus. In der Leber selbst teilt sich der Pfortaderstamm unmittelbar im Leberhilus in zwei verschieden weite Äste, von denen der weitere zum rechten und der engere zum linken Leberlappen zieht.

Wenn die Gallenblase sehr groß ist und weite Venen hat, kann sich an entsprechender Stelle ein Netz von Venen erkennen lassen, das dann über den Leberrand hinausreicht.

Nach Injektion eines Kontrastmittels üblicher Konsistenz (3 % Gelatine, 35—50 % Bariumsulfat) sieht man am normalen Kreislauf kaum einmal Kollateralen oder Anastomosen. Das wird anders, wenn man einzelne Gefäßgebiete getrennt untersucht. Unterbindet

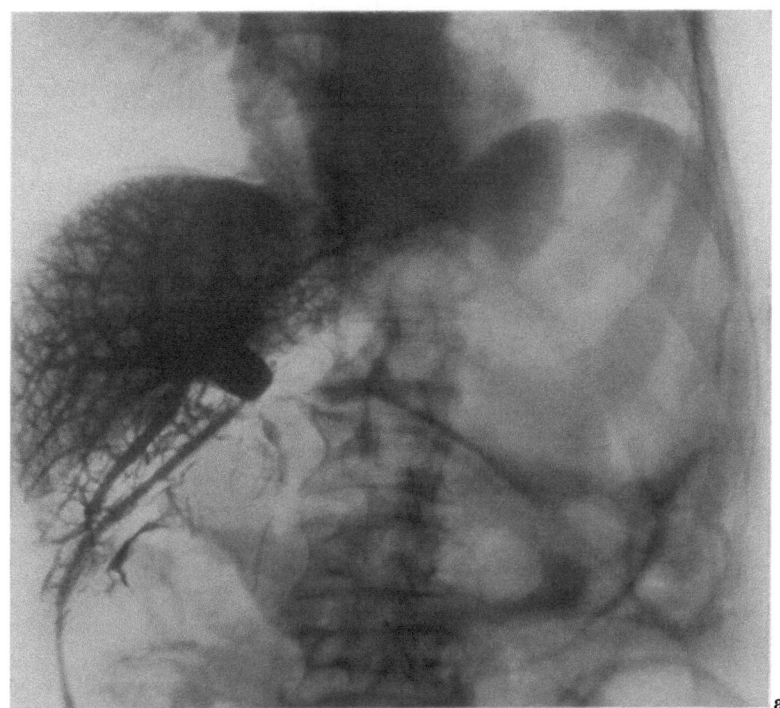

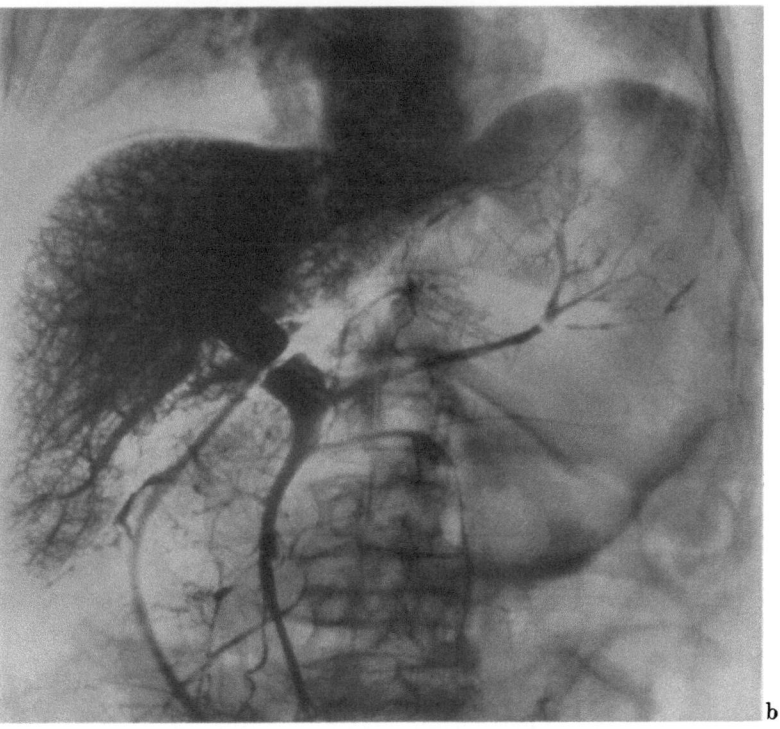

Abb. 2 a u. b. Kollateralen zwischen Wurzelgebiet und Leber nach Unterbindung des Pfortaderstammes. a Nach 200 cm³, b nach 300 cm³ Kontrastmittel. 78 J., ♂, S.-Nr. 477/56. Rectumcarcinom

oder durchtrennt man beispielsweise den Stamm der Pfortader und injiziert dann in Richtung auf die Leber (Abb. 2, vgl. auch Abb. 15), so sieht man hinterher Kontrastmittel auch in Gefäßen des Wurzelgebietes. Es kann dorthin aber nur auf einem anderen Wege als über die Pfortader selbst gelangt sein. Die dafür verantwortlichen *Kollateralen* liegen zum Teil im Lig. hepatoduodenale (Pick 1909; Schoenmackers u. Vieten 1957), zum Teil aber auch im Retroperitoneum, im kleinen Netz und im Lig. falciforme (vgl. Abb. 14c) (Sieglbauer).

Diese Kollateralen machen verständlich, daß nicht jeder Verschluß des Pfortaderstammes zu entsprechenden Krankheitserscheinungen führen muß. Das hängt im wesentlichen davon ab, ob sich ein Verschluß des Pfortaderstammes so langsam entwickelt, daß die Kollateralen genügend Zeit haben, sich weit genug zu öffnen und auszubilden, um dann die Funktion des Pfortaderstammes zu übernehmen. In Grenzfällen können sogar vorübergehend klinische Symptome wie Darmödem und Ascites auftreten und

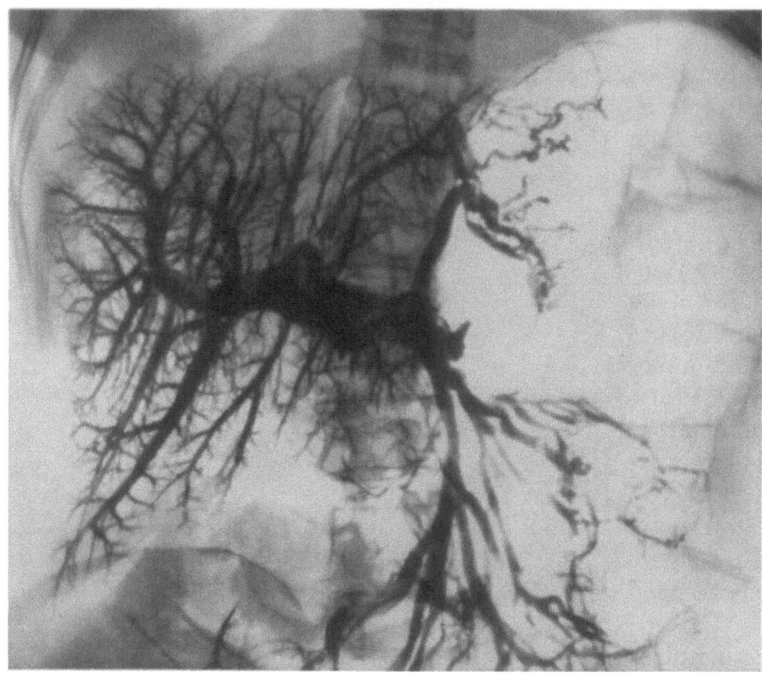

Abb. 3. Veränderte Angioarchitektonik von Leber, Milz und Wurzelgebiet infolge Verdrängung durch extremen Meteorismus der linken Colonflexur. 45 J., ♀, S.-Nr. 384/52. Mammacarcinom, extremer Meteorismus der linken Colonflexur

sich nach genügender Ausbildung von Kollateralen wieder zurückbilden. Ein leistungsfähiges Kollateralnetz kann den ungehinderten Abfluß des Blutes aus Darm und Milz zur Leber gewährleisten.

Die Leber selbst ist aber auch über *Anastomosen* unmittelbar an Gefäße des Zwerchfells und des Mediastinums angeschlossen (vgl. Abb. 15). Dadurch kann auch bei einer Störung des Abflusses aus der Leber noch Lebervenenblut in den venösen Schenkel des großen Kreislaufs gelangen.

Die Angioarchitektonik von Leber, Milz und Wurzelgebiet der V. portae kann durch einfache Verlagerung oder Kompression weitgehend verändert sein, ohne daß die Organe selbst außer ihrer Verformung irgendwelche morphologischen Abweichungen zeigen oder klinische Krankheitssymptome aufweisen würden (Abb. 3). Das angiographische Bild des Wurzelgebietes der V. portae und der Milz zeigt zahlreiche Varianten, die durch den physiologisch verschiedenen Füllungszustand von Magen und Darm entstehen oder, z. B. auch bei Fettleibigkeit, in weitem Rahmen schwanken können, ohne daß man daraus auf pathologische Gefäß- oder Organveränderungen schließen dürfte. Wenn klinische Symptome auf das Pfortadergebiet hindeuten, kann es differentialdiagnostisch schwierig sein, zwischen den einfachen Verlagerungen, die oft auch eine veränderte Stellung des Organs zur Projektionsrichtung bewirken, und echten angiographischen Veränderungen zu unterscheiden.

II. Pathologische Veränderungen im Angiogramm des Pfortadergebietes

1. Gefäßveränderungen

Das Pfortadergebiet wird verhältnismäßig häufig in lokale oder allgemeine hämodynamische Veränderungen einbezogen. Bei den lokalen hämodynamisch wirksamen

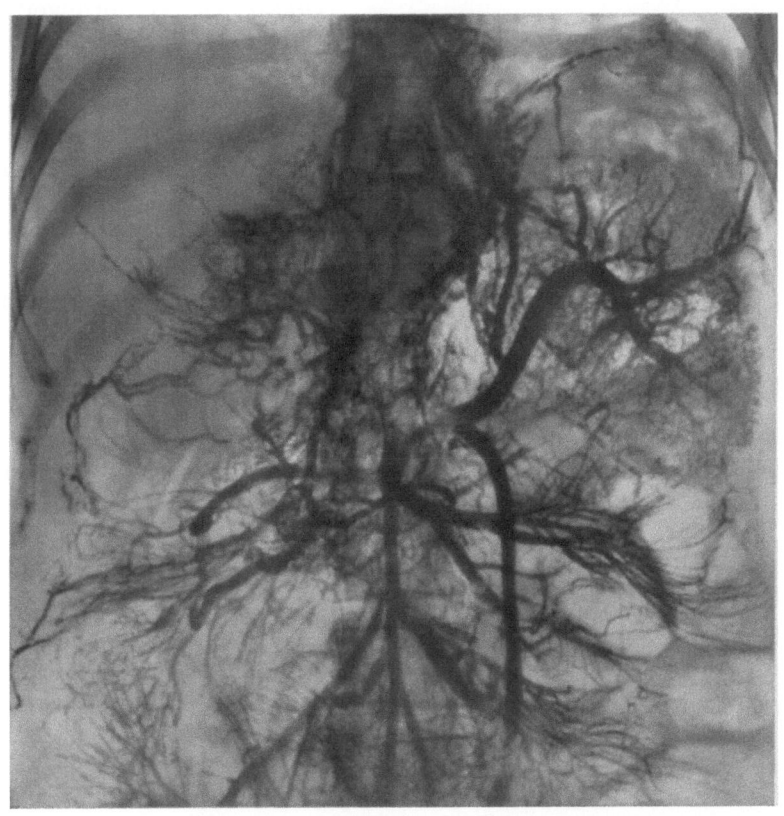

Abb. 4. Fast gefäßlose Leber nach Pfortaderthrombose auf dem Boden eines Gallenblasencarcinoms. Umfangreiche Anastomosen um die Wirbelsäule mit breitem Anschluß an Mediastinalgefäße. 49 J., ♀, S.-Nr. 680/52. Gallengangscarcinom mit Pfortaderthrombose

Gefäßveränderungen steht die *Kompression* oder *Thrombose* von Ästen des Wurzelgebietes oder des Pfortaderstammes im Vordergrund.

Die langsam obturierende *Thrombose* (Abb. 4) oder schleichende Kompression erzeugt Kollateralen, die das Blut wieder in das Pfortadergebiet zurückleiten, oder Anastomosen, deren Blut zum venösen Schenkel des großen Kreislaufs fließt (Abb. 4). Diese Kollateralen und Anastomosen sind, wie bereits gesagt, wenigstens größtenteils schon vor dem Gefäßverschluß vorhanden; sie sind aber nur unter besonderen Bedingungen zu präparieren oder angiographisch darzustellen.

Kollateralen und Anastomosen sind je nach ihrem Wurzelgebiet und je nach der Lokalisation des Gefäßverschlusses sehr unterschiedlich. Vor jedem partiellen oder totalen Verschluß werden die Gefäße weiter (vgl. Milzvene in Abb. 17). Wenn die unteren Mesenterialvenen betroffen sind, können besonders die Hämorrhoidalvenen erweitert

23*

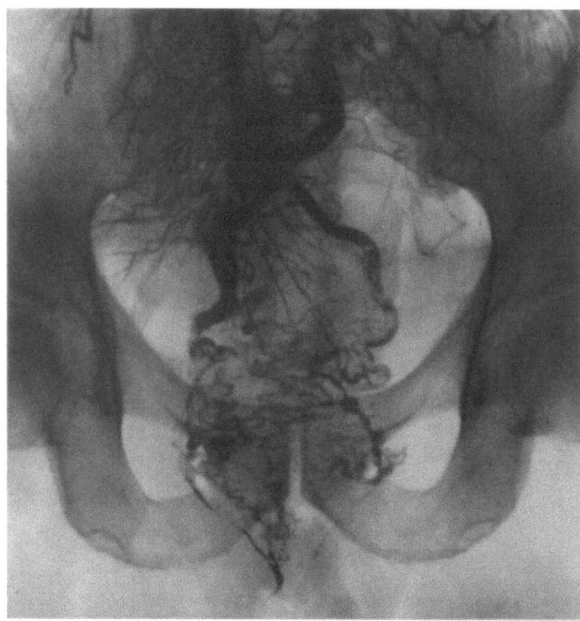

Abb. 5. Starke Erweiterung der Venen beider Pl. haemorrhoidales infolge Pfortaderstauung bei Gallengangscarcinom.
63 J., ♂, S.-Nr. 138/52. Gallengangscarcinom

sein und Knoten bilden (Abb. 5). Verständlicherweise zeigt das Angiogramm um so mehr erweiterte Gefäße, je näher ein Verschluß am Leberhilus sitzt.

Pfortaderthrombosen befallen nicht nur den Stamm; sie können sich auch, besonders bei Cholangitis, in einzelnen Ästen innerhalb der Leber entwickeln. Totalverschlüsse führen dann wie in jedem anderen Organ zu keilförmigen oder anders geformten gefäßfreien Feldern. Ob allerdings der Befund eines gefäßfreien Feldes so ausgelegt werden darf, daß diese Leberabschnitte nicht mehr durchblutet werden, ist von Fall zu Fall verschieden. Mit den Leberarterien bleibt in Form der Vasa privata natürlich immer noch ein Teil der Blutversorgung erhalten, auch wenn Pfortaderäste verschlossen sind.

2. Hämodynamisch bedingte Veränderungen

Das Pfortadergebiet wird unter verschiedenen Bedingungen, z. B. bei Hochdruck, bei Herzklappenfehlern sowie pulmonalem Hochdruck, in die dabei entstehenden allgemeinen pathohämodynamischen Veränderungen einbezogen.

Wenn ein *Hochdruck* lange genug bestanden hat und mit einer schweren Arteriosklerose kombiniert ist, sieht man in der Milz Schleifen und Schlingen von Gefäßen (Abb. 6); sie sind allerdings nicht primär an den Venen entstanden, sondern treten deshalb auf, weil sich die Venen in ihrem Verlauf immer an die Arterien halten und sich ihnen dann unter pathologischen Bedingungen anpassen.

Wichtiger sind aber die angiographischen Veränderungen des Pfortadergebietes nach *Herzklappenfehlern* und *pulmonalem Hochdruck* mit Tricuspidalinsuffizienz.

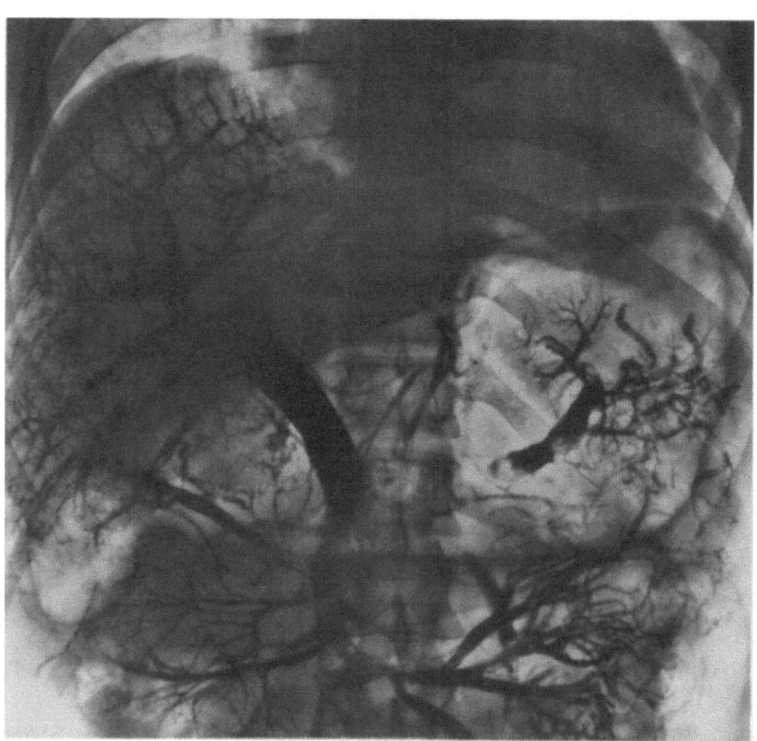

Abb. 6. Schleifen und Schlingen von Venen der Milz bei Hochdruck mit schwerer Arteriosklerose. 46 J., ♂, S.-Nr. 124/52. Hochdruck, Arteriosklerose schweren Grades

Infolge der Abflußstörung des Lebervenenblutes in den venösen Schenkel des großen Kreislaufs, der dann unter erhöhtem Druck steht, staut sich auch das Pfortaderblut.

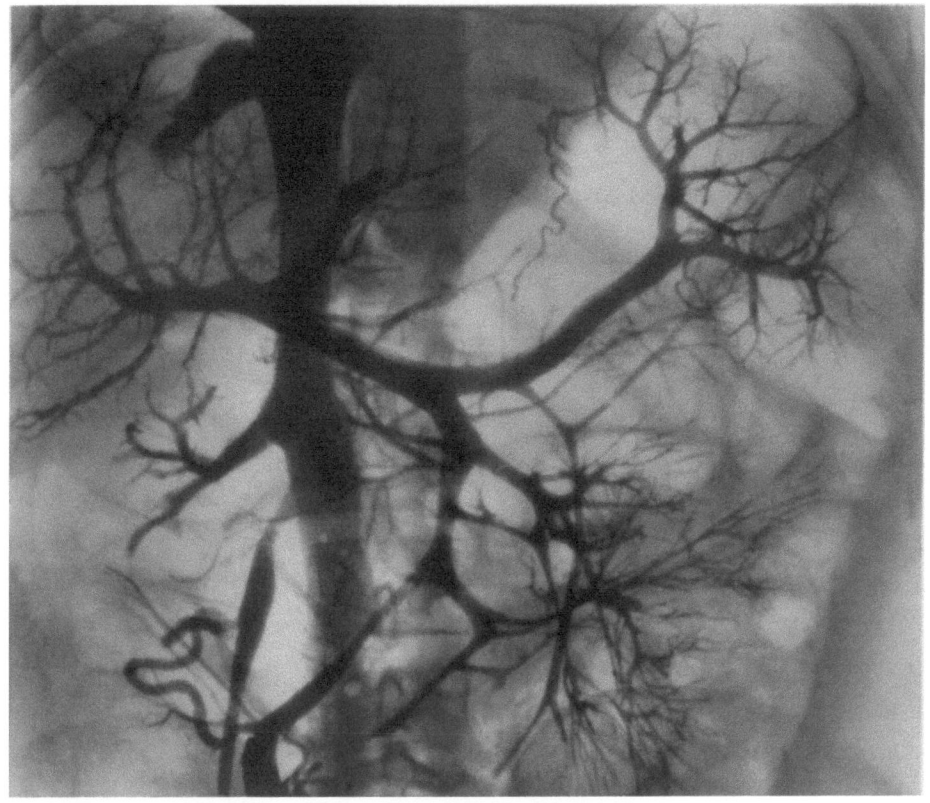

a

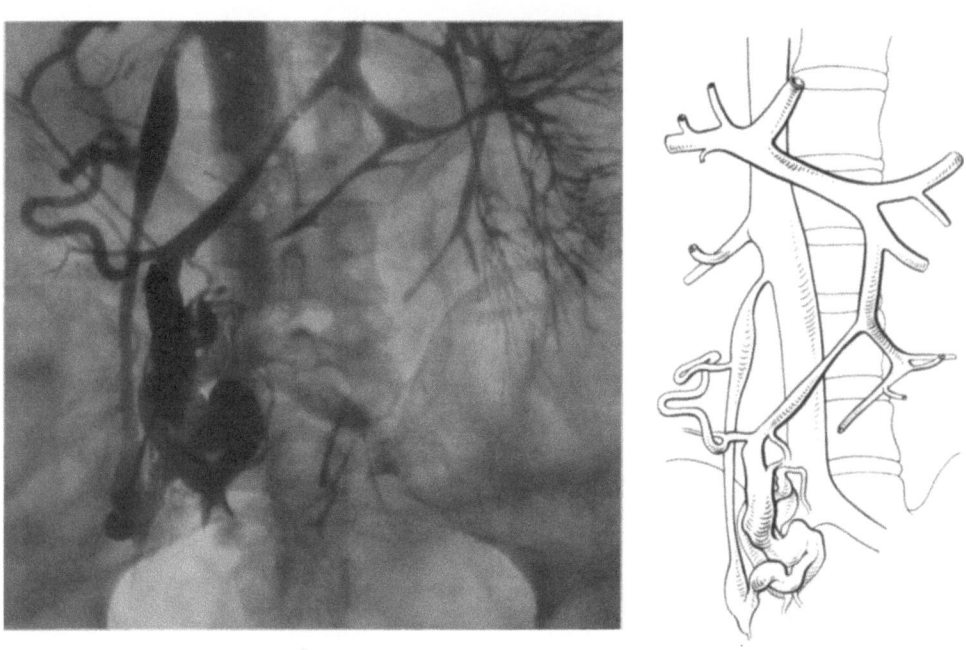

b　　　　　　　　　　　　　　　　　　c

Abb. 7a—c. a Gefäßarme Leber bei schwerer Stauungscirrhose der Leber. Erweiterte Gefäße mit ver-gröberter Angioarchitektonik in der großen Stauungsmilz. Gefäßarmut des Wurzelgebietes. Kontrastmittel in V. cava inf. und rechtem Vorhof. b Große Anastomosengruppe zwischen Ästen der rechten V. mesenterica und der rechten V. ovarica. c Skizze der Gefäßverhältnisse. 32 J., ♀, S.-Nr. 402/52. Panzerherz

In der ersten Phase sind die Gefäße des Pfortadergebietes nur erweitert (Gusmano 1953). Diese Erweiterung erkennt man an der großen Zahl kleiner Gefäße, die man sonst nicht sieht, weil sie bei normaler Weite unterhalb der Grenze der Darstellbarkeit liegen. Eine gleichartige Erweiterung von Venen gehört auch zum Bilde aller Herzfehler mit Blausucht und Polyglobulie.

In der zweiten Phase der Stauung entwickeln sich Anastomosen, die das Blut zu den verschiedensten Stellen des venösen Schenkels des großen Kreislaufs ableiten können. Sie stehen meist mit kleinen Venen in Verbindung, in denen ein geringerer Druck herrscht als in der V. cava inf., in die sonst das Lebervenenblut fließt. Aber nicht nur das Blut des Wurzelgebietes, sondern auch das der Leber selbst kann an kleine Venen des großen Kreislaufs abgegeben werden (Abb. 7 und 8).

In dieser zweiten Phase kommt es auf Grund der chronischen Stauung meist auch zu einer Lebercirrhose, die nun ihrerseits in die weitere Entwicklung von Anastomosen eingreift oder sogar ihre Entstehung verursacht. Neben den grob präparierbaren und angiographisch darstellbaren Anastomosen muß in diesem Zusammenhang aber auch noch auf die zarten Venennetze des Peritoneums hingewiesen werden, die nach Art eines „Sickerfeldes" Pfortaderblut in den venösen Schenkel des großen Kreislaufs ableiten können (Schoenmackers u. Vieten 1957). Dieses Sickerfeld hat zwar meist nur eine untergeordnete Bedeutung. Wenn sich aber angiographisch trotz einer chronischen Leberstauung mit Cirrhose keine Anastomosen darstellen, so ist dies dadurch zu erklären, daß das peritoneale Sickerfeld zum Volumenausgleich der Pfortaderstauung ausreicht (vgl. Abb. 13), und daß tatsächlich keine präparierbaren Anastomosen vorhanden sind.

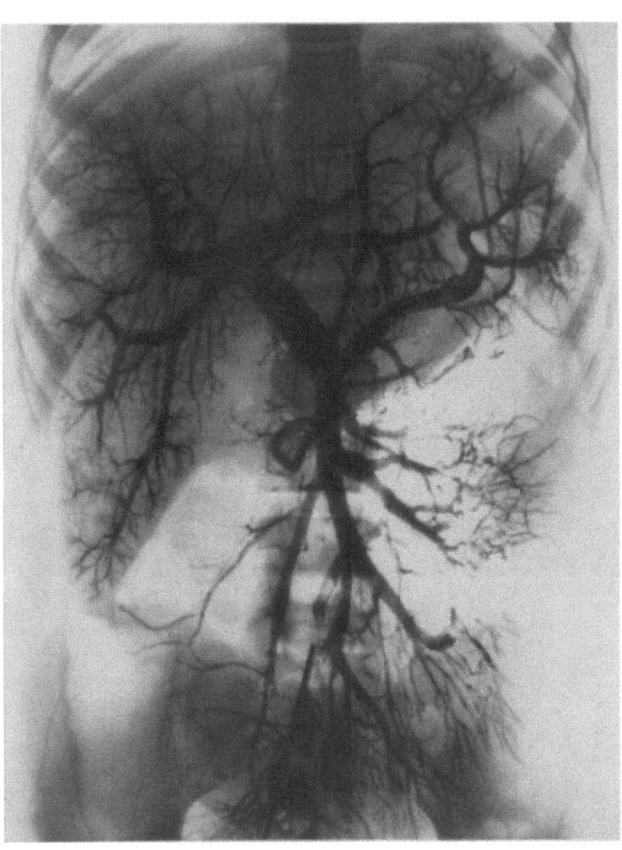

Abb. 8. Erweiterung der Gefäße des Wurzelgebiets. Verlust kleiner Gefäße in der vergrößerten Leber und Milz infolge Kompression durch leukotische Wucherungen. 10 J., ♂, S.-Nr. 380/52. Akute Leukose

3. Parenchymveränderungen

Parenchymveränderungen können einzelne Gefäßmerkmale und auch die Angioarchitektonik beeinflussen, selbst wenn die Gefäße nicht unmittelbar beteiligt sind. Ihre Ausdehnungsfähigkeit wird durch leukotische (Abb. 8) oder lymphogranulomatöse Wucherungen sowie durch Ödeme und entzündliche Exsudate in den Gefäßscheiden eingeschränkt. Wenn diese Einscheidung größeren Umfang annimmt, können Gefäße streckenweise eingeengt werden.

Solange sich nur Ödem, entzündliches Exsudat usw. auf die Gefäßweite auswirken, bleibt die allgemeine Architektonik normal. Erst wenn es zu Abscessen oder knotenförmigen Wucherungen kommt, kann die Angioarchitektonik durch Veränderungen des Gefäßverlaufs und durch gefäßfreie Felder bestimmt sein. Wenn ganze Gefäßabschnitte komprimiert und blutleer werden, ändert sich die Angioarchitektonik auch noch durch den Ausfall von Gefäßen. Ein derartiger Gefäßausfall tritt natürlich im Bereich kleiner Gefäße am leichtesten ein, weil bei ihnen bereits eine geringgradige Kompression ein Absinken unter die Darstellungsgrenze bewirkt.

Solche pathologischen angioarchitektonischen Bilder sieht man verständlicherweise vorwiegend in Leber und Milz (Abb. 8), während sie am Darm seltener sind.

a) Lebercirrhose. Portaler Hochdruck

Gefäßveränderungen bei und nach Lebercirrhose und portalem Hochdruck stehen — auch angiographisch — im Mittelpunkt des Interesses.

Eine *Lebercirrhose* — gleich welcher Ätiologie (nach Herzklappenfehlern, Cholangitis und Hepatitis sowie nach Nekrosen) — entwickelt sich nach einem Parenchymverlust und infolge der Schrumpfung des Narbengewebes (AXENFELD u. BRASS, DANIEL u. a., EPPINGER, KÜHN, NUNES). Das ganze Organ wird klein und kann auch seine normale Lage verändern.

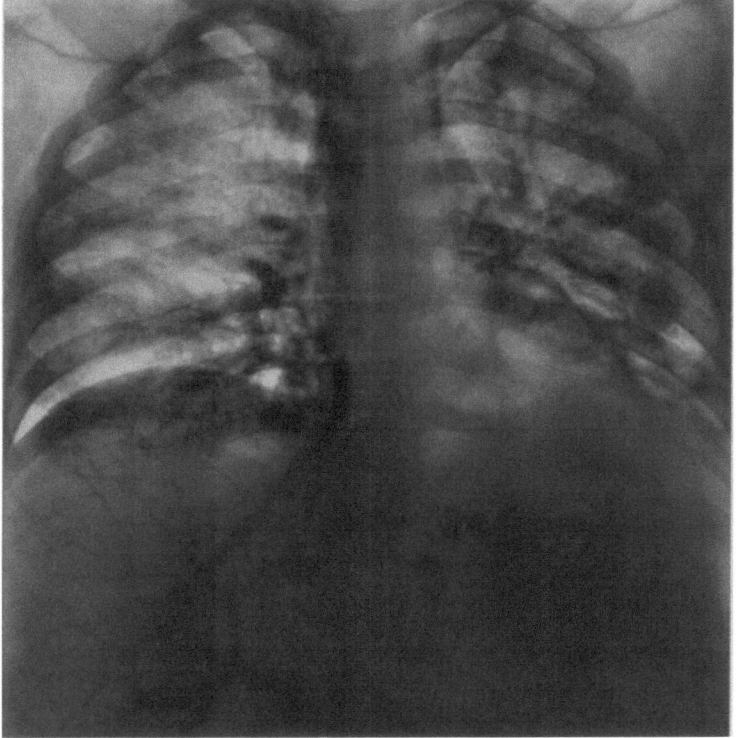

a

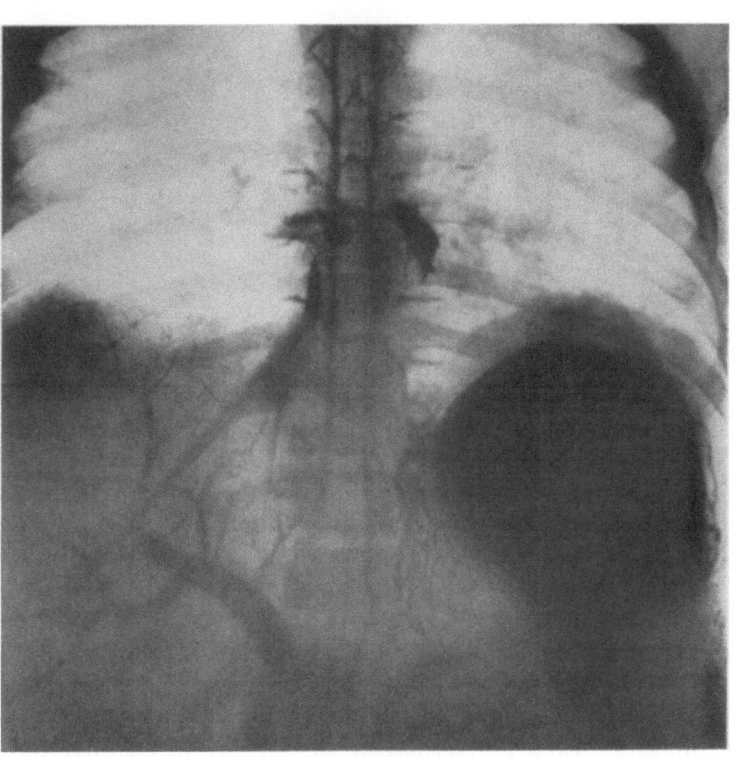

b

Abb. 9 a—c. Serieninjektion. a Gefäßarme Leber. Breite Anastomose aus dem Parenchymschatten der Leber zur rechten Seite der Brustwirbelsäule. b Austritt von Kontrastmittel in den Magen durch Magenerosionen. Anastomosengruppe medial des Magens. Leiterförmiges System der Wirbelsäulenvenen, Darstellung des Anfangsteiles der Lungenvenen. c Kontrastmittel in den Lungenvenen und in den Venenplexus vor der Brust- und unteren Halswirbelsäule. 47 J., ♂, S.-Nr. 638/52. Lebercirrhose

Infolge der Schrumpfung schlängeln sich die Gefäße und werden kürzer. Mittelstarke Gefäße erscheinen dann mitunter weiter als normal; dagegen werden die kleinen Gefäße so eng, daß sie, soweit sie nicht zerstört sind, unter die Grenze der Darstellbarkeit treten (Abb. 9 und 10).

Die hypertrophische Lebercirrhose unterscheidet sich von der atrophischen nur dadurch, daß ihr angioarchitektonisches Bild fast harmonisch bleiben kann. Die Pfortaderäste in der Leber sind verlängert; meist erscheinen sie auch enger. Die Verzweigungswinkel brauchen nicht verändert zu sein; sie können aber sowohl größer als auch kleiner werden.

Im Wurzelgebiet haben beide Formen der Lebercirrhose die gleichen Folgen. Durch den Verlust von kleinen Gefäßen — vielleicht auch zusätzlich auf Grund anderer (chemi-

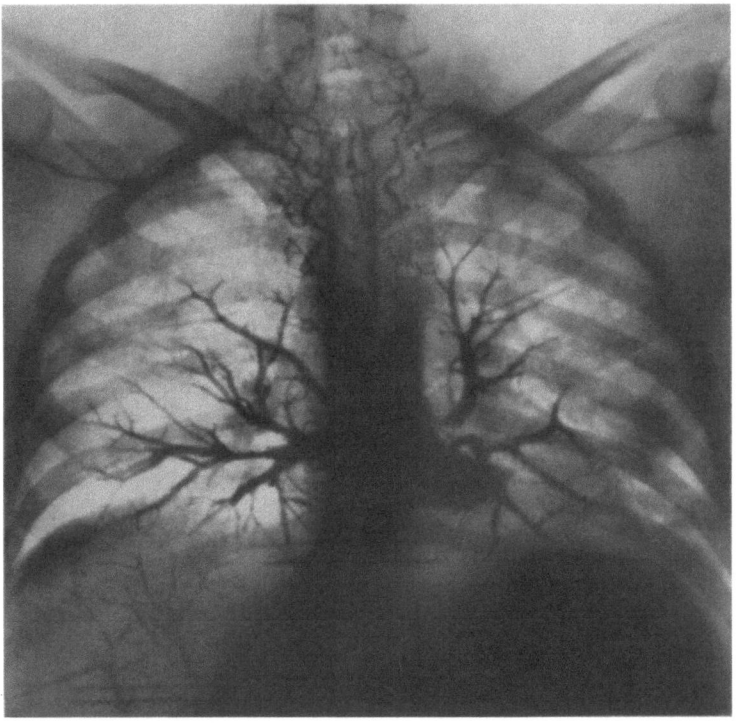

Abb. 9 c

scher) Einflüsse — entwickelt sich ein portaler Hochdruck und eine Abflußbehinderung des Pfortaderblutes auf seinem normalen Weg über die Leber. Dies führt zur Ausbildung verschiedenartiger Anastomosen (vgl. Schema der Abb. 16).

Während sich die Bedeutung der meisten Anastomosen in der Ableitung des Blutes erschöpft, ist eine Anastomosengruppe — die submukösen Varicen der Speiseröhre — sowohl für das klinische Bild der Lebercirrhose als auch für deren Prognose besonders wichtig. Wie viele andere Anastomosen erscheinen sie stark geschlängelt und stehen unter hohem Druck. Zum System der V. cava sup. haben sie aber nur enge, präparierbare Verbindungen und sind deshalb funktionell nicht in der Form wirksam wie die übrigen porto-cavalen Anastomosen (Schoenmackers u. Vieten).

Postmortal sind Oesophagusvaricen wesentlich schwerer darstellbar als andere Anastomosen. Eine einigermaßen sichere Kontrastmittelfüllung gelingt nur mit spezieller Technik, und zwar nach Unterbindung des Pfortaderstammes und der V. cava inf. (Abb. 11), weil sonst das Kontrastmittel auf dem Wege des geringeren Widerstandes in das Cava-System abfließt. Auch diese Tatsache spricht für die nur untergeordnete Anastomosenfunktion der Oesophagusvaricen.

Für die intravitale Angiographie (Portographie) erscheint in diesem Zusammenhang noch folgender Hinweis wichtig: Erweiterte und geschlängelte Venen im Bereich des mittleren und unteren Mediastinums, die sich bei einer Splenoportographie mit Kontrastmittel füllen, entsprechen zwar mit sehr großer Wahrscheinlichkeit porto-cavalen oder

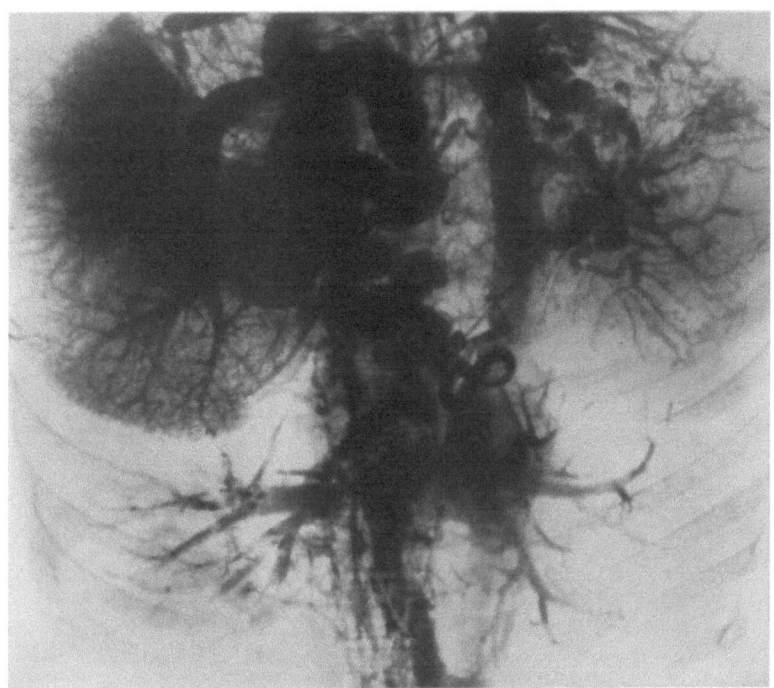

a

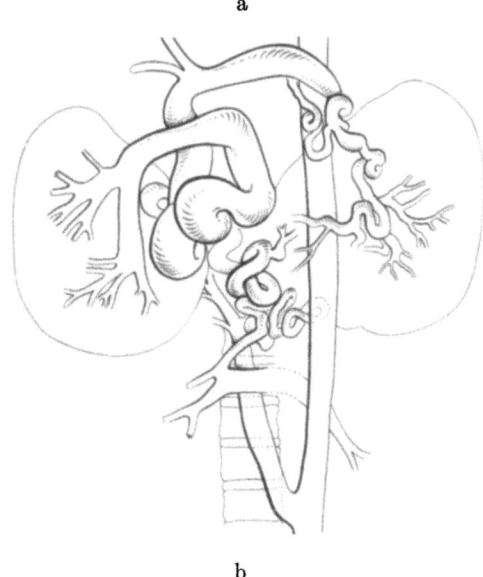

b

Abb. 10a u b. Völlige Aufhebung der Gefäßarchitektur von Leber und stark vergrößerter Milz. Grobes Anastomosennetz medial und dorsal des Magens mit breitem Anschluß an Venen des Mediastinums und der Lungen. Verziehung der V. cava inf. durch die cirrhotische Leber nach rechts. 69 J., ♀, S.-Nr. 994/50. Lebercirrhose

porto-pulmonalen Anastomosen. Sie breiten sich auch oft in der Nachbarschaft des Oesophagus aus und können dann natürlich in der Projektion mit seinem Verlauf weitgehend übereinstimmen. Damit steht aber noch lange nicht für alle diese Anastomosen fest, daß sie sich auch unter der Schleimhaut des Oesophagus befinden, also submuköse

Oesophagusvaricen sind. Die Präparation zeigt oft solche Venenknäuel in der Umgebung des Oesophagus, die zur Speiseröhre selbst keine unmittelbaren Beziehungen haben.

Die besondere klinische Bedeutung der eigentlichen Oesophagusvarizen liegt in der Gefahr ihrer einfachen Berstung oder Arrosion mit konsekutiver Blutung.

Nach *portalem Hochdruck* können die Pfortader und ihr Wurzelgebiet sowie auch die Leber selbst an die Vv. cavae inf. und sup., die ihrerseits über die Wirbelsäulenvenen untereinander verbunden sind, sowie über die mediastinalen und bronchialen Venen (Abb. 12a) engen Anschluß an die Lungenvenen finden (Abelmann u. a.; Calabresi u. a.; Hurwitz u. a.; Schoenmackers u. Vieten 1957; Schoenmackers 1960; Silvermann;

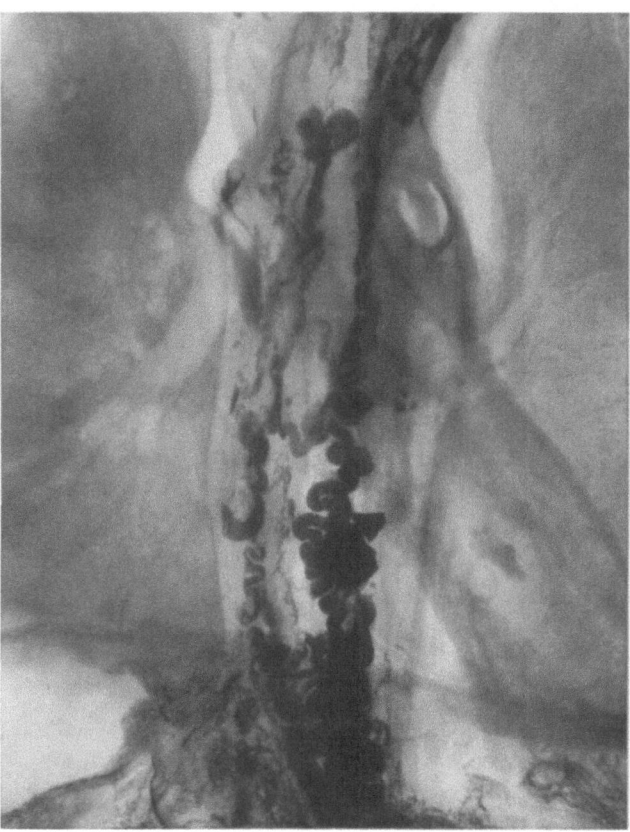 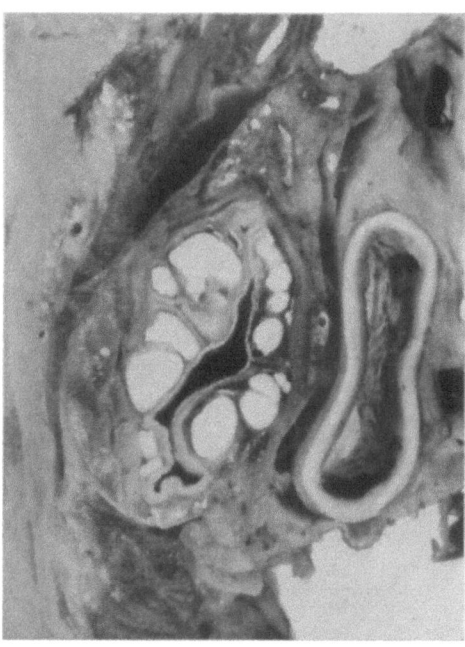

a   b

Abb. 11 a u. b. a Oesophagusvaricen. b Querschnitt des gleichen Präparates mit dem weißen Kontrastmittel in den Venen der Oesophaguswand. 68 J., ♂, S.-Nr. 368/59. Lebercirrhose mit primärem Lebercarcinom

Zuckerkandl 1882). In diesem Anastomosensystem haben die Wirbelsäulenvenen eine Schlüsselstellung, weil sie auch schon normalerweise an beiden Hohlvenen angeschlossen sind, aber auch über die Bronchial- und Mediastinalvenen engen Kontakt mit den Lungenvenen haben (Abb. 12 b).

Welche Gruppe von Anastomosen jeweils im Vordergrund steht, ist von Fall zu Fall verschieden. Manchmal findet man fast oder überhaupt keine angiographisch darstellbaren Anastomosen, weil die Blutableitung vom Sickerfeld der kleinen peritonealen Venen übernommen wurde (Abb. 13). Gemeinsam mit einem solchen Sickerfeld können aber auch noch große Anastomosen bestehen.

Bei Lebercirrhose verändern sich Arterien und Lebervenen angioarchitektonisch in gleicher Weise (Schoenmackers u. Vieten 1957; Morino 1959); auch die Arterien sind geschlängelt und verkürzt (Abb. 14a). Pfortaderäste und Leberarterien verlaufen auch in einer cirrhotischen Leber parallel, so daß man bei einer Doppelfüllung mit Kontrastmittel beide Gefäßarten nebeneinander sieht (Abb. 14b).

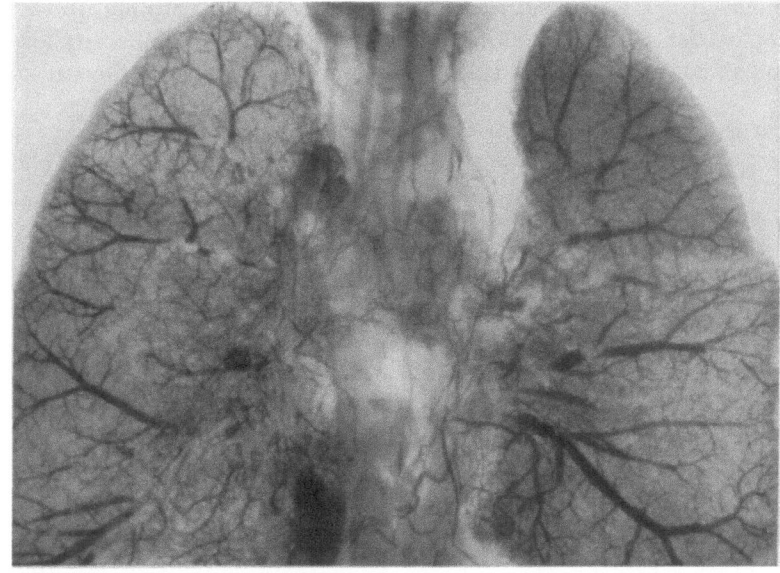

a

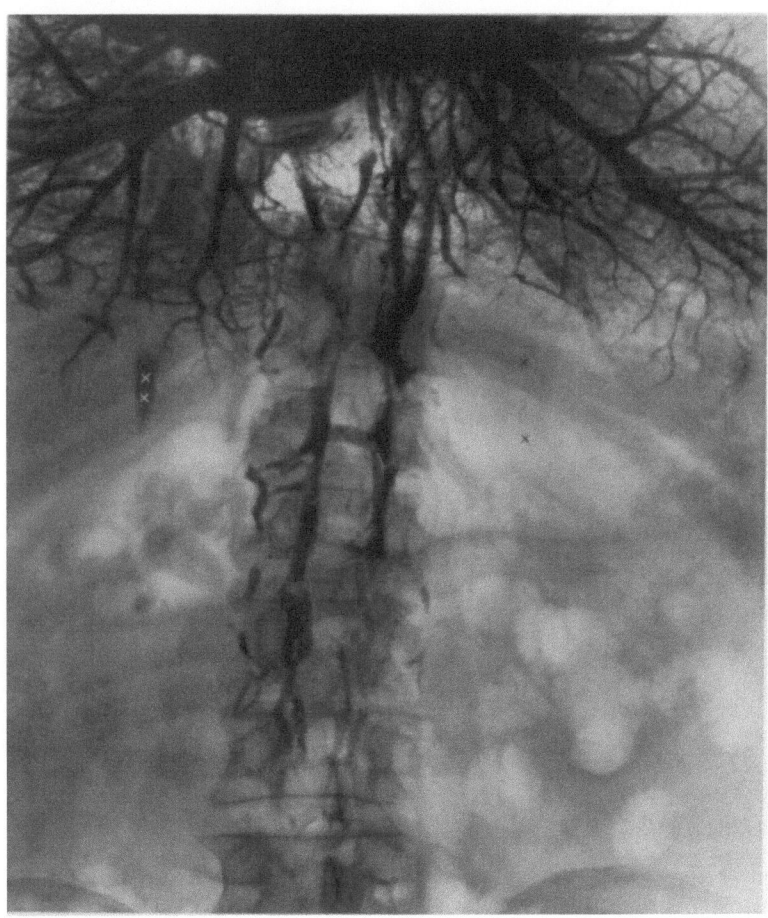

b

Abb. 12a u. b. a Zarte Darstellung von Mediastinal- und Bronchialvenen mit Anschluß an Venen des Oberbauches. Injektionsstelle: linker Vorhof. b Wirbelsäulenvenen nach Injektion in den linken Vorhof. Übertritt
von Kontrastmittel in einzelne Venen des Pfortadergebietes (×). 78 J., ♂, S.-Nr. 339/59. Lebercirrhose

Die Anastomosen der Leber selbst mit Venen des Mediastinums und Zwerchfells, die zum Einflußgebiet der V. cava gehören, bekommen bei der Lebercirrhose eine größere Bedeutung, weil sie zusätzlich als Anastomosen zur Blutableitung dienen können, voraus-

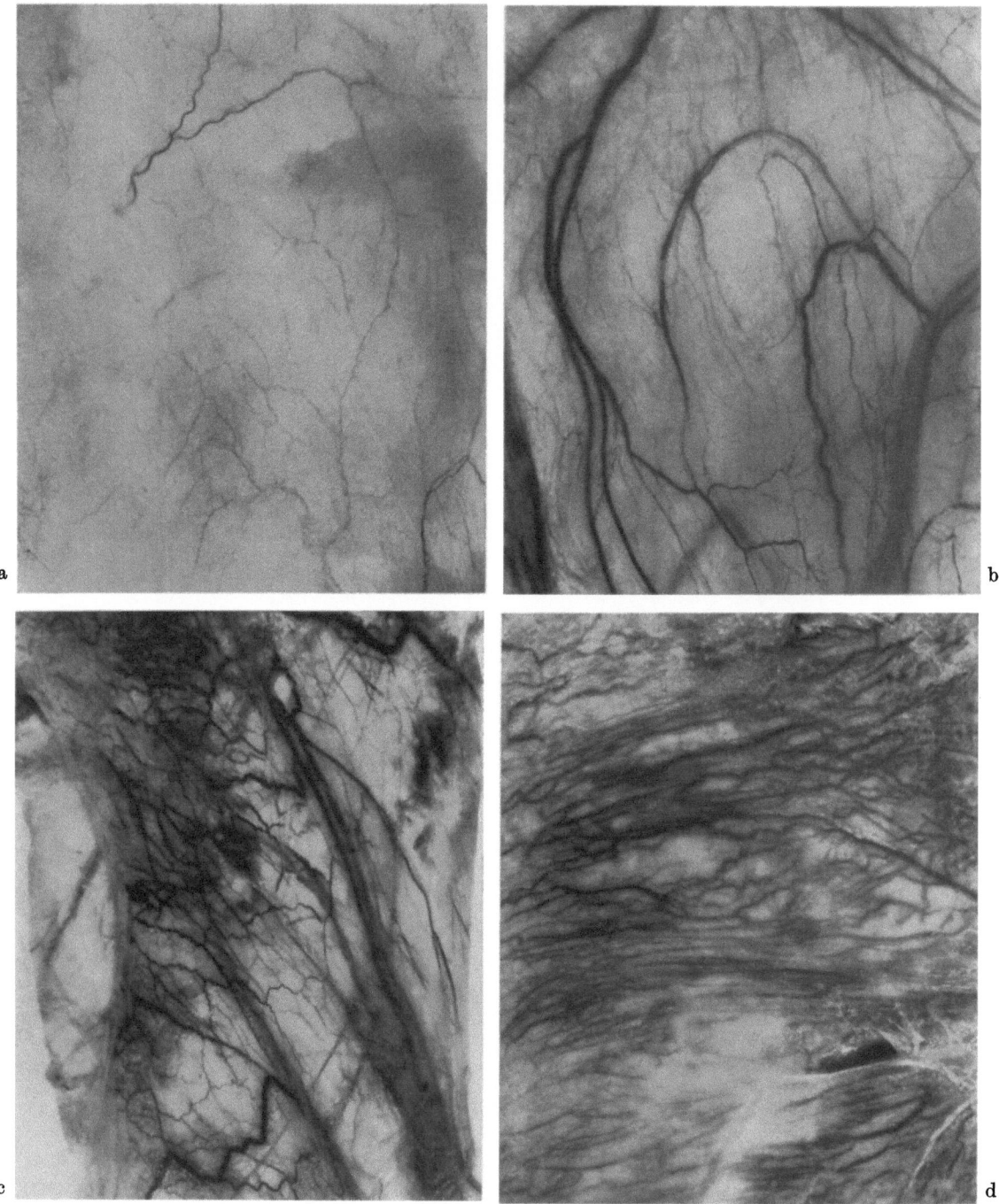

Abb. 13a—d. Aufnahmen des Bauchfelles. a Vascularisation des normalen Bauchfells. b Stärkere Venen-zeichnung nach schwerer Rechtsinsuffizienz. c und d Dichte Netze erweiterter Venen unter dem Bauchfell (c) und an der Unterseite des Zwerchfells (d) bei Lebercirrhose

gesetzt daß sie vorher entsprechend weiter werden (Abb. 15). Über diese lebereigenen Anastomosen kann sogar Blut, das in die Leber gelangt ist, in Wirklichkeit „an der Leber vorbei fließen".

In dem Schema der Abb. 16 sind alle bekannten porto-cavalen und porto-pulmonalen Anastomosen, die häufiger vorkommen und sich angiographisch darstellen lassen, zusammengestellt. Die Wirbelsäulenvenen sind bei jeder Gruppe verzeichnet. Das besagt,

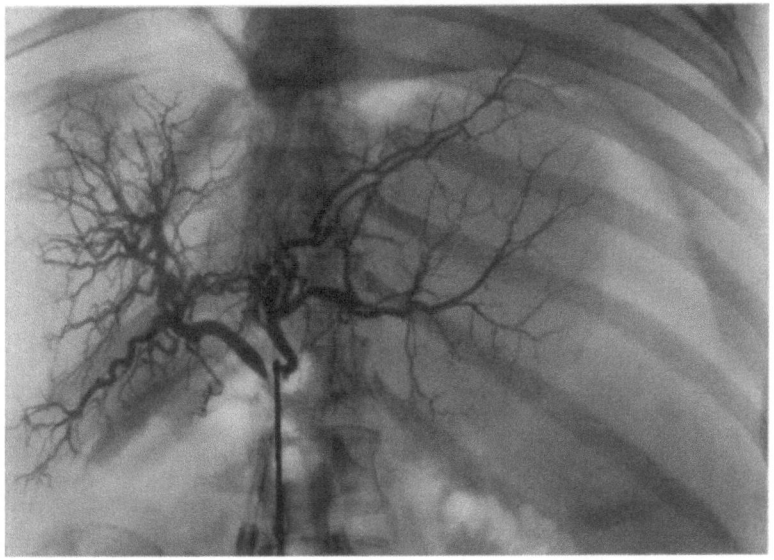

a

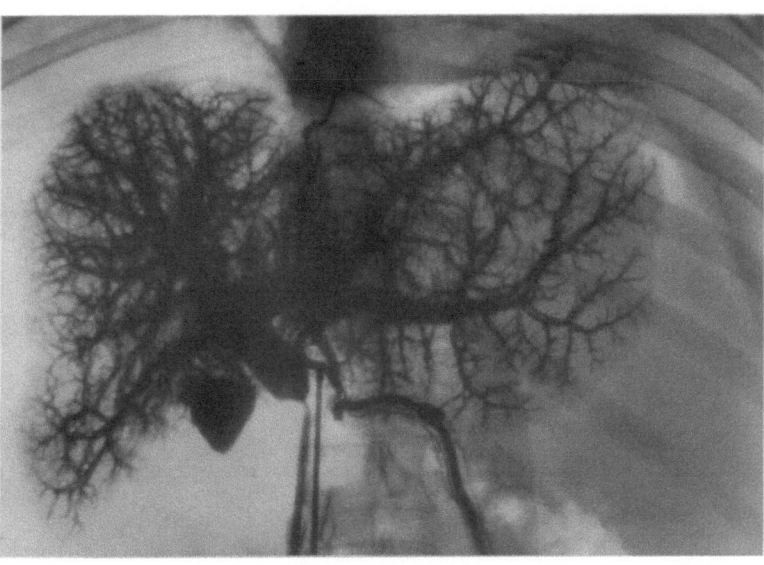

b

Abb. 14a u. b. a Geschlängelte und erweiterte Arterien bei schwerer Cirrhose des rechten und leichter Cirrhose des linken Leberlappens. Verlust an kleinen Gefäßen. b Gleichzeitige Darstellung der intrahepatischen Pfortaderäste, gleiche angioarchitektonische Veränderungen. Kollaterale im Lig. falciforme und zum Mediastinum. 50 J., ♂, S.-Nr. 592/56. Lebercirrhose

daß sie als Umleitungssystem Blut aus jeder Venenprovinz in eine andere verlagern können ohne Rücksicht darauf, um welchen Kreislaufschenkel es sich handelt.

b) Blastome und Blastommetastasen

Blastome und Blastommetastasen verursachen sehr häufig kleinere oder größere gefäßfreie Felder (Abb. 17), weil dann die Geschwulst nicht so dicht vascularisiert ist

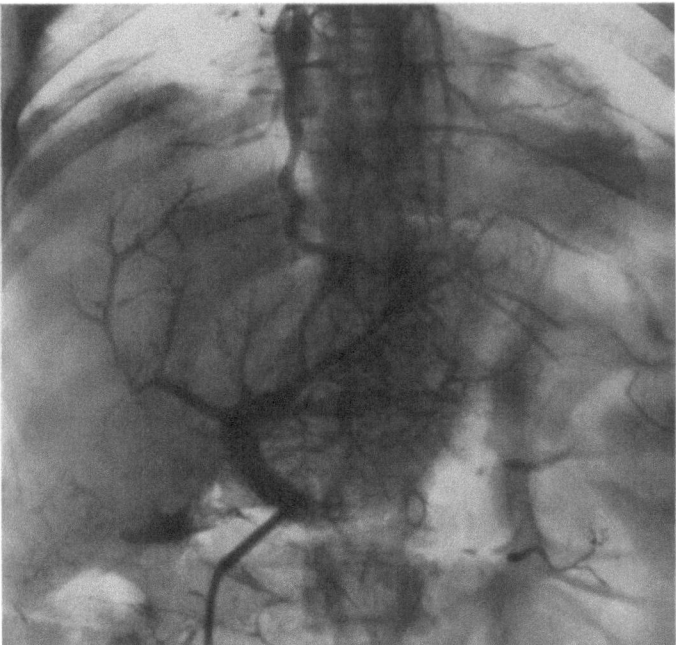

a

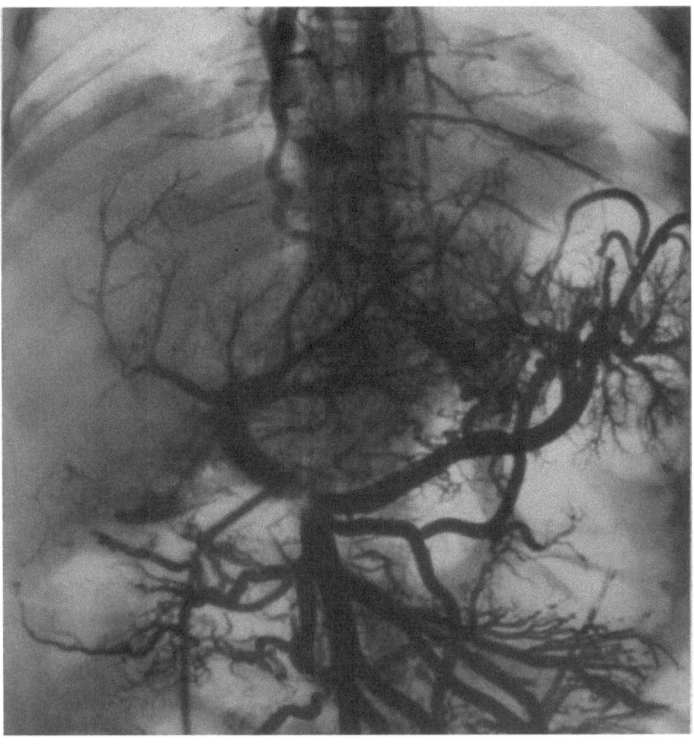

b

Abb. 15a—c. Serieninjektion nach Unterbindung der V. portae. a Völlig bizarre Angioarchitektonik der Leber bei schwerer Cirrhose. Umfangreiches Anastomosensystem von der Leber zum Mediastinum. Kollateralen zum Wurzelgebiet. b Injektion in das Wurzelgebiet des gleichen Falles. Erweiterte Venen des Wurzelgebietes und der großen Milz. Zweites Anastomosensystem vor der oberen Lenden- und unteren Brustwirbelsäule. c Anastomosennetz im Mediastinum und vor der Brust- und unteren Halswirbelsäule nach Injektion in die Leber und in das Wurzelgebiet. 57 J., ♂, S.-Nr. 517/56. Lebercirrhose

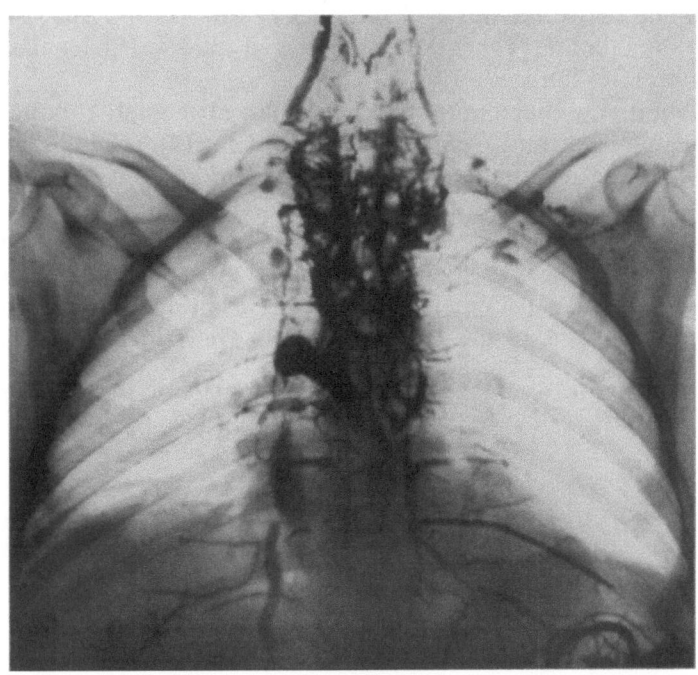

Abb. 15c

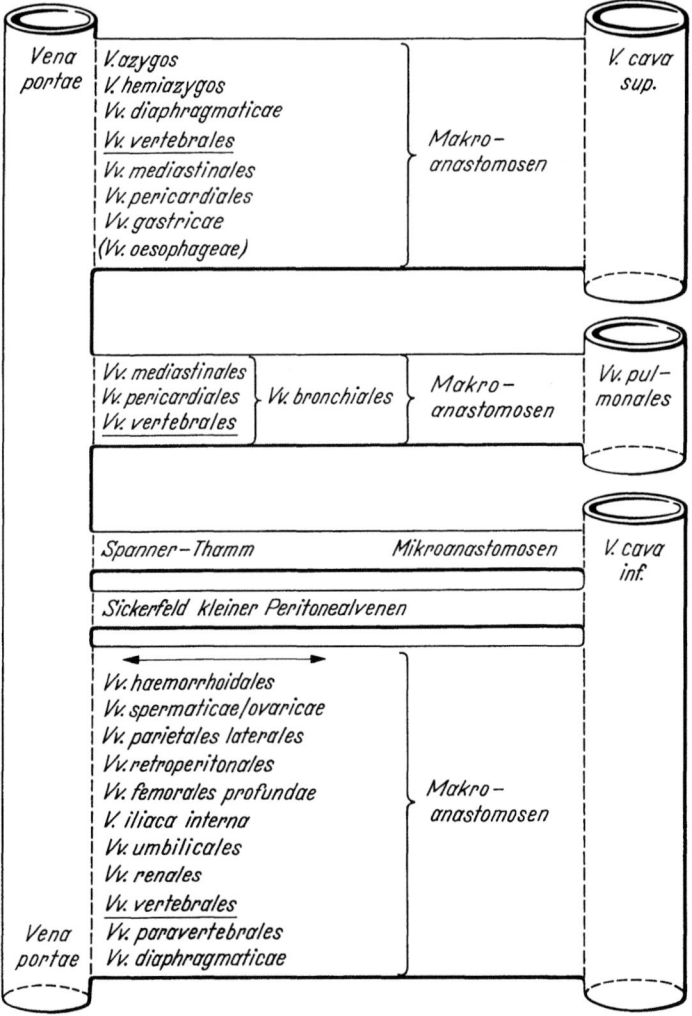

Abb. 16. Schema der porto-pulmonalen und porto-cavalen Anastomosen

wie das Lebergewebe (Rösch 1959; Schoenmackers u. Vieten 1954, 1957). Geschwulstknoten mit besonders dichter Vascularisation zeigen aber auf jeden Fall eine herdförmig veränderte Angioarchitektonik.

In der Umgebung von Blastomknoten sieht man aber auch Gefäßkompressionen mit konsekutiven Einengungen und Gefäßabbrüchen (Abb. 17). Gefäße können andererseits auch lediglich verdrängt sein und durch ihren bogenförmigen Verlauf auf einen raumfordernden Prozeß hinweisen. Wenn zahlreiche Gefäße verdrängt sind, aber durchgängig bleiben, kann ein „Gefäßkorb" entstehen, der differentialdiagnostisch von korbförmigen Gefäßgruppen in einer Absceßwand oder um einen Absceß unterschieden werden muß.

Bizarre Bilder sieht man bei einer *Metastasenleber*, in der Parenchym durch Blastomknoten verzehrt ist, wobei aber die Leber selbst ein Gewicht bis zu 8 kg erreichen kann.

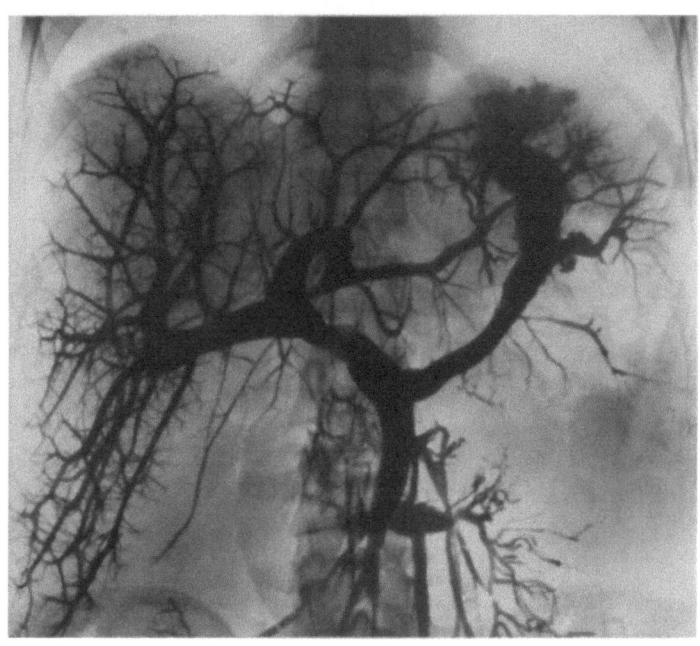

Abb. 17. Kleinere und größere gefäßfreie Felder der Leber infolge von Metastasen. Verlust kleiner Gefäße in der Leber. Zirkuläre Kompression des Pfortaderstammes durch metastatisch befallene Lymphknoten. Einengung der Milzvene durch vom Magen auf die Milzvene übergreifende carcinomatöse Wucherungen. Stauung der Milzvenen mit Erweiterung und Austritten von Injektionsmittel in das Parenchym der Milz. Erweiterung von Venen des Wurzelgebietes. 61 J., ♀, S.-Nr. 344/52. Magencarcinom mit Leber- und Lymphknotenmetastasen

Ihre Angioarchitektonik ist weitgehend charakterisiert durch gefäßfreie Felder, gefäßarme Stellen und bogenförmige Gefäße. Oft kommt es zu einer Abknickung des Pfortaderstammes, die eine Verlegung vortäuschen kann.

Auch im Wurzelgebiet der Pfortader sieht man Veränderungen der Angioarchitektonik mit Gefäßausfällen, partiellen Einengungen und Verdrängungen, wenn Lymphknoten — beispielsweise durch leukotische Wucherungen, Lymphogranulomatose, Retothelsarkome usw. — vergrößert sind. Im allgemeinen erreichen metastatisch befallene Lymphknoten nicht die Größe wie bei den vorher genannten Krankheiten. Da sie aber ringförmig angeordnet sind und untereinander verbacken sein können, engen sie nicht selten ein umschlossenes Gefäß ein oder komprimieren es ganz (Abb. 17, V. portae).

Carcinome des Magens heben natürlich in ihrem Ausbreitungsbereich die Angioarchitektonik auf. Sie können auch auf die Milzarterie übergreifen (Abb. 17), sie komprimieren oder durchwuchern und verschließen, so daß eine Milzvergrößerung oder Milzinfarkte resultieren, die man an der Angioarchitektonik bzw. an gefäßfreien, mehr keilförmigen Herden erkennen kann.

Literatur

ABELMANN, W. H., R. CALABRESI, G. KREMER, W. F. McNELLY and M. A. GRAVALLESE jr.: Arterial unsaturation, venous admixture and porto-pulmonary anastomoses in patients with cirrhosis of the liver. J. clin. Invest. **34**, 919 (1955).

— J. M. VERSTRAETEN, N. R. FRANK, W. F. McNELLY and H. J. KOWALSKI: The alveolar-arterial oxygen pressure gradient in parenchymatous disease of the liver. Clin. Res. Proc. **2**, 47 (1954).

ANACKER, H.: Leberzirrhose und portale Hypertension im Splenoportogramm. In: Röntgendiagnostik der Leber. Berlin-Göttingen-Heidelberg: Springer 1959.

— F. MORINO, J. RÖSCH, W. SCHUMACHER u. A. ZUPPINGER: Röntgendiagnostik der Leber. Berlin-Göttingen-Heidelberg: Springer 1959.

AXENFELD, H., u. K. BRASS: Weitere Beiträge zur Morphologie und Pathogenese der Hepatitis epidemica, insbesondere zur Frage der Hepatitis epidemica sine ictero. Frankfurt. Z. Path. **57**, 147 (1943).

— — Klinische und bioptische Untersuchungen über den sog. Ikterus catarrhalis. Frankfurt. Z. Path. **58**, 220 (1944).

BÖRGER, G.: Über den Nachweis der Entlastungsfunktion erweiterter Speiseröhrenvarizen beim Pfortaderhochdruck. Langenbecks Arch. klin. Chir. **278**, 557 (1954).

CALABRESI, R., and W. H. ABELMANN: Porto-caval and porto-pulmonary anastomoses in Laennec's cirrhosis and in heart failure. J. clin. Invest. **36**, 1257 (1957).

DANIEL, P. M., M. MARJORIE, L. PRICHARD and P. E. RYNELL: The portal circulation in rats with livercell damage. J. Path. Bact. **64**, 53 (1952).

DEMLING, L.: Die Erkennung des portalen Hochdruckes ohne chirurgischen Eingriff. Med. Klin. **1958**, 1933.

DOEHNER, G. A., F. F. RUZICKA, G. HOFFMAN and P. E. RYNELL: The portal venous system: its roentgen anatomy Radiology **64**, 675—689 (1955).

— — L. M. ROUSSELOT and G. HOFFMAN: The portal venous system. On its pathological roentgen anatomy. Radiology **66**, 206—217 (1956).

EPPINGER, E.: Die Leberkrankheiten. Berlin: Springer 1937.

EWERBECK, H.: Die portale Hypertension im Kindesalter. Dtsch. med. Wschr. **1958II**, 1623—1627.

GÜTGEMANN, A., G. HENNRICH u. W. NAGEL: Zur chirurgischen Behandlung des Pfortaderhochdruckes unter dem Gesichtspunkt der Varizenblutung. Dtsch. med. Wschr. **1955I**, 599—603.

GUSMANO, G.: Die Leber bei M. coeruleus. Frankfurt. Z. Path. **64**, 395 (1953).

HAVLIZEK, H.: Anatomische und physiologische Grundlagen der Thromboseentstehung und deren Verhütung. Bruns Beitr. klin. Chir. **160**, 174 (1934).

HAVLIZEK, H.: Die Bedeutung der porto-cavalen Verbindungen für das Zustandekommen der Fernthrombose. Langenbecks Arch. klin. Chir. **183**, 726 (1935).

HEGEMANN, G., u. R. ZENKER: Die portale Hypertension und ihre chirurgische Behandlung. Med. Klin. **1956I**, 493—500 und 630 bis 634.

HURWITZ, A., M. CALABRESI, R. W. COOKE and A. A. LIEBOW: An experimental study of venous collateral circulation of the lung. I. Anatomical observations. Amer. J. Path. **30**, 1085 (1954).

— — — — An experimental study of venous collateral circulation of the lung. II. Functional observations. J. thorac. Surg. **28**, 241 (1954).

KALK, H.: Zirrhose und Narbenleber. Stuttgart, Georg Thieme 1954.

— H. DELTESKAMP u. E. WILDHIRT: Indikation und Ergebnisse der operativen Behandlung der portalen Hypertension in der Sicht des Internisten. Med. Klin. **1958I**, 245—252.

KÜHN, H. A.: Die formale Genese der Hepatitis epidemica nach Untersuchungen von Leberpunktaten. Beitr. path. Anat. **109**, 589 (1947).

LEGER, L.: Spléno-portographie. Paris: Masson & Cie. 1955.

LEMAIRE, A., u. E. HOUSSET: Zur Pathologie und Behandlung der Leberzirrhose. Dtsch. med. Wschr. **1955II**, 1460—1463.

LINTON, R. R., and R. WARREN: Die dringliche Behandlung der massiven Blutung aus Oesophagusvarizen durch transoesophageale Naht der Gefäße noch während der akuten Blutung. Surgery **33**, 243 (1953).

MORINO, F.: Die Arteriographie der A. hepatica. In: Röntgendiagnostik der Leber. Berlin-Göttingen-Heidelberg: Springer 1959.

NUNES, M. A.: Über die Histopathogenese der posthepatitischen Leberzirrhose unter Berücksichtigung der Neubildung einer pseudolobulären Grenzplatte. Beitr. path. Anat. **113**, 271 (1953).

PICK, L.: Über totale hämangiomatöse Obliteration des Pfortaderstammes und über hepatopetale Kollateralbahnen. Virchows Arch. path. Anat. **197**, 490 (1909).

RÖSCH, J.: Lebertumoren und Abszesse im Splenoportogramm. In: Röntgendiagnostik der Leber. Berlin-Göttingen-Heidelberg: Springer 1959.

SAEGESSER, M.: Der Pfortaderhochdruck. Schweiz. med. Wschr. **1954**, 359.

SCHOENMACKERS, J.: Porto-cavale und porto-pulmonale Anastomosen und ihre Darstellung. Zbl. Path. **90**, 139 (1953).

— Über Bronchialvenen und ihre Stellung zwischen großem und kleinem Kreislauf. Arch. Kreisl.-Forsch. **39**, 1—61 (1960).

Schoenmackers, J., u. H. Vieten: Porto-cavale und porto-pulmonale Anastomosen im postmortalen Angiogramm. Fortschr. Röntgenstr. 79, 488—498 (1953).
— — Atlas postmortaler Angiogramme. Stuttgart: Georg Thieme 1954.
— — Porto-cavale Anastomosen. Zbl. Chir. 79, 1236 (1954).
— — Leber- und Oesophagusgefäße bei Leberveränderungen mit portalem Hochdruck. Arch. Kreisl.-Forsch. 25, 222—242 (1957).
Sieglbauer, F.: Lehrbuch der normalen Anatomie des Menschen. Berlin u. Wien: Urban & Schwarzenberg 1935.
Silverstein, E.: Peripheral venous oxygen saturation in patients with and without live disease. J. Lab. clin. Med. 47, 513 (1956).
Spanner, R.: Die Drosselklappe der venovenösen Anastomosen und ihre Bedeutung für den Abkürzungskreislauf im portocavalen System des Vogels. Z. Anat. 109, 443 (1939).
— Zur Anatomie der arterio-venösen Anastomosen. Verh. dtsch. Ges. Kreisl.-Forsch. 18, 257 (1952).
Thamm, M.: Die porto-cavalen Verbindungen des Menschen. Zbl. Chir. 67, 1828 (1940).

Ungeheuer, E.: Diagnose und Therapie des portalen Hochdruckes. Medizinische 1958, 616.
Vossschulte, K.: Über die Pathologie des Pfortaderüberdruckes und seine chirurgische Behandlung. Dtsch. med. Wschr. 1954 I, 604 bis 608, 712—716.
—, u. G. Börger: Über Indikation und Wirkung der Milzentfernung mit Ligatursperre der kardialen Venen bei Hypertonie im Pfortaderkreislauf. Langenbecks Arch. klin. Chir. 275, 453 (1953).
Walker, F. J.: Beiträge zur kollateralen Blutzirkulation im Pfortadersystem. Langenbecks Arch. klin. Chir. 120, 819 (1922).
— Beiträge zur chirurgischen Anatomie des Pfortadersystems. Dtsch. Z. Chir. 168, 354 (1922).
Walker, R. M.: Die portale Hypertension. Stuttgart: Georg Thieme 1960.
Wanke, R., H. Eufinger u. H. Junge: Die Chirurgie der großen Körpervenen. Stuttgart: Georg Thieme 1956.
Zuckerkandl, E.: Über die Anastomosen der V. pulmonalis mit Bronchialvenen und mit den mediastinalen Venennetzen. S.-B. Akad. Wiss. Wien, math.-nat. Kl., Abt. 3 84, 110 (1881).

D. Vena cava inferior

Von
W. A. Fuchs

Mit 24 Abbildungen in 29 Einzeldarstellungen

Der diagnostische Wert der Cavographie in der Beurteilung von thrombotischen Veränderungen der Vena cava inferior und zur Lokalisation von retroperitonealen Tumoren ist erst während der letzten Jahre allgemein erkannt worden. Die erste klinische Anwendung der Cavographie erfolgte jedoch schon 1935 durch R. Dos Santos für die Abklärung einer operativen Verletzung der Vena cava inferior. Erst 1947 wiesen Fariñas und O'Loughlin unabhängig von einander an Hand kleiner Patientengruppen auf den Wert der Cavographie in der Tumordiagnostik hin. Fast gleichzeitig benützten Martorell (1948) und Olivier (1951) die Methode zur Beurteilung von thrombotischen Prozessen in der Vena cava inferior. Erst Helander und Lindbom (1956, 1959) prüften die diagnostischen Möglichkeiten der Cavographie an einem größeren Krankengut vor allem zur Abklärung von retroperitonealen Tumoren. Seither hat sich die Cavographie immer mehr durchgesetzt und es sind in letzter Zeit zahlreiche Arbeiten erschienen, die sich mit Technik, Indikation und den verschiedenen diagnostischen Problemen dieser phlebographischen Untersuchungsmethode befassen (Keshishian und Spencer 1954, Kaufman et al. 1956a und b, Bourgeon et al. 1956, 1960, Bonte und Cordier 1957, Notter und Helander 1958, Sammons et al. 1959, 1961, Lindbom 1960, Fuchs 1961a, O'Loughlin 1961, Rüttimann 1962, Vandendorp et al. 1962, Filler et al. 1962, Holtz und Powers 1962, Lamarque et al. 1962, Stein und Blumsohn 1962).

I. Technik

1. Untersuchungsmethoden

Die röntgenologische Darstellung der Vena cava inferior erfolgt am einfachsten durch percutane Punktion der Femoralvenen mit anschließender Kontrastmittelinjektion direkt durch die Punktionskanülen oder in percutan in die Venen eingeführte Polyäthylenkatheter. Weitere Möglichkeiten sind durch die intraossäre Phlebographie und die Injektion von Kontrastmittel in einen von einer Cubitalvene aus durch den rechten Herzvorhof in die Vena cava inferior vorgeschobenen Herzkatheter gegeben. Ferner sind die percutane Punktion oder Freilegung der Vena saphena magna und die Direktpunktion der Vena cava inferior als Untersuchungsmethoden beschrieben worden.

a) Percutane Punktion der Femoralvenen mit anschließender Kontrastmittelinjektion direkt durch die Punktionskanülen

[O'Loughlin (1947, 1961), Olivier (1951), Kaufman et al. (1956a und b), Sammons et al. (1959, 1961), Fuchs (1961a), Vandendorp et al. (1962)]

Die percutane Punktion der V. femoralis erfolgt distal des Leistenbandes, medial der Femoralarterie. Eine Prämedikation ist in den meisten Fällen nicht notwendig, doch können eine Std vor der Untersuchung 0,2 g Luminal p.o. verabreicht werden. Zur Lokalanaesthesie empfiehlt es sich, nur kleine Mengen von Procain. hydrochlor. 2% zu verwenden, da sonst die Gefahr einer Kompression der dünnwandigen Vene durch das Lokalanaestheticum besteht. Auch muß die accidentelle Punktion der Femoralarterie vermieden

24*

werden, da ein dabei auftretendes Hämatom die Femoralvene weitgehend komprimiert und eine Venenpunktion dann technisch sehr schwierig, wenn nicht unmöglich ist. Aus diesem Grunde soll bei der Punktion der V. femoralis die Femoralarterie mit dem Zeige- und Mittelfinger von der Vene weg nach lateral verschoben werden. Die weitlumige (1,2 mm Durchmesser), kurzgeschliffene, ungefähr 8 cm lange Nadel perforiert bei der Punktion die Fascia lata und wird dann langsam vorgestoßen bis sie das Os pubis berührt. Dann wird sie vorsichtig zurückgezogen und der Patient angewiesen, mit der Bauchmuskulatur zu pressen. Sobald die Nadelspitze im Venenlumen liegt, tritt tropfenweise venöses Blut aus der Nadel. Diese wird nun durch einen etwa 25 cm langen Plastikschlauch mit einer mit physiologischer Kochsalzlösung gefüllten Injektionsspritze verbunden. Kann ohne Schwierigkeiten Blut aspiriert werden, so liegt die Nadel regelrecht im Venenlumen. Nach beidseitiger Punktion der V. femoralis werden durch zwei Untersucher auf beiden Seiten je 20 cm³ Urografin 60% simultan von Hand in möglichst kurzer Zeit, d.h. in 3—4 sec injiziert. Die erste Röntgenaufnahme erfolgt am Ende der Kontrastmittelinjektion, eine zweite etwa 2 sec und eine dritte 4 sec später, wobei die Filmkasetten von Hand gewechselt werden. Für die erste der beiden Aufnahmeserien liegt der Patient in Rückenlage, für die anschließende zweite in rechter Halbseitenlage mit einer Drehung von 45⁰. Grundsätzlich sollen alle Patienten in diesen zwei Aufnahmeprojektionen untersucht werden, um auf diese Weise expansive Prozesse im Retroperitoneum in ihrer räumlichen Ausdehnung genauer zu erfassen. Röntgenaufnahmen in rein seitlichem Strahlengang sind nur zur Beurteilung des intrahepatischen Abschnittes der Vena cava inferior von Bedeutung. Rasch frequente Bildserien mit einem automatischen Großformat-Bildwechsler sind in der Regel nicht notwendig, doch können sie zur Darstellung von venösen Kollateralen diagnostisch wichtig sein.

Während der Röntgenaufnahmen muß der Patient seinen Atem ruhig in einer Mittellage zwischen Inspiration und Exspiration anhalten. Sobald er nämlich mit seiner Bauchdeckenmuskulatur preßt, füllen sich sacrale und lumbale Venen mit Kontrastmittel. Zudem kommt der proximale Abschnitt der Vena cava inferior nicht zur Darstellung. Eine Kontrastmittelfüllung der sacralen und lumbalen Venen bei der Untersuchung ohne Betätigung der Bauchpresse weist aber auf das Vorliegen eines Kollateralvenensystems bei Obstruktion der Vena cava inferior hin. Zur Vermeidung solcher diagnostischer Unklarheiten ist deshalb eine einheitliche Untersuchungstechnik eine wichtige Voraussetzung.

Normalerweise genügt es, das Kontrastmittel von Hand unter Anwendung eines möglichst kräftigen Injektionsdruckes einzuspritzen. Die Kontrastmittelinjektion kann aber auch mittels einer automatischen Druckspritze mit einem Druck von 2—3 kg/cm² erfolgen. Die beiden Plastikschläuche sind dann durch einen Dreiweghahn mit der Injektionsspritze verbunden.

b) Percutane Kathetermethode nach Seldinger (1953)

[Helander und Lindbom (1956, 1959), Bonte und Cordier (1957), May und Nissl (1959), Lindbom (1960), Fuchs (1961a), Holtz und Powers (1962)]

Nach percutaner Punktion beider Femoralvenen mit einer Seldingernadel PE 205 wird ein PE 205-Führungsdraht ungefähr 10 cm weit in die V. iliaca ext. eingeführt. Dabei darf unter keinen Umständen Gewalt angewendet werden, da sonst die Gefahr einer Perforation der Venenwand mit anschließender retroperitonealer Blutung besteht. Nach Entfernung der Punktionskanüle wird ein Polyäthylenkatheter PE 205 über den Führungsdraht ungefähr 10—11 cm weit in die V. iliaca ext. vorgeschoben. Die Katheterspitze kommt dabei ungefähr auf Höhe der Einmündung der V. iliaca ext. und int. in die V. iliaca communis zu liegen. Nur selten sitzt der Katheter so, daß ein Teil des Kontrastmittels in die V. lumbalis ascendens oder in die vertebralen Venen gelangt.

Durch Anwendung der etwas mehr Zeit und größeren Aufwand erfordernden Katheter-methode läßt sich ein Herausgleiten der Nadel bei der Kontrastmittelinjektion oder während der zur Untersuchung notwendigen Lageveränderung des Patienten, d.h. eine paravasale Kontrastmittelinjektion vermeiden. Zudem kann zur gezielten Darstellung des intrahepatischen Abschnittes der Vena cava inferior der Polyäthylenkatheter anschlie-ßend bis auf Höhe der Nierenvenen vorgeschoben werden.

Eine gute Darstellung der Beckenvenen wird durch die gleiche Technik erreicht, wenn die Vena cava inferior mit einem Gummiballon, wie er zur Urographie verwendet wird, komprimiert wird (DALALI et al. 1954, BARTLEY 1958, HELANDER und LINDBOM 1959, CARLSSON et al. 1961). Unmittelbar nach Anlegen der Cavakompression werden gleich-zeitig durch beide Katheter je 20 cm³ Urografin 60% injiziert. Dies geschieht von Hand unter Anwendung eines möglichst großen Druckes oder durch eine automatische Injek-tionsspritze mit einem Injektionsdruck von 2—3 kg/cm². Die erste Röntgenaufnahme erfolgt am Ende der Injektion und zwei bis drei weitere in Abständen von 2 sec. Die beste Darstellung der Beckenvenen erhält man durch Röntgenaufnahmen im a.-p.-Strah-lengang mit einer um 10° nach proximal abgewinkelten Röntgenröhre. In gewissen Fällen muß die Untersuchung durch zusätzliche Aufnahmen bei leicht gedrehtem Patienten ergänzt werden.

c) Intraossäre Phlebographie

Zur Darstellung der Vena cava inferior erfolgt die intraossäre Kontrastmittelinjektion am besten bilateral in die Spongiosa des Trochantermassivs (DUCUING et al. 1951, DIMTZA 1951, 1961, BEGG 1954, GOTTLOB 1956, WELLAUER 1957, LESSMANN und WALDROP 1958, MAY und NISSL 1959) oder in den Dornfortsatz des 4. oder 5. Lendenwirbelkörpers (TORI 1955, GUTEL 1956, SHEEHAN et al. 1962, MESSINETTI et al. 1962). Die Kontrastmittel-injektion in den Trochanter major führt über die Sacralvenen, die Glutäalvenen und die V. obturatoria zur Darstellung der V. iliaca interna sowie über die Vv. circumflexa femoris lateralis und medialis zur Kontrastmittelfüllung der Vv. femoralis und iliaca externa. Weiter proximal sind die V. iliaca interna und Vena cava inferior abgrenzbar (HILSCHER 1955). Der Abfluß des Kontrastmittels erfolgt auf der rechten Seite meistens direkt über die V. obturatoria und V. iliaca interna in die V. iliaca communis und Vena cava inferior, währenddem auf der linken Seite noch die anderen genannten Venenäste zur Darstellung kommen (GUILHEM und BAUX 1954).

Die Untersuchung wird in leichter Allgemeinnarkose durchgeführt. Der Patient liegt dabei mit flachgestreckten Beinen auf dem Rücken. Der Trochanter major wird von außen getastet und an der Punktionsstelle mit einem Skalpell eine kleine Stichincision bis auf die Corticalis des Knochens gemacht. Dann sticht man eine 8—10 cm lange Knochenmarkpunktionskanüle, die an ihrer Spitze ein Schraubengewinde besitzt, bis zu Knochenfühlung ein und treibt sie mit einem Hammer durch die Corticalis in die Spongiosa des Trochantermassivs vor, bis sie unbeweglich darin sitzt. Die Nadelspitze kann noch durch einige Umdrehungen des Schraubengewindes endgültig in der Knochen-spongiosa fixiert werden. Sorgfältiges steriles Vorgehen ist bei der Untersuchung unum-gänglich. Wenn der Mandrin der Punktionskanüle entfernt ist, muß dunkelrotes Blut vermischt mit Knochenmarksanteilen aus der Nadel mühelos aspiriert werden können und die Injektion von physiologischer Kochsalzlösung ohne Widerstand möglich sein. Ist dies nicht der Fall, so muß die Nadelspitze noch weiter in die Spongiosa des Trochanter-massivs vorgetrieben werden. Unter keinen Umständen darf aber die Kanüle zurück-gezogen werden, weil dadurch ihre Fixation in der Spongiosa gelockert wird und es zum Zurückfließen des Kontrastmittels entlang dem Nadelschaft im Punktionskanal und damit zur paraossalen Kontrastmittelinjektion kommt. Liegt die Spitze der Punktionskanüle nicht regelrecht im Trochantermassiv, so kann zusätzlich eine neue Nadel an einer gün-stigeren Stelle eingeführt werden. Die in schlechter Lage liegende erste Kanüle darf dabei erst nach erfolgter Kontrastmittelinjektion entfernt werden, da sonst das Kontrastmittel aus den noch offenen Punktionslöchern in der Corticalis ins paraossale Gewebe austritt. Aus dem gleichen Grunde darf eine technisch unvollkommene Untersuchung erst nach ungefähr 10—14 Tagen wiederholt werden, d.h. dann, wenn sich die von der vorangegangenen Untersuchung stammenden Knochendefekte in der Corticalis des Trochantermassivs geschlossen haben.

Bei regelrechter Nadellage werden auf jeder Seite je 20 cm³ Urografin 60 % von Hand unter Anwendung eines möglichst großen Injektionsdruckes injiziert. Die erste Röntgenaufnahme erfolgt am Ende der Kontrastmittelinjektion und zwei weitere gleich anschließend in Abständen von 2 sec. Nach der Kontrastmittelinjektion wird 1⁰/₀₀ige Liquemine-NaCl-Lösung nachgespritzt und die Punktionskanüle mit einigen leicht drehenden Bewegungen entfernt. Die Hautincision verschließt man durch einige Nahtstiche.

Zur Punktion des Dornfortsatzes des 4. oder 5. Lendenwirbelkörpers wird ebenfalls eine intraossäre Punktionskanüle mit Schraubenwindungen an ihrer Spitze benötigt. Die Untersuchung erfolgt in leichter Allgemeinnarkose. Der Patient liegt zu Beginn in rechter Seitenlage. Die Punktionsnadel wird durch eine kleine Hautincision hindurch mit einem Hammer ins Zentrum der Spongiosa des Dornfortsatzes hineingetrieben und dort durch drehende Bewegungen mit dem Schraubengewinde fixiert. Wenn der Mandrin der Punktionskanüle entfernt ist, muß venöses Blut vermischt mit Knochenmarksanteilen unbehindert aus der Nadel aspiriert werden können. Die Probeinjektion der Liquemine-Kochsalzlösung muß mühelos erfolgen, da sonst die Nadel nicht regelrecht im Dornfortsatz liegt. Bei richtiger Lage der Punktionskanüle werden 30 cm³ Urografin 60 % von Hand unter Anwendung eines möglichst kräftigen Injektionsdruckes injiziert. Die erste Röntgenaufnahme wird am Ende der Kontrastmittelinjektion, je ein weiterer Film 3 und 5 sec nach Injektionsende exponiert. Zur Ergänzung ist anschließend eine gleiche Bildserie im postero-anterioren-Strahlengang beim in Bauchlage gedrehten Patienten notwendig.

d) Retrograde Sondierung der Vena cava inferior von einer freigelegten Cubitalvene aus

[Dalla Palma und Servello (1956), Steiner (1957, 1961), Petersen et al. (1961)]

Die Freilegung einer großkalibrigen Cubitalvene erfolgt entsprechend der beim Herzkatheterismus angewendeten Technik. Dabei wird ein Lehman-Teflonkatheter Nr. 8 oder 9 mit verschlossener Spitze über die V. axillaris, die Vena cava superior durch den rechten Herzvorhof in die Vena cava inferior bis unmittelbar über die Einmündungsstelle der Nierenvenen vorgeschoben. Nach Kontrolle der Katheterlage durch Injektion einer kleinen Menge Kontrastmittel werden 40 cm³ Urografin 60 % manuell oder mit der automatischen Druckspritze unter Anwendung eines Druckes von 2—3 kg/cm² injiziert. Die erste Röntgenaufnahme erfolgt nach Injektionsende, drei weitere in Abständen von 2 sec. Nach Entfernung des Herzkatheters wird die eröffnete Cubitalvene ligiert und die Hautincision durch Nähte verschlossen.

Zur Angiographie der Vena cava inferior ist die beidseitige percutane Punktion der Femoralvenen mit anschließender Kontrastmittelinjektion direkt durch die Punktionsnadel die Methode der Wahl. Sie ist einfach, gefahrlos und wenig zeitraubend. Durch Anwendung der Kathetermethode nach Seldinger läßt sich ein mögliches Herausgleiten der Nadel bei der Kontrastmittelinjektion und der während der Untersuchung notwendigen Lageveränderung des Patienten vermeiden. Die intraossäre Phlebographie ist nur bei Unmöglichkeit der Punktion der Femoralvenen wegen Beckenvenenthrombose indiziert. Die Kontrastmittelinjektion soll dabei ins Trochantermassiv oder in den Dornfortsatz des 4. oder 5. Lendenwirbelkörpers erfolgen. Von allen übrigen intraossären Injektionssorten des Beckens aus gelingt die Kontrastmittelfüllung der Vena cava inferior nur unvollständig. Sie sind deshalb zur Cavographie nicht zu empfehlen. Zur Feststellung der proximalen Begrenzung einer Cavathrombose ist in gewissen Fällen das Vorschieben eines Herzkatheters von einer Cubitalvene aus notwendig. Dies muß jedoch mit großer Vorsicht und unter Durchleuchtungskontrolle erfolgen, damit nicht thrombotische Massen durch die Katheterspitze losgelöst werden.

Die Anwendung anderer Untersuchungsmethoden wie percutane Direktpunktion der Vena cava inferior (Gansau 1955, 1956, Gottlob 1956, Kaufman und Burke 1956) und Freilegung der Vena saphena magna (R. Dos Santos 1935, Fariñas 1947, Bourgeon et al. 1956, 1960) ist wohl nur in ganz besonderen Fällen notwendig.

Zur Cavographie soll die Kontrastmittelinjektion immer beidseitig erfolgen. Nur so ist eine eindeutige Beurteilung der Beckenvenen und der Vena cava inferior möglich. Bei einseitiger Kontrastmittelinjektion ist die Durchmischung des Blutes mit dem Kontrastmittel in den distalen Abschnitten der Vena cava inferior unvollständig, wodurch die diagnostische Abklärung stark erschwert wird.

Durch die Cavographie kann nur die Vena cava inferior, nicht aber die in sie einmündenden retroperitonealen Venenäste mit Kontrastmittel gefüllt werden. Auch bei Erhöhung des intraabdominellen Druckes durch Betätigung der Bauchpresse (Valsalva) ist die Kontrastmittelfüllung dieser Gefäße unvollständig. Nur die selektive Angiographie der Nierenvenen (Dalla Palma und Servello 1956, Peart und Sutton 1957, Fuchs 1961) und Lebervenen (Tori 1953, Servello und Dalla Palma 1954, Brink und Botha 1955, Helander et al. 1958) oder die Anwendung der Technik mit erhöhtem intrabronchialem Druck (Nordenström 1960) erlauben eine klare und eindeutige Beurteilung dieser Gefäßabschnitte.

2. Kontrastmittel

Zur Phlebographie werden heute allgemein trijodierte Kontrastmittel angewendet, von denen sich Urografin besonders gut bewährt hat, da es kaum Nebenwirkungen zeigt. Die meisten dijodierten und trijodierten Kontrastmittel rufen an der Kittsubstanz zwischen den Endothelzellen der Venenintima bedeutende Schädigungen hervor. Durch Urografin sind diese pathologischen Veränderungen wesentlich geringer (Zinner und Gottlob 1959). Die relativ hohe Viscosität und der verhältnismäßig niedrige osmotische Druck dieses Kontrastmittels sind für seine gute Verträglichkeit verantwortlich. Bei bilateraler Injektion von Urografin 60 % kommt es nur selten zu den von Kjellberg (1943) und Greitz (1955) beschriebenen Artefakten durch fehlende Vermischung des hochkonzentrierten Kontrastmittels mit dem leichter viscösen Blut. Bei der Cavographie wird das Kontrastmittel immer sehr rasch und in größeren Mengen injiziert und es füllt dabei das Lumen der Vena cava fast vollständig aus. Ein Mischungseffekt kommt aus diesem Grunde praktisch nicht vor. Vorgängig jeder Kontrastmittelinjektion in das Venensystem muß die Nierenfunktion womöglich durch Bestimmung des Harnstoffes oder Reststickstoffs im Blut bekannt sein. Die Untersuchung darf im Prinzip nur bei normaler Nierenfunktion durchgeführt werden.

Die Abklärung einer Überempfindlichkeit des Patienten auf das Kontrastmittel vor der Untersuchung ist schwierig, da sich die gewöhnlich durchgeführten intracutanen und conjunctivalen Sensibilitätsteste nicht als zuverlässig erwiesen haben. Die einzige einigermaßen sichere Probe ist die intravenöse Injektion von 1—2 cm³ Kontrastmittel als eine Art Provokationstest, der bei jedem Patienten innerhalb der letzten 24 Std vor der Untersuchung routinemäßig durchgeführt werden soll.

Obschon bei der Cavographie in beide Femoralvenen zweimal je 20 cm³, also total 80 cm³ Kontrastmittel injiziert werden, ertrugen alle unsere Patienten die Untersuchung ohne Zwischenfall. Ist der Sensibilitätstest positiv, so werden einige Minuten vor der Kontrastmittelinjektion 25—50 mg Ultracorten-H intravenös verabreicht. Kommt es während oder nach der Angiographie zu leichten Allgemeinreaktionen wie Jucken, Urticaria, Schwitzen, Herzklopfen, Übelkeit, so werden 10 cm³ Calcium-Sandosten intravenös oder 25—50 mg Ultracorten-H intravenös gegeben.

Kardiovasculäre Reaktionen werden durch Senken des Kopfendes des Patienten, Sauerstoffinhalation und intravenöse Injektion von Gefäßtonica (Ephedrin, Effortil, Adrenalin) behandelt. Kommt es zum Herzstillstand, so muß zur externen Herzmassage, Anwendung des künstlichen Pacemakers und intrakardialen Adrenalininjektion geschritten werden. Bei Atemstillstand ist künstliche Beatmung und Intubation notwendig. Ein spezielles Instrumentarium zur Schockbehandlung muß bei der Cavographie wie bei jeder anderen angiologischen Untersuchung immer bereit stehen.

3. Komplikationen

Komplikationen sind selten und kommen vor allem bei Patienten mit thrombotischen Venenveränderungen vor. Hier ist die Strömungsgeschwindigkeit in den Venen stark vermindert, so daß das Kontrastmittel für längere Zeit mit der Venenintima in Beziehung steht. Deshalb kann es besonders in solchen Fällen zu Beckenvenenthrombosen mit nachfolgenden Lungenembolien kommen (HELANDER und LINDBOM 1959). Aus diesem Grunde ist es wichtig, daß sich die Patienten nach der Cavographie zur Verhütung von Venenthrombosen aktiv bewegen und nicht im Bett ruhig liegenbleiben. Bei Patienten mit postthrombotischen Venenveränderungen soll im Anschluß an die Cavographie das Venensystem durch Injektion größerer Mengen von 1⁰/₀₀iger Liquemine-NaCl-Lösung durchspült werden.

Bei unvorsichtiger Sondierung mit dem Führungsdraht oder dem Katheter ist eine Perforation der Venenwand und damit eine retroperitoneale Blutung möglich. Als Komplikation ist sogar die Kontrastmittelinjektion ins Cavum epidurale nach Perforation der Venenwand beschrieben (KOEHLER and ISARD 1962).

In wenigen Fällen, bei denen versehentlich die Femoralarterie anstatt der Vene punktiert wurde, kann es zur Bildung eines Hämatoms in der Leistengegend kommen, das jedoch meistens nur geringgradige und vorübergehende Symptome hervorruft.

Bei transossären Phlebographien ist besonders bei älteren Patienten die Gefahr des Auftretens einer Ostitis zu beachten (WITT 1952, SÜSSE 1956). Experimentell konnten ENIRA et al. (1950) und WILD (1956) nach transossärer Phlebographie Bindegewebsproliferation und Sklerosierung des Markkanals nachweisen.

Kontraindikationen zur Cavographie liegen bei Nieren- und Leberinsuffizienz, schlechtem Allgemeinzustand, dekompensierten Herzvitien und Überempfindlichkeit auf Jod vor.

II. Normale Anatomie
1. Röntgenanatomie

Die Vena cava inferior entsteht durch Zusammenfluß der beiden Vv. iliacae communes rechts und ventral der Bandscheibe L 4/L 5, hinter dem Angangsteil der A. iliaca communis dextra. Sie verläuft normalerweise auf dem M. iliopsoas bis auf Leberhöhe parallel der Wirbelsäule und überdeckt deren rechte Seitenkontur geringgradig (Abb. 1a). Sie liegt ventral der rechten Nieren- und Nebennierenarterie der Aa. lumbales dextrae und der A. phrenica dextra. Oft zeigt die Vena cava inferior einen leicht bogenförmigen rechtskonvexen Verlauf, der bei älteren Leuten besonders ausgeprägt ist. Bis auf Höhe der Bandscheibe L 2/L 3 legt sich die Vene der Wirbelsäule dicht an. In ihrem proximalen Abschnitt ladet sie meistens bis zur Einmündung in den rechten Herzvorhof nach ventral aus (Abb. 1b, c). Dieser Befund ist bei mageren Patienten nicht so ausgeprägt. Der distale Abschnitt der Vena cava inferior bis zur Einmündung der Nierenvenen ist im frontalen Durchmesser schmäler als im sagittalen. Das Kaliber der Vena cava inferior nimmt caudal nach proximal bis zum intrahepatischen Abschnitt zu. Dort und besonders beim Durchtritt durch das Zwerchfell ist das Lumen der Vene wieder etwas enger. Zwei umschriebene Erweiterungen des Venenlumens finden sich unmittelbar distal der Einmündungsstelle der Nierenvenen und der Lebervenen. Die Vena cava inferior besitzt,

abgesehen von der Val-
vula Eustachii bei der
Einmündung in den
rechten Herzvorhof
keine Klappen. Die
V. iliaca interna weist
in ungefähr 85% 5 cm
vor ihrer Einmündung
in die V. ilicaca com-
munis Klappen auf
(HELANDER und LIND-
BOM 1959). In der V. fe-
moralis liegt die oberste
Klappe meistens etwa
auf Höhe des Ligamen-
tum inguinale. Norma-
lerweise zeigt die V. iliaca communis sinistra
kurz vor ihrer Einmün-
dung in die Vena cava
inferior eine deutliche
Eindellung durch die
A. iliaca communis
dextra (Abb. 1a). Zu-
sätzlich kommt es hier
in der Hinterwand der
V. iliaca communis
zu einer Einbuchtung

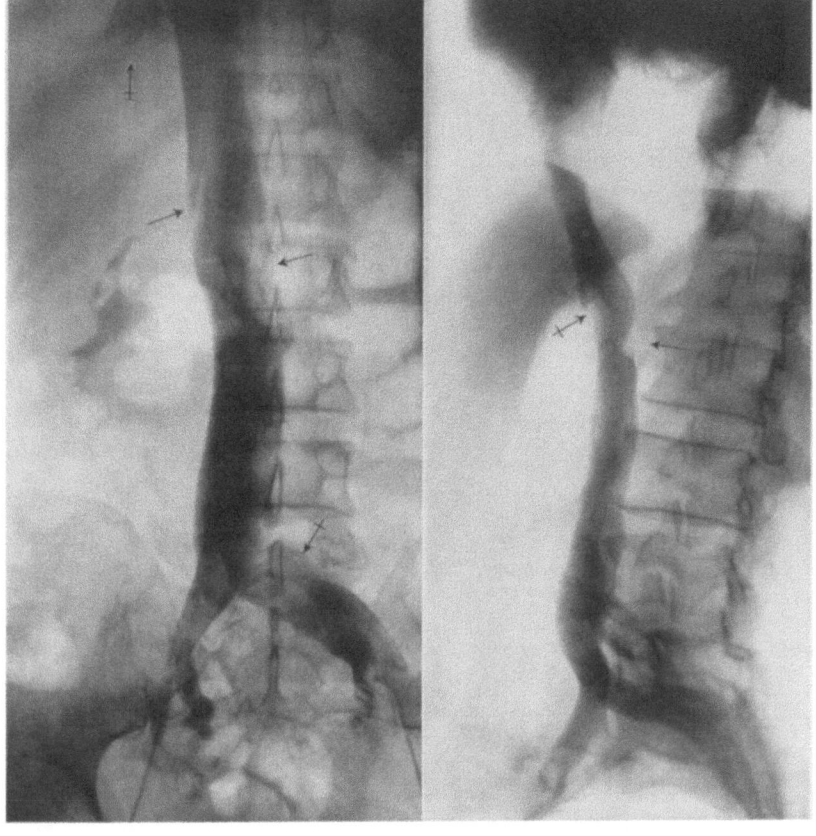

a   b

durch das Promontorium der Wirbelsäule und damit zum
Füllungsdefekt im Phlebogramm (GULLMO 1963). Andere
Autoren (McMURRICH 1907, MAY und NISSL 1959) fanden
in dieser Gegend einen bindegewebigen Venensporn, der
zu diesem Füllungsdefekt, d.h. zur sog. ,,zone normalement invisible" von OLIVIER (1951) und GUILHEM und
BAUX (1954) führt. Möglicherweise handelt es sich bei
diesem bindegewebigen Venensporn um eine reaktive Intimaproliferation an der Stelle der Promontoriumein-
buchtung. Bei älteren Patienten sieht man hier und da
eine Eindellung an der V. iliaca externa durch eine weite
geschlängelte A. iliaca externa dextra. Eine weitere
flache Einbuchtung von scharfer Begrenzung, bedingt
durch die A. renalis dextra, ist oft an der Hinterwand
der Vena cava inferior auf Höhe des zweiten Lendenwirbelkörpers abgrenzbar (Abb. 1b). Auf Höhe der Bandscheibe L1/L2 kommt es häufig durch den Einfluß des

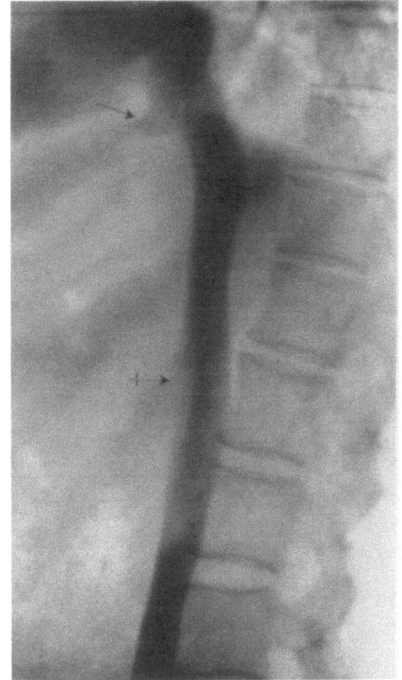

c

Abb. 1a—c. *Normales Cavogramm.* a a.-p. Scharf begrenzte Gefäß-
konturen, ausgenommen auf Höhe der Einmündung der Nierenvenen (→). Eindellung der V. iliaca communis sinistra durch die
A. iliaca communis dextra (⊢→). Retrograde Kontrastmittelfüllung
der Lebervenen (⊣⊢→). b Halbschräg. Eindellung der Hinterwand
der Vena cava inferior durch die A. renalis dextra (→). Einmüdung der V. renalis dextra (⊢→). c Seitlich. Sagittaler Durchmesser des intrahepatischen Abschnittes der Vena cava inferior breiter als frontaler. Retrograde
Kontrastmittelfüllung der Lebervenen (→). Einmündung der Nierenvenen (⊢→)

Blutes aus den Nierenvenen und weiter proximal auf Zwerchfellhöhe durch das Blut aus den Lebervenen zur Verwischung der Gefäßkontur oder sogar zu Füllungsdefekten in der Vena cava inferior (Abb. 1a, b). Im übrigen ist die Vena cava inferior jedoch immer regelmäßig und scharf begrenzt. Bei Betätigung der Bauchpresse durch den Patienten während der Kontrastmittelinjektion und, wie auf Serienaufnahmen zu sehen ist, auch bei Vorhofskontraktion des Herzens kommt es manchmal zu einer retrograden Füllung des Anfangsteiles der Nieren- und Lebervenen. Eindellung der Vena cava inferior von links und vorn her sind durch den Lobus caudatus der Leber möglich. Hochgradige Kyphoskoliosen der Lendenwirbelsäule erschweren die Beurteilung der Cavogramme in bezug auf Dislokation und Kompression durch raumfordernde Prozesse. Die Nodi lymphatici iliaci externi laterales et mediales, die Nodi iliaci communes stehen in enger Beziehung zur V. iliaca externa und communis, die Nodi lymphatici praecavi, laterocavi und paraaortici dex. zur Vena cava inferior. Die rechte Niere, der rechte Ureter, die rechte Nebenniere, der Pankreaskopf, die Leber, das Duodenum und der sympathische Grenzstrang rechts liegen ebenfalls in unmittelbarer Nachbarschaft der Vena cava inferior (Abb. 2).

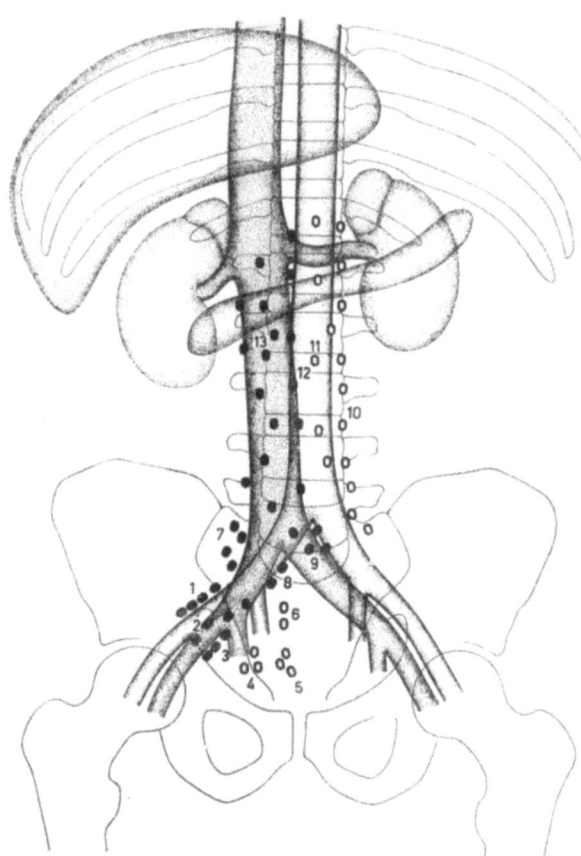

Abb. 2. *Topographisch-anatomische Lage der retroperitonealen Organe und Lymphknoten in Beziehung zur Vena cava inferior.* Lymphknoten: schwarz in direkter Beziehung, weiß nicht in Beziehung zur Vena cava inferior. Lnn. iliaci externi laterales superficiales (*1*). Lnn. iliaci externi laterales profundi (*2*). Lnn. iliaci externi mediales (*3*). Lnn. obturatorii (*4*). Lnn. glutei inferiores (*5*). Lnn. glutei superiores (*6*). Lnn. iliaci communes laterales (*7*). Lnn. iliaci communes mediales (*8*). Lnn. subaortici (*9*). Lnn. paraaortici sinistri (*10*). Lnn. praeaortici (*11*). Lnn. paraaortici dextri (*12*). Lnn. praecavi et laterocavi (*13*)

2. Anomalien der Vena cava inferior

Anomalien der Vena cava inferior kommen bei 1,5—4% aller Menschen vor (Adachi 1937, Edwards 1951). Anomalien der in die Vena cava inferior einmündenden Venenäste sind noch zahlreicher (Anson et al. 1947, 1948, 1956, Edwards 1951). Nur die Kenntnis der embryologischen Entwicklung der Vena cava inferior läßt die Entstehung und Art der verschiedenen Anomalien überblicken, die besonders von McClure und Butler (1925), Pick und Anson (1940) und Muelheims und Mudd (1962) eingehend untersucht worden sind.

Während der Fetalperiode sind im Abdomen drei longitudinal verlaufende gepaarte Venengruppen vorhanden, die durch Anastomosen untereinander verbunden sind, welche den sog. periureteralen Ring bilden. Dieser Venenring, in dem zentral das Metanephros, aus dem sich die permanenten Nieren entwickeln, liegt, besteht aus folgenden Venengruppen:

1. Vv. postcardinales, ventral und lateral, die zusammen mit den Vv. antecardinales den Ductus Cuvieri bilden.

2. Vv. subcardinales, ventral und medial.

3. Vv. supracardinales, dorsal und lateral zu beiden Seiten der Aorta abdominalis.

Von diesen genannten Venen verschwindet die V. postcardinales der linken Seite vollständig, während aus derjenigen der rechten die V. azygos entsteht. Aus den distalen Abschnitten der Vv. subcardinales und ihrer Anastomosen entwickeln sich die Vv. ovaricae

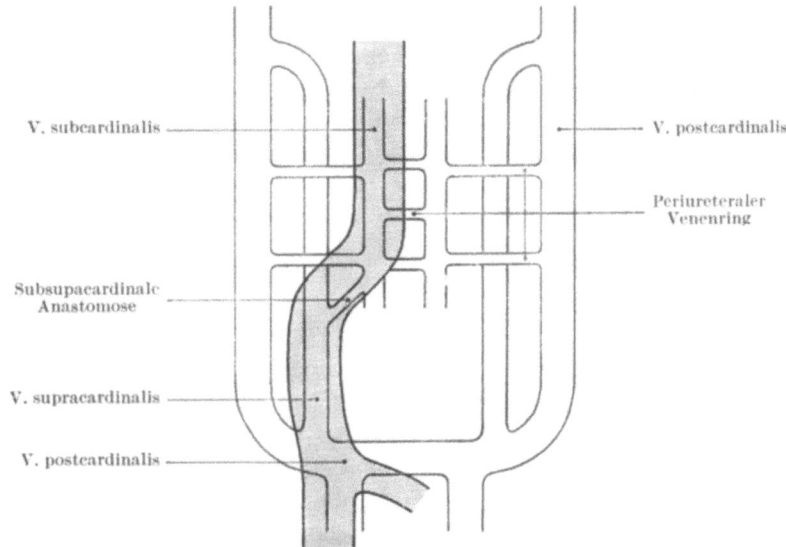

Abb. 3. *Schema der embryologischen Entwicklung der Vena cava inferior*

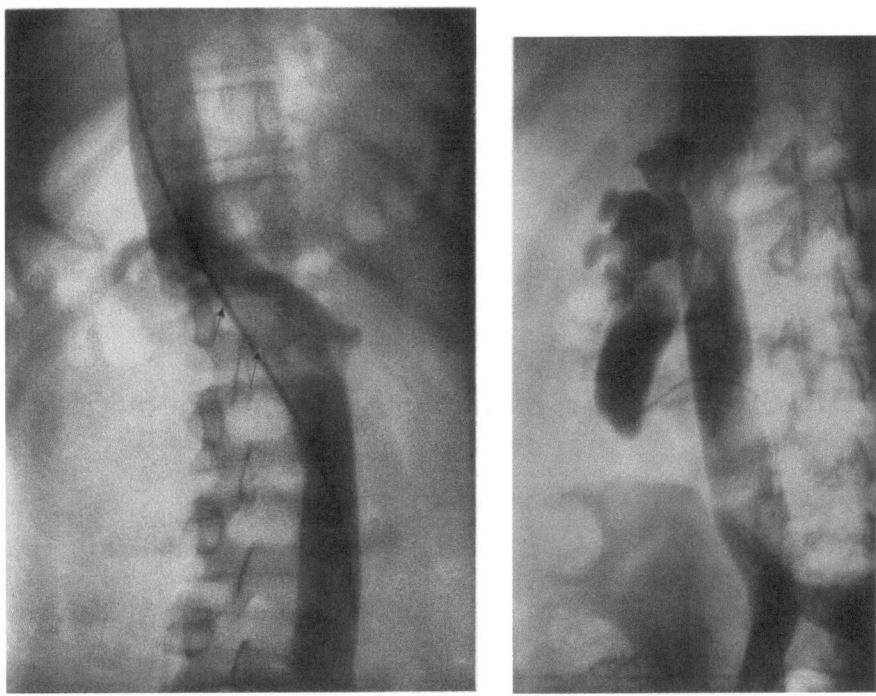

Abb. 4   Abb. 5

Abb. 4. *Linksseitige infrarenale Vena cava inferior.* Die Vena cava inferior verläuft bis auf Höhe der Nieren-venen links paravertebral, kreuzt dort Wirbelsäule und Aorta und liegt in ihrem proximalen Abschnitt rechts paravertebral. Eindellung durch die Aorta abdominalis (→)

Abb. 5. *Retrocavale Lage des rechten Ureters.* Kräftige Stauung des proximalen Ureterabschnittes rechts lateral der Vena cava inferior und Hydronephrose. Retrogrades Pyelogramm. Der Ureter kreuzt auf Höhe von LWK 3 die Vena cava inferior dorsal und verläuft distal medial der Vena. (Aus OLLE OLSSON: Roentgen examination of the kidney and the ureter. In: Handbuch der Urologie. Berlin-Göttingen-Heidelberg: Springer 1962)

bzw. spermaticae, aus den proximalen rechts das suprarenale Segment der Vena cava inferior und aus denjenigen links der mediale Teil der V. renalis sinistra und die V. suprarenalis sinistra. Von den Vv. supracardinales verschwindet die linke, währenddem die rechte das untere Segment der Vena cava inferior bildet (Abb. 3).

Bei der Anomalie der *linksseitigen infrarenalen Vena cava inferior* ist anstatt die rechte die linke V. supracardinalis erhalten geblieben, wobei das Gefäß bis auf Höhe der Einmündung der linken Nierenvene links lateral der Aorta abdominalis verläuft. Sie überkreuzt dort als medialer, aus der V. subcardinalis hervorgegangener Teil der linken Nierenvene die Wirbelsäule von links nach rechts und liegt dann in ihrem proximalen Abschnitt rechts paravertebral (Abb. 4).

Bei der *doppelseitigen infrarenalen Vena cava inferior* persistieren die Vv. supracardinales bilateral, wobei zu beiden Seiten der Aorta abdominalis zwei breite Venen verlaufen, die sich auf Höhe der Nieren miteinander vereinigen.

Eine klinisch wichtige, aber sehr seltene Anomalie ist die *präureterale Vena cava inferior*, d.h. die sog. *retrocavale Lage des Ureters*. Hier ist die V. postcardinalis rechts erhalten geblieben, während sich die V. supracardinalis zurückgebildet hat. Der rechte Ureter verläuft dabei in seinem proximalen Abschnitt lateral rechts der Vena cava inferior, kreuzt diese dorsal auf mittlerer Höhe und zieht distal davon auf der medialen linken Seite des Gefäßes zur Blase. Durch diesen abnormen retrocavalen Verlauf wird der Ureter komprimiert, wobei meistens eine Stauung der oberen Harnwege auftritt. Durch Einlegen eines Ureterenkatheters und anschließende Cavographie kann die topographisch-anatomische Beziehung zwischen Ureter und Vena cava inferior genau bestimmt und die Diagnose damit gestellt werden (O'Loughlin 1947, 1961, Ekström und Nilson 1959, Nielsen 1959, Vandendorp et al. 1962, Lemaitre et al. 1963) (Abb. 5).

Als weitere Anomalie ist die Verbindung des prärenalen Segmentes der Vena cava inferior mit der aus dem proximalen Abschnitt der V. postcardinalis sinistra entstehenden V. azygos mit Einmündung in die Vena cava superior zu erwähnen. Dabei treten die Lebervenen durch die normale Öffnung der Vena cava inferior in den rechten Herzvorhof ein. Diese Anomalie wird als *Azygosfortsetzung der Vena cava inferior* oder auch als *Fehlen der Vena cava inferior* bezeichnet (Stackelberg et al. 1952). Neben diesen relativ häufig vorkommenden Anomalien der Vena cava inferior sind noch zahlreiche andere bekannt, die aber von geringerer Bedeutung sind (Edwards 1951). Auch das Azygosvenensystem und die vertebralen Venenplexus zeigen zahlreiche Anomalien, die Abrams (1957) eingehend untersucht hat.

III. Primäre Erkrankungen der Vena cava inferior und der Beckenvenen

1. Thrombotische Veränderungen

Funktionell und pathophysiologisch sind Vena cava inferior, Beckenvenen und die Venen der unteren Extremität untrennbar miteinander verbunden. Thrombotische Veränderungen greifen deshalb häufig von der einen Venengruppe auf die andere über.

a) Cavathrombosen

Die meisten *genuinen Thrombosen der Vena cava inferior* nehmen ihren Ursprung in den Beckenvenen. Direkt von der Vena cava inferior ausgehende primäre Cavathrombosen sind selten (Martorell 1943, 1948, Lériche 1947). Die kräftige Blutströmung in diesem weiten Gefäß läßt nämlich eine Thrombusbildung kaum zu. Bei thrombotischem Verschluß der Vena cava inferior und unveränderten Beckenvenen muß deshalb immer ein maligner infiltrativer Prozeß in der Vena cava inferior als Grundkrankheit in Betracht gezogen werden. Oft ist jedoch die Unterscheidung zwischen genuiner Cavathrombose und sekundärer, durch Tumorinfiltration oder Tumorkompression bedingter

kaum möglich, da bei Tumoren die sekundäre Thrombose auch retrograd auf die Beckenvenen übergreifen kann. Durch eine Cavathrombose entsteht ein ausgedehntes Kollateralnetz von Venen, am ausgeprägtesten über die Vv. lumbales ascendentes, Vv. ilio-
lumbales, Vv. lumbales, die externen und internen vertebralen Venenplexus (Abb. 6).

Klinisch ist das Vorhandensein einer Cavathrombose nicht immer eindeutig abzu-
klären, da Symptome manchmal weitgehend fehlen oder atypisch sind. Die Diagnose
ist dann sehr schwierig und
nur durch die angiographische Untersuchung zu stellen. Ödeme beider Beine,
die bei zusätzlichem Befall
der Beckenvenen ausge-
prägter sind, und erweiterte
Venen der vorderen Bauch-
wand im Sinne eines Caput
Medusae mit Strömungsrichtung des Blutes nach proximal sind klinisch typische
Befunde einer Cavathrom-
bose. Liegt zusätzlich noch
eine Proteinurie vor, so muß
angenommen werden, daß
der thrombotische Prozeß
auch auf das mittlere Cavasegment und damit auf die
Nierenvenen übergreift.

Bei *thrombotischem Ver-
schluß der Vena cava in-
ferior* liegt die proximale
Begrenzung der Thrombose
meistens knapp distal der
Einmündungsstelle der
Nierenvenen. Die kräftige
Blutzirkulation der Nieren
verhindert nämlich in der
Regel eine Thrombosierung
der proximalen Cavaab-
schnitte. Ist die Nieren-
durchblutung vorüberge-
hend oder dauernd durch
eine Nierenerkrankung herabgesetzt, so besteht die
Gefahr des Übergreifens der

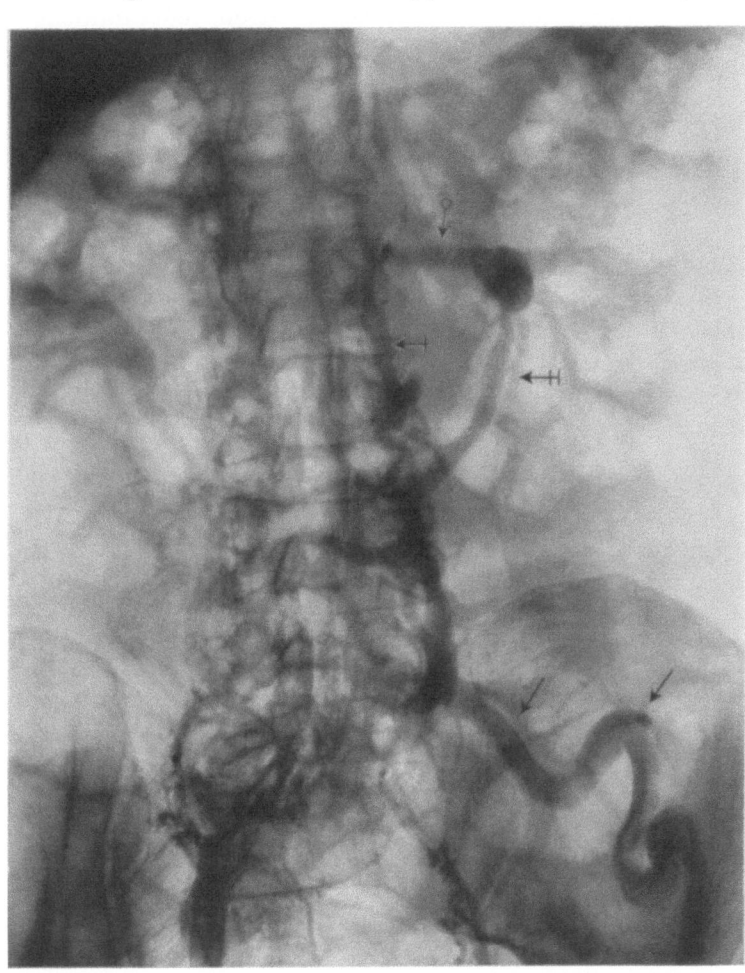

Abb. 6. *Genuine Beckenvenen- und Cavathrombose.* Totaler Verschluß
der Vena cava inferior und V. iliaca sinistra. Partieller Verschluß der
V. iliaca dextra. Ausgedehntes Kolateralvenennetz über die V. ilio-lumbalis
sinistra (→), V. lumbalis ascendens sinistra (┼→), den Truncus reno-azygo-
lumbalis (┤┼→) und die V. renalis sinistra (o→) sowie über die internen
und externen vertebralen Venenplexus und die Vv. lumbales

Thrombose vom unteren auf das mittlere Cavasegment und damit auf die Nierenvenen.
Dabei sind jedoch mehr Möglichkeiten zur Ausbildung eines Kollateralkreislaufes gegeben
als bei primären, direkt in den Nierenvenen ihren Ursprung nehmenden Thrombosen (HARRI-
SON et al. 1956). Primäre genuine Nierenvenenthrombosen kommen fast nur bei Kleinkindern vor (KAUFMANN 1958, 1960). Bei Erwachsenen können, abgesehen von den Fällen
bei Tumorinfiltration, Nierenamyloidose, Glomerulonephritis, Pyelonephritis und hydronephrotische Schrumpfnieren zu sekundären Thrombosen in den Nierenvenen führen,
die aber kaum auf die Vena cava inferior übergreifen (ABESHOUSE 1945). Sie lassen sich
deshalb durch die Cavographie nicht darstellen und nur die selektive renale Angiographie
und selektive renale Phlebographie erlauben ihre diagnostische Abklärung (FUCHS 1961).

Der *thrombotische Verschluß des oberen Cavasegmentes* mit Behinderung des venösen Abflusses aus den Lebervenen ist selten. In solchen Fällen ist meistens die Blutzirkulation im Thrombosebereich noch einigermaßen erhalten. Nur ungefähr 20% des Budd-Chiari-Syndroms sind durch eine Cavathrombose bedingt. Diesem fast nur bei Kindern vorkommenden Krankheitsbild liegt in der Regel eine Behinderung der Blutzirkulation in den Lebervenen vor ihrer Einmündung in die Vena cava inferior zugrunde (THOMPSON 1947). Kongenitale Gefäßveränderungen, entzündliche Prozesse, Trauma, Tumoren, Lebercirrhose sind für die Entstehung dieses posthepatischen Blockes der portalen Zirkulation verantwortlich. Die Cavographie zeigt in Fällen, bei denen eine Thrombose des obersten Segmentes der Vena cava inferior vorliegt, einen vollständigen Unterbruch der Blutzirkulation in diesem Cavaabschnitt mit ausgedehntem Kollateralkreislauf über die kräftig erweiterten V. azygos und hemiazygos und V. lumbalis ascendens zur Vena cava superior (BRONTE-STEWART und GOETZ 1952). Sind die pathologischen Veränderungen nur auf die Lebervenen beschränkt, so kann die Diagnose nur durch die selektive Phlebographie derselben gestellt werden (BRINK und BOTHA 1955).

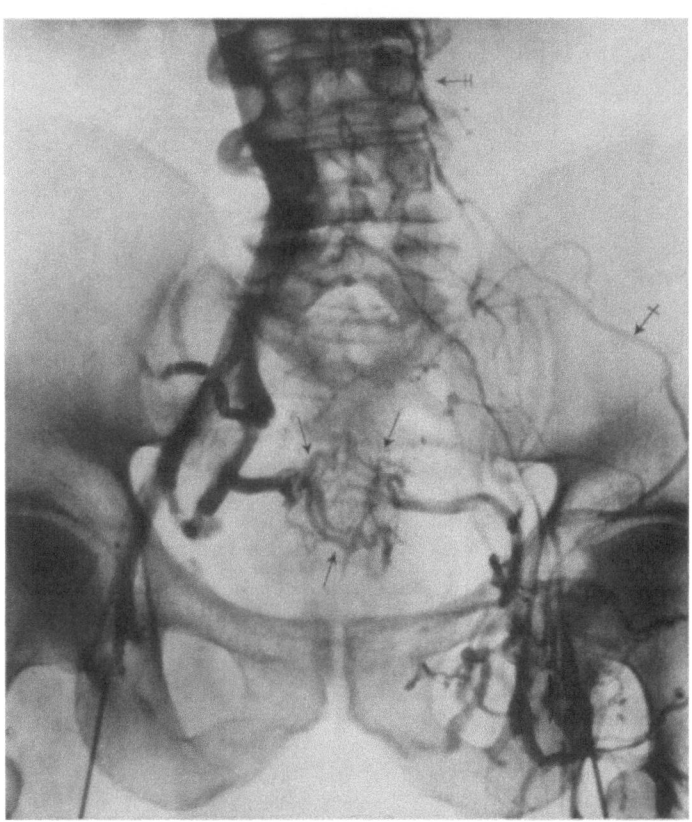

Abb. 7. *Genuine Thrombose der Beckenvenen links* nach Prostatektomie. Thrombotischer Verschluß der V. iliaca externa und interna. Kollateralkreislauf über Vv. sacrales (→) zur Gegenseite und die V. iliolumbalis sinistra (⊢→) in die V. lumbalis ascendens (⊣⊢→). Varicös erweiterte Venen in der linken Leistengegend

b) Beckenvenenthrombosen

Beckenvenenthrombosen greifen häufig auf das distale Cavasegment über, sie kommen links häufiger vor als rechts. WANKE (1955) fand in seinem Krankengut 65% linksseitige, 15% rechtsseitige und 20% beidseitige Beckenvenenthrombosen. Gleiche Beobachtungen sind auch von OLIVIER (1957) gemacht worden. Die Erklärung für diesen Seitenunterschied liegt in der relativen Behinderung des venösen Abflusses der linken Seite durch den häufig vorkommenden sog. „Beckenvenensporn" in der V. iliaca communis sinistra, ferner durch die Eindellung dieses Gefäßes durch das Promontorium von dorsal und die A. iliaca communis dextra von ventral. Bei thrombotischen Veränderungen der Beckenvenen kommt röntgenologisch ein partieller oder vollständiger Verschluß der befallenen Gefäße zur Darstellung, wobei sich das proximal noch offene Venenlumen über einen Kollateralkreislauf von erweiterten und geschlängelten Venen mit Kontrastmittel füllt (Abb. 7, 8). Bei nur partiellem Gefäßverschluß finden sich durch die Thrombose bedingte, längliche, unregelmäßig begrenzte Kontrastmittelaussparungen entlang der Venenwand. Ist der Thrombus nicht vollständig mit der Venenwand verwachsen, so kommt er als scharf begrenzter Füllungsdefekt zur Darstellung. Diese Veränderungen müssen von fehlender Durchmischung des Kontrastmittels mit dem Venenblut klar abgegrenzt werden.

Rekanalisierte, postthrombotisch veränderte Venen sind geschlängelt, unregelmäßig konturiert und manchmal erweitert (Abb. 8, 9).

Thrombophlebitiden der Beckenvenen, entzündliche Prozesse des Beckenbindegewebes, sei es durch Lymphadenitis oder nach radiotherapeutischen Eingriffen können zu einer bindegewebigen Sklerose der Gefäßscheiden mit narbig-schwieliger Ummauerung der Gefäße und damit zur sog. „*Beckenvenensperre*" (WANKE 1950, 1955, GUMMRICH und KÜBLER 1955, EUFINGER et al. 1961) oder „frozen pelvis" (LESSMAN und WALDORP 1958) führen. Phlebographisch kommt in diesen Fällen eine partielle oder vollständige

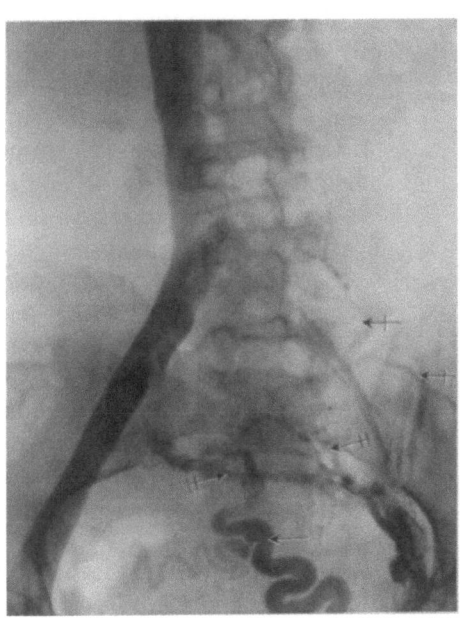

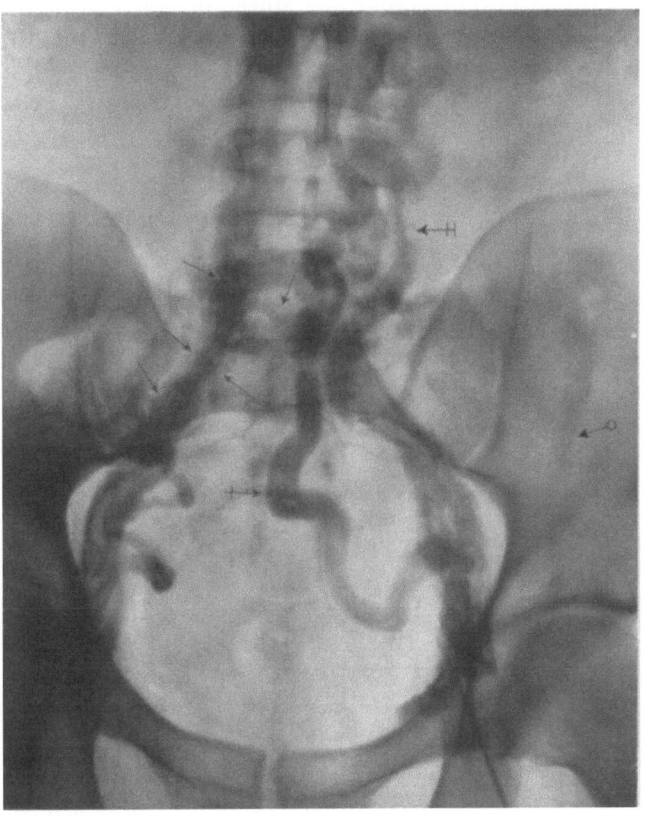

Abb. 8   Abb. 9

Abb. 8. *Genuine Thrombose der V. femoralis sinistra und V. iliaca sinistra, übergehend auf die Vena cava inferior.* Partielle Rekanalisation der Thrombose in der V. iliaca externa. Kollateralen über Bauchwandvenen (→), Vv. sacrales (⊣∣→) und die V. ilio-lumbalis sinistra (⊢→)

Abb. 9. *Beckenvenensperre* im Bereich der proximalen Abschnitte der Vv. iliacae communes beidseits und des distalen Abschnittes der Vena cava inferior. Einengung der Venen durch Bindegewebsplatten (→). Postthrombotisch veränderte, erweiterte Vv. iliacae externae beidseits mit unregelmäßigen Füllungsdefekten. Kollateralkreislauf über Bauchwandvenen (⊣→), V. ilio-lumbalis sinistra (o→) und die V. lumbalis ascendens sinistra (⊣∣→) (operativ bestätigt)

Einengung des Venenlumens sowie ein ausgedehntes Netz von Kollateralvenen zur Darstellung (Abb. 9). Röntgenologisch zeigen Beckenvenensperre und thrombotisches Syndrom der Beckenvenen somit identische Befunde und sind demnach nicht voneinander zu unterscheiden. Meistens kommen aber beide Affektionen gleichzeitig vor, so daß ihre Differenzierung ohne Bedeutung ist. Durch operative Entfernung der perivasculären Bindegewebsplatten (Phlebolyse) kann in manchen Fällen eine Erweiterung des Venenlumens und damit eine Verbesserung des venösen Abflusses geschaffen werden (WANKE 1955, LEEMANN 1958, RICHTER 1958).

Sobald eine Beckenvenenthrombose auf die distalen Abschnitte der Vena cava inferior übergreift, kommt es zu einer wesentlichen Verschlechterung des venösen Abflusses aus der unteren Körperhälfte. Es entsteht ein ausgedehntes Kollateralvenennetz über die

Vv. sacrales, ileolumbales und Bauchwandvenen zur V. lumbalis ascendens, den vertebralen Venenplexus und der V. azygos und hemiazygos (Abb. 6).

α) Anastomosen bei thrombotischem Verschluß der Vena cava inferior und der Beckenvenen

Surington und Jonas (1952) und besonders Gvozdanović et al. (1957) untersuchten phlebographisch die Ausbildung des Kollateralkreislaufs nach Cavaligatur bei Herzkranken entsprechend der Methode von Cossio und Perianes (1952). Dabei fanden sie folgende Möglichkeiten für Anastomosen (Abb. 10).

β) Anastomosen zwischen Vena cava inferior und Vena cava superior
(Cavo-cavale Anastomosen)

Plexus vertebralis internus und externus. In der Beckenregion stehen diese Venenplexus durch die Vv. sacrales laterales und mediae über die V. iliaca interna und communis mit der Vena cava inferior in Verbindung. Lumbal sind Anastomosen über die intervertebralen Venen zu den Vv. lumbales und von diesen über die Vv. lumbales ascendentes zur V. azygos und hemiazygos vorhanden. In der Thorakalregion verbinden die Intercostalvenen die vertebralen Venenplexus mit der V. azygos und hemiazygos. In der Cervicalregion wird der Abfluß aus diesen Venenplexus durch vertebrale und tiefe cervicale Venen gewährleistet.

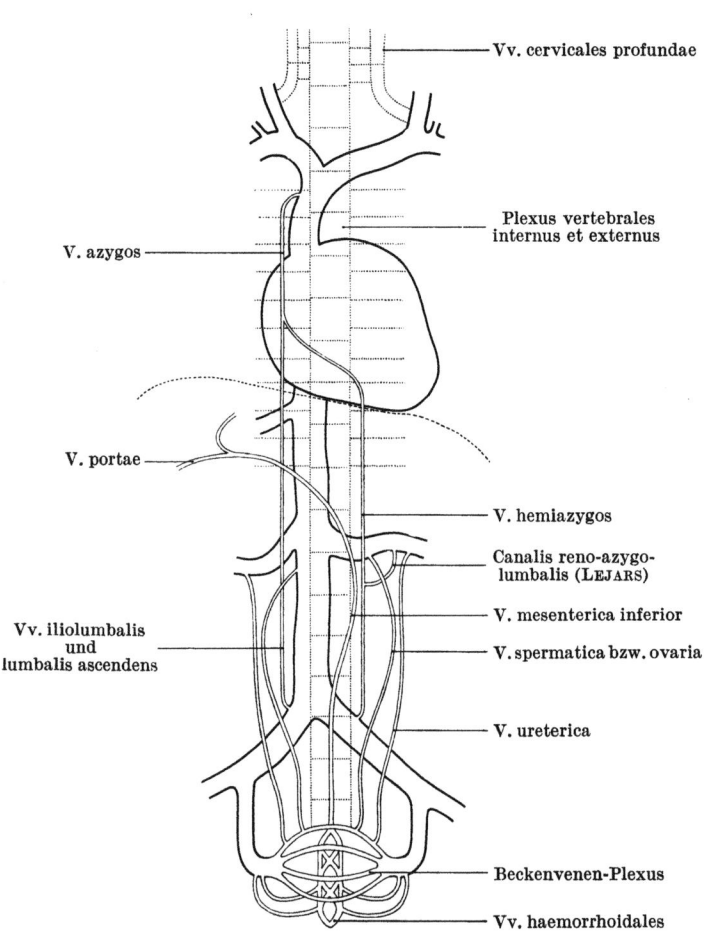

Lumbales Venensystem. Es ist für die Ausbildung von Kollateralkreisläufen besonders wichtig und nimmt seinen Ursprung im lumbalen Ast der V. iliolumbalis, die distal in die V. iliaca interna oder communis abgeht und proximal in die V. lumbalis ascendens einmündet. Die V. lumbalis ascendens verbindet die lumbalen Venen untereinander und setzt sich nach proximal auf der rechten Seite in die V. azygos und links in die V. hemiazygos fort. Das System der lumbalen Venen ist mit der V. renalis

Abb. 10. Schematische Darstellung der wichtigsten Kollateralvenen zwischen Vena cava inferior und Vena cava superior sowie Vena portae (nach Gvozdanović et al. 1957)

durch den Canalis reno-azygo-lumbalis (Lejars 1888) verbunden. Dieser tritt aus der Hinterwand der Nierenvene aus, hat nach caudal eine Verbindung mit der V. lumbalis ascendens und nach proximal eine solche mit der V. hemiazygos.

Viscerale Anastomosen. Die V. ovarica bzw. spermatica verbindet den Plexus pampiniformis der linken Seite mit der linken Nierenvene und denjenigen der rechten Seite mit der Vena cava inferior. Die Vv. uretericae bilden Anastomosen zwischen den Venen um die Harnblase und den Nierenvenen. Die Venenplexus des kleinen Beckens, welche die Urethra, Harnblase, Prostata, Uterus, Vagina, Ovarien und das Rectum umgeben, stehen in enger Verbindung zueinander und haben Beziehungen zu den Vv. iliacae internae und externae beider Seiten.

γ) Anastomosen zwischen Vena cava inferior und Vena portae (Porto-cavale Anastomosen)

Rectale Anastomosen haben von den porto-cavalen Anastomosengruppen als einzige praktische Bedeutung. Die V. haemorrhoidalis superior steht distal mit dem Plexus haemorrhoidalis, den Venenplexus des kleinen Beckens und der V. iliaca interna in Verbindung und mündet kranial in die V. mesenterica superior, die ihrerseits ein Gefäßast der Vena portae ist.

Oesophagale Anastomosen sind zwischen der V. coronaria ventriculi (Portakreislauf) und den distalen Venen des Oesophagus (Cavakreislauf) vorhanden.

Anastomosen zwischen den Vv. sacrales und dem Plexus haemorrhoidales, peritoneale Anastomosen zwischen peritonealen Ästen der Vena portae und peritonealen Ästen der Vv. sacrales, lumbales und perirenales, ferner *umbilicale Anastomosen* zwischen den Vv. paraumbilicales ev. umbilicales (Portakreislauf) und der V. epigastrica (Cavakreislauf) sind praktisch kaum von Bedeutung. Die Entstehung aller dieser Umgehungskreisläufe ist nur möglich, weil in allen genannten Venen praktisch keine Venenklappen vorkommen.

Die *Ausbildung von Kollateralen nach Cavaligatur* beim primär intakten Venensystem von Herzkranken ist viel ausgedehnter als bei Cavathrombosen, die ja immer den ganzen distalen Abschnitt der Vena cava inferior und meistens die Beckenvenen umfassen, was die Entstehung eines Kollateralkreislaufes wesentlich erschwert (GVOZDANOVIĆ et al. 1957, MAY und NISSL 1959).

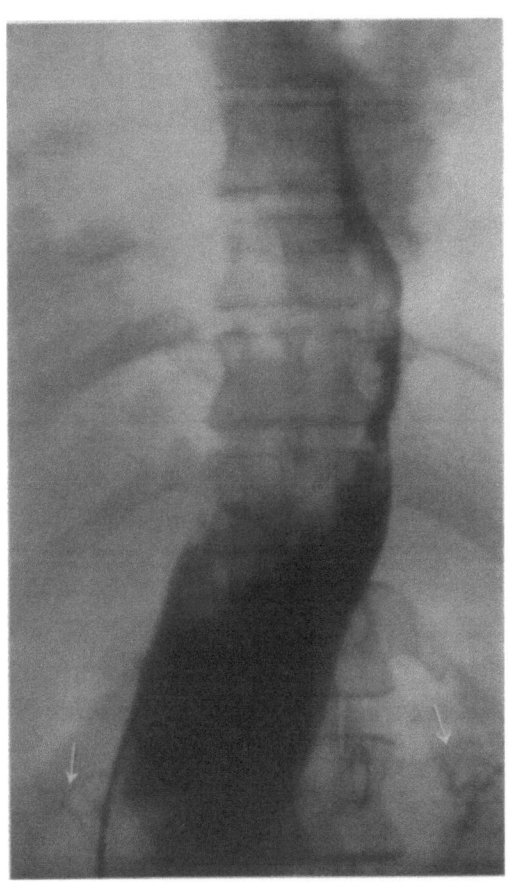

Abb. 11. *Thrombotischer Verschluß einer operativen porto-cavalen Anastomose.* Fast vollständiger Verschluß des intrahepatischen Abschnittes der Vena cava inferior, die distal der Thrombose kräftig erweitert ist. Beginnende Füllung eines lumbalen und vertebralen Kollateralvenennetzes (→)

c) Thrombotischer Verschluß einer operativen porto-cavalen Anastomose

Zur Feststellung einer Thrombose eines operativ angelegten porto-cavalen Shunts wegen portaler Hypertension muß der Katheter in der Vena cava inferior bis knapp distal der Höhe der Anastomose vorgeschoben werden. Nur wenn die Vena cava inferior frei von Thrombusmassen ist, darf die direkte Sondierung der Anastomose mit dem Katheter versucht werden, da sonst durch die Katheterspitze Thrombusmassen losgerissen werden, die zu Lungenembolien führen. Die Cavographie erlaubt nur bei Übergreifen des thrombotischen Prozesses auf die Vena cava inferior mit Sicherheit die Diagnose eines thrombotischen Verschlusses der porto-cavalen Anastomose (Abb. 11). Ein bloßes Fehlen des normalerweise sichtbaren, durch das reichlich einfließende Shuntblut bedingten Kontrastmitteldefektes in der Gegend der Anastomose darf nicht als sicheres Zeichen des thrombotischen Verschlusses desselben bewertet werden. Die Kontrastmitteldarstellung in der venösen Phase der selektiven Angiographie der A. coeliaca und mesenterica superior oder, wenn dies noch möglich ist, durch die Splenoportographie geben weit bessere Aufschlüsse über die Durchgängigkeit der Anastomose als die Cavographie.

Die Frage nach der Thrombose einer operativen *spleno-renalen Anastomose* kann durch die Cavographie nicht beantwortet werden. Die kräftige Blutzirkulation der Nieren verhindert ein Übergreifen des thrombotischen Prozesses von der Anastomose auf die Nierenvene oder sogar auf die Vena cava inferior. Nur die selektive Sondierung der splenorenalen Anastomose über die linke Nierenvene und die anschließende renale Phlebographie oder die venöse Phase der selektiven Angiographie der A. coeliaca und mesenterica superior geben klare Auskunft über pathologische Veränderungen im Anastomosengebiet.

2. Varicocele des Ligamentum latum (Varicocele pelvina mulierum)

Dieses Krankheitsbild, dem varicös erweiterte Venen im Parametrium zugrunde liegen, ist von Helander und Lindbom (1960) phlebographisch untersucht worden. Von 300 Patientinnen zeigten nur 17 pathologisch erweiterte Venen im Ligamentum latum. Dabei kam es auf der linken Seite infolge Insuffizienz oder Aplasie der Klappen in der V. iliaca interna häufiger zur retrograden Kontrastmittelfüllung der Venenplexus. Der venöse Abfluß aus diesen Varicen im Ligamentum latum erfolgte häufiger über die V. ovarica der linken Seite in die V. renalis sinistra als über die V. ovarica dextra in die Vena cava inferior. Die Ätiologie der Varicocelen des Ligamentum latum ist nicht eindeutig geklärt. Die Erkrankung kommt häufiger bei Multiparae als bei Nulliparae vor, so daß ein Einfluß der Gravidität auf deren Entstehung angenommen werden muß. Klinisch führen die Venenveränderungen zu Schmerzen im Unterbauch, die im Stehen auftreten, im Liegen aber wieder verschwinden. Die operative Behandlung durch Resektion oder Ligatur der Venenplexus zeigt meistens gute Resultate (Mattson 1936).

3. Phlebosklerose

Eine dauernde Erhöhung des Blutdrucks in der Vena cava inferior bei Rechtsinsuffizienz des Herzens oder Perikarditis constrictiva führt zur Verdickung der Venenintima und Venenmedia, d.h. zur Phlebosklerose. Fetteinlagerungen in die Gefäßwand sind sehr selten. Die Tunica elastica interna ist meistens intakt (Moschcowitz 1960). Eine besonders häufige Lokalisation der Phlebosklerose ist das Gebiet des „Beckenvenensporns" (May und Nissl 1959). Unter Umständen kann es sogar zu Kalkeinlagerungen in die Venenwand kommen, was allerdings relativ selten ist (Keen 1941). Schobinger (1961) wies darauf hin, daß sklerotische Veränderungen in der Vena cava inferior im Sinne einer „arteriosclerotic venopathy" bei schwerer Arteriosklerose der Aorta abdominalis gehäuft vorkommen.

IV. Veränderungen der Vena cava inferior und der Beckenvenen bei Erkrankungen im Retroperitoneum und Abdomen

1. Tumoren

Lymphgefäße und Lymphknoten sowie zahlreiche retroperitoneale Organe stehen in enger topographisch-anatomischer Beziehung zu den Beckenvenen und der Vena cava inferior. Primärtumoren und Tumormetastasen in Lymphknoten und retroperitoneal gelegenen Organen verursachen deshalb an den Venen, die nur dünne Gefäßwände und einen niedrigen Blutdruck besitzen, pathologische Veränderungen. Verdrängung, Impression oder Obliteration der Venen sind charakteristische angiographische Befunde bei expansivem Tumorwachstum. Die Cavographie stellt somit eine technisch einfache

Untersuchungsmethode dar, die die klinisch nur schwer erfaßbaren Tumoren im Retroperitoneum mit großer diagnostischer Sicherheit abklären läßt.

a) Maligne Lymphome

Primäre maligne Lymphome (Lymphosarkom, Reticulosarkom, Lymphogranuloma Hodgkin, chronische lymphatische Leukämie) verursachen im thorakalen und lumbalen Abschnitt der Vena cava inferior pathologische Veränderungen (HELANDER und LINDBOM

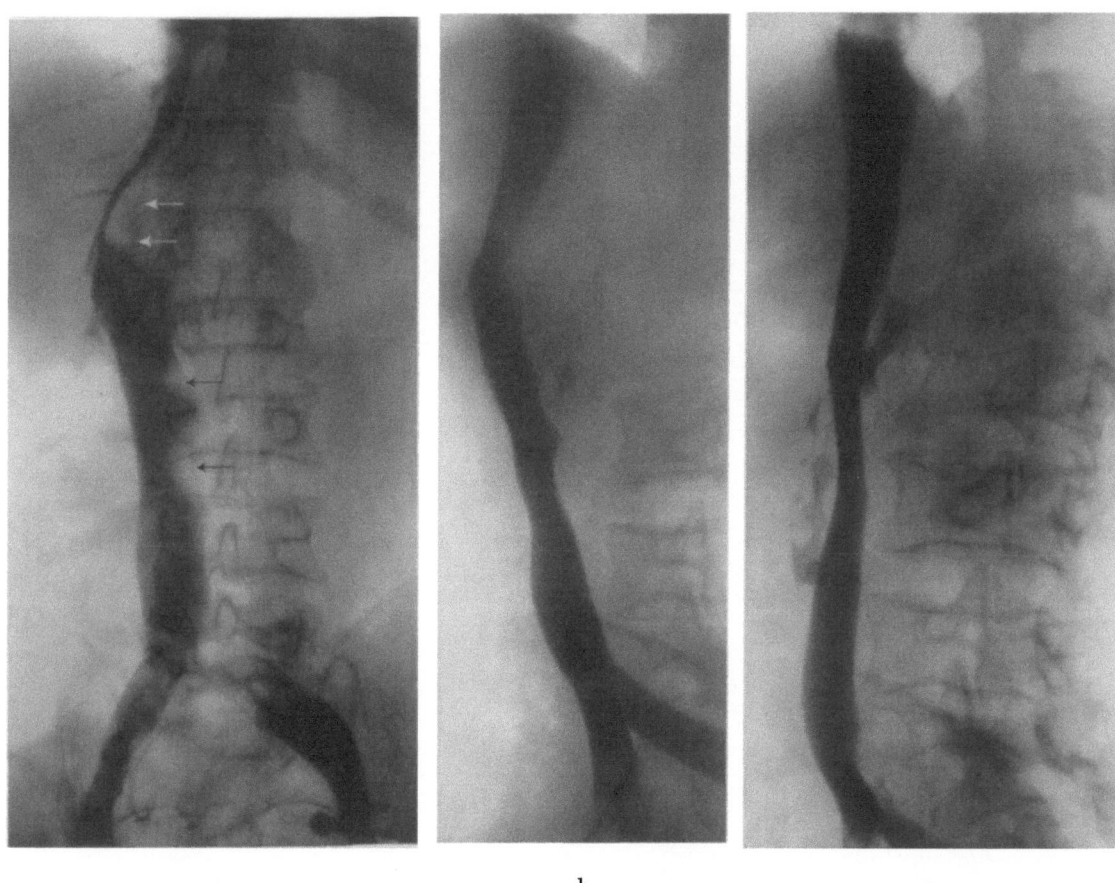

a   b   c

Abb. 12a—c. *Reticulosarkom.* a a.-p. Einengung und starke Eindellung der Vena cava inferior durch Tumorinfiltration in den paraaortalen, prä- und laterocavalen Lymphknoten auf Höhe von BWK 12 und LWK 1, weniger ausgeprägt auch LWK 2 und LWK 3 (→). b Halbschräg. Kräftige Dislokation der Vena cava inferior nach ventral und rechts durch die Lymphknotentumoren. c Halbschräg. Deutliche Verkleinerung der malignen Lymphome nach Radiotherapie

1956, 1959, SAMMONS et al. 1959, 1961, LINDBOM 1960, FUCHS 1961a, SHEEHAN et al. 1961, O'LOUGHLIN 1961, HOLTZ und POWERS 1962, VANDENDORP 1962). Eine besondere Prädilektion einzelner Lymphknotenstationen für das Vorkommen von malignen Lymphomen konnte bei unseren Patienten nicht beobachtet werden. Bei geringgradigen expansivem Wachstum der Lymphome wird die Venenwand durch den Lymphknotentumor eingedellt. Später kommt es zur Verdrängung (Abb. 12a, b), in fortgeschrittenen Fällen zur direkten Infiltration der Venen durch den Tumor und zum Totalverschluß der Gefäße infolge Kompression und Infiltration mit sekundärer Thrombose.

Maligne Lymphome sind meistens sehr strahlensensibel und werden deshalb radiotherapeutisch behandelt. Die Cavographie erlaubt hier eine genaue Bestimmung des Therapieplans und insbesondere die exakte topographische Lokalisation des Bestrahlungs-

feldes. Durch Vergleich der Cavographie vor Beginn und nach Abschluß der Strahlenbehandlung oder Chemotherapie kann der Therapieerfolg an der Regression der pathologischen Cavaveränderung beurteilt werden (Abb. 12b, c).

b) Lymphknotenmetastasen

Maligne Hodentumoren metastasieren meistens direkt in die Lymphonodi aortici
(Kaufman et al. 1956, Notter und Helander 1958, Lockhart et al. 1960, Holtz und

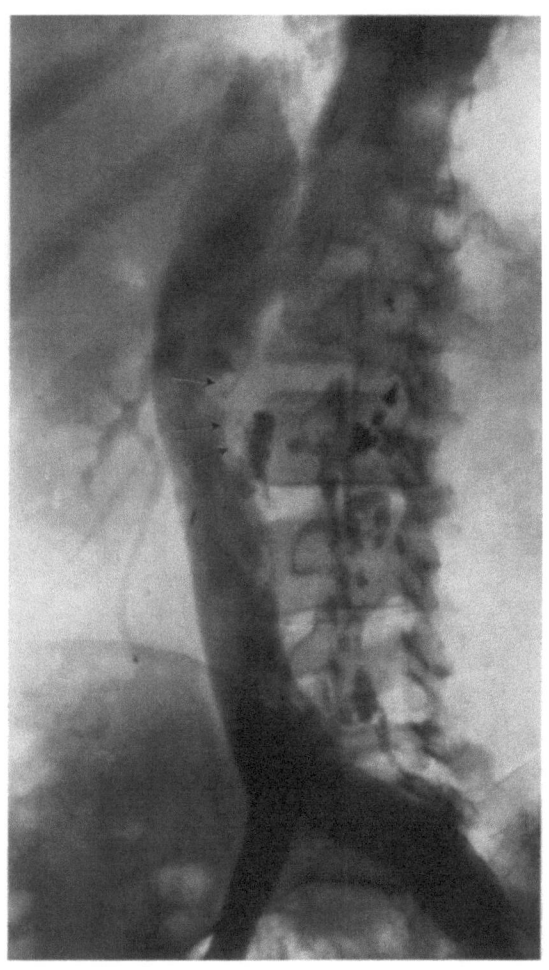 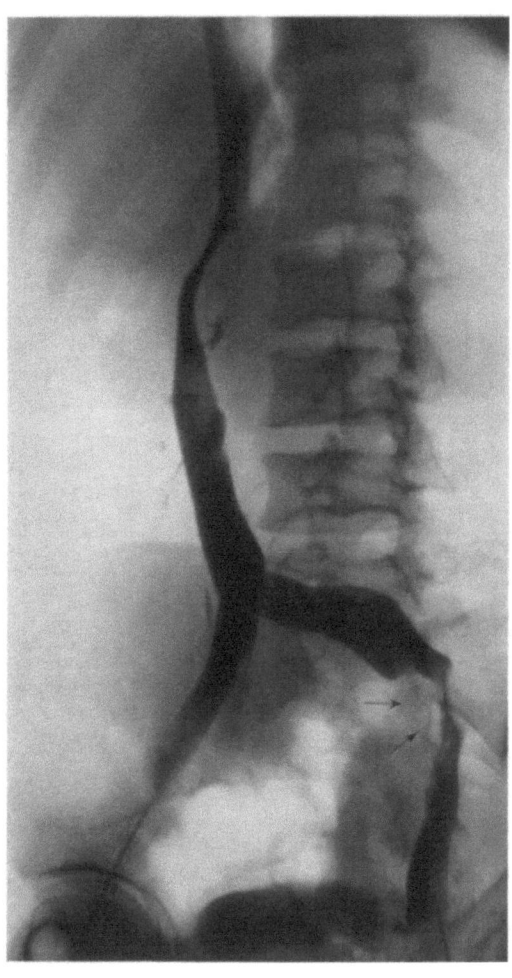

Abb. 13   Abb. 14

Abb. 13. *Seminom des rechten Hodens*. Eindellung und geringgradige Dislokation der Vena cava inferior
knapp distal der Einmündungsstelle der V. renalis sinistra (→) durch Lymphknotenmetastasen in cavalen
Lymphknoten. Im Lymphogramm entsprechender, durch Tumorinfiltration bedingter Füllungsdefekt im
vergrößerten Lymphknoten (+→)

Abb. 14. *Carcinom des linken Hodens*. Eindellung und Kompression der V. iliaca communis sinistra durch
Tumormetastasen in den iliacalen Lymphknoten (→). Vena cava inferior durch Metastasen in den cavalen
und paraaortalen Lymphknoten nach ventral und lateral rechts verlagert und konzentrisch eingeengt

Powers 1962), doch steht der Lymphabfluß des Hodens in manchen Fällen mit den
Lymphonodi iliaci in Verbindung (Barthels 1909). Metastasen von malignen Hodentumoren führen deshalb nicht nur an der Vena cava inferior (Abb. 13, 14), sondern auch
an den Vv. iliacae zu pathologischen Veränderungen (Abb. 14).

Tumoren der im kleinen Becken gelegenen Organe (Blase, Rectum, Uterus, Ovarien)
rufen durch infiltratives Wachstum oder Lymphknotenmetastasen pathologische Ver-

änderungen an der Vv. iliaca und an der
Vena cava inferior hervor (DALALI et al.
1954, HELANDER und LINDBOM 1956, 1959,
BARTLEY 1958, LINDBOM 1960, CARLSSON et
al. 1961, BRÉHANT et al. 1961, LAMARQUE et
al. 1962). In diesen Fällen ist besonders auf
abnorme Befunde an den Vv. iliacae zu achten.
Da Tumormetastasen dieser Organe vor allem
in den Nodi lymphatici iliaci externi und communes lokalisiert sind, kommt häufig eine Kompression der V. iliaca interna vor ihrer Einmündung in die V. iliaca communis in Verbindung
mit einer Deformation der V. iliaca externa vor
(Abb. 15) (HELANDER und LINDBOM 1959). In
fortgeschrittenen Fällen kann es zur vollständigen Obliteration einzelner Beckenvenen oder
sogar der Vena cava inferior kommen (Abb. 16).
Gleiche Befunde können auch durch eine peritoneale Carcinose z. B. bei Mammacarcinom
hervorgerufen werden (Abb. 17).

Die Differenzierung zwischen genuiner
Thrombose der Vena cava inferior und sekundärer, durch Tumorinfiltration bedingter ist in
fortgeschrittenen Fällen nur be-
grenzt möglich. Umschriebene
Eindellung an thrombotisch
veränderten Venen durch einen
expansiven Prozeß läßt jedoch
die Diagnose einer Tumorinfiltration mit sekundärer Thrombose zu (Abb. 18).

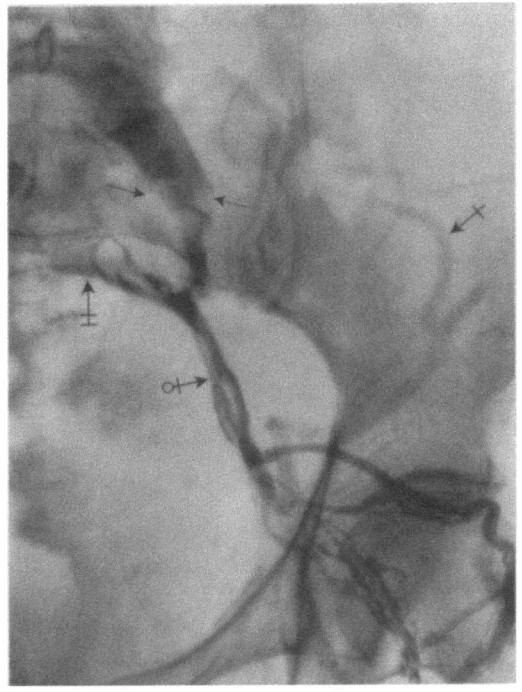

Abb. 15

Abb. 15. *Cervixcarcinom.* Totaler Verschluß der V. iliaca externa sinistra
und der distalen Abschnitte der
V. iliaca interna sinistra. Unscharf
begrenzte rundliche Füllungsdefekte
in der V. iliaca communis sinistra
durch Tumorgewebe (→). Kontrastmittelfüllung des zentralen Teils der
V. iliaca interna sinistra über para-
iliacale Kollateralvenen (o-|→). Wei-
tere Kollateralen über die V. ilio-
lumbalis (-|→) und Vv. sacrales (-||→)
(intraossäre Phlebographie)

Abb. 16. *Cervixcarcinom.* Thrombotischer Verschluß der Beckenvenen
und der Vena cava inferior durch Tumorinfiltration und sekundäre Thrombose. Ausgedehnter Kollateralkreislauf über die Vv. sacrales, die Vv.
ilio-lumbales (→), Vv. lumbales ascen-
dentes (-|→), die Plexus vertebrales
und Bauchwandvenen (-||→). V. iliaca
communis dextra noch teilweise dargestellt (o→) (intraossäre Phlebographie)

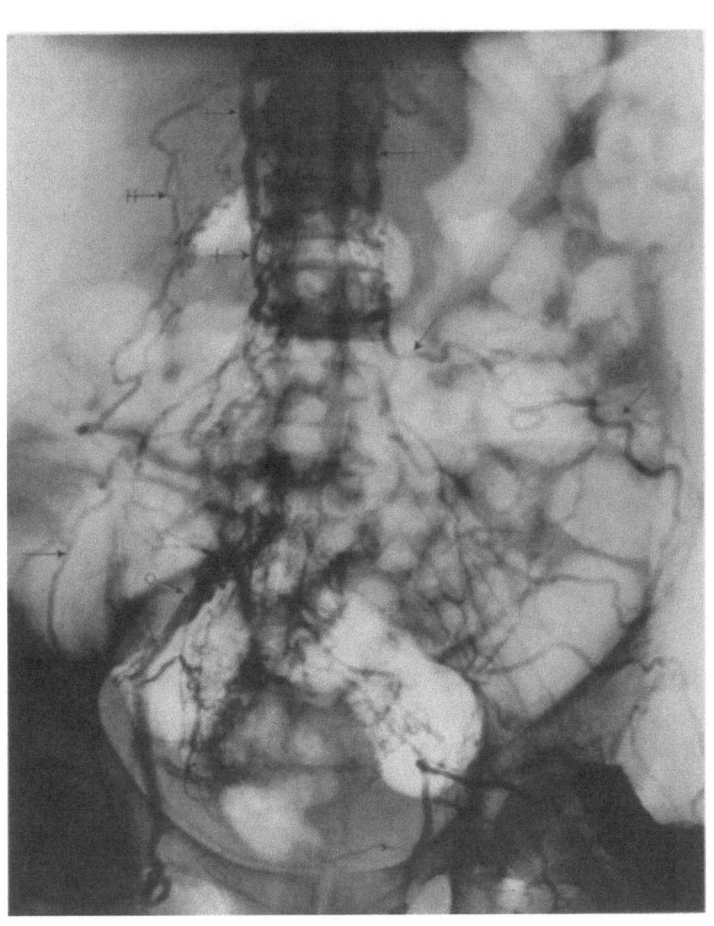

Abb. 16

Auch bei der radiotherapeutischen Behandlung von Tumormetastasen erlaubt die Cavographie die genaue topographische Bestimmung des Bestrahlungsfeldes und die Kontrolle des Therapieerfolges.

Durch die Cavographie werden Tumoren dorsal, ventral und zu beiden Seiten der Vena cava inferior gelegene Lymphknoten, also der Lymphonodi praecavi, laterocavi und paraarotici dextri erfaßt. Pathologische Veränderungen an der Vena cava inferior sind deshalb oft auf den Röntgenaufnahmen in halbschräger Projektion am deutlichsten zu sehen (Abb. 12a, b).

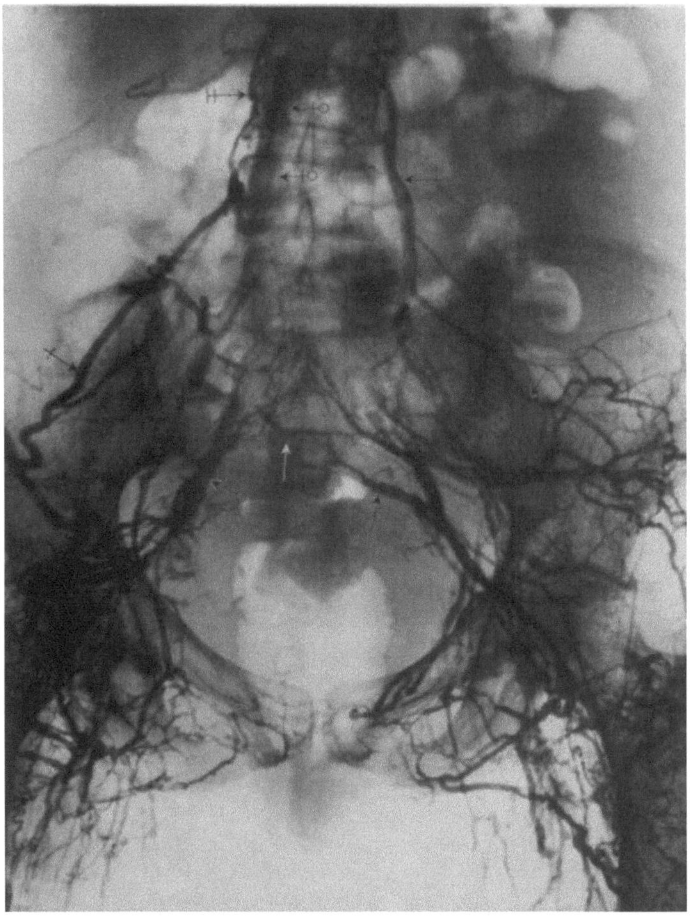

Vergrößerte Nodi lymphatici praeaortici, retroaortici und paraaortici sinistri, die ventral, dorsal und links der Aorta abdominalis liegen, können phlebographisch nur erfaßt werden, wenn sie eine große räumliche Ausdehnung erreicht haben (Abb. 2). Oft zeigt die Cavographie in solchen Fällen einen normalen Befund, währenddem der linke Ureter und das linke Nierenbecken verdrängt und gestaut sind (Abb. 19). Eine negative Cavographie schließt deshalb malignes Tumorwachstum in diesen Lymphknoten nicht aus.

Ferner ist die genaue Beurteilung von pathologischen Veränderungen in Lymphknoten im Bereich der Einmündungsstelle der Nierenvenen in die Vena cava inferior und der proximalen Abschnitte der V. iliaca communis sinistra infolge der dort normalerweise vorkommenden Füllungsdefekten in den betreffenden Venen erschwert. Pathologische Veränderungen in den medial im kleinen Becken gelegenen Lymphknoten lassen sich durch

Abb. 17. *Peritoneale Carcinose bei Mammacarcinom.* Beckenvenenthrombose und thrombotischer Verschluß des distalen Abschnittes der Vena cava inferior durch Tumorinfiltration und sekundäre Thrombose. Ausgedehnte Kollateralen über die Vv. sacrales (→), Vv. ilio-lumbales (⊢→) und Vv. lumbales ascendentes (⊣∥→). V. iliaca interna dextra noch teilweise dargestellt (o→). Vena cava nferior (o⊢→) (intraossäre Phlebographie)

die Cavographie und auch durch die retrograde Beckenphlebographie nicht darstellen, da sie keine topographisch-anatomischen Beziehungen zu den durch diese Methode dargestellten Venen haben. Der pathologische Befund kann aber in solchen Fällen durch die klinische Untersuchung meistens abgeklärt werden. Allgemein ist zu beachten, daß Primärtumoren und Tumormetastasen in Lymphknoten und Lymphgefäßen nur dann pathologische Veränderungen an den Beckenvenen und der Vena cava inferior hervorrufen, wenn sie eine solche Größe erreicht haben, daß sie durch ihr expansives Wachstum die Venenwand verdrängen oder infiltrieren. Das diagnostische Auflösungsvermögen der indirekten Methode der Cavographie zeigt damit eine gewisse Beschränkung, die jedoch

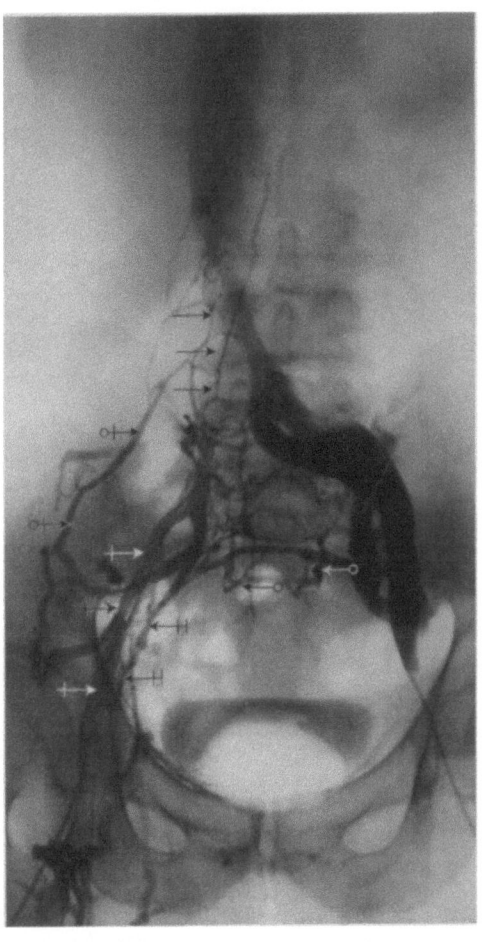

den großen praktischen Wert dieser Untersuchung für die Tumordiagnostik nicht in
Frage stellt.

Zur genauen Beurteilung dieser wegen ihrer topographisch-anatomischen Lage durch
die Cavographie und Beckenphlebographie schlecht erfaßbaren Tumoren geben vor allem
die Lymphographie, aber auch andere angiographische Spezialuntersuchungen wie
lumbale Aortographie, selektive Angiographie der
A. coeliaca und A. mesenterica sup., die selektive
renale Phlebographie, Azygographie und Splenoportographie sowie unter Umständen auch ein
diagnostisches Retropneumoperitoneum weitere
entscheidende Befunde. Als technisch einfachste
angiographische Spezialuntersuchungen soll bei
der Abklärung von raumfordernden Prozessen im
kleinen Becken und Retroperitoneum immer zuerst die Cavographie mit anschließender Urographie durchgeführt werden. Bei negativem Befund
und zur ergänzenden Beurteilung von pathologischen Veränderungen im Cavogramm ist die
Durchführung anderer Spezialuntersuchungen,
vor allem der Lymphographie indiziert.

c) Nierentumoren

Bei malignen Nierentumoren ist eine präoperative Abklärung der Vena cava inferior zur Beurteilung der Operabilität des Patienten von
großer Wichtigkeit (DUFF und GRANGER 1951,
KREMSER und MÜNTER 1952, KAUFMAN et al. 1956,
COUVELAIRE und AUVERT 1956, FUCHS 1961a,
OLLE OLSON 1962, VANDENDORP et al. 1962). Die
topographisch enge Beziehung der rechten Niere
zur Vena cava inferior führt dazu, daß raumfordernde Prozesse der rechten Niere früher pathologische Veränderungen an der Vene hervorrufen
als solche der linken. Tumoren der rechten Niere
können die Vena cava inferior direkt komprimieren. Häufig kommt es jedoch zur unmittelbaren
Infiltration des Tumorgewebes über die Nierenvenen in die Vena cava inferior, wobei diese
komprimiert, durch Tumormassen teilweise ausgefüllt (Abb. 20) oder vollständig thrombosiert
wird (Abb. 21). Ist bei einem Nierentumor in der
venösen Phase der selektiven renalen Angiographie die V. renalis nicht mit Kontrastmittel gefüllt
und stellt sich dazu ein System von erweiterten

Abb. 18. *Blasencarcinom.* Kompression des
proximalen Abschnitts der V. iliaca communis
dextra und starke Eindellung der Vena cava
inferior durch Metastasen in den cavalen und
paraaortalen Lymphknoten (→). V. iliaca
dextra distal durch einen partiell rekanalisierten Thrombus verschlossen (+→). Kolla-
teralvenennetz über parailiacale Venen (+||→),
Vv. sacrales (o→) und die V. ilio-lumbalis
dextra (o+→)

Kollateralvenen an der Nierenoberfläche dar, so muß eine Behinderung des venösen
Abflusses der betreffenden Niere, sei es durch Tumorinfiltration oder Tumorkompression,
angenommen werden (BOIJSEN und FOLIN 1961, FUCHS 1961b). In solchen Fällen wird
zur Darstellung des Tumoreinbruches in die Vena cava inferior zuerst eine Cavographie
durchgeführt. Zeigt diese keine pathologischen Veränderungen, so wird eine selektive
renale Phlebographie durch Injektion von Kontrastmittel in die betreffende Nierenvene
angeschlossen. Durch die Cavographie können Tumoren, die erst in die Nierenvenen, aber
noch nicht in die Vena cava inferior eingebrochen sind, nicht diagnostiziert werden. Die

selektive renale Phlebographie erfaßt aber schon dieses Stadium des Tumorwachstums. Sie darf jedoch nur bei negativer Cavographie durchgeführt werden, da sonst bei der Sondierung durch die Katheterspitze Tumorthromben losgelöst werden können (Abb. 20). Infiltriert der Nierentumor die Vena cava inferior, so können die Tumormassen das Gefäßlumen weitgehend verlegen, und sogar bis in den rechten Herzvorhof einwuchern. Die dabei auftretende venöse Stase läßt ein ausgedehntes Netz von Kollateralvenen entstehen (Abb. 22). In weit fortgeschrittenen Fällen von Tumorwachstum kommt es

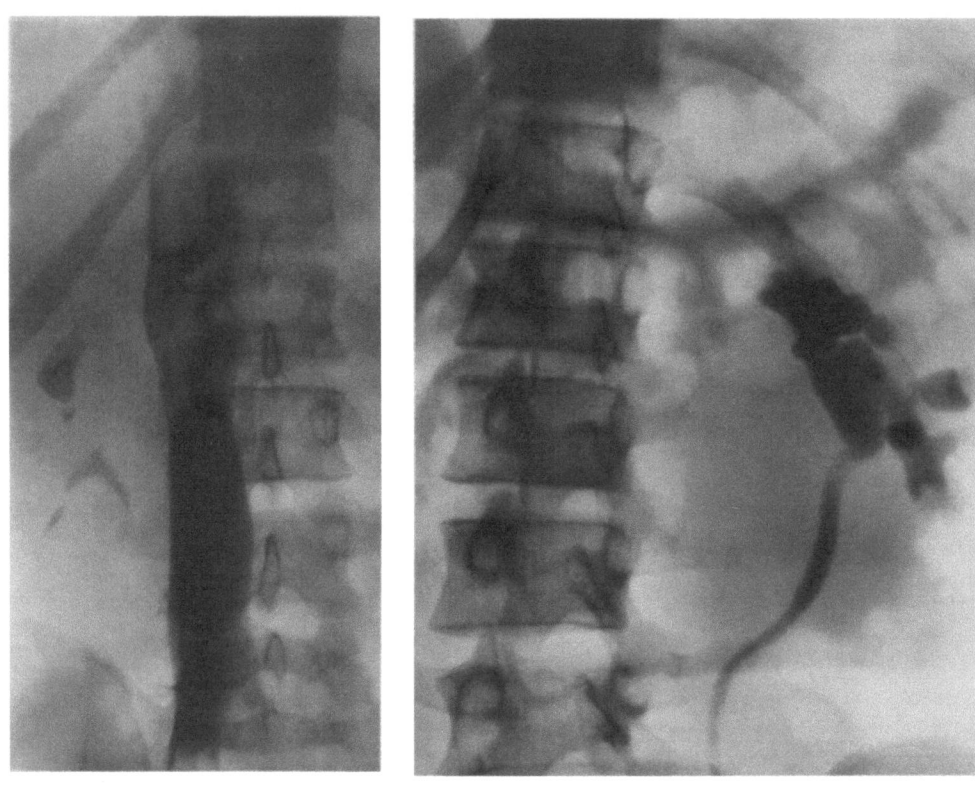

a   b

Abb. 19 a u. b. *Malignes Teratom des linken Hodens.* a Normales Cavogramm. b Verdrängung der linken Niere und des proximalen Abschnitts des linken Ureters durch Tumormetastasen in den paraaortalen Lymphknoten links

zur totalen Obliteration und sekundären Thrombose der Vena cava inferior. Dabei stellt sich angiographisch ein ausgedehntes Kollateralnetz von Venen, besonders über das lumbale und vertebrale Venensystem dar (Abb. 21).

d) Tumoren der Nebennieren

Wegen ihrer topographisch-anatomisch engen Beziehung verursachen nur raumfordernde Prozesse in der rechten Nebenniere pathologische Veränderungen im Cavogramm (KAUFMAN und BURKE 1956, SAMMONS et al. 1959, LUND et al. 1960). Phäochromocytome oder Nebennierenrindencarcinome der rechten Nebenniere können auf Höhe von LWK 1 zur Verdrängung der Vena cava inferior nach ventral und links und zur Eindellung des Gefäßes von lateral rechts herführen (Abb. 23). Nach POUTASSE (1955) sind Phäochromocytome häufiger in der rechten Nebenniere lokalisiert als in der linken. Ungefähr 10 % der Phäochromocytome sind bilateral und weitere 10 % im Retroperitoneum außerhalb der Nebennieren gelegen. Tumoren der chromaffinen Körperchen des abdominalen Plexus sympathicus, die zu beiden Seiten der Vena cava inferior gelegen sind, können je nach topographisch-anatomischer Beziehung zur Vena cava inferior, Eindellungen und Verdrängungen an diesem Gefäß bewirken. Im Gegensatz zur Aortographie, die bei der diagnostischen Abklärung von Phäochromocytomen zu hypertensiven Krisen und unter Umständen dadurch sogar zu schwerwiegenden Zwischenfällen führen kann, ist die Cavographie mit weit geringeren Risiken verbunden.

Immerhin muß betont werden, daß bei klinischem Verdacht auf Phäochromocytom auch während der Cavographie Regitin oder Benzodioxan zur Bekämpfung einer hypertensiven Krise griffbereit vorhanden sein müssen.

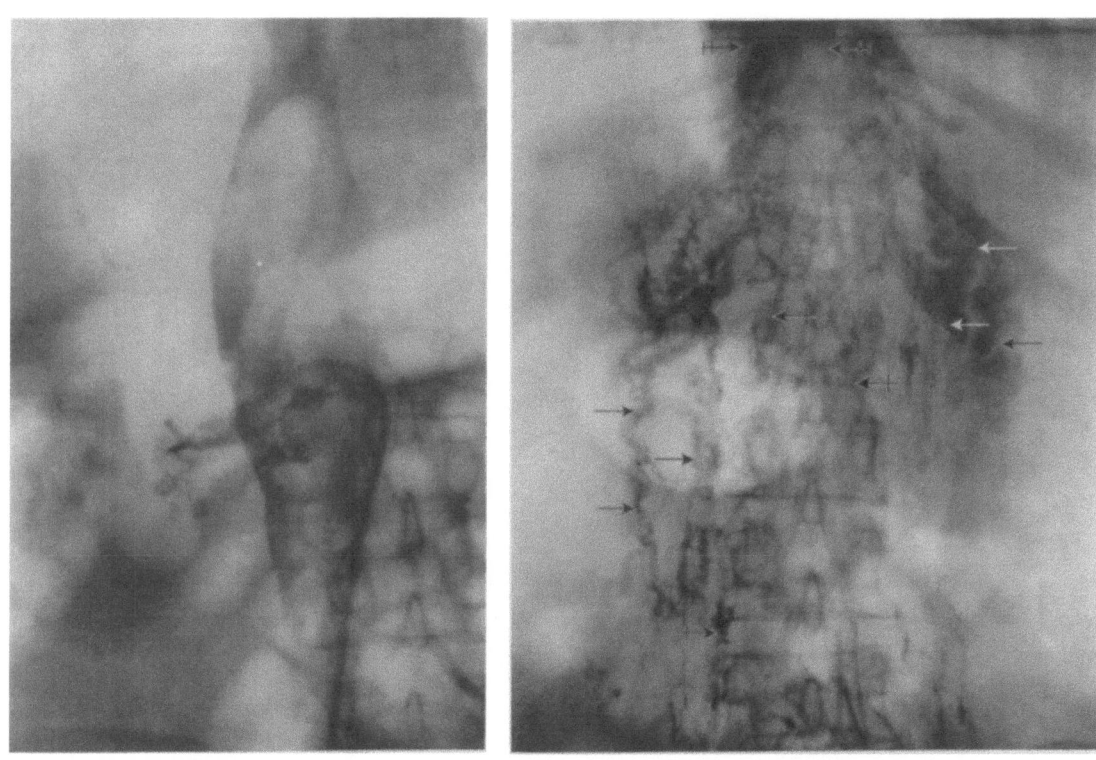

Abb. 20   Abb. 21

Abb. 20. *Hypernephroides Nierencarcinom rechts.* Fast totale Obliteration der Vena cava inferior durch den infiltrierenden Tumor. Katheterspitze in den Tumormassen auf Höhe der hochgradig eingeengten V. renalis dextra

Abb. 21. *Hypernephroides Nierencarcinom links.* Thrombotischer Verschluß der Vena cava inferior durch den infiltrativ wachsenden Tumor. Kollateralvenennetz über die Vv. lumbales (→) und vertebralen Venenplexus (+→) zum durchgängigen oberen Abschnitt der Vena cava inferior (+|→). Beckenvenen nicht pathologisch verändert

e) Pankreastumoren

Tumoren des Pankreas sind röntgendiagnostisch nur sehr schwer zu erfassen. Ungefähr die Hälfte aller Carcinome des Pankreaskopfes führt zu pathologischen Veränderungen am Duodenum oder am Magen. Andere Tumoren wachsen mehr in dorsaler Richtung gegen die Vena portae und die Vena cava inferior. Splenoportographie und Cavographie erlauben deshalb in solchen Fällen eine relativ frühe Diagnose, die durch die konventionelle Röntgenuntersuchungstechnik nicht gestellt werden kann. Das Pankreaskopfcarcinom führt im Cavogramm zur Verdrängung der Vena cava inferior auf Höhe von LWK 1 nach ventral und zur Eindellung von dorsal her, in fortgeschrittenen Fällen sogar zum thrombotischen Verschluß des Gefäßes auf dieser Höhe mit Kollateralzirkulation über die V. lumbalis ascendens, V. azygos und V. hemiazygos (O'LOUGHLIN 1961, FILLER et al. 1962). Im Gegensatz zur Splenoportographie lassen sich durch die

Cavographie aus topographisch-anatomischen Gründen nur raumfordernde Prozesse im Pankreaskopf, nicht aber solche im Pankreasschwanz diagnostizieren.

f) Lebertumoren

Primäre Lebercarcinome oder Lebermetastasen führen, wenn sie im Bereich des intrahepatischen Abschnittes der Vena cava inferior gelegen sind, zu einer Einengung, Eindellung oder sogar zum Verschluß des Gefäßes (Bourgeon et al. 1956, 1960, Bonte und

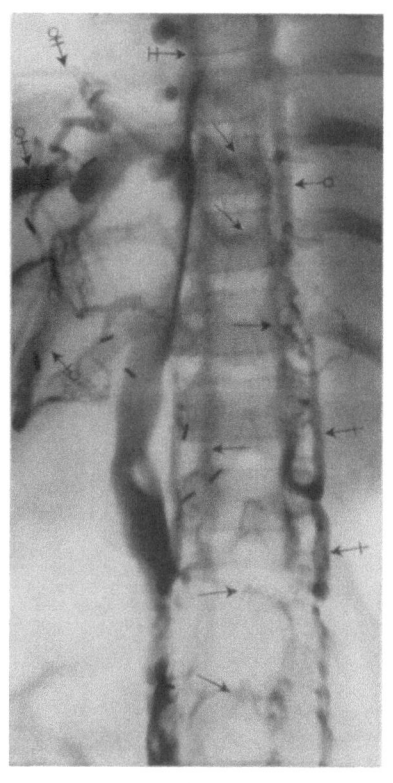
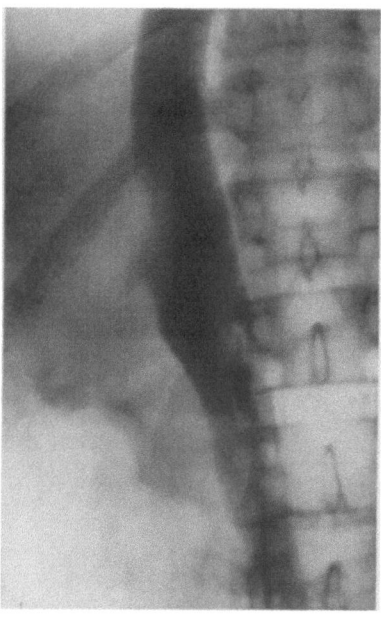

Abb. 22   Abb. 23

Abb. 22. *Embryonales Adenosarkom* (Wilms-*Tumor*) *der linken Niere.* Status nach partieller Tumorresektion. Ausgedehntes Kollateralvenennetz über die vertebralen und intervertebralen Venenplexus (→), die V. lumbalis ascendens sinistra (+→), V. azygos (⫞+→), V. hemiazygos (o→), Lebervenen (o+→) und Intercostalvenen (o⫞+→). Tumorinfiltration in die Vena cava inferior

Abb. 23. *Phaeochromocytom.* Eindellung der Vena cava inferior auf Höhe von BWK 12 von lateral rechts her durch einen großen runden proximal der rechten Niere gelegenen Tumor (operativ bestätigt)

Cordier 1957, Helander und Lindbom 1959, Bréhant et al. 1961, Holtz und Powers 1962). Gleiche pathologische Veränderungen können auch bei schwerer Lebercirrhose vorkommen. Primäre Lebercarcinome, die häufiger sind als allgemein angenommen wird, haben die Tendenz, direkt in die Lebervenen und die Vena cava inferior und den rechten Herzvorhof einzuwachsen.

g) Primäre Tumoren der Vena cava inferior

Primäre Cavatumoren sind sehr selten. Abell (1957) beschrieb zu den bisher bekannten sechs Fällen der Weltliteratur noch zwei eigene. Davon waren sechs Leiomyosarkome, einer ein Leiomyom und einer ein Fibrosarkom. Vier dieser primären Cavatumoren fanden sich im oberen Cavasegment, davon infiltrierten drei die Lebervenen und führten zu einem Budd-Chiari-Syndrom.

2. Chronische Lebererkrankungen

a) Lebercirrhose

Cirrhotische Veränderungen in der Leber können in fortgeschrittenem Stadium zur Einengung des intrahepatischen Abschnittes der Vena cava inferior führen (VIALLET et al. 1957, BOURGEON et al. 1950, FUCHS 1961a, PETERSEN et al. 1961). Röntgenaufnahmen im seitlichen Strahlengang lassen die Weite der Vena cava inferior bei ihrem Durchtritt durch die Leber am besten abgrenzen. Die Beurteilung ist allerdings nicht ohne Schwierigkeiten möglich, da normalerweise eine Verschmälerung des Venenlumens in diesem Bereich vorkommt. Die Einengung der Vena cava inferior ist jedoch beim Vorhandensein einer Lebercirrhose ein konstanter und meistens sehr deutlich ausgeprägter Befund (Abb. 24). Diese Gefäßstenose kann durch knotige Regenerationsbezirke der Leberzellen, den schrumpfenden Leberprozeß selbst, durch den erhöhten intraabdominellen Druck bei Ascites, aber auch durch ein aus der Lebercirrhose entstandenes primäres Lebercarcinom hervorgerufen werden.

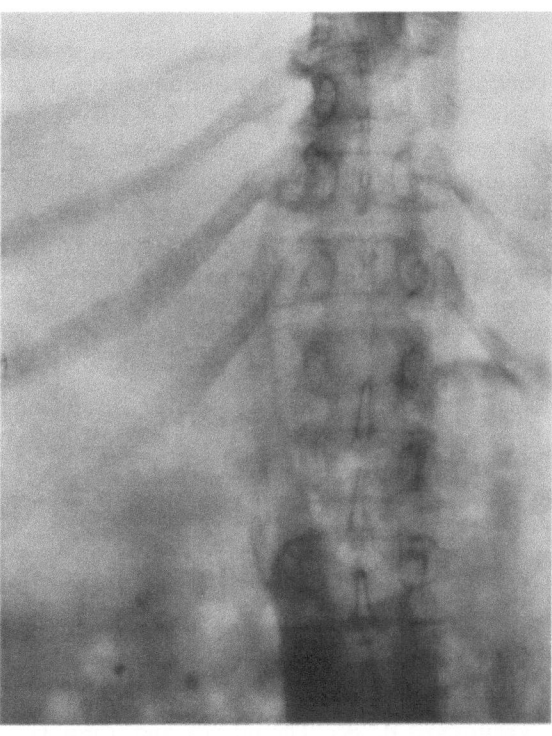

Die Beurteilung der Durchgängigkeit der Vena cava inferior bei Leberaffektionen ist besonders vor einer porto-cavalen Shunt-Operation von großer Wichtigkeit. Durch die Cavographie läßt sich die Weite des intraheptischen Abschnittes der Vena cava inferior genau bestimmen und eine mögliche Einengung des Venenlumens oder sogar eine Cavathrombose mit Sicherheit ausschließen. Die präoperative Abklärung durch die Cavographie ist deshalb für die Beurteilung des Operationsresultates von großer Bedeutung.

b) Lebercysten, Leberabscesse

Echinococcuscysten der Leber können zu pathologischen Veränderungen im Cavogramm führen (BOURGEON et al. 1956, 1960, BONTE und CORDIER 1957). Leberabscesse rufen, wenn sie in der Umgebung des intrahepatischen Abschnittes der Vena cava inferior gelegen sind, ebenfalls abnorme phlebographische Befunde hervor. Radiologisch läßt sich dann eine kräftige Verdrängung und Einengung der Vene und die Ausbildung eines Kollateralkreislaufes über die vertebralen Venenplexus und die V. azygos und V. hemiazygos abgrenzen.

Abb. 24. *Lebercirrhose.* Hochgradige konzentrische Einengung des intrahepatischen Abschnittes der Vena cava inferior durch die cirrhotische Leber

3. Trauma

Penetrierende Verletzungen der Vena cava inferior heilen in manchen Fällen unter Bildung einer offenen arterio-venösen Fistel ab. Dies ist besonders in der Gegend der rechten Niere häufig, wo die A. renalis und die Vena cava inferior in enger Beziehung zu einander stehen. Gleiche pathologische Veränderungen können auch als postoperative Komplikationen auftreten (O'LOUGHLIN 1961). Arteriovenöse Fisteln entstehen ferner bei Perforation eines Aneurysmas der Aorta abdominalis in die Vena cava inferior.

Postoperative peritoneale Hämatome können zu einer Eindellung der Vena cava inferior von ventral her führen, die nur in halbschräger oder seitlicher Projektion im Cavogramm zur Darstellung kommt (HELANDER und LINDBOM 1959).

4. Aortenaneurysma

Aneurysmatische Erweiterungen der Aorta abdominalis können die Vena cava inferior nach lateral rechts und ventral verdrängen und das Gefäß sogar teilweise verschließen (Ten Eyck und Wellman 1959).

Pathologische Veränderungen an der Vena cava inferior durch eine elongierte, arteriosklerotisch veränderte Aorta abdominalis sind sehr selten. Die Aorta abdominalis beschreibt nämlich in den meisten Fällen einen nach links lateral ausladenden konvexen Bogen und kommt damit nicht mit der Vena cava inferior in Beziehung.

5. Perikarditis

Perikardergüsse und das schrumpfende, teilweise verkalkte Bindegewebe bei einer Pericarditis constrictiva können zu einer Einengung des intrathorakalen Abschnittes der Vena cava inferior führen, die im Cavogramm sichtbar wird (Marino et al. 1959, Bourgeon et al. 1960). Dabei ist jedoch die Einengung der Venae cavae für das Zustandekommen der Einflußstauung in den rechten Herzvorhof und der damit verbundenen Kreislaufstörungen nicht wesentlich. In erster Linie ist die Behinderung der normalen diastolischen Entspannung des Herzens durch die raumbeengenden Perikardverwachsungen für das Auftreten dieser pathologischen Zustände verantwortlich (Hansen et al. 1951, Sawyer et al. 1952).

6. Zwerchfellhernien

Hernien von Teilen der Leber durch kongenitale Defekte in den ventralen Abschnitten des Zwerchfells oder das Foramen Morgagni sind selten Ursachen einer Einengung des intrahepatischen Abschnittes der Vena cava inferior. Ein solcher Fall ist von Rosenblum et al. (1958) beschrieben und mit Hilfe der Cavographie abgeklärt worden.

Literatur

Abell, M. R.: Leiomyosarcoma of the inferior vena cava; review of the literature and report of two cases. Amer. J. clin Path. 28, 272 (1957).

Abeshouse, B. S.: Thrombosis and thrombophlebitis of the renal veins. Urol. cutan. Rev. 49, 661 (1945).

Abrams, H. L.: The vertebral and azygos venous system and some variations in systemic return. Radiology 69, 508 (1957).

Adachi, B.: Statistik der Varietäten der Vena cava caudalis bei den Japanern. Anat. Anz. 85, 215 (1937).

Anson, B. J., E. W. Cauldwell, J. W. Pick and L. E. Beaton: The blood supply of the kidney, suprarenal gland and associated structures. Surg. Gynec. Obstet. 84, 313 (1947).

— — — — The anatomy of the pararenal system of veins, with comments on the renal arteries. J. Urol. (Baltimore) 60, 714 (1948).

—, and L. E. Kurth: Common variations in the renal blood supply. Surg. Gynec. Obstet. 100, 156 (1956).

Barthels, P.: Das Lymphgefäßsystem. In: Handbuch der Anatomie des Menschen. Jena: Gustav Fischer 1909.

Bartley, O.: Venography in the diagnosis of pelvic tumours. Acta radiol. (Stockh.) 49, 169 (1958).

Begg, A. C.: Intraosseous venography of the lower limb and pelvis. Brit. J. Radiol. 27, 318 (1954).

Boijsen, E., and J. Folin: Angiography in the diagnosis of renal carcinoma. Radiologe 1, 173 (1961).

Bonte, G., et R. Cordier: La phlébographie ilio-cave. J. Radiol. Électrol. 38, 584 (1957).

Bourgeon, R., et R. Coli: La cavographie dans les affections rétropéritonéales et les tumeurs du foie. Afr. franç. chir. 14, 198 (1956).

— J. P. Pantin et M. Guntz: La phlébographie cave inférieur. Explorations des étages rénal, hépatique, diaphragmatique et péricardique. Presse méd. 68, Suppl. 128 (1960).

Brink, A. J., and D. Botha: Budd-Chiari syndrome: Diagnosis by hepatic venography. Brit. J. Radiol. 28, 330 (1955).

Bronte-Steward, B., and R. H. Goetz: Budd-Chiari's syndrome. High inferior vena caval obstruction demonstrated by venography. Angiology 3, 167 (1952).

Carlsson, E., S. Holtz and A. I. Sherman: Demonstration of lymph node metastases by pelvic venography. Amer. J. Röntgenol. 85, 21 (1961).

Cossio, P., and J. Perianes: Ligation of the vena cava in treatment of heart failure. Amer. Heart J. 43, 97 (1952).

COUVELAIRE, R., et J. AUVERT: La phlébographie cave inférieure dans l'exploration des tumeurs du rein droit. J. Urol. méd. chir. 62, 21 (1956).

DALALI, S. J., A. A. PLENTL and A. L. BACHMAN: The application of pelvic venography to diagnostic problems associated with cancer of the female genital tract. Surg. Gynec. Obstet. 98, 735 (1954).

DALLA PALMA L., et M. SERVELLO: La phlébographie rénale (Aspects normaux .et pathologiques). Presse méd. 64, 150 (1956).

DIMTZA, A.: Technik und Bedeutung der Venographie der Extremitäten. Radiol. clin. (Basel) 20, 198 (1951).

— La phlébographie du bassin. Minerva cardioangiol. europ. 9, 473 (1961).

DOS SANTOS, R.: Phlébographie d'une veine cave inférieur suturée. J. Urol. méd. chir. 39, 586 (1935).

DRASNAR, V.: Intraspongiöse Dauertropfinfusion. Schweiz. med. Wschr. 76, 36 (1946).

DUCUING, J., P. GUILHEM, A. ENJALBERT, R. BAUX et J. PAILLE: Les différentes voies d'exploration pelvienne par phlébographie. J. Radiol. Électrol. 32, 713 (1951).

DUFF, P. A., and W. H. GRANGER: Diagnosis of involvement of inferior vena cava in renal neoplasms. J. Urol. (Baltimore) 65, 368 (1951).

EDWARDS, E. A.: Clinical anatomy of lesser variations of the inferior vena cava; and a proposal for classifying the anomalies of the vessel. Angiology 2, 85 (1951).

EKSTRÖM, T., and A. E. NILSON: Retrocaval ureter. Acta chir. scand. 118, 53 (1959).

ENIRA, G., e R. FERRERO: Valore e indicazioni della flebografia degli arti per via ossea. Minerva chir. 5, 620 (1950).

EUFINGER, H., L. DIETHELM u. E. MAY: Röntgenologische und Operationsbefunde bei chronischer Beckenvenensperre und ihre Bedeutung für die Operationsindikation. Bruns' Beitr. klin. Chir. 203, 152 (1961).

FARIÑAS, P. L.: Abdominal venography. Amer. J. Roentgenol. 58, 599 (1947).

FILLER, R. M., S. H. HARRIS and E. A. EDWARDS: Characteristics of the inferior-cava venogram in retroperitoneal cancer. New Engl. J. Med. 266, 1194 (1962).

FUCHS, W. A.: Der diagnostische Wert der Cavographie. Radiol. clin. (Basel) 30, 129 (1961a).

— Selektive renale Phlebographie. Schweiz. med. Wschr. 91, 1507 (1961b).

GANSAU, H.: Cavographie. Fortschr. Röntgenstr. 84, 575 (1956).

— Die Cavographie, eine neue röntgenologische Untersuchungsmethode zum Studium der Beckenvenen, insbesondere der Beckenvenenthrombose. Arch. Gynäk. 190, 419 (1958).

GOTTLOB, R.: Über die Phlebographie der unteren Extremitäten. Radiol. clin. (Basel) 27, 373 (1958).

GREITZ, T.: Phlebography of the normal leg. Acta radiol. (Stockh.) 43, 1 (1955).

GUILHEM, P., et R. BAUX: La phlébographie pelvienne par voies veineuse, osseuse et utérine. Applications à l'étude des phlébites et cancers. Paris: Masson & Cie. 1954.

GULLMO, Å.: Periphere Venen. In: Handbuch der medizinischen Radiologie, Bd. X. Berlin-Göttingen-Heidelberg: Springer 1964.

GUMMRICH, H., u. E. KÜBLER: Das phlebographische Bild der Beckenvenensperren und deren Ursachen. Fortschr. Röntgenstr. 82, 757 (1955).

GUTEL, C.: Phlébographie de la veine cave inférieur par voie transépineuse. Presse méd. 64, 595 (1956).

GVOZDANOVIĆ, V., R. IVANČIĆ and A. HAHN: Postoperative venographic control following ligation of the inferior vena cava. Acta radiol. (Stockh.) 48, 81 (1957).

HANSEN, A. T., P. ESKILDSEN and H. GÖTSCHE: Pressure curves from the right auricle and the right ventricle in chronic constrictive pericarditis. Circulation 3, 88 (1951).

HARRISON, C. V., M. D. MILNE and R. E. STEINER: Clinical aspects of renal vein thrombosis. Quart. J. Med. 25, 285 (1956).

HELANDER, C. G., L. JONSSON, L.-G. LARSSON, Å. LINDBOM and P. ÖDMAN: Venographic and scintillographic demonstration of liver metastases. Acta radiol. (Stockh.) 50, 410 (1958).

—, and Å. LINDBOM: Roentgen examination of the inferior vena cava in retroperitoneal expanding processes. Acta radiol. (Stockh.) 45, 289 (1956).

— — Retrograde pelvic venography. Acta radiol. (Stockh.) 51, 401 (1959).

— — Venography of the inferior vena cava. Acta radiol. (Stockh.) 52, 257 (1959).

— — Varicocele of the broad ligament. Acta radiol. 53, 97 (1960).

HILSCHER, W. M.: Die Phlebographie der tiefen Beckenvenen einschließlich der V. cava inferior (Ein Erfahrungsbericht). Fortschr. Röntgenstr. 82, 741 (1955).

HOLTZ, S., and W. E. POWERS: Inferior vena cavagrams. Radiology 78, 583 (1962).

KAUFMAN, J. J., D. E. BURKE and W. E. GOODWIN: Abdominal venography in urological diagnosis. J. Urol. (Baltimore) 75, 160 (1956a).

— — — Abdominal venography. Amer. J. Roentgenol. 76, 807 (1956b).

KAUFMANN, H. J.: Renal vein thrombosis. 1. Age incidence in infancy and childhood. 2. Sex incidence. 3. Incidence of unilateral and bilateral involvement. Amer. Dis. Child. 95, 377 (1958).

— Die Nierenvenenthrombose im Kindesalter. Mod. Probl. Pädiat. 6, 406 (1960).

KEEN, J. A.: Collateral venous circulation in thrombosis of the inferior vena cava. Brit. J. Surg. 29, 105 (1941).

KESHISHIAN, J. M., and W. A. SPENCER: Visualization of the inferior vena cava as an adjunct to diagnosis of retroperitoneal tumors; a case report. Ann. Surg. 140, 892 (1954).

KJELLBERG, S. L.: Die Mischungs- und Strömungsverhältnisse von wasserlöslichen Kontrastmitteln bei Gefäß- und Herzuntersuchungen. Acta radiol. (Stockh.) 24, 433 (1943).

Koehler, R. P., and H. J. Isard: An unusual complication of inferior venocavography. Circulation 26, 935 (1962).

Kremser, K., u. K. Münter: Die Bedeutung des Cavogramms bei Nierentumoren. Darstellung der Vena cava inferior. Fortschr. Röntgenstr. 77, 721 (1952).

Lamarque, P., Cl. Romieu, H. Pujol et J. L. Lamarque: L'apport de la cavographie dans le dépistage des metastases ganglionnaires des cancer pelviens. J. Radiol. Électrol. 43, 689 (1962).

Leemann, R. A.: Die chronische Beckenvenensperre und ihre chirurgische Behandlung. Schweiz. med. Wschr. 88, 397 (1958).

Lejars, F.: Les voies de sûreté de la veine rénale. Bull. Soc. anat. Paris 63, 504 (1888).

Lemaitre, G., G. Toison, G. Defrance et E. Mazeman: Deux observations d'uretere rétrocave. J. Radiol. Électrol. 44, 332 (1963).

Leriche, R.: Nécessité de l'intervention immédiate dans les phlébites de la veine cave inférieur. Un cas des resection de la veine cave. Lyon chir. 42, 385 (1947).

Lessman, F. P., and G. M. Waldorp: The value of intraosseous venography in tumors of the female pelvis. Acta radiol. (Stockh.) 50, 501 (1958).

Lindbom, Å.: Pelvic phlebography and cavography. In: Modern Trends Diagnostic Radiology. London: Butterworth & Co. 1960.

Lockhart, J., A. Gorlero Armas and H. J. Pollero: Cavography in cases of testis tumors. J. Urol. (Baltimore) 83, 438 (1960).

Lund, R. L., N. A. Garcia, G. A. Leblanc, C. Gartenlaub and J. F. Richardson: Inferior vena cavography in preoperative localization of pheochromocytoma. J. Urol. (Baltimore) 83, 768 (1960).

Marino, B., P. Micozzi e A. Venturini: Mediastino-pericardite cronica con ostruzione della vena cava superiore e coartazione della vena cava inferiore. Arch. Atti Soc. ital. Chir. 2, 328 (1959).

Martorell, F.: Thrombose de la cave inférieur. Presse méd. 26, 379 (1943).

— Thrombose de la veine cave inférieur. Barcelona: Salvat 1948.

Mattson, C. H.: Varicose veins of the broad ligament. Minn. Med. 19, 376 (1936).

May, R., u. R. Nissl: Die Phlebographie der unteren Extremität. Stuttgart: Georg Thieme 1959.

McClure, E. F., and E. G. Butler: The development of the vena cava in man. Amer. J. Anat. 35, 331 (1925).

McMurrich, J. P.: The valves of the iliaca vein. Brit. Med. J. 2, 1699 (1906).

Messinetti, S., M. Colombati, S. Condorelli e G. P. Zelli: In tema di cavografia per via vertebrale transsomatica. Indicazioni e limiti nello studio delle affezioni cavali. Ann. ital. Chir. 39, 161 (1962).

Moschcowitz, E.: The pathogenesis of phlebosclerosis. Its relation to arteriosclerosis. III.

Phlebosclerosis of the inferior vena cava. Ann. intern. Med. 52, 1236 (1960).

Muelheims, G. H., and G. J. Mudd: Anomalous inferior vena cava. Amer. J. Cardiol. 9, 945 (1962).

Nielsen, B. P.: Retrocaval ureter. Report of a case. Acta radiol. (Stockh.) 51, 179 (1959).

Nordenström, B.: Examination of cardiovascular system in man during increased intrabronchial pressure. Acta radiol. (Stockh.), Suppl. 200 (1960).

Notter, G., u. C. G. Helander: Über den Wert der Cavographie bei Diagnose und Behandlung retroperitonealer Testistumormetastasen. Fortschr. Röntgenstr. 89, 409 (1958).

Olivier, M. Cl.: Technique de la radiographie de la veine cave inférieur. Mém. Acad. Chir. 77, 324 (1951).

— Maladies des veines. Paris: Masson & Cie. 1957.

O'Loughlin, B. J.: Roentgenvisualization of the inferior vena cava. Amer. J. Roentgenol. 58, 617 (1947).

— The inferior vena cava. In: Angiography, edit. by H. L. Abrams, vol. I. Boston: Little, Brown & Co. 1961.

Olsson, Olle: Roentgen examination of the kidney and the ureter. In: Handbuch der Urologie. Berlin-Göttingen-Heidelberg: Springer 1962.

Peart, W. S., and D. Sutton: Renal-vein catheterisation and venography. Lancet 1958 II, 817.

Petersen, O., N. Tygstrup and K. Winkler: Roentgen examination of the inferior vena cava in chronic hepatic disease. Acta radiol. (Stockh.) 55, 97 (1961).

Pick, J. W., and B. J. Anson: The renal vascular pedicle. J. Urol. (Baltimore) 44, 411 (1940).

Poutasse, E. F.: Value and limitation of roentgenographic diagnosis of adrenal disease. J. Urol. (Baltimore) 73, 891 (1955).

Richter, W.: Zur Klinik postthrombotischer Folgezustände an den unteren Gliedmaßen. Bruns' Beitr. klin. Chir. 196, 82 (1958).

Rosenblum, D., A. Nussbaum and S. Schwartz: Partial obstruction of the inferior vena cava by herniation of the liver through the foramen of Morgagni. Radiology 68, 399 (1957).

Rüttimann, A.: Venographie und Lymphographie. Schweiz. med. Wschr. 92, 849 (1962).

Sammons, B. P., R. R. Lund and W. O. Pischnotte: Contrast visualization of the venae cavae in enlargement of lymphoma. J. Amer. med. Ass. 169, 704 (1959).

— — and J. F. Richardson: Simplified phlebography of the inferior vena cava in urologic diagnosis. Radiology 72, 222 (1959).

— — — Vena cavography in the management of malignancy. Amer. J. Roentgenol. 86, 718 (1961).

Sawyer, C. G., C. S. Burwell, L. Dexter, E. C. Eppinger, W. T. Goodale, R. Gorlin, D. E. Harken and F. W. Haynes: Chronic constrictive pericarditis: further considerations of the pathologic physiology. Amer. Heart. J. 44, 207 (1952).

SCHOBINGER, R. A.: Angiographic observations on arteriosclerotic venopathy of the inferior vena cava. Angiology 12, 98 (1961).

SERVELLO, M., et L. DALLA PALMA: La phlébographie hépatique (aspects normaux). Presse méd. 62, 814 (1954).

SHEEHAN, F. R., E. M. LESSMANN and F. P. LESSMANN: A comparative study of intraosseous cavography and intravenous pyelography in the demonstration of retroperitoneal lymphoma. Radiology 77, 757 (1961).

SURINGTON, C. T., and A. F. JONAS: Intraabdominal venography following inferior vena cava ligation. Arch. Surg. 65, 605 (1952).

STACKELBERG, B., J. LIND and C. WEGELIUS: Absence of the inferior vana cava diagnosed by angiocardiography. Cardiologia (Basel) 21, 583 (1952).

STEIN, S., and D. BLUMSOHN: Clinical and radiological observations of inferior caval obstructions. Brit. J. Radiol. 35, 159 (1962).

STEINER, R. E.: Venography in relation to the kidney. Brit. med. Bull. 13, 64 (1957).

— The renal veins and their radiological demonstration. Mod. Probl. Pädiat. 6, 159 (1960).

SÜSSE, H. J.: Gefahren und Technik der Osteomyelographie und transossalen Venographie. Fortschr. Röntgenstr. 85, 181 (1956).

TEN EYCK, F. W., and W. E. WELLMAN: Salmonellosis associated with abdominal aortic aneurism and edema of the lower extremities. Case report. Postgrad. Med. 26, 334 (1959).

THOMPSON, R. B.: Thrombosis of the hepatic veins. The Budd-Chiari Syndrome. Arch. intern. Med. 80, 602 (1947).

TORI, G.: Hepatic venography in man. Acta radiol. (Stockh.) 39, 89 (1953).

— The radiological demonstration of the azygos and other thoracoabdominal veins in the living. Brit. J. Radiol. 27, 16 (1954).

VANDENDORP, F., R. DU BOIS et R. DUQUESNE: La phlébographie cave inférieur ou cavographie. J. Radiol. Electrol. 43, 125 (1962).

VIALLET, P., L. CHEVROT, P. AUBRY, L. SENDRA et P. COMBE: Compression de la cave inférieur dans les hépato-splénomegalies. J. Radiol. Électrol. 38, 271 (1957).

WANKE, R.: Chirurgie der großen Körpervenen. Stuttgart: Georg Thieme 1956.

—, u. H. GUMRICH: Chronische Beckenvenensperre. Zbl. Chir. 75, 1302 (1950).

WELLAUER, J.: Beckenvenographie. In: Ergebnisse der Röntgendiagnostik 1952—1956, herausgeg. von H. R. SCHINZ, R. GLAUNER u. E. UEHLINGER, p. 252. Stuttgart: Georg Thieme 1957.

WILD, H.: Die intraossäre Phlebographie unter histologischer Kontrolle. Wien. klin. Wschr. 17, 341 (1956).

WITT, A. N.: Die Kontrastdarstellung des Venensystems unter besonderer Berücksichtigung der intraspongiösen Venographie. Z. Orthop. 83, 24 (1952).

ZINNER, G., and R. GOTTLOB: Morphologic changes in vessel endothelia caused by contrast media. Angiology 10, 207 (1959).

— — Die gefäßschädigende Wirkung verschiedener Röntgenkontrastmittel, vergleichende Untersuchung. Fortschr. Röntgenstr. 91, 507 (1959).

Seit dem redaktionellen Abschluß dieses Kapitels im Frühjahr 1963 sind noch folgende Arbeiten zum Thema erschienen:

BARTEL, J., u. L. WIERNY: Zur Agenesie der Vena cava caudalis. Fortschr. Röntgenstr. 99, 467 (1963).

BAUM, S., K. M. BRON, L. WEXLER, and H. L. ABRAMS: Lymphangiography, Cavography and Urography. Radiology 81, 207 (1963).

COURTY, L., P. LANGERON et P. LAMORIL: Les phlébites iliaques et ilio-caves. Etiopathogenie, physiopathologie, aspects cliniques. Ann. Chir. 16, 1795 (1962).

FILLER, R. M., and E. A. EDWARDS: Collaterals of the lower inferior vena cava in man revealed by venography. Arch. Surg. 84, 10 (1962).

GARCIA, J. F., and A. LEWITAN: Visualization of the hepatic veins in a case of caval thrombosis. Radiology 81, 272 (1963).

HILLMAN, D. C., and T. A. TRISTAN: Inferior vena cavography in the detection of abdominal extension of pelvic cancer. Radiology 81, 416 (1963).

MARCHAL, G., J. BERNARD, N. ARVAY, G. BILSKI-PASQUIER, J. ECOIFFIER et J. D. PICARD: La phlébographie dans le dépistage des adénopathies profondes. Son intérêt diagnostique et thérapeutique dans les hémopathies malignes. Presse méd. 69, 2586 (1961).

NORHAGEN, Å.: Selective angiography of the hepatic veins. Experimental investigations of basal circulatory dynamics. Acta radiol. (Stockh.) Suppl. 221 (1963).

SMITH, C. A., M. C. GLUCK, and R. G. KALLEN: Bladder distension causing iliac-vein obstruction in the adult male. New Engl. J. Med. 268, 1261 (1963).

THALHEIMER, M., et J. C. GILLOT: La cavographie segmentaire. Étude experimentale de l'opacification des veines rénales et des veines sus-hépatiques. J. int. Coll. Surg. 38, 561 (1962).

WISE, R. E., S. A. SALZMAN, D. O. JOHNSTON, and S. J. SIBER: Intraosseous venography in pelvic malignancy. Amer. J. Roentgenol. 90, 373 (1963).

ZUM WINKEL, K., u. D. v. KEISER: Kombinierte Metastasensuche im Bauchraum mit der Szintigraphie des Lymphsystems und der Cavographie. Fortschr. Röntgenstr. 100, 90 (1964).

Schultergürtel, Becken und Extremitäten

A. Arteries of the extremities

By

S. I. Seldinger

With 87 figures in the Text

Under this heading will be treated practical roentgen diagnosis insofar as it concerns the subclavian and iliac arteries and their branches, with the exception of the vertebral and uterine arteries, which are treated in Vol. VI and XIII.

As regards the arteries of the extremities, general roentgenograms of bones and soft parts play only a minor role in roentgen diagnosis; in general, essential data are not obtained until contrast has been injected into the arteries. An adequate designation for this type of examination would be "angiography", because the attendant opacification of veins is frequently of diagnostic significance; but since that term is often applied collectively to roentgen examinations following injection of contrast into arteries, veins or lymph vessels, the word "arteriography" will be used. An examination of this kind in a living person was first reported in 1923 by BERBERICH and HIRSCH, who used strontium bromate as contrast medium. In 1924 BROOKS communicated the results of a series of arteriographic examinations with the use of sodium iodide. The investigations of DOS SANTOS initiated the evolution of arteriography of the extremities into a simple and serviceable mode of examination. He introduced, in 1929, a method for percutaneous puncture of the aorta and defined the fields of use of arteriography of the extremities, which in the main are still valid. Percutaneous puncture of peripheral arteries, a procedure which early came into use, has only gradually gained general acceptance as a routine method. Arterial catheterization as an aid in arteriography was first described by FARIÑAS in 1941. Gradual improvement of contrast media, notably the organic iodine compounds, is a factor without which technical advances could hardly have led to practical results in any type of angiography.

While dealing with commonly known and accepted data in the following text, references would frequently be justified for "historical" reasons. However, they will generally be avoided because it is impossible in many cases to establish the priority of a given observation. References given pertain chiefly to investigations published quite recently or unpublished at the time of writing; also to a few reports which, in the writer's opinion, have not received the attention they merit; and, lastly, to communications in fields where experience is limited and the authors themselves must be responsible for any data cited. The bibliography comprises, to a large extent, papers which are not referred to in the text but, by virtue of their comprehensiveness and abundant references, may be suited for further studies of the respective subjects.

I. Arteriographic technique

1. Preparation of the patient

Generally there is no need to hospitalize a patient solely for arteriographic examination of the extremities. Only in exceptional cases there are grounds for observation in a hospital following the examination (see "Side Effects" p. 410). It is as well to advise against ingestion of food for 3—4 hours before the examination. For hospitalized patients premedication may be recommended, with dosage according to body weight; for example, approximately 1 cg morphine plus 0.04 cg scopolamine in subcutaneous injection one hour before the examination for adults. Ambulant patients may be given a somewhat weaker sedative. General anesthesia for the examination is usually unnecessary, except in children under school age (7—8 years). In patients with a low prothrombin value, such as those under continuous Dicumarol therapy vitamin K_1 should be administered the day before the examination or, as late as a few hours before puncture, by intravenous administration; usually the prothrombin value will then rise swiftly and bleeding can be prevented without interruption of the Dicumarol treatment. In heparinized patients the effect of heparin is promptly neutralized by injection of an equivalent dose of protamine sulfate. If 4—6 hours have elapsed since the last intravenous injection of heparin, the latter will not increase the tendency to hemorrhage. If a preparation with a depot action has been used, the interval will naturally be longer.

2. Puncture and catheterization technique

Peripheral arteriography is nearly always practicable with a percutaneous technique. The latter is superior to operative exposure of the artery; it is faster and requires fewer instruments and personnel, and there is little danger of complication.

a) Arterial puncture

Many workers favour a puncture instrument which can be advanced into the artery with greater facility than a conventional needle. It may consist, for example, of a cannula with a conical, noncutting tip and through which a slightly longer needle with cutting tip is inserted.

When the artery has been localized by palpation, a local anesthetic (e.g., 1 per cent Xylocaine without supplementary vasoconstrictor) is introduced subcutaneously and in the region of the artery, since a relatively coarse needle will be required for the arteriography. The skin and intermediate soft parts are punctured, after which needle and stylet, placed almost perpendicularly to the vessel, are moved from side to side until the pulsations are felt directly in the long axis of the needle. The latter is then positioned at an oblique angle and the mobile artery "harpooned" by a quick thrust. The stylet is thereafter withdrawn and, with the guidance of the pulsating escape of blood through the needle, the latter is advanced somewhat into the lumen to insure a stable position. If no blood escapes, the needle may have passed through the opposite wall of the artery; it should be slowly retracted until blood is discharged from it. Such perforation of both walls should be avoided, however, especially in arteriosclerotics. If the pulsating flow of blood through the needle is not profuse, the puncture should be repeated.

The most suitable puncture sites are, in the arm, the brachial artery in the antecubital fossa and, in the leg, the femoral artery distal to the inguinal ligament. Punctures thus located will suffice, with or without complementary catheterization, for injection of contrast medium at most of the required sites (Figs. 1 and 5).

Upper extremity. The *brachial artery* is easiest to puncture in the antecubital fossa ulnar to the biceps tendon, where it passes beneath the bicipital aponeurosis and is fairly fixed (Fig. 1b). The arm should be extended, and the vessel is most readily punctured retrogradely, with artery and needle forming a small angle. The brachial artery can also be punctured higher up the arm and in the axillary fossa, but since it is very mobile there, puncture is more difficult than in the antecubital fossa. The *subclavian artery* is palpable, as a rule, behind the middle of the clavicle where it crosses the first rib lateral to the subclavian vein and is surrounded by the brachial plexus (Fig. 1a). It can be punctured with a needle directed towards the rib, which has a very broad surface that serves to protect the lung and pleura from damage.

Lower extremity. The *femoral artery* is readily punctured just distal to the inguinal ligament where it passes through the lacuna vasorum lateral to the femoral vein (Fig. 1 c). The deep femoral artery usually has its origin in the dorsolateral wall about 5 cm distal

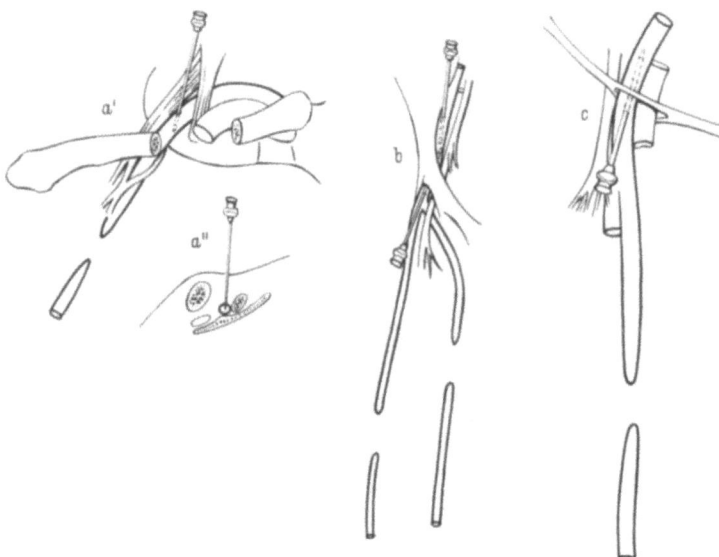

to the ligament. Retrograde puncture is simplest and, for most purposes, best. It often happens, after punctures directed towards the foot, that only the main trunk of the femoral artery or only the deep femoral artery fills with contrast medium. Where such punctures are required for catheterization of the main trunk in the distal direction, the deep femoral artery can best be avoided by hyperextension of the hip and puncture at a small angle. This may be difficult in obese patients, and thus it may be necessary in rare cases to puncture the *popliteal artery*. Generally the latter procedure is far more troublesome than catheterization from the inguinal region,

Fig. 1 a—c. Suitable puncture sites. a′ and a″ The subclavian artery in the supraclavicular region. Contiguous structures are the vein, the scalenus anterior muscle, and the brachial plexus. b The brachial artery in the antecubital fossa. Contiguous structures are the vein, the median nerve, and the bicipital aponeurosis. c The femoral artery in the inguinal region. Contiguous structures are the vein, the femoral nerve, and the inguinal ligament. Arterial occlusions are indicated

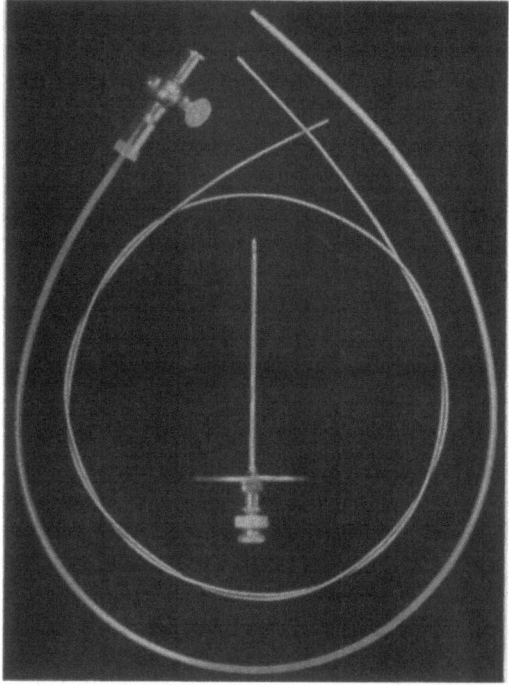

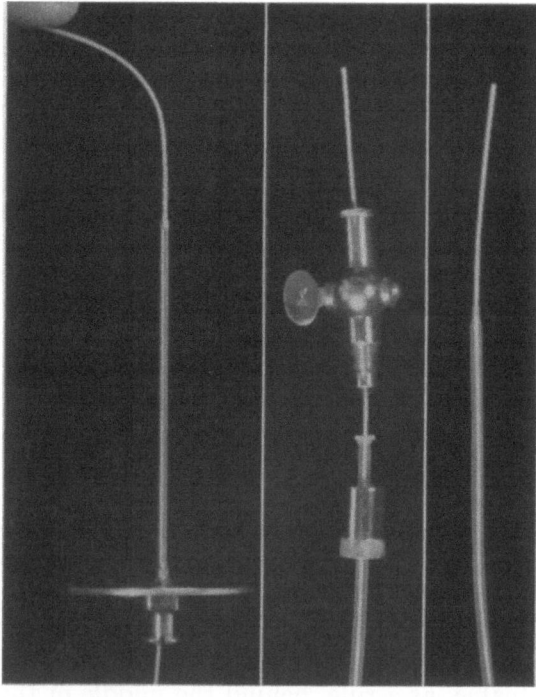

a   b

Fig. 2. a Set of instruments for "catheter replacement of the needle" technique — needle and cannula, metal guide, and polyethylene catheter with adapter and screw tap. The cannula has no cutting edge. The needle is fitted with a stylet. b Details. The guide has been introduced through the cannula and the catheter, with the most pliable end first

for the popliteal artery is fairly deep and partially covered by the popliteal vein.

b) Arterial catheterization

Various principles have been reported for percutaneous catheterization; two of them have been clinically tested on a major scale and found serviceable. With one method a thin-walled catheter is advanced through the puncture needle into the artery. With the other, the needle or cannula is exchanged, after the puncture, for a catheter of similar or greater dimensions. Thus a far more slender needle can be used. The equipment and mode of procedure for the latter method are as follows:

Instruments. Fig. 2 shows:

A puncture needle and cannula.

A flexible metal guide that passes snugly through the cannula. One end of it, 2—3 cm long, is more pliable than the rest, and the tip is rounded.

A thin-walled catheter with a bore equal to or somewhat greater than that of the cannula. The catheter must be at least 10 cm shorter than the guide (see "Mode of Procedure", point d and e).

A threaded adapter and a screw tap.

For arteriography of the subclavian artery and its branches and the iliac artery and its branches, a set of instruments in which the respective cannulas have outer diameters of approximately $1^1/_2$ mm and 2 mm and catheters of the same or somewhat larger dimensions, have been found appropriate. Thin-walled, moldable, non-radiopaque polyethylene catheters suffice for most purposes in peripheral angiography. They are easy to prepare and non-traumatizing. Also available are moldable radiopaque catheters with somewhat thicker walls (ÖDMAN).

The polyethylene catheter is prepared for use as follows (Fig. 3): The guide is passed into the catheter until its tip is a few centimeters from the end. The catheter is then grasped on either side of the tip of the guide and forcibly stretched, thus considerably reducing its diameter and the thickness of the polyethylene. The guide is then removed and the catheter severed at a point

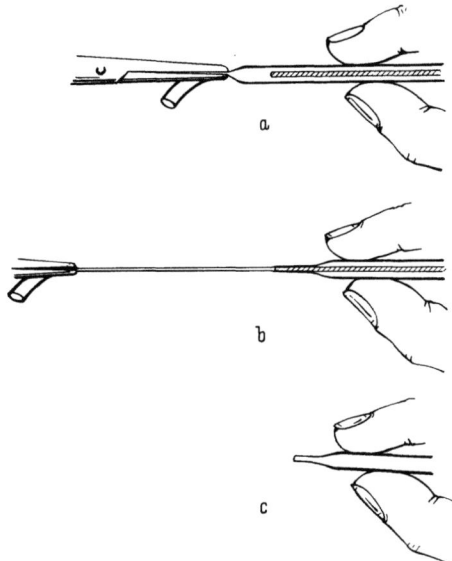

Fig. 3a—c. Diagram showing method for molding the tip of catheter to insure smooth introduction into the artery after puncture with a needle of the same size as, or smaller than, the catheter. a The guide is advanced into the catheter until its tip lies a few centimeters from the latter's distal end. b The unfilled portion is stretched, thus greatly reducing its diameter. c The catheter is cut off close to the tip of the guide, which now fits snugly into the catheter end

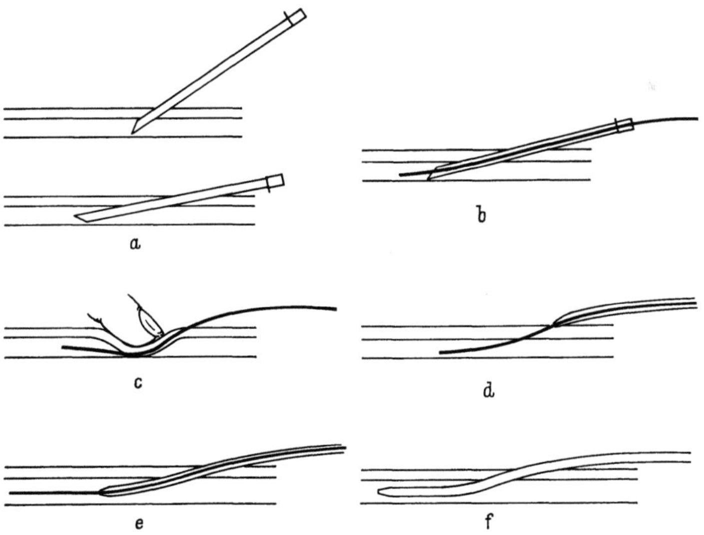

Fig. 4a—f. Diagram showing method of exchanging the puncture instrument for a catheter of the same size or larger. a The artery is punctured and the instrument advanced (it is advisable to rotate a cutting needle 180 degrees before advancing it). b A flexible metal guide is inserted into the artery through the needle. c The needle is withdrawn during digital compression of the puncture site to prevent bleeding, since the guide does not entirely plug the puncture hole. d The catheter is threaded onto the guide, then (e) advanced into the artery, completely plugging the puncture hole and thus preventing bleeding. f The guide is withdrawn

26*

where its bore coincides exactly with the diameter of the guide. When the catheter has been cut at the other end to the desired length, this end is placed close to a flame and it assumes a mushroom shape. The adapter and screw tap are subsequently fitted (Fig. 2). The tubing must not be sterilized by heat but rather with ethylene oxide or quarterian ammonium compounds.

Mode of procedure. Fig. 4 shows: a. The artery is punctured and the cannula introduced.

b. The guide is advanced, flexible end first, through the cannula a few centimeters into the artery, great care being taken to see that no resistance is encountered.

c. The cannula is withdrawn while the guide is held in place. In this procedure the artery must be compressed at the puncture site to prevent bleeding, since the guide does not entirely plug the puncture hole.

d and e. The catheter is threaded onto the guide and advanced into the artery; here the examiner must see that the proximal end of the guide projects beyond that of the catheter. When the catheter has entered the vessel, the compression is no longer necessary since the puncture hole is occluded and no major bleeding occurs. The guide is retracted and the catheter studied to insure that blood rises inside it.

f. The catheter is advanced to the desired level with or without the aid of the guide. The tap is fitted, the guide removed, and the catheter filled with saline solution, to which heparin has been added if required.

Early observation of escape of blood through the catheter is important; for the guide and catheter together may follow an intramural path or run outside the arterial wall with so little resistance as to pass unnoticed by an inexperienced examiner (Fig. 13). If the escape of blood has been profuse but ceases during introduction of the catheter, it will usually be found that the catheter has encountered some sort of resistance and has kinked.

c) Puncture and catheterization in practice

Even when the contrast medium can be injected to advantage at the puncture site, it may be as well to replace the needle by a short catheter, thus eliminating opaque metal parts and allowing the patient to be moved freely. The general purpose of catheterization, however, is to make possible an injection of contrast medium elsewhere than at the puncture site. The injection site is so chosen as to preclude as far as possible the opacification of arteries which are non-relevant, so that the doses of contrast medium can be limited.

The subclavian artery and its branches and the arteries of the upper arm (Figs. 1 and 5). With a patent artery the catheter can be advanced from the antecubital fossa (Figs. 5 and 14). The distance from there to the subclavian artery is, in adults, approximately 40 centimeters. This technique is reliable for examination of the subclavian artery and its continuation down to the middle of the upper arm. Opacification distal thereto may be defective since the catheterization frequently produces spastic contraction of the artery, especially in children and young women, and this may occasionally be highly obstructive. A better result can be attained in such cases by retrograde injection of the contrast medium from the cubital fossa directly through the needle, unless the artery can be punctured more proximally where the tendency to spasm is less.

In obliteration of the subclavian, axillary or brachial artery an alternative to direct puncture proximal to the obstruction is catheterization of the subclavian artery following puncture of the femoral artery (Figs. 5 and 56). As a rule, this catheterization of the left subclavicin is more easily accomplished. The innominate artery can be catheterized after puncture of the right carotid (Figs. 5 and 55). The carotid should be compressed at the time of injection to prevent excessive passage of the medium to the brain.

Where the intention is to inject contrast medium via a catheter into the subclavian or the innominate artery, it is especially important to check the catheter position very carefully in order to preclude overdosage of contrast medium in cerebral arteries. If an image amplifier with television is available, non-radiopaque polyethylene catheters, filled with e.g. 60% Urografin can be localized with normal room lighting. A good idea can then be gained of the vascular anatomy and circulation by injection of a few milliliters of 45 per cent contrast (EDHOLM, FERNSTRÖM, LINDBLOM and SELDINGER, Fig. 6). Where no

such facilities are available, a trial exposure should be taken during the injection of a small amount of contrast. If it is necessary to make a large injection into the internal mammary artery, which has its origin near the vertebral artery, the latter can be effectively avoided by selective catheterization using a catheter with a curved tip (ARNER, EDHOLM and ÖDMAN, Fig. 81). Similar visualization of the thyrocervical trunk is possible (Fig. 6).

In multiple stenosing lesions of the arteries that originate in the aortic arch the most complete data can be obtained by thoracic aortography, preferably after catheterization with a radiopaque instrument via the femoral artery (Figs. 5 and 39). (With regard to thoracic aortography, see also Vol. X/1.) Detailed arteriograms of single branches can be taken, if required, during the same procedure if the branches are catheterized selectively (Fig. 38).

Arteries of the forearm and hand. Injection of contrast medium following puncture in the antecubital fossa normally yields the best results. Puncture is easiest in the proximal direction, and an additional advantage here is that a catheter can be inserted upwards if "high bifurcation" of the brachial artery, a common anomaly, should be present (Fig. 15c). Contrast filling of the digital arteries is frequently poor, however, whether the puncture is made in the proximal or the distal direction. A contributory factor here may be impairment of

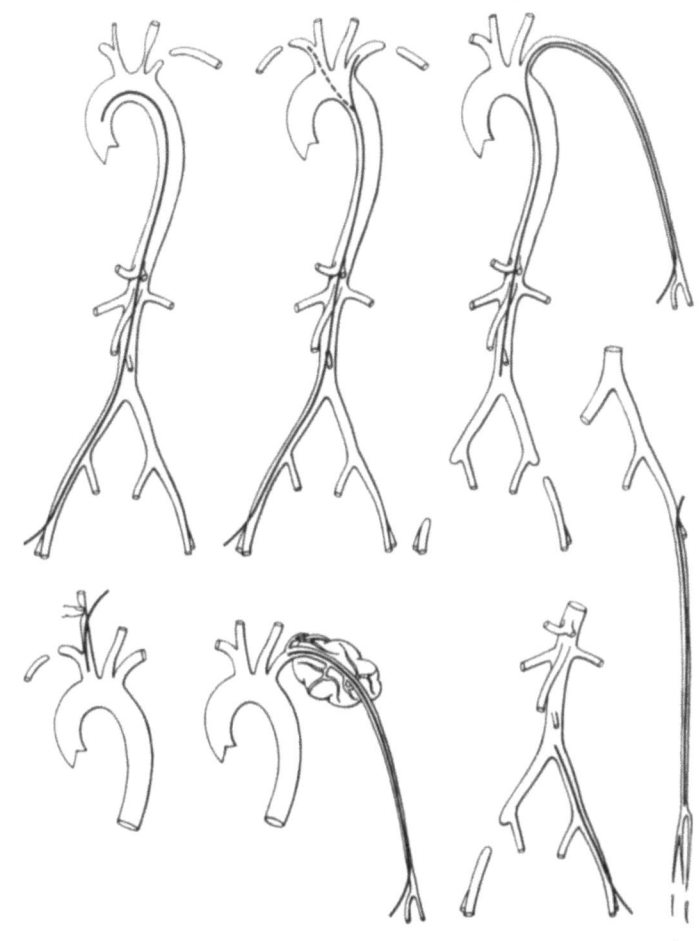

Fig. 5. Possibilities for percutaneous catheterization in "unfavorable localization" of obliteration, etc., in relation to the optimal puncture sites

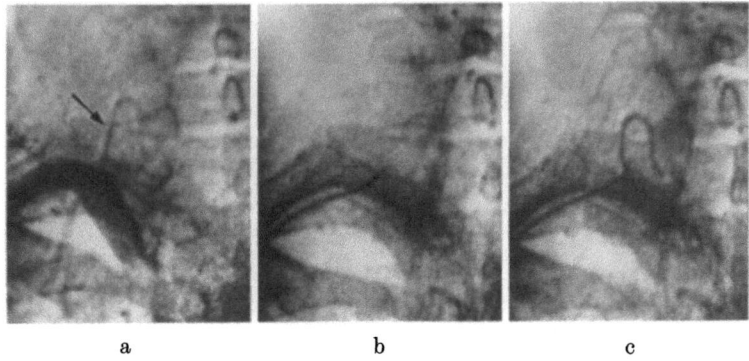

a   b   c

Fig. 6a—c. Selective arterial catheterization. Photographs directly from the screen of a television system employing an image orthicon as pick-up tube. a Rapid injection of 5 cc 45% Urografin through a polyethylene catheter into the subclavian artery indicates the site of the inferior thyroid artery (arrow). b The catheter, opacified by its content of Urografin, has been inserted into the branch. c The injection of 1—2 cc of the contrast medium through the catheter and into the inferior thyroid artery proves correct position of the tip of the catheter. No injection into the subclavian artery.

the blood flow by spastic contraction at the puncture site; it may therefore be worthwhile to puncture instead the proximal, less contractile part of the artery. This factor cannot, however, be the sole explanation. There appears to be at present no simple method that will guarantee satisfactory opacification of the finger arteries. Trials of sympathetic block and intra-arterial or intravenous injection of vasodilators have not yielded convincing results. One measure that may be very useful in local spasm is to delay the injection of contrast for a while after puncture, as the spasm sooner or later disappears spontaneously.

Arteries of the pelvis (Figs. 5 and 17). If the iliac artery is patent, catheterization should be done from the inguinal region. The bifurcation of the aorta is usually at the level of the fourth lumbar vertebra. In a patient of average size and with straight iliac arteries, it suffices to advance the catheter 20—22 cm if bilateral filling is required and the contrast is injected manually as forcefully as possible.

In unilateral obliteration of an iliac artery the contralateral artery should be catheterized. This method is useless in bilateral obliteration and also in those cases where the arteries are so tortuous that the catheter cannot pass. It will then be necessary to resort to direct puncture of the aorta or catheterization from a brachial artery, preferably the left (Figs. 5 and 37). As regards the former technique, see Vol. X/1. With the latter method it is advisable to use a catheter that is somewhat curved to facilitate passage from the axillary artery to the descending aorta. The catheter tip should be positioned below the superior mesenteric and renal arteries. By taking a trial exposure during injection of a small dose of contrast or by screening in conjunction with television (see p. 404, under "The subclavian artery") the examiner can satisfy himself that the catheter tip has not entered one of those branches, the inferior mesenteric or a lumbar artery; if a large amount of contrast should be injected directly into any of them, it might cause kidney, intestinal or spinal cord damage.

Arteries of the thigh. These can best be examined by injection through a needle or short catheter introduced in the proximal direction in the inguinal region. Puncture in the distal direction has, for this purpose, no advantages but a number of drawbacks. Following catheterization, the iliac arteries can be examined during the same procedure; this examination is usually indicated in obliterative arterial disease.

Arteries of the lower leg and foot. Contrast filling is better after advancement of a catheter from the inguinal region to the popliteal artery than with injection in the inguinal region (Fig. 5). The former procedure requires a special puncture technique (see p. 402, under "Lower extremety"). The catheter tip should be positioned approximately at knee level.

3. Contrast media

The contrast medium should combine satisfactory roentgen-ray absorption with low toxicity, the least possible local irritative effect, and an adequate capacity to mix with the blood. It should be eliminated rapidly from the organism. In practice only organic di- or tri-iodo compounds warrant consideration at the present time. Of the agents hitherto marketed, those of diatrizoate type with three iodine atoms per molecule (e.g. Urografin and Hypaque) have proved to be superior. The side effects are slight even by comparison with those agents of iodopyracet type (e.g. Diodrast and Dijodon) or of acetrizoate type (e.g. Triurol and Urokon) that were formerly in general use: see p. 411 — Side effects.

The undermentioned *suggested dosages for adults* are based upon experience of the diatrizoate medium Urografin:

Subclavian artery and arteries of upper arm
    (injection well distal to the vertebral artery)   15—20 cc 45%
    (injection contiguous to the vertebral artery)   10—12 cc 45%

Arteries of forearm and hand
  (injection in the antecubital fossa)   12—15 cc 45 %
Iliac arteries (injection at bifurcation of aorta)   25—30 cc 45—60 %
Femoral artery (injection in the inguinal region)   15—25 cc 45—60 %
Arteries of lower leg and foot
  (injection in the inguinal region)   20—25 cc 45—60 %
  (injection in the popliteal artery)   15—20 cc 45 %

Higher concentration than 60 per cent is unnecessary. Comparatively small doses are often indicated in obliteration; here the local irritation is greater than that in free passage, since relatively undiluted contrast is early forced out, via collaterals, into terminal arterial areas. Nevertheless it may be necessary, when collaterals are poorly developed, to use large doses if the distal limit of the obstruction is to be localized (Figs. 29 and 31). Large doses and a high concentration may be required if there is considerable dilution, as in pathologic vascular zones of substantial capacity (e.g. large hemangiomas, Fig. 72) and in major arterio-venous shunts (e.g. highly malignant sarcomas, Fig. 77). Injections may be repeated several times in the same arterial zone. In regard to general toxicity, experience indicates that a total intravascular dosage equivalent to 1.5 cc of 60 per cent Urografin per kilogram of body weight is not hazardous.

In arteriographic examinations of the extremities the dose of contrast per injection is limited primarily by the degree of the patient's sensation of heat. In children under general anesthesia it is safe to use relatively greater doses than the above; for example, up to 1 cc of 45 per cent Urografin per kilogram of body weight on injection into the femoral artery.

4. Injection technique

Provided optimal injection site is attained, the contrast medium should be injected rapidly enough to insure maximal concentration close to this site. In examinations of peripheral arteries it is usually possible to attain adequate pressure by manual injection. For most purposes, such injections should be made as forcefully as possible. The injection time per 20 cc, for instance, should not substantially exceed about 3 seconds at the bifurcation of the aorta, 5 seconds in the femoral and subclavian arteries, and 8 seconds in the brachial artery at the antecubital fossa. The circumstances may at times call for the use of pressure apparatus. Thus long slender catheters present considerable resistance: This is approximately proportional to the length of the catheter, and to the inverse value of the fourth power of the radius. In injections at the bifurcation of the aorta via a catheter from the femoral artery, forceful manual injection is sufficient, but mechanical injection with a pressure of about 2 kilograms per square centimeter (catheter about 35 cm in length and 1.5 mm in inner diameter) and with the catheter tip situated at the bifurcation, will generally yield better results. In the choice of injection pressure, individual variations in blood pressure are of little significance in comparison with the resistance presented by the catheter. High pressure will be necessary if contrast is to be forced retrogradely through the iliac artery for any major distance, as may be required when, for example, the vessel is so tortuous that the desired position of the catheter cannot be attained. Prior thereto it is essential, however, to investigate the situation by means of an injection of contrast with moderate pressure. This will enable the examiner to rule out catheter positions that contraindicate high pressure (e.g. extravascular, in an aneurysm, or with the tip against a thrombus). In the brachial artery, injections a considerable distance in the retrograde direction are usually practicable with the manual technique (Figs. 15c and 44). One of the reasons for this is that spastic contraction round the puncturing instrument often gives rise to stasis. For examination of the subclavian arteries via thoracic aortography, or of the iliac arteries via a catheter inserted through the brachial artery, pressure apparatus is required. There are several types of such apparatuses. Their principal fields of use are in angiocardiography and

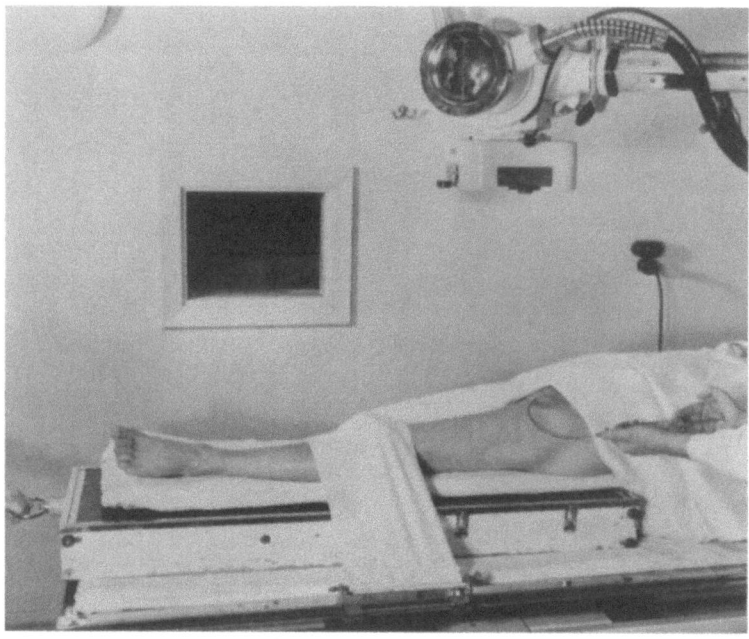

aortography (see Vol. X/1). Aside from the above-mentioned purposes they can be employed, in peripheral arteriographic examination, to allow the examiner to remain at a distance from the radiation.

Fig. 7. Arrangement for arteriography of the pelvis and leg, with a manual changer for four casettes measuring 30 by 40 cm. The right half of the changer (below the image field) is a magazine for unexposed, and the left half for exposed films. Each casette is lifted into exposure position by springs; then, after exposure, withdrawn by rod to the left

5. Film changing and roentgenographic technique

If the diagnostic potentialities of arteriography are to be utilized to the full, a series of exposures will nearly always be required. Numerous methods have been described for obtaining a complete roentgenographic study of the main arteries of the lower extremities after a single injection of contrast into the aorta or the femoral artery; their principal advantage is that they save time. There have been used, in appropriate combinations, the principles of double roentgen-ray tubes, moving of the tube, the diaphragm or the patient, large diaphragm apertures and large films, and film changing. ROGOFF has presented an exhaustive historical review of such procedures. One way of limiting the secondary radiation and of reproducing completely the main arteries of the extremities on one set of films is to provide the roentgen-ray tube with a slotted diaphragm, so that the exposure field is approximately at right angles to the arteries

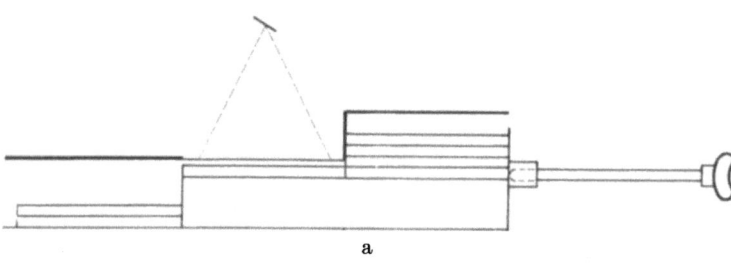

a

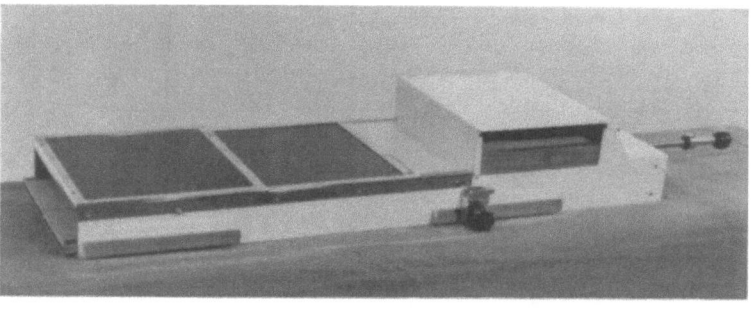

b

Fig. 8. a Simplified diagram and b photograph of manual casette changer. When the rod is pushed in, it removes the casette containing the exposed film and replaces it with another; when the rod is pulled out again, a fresh casette falls into the "ready" position. All movements in the vertical plane are brought about by gravity

(ASTLE and WALLACE-JONES). The exposure is made by moving the tube along the extremity synchronously with the estimated passage of contrast through the arteries. With this procedure the total exposure time in arteriography of the legs will be

8—10 seconds. The best and most detailed arteriogram of a circumscribed vascular area is obtained, however, by injecting the contrast medium as selectively as possible, using a small diaphragm aperture, and taking a series of exposures which together provide a total picture of the contrast passage through the entire arterial tree in that region. If a longer segment is to be reproduced, the field can be shifted and the injection repeated, if necessary. With diatrizoate media the patients discomfort is so slight that the disadvantage of repeated injections is usually offset by the superior quality of the arteriograms obtained.

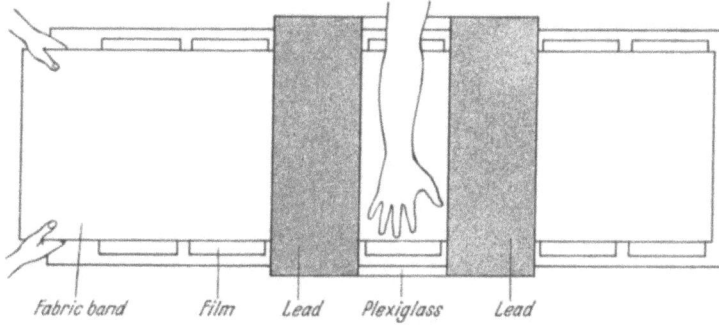

Fig. 9. Simple device for changing of non-screen films or casettes. The films are placed in compartments in a fabric band and are drawn, one by one, out of the image field

In arteriographic examination of extremities, sufficiently short intervals and an adequate number of exposures are generally insured by the use of manual film changers. The latter, if well designed, will give arteriograms of good quality and can be loaded and unloaded rapidly. Since they are relatively inexpensive, changers for different film sizes can be maintained in the equipment. Many types have been used; Figs. 7, 8 and 9 illustrate a few serviceable designs that permit an approximate maximum frequency of one exposure every two seconds.

If the vascular area to be examined is situated just distal to the injection site, the first exposure should be taken in the final phase of the injection. When, in examination of the arteries of the lower leg and the foot, contrast medium is injected in the inguinal region, it is usually best to take the first exposure a few seconds after completion of the injection. The appropriate intervals between exposures vary; the smaller the artery caliber, the slower the flow. In arteriographic examinations of the shoulder region, upper arms, pelvis, and thighs it generally suffices, unless the flow is abnormal, to take three or four exposures at intervals as short as manual changers will permit (approximately 2 seconds). The intervals can be prolonged by a second or so, insofar as the distal parts of the extremities are concerned. If the injection site is well proximal, it will be difficult to estimate the time of contrast passage through the most distal arteries, those for example of the fingers and the toes; hence a greater number of exposures will generally be required. In pathologic

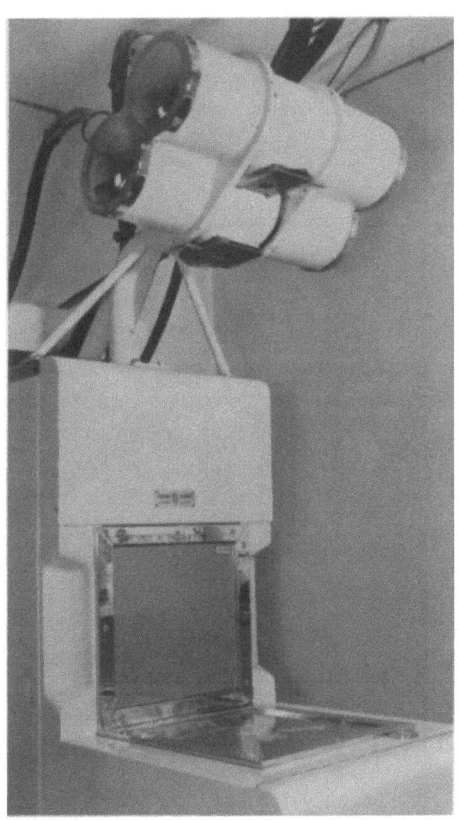

Fig. 10. Arrangement for stereo-angiography according to FERNSTRÖM and LINDBLOM. Two tubes are mounted in a single casing, in somewhat differing planes so that the central beams will form a sufficiently narrow angle (8 degrees). Exposures are taken with each tube alternately. Here the tubes are mounted on an automatic film changer according to GIDLUND

conditions all variants are found, from very swift contrast passage, as for instance in large arterio-venous fistulas, to very slow passage, as in pronounced arterial dilatation.

Automatic changers permitting extremely short intervals and a large number of roentgenograms are therefore frequently preferable to manual changers, and, indeed, are sometimes mandatory for recording in cases where the flow rate is very rapid, protracted, or unknown; for example, in injection of contrast into the thoracic aorta, and in certain hemangiomas. Such film changers are described in Vol. III. Roentgenocinematography has also been employed and may increase in usefulness.

For the exposures it is in principle advantageous to use the lowest possible tube voltage. Motional blur due to the pulsations will begin to affect the quality, however, at exposure times of approximately 0.3 of a second. With our present technical resources a focus size of approximately 1 sq. mm and a focus-film distance of around 80—100 cm are probably optimal. In arteriographic examinations of the shoulder region, the pelvis and thigh it is advisable to use intensifying screens and grids. Visualization of the finest arteries will be improved if grid structure reproduction can be avoided on the roentgenogram. Arteriograms of the arms and lower legs are usually of better quality when taken without a grid than with a fixed grid; and in examinations of the hands the use of nonscreen films is preferable. Stereoscopic views may be of value. A series of these can be secured by means of an arrangement illustrated in Fig. 10 (Fernström and Lindblom), where the central beams from two tubes form an angle of 8 degrees. The exposures are made with each tube alternately at intervals of 0.17 second. Contrast filling on any two consecutive arteriograms is generally so uniform as to afford a satisfactory stereoscopic effect (Fig. 75).

II. Side effects in arteriography

Arteriography is a nonphysiologic method and may give rise to some local and generalized reactions in the organism. Arteriographic examination of the extremities today seldom produces side effects that could legitimately be termed complications.

Side effects of arterial puncture and catheterization. Puncture or attempted puncture may occasionally cause a reflex general circulatory disturbance manifested in a *fall of blood pressure*. More common is a local reaction consisting of *spastic arterial contraction* on puncture and, notably, on catheterization (Figs. 11 and 15c). This contraction has been regarded as a reflex response of the muscle coat to stretching of the arterial wall (Lindbom). The same effect may be produced by forceful injection of contrast in the distal direction (Fig. 12). It is commoner in small than in large arteries: small ones suffer relatively greater traumatization and their walls contain a comparatively greater amount of muscle. Arteriospasm is observed more frequently in females than in males, and in young than in old persons. The arteries of children are exceptionally prone to spasm. Spasm in the distal part of the brachial artery is very common in adults too, and is of practical significance because it impedes puncture and may impair the quality of the examination. Experience shows, however, that spasm in this location is not deleterious to the patient. As long as the spasm persists, the forearm will receive its blood supply via the abundant collaterals around the elbow. Vasodilator therapy may occasionally be indicated following the examination.

Bleeding from the puncture site with formation of significant local or dissecting hematomas seldom occur if the correct technique is used. Nevertheless circumspection is required in the case of patients with a tendency to hemorrhage, particularly if they are hypertensive or have sclerotic arteries (see "Preparation of the Patient", p. 400). After the examination the artery should be compressed at the puncture site until the bleeding is satisfactorily stanched. Some measure of supervision for the next hour or so is advisable. Elderly patients in particular should recline for a few hours after puncture of the femoral artery.

Mobilization of atherosclerotic plaques, arterial ruptures, false aneurysms, and arterio-venous fistulas following puncture have occasionally been reported. In view of the large number of arteriographic examinations performed daily throughout the world, such complications are doubtless too rare to affect the indications. With faulty manipulation of puncturing instruments or catheters, the injected contrast may dissect its way between the coats of the arterial wall (Fig. 13); however, the writer has seen no deleterious effects in the extremities following such mishaps.

Side effects of contrast medium injection. Contrast media, being foreign fluids, cause local vascular reactions the nature of which is not yet fully understood. While making intra-arterial injections of e.g. iodopyracet compounds (Perabrodil, Diodrast) in patients, SGALITZER observed that the arteries sometimes had a larger caliber at the second than at the first injection; SCHLOR-HAUFER (with skin temperature measurement) and

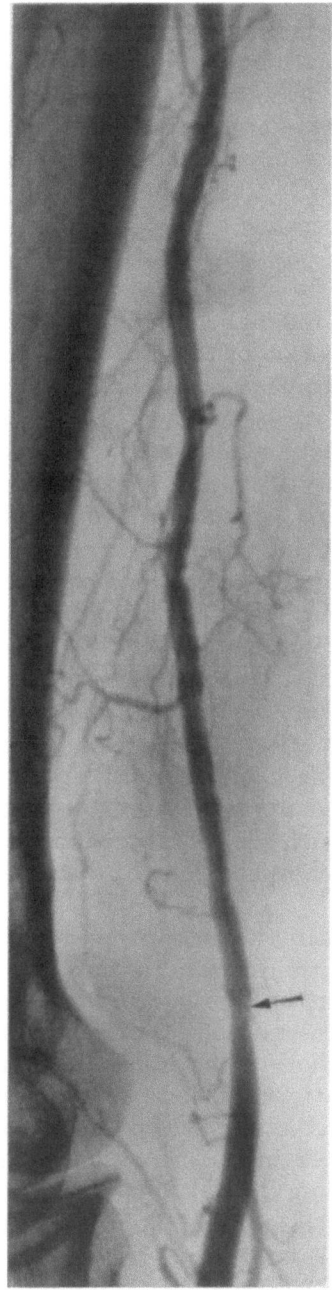

Fig. 11. Woman, aged 50. Multiple spastic contractions, simulating atherosclerosis, following catheterization of the distal part of the brachial artery. Arrow indicates entrance point of catheter in the artery

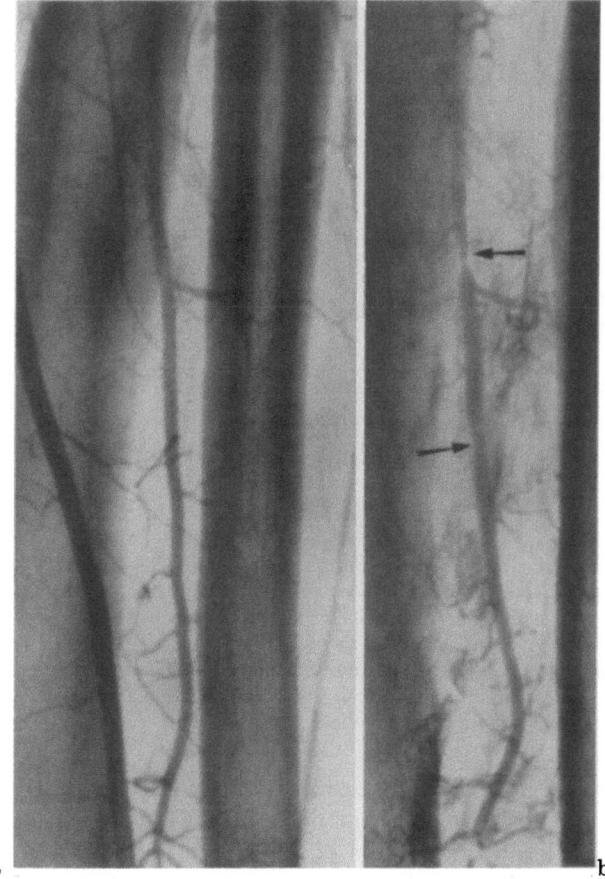

Fig. 12a and b. Man, aged 53. Spasm of interosseous artery on injection of contrast medium. a Contrast medium injected with moderate pressure through a catheter inserted in the proximal part of the brachial artery in the direction of the blood flow; no spasm. b Catheter advanced into the interosseous artery and contrast injected with considerable pressure. Multiple spastic contractions (arrows) and rapid passage of contrast to small veins

SHAW (with plethysmography) observed that the digital circulation immediately decreased, but after a few minutes usually rose to supernormal values; and KLEIN and SPIEGEL found that the regional oxygen consumption fell substantially. It has long been known that several contrast media have a hypotensive effect. Lindgren and Törnell have shown experimentally that Hypaque (diatrizoate) injected into a muscle artery has far less of a vasodilator effect than has Triurol (acetrizoate).

Generalized reactions to diatrizoate media (the writer's experience is based on Urografin) consisting of appreciable fall of blood-pressure, nausea, vomiting, or allergic manifestations are fairly uncommon. Facilities for combating shock should nevertheless be maintained. Large total doses can be given (see "Contrast Media", p. 406) provided that "locally toxic" doses do not reach susceptible organs by the arterial route, e.g. via the vertebral artery at examination of the subclavian artery, or via the renal and mesenteric arteries at examination of the iliac arteries.

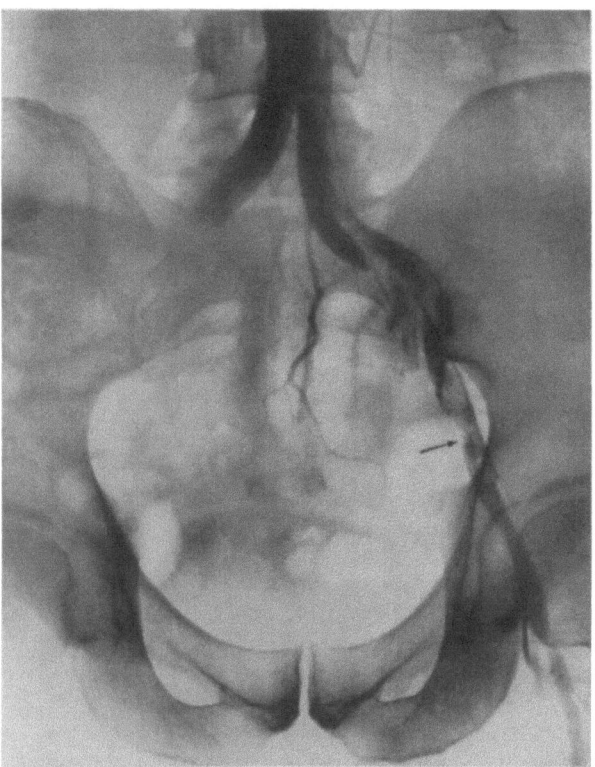

Fig. 13. Woman, aged 50. Intramural injection of contrast. Catheter inserted into left femoral artery. The guide and catheter have pierced the intima in a stenotic area at the level of the arrow and have continued upwards in the arterial wall. The contrast proximal to the arrow and round the bifurcation of the aorta is intramural. The right iliac artery is not obliterated. Some contrast medium has run back into the lumen (inferior mesenteric artery; left iliac artery distal to the arrow)

The *local reaction* is manifested in a sensation of heat when the contrast reaches the smaller vessels. The degree of warmth will depend upon the concentration and the amount injected in relation to the uptake zone, and after large doses it may reach the intensity of a burning pain. The discomfort lasts a few seconds and, in correct dosage, can well be tolerated. At arteriographic examination of the hand, injection of contrast in a large dose may be followed by transient local pallor of the skin, the extent and duration of which largely coincide with the sensation of heat and with the contrast filling of fine arterial branches.

A few cases have been reported of extensive arteriospasm, thrombosis and gangrene in the arteriographed extremity. In such cases either the amount and concentration of the injected contrast have greatly exceeded the recognized values, or the circulation has not been free: the examiner has either injected the medium into a pulseless artery distal to an occlusion or has intentionally produced arteriostasis proximal to the injection site. The writer has not been able to find any reports of this kind for diatrizoate media. The tolerance threshold of the arteries of the extremities for these agents is still unknown, but is higher than that for contrast media formerly in use.

Extravascular injection of diatrizoate media produces slight transient local irritation but no tissue necrosis. The extravasation is rapidly absorbed.

Contraindications are seldom present. Arteriographic examination should be avoided, however, in the presence of hyperpyrexia, poor general condition, cachexia, and intractable tendency to hemorrhage, as well as in certain diseases of the brain and the kidneys (see "Cerebral Vessels" and "Abdominal Aorta", p. 591ff. and 259ff.) if the examination is likely to result in an appreciable intra-arterial flow of contrast to those organs. Acute inflammatory conditions in the extremity to be examined may contraindicate arteriography, and so may local pathologic changes at the intended puncture site.

III. The normal arteriogram — Sources of error

The angiogram of a healthy artery (Figs. 14—19) reveals a smooth and regular contour of the inner surface and a straight or gently curving course. As branches are given off, the caliber diminishes, and the diameter at any arbitrary level is no greater than at a level proximal thereto. The contrast-filled area shows relatively little roentgen ray absorption at its beginning and, with a vertical beam, it has a diffuse convex outline owing to layering and the hemodynamic factors (Fig. 20). Layering of contrast is usually of no practical significance, since in normal circulatory conditions contrast enters all main branches of the artery. The contrast remains longer in fine and

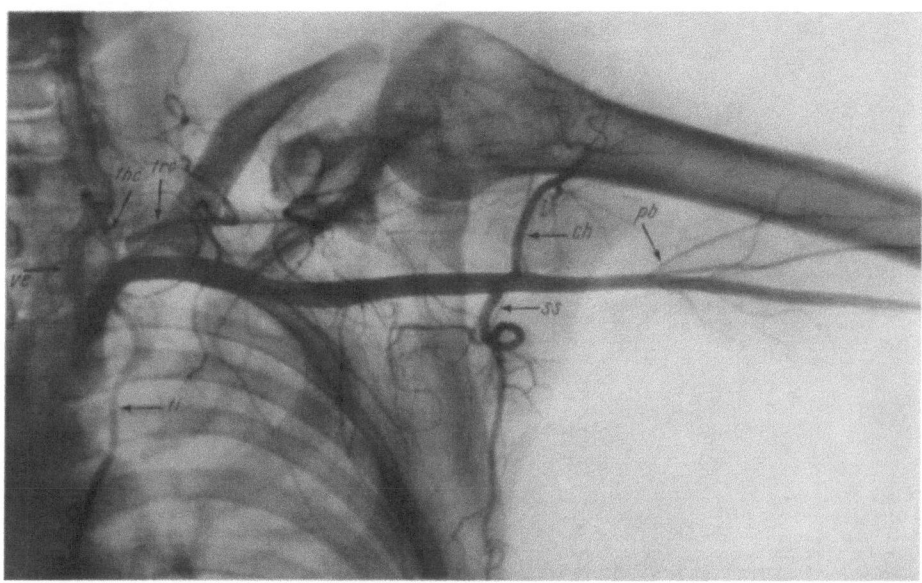

Fig. 14. Man, aged 42. Normal appearance of subclavian, axillary and proximal part of brachial artery. Contrast medium injection into the subclavian artery via a catheter advanced from the antecubital fossa. *ve* denotes vertebral artery; *thc* thyrocervical trunk; *trc* transversa colli artery; *ti* internal mammary (thoracic) artery; *ch* posterior humeral circumflex artery; *ss* subscapular artery; *pb* deep brachial artery

distal branches than in larger and more proximal ones. With our present resources the finest arteries detectable on arteriograms have inner diameters of the order of 0.1—0.2 mm (situated in objects of the thickness of fingers, roentgenographed without intensifying screens). For arteries situated in the pelvis the corresponding order of magnitude will be 0.3 mm with the use of intensifying screens and movable grids which produce no detectable roentgenographic image (MATTSSON).

Passage of contrast into veins is observed, as a rule, in the use of diagnostic doses, and it takes place earlier from proximal than from distal arterial branches. Following rapid injection the main arterial branches have normally emptied before veins at the same level become discernible. Exceptions occur, for instance, in examinations of vessels of the hand and foot (Fig. 16); for the finger tips as well as e.g. the toes and heels have profuse arterio-venous communications with inner diameters of the order of 0.03 mm (three to four times greater than those of the capillaries).

Certain *artefacts* may attend arteriographic examinations. Local spasm following catheterization (see p. 410) may give rise to atherosclerosis-like pictures (Fig. 11). Such spasm occurs, however, chiefly in younger patients, in contrast to atherosclerosis. Even the contrast injection itself may be attended by spasm of fine arterial branches, simulating stenosing disease (Fig. 12). An interruption of arterial continuity should not, as a general rule, be accepted as organic stenosis unless collaterals are demonstrable. The flow of contrast through small peripheral arteries is frequently slow and incomplete without necessarily being pathologic (Figs. 16 and 19). Employed as a method of investigating a pathologic tendency to spasm in small arteries (Raynaud's disease), arteriography is unsuitable due to these sources of error.

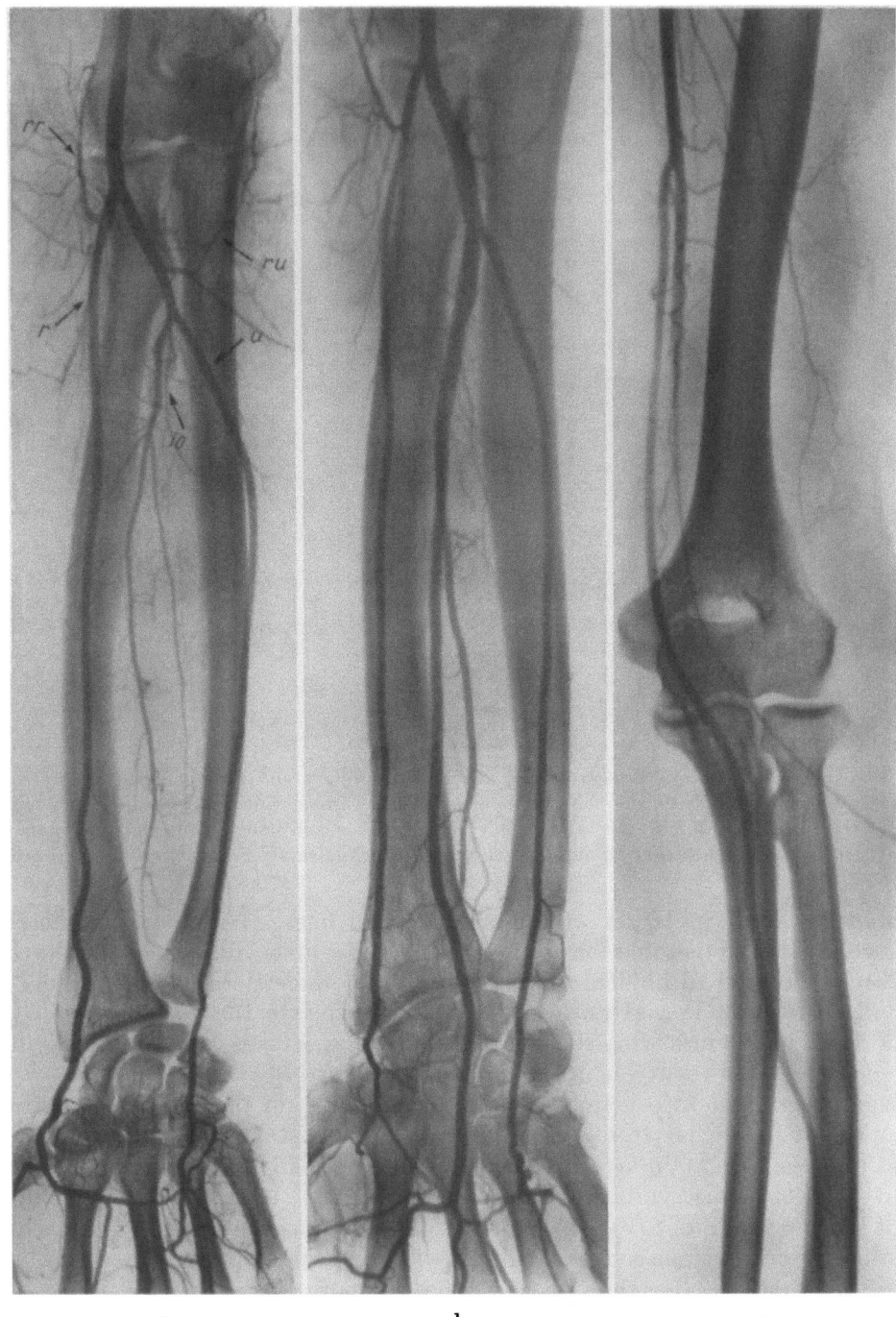

a   b   c

Fig. 15. a Man, aged 40. Normal arteriographic appearance of the forearm. Retrograde injection of contrast medium into the distal part of the brachial artery. *r* denotes radial artery; *u* ulnar; *rr* and *ru* recurrent radial and recurrent ulnar arteries; and *io* common interosseous artery. b Man, aged 27. The hand receives its blood supply mainly from a branch of the interosseous artery. c Man, aged 44. Relatively high bifurcation of the brachial artery. Catheter introduced in the ulnar artery, which has contracted so that all contrast medium passes to the brachial and radial artery

With very forceful intra-arterial injection of contrast in the distal direction it is possible to bring about such a rapid passage into veins that pathologic arterio-venous shunts are simulated (Fig. 65). Even a diffuse contrast accumulation of short duration can be produced in the same way in healthy muscle tissue.

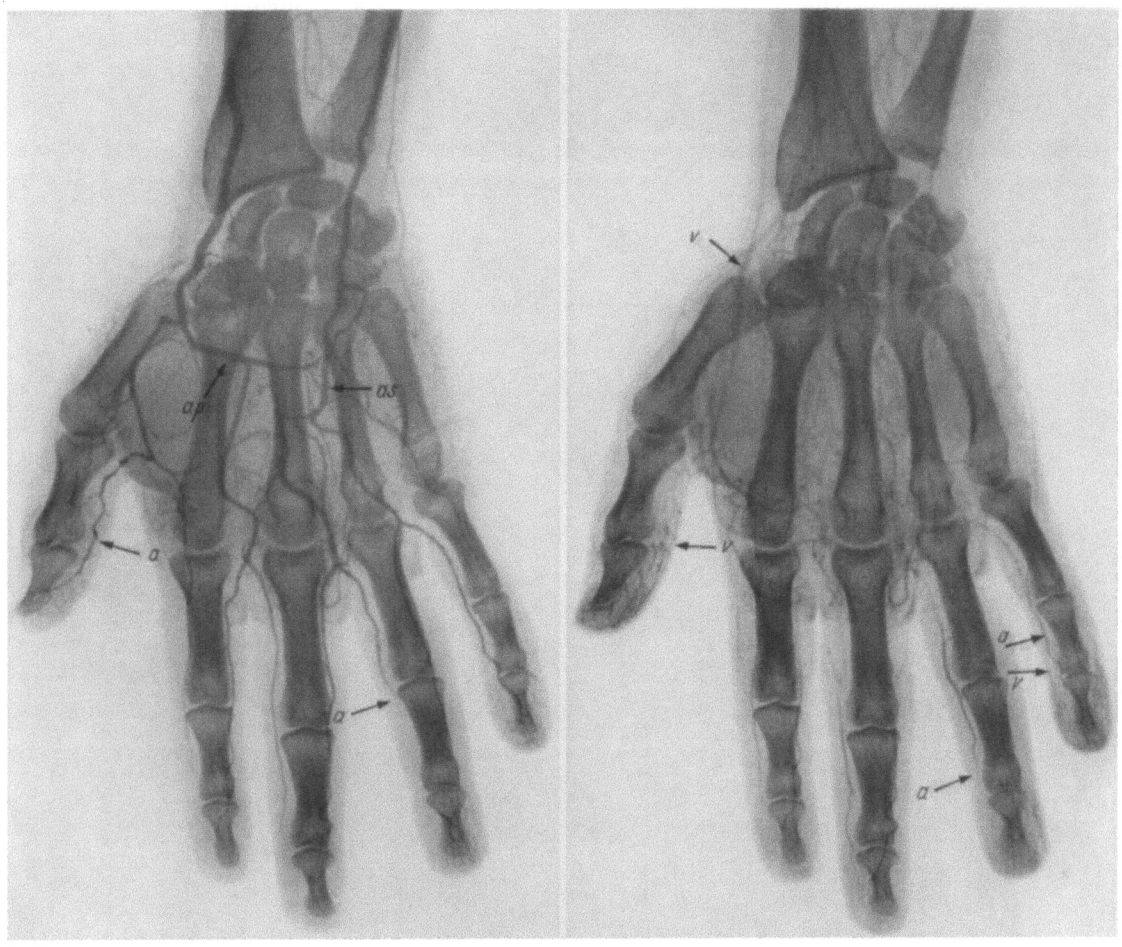

a   b

Fig. 16a and b. Man, aged 36. Normal arteriographic appearance of the hand. Retrograde injection of contrast medium into distal part of the brachial artery. Four seconds elapsed between exposures a and b. The arteries of the fingers differ in caliber, and the flow through them is slow. b shows general filling of the veins of the metacarpal region before the digital arteries have emptied. There are "shunting" plexuses in the finger tips: in some places, arterial and venous filling at the same level of the finger. *a* denotes artery; *v* vein; *ap* deep palmar arcade; *as* the beginning of the superficial palmar arcade

On intramural injection of contrast the picture may present a certain resemblance to arterial obliteration (Fig. 13). There need be no confusion, however, if a series of exposures has been made.

IV. Anatomical variants

The arterial pattern in the extremities varies considerably, and more in the arms than in the legs. Aberrations are seldom of clinical interest; MALCHIODI and RUBERTI, for instance, observed 66 "anomalies" in 650 arteriographic examinations of the legs, and none of them was of any clinical significance.

Interesting anomalies may arise, however, with the development of the major branches of the aortic arch from the branchial arteries. These branches may be fewer or more numerous than normal, or their order may diverge from the normal. Such aberrations are factors of subordinate importance when there are concomitant anomalies of the heart and the large central vessels. There is, however, one notable anomaly that is generally solitary: the right subclavian artery may form the last branch from the aortic arch ("arteria lusoria"). Embryologically, the proximal part of the artery is formed by the distal portion of the fourth branchial arch and not, as is normal, by its proximal

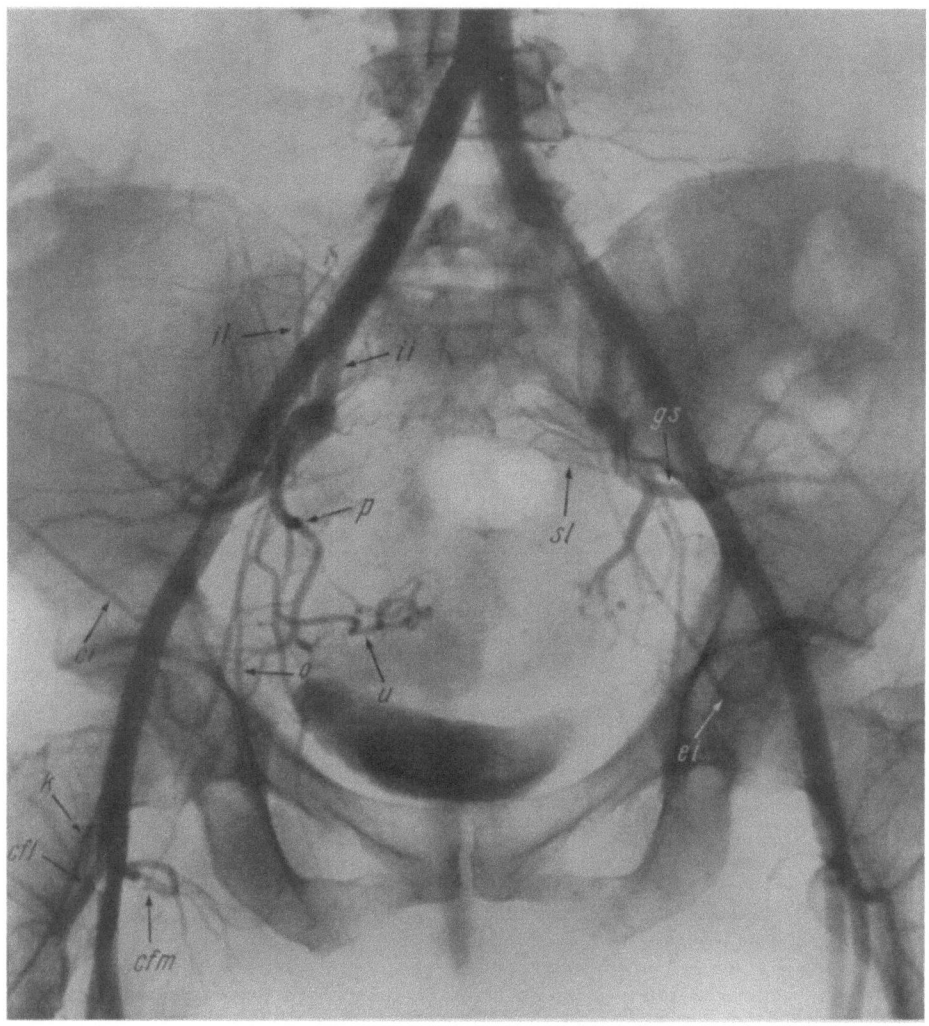

Fig. 17. Woman, aged 46. Normal arteriographic appearance of iliac arteries. Injection of contrast medium at the bifurcation of the aorta through a catheter introduced via the femoral artery. Early arterial phase; greater amount of contrast on the right side. *ii* denotes internal iliac artery; *il* iliolumbar artery; *sl* lateral sacral arteries; *gs* superior gluteal; *p* internal pudendal; *u* uterine; *o* obturator; *ci* deep circumflex iliac; *ei* inferior epigastric; *cfm* and *cfl* medial and lateral femoral circumflex arteries; *k* catheter

portion (Fig. 21a and b). This also accounts for the fact that the artery as a rule crosses the midline between the vertebral column and the esophagus. The frequency of this anomaly is estimated at approximately 0.5—1 per cent (Holzapfel), and in about 80 per cent of the cases the artery is retro-esophageal (Fig. 21b and c). It is the latter form that may produce symptoms, i.e., dysphagia. On contrast filling of the esophagus the anomaly is manifested as a pulsating impression in the posterior esophageal wall which is also discernible as an oblique contrast defect on anteroposterior views (Fig. 22).

"High bifurcation" of the brachial artery somewhere in the forearm is found in at least 10 per cent and may cause difficulties at arteriographic examination, since frequently only one of the two main branches becomes opacified (Fig. 15c). If, therefore, the contrast filling is defective at examination of the hand, the anatomy of the brachial artery should be investigated. The capacities of the more distal branches also vary (Fig. 15b), and hence the hand arcades will show varying patterns and the digital arteries may differ greatly in caliber (Fig. 16). RADKE has indicated, in his arteriographic studies, that there is also wide variability in the arterial pattern in the foot.

If an artery shows no contrast filling whatsoever, signs of a collateral circulation should be sought (see p. 424). The detection of typical collateral vessels will point to a totally thrombosed artery and not to aplasia (Fig. 36).

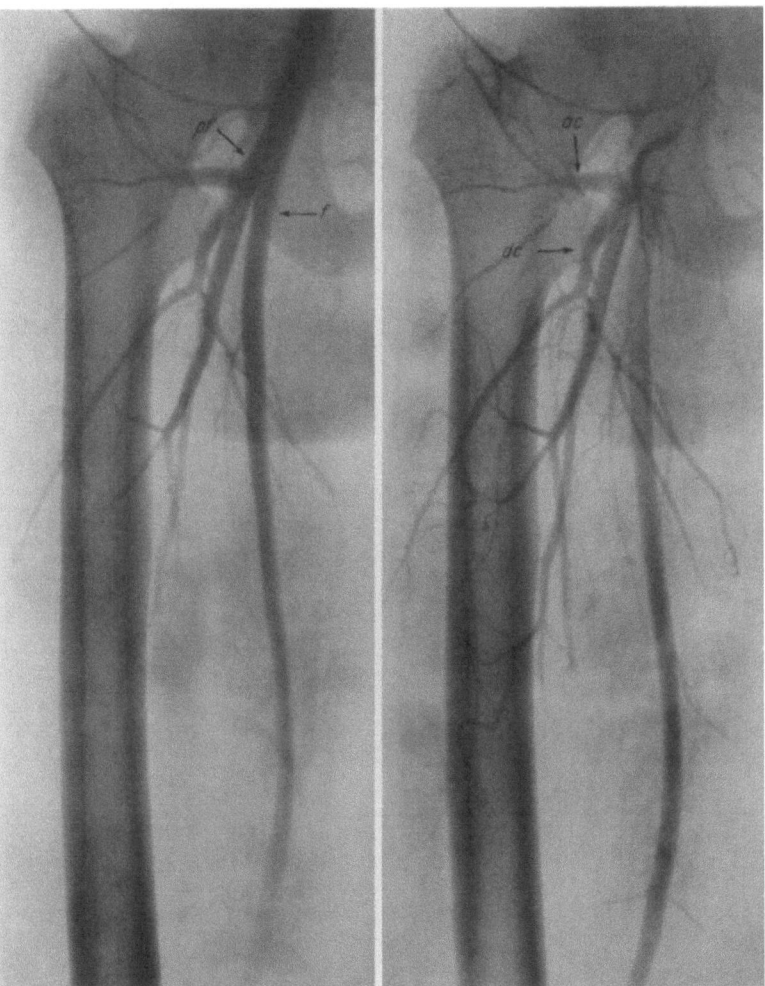

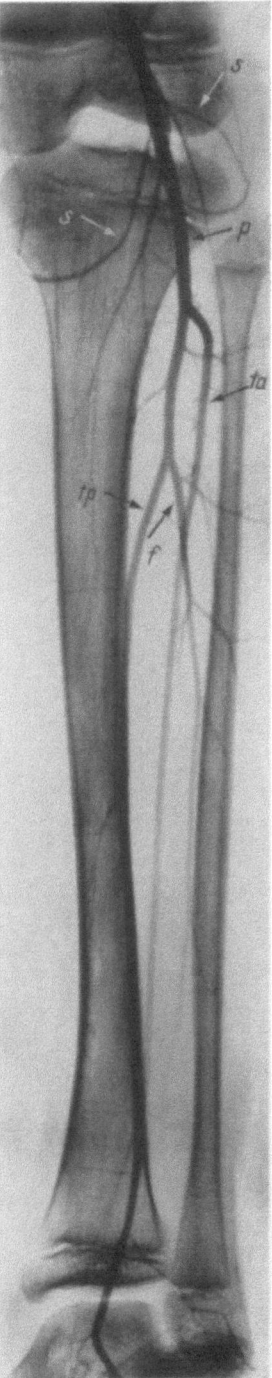

Fig. 18 a   Fig. 18 b   Fig. 19

Fig. 18 a and b. Man, aged 22. Normal appearance of femoral and deep femoral arteries. Retrograde injection of contrast medium in the inguinal region with the leg rotated outwards. Early arterial phase; two-seconds interval between exposures. *f* denotes femoral artery; *pf* deep femoral; *ac* and *dc* ascending and descending branches of the lateral femoral circumflex artery

Fig. 19. Girl, aged 10. Normal arteriographic appearance of the lower leg. Retrograde injection of contrast medium in the inguinal region with the leg rotated inwards. There is incomplete contrast filling distally, but it is not pathologic. *p* denotes popliteal artery; *s* sural arteries; *ta* and *tp* anterior and posterior tibial arteries; *f* peroneal (fibular) artery

V. Types of pathologic changes demonstrable by arteriography

Pathologic changes of the types enumerated below may be demonstrated arteriographically:

Narrowing of lumen and occlusion occurs in spasm, thrombosis and embolism, as well as in degenerative and inflammatory arterial diseases.

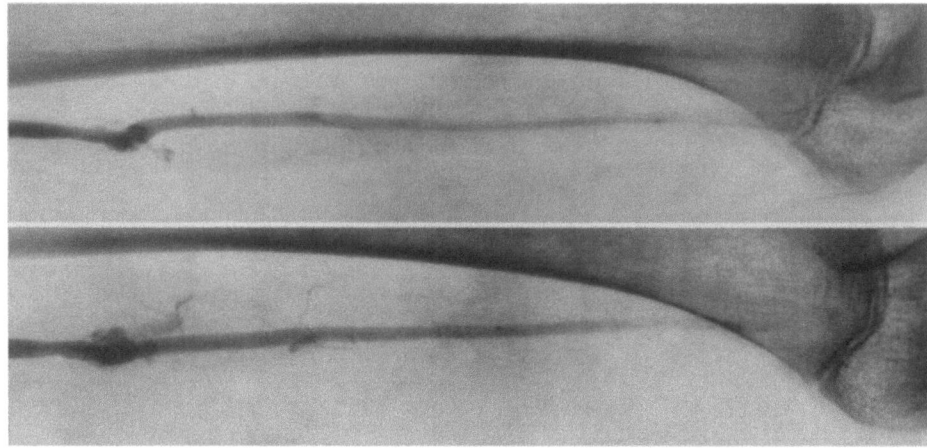

Fig. 20. Boy, aged 13. Swift retrograde injection of contrast medium into femoral artery, showing layering of the contrast. The upper arteriogram was taken with a horizontal, and the lower with a vertical beam. The contrast is layered initially in the bottom-most parts of the artery. (The calcification is located in a thrombosed arteriovenous fistula which had been operatively established to stimulate bone growth)

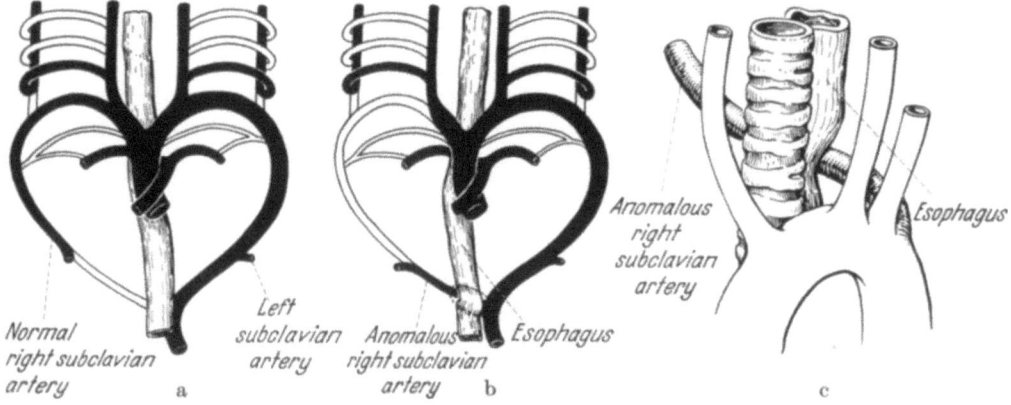

Fig. 21. a Diagram of normal embryologic development of aortic arch and main branches. Persisting vessels are in black. b Diagram of abnormal development, producing anomalous right subclavian artery. (after Copleman). c Diagram showing the end result of the developmental disturbance (after Gross)

Dilatation is found in aneurysms, generalized arteriectasis and arterio-venous shunts, and in collateral formation associated with stenosis.

Displacement of vessels may be caused by e.g. expanding processes of inflammatory nature, by tumours or by aneurysms.

Abnormal vessels may be demonstrable in cases of hemangiomas and arterio-venous fistulas, in malignant mesenchymal tumours, and certain epithelial tumour metastases.

Diffuse accumulation of contrast in tissue, without delimitable pathologic vessels, may occur, e.g. in giant cell tumours and in some cases of chronic inflammation.

Pathologically rapid arterio-venous passage is observed notably in the presence of arterio-venous fistulas and malignant tumours with pathologic vessels, but also at times in chronic inflammation and, proximal to the lesion, in arterial stenosis.

Pathologically slow arterial flow occurs in dilated arteries and in hypotension.

VI. Acute obliteration

Three causes of acute occlusion of an artery have to be considered: Thrombosis, embolism and spasm.

Primary arterial thrombosis may result from one or more of several conditions: Lesions of the arterial wall as in atheromatosis, thrombangitis obliterans, arteritis branchialis, and repeated or single traumata; generally or locally retarded circulation as in protracted hypotension, arterial dilatation, aneurysm, or local stagnation due to stenosis; and an increased tendency to coagulation due to properties of the blood, as in polycythemia vera and thrombophilia (NYGAARD and BROWN).

Embolism presupposes a disposition to more central thrombus formation. Usually the primary thrombus is to be sought in the heart, as in auricular fibrillation; the majority of patients with arterial embolism have mitral stenosis. Sometimes the primary thrombus is situated in the aorta or a large artery where it may be formed in an aneurysm or on an atheromatous plaque.

Arteriospasm may be produced by direct or indirect mechanical irritation of the artery (e.g. in certain fractures and injuries to the soft tissues, at operation or catheterization; see further under "Traumatic Arterial Lesions", p. 446). Spasm may be secondary to embolism.

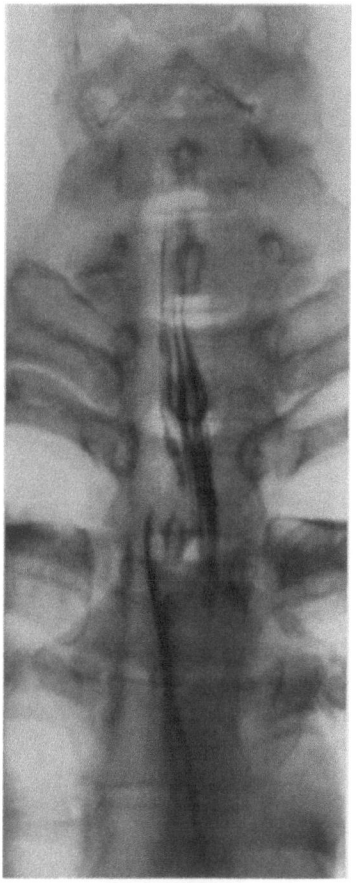

Fig. 22. Woman, aged 29. Impression produced in the esophagus by aberrant right subclavian artery ("arteria lusoria")

The local symptoms in acute arterial obliteration, such as pain, cold, pallor, weakened pulsations, etc. may provide a clue to the localization of the obstruction and hence to the appropriate arteriographic technique. The differential diagnosis between an acute primary arterial thrombosis and an embolus may be difficult or impossible clinically and roentgenologically. Both conditions are characterized arteriographically by an abrupt interruption of the arterial continuity. In each instance that aspect of the obliteration which opposes the blood stream is usually convex in the earliest stages, and contrast may seep between the obstruction and the arterial wall (Figs. 23, 24 and 25). The shape of a clot may change rapidly. A long-standing organized occluding thrombus presents a concave surface towards the blood stream and there are dilated collaterals (Fig. 26). Spasm is unlikely in most cases to cause total obliteration, but occasionally it may have the same arteriographic appearance as a long-standing thrombus. However, dilated, tortuous collaterals are not demonstrable in spasm. There is little danger of confusion with fresh embolism or fresh thrombosis, though spasm may lead to secondary thrombosis.

Occlusion contiguous to an arterial bifurcation is suggestive of embolus: The clot is arrested at the site of abrupt narrowing of the lumen along which it has been moving. Consequently, the commonest sites of emboli in the main arteries are those where large branches arise; namely, the axillary artery and the bifurcations of the brachial artery (Fig. 25), the aorta, the common iliac, the femoral and the popliteal arteries (Fig. 24). The popliteal artery is the commonest site both of acute thrombosis and of embolism. The differential diagnosis between primary thrombosis and embolism often has to be based on the detection of a primary source. Extensive atherosclerosis, for instance, is suggestive of thrombosis, but heart disease without appreciable intimal lesions in the clot area will point to embolism.

Rapid arterio-venous passage of contrast may be discerned proximal to an acute obliteration (Fig. 25). Another phenomenon, though rare, which is suggestive of arresting of the blood stream, is the appearence of "stationary arterial waves" (Fig. 27). This

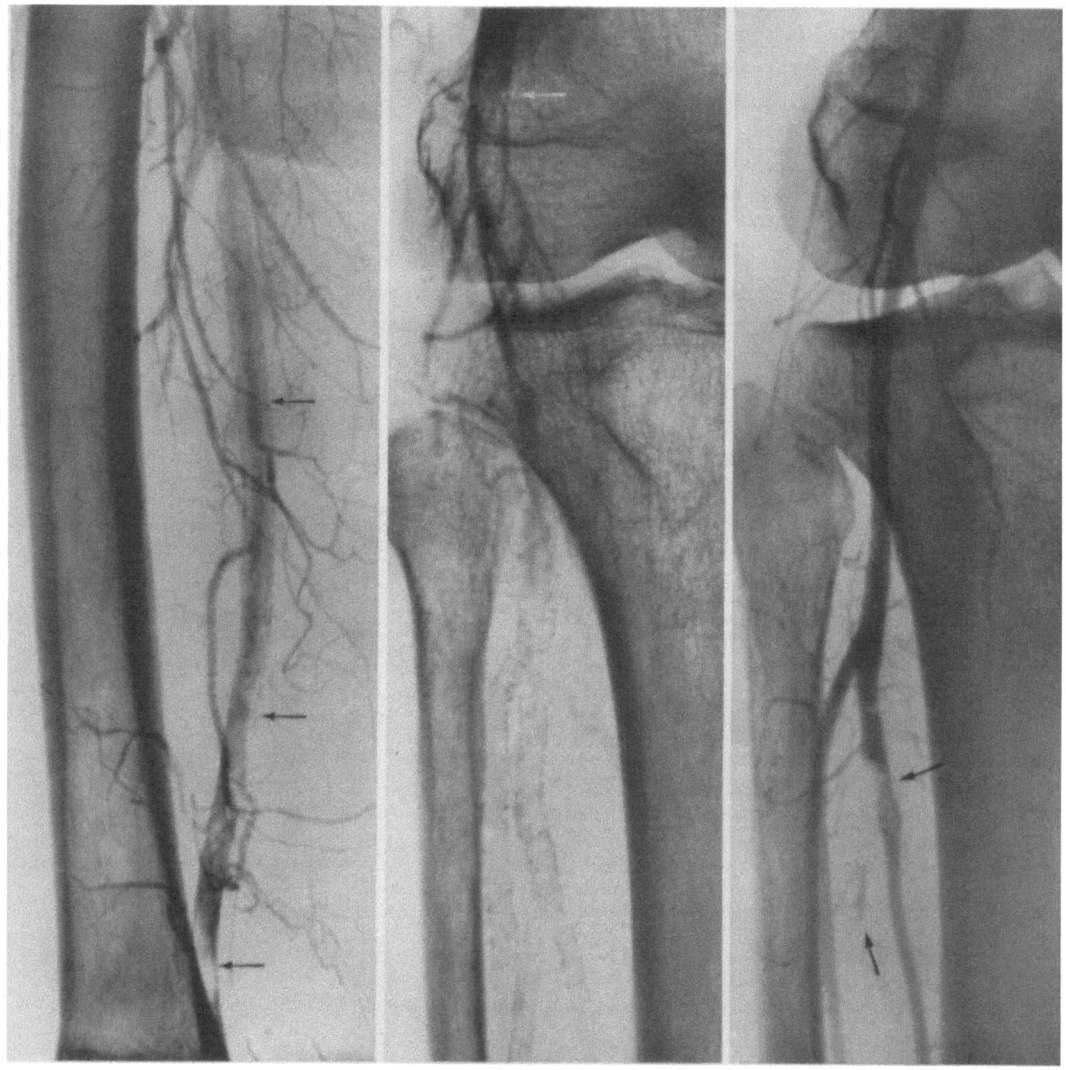

Fig. 23 a   Fig. 23 b   Fig. 24

Fig. 23a and b. Man, aged 60. Fresh thrombosis; no demonstrable source of embolism. a Femoral artery of fairly large caliber with exceedingly numerous calcified areas in the media proximal to the adductor canal and atherosclerotic lesions at the latter's level (middle arrow). Very slow blood flow, manifested by contrast concentration in deepest parts of the artery (upper arrow). Fresh thrombus, past which contrast has flowed (lower arrow). b A clot occupies the greater part of the popliteal artery (arrow). There is no filling of collateral circulations. Exceptionally numerous calcified areas in the arteries of the lower leg

Fig. 24. Man, aged 51, with auricular fibrillation. Embolism of the posterior tibial artery at origin of the peroneal artery (upper arrow). Minimal passage of contrast to the latter artery (lower arrow). There are no dilated collaterals (cf. Fig. 26)

has been noticed proximal to an arterial stenosis, such as an embolus, in young and middle-aged persons (Theander). A common indirect sign of mechanical obstruction is present when the contrast has reached, at a given moment, a more distal point in smaller arterial branches of the extremity than in a main branch (Figs. 23b and 26). Such a finding is less conspicuous in acute than in chronic occlusion, where the collaterals have dilated and have a greater capacity. If, in acute obliteration, a collateral circulation is visualized at all, the branches will have an ordinary caliber and course (Fig. 25). The

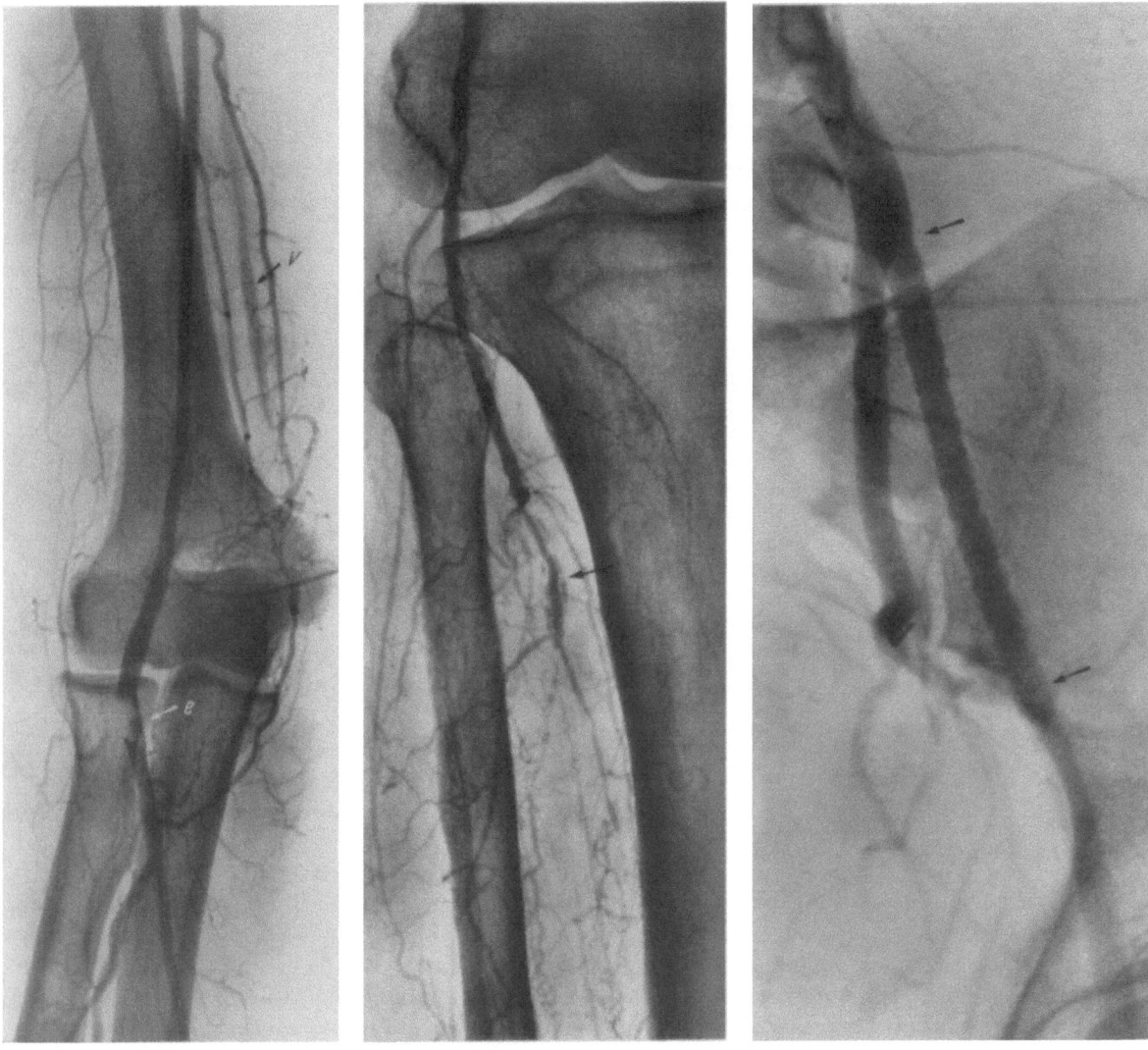

Fig. 25   Fig. 26   Fig. 27

Fig. 25. Man, aged 42. Embolism at bifurcation of the brachial artery (e), probably originating from a subclavian aneurysm. No contrast medium in radial artery. Profuse flow through periarticular collaterals. Locally early venous filling (v). The brachial artery is partially obstructed due to "catheter spasm"

Fig. 26. Man, aged 75, with chronic obliteration of the main branches in the lower leg. Advanced atherosclerosis associated with calcified areas (arrow). There are numerous dilated and tortuous collaterals in the calf (cf. Fig. 24). The widespread lesions in the popliteal artery prevent appreciable collateral formation from there

Fig. 27. Woman, aged 28. "Stationary waves" in the external iliac artery (between arrows). Tilt the book and look along the artery! There are no waves in the common and internal iliac arteries. Arterial obstruction was produced by compression of the femoral artery in the inguinal region

collaterals often do not allow passage of sufficient contrast for visualization of the artery distal to the obliteration (Figs. 23b and 25, radial artery). There will then be no means of establishing whether or not occlusion is present in that area. The capacity of the collaterals visualized is an approximate measure of the circulatory potential of the extremity. The anatomical possiblilities of collateral formation are roughly the same as those in chronic obliteration (see p. 424), and unless an embolism is removed, they will determine the fate of the extremity. When a thrombus completes the arterial occlusion in chronic stenosing disease, e.g. atherosclerosis, the symptoms are as a rule less stormy than those produced by an embolism at the same site and in otherwise healthy arteries, for collaterals will have commenced to develop during the earlier gradual progression of the stenosis.

VII. Chronic obliteration and collateral circulation

Organized thrombosis is practically always an integral part of chronic arterial obstruction, which leads to arteriographic examination far more commonly than does acute thrombosis. Chronic obliteration is indeed the most frequent indication, and the majority of the patients are atherosclerotic.

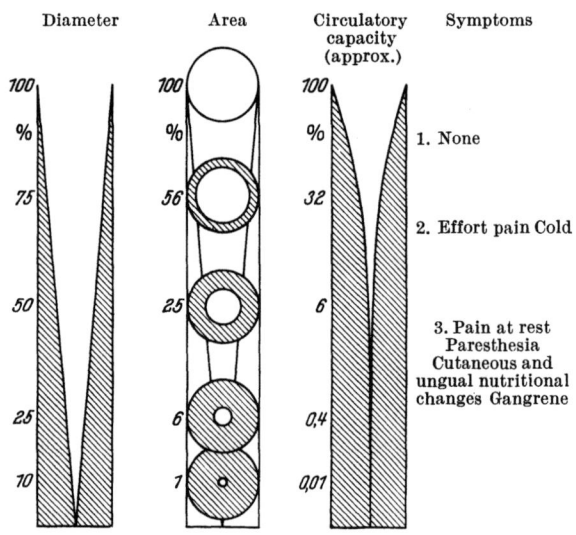

Fig. 28. Approximate interrelations of degree of obstruction, circulatory capacity, and symptoms in widespread arterial stenosis (after Gjertz). The closest interrelationship is that for lengthy stenosed areas in narrow vessels

For a correct arteriographic approach it is necessary to have a preliminary estimation of the obliteration site on the basis of *symptomatology and physical examination*. The earliest symptom in the lower extremities is usually intermittent claudication, and the most advanced symptom gangrene (Fig. 28). The symptoms of arterial stenosis are as a rule milder in the upper extremity, and the condition is sometimes detected incidentally when the radial pulse cannot be palpated. The severity of symptoms depends primarily upon the capacity of the collateral circulation, and this in turn upon the localization and extent of the thrombosis as well as the patient's age and the general state of the arterial walls. When effort pain occurs, it will usually be at a considerable distance below the site of obstruction. The muscles just below the block may be sufficiently supplied by unaffected arterial branches originating above the occlusion (Fig. 29). In the presence of gangrene, estimation of the obliteration site is often difficult: Trophic disturbances may be produced both by multiple thrombi in peripheral arteries and by extensive, more proximal thrombosis involving important collateral-forming branches. Gangrene may develop in diabetics with a lesser degree of stenosis than that which leads to gangrene in other patients of corresponding age.

Palpation of the pulses affords the best guidance as to the appropriate arteriographic technique. Satisfactory pulsations will not, however, rule out arterial occlusion proximal to the palpation site if there are numerous collaterals. Bruit is often audible in the vicinity of partial obstructions and may aid localization. Physical methods of examination such as oscillography yield approximate data. Plethysmography and skin temperature measurement sometimes reveal more about the digital circulation than does arteriography, which may fail in the examination of small distal vessels. Otherwise arteriography is probably the method that affords the best information as to the nature and extent of the disease and the most appropriate therapy.

Arteriograms show how the surface of a fresh thrombus, which is convex and sometimes diffuse in the acute stage (Fig. 23), assumes in the organized stage a sharply defined concave contour (Fig. 26). Proof of the organic nature of such an interruption of the continuity is the presence of arteries having the characteristic appearance of dilated collaterals (Figs. 30 and 31). These arteries will suggest a longstanding obstruction; in fresh occlusion the arterial anastomoses have a more normal appearance (Fig. 25). If

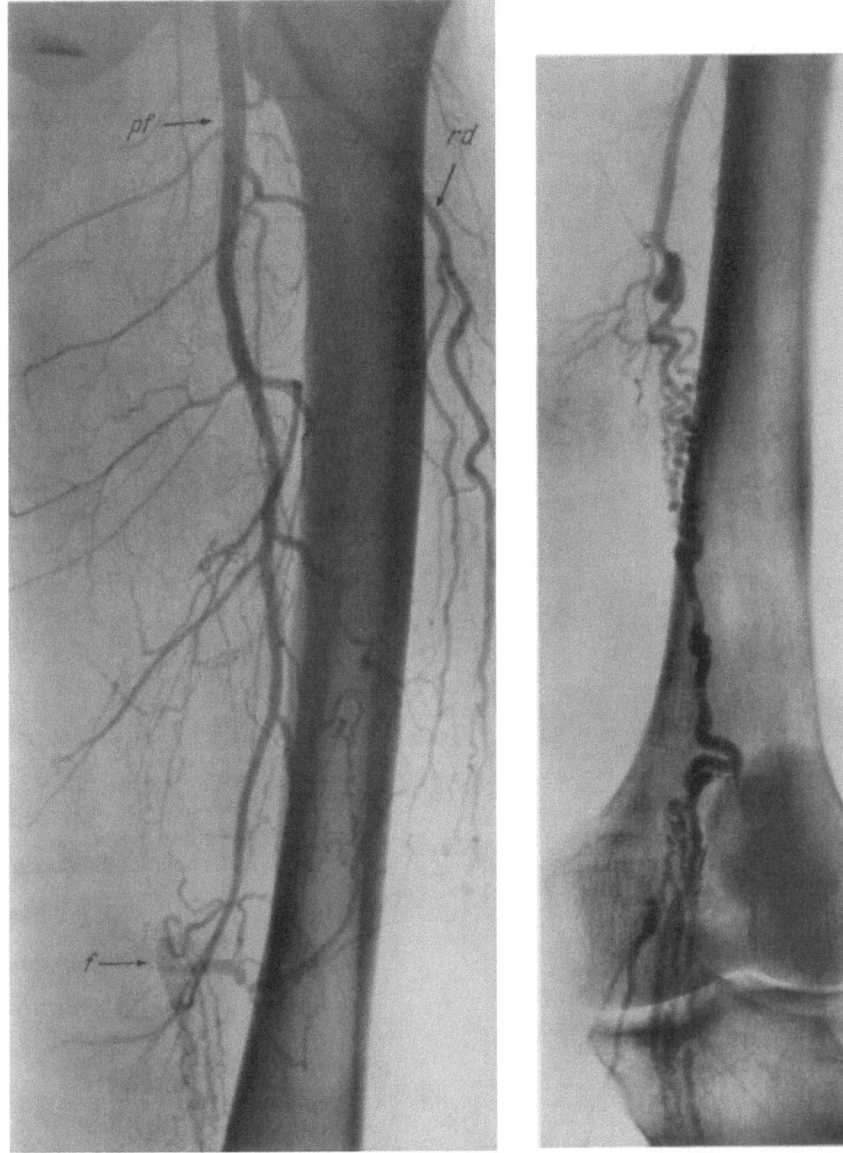

Fig. 29   Fig. 30

Fig. 29. Man, aged 49, with atherosclerotic thrombosis of the femoral artery, extending from the adductor canal to the origin of the deep femoral. The leg receives its blood supply solely via the latter artery (*pf*), which is almost devoid of atherosclerotic lesions. There is a low concentration of contrast in the femoral artery (*f*) distal to the obliteration. *rd* denotes the descending branch of the lateral femoral circumflex artery

Fig. 30. Man, aged 38, with intermittent claudication and toe ulcerations. At age 19, onset of symptoms of arterial insufficiency: Thrombangitis obliterans? Femoral artery is obliterated throughout its length, the lower leg being supplied via greatly dilated small branches originating from a branch of the deep femoral artery

the collaterals are fairly well developed, the contrast density distal to the thrombus will usually suffice, granted a correct technic, to establish the extent of the obstruction (Figs. 29 and 32). Seldom if ever is it necessary for this purpose to expose the artery and inject contrast distal to the obliteration. If the collateral network is of more limited capacity there may be conspicuously early venous filling proximal to the obstruction.

The thrombus tends to increase in size as long as its surface is exposed only to a sluggish blood flow or none at all. In consequence the obliteration may eventually extend between two levels, where powerful collaterals arise from and empty into the artery, maintaining the blood flow (Figs. 32 and 37).

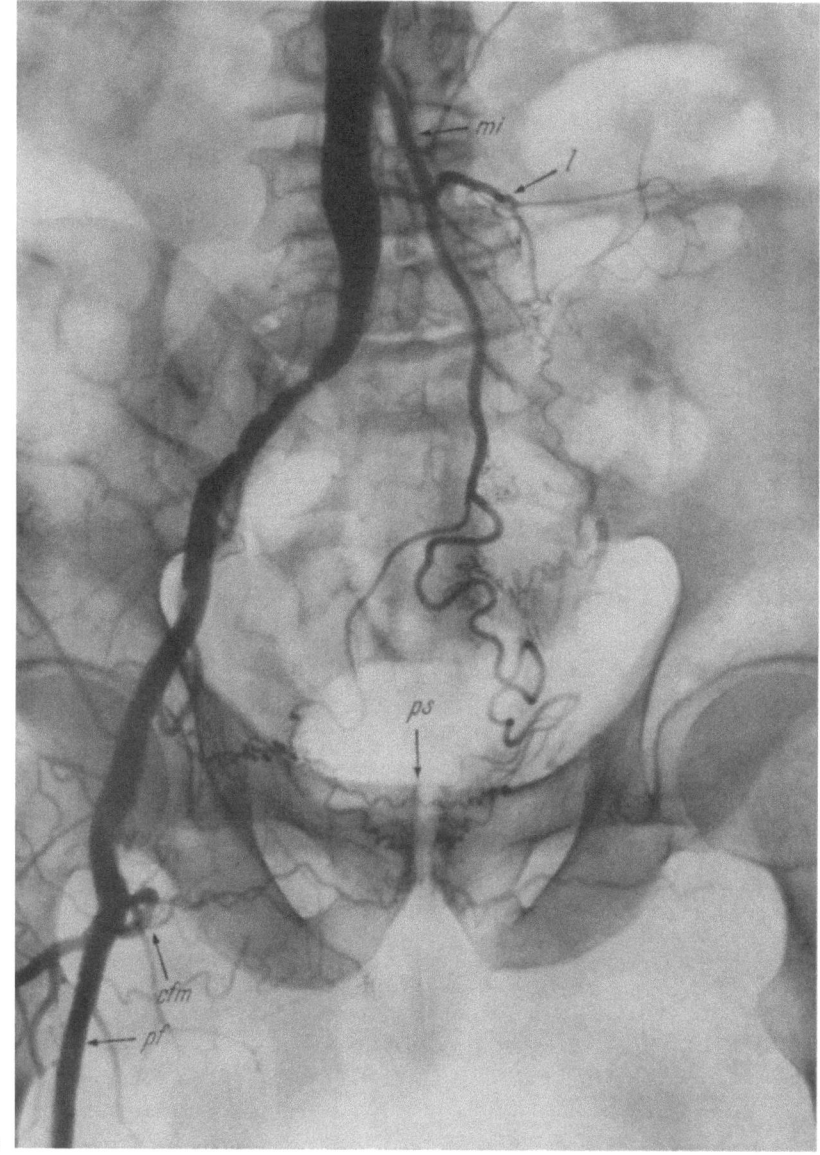

Fig. 31 a and b. Man, aged 62, with widespread atherosclerosis associated with thrombosis. Three-second interval between arteriograms a and b. There is occlusion on right side of the femoral artery up to the origin of the deep femoral, and on left side of the common and external iliac arteries between the bifurcations of the aorta and the femoral artery. Main trunk of the internal iliac is occluded bilaterally, but its branches take part in the collateral circulation. The principal collateral-producing arteries are as follows: Inferior mesenteric (*mi*); fourth lumbar (*l*); parietal and visceral branches of the internal iliac arteries (*ii*); branches from the medial femoral circumflex (*cfm*) and/or the external pudendal; communications between the lateral sacral arteries bilaterally (*s*); and communications via arterial plexuses in the pelvic floor and at the symphysis (*ps*). *f* denotes femoral artery and *pf* deep femoral

Collateral circulation is formed by dilatation of pre-existing arterial anastomoses. Total arterial occlusion is not essential for their development. When arteries of fine caliber dilate, and thus become visible in the arteriogram, their appearance is generally tortuous, garlandlike or corkscrew-like, which reveals their character (Fig. 30); this applies to both young and old persons. In fact, small muscular arteries, usually not visible on arteriograms *in vivo*, are tortuous even before they are widened. The younger

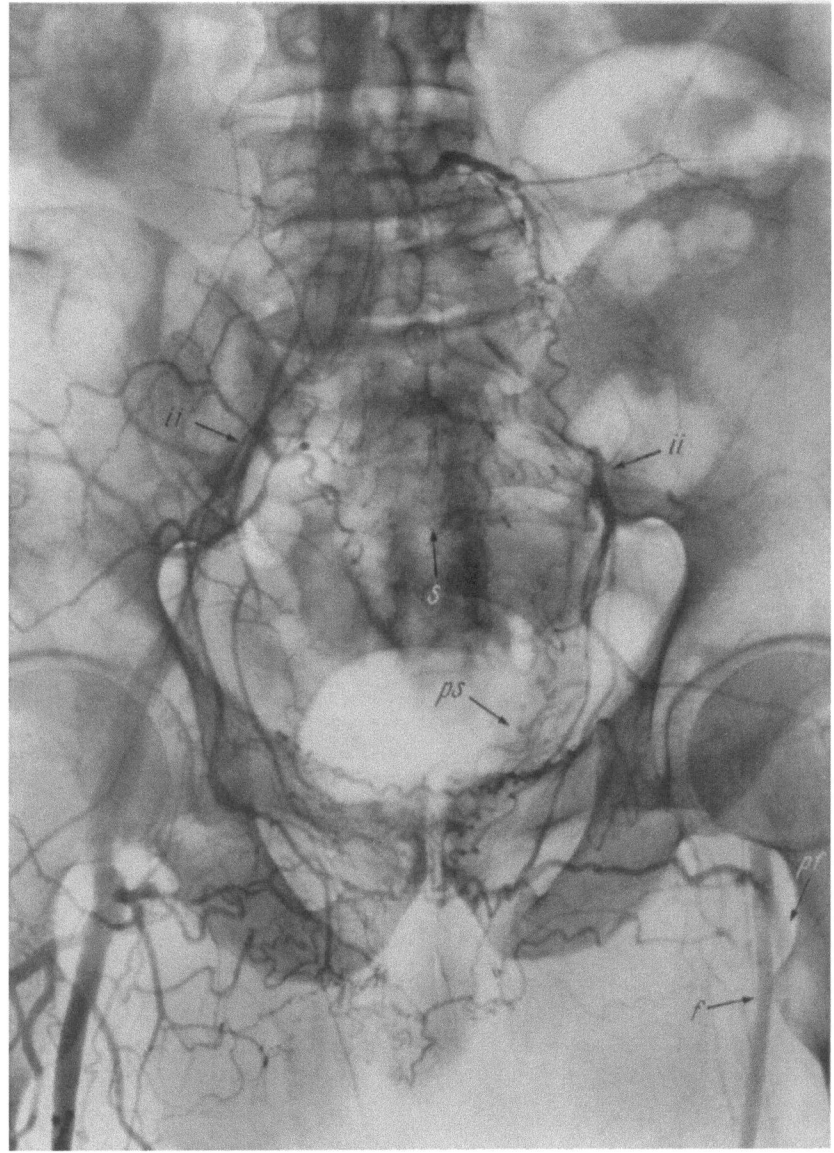

Abb. 31b

the patient the greater will be the chances of pronounced dilatation (Figs. 30 and 37). Frequently the collateral vessel is considerably dilated near to the stenosing artery even though it is narrow at its origin (Fig. 63). The difference in diameter, if great, might well be interpreted as a sign of lesions in the wall at the site of origin. The circulatory behavior may contribute to poststenotic dilatation.

The number and caliber of the collateral arteries, the time taken for them to transport the contrast back to the obliterated main artery, and the contrast density thereby attained distal to the obstruction, will convey some idea of their ability to compensate, and hence of the prognosis. Several factors influence the development of the collateral circulation. Gradual occlusion of main arteries is attended by gradual formation of collaterals; hence, when thrombosis ultimately makes the obstruction total there will already be a potential circulation to mitigate the effects. Moreover, the prognosis will be better when there is no extensive arterial disease than when arterial branches serviceable as collaterals are pathologically changed and cannot dilate sufficiently or are themselves thrombosed. The latter condition is common in thrombangitis obliterans (Fig. 35).

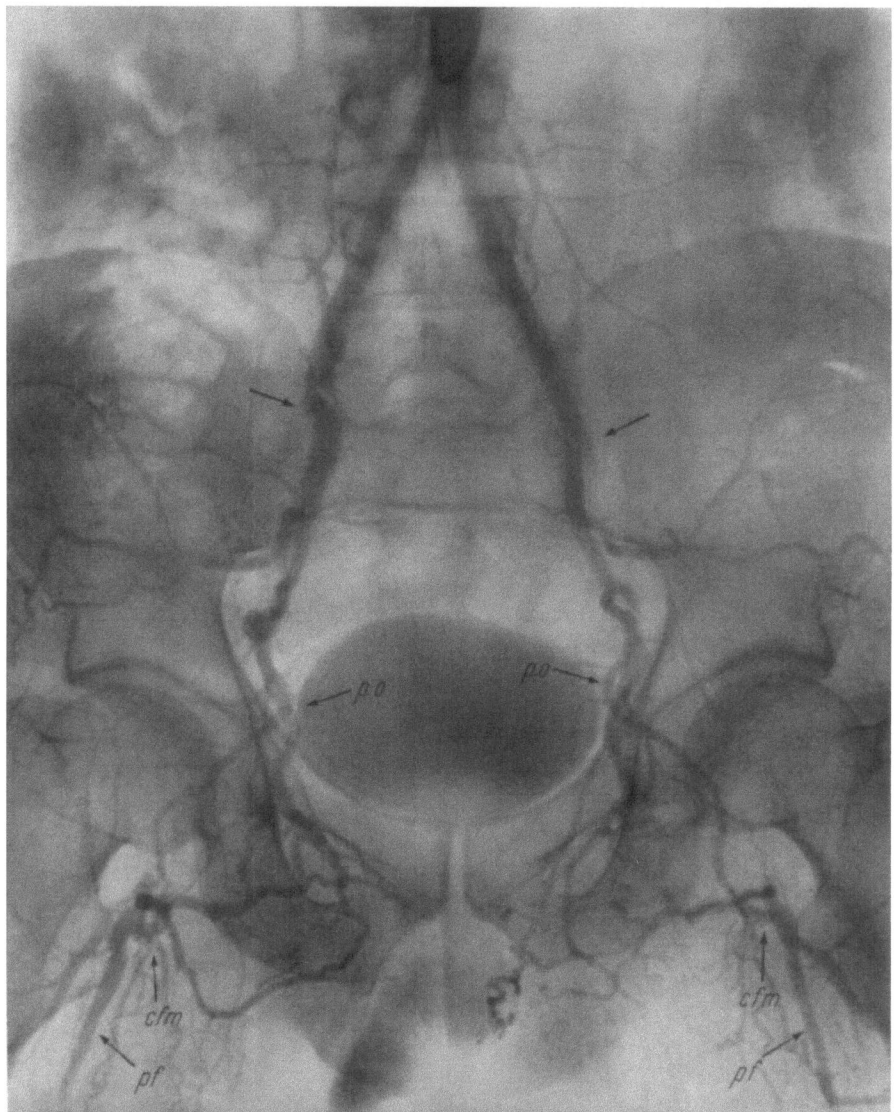

Fig. 32. Man, aged 52, with atherosclerotic thrombosis causing bilateral occlusion of femoral artery and external iliac up to the origin of the internal iliac artery (upper arrows). There are intimal plaques in the common iliac arteries. Principal collateral communications are branches of the internal pudendal (p) and obturator (o) arteries, branches of the medial femoral circumflex artery (cfm), and the deep femoral artery (pf)

Detailed anatomical charting of the collateral circulation is less important, therapeutically, than general evaluation of its capacity. Many combinations occur in stenoses in the *iliac artery region* and the main trunk of the femoral artery. The collateral blood flow generally traverses one or more of the following routes, of which the internal iliac and the deep femoral arteries occupy a key position in the circulation of the leg following obliteration (Figs. 31, 32 and 37):

1. Ipsilateral segmental and parietal arteries. The lumbar arteries, the parietal branches of the internal iliac, the epigastric arteries, the iliac circumflex arteries, and the deep femoral artery. These usually anastomose with one another on the same side of the body.

2. Visceral arteries. The inferior mesenteric artery and visceral branches of the internal iliac artery. These anastomose with one another and, via parietal branches of the internal iliac, with arteries of the lower extremities.

3. Contralateral arteries. Parietal and visceral branches of the internal iliac artery. These anastomose with one another across the median plane, some via the lateral sacral arteries and some via extensive arterial networks in the pelvic floor and the region of the symphysis.

The *femoral artery* gives off, distal to the deep femoral artery, only small branches. Proximal occlusions are bridged by communications both between those branches themselves (Figs. 33 and 63) and between them and the deep femoral artery (Fig. 29). Distally the anastomoses with the latter decrease in number, and in such occlusion where the deep femoral artery branches are no longer fit to serve as collaterals the prognosis for the extremity will generally be poorer.

In occlusion of the *popliteal artery* the lower leg will be dependent for its blood supply on the sural and the genu arteries (Fig. 52); the same is true, to a great extent, of multiple stenoses proximally in the *arteries of the lower leg* (Fig. 26). The circulation to the foot will be poorer in stenosis of the posterior tibial artery than in stenosis of the other arteries of the lower leg.

In occlusion of the *main artery of the shoulder and upper arm* the conditions are favourable for formation of collaterals between the large branches of the subclavian and axillary arteries (Figs. 44, 55 and 56). If occlusion occurs proximal to the origin of the thyrocervical trunk and the vertebral and internal mammary arteries, the arm may be supplied by the corresponding contralateral arteries through anastomoses across the median plane, and also by the carotid arteries.

Further distally there is a very serviceable, well-developed periarticular network round the elbows (Fig. 25). Solitary stenosis of a *forearm artery* usually has no clinical significance.

VIII. Stenosing arterial diseases

1. Atherosclerosis

The morbid anatomy of atherosclerosis is characterized principally by lipid infiltrations in the intima as well as degeneration and thickening of that coat. Hemorrhages and calcium deposition in the affected areas are common, as is thrombus formation; and occlusion frequently supervenes: Arterial thrombosis is in most cases associated with atherosclerosis. The lesions may even extend into the media and there lead to atrophy and fibrosis. Such lesions differ from those found in Mönckeberg's sclerosis (see p. 437). Atherosclerotic circulatory changes in the lower extremities are approximately four times as common in males as in females, and arteriographic examinations may show atherosclerosis even in patients in their thirties. Symptoms in the affected extremity depend upon the site and degree of arterial obstruction and the development of the collateral circulation (see p. 422).

The term *arteriosclerosis* is used in this chapter only when the degenerative arterial lesion under discussion is definitely or possibly of a nature other than *atherosclerosis*.

Conventional roentgenograms in atherosclerosis may reveal calcified areas. For this purpose a low tube voltage and a movable grid are used. The arteries of the lower limb are reproduced best in free projection from the bones by rotating the leg outwards for examination of the femoral artery and inwards for examination of arteries of the lower leg. The same positioning is recommended for arteriography. Atherosclerotic intimal calcification forms irregular homogeneous plaques, discrete and often grouped in circumscribed areas of the artery. They point to considerable thickening of the intima and hence narrowing of the lumen, but do not necessarily mean that the vessel is occluded.

They occur most frequently, nevertheless, in zones with a high incidence of thrombosis, principally the adductor canal and the popliteal artery (Fig. 33). Calcium is rarely detected in the thrombus itself. Intimal calcification is, in large arteries, readily distinguished from medial calcification (Fig. 45). Absence of calcified plaques in the

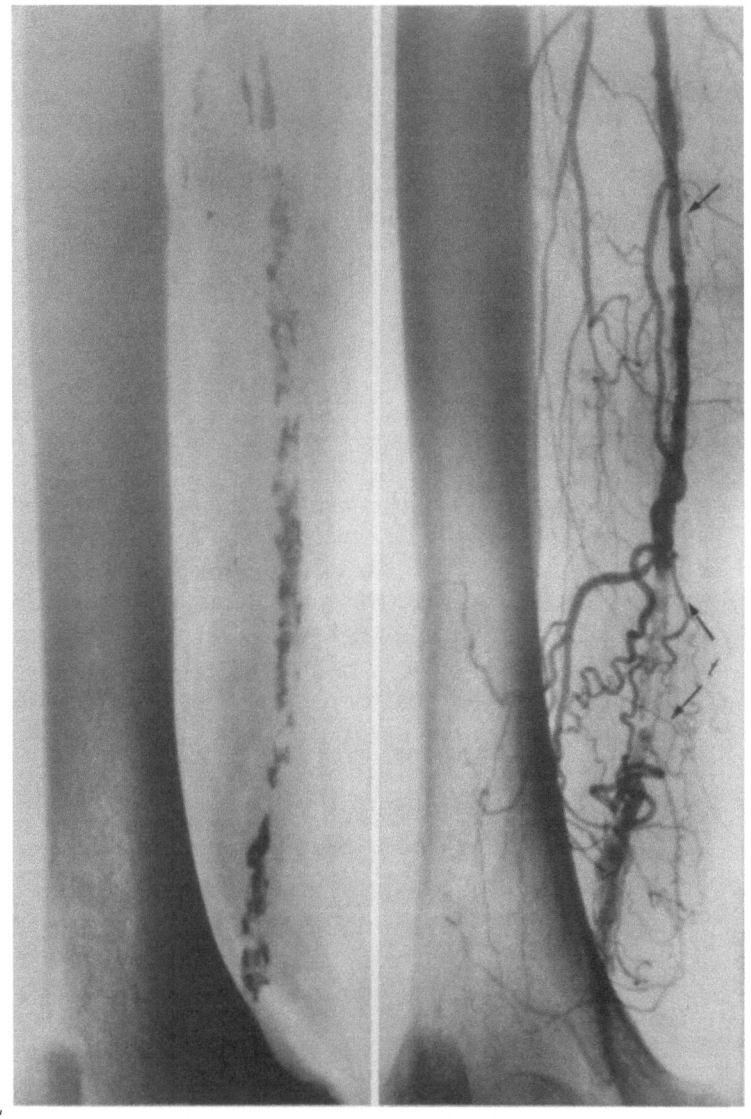

a   b

Fig. 33a and b. Man, aged 66. Atherosclerosis. a Conventional roentgenogram, showing intimal calcification in the femoral artery, mainly at the level of the adductor canal, and in the popliteal artery. b Arteriogram. Extensive stenosis, with an intima thicker than is indicated by the calcified areas (upper arrow). Obliterative thrombosis (*t*, between the arrows) at the level of the adductor canal. The collaterals are formed mainly by small, bridging branches

intima will by no means rule out atherosclerosis: Approximately one-half of all patients with arteriographically demonstrable atherosclerosis show no calcified areas on the roentgenograms.

In *arteriographic examination* the picture varies considerably. Narrowing of the lumen is a common finding. Thickened intimal areas of 0.5 mm or more are detectable (LINDBOM). They give rise to bulges which more or less encroach upon the lumen and impart an irregular contour. The extent of the lesions varies from one or two single plaques to apparent involvement of the entire artery (Figs. 33 and 63), long stretches of which may assume a "rigid", irregular inner contour and a varying caliber. Alternating with stenosed areas there may be dilated, sometimes aneurysmal zones (Fig. 34). Occasionally the most conspicuous finding is an irregularly dilated artery, suggestive of extensive lesions of the media. Total obliteration, of organized thrombosis type (p. 422), is very common. The arteries of the two lower limbs frequently present symmetrical changes (Figs. 32 and 34).

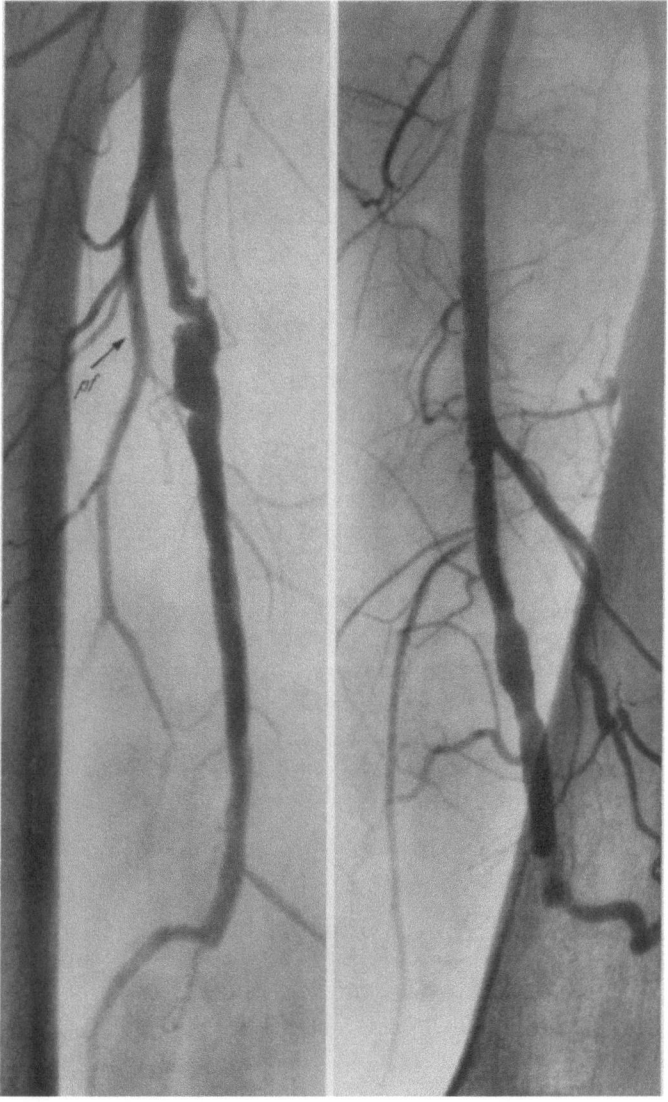

Fig. 34. Man, aged 56. Atherosclerosis of the femoral arteries with alternating stenosis and dilatation. Bilateral obliteration with upper border at the level of the adductor canal. There are no lesions in branches of the deep femoral artery (*pf*)

Atherosclerosis is most common in the main trunk of the femoral artery and in the popliteal artery, where the sites of predilection are at the level of the adductor canal and immediately above the knee. This finding has been attributed to the fact that the arterial wall there is especially liable to be strained with movements of the extremity. The deep femoral artery shows comparatively little tendency to sclerosis and is often intact even in very grave lesions of the femoral artery, a fact which adds to its major importance as a collateral-forming vessel (Figs. 29 and 34). As regards the lower leg, lesions are commonest in the large arteries just distal to the bifurcation of the popliteal artery (Fig. 26). The external and internal iliac arteries are frequently involved, though not to the same extent as the femoral artery. Every third or fourth patient with arterial insufficiency in the lower extremities shows, at arteriographic examination, stenosis or occlusion of the iliac arteries or the abdominal aorta, usually in conjunction with more distal lesions. If the circulation of the leg is to be properly evaluated the arteriographic examination must not, therefore, be confined solely to the femoral artery and its branches.

Atherosclerosis is apparently far more rare in the arm than in the leg, but arteriographic experience of the arm is comparatively meager, partly because in arterial occlusion of gradual onset the symptoms are generally milder, and hence arteriography is less often indicated, than in the leg.

The extent of *atherosclerotic thrombosis* depends not only upon the vascular anatomy but also upon the site, number and distribution of the intimal lesions: If the latter are extensive, the thrombus will have a greater tendency to increase in size. The most common site of thrombus formation is the adductor canal, and next to it the popliteal artery, where the intimal lesions are likely to be most frequent (LINDBOM). Thrombi of the femoral artery grow in both the distal and the proximal direction and frequently are not arrested until they reach the origin of the deep femoral (Fig. 29 and Fig. 31, right limb) or the internal iliac artery (Fig. 32). Gradual accretion may occur until they extend as far as the aorta and the renal arteries. Indeed, thrombi are sometimes found which must have started in the iliac artery (Fig. 31, left limb). Atherosclerotic thrombi may also grow in the distal direction from the aorta.

The *differential diagnosis* between generalized atherosclerosis and other widespread stenosal arterial diseases usually presents little difficulty. Thrombangitis obliterans has, as a rule, an earlier onset than atherosclerosis, and the arterial wall lesions are not so generalized; multiple thrombi and, occasionally, isolated segmental wall lesions occur, but otherwise the contrast-filled arteries exhibit no wall changes (Figs. 35 and 37). Even arteritis branchialis (p. 433) is far more frequent in younger age groups, according to present experience. Especially in case of more limited sclerotic areas, however, differentiation can be difficult and may be based upon a combination of clinical and arteriographic findings.

2. Thrombangitis obliterans

The designation "thrombangitis obliterans" (Buerger's disease) is applied to a chronic progressive arterial disease which is characterized pathoanatomically by segmental arteritis involving all coats, is complicated by thrombosis, and is generally attended by thrombophlebitis. The etiology is obscure; opinions diverge as to the etiologic significance of changes in the coagulability of the blood. There are multiple lesions, usually situated in the small and medium-sized arteries of the extremities, principally the lower legs and feet. Signs of poor circulation consisting of cold and pain, either spontaneous or following effort, appear in the distal parts of the extremities; trophic disturbances leading to ulcerations and gangrene are commoner than in atherosclerosis. Ninety-nine per cent of the patients are reported to be males, and the initial symptoms generally arise between the ages of twenty-five and forty. The incidence appears to vary substantially in different countries and in different population groups; in Sweden, for instance, the disease is rare.

Since pathologic diagnoses have not been reported to any major extent in published series of arteriographically examined cases, it has been difficult to secure a reliable basis for arteriographic diagnosis. The diagnosis has to be founded partly on the absence of other causes of arterial stenosis, primarily atherosclerosis (intimal calcification and multiple thickened intimal areas). The following findings at arteriography, where experience is based largely on examinations of the lower extremities, are frequently associated with the clinical symptomatology outlined above.

Organized thrombosis is observed in several arteries. The thrombi are localized to distal parts of the extremity, and the large and small arteries, which have patent lumina, exhibit smooth and regular walls (Fig. 35). Thrombangitic lesions also occur, however,

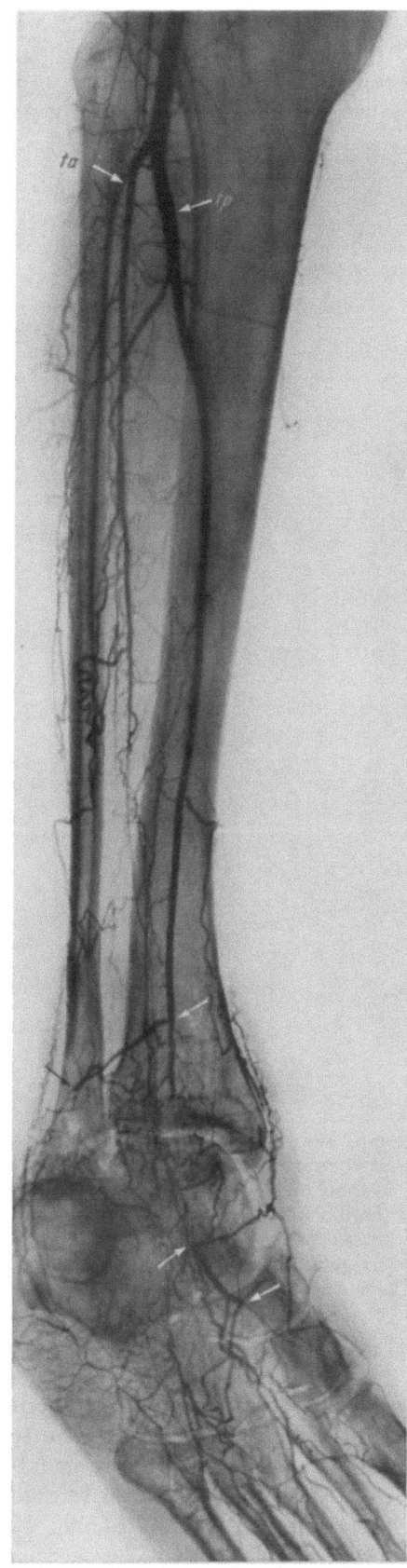

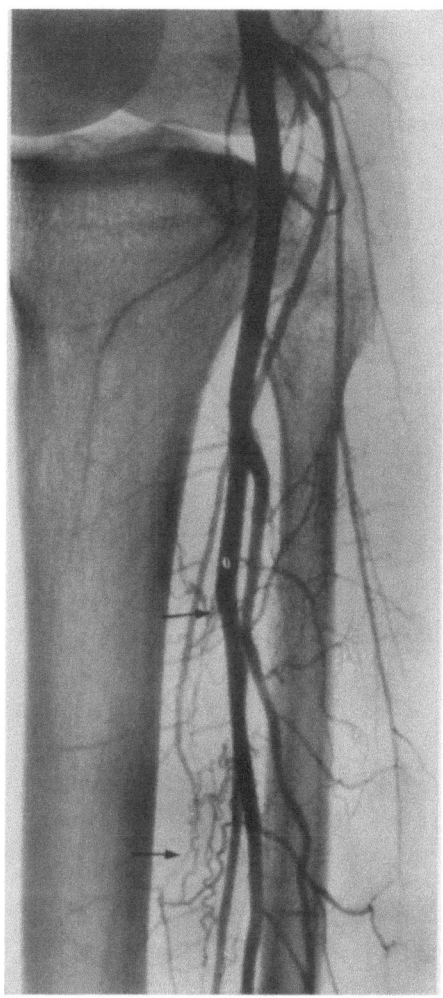

Fig. 36. Man, aged 35, with peripheral pain and sensation of cold as well as thrombophlebitis. Posterior tibial artery is indiscernible below the origin of the peroneal artery (upper arrow). Arteries of collateral appearance (lower arrow) indicate that this is due to thrombosis and not to an anomaly

Fig. 35. Man, aged 39, with clinical signs of thrombangitis obliterans. Multiple interruptions of arterial continuity in lower leg and foot (arrows). Anterior tibial artery (ta) smoothly and gradually decreases in diameter and is obliterated in distal third of the lower leg, and posterior tibial artery (tp) just above the ankle. No contrast filling of the peroneal artery. Numerous collaterals. Arterial walls are regular

in the largest arteries of the extremities. In obliteration of an entire small artery, which is not uncommon, the thrombosis may be difficult to establish; the presence of typical collateral arteries will then be of help (Fig. 36). When there are numerous thrombi in the lower leg the circulation will ultimately be taken over, if collateral formation is good,

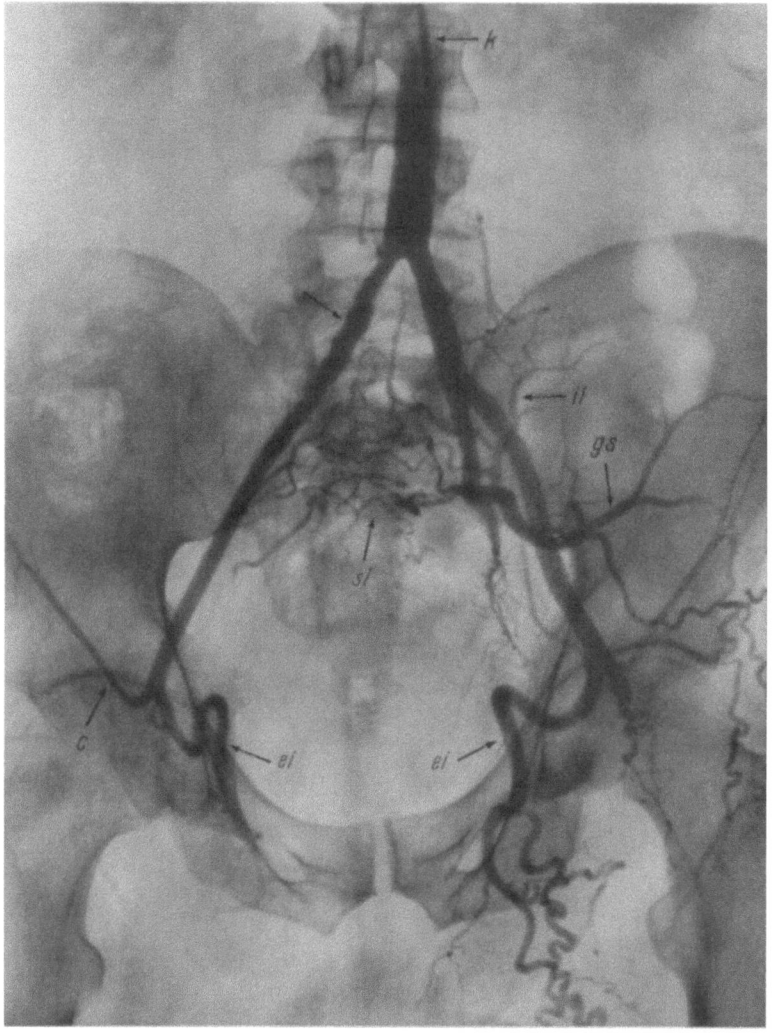

Fig. 37. Man, aged 48, with symptoms of thrombangitis obliterans since his early thirties. At age 44 he had undergone high amputation of the right leg. — Injection of contrast medium through a catheter (*k*) introduced following puncture of the left brachial artery. Occlusion of the femoral arteries, the right internal iliac, and the left internal iliac below the origins of the iliolumbar (*il*) and superior gluteal (*gs*) arteries. *sl* denotes collaterals formed by the lateral sacral arteries; *c* the deep iliac circumflex artery; *ei* the greatly dilated inferior epigastric arteries. There is moderate, irregular obstruction of the right common iliac artery (arrow). All other patent arteries have smooth inner surfaces

by an exceedingly large number of fine branches (Fig. 35). Very rapid arterio-venous passage of contrast may be seen proximal to the lesions as in extensive arterial occlusion of other cause. Now and again the arteriogram may show not only multiple distal obliterations but also isolated non-obliterative contrast defects, even in large arteries (Fig. 37). If these concomitant lesions are segmental and appear prior to the usual age for arteriosclerosis, it will be equally justifiable to regard them as thrombi formed on a fresh thrombangitic lesion, as to consider them atheromatous intimal lesions. If, on the other hand, typical atheromatous lesions are observed, it will scarcely be possible to determine whether there is concomitant thrombangitis.

3. Arteritis branchialis (brachiocephalic arteritis)

On the basis of a hundred or so reported cases (including some ten autopsies) a disease has been distinguished which is characterized pathoanatomically by arteritis involving all coats and, in all likelihood, the adventitia and periarterial tissue in particular, and which affects the thoracic aorta and proximal parts of the great arteries originating in the aortic arch. Lesions of the abdominal aorta have also been described. Occlusive thrombosis is common. The term "arteritis branchialis" refers the localization to those vessels, including the aortic arch, which form from the embryonic branchial arteries (*cf.* Fig. 21a). The numerous synonyms include "arteritis brachiocephalica", "Takaya-shu's disease" and "pulseless disease". It is advisable to avoid in particular the last-

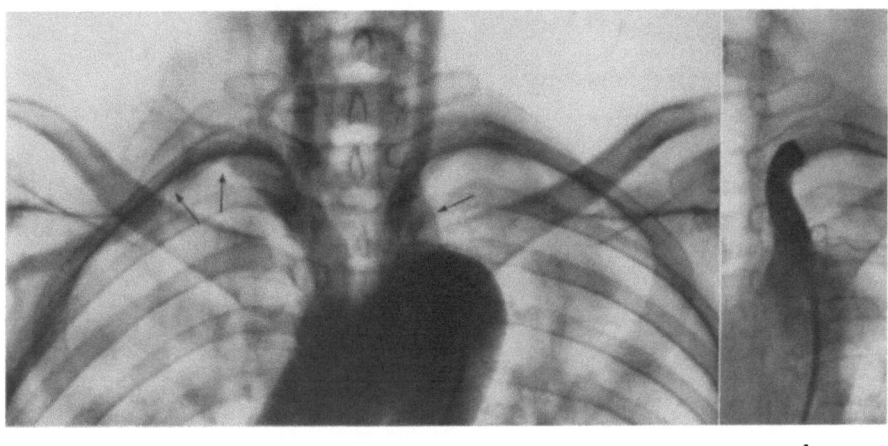

a   b

Fig. 38a and b. Woman, aged 46; probably branchial arteritis. Rheumatoid arthritis, elevated sedimentation rate, and hypertension. For 8 years, attacks of Raynaud's phenomenon in the left hand. — Catheterization from right femoral artery. a Injection of contrast medium in ascending aorta, which is dilated and elongated. There are a few stenosed areas in the right subclavian artery (arrows). Right axillary artery and the carotids show no pathologic changes. Of the left subclavian artery, only the lateral contour of the ascending branch is discernible (arrow). b Injection of contract medium with catheter tip in the left subclavian artery shows more distinctly the extent of the obliteration

named designation, which is nonspecific and uninformative. The disease differs from thrombangitis obliterans by virtue of the localization, the absence of thrombophlebitis, and the sex distribution; nearly all reported cases are females, most of them young. The etiology is unknown. Clinical examinations frequently reveal nonspecific signs of infection (subfebrile temperature, pathologic sedimentation rates, etc.). Many of the patients have rheumatoid arthritis and chronic or recurrent infections. Hypertension is reported to be fairly common. If the carotid arteries are greatly changed, symptoms referable to the central nervous system and the eyes will predominate; if not, signs of poor circulation in the arms may be foremost. Gangrene is not part of the symptomatology in the region of distribution of the subclavian artery, but has been reported in the area supplied by the external carotid artery. The pulsations are weakened or nonexistent. Symptoms of local circulatory disturbance apparently develop within the course of a few years after the onset of the disease.

Conventional roentgenograms may reveal moderate dilatation of the thoracic aorta. Notches in ribs may occur, caused by dilated intercostal arteries which have participated in collateral circulations, similar to the changes in coarction of the aorta.

Arteriographic examination in the form of thoracic aortography via the femoral artery is the best way to secure a fairly complete picture of the pathologic changes. If selective arteriograms are taken concurrently, with catheterization of the stenosed branches, useful details of the latter will also be gained (Fig. 38). The examiner will then observe more or less severe, usually multiple obstructions of the innominate, carotid, subclavian and/or axillary arteries, with or without totally occlusive thrombosis. Due to the slow progression of the disease it is usual to find a well-developed collateral

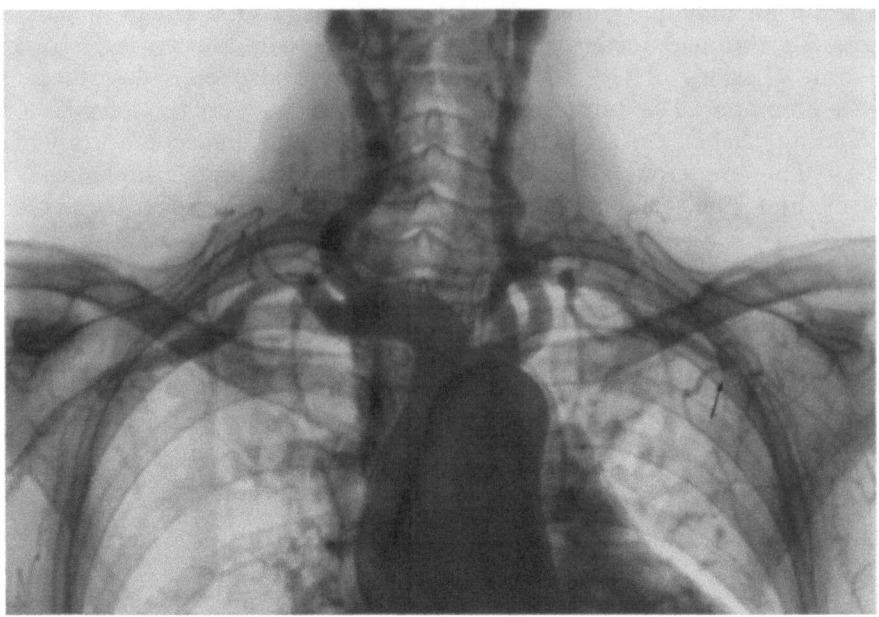

Fig. 39. Woman, aged 67; possibly branchial arteritis. Rheumatoid arthritis of 5 years standing and, for last two years, symptoms of impaired circulation in the arms. Ascending aorta, aortic arch, and inno-minate artery are dilated. There are widespread stenosed areas in the subclavian arteries and their continuations, with subtotal stenosis of the right and occlusion of the left axillary artery (arrow). No conspicuous signs of atherosclerosis at arteriography of the lumbar aorta and the femoral arteries

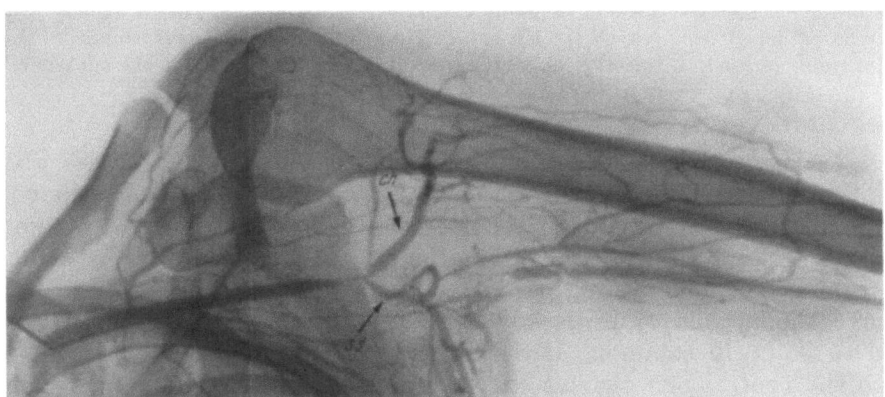

Fig. 40. Woman, aged 34; probably branchial arteritis. Considerably elevated sedimentation rate and, for four years, signs of poor circulation in the arms. Contrast injection following puncture of subclavian artery. Conical obstruction and short obliteration of the otherwise unchanged artery at the axillary—brachial transition. Posterior humeral circumflex artery (ch) and subscapular artery (ss) are still open for collateral blood flow. There were similar changes in the left arm

circulation around the subclavian arteries. Many characteristic cases in young women have shown progressive stenosis with relatively smooth arterial contours differing from the usual picture in atherosclerosis. Similar changes may also be observed in middle-aged and older persons. In such patients the diagnosis must be supported not only by clinical findings but by the absence of atherosclerosis in other arteries (Fig. 39). Differ-ential diagnosis may, however, be difficult or impossible, for little seems to be known about the incidence of atherosclerosis limited to the relevant arteries. Nevertheless, the origin of the left subclavian artery appears to be, in males, a site of predilection of atherosclerosis (ALLEN, BARKER and HINES). Some doubt may yet remain when a characteristic history coincides with an atypical localization (Fig. 40); the result may then be a probable diagnosis when other possible causes of stenosis have been ruled out.

The term *"Aortic arch syndrome"* can well be applied to the clinical symptomatology that is common to all multiple stenoses of the large branches of the aortic arch, regardless of etiology. Thus the syndrome may be due to e.g. arteritis branchialis, atherosclerosis, thrombo-embolism, thrombosed aortic aneurysms, syphilitic strictures at the origins of the branches passing from the aorta or mediastinal tumours.

4. Other stenosing arterial diseases

In some rare diseases that lead to arterial stenosis there are degenerative lesions and in others inflammatory lesions. *Cystic degeneration of the adventitia* has been described

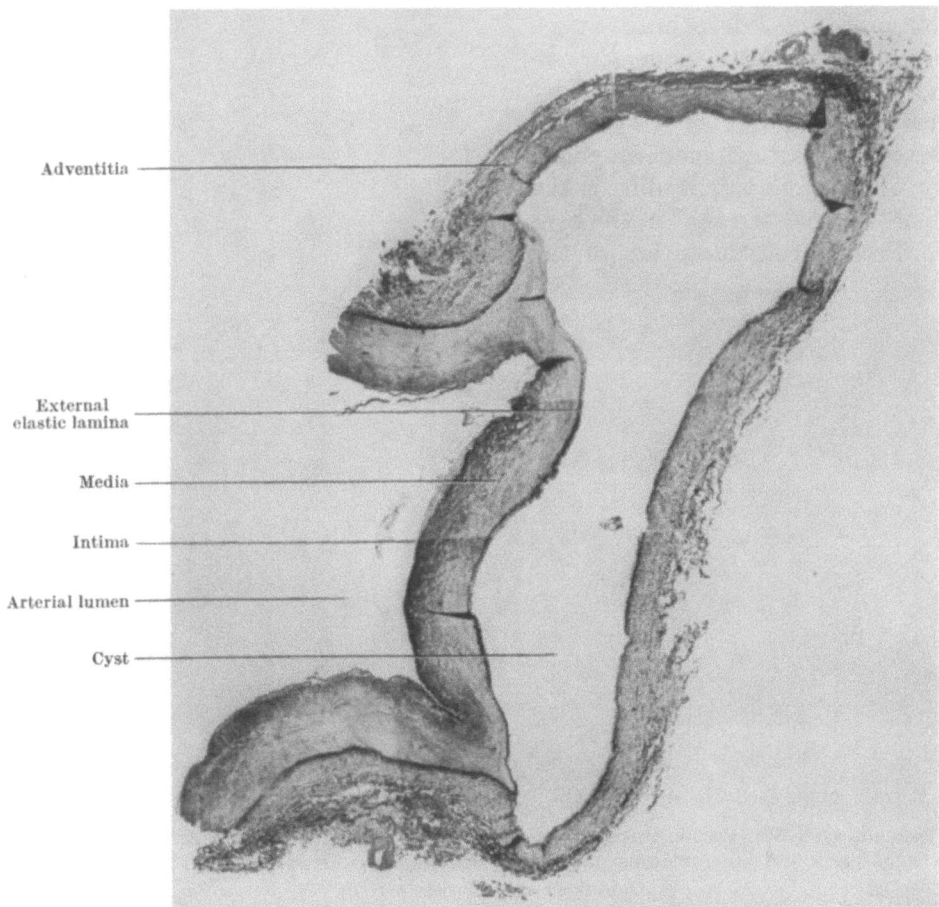

Adventitia

External
elastic lamina

Media

Intima

Arterial lumen

Cyst

Fig. 41. Man, aged 31. Cystic degeneration of the adventitia of the popliteal artery. Photomicrograph of cross section through the pathologically changed area, with the artery laid open

recently, and only in a few cases. The first analyzed case was reported by HIERTONN, LINDBERG and ROB. Since the existence of the condition is now known, it will probably be encountered more often in the future. The disease is gratifying to diagnose because the prognosis appears to be good following surgical reconstruction. Cases thus far reported have been in males. The principal symptom has been intermittent claudication.

In the adventitial layer contiguous to the media, or between the media and adventitia, there has been found a more or less sausage-shaped cyst with gelatinous contents consisting of proteins but no cholesterol (Fig. 41). The cyst has caused the outer coats of the artery to bulge and has obstructed the lumen. Supervenient thrombosis, necrosis of

the media, and periarteritis have been reported. Other parts of the artery have shown no pathologic changes.

The arteriographic picture in some cases has been suggestive of a rounded expanding process, completely or partially compressing the lumen from without (Fig. 42). Otherwise the artery has shown no pathologic changes. In a few cases there have been only signs of organized thrombosis, the cause of which has not been determinable arteriographically.

Certain processes of degenerative type selectively affect the elastic tissue. *Pseudoxanthoma elasticum* is a rare disorder which has the character of a systemic disease involving elastic tissue throughout the body. A characteristic finding is the presence of "angioid streaks" in the eyegrounds. Pronounced dilatation of the

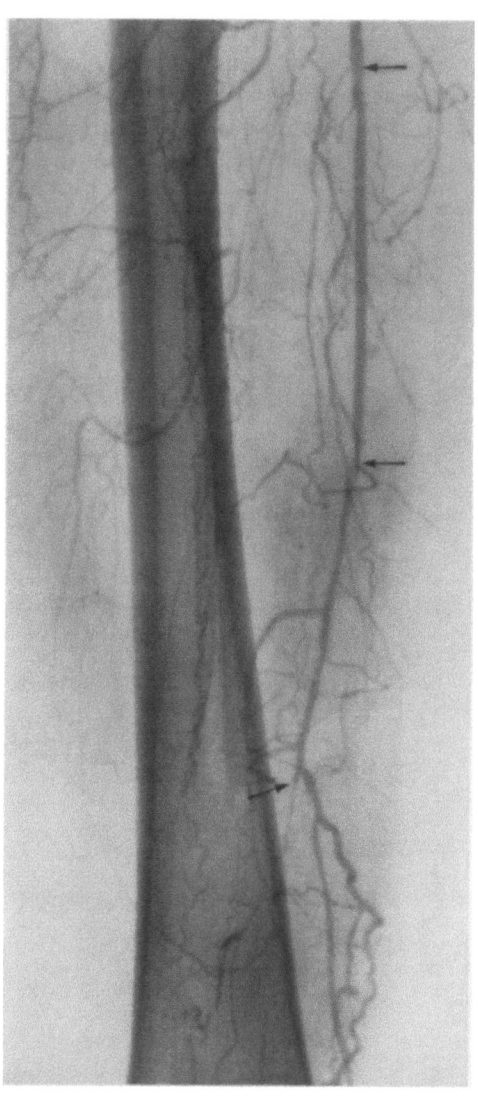

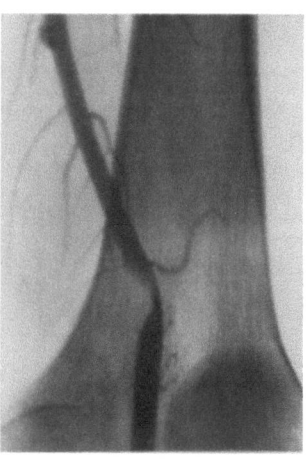

Fig. 42   Fig. 43

Fig. 42. Man, aged 31. Adventitial cyst bulging into the lumen of the popliteal artery

Fig. 43. Woman, aged 32. Pseudoxanthoma elasticum. Very narrow femoral artery, with smooth inner surface in some parts and atheromatous plaques in others (upper arrows); obliteration at the level of the adductor canal (lower arrow)

aorta has been reported in such patients. Peripheral arteriography, on the other hand, may show that muscular arteries are exceptionally narrow, though this does not appear to be a consistent finding (CARLBORG, EJRUP, GRÖNBLAD, and LUND). There is a disposition to early arteriosclerosis (Fig. 43). Calcified areas are common even in young persons.

A local, bland form of elastin degeneration is manifested as local accumulations of calcium granules, up to the size of pinheads, which are often demonstrable in the anterior tibial artery at ankle level and are situated in the elastica interna (LINDBOM, Fig. 45f). Such calcified areas are common in persons of arteriosclerotic age. The local stenosis is slight.

Intimal thickening that obstructs the lumen is not necessarily tantamount to athero-matosis; for extensive endothelial proliferation occurs, notably in diabetics, without lipid infiltration or calcification in small and medium-sized arteries. Some pathologists have reserved the term *arteriosclerosis obliterans* for lesions of this type. *Radiation damage* to arteries has been detected histologically as panarteritis with similar endothelial proli-feration in small vessels. Extensive irradiation can produce degeneration of elastic tissue, and sclerosis, in large arteries in rats (BERDJIS). In larger arteries in man there may arise, long after irradiation, lesions attributable to tissue shrinkage. Arteriographically they may resemble atherosclerosis (Fig. 44).

"Thrombangitis obliterans" and "arteritis branchialis" are of unknown etiology. The same may be said of *polyarteritis nodosa*, a condition which scarcely indicates arterio-

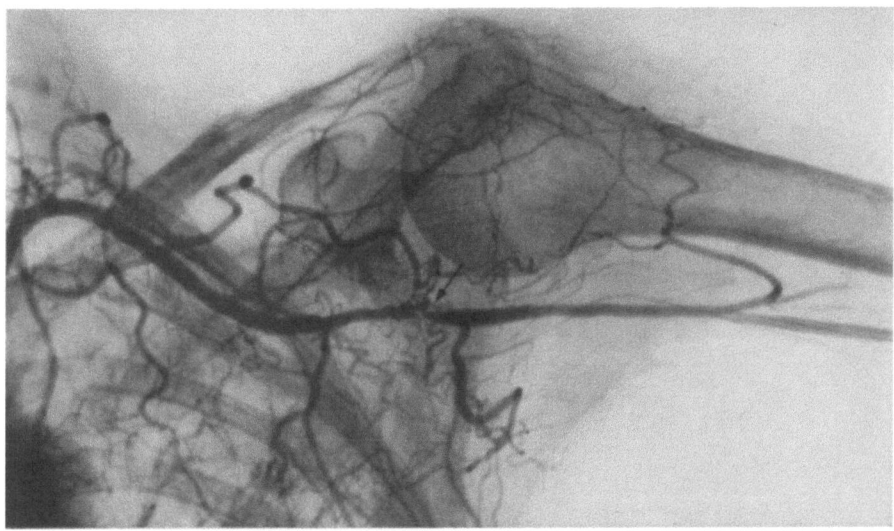

Fig. 44. Woman, aged 48, who between ages of 35 and 37 had received roentgen therapy in very large doses to the left axilla and supraclavicular fossa for suspected malignant lymphnodes, and had persisting pigmenta-tion in that area. Subtotal stenosis (arrow) and atherosclerosis-like lesions of the arterial wall. There were no pathologic changes in right axillary artery. — Catheter advanced from brachial artery at the cubital fossa. Its tip is distal to the stenosis, and contrast medium is readily forced against the blood stream by manual injection

graphy of the extremities since the lesions occur principally in small visceral arteries, most of which are too fine for arteriographic visualization. Though the arterial walls are resistant to the majority of known micro-organisms, *local infections* do occur and, by virtue of their thrombogenic effect, justify the designation of "stenosing arterial diseases". An inflammatory process of adjacent structures may, for example, invade the artery. There are also reports of arteritis and of aneurysm formation in mycosis and following septic embolisms, for instance in bacterial endocarditis. Some infections, including syphilis and typhoid fever, have a certain affinity for the arterial system. Syphilis is rare in the arteries of the extremities, but in aortitis it may spread to the branches of the aortic arch and produce strictures or aneurysms. Probably the above-mentioned forms of arteritis are seldom examined by peripheral arteriography. They may come under consideration as a possible cause of diagnosed thrombosis or aneurysm.

IX. Mönckeberg's arteriosclerosis — Calcification of the media — Infantile arteriosclerosis

"Mönckeberg's sclerosis" is characterized by degenerative changes in the media, leading to fibrosis or necrosis and accompanied by calcification. The condition is quite distinct from atherosclerosis: Intimal lesions are not present, though there may be concomitant atherosclerosis. Mönckeberg's arteriosclerosis, like atherosclerosis, is commonest in persons of advanced age, but in younger persons medial calcifications are encountered more frequently than intimal. The extent to which clinical significance attaches to the disease is obscure. In contrast to atherosclerosis there is no factor conducive to thrombus formation on the intima. It is conceivable, on the other hand, that the reduced medial resistance has a bearing upon the development of arteriectasis and aneurysm, which in turn are disposed to thrombosis. The most widely held view, however, seems to be that aneurysms in arteries of the extremities are more frequently associated with medial lesions of atherosclerotic type.

The calcified areas of the "Mönckeberg" type are, in their most characteristic form, regular, diffuse or finely granular and they usually circle the arterial wall, having then

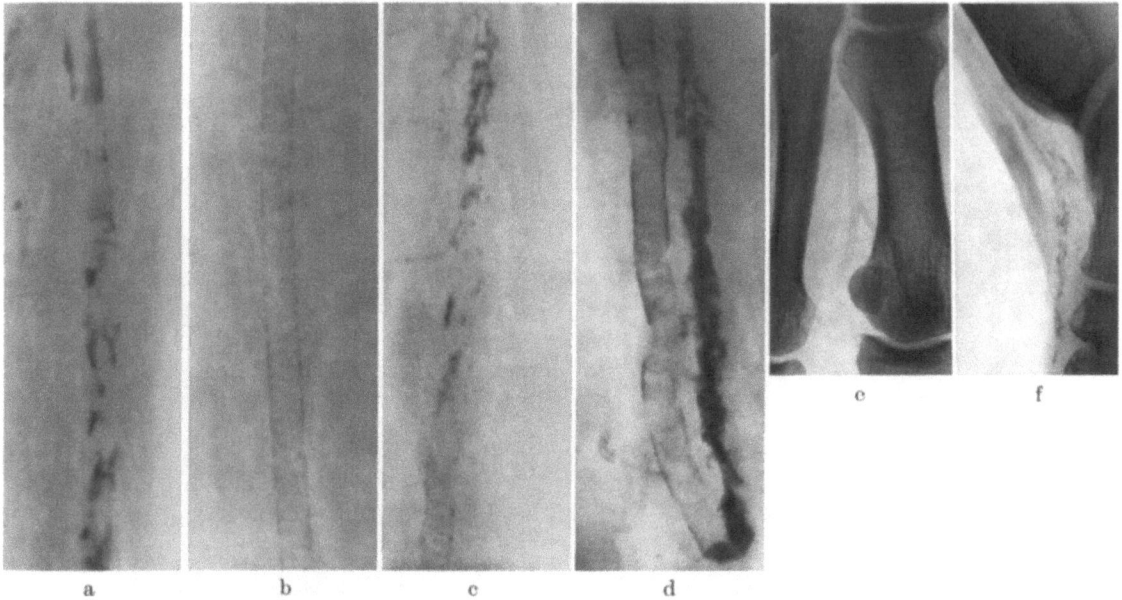

Fig. 45a—f. Arterial calcifications situated in (a) the intima (atherosclerosis); (b) the media (Mönckeberg's sclerosis); (c) both intima (top) and media (bottom), the two calcified zones being distinctly separate; (d) the media (to its right, a calcified thrombus of the femoral vein is seen); (e) the media (35-year-old diabetic); (f) the elastica interna

the appearance of rings (Fig. 45b). When spread continuously along extensive sectors of artery, they generally mark a straight and regular contour, frequently causing an anatomical reproduction of the arterial tree (Fig. 23b). Thus they are readily distinguishable from intimal calcification, provided the relevant artery is sufficiently large; in small arteries differentiation may be more difficult.

The lesions of Mönckeberg's arteriosclerosis, in contradistinction to those of atherosclerosis, are localized almost exclusively in peripheral arteries. As regards the lower extremity they generally develop first in the lower leg and then in the thigh. When the two types of calcification coexist in the same region, there is frequently a well defined border between them (Fig. 45c). Arteriographic examination shows, in "pure" Mönckeberg's arteriosclerosis, no intimal thickening and no stenosed areas.

In those rare cases where calcified areas are found in the arteries of *children and young persons*, they are nearly always situated in the media. Calcium deposition in that layer may be observed in children (as in adults) in disturbances of the calcium and phosphorus metabolism, as in hyperparathyroidism, D-hypervitaminosis and chronic renal insufficiency, and also in congenital syphilis and other chronic infections. Medial calcification is often detectable in fine arteries of young diabetics (Fig. 45e). Whether it is a manifestation of lesions of Mönckeberg's arteriosclerosis type or not, seems uncertain. Widespread calcium deposits have been found in the intima and media in newborns and infants with osteogenesis imperfecta or with congenital dysplasia of the different substances in the arterial wall. An extensive bibliography on infantile arteriosclerosis is presented by WEENS and MARIN.

X. Arterial dilatation, arteriectasis and aneurysm

The pressure, as well as the strength and elasticity of the wall, are important factors in dilation of a cavity. Large arteries near to the aorta (the innominate, subclavian and iliac arteries) may be dilated, elongated and tortuous in hypertension, especially if associated with arteriosclerosis (Fig. 46). The significance of hypertension in dilatation of small and medium-sized arteries is more controversial.

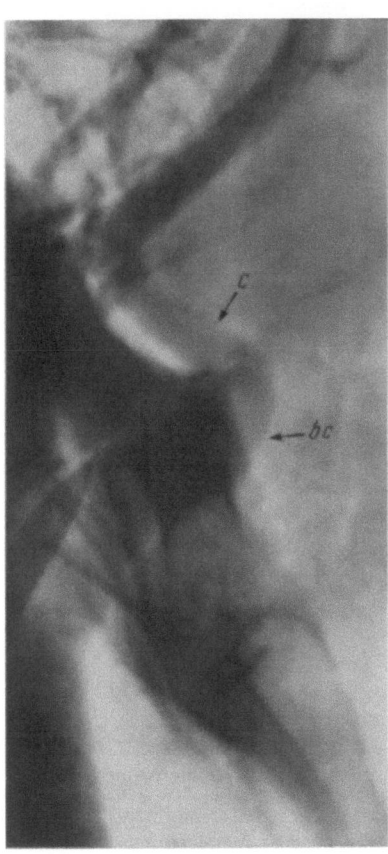

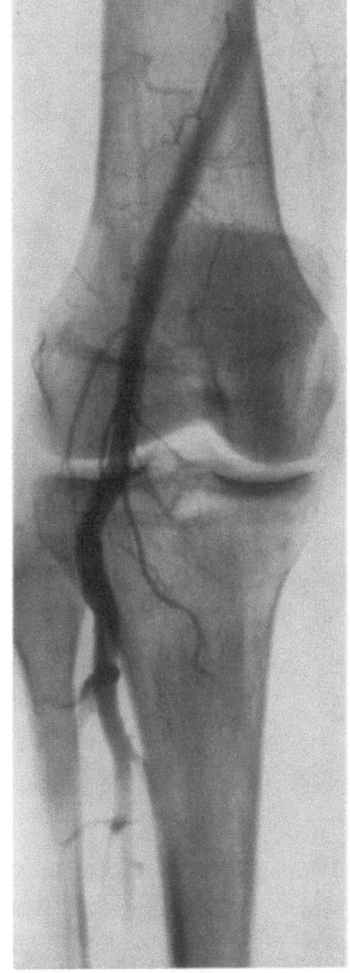

Fig. 46   Fig. 47

Fig. 46. Woman, aged 71, with advanced atherosclerosis of the aorta and moderate hypertension. Lateral view following intra-aortic injection of contrast. Aorta and innominate artery (brachio-cephalic trunk, *bc*) are dilated and elongated. The latter vessel has been forced upward and forward through the thoracic aperture and gives rise to strong pulsations in the neck. *c* denotes the common carotid artery

Fig. 47. Man, aged 68, with intermittent claudication. Moderate arterial dilatation without appreciable intimal lesions. The contrast medium has collected in a short arterial segment, a sign of retarded circulation

The principal factor appears to be the condition of the media: General weakening of this coat may result in extensive arteriectasis; local weakening, in aneurysm. Moderate general dilatation of the iliac and femoral arteries without appreciable arteriographically demonstrable wall lesions is sometimes found in persons of advanced age (Fig. 47). *Arteriectasis* of higher degree, without major atherosclerosis though sometimes with calcification of media type, is observed in rare instances (Figs. 48 and 49). The ectasis has been generalized in some cases but not in others, though involving large arterial areas. The clinical significance is obscure. A strikingly slow circulation has been present at arteriographic examinations, and thrombosis of popliteal and lower leg arteries can be observed in association with ectatic femoral arteries.

Locally impaired resistance of the arterial wall, resulting in *aneurysm*, may be caused by degenerative changes, by mycotic or necrosing

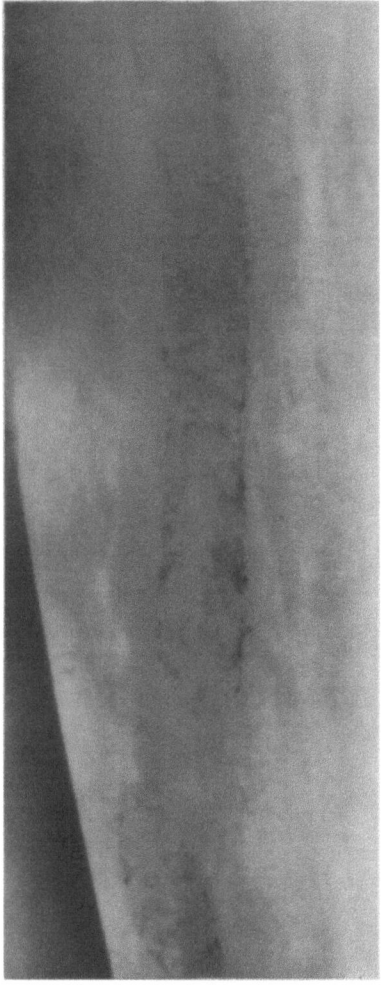

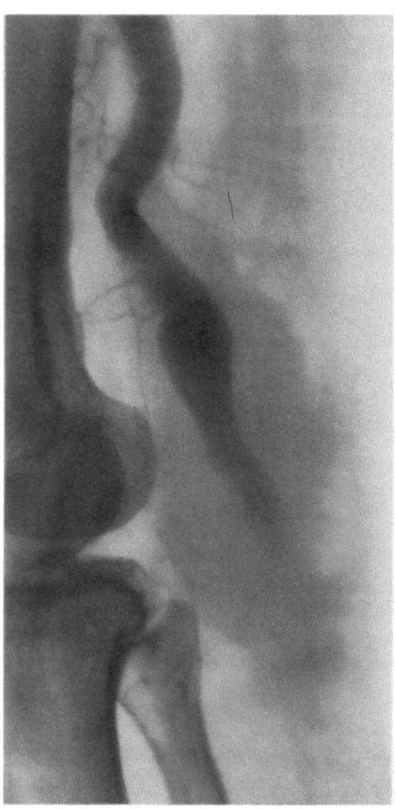

Fig. 48   Fig. 49

Fig. 48. Man, aged 72, with intermittent claudication. Greatly dilated femoral artery with calcified areas principally of medial type. There were similar changes in the other leg

Fig. 49. Man, aged 75. A popliteal aneurysm with no contrast filling (dissecting or incompletely thrombosed) is delineated against the contiguous structures. Artery of very large caliber with slow flow

arteritis or by traumata. In the arteries of the extremities, or at least in the lower ones, arteriosclerosis is the commonest cause. Syphilitic aneurysms are rare in small and medium-sized arteries. Syphilitic aneurysms of the aorta, however, may even involve parts of branches arising from the aortic arch. Multiple aneurysms of small arteries are attributed to polyarteritis nodosa or to congenital hypoplasia of the media. Aneurysms of larger arteries do occasionally coexist with verifiable anomalies (Fig. 50). Pulsations and bruit may reveal that an expanding process is an aneurysm, unless the latter is totally thrombosed; for arterial stenosis, thrombosis, and embolism distal to the aneurysm, constitute a frequent complication (Figs. 51 and 52), whereas ruptures of genuine aneurysms in the extremities are rare.

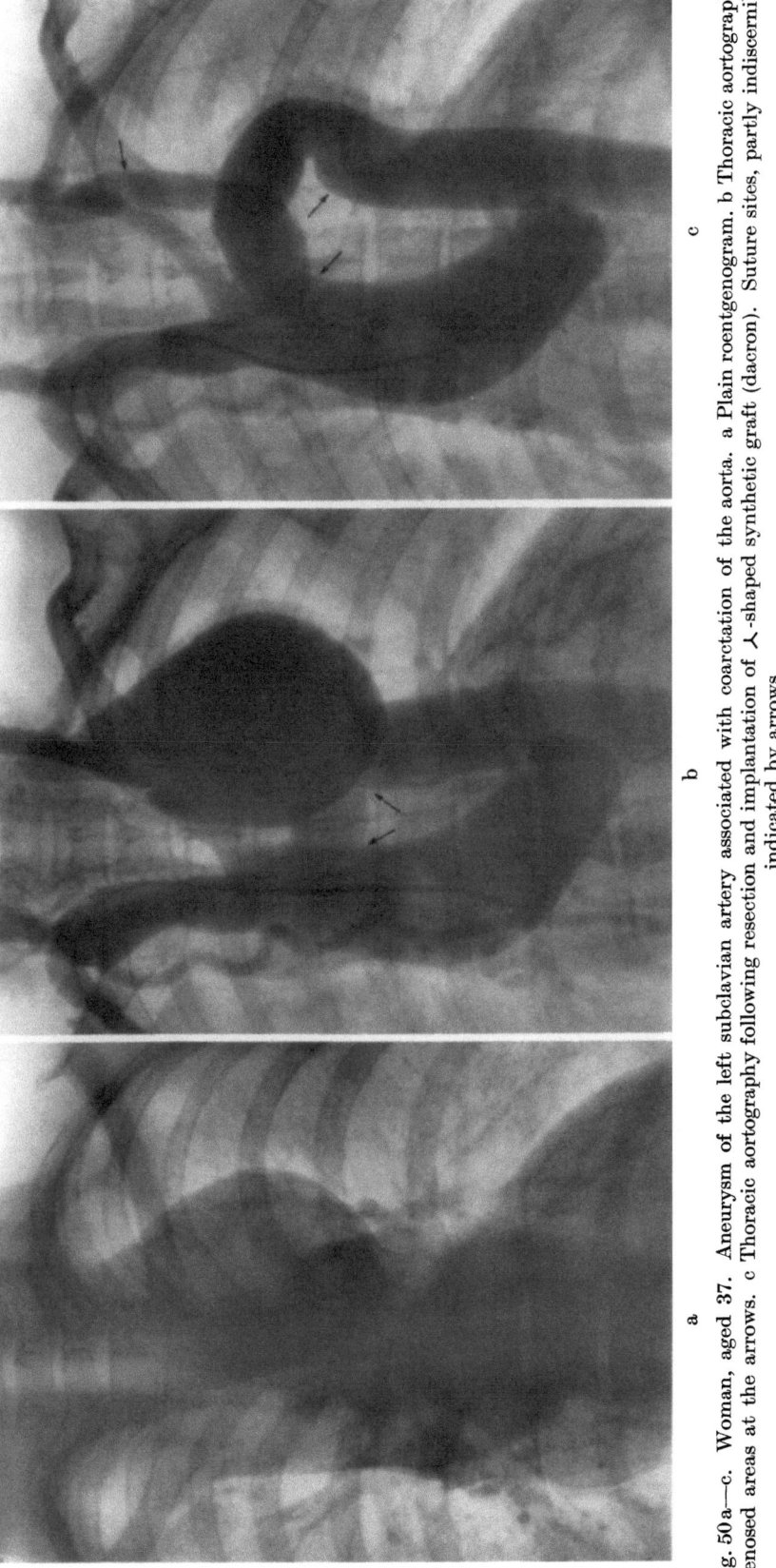

Fig. 50 a—c. Woman, aged 37. Aneurysm of the left subclavian artery associated with coarctation of the aorta. a Plain roentgenogram. b Thoracic aortography; stenosed areas at the arrows. c Thoracic aortography following resection and implantation of ⅄-shaped synthetic graft (dacron). Suture sites, partly indiscernible, indicated by arrows

Aneurysms and ectasis may be detectable on *conventional roentgenograms* if the wall contains calcified areas or if the lesions can be clearly differentiated from the surrounding fat (Figs. 48 and 49). Subclavian aneurysms may be discerned as impressions in the lung (Fig. 50). In *arteriographic examinations* injection of contrast directly into aneurysms has been employed, but this method yields incomplete information; the injection should be given into the artery proximal to the aneurysm. Diagnostic difficulties

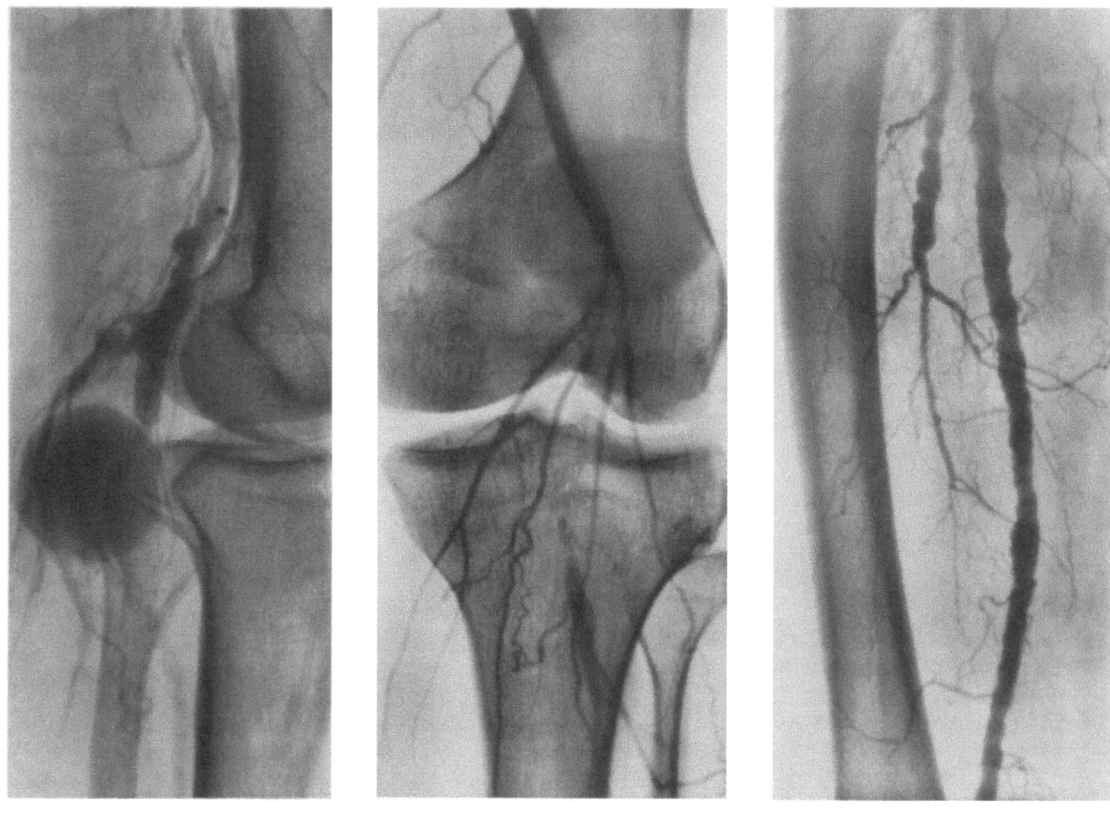

Fig. 51   Fig. 52   Fig. 53

Fig. 51. Man, aged 60. One large and a few small aneurysms arising from sclerotic popliteal artery. The sural arteries are displaced and the popliteal artery stenosed at the level of the large aneurysm

Fig. 52. Man, aged 49. Obliteration and displacement of the popliteal artery due to thrombosed aneurysm. The collaterals have been formed by the sural arteries

Fig. 53. Man, aged 75. Arterial dilatation of multiple fusiform aneurysm type. There were similar changes in the other leg

may arise if the aneurysm is totally thrombosed. A displaced, obliterated artery may then be found (Fig. 52). Whenever such a finding is recorded, the possibility of aneurysm should be considered. If the aneurysm fills with contrast the diagnosis will be easy.

Small fusiform aneurysms are found in arteries with or without demonstrable atherosclerosis, either solitary or multiple (Figs. 34 and 53). Larger, sacculated aneurysms are commonest in the popliteal artery and next commonest in the inguinal region. These locations have been attributed to the fact that the arteries there not only lack muscle protection but are exposed to continuous traumatic forces due to the movements of the hip and knee joints. Aneurysms at those sites are frequently either bilateral or associated with moderate contralateral fusiform arterial dilatation. As regards the upper extremities aneurysms are most commonly found in the proximal parts and are reported to be more frequently traumatic than arteriosclerotic. Subclavian aneurysms are sometimes observed in the "thoracic outlet compression syndrome" (see below).

Dissecting aneurysms, where the cavity is situated within the arterial wall, seldom occur in arteries of the extremities. In rare cases they may spread from the aortic wall to the arteries in the pelvis or the thoracic aperture. There have also been reports of primary dissecting aneurysms (hematomas) situated between the media and adventitia of peripheral arteries. (FOORD and LEWIS; *cf.* "Cystic Degeneration of the Adventitia", p. 435).

The term arterio-venous aneurysma is often used for the vascular lesions that appear in conjunction with arterio-venous fistulas (see p. 447 and 453).

XI. Thoracic outlet compression syndrome

The subclavian artery and the brachial plexus pass between the clavicle and the first rib behind the anterior scalenus muscle (Fig. 54). Under certain conditions they may be compressed, leading to neurovascular symptoms in the arm: Anesthesia or paresthesia, pain, attacks of Raynaud's phenomenon, muscular weakness, discoloration, and even ulcerations of the fingers. The term "thoracic outlet compression syndrome" is used as a collective designation for these conditions. The relative extent to which compression of the artery and of the plexus is implicated in the symptoms is not known.

Symptoms usually appear when the shoulder is lowered, as by heavy loads, and chiefly in middle-aged persons whose tissues are beginning to fail. Many of the patients have

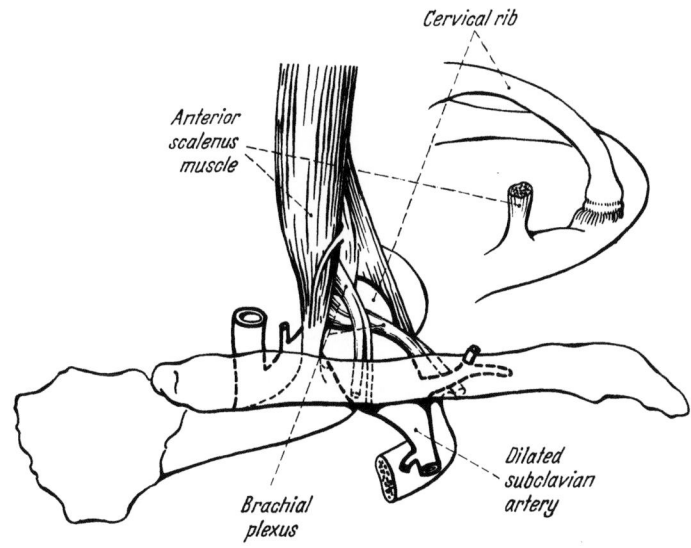

Fig. 54. Anatomic relationship in cervical ribs and poststenotic dilatation of subclavian artery (after EDEN)

cervical ribs, most of them "complete"; i.e., between the cervical rib and the first rib there is a synchondrosis, often large (Figs. 54 and 55). Others may have, instead of cervical ribs, a fibrous band not detectable roentgenologically. Cervical ribs in most cases cause no discomfort. Even when they are absent, however, compression may be exerted by the insertion of the anterior scalenus muscle into the first rib ("scalenus anticus syndrome"; Fig. 56). Without participation of cervical ribs or the anterior scalenus muscle, the artery and plexus in "normals" may be compressed between the clavicle and first rib ("costoclavicular syndrome"), as for instance when a heavy knapsack forces the shoulder backward and downward, or when the elbows are pressed backwards with the hands behind the head which may occur during sleep ("hyperabduction syndrome").

For arteriographic examination in these cases it may be well to catheterize via the femoral artery and aorta (Figs. 5 and 56) or via the carotid and innominate artery (Figs. 5 and 55). Exposures can then be taken in various positions, insuring visualization of the compressed artery (OLIN). The condition is apt to be complicated by dilatation and thrombosis. The dilatation may take the form of an aneurysm, chiefly poststenotic, close to the narrowed area (Fig. 54). Weakening of the arterial wall due to continuous maltreatment is considered to be instrumental in its development. Usually the arterial wall lesions are not severe, as is evident from the fact that this type of aneurysm, unlike the arteriosclerotic, does not tend to rupture.

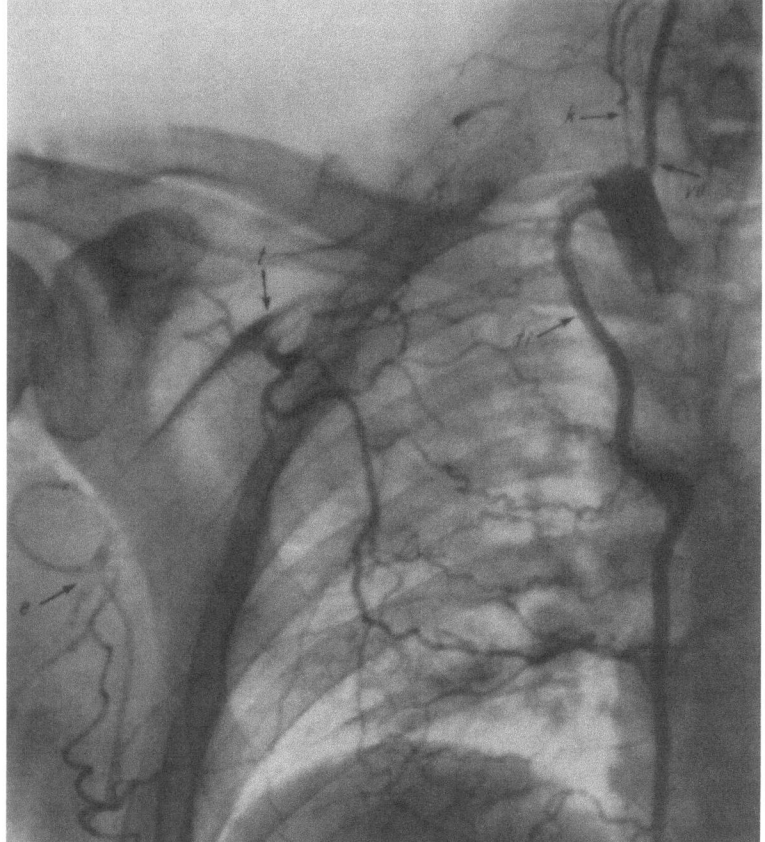

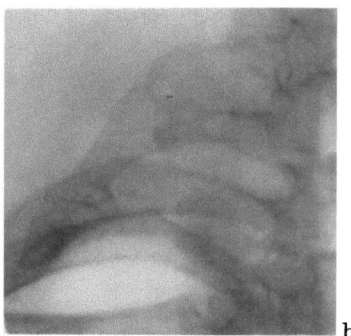

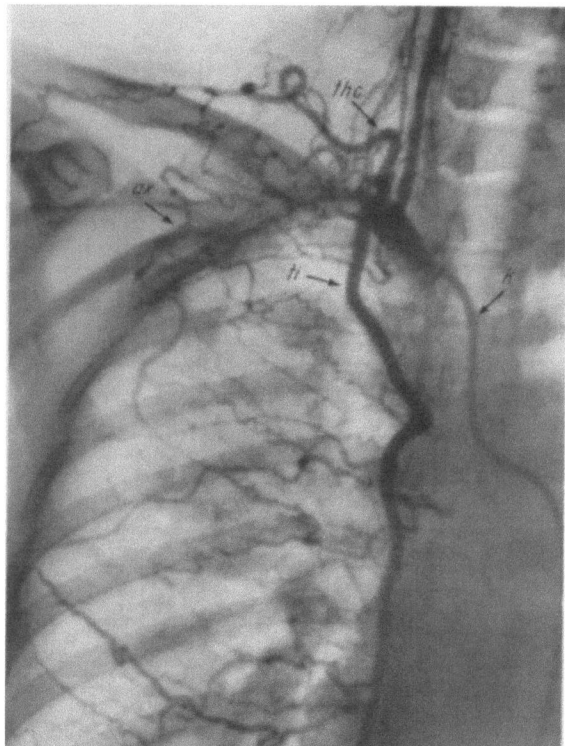

Fig. 55a and b. Man, aged 52, with complete cervical rib. Catheter (*k*) introduced into innominate artery following puncture of the carotid. Convex contour of a fairly fresh thrombus can be seen close to the origins of the vertebral artery (*ve*) and the internal mammary (thoracic) artery (*ti*), from which most of the collaterals arise. At *t* is a fresh thrombus, past which contrast flows; at *e* a small clot, probably embolic. (Olin's case)

Fig. 56. Woman, aged 38, with compression of nerves and arteries in the scalenus region. Catheter (*k*) introduced into right subclavian artery following puncture of the right femoral. There is an obliteration 5 cm long with the appearance of organized thrombosis. Collaterals pass to the axillary artery (*ax*), mainly from the thyrocervical trunk (*thc*) and the internal mammary artery (*ti*). (Olin's case)

As regards the frequent occurrence of thrombosis (Figs. 55 and 56) probable contributory factors, in addition to the impaired blood flow, are the intimal lesions produced by repeated traumata. More distal thrombosis in the arm is common and may be due either to accretion of the subclavian thrombus or to embolisms originating from it (Fig. 55). Some authors have considered it secondary to arterial spasm, due in turn to plexus injury.

XII. Raynaud's phenomenon and Raynaud's disease

The term "Raynaud's phenomenon" is applied to attacks of pallor, cyanosis, or both in the extremities, which are attributed to constriction of small arteries and arterioles and are frequently brought on by cold. The phenomenon may be a symptom of organic stenosing disease of large or fine arteries, due to which there is no reserve capacity for the circulation of the fingers. It may be attributable to organic nerve disease; it occurs in the "thoracic outlet compression syndrome", and it may accompany intoxication by ergotamine. In cases of such intoxication, arterial constriction has been demonstrated arteriographically (JOHNSSON). The symptom may even be found in persons whose hands are subjected to repeated traumata, as for instance by vibrating tools. It is also a concomitant of various infectious diseases as well as blood and skin diseases including scleroderma. When the phenomenon has no demonstrable organic cause and is symmetrical in the extremities, it is referred to as "Raynaud's disease". Approximately four-fifths of those who acquire this condition are women, predominantly young; the disease is usually localized in the fingers and may lead to ulcerations and gangrene.

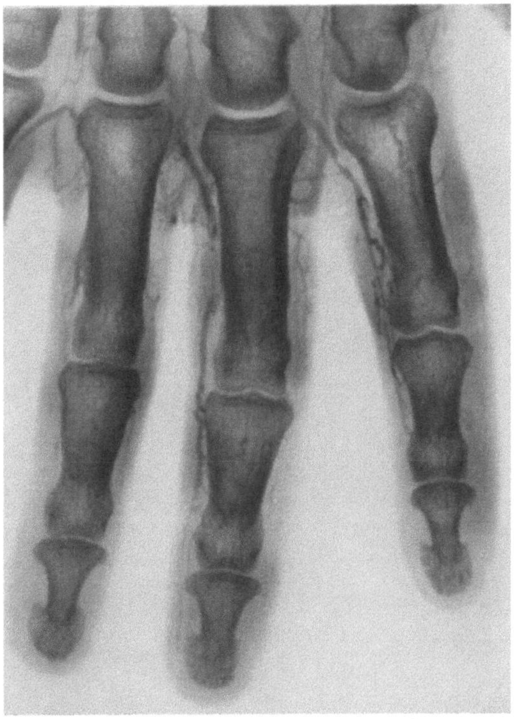

Fig. 57. Man, aged 49, with attacks of Raynauds phenomenon. Signs of organized thrombosis in all finger arteries, with collateral circulation

Arteriographic examination in Raynaud's phenomenon may disclose an organic stenosing process of the large or small arteries of the extremity. Due to the sources of error (see p. 413) arteriography is not yet reliable, however, as a means of detecting a pathologic tendency to spasm of small arteries. Indeed, all angiograms of the peripheral vessels of the hands and feet must be interpreted with circumspection. Thus it is difficult in the individual case to decide whether or not peripheral arteries are pathologically narrow. Slender arteries, stenosis, and retarded blood flow have, however, been described in scleroderma by VOGLER. LYNN, STEINER and VAN WYK in a series of 23 patients suffering from attacks of Raynaud's phenomenon, found that 16 had "normal" finger arteries and seven had thrombosis. The latter patients, and no others, had manifest trophic disturbances in the fingers. LEWIS has shown that spasm of small arteries induced by ergotamine may result in thrombosis. There is, however, some diversity of opinion as to whether thrombosis may be the end result of arteriospasm in attacks of Raynaud's phenomenon. It is scarcely possible to determine arteriographically whether thrombosis of finger arteries is secondary to Raynaud's disease or has some other etiology and merely gives rise to the symptom of Raynaud's phenomenon (Fig. 57).

XIII. Traumatic arterial lesions

Mechanical violence which involves arteries may produce *spasm*, particularly if small and medium-sized "muscular" arteries are injured. It is not necessary that the trauma cause laceration; mere stretching of the artery suffices. Stretching may attend damage to structures even at a relatively great distance from the artery, such as fractures with displacement, as well as joint dislocation, gunshot wounds or crush injuries. This spasm is a local muscular reaction that is unresponsive to sympathetic block locally or at the ganglia (COHEN). It usually disappears spontaneously but may persist for days and constitute

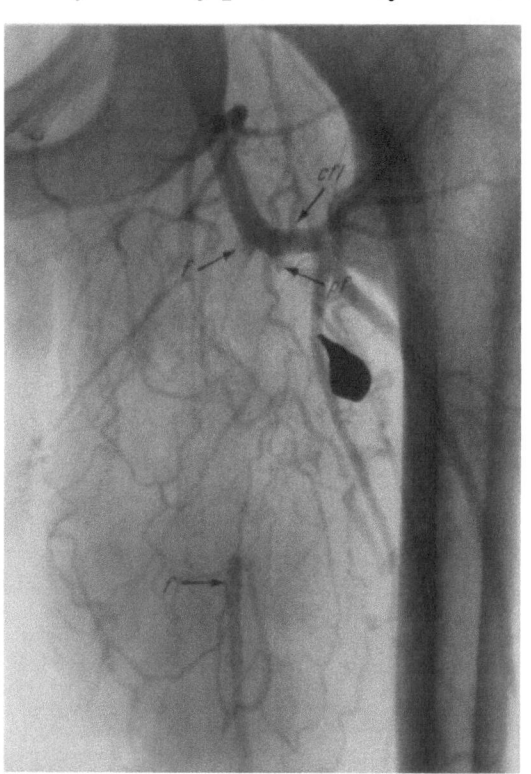

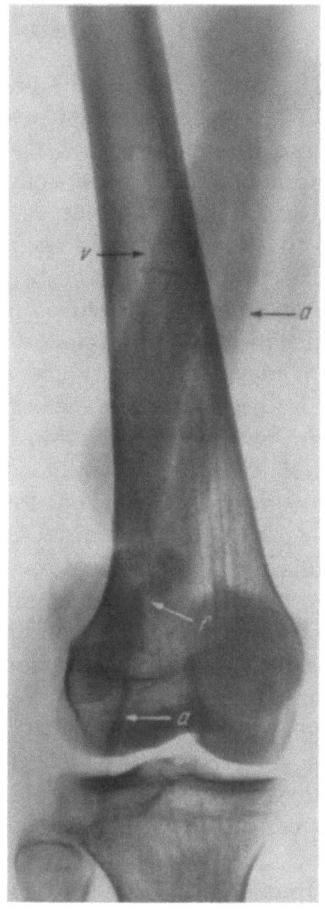

Fig. 58   Fig. 59

Fig. 58. Man, aged 26, whose thigh had been lacerated one year earlier by splinter of iron. Occlusion of femoral artery (*f*) and main trunk of the deep femoral artery (*pf*). The continuation of the femoral is just discernible distal to the block. *cfl* denotes the lateral femoral circumflex artery

Fig. 59. Woman, aged 33, with arterio-venous fistula due to stab wound with scissors at age 13. Very rapid arterio-venous passage resulting in considerable dilution of the contrast medium. Femoral artery and vein are extensively dilated proximal to the fistula. Close to the latter are local sacciform dilations. The artery is of normal caliber distal to the fistula. *a* denotes artery; *v* vein; *f* fistula

a serious threat to the extremity. "Exogenous" arterial spasm of quite a different etiology is associated with injuries due to cold. Contraction of fine arteries, notably at the periphery of the damaged area, has been demonstrated experimentally by means of microangiography (BELLMAN and ADAMS-RAY). In patients, arteriographic observations of decreased numbers of vessels as well as narrowing and stenosis of small arteries have been reported (RADKE; GUMRICH, DORTENMANN and KÜBLER).

Thrombosis may result from diverse lacerating injuries. It may arise without penetrating injuries to the arterial wall, if the intima has been damaged by compression of the vessel. Among the various types of traumata that may cause thrombosis are fractures of any bones that are contiguous to arteries (e.g., the clavicle, humerus, and tibia). The question whether the arterial injuries are responsible for the poor healing in certain fractures (e.g. of the femoral neck and the tibia) has not yet been unequivocally answered.

Arterial rupture may occur in association with fractures with wide separation of fragments. A few such cases have been examined with arteriography by the writer in the acute stage. An abrupt discontinuity of the lumen was seen. The contrast passage through collaterals did not suffice to demonstrate the degree of retraction of the arterial stumps.

The end results of arterial trauma may be organized thrombosis (Fig. 58), aneurysm or arterio-venous fistula. These *aneurysms* usually have no arterial wall but consist of a traumatic cavity into which endothelium is growing. Traumatic *arterio-venous fistulas* may arise if both an artery and an adjacent vein are affected by the violence — in most cases a cut or a gunshot wound. In contrast to the majority of congenital fistulas, the traumatic types are generally solitary and of substantial caliber, and possibilities exist for accurate localization at arteriographic examination. The lesions are associated with arterio-venous shunting, frequently pronounced (Fig. 59), and the clinical consequences may be identical with those in large congenital fistulas (see p. 453).

The view has been advanced that both thrombosis and aneurysms in many cases have a traumatic etiology because they often arise at sites where the artery has been exposed to continually repeated flexion and extension or compression: the clavicular, inguinal and popliteal regions. The axillary artery may thrombose in persons who have long used crutches, and the use of vibrating tools may impair the circulation of the hands.

XIV. Arteriographic examination in surgical reconstruction of arteries

Arteriography is the method of examination which, in diseases of large peripheral vessels, has the greatest influence on the choice of therapy; and its importance is mounting commensurately with that of vascular surgery. Generally the arteriogram provides a better picture of the state of the vessel than the surgeon can gain by operative dissection.

Reconstructive surgery is evolving rapidly and the indications are being broadened. Comparative evaluation of different operative methods and their fields of indication is far from definitive. A number of operations are in use:

Emboli are removed.

Thrombi are detached and removed (Fig. 60a—b), whereby the dissection usually has to be done beneath the intima ("thrombo-endarteriectomy").

Very short stenotic areas are excised, with end-to-end anastomosis of the artery stumps.

Arteries are reconstructed with the aid of autologous vein, homologous artery, or synthetic appliances. The graft is sutured to the host artery either end-to-end or end-to-side. The host artery must be resected in the former instance (Fig. 61) but not in the latter (Fig. 62). Especially with the last-named procedure, the "by-pass" technique, very long grafts can be used.

Aneurysms are resected or eradicated, with or without resection of the artery and grafting by one of the above-mentioned methods (Fig. 50).

Arterio-venous anastomoses have been done, with utilization of distal veins for transport of arterial blood.

As regards the peripheral arteries surgical experience is greatest in the sector from the bifurcation of the aorta to that of the popliteal artery.

1. Preoperative arteriographic examination

Arteriographic examination may be indicated in the acute stage of stenosis. Localization of aneurysms and arterio-venous fistulas may be required. The great majority of cases are, however, those with chronic obliteration. The surgeon will be helped by information regarding the following factors:

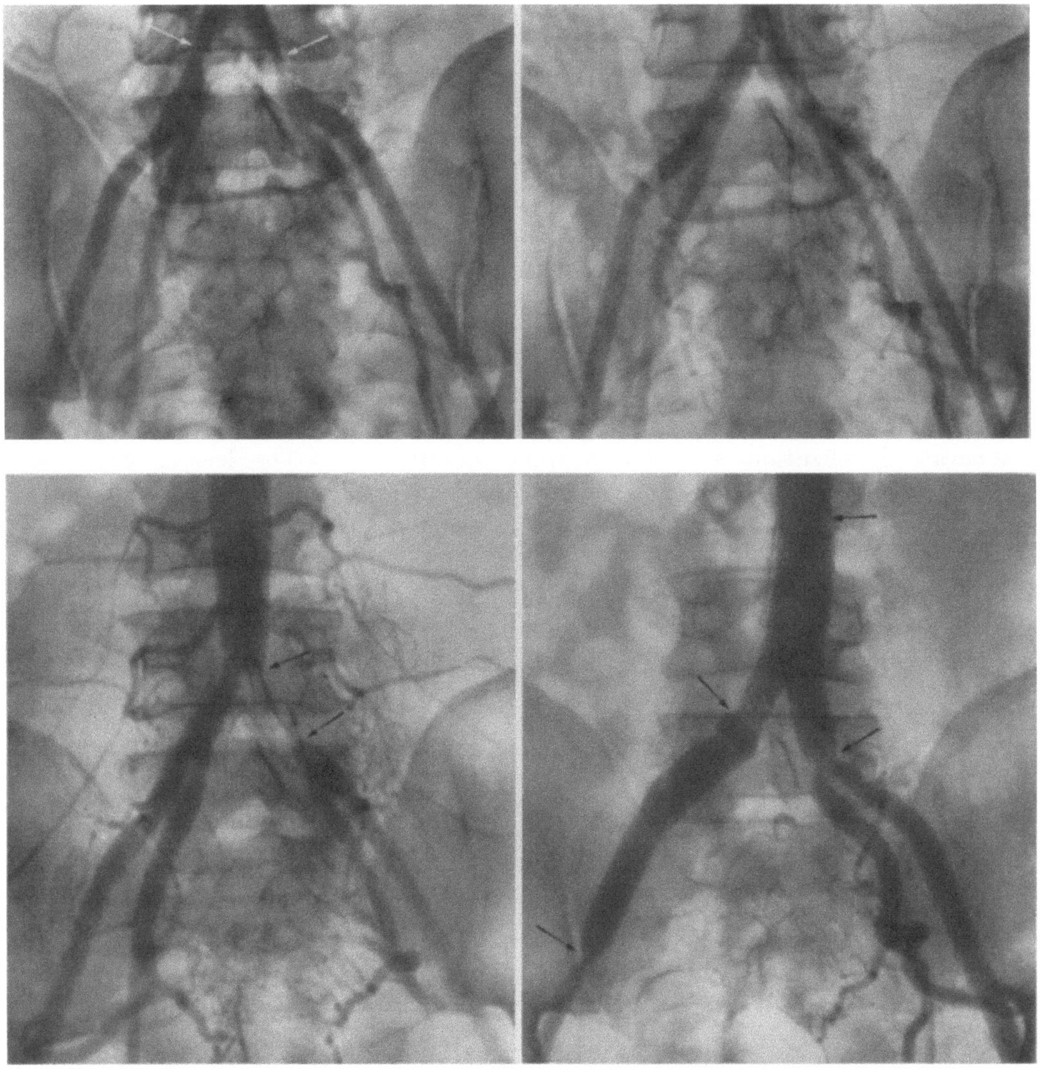

a

b

c

d

Fig. 60 a—e. Man between ages of 31 and 38. a Thrombus straddling bifurcation of the aorta (arrows). b Condition following "thrombo-endarterectomy": No stenosis; smooth inner contour of arteries. c Two and a half years later: Recurrent stenosis with obliteration of the left common iliac artery (between the arrows) and narrowing of the right. Irregularities of the wall have supervened in the right iliac arteries. d Condition following resection and implantation of homologous arterial grafts, one ⅄-shaped and one |-shaped (the anastomoses indicated by arrows). Satisfactory circulation. e Four years later: Aneurysm close to the anastomosis between the two grafts

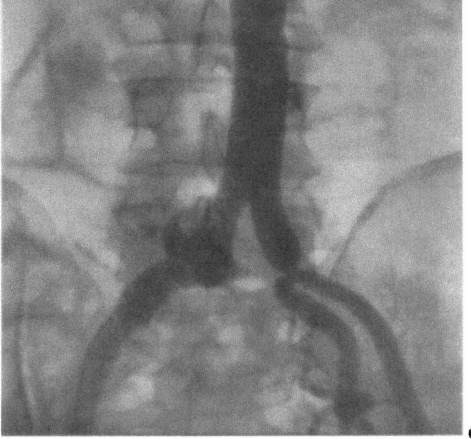

e

a) Localization and extension of the obstruction.

b) Local state of the artery in the vicinity of the obstruction. Short obstructions in otherwise healthy arteries are those best suited for surgery. Intimal lesions in the region of the graft will greatly increase the incidence of postoperative thrombosis (Fig. 63) and extensive atheromatosis is the commonest contraindication to operation. Circumscribed areas without pathologic changes and suitable for end-to-side implantation are localized; the requisite length of the graft is estimated.

c) Collateral pattern. End-to-side implantation some distance from the occlusion itself is often preferable to resection and end-to-end anastomosis, for it will obviate the

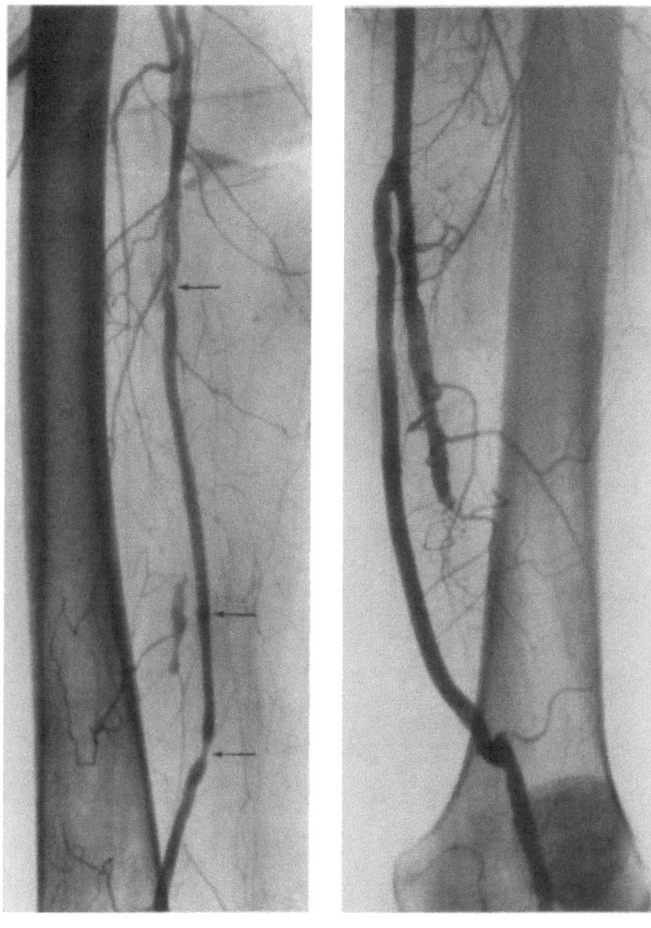

Fig. 61   Fig. 62

Fig. 61. Woman, aged 54, two months after reconstructive surgery: Resection of the thrombosed femoral artery with retention of a segment taking part in the collateral circulation; end-to-end implantation of a venous graft. The suture sites (upper and lower arrows) are narrow. A valve (middle arrow) is turned in the direction of the blood flow. There is extensive atheromatosis proximal to the graft

Fig. 62. Man, aged 58. Atherosclerosis with obliterative thrombosis. End-to-side implantation of autogenous venous graft without arterial resection, thus by-passing the segment of artery with the severest lesions

sacrifice of important collaterals (Fig. 62). This is all the more important in that the thrombosis frequently extends precisely to the origin of a large collateral artery.

d) Capacity of the collateral circulation (see p. 424). This will have to be considered when evaluating the indications for transplantation.

e) The *overall state of the arteries* in both legs. Severe changes at another level in the arteries of the affected extremity will influence the decision for or against surgical reconstruction. Arteries of the symptom-free leg may have lesions that would give rise to pain on effort only slightly greater than that tolerated by the poorer leg. Surgery will then be of little help, a fact which may influence the indication for operation.

2. Postoperative arteriographic examination

Arteriography affords a good idea of the results of surgery. Of interest are the appearance of anastomoses, the lumen of the graft, and the velocity of flow. In most cases the graft is readily distinguished from the host artery. If it is wider than the latter, the blood flow will normally be somewhat retarded. A decrease in caliber of the

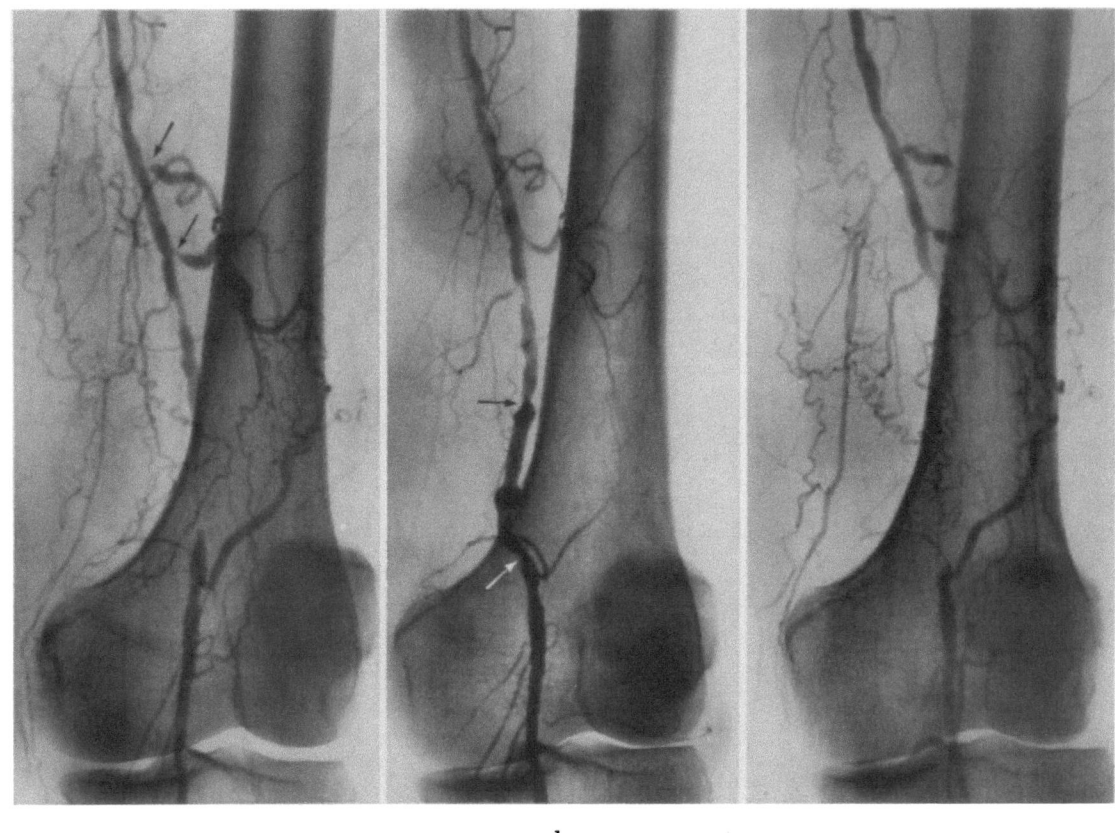

a   b   c

Fig. 63a—c. Man, aged 55. a Advanced atherosclerosis with obliterative thrombosis in upper part of the popliteal artery. The collaterals are narrow at their origin in the femoral artery (arrows). b Condition following arterial resection and end-to-end implantation of autogenous venous graft (between the arrows). The graft contains a valve (in the dilated area). Despite the presence of a severely atherosclerotic segment flow is satisfactory; the collaterals have narrowed. c Eight months later: The graft and the most affected arterial segment have thrombosed; the preoperative collaterals are now functioning again

collaterals since the preoperative examination will indicate that the anastomosis is functioning satisfactorily (Fig. 63a—b).

Strictures, thrombosis or aneurysm formation may jeopardize the results of operation.

Strictures of the anastomoses are commoner in end-to-end than in end-to-side suture (Fig. 61).

Thrombosis frequently occurs postoperatively in atherosclerotic persons (Fig. 63c). Its incidence is much lower in young patients with solitary arterial lesions of slight extent. It is possible to observe how, in postoperative thrombosis, collaterals whose caliber has decreased since the grafting have nevertheless remained "in readiness" and commenced to function again (Fig. 63b—c). In acute interruptions of continuity of the artery, reconstructive surgery may be worthwhile even under very poor conditions associated with a grave danger of thrombosis, for during the gradual development of the latter a collateral circulation may have time to form, thus saving the extremity.

Aneurysms rarely form in autogenous venous grafts in the extremities, despite the thin wall, but they have been reported in cases where the graft has not been reversed and the valves have thus obstructed the blood flow. Aneurysm formation and late rupture are far more common in homologous arterial grafts owing to degenerative changes in the wall (Fig. 60e).

XV. Arterio-venous shunts

A shunt in this context is an arterio-venous communication which is greater in caliber than the capillaries and thus short-circuits blood from the arterial to the venous side. In most cases exact arteriographic localization of this short circuit is not feasible; it is frequently possible, however, to demonstrate groups of pathologic vessels among which shunts are located (e.g. in the majority of congenital fistulas and in certain tumors; Figs. 70 and 77). Rapid arterio-venous passage of contrast may also be demonstrated arteriographically. The term "shunting" is very often employed in arteriographic contexts in the sense of an increased arterio-venous flow of contrast, whether transport is assumed to take place via physiologic or pathologic short-circuits or via a capillary network with an increased capacity. As, apparently, there is no definite borderline between true short-circuits and such increased arteriovenous communications which do not deserve the name, the term "shunting" is accepted here in that broad sense. The rapidity of the arterio-venous passage of small amounts of blood is less important than the total flow through the shunt area, because the latter represents the extension of a useless part of the circulation which, if large, may be deleterious. Widening of the afferent arteries indicates that the flow, at least at times, is considerable.

Thus in arteriographic examinations one sign of shunting is the following: On rapid injection (completed within 2—3 seconds) of an "ordinary" dose of contrast (e.g. 20 cc in the femoral artery) retrogradely into the artery, major veins passing from that artery's region of distribution show considerable contrast filling before the opaque medium has left the artery (Figs. 70 and 77). The capacity of the shunt is reflected in the speed of the arterio-venous passage of contrast, the contrast concentration in the veins, and the caliber of those arterial branches that still contain opaque material when the veins appear on the roentgenogram. All degrees are found from instantaneous arterio-venous passage of contrast to passage at a "normal rate". As mentioned above, distension of afferent arteries is a sign of heavy flow; similarly, dilatation of adjacent and distal veins may be observed (Figs. 59 and 68) and the flow in veins in the vicinity of a large shunt may be retrograde. However, an artery may be substantially distended, without any detectable early contrast appearance in major veins, e.g. in hemangiomas with a very large capacity (Fig. 72). This is explained by the fact that, though the flow to and from the hemangioma is great, the passage through it is slow, due to its great capacity, which also brings about dilution of the contrast. This type of arterio-venous passage is also, functionally, a shunt.

Other methods of diagnosing shunts consist in measurement of the time taken for arterio-venous passage of radioactive isotopes, and demonstration of a high oxygen content in the efferent veins of the extremity. The latter method gives some idea of the quantity of flow. Accurate localization of the shunt area is best accomplished by arteriographic examination. On the other hand, in some cases with clinically evident shunt (e.g., certain cases of pathologic growth of extremities in children), the shunt is not manifested on the arteriogram.

In correctly performed arteriographic examinations, such pronounced shunting as that illustrated in Figs. 70 and 77 demonstrates the presence of large-caliber, short-circuiting pathologic arterio-venous communications. These may, in the extremities, be congenital, traumatic or neoplastic. Shunting of lesser degree may be physiologic or pathologic and does not necessarily presuppose major short circuits. Normal occurrence of shunts has been demonstrated histologically in the majority of organs. These shunts are particularly numerous in the tips of the fingers and toes, where arterio-venous passage of contrast is accordingly rapid (Fig. 16). Their lumina are reported to

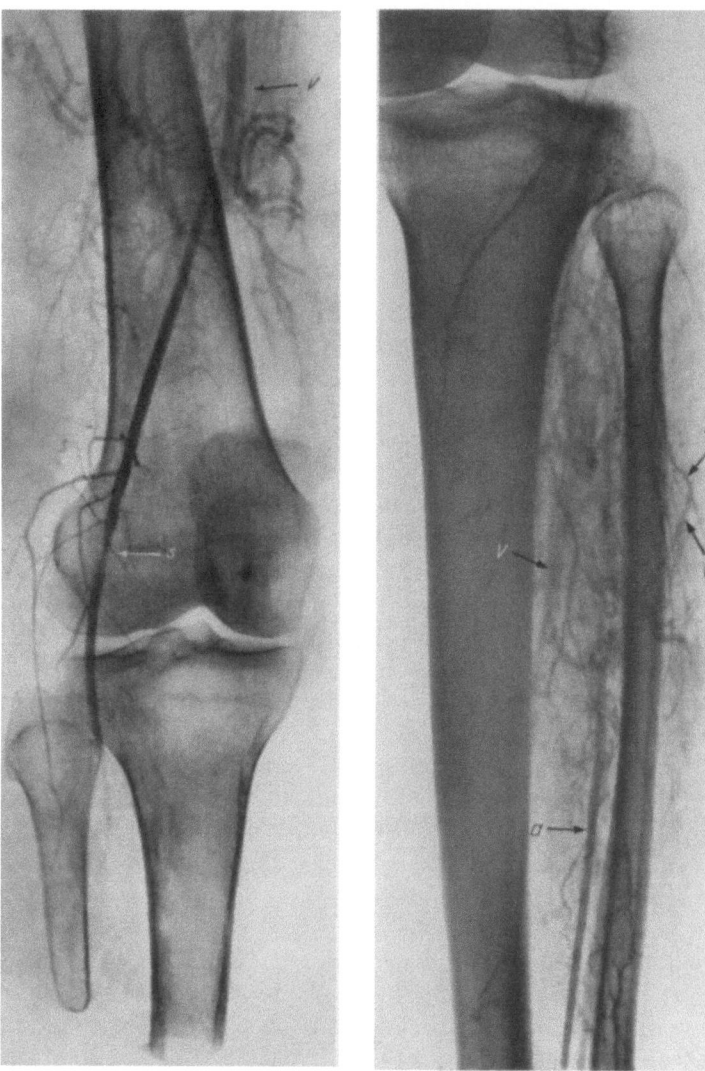

Fig. 64   Fig. 65

Fig. 64. Man, aged 33, with total peripheral obstruction and arterio-venous shunting. (The lower leg had been amputated two years previously because of leg ulcers.) Retrograde injection of contrast medium in the inguinal region. Proximally, general passage of contrast to the veins has already taken place; distally, arterial filling is still incomplete. *v* denotes the femoral vein; *s* spasm of popliteal artery

Fig. 65. Man, aged 32, with no verified arterial disease. Forceful injection of contrast medium in the direction of the blood stream through a catheter with its tip in the popliteal artery. Rapid arterio-venous passage of contrast medium. Numerous arteries and veins in the calf muscles are filled simultaneously. *a* denotes artery; *v* vein

be of the order of 20—30 microns (GROSSER, HOYER); hence, with our present arterio-graphic resources they cannot be directly observed *in vivo* in humans. Indeed, it is doubtful if arteriography will enable one to determine whether, in an individual case, a swift arterio-venous passage of contrast is due to the opening of such physiologic shunts or to utilization of an increased number of capillaries. In fact, some degree of shunting occurs in several conditions associated with a pathologic excess of capillaries (Figs. 84

and 86). A very rapid arterio-venous passage may arise in healthy tissue proximal to an arterial occlusion if the collateral circulation is poorly developed (Figs. 25 and 64), and it can be induced by forceful injection in the distal direction (Figs. 12 and 65).

XVI. Malformations and tumours of vascular origin

Structures to be considered in this context are difficult to classify, for there are numerous variants that pathoanatomically overlap. The term vascular tumours refers to neoplastic vessels, but their differentiation from malformations is disputed since most of the tumours are considered to arise from such deformities. There is a large number of synonyms which to a varying extent are equivalent. The following terminology, based on the histologic picture, is used by STOUT. It will be employed here insofar as morphologic designations are required.

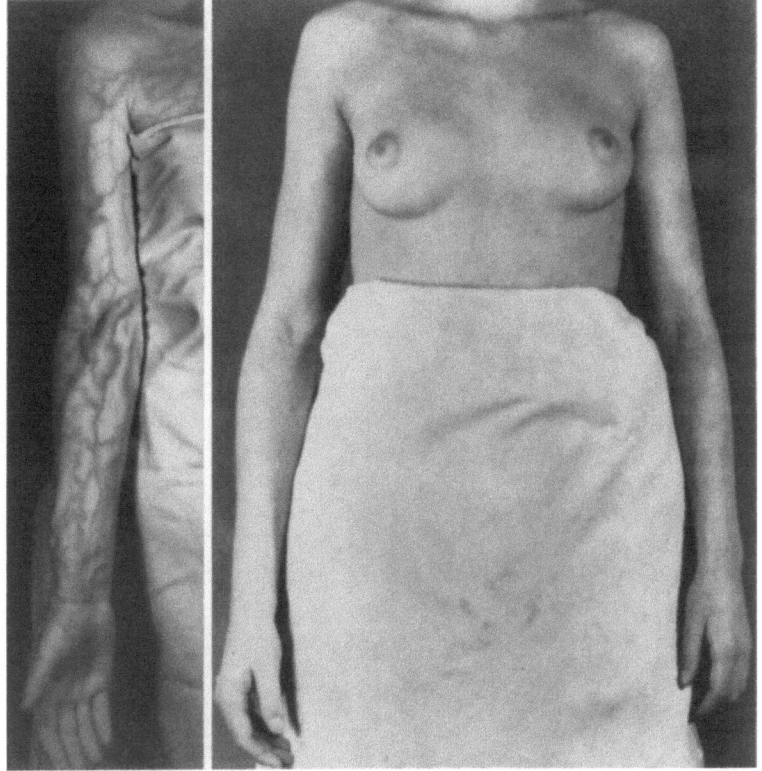

Fig. 66. Girl, aged 16, with congenital arterio-venous fistulas in the right arm. Pathologic growth particularly of the forearm. Left: Infrared photograph

1. Malformations:

Congenital arterio-venous fistulas. These may be attended by proliferation of capillaries, with resulting *diffuse angiomatosis.*

Cirsoid aneurysm. Local agglomerations of arterial vessels.

Venous racemose aneurysm. Local agglomerations of venous vessels.

2. Vascular tumours:

Capillary hemangiomas. Composed of capillaries.

Cavernous hemangiomas. Composed of large vessels bounded by a single endothelial layer.

Venous hemangiomas. Composed of vessels with thicker walls containing smooth muscle.

Hemangio-endotheliomas. Capillary hemangiomas with proliferation of the endothelial layer.

Hemangio-pericytomas. Capillary hemangiomas with proliferation of the pericytic layer. One form of hemangio-pericytoma is the *glomus tumour*, which also contains unmyelinated nerve fibers.

Mesenchymomas. Mixed tumours containing vessels and connective tissue as well as smooth muscle or fat.

Malignant forms of these tumours are rare, particularly in the case of pure hemangiomas.

Capillary hemangiomas are common in skin and mucous membranes, but they may occur in any part of the body either in pure form or mixed with other types of hemangiomas. The cavernous form is the commonest of those large hemangiomas which spread through subcutaneous tissue, muscles, intramuscular interstices, and bone, and which indicate angiographic examination. The glomus tumours are rare and arise from the physiologically shunting glomera, most of which are situated subcutaneously in the peripheral parts of the extremities. In general the hemangiomas are apt to show in-filtrative growth, without metastasizing.

Classification of vascular tumours and deformities with respect to their arterio-venous shunting effects may be more rational, clinically and roentgenologically, than purely pathoanatomical grouping. For example, hemangiomas may contain arteriovenous fistulas and show abnormal shunting of blood. The question as to the presence of such communications can be settled more easily by arteriographic than by histologic examination.

Pain and tenderness are common in hemangiomas; the tender-ness associated with superficial glomus tumours is characteristi-cally punctate and intense. Shunts may in addition be attended by grave symptoms such as disturbances of growth, notably in-creased volume and pathologic elongation of the affected extremity (Fig. 66), as well as peripheral gangrene, and circula-tory insufficiency due to overloading of the heart.

It is often a simple matter at physical examination to establish the hemangiomatous character of a tumour, but difficult or im-possible to determine its extension. The presence of thrill and bruit may demonstrate arterio-venous shunt, and likewise dilated veins, which may be demonstrated for instance by infrared photography (Fig. 66).

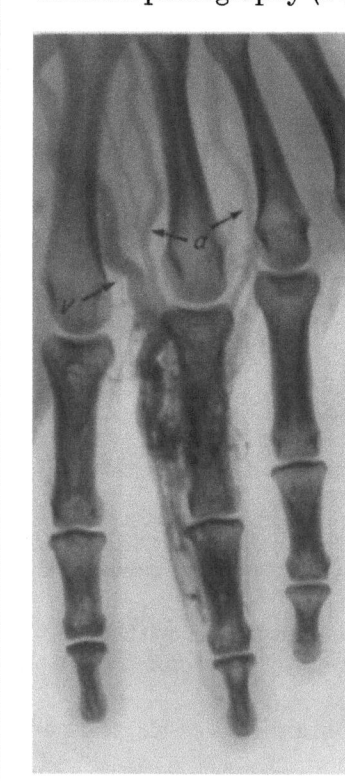

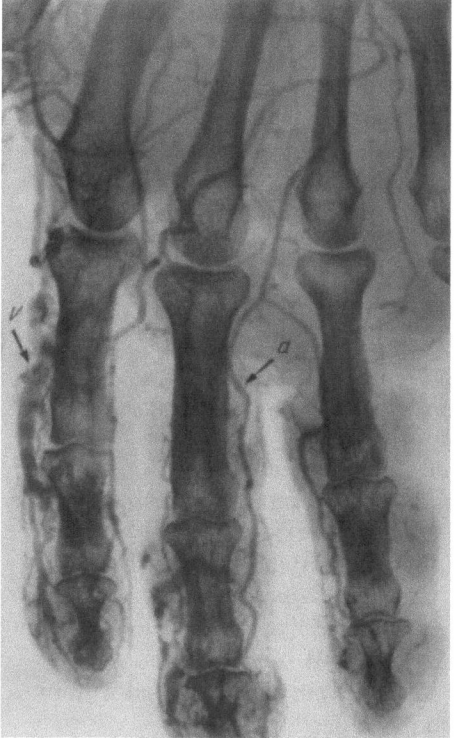

Fig. 67   Fig. 68a   Fig. 68b

Fig. 67. Same case as in Fig. 66. Bone lesions associated with widespread congenital arterio-venous fistulas

Fig. 68a and b. Angiomatous lesions of the fingers. a Woman, aged 19, with bone lesions of index and middle fingers. Dilatation of afferent arteries suggests considerable shunting. b Man, aged 52. Large-caliber veins fill rapidly, but the arteries are of normal caliber, a fact which points to less shunting than in the preceding case. In both cases there is incomplete contrast filling of the angiomatous areas, as shown by the extension of the skeletal lesions and intumescence of the soft parts. a denotes artery, v vein

1. Conventional roentgenographic examination

In the *skeleton*, structural changes are not uncommon in adults and young persons, but are rare in small children. They occur both in hemangiomas and congenital fistulas and may be attributed partly to notches caused by dilated vessels and partly to nutritional disturbances. Notches may be produced at the bone surface by vessels of the soft parts, and cyst-like formations within the bone by intra-osteal vessels, whether belonging to the tumor or secondarily dilated (STECKEN). Dilated nutrient foramina may be discernible and the bone may have a worm-eaten appearance, so that one can literally trace the course of the tortuous vessels. Small attenuated areas occur, but also large ones associated with intumescence of the bone (Fig. 67). Small cysts concomitant with sclerosis and thickening of the diaphysis appear in the phalanges (Fig. 68 a). On the other hand, abnormal growth of a bone with maintenance of the normal bone structure may be observed (Fig. 69). The glomus tumours in their commonest localization beneath the fingernails usually give rise to notches in the phalanges. Hemangiomas sometimes coexist with dyschondroplasia ("Mafucci's syndrome"). If, in differential diagnosis, the character of the skeletal lesions is not evident from the history and the physical findings, arteriographic examination yields the most information.

In the *soft parts* the contour of the tumour (Fig. 73) as well as lipomatous features, if present, are sometimes discernible. Phleboliths occur in approximately one-half of all cavernous hemangiomas (Figs. 73 and 74). They are suggestive of thrombosis and may afford some idea of the extent of the process.

2. Arteriography

Congenital arterio-venous fistulas demonstrate a high degree of shunting. At the Caroline Hospital in Stockholm arteriographic examinations have so far been made in eleven patients with pathoanatomical evidence of such fistulas in the extremities but with no hemangiomatous tumour-like tissue. The individual fistulas could not be localized exactly. In nine of the patients not only

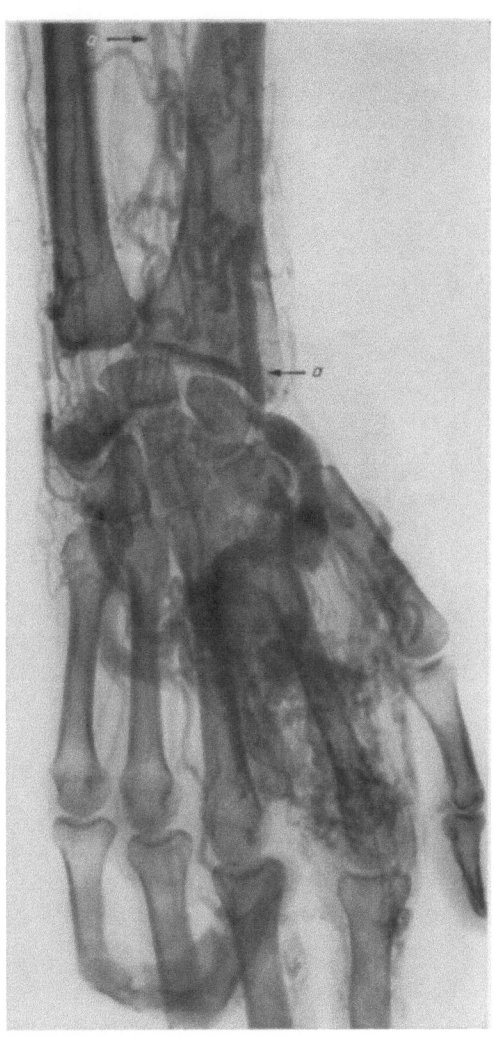

Fig. 69. Woman, aged 35, with congenital arterio-venous fistulas. Pathologic elongation principally of the second and third metacarpal bones. Main arteries of the forearm have been ligated. Arteries and veins differ but little in appearance. *a* denotes artery

were indirect signs of pronounced shunts observed, but also well-defined, local or widespread, tangled masses of heavily contrast-filled vessels approximately a millimeter in diameter, interposed between veins and arteries (Figs. 69 and 70). Afferent arteries were greatly dilated, as were efferent veins. Histologically, the veins are sometimes more or less arterialized. On the other hand, the arteries may appear confusingly like veins in the arteriogram (Fig. 69). There is clinical evidence of increasing capacity of such fistulas over the years, and the above angiographic findings were suggestive of changes in the afferent and efferent vessels resembling the formation of collaterals to accommodate the increased flow. In the two youngest of the above eleven patients, aged four and six years, there was pronounced shunting angiographically, but the arterial and venous branches in the fistulous area were not so numerous, widened and tortous as in the older individuals (Fig. 71).

In five patients with clinical evidence of vascular malformations and pathologic growth of the limb, the arteriograms were normal.

Large, solitary, congenital fistulas that connect

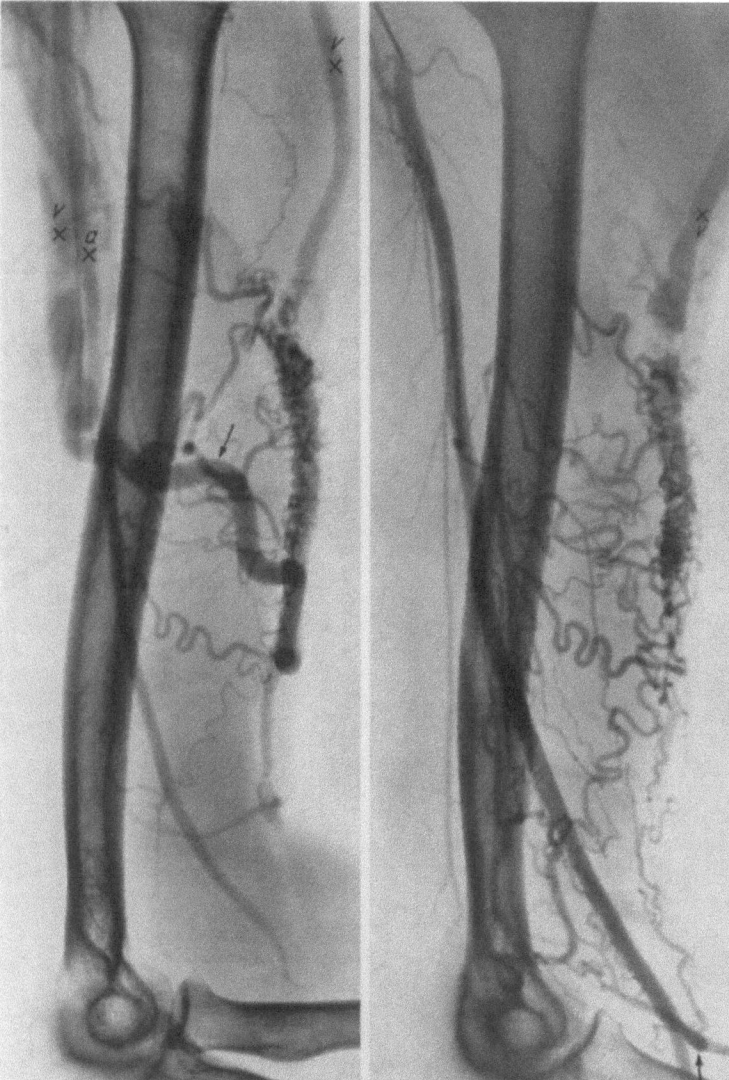

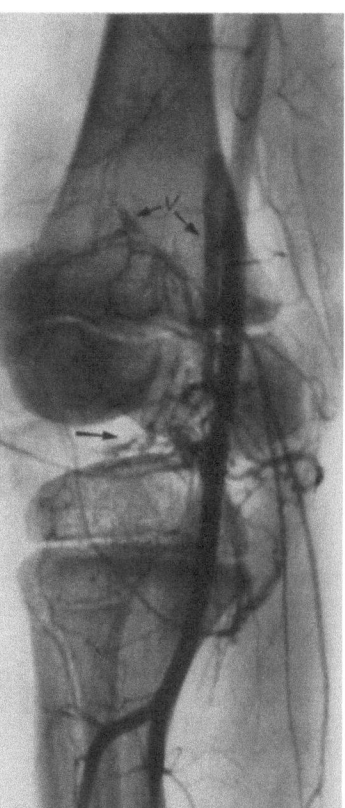

Fig. 70 a   Fig. 70 b   Fig. 71

Fig. 70a and b. Man, aged 34. Congenital arterio-venous fistulas. a Before operation: Several branches of the brachial artery lead to an angiomatous area. Incomplete visualization of distal portion of the artery. b About six months after ligature of three arterial branches. The large communication between the angiomatous area and the brachial vein (arrow in Fig. a) is no longer discernible. Increased blood flow through the distal part of the brachial artery and its branches, which have dilated. Bottom arrow indicates an afferent recurrent artery which is not visualized at the preoperative arteriographic examination. The contrast medium has been injected so far distally that some branches leading to the fistulous area may be overlooked (note puncture needle). a denotes artery, v vein

Fig. 71. Boy, aged 6, with congenital arteriovenous fistulas. There is a collection of tortuous vessels behind the knee joint (arrow). Contrast filling of large veins (v) has started

arterial and venous trunks and are readily accessible to surgical therapy have also been reported. As a rule, however, the fistulas are small, multiple and difficult or impossible for the surgeon to localize. Eradication of the tangles of vessels containing the fistulas is required; simple ligature of afferent arteries is followed by recurrences (Fig. 70).

All afferent arterial branches must therefore be filled at arteriographic examination, to allow charting of the entire area. The contrast medium should be injected at such

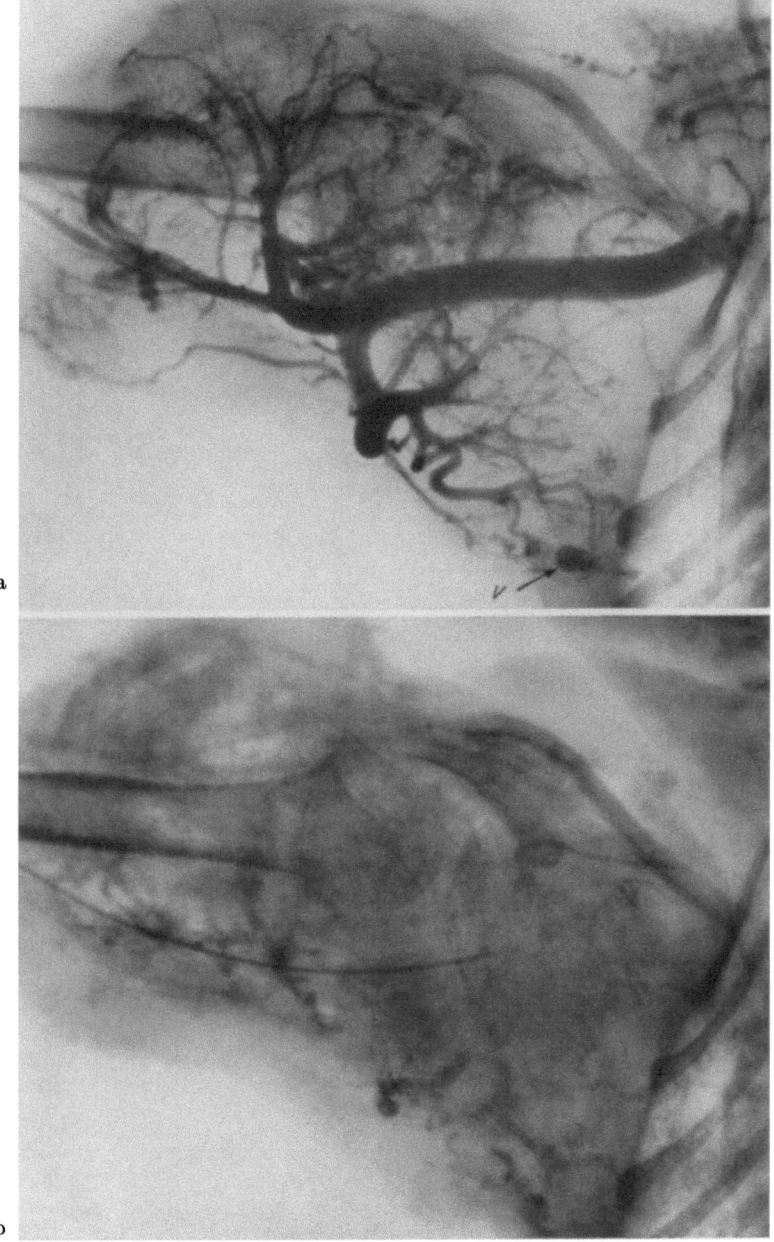

Fig. 72a and b. Girl, aged 4. Relatively highly cellular cavernous hemangioma with numerous capillaries. a Arterial phase, one second after the beginning of the injection. b Capillary and venous phase, five seconds later. Large parts of the hemangioma show diffuse accumulation of contrast. Considerable widening of the axillary artery indicates great flow, but there is no early visualization of major veins, only of solitary minor ones. The humerus is leangthened and thickened proximally. *v* denotes vein

a distance proximally from the fistulous area that no long aferent branches are missed. On the other hand, branches originating distally may also be overlooked (Fig. 70a). Thus it may be necessary to give several injections of contrast at various levels in the main artery.

Hemangiomas usually show little, if any signs of shunt. Occasionally, structures with the patho-anatomical character of true hemangiomas contain extensive arteriovenous communications and there may even be pathologic growth of the limb (Fig. 72). The angiographic appearance varies widely. Insofar as the tumour becomes contrast filled, more or less tangled masses of vessels can be observed in an early arteriographic phase in cavernous hemangiomas. There may gradually appear, often in a late phase, diffusely outlined large areas with abundant contrast (Figs. 72 and 73),

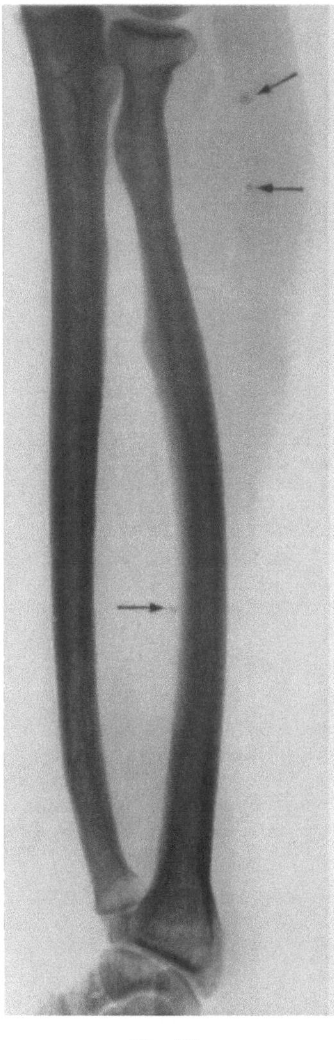

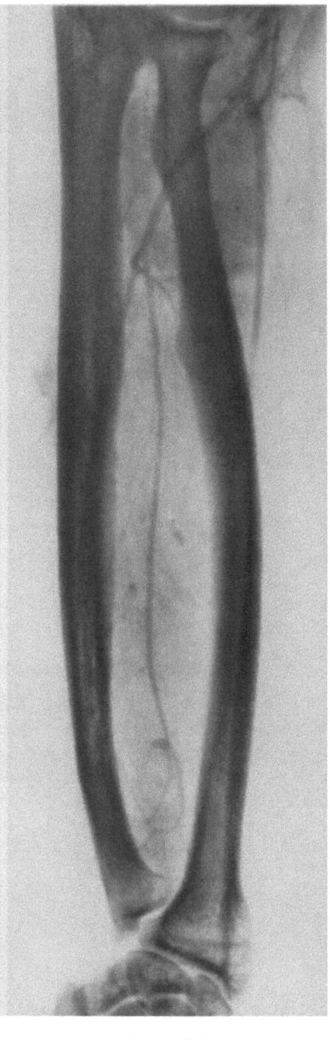

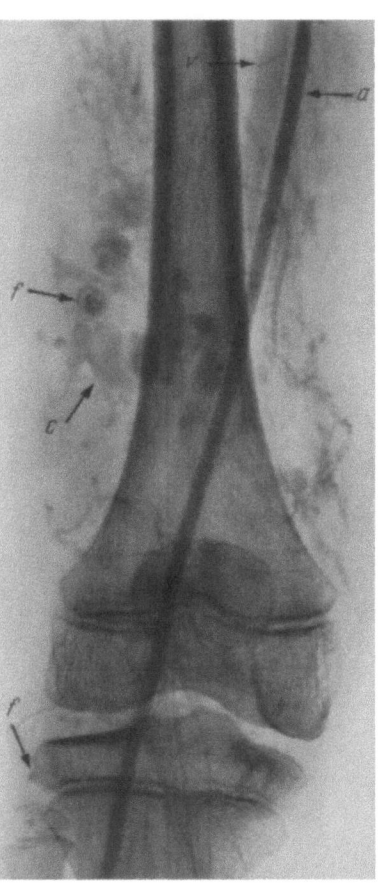

| Fig. 73 a | Fig. 73 b | Fig. 74 |

Fig. 73a and b. Woman, aged 23. Deeply infiltrating cavernous hemangioma. Plain roentgenogram reveals short ulna, occasional phleboliths (arrows) and part of the contour of the tumour (at the upper phleboliths). There was tumour spread through most of the muscle layer of the forearm. Arteries are of normal caliber and no shunting is present

Fig. 74. Boy, aged 10. Moderately shunting hemangioma. Rapid contrast filling of "cavernous tissue" with irregular venous cavities (c) as well as of concomitant small veins and femoral vein. Femoral artery and vein are of normal caliber. The extension of the phleboliths points to incomplete contrast filling. *a* denotes artery, *v* vein, *f* phlebolith

or irregular smaller areas varying in size and shape and either discrete or overlapping (Figs. 74 and 75). These zones usually empty slowly, since the contrast is retained in wide cavities. Conspicuous dilatation of afferent arteries is uncommon but may appear in the case of heavy flow (Fig. 72). The veins contiguous to the hemangioma, on the other hand, often form dilated sacs (Fig. 68b). When the tumour tissue is composed of capillaries, a homogeneous accumulation of contrast may be expected, as in other

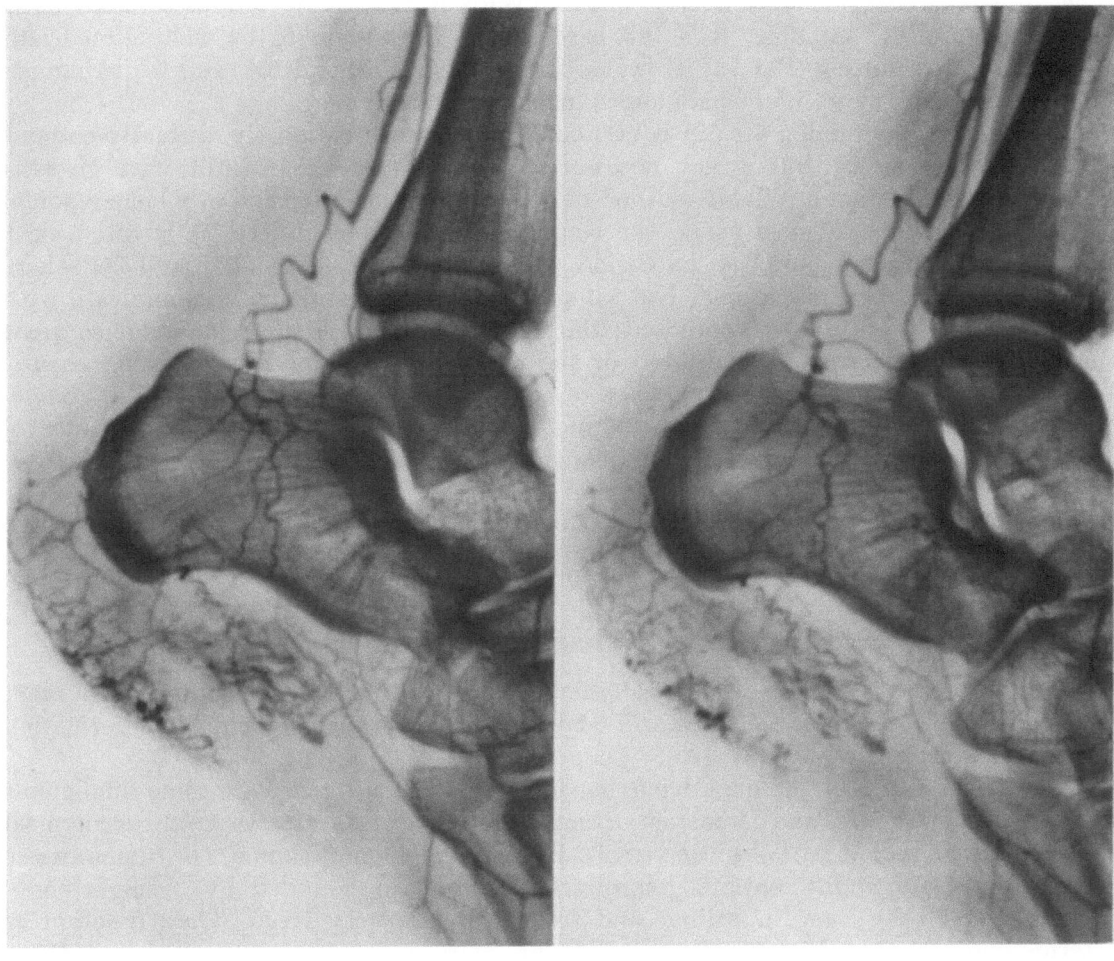

a   b

Fig. 75a and b. Man, aged 43. Stereoscopic views showing recurrent hemangioma of the heel following attempted excision and ligature of posterior tibial artery above the ankle. There is no shunting

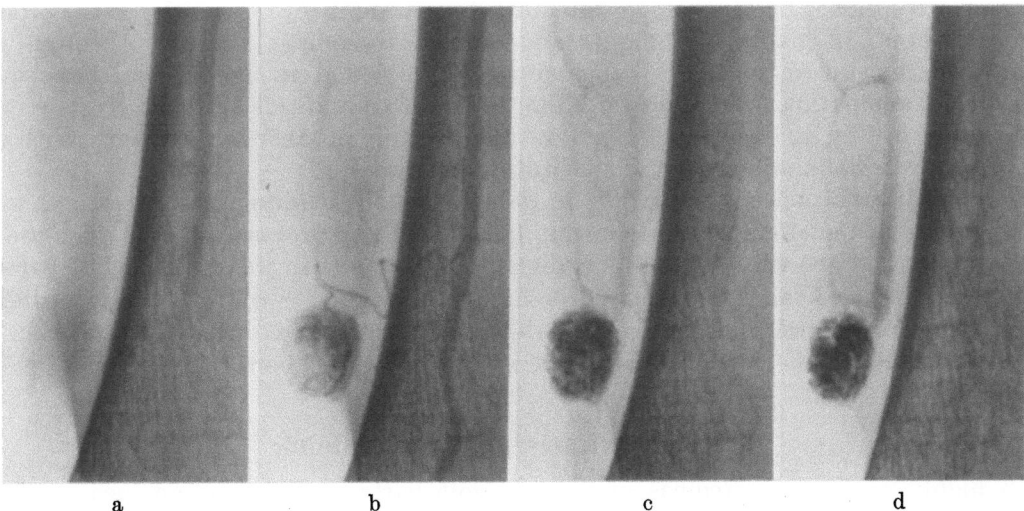

a   b   c   d

Fig. 76a—d. Woman aged 56. Glomus tumour above the internal malleolus. About four seconds interval between exposures. a Before arteriographic visualisation of tumour vessels. b Arterial and early capillary phase; the tumour is supplied by a minute branch of the posterior tibial artery. c Capillary phase; the afferent artery and efferent veins are both discernible. d Capillary and venous phase

types of capillary agglomeration (Bartley and Wickbom; Fig. 72). Glomus tumours have been angiographed, probably, in a few cases only. They seem to be well defined and show moderate shunting (Fig. 76). However it may well be difficult as a rule to distinguish between different types of hemangiomas arteriographically.

The contrast-containing area in cavernous hemangiomas is, mostly, diffusely circumscribed. This may be, but is not necessarily, a manifestation of infiltrative growth; for arteriography is not a reliable method of determining the extension of a hemangioma. Frequently, perhaps in most cases, the contrast filling is incomplete, as is often clear from the tumour stain and the extension of the phleboliths (Figs. 68b and 74). There are various possible explanations: Not all parts of the hemangioma communicate with each other; some areas are thrombosed; the volume of blood in the tumour is so great that the contrast becomes too diluted or the circulation so slow that layering occurs. For optimal results relatively large doses of contrast should accordingly be used. Sometimes clinically evident hemangiomas exhibit no contrast filling whatsoever. An idea of the structure and of the efferent veins can then be gained by injecting contrast after direct puncture.

The *differentiation* between malformations and benign tumours of vascular origin *versus* lesions of non-vascular origin containing abnormal vessels is not difficult as a rule: See p. 468.

XVII. Arteriography in diseases of non-vascular origin

If the blood vessels in a pathologically changed area diverge in appearance or number from those in the environment, there will be possibilities of securing diagnostic information by means of arteriography.

Among the types of tumours occurring in the extremities there are some (malignant mesenchymal tumours, and metastases from hypernephromas and thyroid carcinomas) that contain abundant pathological vessels. In highly malignant tumours or tumour areas these vessels are undifferentiated, thinwalled, and often bounded by a single endothelial layer. They vary in caliber and frequently are very large. They function as arterio-venous shunts (Fig. 77). Less malignant, more differentiated tumours or tumour areas contain fewer vessels and these are more differentiated and have thicker walls (Lagergren, Lindbom and Söderberg). Pathologic vessels of the above-mentioned type have been reported neither in malignant epithelial tumours of the extremities, with the aforesaid exceptions, nor in benign tumours. Large numbers of vessels of the order of capillaries occur in giant-cell tumours and osteoid osteomas; and endothelium-lined, blood-filled cavities up to 1 cm in diameter may be found in aneurysmal bone cysts. Histologic examination of chronically inflamed tissue (round-cell infiltration) shows congestion due mainly to capillaries that are increased in number and caliber. With subsidence of the inflammation the vascularization decreases.

These pathoanatomical conditions are reflected in the arteriographic findings, which may thus provide answers to the following questions: Is a process which is diagnosed at palpation or roentgen examination a malignant tumour? If so, how far does it extend? From which part of the tumour should a biopsy be taken? — With that, according to our present experience, the principal indications for arteriographic examination are established when malignancy is suspected in lesions of the bones or soft parts of the extremities.

1. Malignant mesenchymal tumours

In highly malignant sarcomas of bone or soft parts the arteriogram nearly always reveals profuse contrast filling of irregular, often very tortuous vessels which ramify haphazardly, are unevenly distributed in the tumour, and vary in caliber. Large or small groups of contrast islets, up to a millimeter or so in width, may be observed (Figs. 77 and 78a). Sometimes the tumour becomes more or less homogeneously charged with contrast and may then stand out so distinctly from contiguous structures that its extension can be established (Fig. 77). Indeed, the arteriogram may reveal tumour tissue that is indiscernible on conventional roentgenograms: Thus tumour growth in the marrow cavity may be revealed by its vascularity before it has had time to produce skeletal lesions (Fig. 79).

If the pathologic vessels are to be accepted as a criterion of high degree of malignancy, arterio-venous shunts will have to be demonstrated (see p. 451). The rapidity of the

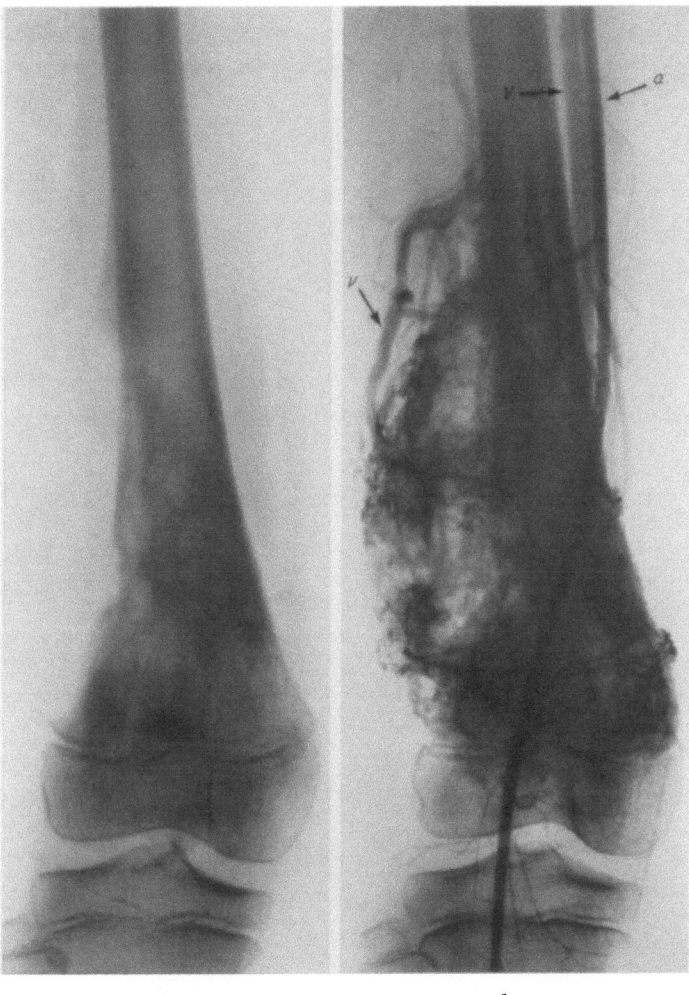

a   b

Fig. 77a and b. Woman, aged 19. Hypervascular, markedly shunting, highly malignant osteogenic sarcoma. Its extent is defined on the arteriogram. The pathologic vessels are most numerous in the peripheral zone of growth. *a* denotes artery, *v* vein

arterio-venous passage depends upon the degree of hypervascularity. Many shunts have such a capacity that afferent arteries and efferent veins are dilated. Invasion of tumour tissue in veins that are contrast filled by the shunt has occasionally been observed (LAGERGREN, LINDBOM, and SÖDERBERG).

Since the more malignant tumours and tumour areas tend to show higher vascularity than the more benign, an approximate grading of malignancy can be effected arteriographically. The common highly malignant osteogenic sarcomas invariably have well vascularized zones (Fig. 77). Yet in this respect they are markedly heterogeneous, for poorly and highly vascularized areas alternate both in bone and in soft parts. The less malignant juxta-cortical osteogenic sarcomas are only very slightly hypervascular (Fig. 79).

The vascularity of fibrosarcomas varies in close accordance with the degree of malignancy (LAGERGREN, LINDBOM and SÖDERBERG). Since the clinical evaluation has to be based on the highest degree of malignancy that is present in the tumour, arteriograms may

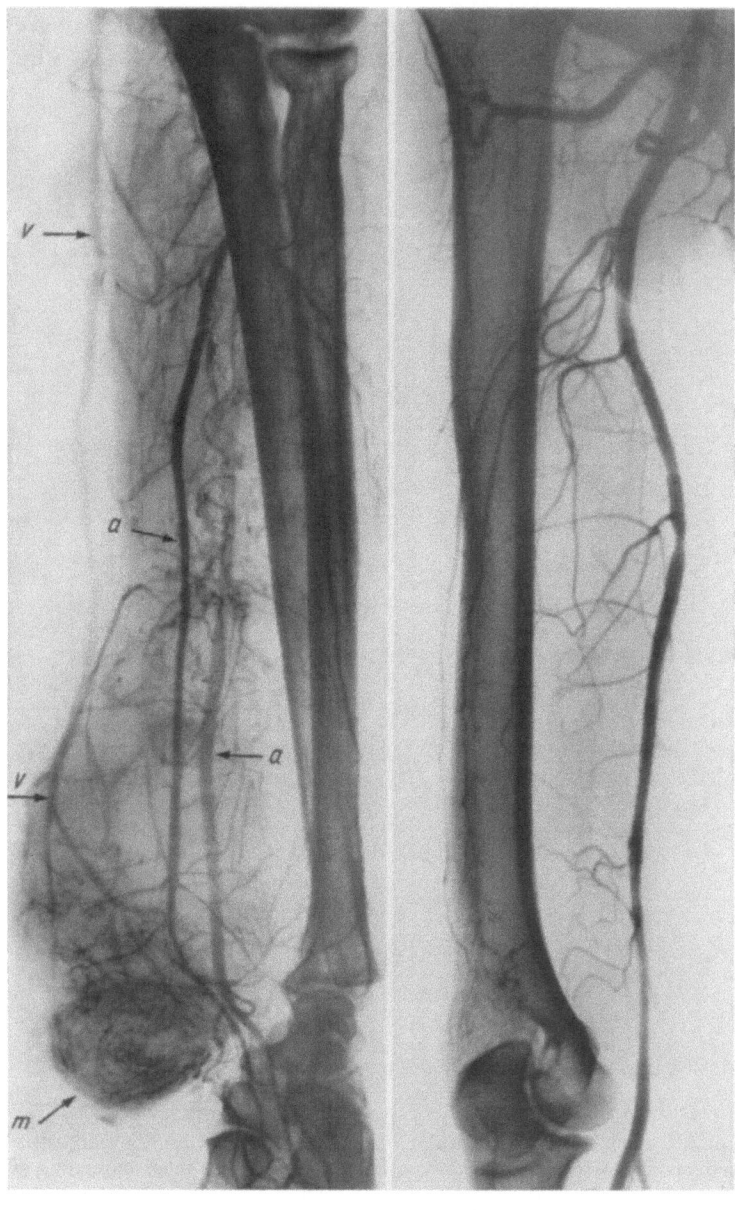

a   b

Fig. 78a and b. a Woman, aged 44. Highly malignant fibrosarcoma. The degree of vascularity varies. Somewhat dilated arteries and pronounced shunting. *a* denotes artery; *v* vein; *m* a neoplastic area which is probably one of the most malignant and thus suitable for biopsy. b Woman, aged 45. Fibrosarcoma of low malignancy (fibromatous tumour with local malignancy). Displacement of the arteries; no hypervascularity. The brachial artery shows multiple spastic contractions

indicate the most appropriate site for biopsy, which should be taken from one of the most vascular areas (Fig. 78a). Usually the vessels are most numerous in the periphery of the tumour (Fig. 77). Poor vascularity in the central parts may be due to necrosis; this is the rule in sarcomas of the soft parts.

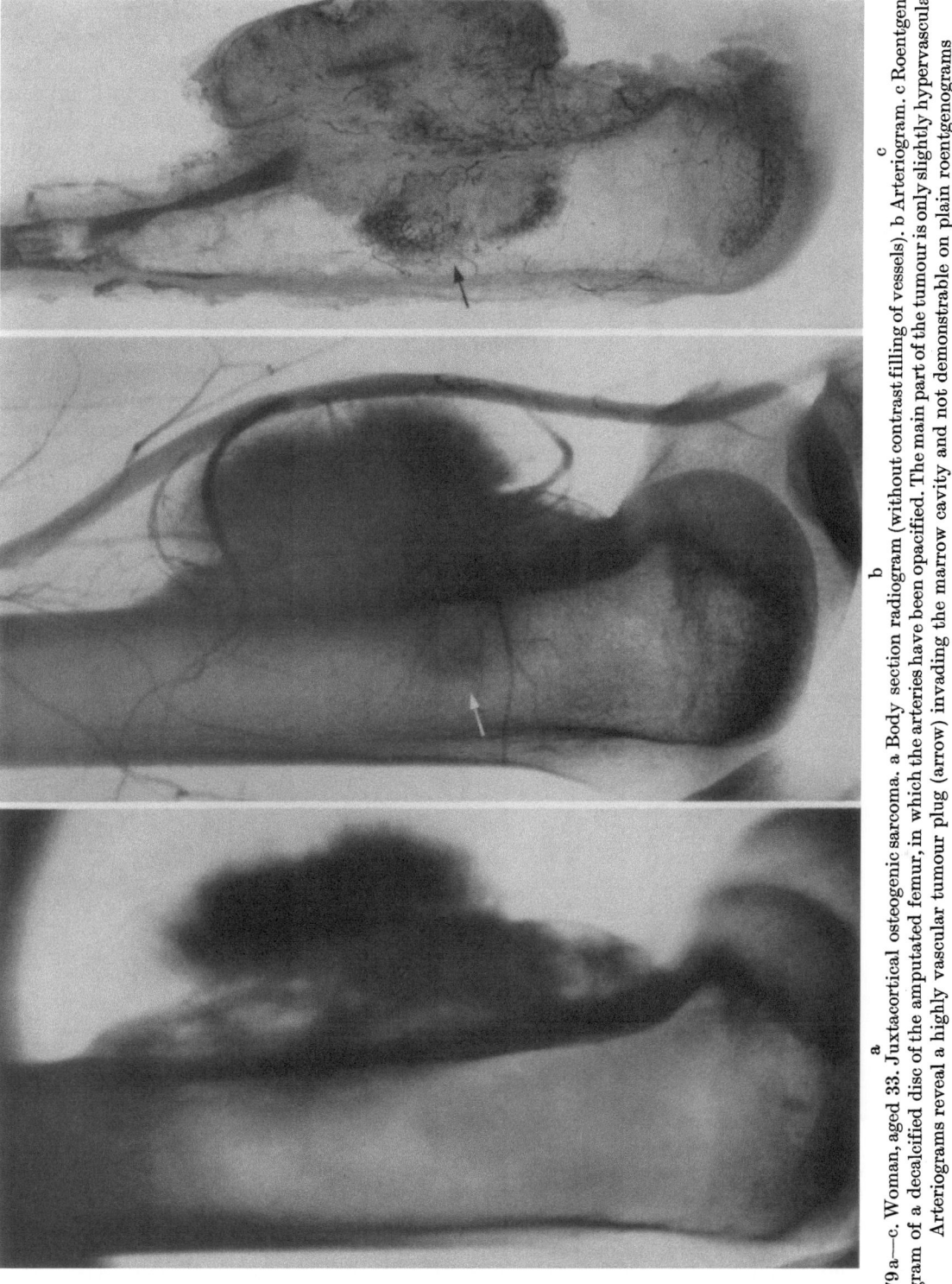

79 a—c. Woman, aged 33. Juxtacortical osteogenic sarcoma. a Body section radiogram (without contrast filling of vessels). b Arteriogram. c Roentgenogram of a decalcified disc of the amputated femur, in which the arteries have been opacified. The main part of the tumour is only slightly hypervascular. Arteriograms reveal a highly vascular tumour plug (arrow) invading the marrow cavity and not demonstrable on plain roentgenograms

Greatly hypervascular tumors generally are more radiosensitive than the less vascularized types. The response of malignant tumours to roentgen therapy is usually such that the arteriographically demonstrable hypervascularity subsides totally or in part. If, therefore, a tumour has been irradiated, the greatest circumspection will be required in arteriographic evaluation of its degree of malignancy.

2. Malignant epithelial tumours

Epithelial tumours of the extremities are not, according to present experience, more vascular than surrounding healthy tissue, with two important exceptions — metastases from thyroid carcinomas and hypernephromas (Figs. 80 and 81). In these exceptional cases even the primary tumours are as a rule highly vascular and shunt-producing. With an abundant intra-arterial supply of contrast the healthy thyroid, like the kidney, may exhibit homogeneous accumulation of opaque material. Benign goiters also may have relatively profuse blood vessels. Metastases from thyroid carcinomas and from hypernephromas present arteriographic features similar to those of malignant mesenchymal tumours.

Moderate hypervascularity is sometimes observed on angiograms in other cancer metastases, and also the primary lesions of prostatic carcinoma (Bobbio, Bezzi and Rossi) and tumours of the urinary bladder. According to Boijsen and Nilsson, arteriography provides information about the local spread of bladder tumours but does not indicate wheter they are malignant or benign.

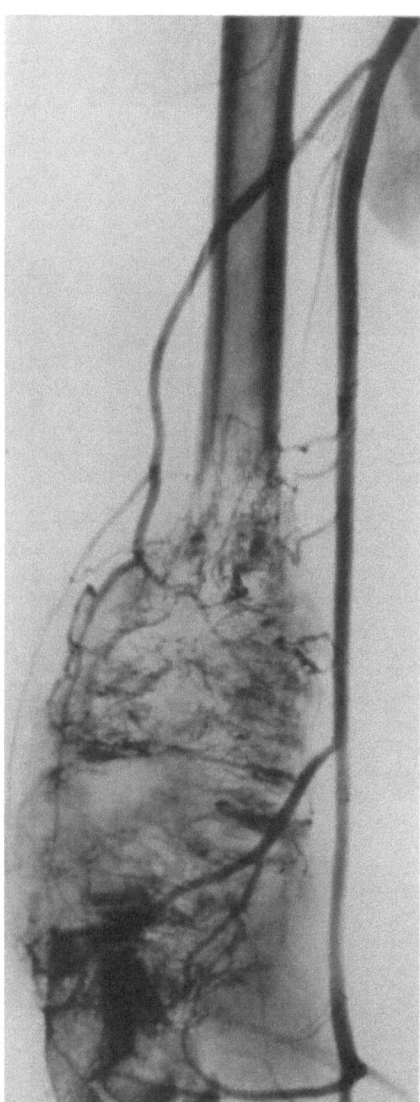

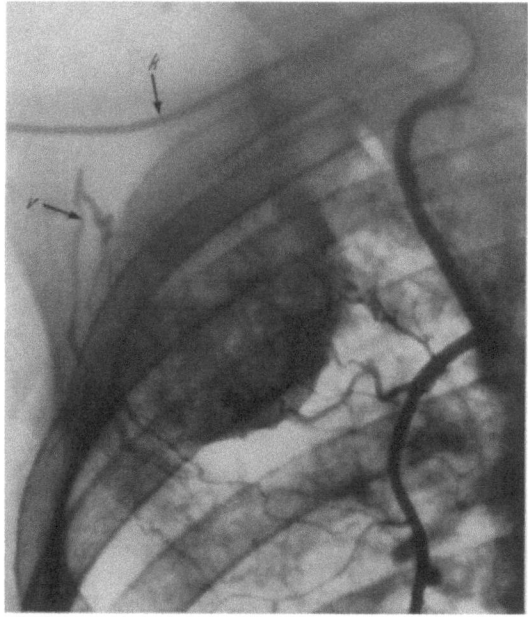

Fig. 80   Fig. 81

Fig. 80. Woman, aged 30. Metastasis from thyroidal carcinoma, showing abundant pathologic vessels. Afferent arterial branches are dilated. Early arterial phase; no major veins are yet opacified

Fig. 81. Man, aged 65. Metastasis from hypernephroma, with destruction of second rib. Catheter (k) inserted in the internal mammary artery. In the caudo-medial part of the tumour numerous pathologic vessels have filled; the remaining part is probably vascularized by other arteries. v denotes vein

Hypervascularity and shunting of moderate degree may be found in inflammatory conditions. Thus, when tumour arteriography demonstrates an increased number of vessels, it is essential to consider the possibility that the surrounding inflammatory tissues, and not the tumour itself, is highly vascular. Such inflammatory reaction at the periphery of a tumour is not uncommon (Fig. 82).

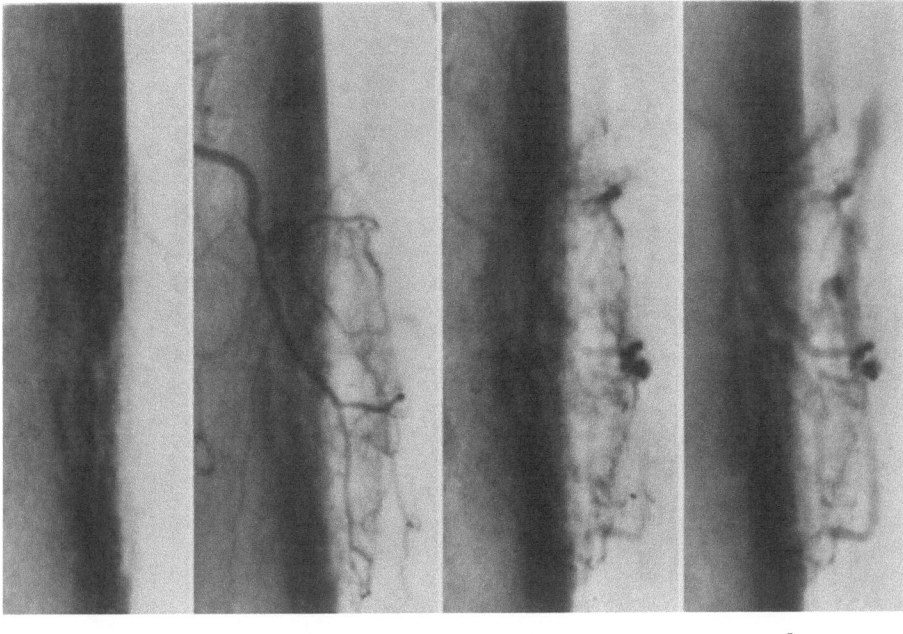

a   b   c   d

Fig. 82 a—d. Man, aged 67. Metastasis of femur from bronchial squamous cell carcinoma. a Destruction of cortex. b—d Consecutive phases of arteriography. Marked hypervascularity round the lesion, with rapid passage of contrast medium from arteries (b) to veins (d). Post-mortem arteriography showed that the metastasis was itself almost devoid of vessels but was surrounded by highly vascular inflammatory tissue

3. Benign tumours

It is the rule that in benign tumours of the extremities the vascularity is equal to, or less or only slightly greater than, that of surrounding structures. (In the central nervous system and the female genital organs, on the other hand, very highly vascular benign tumours occur.) Exceptions from the rule are, insofar as the extremities are concerned, tumours of vascular origin (p. 453) and two other types of lesions that have been classed as benign tumours; namely, *osteoid osteoma* and *aneurysmal bone cyst*. The former may present on arteriograms a moderate, diffuse accumulation of contrast (LINDBOM et al.; Fig. 83); the latter, a collection of large and fairly uniform areas of contrast (SCHOBINGER *et al.*; LINDBOM *et al.*). An intermediate position between benign and malignant mesenchymal tumours is occupied, clinically and arteriographically, by the so-called *giant-cell tumours*, which may show purely local growth or may metastasize. No pathologic vessels are delineable in these tumours, yet as a rule there is considerable diffuse accumulation of contrast and some shunting (Fig. 84). Such pronounced shunting as that found in highly malignant sarcomas has not been observed in the three types of bone processes mentioned above.

With these exceptions, benign tumours of bone and of soft tissues are characterized by the absence of appreciable contrast accumulation or shunting, by regular, harmonious ramification of their own arteries, which with each division become finer, and by arciform displacement of contiguous vessels (Fig. 78b). The displacement of arteries may indicate the position of the tumour. A practical application of this principle is the arteriographic localization of *parathyroid adenomas*, which frequently are difficult to find at operation. These benign tumours usually adjoin the inferior thyroid artery or one of its branches, and are nearly always vascularized therefrom; for this reason it has occasionally been possible to localize them, even when in the mediastinum (SELDINGER; Fig. 85). One difficulty, however, is to attain, on injection into the subclavian artery, a sufficient local concentration of contrast without risking overdosage in the adjacent vertebral artery. This hazard has been avoided in using the method during operation, when the contrast has been injected directly into the inferior thyroid artery (STEINER, FRAZER and AIRD). Percutaneous selective arteriography of the thyrocervical trunk is also possible (Fig. 6).

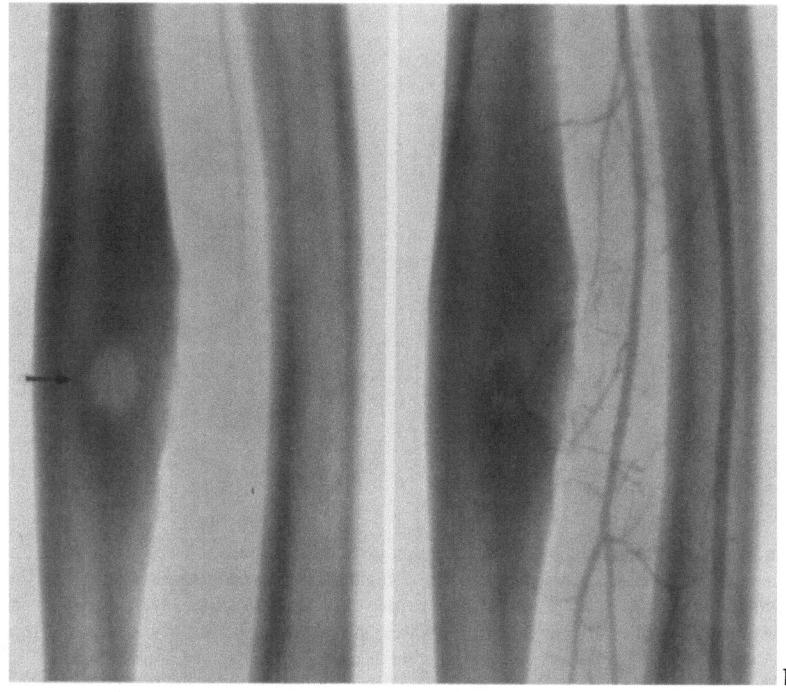

a   b

Fig. 83a and b. Man, aged 26, with osteoid osteoma of the radius. a Incipient contrast filling of arteries of the forearm. b A small branch leads to the radiolucent nidus, which shows diffuse contrast accumulation

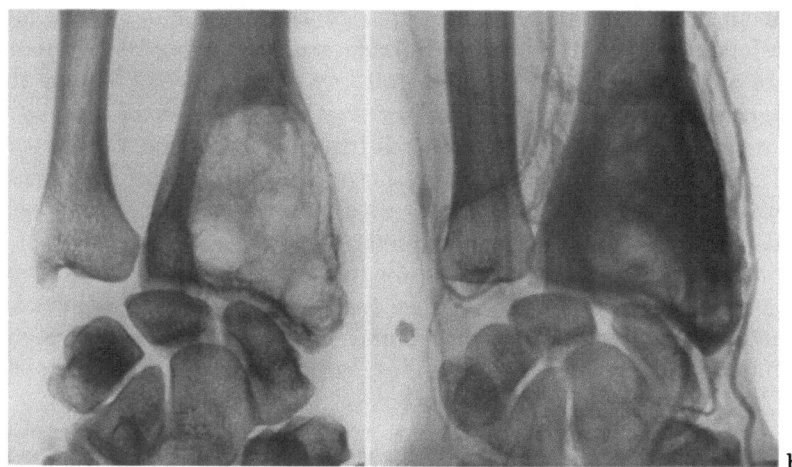

a   b

Fig. 84a and b. Man, aged 26, with giant cell tumour. At arteriography there is diffuse accumulation of contrast medium in the tumour and moderate shunting: Simultaneous contrast filling of the interosseous artery and its concomitant veins

4. Lesions of inflammatory or allied nature

Arteriographic studies have been conducted in numerous non-neoplastic pathologic conditions of bone and soft parts. From the practical diagnostic point of view the value of these investigations has been primarily in the field of differential diagnosis with respect to tumours. Thus nonspecific, *chronic inflammatory tissue* tends to exhibit, arteriographically, moderate hypervascularity with some dilatation of afferent arterial branches as well as accumulation of contrast and arterio-venous shunting (LAGERGREN, LINDBOM and SÖDERBERG). These findings are especially conspicuous when periosteal or, notably, synovial tissue is involved (Fig. 86). Apparently there is no similar tendency either in the acute stage or when the inflammation subsides. Nonspecific inflammation may

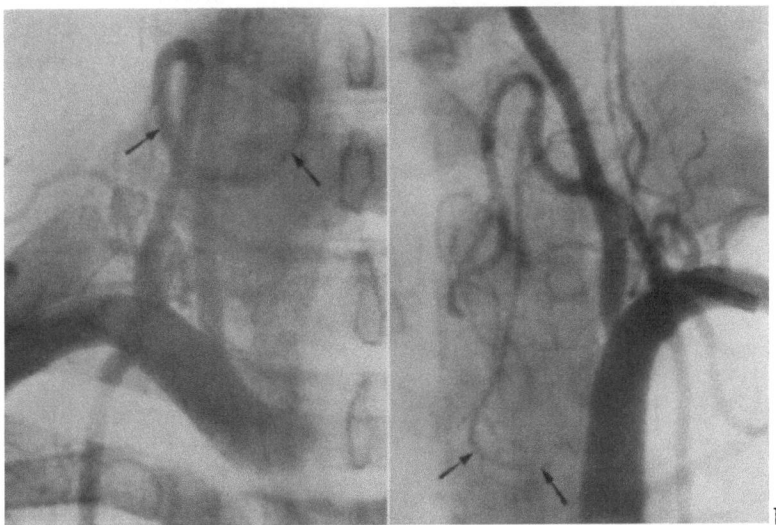

Fig. 85. a Woman, aged 34, with parathyroid adenoma behind the right lobe of the thyroid, displacing the inferior thyroid artery (arrows). b Woman, aged 42, with parathyroid adenoma below the lower pole of the left lobe of the thyroid. Running to the adenoma is a branch of the inferior thyroid artery which extends a considerable distance caudal to the "normal" region of distribution of that artery (arrows)

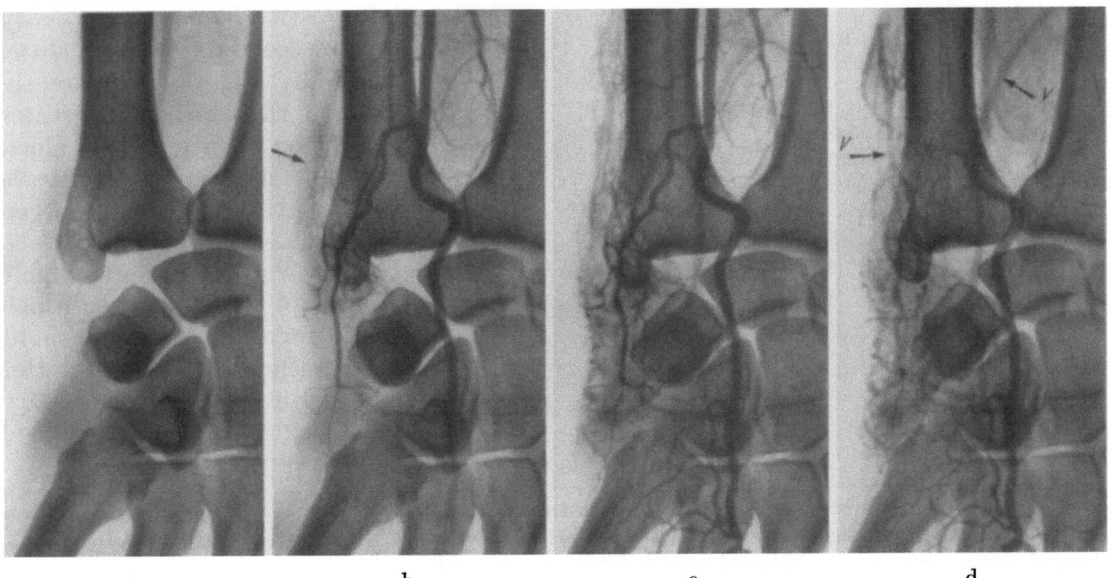

Fig. 86a—d. Man, aged 54, with chronic tendovaginitis. a Prior to local filling of vessels. b Early arterial phase, showing numerous fine vessels at the styloid process of the ulna and, proximal thereto, diffuse accumulation of contrast medium (arrow). c—d Later phases. Increased accumulation of contrast medium and high concentration in veins before the large arteries have emptied. v denotes vein

attend other pathologic conditions, as for instance tumours and skin ulcerations of varying type, and the arteriographic picture may then be misleading (Fig. 82). The hypervascularity is less pronounced, however, than that associated with sarcoma.

Several authors (DOS SANTOS; MUCCHI and COLUMELLA; CALDOS, and others) have investigated specific chronic inflammatory diseases of bones and joints arteriographically.

Tuberculous and syphilitic *osteomyelitis* and osteoarthritis (like the nonspecific forms) are described usually as "ischemic". Early changes with an element of synovitis, and likewise ulcerated areas, have nevertheless been highly vascular. Paterson has described narrowing of finger arteries in resorption of soft parts due to leprosy, except in the presence of nonspecific secondary infection, when the tissue has been hypervascular. *Osteitis deformans* (Paget's disease) may, in the florid phase, exhibit a certain measure of hypervascularity with dilatation especially of periosteal vessels, as well as some shunting (Fig. 87). Vascularity is poor in quiescent cases.

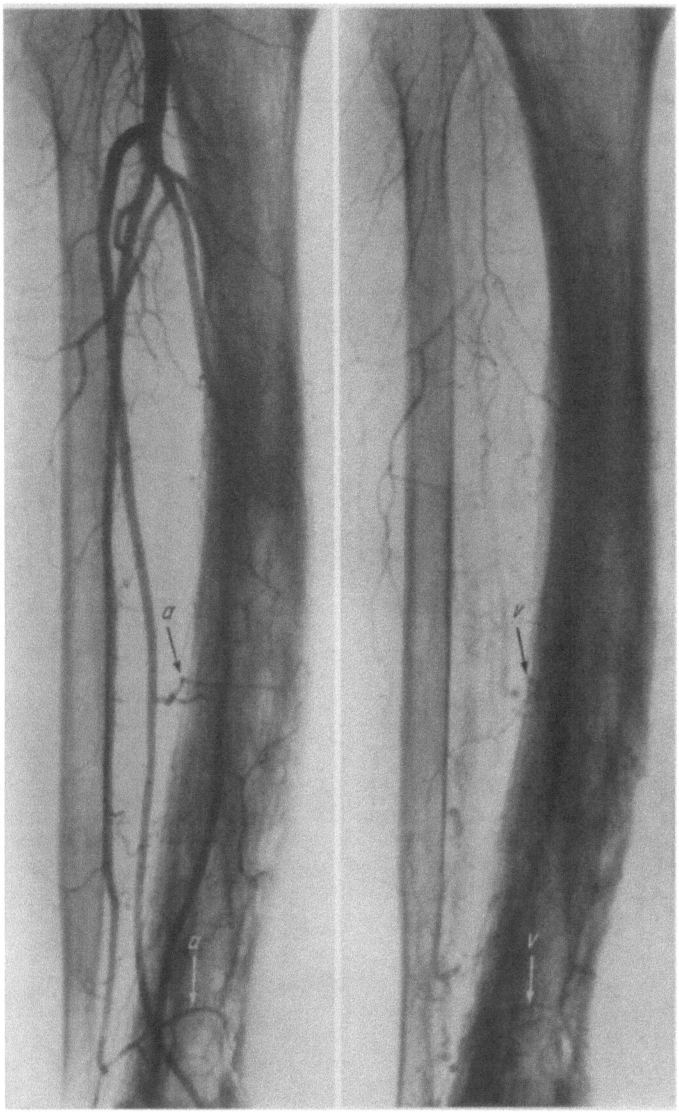

As regards *rheumatoid arthritis*, there are reports of hypervascularity of periarticular soft tissues in fresh cases; displaced arteries with variations of caliber and retarded blood flow; and stenosed arteries of fingers (Leb; Soila and Berglund). Opinions diverge as to whether these circulatory disturbances are primary or are secondary to the disease. These investigations apparently have, for the time being, a greater bearing on the attempts to elucidate the nature of the disease than on the practical roentgen diagnosis. The same may be true of Vogler's angiographic studies of *varicose ulcer*, which have revealed a local shunt mechanism. Whether the latter is a primary or a secondary phenomenon is also a matter of controversy.

a   b

Fig. 87a and b. Man, aged 64, with osteitis deformans (Paget's disease). Interval of three seconds between arteriograms. High degree of vascularity and moderate shunting in the pathologically changed areas, with contrast filling of veins before more proximal arterial branches have emptied. Arrows indicate transverse periosteal arteries (*a*) and their concomitant veins (*v*). Skin temperature in the same area was markedly elevated. Arteriograms of left femur, affected with Paget's disease but without appreciable elevation of temperature, showed no hypervascularity

5. Differential diagnosis

The principal task is to differentiate malignant tumours from other processes. Shunts equal to or more pronounced than those found in hypervascular, highly malignant tumours may be observed in cases of congenital arterio-venous fistulas. In these, the vascular accumulations consist of sinuous arteries and veins, but they have been uniform and devoid of appreciable pathologic variations in caliber. Shunts are seldom pronounced in benign tumours of vascular origin, where either the opacified vessels are fairly homogeneous or contrast is retained in cavities that could hardly be mistaken for vessels in malignant tumours. If, therefore, one can exclude congenital malformations and benign tumours of vascular origin then, *according to experience thus far acquired*, the following rules may be employed *for the extremities:*

A process associated with considerable shunt and with irregular pathologic vessels is a highly malignant tumour. A reservation has to be made for one type of benign skeletal lesion — aneurysmal bone cyst — which may conceivably produce a similar angiographic picture.

A moderately hypervascular expanding process associated with slight shunting but no demonstrable pathologic vessels may be a metastasis from a highly malignant epithelial tumour, a tumour with a comparatively low degree of malignancy, or an inflammatory process.

An expanding process whose vascularity is not greater than that of contiguous structures may be a metastasis from a highly malignant epithelial tumour, a tumour with a low degree of malignancy, a benign tumour, or an expanding process of some other nature.

It has not yet been possible to judge the character of a malignant tumour solely from the vascular architecture observed on the arteriogram *in vivo*, though it is sometimes possible by using a combination of both skeletal roentgenograms and angiograms. The latter method often permits an unquestionable diagnosis of osteogenic sarcoma. In the majority of cases, however, biopsies are essential for the diagnosis.

References

General literature

ALLEN, E. V., N. W. BARKER and E. A. HINES: Peripheral vascular diseases. Philadelphia and London: W. B. Saunders Company 1955.

EASTCOTT, H. H. G., D. SUTTON and C. G. ROB: Discussion on the clinical and radiological aspects of diseases of the major arteries. Proc. roy. Soc. Med. 49, 557—572 (1956).

POKER, N., N. FINBY and I. STEINBERG: The subclavian arteries: roentgen study in health and disease. Amer. J. Roentgenol. 80, 193—216 (1958).

REDISCH, W., and F. F. TANGCO: Peripheral circulation in health and disease. New York: Grune & Stratton, Inc. 1957.

SANTOS, R. DOS, A. LAMAS et J. CALDAS: L'arteriographie des membres, de l'aorte et de ses branches abdominales. Bull. Soc. nat. Chir. 55, 587—601 (1929).

SUTTON, D.: Percutaneous angiography with special reference to peripheral vessels. Brit. J. Radiol. 28, 13—25 (1955).

Arteriographic technique.
Side effects and sources of error

AMUNDSEN, A. K., P. AMUNDSEN and O. MÜLLER: Blood pressure and heart rate during angiocardiography, abdominal aortography and arteriography of the lower extremities. Acta radiol. (Stockh.) 45, 452—458 (1956).

ARNER, O., P. EDHOLM and P. ÖDMAN: Percutaneous selective angiography of the internal mammary artery. Acta radiol. (Stockh.) 51, 433—438 (1959).

ASTLE, W. E. C., and D. WALLACE-JONES: A simple radiological technique for femoral angiography. Brit. J. Radiol. 26, 658—659 (1953).

BARR, P. O., and P. SOILA: Introduction of soft cannula into artery by direct percutaneous puncture. Angiology 11, 168—172 (1960).

BERBERICH, F., u. S. HIRSCH: Die röntgenographische Darstellung der Arterien und Venen am lebenden Menschen. Klin. Wschr. 1923, 2226—2228.

BROOKS, B.: Intra-arterial injection of sodium iodine. J. Amer. med. Ass. 82, 1016—1019 (1924).

EDHOLM, P., I. FERNSTRÖM, K. LINDBLOM and S. I. SELDINGER: Roentgen television in practice with special regard to puncture examinations. Acta radiol. (Stockh.), Suppl. 216 (1962).

FARIÑAS, P. L.: A new technique for arteriographic examination of the abdominal aorta and its branches. Amer. J. Roentgenol. 46, 641—645 (1941).

FERNSTRÖM, I., and K. LINDBLOM: Simultaneous stereoangiography. Acta radiol. (Stockh.) 44, 230—232 (1955).

GIDLUND, Å.: Development of apparatus and methods for roentgen studies in haemodynamics. Acta radiol. (Stockh.) Suppl. 130 (1955).

HEIMSCH, W., u. J. LACKNER: Über die Verwendung der Odelca-Röntgenkamera für Angiokardiographien und Vasographien. Fortschr. Röntgenstr. 84, 79—87 (1956).

KJELLBERG, S. R.: Die Mischungs- und Strömungsverhältnisse von wasserlöslichen Kontrastmitteln bei Gefäß- und Herzuntersuchungen. Acta radiol. (Stockh.) 24, 433—454 (1943).

KLEIN, O., u. E. SPIEGEL: Weitere Untersuchungen über die Sauerstoffausnützung in der Peripherie. (Einwirkung von Perabrodil und Uroselectan, experimentelle Stase bei Pituitrin- und Histaminwirkung.) Z. klin. Med. 129, 7—23 (1935/36).

LINDBOM, Å.: Arterial spasm caused by puncture and catheterization. Acta radiol. (Stockh.) **47**, 449—460 (1957).

LINDGREN, E.: Technique of abdominal aortography. Acta radiol. (Stockh.) **39**, 205—218 (1953).

LINDGREN, P., and G. TÖRNELL: Blood circulation during and after peripheral arteriography. Acta radiol. (Stockh.) **49**, 423—440 (1958).

MATTSSON, O.: Practical photographic problems in radiography with special reference to high-voltage technique. Acta radiol. (Stockh.) Suppl. **120** (1955).

ÖDMAN, P.: Percutaneous selective angiography of the main branches of the aorta. Acta radiol. (Stockh.) **45**, 1—14 (1956).

— Thoracic aortography by means of a radiopaque polyethylene catheter inserted percutaneously. Acta radiol. (Stockh.) **45**, 117—124 (1956).

PEIRCE, E. C.: Percutaneous femoral artery catheterization in man with special reference to aortography. Surg. Gynec. Obstet. **93**, 56—74 (1951).

RATSCHOW, M., u. H. HASSE: Zur klinischen Bedeutung und Technik der Arterienpunktion. Münch. med. Wschr. **1952**, 1763—1767.

ROGOFF, S. M.: Technique of serial long film angiography in arteriosclerosis obliterans. Amer. J. Roentgenol. **76**, 787—798 (1956).

SCHLORHAUFER, W.: Hauttemperaturmessungen bei Arteriographien. Z. Kreisl.-Forsch. **38**, 546—552 (1949).

SCOTT, W. G.: The development of angiocardiography and aortography. Radiology **56**, 485—519 (1951).

SELDINGER, S. I.: Catheter replacement of the needle in percutaneous arteriography. Acta radiol. (Stockh.) **39**, 368—376 (1953).

— Visualization of aortic and arterial occlusion by percutaneous puncture or catheterization of peripheral arteries. Angiology **8**, 73—86 (1957).

SGALITZER, M.: Unterscheidung funktioneller und organischer Erkrankungen der Extremitätenarterien durch die Röntgenuntersuchung. Das Doppelinjektionsverfahren. Fortschr. Röntgenstr. **56**, 387—404 (1937).

SHAW, R. S.: Vascular responses to intra-arterial Diodrast and Urokon during arteriography. Surgery **39**, 385—388 (1956).

VÖLPEL, W.: Der arterielle Spasmus im angiographischen Bild. Fortschr. Röntgenstr. **86**, 79—86 (1957).

WEIS, J.: Erfahrungen und Beobachtungen bei 400 Arteriographien. Fortschr. Röntgenstr. **75**, 145—159 (1951).

WICKBOM, I., and O. BARTLEY: Arterial "spasm" in peripheral arteriography using the catheter method. Acta radiol. (Stockh.) **47**, 433—448 (1957).

The normal arteriogram. Anatomical variants. Arterial disease, malformations and tumours of vascular origin excepted. Traumatic arterial lesions

ASK-UPMARK, E.: On the "pulseless disease" outside of Japan. Acta med. scand. **149**, 161—178 (1954).

BAKEY, M. E. DE, E. S. CRAWFORD, D. A. COOLEY and G. C. MORRIS: Surgical considerations of occlusive disease of the abdominal aorta and iliac and femoral arteries. Analysis of 803 cases. Ann. Surg. **148**, 306—324 (1958).

BARNUM, E. N.: The roentgenographic differentiation of peripheral arteriosclerosis. Amer. J. Roentgenol. **68**, 619—626 (1952).

BELLMAN, S.: Microangiography. Acta radiol. (Stockh.) Suppl. **102** (1953).

—, and J. ADAMS-RAY: Vascular reactions after experimental cold injury. Angiology **7**, 339—367 (1956).

BERDJIS, C. C.: Cardiovascular system and radiation. Late effects of x-rays on the arteries of the adult rat. Strahlentherapie **112**, 595—603 (1960).

CARLBORG, U., B. EJRUP, E. GRÖNBLAD and F. LUND: Vascular studies in pseudoxanthoma elasticum and angioid streaks. Acta med. scand. Suppl. **350** (1959).

COHEN, S. M.: Traumatic arterial spasm. Lancet **1944 I**, 1—6.

COPLEMAN, B.: Anomalous right subclavian artery. Amer. J. Roentgenol. **54**, 270—275 (1945).

EDEN, K. C.: The vascular complications of cervical ribs and first thoracic rib anomalies. Brit. J. Surg. **27**, 111—139 (1939/40).

EDLING, N. P. G., B. NYSTRÖM and S. I. SELDINGER: Branchial arteritis in the aortic arch syndrome. Acta radiol. (Stockh.) **55**, 417—432 (1961).

FALCONER, M. A., and G. WEDDELL: Costoclavicular compression of the subclavian artery and vein. Relation to the scalenus anticus syndrome. Lancet **1943 II**, 539—543.

FELLMAN, H.: Über posttraumatische Arterienschäden mit besonderer Berücksichtigung ihrer Spätfolgen. Basel: Benno Schwabe & Co. 1952.

FELSON, B., S. COHEN, S. R. COURTER and J. McGUIRE: Anomalous right subclavian artery. Radiology **54**, 340—349 (1950).

FONTAINE, R., et P. BRANZEN: Le diagnostic artériographique différentiel entre embolie artérielle et thrombose aigue. Lyon chir. **36**, 652—660 (1939/40).

FOORD, A. G., and R. D. LEWIS: Primary dissecting aneurysms of peripheral and pulmonary arteries. Arch. Path. (Chicago) **68**, 553—577 (1959).

GAY jr., B. B., and J. F. WALKER: Aneurysm of the innominate artery. Review of clinical and radiologic findings in 18 cases. Radiology **60**, 804—813 (1953).

GJERTZ, A.: Några diagnostiska synpunkter på de perifera oblitererande artärsjukdomarna. Svenska Läk.-Tidn. **50**, 2249—2260 (1953).

GOTTLOB, R.: Über Strahlenschäden der großen Blutgefäße. Wien. klin. Wschr. **64**, 361—362 (1952).

GROSS, R. E.: Surgical treatment for dysphagia lusoria. Ann. Surg. **124**, 532—534 (1946).

GROSSE-BROOKHOFF, F., H. LOTZKES, A. SHAEDE u. P. THURN: Verlaufsanomalien des Aortenbogens und der Arcusgefäße. Fortschr. Röntgenstr. **80**, 314—329 (1954).

GUMRICH, H., S. DORTENMANN u. E. KÜBLER: Zur Diagnostik örtlich bedingter Arterienveränderungen. Fortschr. Röntgenstr. **86**, 162—172 (1957).

HASSE, H.M., u. H.DEMBOWSKI: Angiographische Darstellung von Arterienverschlüssen und ihren Kollateralbahnen an den unteren Gliedmaßen. Fortschr. Röntgenstr. **86**, 153—162 (1957).

HIERTONN, T., and K. LINDBERG: Cystic adventitial degeneration of the popliteal artery. Acta chir. scand. **113**, 72—77 (1957).

—— and CH. ROB: Cystic degeneration of the popliteal artery. Brit. J. Surg. **44**, 348—351 (1957).

HOLZAPFEL, G.: Ungewöhnlicher Ursprung und Verlauf der Arteria subclavia dextra. Anat. Hefte **12**, 369—523 (1899).

JAQUET, G.-H., u. G. MEYER-BURGDORFF: Arterielle Durchblutungsstörung infolge cystischer Degeneration der Adventitia. Chirurg **31**, 481—485 (1960).

JOHNSSON, K.-Å.: Angiography in two cases of ergotism. Acta radiol. (Stockh.) **57**, 280—284 (1962).

KOSZEWSKI, B. J.: Branchial arteritis or aortic arch arteritis. A new inflammatory arterial disease (pulseless disease). Angiology **9**, 180—186 (1958).

LEWIS, TH.: The manner in which necrosis arises in the fowl's comb under ergot poisoning. Clin. Sci. **2**, 43—53 (1935).

LINDBOM, Å.: Arteriosclerosis and arterial thrombosis in the lower limb. A roentgenological study. Acta radiol. (Stockh.) Suppl. **80** (1950).

LOOSE, K. E.: Die Aortographie in der Diagnostik peripherer Gefäßleiden. Chirurg **22**, 394—398 (1951).

LUMPKIN, M. B., W. D. LOGAN, C. M. COUVES and J. M. HAWARD: Arteriography as an aid in the diagnosis and localization of acute arterial injuries. Ann. Surg. **147**, 353—358 (1958).

LYNN, R. B., R. E. STEINER and F. A. VAN WYK: Arteriographic appearances of the digital arteries of the hand in Raynaud's disease. Lancet **1955 I**, 471—474.

MALCHIODI, L., e U. RUBERTI: Osservazioni anatomo-radiologiche sulle anomalie congenite delle arterie dell'arto inferiore (dall'analisti di 650 arteriografie femorali). Minerva cardioangiol. (Torino) **5**, 297—299 (1957).

MARTORELL, F.: El sindrome de obliteracion de los troncos supraaorticos. Angiologia **11**, 301—343 (1959).

MULLER, R. F., and M. M. FIGLEY: The arteries of the abdomen, pelvis and thigh. I. Normal roentgenographic anatomi. II. Collateral circulation in obstructive arterial disease. Amer. J. Roentgenol. **77**, 296—311 (1957).

NYGAARD, K. K., and R. E. BROWN: Essential thrombophilia: report of five cases. Arch. intern. Med. **59**, 82—106 (1937).

OLIN, T.: Arterial complications in thoracic outlet compression syndrome. Acta radiol. (Stockh.) **56**, 97—112 (1961).

PLATT, H.: Occlusion of the axillary artery due to pressure by a crutch. Arch. Surg. (Chicago) **20**, 314—316 (1930).

RADKE, H.: Die Arteriographie des Fußes. Fortschr. Röntgenstr. **85**, 580—591 (1956).

— Arteriographischer Nachweis von örtlichen Gefäßveränderungen. Fortschr. Röntgenstr. **86**, 177—181 (1957).

RAEDER, J. G., and F. HARBITZ: Ansigts- og öienatrofi (praesenil katarakt og "glaukom") — foraarsaket av symmetrisk karotisaff. Norsk Mag. Laegevidensk. **87**, 529—550 (1926).

REIS, G. VON, and S. LÖFSTEDT: Allmän artärektasi. Nord. med. **51**, 544—547 (1954).

ROB, C. G., and A. STANDEVEN: Arterial occlusion complicating thoracic outlet compression syndrome. Brit. med. J. **1958 II**, 709—712.

ROSS, R. S., and V. A. McKUSICK: Aortic arch syndromes; diminished or absent pulses in arteries arising from arch of aorta. Arch. intern. Med. **92**, 701—740 (1953).

SCHEIE, H. G., and N. E. FREEMAN: Vascular disease associated with angioid streaks of the retina in pseudoxanthoma elasticum. Arch. Ophthal. (Chicago) **35**, 241—251 (1946).

SCHMIDT, J.: Die Arteria lusoria. Zusammenfassende Darstellung unter Berücksichtigung eigener Untersuchungen. Arch. Kreisl.-Forsch. **19**, 1—37 (1953).

SHEEHAN, J. F.: Foam cell plaques in the intima of irradiated small arteries. Arch. Path. (Chicago) **37**, 297—308 (1944).

SZILAGYI, D. E.: Lumbar and peripheral arteriography. Clinical aspects. Radiology **69**, 177—187 (1957).

THEANDER, G.: Arteriographic demonstration of stationary arterial waves. Acta radiol. (Stockh.) **53**, 417—425 (1960).

URBACH, E., u. S. WOLFRAM: Über Veränderungen des elastischen Gewebes bei einem autoptisch untersuchten Falle von Groenblad-Strandbergschen Syndrom. Arch. Derm. Syph. (Berl.) **176**, 167—175 (1937).

VOGLER, E., u. G. GOLLMAN: Über angiographisch nachweisbare Gefäßveränderungen bei Sklerodermia diffusa. Fortschr. Röntgenstr. **78**, 329—335 (1953).

WEENS, H. S., and C. A. MARIN: Infantile arteriosclerosis. Radiology **67**, 168—173 (1956).

WICKBOM, I.: Arteriography in brachiocephalic arteritis (pulseless disease or the Takayashu syndrome). Acta radiol. (Stockh.) **48**, 321—329 (1957).

WRIGHT, I. S.: The neurovascular syndrome produced by hyperabduktion of the arms. Amer. Heart J. **29**, 1—19 (1945).

WYLIE, E. J., and L. GOLDMAN: The role of aortography in the determination of operability in arteriosclerosis of the lower extremities. Ann. Surg. **148**, 325—339 (1958).

Arterio-venous shunts. Malformations and tumours of vascular origin. Arteriography in diseases of non-vascular origin

BARTLEY, O., and I. WICKBOM: Angiography in soft tissue hemangiomas. Acta radiol. (Stockh.) **51**, 81—94 (1959).

Bobbio, A., E. Bezzi and L. Rossi: Pelvic angiography in diseases of the prostatic gland. Amer. J. Roentgenol. 82, 784—792 (1959).

Boijsen, E., and J. Nilsson: Angiography in the diagnosis of tumors of the urinary bladder. Acta radiol. (Stockh.) 57, 241—258 (1962).

Borgström, K. E.: Angiographically diagnosed glomus tumour of the thigh. Acta radiol. (Stockh.) 42, 33—36 (1954).

Caldos, M. P.: Artériographie des membres, de l'aorte abdominale et de ses branches. J. Radiol. Électrol. 34, 28—41 (1953).

Carleton, A., J. St. C. Elkington, J. G. Greenfield and A. H. T. Robb-Smith: Maffuccis syndrome (dys-chondroplasia with haemangiomata). Quart. J. Med. 11, 203—228 (1942).

Clara, M.: Die arterio-venösen Anastomosen. Wien: Springer 1956.

Cross, F. S., D. M. Glover, F. A. Simeone and F. A. Oldenburg: Congenital arteriovenous aneurysms. Ann. Surg. 148, 649—663 (1958).

Gabriel, H., F. Kaindl u. B. Thurnher: Zur Frage der radiographischen Darstellbarkeit arteriovenöser Kurzschlüsse im Endstromgebiet. Radiol. clin. (Basel) 23, 5—12 (1954).

Grosser, O.: Über arterio-venöse Anastomosen an den Extremitätenenden beim Menschen und den krallentragenden Säugetieren. Arch. mikr. Anat. 60, 191—216 (1902).

Hoyer, H.: Über unmittelbare Einmündung kleinster Arterien in Gefäßäste venösen Charakters. Arch. mikr. Anat. 13, 603—644 (1877).

Johnson, B., A. Jordan and J. W. Lawlah: Arteriovenous fistula simulating patent ductus arteriosus. Evaluation by venous catheterization and angiocardiography. J. Amer. med. Ass. 155, 1408—1409 (1954).

Lagergren, C., A. Lindbom and G. Söderberg: Hypervascularization in chronic inflammation demonstrated by angiography. Acta radiol. (Stockh.) 49, 441—452 (1958).

— — — Angiographic demonstration of a tumor thrombus in the popliteal vein. Acta radiol. (Stockh.) 52, 401—405 (1959).

— — — Vascularization of fibromatous and fibrosarcomatous tumors. Acta radiol. (Stockh.) 53, 1—16 (1960).

— — — The blood vessels of osteogenic sarcomas. Acta radiol. (Stockh.) 55, 161—176 (1961).

— — — The blood vessels of chondrosarcomas. Acta radiol. (Stockh.) 55, 321—328 (1961).

Leb, A.: Die Röntgendiagnostik peripherer Durchblutungsstörungen bei rheumatischen Erkrankungen. Z. Rheumaforsch. 14, 65—76 (1955).

Lindbom, Å., N. Lindvall, G. Söderberg and H. Spjut: Angiography in osteoid osteoma. Acta radiol. (Stockh.) 54, 327—333 (1960).

—, G. Söderberg, H. J. Spjut and O. Sunnqvist: Angiography of aneurysmal bone cyst. Acta radiol. (Stockh.) 55, 12—16 (1961).

Mouquin, M., H. Desgrez, H. Reboul, L. Vergos et P. Nicard: Images artério-phlebographiques normales et agrandies dans l'étude des shunts et des dystonies artériolo-veinulaires. J. Radiol. Électrol. 36, 567—570 (1955).

Mucchi, L., and F. Columella: Arteriography in diseases of bone. J. Fac. Radiol. (Lond.) 3, 135—146 (1951).

Murphy, Th. O., S. Sandhaus and J. M. Ryan: Congenital peripheral arteriovenous communications. Use of femoral artery to heart circulation time in diagnosis. Minn. Med. 39, 389—391 (1956).

Paterson, D. E.: Radiological bone changes and angiographic findings in leprosy. J. Fac. Radiol. (Lond.) 7, 35—56 (1955/56).

Peräsalo, O., and K. E. J. Kyllönen: A congenital subclavian arteriovenous fistula and a truncus brachiocephalicus totalis in the same patient. Amer. Heart J. 48, 465—470 (1954).

Santos, R. dos: Arteriography in bone tumors. J. Bone Jt Surg. B 32, 17—29 (1950).

Schobinger, R., R. K. Lin and H. C. Moss: Significance of the venous phase in arteriographic studies of bone and soft tissue tumors. Cancer (Philad.) 11, 315—321 (1958).

Seldinger, S. I.: Localization of parathyroid adenomata by arteriography. Acta radiol. (Stockh.) 42, 353—366 (1954).

Soila, P., and K. Berglund: Angiographic findings in rheumatoid arthritis. Acta rheum. scand. 7, 103—106 (1961).

Stecken, A.: Röntgenologische Studie ossaler Veränderungen bei Weichteilhämangiomen der Extremitäten. Fortschr. Röntgenstr. 83, 147—158 (1955).

Steiner, R. E., R. Fraser and J. Aird: Operative parathyroid arteriography for location of parathyroid tumour. Brit. med. J. 1956 II, 400—401.

Stout, A. P.: Tumours of the soft tissues. Atlas of tumor pathology, section II, Fasc. 5, Washington: Armed Forces Institute of Pathology 1953.

Strickland, B.: The value of arteriography in the diagnosis of bone tumours. Brit. J. Radiol. 32, 705—713 (1959).

Süsse, H. J.: Angiographische Untersuchungen bei der Osteitis deformans Paget. Fortschr. Röntgenstr. 83, 498—506 (1955).

Tiwisina, Th.: Angiographische Studien bei gutartigen Geschwülsten der Gliedmaßen. Fortschr. Röntgenstr. 87, 199—205 (1957).

— Angiographische Studien bei bösartigen Geschwülsten der Gliedmaßen. Fortschr. Röntgenstr. 87, 206—211 (1957).

Vogler, E.: Die ursächliche Bedeutung arterieller Gefäßschäden für die Entstehung der Venenerweiterungen. Fortschr. Röntgenstr. 79, 354—368 (1953).

— Angiographische Beiträge zur Entstehung von Gefäßerkrankungen und Durchblutungsstörungen unter besonderer Berücksichtigung der terminalen Strombahn. Fortschr. Röntgenstr. 81, 479—497 (1954).

—, u. W. Deu: Der Wert der Angiographie in der Tumordiagnostik der Extremitäten. Fortschr. Röntgenstr. 83, 158—169 (1955).

B. Periphere Venen

Von

Å. Gullmo

Mit 47 Abbildungen in 184 Einzeldarstellungen

I. Allgemeine Bedingungen für die Phlebographie

1. Einleitende Bemerkungen

Das Interesse für die Phlebographie der peripheren Venen war bisher sehr verschieden groß. Einige Chirurgen z. B. führten mit großer Begeisterung Phlebographien durch und haben so vielseitig zur Entwicklung der verschiedenen Phlebographiemethoden beigetragen. Andererseits verhielten sich einige Röntgenologen ablehnend und bezeichneten die Phlebogramme als schwerverständlich und irreführend. Die besten Resultate erhielt man, wenn die Phlebographie von Röntgenologen in Zusammenarbeit mit einem angiologisch interessierten Chirurgen durchgeführt wurde.

Die Ansicht, daß die Phlebogramme der Extremitäten schwer zu deuten seien, beruht oft auf ungenügender Kenntnis des normalen Aussehens der Venen und ihrer pathologischen Verhältnisse. Es gibt in den Extremitäten vier verschiedene Typen von Venen von ganz speziellem Aussehen unter normalen wie auch pathologischen Umständen. Mit einiger Erfahrung kann man unmittelbar subcutane Venen, lange tiefe Venen, Muskelvenen und Kommunikansvenen unterscheiden. Sobald der Röntgenologe diese Typen von Venen unterscheiden gelernt hat, sind die Phlebographiebilder nicht mehr schwer zu deuten. Die Behauptung, daß die Phlebogramme irreführend sein können, beruht sicherlich auf ungenügender Kenntnis der Strömungsverhältnisse des Kontrastmittels in den Venen unter den verschiedenen Bedingungen. Aus diesem Grunde sind auch so viele Methoden für die Phlebographie angegeben worden, deren spezielle Vorteile hervorgehoben wurden.

Die Phlebographie soll wie alle anderen röntgendiagnostischen Untersuchungen vorbereitet und zielbewußt ausgeführt werden, wobei die im Einzelfall vorgebrachte Fragestellung berücksichtigt werden muß. In jeder Extremität soll das *Venensystem bis zur Einmündung in die V. cava als funktionelle Einheit* betrachtet werden. Die Untersuchung muß zu einer vollständigen Darstellung der anatomischen und dynamischen Verhältnisse in den Venen führen.

2. Geschichte der Phlebographie

Die Voraussetzung für die klinisch brauchbare Phlebographie ist ein reizloses Kontrastmittel. Ein solches Mittel stand im Jahre 1929 mit der Einführung des Uroselektans zur Verfügung. Vorher wurden allerdings unsichere Versuche mit anderen Mitteln gemacht. BERBERICH und HIRSCH (1923) führten zum erstenmal Phlebographien an lebenden Menschen durch, wobei eine kleine Menge von Strontiumbromidlösung in die Armvene injiziert wurde. SICARD und FORESTIER berichteten ebenfalls im Jahre 1923, daß sie eine kleine Menge von Lipiodol in die Cubitalvene lebender Menschen injiziert und die Passage des Mittels bei Durchleuchtung studiert hatten. Als erste gaben McPHEETERS und RICE (1929) Untersuchungen von Varicen bekannt, wobei ebenfalls eine kleine Menge von Lipiodol benutzt wurde (1 ml). Die ersten Phlebographiestudien mit Uroselektan (RATSCHOW 1930; BARBER und ORLEY 1931) sind auf Grund der bekanntgegebenen Phlebogramme auch nur als Varicographien zu bezeichnen (POMERANZ u. TUNICK 1933, SCHWARZ 1934).

Die erste phlebographische Darstellung der tiefen Venen im Bein veröffentlichte FRIMANN-DAHL (1935) bei einem mit Hilfe der Phlebographie diagnostizierten Fall von Thrombose der Femoralvene. HUTTER machte 1935 im Anschluß an Vasektomieoperationen, Kontrastmittelinjektionen in die Venen der Leistenregion zum Studium der Beckenvenen. Auch Penis- und Scrotalvenen wurden von Hutter für die Injektion benutzt. Er hat bereits die Cavographie für die Diagnose von retroperitonealen Tumoren vorgeschlagen. Gleichzeitig machte J. dos Santos Phlebographien bei einem großen Patientenmaterial; seine Erfahrungen und Resultate wurden 1938 publiziert und förderten die allgemeine Anwendung der Phlebographie. Dos Santos betonte die Schwierigkeiten einer vollständigen und sicheren Beurteilung der Beinvenen. Das Strömungsverhalten und die Mischung des Kontrastmittels mit dem Blute in den Venen wurden außerdem von den Schweden Lindblom, Kjellberg und Löfstedt und später von Greitz näher studiert. Unter anderem wurde auch das Verhalten bei Untersuchungen in Horizontal- bzw. Vertikallage der Extremitäten ermittelt.

Bahnbrechende Studien machte Bauer (1940f.) bei dem Krankheitsbild der Thrombose und ihren Folgen. Er benutzte die Phlebographie zur Beurteilung bei speziellen Operationsmethoden (Popliteareseсktion), wie auch zur Kontrolle von Operationsresultaten.

Die Methode der retrograden Phlebographie nach percutaner Punktion der V. femoralis in der Leiste gab Luke (1941, 1943) bekannt. Das Kontrastmittel wurde durch manuelle Kompression der V. femoralis in die distale Richtung gezwungen. Sylvan beschrieb (1950, 1951) eine Methode zur retrograden Phlebographie bei stehenden Patienten, um eine mehr physiologische Beurteilung der tiefen Venen zu erreichen. Die V. femoralis wurde percutan in der Leistenbeuge punktiert. Benchimol (1951) läßt den Patienten unter der Kontrastmittelinjektion einen Valsalvaschen Versuch ausführen, damit das Kontrastmittel bei insuffizienten Klappen nach distal in die V. femoralis abfließt. Er führte die Untersuchung nach operativer Freilegung der V. femoralis durch. Mittels percutaner Punktion der V. femoralis wird dieselbe Methode von dem Verfasser seit 1953 benutzt (Gullmo 1956). Unabhängig davon beschrieben Castagna und Impallomeni (1956) eine ähnliche Methode, wobei das Fußende des Patienten noch um 30° gesenkt wurde (über die prinzipielle Bedeutung dieser Maßnahme siehe: Retrograde Femoralisphlebographie). Eine Methode für die retrograde Phlebographie der Beckenvenen wurde von Gansau (1955, 1956) beschrieben, bei der die V. cava percutan punktiert wird.

Für die Phlebographie der visceralen Beckenvenen haben de la Pena (1946, 1950) eine Methode mit Kontrastmittelinjektion via V. dorsalis penis und Guilhem u.a. (1951) eine Methode mit Injektion in die Uterusmuskulatur angegeben. Diese visceralen Venen (Hypogastricagebiet) haben keinen direkten Zusammenhang mit dem venösen Abfluß der Extremitäten. Als Ausgangspunkt für Beckenvenenthrombose kommt ihnen aber eine besondere Bedeutung zu.

In der Literatur sind mehrere Methoden für sog. Funktionsphlebographien angegeben (Shumacker 1949; Ferreira u.a. 1951b, 1952; Halse 1952; Dohn 1952; Shumacker u.a. 1954; Diez und Ferrando 1956; Enjalbert und Gedeon 1956; de Weese und Rogoff 1958; Mathiesen 1958). Jede Angiographie bei lebenden Patienten ist zugleich auch immer „funktionell". Der Begriff funktionelle Phlebographie kann aber gerechtfertigt werden als technische Benennung für Methoden, bei denen der Patient im Zusammenhang mit der Untersuchung aktive Bewegungen ausführt oder auch sich speziellen Maßnahmen unterzieht. Solche Methoden werden auch „Dynamic Phlebography" genannt (Ferreira u.a.).

3. Kontrastmittel für die Phlebographie

Im großen und ganzen gelten für Phlebographien dieselben allgemeinen Gesichtspunkte wie für Arteriographien. Besonders gilt dies für die allgemeinen Nebenwirkungen des Kontrastmittels. Spezielle lokale Nebenwirkungen in den Venen sollen hier näher erörtert werden. In der Regel werden für Phlebographien dieselben Kontrastmittel benutzt, die sich zur Zeit auch am besten für die Urographie eignen (Swick 1929; Binz und Räth 1930; Zinner und Gottlob 1959).

In den dreißiger Jahren wurden monojodierte Präparate von Methansulfonsäure (Abrodil, Tenebryl, Kontrast U, Sergosin usw.) sowie Jodpyridonpräparate benutzt (Uroselektan, Urumbrin, Iopax). Diese Stoffe verursachten stets lokale Schmerzreaktionen längs den Venen in der Wade. Die Untersuchung mußte deshalb in allgemeiner Narkose ausgeführt werden.

In den vierziger Jahren kamen die dijodierten Kontrastmittel des Dijodontyps hinzu (Perabrodil, Uroselektan B, Diodrast, Umbradil, Pyelosil, Joduron, Cardiotrast usw.). Durch ihre geringen lokalen Reaktionen in den Venen eigneten sich diese Mittel ausgezeichnet für die Phlebographie und ließen ihre Durchführung wenn nötig in aufrechter Stellung des Patienten zu. Außerdem konnte eine relativ große Menge injiziert werden, wobei eine vollständige Auffüllung des Venensystems der Extremitäten erreicht wurde (Greitz 1954).

Die neuen trijodierten Kontrastmittel kamen in den fünfziger Jahren hinzu, und zwar zuerst Präparate von der Grundsubstanz Na-Acetrizoat (Urokon, Tri-Abrodil, Triopac und

Triurol). Für die gewöhnliche ascendierende Phlebographie erwiesen sich diese ersten Stoffe des trijodierten Typs als ungeeignet, da sie im allgemeinen schwere, krampfartige Schmerzen in den Wadenmuskeln hervorriefen (GULLMO 1956). Das in den letzten Jahren hinzugekommene Urografin, ein Amidotrizoat (oder Diatrizoat WHO, STRAIN u. a. 1961) erwies sich als vorzügliches Kontrastmittel gerade für die Phlebographie. Es besteht aus dem Natriumsalz bzw. Methylglucaminsalz der Grundsubstanz im Verhältnis 10:66. Durch Urografin (= Renografin, Hypaque M) wurden niemals Schmerzen in der Wade ausgelöst; allgemeine Nebenwirkungen sind äußerst selten. Ein nahe verwandtes Präparat ist Hypaque, es besteht nur aus dem Natriumsalz des Amidotrizoats. Hypaque macht ähnliche Krampfschmerzen in der Wade wie die Kontrastmittel des Urokontyps, die ebenfalls Natriumsalze sind. Auch die ursprünglichen monojodierten Kontrastmittel waren Natriumsalze, und es liegt nahe zu vermuten, daß die lokalen Reaktionen von Mitteln mit Natriumverbindungen ausgelöst wurden.

Um diese Verhältnisse näher zu studieren, wurde für den Verfasser von AG Leo, Hälsingborg, das Diäthanolaminsalz des Triurols speziell hergestellt. Bisher hat dieses Mittel keine Schmerzen ausgelöst. Wenn dagegen gewöhnliches Triurol von derselben Konzentration in dem anderen Beine injiziert wurde, traten immer schwere Schmerzen auf.

Solange hauptsächlich Kontrastmittel des dijodierten Typs benutzt wurden, bestanden die größten Nachteile in den oft verursachten *allgemeinen Reaktionen* (diese Mittel enthalten kein Natriumsalz) *vom Typ der Allergie-Idiosynkrasie.* Darum hielt man es für nötig, eine Art von Probe vor der Phlebographie auszuführen. Diese Proben sind nicht vollständig zuverlässig, da auch bei negativen Testen schwere Reaktionen auftreten können. Als beste Vorprobe erwies sich eine intravenöse Injektion von $1/2$ bis 1 cm³ Kontrastmittel einen Tag vor der Untersuchung (VIETEN 1944, GOTTLOB u. a. 1957). Seitdem Urografin in der Regel für die Phlebographie angewandt wird, ist eine Vorprobe unnötig geworden. Statt dessen soll für den Fall einer Disposition zu allergischen Reaktionen eine genaue Anamnese aufgenommen werden. In solchen Fällen soll die Indikation zur Phlebographie nochmals geprüft werden, oder wenn sonst ein Verdacht auf Allergie vorliegt, eine intravenöse Vorprobe gemacht werden.

Schwere *Schockzustände* als Folge einer Kontrastmittelinjektion sind jetzt recht selten und Todesfälle sogar äußerst selten (PENDERGRASS u. a. 1958). Bei der Phlebographie kommt noch ein schockerregendes Moment hinzu durch die Ausführung in aufrechter Stellung. Eine spezielle Ausrüstung für Schockbehandlung muß bei jeder Phlebographie bereitstehen (WEIGEN u. THOMAS 1958; FINBY u. a. 1958; MAURER 1960). Leichtere Reaktionen werden am besten mit dem ruhigen und festen Auftreten des Arztes coupiert. Schwerere Reaktionen beginnen mit einem kardiovasculären Kollaps und müssen behandelt werden, bevor cerebrale und kardiale Schädigungen eintreten. Das Kopfende des Patienten soll sofort gesenkt und Sauerstofftherapie unmittelbar eingeleitet werden. Ein Gefäßtonicum (Aramine, Noradrenalin, Neo-Synephrine oder dgl.) soll inzwischen intravenös gegeben werden. Adrenalin ist mit größter Vorsicht anzuwenden, da es gerade bei Hypoxämie einen Herzstillstand (Kammerflimmern) auslösen kann. Bei schon eingetretenem Herzstillstand kann andererseits eine intrakardiale Adrenalininjektion vor einer Herzmassage versucht werden. Eine Methode der „unblutigen" Herzmassage wurde übrigens von WEIGEN und THOMAS (1958) beschrieben, wobei die Knie des Patienten hart gegen den Thorax 60mal/sec gepreßt werden. Die dadurch bedingte Anspannung des rechten Vorhofs wirkt als Reiz.

Bei *allergischen Erscheinungen* wie Hauterythemen, Asthma oder Zeichen an Larynxödem soll Calcium und ein Antihistaminicum (das in Calcium-Sandosten kombiniert ist) intravenös injiziert werden. Hydrocortisonpräparate, intravenös injiziert (Solu-Cortef), sind bei solchen Reaktionen besonders günstig.

Die Ursachen dieser schwersten Nebenwirkungen bei Kontrastmittelinjektionen sollen hier nicht näher erörtert werden. Es soll jedoch hervorgehoben werden, daß MAURER (1960) in einem Todesfall eine Hämolyse fand und FIALA und SVOBODA (1957) auch nach kleinen Mengen von Kontrastmittel eine Senkung der osmotischen Resistenz der Blutkörperchen registrierten. Es ist eine physiologische Tatsache, daß bei der Hämolyse freigesetzte Adenosinverbindungen sowie Kaliumjonen eine starke, vasodepressorische Wirkung haben (FLEISCH 1937, FOLKOW 1953, NILSSON 1957).

4. Schädigungen der Venenintima

Schmerzreaktionen längs der Venen bei Phlebographie mit Natriumsalz-Kontrastmitteln wurden soeben beschrieben. Die Venen enthalten reichlich sensible Nervenfasern (RATSCHOW 1953). Die sensiblen Nervenenden liegen aber nur in der Adventitia (RATSCHOW 1959). Darum können auch reizende Kontrastmittel (z. B. Triurol) ohne Schmerzen durch die mittelgroßen und größeren Venen abtransportiert werden. Wenn man aber mit speziellen Methoden die dünnwandigen Muskelvenen mit Kontrastmittel auffüllt, werden krampfartige Schmerzen in der Wade ausgelöst (s. unter: Direkte zentripetale Phlebographie). Die Schmerzen bei Thrombophlebitis sind durch das intramurale Ödem in der Adventitia verursacht und können mit lokal dehydrierenden Mitteln (z. B. Venostasin) aufgehoben werden (SCHEELE und MATIS 1952; GEHRIG und HEINZEL 1958; RATSCHOW 1959, S. 320). Die Nervenendigungen für vasomotorische Reflexe sind wahrscheinlich tiefer und näher der Intima gelegen. Hochkonzentrierte Lösungen können in den Venen die sog. Bezold-Jarisch-Reflexe mit allgemeiner Blutdrucksenkung auslösen (ZSEBÖK 1959; FROMMHOLD und BRABAND 1960).

Schädigungen der Permeabilität durch Kontrastmittel, die *im Capillargebiet* auftreten (BROMAN und OLSSON 1949, 1956; OLSSON 1954), kommen bei direkter Phlebographie nicht vor, weil das Kontrastmittel dann nicht in die Capillaren einläuft.

PICO (1957) und ZSEBÖK (1959) konnten in Tierexperimenten keine makroskopisch oder mikroskopisch sichtbaren Veränderungen in Venen erzeugen, die 2 min lang mit hochkonzentriertem Kontrastmittel aufgefüllt waren. Die Präparate wurden dabei von ZSEBÖK mit van Gieson-Farbe untersucht. GOTTLOB und ZINNER (1959) jedoch haben statt dessen Silbernitratfärbung benutzt und haben damit bedeutende Schädigungen der Kittsubstanz zwischen den Endothelzellen nachgewiesen. Die gewöhnlichen Kontrastmittel haben dieselben osmotischen Effekte wie Glucoselösungen der gleichen Konzentration (GOTTLOB 1958). ZINNER und GOTTLOB (1959) konnten mit derselben Methode eine deutlich geringere Schädigung der Venenintima durch Urografin als durch die übrigen Kontrastmittel nachweisen. Man vermutete, daß die relativ hohe Viscosität des Urografins es für die Venenintima verträglicher macht. Die von GOTTLOB und ZINNER nachgewiesenen Schädigungen konnten schon bei 15%iger Lösung des Kontrastmittels in 30 sec ausgelöst werden. Glucoselösungen von derselben Konzentration hatten die gleiche Wirkung. Diese Schädigungen müssen reversibel sein, da in der Regel keine Thrombosen nach der Phlebographie zustande kommen.

In pathologisch veränderten Venen mit abnormen Strömungsverhältnissen kann das Kontrastmittel in verhältnismäßig hoher Konzentration angesammelt werden und auch für längere Zeit in einzelnen Venenschlingen stagnieren (bis 15 min und mehr) (Abb. 7, 8). Unter solchen Umständen kann der osmotische und toxische Effekt des Kontrastmittels von klinischer Bedeutung sein. Darum kann man ab und zu Thrombophlebiten in subcutanen Varicen nach der Phlebographie finden. In normalen tiefen Venen wurde nur selten eine *Thrombophlebitis nach Phlebographie* festgestellt (HOMANS 1942; DE TAKÁTS und MARCUS 1942; KAHR 1953), obwohl die älteren stärker reizenden Kontrastmittel benutzt wurden. Andererseits ist eine etwaige Thrombenbildung in Varicen in der Regel nur von Nutzen. Es sind ja gerade diese Venen, die man durch Operation oder Sklerosetherapie zerstören will.

Der Verfasser beobachtete in einem Fall die Abheilung eines Ulcus varicosum im Malleolargebiet, nachdem nur eine Phlebographie als „Behandlung" vorgenommen worden war. Die Patientin hatte den Zweck der Untersuchung mißverstanden und kam nicht mehr zur weiteren chirurgischen Therapie. Bei der Phlebographie war das Kontrastmittel (Umbradil) in diesem Fall dauernd in den Varicen des Ulcusgebiets stagniert. Das Ulcus heilte in 3 Wochen, und bei einer neuen Phlebographie waren die Varicen sowie einige pathologische Kommunikansvenen in demselben Gebiet, obliteriert und verschwunden. Symptome einer tiefen Thrombose bestanden dagegen nicht. Ähnliche Fälle wurden von DOS SANTOS (1938) beschrieben und auch von DOUGHERTY und HOMANS (1940) erörtert.

In *postthrombotisch veränderten Venen* könnte man eine größere Empfindlichkeit für Kontrastmittel erwarten. Der Verfasser hat jedoch nie eine sichere rezidivierende Thrombose als Folge einer Phlebographie gesehen. In rekanalisierten Venen ist das Lumen in der Regel verkleinert und die Durchströmung darum beschleunigt mit nur kurzdauernder Kontrastfüllung dieser Venen. Es ist manchmal schon schwierig, überhaupt eine Kontrastmittelfüllung in rekanalisierten tiefen Venen zu erreichen (Abb. 25). Bei ascendierender Phlebographie muß man mit Stauschläuchen über dem Knöchel, unter dem Knie und am Oberschenkel das Kontrastmittel aus den oberflächlichen Venen in die tiefen Venen hineinzwingen (Abb. 43 c). Nach Entfernung der Stauschläuche entleeren sich in solchen Fällen auch die oberflächlichen Venen recht schnell, weil sie die Rückflußfunktion der tiefen Venen teilweise übernommen haben. Nur in einzelnen dilatierten Venenschlingen mit zirkulärem „privatem Kreislauf" stagniert das Kontrastmittel andauernder. Darum sieht man nur ausnahmsweise Zeichen von Thrombophlebitis in den oberflächlichen Venen nach der Phlebographie bei sekundären Varicen.

Bei Patienten mit besonderer Disposition zu Phlebitis und Thrombose kann man im Anschluß an die Phlebographie 100 mg Heparin intravenös geben. Französische und italienische Verfasser haben die Entfernung des Kontrastmittels durch Spülen mit physiologischer Kochsalzlösung (fleboclisi) empfohlen (BAUX und POULHES 1950; RABAI-OTTI 1955). Die Entleerung der Venen soll auch durch Hochlagerung der Extremität nach der Untersuchung gefördert werden. Bei retrograder Femoralisphlebographie saugt der Verfasser nach den Belichtungen mit der Spritze Blut an und bekommt so jedenfalls einen Teil des Kontrastmittels zurück, das vorher nach distal geflossen war.

II. Untersuchungsmethoden

1. Nativuntersuchung

Bei primären und sekundären Varicen braucht man in der Regel keine Leeraufnahmen. Etwaige Skeletveränderungen können auf den Phlebogrammen diagnostiziert werden. Arteriosklerotische Verkalkungen kommen auch längs der Vv. comitantes zum Vorschein (Abb. 8 c). Venenverkalkungen bei Phlebosklerose können zwar nur bei Leeraufnahmen mit Sicherheit diagnostiziert werden (Abb. 11). Sie sind aber recht selten und klinisch von geringer Bedeutung.

Bei Hämangiomen und anderen Mißbildungen, sowie abnormem Längenzuwachs der kranken Extremität, sind Übersichtsaufnahmen von diagnostischem Wert. Bei dem Klippel-Trenaunay-Syndrom sowie bei venösen Angiomen (s. unter: IV, 8, Mißbildungen) sind immer zahlreiche Phlebolithen in den tiefen Hämangiomen vorhanden; diese Diagnose kann schon mit einer Leeraufnahme sichergestellt werden.

In Fällen mit atypischen und in jungen Jahren entstandenen Varicen muß man nach einem abnormen Längenzuwachs der Röhrenknochen forschen. Spezielle Aufnahmen für exakte Längenmessung der einzelnen Knochen werden dabei in folgender Weise gemacht. Bei Zentrierung über den Gelenkspalten sowie exakter Messung der Röhrenverschiebung zwischen den Aufnahmen kann man mit Hilfe von kleinen Bildformaten (13 × 18 cm) ein exaktes Maß der Knochenlänge und auch einer ganzen Extremität erhalten (*Orthodiagraphie* nach SCHINZ u. Mitarb. 1952; SEVASTIKOGLOU 1952; SANDAA 1952).

2. Direkte zentripetale Phlebographie

Diese Methode war in den dreißiger Jahren die einzige Form der Phlebographie der Extremitäten. Aus praktischen Gründen war es notwendig, die Untersuchung am liegenden Patienten durchzuführen. Auf Grund der Untersuchungen von LINDBLOM

(1941) und Kjellberg (1943) wurde als Grundforderung aufgestellt, daß die Phlebographie der unteren Extremitäten bei senkrecht gehaltenem Bein ausgeführt wurde. Man kann jedoch auch in liegender Stellung recht gute Bilder der Venen erhalten mit ziemlich gleichmäßiger Durchmischung des Kontrastmittels mit Blut. Die Tendenz zur Unterschichtung des spezifisch schweren Kontrastmittels (Ribbing 1933) kommt in den Venen meistens nur zustande, wenn die Extremität ganz entspannt und unbeweglich liegt. Bei aktiven Bewegungen der Wadenmuskulatur vor und zwischen den Aufnahmen wird die Durchmischung stark gefördert. Die besonders von Greitz (1954) aufgestellte Forderung, daß die Untersuchung bei vertikaler Lage ausgeführt werden sollte, hat bedeutende Nachteile, da viele Patienten mit Varicen dabei Schwindelgefühl bekommen und vor Beendigung der Untersuchung kollabieren. Der Verfasser hat es für alle Zwecke am besten gefunden, die Untersuchung bei sitzendem Patienten durchzuführen, wie es von Lindbom (1952) beschrieben wurde. Doch sollen Besonderheiten jedes einzelnen Falles berücksichtigt werden (Gullmo 1956). In sitzender Stellung können allerdings die Venen nur bis zur Mitte des Oberschenkels untersucht werden. Das reicht aber völlig aus, weil eine retrograde Femoralisphlebographie (s. unten) doch ausgeführt werden muß und dabei die proximalen Oberschenkelvenen beurteilt werden können.

Diese zentripetale Phlebographie soll eine Beurteilung der anatomischen und dynamischen Verhältnisse des „venösen Herzens" des Unterschenkels vermitteln. Dabei müssen nicht nur die tiefen Venen, sondern auch die Muskel- und Kommunikansvenen und nebenbei auch die oberflächlichen Venen beurteilt werden.

Die Menge des Kontrastmittels kann niedrig gehalten werden, da auch die Entleerung verfolgt und geprüft werden soll. In der Regel genügen 20 cm³ 45 %iges Urografin. Bei voluminösen Varicen kann man entweder 40 cm³ 45 %iges oder auch 20 cm³ 60 %iges Urografin spritzen, wobei im letzten Fall die Verdünnung in den Varicen etwaige Intimaschäden vermeidet. *Die Injektion* kann in jede erreichbare Vene des Fußrückens erfolgen. Am geeignetsten ist aber die V. mediana der Großzehe, da sie fixiert unter der Haut liegt und verhältnismäßig leicht zu punktieren ist. *Ein Abschnürschlauch* wird vorher dicht über dem Knöchel angebracht und soll bei den ersten Aufnahmen verbleiben. Von dem Anlegen zusätzlicher Unterschenkelbandagen ist abzuraten, weil dadurch die Beurteilung der Oberflächenvenen sowie die der Kommunikansvenen und die der V. saphena parva erschwert wird. Statt dessen kann noch ein Stauschlauch unter dem Knie angelegt werden, besonders in Fällen, bei denen Passagehindernisse in den tiefen Venen im oberen Teil des Unterschenkels und in der Poplitearegion zu vermuten sind.

Hasse (1959) hat ein Zweikanülenverfahren beschrieben, bei dem man eine Vene am medialen und eine andere am lateralen Fußrand punktiert, um eine gleichmäßigere Füllung bei gleichzeitiger Injektion zu erhalten. Das freie Kommunizieren der Fußvenen (Pirner 1956) macht dieses Verfahren unnötig, da man mit Hilfe des Stauschlauches eine gleichmäßige Verteilung des Kontrastmittels in den Fußvenen bekommt.

Die gesamte Kontrastmittelmenge wird durch den Stauschlauch in die tiefen Venen im untersten Teil des Unterschenkels gezwungen. Wenn der Schlauch richtig angelegt ist, sollen die Oberflächenvenen des Unterschenkels nur durch insuffiziente Vv. communicantes gefüllt werden können, die in pathologischen Fällen immer vorhanden sind. In normalen Fällen kann bei dieser Methode aber die ganze Kontrastmittelmenge durch die tiefen Venen abfließen (Abb. 5a); die oberflächlichen Venen bleiben dann ungefüllt (Gullmo 1956). Bei Injektionspräparaten wurde dies auch von Löhr und Tölle gezeigt (1937). Die Vv. communicantes sollen unter normalen Verhältnissen nur eine Einwärtsströmung erlauben, was endgültig auch von Pirner (1956) gezeigt wurde. In Fällen mit wenig ausgeprägter Venenstase muß man den Stauschlauch vor Anfertigung der letzten (lateralen) Bilder entfernen, um eine sichere Füllung der oberflächlichen Venen zu erhalten.

Für die Punktion der Fußvenen braucht man in der Regel eine feinkalibrige Kanüle. Darum soll die Injektion so schnell wie möglich erfolgen. Die Bilder müssen in rascher

Folge belichtet werden, wobei der Patient die Kassette stützt, was ihn ablenkt und wohltuend beschäftigt. Zuerst werden mindestens 3 antero-posteriore Aufnahmen gemacht, davon eine mit nach außen, und eine mit etwas nach innen rotiertem Bein. Auf diesen Bildern werden die sog. Cockettschen Vv. communicantes dargestellt (Abb. 6, 7, 39). Danach wird der Stauschlauch entfernt und der Apparat für laterale Bilder eingerichtet. Der Patient soll dabei zwischen den Aufnahmen eine Fußbewegung mit Anspannung der Wadenmuskeln machen. Diese Muskeln werden auch einmal mit leicht stoßendem Klopfen massiert. Dadurch erhält man eine bessere und sicherere Füllung der Soleusvenen (Abb. 5, 32) und wenn möglich auch der Gastrocnemiusvenen (Abb. 16, 29, 31).

Die lateralen Aufnahmen sollen mit einem etwas von hinten gerichteten Zentralstrahl gemacht werden, um eine optimale Weichteilprojektion zu erreichen, wobei die Fibula über den hinteren Teil der Tibia projiziert wird (Abb. 5). Zwei Aufnahmen können mit Vorteil stereoskopisch gemacht werden, wobei die stereoskopische „Tiefenwirkung" am besten gelingt, wenn die Focusverschiebung zwischen den Bildern 20—30 cm beträgt (bei einem Focus-Film-Abstand von $1^1/_2$ m). Wenn die Kassetten in dieser Weise manuell laufend gewechselt werden, können 4—6 laterale Aufnahmen gemacht werden, bevor das Kontrastmittel mit dieser „aktiv dynamischen" Methode fortbefördert ist. Die Kassette und die Röhre werden vor den letzten (lateralen) Aufnahmen etwas proximal verschoben, damit ein möglichst großer Teil des Oberschenkels mit einbezogen wird.

In Fällen mit stark erweiterten Fußvenen muß man darauf achten, daß nicht die ganze Kontrastmittelmenge während der Untersuchung in diesen Venen stagniert und dadurch „Leeraufnahmen" entstehen. Solche Fälle sind zwar selten; unter Umständen können aber 20 cm³ dauernd in den Fußvenen beherbergt werden. In verdächtigen Fällen muß man den Patienten auffordern, aktive Fußbewegungen auch vor den antero-posterioren Aufnahmen auszuführen. Die Untersuchung muß dann überhaupt mehr „aktiv" gemacht werden als gewöhnlich.

Bei Patienten, bei denen man eine starke Insuffizienz in der V. saphena parva vermutet, muß man vor den letzten lateralen Aufnahmen das gestaute Blut aus dieser Vene mit der Hand ausstreichen und danach mit ausgiebiger manueller Kompression das Kontrastmittel aus den gefüllten Venen in der distalen Hälfte des Unterschenkels in die stark dilatierte Parvavene einführen (Abb. 23).

Die zentripetale Phlebographie muß also in dieser Weise aktiv ausgeführt werden, wobei auch die speziellen strömungsdynamischen Verhältnisse verfolgt und geprüft werden müssen. In den meisten Fällen erhält man mit dieser Methode eine vollständige Darstellung der Venen im Unterschenkel. Nur in einzelnen Fällen mit hochgradiger Stauung kann die Kontrastmittelfüllung im hinteren oberen Teil des Wadengebiets unzureichend bleiben, trotz der oben beschriebenen manuellen Beihilfe. Die Muskelvenen im M. gastrocnemius haben auf Bildern in lateraler Projektion beinahe dieselbe topographische Lage wie die V. saphena parva, und bei pathologischen Veränderungen in denselben stößt man bei der Kontrastmittelfüllung auf die gleichen Schwierigkeiten. Die speziellen Einströmungsverhältnisse durch die Perforansvenen sowie deren kompliziertere anatomische Ausbildung machen es aber notwendig, ab und zu die zentripetale Phlebographie in der folgenden Weise zu vervollständigen.

3. Selektive Phlebographie der Gastrocnemiusvenen

Diese selektive Untersuchung wird am liegenden Patienten ausgeführt, wobei das Kontrastmittel in eine varicöse Vene medial in der Höhe des unteren Pol des M. gastrocnemius injiziert wird. Die Punktion wird zuerst am besten in sitzender Stellung ausgeführt, wonach der Patient vorsichtig auf den Untersuchungstisch gelegt wird. Ein Abschnürschlauch wird mit leichtem Druck um den unteren Teil des Oberschenkels gelegt, wobei die Einwärtsströmung durch die Muskelvenen sowie die V. saphena parva gefördert wird (Abb. 30, 43c, 46e). Diese Untersuchung muß „aktiv" ausgeführt werden, indem der Patient zwischen den Aufnahmen eine Fußbewegung macht, wobei das Kontrastmittel in die Muskelvenen eingepumpt wird. Dabei wird die V. saphena parva in ihrem oberen Teil besser gefüllt. Am besten spritzt man sukzessiv 5 cm³ bis zu 15—20 cm³. Bei nach außen rotiertem

Bein werden die öfters erkrankten medialen Perforansvenen tangential freiprojiziert (Abb. 30 d). Diese Stellung ist auch für den Patienten am bequemsten.

In Verbindung mit dieser Untersuchung soll auch eine Aufnahme vom mittleren Teil des Oberschenkels angefertigt werden, nachdem der Stauschlauch entfernt ist. Dabei kann besonders die wichtige V. communicans in Höhe des Adductorenkanals beurteilt werden (Abb. 17, 22e). Gerade dieser Abschnitt der Femoralvene liegt an der Grenze zwischen den Regionen der Beinvenen, die am besten mit zentripetaler Phlebographie bzw. retrograder Femoralisphlebographie dargestellt werden.

4. Retrograde Femoralisphlebographie (= „phlebographischer Trendelenburg")

Eine Kontrastmittelpassage in distaler Richtung wird in den Venen bei normalen Klappen in der Regel verhindert. Sind die Klappen aber zerstört oder insuffizient, kann man mit besonderen Maßnahmen die Strömung vorübergehend in distaler Richtung wenden, wobei eine retrograde Phlebographie gemacht werden kann. Mit schnellen wiederholten Valsalva-Stößen können jedoch einzelne normale Venenklappen überwunden werden. Bei *einem* lang anhaltenden Valsalva-Versuch wurden aber bei Normalfällen die Klappen immer suffizient gefunden (GULLMO 1956). Die Voraussetzungen für die retrograde Phlebographie sind bei der Untersuchung am liegenden Patienten prinzipiell verschieden von denjenigen am stehenden Patienten. *Im Stehen* sind die Venen durch die Schwerkraft der Blutsäule ausgedehnt. Auch in insuffizienten Venen ist die Strömung bei langem Stehen nach oben gerichtet (HAXTHAUSEN 1937). Nur im Beginn des Stehens sowie bei Anstrengungen oder Pressen (Valsalva) ist die Strömung bei Klappeninsuffizienz vorübergehend nach unten gerichtet.

Bei Kontrastmittelinjektion in die V. femoralis in der Leistenbeuge im Stehen erfolgt meistens eine distale Kontrastmittelfüllung nicht nur in pathologischen Venen, sondern auch bei normalen Individuen (SYLVAN 1951, SHUMACKER 1954). In normalen Venen sind bei ruhigem Stehen die Klappen für die zentripetale Blutströmung offen. Die Strömung ist am schnellsten im Zentrum des Gefäßes (BEST und TAYLOR 1961), wogegen das schwere Kontrastmittel in Wirbelbewegungen längs den Wänden nach unten absinken kann, was auch auf Phlebographiebildern ersichtlich ist. Die Klappentaschen werden dabei mit Kontrastmittel in relativ hoher Konzentration gefüllt. Diese Verhältnisse haben die retrograde Phlebographie bei stehenden Patienten als unsicher und ungeeignet erwiesen. Pathologische Verhältnisse konnten damit nicht von normalen unterschieden werden.

Diese Unsicherheit ist beseitigt worden, seit die Untersuchung statt dessen *am liegenden Patienten* durchgeführt wird, wobei der Patient *einmal* lang anhaltend preßt. Diese Methode wird vom Verfasser seit 1953 systematisch benutzt, sie wird auch als ein *„phlebographischer Trendelenburg"* bezeichnet (GULLMO 1963). Bei liegenden Patienten sind normale sowie pathologische Venen relativ blutleer, und beim Pressen kann darum bei Insuffizienz die ganze Menge des Kontrastmittels ohne weiteres nach distal passieren, wobei eine Auffüllung von pathologischen Venen entlang des ganzen Beines möglich ist. Bei normalen Venen passiert aber in liegender Stellung Kontrastmittel niemals distalwärts die nächsten subinguinalen Klappen, solange der Patient *einen* andauernden Valsalvaschen Versuch macht. Mehr als 100 Normalfälle wurden in dieser Weise geprüft (Injektion vor Urographie, Abb. 1). Werden dagegen schnell wiederholte Preßbewegungen ausgeführt, können auch normale Klappen überwunden werden. Dabei geht die Füllung doch selten weiter distalwärts als bis zur Mitte des Oberschenkels. Statt dessen entleert sich das Kontrastmittel unter solchen Umständen meistens proximalwärts bei der ersten Einatmung (MIXTER 1953).

Die percutane Punktion der V. femoralis ist bei einiger Übung leicht durchzuführen. Sie muß genau in der Leistenbeuge erfolgen. Weiter distalwärts ist die Vene schwer zu finden, da sie dort tiefer in der Muskulatur eingebettet ist. Bei Punktion oberhalb der Leistenbeuge muß die Nadel oft das Poupartsche Ligament passieren, auch die Nähe des Bauchfells kann Schmerzen auslösen. Eine ziemlich große, kurzgeschliffene Kanüle, etwa 8 cm lang und 1,2 mm weit, wird benutzt. Die A. femoralis wird mit dem linken Zeigefinger wegpalpiert und fixiert, wonach die Vene etwa 1 cm medial davon mit „offener" Nadel punktiert wird. Man kann in der Regel das Durchstechen der

Venenwand fühlen; das venöse Blut tröpfelt mit niedrigem Druck aus der Kanüle. Mitunter kann der Druck so niedrig sein, daß kein Blut spontan ausfließt. Dann wird der Patient zum Pressen aufgefordert oder der Bauch des Patienten manuell komprimiert; liegt die Kanüle im Venenlumen, so tritt Blut aus. Ein Plastikschlauch von 50 cm Länge wird an die Kanüle angeschlossen, so daß sich der Untersucher bei der Injektion hinter einen Schirm stellen kann. Die Patienten müssen vor der Untersuchung ein zuverlässiges Pressen zur rechten Zeit üben. Für die retrograde Femoralisphlebographie genügen 20 cm³ Kontrastmittel (Urografin 45%).

In Fällen mit normal suffizienten Venen bekommt man eine gute Füllung aufwärts in die iliacalen Venen derselben Seite. Bei Insuffizienz der V. femoralis werden die Beckenvenen beim Pressen nicht aufgefüllt, da die ganze Kontrastmittelmenge in die Beinvenen hinabströmt (Abb. 3b, 4b, 8a, 10a, 17, 22, 33b). In solchen Fällen muß eine neue Injektion ohne Pressen ausgeführt werden, wobei über das Beckenvenengebiet zentriert wird (Abb. 3a, 4a). Die Kanüle wird mit Kochsalzlösung durchgespült, bis die Bilder kontrolliert sind und die Untersuchung vollständig ist. Am besten benutzt man eine Potter-Bucky-Blende, wobei man bei den Preßaufnahmen die Röhre und den Kassettenträger gekoppelt zwischen den Aufnahmen distal verschiebt, so daß man auch Bilder vom unteren Teil des Oberschenkels (Abb. 8b, e, f; 46b) sowie vom Wadengebiet bekommt. Auf dieser letzten Aufnahme kann z. B. eine insuffiziente V. saphena parva aufgefüllt sein (Abb. 23b).

Die Bezeichnung „retrograde Preßphlebographie" wurde von MARTINET (1959) eingeführt. Die Untersuchung wird aber bei ihm mit dem Patienten in „50° zur Horizontalen" ausgeführt. Er macht immer zuerst eine „statische Aufnahme" ohne Pressen und später mit neuer Injektion die „Preßphlebographie". Infolge des oben angeführten Grundsatzes sind die Resultate für die Unterscheidung von normalen und insuffizienten Venen nicht zuverlässig und sicher. Bei der Methode von MARTINET kann z. B. Kontrastmittel bei der „statischen" Aufnahme auch in normale Femoralisvenen absinken. Andererseits kann die retrograde Füllung bei der „Preßaufnahme" eingeschränkt werden, da die Venen im Stehen schon vom Blut ausgespannt sind.

GANSAU (1956, 1957) hat eine Methode für die retrograde Phlebographie der Beckenvenen angegeben, bei der die V. cava auf der *rechten* Seite des Rückens (Bauchlage) percutan punktiert wird. Diese Methode entspricht also der Aortographiemethode von DOS SANTOS (dabei aber linksseitige Punktion). Die retrograde Beckenvenenfüllung wird von GANSAU durch Kompression der V. cava im Epigastrium und mit leichter Senkung des Fußendes erzielt. Die Untersuchung wird in Narkose ausgeführt; man erhält eine gute beiderseitige Auffüllung der Beckenvenen. Wie bei der Methode von MARTINET kann aber die Klappensuffizienz im Femoralisgebiet nicht zuverlässig geprüft werden. Für besondere Zwecke, z. B. in gynäkologischen Fällen, könnte diese Methode von GANSAU von Wert

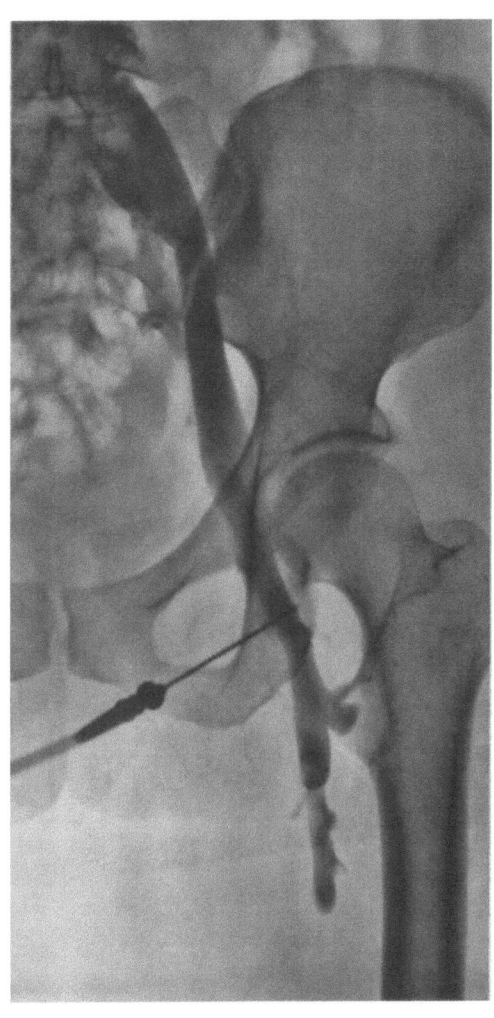

Abb. 1. Normalfall. Frau, 33 Jahre. Retrograde Femoralisphlebographie, liegend mit Pressen. „Phlebographischer Trendelenburg". Normale Klappen der Femoralvene. Suffiziente Saphena magna, die normalerweise mit dieser Methode nicht gefüllt wird, hier an der Nadel gelegen. In der V. iliaca communis die „unsichtbare Zone". V. hypogastrica proximal gefüllt. Kein Kompressionsphänomen im Leistenkanal

sein, da die Hypogastricavenen mit ihren Endzweigen aus den Beckenorganen gut gefüllt werden. Wenn nur die großen parietalen Beckenvenen untersucht werden sollen, ist eine bilaterale Femoralisphlebographie technisch einfacher und für den Patienten bequemer. Die Hypogastricavenen werden dabei manchmal auch gefüllt, entweder retrograd, da sie in Rückenlage dekliv sind, oder auch durch die Obturatorius oder Ischiadicuskollateral-venen (Abb. 4a).

5. Sogenannte Funktionsphlebographie

Viele Varianten von Phlebographiemethoden für spezielle Funktionsprüfung der Venen sind angegeben worden. Dabei sollen die Patienten entweder standardisierte, aktive Bewegungen ausführen, oder man macht mit ihnen spezielle passive Manöver im Anschluß an die Kontrastmittelinjektion. Man kann unter diesen Methoden drei verschiedene Typen unterscheiden, nämlich:

a) Für *Bewertung des totalen venösen Rückflusses* aus der einzelnen Extremität. Für diesen Zweck werden bei zentripetaler Phlebographie Bilder teils unmittelbar nach der Injektion angefertigt, teils nachdem der Patient z. B. 10 Fußbewegungen ausgeführt hat. Diese Methode wurde von FERREIRA u. a. (1951) beschrieben und von SHUMACKER u. a. (1954) weiterentwickelt; dabei soll der Patient genau 10 Fußhebungen innerhalb von 10 sec nach vollendeter Injektion ausführen. Diese Methode wurde auch von DE WEESE und ROGOFF (1958) benutzt, wobei die Bewertung durch die Anwendung von langen Bildern über die ganze Extremität verbessert wurde.

b) Für *spezielle Prüfung der Klappenfunktion*. Man hat versucht, das Schlußvermögen der Klappen zu prüfen, indem die Injektion bei liegendem Patienten erfolgte und dieser danach schnell in Vertikallage gebracht wurde. Diese Methode wurde teilweise von FERREIRA u. a. (1951b, 1952) benutzt; sie wurde von DOHN und MATHIESEN (1952, 1958) standardisiert und unter der Benennung ,,tilt Phlebographie" beschrieben. DIEZ und FERRANDO (1958) versuchten eine Aufklärung über die Klappenfunktion zu bekommen, indem sie Aufnahmen des Unterschenkels machten, vor und nach dem Valsalvaschen Versuch. Die zitierten Methoden enthielten aber in der Bewertung der Klappenfunktion einen subjektiven Faktor, da die Venen schon mit Kontrastmittel aufgefüllt waren und nur eine Anreicherung an den Klappen zum Vorschein kam. Eine ganz sichere Beurteilung von Klappensuffizienz ist nur durch die oben beschriebene retrograde Femoralisphlebographie möglich. Nur durch *ein* langdauerndes Pressen während der ganzen Injektion können die nächsten distalen Klappen beurteilt werden (Abb. 1). Bei dieser Methode können zwar nur die Klappen im oberen Teil der Femoralvenen geprüft werden, aber gerade diese Region ist für die Venenentleerung des Beines von ausschlaggebender Bedeutung.

c) Für besondere Prüfung der *Suffizienz der Vv. communicantes*, die in der Tat hauptsächlich eine Prüfung ihrer Klappenfunktion ist. DOHN und MATHIESEN sind der Ansicht, daß ihre ,,tilt phlebography" eine bessere Prüfung der Vv. communicantes bietet als die gewöhnliche zentripetale Phlebographie. Dies ist aber aus den von ihnen veröffentlichten Bildern nicht ersichtlich; rein oberflächliche, geschlängelte Venen werden als Vv. communicantes bezeichnet, die nur durch Projektion mit den tiefen Venen verbunden erscheinen. Eine ganz sichere Prüfung der Suffizienz der Kommunikansvenen kann nur mit einer vorherigen, isolierten Füllung der tiefen Venen erreicht werden, z.B. durch eingelegte Katheter oder auch, wie es oben bei der ascendierenden Phlebographie beschrieben wurde, mit Hilfe eines Stauschlauches. Auch die transossale Phlebographie vermittelt in der Regel eine solche primäre Füllung der tiefen Venen (s. unten).

Es soll hier hervorgehoben werden, daß insuffiziente Vv. communicantes von pathologischer Bedeutung immer *varicös* sind (dilatiert mit unregelmäßigen Lumina). Sie sollen darum mehr nach ihrem Aussehen beurteilt werden als nach der zufälligen Strömungsrichtung in ihnen, die durch verschiedene Faktoren wechseln kann. Eine stereotyp ausgeführte ,,Funktionsphlebographie" soll darum als Routinemethode nicht gebraucht werden.

6. Transossale Phlebographie

Die hier schon beschriebene „*aktiv dynamische*" zentripetale Phlebographie in Kombination mit retrograder Femoralisphlebographie vermittelt in den meisten Fällen eine vollständige Beurteilung der Venen des Beines. In den seltenen Fällen, wo eine direkte Venenpunktion nicht ausgeführt werden kann, steht die transossale Phlebographie als eine „Verlegenheits"-Methode zur Verfügung. Für spezielle Zwecke kann jedoch die Methode mitunter von Wert sein.

Die Methode gründet sich auf die Tatsache, daß eine in das Knochenmark injizierte Flüssigkeit unmittelbar in die zahlreichen, sinusartigen Venenlumina des Markraumes übergeht und von da aus in die nächsten tiefen Venen. Im Prinzip ist es also eine tiefe, intravenöse Injektion. Diese Tatsache wurde von HENNING (1940) und von ERHARDT und KNEIP (1943) beschrieben. Für die Phlebographie wurde die Methode zuerst von DRASNAR benutzt (1943, 1946). DIMTZA hat sie zur Routinemethode für Phlebographie vorgeschlagen (1951). Es wurden viele Namen für die Methode angegeben wie intraspongiöse, transmedulläre, intraossale, osteomedulläre, intramedulläre Phlebographie. SÜSSE (1954) hat die Bezeichnung transossale Phlebographie benutzt, was am entsprechendsten erscheint.

Die *Technik* bei der transossalen Phlebographie ist recht einfach. Früher wurde meistens eine gewöhnliche Sternalpunktionsnadel (nach ARINKIN, 1929) benutzt. Dabei kann aber ein Reflux längs des Stichkanals mit Kontrastmittelanhäufung am Periost eintreten mit schmerzenden Infiltraten als Folge. Darum wurden spezielle Kanülen mit Schraubengewinde (BALLADE 1950, EYSHOLDT 1956) angegeben. Diese Nadel wird mit einigen Hammerschlägen in den Knochen eingetrieben und dann durch Drehungen fest eingeschraubt, so daß die Spitze sich im Markraum befindet. Ein Rückfluß des Kontrastmittels wird damit verhindert. Einige fettglänzende Bluttropfen sollen spontan auströpfeln oder können abgesaugt werden. Nur ein mäßiger Widerstand soll bei der Injektion gefühlt werden.

Die Untersuchung wird meistens in Narkose ausgeführt, da jede Injektion in den Markraum sehr schmerzhaft ist. Dies wurde schon von HENNING (1940) und später von EBAUGH u. a. (1950) sowie von GOTTLOB (1956) als eine Folge der Druckerhöhung in dem Markkanal erklärt, und die Schmerzen konnten auch mit Injektion von 0,9 % Kochsalzlösung sowie mit Novocainlösungen momentan ausgelöst werden. Die Schmerzen sind in dem ganzen injizierten Knochen lokalisiert. Wenn die Injektion z. B. in den medialen Malleolen erfolgt, entsteht in der ganzen Tibia ein tiefer, sprengender Schmerz. Eine Lokalanaesthesie über dem Malleolargebiet ist darum unzureichend.

Auf diese Tatsache begründet sich ein spezielles Verfahren, das unabhängig voneinander von GOTTLOB (1956) und von GULLMO (1956) eingeführt wurde. Durch totale Umspritzung eines kleineren Knochens mit Lokalanaestheticum kann die transossale Injektion danach schmerzfrei ausgeführt werden. Dabei wurde von GOTTLOB die Injektion in das Tuber calcanei und von GULLMO in die Tuberositas des fünften Metatarsale vorgenommen. Mit beiden Methoden werden in der Regel die tiefen Venen des Unterschenkels gut aufgefüllt. Wenn die Injektion in das Tuber calcanei erfolgt, kann, wenn auch selten, die ganze Abströmung allein durch die V. tibialis post. erfolgen. Von dem fünften Metatarsale aus wird immer eine vollständige Füllung der Unterschenkelvenen erhalten. Daneben ist eine etwaige osteitische Reaktion weniger bedeutend, wenn sie im fünften Metatarsale lokalisiert ist als im Calcaneus.

Bei transossaler Darstellung sollen höchstens 45 %iges Urografin benutzt werden und von anderen Mitteln nur 35 %ige Lösungen. Die Durchmischung mit dem Blut wird bei dieser Methode sehr gut, störende Unterschichtungen werden nicht beobachtet, was schon von DIMTZA (1951) angeführt wurde. Mit der umschließenden Lokalanaesthesie kann die Untersuchung auch bei sitzendem Patienten in „aktiv dynamischer" Weise ausgeführt werden.

Wenn die Untersuchung unter Narkose mit Injektion in proximaler gelegene Knochenteile gemacht wird, kann eine selektive Auffüllung bestimmter Venenabschnitte erzielt werden. Das ist von besonderer Bedeutung für die Phlebographie der Beckenvenen (PETKOVIČ 1953). Wenn in das Tuber ossis ischii (ANTANOPOULOS 1955) injiziert wird, erhält man eine selektive Füllung der V. hypogastrica durch die V. obturatoria und die V. ischiadica. Wird aber in den Trochanter major injiziert, so geschieht der Abfluß

31*

teils durch die genannten Venen durch die V. hypogastria und teilweise auch durch die V. femoralis in der Leistenbeuge, durch die Vv. circumflexae fem. medialis und lateralis. Für die Untersuchung der Beckenvenen ist deshalb die Injektion in den Trochanter major sehr geeignet (Hilscher 1955b; Lessmann und Waldrop 1958).

Für die besondere Beurteilung der Ernährungsverhältnisse im Caput femoris bei Frakturen hat Hulth (1956, 1958) eine Methode mit transossaler Kontrastmittelinjektion in das Caput femoris eingeführt. Sie wurde auch von Grafund Werner (1960), sowie Serre, Vidal und Vialla (1961), benutzt. Eine leicht konische Nadel wird dabei durch das Collum femoris in das Caput eingeschlagen. Nach dem Ausmaß der Schädigung der Abflußvenen kann das Heilungsvermögen prognostisch beurteilt werden. Bei Arthrosis deformans des Hüftgelenkes wurde ein erschwerter Venenabfluß vom Caput gefunden (vgl. Abb. 32).

Vor der routinemäßigen Anwendung transossaler Phlebographien muß aber gewarnt werden. Besonders bei älteren Patienten mit Arteriosklerose besteht das Risiko einer Osteitis (Witt 1952, Süsse 1956). Experimentell konnten Enria u. a. (1950) und Wild (1956) Bindegewebsumwandlungen und Sklerosierung im Markkanal als Folge der transossalen Kontrastmittelinjektion auch bei niedriger Konzentration nachweisen.

Verfasser hat in den letzten 3 Jahren niemals die transossale Phlebographie benutzt. Immer gab es irgendwo eine Vene für die Punktion, und danach konnte das Kontrastmittel so gelenkt werden, daß eine vollständige Beurteilung erreicht wurde.

7. Indirekte (arterio-venöse) Phlebographie

In peripheren Gefäßregionen, aus denen der Venenabstrom „passiv" mit Hilfe der *vis a tergo* geschieht — dies ist praktisch im ganzen Körper mit Ausnahme der Beine der Fall — wird die Phlebographie am besten im Anschluß an eine Arteriographie gemacht *(Serienangiographie)*. Für besondere Regionen, z. B. die Gehirnhemisphären, ist es ein direkter Vorteil, da die Venen dabei von Beginn an sämtlich aufgefüllt werden. Die Methode wurde zuerst für die Armvenen von Allen und Barker (1934) angegeben. Sie ist heute nur noch für die Untersuchung der Venen der Hand und des Unterarms von Bedeutung, da die Venen des Oberarms sowie der Schulterregion besser mit der gewöhnlichen direkten zentripetalen Phlebographie dargestellt werden. Für die Venen der unteren Extremitäten ist die Methode ungeeignet, da eine Kontrastmittelinjektion in die A. femoralis zu einer ungleichen Einströmung in das voluminöse Venenbett des Beines (Stuhl u. a. 1961) und zu einer starken Verdünnung führen würde. Für eine genügende Füllung wäre eine große Kontrastmittelmenge von hoher Konzentration erforderlich. Dies ist jetzt möglich, z. B. mit Urografin. Die speziellen venösen hämodynamischen Abströmungsverhältnisse können dabei jedoch nicht zuverlässig beurteilt werden. Für die meisten Fragestellungen, die im Einzelfall eine Phlebographie des Beines indizieren, ist eine Serienangiographie ungeeignet. Für Spezialstudien, wo auch das Capillargebiet beurteilt werden soll, ist die Methode unentbehrlich. Über das Vorkommen von arteriovenösen Fisteln bei Varicen wurde von Vogler (1953), Piulachs u. a. (1953), Reus und Vink (1955) berichtet; sie sind in Abb. 40 illustriert. Für die Phlebographie der Fußvenen wurde von Doutre u. a. (1951) das Kontrastmittel in die A. tibialis posterior hinter dem medialen Malleolus injiziert. Auch bei Mißbildungen im Venensystem (z. B. Hämangiom) soll eine Serienangiographie gemacht werden (Servelle 1949).

8. Phlebographie mit Kathetermethoden

Die großen Venen der Bauch- und Brusthöhle werden am besten durch einen eingelegten Katheter mit Kontrastmittel gefüllt, wobei dasselbe Verfahren benutzt wird, das von Seldinger (1953) und von Ödman (1956) für die Aortographie eingeführt wurde. Der Katheter wird dabei ohne Schwierigkeiten in Strömungsrichtung des Blutes eingeführt. In distaler Richtung verhindern die Klappen die Passage des Katheters in den Extremitätenvenen. Das Verfahren soll nicht versucht werden, da Schäden in den Venenwänden mit Thrombose als Folge entstehen können. Ein Katheterverfahren wurde von

FERREIRA u. a. (1951) und von ÖDMAN (1952) für die „Funktionsphlebographie" benutzt, wobei der Katheter nach Freilegung der V. saphena parva bis in die V. femoralis hinaufgeführt wurde. Nach der Kontrastmittelinjektion wurde die Abströmung unter verschiedenen Verhältnissen studiert. Die Beurteilung der Klappenfunktion ist aber weniger zuverlässig, wenn ein Katheter zwischen den Klappensegeln liegt.

Diese Bedenken können auch gegen *Venendruckmessungen mit Katheter* in peripheren tiefen Venen angeführt werden (STÜRUP und HÖJENSGÅRD 1950). In Fällen, bei denen vorher mit percutaner Phlebographie ein Fehlen der Klappen in den tiefen Venen gefunden wurde, sind Druckmessungen mit dem Katheter zuverlässiger. Es soll streng hervorgehoben werden, daß immer *vor* der Venendruckmessung eine Phlebographie ausgeführt werden soll, da sonst unerkannte Venenkommunikationen die Meßresultate ganz unverständlich machen können.

Bei Katheterisierungen der Venen soll der Patient mit Antikoagulantien (Heparin) behandelt werden, da auch kleinere Schädigungen der Venenintima eine Thrombose verursachen können. Bei den Arterien ist dies seltener der Fall.

III. Normale Anatomie und Physiologie
1. Verschiedene Venentypen

Vom Gesichtspunkt der Phlebographie aus betrachtet, kann man in den unteren Extremitäten 4 Arten von Venen mit verschiedenem Aussehen unterscheiden. Der Unterschied beruht teilweise darauf, daß sie in verschiedenen Geweben eingebettet sind, und daß ihre Funktionen verschieden sind.

a) Die subcutanen Venen liegen weich im lockeren Fettgewebe eingebettet, worin sie Schlingen mit gleichmäßigem, zierlichem Verlauf und mit netzförmig angeordneten Anastomosen bilden. Klappen sind meistens nur an den Gabelungen vorhanden und darum spärlicher als in den übrigen Venentypen. Sie stehen in Verbindung mit speziell ausgeformten Venenschlingen, die ihrerseits in Verbindung mit den Vv. perforantes und den Vv. communicantes stehen, deren Anordnung später näher beschrieben wird (Abb. 16, 31).

b) Die langen tiefen Venen liegen in einer gemeinsamen straffen Bindegewebsscheide längs der Arterien. Man nennt sie darum „Venae comitantes", und sie haben dieselben Namen wie die beiliegenden Arterien. Im Unterschenkel sind sie immer doppelt vorhanden und haben distal oft zahlreiche quer verlaufende Anastomosen, so daß die Arterien beinahe plexusartig von ihren Begleitvenen umgeben werden.

Die erste systematische Beschreibung der Venen des Beines gab LODER (1803). BRAUNE (1873, 1889) hat sie noch eingehender beschrieben. Als allgemeine Regel gilt, daß individuelle Variationen häufiger in den Venen als in den Arterien vorkommen. Gewisse Anordnungen finden sich aber in bemerkenswert konstanter Art und deuten auf eine spezielle Funktion hin. Dies gilt besonders für das Vorkommen von Klappen und deren Lokalisation, die auch später näher beschrieben wird.

Der Zusammenfluß der 3 tiefen Venenbahnen des Unterschenkels zu einer einheitlichen V. poplitea wechselt recht stark individuell und kann auch in beiden Extremitäten verschieden sein (WILLIAMS 1953; KOBAK u. a. 1954). Die V. poplitea ist oft in Höhe des Kniegelenksspalts doppelt, in einzelnen Fällen sogar dreifach. Die Venen des M. gastrocnemius münden dann in je einen Zweig 2—3 cm proximal des Kniegelenkes. Nicht selten ist auch die V. femoralis verdoppelt, manchmal nur in ihrem mittleren Teil, wobei der eine Teil viel schmäler als der Hauptstamm ist. Die Vv. communicantes in Höhe des Adductorenkanals münden dann in den kleineren Zweig (Abb. 17, 22e).

c) Die Muskelvenen im M. soleus und M. gastrocnemius füllen und entleeren sich bei der direkten Phlebographie auf eine Art, die deutlich zeigt, daß es diese Venen sind, die das sog. „venöse Herz" in den unteren Extremitäten ausmachen. Ab und zu können auch die Muskelvenen im M. semimembranosus und M. semitendinosus (Abb. 32d—e, 25c) gleich oberhalb der Knieregion mit Kontrastmittel gefüllt werden (DODD 1959). Im übrigen erhält man keine Kontrastmittelfüllung der Muskelvenen bei direkter Phlebographie. Die Venen in den übrigen Muskeln des Beines sind relativ klein und können nur nach einer indirekten arterio-venösen Phlebographie aufgefüllt werden. Diese kleinen Muskelvenen besorgen nur den eigenen venösen Abfluß der Muskeln. Im M. gastrocnemius und M. soleus dagegen haben die Venen eine deutliche hämodynamische Funktion, die besonders bei der Durchleuchtung untersucht werden kann (Phleboradioskopie). Diese Venen haben normal ein typisches arkadenförmiges Aussehen (CHARPY und HOVELACQUE 1920) und sind mit dichtstehenden, regelmäßig geordneten Klappen versehen (Abb. 5, 31).

In der Regel findet man nur bei jungen Patienten unter 25 Jahren ganz normale Venen in diesen Muskeln (GULLMO 1957d, 1959). Später bestehen immer Zeichen einer zunehmenden Degeneration in Form von mehr oder weniger ausgesprochenen Erweiterungen und Schlingenbildung sowie Reduktion der Klappenzahl (Abb. 16, 24c, 32).

Die Muskelvenen können auch ohne äußerlich sichtbare Varicen stark varicös verändert sein (Abb. 32). Solche Muskelvaricen wurden schon von VERNEUIL (1855) pathologisch-anatomisch beschrieben; im Jahre 1861 gab er eine klinische Beschreibung der Symptome, die durch die Muskelvaricen verursacht werden. Auch in neueren Lehrbüchern wird irrtümlicherweise behauptet, daß es normal sinusähnliche, dilatierte Venen in den Wadenmuskeln gibt (z. B. DODD und COCKETT 1956, S. 41; MAY und NISSL 1959, S. 129; FOOTE 1960, S. 50). Diese „Venensinus" sind in der Tat Muskelvaricen und also eine pathologische Veränderung.

Die Hauptstämme der V. saphena magna und parva nehmen in gewissem Grade eine Zwischenstellung zwischen den tiefen und den rein oberflächlichen Venen ein. Ihr gerader, längsgehender Verlauf gleicht dem der langen tiefen Venen. Die Saphenavenen haben aber an sich stärkere Wände, da sie von den umgebenden Geweben nicht so gut gestützt sind wie die tiefen Venen. Darum haben die Klappentaschen ein anderes Aussehen, das die Venen auf den Bildern unterscheiden läßt; die tiefen Venen haben perlschnurartige Ausbuchtungen an den Klappen, die Saphenavenen dagegen haben gerade Konturen und sind außerdem spärlicher mit Klappen versehen.

d) Kommunikansvenen und Perforansvenen können auch als spezielle Form von Venen an ihrem besonderen Aussehen erkannt werden. Sie verbinden die oberflächlichen Venen mit den tiefen Venen bzw. Muskelvenen. Sie haben wenigstens teilweise einen queren Verlauf und oft eine S-förmige Windung an ihrem Durchtritt durch die Fascien, der immer erfolgt, da gerade diese Venen die verschiedenen Venensysteme verbinden. Die spezielle hämodynamische Bedeutung der Kommunikansvenen wurde schon von GIACOMINI (1824) und von VERNEUIL (1855) sowie GAY (1868) hervorgehoben. SHERMAN (1944) und RAIVIO (1948) gaben ausführliche anatomische Beschreibungen der Kommunikansvenen des Beines. Bei anatomischen Präparaten können etwa zehn Kommunikansvenen zu jeder einzelnen der langen tiefen Venen des Unterschenkels präpariert werden, mit recht regelmäßigem Abstand von einander. Die Kommunikansvenen sind dabei in einer Linie längs der großen Fascienwände der verschiedenen Muskelgruppen orientiert (LINTON 1938, 1939, 1953). In der Regel sind es nur einige Venen mit besonderer Lokalisation, die von klinisch-pathologischer Bedeutung sind, und diese werden im Zusammenhang mit einer Beschreibung der verschiedenen Prädilektionsstellen der varicösen Veränderungen erörtert (Abb. 27). Es sind besonders die Stellen, wo die hämodynamischen Belastungen am größten sind und die Kommunikansvenen als Ausgangspunkt für lokale *varicöse Veränderungen klinische Bedeutung erlangen können*. Dies geschieht, wenn die Klappen der Kommunikansvenen insuffizient werden. Normalerweise sind diese Klappen so gerichtet, daß sie nur eine Strömung von der Peripherie in die tiefen Venen zulassen (PIRNER 1956). Die Ausnahmefälle, die unter anderem von KLOTZ, HENLE, KANIA, RAIVIO und GREITZ beschrieben wurden, können darauf beruhen, daß etwaige varicös degenerierte Muskelvenen in einem klinisch noch gesunden Bein die Ursache einer Klappeninsuffizienz in der dazugehörigen Kommunikansvene gewesen sind. Daß dies anfangs ohne Bedeutung ist, hat seinen Grund darin, daß die übrigen normalen Kommunikansvenen zur Entleerung des venösen Blutes aus den oberflächlichen Venen ausreichen. Wie schon hervorgehoben wurde, sind nur *varicös* veränderte Kommunikansvenen von klinisch-pathologischer Bedeutung. Bei der Phlebographie haben sie ein typisches, verändertes Aussehen (Abb. 6, 7). Auch bei der Operation und bei pathologisch-anatomischer Untersuchung sind solche Kommunikansvenen deutlich pathologisch verändert. Sie sind dick, weiß und sklerotisch und von einem veränderten Fettpolster umgeben (DODD et al. 1957).

2. Die Bedeutung der Kollateralvenen

Schon die Verdoppelung der tiefen Venen im Unterschenkel und das oft doppelte Vorkommen der V. femoralis können als Ausdruck für ein Prinzip der Kapazitätserhöhung

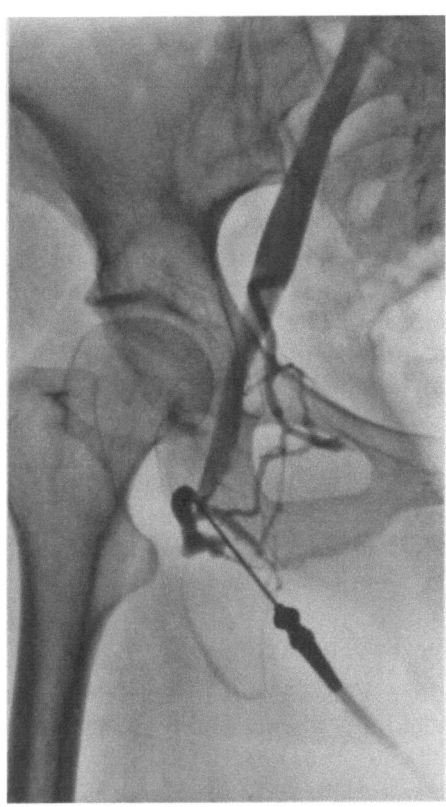
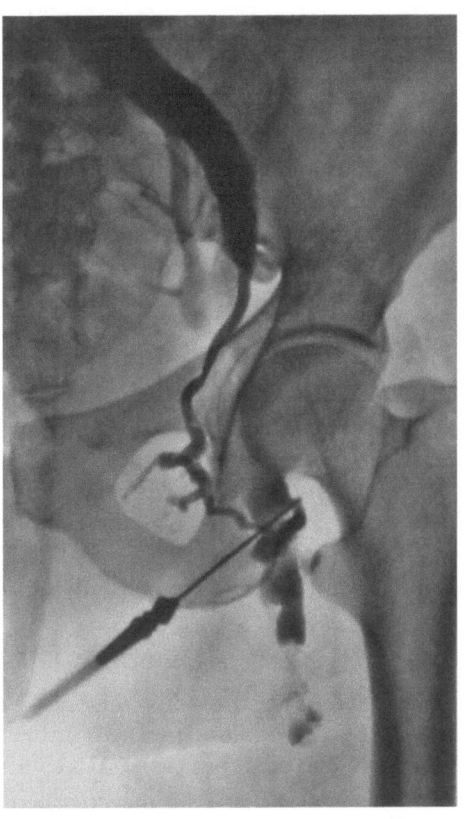

Abb. 2a. Frau, 62 Jahre. Ohne Pressen. Die Nadel liegt in der V. circumflexa femoris med. Ausgehend davon ist ein verkürzter Circulus obturatorius, der wieder in die V. femoralis communis einmündet, aufgefüllt. Normaler Befund

Abb. 2b. Frau, 52 Jahre. Ähnlicher normaler Befund wie Abb. 2a. Aufnahme bei Pressen. Die fehlende Füllung der Femoralis im Leistenkanal ist hier nicht pathologisch, sondern durch die Lage der Nadel in der V. circumflexa femoris med. bedingt

angesehen werden. Die Venen werden leicht von außen komprimiert, z. B. wenn die Extremität gegen die Unterlage gedrückt wird. Dabei treten die Kollateralvenen, die dei komprimierten Stellen überbrücken, in Funktion. Das reichliche Vorkommen von Kollateralvenen ist die Voraussetzung des intermittierenden und relativ langsamen Abflusses des Venenblutes unter Ausnützung der Pumpfunktion der Muskelarbeit im Stehen.

Außer diesen normal-physiologisch vorkommenden Venen gibt es eine große Anzahl potentieller Kollateralvenen. In der Leistenregion wurden zwei solche von BRAUNE (1873) beschrieben. Der *Circulus venosus ischiadicus* besteht aus der V. circumflexa femoris medialis, die in eine kleine Vene längs des Nervus ischiadicus übergeht und sich mit der V. glutealis inf. und der V. hypogastrica vereint. Der *Circulus venosus obturatorius* beginnt entweder auch mit der V. circumflexa femoris medialis oder mit einer selbständigen

V. pubica ext., geht aber dann in die V. obturatoria und V. hypogastrica (Abb. 4a) über. Diese Umgehungsbahnen werden mitunter bei retrograder Femoralisphlebographie mit Kontrastmittel gefüllt, besonders wenn die Nadelspitze an der Einmündung der V. circumflexa femoris medialis liegt (Abb. 2a und b). Bei transossaler Phlebographie mit Injektion in den Trochanter major werden sie in der Regel gefüllt, da der Venenabfluß von diesem Teil des Skeletes gerade über die V. circumflexa femoris medialis geht. Manchmal gibt es einen verkürzten Circulus obturatorius durch einen Ramus obturatorius von der V. epigastrica inf. (Abb. 2a). Diese Venenzirkel fungieren normal in der Regel nicht als Kollateralvenen, da die Klappen darin im oberen bzw. unteren Teil eine entgegengesetzte Richtung mit einer intermediären Zone im mittleren Teil haben. Die caudal gerichteten Klappen im distalen Teil dieser Venenzirkel werden relativ leicht überwunden, da sie auch in normalen Fällen oft aufgefüllt werden.

Bei Ligatur der V. femoralis in Höhe des Lig. Pouparti treten oft schwere Stauungszustände im Bein in den ersten Stunden nach der Operation auf (VEAL 1940; EDWARDS und ROBUCK 1947). Meistens läßt die Stauung aber plötzlich nach durch Überwindung des Klappenwiderstandes in diesen potentiellen Kollateralzirkeln.

Eine ähnliche potentielle Kollateralvene gibt es auch zwischen der V. femoralis profunda und der V. femoralis im unteren Teil des Oberschenkels, eine Querhand breit proximal des Kniegelenkes. Bei einem Hindernis (z. B. nach Thrombose) im mittleren Teil der V. femoralis wird diese Verbindung erweitert und leitet den ganzen Blutfluß durch die V. profunda femoris ab. Bei einem Hindernis in den tiefen Venen des Unterschenkels und in der V. poplitea treten die Oberflächenvenen in demselben Gebiet als Umgehungsbahnen in Funktion (Abb. 42, 43c). Dabei muß die Klappenfunktion in den Kommunikansvenen distal vom Hindernis zuerst überwunden werden, wonach die Strömung nach außen gerichtet wird. Bei Hindernissen in verschiedener Höhe in den tiefen Venen bekommen diese Umgehungsbahnen ein typisch wechselndes Aussehen, das von der Lokalisation des Hindernisses abhängig ist (SERVELLE 1946). Schon das äußere Aussehen der Varicen sollte darum auf ein begrenztes Hindernis deuten. Rein primäre Varicen mit „privatem Kreislauf" (nach MAGNUS 1921) können aber dieselben „Umgehungsbahnen" vortäuschen; nur die Phlebographie kann die Verhältnisse erläutern (Abb. 21).

3. Spezielle Lokalisation der Venenklappen

Die Verteilung und das relative Vorkommen der Venenklappen wurde von FRIEDREICH (1882) beschrieben. Ihre embryonale Entwicklung wurde von KAMPMEIER (1927) aufgeklärt, ihre komparative Anatomie von WILLIAMS (1954) ermittelt.

EDWARDS beschrieb 1936 die Orientierung der Klappensegel im Verhältnis zu der nahe liegenden Körperfläche oder Fascienschicht. Der Querschnitt der Venen ist am Ort der Klappen ellipsenförmig, die freien Ränder der Klappensegel liegen in der Längsachse der Ellipse und parallel zu der darüberliegenden Körperoberfläche. Etwaiger Druck von außen sowie die Kontraktion der darunterliegenden Muskeln wirken dann am wenigsten störend für das Schließungsvermögen der Klappen (GRANT 1952, BRAUS-ELZE 1956). Auf dem Phlebogramm kommen daher die Klappen in den subcutanen Venen im Profil hervor, nur wenn sie sich in dem äußeren Teil des Bildes befinden, wo die Subcutis tangential abgebildet wird.

Auch in den allerkleinsten Venen werden Klappen gefunden. Schon postcapillare Venen mit einem Kaliber von 20 μ besitzen Klappen (DZIALLAS 1949; STAUBESAND und RULFFS 1958). Klappen sind stets distal von Einmündungsstellen zu finden. In den längeren Venenstämmen (z. B. V. femoralis) gibt es auch Klappen in verzweigungsfreien Abschnitten; sie sind überhaupt an den hämodynamisch zweckmäßigsten Stellen in wunderbarer Weise lokalisiert (Abb. 26e, 31g).

Gewisse regelmäßig vorhandene Lokalisationen und Anordnungen der Venenklappen deuten darauf hin, das spezielle, hämodynamische Funktionen in besonderen Venenabschnitten stattfinden.

Es sollen hier besonders zwei Lokalisationen für Venenklappen hervorgehoben werden, die bei der Phlebographie mit auffallender Regelmäßigkeit wiederkehren. Die erste ist die sog. „sub-Poupartian valve" (KEITH 1908, 1923; EGAR und WAGNER 1949; POWELL und LYNN 1951; BASMAJIAN 1952), die sich in der V. femoralis $^1/_2$—1 cm unterhalb des Lig. Poupartii befindet (Abb. 19, 20b, 23c, d, 31d, 47). Die andere Klappe liegt in der V. poplitea $^1/_2$—1 cm unterhalb des Kniegelenkspaltes (Abb. 4e, 23b—c, 31, 32d). Diese beiden Klappen liegen demnach unmittelbar unterhalb der Leistenbeuge und im Kniegelenk. Ihre Lokalisation deutet darauf hin, daß sie als eine Art „Saugherzmechanismus" Bedeutung haben können, die von BRAUNE (1873) beschrieben wurde. Das Phänomen wurde bei Leichenversuchen entdeckt, wobei eine Pumpenfunktion bei Beuge- und Streckbewegungen der Extremitäten beobachtet wurde. Dies wurde von BRAUNE als ein Druck- und Saugeffekt an den Venen in den Fascienspatien der Gelenkbeuge aufgefaßt. SCHULZE (1933) sowie LANZ und WACHSMUTH (1938) meinten, eine Stütze für eine solche Saugherz-Funktion in der Verankerung der Venen mit ihrer Umgebung mittels Bindegewebsstreifen zu finden. Diese hatten eine solche Anordnung, daß man sie „örtliche Lüftungseinrichtungen" nannte. Diese „Verspannungszüge" wurden später von v. KÜGELGEN (1951) studiert, der auch das mechanische und funktionelle System von Wandbau und Einbau der Venen näher erörtert. Da die Saug- und Druckeffekte an den Venen in den Gelenkbeugen eine indirekte Folge von Muskelbewegungen sind und diese auch direkt bei der Entleerung der Muskelvenen in den Waden mitwirken, ist es angemessen zu glauben, daß diese beiden Vorrichtungen koordiniert sind und mit diesen konstanten Klappenlokalisationen gesichert sind.

4. „Einfluß-Schlingen" an den Kommunikansvenen

Eine andere normal-anatomische Erscheinung, die auf eine physiologisch hämodynamische Funktion hinweist, wird von den stets vorhandenen, speziell geformten Venenschlingen hervorgerufen, die sich an die Kommunikans- und Perforansvenen direkt anschließen und diese mit den oberflächlichen Venen verbinden. Sie sind früher anscheinend nicht in der phlebographischen Literatur beschrieben worden. Sie sind normal feinkalibrig, etwa 1 mm im Durchmesser und beinahe spiralförmig (Abb. 6d, 24c, 27, 28b, 31). Mittels einer speziellen Klappenanordnung erlauben sie, daß eine kleinere Menge Blut sich vor und oberhalb der Kommunikansvene ansammeln kann. Bei einer Phleboradioskopie ist es leicht zu beobachten, wie das kontrastgemischte Blut bei Muskelbewegungen der Kommunikansvenen durch diese Venenschlingen rhythmisch zugeführt wird. Die Form der Schlingen erlaubt auch, daß die Muskelfascie bei Bewegung gegenüber der Subcutis verschoben werden kann, ohne daß die Kommunikansvenen dabei überdehnt werden. Form und Anordnung dieser Schlingen deuten weiter darauf hin, daß sie als eine Art kleinere „Saugherzen" oder sogar Saugheber (Siphon) fungieren. Es sind gerade diese speziellen Venenschlingen, die zuerst bei Insuffizienz der Kommunikansvenen varicös degenerieren (GULLMO 1959). Bei sog. „Blow out" verlieren sie ihre regelmäßige. Form (Abb. 6d) und erhalten auch eine caudalere Lage im Verhältnis zu den Kommunikansvenen (Abb. 31e—f). Kontrastblut wird gerade in solchen insuffizienten Schlingen am längsten bleiben, was mit serienmäßig ausgeführter, aktiv dynamischer Phlebographie nachgewiesen werden kann (Abb. 7, 29). Die spezielle Einflußfunktion dieser Schlingen ist dann aufgehoben, statt dessen sind sie eine Art Windkessel für die tiefen Venen geworden, die die antreibende Kraft für die Blutströmung verloren haben.

5. Physiologische Bemerkungen

Der normale Stoffwechsel erfordert eine Zurückwanderung der Gewebeflüssigkeit an den venösen Enden der Capillaren. Diese Resorption wird durch die osmotische Wirkung der Plasmakolloide geleistet, die normal einem Druck von etwa 25 mm Hg entspricht. Dieser osmotischen Kraft steht aber der hämodynamische Druck entgegen, und darum darf der Venendruck auf längere Dauer in einem Körperteil nicht höher als 25 mm Hg sein. Eine kompensatorische Erhöhung des osmotischen Druckes (durch Hämokonzentration) könnte zwar einen höheren hydrostatischen Druck ausgleichen. Dies ist aber aus anderen biologischen Gründen ungeeignet, da dabei Permeabilitätsschäden ausgelöst werden können.

Starling (1896) hat diese osmotischen Verhältnisse der Plasmakolloide erforscht. Ihr Verhalten zum Capillarblutdruck wurde von Landis (1926, 1934) untersucht. Mehrere Untersuchungen haben eindeutig gezeigt, daß der Venendruck bei normalen Kreislaufbedingungen immer niedriger als der osmotische Druck ist (Carrier und Rehberg 1923; Drury und Jones 1927; Krogh u. a. 1932; Landis u. a. 1932; Youmans u. a. 1934, 1935 und Wells u. a. 1938).

Bei Venendruckmessungen in der Knöchelregion wird aber auch in normalen Fällen bei dauernd absolutem Stillstehen ein bedeutend erhöhter Venendruck gemessen, der sich dem Druck nähert, der hämostatisch von einer Blutsäule mit einer Höhe von 130 cm H_2O geleistet wird und ungefähr 100 mm Hg entspricht. Dieser hohe Venendruck im Unterschenkel sinkt aber sofort bei Muskelbewegungen unter den kolloidosmotischen Druck ab. Sollte die Venenrückströmung nur mit der hämodynamischen Kraft des Herzens *(vis a tergo)* besorgt werden, dann müßte der Capillarendruck im Unterschenkel im Stehen höher als 100 mm Hg sein. Durch die pumpende Wirkung der Wadenmuskeln auf die Venenströmung wird eine sinnvolle Drucksenkung von unten her geleistet, die die Bedingungen normalen Stoffwechsels auch bei aufrechter Stellung im Unterschenkel sichert.

Mit Venendruckmessungen kann diese Wirkung der Muskelarbeit direkt registriert werden. Diese Leistung fordert aber eine normale Klappenfunktion in den Venen, die die Funktion des „venösen Herzens" im Unterschenkel erfüllen. Sind die Klappen insuffizient, bleibt die aktive Drucksenkung aus, und es kann statt dessen eine Erhöhung des Venendruckes bei Muskelarbeit eintreten (Wright 1930; Höjensgård und Stürup 1950).

Noch einige Hilfsmechanismen der venösen Rückströmung sollen hier kurz erörtert werden, wenngleich sie mehr von theoretischem Interesse sind.

Der schon genannte *Saugherzmechanismus*, der von Braune (1873) beschrieben wurde, und der sich in den Beugefalten manifestieren sollte, ist schwer zu bewerten, da sich die Muskeln auch bei passiven Bewegungen mit eigener Wirkung auf die Venenblutströmung mitbewegen. Diese Saugherzfunktion kann also experimentell nicht isoliert studiert werden. Die schon genannte auffallend konstante Klappenlokalisation in der V.femoralis und in der V.poplitea im Verhältnis zu den darunterliegenden Skeletteilen kann aber ein Hinweis auf einen vorhandenen Saugherzmechanismus sein.

Die *Arterienpulsationstheorie* wurde zum erstenmal von Ozanam (1875) aufgestellt. Die arteriovenöse Koppelung sollte eine paternosterartige fortlaufende Kompression der Venenwände durch die Pulswellen bewirken. Im Zusammenwirken mit dem Klappenspiel könnte eine zentripetale Strömung erzielt werden. Die Theorie wurde von Hasebroek (1916) wieder aufgenommen. Löhr (1921) wollte ihre praktische Bedeutung verneinen. Schade und Wohlleben (1933) konnten aber nach Injektion von Abrodil in der V. saphena parva bei Durchleuchtung eine pulssynchrone, stoßweise Strömung des Kontrastmittels bei liegenden Hunden sehen. Lanz u. a. (1936/37, 1938) waren der Meinung, daß spezielle anatomische „Verspannungen" und „Verankerungen" der Venen an den Arterien ein Hinweis auf eine „funktionelle Gefäßstrangeinheit"seien. Eine vermehrte Disposition zu Varicenbildung nach Arterienverschluß wurde von Groterjahn und Seyss (1952) sowie Staubesand (1959) gefunden. Von Hasse (1959, S. 437) wurde „Benachbarte Verschlußlokalisationen an Venen und Arterien" erörtert.

Bei Phleboradioskopie und Phlebographie in aufrechter Stellung findet man keinen sicheren Anhalt einer solchen Pulsationswirkung. Etwaige pulssynchrone Bewegungen könnten auch eine Folge offenstehender, arterio-venöser Anastomosen sein. Dies wäre dann ein lokaler Effekt der „*vis a tergo*".

Die Venen sind wie alle anderen Gefäße von *tonusregulierenden Reflexen* beeinflußt. Ein „Venomotorzentrum" wurde von Fleisch (1930, 1931) angenommen und auch von Pereira (1946) erörtert. Wohlbekannt ist die Dilatation der Venen bei Wärmeeinwirkung, die näher von Donegan (1921) studiert wurde. Venomotorische Reflexe bei Lageveränderungen konnten von Gaskell und Burton (1953) und von Sundin (1956) registriert werden. Durch eine generelle Vasoconstriction bei aufrechter Stellung ist die capillare Durchblutung in den Füßen geringer als in liegender Stellung. Umgekehrt ist also die Ernährung in den Füßen, bedingt durch diese Reflexe, besser in liegender Stellung als im Stehen. Diese Vasomotorenreflexe spielen sich hauptsächlich in den Capillaren und in den kleinsten Arterien und Venen ab. Die von der Schwerkraft verursachten gröberen, hämodynamischen Strömungswiderstände und Belastungen auf der Venenseite müssen deshalb durch aktive Muskelbewegungen überwunden werden. Nur diese endgültige Fortbewegung des Venenblutes ist der Gegenstand der Untersuchung bei der Phlebographie.

IV. Erkrankungen der peripheren Venen
1. Allgemeine Symptomatologie

Die Indikationen für die Phlebographie gründen sich auf klinische Symptome, die von einer venösen Stauung verursacht werden können. Dieser lokale venöse Hochdruck ist immer mechanisch bedingt (MARX 1959), weshalb man auf der Venenseite nicht mit „funktionellen" Störungen rechnet. Nur bei Poliomyelitis wurden *Venospasmen* von klinischer Bedeutung beschrieben (SMITH und ROSENBLATT 1952). Bei frischer Thrombose sind Spasmen zwar oft in den tiefen Venen vorhanden (Abb. 28, 29). Sie sind aber als Strömungshindernis von sekundärer Bedeutung. BAUER konnte schon 1940 mit Bildern vor und nach einer Sympathicusblockade das Vorkommen dieses Spasmus zeigen. Bei Thrombektomien konnten DE WEESE u. Mitarb. (1960) beobachten, daß ein Vasospasmus in der V. femoralis unmittelbar nach der Entfernung des Gerinnsels nachließ. Ein lokales Venospasmus sieht man oft an einer Punktionsstelle in den zugehörigen Venenzweigen (Abb. 21b, 30e). Bei Zuständen wie die Raynaudsche Krankheit ist zwar ein Venospasmus mit im Spiel (NAIDE u. SAYEN 1946). Es ist aber weniger bedeutend als die Veränderungen auf der Arterienseite.

Bei Venenstauung ist die Entwicklung von *Varicen* eines der gewöhnlichsten Symptome. Auch bei frischer Thrombose wurden dilatierte Venen von PRATT (1949) in 80% als das erste und früheste Symptom gefunden, die als sog. „Warnungsvenen" („sentinal veins") die Vorderseite des mittleren Teiles der Tibia überqueren. Die Entwicklung von Varicen ist sonst individuell sehr verschieden und erblich bedingt (KLAPP 1923, CURTIUS 1928, 1954, WILLIAMS 1959, KLÜKEN 1959). Bei Individuen mit konstitutionell gesunden Venen können unter Umständen andere Symptome einer Venenstauung zuerst erscheinen. *Ödembildung* in der Knöchelregion ist dabei das am frühesten wahrnehmbare Symptom. Bei dieser Ursache ist das Ödem zu Beginn vom orthostatischen Typ (BARKER 1952) und verschwindet bald nach Hochlagerung des Beines. Die gestörte Resorption der Gewebsflüssigkeit wird nur in sehr geringem Grade von den Lymphwegen übernommen (WOOD 1952, ZIMMERMANN 1957, BÜRGER 1958, FUCHS u. a. 1960). Die Lymphströmung im Ductus thoracicus beträgt nur 1,0—1,5 ml/min und ist hauptsächlich für den Abtransport von Substanzen mit größeren Molekülen (Eiweiß) von Bedeutung (ZIMMERMANN 1957). Darum sammelt sich allmählich eiweißreiches Exsudat in den Geweben und wird später organisiert. Es kommen dann trophische Veränderungen hinzu mit derbem Ödem, Haarausfall, Pigmentierungen und Indurationen. Zum Schluß entsteht ohne besonderes Trauma eine Ulceration im veränderten Gewebe. Schwere Schmerzen kommen längs den tiefen Venen vor, besonders in der Kniekehle an der V. poplitea (Phlebodynia). Nächtliche Krampfschmerzen in den Wadenmuskeln (Krampfadern) sind wahrscheinlich von sekundären Arteriospasmen ausgelöst.

Die alte Vorstellung, daß sich in den Varicen schlackenhaltiges, sauerstoffarmes Blut ansammelt, muß nach neueren Forschungen revidiert werden (KLAPP 1923; FISCHER 1930; GREITHER 1955, 1956; BANDMANN und PEEK 1959). Bei der Punktion von Varicen findet man oft überraschend das Blut auffallend hellrot und „arteriell". Dies muß eine Folge von kompensatorisch geöffneten arterio-venösen Anastomosen sein; ein Versuch des Organismus, das gestaute Blut in den Venen fortzuschaffen. Die periphere capillare Durchblutung wird aber durch diesen Kurzschluß verschlechtert.

Eine Anhäufung von „Schlackenprodukten" kommt statt dessen in den Gewebeflüssigkeiten neben den Varicen vor. Wenn auch frisch arterielles Blut in den Varicen

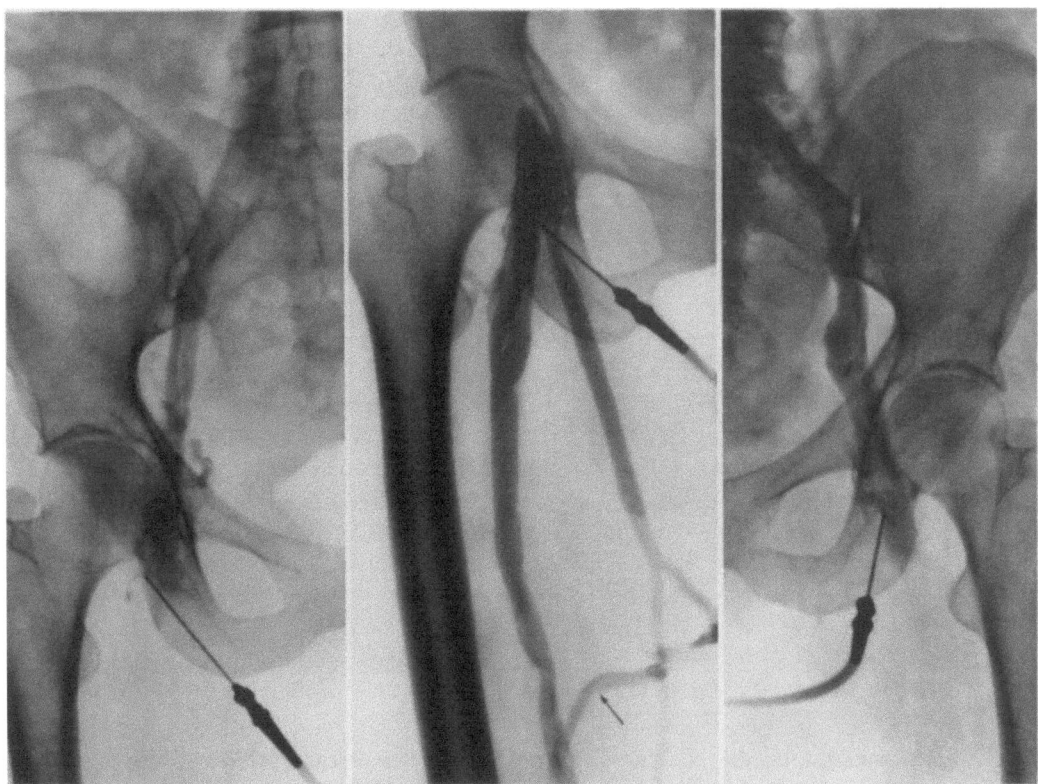

Abb. 3a   Abb. 3b   Abb. 3c

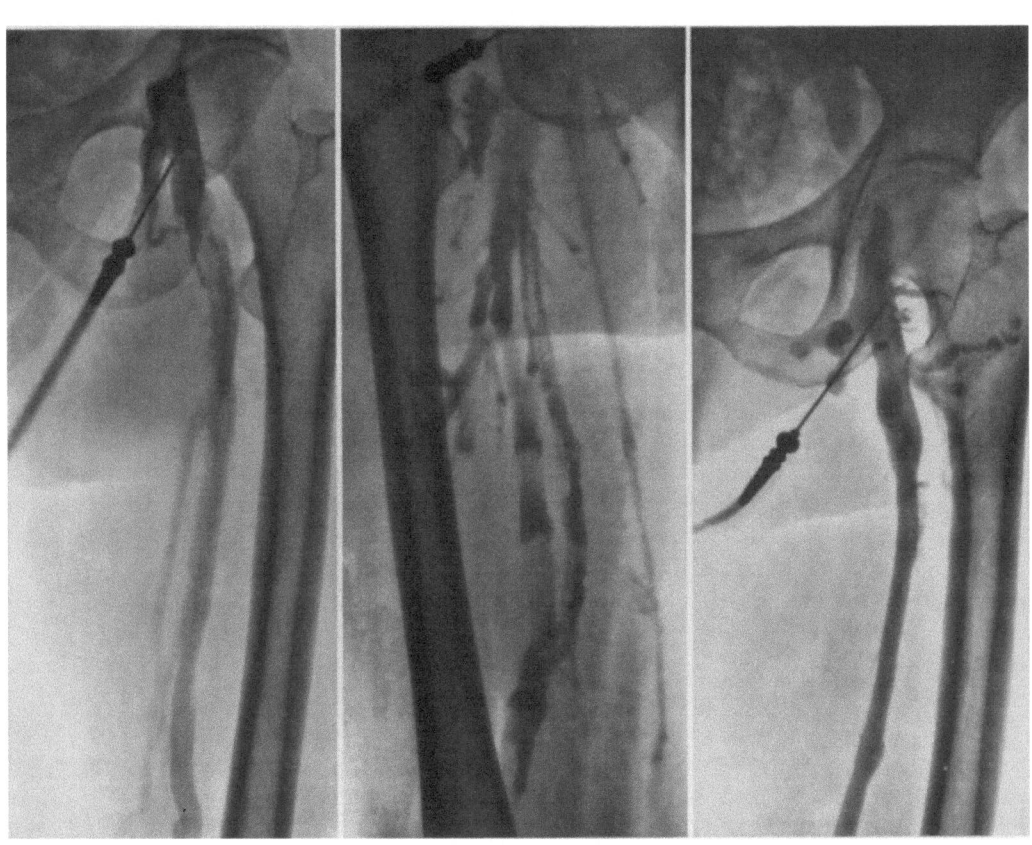

Abb. 3d   Abb. 3e   Abb. 3f

fließt, so kann dies nicht für den lokalen Stoffwechsel benutzt werden, da die Rück-
resorption durch den hohen Druck in den Venen verhindert ist.

Ein bedeutungsvoller Fortschritt in der Klassifizierung der Venenkrankheiten wurde
von Homans (1916) erzielt, indem er *primäre* und *sekundäre Varicen* unterschied. Die
sekundären, postthrombotischen Varicen sind in der Regel von starken trophischen Veränderungen begleitet. Die *primäre, varicöse Degeneration* ist aber im Anfangsstadium
meistens symptomenfrei. Wenn es nach langer Dauer zur retrograden Strömung im

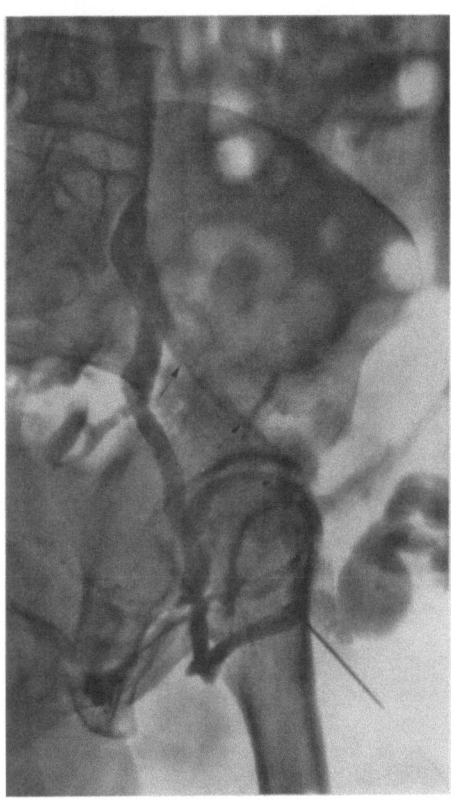 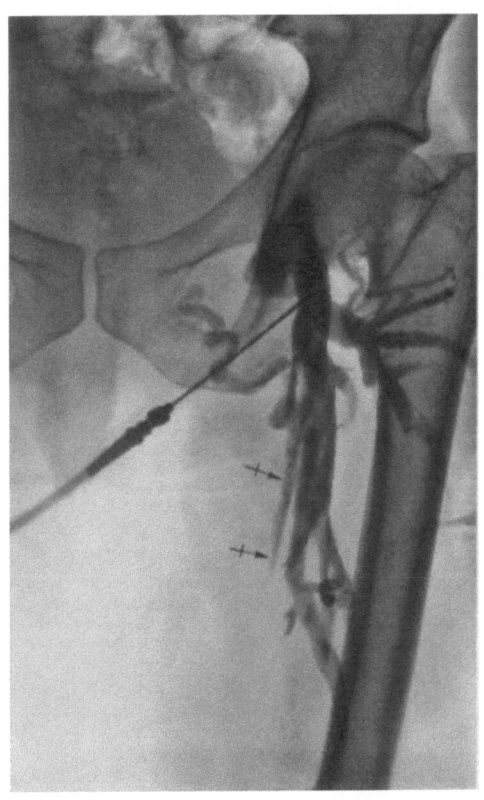

a   b

Abb. 4a—f. Mann, 36 Jahre. Thrombose im linken Bein nach Tibiafraktur vor 11 Jahren. a Femoralisphlebographie ohne Pressen mit dem Patienten nach links gedreht. Die V. iliaca externa (↑↑) ist beinahe
obliteriert. Der Abfluß geht teils rückwärts über den dilatierten Circulus obturatorius und teils vorwärts über
Pubesvaricen. Promontoriumimpression in der V. iliaca communis (vgl. Abb. 16). b Mit Pressen. Retrograde
Füllung der Femoralis profunda. Die Femoralis (+→) ist nach unten zunehmend verengt. Kompressionsphänomen in der Lacuna vasorum. c und d Bei direkter Injektion in den Pubesvaricen fließt das Kontrastmittel nach rechts in die V. femoralis dextra. e und f Ascendierende Phlebographie. e Das gesunde rechte
Bein. Die normale Parva entleert sich hier durch Perforansschlingen in die Gastrocnemiusvenen. In f (linkes
Bein) ist die geheilte Fraktur in der Tibia sichtbar. Tiefe Venen sind nur in der unteren Hälfte des Unterschenkels gefüllt und offenbar weiter proximal obliteriert. Darum geht die Strömung mit „Umgehungsbahnen" in die Parva weiter, die in eine dilatierte V. popliteofemoralis übergeht

Abb. 3a—d. Frau, 49 Jahre. a und c ohne Pressen, b und d mit Pressen (liegend). Postthrombotisch rekanalisierte Femoralvene und Kompressionsphänomen bilateral (vgl. Abb. 18, 19). Rechts ist die Saphena magna
insuffizient, bei (→) quergehendem, oberflächlichem Zweig der Saphena magna (also keine Kommunikansvene).
Links sind die Saphenaklappen suffizient. Die Femoralis ist doppelläufig

Abb. 3e. Frau, 68 Jahre. Bei dieser Patientin wurden (zufällig) postthrombotische Veränderungen nur in
einer Kollateralvene der Femoralis gefunden

Abb. 3f. Frau, 61 Jahre. Thrombose im linken Bein vor 32 Jahren. Mäßige Einengung der Femoralis mit
etwas unebenen Konturen. Die Klappen fehlen und ihre frühere Lokalisationen sind mit lokalen Dilatationen
der Vene markiert. Die Saphena magna ist proximal klappendicht (bei Mitte der Nadel)

Sinne des „privaten Kreislaufes" nach MAGNUS (1921) kommt, dann folgen auch bei primären Varicen lokale trophische Veränderungen, sogar mit Ulcusbildung über dem niedrigsten Teil des Privatkreislaufes. Ob es wirklich eine dauernde retrograde Strömung in oberflächlichen Varicen gibt, war lange umstritten. HAXTHAUSEN (1937) und HELLER (1942) konnten mit Farblösung bzw. verdünntem Kontrastmittel in der Regel auch in den Varicen eine nach oben gerichtete Strömung finden. Anhänger des „privaten Kreislaufes", z. B. LENGGENHAGER (1936), LÖHR und TÖLLE (1937), OGDEN und SHERMAN (1946) lehnten diese Auffassung ab. Mit genauen phlebographischen Untersuchungen wird tatsächlich eine bedeutende und andauernde Strömung in insuffizienten Saphenazweigen *nach unten* gefunden (Abb. 33f—g). ASK-UPMARK (1952) hat diese Strömung nach unten mit Auskultation feststellen können. Auch bei Methoden, bei denen das Verhalten des spezifisch schweren Kontrastmittels beachtet wird, ist der varicöse „Privatkreislauf"

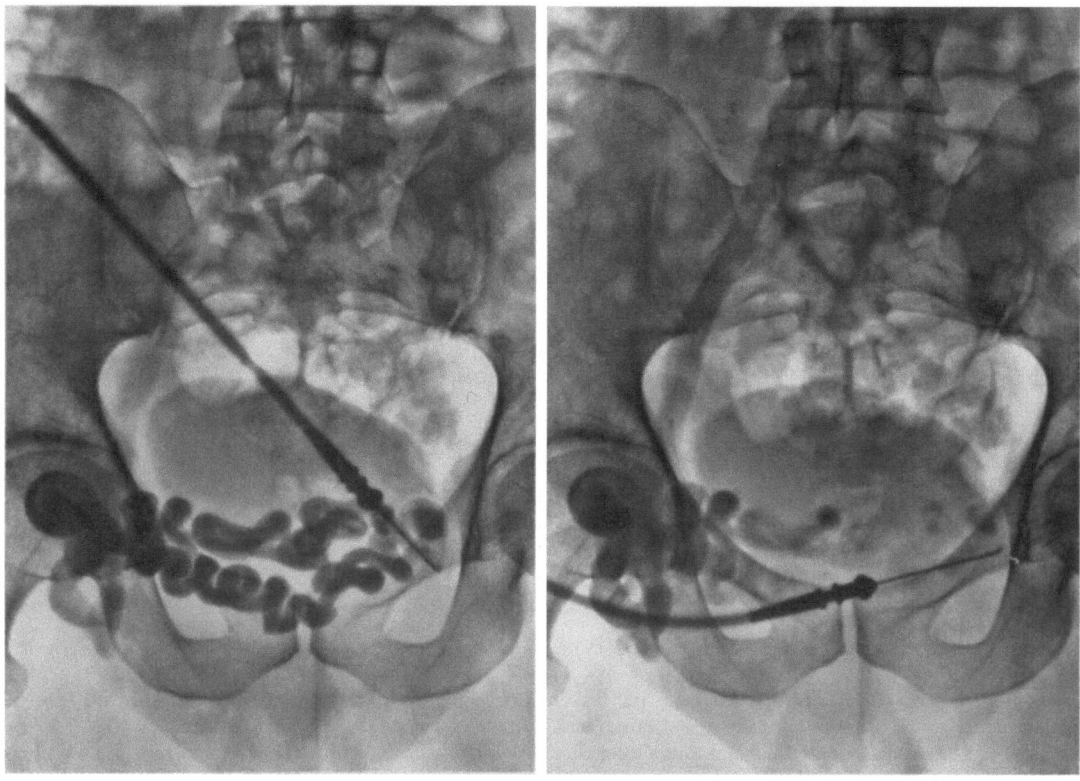

Abb. 4c   Abb. 4d

eine Realität. Daher werden bei zentripetaler Phlebographie ab und zu diese Venen nicht gefüllt (Abb. 33e), da ungemischtes Blut statt dessen nach unten strömt und durch normale Kommunikansvenen im Unterschenkel in die tiefen Venen einströmt. Die sog. Cockettschen Vv. communicantes werden aber von innen her gefüllt, da sie nicht direkt mit den großen Saphenazweigen in Verbindung stehen. Von LEUN (1949) wurde eine nach außen gerichtete Strömung in pathologischen Vv. communicantes als ein „Privatkreislauf" zweiter Ordnung gedeutet. Die Symptome der Stauung sind am ausgeprägtesten an jenen Stellen, wo sich der erste (nach MAGNUS) und zweite „varicöse Kreislauf" treffen. Bei der Phlebographie kann es hier zu einem Gleichgewicht mit langdauernder Füllung der insuffizienten Vv. communicantes kommen (Abb. 7). In hochgradig insuffizienten Saphenavenen kann die Strömung nach unten aber so stark sein, daß eine Füllung nur bei speziellem Vorgehen erreicht wird. Dabei kann z. B. die retrograde Strömung vorübergehend durch eine lokale Kompression in Kniehöhe verhindert werden. LEUN (1949) hat in solchen Fällen auf das Vorkommen des sog. „Ulcuspolsters" hingewiesen, wobei sich ein Varixkissen am Ende eines langen, insuffizienten Venenstammes gerade unterhalb eines Geschwürs befindet (Abb. 33f—g). In ähnlicher Weise wirken die sog. „Blow-out"-Phänomene bei insuffizienten Kommunikansvenen.

Diese späten Folgen der primären Varicen können darum bei klinischer Untersuchung nicht immer mit Sicherheit von postthrombotischen Veränderungen unterschieden werden.

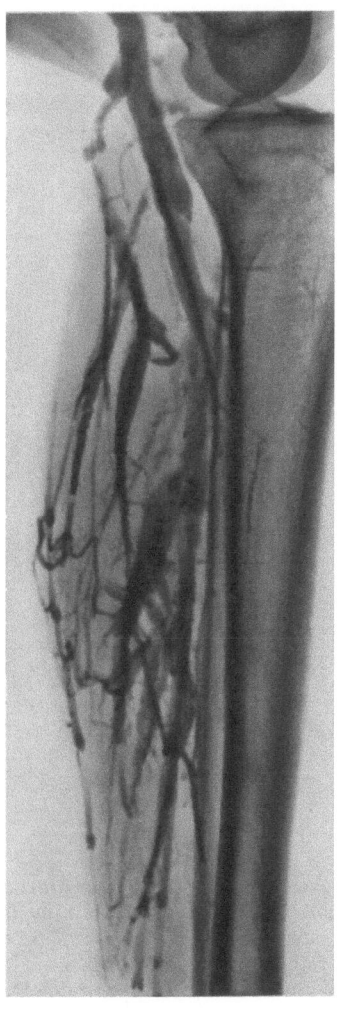
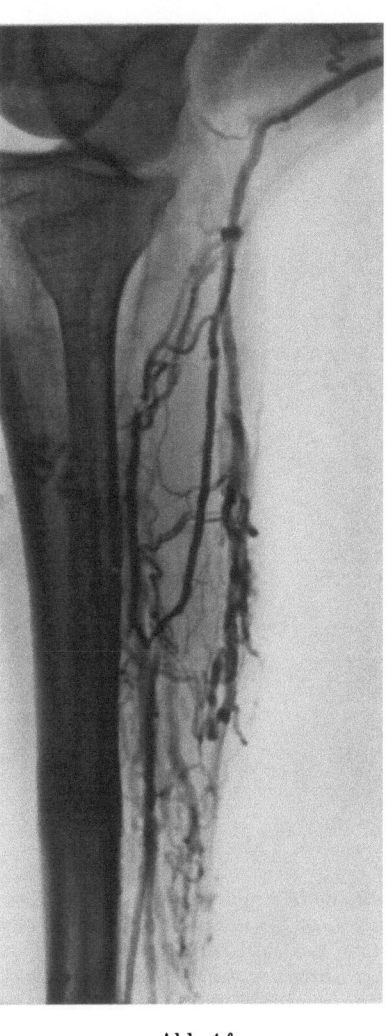

Abb. 4e   Abb. 4f

Da aber diese Unterscheidung für die Therapie und die Prognose ausschlaggebend ist, ist eine phlebographische Darstellung des Zustandes der tiefen Venen unerläßlich (Abb. 3).

Eine genaue, allgemeine klinische Untersuchung mit Inspektion und Palpation soll natürlich der Phlebographie vorausgehen. So muß z. B. immer nach Varicen im unteren Teil der Bauchdecken und oberhalb der Leistenbeuge geforscht werden (Abb. 4), da sie stets auf eine „Beckenvenensperre" mit Hindernissen in den großen parietalen Beckenvenen verdächtig sind (MARTORELL 1943, WANKE 1950, INFRANZI 1957, RICHTER 1958). Im Gegensatz zu diesen klinisch sicheren, wahrnehmbaren „Umgehungsbahnen" können solche in den Beinen nur mit der Phlebographie erkannt werden, da die Varicen hier sehr verschiedenartig sind. SERVELLE (1946) konnte jedoch auch in den Beinen typische „Umgehungsbahnen" bei Hindernissen auf verschiedener Höhe in den tiefen Venen beschreiben. Damals waren aber tiefe Thrombosen die häufigste Ursache der Venenstauung und darum typische „Umgehungsbahnen" regelmäßiger vorhanden. Jetzt sind die primären Varicen weit in der Mehrzahl. Bei diesen ist statt dessen die oben

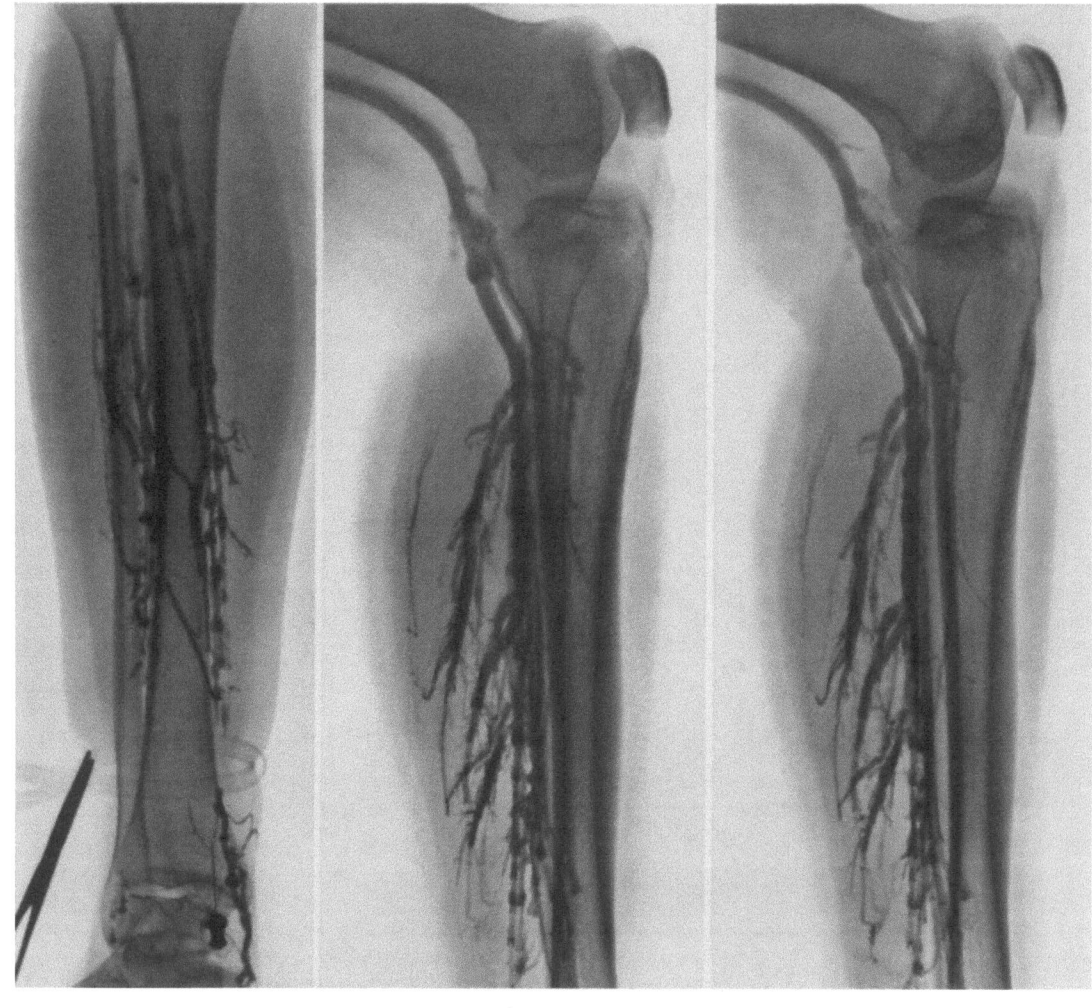

a   b   c

Abb. 5a—c. Normalfall. Fräulein, 20 Jahre. a Nach Injektion von 8 cm³ Kontrastmittel in den Saphena-
stamm distal von einem Stauschlauch. Proximal davon nur tiefe Venen gefüllt und mediale Kommunikans-
venen bis zur Höhe der suffizienten Klappen. b und c (stereoskopisch) Nach Injektion von noch 12 cm³
Kontrastmittel bei Entfernen des Schlauches und aktiven Fußbewegungen sowie Kneten der Wadenmuskeln.
Füllung normaler Soleusvenen und teilweise auch Gastrocnemiusvenen. Klappe in der Poplitea an typischer
Stelle

erörterte, umgekehrte Strömung in dem privaten Kreislauf von größerer Bedeutung,
die Lokalisation der Durchtrittsstellen ist an bestimmte Prädilektionspunkte gebunden,
die weiter unten beschrieben werden sollen.

2. Thrombose und Phlebitis

a) Unterschiedliches Verhalten bei flottierendem Thrombus und Phlegmasia alba dolens

OCHSNER und DE BAKEY (1939) haben den prinzipiell wichtigen Unterschied zwischen
Thrombophlebitis und Phlebothrombosis hervorgehoben. Dieser ist jedoch nur im
Anfangsstadium von Bedeutung. Bei einer primären *Thrombophlebitis* werden die
Thrombenmassen, die sich dabei immer durch die entzündlichen Prozesse entwickeln,
von vornherein fest mit der Gefäßwand verankert, und die Emboliegefahr ist unbedeutend.
Bei der *Phlebothrombose*, die durch eine erhöhte Gerinnungsfähigkeit sowie Verlangsamung
des Blutstromes bedingt ist, sind die Thromben nur an der Ursprungsstelle adhärent.
In der Regel handelt es sich um eine Muskelvene in der Wade (Abb. 44). Die Anhaftung

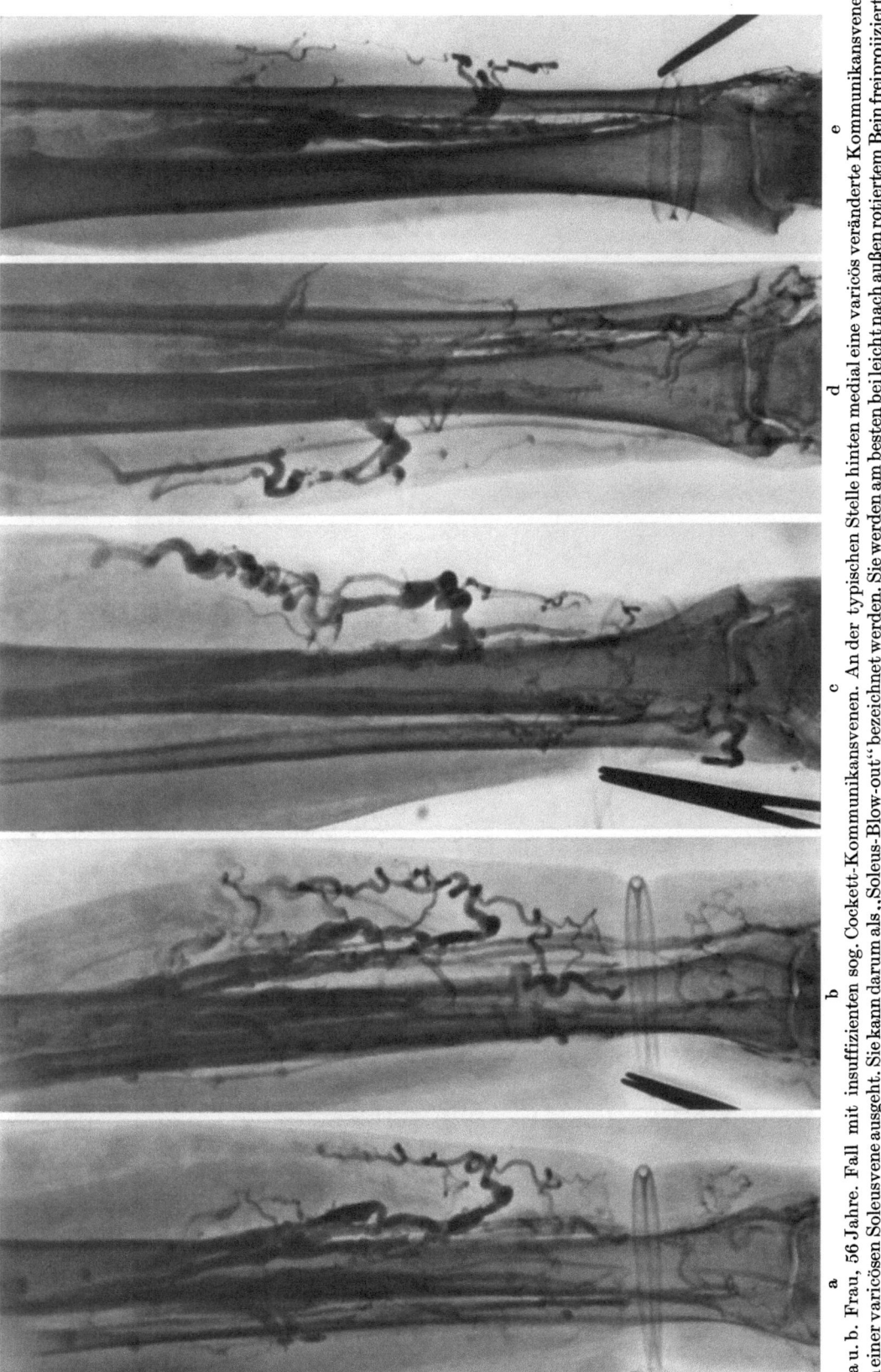

a   b   c   d   e

Abb. 6a u. b. Frau, 56 Jahre. Fall mit insuffizienten sog. Cockett-Kommunikansvenen. An der typischen Stelle hinten medial eine varicös veränderte Kommunikansvene die von einer varicösen Soleusvene ausgeht. Sie kann darum als „Soleus-Blow-out" bezeichnet werden. Sie werden am besten bei leicht nach außen rotiertem Bein freiprojiziert

Abb. 6c. Frau, 64 Jahre. Hier eine varicöse Kommunikansvene in derselben Höhe, die aber direkt von der V. tibialis posterior ausgeht. Die mediale untere Soleusvene mündet an derselben Stelle in die V. tibialis posterior. Diese Soleusvene ist hier über die V. tibialis projiziert. Aus hämodynamischen Gründen kann auch dieser Typ von direkten Kommunikansvenen als Soleus-Blow-out bezeichnet werden

Abb. 6d. Frau, 54 Jahre. Auch hier ein „indirektes" Soleus-Blow-out. Die varicöse Entartung der „Einflußschlinge" (vgl. Abb. 12) steht erst 2 Querfinger proximal davon mit dem Saphenastamm in Verbindung, der von normaler Weite ist. Dilatierte laterale Kommunikansvenen in derselben Höhe, die meistens, wie hier, paarig sind

Abb. 6e. Frau, 44 Jahre. Laterale Kommunikans mit typisch paarigem Verlauf (= Vv. comitantes)

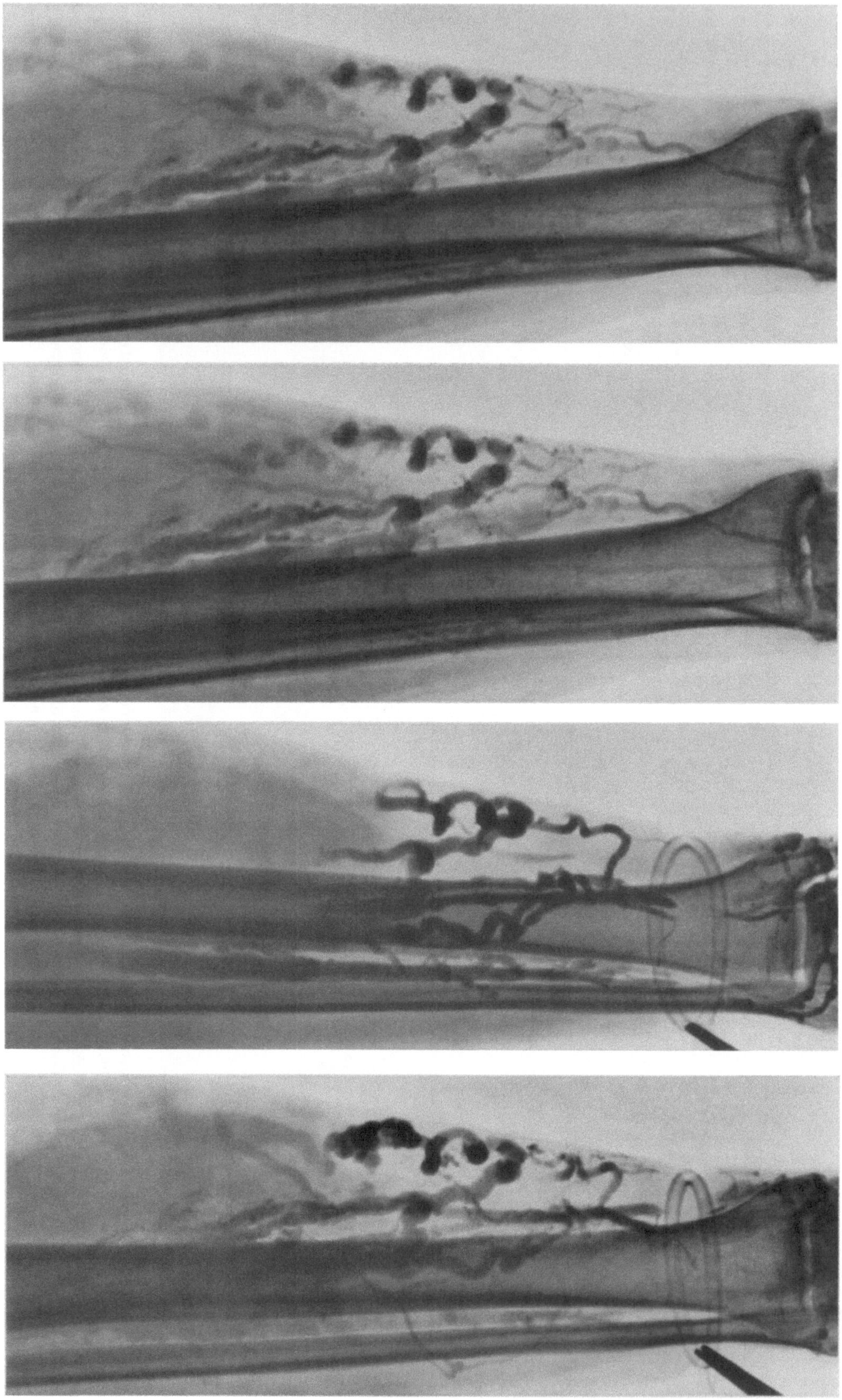

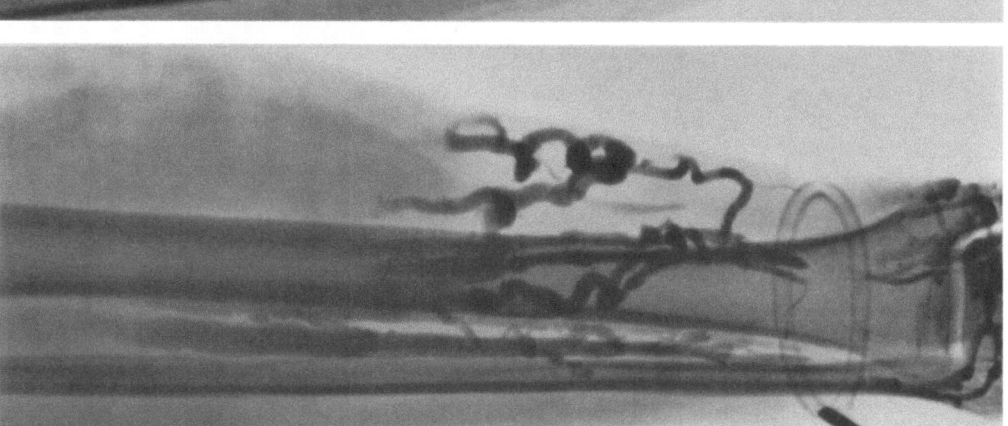

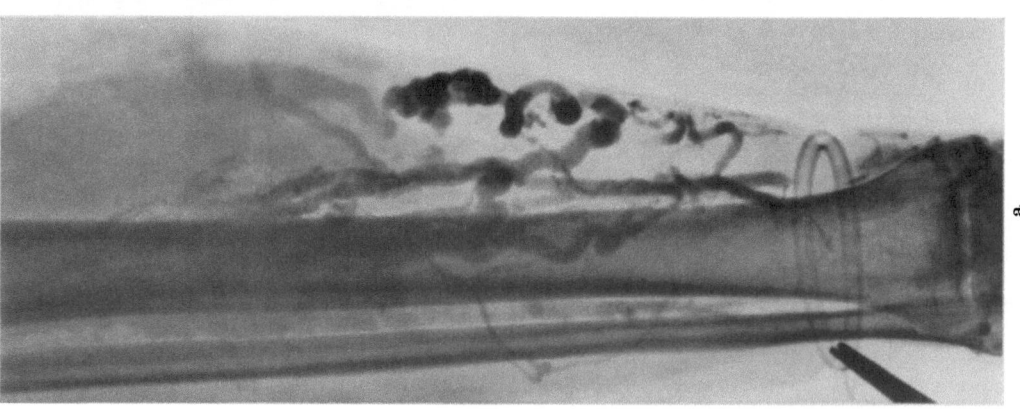

Abb. 7a—d. Frau, 45 Jahre. Saphenavaricosis. Die Patientin machte zwischen jedem Bild 2 Fußbewegungen. Die stark varicöse obere Cockett-Vene (= Soleus-Blow-out) ist direkt mit der Soleusvene verbunden. Die tiefen Venen entleeren sich ziemlich gut. In c sind im unteren Teil nur noch die Klappentaschen gefüllt. Das Kontrastmittel bleibt am längsten in dem Soleus-Blow-out mit der zugehörigen Soleusvene

ist anfangs nur locker und die Emboliegefahr darum groß (flottierender Thrombus) und kann symptomlos bis zur Lungenembolie verlaufen. Durch eine sekundäre Entzündung (chemisch und mechanisch) geht sie aber gewöhnlich in ihrem weiteren Verlauf in eine Thrombophlebitis über und kann dann bei der klinischen Untersuchung entdeckt werden. Schmerzen längs den Venen, besonders in der Wade (HOMANS 1928), sowie „Warnungsvenen" (PRATT 1949), das „flüchtige Initialödem" (KRIEG 1956) mit vermehrtem Glanz der Haut, sollen gesucht werden. Die „Phlegmasia alba dolens" war in der Regel sekundär nach einer postpartalen Thrombophlebitis in den Beckenvenen und hauptsächlich durch einen reflektorischen Arterienspasmus sowie Lymphstauung (von Periphlebitis) bedingt. Sie kann mit einer Sympaticusblockade behoben werden. Lungenembolien sind bei diesem Zustand selten (HOMANS 1937, 1944), weshalb schon von Beginn an hier eine Phlebitis im Spiel sein muß.

Eine Frühdiagnose durch Phlebographie kommt bei dem bedrohenden „flottierenden" Thrombus selten in Frage, da er sich symptomenlos entwickelt. Bilder mit einem flottierenden Thrombus wurden zum ersten Male von FALLENIUS (1942) publiziert. Vorher wurde die Thrombose an der fehlenden Füllung der Venen diagnostiziert, die ein späteres Stadium des Prozesses kennzeichnet. Dabei wird der flottierende Thrombus in seiner ganzen Länge adhärent an der Venenwand mit einer meistens vorübergehenden Obliteration des Lumens (BAUER 1940, 1942, HELLSTEN 1942). Die Rekanalisation beginnt schon nach ein paar Wochen (ZIMMERMANN 1935). Die Phlebographie war von besonderem Wert beim Studium dieses Vorganges (GREITZ 1954). Weiter haben MAY und NISSL (1959) gezeigt, daß Heparin eine deutliche Verkleinerung des flottierenden Thrombus bewirkt, so daß die postthrombotischen Veränderungen weniger ausgedehnt werden. Bei Dicoumarolpräparaten konnte eine solche Wirkung auf den Thrombus nicht gezeigt werden. Sie konnten aber eine weitere Vergrößerung des Thrombus verhindern. Der thrombenauflösende Effekt von Fibrinolysin (CLIFFTON u. a. 1954) wurde z. B. von EVANS und SMEDAL (1959) mit Hilfe der Phlebographie studiert.

Über die primäre Lokalisation der Thrombose sind viele Arbeiten publiziert worden. VIRCHOW hat den Ursprung der Lungenembolien aus Thromben in den Beinvenen gezeigt (1846). Er hat dabei auch die sog. „Thrombus-Metamorphose" beschrieben, wobei der fortlaufende Anbau der Thromben auf Längs- und Querschnitten studiert wurde. VIRCHOW beschrieb auch eingehend spiralförmige Rinnenbildungen im Thrombus an der Einmündung von Venenzweigen; diese Erosionen werden von dem einströmenden Blut verursacht. Diese Gruben in den Thromben haben eine bestechende Ähnlichkeit mit den sog. „Einflußphänomenen", die bei der Phlebographie als normale Erscheinungen vorkommen können (EYSHOLDT 1954; MAY und NISSL 1959).
Pathologisch-anatomische Untersuchungen der Ursprungsstelle der Thrombose wurden von RÖSSLE (1937) und NEUMANN (1938) publiziert. Sie fanden bei 80% bzw. 60% die primäre Lokalisation in den Muskelvenen und den tiefen Venen in der Wade. Die übrigen Fälle zeigten die beginnende Thrombose in den Beckenvenen, V. femoralis, und sogar in den Fußsohlenvenen. Die Primärlokalisation wechselt etwas mit dem vorhandenen Material. So fand CHAMBRAUD (1951) mit Hilfe der Beckenphlebographie bei dem Material einer gynäkologischen Abteilung des öfteren eine primäre Thrombose in den Beckenvenen. Mit speziellen Untersuchungen fanden McLACHLIN und PATERSON (1951) sowie LAUFMAN (1960) die beginnende Thrombenbildung in den Klappentaschen. In den ersten phlebographischen Untersuchungen von BAUER (1940, 1942) wurde der Ursprung der Thromben bei 97% der Fälle in den Wadenvenen gefunden. Dabei wurden aber die Beckenvenen unvollständig untersucht. In späterem vollständiger untersuchtem Material, z. B. von MAY und NISSL (1959), wurde in Übereinstimmung mit den pathologisch-anatomischen Untersuchungen die Primärlokalisation bei 80% in den Waden und sonst meistens in den Beckenvenen gefunden.

Für die klinische Thrombosediagnostik ist die Phlebographie von geringerer Bedeutung. In Fällen mit manifesten klinischen Symptomen ist die Indikation für Antikoagulationstherapie schon vorhanden. Der praktische Wert der Thrombektomie ist noch unsicher. Sie muß aber mit Phlebographie vorbereitet und geplant werden.

In unsicheren Fällen mit z. B. nur leichter Temperatursteigerung kann eine vorsichtig ausgeführte Phlebographie eine etwaige Thrombose aufdecken.

Für die wissenschaftliche Untersuchung eines einheitlichen Materials kann die Phlebographie für die Thrombosediagnostik von großem Wert sein. Die Untersuchungen von

BAUER waren hier grundlegend. So haben auch STULZ und FROEHLICH (1952) gefunden, daß bei Frakturen im Unterschenkel ein bestehendes Ödem in mehr als 60% von einer Thrombose bedingt ist. GUMRICH u. a. (1953) konnten sogar bei 42 Patienten mit langdauerndem Ödem nach Frakturen in sämtlichen Fällen postthrombotische Veränderungen in den tiefen Venen finden.

SANDBLOM (1960) hat aus der chirurgischen Universitätsklinik in Lund eine Zusammenfassung umfassender Studien seiner Mitarbeiter JÖNSSON (1951) und BORGSTRÖM (1948, 1950, 1953) über Thromboseprophylaxe und Therapie geliefert. Der venöse Rückfluß wird durch Bettlägerigkeit in 8 Tagen um 33% vermindert. Patienten, die weder mit Antikoagulantien behandelt werden noch zu frühem Aufstehen angehalten werden, bekommen postoperativ in 8% Thrombosen oder Embolien. Mit dem Einsetzen einer dieser Maßnahmen wurde die Frequenz dieser Komplikationen auf 4% herabgesetzt. Wenn beide Methoden benutzt wurden, konnten die Thromboemboliefälle auf 2% gesenkt werden. Wenn mit der Heparinbehandlung unmittelbar nach dem Trauma eingesetzt wurde, konnte die Thrombenbildung fast vollständig verhindert werden. Nur bei 1% der heparinbehandelten Fälle traten postoperative Blutungen ein, darunter keine mit tödlicher Folge.

HUNTER und WALKER (1960) haben auch auf die strenge Notwendigkeit von Antikoagulationstherapie in allen verdächtigen Fällen gezeigt. Sogenannte „Kontrollserien" mit unbehandelten Patienten sind in dieser Hinsicht nicht mehr erlaubt. Auch bei schon überstandener Lungenembolie soll unmittelbar anschließend eine vollwertige Antikoagulationstherapie durchgeführt werden.

In Tierversuchen wurde die experimentelle Thrombose mit Hilfe der Phlebographie studiert (PAYLING WRIGHT 1952; EYSHOLDT 1953, 1954; GOTTLOB und MAY 1954). Die Beeinflussung durch Heparin und dergleichen konnte dabei festgestellt werden.

b) „Phlegmasia caerulea dolens"

Dieser Zustand ist akut und alarmierend und durch eine totale Thrombosierung sämtlicher Venen des Femoralisgebiets verursacht. Der Name wurde von GRÉGOIRE 1938 eingeführt; das Krankheitsbild aber von TRÉMOLIÈRES und VERAN (1929) beschrieben. Wenn der Zustand völlig entwickelt ist, führt er immer zu Gangrän, die eine Amputation notwendig macht. Gangrän aus rein venöser Ursache wurde schon von HUETER (1859) und CRUVEILHIER (1862) beschrieben. Später berichteten auch PONS (1905), PALLIN (1929), BERGENDAL (1931), LINDGREN (1937), FONTAINE und FORSTER (1946), DE BAKEY und OCHSNER (1949), HAIMOVICI (1950), VEAL u. a. (1951) einzelne Fälle. Die totale massive Venenokklusion bei diesem Zustand wurde besonders von DE BAKEY u. OCHSNER (1949), OSIUS (1952), EBEL u. a. (1952), MILLS u. BENNETTS (1955), MOORE u. SCOTT (1956), MARTIN (1956), GRIESSMANN (1957), KRIEG (1959), DE TAKATS (1959), PURSCHKE (1960) und COTESCU (1961) hervorgehoben.

Experimentelle Untersuchungen an Hunden und Kaninchen von LERICHE (1931) und seinen Mitarbeitern FONTAINE und PEREIRA (1936, 1937) sowie von AUDIER und HAIMOVICI (1938) haben gezeigt, daß ein Entfernen aller Venenstämme einer Extremität nur von einem kurzdauernden leichten Ödem gefolgt wird. Nur wenn zusätzlich eine Injektion von sklerosierender Substanz gemacht wurde (Na-salicylat 20—30% oder Na-jodid 100%), wobei auch die kleinsten Venen zerstört wurden, konnte eine Gangrän hervorgebracht werden. Dasselbe konnte auch mit Durchschneiden aller Weichteile, außer der Arterie und der Nerven, erzeugt werden.

Die schweren Schmerzen bei der Caerulea konnten mit Sympaticusblockade nicht gelindert werden (HAIMOVICI 1950; MANHEIMER und LEVIN 1954; KRIEG 1959). Ein Vasospasmus ist darum bei diesem Zustand kaum vorhanden im Gegensatz zur Phlegmasia alba dolens.

Interessant ist die Beobachtung von IMDAHL und RICHTER (1958), daß bei allen Caeruleapatienten eine Lungenerkrankung unmittelbar vorangegangen war. Diese bestand des öfteren in einer Lungenembolie. Deshalb kann im Verlauf einer gewöhnlichen Thrombose plötzlich der Zustand einer Caerulea dolens entstehen. Die Lungen sind für den Fibrinogenumsatz von besonderer Bedeutung. und bei Lungenerkrankungen (z. B. Embolie) kann es zu Fibrinogenerhöhung im Blute kommen,

Von IMDAHL und RICHTER wurde auch hervorgehoben, daß die Caerulea nicht bei Varicose-Patienten vorkommt, da die Varicen als eine Reserve bei einer fulminanten Thrombose fungieren.

Die Caerulea dolens ist oft von einem schweren Schockzustand begleitet, der von der plötzlichen Stauung und Absperrung einer bedeutenden Blutmenge im Venensystem des kranken Beines verursacht ist (MORGAN u. a. 1948; MARTIN u. a. 1956; CATCHPOLE 1957; MELCHIOR 1957). Der Zustand ähnelt in dieser Hinsicht einer akuten Blutungsanämie.

Eine Phlebographie kann in schweren Fällen der Caerulea nicht ausgeführt werden, da Venen mit fließendem Blut kaum vorhanden sind. Auch eine transosseale Phlebographie soll nicht ausgeführt werden, da das Kontrastmittel in dem Markkanal stagnieren kann. In 2 Fällen mit mäßig ausgeprägter Phlegmasia caerulea konnte der Autor eine kleine Menge Kontrastmittel in oberflächliche Venen des Unterschenkels injizieren. Es wurde nur durch kleine netzförmige Venenschlingen im Oberschenkel und über die Leistenregion zu den Bauchdeckenvenen fortgeleitet (Abb. 41). Von den üblichen Rückflußvenen wurde keine gefüllt, obgleich Stauschläuche benutzt wurden, um das Kontrastmittel in die tiefen Venen hineinzuzwingen. Bei der Punktion der V. femoralis konnte nur schwarzrotes Gerinnsel ausgesaugt werden.

Für die Entwicklung dieses Zustandes ist eine erhöhte Thrombosedisposition notwendig. Er ähnelt in dieser Hinsicht der Thrombophlebitis migrans, die im übrigen ganz verschieden von der Caerulea ist.

c) Thrombophlebitis migrans

Diese besondere Neigung zur Thrombophlebitis wurde auch *Trousseau-Syndrom* — Signe de Trousseau — genannt nach dem berühmten französischen Arzt, der sie 1868 an sich selbst als Folge eines Cancer pancreatis entdeckte (BOYD 1958). Dieser Zusammenhang zwischen multiplen Thrombophlebitiden und Pankreascarcinomen, besonders bei Carcinomen in der Cauda pancreatis, wurde von vielen Autoren näher erörtert, unter anderem von THOENES (1932), UMLAUFT (1933), SPROUL (1938), LEVY u. a (1940), KENNEY (1943), GORE (1953), OELBAUM u.a. (1953), WILLIAMS (1954), MIRABEL (1954), PERLOW u. a. (1956), GULLICK (1959), BJERSING und LUNDMARK (1960). Wahrscheinlich ist die Thrombophlebitis migrans durch eine Dysproteinämie bei Carcinose verursacht. Daß resorbiertes Trypsin aus den zerstörten Pankreaszellen im Tumorgebiet eine direkte thromboplastische und gefäßschädigende Wirkung haben könnte, wie es von GORE (1953) vermutet wurde, ist unrichtig, da schon INNERFIELD u. a. (1952) sowie HOWARD (1960) gezeigt hatten, daß intravenös injiziertes Trypsin eine antikoagulante, fibrinolytische und thrombolytische Wirkung hat. Trypsin wurde unter diesem Gesichtspunkt therapeutisch bei chronischen Thrombophlebitiden von WILDMAN (1955) benutzt. COOPER (1960) hat über weitere Erfahrungen mit intramuskulare Trypsinbehandlung berichtet. Experimentell wurde eine Thrombolyse mit verbesserter Rekanalisation von Trypsin und Streptokinase von KAMIYA und FUKUTA (1961) gefunden.

Da aber bei Pankreascarcinom eine bestimmte Neigung zur Thrombophlebitis trotzdem besteht und Trypsin dabei wahrscheinlich resorbiert wird, könnte man vielleicht eher vermuten, daß gegenregulatorische Mechanismen mit im Spiel sind.

Die Thrombophlebitis migrans kann auch bei Polycythämie und Leukämie auftreten (OPPENHEIMER 1929; LÜDEKE 1934; SWARTLEY u. a. 1942; HAIMOVICI 1950; LAWRENCE u. a. 1953; OLIVIER 1957). Sie wurde auch bei der paroxysmalen, nächtlichen Hämoglobinurie von CROSBY (1953) gefunden. Multiple Thrombosen an inneren Organen wurde von MELLGREN (1936) bei Hyperparathyreoidismus gefunden. BROWN und ROTH hatten früher (1928) eine Hypercalcämie bei Polycythämie gefunden und auch die besondere Neigung zur Thrombose bei diesen Patienten hervorgehoben. Diese Verhältnisse wurden von NORMAN und ALLEN (1937) bestätigt.

Die Bezeichnung Thrombophlebitis migrans oder *saltans* wurde zum erstenmal von NEISSER (1903) für spezifische syphilitische Phlebitiden gebraucht und von SCHWARZ (1905) auch für die weit gewöhnlicheren unspezifischen Phlebitiden benutzt. Der Zustand wurde von FÖRSTERLING (1909) näher beschrieben. Die Krankheit ist streng lokal begrenzt und kann für längere Zeit nur oberflächliche Venen intermittierend ergreifen. Frische Erscheinungen gehen Hand in Hand mit Heilung der früheren Herde. Eine

Venenstauung kommt anfangs nicht zustande (HENSCHEN 1936). Die *Migrans* wurde von KRIEG (1956) als „Antwort des Venensystems auf differente venotrope Schädigungen" aufgefaßt. Sie kann dabei in folgende sechs Formen eingeteilt werden:

1. die *neoplastische:* Trousseaus Syndrom; bei etwa 50% der Fälle (MIRABEL 1954);

2. die *infektiöse:* Tuberkulose im Endstadium; Cholecystitis (HENSCHEN 1936);

3. die *endotoxische:* PAGET (1866), DIAMOND (1953), LAWSON (1955) und ZÖLLNER (1960) haben sie bei Gicht beschrieben;

4. die *allergische:* Durch „ungenügend desaminierte Eiweißabbauprodukte" (KRIEG 1956);

5. die *post-hämorrhagische:* über ihr Vorkommen bei Patienten mit Hiatushernien berichten LIAN u. a. (1952), CREYX u. a. (1953), HILLEMAND u. a. (1954) und RIVA (1956). Sie muß wohl als eine Folge des veränderten Blutchemismus bei wiederholten Blutungen gedeutet werden;

6. die *endarteriitische:* Eine Thrombangitis obliterans (v. WINIWARTER-BUERGER) beginnt manchmal mit einer Thrombophlebitis migrans (BUERGER 1910).

Aus prognostischen Gründen sind natürlich die erste und letzte Form die wichtigsten. Eine interessante Beobachtung wurde von LEGER u. a. (1954) mitgeteilt: Bei Pankreascarcinomen wird oft die Milzvene und sogar die V. portae vom Tumor obstruiert, mit Splenomegalie, Ascites und intestinale Blutungen als Folge. Diese Verhältnisse können auch auf einen Zusammenhang von neoplastischer und posthämorrhagischer Thrombophlebitis hinweisen. In ähnlicher Weise wurde bei Hiatushernien eine Thrombophlebitis in den Venen in der Umgebung des Bruches gefunden, die lokal fortschreitend an eine „Splénopathie cirrogène d'origine thrombophlebitique" führen kann (CREYX u.a. 1953; HILLEMAND u.a. 1954).

In Lehrbüchern (z. B. von ALLEN u. a. 1955) wird die Thrombophlebitis oft in drei Hauptgruppen eingeteilt: primäre, sekundäre und lokale. Das ist aber praktisch selten durchführbar, und außerdem soll ja immer soweit wie möglich die eigentliche Ursache erforscht werden. Eine Thrombose ist bei dem Thrombophlebitis migrans-Typ nicht immer vorhanden (GEHRIG u. HEINZEL 1958; HIERONYMI 1959). Histologisch werden dann nur in der Media und Adventitia entzündliche Infiltrate gefunden. Die Migrans kommt in der Regel nur bei Männern vor (DURHAM 1955). Sie wurde auch bei ganz jungen Knaben gefunden (BIRNBERG und HANSEN 1942; THOMAS u.a. 1953). Die differentialdiagnostischen und prognostischen Erwägungen stehen hier im Vordergrund, da sie auch ohne Behandlung bald lokal verschwindet. Bei Gicht verschwindet eine etwaige Migrans sofort nach Einsetzung spezifischer Gichttherapie (ZÖLLNER 1960).

Über die günstige Wirkung von Butazolidin bei Thrombophlebitiden verschiedener Ursachen berichten SIGG (1955, 1958), STEIN (1955), RATSCHOW und THÜRE (1957), DAFGÅRD (1958), JÜRGENS (1960). Eine Phlebographie ist ohne besondere Bedeutung und soll am besten vermieden werden, da die Venen gerade in diesem Zustand eine erhöhte Reaktionsbereitschaft besitzen. Eine Arteriographie ist für eine frühe Entdeckung einer Thrombangitis obliterans besser angezeigt.

Der Röntgenologe wird oft vor die Frage gestellt, ob ein Embolus durch eine Kontrastmittelinjektion losgerissen werden kann. Solche Fälle sind nicht bekannt (HASSE 1959). Andererseits kann das Kontrastmittel eine schon vorhandene Thrombose oder Phlebitis verschlimmern; werden solche Veränderungen entdeckt, muß eine intensive Antikoagulationstherapie der Untersuchung folgen.

3. Postthrombotische Veränderungen

Die phlebographische Darstellung ist bei diesen Veränderungen, nicht nur für die Diagnose, sondern auch für die Bestimmung der Ausbreitung sowie für die Voraussetzungen einer operativen Therapie ausschlaggebend. Mehrere Untersuchungen an größerem Material haben gezeigt, daß bei mehr als 90% eine Rekanalisierung bald eintritt

(Zimmermann 1935; Olivier 1945, 1949; Linton und Hardy 1948; Massell und Kraus 1950; Greitz 1954; Eysholdt 1958b). Rekanalisierte Venen haben im Phlebogramm ein typisches Aussehen (Abb. 3). Die Konturen sind buckelig und unregelmäßig, das Lumen ist durch längsgehende Adhärenzen zerteilt, als Zeichen einer unvollkommenen Rekanalisierung. Die Klappen sind zerstört; bei weniger ausgeprägten Veränderungen kann der Mangel an Klappen das alleinige Zeichen einer abgelaufenen Thrombose sein. Bei der retrograden Femoralisphlebographie kann meistens schon bestimmt werden, ob postthrombotische Veränderungen vorhanden sind. Wenn sie in den Beckenvenen lokalisiert sind, kann eine „Beckenvenensperre" vorliegen. Wenn die Thrombose sich nur bis in den obersten Teil der V. femoralis erstreckt hat, wie das oft der Fall ist, gibt es meistens noch Klappen im oberen Teil der V. femoralis, die aber des öfteren insuffizient sind. Das Kontrastmittel kann darum beim Pressen in distaler Richtung passieren, so daß die pathologisch veränderten peripheren Venen dennoch gefüllt werden. Auch die oberflächlichen Venen können typische postphlebitische Veränderungen zeigen (Diez und Ferrando 1956). Sie sind durch narbig fibröse Sklerosierung verkürzt und gestreckt, so daß sie gestrichelt erscheinen (Abb. 3, 43).

Wenn der phlebitische Prozeß sich noch im aktiven Stadium befindet, kann ein typisches Bild mit verschmälerten Venenlumina und Füllung einer größeren Anzahl von Kollateralvenen gefunden werden. Wahrscheinlich ist dies durch einen reflektorischen Vasospasmus bedingt. Bei älteren postthrombotischen Veränderungen sind die Venen von mittlerer Weite; sie können sich durch langdauernde Stauung varicös verändern.

Nicht so selten werden postthrombotische Veränderungen zufällig gefunden, besonders im mittleren und oberen Teil der Vv. tibiales post. Solche Fälle müssen unerkannt eine Thrombose durchgemacht haben. Solche „stummen" Thrombosen wurden z. B. von Olivier und Lord (1954) beschrieben.

Die postthrombotisch bedingte, varicöse Degeneration der oberflächlichen sowie der Kommunikans- und Kollateralvenen haben prinzipiell dieselben Ausgangspunkte wie die primären Varicen, da sie degenerierte, schon vorhandene, normale Venen sind. Sie werden darum beide gleichzeitig unten näher erörtert.

4. Konstitutionelle, involutive und trophische Störungen bei Venenerkrankungen

a) Bindegewebsschwäche. Tiefe Varicen. Krümmungen der V. poplitea, „primäre Femoralisinsuffizienz"

Schon unter normalen Verhältnissen sind die Venen des Beines bedeutenden, intermittierenden Druckerhöhungen ausgesetzt. Konstitutionell vollwertige Venen können aber die Belastungen ertragen, die die aufrechte Körperstellung sowie Anstrengungen mit Pressen herbeiführen. Für die Entwicklung primärer Varicen wurde darum eine „Bindegewebsschwäche" postuliert (Klapp 1923, Curtius 1928, 1954, Rappert 1958, Eysholdt 1958b). Die weiter unten beschriebene Parallelität von Leistenschwäche und Varicenentwicklung kann auch auf eine anlagebedingte Schwäche deuten (Puchelt 1818, Biegeleisen 1953, Curtius 1954, 1959, Klüken 1959, Williams 1959). Aber auch die Reservekraft und Resistenz normaler Venen ist recht gering. Bei hochgewachsenen Individuen werden z. B. öfters Varicen oder Phlebektasien gefunden (Abb. 8d—f).

Bei manifester Insuffizienz des „venösen Herzens" im Bein kommt ein individuell wechselndes Bild von Klappeninsuffizienz und varicöser Degeneration mit abnormer Strömungsrichtung zustande. Solche primär degenerativen Veränderungen in den tiefen Venen wurden früher meistens geleugnet. *Varicöse Veränderungen in den langen tiefen Venen*, wenn auch selten vorhanden, wurden endgültig von Greitz (1955) bewiesen. Sehr häufig sind dagegen Varicen in M. soleus (Abb. 32) und M. gastrocnemius (Abb. 30). Sie wurden allerdings von Verneuil schon im Jahre 1855 beschrieben. Diese Muskelvaricen sind aber so oft vorhanden, daß sie auch in den neuesten Monographien fehlerhaft als normale muskuläre „Venensinus" bezeichnet werden.

Mit der Altersinvolution zusammen kommt oft eine Verlängerung und Dilatation der tiefen Venen zustande. Sie manifestiert sich besonders in der V. poplitea. Normal elastische Venen erhalten in Beugestellung geschmeidig eine sanfte Bogenform (Abb. 5). Eine „phlebosklerotisch" veränderte *V. poplitea* kann dagegen bedeutende *Krümmungen* und sogar „Knick"-bildung zeigen (Abb. 24), die eine etwaige Venenstauung verschlimmern könnte. Derart veränderte Popliteavenen können vielleicht für operative Korrektionen geeignet sein.

Eine genuine idiopathische Dilatation der tiefen Venen, die sich hauptsächlich in der V. femoralis mit

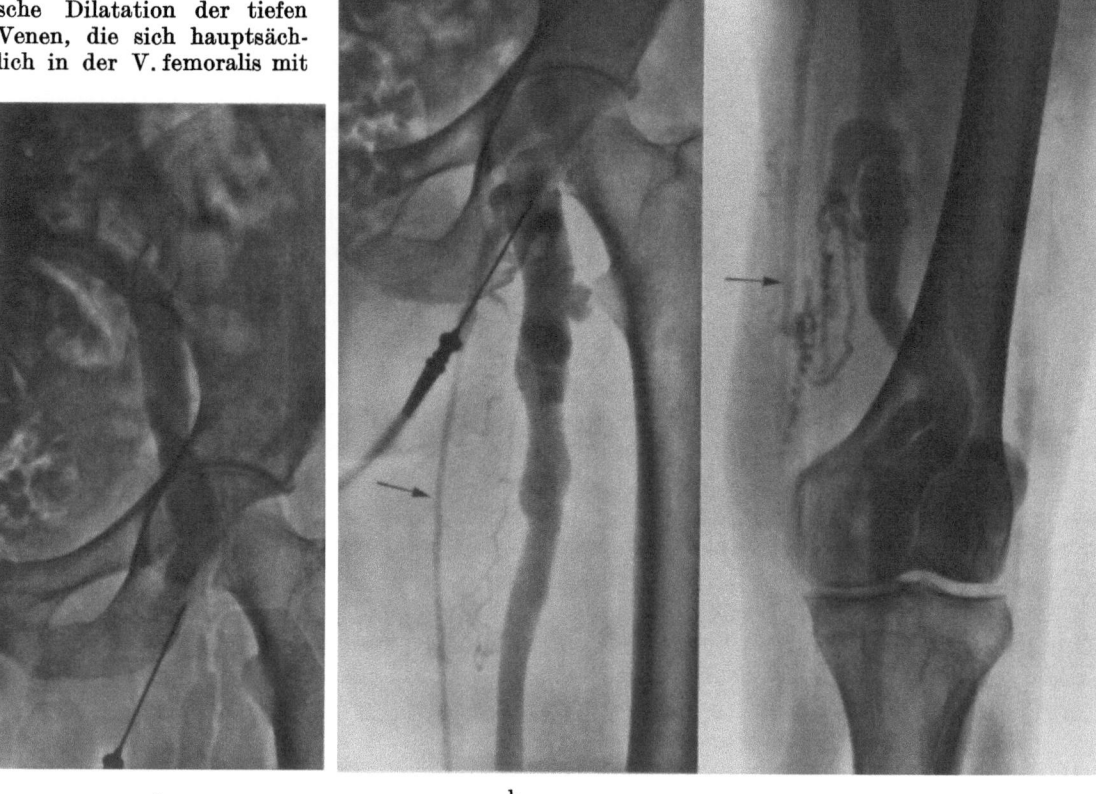

a   b   c

Abb. 8a—c. Zwei Fälle mit „primärer Femoralisinsuffizienz". Frau, 57 Jahre. Varicen und Stauungssymptome in der Knöchelregion. a Ohne Pressen (liegend), b und c mit Pressen. Die Vv. iliaca, femoralis und poplitea sind dilatiert und geschlängelt. Zusätzliche Erweiterungen an den Klappenstellen. Die Saphena (→) ist leicht dilatiert und insuffizient. Arteriosklerose im Adductorkanal (längs der Vene ersichtlich). Dilatierte Adductoren-Kommunikans. Keine Venenwandveränderungen, die auf eine vorhergegangene Thrombose hinweisen

Klappeninsuffizienz manifestiert, ist hier in Abb. 8 illustriert. Eine solche „*primäre Femoralisinsuffizienz*" (also ohne Zeichen von vorheriger Thrombose) wird aber recht selten gefunden. Von 660 untersuchten Extremitäten mit Venenstauung konnte der Verfasser nur 15 derartige Fälle finden (2,3 %). Andererseits wurde bei 244 (37 %) eine unvollständige Funktionstüchtigkeit der proximalen Femoralklappen gefunden. In diesen Fällen gab es eine Insuffizienz der V. saphena magna oder andere stauungsfördernde Veränderungen von größerer klinischer Bedeutung; eine sichere Dilatation der Femoralis war in diesen Fällen nicht vorhanden. Mit „primäre Femoralisinsuffizienz" werden hier also nur Fälle gemeint, bei denen die Stauung hauptsächlich durch diese Femoralisveränderung bedingt ist. Sie wurde in einigen Fällen nur einseitig gefunden.

Von BAUER wurde die Klappeninsuffizienz der V. femoralis als eine Indikation für die sog. Poplitearesektion angesehen (Abb. 46). Im Vergleich mit postthrombotischen Fällen, bei denen die Klappen völlig zerstört sind, scheint die „primäre Femoralisinsuffizienz" ziemlich selten von klinischer Bedeutung zu sein.

BAUER hat in den letzten Jahren (1957, 1958, 1960a) als wichtige Ursache der tiefen Veneninsuffizienz eine Phlebosklerose angeschuldigt und sie (1960a) als eine „Pan-Phlebosis" bezeichnet, wobei die elastischen Elemente der Venenwand fibrös umgewandelt werden. Er behauptet schätzungsweise, daß etwa in der Hälfte aller Fälle mit Venenstauung eine solche „Pan-Phlebosis" die eigentliche Ursache der Venenerkrankung ist.

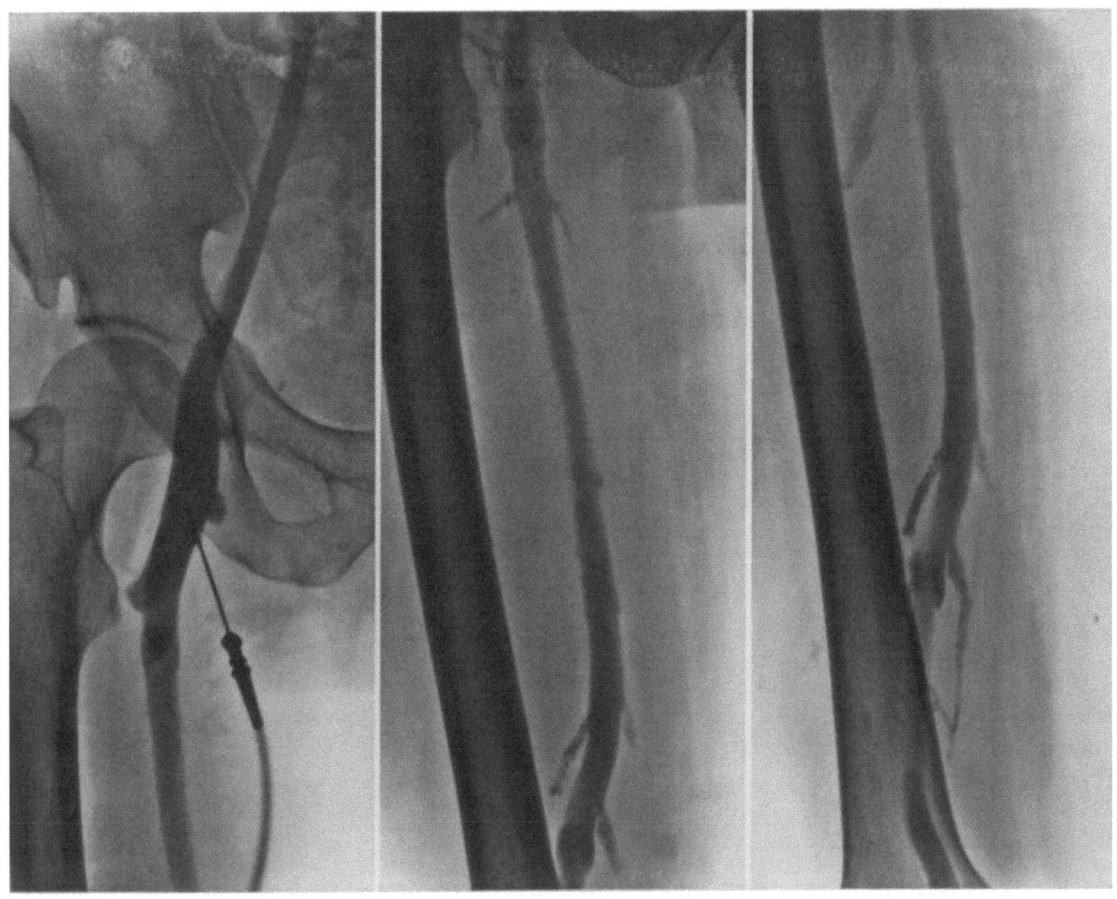

Abb. 8 d   Abb. 8 e   Abb. 8 f

Abb. 8d—f. Sehr hochgewachsener Mann, 46 Jahre. Ödem und Schweregefühl in der Knöchelregion. Keine Varicen. a Mit Pressen nach Beendigung der Injektion. Die Saphena hat funktionstüchtige Klappen. Aufnahmen e und f in kurzer Zeitfolge nach a gemacht. Schnelle Strömung nach unten in der Femoralis, die mit Klappen versehen ist, die aber insuffizient sind. An den Venenwänden keine Zeichen früherer Thrombose

b) Phlebosklerose, Phlebolithen, Amyloidose

Die Bezeichnung ,,Venensklerose'' als eine Begleiterscheinung der Arteriosklerose wurde schon von Lobstein (1835) eingeführt. Eine *Phlebosklerose* von diesem Typ ist allerdings selten (Abb. 40). Sie kommt an Stellen vor, wo lokale Druckerhöhungen in den Venen zustande kommen können, z. B. proximal der Venenklappen und in den Muskelvenen der Wade (Abb. 40c). Sie wurde auch bei dem sog. Beckenvenensporn gesehen (Schilling 1926). Von Lev und Saphir (1951) wurde eine Endophlebohypertrophie und Phlebosklerose in der V. poplitea an der Zusammenflußstelle gesehen. Eine ,,fibröse Endophlebitis'' wurde schon von Sack (1888) und später von Hauswirth und Eisenberg (1931) an solchen Stellen mit lokalen Drucksteigerungen beschrieben. In einem Fall von arterio-venöser Fistel mit Arterialisierung der abführenden Venen wurde eine Phlebosklerose in diesen gesehen (Jaeger 1937). Beobachtungen von ,,arteriosclerotic venopathy'' in der V. cava inf. wurden von Schobinger (1961) beschrieben.

Phlebolithen wurden von Albers-Schönberg (1906) zuerst auf Röntgenaufnahmen erkannt und von Forssell (1908) als ,,Fehlerquelle bei Diagnose von Konkrementbildungen innerhalb der Harnorgane'' vorgeführt. Sie sind aus lokalen ,,Kugelthromben'' entwickelt (Bützler 1934) und veranlassen keine Beschwerden. Bei muskulären Hämangiomen kommen sie reichlich vor und sind für diese Veränderung pathognomonisch, wenn sie in dem Angiom angehäuft sind (Fabian 1920; Fulton und Sosman 1942; Schink 1952; Servelle 1952; Stock 1953; Hellström u. a. 1955; Olivier 1957).

Über eine auffallend bevorzugte Lokalisation der *Amyloideinlagerungen* in den Venenwänden wurde von Beneke und Bönning (1909) berichtet. Sie wurde von Holmgren
(1913) näher studiert. Er konnte im Endstadium der Lungentuberkulose strangförmige,
verhärtete Venen palpieren, die er als sklerotische Venen bezeichnete; bei der Sektion
hatten die Venen ein typisches bleiches Aussehen, das von Amyloid verursacht war.
Ähnliche Beobachtungen machten Iverson und Morrison (1948) und Krücke (1959).
Das Amyloid lagert sich unter der Intima der Venen ab (Hamperl 1960).

c) Veränderungen in Skelet und Weichteilen bei langdauernder Venenstauung

Vor mehr als 100 Jahren wurden von Petit (Poirault 1956) Knochenveränderungen
bei Venenstauung entdeckt. Sie waren von dem Typ, der in der Abb. 9 illustriert ist,

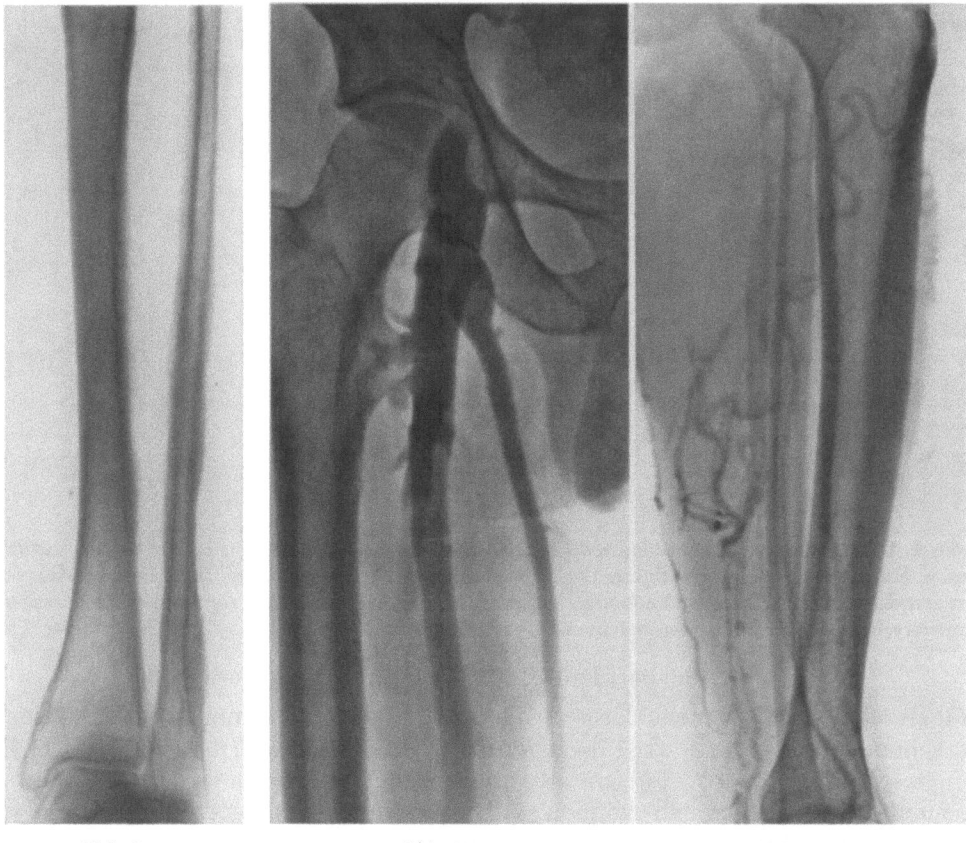

Abb. 9　　　　　　　　　Abb. 10 a　　　　　　　　　Abb. 10 b

Abb. 9. Frau, 43 Jahre. Vor etwa 20 Jahren Thrombose mit seitdem bestehender Venenstauung. Typische
„cyanotische" periostale Auflagerungen besonders auf der Fibula

Abb. 10a u. b. Fälle mit „Tibiaspule". Mann, 40 Jahre. Mehrjährige Varicosis. a Retrograde Femoralisphlebographie bei Pressen (Nadel und Schlauch wegen Bewegung bei Exponierung unscharf). Kompressionsphänomen vom Hernientyp (vgl. Abb. 18). Dilatation und Klappeninsuffizienz der Femoralis (vgl. Abb. 39).
Insuffizienz mäßigen Grades der Saphena. b Diaphysäre, spulenförmige Corticalisauftreibung an der Tibia

und bestanden hauptsächlich aus *periostalen Auflagerungen*. Solche Veränderungen
waren damals aber auch oft luischer Natur und wurden sogar vielerorts für eine typische
Veränderung der tertiären Syphilis gehalten. Die gleichen Veränderungen wurden jedoch
auch an alten Skeletteilen aus dem Mittelalter gefunden und waren somit vor dem Eintritt der Syphilis in die alte Welt entstanden. Auch eine Verknöcherung in der Membrana
interossea ist oft bei diesen Periostauflagerungen vorhanden (Gilbert und Voluter
1948; Gilje und Andresen 1956). Mehrere Fälle von diesem Typ wurden auch von

Norris (1920), Jörimann (1945), Gally und Arvay (1950), Brailsford (1953), Jakob (1955) und Reinhardt (1963) beschrieben.

Die Venenstauung muß allerdings viele Jahre bestanden haben, um solche periostale Veränderungen verursachen zu können. Von Gilje u. a. (1956) wurden sie erst bei postthrombotischen Ulcerationen, die mehr als 20 Jahre bestanden, gefunden. Wenn die Staung erfolgreich mit Kompressionsbandage behandelt wird, sieht man in der Regel keine solchen Knochenveränderungen.

Die Abb. 10 zeigt einige Fälle mit einer anderen Form von reaktiver Skeletveränderung bei Gefäßkrankheiten. Eine massive *spulenförmige Auftreibung* der vorderen Corticalis im mittleren Teil *der Tibiadiaphyse* ist hier so auffallend, daß sie nicht allein eine normale Variante sein kann. Diese ist früher nicht klar beschrieben worden. Sie ist aber ersichtlich an Bildern, die von Arens (1955), Betouliers u. a. (1955), Poirault

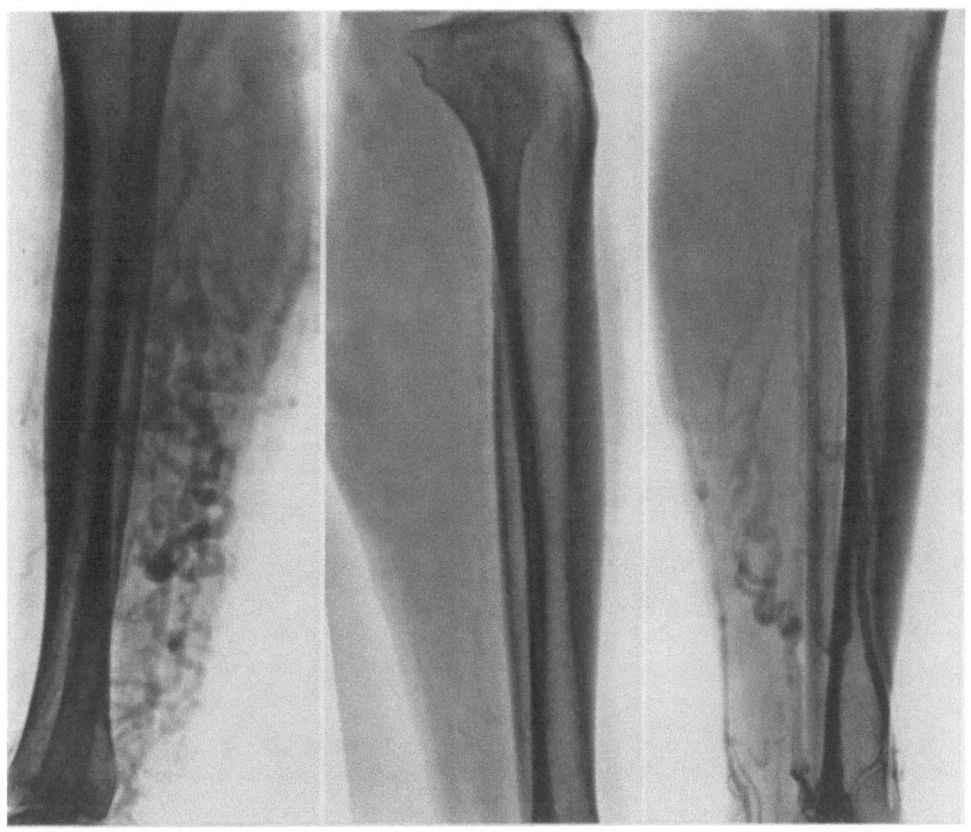

Abb. 10 c   Abb. 10 d   Abb. 10 e

Abb. 10 c. Frau, 67 Jahre. Schwere, vieljährige Varicosis der Saphena magna. Spulenförmig verdickte Tibiacorticalis. Das Kontrastmittel hat sich nach Fußbewegungen an der unteren Soleuskommunikans angesammelt

Abb. 10 d. Mann, 75 Jahre. Große Magnavaricen, die schon auf dieser Übersichtsaufnahme ersichtlich sind. Arteriosklerose

Abb. 10 e. Mann, 44 Jahre. Postthrombotische Veränderungen der V. tibialis posterior und Soleusvaricen. Mächtige Tibiaspule

(1956), Horvath u. a. (1959) publiziert sind. In dem Material des Autors wurde eine ausgeprägte „Tibiaspule" bei 5,6% der Stauungsfälle gefunden. Eine deutliche „Tibiaspule" konnte aber bei noch 27% der Fälle registriert werden. Sie kam aber auch in einigen Fällen, die wegen arterieller Störungen untersucht wurden, zum Vorschein. Bei ganz normalen Extremitäten war niemals eine ausgeprägte „Tibiaspule" zu sehen. Vermutlich wird sie durch eine (sekundäre) Dysfunktion der arterio-venösen Anastomosen

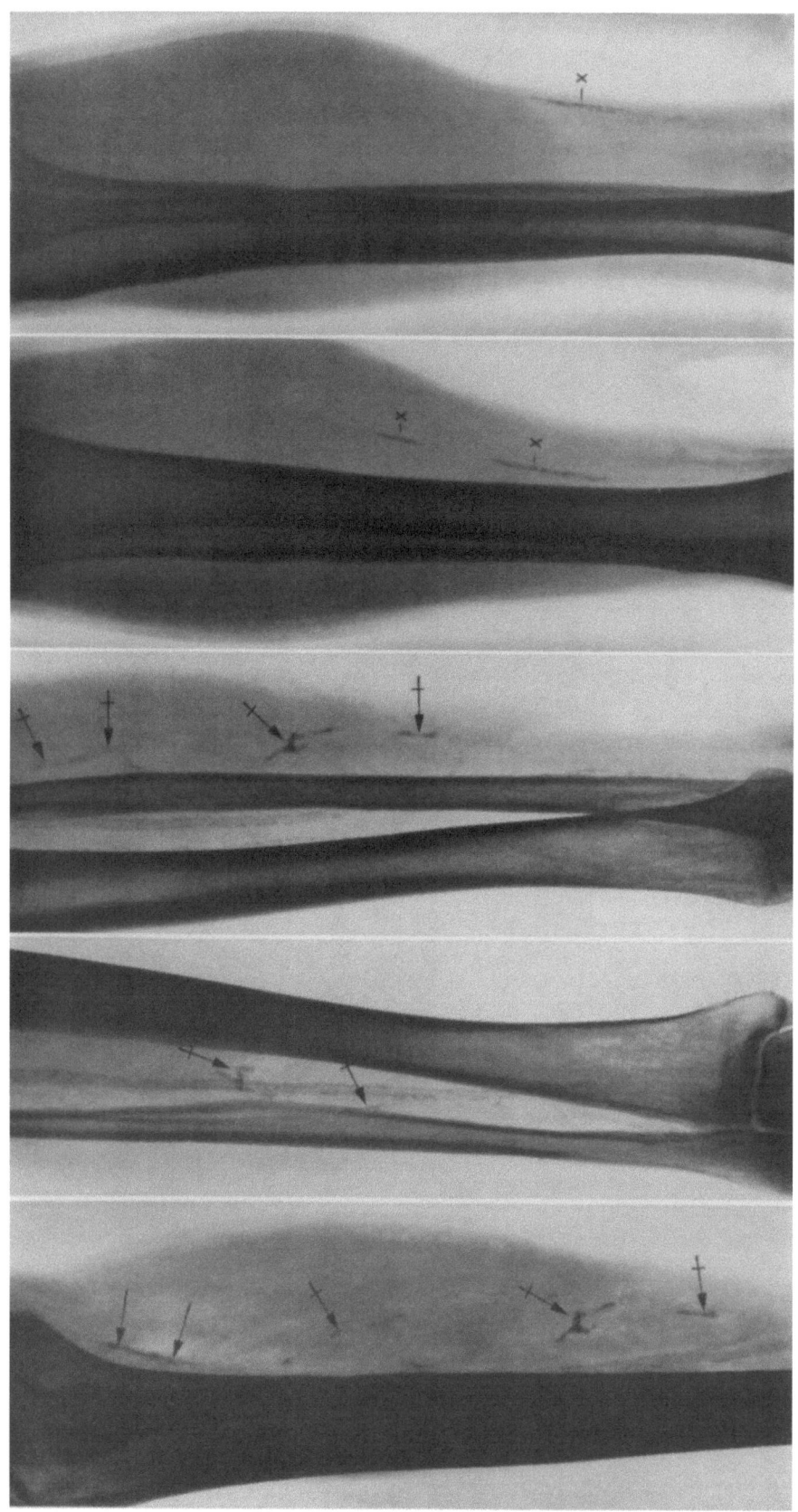

Abb. 11a　　　　　　　Abb. 11b　　　　　　　Abb. 11c　　　　　　　Abb. 11d　　　　　　　Abb. 11e

Abb. 11 a—c. Fälle mit phlebosklerotischen Verkalkungen. Mann, 65 Jahre. Wegen arterieller Durchblutungsstörung untersucht. Keine Varicen. Außer den Arterienverkalkungen gibt es in den Comitantesvenen (→) sowie in den Soleusvenen (↠) fleckenförmige Verkalkungen, die besonders in den Klappensinus gelegen sind. Im unteren Teil der Fibula beginnende periostale Veränderungen (vgl. Abb. 44)

Abb. 11d u. e. Frau, 59 Jahre. Symptome von Sklerodermie. Bilaterale Verkalkungen im unteren Teil der Parvavenen (×). Keine Arterienverkalkungen

mit gestörter Regulation der Blutzufuhr in Knochen und Periost verursacht. GILBERT und VOLUTER (1948) fanden bei einseitiger Stauung auch Veränderungen in dem gesunden Bein und sprechen in diesem Sinne von „signal bio-clinique".

Eine besondere Form von „phlebosklerotisch" bedingten *Weichteilverkalkungen* wurde von BAASTRUP (1932) beschrieben. Sie sind in der unteren Hälfte des Unterschenkels lokalisiert, wo die „braune Induration" zu finden ist (Abb. 11 g—h). Diese Verkalkungen

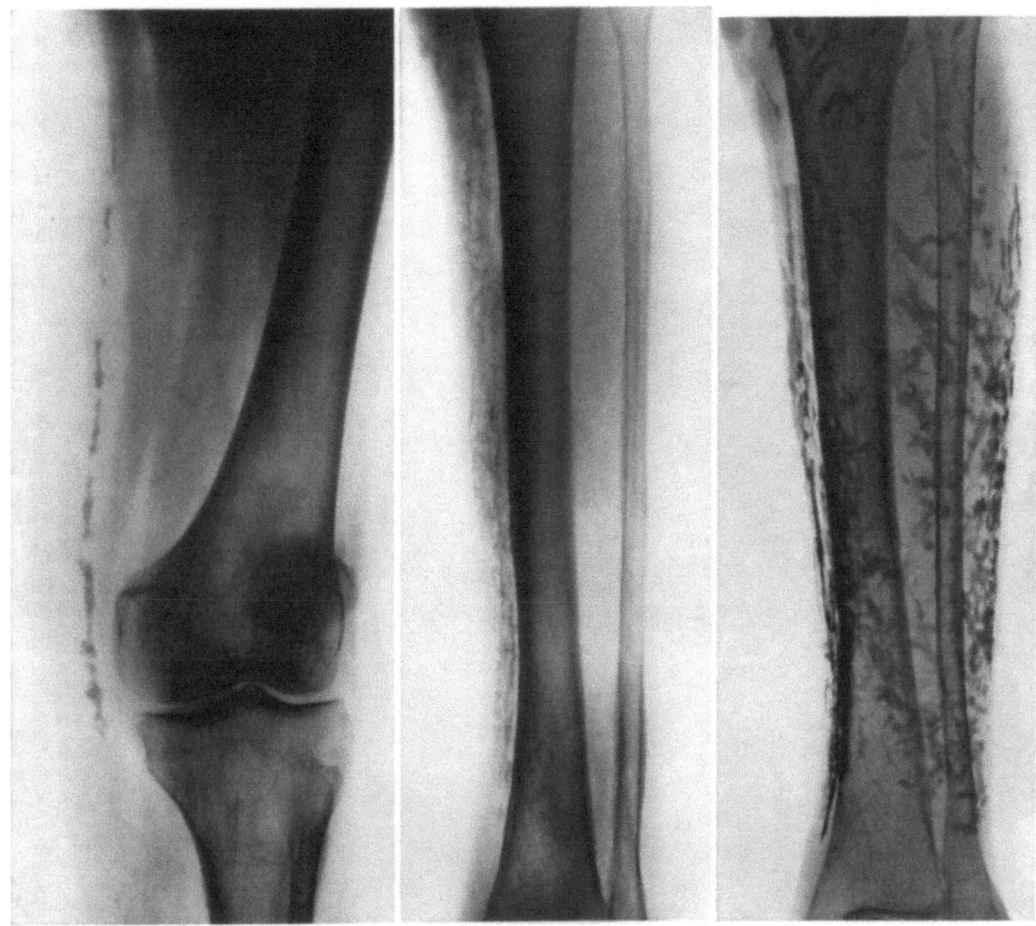

Abb. 11 f   Abb. 11 g   Abb. 11 h

Abb. 11 f u. g. Frau, 73 Jahre. Starke Insuffizienz im Magnagebiet seit mehreren Jahren. Normale tiefe Venen. Ausgedehnte Verkalkungen im Magnastamm mit gelenkähnlichen Spalten in Höhe des Kniegelenkspaltes, die wahrscheinlich Beugebewegungen der sklerotischen Vene gestatten. Im Unterschenkel subcutane Verkalkungen medial im Magnagebiet

Abb. 11 h. Frau, 75 Jahre. Seit mehr als 50 Jahren Varicen. Ausgedehnte subcutane Verkalkungen von Baastrup-Typ mit netzförmiger Anordnung

sind im subcutanen Fett gelegen (also außerhalb der Venen). Sie haben eine typisch flächig-netzförmige Struktur und liegen manschettenförmig um die Knöchelregion. Einzelne Fälle mit solchen Veränderungen wurden auch von MOBERG (1939), LIPPMANN (1957), MAY und NISSL (1959) beschrieben.

Hier soll auch auf Venenerkrankungen hingewiesen werden, die als Folge von Muskellähmungen oder Muskelatrophie entstehen können. Wenn eine Poliomyelitis nur die Wadenmuskeln zerstört hat, so daß der Patient zwar aufrecht gehen kann, aber die muskuläre „Venenpumpe" außer Funktion gesetzt ist, entstehen entweder malleolare *Stauungsulcerationen* oder auch Geschwüre im Gebiet der gelähmten Muskeln an der Hinterseite der Wade (MARTORELL u. a. 1953). Sie heilen gewöhnlich nur bei Bettruhe.

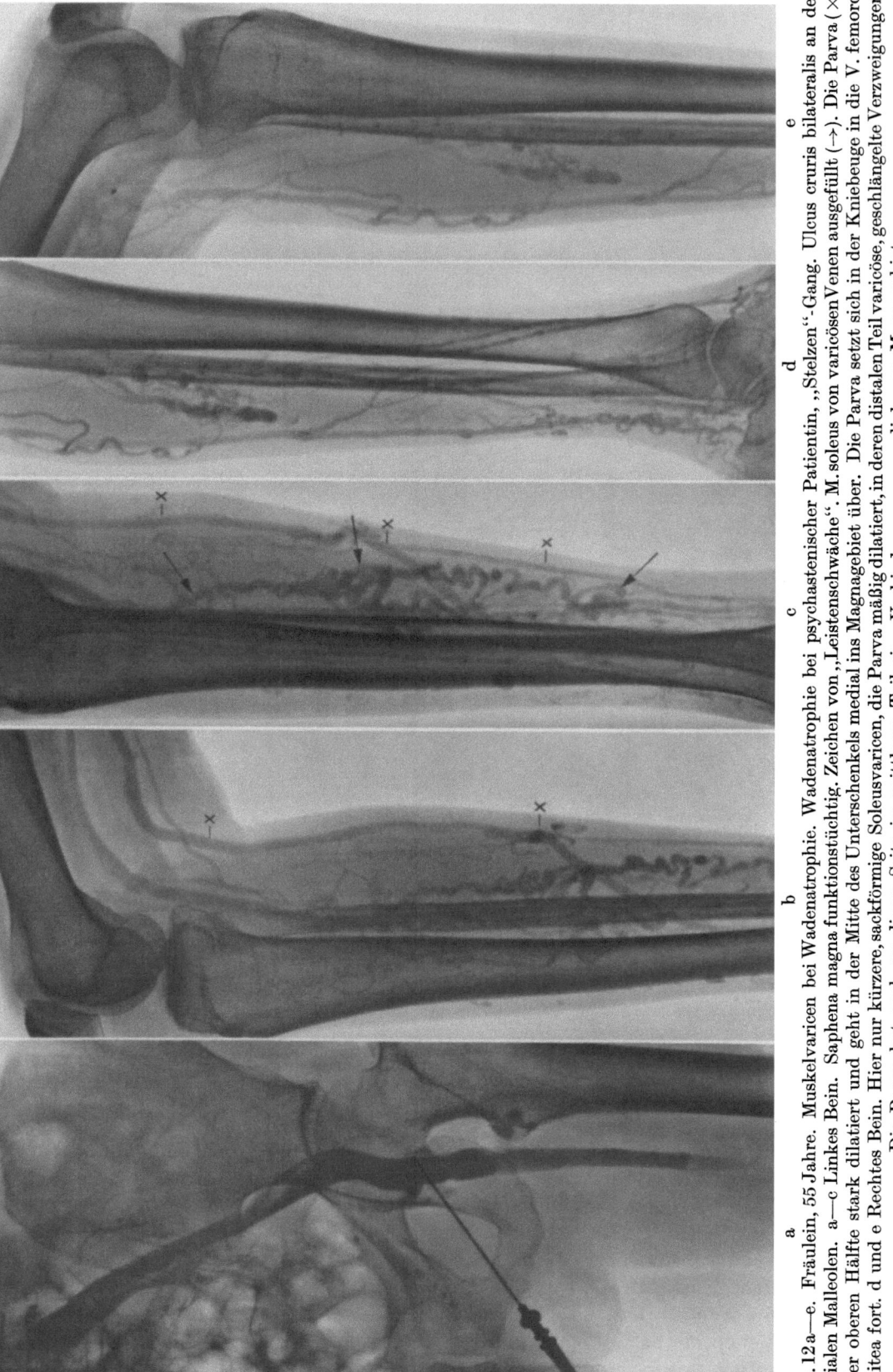

a   b   c   d   e

Abb. 12a—e. Fräulein, 55 Jahre. Muskelvaricen bei Wadenatrophie. Wadenatrophie bei psychastenischer Patientin, „Stelzen"-Gang. Ulcus cruris bilateralis an den medialen Malleolen. a—c Linkes Bein. Saphena magna funktionstüchtig. Zeichen von „Leistenschwäche". M. soleus von varicösen Venen ausgefüllt (→). Die Parva (×) in der oberen Hälfte stark dilatiert und geht in der Mitte des Unterschenkels medial ins Magnagebiet über. Die Parva setzt sich in der Kniebeuge in die V. femoro-poplitea fort. d und e Rechtes Bein. Hier nur kürzere, sackförmige Soleusvaricen, die Parva mäßig dilatiert, in deren distalen Teil varicöse, geschlängelte Verzweigungen. Die Parva hat auch an dieser Seite im mittleren Teil eine Verbindungsvene medial zum Magnagebiet

Bei *muskulärer Wadenatrophie* aus anderen Ursachen können auch Ulcera cruris entstehen, z. B. bei oligophrenen und schwachsinnigen Patienten mit fehlerhafter Gangtechnik. Von HÜBSCHER (1904) wurde dieser Gang mit „Stelzen" verglichen. Abb. 12 stammt von einer solchen Patientin mit „psychasthenischer" Wadenatrophie. In diesen Fällen sind die tiefen Venen meistens normal. Die „pumpenden" Muskelvenen sind aber varicös (besonders im M. soleus). Diese Muskelvaricen füllen außer Fett die atrophischen Muskelfächer der Wade aus. Dieser Zustand wurde vom Autor auch in 2 Sektionsfällen beobachtet.

Von CURTIUS (1954) wurde diese Wadenatrophie „ohne das Vorliegen einer klinisch greifbaren Nervenkrankheit" beschrieben und als ein „Degenerationszeichen" angesehen. Der Achillessehnenreflex fehlt regelmäßig; kann aber sekundär durch die Muskelatrophie abgeschwächt sein. Der „Steppergang" oder die stelzenartige Bewegungsart ist offenbar für den Venenrückfluß schädigend.

5. Veränderungen der Beckenvenen und der V. femoralis

a) Promontoriumimpression. Beckenvenensporn

Die großen Beckenvenen nehmen eine Schlüsselstellung für die Venenentleerung des Beines ein. Von alters her ist es bekannt, daß Thrombosen viel häufiger im linken als im rechten Bein sind (RIEDEL 1909, und nach WANKE 1955, in 70 % bzw. 30 %). Dies wurde den verschiedenen Verhältnissen der Beckenvenen zugeschrieben. Das Colon sigmoideum mit seinem resistenteren Inhalt kann eine Kompression der linken V. iliaca verursachen (BERNTSEN 1927, COKKINIS 1933, CLEAVE 1959). Die Überlagerung durch die rechte A. iliaca communis konnte ebenfalls eine Kompression der linken V. iliaca communis verursachen. Diese alte Erklärung von VIRCHOW und RIEDEL wurde noch von HILSCHER (1955) und von WILLIAMS (1959) übernommen. Es ist wohlbekannt, daß die linke V. iliaca communis im obersten Teil bei der Beckenphlebographie meistens unsichtbar bleibt. Sie wurde von OLIVIER (1951) und von GUILHEM und BAUX (1954) als „Zone normalement invisible" bezeichnet (Abb. 1) und auf eine Kompression durch die Arterie zurückgeführt. Andererseits wurde bei Untersuchungen am Sektionsmaterial öfters an dieser Stelle, an der Innenseite der Vene, eine eigentümliche Intimaveränderung gefunden, die klappen- oder segelartig das Lumen stark verengern kann. Solche Bildungen (sog. *Beckenvenensporn*) wurden erstmalig von MCMURRICH (1906) beschrieben. Sie wurden danach von mehreren Untersuchern gefunden. BASMAJIAN (1952) wollte sie als Verwachsungen auf Grund der genannten Arterienüberkreuzung ansehen. MAY u. Mitarb. (1959) haben diese Spornbildung eingehend studiert. Sie wurde vorwiegend bei Frauen gefunden, wobei der zusätzliche Druck des graviden Uterus sowie eine stärkere Lordose als Ursachen angeschuldigt wurden. Bei histologischer Untersuchung war der Sporn immer aus Narbengewebe aufgebaut und wurde außerdem nur bei Erwachsenen gefunden; er kann also nicht angeboren sein. Phlebographisch wurde bisher nur die ausgebliebene Füllung in diesem Gebiet gefunden; die Spornbildung selbst stellte sich nicht dar. In Sektionsmaterial soll der Sporn jedoch bei 15—22 % aller Erwachsenen (MAY und THURNER 1957) zu finden sein. SCHILLING (1926) fand ihn in 10 %. Von MCMURRICH wurde die Veränderung sogar in mehr als 30 % gefunden.

In der Absicht, diese Spornbildungen phlebographisch zu erfassen, hat der Autor in etwa 100 Fällen im Anschluß an die Femoralisphlebographien zusätzlich auch Aufnahmen der Cavabifurkation gemacht. Unter diesen waren auch 30 Normalfälle (Injektion für Urographie). Da die Spornbildung nach MAY und NISSL (1959) in der Regel an der hinteren bzw. vorderen Venenwand sitzt, habe ich Profilbilder in der Weise angefertigt, daß der Patient etwa 50° nach links gedreht und die Röhre etwas kranial gerichtet wurde (Abb. 13).

Auch in den meisten Normalfällen wurde eine bedeutende *Deformität und Krümmung der hinteren Wand der linken V. iliaca communis* genau an der Stelle, wo man sie erwartet

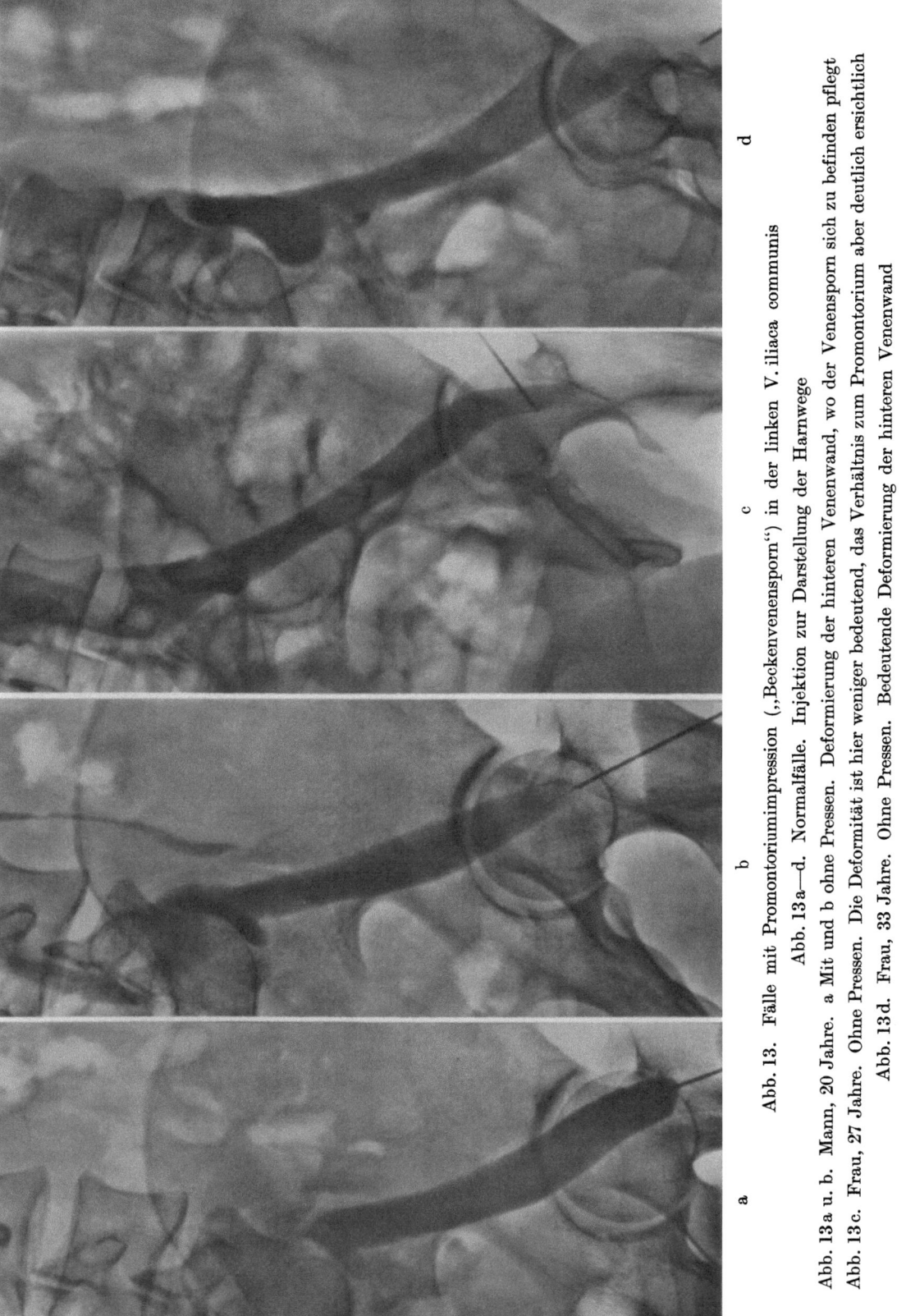

a   b   c   d

Abb. 13. Fälle mit Promontoriumimpression („Beckenvenensporn") in der linken V. iliaca communis

Abb. 13a—d. Normalfälle. Injektion zur Darstellung der Harnwege

Abb. 13a u. b. Mann, 20 Jahre. a Mit und b ohne Pressen. Deformierung der hinteren Venenwand, wo der Venensporn sich zu befinden pflegt

Abb. 13c. Frau, 27 Jahre. Ohne Pressen. Die Deformität ist hier weniger bedeutend, das Verhältnis zum Promontorium aber deutlich ersichtlich

Abb. 13d. Frau, 33 Jahre. Ohne Pressen. Bedeutende Deformierung der hinteren Venenwand

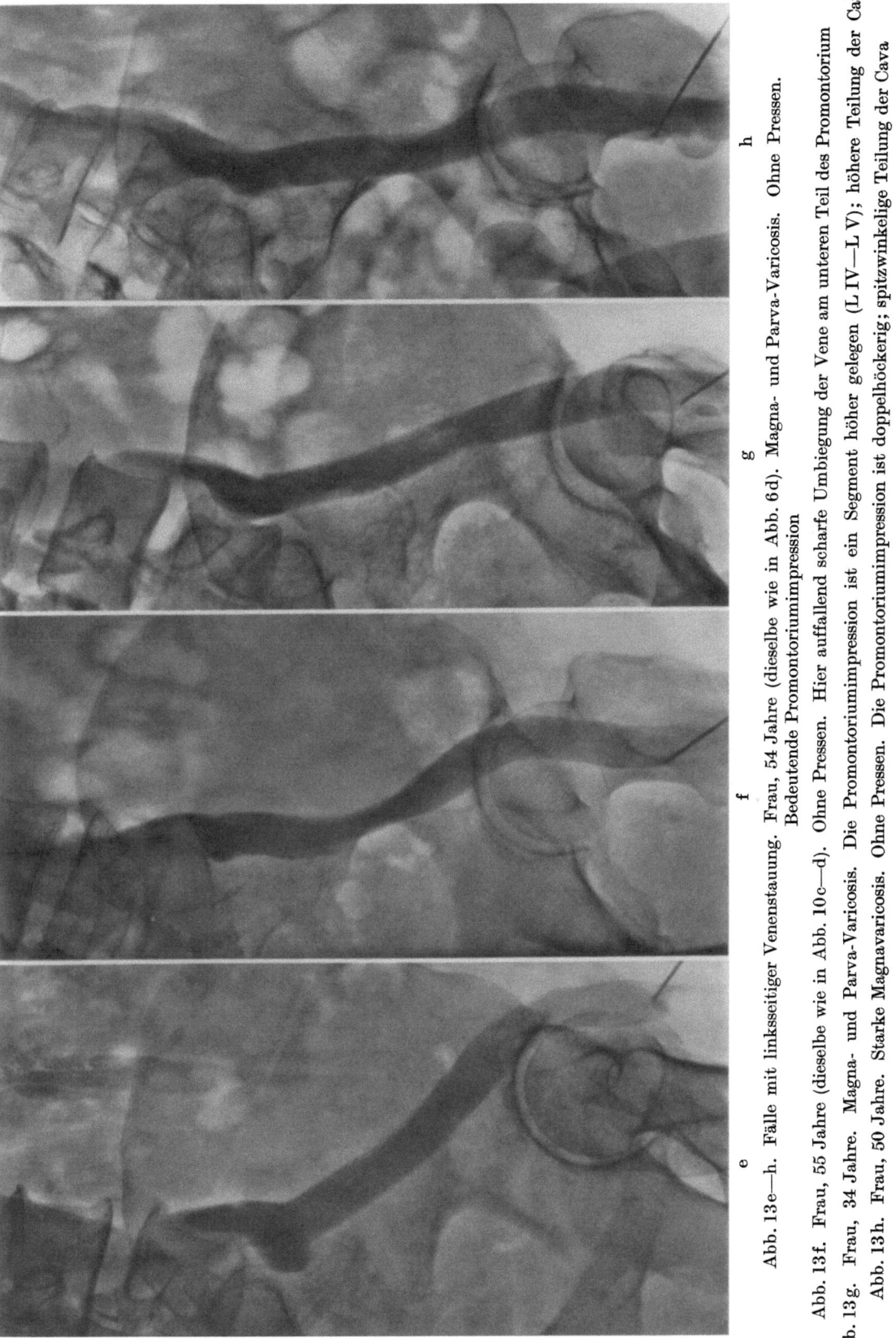

e

f

g

h

Abb. 13e—h. Fälle mit linksseitiger Venenstauung. Frau, 54 Jahre (dieselbe wie in Abb. 6d). Magna- und Parva-Varicosis. Ohne Pressen. Bedeutende Promontoriumimpression

Abb. 13f. Frau, 55 Jahre (dieselbe wie in Abb. 10c—d). Ohne Pressen. Hier auffallend scharfe Umbiegung der Vene am unteren Teil des Promontorium

Abb. 13g. Frau, 34 Jahre. Magna- und Parva-Varicosis. Die Promontoriumimpression ist ein Segment höher gelegen (L IV—L V); höhere Teilung der Cava

Abb. 13h. Frau, 50 Jahre. Starke Magnavaricosis. Ohne Pressen. Die Promontoriumimpression ist doppelhöckerig; spitzwinkelige Teilung der Cava

hatte, gefunden (Abb. 13). Die Veränderung ist immer unmittelbar vor dem Promontorium lokalisiert und anscheinend auch von der Überkreuzung der Vene über den untersten Teil der Wirbelsäule verursacht. *Sie kommt bei normalen Fällen ebensooft wie bei Patienten mit Venenstauung vor.* Sie ist aber von dem Winkel des Promontoriums (LIECHTI 1948) abhängig und ist am deutlichsten, wo dieser Winkel stärker markiert ist. Bei sog. lordotischem Kreuzbein mit wenig vortretendem Promontorium kann die Veränderung fehlen (Abb. 33b); dann fehlt auch die „unsichtbare Zone" bei der anteroposterioren Projektion. Die Veränderung war vom Valsalvaschen Versuch nicht abhängig (Abb. 4a, 13a und b). *An der Vorderwand der Vene wurde dagegen niemals eine Einbuchtung durch die überschneidende Arterie gefunden.* Daß diese Promontoriumimpression für die Mehrzahl der linksseitigen Thrombosen disponierend ist, kann bisher nur vermutet werden. Die gemeinsame Lokalisation mit der präparatorisch nachgewiesenen Spornbildung kann für eine formalgenetische Entwicklung derselben durch Intimaproliferation und Adhärenzbildung an der Einbuchtung sprechen.

b) Kompression durch sklerotische Beckenarterien

Eine andere Deformität mit typischer Lokalisation im Hauptstamm der Beckenvenen kann bei älteren Patienten vorkommen. An der lateralen Kontur der V. iliaca

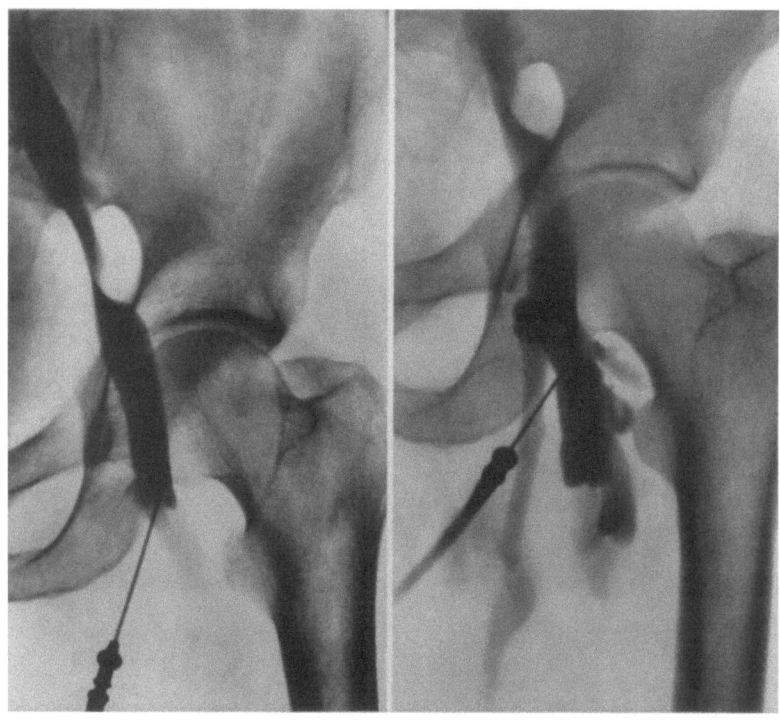

a   b

Abb. 14a u. b. Mann, 65 Jahre. Nur in den letzten 2 Jahren Varicen. a Ohne Pressen. b Mit Pressen. Laterale Kompression der V. iliaca ext. durch die geschlängelte A. iliaca externa verursacht. Diese Kompression ist also vom Pressen unabhängig; in Ruhestellung sogar ausgeprägter. Die Saphena magna ist insuffizient. Die Femoralklappen sind funktionstüchtig

externa (Abb. 14) verursacht eine elongierte und geschlängelte A. iliaca ext. eine runde Einbuchtung, die, wenn ausgeprägt, eine beinahe totale Kompression der Vene herbeiführen kann. Die Lagerung der Beckenvenen in einer gemeinsamen Gefäßscheide mit den entsprechenden Arterien wirkt sich vorwiegend auf die dünnwandige Vene aus, wenn die Arterie durch Altersveränderungen raumfordernder wird. LERICHE (1927) konnte bei operativer Freilegung solche raumbeengenden Venenveränderungen finden und durch operative Lösung der Vene eine Verbesserung des Venenrückflusses erreichen. Phlebographisch wurde diese Veränderung vom Autor in einigen Fällen als eine Sonderform des femoralen Obstruktionssyndroms (1957) gefunden. Sie wurde auch von LEEMANN (1958) erörtert und von HELANDER und LINDBOM (1959) phlebographisch illustriert. Diese Impression ist auch ohne Bauchpresse vorhanden und kann offenbar Venenstauung und Varicenbildung bei älteren Patienten verursachen (wie bei dem Patienten in Abb. 14).

c) Das Kompressionsphänomen in der Lacuna vasorum

Das schon genannte *femorale Obstruktionssyndrom* (GULLMO 1957) ist ein intermittierendes Kompressionsphänomen an der medialen Seite der Femoralvenen in der Lacuna

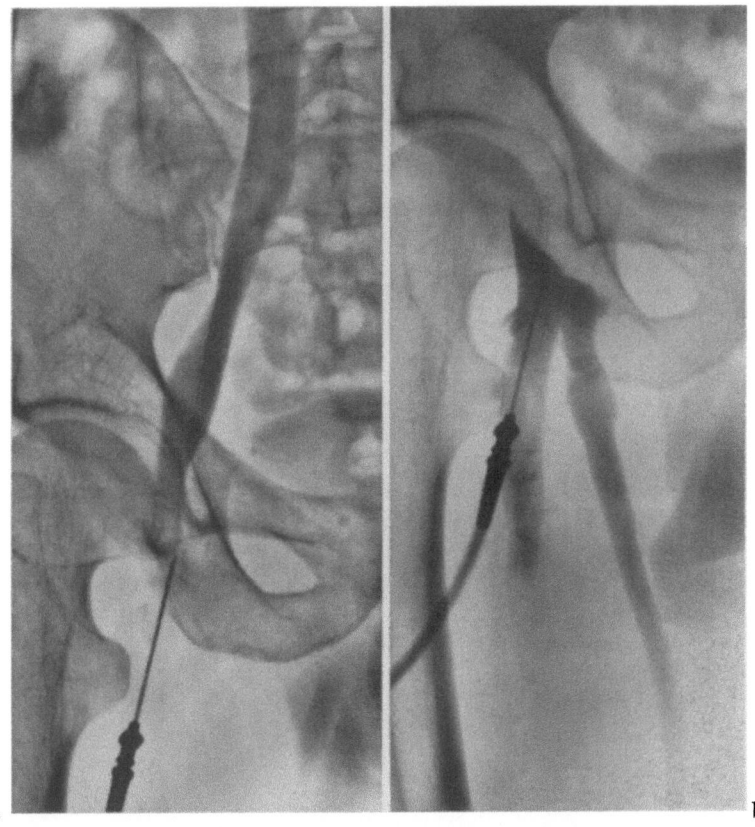

a   b

Abb. 15a—e. Zwei Fälle mit Cruralhernien. Mann, 39 Jahre. Vor der Operation der Curalhernie untersucht. Mäßige Phlebektasien im Unterschenkel. a Ohne Pressen (liegend). b Mit Pressen. Typische Kompression der Femoralvene in der Lacuna vasorum. Retrograde Füllung einer insuffizienten Saphena. Femoralisklappen suffizient. c und d im Stehen. c Ohne Pressen, dabei nur proximale Strömung. d Mit Pressen. Die Kompression ist im Stehen von einer seitlichen Verschiebung der Vene begleitet. e Vier Monate später nach Herniotomie. Bei dem Pressen keine Kompression mehr

Abb. 15f. Mann, 40 Jahre. Klinisch besteht eine kleine Cruralhernie (operativ bestätigt). Beim Pressen typische Kompression an der Medialseite der Vene in der Lacuna vasorum

vasorum der Leistenbeuge. Es kommt nur während des Valsalvaschen Versuchs zustande; bei normalen Individuen wurde es noch niemals gefunden. Am ausgeprägtesten wurde es bei Patienten mit manifesten Cruralhernien gefunden (Abb. 15), aber auch dann nur beim Valsalva. Durch Hernioplastik mit Verstärkung der medialen Begrenzung der Lacuna vasorum konnten die Erscheinungen behoben werden (Abb. 15e, 21). In Fällen mit Venenstauung und Varicen tritt das Phänomen wechselnd stark hervor; dabei besteht anscheinend eine Parallelität der Veränderungen. So ist bei beginnender Saphenainsuffizienz in der Regel eine Kompression leichteren Grades vorhanden (Abb.16).

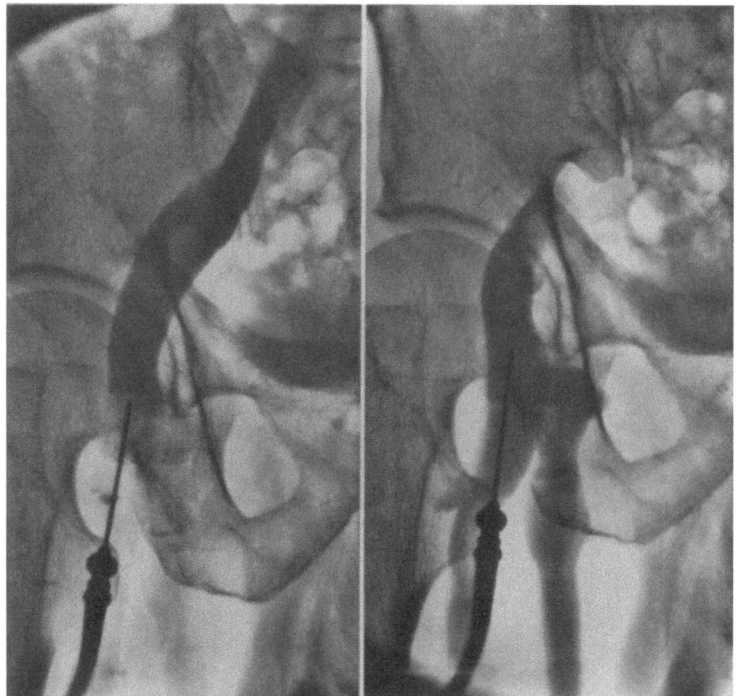

Abb. 15c   Abb. 15d

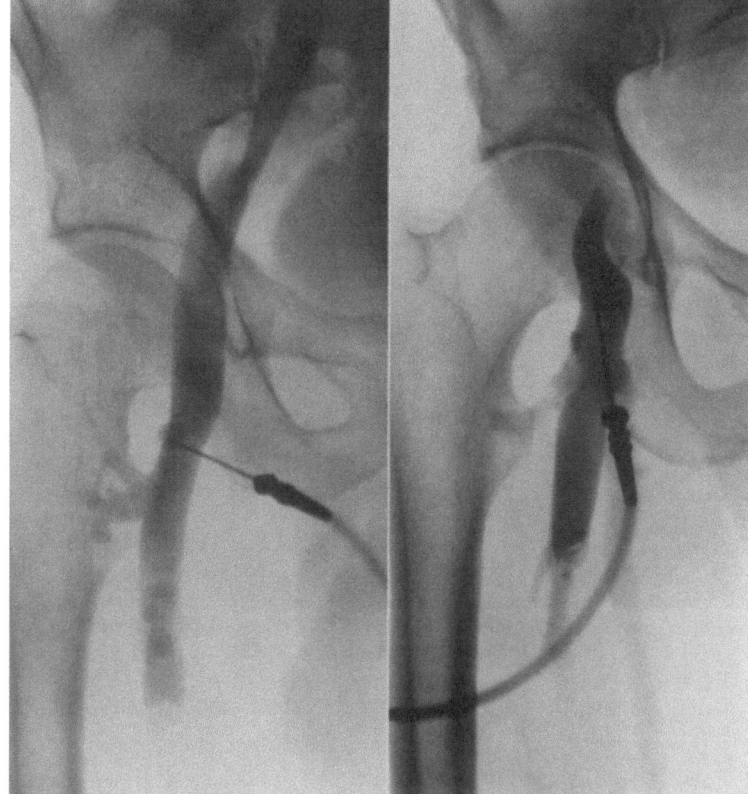

Abb. 15e   Abb. 15f

Es muß beachtet werden, ob die phlebographisch ermittelte Veränderung wirklich durch eine Kompression der Vene verursacht wird, und ob die Venenwand an der komprimierten Stelle deutlich zu sehen ist. So kann sich z. B. bei retrograder Strömung während der Injektion (beim Valsalva) der Gipfel der Kontrastsäule bei der Aufnahme im fraglichen Venenabschnitt befinden. Dabei ist aber die obere Kontur unscharf begrenzt (Abb. 17), während die Venenwand bei totaler Kompression an der Kompressionsstelle

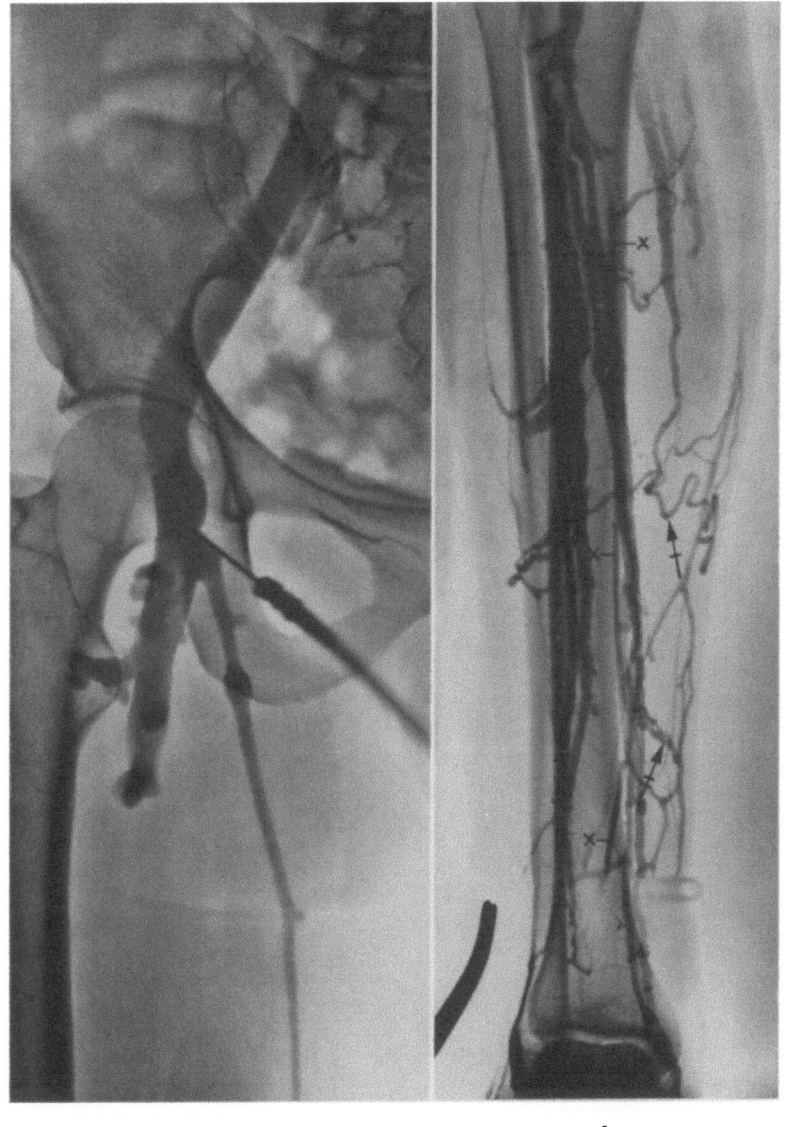

a   b

Abb. 16a u. b. Frau, 46 Jahre. Beginnende Saphenainsuffizienz. Der Trendelenburgsche Test war hier unsicher und konnte mit Phlebographie positiv dargestellt werden. Verdrängung der V. femoralis nach lateral in der Lacuna vasorum, jedoch nur unbedeutende Kompression. Die Femoralisklappe (→) liegt wie fast immer in solchen Fällen im unteren Teil der Verdrängungsstelle. In b beginnende Degeneration der Einflußschlinge bei einer Gastrocnemiusvene (⊢→), untere Soleuskommunikans noch ziemlich normal (╫→). Mit der Parva (×) 2 Verbindungsvenen zu der mittleren bzw. oberen Gastrocnemiusetage

besonders scharf markiert ist, da eine Strömung in distaler Richtung durch die Kompression verhindert wird und das Kontrastmittel statt dessen bei der Injektion in die Kompressionsstelle aufwärts gespritzt wird.

Bei meinem Material von 660 Patienten mit Venenstauung (darunter wurden bei 15% postthrombotische Veränderungen gefunden) konnte eine totale Kompression bei 31% hervorgerufen werden und eine partielle bei 30%. Dabei mußte man in einigen Fällen die Untersuchung wiederholen, um ein besseres Mitwirken des Patienten zu erreichen. Bei postthrombotischen Veränderungen in der V. femoralis communis an der Kompressionsstelle (nur bei 10% gefunden) können fibröse Wandveränderungen die Kompression vermindern und ihr Aussehen verändern. Man kann sogar vermuten, daß perivenöse Schwielenbildungen die Kompression zum Verschwinden bringen können.

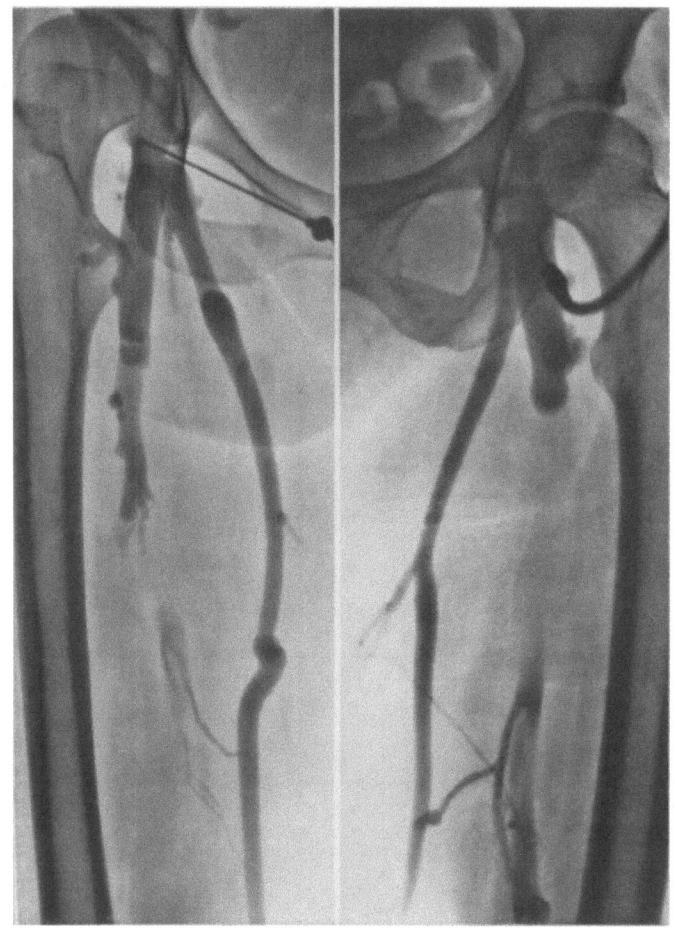

Abb. 17 a   Abb. 17 b

Abb. 17 a. Krankenschwester, 27 Jahre

Abb. 17 b. Frau, 45 Jahre. In beiden Fällen unvollständiges Kompressionsphänomen mit Strömung nach unten in die Saphena magna („phlebographischer Trendelenburg" positiv). Suffiziente Femoralisklappen. Durch die Adductorenkommunikantes geht das Kontrastmittel wieder in die tiefen Venen. In b steht die Kommunikans mit einer kleineren Kollateralvene der Femoralis in Verbindung.

Über die pathogenetische Bedeutung des Kompressionsphänomens kann bisher mit Sicherheit nur gesagt werden, daß es nur in pathologischen Fällen vorkommt, und zwar am ausgeprägtesten in Fällen mit schwersten Stauungssymptomen. Es kann vielleicht Ausdruck einer gemeinsamen, mesenchymalen Schwäche im Leistenapparat und im Venensystem des Beines sein. Wenn das Kompressionsphänomen augenfälliger und anscheinend für die Stauungssymptome von Bedeutung ist (z. B. Rezidivfälle), kann eine operative Restitution des Cruralkanals mit Verstärkung der Gefäßscheide indiziert sein. In Fällen, bei denen eine Hernioplastik gemacht wurde (25 Fälle mit Plastik nach McVay oder Burton), konnte die Kompression ganz beseitigt werden (Abb. 15e, 18). Bei der Operation wurden kleine Peritonealeinbuchtungen längs der Gefäßscheide gefunden. Mitunter wurde dann eine Ausbuchtung der Blase darin gefunden. In anderen Fällen fand man präperitoneales Fett oder vergrößerte Lymphdrüsen als Ursache der

Kompression in der Lacuna vasorum. Die Lymphbahnen des Beines verlaufen gerade dort, wo die Kompression auftritt, nämlich zwischen der Vene und dem Ligamentum lacunare (Lacuna lymphatica). Die operierten Fälle wurden subjektiv und objektiv auffallend gebessert; die sichtbaren Varicen verkleinerten sich und das Ödem nahm ab.

Einige Fälle mit akuter Spontanthrombose in der Wade zeigten ein ausgesprochenes Kompressionsphänomen (GULLMO 1957). Bei anstrengendem Heben konnte eine Kombination von Valsalvaschem Versuch und Muskelspannung in der Wade eine starke Druckerhöhung in dem soeben geschlossenen Venensystem des Beines verursachen. Es können sogar Überdehnungen mit Rupturen der dünnwandigen Muskelvenen und Hämatombildung in der Wade eintreten. Von einem Kranken wurde eine solche Ruptur beim Heben als warme „Strömung" in der Wade gefühlt, am nächsten Tag war eine hämorrhagische Verfärbung über der Wade zu sehen. Es ist auch zu vermuten, daß solche akzidentelle Überdehnungen der Venen über Intimaschäden zu Spontanthrombosen führen können.

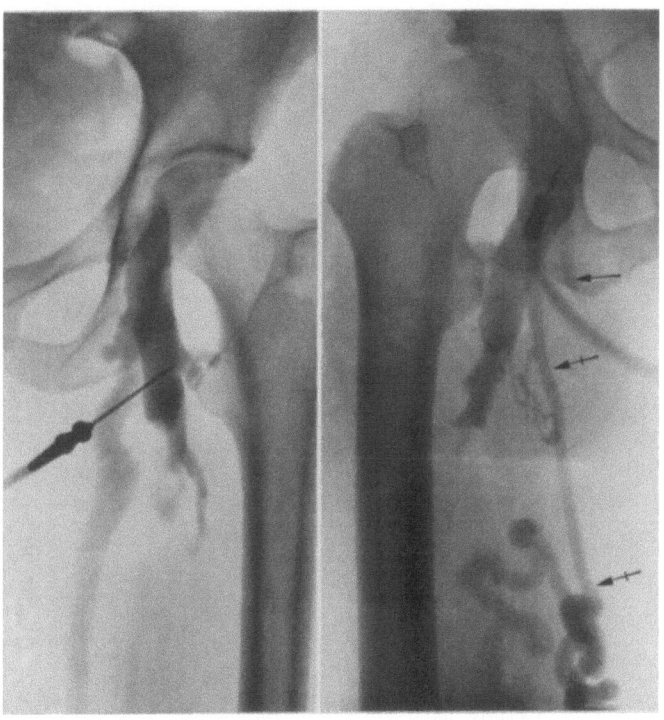

Abb. 17 c   Abb. 17 d

Abb. 17c. Frau, 44 Jahre. Hier vollständiges Kompressionsphänomen. Trotzdem die Nadel recht weit darunter liegt, ist die Füllung optimal bis in den komprimierten Teil der Vene, da es gerade hier wegen der Kompression keine Strömung nach unten gibt. Die Saphena magna ist insuffizient, die Femoralisklappen aber suffizient

Abb. 17d. Frau, 40 Jahre. Totales Kompressionsphänomen. Suffiziente Femoralisklappen. Die Magna ist auch suffizient (→). Ein akzessorischer, aber insuffizienter Saphenastamm (+→), bei dem vorne am Oberschenkel Varicen gefüllt werden. Auch eine Bauchdeckenvene wird gefüllt (wahrscheinlich als Folge des Kompresssionsphänomens)

Patienten mit wiederholtem Rezidiv nach Saphenaunterbindungen zeigen meistens ein ausgesprochenes Kompressionsphänomen. Man kann sogar vermuten, daß bei diesem Zustand mit intermittierenden Drucksteigerungen die insuffizienten, oberflächlichen Venen als eine Art von Windkessel für die stabiler eingelagerten, tiefen Venen dienen. Andererseits ist die Kompression unabhängig von der Insuffizienz der Beinvenen. Sie bleibt deshalb nach Saphenaunterbindung auch in Fällen mit suffizienten tiefen Venen bestehen. Die Kompression ist also nicht nur ein Ausdruck eines Zusammensackens schlaffer insuffizienter Venen. Tatsächlich liegt eine Dehnung und Schlaffheit der Lacuna vasorum vor (NYLANDER 1961). Sie ist auch von extremer Außenrotation des Beines unabhängig, im Gegensatz zu der Behauptung von MARTINET (1959).

Das Kompressionsphänomen kann nur mit genauer Restitution der medialen Begrenzung des Schenkelkanals (Lacuna vasorum), z. B. durch Bruchplastik nach Methoden, die von McVay (1942, 1949, 1958), Turner (1953) und Burton (1954, 1956) angegeben sind, behoben werden. Eine äußere Hernioplastik, z. B. die Operation nach Bassini, behebt nicht die Kompression.

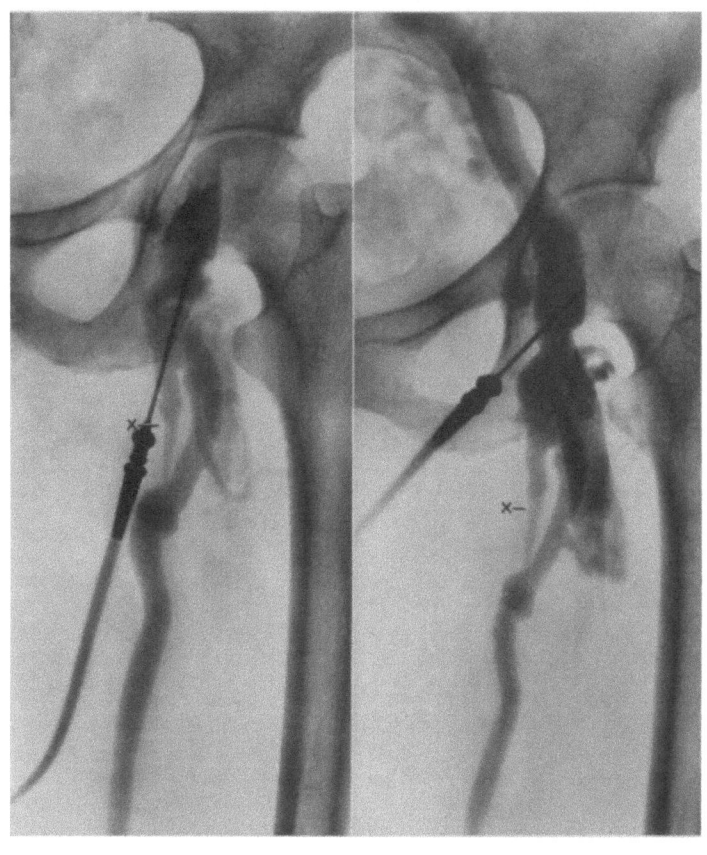

a   b

Abb. 18a u. b. Frau, 43 Jahre. Rezidiv nach vorheriger Saphenaresektion. a Mit Pressen. Vollständiges Kompressionsphänomen. Retrograde Strömung in einer stark dilatierten akzessorischen Saphena magna. Bei (×) der Resektionsstumpf der normalen Saphena magna. b Kontrollphlebographie nach Hernioplastik nach McVay 2 Monate nach der Operation, bei Pressen und auch im übrigen unter denselben Bedingungen wie in a. Keine Kompression mehr; die insuffiziente Saphena accessoria ist weniger dilatiert. Die Stauungssymptome waren beinahe ganz verschwunden

d) „Beckenvenensperre"

Diese Bezeichnung wurde von Wanke (1950, 1955) für ein besonderes Syndrom eingeführt, bei dem eine bestehende, organisch bedingte Verengung oder sogar Obliteration der Beckenvenen vorliegt. Ätiologisch kommen hier entweder neoplastische oder entzündliche Prozesse in Frage; die klinische Untersuchung und Bewertung kann nur mit Hilfe der Phlebographie vervollständigt werden.

Bei *Tumoren* im kleinen Becken sind die Beckenvenen oft durch Kompression und Dislokation beeinträchtigt. Dalali u.a. (1954), Lessmann und Waldrop (1958), Helander und Lindbom (1959) haben Phlebographien bei vielen Patienten mit Uteruscarcinomen durchgeführt. Die Lymphwege verlaufen, größtenteils längs der großen parietalen Beckenvenen. Schon kleinere Metastasen können bei der Beckenphlebographie diagnostiziert werden, da die dünnwandigen Venen leicht lokal eingedellt werden.

Die Lymphdrüsen liegen besonders an der Vereinigungsstelle der Vv. iliacae int. und ext. Eine Deformierung und Verdrängung ist gerade hier des öfteren bei Metastasen zu sehen (HELANDER und LINDBOM 1959, CARLSSON u.a. 1961) und ist in Abb. 19 dargestellt. Von LESSMANN und WALDROP (1958) wurde besonders auf Veränderungen bei dem Circulus obturatorius hingewiesen. Sie konnten in allen Fällen von Carcinomen im Stadium II bis V (18 Fälle) Veränderungen an den Venen finden. Bei 23 von 25 untersuchten Patienten mit Uteruscarcinomen im Stadium I wurden keine Venenveränderungen gefunden; der Befund stimmte mit dem des Gynäkologen überein, der palpatorisch auch keine Metastasen an der Beckenwand gefunden hatte.

Bei großen Tumoren der Blase und der Prostata (Abb. 19) können die Beckenvenen weit lateralwärts verdrängt werden (BARTLEY 1958, LUNDWALL 1960). Sind Phlebolithen

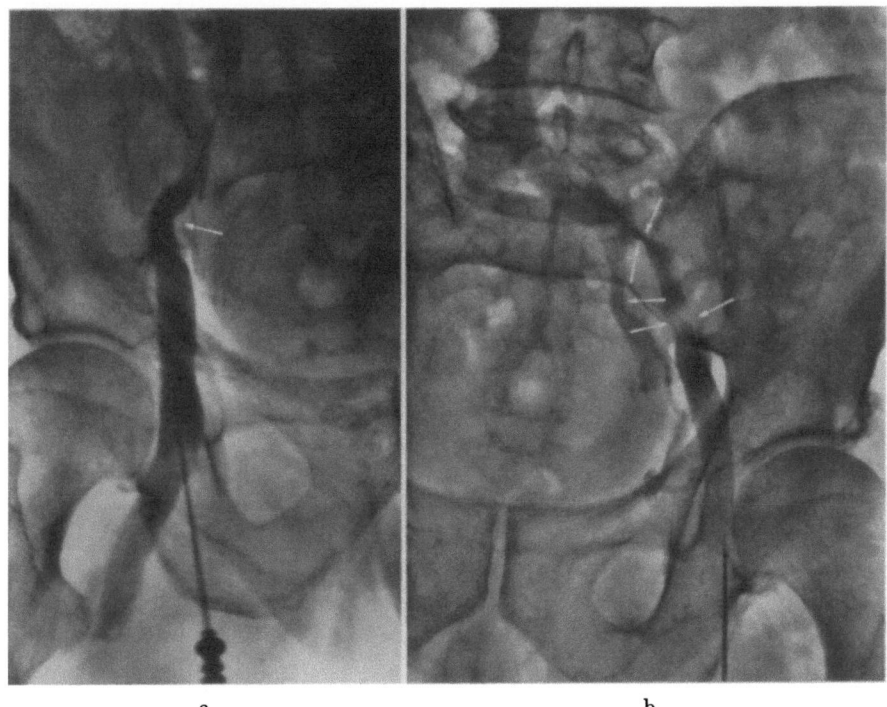

a   b

Abb. 19 a u. b. Mann, 80 Jahre. Prostatacarcinom. Seit 2 Wochen zunehmende Schwellung der Beine, wobei das linke Bein Phlegmasia alba-ähnlich geworden war. Es wurden vorsichtig nur 10 cm³ Kontrastmittel injiziert. In a (rechtes Bein) Verdrängung und Einengung der V. iliaca (→). In b (linkes Bein) ist die Verengerung noch ausgeprägter (→), die Strömung geht auch durch den Circulus obturatorius

vorhanden, so kann ihre Lageänderung auf Tumoren im kleinen Becken hinweisen (STEINBACH 1960).

LESSMANN und WALDROP konnten in 6 Fällen, bei denen eine intensive *Strahlenbehandlung der Beckenorgane* vorangegangen war, eine andere Form der Beckenvenensperre feststellen. In diesen „frozen pelvis"-Fällen waren die Beckenvenen allgemeiner verengt. Ähnliche Veränderungen wurde von ANTANOPOULOS (1955) bei *Peritonitis* im kleinen Becken gefunden. In einem Fall mit Pyosalpinx waren z. B. die Beckenvenen sehr eingeengt, wahrscheinlich durch entzündliches Ödem in der Umgebung der Venen. Von GRUNWALDT und TOMSOVIC (1957) wurde eine Beckenvenenobstruktion mit Venenstauung bei 2 neugeborenen Kindern als Folge retroperitonealer Abscesse beschrieben.

Bei Kleinkindern kann eine pathologisch stark ausgespannte Blase eine ähnliche Venenstauung verursachen. CARLSSON und GARSTEN (1960) beschrieben einen Fall mit Urethravalvulus in Höhe des Colliculus mit starker Dilatation der Blase, der sich klinisch mit Schwellung der Beine manifestierte.

Primäre Tumorbildung mit Ausgangspunkt in den Venen selbst ist sehr selten (STOUT 1937; WATSON u. MCCARTHY 1940). Einzelne Fälle von primären Leiomyosarkomen in

den Venen wurden von ROUSSAK u. HEPPLESTON (1950), HAUG u. LOSLI (1954), LIGHT
u. Mitarb. (1960), THOMAS u. FINE (1960) beschrieben. Von DE WEESE u. a. (1958) wurde
ein Fall von Leiomyom in der Saphena magna beschrieben, das in dem Venenlumen in
die V. femoralis und V. iliaca ext. vorgewachsen war. Dieser Fall wurde phlebographisch
dargestellt.

Ein Fall mit *sekundärer Tumoreinwachsung* in die V. poplitea wurde von LAGER-
GREN u. a. (1959) beschrieben. Mittels Serienangiographie wurde eine Vascularisierung

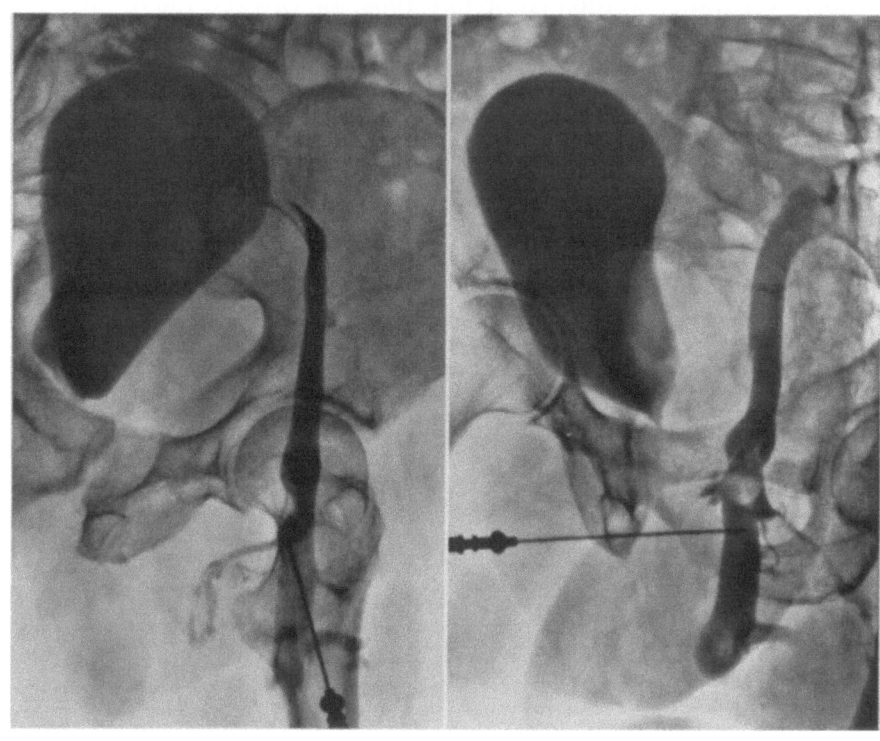

c   d

Abb. 19c u. d. Mann, 73 Jahre. Wegen Ödem im linken Unterschenkel und Prostatabeschwerden untersucht.
Großer, palpabler Tumor (Carcinom der Prostata) links im kleinen Becken. Femoralisphlebographie mit
Injektion ohne Pressen. Die V. iliaca communis ist nach lateral verdrängt und komprimiert, die gefüllte Blase
vom Tumor nach rechts verschoben. In d ist der Patient nach rechts gedreht, wobei die obere Femoralisklappe
tangential und die Saphenaeinmündung freiprojiziert ist

des Tumorthrombus innerhalb der Vene dargestellt. An späteren Serienbildern kam der
Tumorthrombus umgekehrt als Füllungsdefekt zum Vorschein.

Auch *chronische (spezifische) Entzündungen* mit Vergrößerung der Lymphknoten
können bedeutende Veränderungen an den Beckenvenen verursachen (BLOCK 1959).
In Abb. 20 ist ein Fall gezeigt, bei dem tuberkulöse Drüsen die Venendrosselung bewirken. Eine bedeutende Venenstauung mit Varicen und Ödem im Unterschenkel war
die Folge. Die gewöhnlichste Ursache der „Beckenvenensperre" ist die unspezifische
Periphlebitis mit *Lymphangitis*. Bei sekundären Narbenbildungen in der Gefäßscheide
kann die Vene in fibröse, schrumpfende Schwarten eingelagert werden. Ein derartiger
lymphangitischer Prozeß kann übrigens von einem Ulcus cruris verursacht sein. Durch
eine in dieser Weise hinzukommende Beckenvenensperre kann also ein interessanter
Circulus vitiosus ausgelöst werden. Durch operatives Entfernen der perivasalen Adven-
titiafibrose (Phlebolyse) wurde ein verbesserter Venenabfluß geschaffen (WANKE 1955a,
LEEMANN 1958, RICHTER 1958, EUFINGER, DIETHELM und MAY 1961).

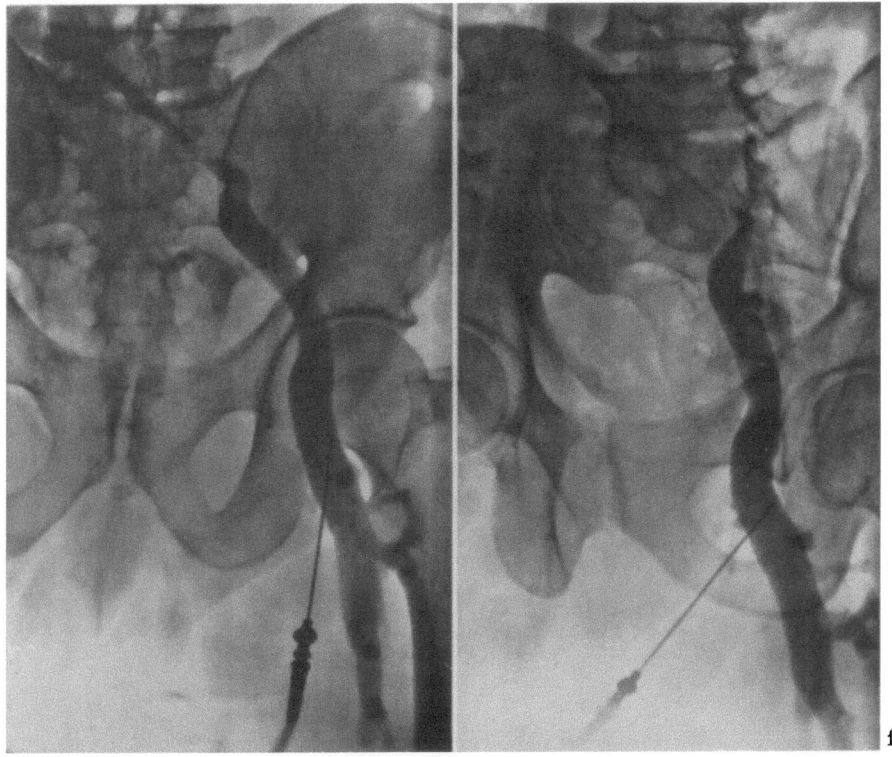

e

f

Abb. 19e u. f. Mann, 70 Jahre. Klinisch ähnlicher Fall. Großes, palpables, linksseitiges Prostatacarcinom Starke Schwellung mit Cyanose im linken Bein. Bei der Punktion wurde schwarzes Blut unter hohem Druck in der V. femoralis gefunden. Mäßige Kompression im Epigastrium über der V. cava, um eine bessere Füllung der V. iliaca communis ohne Pressen zu erreichen. Die V. iliaca communis ist in ihrer ganzen Länge durch Tumormassen verengt. In f ist der Patient nach rechts gedreht, wobei deutlich wird, daß die Vene von vorn her verdrängt wird

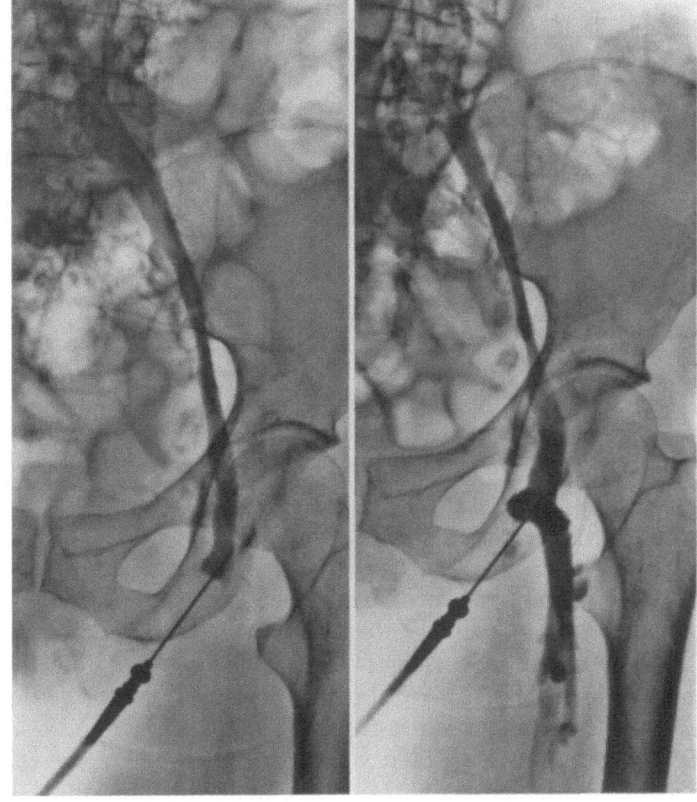

a

b

Abb. 20a u. b. Frau, 45 Jahre. Tuberkulöse Drüsen mit Verkalkungen, die eine „Beckenvenensperre" verursachen. a Ohne Pressen, b mit Pressen. Normale Klappen in der V. femoralis. Saphena suffizient. Das Lumen der V. iliaca externa ist bedeutend verengt

6. Prädilektionsstellen bei Veneninsuffizienz der unteren Extremität

Die folgende Darstellung beruht auf 660 vollständig phlebographisch untersuchten Extremitäten. Bei diesem Material wurden nur in 15% postthrombotische Veränderungen gefunden. Bei den übrigen 85% bestanden primäre Varicen mit Venenstauung.

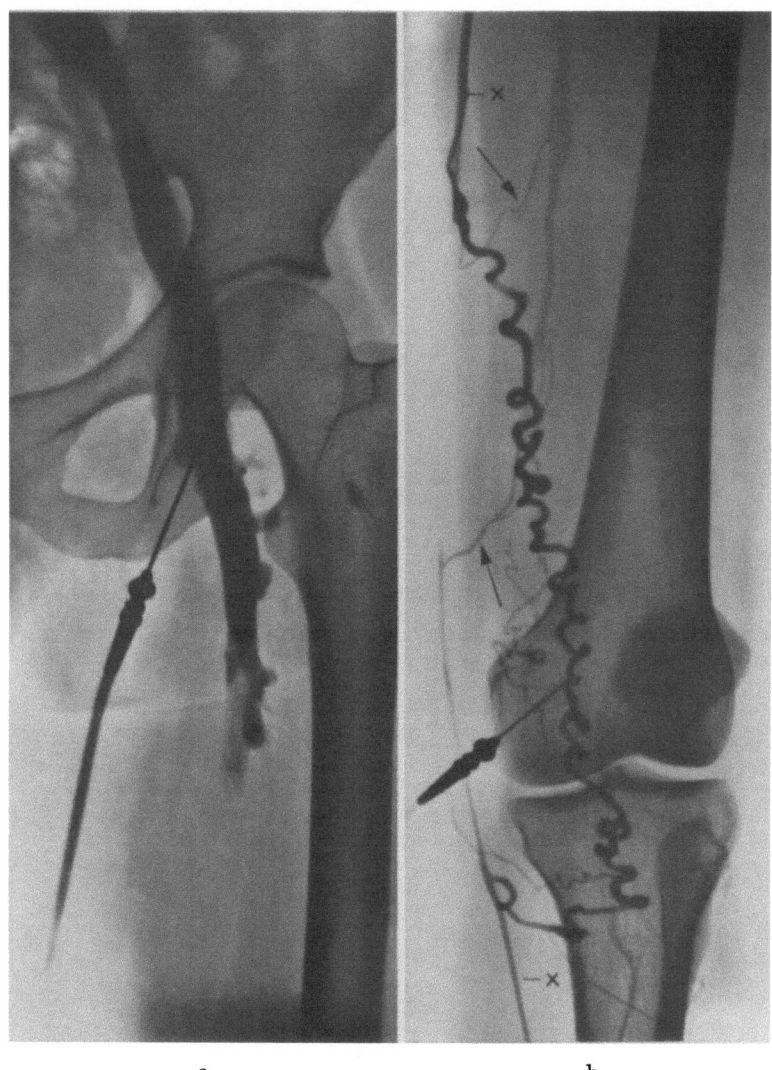

a   b

Abb. 21a u. b. Frau, 26 Jahre, mit kosmetischen Beschwerden von einer Varixschlinge medial an der Vorderseite des Knies. Normaler Befund bei Femoralisphlebographie (Phlebographischer Trendelenburg negativ). Die Varice konnte nur nach direkter Punktion gefüllt werden. Im Stehen war diese Varice bedeutend weiter, als sie hier im Liegen, vielleicht durch einen Venospasmus nach der Punktion verursacht, erscheint. Der schmale Saphenastamm (×) ist im „Richtvenenteil" noch schmäler. Feinkalibrige (normale) Kommunikantes zur Femoralis (→). Die Varixschlinge ermöglicht einen Privatkreislauf nach MAGNUS

Anlagebedingte, primäre Varicen, besonders bei Jugendlichen, können mitunter nur einzelne der oberflächlichen Venen betreffen, wobei z. B. ein kollateraler Zweig des Saphenastammes varicös entartet sein kann (Abb. 21). Es kann dann die typische Einheit von einer Varixschlinge mit der zugehörigen normalen „Richtvene" vorliegen (MAGNUS 1921a; LÖHR und TÖLLE 1937).

In den meisten Fällen von Varicen bestehen aber pathologisch veränderte Kommunikationen mit den tiefen Venen, welche die Stauungsbeschwerden vermitteln. Da es sich dabei um eine Entartung schon vorhandener Venen mit spezieller hämodynamischer

Bedeutung handelt, können die meisten dieser Verbindungen an typischen Prädilektionsstellen gefunden werden. Diese sollen hier systematisch erörtert werden.

Von oben nach unten kommen folgende Lokalisationen und Insuffizienzpunkte in
Frage:

a) Insuffizienz der Saphenaeinmündung

Eine Insuffizienz der V. saphena magna ist die häufigste Ursache von primären Varicen
(Abb. 17). Dadurch erklären sich die unmittelbaren guten Resultate der Saphenaunter-

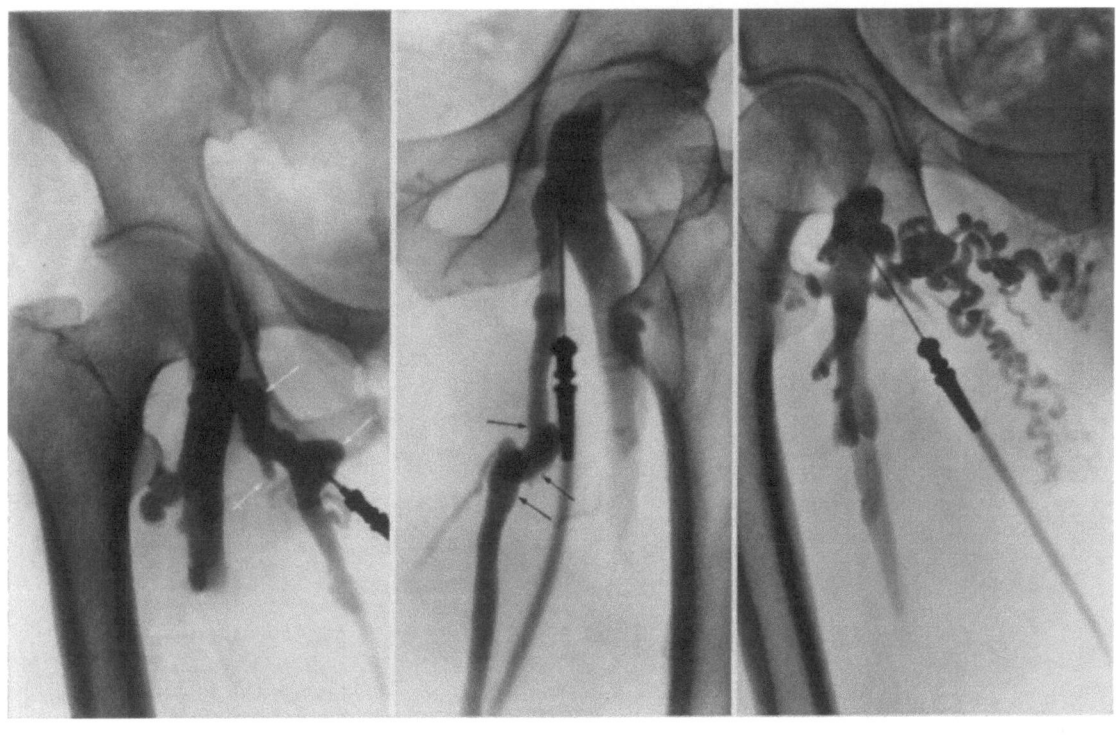

Abb. 22 a   Abb. 22 b   Abb. 22 c

Abb. 22 a. Frau, 52 Jahre. Überbrückendes Rezidiv (→) nach hoher Saphenaresektion. Bei ↔ der
proximale Stumpf an der Resektionsstelle

Abb. 22 b. Frau, 45 Jahre. Ähnliches Rezidiv. Die vorangegangene Operation wurde zu weit distal ausgeführt

Abb. 22 c u. d. Frau, 54 Jahre. An beiden Seiten sog. ,,valvuläre Okklusion'', die zustande kommen kann,
wenn der Venendruck beim Pressen höher wird als die lokale Preßwirkung von außen in der Lacuna vasorum.
Rechts (c) Zustand nach ,,Stripping-Operation'', besenartig ausstrahlende Rezidivvenen. An der linken Seite
Zustand nach hoher Resektion, hier das gewöhnliche überbrückende Rezidiv wie in a

Abb. 22 e. Mann, 64 Jahre. Varicenrezidiv nach Saphenaresektion. Eine varicöse Adductorenkommunikans
verbindet den Saphenastamm mit einer Femoraliskollateralvene. Noch eine (normale) Kommunikans ist
gefüllt

bindung (TRENDELENBURG 1890). Der Saphenastamm war in meinem Material in 47%
insuffizient. In weiteren 9% wurde ein insuffizienter akzessorischer Saphenastamm gefunden. In weiteren 14% fand sich ein Rezidiv einer insuffizienten Saphena magna in
der Fossa ovalis (Abb. 22). Insgesamt wurde also eine manifeste Saphenainsuffizienz in
der Fossa ovalis in 70% der Fälle gefunden. Wenn vorher nur eine Unterbindung erfolgt
war, kamen die Rezidive durch einen oder mehrere dilatierte Venenzweige zustande. Solche
,,überbrückenden'' Rezidive (Abb. 22 a, b, d) wurden von DOW (1952) und von TINOZZI
(1956) beschrieben. Ist der Saphenastamm schon durch eine ,,Stripping''-Operation
entfernt, kann sich eine andere Art von Rezidiven entwickeln, besonders wenn gleichzeitig ein Kompressionsphänomen vorliegt. Dabei strahlen mehrere besenartig verzweigte

Venenschlingen aus der Fossa ovalis nach unten an der Vorderseite des Oberschenkels aus (GULLMO 1957). Solche „Kompressionsrezidive" gab es hier bei 20 % von 177 schon operierten Fällen. In 27 % derselben Fälle fand sich ein Rezidiv des „überbrückenden"

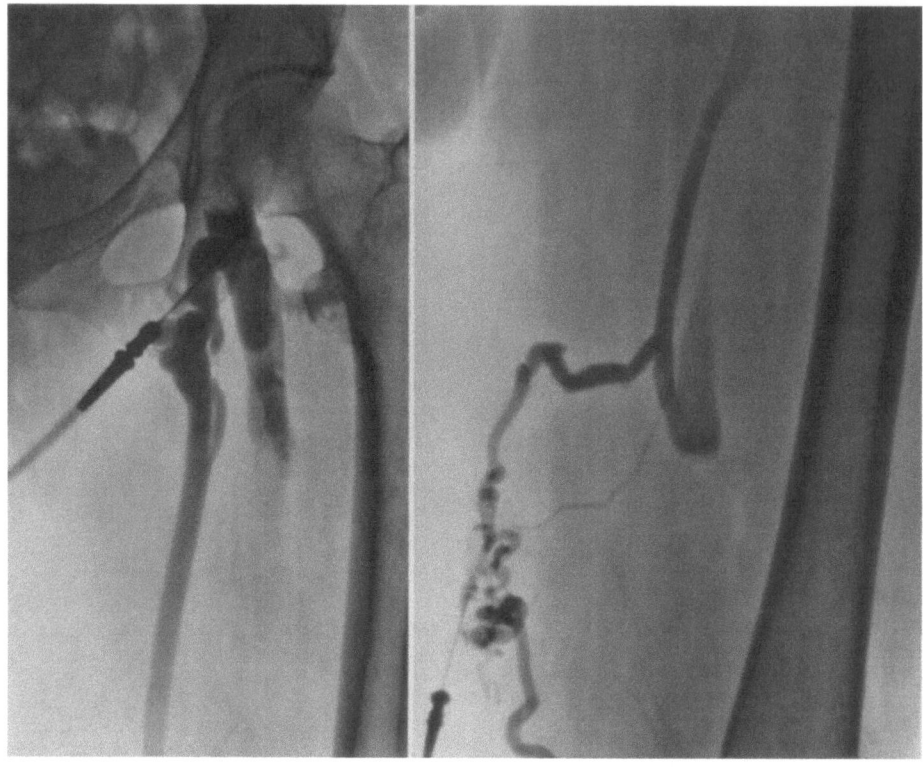

Abb. 22 d   Abb. 22 e

Typs. Daß insgesamt 47 % der operierten Fälle Rezidive zeigten, erklärt sich dadurch, daß gerade solche Fälle zur Phlebographie überwiesen werden und somit eine Auswahl vorliegt.

b) Insuffizienz der Vv. communicantes im Oberschenkel

In der oberen Hälfte des Oberschenkels wurden insuffiziente Kommunikansvenen in weniger als 3 % gefunden. Sie sind also selten und werden nicht an typischen Stellen gefunden. Am Übergang des mittleren zum unteren Drittel des Oberschenkels gibt es aber eine wichtige Prädilektionsstelle für Veneninsuffizienz bei der sog. Adductorenkanal-Kommunikansvene („*mid-Hunter canal perforator*", SHERMAN 1944). In meinem Material war sie in 14 % insuffizient. Sie ist in der Regel mit dem Hauptstamm der Saphena magna verbunden und wird darum bei der „Stripping"-Operation abgerissen. In Fällen, bei denen nur eine Saphenaunterbindung gemacht wurde, war sie oft die Ursache von rezidivierenden Stauungssymptomen im unteren Teil des Saphenagebiets (Abb. 17, 22 e).

c) Insuffizienz der V. saphena parva

Die proximale Hälfte des Parvastammes liegt in der Regel in der Fascie eingebettet und ist darum bei der Palpation kaum tastbar. Deshalb wurde früher eine Parvainsuffizienz selten beobachtet; sie war dann die Ursache von restlich bestehenden Varicen. Bei der Phlebographie fordert darum die Parva besondere Beachtung. LARSON und SMITH (1943) fanden bei klinischer Untersuchung bei 7 % der Untersuchten eine Parvainsuffizienz und CARROLL (1949) bei 11,6 %. Der Autor fand in 25 % eine dilatierte Parva in der oberen Hälfte des Unterschenkels, wobei sie einen Durchmesser von mehr als 5 mm zeigte. Da

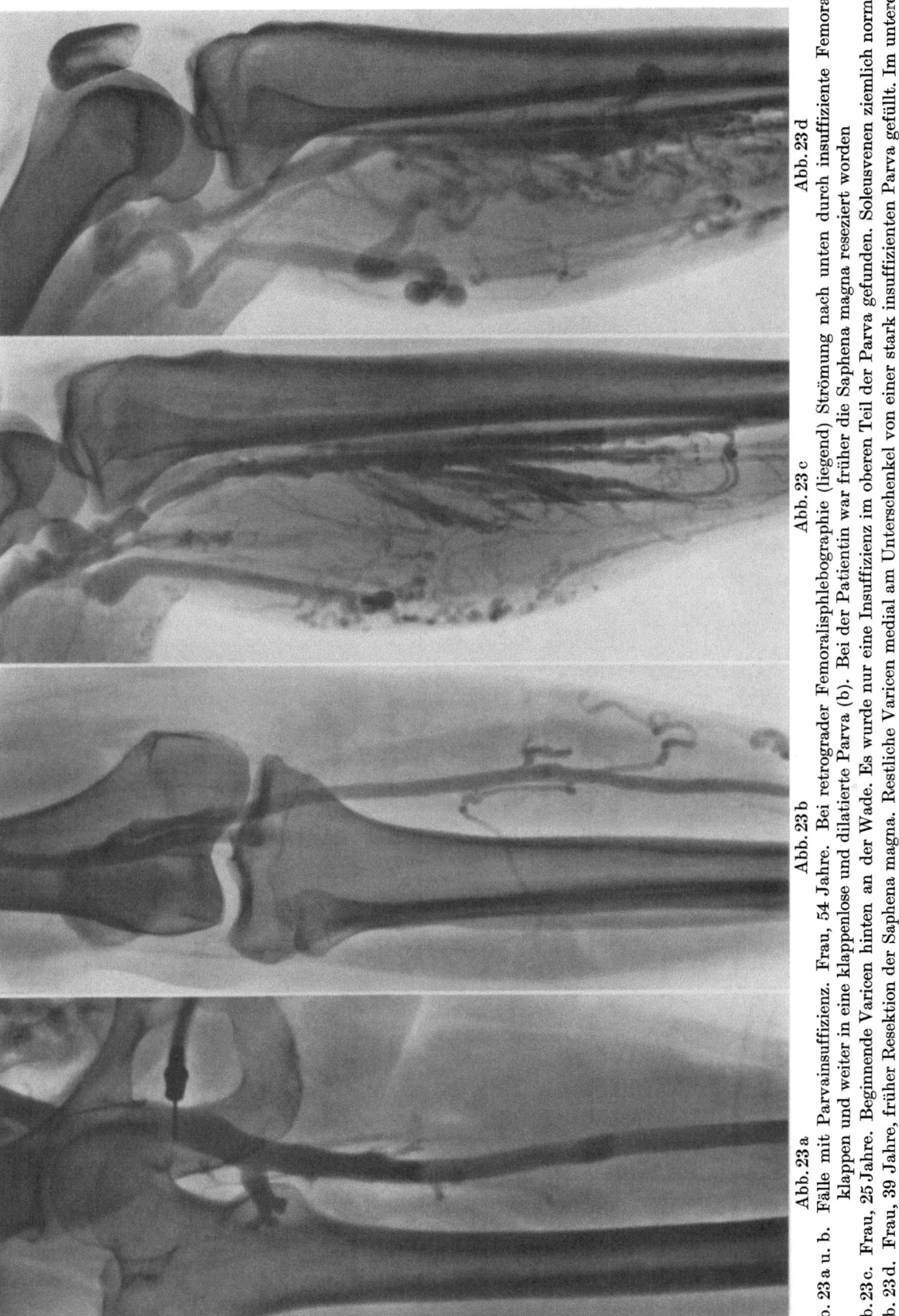

Abb. 23 a   Abb. 23 b   Abb. 23 c   Abb. 23 d

Abb. 23 a u. b. Fälle mit Parvainsuffizienz. Frau, 54 Jahre. Bei retrograder Femoralisphlebographie (liegend) Strömung nach unten durch insuffiziente Femoralklappen und weiter in eine klappenlose und dilatierte Parva (b). Bei der Patientin war früher die Saphena magna reseziert worden

Abb. 23c. Frau, 25 Jahre. Beginnende Varicen hinten an der Wade. Es wurde nur eine Insuffizienz im oberen Teil der Parva gefunden. Soleusvenen ziemlich normal

Abb. 23d. Frau, 39 Jahre, früher Resektion der Saphena magna. Restliche Varicen medial am Unterschenkel von einer stark insuffizienten Parva gefüllt. Im unteren Teil ist die Parva normal

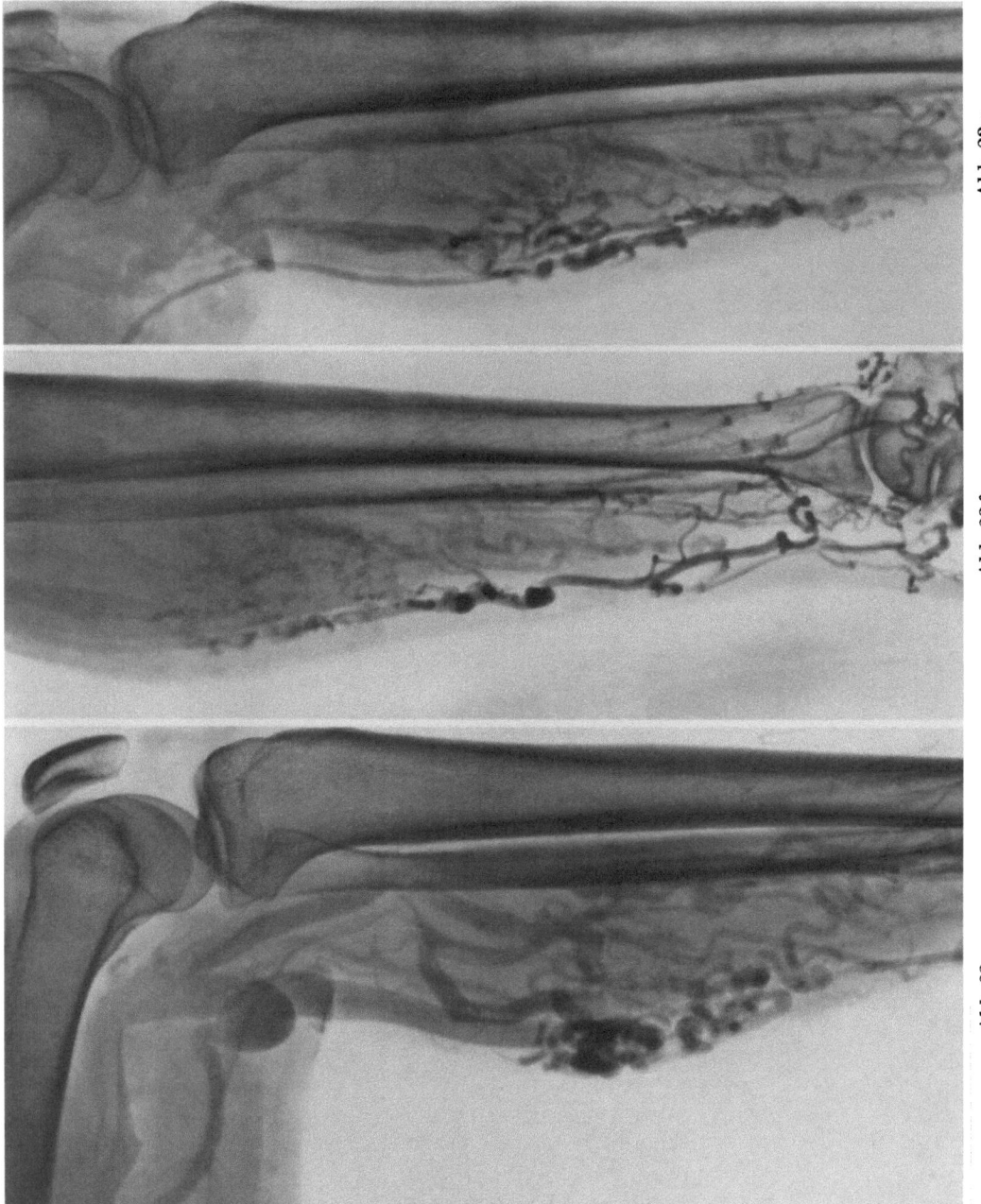

Abb. 23e   Abb. 23f   Abb. 23g

Abb. 23e. Frau, 27 Jahre. Auch hier restliche Varicen nach Saphenaresektion von einer enorm dilatierten Parva unterhalten. In der unteren Hälfte des Unterschenkels war die Parva normal mit Klappen versehen. Das Kontrastmittel wird in der stark dilatierten Parva verdünnt. Sackförmiger Varixknoten an der Parva in der Kniebeuge

Abb. 23f u. g. Frau, 74 Jahre. Wegen Fersenschmerzen untersucht. Es besteht eine Insuffizienz nur im unteren Teil der Parva, die wahrscheinlich die Schmerzen in der Ferse erklären kann. Diese Parvainsuffizienz im unteren Teil steht sichtbar in Verbindung mit einer varicösen Gastrocnemiusvene. Das Kontrastmittel bleibt am längsten in der Parva und der varicösen Gastrocnemiusvene

es sich hier um eine phlebographische Diagnose handelt, sind auch Fälle mit Insuffizienz leichteren Grades mitgerechnet. Als weiteres Kriterium der Parvainsuffizienz sollen auch eine verminderte Klappenzahl sowie lokale varicöse Dilatationen angeführt werden (Abb. 23). Diese varicösen Dilatationen sind teils in der Kniebeuge und teils am unteren Pol des M. gastrocnemius lokalisiert. Dieser letzte Punkt ist besonders wichtig („Übergangszone" der Parvavene), da sie von hier aufwärts in die Fascie eingelagert ist und hier außerdem mehrere Perforansvenen aus dem M. gastrocnemius einmünden. Darum kann ab und zu nur eine Insuffizienz in der oberen Hälfte der Parva gefunden werden, während die untere Hälfte ganz normal sein kann (Abb. 23a—e). Andererseits ist in einigen Fällen nur die untere Hälfte insuffizient (Abb. 23f und g), wobei die genannten

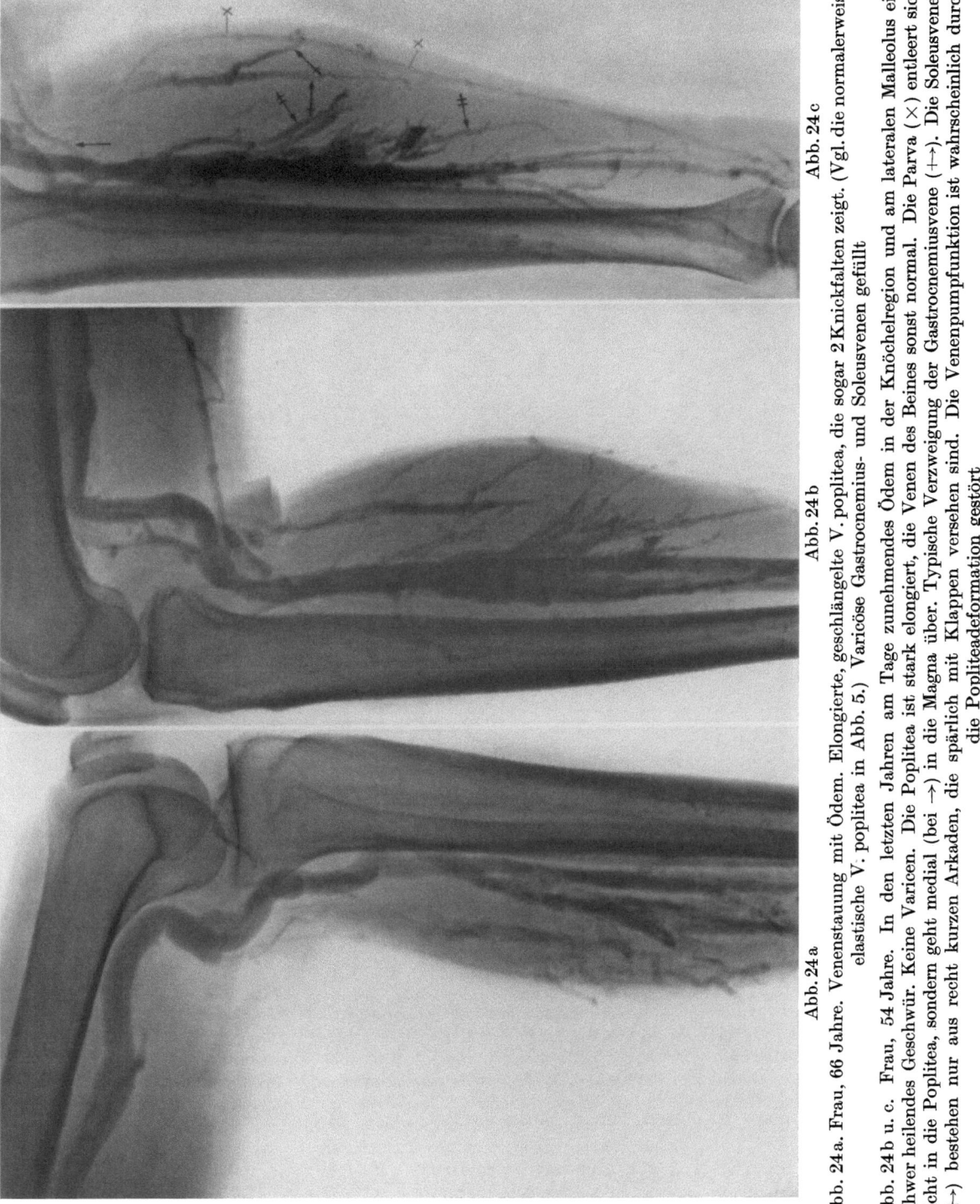

Abb. 24c

Abb. 24b

Abb. 24a

Abb. 24a. Frau, 66 Jahre. Venenstauung mit Ödem. Elongierte, geschlängelte V. poplitea, die sogar 2 Knickfalten zeigt. (Vgl. die normalerweise elastische V. poplitea in Abb. 5.) Varicöse Gastrocnemius- und Soleusvenen gefüllt

Abb. 24b u. c. Frau, 54 Jahre. In den letzten Jahren am Tage zunehmendes Ödem in der Knöchelregion und am lateralen Malleolus ein schwer heilendes Geschwür. Keine Varicen. Die Poplitea ist stark elongiert, die Venen des Beines sonst normal. Die Parva (×) entleert sich nicht in die Poplitea, sondern geht medial (bei →) in die Magna über. Typische Verzweigung der Gastrocnemiusvene (↦). Die Soleusvenen (↦) bestehen nur aus recht kurzen Arkaden, die spärlich mit Klappen versehen sind. Die Venenpumpfunktion ist wahrscheinlich durch die Popliteadeformation gestört

Perforansvenen wahrscheinlich die eigentliche Ursache dieser Stauungsveränderungen sind (DODD 1959). In den meisten Fällen von Parvainsuffizienz ist die Vene aber in ihrer ganzen Länge dilatiert. In die untere Hälfte münden einige Perforansvenen aus dem M. soleus mit variierender Lokalisation. Für die Diagnose dieser verschiedenen Verhältnisse ist die Phlebographie unumgänglich. Die zahlreichen Verbindungsvenen machen öfter eine „Stripping"-Operation der Parva notwendig, bei der eine Freilegung der Perforansvenen am unteren Pol des M. Gastrocnemius vorteilhaft ist (Dodd 1959).

d) Insuffiziente Vv. communicantes im Unterschenkel

Eine recht oft vorhandene, insuffiziente Kommunikansvene wird eine Querhand *unterhalb des Kniegelenks* an der Medialseite unmittelbar hinter der Tibia gefunden. Der

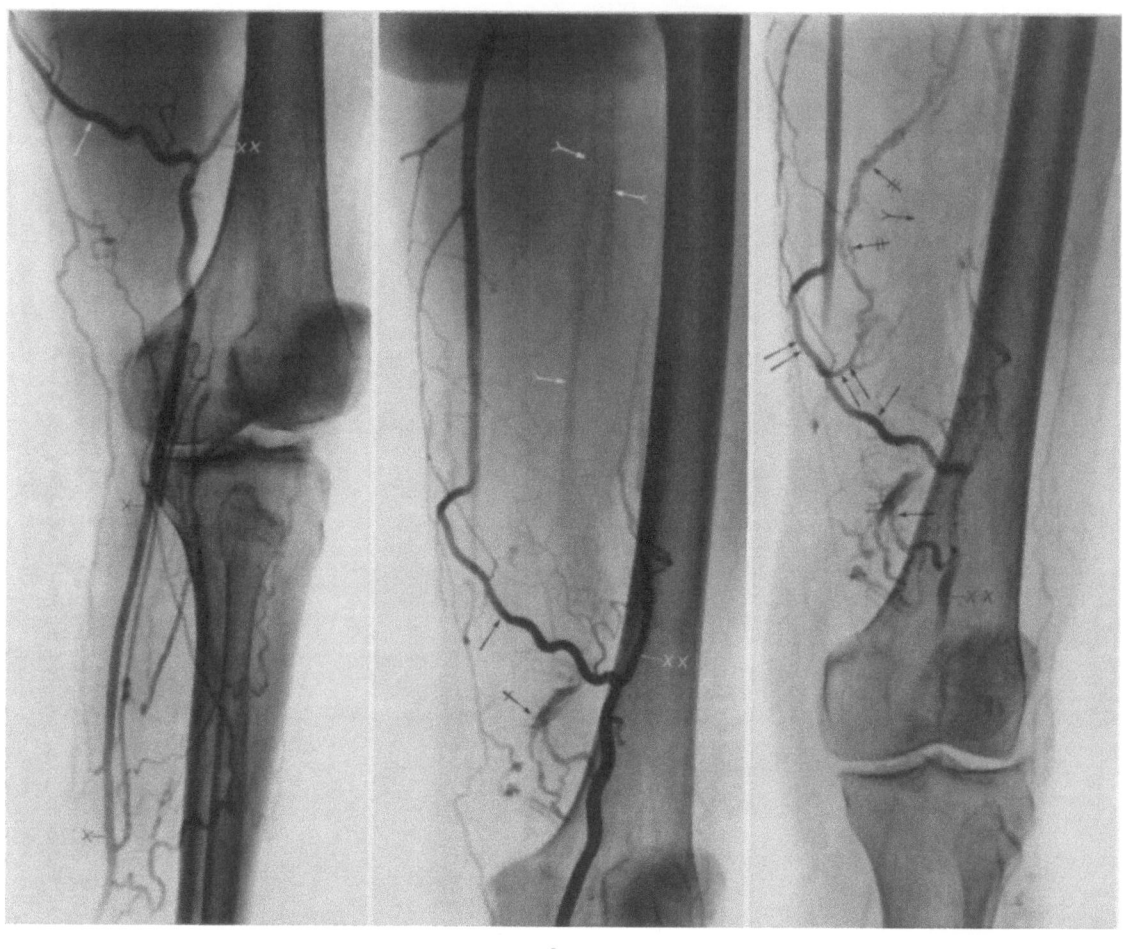

a　　　　　　　　　b　　　　　　　　　c

Abb. 25a—c. Frau, 65 Jahre. Das Verhalten der V. femoropoplitea bei Postthrombose. Rezidivierende, tiefe Thrombosen. a—c Liegend wurde distal die Parva injiziert. Kein Einströmen in die tiefen Venen im Unterschenkel. Die Parva (×) ist in der oberen Hälfte des Unterschenkels verdoppelt, und nur die kleinere der beiden Venen mündet in die Poplitea. Die größere setzt sich in einer V. femoropoplitea fort (××), die aber bei einer Anastomose (→) in die Magna übergeht. Muskelvenen im M. semimembranosus (⊢→) und M. semitendinosus (⊬→) gefüllt, die Femoralis (↠) nur schwach gefüllt (postthrombotisch verengt mit erschwerten Einströmungsbedingungen)

Autor hat sie in den letzten Jahren „posttibiale" Kommunikansvene genannt. Sie wurde im vorliegenden Material bei 13,5% gefunden (Abb. 26). Sie wurde von Dodd (1959) beschrieben und „tibial communicating vein" genannt. Sie steht in Verbindung mit einem vorderen Venenzweig der V. saphena magna. Klinisch wurde sie auch von Warwick (1931) beobachtet.

Von besonderem Interesse sind die Kommunikansvenen medial *im unteren Drittel des Unterschenkels*. Es waren diese Verbindungsvenen, die zuerst phlebographisch diagnostiziert wurden (Massell und Ettinger 1948); später wurden sie auch von Dow (1951) und VAN HOVE (1952) studiert. Die klinische Bedeutung dieser Venen wurde besonders von COCKETT und JONES (1953) hervorgehoben; diese beschrieben das zugehörige „Blow-out syndrome". Die unterste dieser Venen liegt gerade hinter dem medialen Malleolus und 2 weitere liegen je 2 Querfinger proximalwärts, in einer Linie längs des vorderen Randes der Achillessehne. Von COCKETT wurde anfangs die unterste (malleolare) Kommunikansvene für die wichtigste gehalten. In seinem Material waren wahrscheinlich die

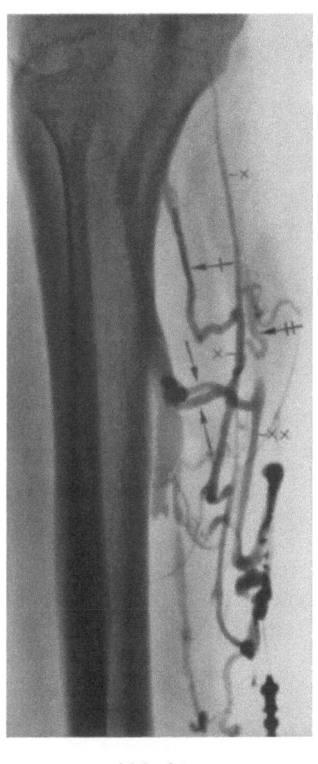 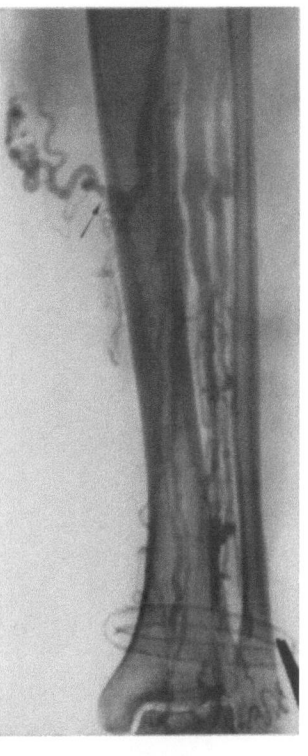

Abb. 26 a   Abb. 26 b

Abb. 26 a. Fälle mit „posttibialen" direkten Kommunikansvenen (→) im proximalen Teil des Unterschenkels. Mann, 50 Jahre. Varicosis im Magnagebiet. Die posttibiale V. communicans ist klappenlos, aber nur unbedeutend dilatiert, es besteht kein Blow-out. Die Parva ist normal (×). Das Kontrastmittel strömt in dieser Lage (liegend mit nach außen rotiertem Bein) auch in eine normale laterale Gastrocnemiusvene (↦). Aufnahme nach Injektion von 8 cm³ Kontrastmittel und vor Fußbewegungen, darum ist nur der Anfangsteil der medialen Gastrocnemiusvenen gefüllt (⊬→). (× ×) ist ein Zweig der V. saphena magna, der mit einer posttibialen V. communicans verbunden ist

Abb. 26 b. Mann, 68 Jahre. Magnavaricosis im Oberschenkel. „Posttibiale" V. communicans ohne nennenswerten Blow-out. Die Soleusvenen münden wie gewöhnlich proximal in die laterale V. fibularis und haben darum keinen Zusammenhang mit der (medialen) „posttibialen" Kommunikansvene

postthrombotischen Zustände häufiger, bei denen gerade die unterste Kommunikansvene des öfteren insuffizient ist. Bei primären Varicen wird statt dessen die oberste der Cockett-Venen insuffizient; sie liegt ungefähr eine Querhand proximal des medialen Malleolus und ist meistens direkt mit der V. tibialis post. verbunden in der Höhe der Einmündung der unteren Soleusvene (Abb. 27). Sie kann auch von dieser Muskelvene ausgehen und ist dabei also eigentlich eine Perforansvene (= indirekte Kommunikansvene). Anatomisch und hämodynamisch ist also diese Kommunikansvene immer mit den Soleusvenen eng verbunden (Abb. 6d, 7). Dies ist sicher auch die Ursache der Insuffizienz, die gewöhnlich gerade an dieser Stelle gefunden wird. In meinem Material war die proximale Cockett-Vene bei 63 % insuffizient. Da hier so oft ein „Blow-out" gefunden wurde, hat Verfasser diese Prädilektionsstelle den „Soleuspunkt" genannt. Bei weiteren 14 % fand man eine ähnliche Kommunikansvene etwas weiter proximal (beinahe in der Mitte des Unter-

34*

schenkels). In diesen Fällen hatte der Soleusmuskel oft eine andere Form mit höher ge-
legener Muskelmasse, wobei auch die früher beschriebenen, arkadenförmigen Soleusvenen weiter proximal gefunden wurden; das ist noch ein Beweis für die enge Beziehung
zwischen diesen Muskelvenen und der Kommunikansvene an dem „Soleuspunkt". Nur
bei 7% war die unterste, malleolare Kommunikansvene insuffizient und deutlich varicös.
Dies waren meistens Fälle mit postthrombotischen Veränderungen. Die mittlere der
Cockett-Venen war im vorliegenden Material nur selten insuffizient und wurde nicht

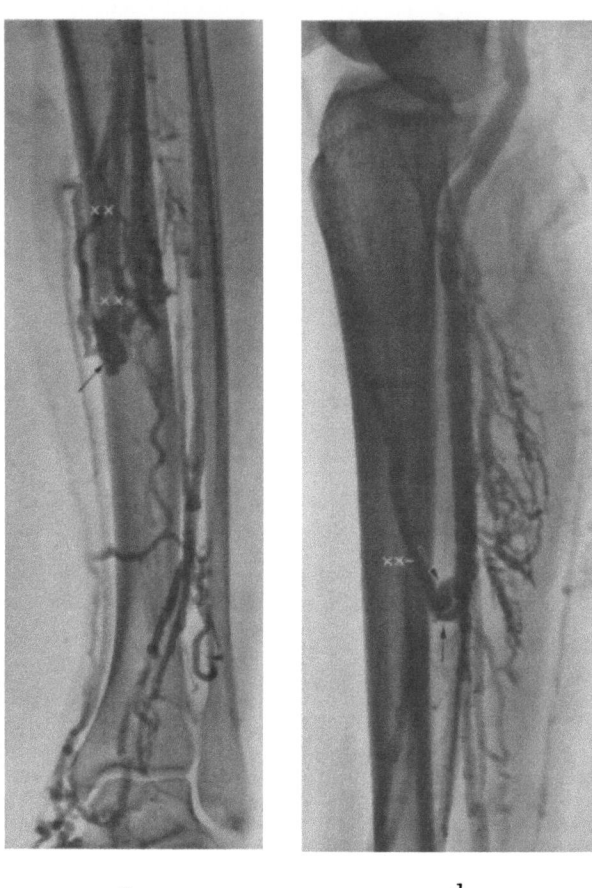

c   d

Abb. 26c u. d. Frau, 55 Jahre (dieselbe wie in Abb. 16f). Die posttibiale V. communicans (→) liegt hier so
weit unten, daß sie mit der mittleren Einmündungsstelle der Soleusvenen in der V. tibialis posterior zusammen-
fällt. Darum ein Blow-out-Phänomen (→) an der Vereinigungsstelle mit dem vorderen Magnazweig (× ×)
an der Medialseite der Tibia (c). Der Magnastamm geht am medialen Malleolus in ein „Ulcuspolster" über.

besonders registriert. Es wurde außerdem an ihr keine varicöse Degeneration gefunden
und auch kein Blow-out, da sie keine direkte Beziehung zu Muskelvenen hat. Die Entartung der malleolaren Kommunikansvene hat teilweise ihren Grund darin, daß sie
näher mit dem Saphenastamm verbunden ist. Sie liegt darum im Treffpunkt von tiefer
und oberflächlicher Insuffizienz. Bei postphlebitisch zerstörten Klappen kann sich
dieses malleolare „Blow-out" früher entwickeln. Bei primären Varicen macht sich die
Muskelveneninsuffizienz früher geltend mit Blow-out bei dem höher gelegenen „Soleuspunkt".
    Insuffiziente Kommunikansvenen an der lateralen Seite des Unterschenkels wurden
nur bei 12% gefunden. Dabei wurden auch einige hintere Soleus-Perforansvenen mitgerechnet, da diese mit der etwas lateral gelegenen Parvavene verbunden sind. Auch
diese lateralen Kommunikansvenen wurden des öfteren in der Höhe des Soleus-
punktes gefunden, meistens bestanden sie aus paarigen Venen (Abb. 6e). Diese lateralen

Kommunikansvenen sind schwer bei der Palpation zu bestimmen, da die Unterhaut hier lateral straff an der Muskelfascie fixiert ist; die Phlebographie ist darum von besonderem Wert für ihre Entdeckung.

e) Perforansvenen an dem M. gastrocnemius

Diese Verbindungsvenen sind von besonderem phlebographischem Interesse, da sie eine der häufigsten und frühesten Prädilektionsstellen der Varicose sind. Wegen der

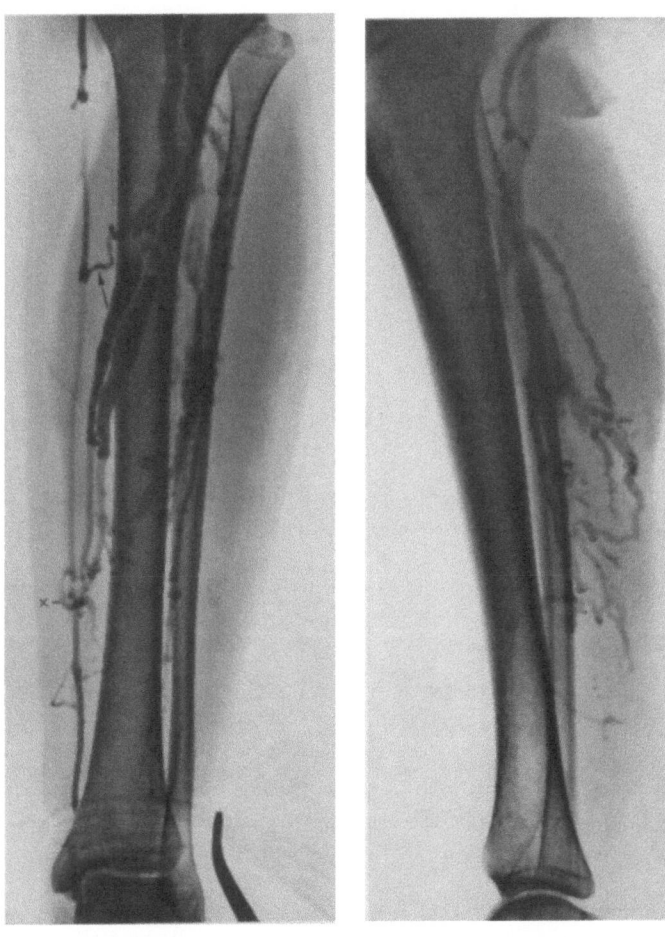

e   f

Abb. 26e u. f. Frau, 52 Jahre (dieselbe wie in Abb. 2b). Plattfußbeschwerden und Wadenkrämpfe. Keine Varicen. Posttibiale (→) und obere Cockett-Kommunikans (×) an typischen Stellen. Die letztere etwas dilatiert. Die zugehörige Einflußschlinge ist hier kurz und direkt mit dem Saphenastamm verbunden. Die Soleusvenen (f) sind altersverändert und größtenteils klappenlos

besonderen Verhältnisse ihrer Kontrastmittelfüllung wurden sie aber im allgemeinen zu wenig beachtet. Sie wurden hier bei 53% an der unteren Kontur des Wadenmuskels gefunden, und alle außer 3 (von 346 Fällen mit pathologischen Perforansvenen aus dem M. gastrocnemius) wurden an der *medialen* Seite des Wadenmuskels gefunden. Der Autor hat diese Stelle an dem medialen unteren Teil der Waden den „Gastrocnemiuspunkt" (oder „Gastrocnemius Blow-out") genannt (Abb. 29, 30). Eine varicöse Entartung einer Schlinge bei dieser Perforansvene ist meistens das erste Zeichen einer Varicose. Sie wurde klinisch von WARWICK (1931) beschrieben und von MARTORELL (1946) phlebographisch diagnostiziert. Normal gibt es Perforansvenen in 3 Etagen am M. gastrocnemius. Die mittlere war hier bei 18% sämtlicher Fälle dilatiert und klappenlos (Abb. 30c).

Nur bei 3 % war die obere (dicht unter dem Knie) insuffizient. Das Versagen dieser Perforansvenen geht mit Veränderungen in den zugehörigen Muskelvenen einher, die in allen diesen Fällen in ihrem unteren Teil dilatiert und meistens klappenlos waren. Bei 19 % wurden sogar stark varicös veränderte Gastrocnemiusvenen gefunden (Abb. 30 a, b).

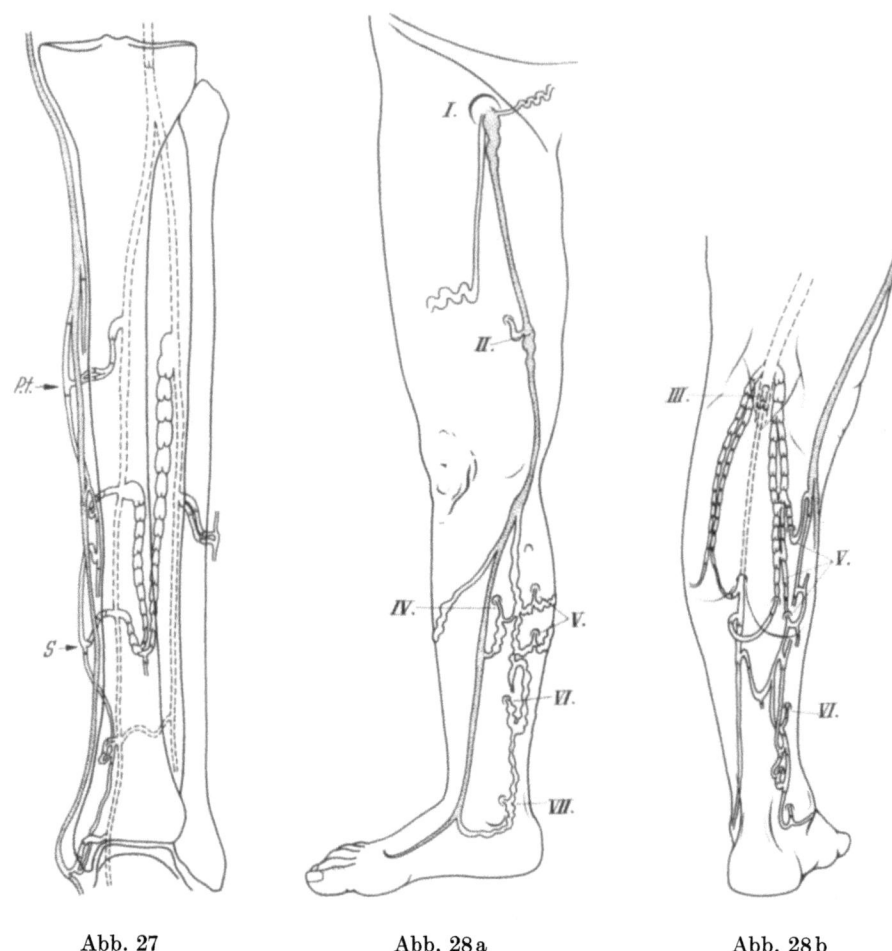

Abb. 27   Abb. 28 a   Abb. 28 b

Abb. 27. Schematische Darstellung der wichtigsten Kommunikansvenen des Unterschenkels. Der Hauptstamm der Saphena magna ist schraffiert. Die tiefen Venen (V. tibialis posterior und V. fibularis) sind nur einzeln eingezeichnet (gestrichelt). Zwei Soleusvenen im M. soleus mit normalen, dichtstehenden Klappen. Bei *S.* die untere „Soleuskommunikans". Bei *P. t.* die postitibiale Kommunikans. Auch die weniger bedeutende, obere Soleuskommunikans, die mittlere „Cockett-Kommunikans", die malleolare Kommunikansvene sowie eine laterale (paarige) Kommunikans sind an ihren typischen Lokalisationen eingezeichnet

Abb. 28 a u. b. Schematische Darstellung der Prädilektionsstellen bei Veneninsuffizienz in der unteren Extremität. a Die Insuffizienzstellen bei Magnavaricosis. Der Hauptstamm schraffiert. b Normalbefund des Parvagebietes, der medialen Gastrocnemiusperforantes, der Soleuskommunikans und der unteren Cockettvenen. *I* Der Hiatus saphenus (auch ein vorderer akzessorischer Saphenazweig sowie Pubesvaricen sind eingezeichnet); *II* Adductorenkommunikans; *III* Parvaeinmündung, subfascialer Teil der Parva gestrichelt; *IV* posttibiale Kommunikans; *V* Gastrocnemiusperforantes; *VI* Soleuskommunikans; *VII* malleolare Kommunikans

Da diese Perforansvene in ihrem Verlauf nahe an der Parvavene liegt, darf sie nicht mit ihr verwechselt werden. Varicöse Muskelvenen haben aber ein besonderes Aussehen: buckelig, mit kleinen Einziehungen in regelmäßigen Abständen an den Stellen, an denen sich früher die Klappen befanden.

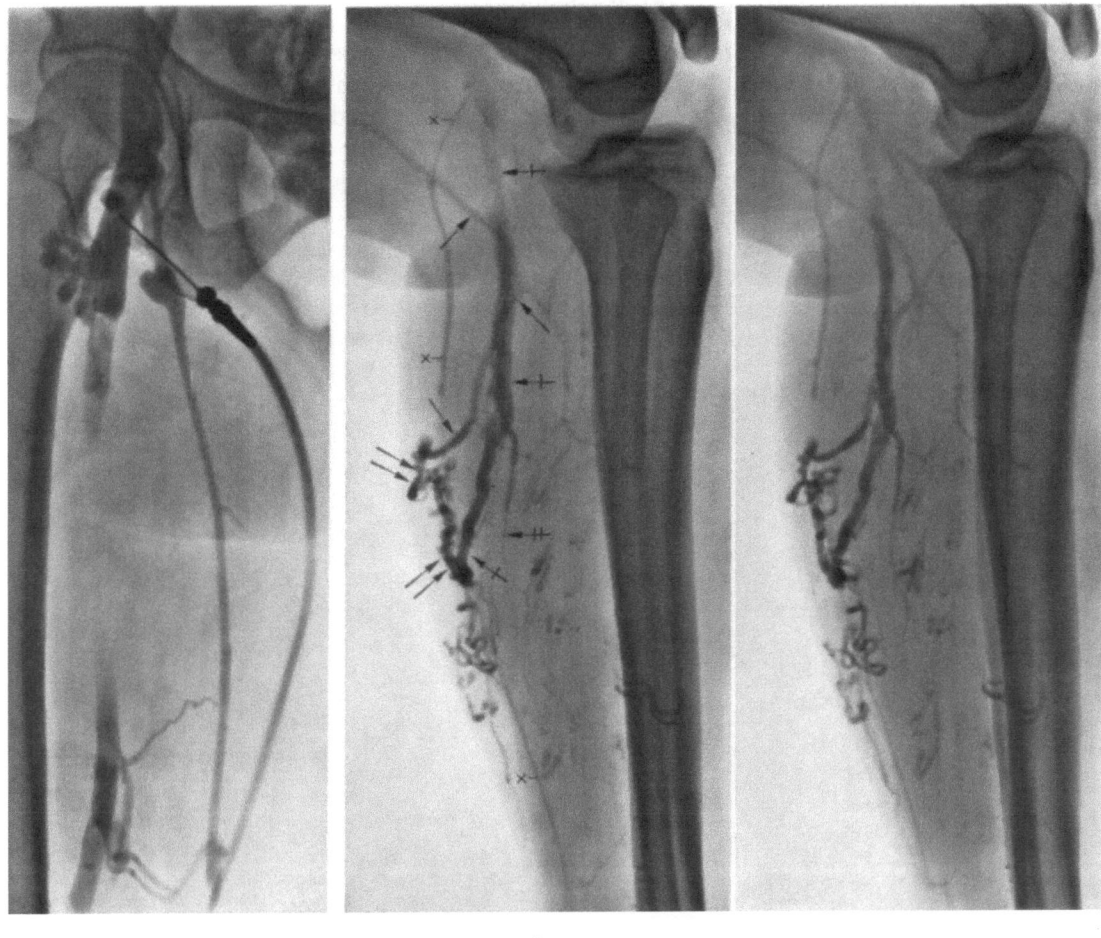

a   b   c

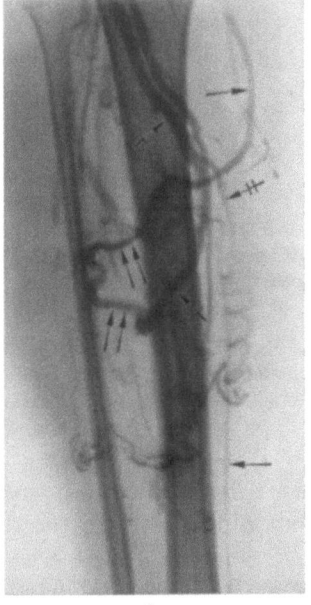

d

Abb. 29 a—d. Frau, 43 Jahre. Beginnende Varicen an der Wade (bei ↑↑).
Spontane Hämatombildung an derselben Stelle eine Woche vorher. a Retrograde Femoralisphlebographie (= „phlebographischer Trendelenburg").
Die Magna ist insuffizient und hat einen aneurysmatischen Varix proximal. Das Kontrastmittel geht durch die Adductorenkommunikantes
wieder in die Femoralisvene zurück. Die oberen Femoralklappen sind
beinahe suffizient; darum bleibt zufällig ein zwischenliegendes Segment
ungefüllt (vgl. Abb. 20). b und c (Stereo) Injektion in die Magna am
medialen Malleolus. Danach zahlreiche Fußbewegungen (wie in Abb. 7).
Das Kontrastmittel hat sich in den Varicen, die einer varicösen Einflußschlinge (Abb. 11 und 12) entsprechen (⇉), und in der zugehörigen Gastrocnemiusvene (+→) angereichert. Ein medialer unterer Zweig dieser Muskelvene
ist normal (+→). Die Einflußschlinge wird von einem hinteren (dilatierten)
Zweig der Magna (→) gefüllt. Die Parva ist normal (×). In den normalen Soleusvenen (in drei Etagen)
gibt es nur noch Spuren von Kontrastmittel. d Frontalaufnahme mit denselben Bezeichnungen eingeführt

f) Muskelvaricen

Sie sollen auch als eine besondere Prädilektion der Varicose betrachtet werden. Man findet sie öfters im M. soleus, bei 21%, als große, sackförmige Varicen (Abb. 15); bei weiteren 66% waren die *Soleusvenen* deutlich dilatiert und hatten eine verminderte Klappenzahl. Bei Venenstauung im Bein werden offenbar die Soleusvenen früh geschädigt; in diesem Material konnten sie nur noch bei 13% als normal angesehen werden.

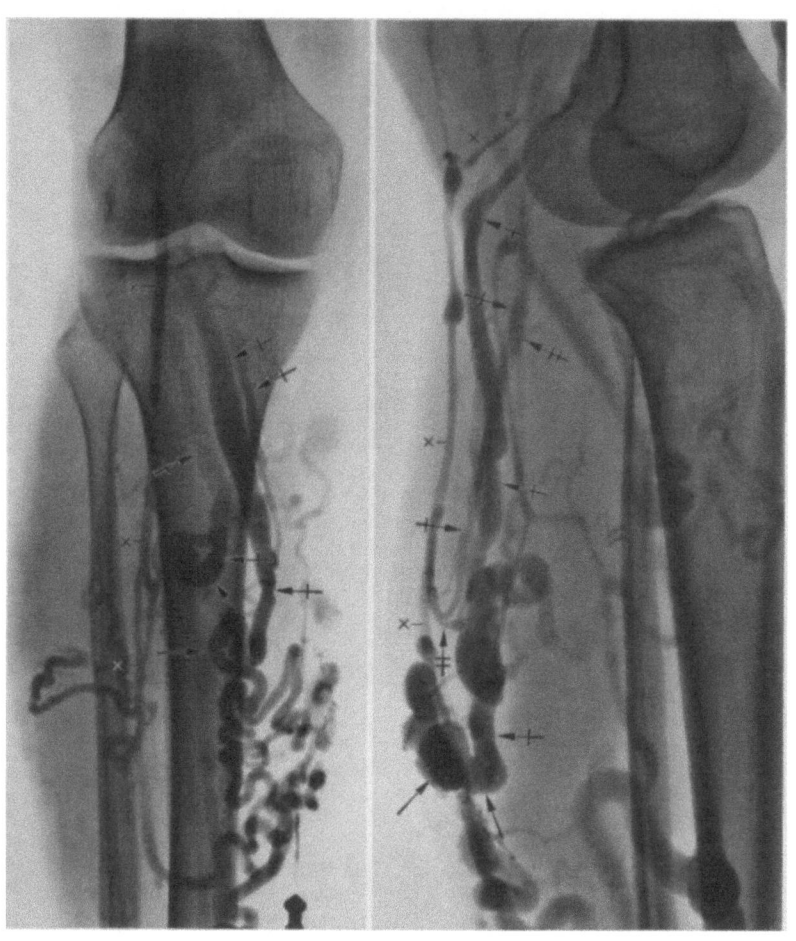

Abb. 30a   Abb. 30b

Abb. 30a. Frau, 41 Jahre. Varicöse mediale Gastrocnemiusvenen selektiv gefüllt (liegend). Bei (→) varicös dilatierte Einflußschlingen. Klappen sind in den Muskelvenen (+→) nicht mehr vorhanden. Der typische parallele Verlauf beruht auf der Einlagerung der Venen zwischen den Muskelbündeln zusammen mit der Muskelarterie. Die Parva (×) ist hier auch etwas dilatiert, hat aber normale Klappen

Abb. 30b. Frau, 45 Jahre. Saphena magna-Varicosis. Profilaufnahme nach selektiver Füllung der Gastrocnemiusvenen. Die mediale Gastrocnemiusvene (+→) ist stark varicös und im unteren Pol des Muskels mit einer dilatierten Einflußschlinge verbunden (→). Die Parva (×) ist normal. Die lateralen Gastrocnemiusvenen sind von normaler Weite (#→) und mit der Parva verbunden

In allen Fällen mit insuffizienten Verbindungsvenen an dem „Soleus"- bzw. „Gastrocnemiuspunkt" waren die zugehörigen Muskelvenen deutlich verändert.

Eine chirurgische Therapie von varicösen Muskelvenen ist nur von DODD (1959) beschrieben worden, der die veränderten Gastrocnemiusvenen bei einer von ihm bevorzugten Freilegung der Parvaeinmündung in der Kniebeuge exstirpiert. Vielleicht könnte eine straffende Plastik der Muskelfascie konservativer und von größerem Nutzen sein, wobei eine Art von „innerer Kompressionsbinde" geschaffen wird. Eine solche Behandlung mit Duplikatur der Wadenmuskelfascie für Verbesserung des „venösen Herzens" wurde vom Verfasser in Vorträgen schon im Jahre 1954 vorgeschlagen

(GULLMO 1955a, 1959). Sie wurde von ASKAR (1961) mit gutem Erfolg an Patienten versucht. ARNOLDI (1961a) war unberuhend davon auf denselben Ideengang gekommen.

Eine anatomische Besonderheit von phlebographischer Bedeutung soll hier hervorgehoben werden. In dem M. triceps surae ist der mediale Gastrocnemiuskopf mit einem Fascienspatium vom Soleus abgetrennt. Am Soleus ist die Fascie sogar sehnig umgewandelt und weißglänzend (BRAUS 1921). Über diese Gleitmembranen können keine Venen passieren. Bei Projektionen mit nach außen rotiertem Bein und auf Seitenbildern sind darum die verschiedenen Muskelvenen durch diese Grenzmembran getrennt. Lateral sind aber die beiden Muskeln zusammen-

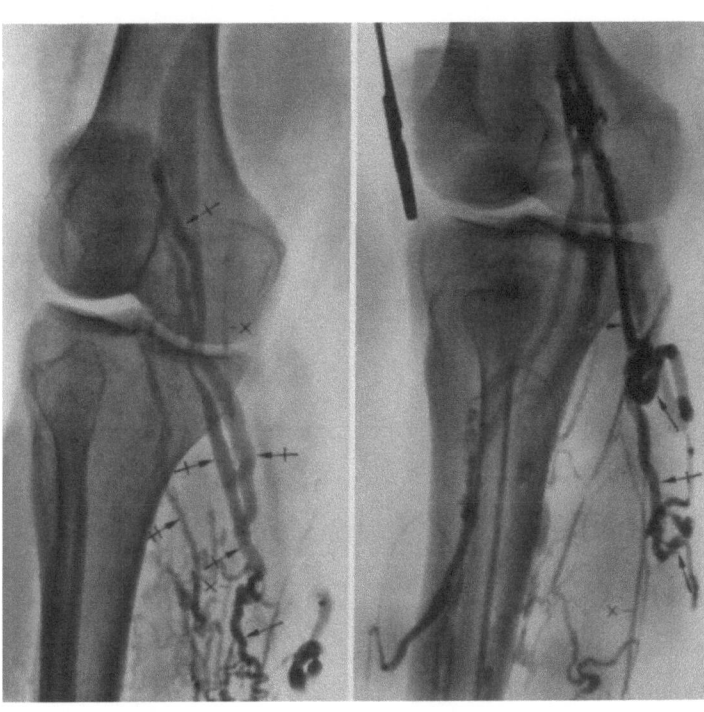 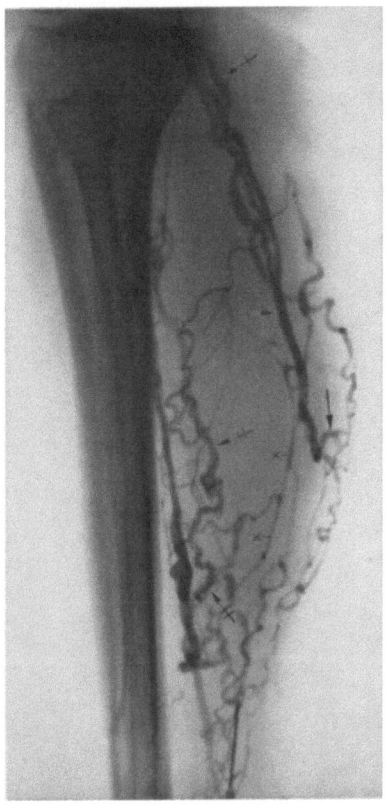

Abb. 30c   Abb. 30d   Abb. 30e

Abb. 30c. Frau, 56 Jahre. Selektiv gefüllte Gastrocnemiusvenen. Die medialen Venen (↦) sind mäßig varicös und klappenlos. Die paarigen Muskelvenen vereinigen sich distal wieder (was typisch für diese pumpenden Muskelvenen ist). Vor dem Fasciendurchtritt (→) ist die Muskelvene etwas S-förmig geschlängelt. Die laterale (↔) Gastrocnemiusvene ist normal. Die Parva (×) kreuzt in dieser Projektion (mit nach außen rotiertem Bein) die Gastrocnemiusvene

Abb. 30d. Mann, 44 Jahre. Klappenlose mediale Gastrocnemiusvenen (↦), die mit varicös entarteten Einflußschlingen verbunden sind (→). Die Parva ist normal (×). Eine recht weite V. communicans proximal an der V. tibialis anterior ist mit einer normalen Einflußschlinge verbunden

Abb. 30e. Frau, 50 Jahre. Postthrombotisch veränderte Muskelvenen und tiefe Venen. Die Gastrocnemiusvene (↦) ist ganz klappenlos, aber nur mäßig varicös. Einflußschlinge bei →. Die Parva (×) ist sehr schmal und uneben, wahrscheinlich durch Venospasmus, da sie im unteren Teil punktiert wurde. Die Soleusvene (↔) ist „plexiform", uneben und ganz klappenlos

gewachsen; dort können anastomosierende Muskelvenen zwischen M. soleus und M. gastrocnemius verlaufen. Diese lateralen Muskelvenen waren aber niemals sicher pathologisch verändert.

Zusammenfassend ist zu sagen, daß der venöse Hochdruck außer an den oberflächlichen Venen nur an einigen speziellen Punkten zum Ausdruck zu kommen pflegt. Das erklärt auch, warum einige Chirurgen mit großer Erfahrung in der Palpation und klinischen Beurteilung von Varicen gute Resultate mit der Exstirpation der kranken Venen an den genannten Prädilektionsstellen erreichen. MYERS und LOFGREN (1954, 1958) an der Mayo-Klinik und COCKETT in London operieren meistens ohne vorherige Phlebographie. MAY und NISSL (1959), die auch große Erfahrung mit Varicenoperationen haben, sind aber der Ansicht, daß sie die Phlebographie nicht entbehren können. Die individuellen Variationen in den Prädilektionsstellen können eine präoperative Klärung verlangen und von großer Bedeutung sein (Abb. 33).

Bei der Phlebographie sollen die beschriebenen Prädilektionsstellen systematisch beurteilt werden. Sie sind in der Abb. 28 schematisch dargestellt worden.

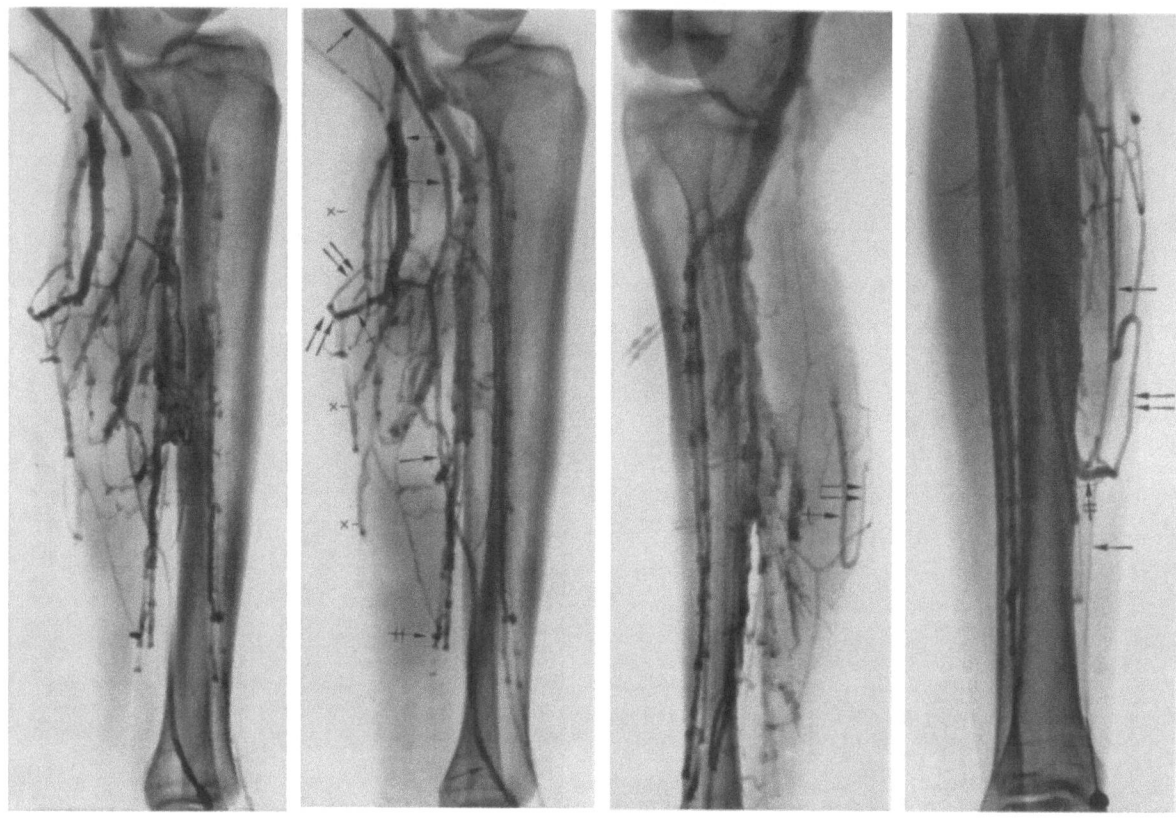

| Abb. 31a | Abb. 31b | Abb. 31c | Abb. 31d |

Abb. 31 a u. b. (Stereo) Frau, 28 Jahre, Normalfall. Injektion in den Saphenastamm (→) am medialen Malleolus. Einströmung stufenweise durch siphonartige „Einflußschlingen" (⇄), wobei die mediale Gastrocnemiusvene (↦) besonders stark gefüllt wird. Durch ähnliche „Einflußschlingen" wird auch die normale Parva (×) stufenweise gefüllt, respektive entleert. Bei (⊬→) die untere Soleuskommunikans, die die Füllung der V. tibialis posterior vermittelt. Die Einflußschlinge steht hier in Verbindung mit einer Anastomose zwischen Magna und Parva

Abb. 31 c u. d. Zwei Normalfälle, junge Frauen, 26 Jahre. Klappe im unteren Teil der Poplitea an typischer Stelle. Normale Einflußschlingen zu den Soleus-, bzw. Gastrocnemiusvenen. Suffiziente Vv. communicantes im oberen Teil der V. tibialis anterior

7. Veränderungen des V. brachialis-axillaris-subclavia-Systems

a) Besonderes über die Physiologie der Armvenen

Die Schwerkraft hat kaum eine Bedeutung bei der Venenrückströmung aus der oberen Extremität. Der Venendruck wird hier normal nicht höher, als daß die *vis a tergo* ausreichend für die Rückbeförderung des Blutes ist. Es gibt darum auch keine speziellen Mechanismen, wie z. B. die pumpenartig geformten Muskelvenen in den Waden. Muskelbewegungen im Arm haben jedoch in indirekter Weise eine befördernde Wirkung auf die Venenrückströmung, wie besonders von MOBERG (1955, 1960) hervorgehoben wurde.

Bei jedem Handgriff wird z. B. erstens das Venenblut aus der Hohlhand nach dem Handrücken gepreßt, zweitens durch weitere Bewegungen oder festeres Greifen auch aus den dünnwandigen Venen des Handrückens durch Anspannen der Haut entleert. Auch im Ellbogen kommt es bei Bewegungen zu ähnlichen Verspannungen an den Venen. Diese Mechanismen vom Typ des „Saugherzens" sind weniger bedeutend, da sie nicht mit eigenen pathologischen Veränderungen, z. B. Varicenbildung, reagieren. Wenn sie nicht

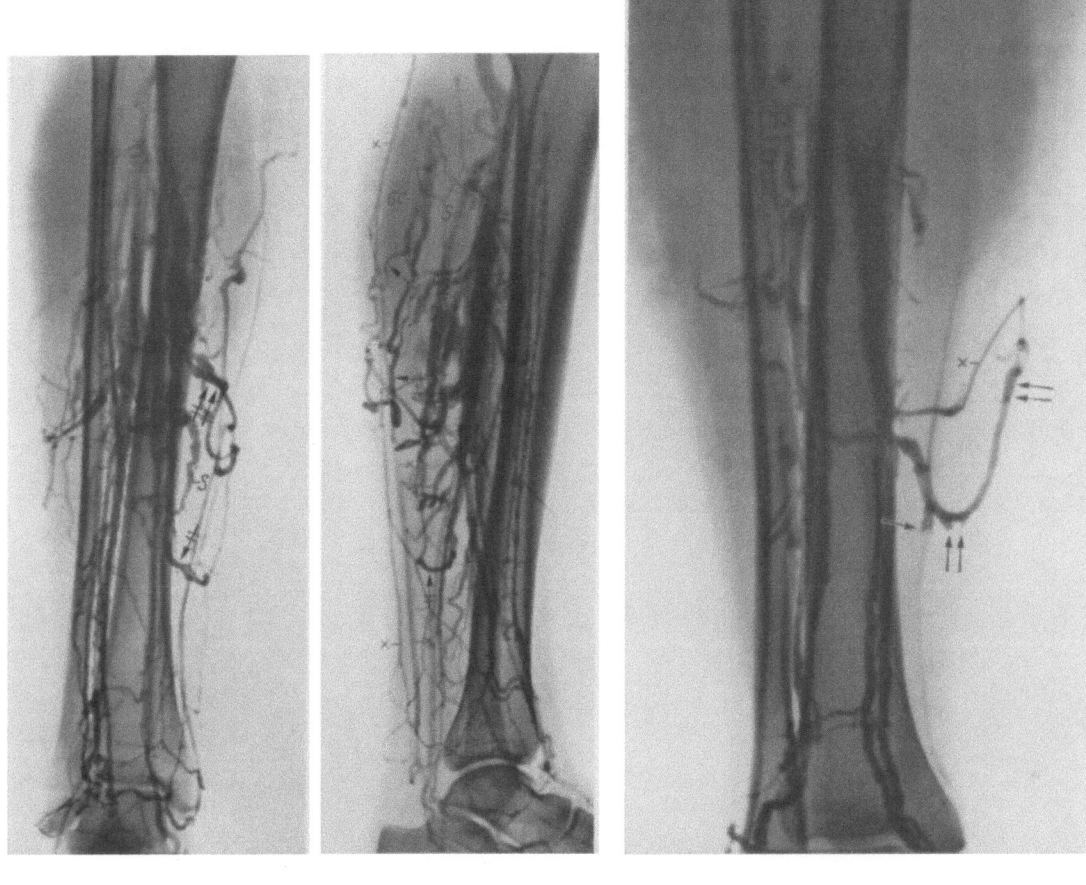

Abb. 31e   Abb. 31f   Abb. 31g

Abb. 31e u. f. Frau, 53 Jahre. Beginnende Phlebektasien an der Wade. Die Einflußschlingen varicös und geschlängelt bei 2 Gastrocnemiusperforantes (↦). Die untere Soleuskommunikans noch ziemlich normal (╫→). Die dazugehörige Soleusvene (S) etwas geschlängelt. Die obere Soleuskommunikans (⧺⧺) ist mit geschlängelt herunterhängenden Einflußschlingen versehen. Parva normal (×) und doppelläufig im unteren Teil

Abb. 31g. Frau, 40 Jahre (derselbe Fall wie in Abb. 20d). Magnavaricosis im Oberschenkel. Die Einflußschlinge der Soleuskommunikans ist im Moment der Aufnahme selektiv gefüllt (wahrscheinlich nicht völlig funktionstüchtig). Die Klappenausrüstung in der Einflußschlinge (⇄) sowie im Saphenastamm (→) ist besonders eindrucksvoll. Bei (×) eine Anastomose mit der Parva

im normalen Ausmaß benutzt werden, z. B. bei Inaktivität, können sie andererseits zur Entwicklung des Schulter-Hand-Finger-Syndroms beitragen (MOBERG 1955, 1960). Dabei kommt es zu Ödementwicklung an den Finger- und Handgelenken, die die Bewegungsmöglichkeiten noch weiter einschränkt. Dieser „Circulus vitiosus" muß mit energischen passiven und auch aktiven Bewegungen unterbrochen werden.

Eine direkte muskuläre Venenpumpe gibt es also nicht im Arm. Wie bekannt, werden die subcutanen Venen im Unterarm prall gefüllt, wenn ein Stauschlauch um den Oberarm gelegt wird und der Patient danach energisch mit der Hand pumpt. Die Muskelvenen entleeren sich nämlich im Arm frei in die oberflächlichen Venen. Die Armvenen ähneln in dieser Hinsicht den Lymphbahnen in den Extremitäten, die auch im Bein eine Passage von den tiefen zu den oberflächlichen Bahnen erlauben (MÁLEK u. a. 1959). Bei hängendem Arm werden die Venen des Handrückens und des Unterarms bald gefüllt und können mit Muskelbewegungen nicht aktiv entleert werden wie im normalen Bein.

In der Schulterregion, wo die Venen sich oberhalb der Herzebene befinden, wird die Entleerung von dem negativen Druck im Thoraxraum gefördert *(vis a fronte)*. Durch die topographische Einlagerung und die bindegewebige Verspannung der Venenwand wird das Offenhalten des Lumens trotz der Saugwirkung gewährleistet; sogar eine Art von Heberwirkung kann zustande kommen (NICHOLSON 1923, BRECHER 1956).

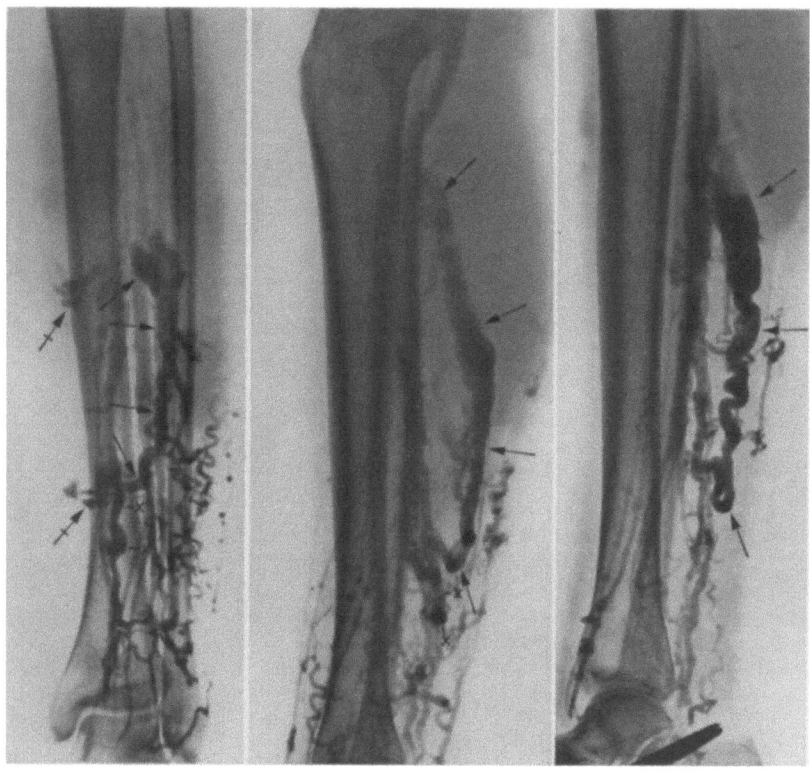

Abb. 32a   Abb. 32b   Abb. 32c

Abb. 32a u. b. Frau, 38 Jahre. Soleusvaricen (→). Ein Segment der V. tibialis posterior an der Einmündungsstelle dilatiert (×). Direkter Soleus-Blow-out an beiden Etagen (+→)

Abb. 32c. Ähnlicher Fall. Frau, 45 Jahre

Für die Entstehung einer einseitigen Venenstauung im Arm ist ein Hindernis in der V. axillaris- bzw. subclavia erforderlich. Bei Veränderungen im oberen Mediastinum mit Obstruktion der V. cava sup. kommt es zu bilateraler Armstauung sowie zur Stauung im Jugularisgebiet; diese Zustände werden hier nicht erörtert, da die zentralen Venen besser mit den Methoden der Angiokardiographie untersucht werden.

b) Technik bei brachialer Phlebographie

Bei einseitiger Venenstauung im Arm soll immer nach Veränderungen in der V. axillaris bzw. V. subclavia gesucht werden. Für die vollständige Füllung dieser Venen mit direkter, ascendierender Phlebographie muß die Injektion, die am besten in eine Cubitalvene erfolgt, besonders zielbewußt vorbereitet werden. LINDBOM (1952) hat eine Methode für die tatsächlich ascendierende Phlebographie des Armes beschrieben. Er lagert den Patienten auf die Seite mit hängendem Arm, um eine bessere Durchmischung von Blut und Kontrastmittel und eine bessere Darstellung der Klappen zu bekommen, also ähnlich wie bei der aufsteigenden Phlebographie am Bein. Dieses Verfahren ist aber gar nicht nötig, und außerdem wird damit der proximalste Teil der V. subclavia infolge des Herabsinkens des schweren Kontrastmittels nicht immer vollständig aufgefüllt. Andererseits bekommt man bei der Angiokardiographie, bei der das Kontrastmittel unter hohem Druck schnell eingespritzt wird, eine optimale Füllung des Subclaviagebietes. Davon ausgehend wurde dieses Verfahren auch für die Brachialisphlebographie

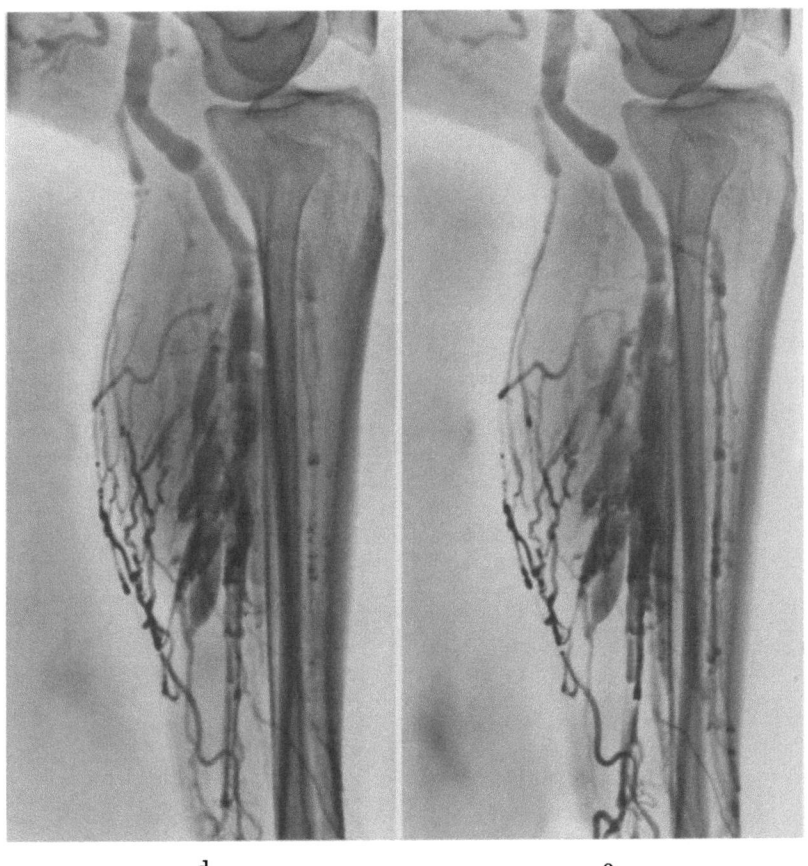

d   e

Abb. 32d u. e. (Stereo.) Mann, 67 Jahre. Sinusartige Soleusvaricen. Geschlängelte Poplitea. Normale Parva. Dilatierte Semimembranosusvenen

vorgezogen (McCLEERY u. a. 1951, FISCHER 1951). Dabei wurde die Druckspritze nach JÖNSSON benutzt. Man bekommt aber auch mit manueller schneller Injektion von 20—30 cm³ Kontrastmittel stets eine gute Auffüllung bis zur Cava superior. Der Oberarm muß in mittlerer, ruhender Abduktionsstellung liegen, so daß keine Kompression der V. axillaris durch Weichteile in der Axilla entsteht (Abb. 37d). Eine Aufnahme wird unmittelbar bei Beendigung der Injektion angefertigt, wenn notwendig noch mehrere anschließend. Wenn ein Bildwechsler zur Verfügung steht, können die Abflußverhältnisse leichter und besser mit 4—8 Bilder in ebenso vielen Sekunden im Anschluß an die Injektion beurteilt werden.

Wenn die Verhältnisse im proximalsten Teil der V. subclavia unklar sind, kann zusätzlich eine Phlebographie mit Injektion in die *V. jugularis int.* gemacht werden, wobei der Pirogoff-Zusammenfluß gut dargestellt wird, besonders wenn die Injektion im Valsalva-Versuch erfolgt. Die Punktion der Jugularvene wird am besten beim Pressen gemacht, wobei die Nadel in die ausgespannte Vene lateral von der A. carotis eingestochen wird.

Phlebographie mit direkter Punktion der V. subclavia wurde von AUBANIAC (1952) beschrieben. Die Punktion wurde unter der Clavicula in Höhe der osteochondralen Grenze an der ersten Rippe gemacht. Diese Methode ist aber nicht ohne Risiko, da eine etwaige Blutung schwer zu kontrollieren ist und außerdem eine Läsion der Pleura entstehen kann.

c) Normales Armphlebogramm

Wie am Bein gibt es längs den Arterien tiefe v. comitantes. Die subcutanen Venen sind auch in der oberen Extremität längs zweier Venenstämme gruppiert. Die radiale (laterale) V. cephalica ist der längere Stamm und mündet in die V. subclavia gerade

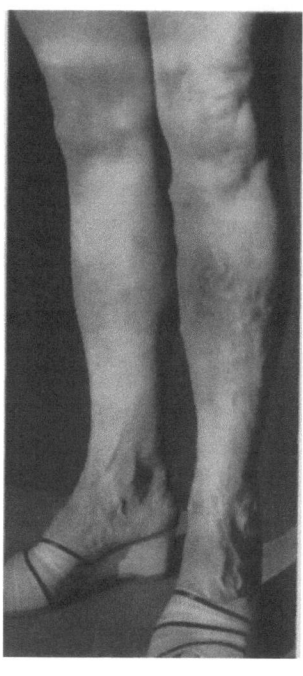

a

Abb. 33 a—h. Frau, 61 Jahre. Seit 20 Jahren Varicen. a Atypisch gelegenes Ulcus varicosum proximal vor der Tibia. b Keine Venendeformität vor dem Promontorium (das Os sacrum war hier lordotisch mit wenig markiertem Promontorium). c Kompressionsphänomen, das aber nicht sehr ausgeprägt ist. d Retrograde Strömung in die Saphena bis unter das Knie. Die oberen Klappen der Femoralis insuffizient. Im Adductorenkanal funktionstüchtige Klappen (⊢→), e bei gewöhnlicher ascendenter Phlebographie keine Füllung der großen Varicen an der Vorderseite der Tibia. In den Soleusvenen mäßige varicöse Entartung. f—h Nach Punktion der Saphena magna im Stehen schnelle Strömung nach unten, wobei das „Ulcuspolster" (U) aufgefüllt wird. An den Wänden der Saphena magna (→) nur ein Kontrastsaum (f_{1-2} ist identisch, positiv bzw. negativ). Schon bald nach der Injektion stärkere Anfärbung der Femoralis (⊩→). Popliteaklappen bei (⊩→). Die hier normale Parva (×) entleert sich anscheinend über Muskelvenen des M. semimembranosus (g). Kleines Extravasat an der Injektionsstelle (××). Das Kontrastmittel wird allmählich in den Venen an der Hinterseite der Wade angesammelt (h) und dann durch die Muskel- und tiefen Venen weiterbefördert. In Abb. g, die auch nach Fußbewegungen aufgenommen wurde, ist wieder eine dünne, homogene Anfärbung der Saphena magna (→ ←) eingetreten, wahrscheinlich durch ein Wiedereintreten des kontrastmittelhaltigen Blutes durch die proximale Saphenaeinmündung

vor und unter der Clavicula, nachdem sie in einem weiten Bogen in die vordere Deltoideusgrube über die Schulter verlaufen ist (Abb. 34a). Sie bildet darum eine wichtige Kollateralvene bei Hindernissen in der V. axillaris. Die ulnare (mediale) V. basilica mündet in den oberen Teil der V. brachialis ein, nachdem sie in der medialen Bicepsgrube in das Fascienspatium eingetaucht ist. Sie kann mitunter etwas höher in die V. axillaris einmünden (Abb. 34 b) und vor ihrer Mündung in mehrere Venen aufgeteilt sein unter einem typischen Bild, das von ROMINGER (1958) beschrieben wurde („the brachial plexus of veins"), und das auch in Abb. 35 vorliegt. Die medialen Venen im Oberarm sind somit großen Variationen unterworfen und wurden darum von ROMINGER zusammenfassend „the basilic system" genannt. Als untere Grenze der V. axillaris wurde die Höhe der lateralen Scapulakante festgestellt. Die V. axillaris geht in die V. subclavia in Höhe des lateralen Randes der ersten Rippe über, wonach sie tatsächlich subclavicular liegt.

Die Cephalica und Basilica sind in der Armbeuge miteinander durch die V. mediana cubiti verbunden, und die Füllung der proximalen Armvenen hängt davon ab, in welche Vene der Armbeuge die Injektion erfolgt. Wird die Nadel, wie gewöhnlich, medial in Richtung auf die V. basilica geführt, bekommt man immer eine gute Füllung des Brachialis-Axillaris-Subclaviasystems. Die Cephalica kann dabei ungefüllt bleiben (Abb. 34b, 37c, d, 38). Gelangt aber die Nadelspitze nach lateral, so kann die ganze Menge Kontrastmittel durch die Cephalica abfließen und sich in den proximalen Teil der V. subclavia

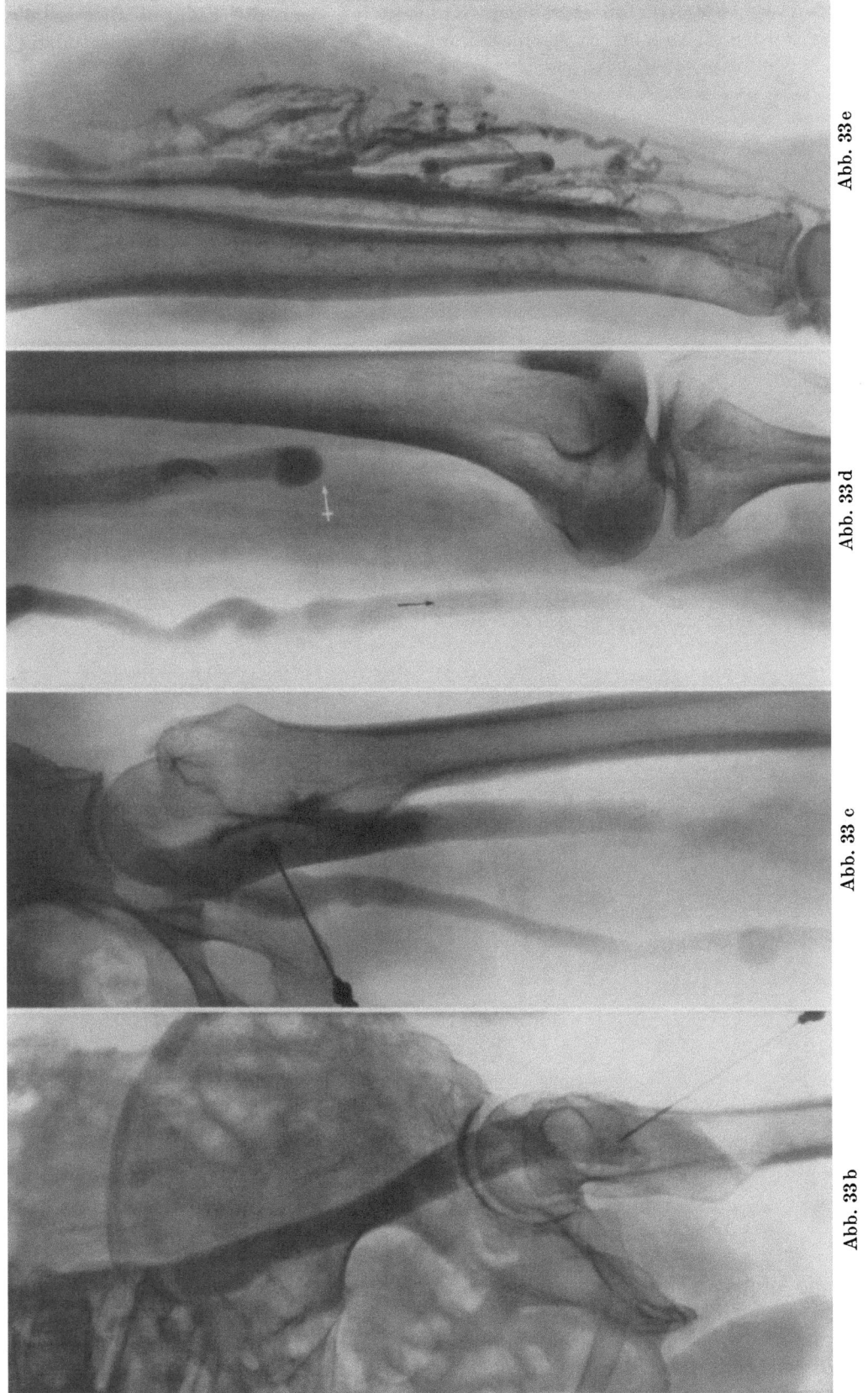

Abb. 33 e

Abb. 33 d

Abb. 33 c

Abb. 33 b

mit fehlender Füllung des Brachialis-Axillarisgebietes ergießen (Uggeri u.a. 1956, Birzle 1961), wie Abb. 36 zeigt. Mit Kunstgriffen kann die Füllung aber beliebig gesteuert werden. Mit einem Stauschlauch um den Oberarm kann das Kontrastmittel besser

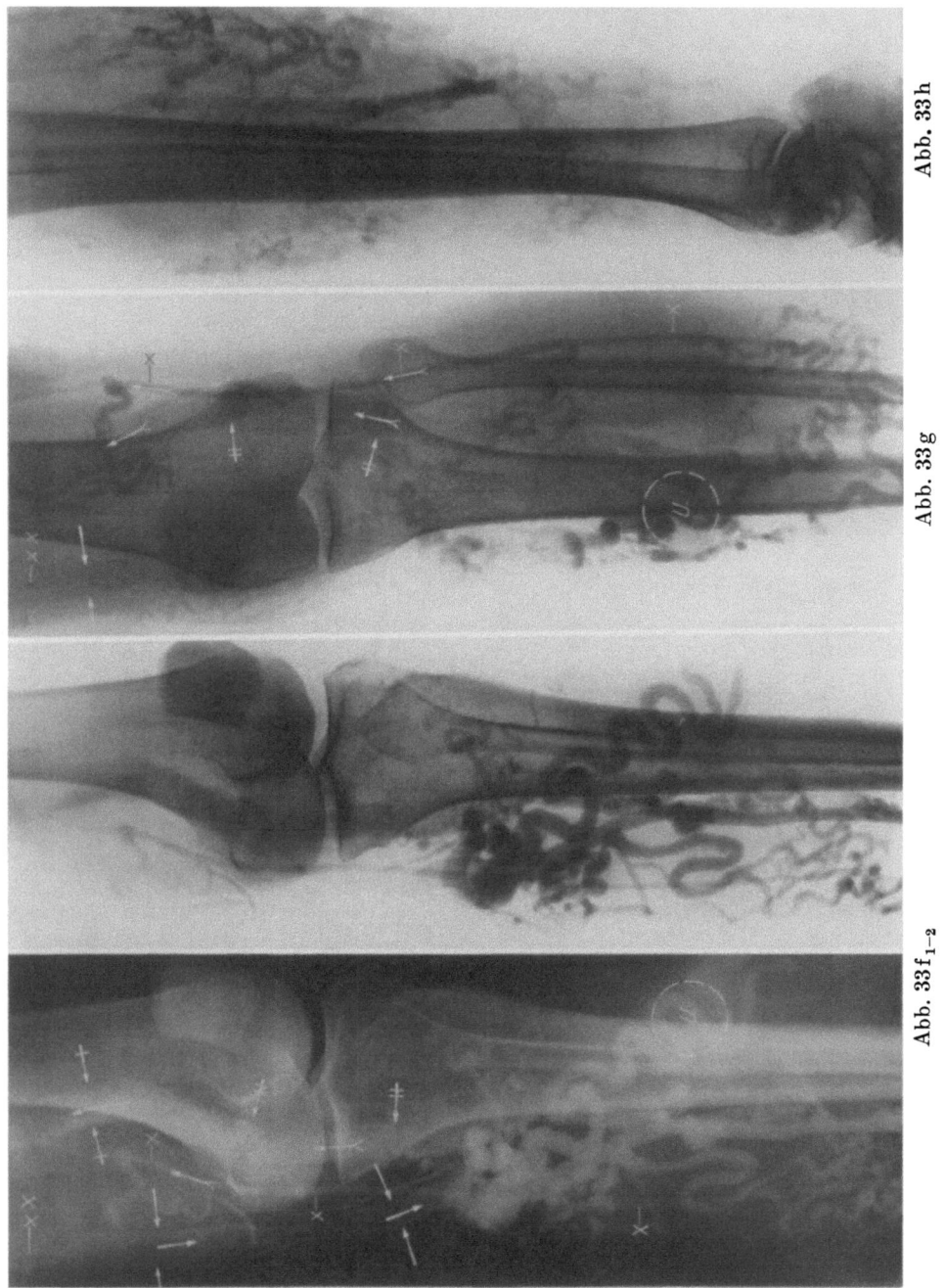

Abb. 33 h

Abb. 33 g

Abb. 33 f₁₋₂

über die Venen verteilt werden (McCleery u. a. 1951). Wenn nur die Cephalica für die Punktion zugänglich ist, kann man sie während der Injektion mit einem Finger proximal komprimieren und damit eine umgehende Füllung des Brachialis-Systems erreichen.

Ein wichtiger normaler Befund ist das von Tagariello (1952) beschriebene intermittierende Obstruktionsphänomen in dem proximalsten Teil der V. subclavia. Das

Phänomen ist durch die Venenklappe verursacht, die sich hier immer befindet (KEITH 1908, 1923; GOULD und PATEY 1928; ROMINGER 1958) und von dem intrathorakalen Druck stark beeinflußt wird. Sie ist beim Pressen geschlossen und öffnet sich mehr

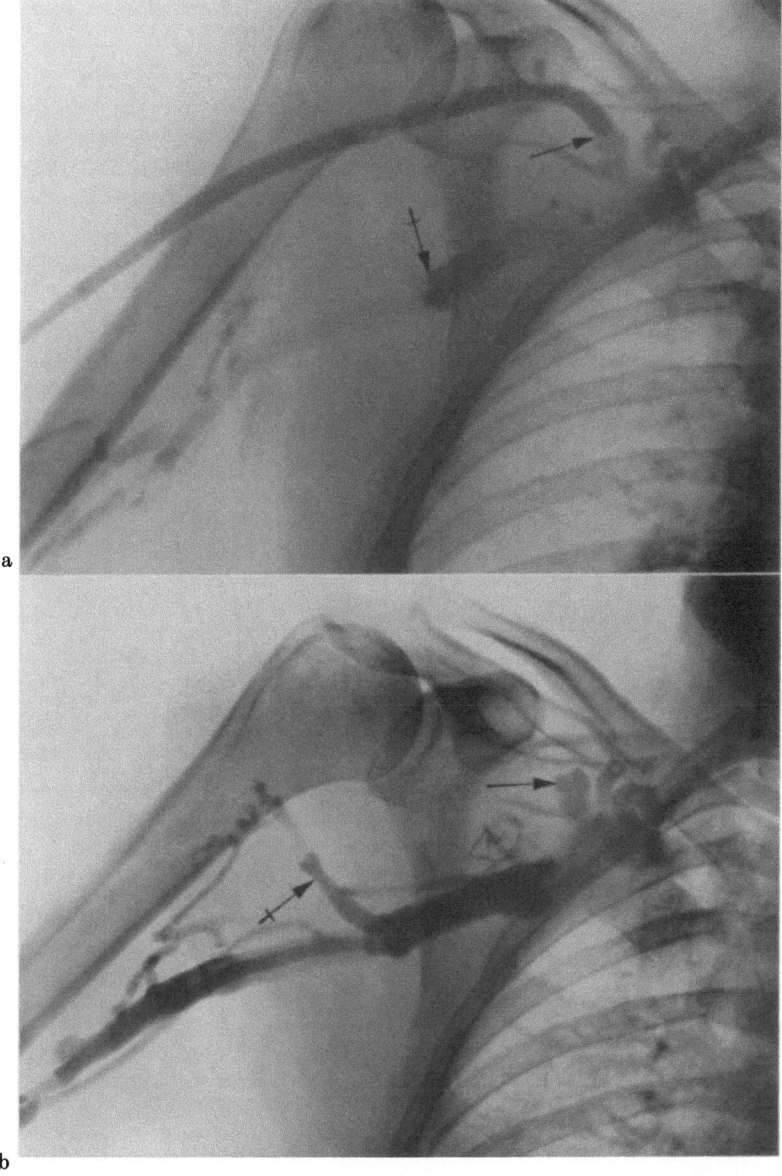

Abb. 34a u. b. Mann, 54 Jahre. Normale Brachialisphlebographie. a Injektion in die Cephalica. b In die Basilica, beide unter leichtem Pressen. In a geht die Entleerung größtenteils durch die Cephalica, aber auch teilweise über Anastomosen durch die Axillaris. In b wurde nur das „Basilicasystem" gefüllt. Bei → die Einmündungsklappe in die Cephalica. Bei +→ die V. subscapularis mit V. circumflexa humeri posterior. Das Kontrastmittel wird proximal in der Subclavia durch Pressen aufgehalten

oder weniger bei verschiedenen Atmungsphasen, wobei Bilder mit verschiedener Klappenstellung entstehen können (Abb. 35b). Diese „image by blocking" und „image by stenosis" sind also ganz normale Befunde (CANDEL und EHRLICH 1953; ROMINGER 1958) und kein Äquivalent zum Obstruktionsphänomen in der V. femoralis, wo eine wirkliche Kompression der Vene vorliegt. Bei diesem normalen Klappenphänomen nach TAGARIELLO werden weder Füllung von Kollateralvenen noch andere Zeichen einer Venenstauung gesehen.

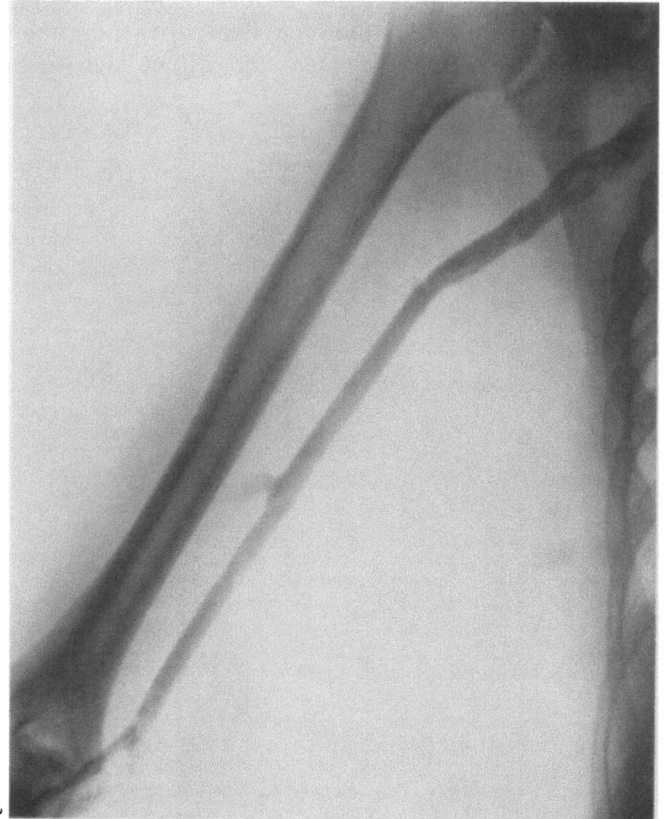

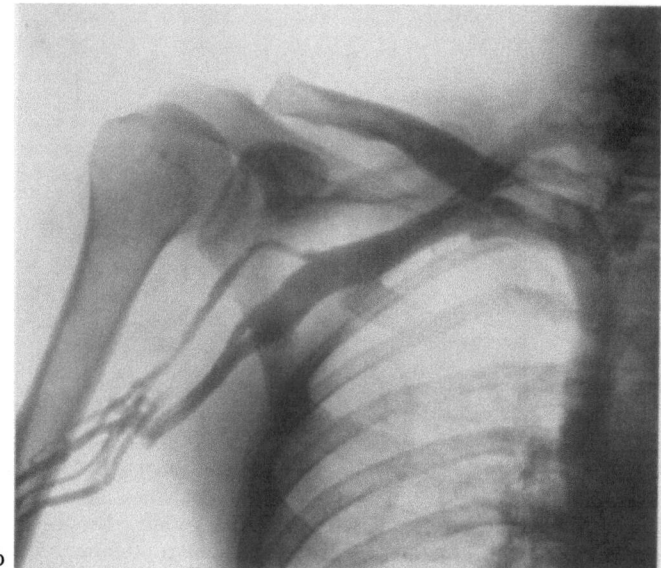

d) Pathologische Veränderungen des V. axillaris-subclavia-Systems

Venöse Stauung in der oberen Extremität wurde früher in ein Syndrom einbegriffen, das nach PAGET (1875, 1879) und v. SCHRÖTTER (1884) benannt wurde, obgleich es schon von BILLROTH 1869 (BRANDT 1948) beschrieben wurde. Mit der Phlebographie haben wir jetzt die Möglichkeit, Fälle der Armvenenstauung zu differenzieren. Sie können unter 2 Hauptgruppen beschrieben werden, die von zwei typischen Zuständen repräsentiert sind, nämlich von der *„traumatischen Axillarvenenthrombose"* (das eigentliche Paget Schrötter-Syndrom) und der Stauung im Arm nach *Mammaradikaloperation* (Payrs Syndrom).

α) Das Paget-Schrötter-Syndrom

Die sog. *„traumatische Thrombose" der V. axillaris und subclavia* ist meistens eine akut entstandene Venenstauung bei jungen, muskelkräftigen Männern nach langdauernder und einseitiger Anstrengung und häufiger im rechten Arm (Abb. 35). Mehrere Untersuchungen, autoptisch und bioptisch, haben gezeigt, daß immer organische Veränderungen,

Abb. 35a—e. Mann, 39 Jahre. „Traumatische Axillarvenenthrombose". Fabrikarbeiter mit einseitiger Beanspruchung des rechten Armes. Seit 4 Monaten intermittierendes Ödem, Cyanose und Schmerzen in Arm und Schulter. In a Injektion in die Basilica, die hier groß und von der Varietät V. „capitalis" (SOBOTTA-BECHER 1956) ist. Die Axillaris ist in den Konturen uneben und auch teilweise doppelläufig. b—e Serienbilder bei Injektion in die Cephalica. Dennoch keine Füllung im proximalen Teil der Cephalica. Das Kontrastmittel geht durch plexusartige Anastomosen in das Brachialissystem über. Die Brachialis-Axillaris hat danach ein typisch postthrombotisch verändertes Aussehen. In d und e Injektion in die Cephalica bei hochgestrecktem Arm. Jetzt wird die Cephalica (→) gefüllt. Sie ist aber nur fadendünn, wie es bei vorhandener V. capitalis gewöhnlich ist (SOBOTTA). Offensichtlich ist auch sie postthrombotisch verändert. Die Subclaviaklappe ist auf allen Bildern verschieden geöffnet (Tagariello-Phänomen)[1]

---

[1] Dieser Fall wurde in der Röntgenabteilung II der Universitätsklinik in Lund von Assoc. Prof. OLOF NORMAN, Dr. E. BERNSTRUP und Dr. H. BOLIN untersucht.

meistens thrombotische, in der
V. axillaris bzw. subclavia vorliegen
(DREWES 1951, DE TAKATS 1959).
Diese Thrombose entsteht wahrscheinlich durch Schädigungen der
Vene, teils an der engen Passage
zwischen Clavicula und erster Rippe,
teils durch die umgebenden Muskeln
und Sehnen und auch Nerven.
Ein Versagen der normalen Verspannungen und Schutzmechanis-
men (v. KÜGELGEN 1951) an dieser
disponierten Stelle ist leicht erklärlich. Außerdem ist die Vene
hier den Druckerhöhungen aus dem
Thoraxraum ausgesetzt. Von den
Muskeln können die folgenden
schädlich auf die Vene wirken:
M. scalenus ant. (von hinten), M.
subclavius (von oben), M. pectoralis
minor (von vorn), M. subscapularis
(von hinten in der Axilla). Auch
normale Skeletteile können unter
Umständen die Vene komprimieren.
Der hinter der Vene gelegene
,,scalenus tubercle'' (SAMPSON u. a.
1940) kann bei einer Rückwärts-
bewegung der Schulter als ein Hypo-
mochlion für die Vene eine Rolle
spielen. In ähnlicher Weise kann eine
Halsrippe die Ursache einer Axillarvenenthrombose sein (HERMODSSON
1943, HUGHES 1948, DE TAKATS
1959). Der N. phrenicus liegt bei
4% prävenös und kann dabei die
Vene bei Hyperextension des Kopfes
und Einatmung, z. B. beim Gähnen,
komprimieren (HUGHES 1948).

Diese ,,traumatische'' Thrombose
wurde stets als eine ,,Anstrengungs-
thrombose'' (,,effort thrombosis'')
bezeichnet (ROSENTHAL 1912, LÖHR
1929, MATAS 1934, KAPLAN 1942,
VEAL 1935, 1943, 1952, LENGGEN-
HAGER 1946, LUKE 1952, OLDBY
1958). Speziell disponierend waren
gewisse einseitige Arbeitsstellungen,
besonders wenn der Arm in Hyperabduktion und Außenrotation ange-
strengt wurde. Personen mit breiten
Schultern in ,,posterior position''
(SAMPSON u. a. 1940) sollen dabei
ausgesetzter sein, da die Clavicula

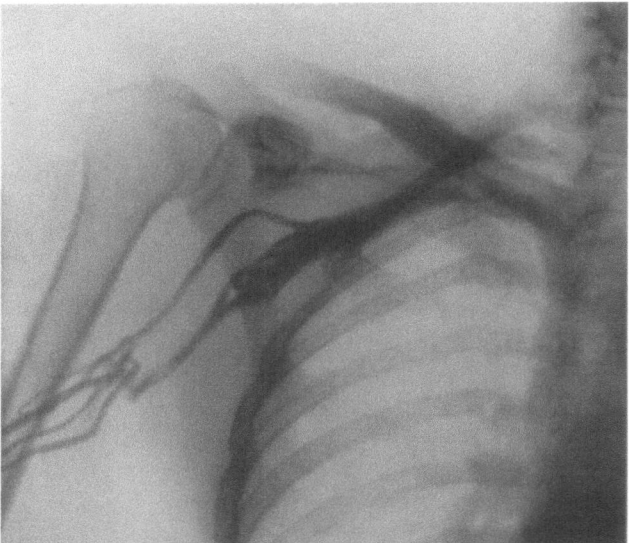

Abb. 35c

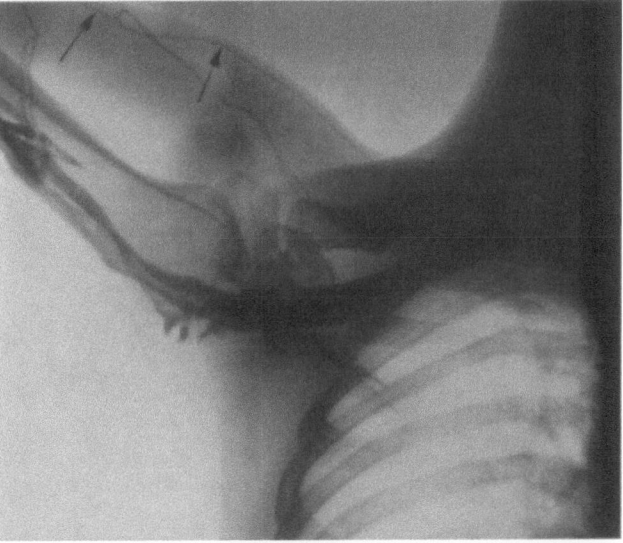

Abb. 35d

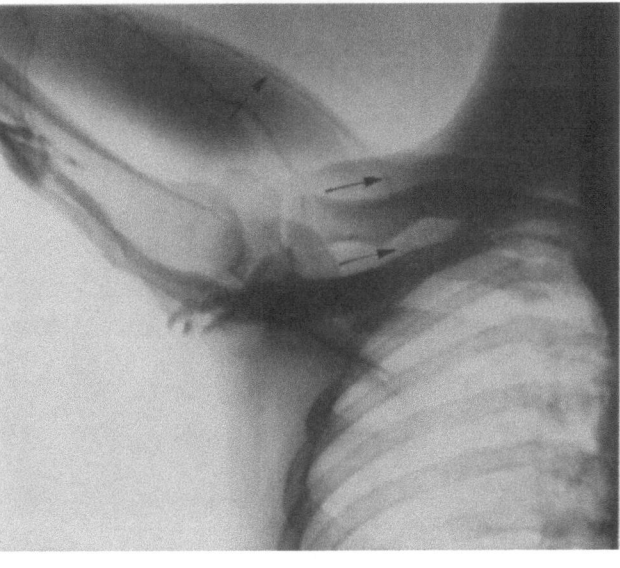

Abb. 35e

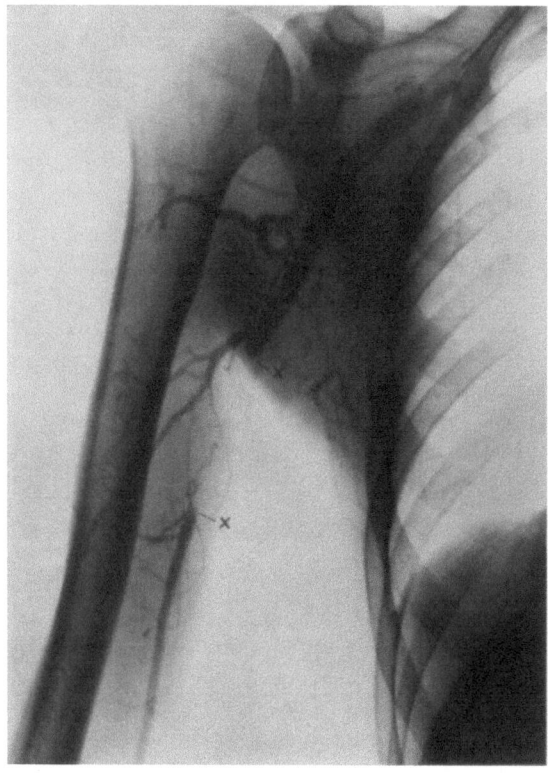

Abb. 36a—c. Mann, 39 Jahre. Direkte traumatische Beschädigung des Gefäßstranges in der rechten Axilla. Großes Hämatom im Oberarm und in der Schulterregion. Eine Woche nach dem Trauma mit dieser Angiographie untersucht. a Arteriographie mit Punktion der A. subclavia. Die A. brachialis ist im proximalen Teil zerrissen (×—×). Der Brachialisstamm ist durch zahlreiche Kollateralgefäße wieder gefüllt. b und c Phlebographie mit Injektion in der Basilica medial in der Armbeuge. In b geht die Strömung trotzdem ausschließlich durch die Cephalica. Die V. axillaris ist proximal der Arterienruptur mit einer Anastomose über die V. subscapularis wieder gefüllt. In c wurden die Cephalica während der Injektion manuell komprimiert (vgl. Abb. 37b) und das Kontrastmittel in das Basilica-Brachialissystem gezwungen. Bei der Operation wurde die Arterienruptur bestätigt, die V. brachialis war nur von dem Hämatom komprimiert. In b ist das komplette Tagariello-Phänomen illustriert

a

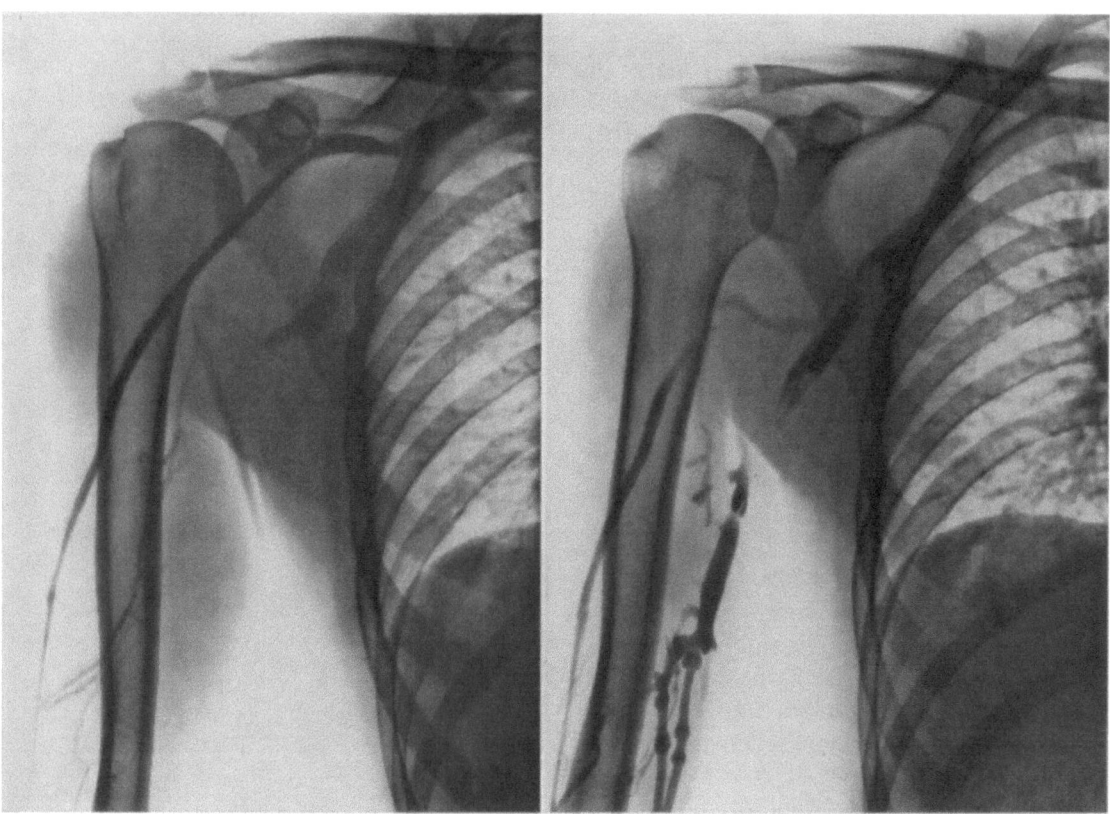

b   c

dabei auch weiter nach hinten gerichtet ist. Eine Vorwärtsbewegung des Armes „öffnet" aber in der Regel die Vene. Bei Skoliose im Brustteil des Rückens wurden von SAMPSON u. a. auch über der Schulter dilatierte Venen an der konvexen Seite gesehen.

Eine linksseitige Armvenenstauung kann durch Kompression der *V. anonyma* durch eine geschlängelte Aorta bei älteren Patienten entstehen (BRUWER u. Mitarb. 1957).

Die klinischen Symptome bei der „effort thrombosis" deuten teilweise auch auf einen vorhandenen Vasospasmus (NEIJ 1943, KLEINSASSER 1949, LUKE 1952, EYLAU 1957, EYSHOLDT 1958b). Die Beschwerden können nämlich mit einer Sympathicusblockade etwas gebessert werden. Interessant ist die Erfahrung, daß bei Katheterisierung „ein segmentärer Gefäßkrampf" (DREWES 1955) gerade an dieser Stelle in der V. subclavia entstehen kann, der den Katheter vorübergehend erfassen kann.

Abb. 37a u. b. Frau, 66 Jahre. Armschwellung nach Mammaradikaloperation. Operation vor 6 Jahren. Die Basilica konnte tief in dem Ödem in der Armbeuge punktiert werden. Der Venendruck war dabei deutlich erhöht. In a geht die Entleerung trotz der medialen Injektion hauptsächlich durch die Cephalica. In b wurde die Cephalica bis kurz vor der Beendigung der Injektion manuell am Oberarm komprimiert. Darum bessere Füllung des Basilicasystems. Dieses besteht nur aus 2 schmalen Venen. Die Axillaris ist in der Axilla eingeengt, das Lumen fadendünn. Die V. subscapularis (+→) ist deutlich postthrombotisch verändert. Füllung von Kollateralvenen im Deltoideus- und Jugularisgebiet. c und d Der rechte gesunde Arm derselben Patientin. Injektion in die Basilica, in c bei abduziertem Arm, in d bei adduziertem Arm. Dabei Kompression der Venen durch die Weichteile in der Axilla

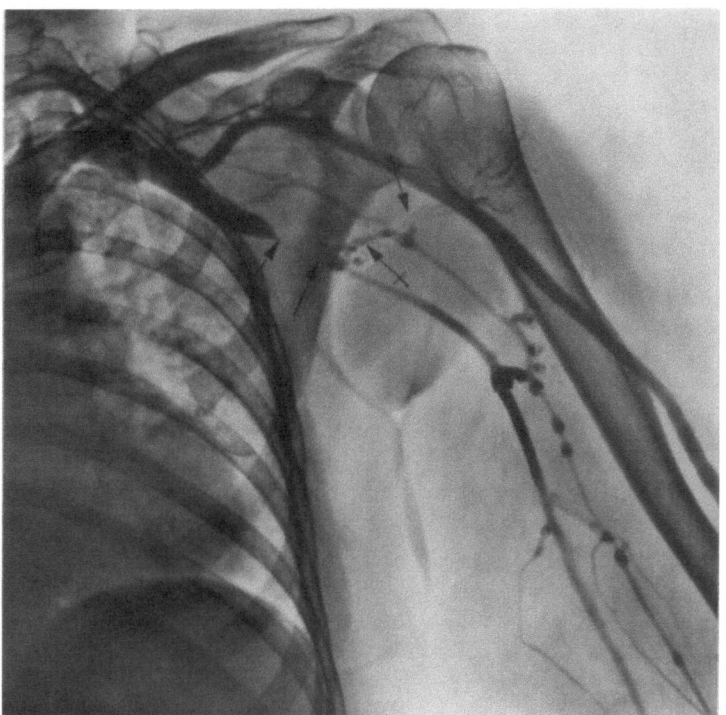

a

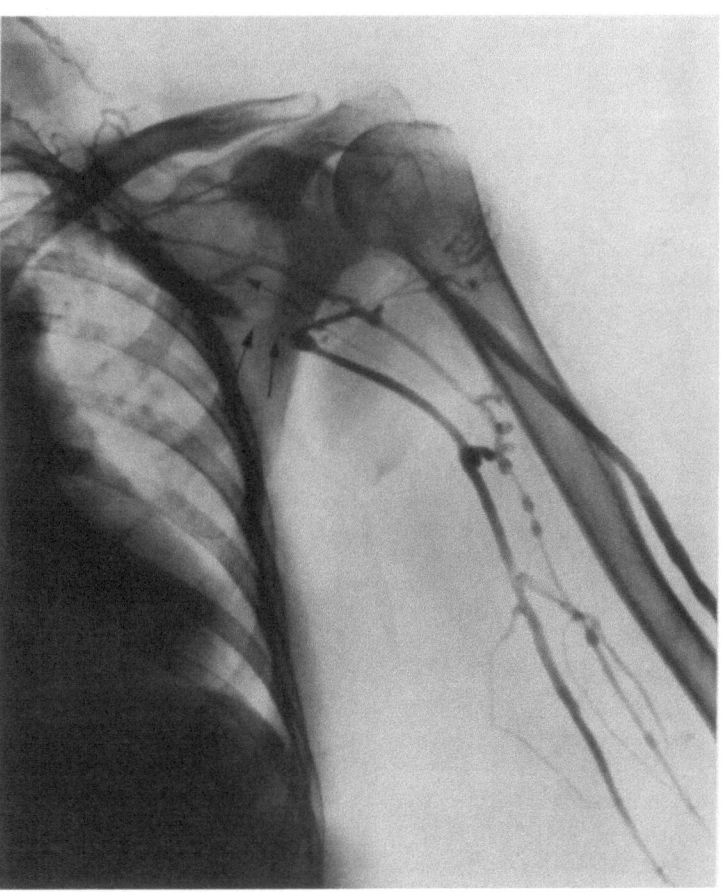

b

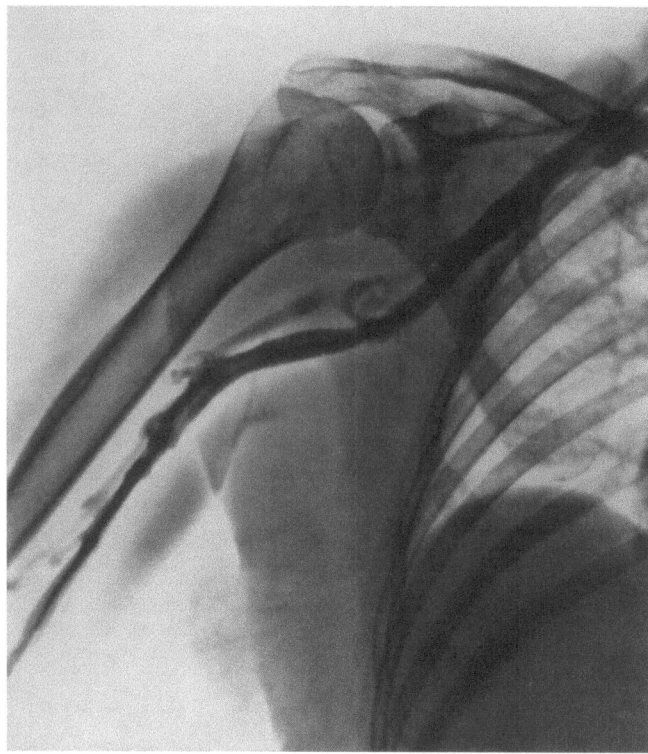

Abb. 37 c

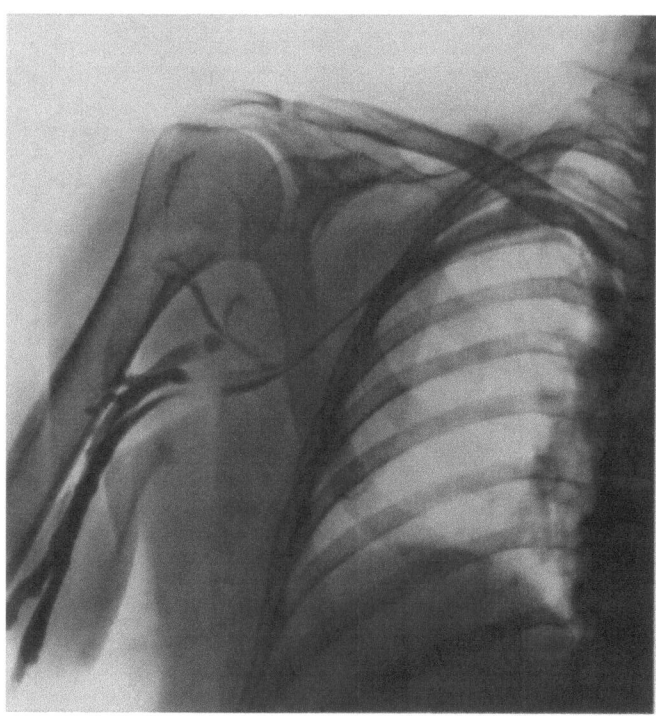

Abb. 37 d

Embolien sind bei diesen An-strengungsthrombosen sehr selten und bisher nur einmal beschrieben (BARNETT u. LEVITT 1951), das ist noch ein Beweis dafür, daß es sich um eine primäre Schädigung der Venenintima mit phlebitisch ad-härenten Thromben handelt. Bei Allgemeinerkrankungen wie Poly-globulie und Venenstauung bei Herzerkrankungen können Throm-bosen auch im Subclaviagebiet entstehen. Sie verursachen oft Lungenembolien, da die Thromben hierbei flottieren (VEAL und HUSSEY 1943, LORING 1952).

Bei *direkter traumatischer Schädi-gung* der axillaren Gefäßscheide ist es von Interesse, daß die Venen wider-standsfähiger als die Arterien sind. Die Venen enthalten verhältnismäßig mehr kollagene Fasern als die Arterien, die statt dessen aus Muskelgewebe bestehen und darum zerreißbarer sind (BRAUS-ELZE 1956). Dieses Verhältnis ist in Abb. 36 illustriert. Die Operation bestätigte in diesem Fall, daß die Arterie durch Kontusion rupturiert, die Vene aber nur von dem Hämatom komprimiert war; bei der Phlebo-graphie konnte die Kompression der V. axillaris dadurch überwunden wer-den, daß die Injektion in die V. ba-silica mit gleichzeitiger manueller Kompression der V. cephalica aus-geführt wurde.

β) Venenokklusion nach Mammaradikaloperation

In der chirurgischen Literatur wurde früher der geschwollene Arm nach Mamma-Radikalope-ration einer Lymphstauung zu-geschrieben. Der Zustand wurde Payrs Syndrom genannt, und HALSTED (1921) benutzte die Bezeichnung „Elephantiasis chir-urgica" und war der Meinung, daß eine postoperative Wundent-zündung die Ursache des Ödems wäre und darum eine Lymph-angitis eine ausschlaggebende Be-deutung für den Zustand hätte.

Mit Hilfe der Phlebographie konnte zuerst VEAL (1935, 1938) zeigen, daß eine Venen-stauung des öfteren von primärer und größerer Bedeutung war. Er fand bei wenigstens 90% eine *venöse Obstruktion der Axillarvene*, bei höchstens 10% konnte eine Lymphstauung von primärer Bedeutung sein. In diesen letzten Fällen gab es auch klinische Zeichen einer Lymphangitis mit Fieber usw. McLAUGHLIN und POPMA (1939) machten dieselben Erfahrungen, und auch spätere Untersuchungen (RUSSO u. Mitarb. 1954, ZIMMERMANN 1957) haben die überragende Bedeutung der Venenstauung bei diesem Zustand bestätigt. PARKER u.a. (1952) haben auf die Tatsache hingewiesen, daß die V. subscapularis (Abb. 34a, b, 37a, b), der größte Zweig der Axillarvene, in der Regel ligiert wird, und daß von dieser Stelle sich eine Thrombose mit fortschreitender Obliteration der V. axillaris entwickelt. GUMRICH und KÜBLER (1955a) haben ein großes Material untersucht. Bei 32 Patienten mit den schwersten Stauungssymptomen lag bei allen eine Obstruktion der V. axillaris vor. Bei

der operativen Freilegung wurde in 27 von diesen Fällen eine „Periphlebitis" mit perivenösen Schwielen gefunden. In 3 Fällen wurde eine akute Thrombose gefunden und in den restlichen 2 Fällen eine Venenkompression durch Metastasen entdeckt. Mit einer „Gefäßaushülsung" wurden in den meisten Fällen gute Resultate erreicht.

Daß eine *Lymphstauung* mitunter auch von Bedeutung ist, soll aber nicht verneint werden (EVANS 1961). Besonders nach intensiver Strahlentherapie kann ein lokales „Gummi-Ödem" eine sekundäre Lymphstauung verursachen. Eine Venenkompression kann infolge dieses derben Strahlungs-Ödems hinzu kommen. Lymphwege und Lymphdrüsen haben ein großes Rückbildungsvermögen (REICHERT 1926; CARLSTEN und OLIN 1951; BELLMAN und ODÉN 1958/59; FUCHS u.a. 1960), und für eine bestehende Lymphstauung sind eine fortschreitende Lymphangitis oder auch metastatische Obliterationen notwendig. Die lymphatischen, derben Ödeme können mit Hochlagerung nicht verringert werden (JUNGE 1955). Die rein venösen Ödeme, die meistens auch eine leichte Cyanose zeigen, können in der

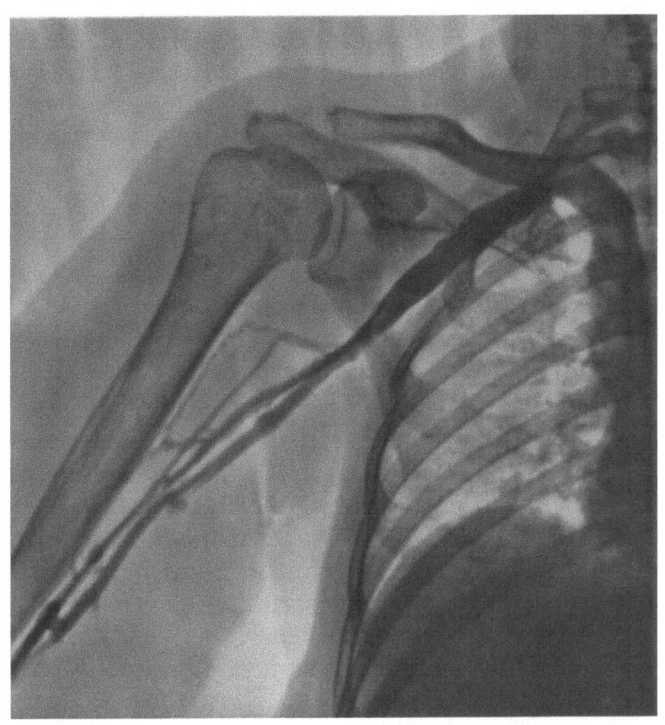

Abb. 38. Frau, 66 Jahre. Vor 12 Jahren Mammaradikaloperation. Starke Schwellung des Armes in den ersten Jahren nach der Operation. In den letzten Jahren nur unbedeutende Schwellung. Die Axillaris ist in der Axilla auf die halbe Weite eingeengt. Subclaviaklappe bei Exponierung halboffen

Regel mit Hochlagerung gebessert werden. Im Einzelfall sind natürlich Mischformen möglich. EVANS und SMEDAL (1959) sowie SMEDAL und EVANS (1960) haben neuerdings die primäre Bedeutung der Venenstauung nach Axillarausräumung bestätigt; sie hatten gute Resultate bei Behandlung mit Fibrinolysin nach der Operation.

In den letzten Jahren wurden nur selten schwere Schwellungen des Armes nach Axillarausräumungen gesehen, da die Chirurgen jetzt vorsichtiger in der Axilla vorgehen und besonders die Venen schonen. Der Autor konnte darum im letzten Jahr nur 4 Fälle mit deutlicher, beständiger Stauung finden, die für Phlebographie zugänglich waren. In diesen Fällen fand sich stets eine Venenokklusion (Abb. 37). In Fällen ohne Stauung nach der Operation wurden auch keine Veränderungen in der V. axillaris bei der Phlebographie gefunden (Abb. 38).

8. Mißbildungen der peripheren Venen

Angeborene Mißbildungen von klinischer Bedeutung in den peripheren Venen sind verhältnismäßig selten und wurden nur als Einzelfälle beschrieben. Eine genaue angiographische Diagnose ist aber in diesen Fällen besonders wichtig, da sie manchmal für operative Korrektionen geeignet sind.

Die Venenmißbildungen können in 3 Gruppen von grundlegenden Veränderungen eingeteilt werden:

a) Agenesie von tiefen Venen,
b) kongenitale arterio-venöse Fisteln,
c) venöse Angiome.

Diese Formen sind aber oft syndromartig kombiniert, was auf gemeinsame Störungen der zugrunde liegenden embryologischen Prinzipien deutet (WOOLLARD 1922). Es ist darum wichtig, ihre klinischen Erscheinungsformen zu kennen, da die weitere Untersuchung gerade in diesen Fällen individuell modifiziert werden muß, wobei außer der Phlebographie oft auch eine Arteriographie indiziert sein kann. Die vorläufige klinische Inspektion soll darum besonders nach etwaigen Zeichen von Mißbildungen fahnden.

Einleuchtend ist das Syndrom, das von KLIPPEL und TRENAUNAY (1900) beschrieben wurde. Dieses Syndrom wurde von VAN DER MOLEN (1954) als „vasculo-ossale Dysembryoplasie" bezeichnet. Es besteht aus einer Trias von Symptomen, die schon einzeln auf Venenmißbildungen hindeuten:

Kongenitale Varicen, gestörtes Knochenwachstum (meistens Verlängerung der Knochenteile und auch allgemeine Hypertrophie der kranken Extremitäten), *Naevusbildungen*.

Wenn Varicen schon im Kindesalter vorhanden sind, soll nach den vorher angeführten, zugrunde liegenden Mißbildungsformen gesucht werden.

Das abnorme Knochenwachstum beruht auf einer Blutüberfüllung in den Meta-Epiphysenregionen während der Wachstumsperiode. Es konnte von SERVELLE (1949) bei Versuchen an Hunden mit künstlicher Venenstauung hervorgebracht werden. Ein ähnlicher Längenzuwachs wird auch als Folge arterio-venöser Fisteln gefunden (PIULACHS 1953, VOLLMAR 1959). In seltenen Fällen kann auch eine Verkürzung und Hypotrophie der kranken Extremität gefunden werden. Dies war besonders der Fall, wenn Knochenhämangiome im Diaphysenteil des Knochens lokalisiert waren, wobei eine konsekutiv verminderte Ernährung in den Epiphysenfugen bestehen konnte (SERVELLE 1948, 1949, 1952; SCHÜTZ 1952; DA SILVA und NEVES 1959). Ein solcher Fall wurde auch von KOLAR und BEK (1959) beschrieben. Hier wurde aber die Knochenwachstumshemmung einer früheren Kontakt-Röntgenbestrahlung angeschuldigt. Das Hämangiom konnte also genau so gut diese Wirkung von selbst haben.

Die bei den Venenmißbildungen stets vorhandenen Naevusbildungen sind entweder ausgebreitete Pigmentveränderungen, in einigen Fällen sogar Vitiligo, oder auch Gefäßveränderungen von capillärem Typ (Naevus flammeus). Sie können auch an anderen Körperteilen als die Venenveränderungen lokalisiert sein. Augenfällige Naevusbildungen bei Varicenpatienten sollten darum einen Hinweis auf die kongenitale Entstehung auch der Venenerkrankung darstellen.

a) Die Agenesie der tiefen Venen

Sie muß sehr ausgedehnt sein, um klinische Symptome zu machen, da das Venensystem ein großes Vermögen hat, Kollateral- und Umgehungsbahnen auszubilden. Zum erstenmal wurde ein solcher Fall von LERICHE (1942) entdeckt und von SERVELLE (1945) und OLIVIER (1957) beschrieben. Dabei fehlte die ganze Femoralvene; die Venenrückströmung wurde durch eine V. ischiadica umgeleitet, die sich weiter über glutäale Venen in die V. hypogastrica entleerte. Diese hintere Venenbahn längs des N. ischiadicus ist phylogenetisch älter als die sich später entwickelnde Femoralvene (KOSINSKI 1926). Andererseits ist bei menschlichen Embryonen vorübergehend die V. saphena magna der größte venöse Abflußweg des Beines, der erst später von den tiefen Venen übernommen wird (NOBL 1918). Diese ontogenetischen Verhältnisse können die Fälle von OLIVIER (1955, 1957) erläutern, bei denen ein einseitiges Fehlen der V. femoralis und iliaca gefunden wurde. Dabei wurde der Venenabfluß von einer enorm erweiterten V. saphena magna besorgt, die sich über die Symphysenregion subcutan in einem weiten Bogen nach der anderen Leiste fortsetzte. Klinisch wurde in diesen Fällen auch die Symptomentrias von KLIPPEL und TRENAUNAY gefunden.

BÉTOULIÈRES u.a. (1959) haben einen Fall mit Agenesie der V. cava und Vv. iliacae beschrieben. Dabei fehlte die Cava caudal der Einmündung der Nierenvenen. Eine

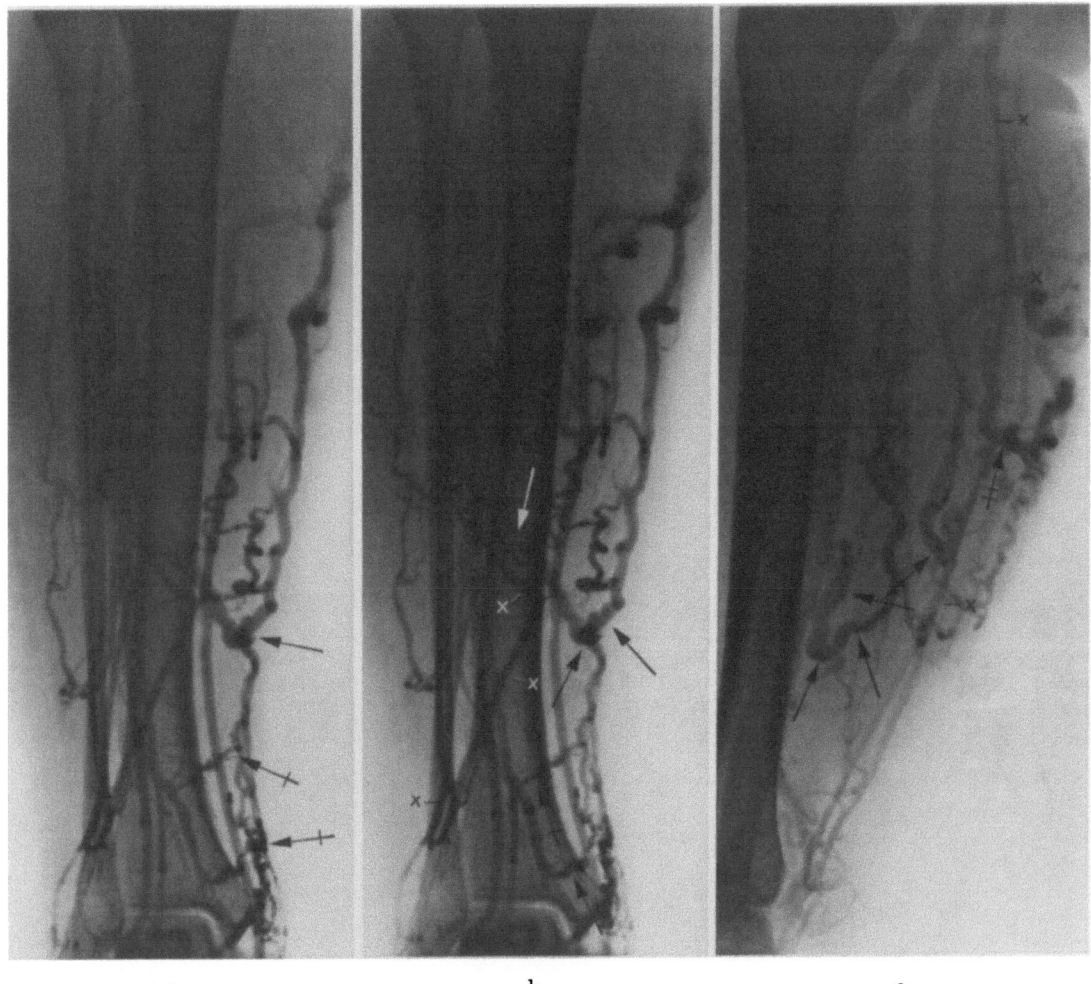

a   b   c

Abb. 39a—c. Frau, 46 Jahre. Agenesie der V. tibialis posterior. a und b Stereo. Bei → „Soleus Blow-out“, der von der V. fibularis ausgeht und in einen Seitenzweig des Saphenastammes ausmündet. Bei +→ mittlere und untere Cockett-Vene. In c sind 2 insuffiziente Gastrocnemiusperforantes freiprojiziert (+→), Parva (×) mäßig dilatiert und distal in 2 Zweige geteilt

ähnliche Cavamißbildung wurde von DÉTRIE (1961) beschrieben. Andererseits kann die Cava verdoppelt ausgebildet sein, wobei ein retrocavaler Ureter rechts vorhanden sein kann (EDWARDS 1951). Weitere Fälle von Agenesie der Vena cava caudalis wurde von STACKELBERG u. Mitarb. (1952) sowie BARTEL u. WIERNY (1963) beschrieben.

SERVELLE (1952) beschrieb 25 Fälle mit Agenesie der tiefen Venen. Davon fehlte in 20 Fällen die V. poplitea und in 5 Fällen die V. femoralis. In den meisten dieser Fälle wurden bei der Operation lokalisierte fibröse Strangbildungen quer über die Gefäßscheide hinweg an der unteren Begrenzung der Venenagenesie gefunden. Diesen Briden wurde darum von SERVELLE eine ätiologische Bedeutung zugeschrieben. OLIVIER (1957) hat in ähnlichen Fällen aber keine überzeugenden Briden finden können und kann ihnen keine primäre Bedeutung zuerkennen. Vermutlich sind sie eine Begleiterscheinung der Venenmißbildungen.

Als ein Nebenbefund wird ab und zu bei Phlebographie eine *Agenesie der V. tibialis post.* im unteren Teil des Unterschenkels gefunden (Abb. 39). Klinisch ist diese Veränderung weniger bedeutend. Bei der Arteriographie wurde in 2 Fällen auch die zugehörige Arterie vermißt. Die Cockett-schen Verbindungsvenen haben in solchen Fällen einen entsprechend längeren Verlauf, da sie sich hierbei in die lateral gelegene V. fibularis entleeren müssen. Etwa 20 Fälle mit einer solchen Agenesie der V. tibialis posterior wurden vom Autor festgestellt. Die Agenesie war stets einseitig, und in einigen

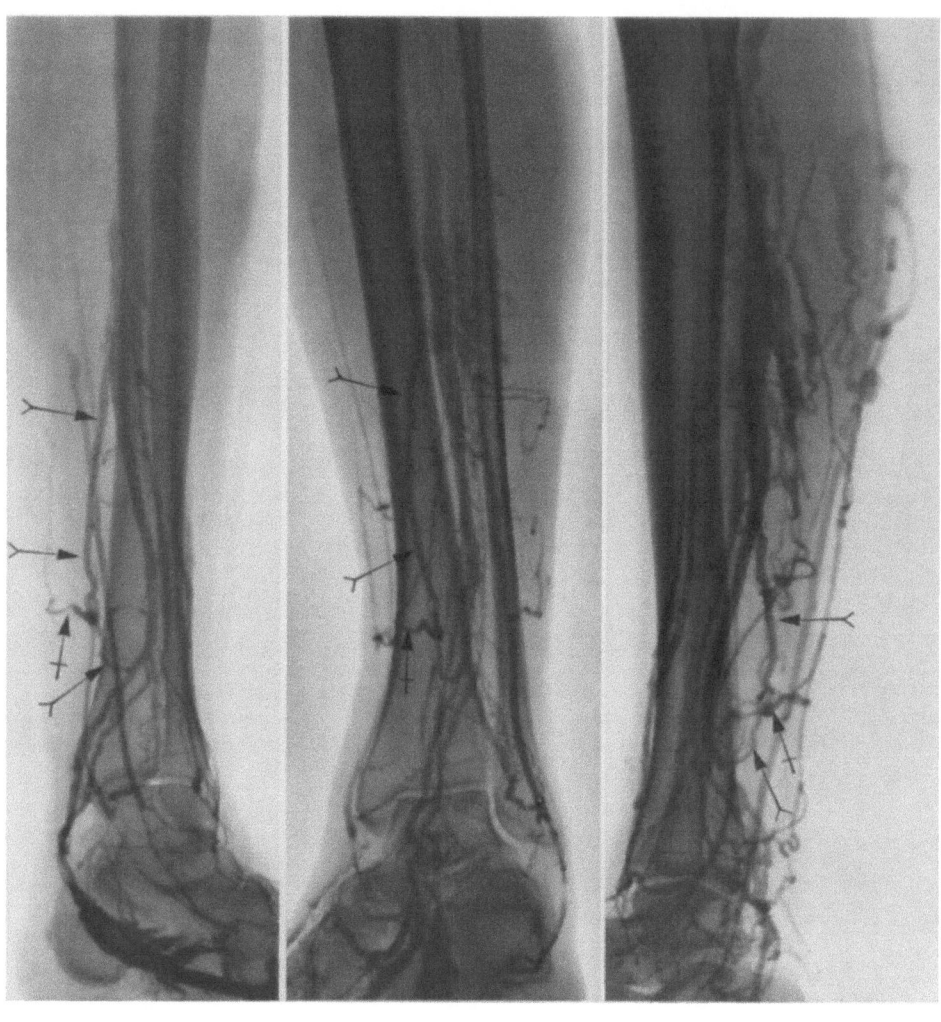

d   e   f

Abb. 39d—f. Frau, 53 Jahre. Varicen an der Wade. Naevusartige, rote Flecken in der Haut (Klippel-Trenaunay-Syndrom ?). Die V. tibialis posterior beginnt normal medial in der Fußsohle. Sie wendet sich aber hinter der Tibiametaphyse nach lateral und übernimmt den Platz der V. fibularis. Die mediale untere Soleus-vene (↠) geht verhältnismäßig weit nach distal und hat teilweise den Platz der V. tibialis posterior übernommen. Die zugehörige Kommunikans (↦) ist mit einer typischen Einflußschlinge verbunden. In f sind 2 untere Gastrocnemiusperforantes zu sehen, die sich mit den Varicen der Wade vereinigen

dieser Fälle gab es auch naevusartige Efflorescenzen (so im Falle der Abb. 39d—f); sie repräsentierten also teilweise ein Klippel-Trenaunaysches Syndrom. Ein abnormer Längenzuwachs war dagegen nicht vorhanden, da diese periphere Agenesie keine eigentliche Venenstauung verursacht.

Besonders eigentümlich war in einigen Fällen das Vorkommen von Varicen längs der lateralen Seite des Beines. Diese lateralen Varicen waren am Oberschenkel mit der Saphena magna proximal bei dilatierten oberflächlichen Venenanastomosen entweder an der Vorderseite oder an der Hinterseite verbunden; nur ausnahmsweise fanden sich Vv. perforantes der Glutäalmuskulatur (HOMANS 1922).

Eine spezielle Störung der Entwicklung der Venen ist das anlagebedingte Fehlen von Klappen. Von Lodin u. Mitarb. (1958/59) wurden 2 Fälle mit totalem Fehlen von Klappen im Venensystem des ganzen Körpers mitgeteilt. Die Patienten waren Schwestern, 32 und 21 Jahre alt. Durch Phlebo- und Arteriographie der Beine, des Beckens und der Arme wurde das vollkommene Fehlen der Venenklappen sichergestellt. Im Kindesalter hatten diese Patientinnen keine Beschwerden, in der Pubertät begannen sie mit Ödemen in der Knöchelregion. Mit 14 bzw. 18 Jahren traten malleolare Ulcerationen auf, die dann bestehenblieben und nur gelegentlich durch Bettruhe zur Heilung gebracht werden konnten. Beide Patienten hatten kalte Hände und Füße. Bemerkenswert war auch das Fehlen von Varicen bei beiden Patienten. Es muß also außer einer Störung des Klappenmechanismus offenbar noch ein anderes hereditäres Moment bei der Varicenbildung im Spiel sein (Curtius 1954).

Da in diesen Fällen auch die Muskelvenen mit Pumpenfunktion klappenlos waren, mußten wahrscheinlich die arterio-venösen Anastomosen in vermehrtem Ausmaß für die Venenrückströmung in Anspruch genommen werden, was mit dem angegebenen Befund von kalten Händen und Füßen übereinstimmt.

Ein ähnlicher Fall wurde von Curtis und Helms (1947) beschrieben. Dabei wurden aber nur die Venen in der Leistenregion untersucht. Von Wahlgren (1851) wurde schon hervorgehoben, daß bei acephalischen Monstren in der Regel gar keine Venenklappen gefunden werden.

b) Kongenitale arterio-venöse Fisteln

Die Bedeutung einer Unterscheidung zwischen arterio-venösen Anastomosen und arterio-venösen Fisteln soll hier hervorgehoben werden (Havlicek 1929; Seeger und Milwaukee 1938). Die arterio-venösen Anastomosen sind normal reichlich vorkommende Kurzschlußbahnen; sie regulieren die Blutzufuhr zu den Capillargebieten. Man kann mit Braus-Elze (1956) zwei Formen von arterio-venösen Anastomosen unterscheiden: *Echte derivatorische Anastomosen*, auch Brückenanastomosen genannt; sie sind nach dem Bau ihrer Wand kleine Arterien, besitzen aber außer der Ringmuskulatur zusätzlich noch eine innere Lage von Längsmuskulatur, die ein vollkommenes Schließen der Lichtung ermöglicht. Sie wurden deshalb von v. Hayek auch als *Sperrarterien* bezeichnet (Töndury und Weibel 1956) und sind von Florange (1960) näher beschrieben. Sie sind rein kreislaufmechanische Einrichtungen und auch für die Regelung der Einwirkung der „vis a tergo" auf die Venenrückströmung von größter Bedeutung (Clara 1938).

Die andere Form sind die sog. *epitheloidzelligen Anastomosen*. Diese sind drüsenartige, knäuelförmige Bildungen, in denen glatte Muskelzellen in epitheloide Zellen (Quellzellen) umgewandelt sind. Sie wurden endgültig von Masson (1924) als Glomusorgane bezeichnet und beschrieben. Ältere Synonyme sind: Sucquet-Hoyersche Kanäle, Hoyer-Grosserschen Organe. Sie sind normalerweise nur von mikroskopischer Größe.

Bei Venenmißbildungen, besonders bei venösen Angiomen (s. unten), wurden als Nebenbefund tumorartig vergrößerte Glomusbildungen gefunden (Olivier 1957). Bei Arteriographie in Fällen mit „varices essentielles banales" konnte Olivier in einigen Fällen auch diese „angiomes profonds" mit Kontrastmittel füllen. Solche tiefen, peripheren Glomustumoren sind stark schmerzempfindlich und von starken reflektorischen und vasomotorischen Störungen begleitet (Murray und Stout 1942, Allen, Barker und Hines 1962). Ein Fall wurde von Borgström (1954) mit Hilfe der Arteriographie diagnostiziert.

Eine primäre ätiologische Bedeutung bei Varicen wurde den arterio-venösen Fisteln des ersten derivatorischen Typs von King (1950), Piulachs (1953) und Vogler (1953) zugeschrieben. Diese Verfasser konnten regelmäßig bei Kranken mit Varicen mit der Serienvasographie eine lokale, vorzeitige Kontrastmittelfüllung in den Venen erhalten, in denen die Stauungssymptome am ausgeprägtesten waren. Dieses Phänomen kann aber gleichwohl sekundär sein und durch eine Überlastung und Dilatation der normalen arterio-venösen Anastomosen zustande gekommen sein. Die dadurch entstandenen arterio-venösen Fisteln sind jedoch permanent geworden und können darum auch bei liegenden Patienten bei der Arteriographie gefüllt werden. Die Anschauung, daß diese arterio-venösen Fisteln nur von sekundärer Bedeutung sind, wurde in den letzten Jahren auch von DODD und COCKETT (1956), OLIVIER (1957), ZIMMERMANN (1957), LAGERGREN, LINDBOM und SÖDERBERG (1958), sowie von MAY und NISSL (1959) hervorgehoben.

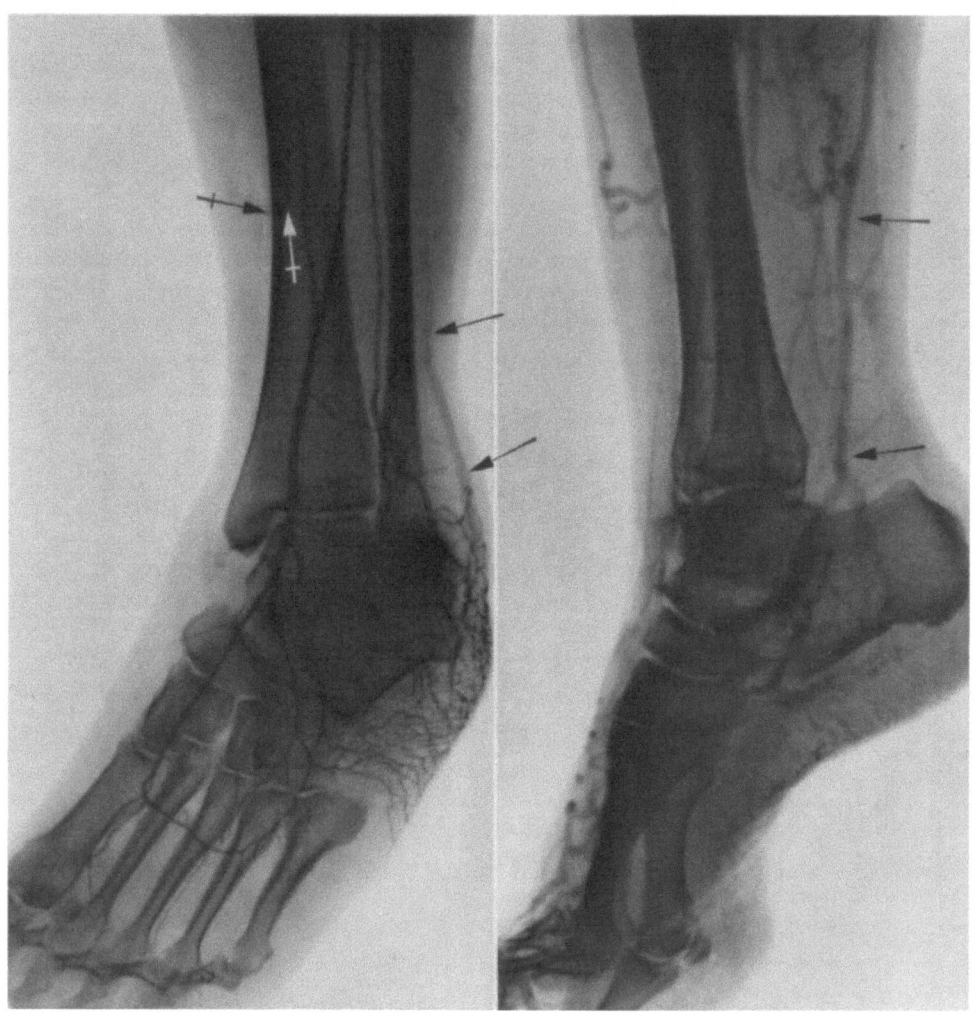

a   b

Abb. 40a u. b. Frau, 49 Jahre. Arterio-venöse Fisteln bei Varicen im Parvagebiet. a Arteriographie mit Punktion der A. poplitea. Man findet hier zahlreiche arterio-venöse Fisteln im Quellgebiet der Parva lateral an der Ferse. Der Parvastamm (→) wurde frühzeitig von den arteriovenösen Fisteln gefüllt. Die Saphena magna war vor vielen Jahren wegen eines medialen Ulcus varicosum exstirpiert worden. Jetzt kein Ulcus mehr und auch keine arterio-venöse Fisteln im Magnagebiet. Bei ⊢→ eine kleine Arterie aus der A. tibialis posterior am „Soleuspunkt". b Spätere Phase mit Venenfüllung (= indirekte arterio-venöse Phlebographie). Der insuffiziente Parvastamm noch besser aufgefüllt

Die sekundären arterio-venösen Fisteln können durch Pharmaka beeinflußt werden, z. B. mit Hydergin (VOGLER 1953) und sogar Morphin (HAVLICEK 1934). Dies kann vielleicht auch die günstige Wirkung anderer Präparate bei Varicen erklären, z. B. die des Venostasin (RATSCHOW 1951, 1959; PERLICK und BÖDECKER 1951; KÜCHMEISTER 1953; CHOTT und KÜHLMAYER 1955; HOLLA 1957). Mit Venostasin wird aber in erster Linie eine Erhöhung des Venentonus erreicht (SCHEELE und MATIS 1952; STAMM 1957; SARTORI 1958).

Im Fall der Abb. 40 bestand vor einigen Jahren ein Ulcus varicosum am medialen Malleolus, das mit Hilfe einer Resektion der Saphena magna zur Heilung gebracht wurde. Jetzt war eine restliche Varicosis über dem lateralen Fußrand und Malleolus mit im Laufe des Tages zunehmendem

Ödem vorhanden, das durch eine Parvainsuffizienz bedingt war. Bei der Arteriographie wurden zahlreiche arterio-venöse Fisteln nur an der Stelle, an der sich die Parvainsuffizienz auswirkt, gefüllt. In dem Gebiet der Saphena magna bestehen zur Zeit keine arterio-venösen Fisteln, trotz einer früheren ulcusbildenden Insuffizienz. Diese Umstände deuten unmittelbar auf die sekundäre hämodynamische Bedeutung solcher arterio-venösen Fisteln bei Varicen hin.

c) Sogenannte venöse Angiome

Da alle Gefäße aus Capillaren entwickelt sind, können die vasculären Mißbildungen auf die verschiedenen Stadien der weiteren Entwicklung zurückgeführt werden (WOOLLARD 1922; WATSON u. MCCARTHY 1940; DE TAKATS 1959). Capilläre Angiome, z. B. der Naevus flammeus, können in das erste, *plexiforme Stadium* gruppiert werden (STEIGLEDER 1960). Im nächsten, *retiformen Stadium* mit Gefäßen vom Venolen-Typ, die noch netzförmig verbunden sind, können kavernöse Angiome entstehen. Im letzten *Stadium mit Entwicklung von Gefäßstämmen* können sich atypische Phlebektasien entwickeln, die einen primitiven Aufbau zeigen und mitunter weder Venen noch Arterien sind (MAXIMOW und BLOOM 1957). Das sog. Rankenangiom, das auch ganz aus Venen gebildet sein kann, sieht ähnlich aus. Es ist aber eine wirkliche Geschwulstbildung mit autonomer Neubildung von Gefäßgeweben (SONNTAG 1919).

Lokale Gefäßmißbildungen sind mitunter tumorähnlich. Für solche Grenzfälle von nicht eindeutigen Hämangiomen wurde von ALBRECHT (PAYLING WRIGHT 1950) die Bezeichnung „Hamartoma" eingeführt, z. B. für Cavernome und vasculäre Warzen.

Die zitierte triphasische Einteilung der Gefäßmißbildungen sollte ein ordnendes Prinzip für die sehr wechselnden klinischen Erscheinungsformen sein, ist aber noch von geringer praktischer Bedeutung. Die venösen Angiome sind nicht nur subcutan gelegen. Sie können auch tief in den Muskel (STOCK 1953) und sogar in den Knochen reichen. Die Hauptvenenstämme sind dabei normal. Es entwickeln sich aber bei den Angiomen des öfteren große lokale Varicen. SERVELLE (1948, 1949) hat einige Fälle von venösen Knochenangiomen beschrieben, bei denen der Knochen ein eigentümlich wurmstichiges Aussehen hatte; in einem Fall trat eine Spontanfraktur ein. War das Angiom auf den Diaphysenteil lokalisiert, trat auch eine Verkürzung der kranken Extremitäten ein (SERVELLE 1952, SCHÜTZ 1952). Lag das Angiom im Metaphysenteil (mit Hyperämie in der Epiphysenfuge), bestand vermehrtes Längenwachstum (REID 1925, NISBET 1954).

Venöse Angiome in den Muskeln enthalten immer zahlreiche Phlebolithen (MONDOR und HUET 1922; SERVELLE 1952). Diese Muskelangiome sind meistens im Oberarm lokalisiert (STOCK 1953, OLIVIER 1957). Sie kommen auch im Intestinaltractus vor und sind dann in der Muskelschicht des Darmes gelegen. HELLSTRÖM u.a. (1955) haben 2 Fälle mit großen kavernösen Hämangiomen im Rectum beschrieben, bei denen zahlreiche Phlebolithen mit atypischer Lage vor dem Kreuzbein gefunden wurden. Sie konnten durch Irrigoskopie in der Wandung des Rectums lokalisiert werden.

Ausgebreitete subcutane Varicen mit angiomartigem Aussehen wurden von MYERS und JANES (1955) beschrieben. Sie folgen nicht der Verteilung der normalen Venen (ABRAMSON 1956), sondern sind unabhängig von ihnen. Meistens entstanden sie im frühen Kindesalter. Außerdem sind sie oft mit anderen Mißbildungen verbunden. Die naheliegenden Knochen zeigen oft gestörtes Längenwachstum.

Von MAFFUCCI wurde 1881 ein Syndrom mit Dyschondroplasia (Knorpelknötchen in den Fingern und Zehen) in Kombination mit Phlebektasien beschrieben. Die Knochenteile sind dabei verkürzt; man fand in solchen Fällen auch „glomoide" Tumoren mit arterio-venösen Anastomosen in den Knochen (CARLETON u.a. 1942, KRAUSE 1944).

Venöse Angiome werden bei der üblichen Phlebographie meist nicht gefüllt (STOCK 1953). Sie haben ihre eigene capillare Zufuhr oder sie werden von arterio-venösen Anastomosen versorgt (REID 1925, DE TAKATS 1959). Deshalb ist eine Arteriographie für die Klärung ihrer Ausbreitung von größerem Wert. Eine direkte lokale Varicographie kann aber die Abflußwege des Angioms manchmal noch besser zeigen.

V. Indikationen zur Phlebographie

1. Artbestimmung der Veränderungen

Die häufigsten Indikationen zur Phlebographie sind periphere Venenstauungen, bei denen die Art und der Grad der Stauung nicht genau nach den klinischen Symptomen bestimmt werden können. Daß eine Venenstauung wirklich besteht, kann ebenfalls nicht immer durch die klinische Untersuchung geklärt werden. So kann z. B. ein einseitiges Ödem in der Knöchelregion auf Soleusvaricen beruhen, ohne daß sichtbare Varicen bestehen.

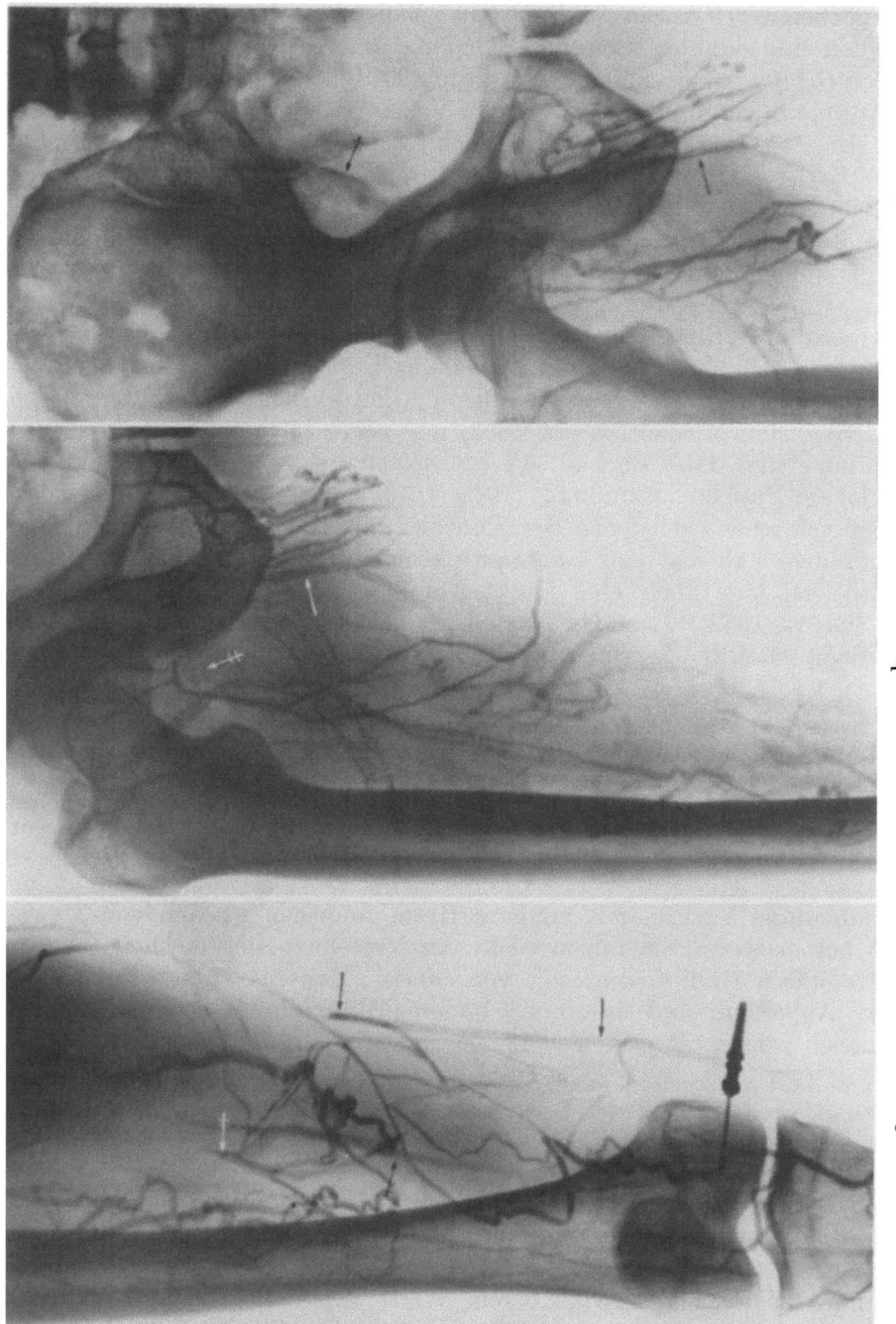

Abb. 41 a—c. Mann, 54 Jahre. Klinisch seit 3 Tagen Phlegmasia cerulea dolens im rechten Bein. Bei Punktion der Femoralis konnte nur wenig schwarzes Blut angesaugt werden, eine Kontrastmittelinjektion wurde darum nicht gemacht. In der Kniebeuge war eine oberflächliche Vene für die Punktion zugänglich. Die Aufnahmen a—c wurden nach Injektion in Bauchlage gemacht. Der Saphenastamm (→) läßt sich in der Knieregion füllen, ist aber proximal mit Thrombenmassen obliteriert (b und c). Die verschmälerte Femoralis wird nur eine kurze Strecke gefüllt (→). Die Venenfüllung gibt ein verwirrendes und regelloses Bild. Die V. circumflexa femoris anterior ist sogar gefüllt. In der V. profunda femoris (⫦→) sind proximal Thrombenmassen von Kontrastmittel umgeben. Bei äußeren Pubesvenen werden auch vordere Bauchwandvenen gefüllt. Auch in der V. iliaca externa (⫦→) sind große Thrombenmassen nachweisbar

Mit der Phlebographie können Veränderungen *in* den Venen immer gezeigt werden, z. B. Thrombose in allen Stadien (Abb. 41, 42, 44) sowie postphlebitische (Abb. 43) oder postthrombotische (Abb. 3—4) Zustände, tiefe Varicen (Abb. 8 a—c), degenerative Alters-veränderungen (Abb. 45) u. a. m. Klappeninsuffizienz mit abnormer Strömungsrichtung

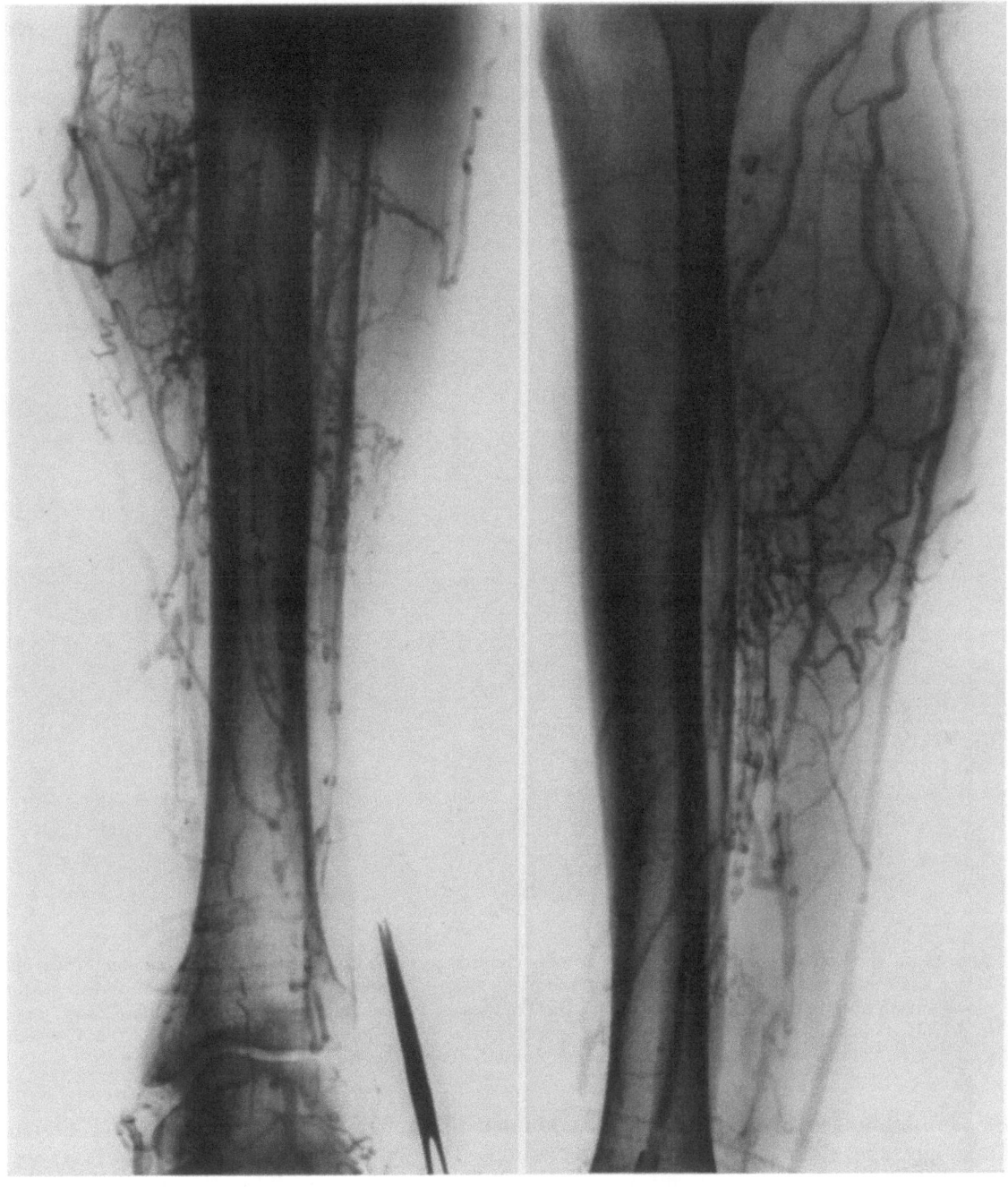

a   b

Abb. 42a u. b. Mann, 50 Jahre. Seit 4 Tagen akute Thrombose im linken Unterschenkel. Typisches Bild einer akuten Thrombose in einem vorher gesunden Bein. Im unteren Drittel des Unterschenkels sind die tiefen Venen noch offen und normal, durch Vasospasmus aber recht schmal. Vom mittleren Drittel an aufwärts sind die tiefen Venen mit Thromben ausgefüllt. Das Kontrastmittel geht hier in „Umgehungsbahnen" über. Im M. soleus „parenchymatöse" Füllung kleinster Muskelvenen, ein Bild, das man nur bei akuter Thrombose sieht. Die Muskelvenen sind durch Venospasmen verkleinert

werden mit der beschriebenen aktiv dynamischen Phlebographie sowie mit dem „phlebographischen Trendelenburg" dargestellt. Als wichtige Nebenbefunde werden auch Veränderungen durch Prozesse *außerhalb* der Venen mit Kompression usw. entdeckt. Bei
der Behauptung eines Patienten, daß er früher eine Thrombose durchgemacht habe, kann
es sich, wenn die tiefen Venen normal sind, nur um eine oberflächliche Thrombophlebitis
gehandelt haben. Andererseits kann eine tiefe Thrombose ganz unerkannt vorübergegangen
sein und die Phlebographie trotzdem unverkennbar entsprechende Veränderungen zeigen.

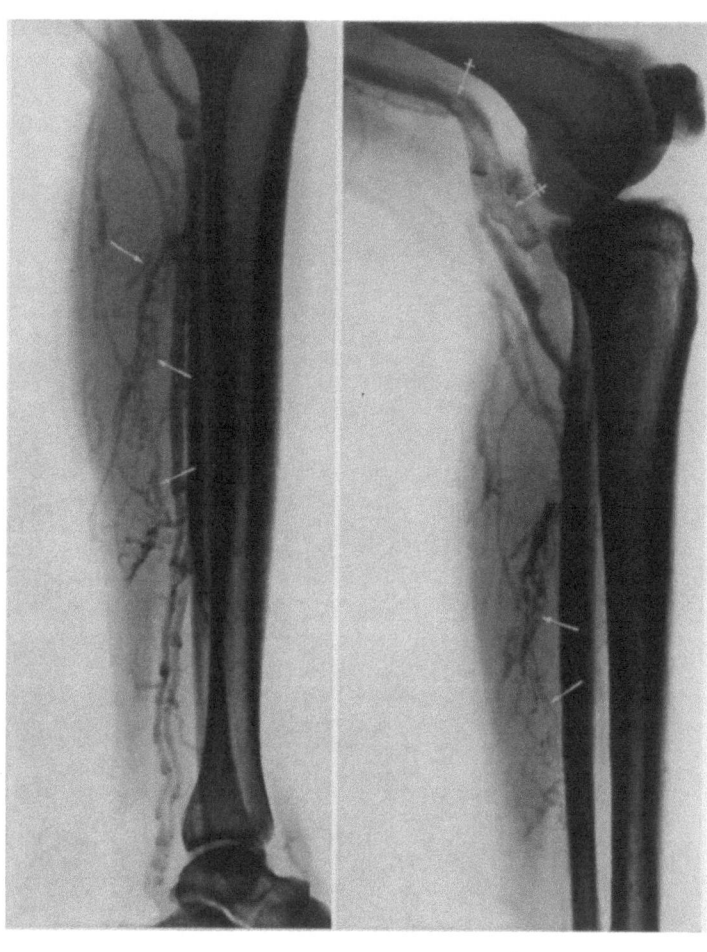

c   d

Abb. 42c u. d. Frau, 50 Jahre. Seit einer Woche Thrombose mit „Phlebodynie" hinten an der Wade und
in der Kniebeuge, mit Dicoumarol behandelt. Die obere Etage der Soleusvenen (→) ist von Thromben gefüllt,
die sich nach oben in die Poplitea fortsetzten. Die Poplitea ist doppelläufig, und nur der fibulare Zweig (╫→),
in den die Soleusvenen einmünden, ist thrombosiert, obere Spitze des Thrombus bei (⊦→). Die V. tibialis
posterior ist in ihrer ganzen Länge normal, ebenso der tibiale Zweig der Poplitea

Mißbildungen in den tiefen Venen können nur mit der Phlebographie (oder Serien-
angiographie) dargestellt und geklärt werden. Die Symptome der bekannten Trias von
KLIPPEL und TRENAUNAY mit kongenitalen Varicen, Naevusbildungen und abnormem
Längenzuwachs sind dabei eine absolute Indikation zur Phlebographie.

Zur Routinediagnose der akuten Thrombose soll die Phlebographie jedoch nicht benutzt werden. Statt dessen sollen Antikoagulantien schon bei Verdacht einer Thrombose
gegeben oder sogar prophylaktisch verordnet werden (JORPES 1947; WISE u. a. 1949;
MARKS u. a. 1954; CRAMER und POHLHAUS 1958; SEVITT und GALLAGHER 1959; SAND-
BLOM 1959; HUNTER und WALKER 1960).

2. Lokalisation und Ursprung der Veränderungen

Die Phlebographie ermöglicht eine individuelle und sogar ätiologisch begründete Therapie bei der Venenstauung. Mit der Saphenaresektion nach TRENDELENBURG (1890) wurde ein therapeutischer Schematismus bei Varicosis eingeführt, der meist eine Verbesserung des Leidens bewirken konnte, da die Saphenainsuffizienz die häufigste Ursache

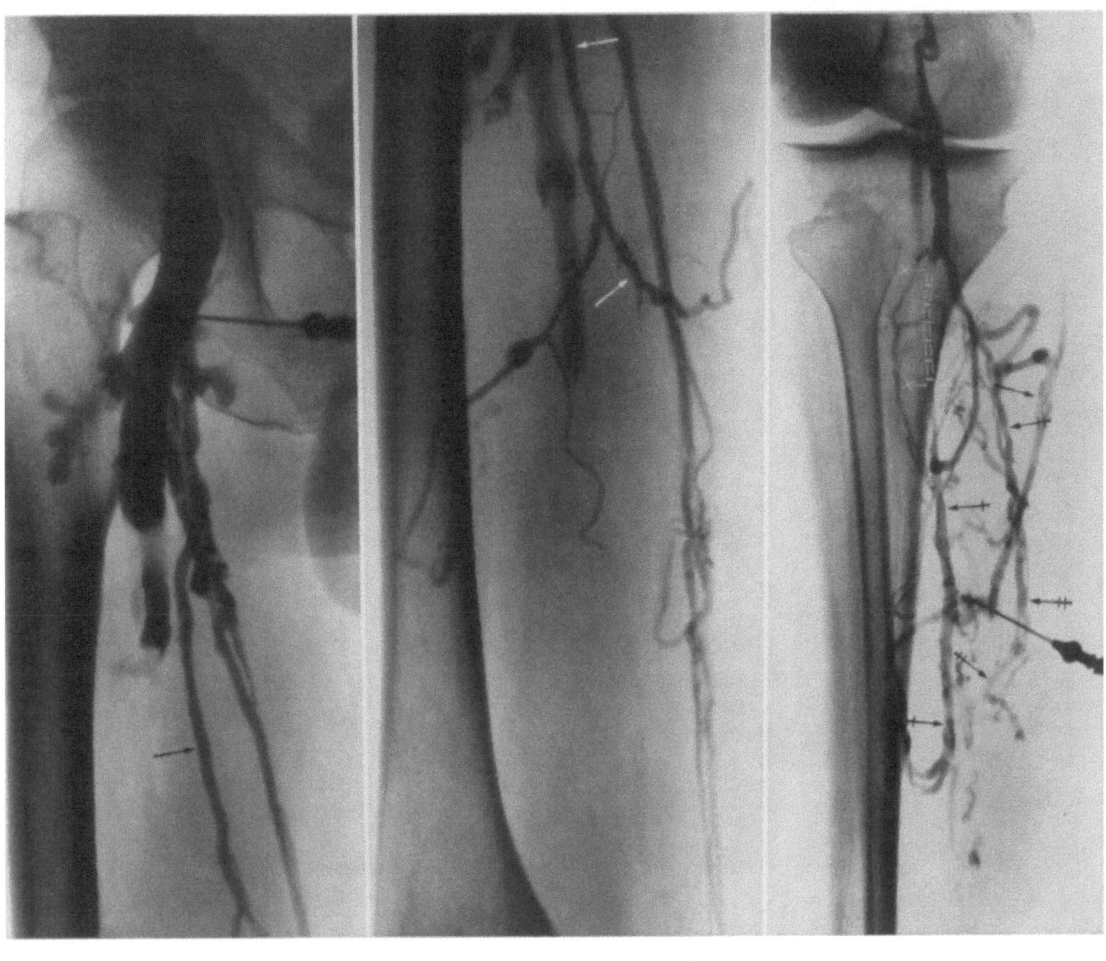

a   b   c

Abb. 43 a—c. Mann, 59 Jahre. Thrombose und Phlebitis nach Verödungstherapie vor 5 Monaten. a und b Retrograde Femoralisphlebographie. Die V. femoralis ist proximal normal. Leichtes Kompressionsphänomen. Postphlebitische Veränderungen in der Saphena magna und in einem akzessorischen Saphenazweig (←). In c wurde das Kontrastmittel mit Stauschlauch um die Mitte des Oberschenkels in die zerstörten tiefen Venen hineingezwungen. Die Vena tibialis posterior hat keine Klappen (↤→), und ist proximal (×—×) ganz obliteriert und von 2 „Umgehungsvenen" überbrückt. Die mediale Gastrocnemiusvene (╫→) ist auch zerstört (klappenlos mit narbiger Änderung des Lumens). Die sehr verschmälerte Poplitea deformiert, sie hat das Aussehen eines Krummstabes

der primären Varicosis ist und auch bei sekundären Varicen (ARENANDER 1957, 1960) eine zusätzliche Rolle spielt. Die zahlreichen Rezidive, entweder lokal (Abb. 22) oder durch varicöse Entartung an den „Prädilektionsstellen", benötigen eine genauere Diagnose, die nur mit der Phlebographie gestellt werden kann. Lokale Eingriffe an diesen Prädilektionsstellen konnten zwar ein erneutes Behandlungsprinzip geben; die individuellen Variationen sind aber so zahlreich, daß nur die Phlebographie eine sichere Unterlage für die Behandlung sein kann. Außerdem besteht die pathologisch-anatomische Voraussetzung für die Venenstauung oft aus kompliziert zusammengesetzten Bahnen. Ein

Ulcus varicosum am medialen Malleolus kann z. B. durch eine Parvainsuffizienz verursacht sein (die eigentlich auf den lateralen Malleolus orientiert ist). Durch eine hintere,
varicöse Anastomose kann die Parva mit dem unteren Teil der Magna verbunden sein;
die Stauung wird damit in das mediale „Ulcuspolster" vermittelt. Andererseits können

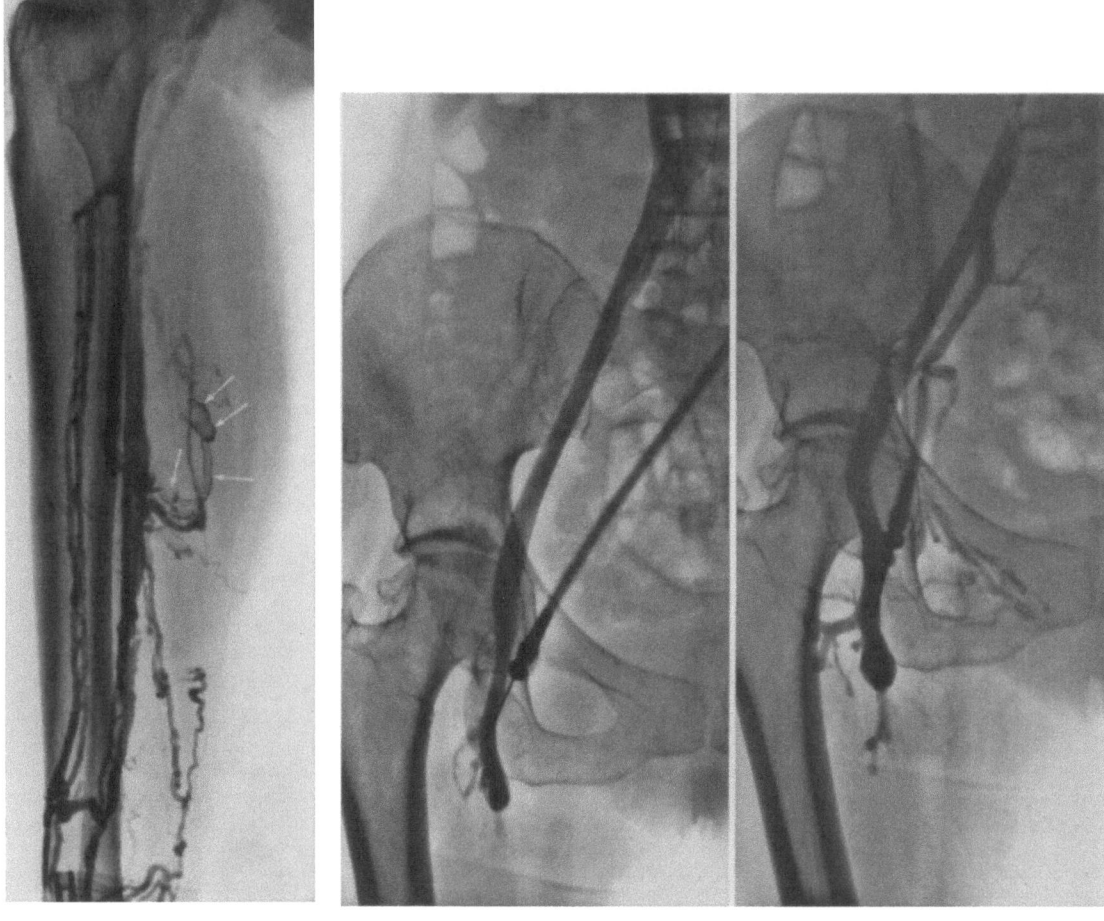

| Abb. 44 | Abb. 45 a | Abb. 45 b |

Abb. 44. Frau, 60 Jahre. Wegen Status postthromboticus im rechten Bein untersucht. Das linke Bein wurde
zum Vergleich hier auch phlebographiert, wobei zufällig flottierende Thromben in den Soleusvenen gefunden
wurden (→). Die tiefen Vv. comitantes sind durch frühere, postthrombotische Veränderungen größtenteils
klappenlos. Schmerzempfindlichkeit in der Wade

Abb. 45a u. b. Frau, 56 Jahre. „Phlebatrophie" bei Arthrosis deformans. Arthrosis deformans coxae. Keine
Varicen. Injektion zur Urographie. a Ohne Pressen. Die Nadel ist nach unten gerichtet, daher wird das
Kontrastmittel von den nächsten Klappen aufgehalten. b Mit Pressen. Suffiziente Klappen. Auch die
V. hypogastrica wird (retrograd) gefüllt, ebenso ein Zweig der Glutealvenen und der Obturatoriuszweig. Die
V. femoralis-iliaca ist auffallend schmal und wahrscheinlich atrophisch als Begleitphänomen der Arthrosis
deformans. (Vgl. HULTH 1958a)

Geschwüre an der lateralen Seite oder an der Vorderseite der Tibia (Abb. 33) durch eine
atypische Magnainsuffizienz verursacht sein. Insuffiziente Gastrocnemius-Perforansvenen
können sich entweder in einer im distalen Teil varicösen Parva fortsetzen (Abb. 23f, g)
oder auch medial mit einer varicösen „Einflußschlinge" an der Magna durchtreten.
Diese komplizierten Variationen der Stauungswege fordern für ihre Bewertung genaue
Kenntnisse der anatomischen Verhältnisse sowie der Variationsmöglichkeiten bei den
pathologischen Veränderungen.

3. Postoperative Kontrolle (Rezidive; Restzustände)

Wichtig ist die Erkenntnis, daß Patienten, die früher eine Saphenaresektion oder sogar „Stripping" durchgemacht haben, trotzdem bedeutende pathologische Veränderungen in der Leistengegend haben können, ohne daß die klinische Untersuchung solche

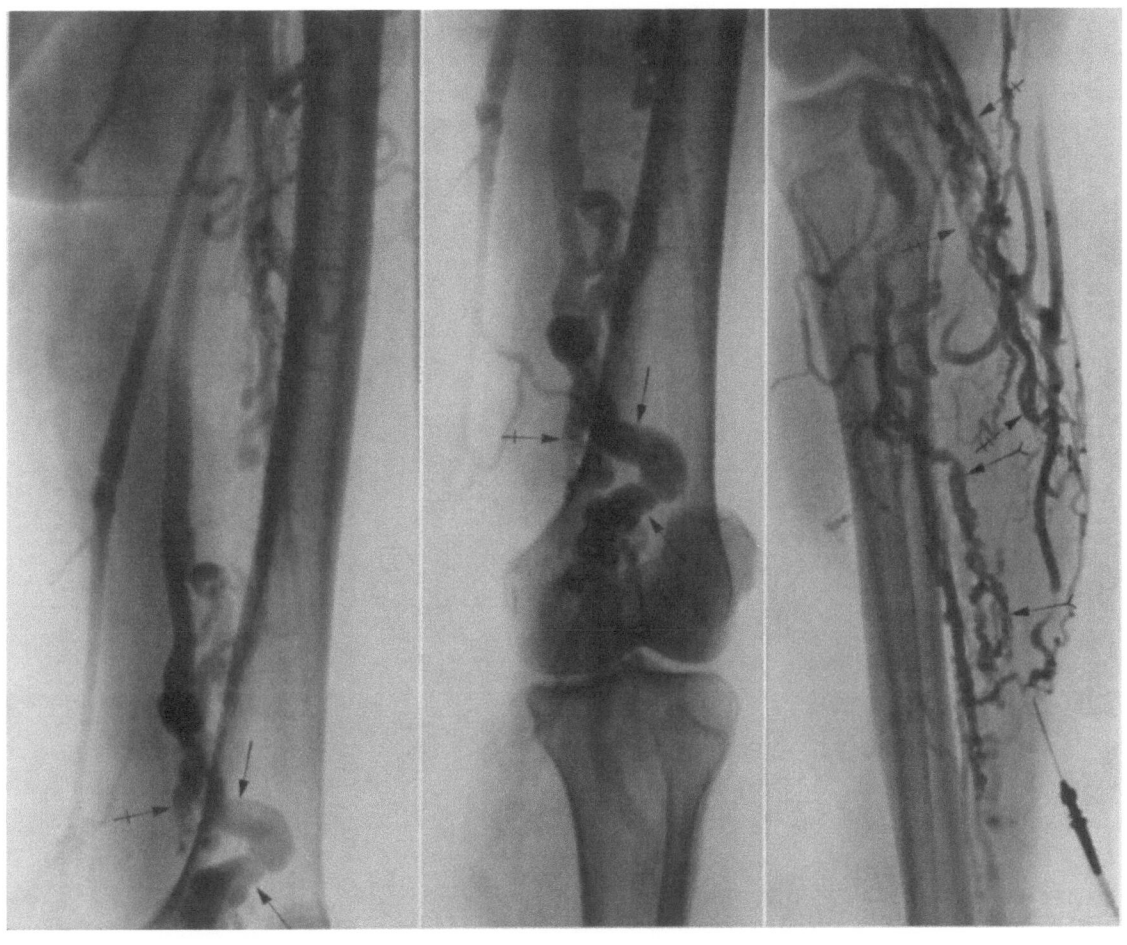

a   b   c

Abb. 46a—e. Frau, 55 Jahre. Vor 25 Jahren postpartale, bilaterale Thrombosen. Seit 20 Jahren Ulcera cruris. Vor 5 Jahren Poplitearesektion bilateral (von Prof. BAUER). Bedeutende Verbesserung für ein halbes Jahr. Danach wieder dieselben Beschwerden mit Ulcerationen. Bei retrograder Femoralisphlebographie Strömung nach unten in die Femoralis und Saphena magna. Die Resektionsstelle ist von einem weiten, geschlängelten Rezidiv (→) überbrückt. Resektionsstumpf bei +→. Rechts der gleiche Befund (c—e). Liegend wurde hier in eine Vene medial unten an der Wade injiziert. Mit einem Stauschlauch wurde das Kontrastmittel in die Poplitea und durch die Rezidivstelle gezwungen (→). Die Soleusvenen (↦) und Gastrocnemiusvenen (╫→) postthrombotisch verändert. Durch das vorübergehende operative Hindernis in der Poplitea sind die Gastrocnemiusvenen wahrscheinlich zusätzlich überdehnt

erkennen läßt. Ein lokal „überbrückendes" Rezidiv (Abb. 22) oder eine varicöse Entartung einer akzessorischen Saphena magna kann, wenn vorhanden, mit der retrograden Femoralisphlebographie entdeckt werden.

Diese retrograde Femoralisphlebographie (s. unter II:4) ist in der Tat außerdem ein Trendelenburgscher Test, der mit Phlebographie ausgeführt wird. Besonders bei Rezidivfällen, sowie bei beginnenden leichten Varicen ist der klinische Trendelenburgsche Test meistens unsicher und irreführend, wenn er auch mit dem sog. Klopfversuch (SCHWARTZ

36*

1897, Chevrier 1908, Homans 1922) erweitert wird. Wie schon hervorgehoben wurde, soll auch dieser *„phlebographische Trendelenburg"* bei liegenden Patienten beginnen, um eine Entleerung der Beinvenen zu erreichen. Die Aufrichtung wird aber aus röntgen-technischen Gründen mit einem Valsalvaschen Pressen ersetzt. Im Vergleich mit den unsicheren klinischen Proben gibt der phlebographische Trendelenburg stets eine 100 %ige sichere Bewertung der Venen bei der Saphenaeinmündung. Dieser Test ist auch unter allen Umständen durchführbar (Abb. 47).

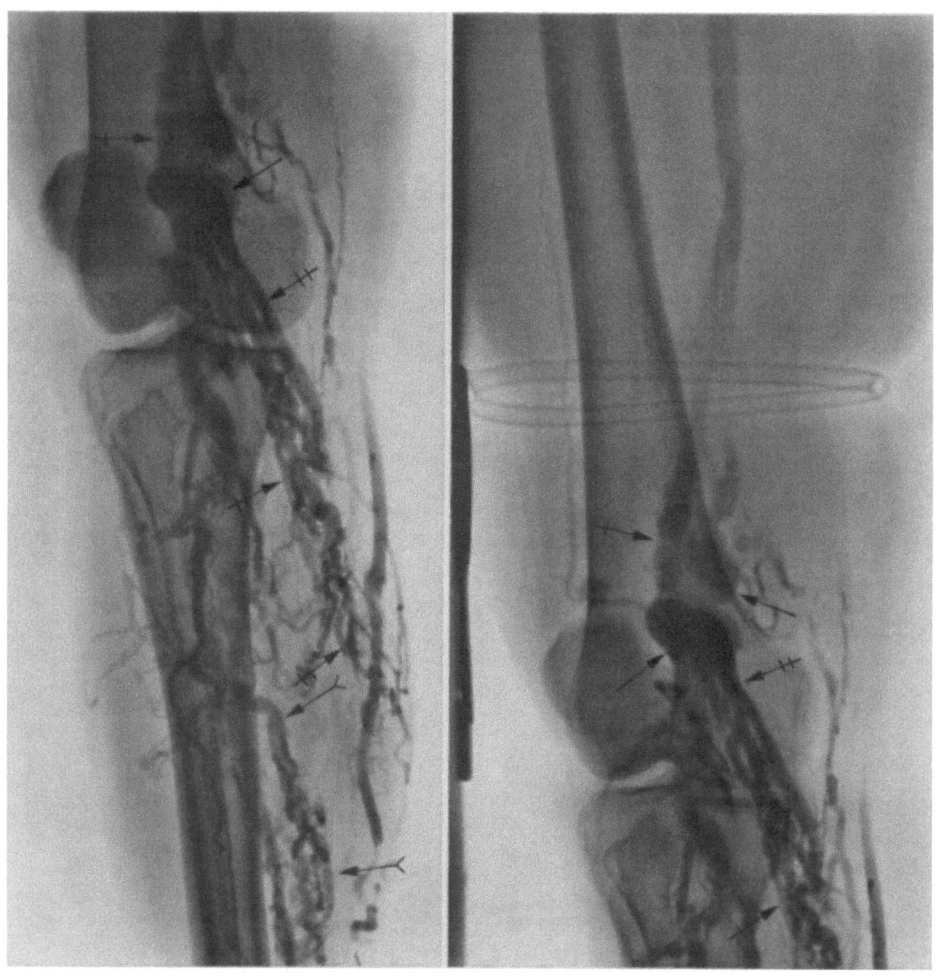

Abb. 46 d   Abb. 46 e

In Fällen mit enorm dilatierten Varicen kann andererseits die zentripetale Phlebo-graphie mitunter erschwert sein, da das Kontrastmittel sich im gestauten Blut verdünnt. Dann ist es von Vorteil, die Varicen zuerst soweit wie möglich zu exstirpieren, wobei den erwähnten Prädilektionsstellen besondere Beachtung geschenkt werden muß. Schon nach ein paar Wochen kann man mit der Phlebographie restliche Kommunikansvenen und dergleichen entdecken. Vielleicht kann man damit auch zu ihrer Verödung beitragen, da das Kontrastmittel oft lange Zeit in isolierten pathologischen Venenschlingen verbleibt. Mit einer solchen postoperativen Phlebographie erhält man auch wichtige Kenntnisse für die Prognose, da die tiefen Venen und die Muskelvenen sich damit genau bewerten lassen.

Abschließend soll nochmals hervorgehoben werden, daß die Phlebographie immer zielbewußt und individualisiert ausgeführt werden muß. Beispielsweise ist hier eine postoperative Kontrolluntersuchung von einer Patientin, die früher eine doppelseitige Poplitearesektion durchgemacht hatte, illustriert (Abb. 46).

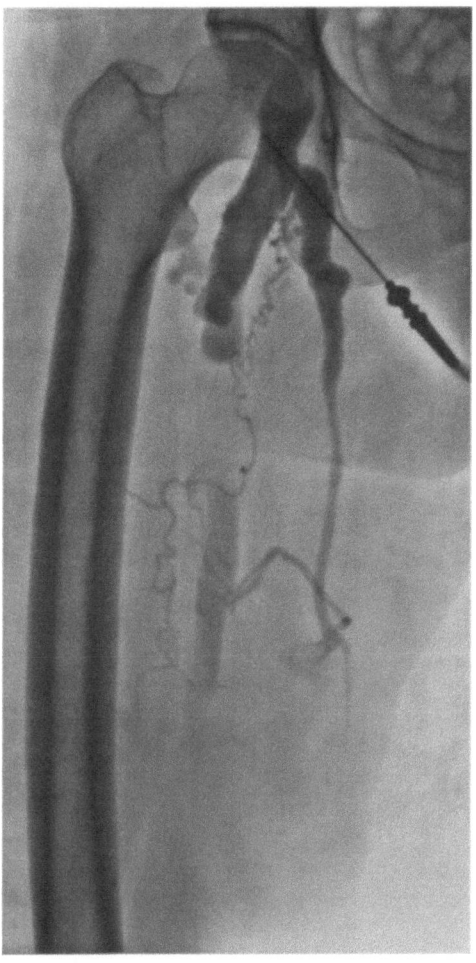

Abb. 47. Frau, 50 Jahre. Postoperative Untersuchung mit „phlebographischem Trendelenburg". 6 Tage vorher wurden große, lokale Varicen an der Vorderseite des Oberschenkels exstirpiert. Der zugehörige Saphenastamm war schmal; bei der retrograden Femoralisphlebographie ist er im oberen Teil varicös, verschmälert sich aber nach unten bis an die Exstirpationsstelle. Das Kontrastmittel geht hier durch eine proximale Kommunikans wieder in die Femoralis hinein. Die Femoralis hat funktionstüchtige Klappen. „Valvuläre Okklusion" bei der „sub-Poupartian valve". Eine schmale Venenschlinge geht nach unten von der Saphenaeinmündungsstelle aus und könnte eine potentielle Ursache für ein Rezidiv sein, wenn sie bei einer Saphenaresektion nicht weggenommen wird

Literatur

ABESHOUSE, B. S., and M. E. RUBEN: Prostatic and periprostatic phlebography. J. Urol. (Baltimore) 68, 640 (1952).

ABRAMS, H. L.: The relationship of systematic venous anomalies to the paravertebral veins. Amer. J. Roentgenol. 80, 414 (1958).

ABRAMSON, D. I.: Peripheral vascular disorders. New York: Paul B. Hoeber 1956.

ALBERS-SCHÖNBERG, H. E.: Über Fehlerquellen bei der Harnleitersteinuntersuchung. Verh. dtsch. Röntg.-Ges. 2, 46 (1906).

D'ALESSANDRO, A. J.: An early clinical sign of venous thrombosis. J. Amer. med. Ass. 147, 1759 (1951).

ALEXANDER, R. S.: Influence of the diaphragm upon portal blood flow and venous return. Amer. J. Physiol. 167, 738 (1951).

Allen, A. W., R. R. Linton and G. A. Donald-son: Trombosis and embolism. Ann. Surg. 118, 728 (1943).

Allen, E. V., and N. W. Barker: Roentgenologic visualization of the veins of the extremities: preliminary description of a method. Proc. Mayo Clin. 9, 71 (1934).

— — and E. A. Hines: Peripheral vascular diseases, 3rd edit. Philadelphia and London: W. B. Saunders Company 1962.

—, and E. A. Hines: Lipedema of the legs: a syndrome characterized by fat legs and ortho-static edema. Proc. Mayo Clin. 15, 184 (1940).

Almén, T., and G. Nylander: Serial Phlebo-graphy of the normal lower leg during muscular contraction and relaxation. Acta radiol. (Stockh.) 57, 264 (1962).

Amado, D., A. Lamas et C. da Costa: La circula-tion du sang dans l'os. Presse méd. 48, 862 (1946).

Andersson, R. K.: Diodrast studies of vertebral and cranial venous system to show their probable role in cerebral metastases. J. Neuro-surg. 8, 411 (1951).

d'Angelo, G., R. J. Reeves, R. L. Pinck and J. E. King: Venography, a new technique. Amer. J. Roentgenol. 71, 71, 224 (1954).

Anson, B. J., and C. B. McVay: The fossa ovalis and related blood vessels. Anat. Rec. 72, 399 (1938).

— E. H. Morgan and Ch. B. B. McVay: The anatomy of the hernial regions. I. Inguinal hernia. Surg. Gynec. Obstet. 89, 417, 753 (1949).

— A. F. Reimann and V. L. la Swigart: The anatomy of hernial regions. II. Femoral her-nia. Surg. Gynec. Obstet. 89, 753 (1949).

Antanopoulos, D.: Über die Beckenvenendar-stellung vom Knochenmark aus, zum Studium der Tumoren des kleinen Beckens. Zbl. Gynäk. 77, 2048 (1955).

Arenander, E.: Varicosity and ulceration of the lower limb. Acta chir. scand. 112, 135 (1957).

— Hemodynamic effects of varicose veins and results of radical surgery. Acta chir. scand., Suppl. 260 (1960).

Arens, W.: Varixknoten an einem Unterschen-kel, der von einem Knochengefäß ausgeht. Fortschr. Röntgenstr. 82, 128 (1955).

Arinkin, M. I.: Die intravitale Untersuchungs-methodik des Knochenmarks. Folia haemat. (Lpz.) 38, 233 (1929).

Arnoldi, C. C.: Incompetent communicating veins of the lower leg. Dan. med. Bull. 5, 65, 272 (1958).

— The function of the venous pump in chronic venous insufficiency. J. cardiovasc. Surg. (Torino) 2, 116 (1961a).

— A comparison between the phlebographic picture as seen in dynamic intraosseous phlebo-graphy and the clinical signs and symptoms of chronic venous insufficiency. J. cardiovasc. Surg. (Torino) 2, 184 (1961b).

— and G. Bauer: Dynamic intraosseus phlebo-graphy. Nord. Med. 63, 253 (1960).

Arnoldi, C. C., and G. Bauer: Intraosseous phlebography. Angiology 11, 44 (1960).

Aronsson, H.: Det vertebrala vensystemet och dess kliniska betydelse. [Schwedisch.] Nord. Med. 33, 268 (1947).

Ask-Upmark, E.: Auscultation of the orbit as a diagnostic method in unilateral exophthalmos. Acta Soc. Med. upsalien 57, 15 (1952).

Askar, O.: Plication of the deep fascia of the calf as a new line of treatment in certain cases of primary varicose veins of the lower limb. J. cardiovasc. Surg. (Torino) 2, 222 (1961).

—, and K. A. Kassem: A radiological study of the effect of the deep fascia on the communi-cating veins of the leg. Brit. J. Radiol. 36, 583 (1963).

Aubaniac, R.: Une nouvelle voie d'injection ou de ponction veineuse: la voie sous-claviculaire. Sem. Hôp. Paris 28, 3445 (1952).

Audier, M., et H. Haimovici: Les gangrènes des membres d'origine veineuse. Presse méd. 46, 1403 (1938).

Baastrup, C. I.: Subcutaneous calcifications of a phlebolitic or phlebosclerotic character in the leg. Acta radiol. (Stockh.) 13, 206 (1932).

Babcock, W. W.: The ideals in herniorhaphy. Surg. Gynec. Obstet. 45, 534 (1927).

Bätzner, K.: Über den Verschluß der großen Venen der unteren Körperhälfte und die Klä-rung einschlägiger Fälle durch Venographie. Bruns' Beitr. klin. Chir. 182, 237 (1951).

— Über den Verschluß der großen Venen der unteren Körperhälfte und die Klärung ein-schlägiger Fälle durch Venographie. Bruns' Beitr. klin. Chir. 182, 237 (1951).

Baker, E. C.: Unusual venous returns of the lower extremities. Amer. J. Roentgenol. 57, 50 (1947).

— Clinical and roentgenologic evaluation of venography. Amer. J. Roentgenol. 58, 603 (1947).

—, and F. A. Miller: Further experiences with venography. Radiology 43, 129 (1944).

Bakey, M. E. de, and A. Ochsner: Phlegmasia cerulea dolens and gangrene associated with thrombophlebitis. Surgery 26, 16 (1949).

— G. F. Schroeder and A. Ochsner: Signifi-cance of phlebography in phlebothrombosis. J. Amer. med. Ass. 123, 738 (1943).

Ballade, R.: Trocart pour phlébographie trans-médullo-osseuse. Presse méd. 58, 1218 (1950).

Bandmann, F., u. U. Peek: Vergleichende Blut-gasuntersuchungen aus Gefäßen der unteren Extremität bei Krampfadernträgern. Beitr. klin. Chir. 199, 268 (1959).

Barber, R. F., and F. I. Shatara: The varicose disease. N. Y. St. J. Med. 25, 162 (1925).

Barber T. H. T., and A. Orley: Some x-ray observations in varicose disease of the leg. Lancet 1932 II, 175.

Barcroft, H., and A. C. Dornhorst: Demon-stration of the „muscle pump" in the human leg. J. Physiol. (Lond.) 108, 39 P (1949).

— — The blood flow through the human calf during rhytmic exercise. J. Physiol. (Lond.) 109, 402 (1949).

BARCROFT, H., O. G. EDHOLM, J. McMICHAEL and E. P. SHARPY-SCHAFER: Posthaemorrhagic fainting. Lancet 1944I, 489.

BARDELEBEN, K. v.: Das Klappendistanz-Gesetz. Jena. Z. Naturwiss. 14, 467 (1880).

— Wilhelm Braune †. Anat. Anz. 7, 440 (1892).

BARKER, N. W.: Primary idiopathic thrombophlebitis. Arch. intern. Med. 58, 147 (1936).

— Edema of venous origin. Proc. Mayo Clin. 27, 17 (1952).

—, and E. V. ALLEN: The differential diagnosis between acute thrombophlebitis and acute cellulitis of the legs. Proc. Mayo Clin. 15, 110 (1940).

—, and J. D. CAMP: Direct venography in obstructive lesions of the veins. Amer. J. Roentgenol. 35, 485 (1936).

BARNETT, T., and L. M. LEVITT: "Effort" thrombosis of the axillary vein with pulmonary embolus. J. Amer. med. Ass. 146, 1412 (1951).

BARROW, D. W.: Varicose veins, 2nd edit. New York: Harper & Brothers 1957.

BARTEL, J., u. L. WIERNY: Zur Agenesie der Vena cava caudalis. Fortschr. Röntgenstr. 99, 467 (1963).

BARTLEY, O.: Venography in the diagnosis of pelvis tumors. Acta radiol. (Stockh.) 49, 169 (1958).

BASMAJIAN, J. V.: The distribution of valves in the femoral, external iliac, and common iliac veins and their relationship to varicose veins. Surg. Gynec. Obstet. 95, 537 (1952).

BASSINI, E.: Über die Behandlung des Leistenbruches. Langenbecks Arch. klin. Chir. 40, 429 (1890).

BATSON, O. V.: Role of vertebral veins in metastatic processes. Ann. intern. Med. 16, 38 (1942a).

— Vertebral system as mechanism for the spread of metastases. Amer. J. Roentgenol. 48, 715 (1942b).

— The Valsalva maneuver and the vertebral vein system. Angiology 11, 443 (1960).

BATTEZZATI, M., I. DONINI, P. BELARDI, G. BECCHI u. L. MUGGIATI: Die Phlebolymphographie der Leisten-Becken-Region. Fortschr. Röntgenstr. 98, 705 (1963).

BAUER, G.: A venographic study of thromboembolic problems. Acta chir. scand. 84, Suppl. 61 (1940).

— A roentgenological and clinical study of the sequels of thromboses. Acta chir. scand. 86, Suppl. 74 (1942).

— Thrombosis following leg injuries. Acta chir. scand. 90, 229 (1944).

— Observations on the technique of phlebography. Acta radiol. (Stockh.) 26, 577 (1945).

— Heparin therapy in acute deep venous thrombosis. J. Amer. med. Ass. 131, 196 (1946).

— Insufficiens av vena femoralis-poplitea. [Schwedisch.] Svenska Läk.-Tidn. 44, 1757 (1947).

— The etiology of leg ulcers and their treatment by resection of the popliteal vein. J. int. Chir. 8, 937 (1948).

BAUER, G.: Patho-physiology and treatment of the lower leg stasis syndrome. Angiology 1, 1 (1950).

— Folgen von postoperativen Venenthrombosen. J. int. Chir. 11, 213 (1951a).

— The sequels of postoperative venous thrombosis. Congrès 14. Soc. Internat. de Chirurgie, Paris 1951b, p. 451.

— Las secuelas de la trombosis venosa postoperatoria. Angiologia 4, 107 (1952).

— Rationale and results of popliteal vein division. Angiology 6, 169 (1955).

— Diagnosis and management of peripheral venous diseases. Amer. J. Med. 23, 713 (1957).

— Das postthrombotische Syndrom und verwandte Zustände. Medizinische 35, 1296 (1958).

— Venous insufficiency in the leg. Nord. Med. 63, 251 (1960a).

— Cockett's operation and/or popliteal resection in treatment of leg ulcers. Angiology 11, 5 (1960b).

— The indications for popliteal vein ligation. Nord. Med. 67, 849 (1962).

— Indications for popliteal vein ligation. J. cardiovasc. Surg. (Torino) 4, 18 (1963).

—, and K. HAEGER: Ulcus cruris. Nord. Med. 67, 843 (1962).

BAUER, K. H.: Erbkonstitutionelle „Systemerkrankungen" und Mesenchym. Klin. Wschr. 1923, 624.

BAUX, R., et J. POULHES: La phlébographie pelvienne. J. Radiol. Électrol. 31, 7 (1950).

BEACONSFIELD, P.: Veins after sympathectomy. Surgery 36, 771 (1954).

BEECHER, H. K.: Adjustment of the flow of tissue fluid in the presence of localized, sustained high venous pressure as found with varices of the great saphenous system during walking. J. clin. Invest. 16, 733 (1937).

— M. E. FIELD and A. KROGH: A method of measuring venous pressure in the human leg during walking. Skand. Arch. Physiol. 73, 7, 133 (1936).

BEGG, A. C.: Intraosseous venography of the lower limb and pelvis. Brit. J. Radiol., N.s. 27, 318 (1954).

BELLMAN, S., and B. ODÉN: Regeneration of surgically divided lymphvessels. Acta chir. scand. 116, 99 (1958/59).

BENCHIMOL, A. S.: Flébografia operatoria funcional. Pren. méd. argent. 38, 2449 (1951).

BENDA, R., E. ORINSTEIN et MLLE DEPITRE: Injections intra-médullaires osseuses de substances opaques chez l'homme. Sang 14, 172 (1940/41).

BENEKE, R., u. E. BÖNNING: Ein Fall von lokaler Amyloidose des Herzens. Beitr. path. Anat. 44, 362 (1909).

BERBERICH, J., u. S. HIRSCH: Die röntgenographische Darstellung der Arterien und Venen am lebenden Menschen. Klin. Wschr. 1923, 2226.

BERGENDAL, S.: Gangrene of the foot and lower part of the leg in consequence of venous thrombosis. Acta chir. scand. 68, 529 (1931).

Bergqvist, B.: Über die Häufigkeit der Thromboembolie nach Bruchoperationen. Acta chir. scand. **81**, 555 (1938).

Bergstrand, H.: Multiple glomic tumors. Amer. J. Cancer **29**, 470 (1937).

Berntsen, Aage: Des varices du membre inferieur, specialement au point de vue de l'étiologie et du traitement chirurgical. Acta chir. scand. **62**, 61 (1927).

Best, C. H., and N. B. Taylor: The physiological basis of medical practice, VII Ed. (Veins: P. 159). Baltimore: Williams & Wilkins Company 1961.

Bétoulières, P., G. Chaptal, A. Thévenet, M. Vialla et H. Bonnet: Un cas d'agenesie de la veine cave inferieure et des veines iliaques primitives. J. Radiol. Électrol. **40**, 810 (1959).

— M. Pélissier, R. Deville et L. Beltraudo: Périostose et raréfaction osseuse au cours des syndromes de stase veineuse et d'oblitération artérielle chroniques. J. Radiol. Électrol. **36**, 602 (1955).

Biegeleisen, H. I.: Unilateral enlargement of the lower extremity accompanying varicose veins. Amer. J. Roentgenol. **42**, 683 (1939).

— Varicose veins, a chronic disease, evaluation of 20 years of experience in treatment. N.Y. St. J. Med. **53**, 963 (1953).

Binz, A., u. C. Räth: Die Chemie des Uroselectans. Klin. Wschr. **1930**, 2297.

Birger, I.: The chronic (second) stage of thrombosis in the lower extremities. Acta chir. scand. Suppl. 129 (1947).

Birnberg, V. J., and A. E. Hansen: Thrombophlebitis migrans. J. Pediat. **21**, 775 (1942).

Birzle, H.: Zur Technik der Venographie im Schulter- und Halsbereich. Röntgen-Bl. **14**, 5 (1961).

Bjersing, L., and F. Lundmark: Multipla tromboflebiter vid cancer. — Signe de Trousseau. [Schwedisch.] Svenska Läk.-Tidn. **57**, 466 (1960).

Block, W.: Durchblutungsstörungen aus örtlich abgrenzbarer Ursache. Ergebn. Chir. Orthop. **42**, 1 (1959).

Blomfield, L. B.: Intramuscular vascular patterns in man. Proc. roy. Soc. Med. **38**, 617 (1944/45).

Böhme, W.: Zur Physiologie des Herzens mit besonderer Berücksichtigung seiner Funktion als Saugpumpe während der Systole. Klin. Wschr. **14**, 614 (1935).

— Weitere Untersuchungen über die Wirkung der Ventrikelsystole auf die Förderung des Venenblutes. Klin. Wschr. **1936**, 1631.

Bolt, W., D. Michel, H. Valentin u. H. Venrath: Über die Druckverhältnisse im kleinen Kreislauf, rechten Herzen und in den dem Herzen vorgelagerten Venen unter den Bedingungen der Bürgerschen Preßdruckprobe. Z. Kreisl.-Forsch. **44**, 261 (1955).

—, u. W. Schulte: Angiographische Untersuchungen während der Bürgerschen Preßdruckprobe. Z. Kreisl.-Forsch. **45**, 402 (1956).

Bonte, G.: Présentation d'artériographies en serie. J. Radiol. Électrol. **33**, 301 (1952).

—, et R. Cordier: Phlébographie en station verticale et en serie. J. Radiol. Électrol. **34**, 1 (1953).

— — La phlébographie ilio-cave. J. Radiol. Électrol. **38**, 584 (1957).

Borgström, K.-E.: Angiographically diagnosed glomus tumor of the thigh. Acta radiol. (Stockh.) **42**, 33 (1954).

Borgström, S.: The value of post-operative dicoumarin prophylaxis at „early rising". Acta chir. scand. **96**, 47 (1948).

— Investigation on the effect of dicoumarol and early ambulation in the prevention of postoperative thrombo-embolism in a surgical material strongly disposed to thrombosis. Acta chir. scand. Suppl. 150 (1950).

— Further investigations on getting patients up from bed early and on dicoumarol treatment as a prophylactic for postoperative thrombosis. Acta chir. scand. **104**, 425 (1953).

Bors, E., C. A. Conrad and T. B. Massell: Venous occlusion of lower extremities in paraplegic patients. Surg. Gynec. Obstet. **99**, 451 (1954).

Boyce, W. H., J. H. Delar and S. A. Vest: A new technique of venography of the lower extremities with urokon. Surg. Gynec. Obstet. **96**, 471 (1953).

Boyd, A. M.: Discussion on primary treatment of varicose veins. Proc. roy. Soc. Med. **41**, 633 (1948).

— Swollen legs. Proc. roy. Soc. Med. **43**, 1045 (1950).

— Venous oedema. Proc. roy Soc. Med. **43**, 1048 (1950).

— B. N. Catchpole, R. P. Jepson and S. S. Rose: Some observations on venous pressure estimations in the lower limb. J. Bone Jt Surg. B **34**, 599 (1952).

— — — — The technic and interpretation of lower limb phlebography. Ann. Surg. **138**, 726 (1953).

— — — — Major venous ligation in the treatment of postphlebitic sequelae. Lancet **1953** II, 113.

—, and D. J. Robertson: Treatment of varicose veins. Brit. med. J. **1947** II, 452.

Boyd, J. F., and G. Smith: Gangreme due to acute massive venous occlusion of a limb. Brit. J. Surg. **44**, 179 (1956/57).

Boyd, W.: Pathology for the physician. Philadelphia: Lea and Febiger 1958.

Brackertz, W.: Klinische und experimentelle Studien zur Darstellung des Kollateralkreislaufes bei Verschluß der unteren Hohlvene. Dtsch. Z. Chir. **238**, 88 (1933).

Braibanti, T.: Die Arteriographie der Extremitäten bei den Folgen der Heine-Medinschen Krankheit. Fortschr. Röntgenstr. **89**, 277 (1958).

Brailsford, J. F.: The radiology of bones and joints, 5th edit., p. 212. London: Williams & Wilkins Company 1953.

BRANDT, H.: Der Achselvenenstau. Bruns' Beitr. klin. Chir. 177, 231 (1948).

BRAUN, H.: Die Unterbindung der Schenkelvene am Poupartschen Bande. Langenbecks Arch. klin. Chir. 28, 610 (1883).

BRAUNE, W.: Die Oberschenkelvene des Menschen. 2. Ausgabe. Leipzig: Veit & Comp. 1873.

—, u. P. MÜLLER: Das Venensystem des menschlichen Körpers. 2. Liefg: Die Venen des Fußes und Unterschenkels. Leipzig 1889.

BRAUS, H.: Anatomie des Menschen, Bd. 1. Berlin: Springer 1921.

—, u. C. ELZE: Anatomie des Menschen, Bd. 2. Berlin: Springer 1956.

BRECHER, G. A.: Venous return. New York and London: Grune & Stratton 1956.

BRÉHANT, J., et CH. FINAS: Role thrombogène des antibiotiques et danger de leur usage immodéré. Presse méd. 59, 1013 (1951).

BRIGDEN, W., S. HOWARTH and E. P. SHARPEY-SCHAFER: Postural changes in the peripheral blood-flow of normal subjects with observations on vasovagal fainting. Clin. Sci. 9, 79 (1950).

BRIGGS, J. B.: Recurring phlebitis of obscure origin. Bull. Johns Hopk. Hosp. 16, 228 (1905).

BRIQUET, P.: Memoire sur la phlebectasie, ou dilatation variqueuse des veines en général, et celle des membres abdominaux en particulier. Arch. gén. Méd. 7, 200, 396 (1825).

BRODIE, B. C.: Lectures illustrative of varicous subjects in pathology and surgery. p. 186. London: Longmans 1846.

BROMAN, T., and O. OLSSON: Experimental study of contrast media for cerebral angiography with reference to possible injurious effects on the cerebral blood vessels. Acta radiol. (Stockh.) 31, 321 (1949).

— — Experimental comparison of diodonum with sodium acetrizoate with reference to possible injurious effects on the bloodbrain-barrier. Acta radiol. (Stockh.) 46, 346 (1956).

BROOKS, B.: Pathologic changes in muscle as a result of disturbances of circulation. Arch. Surg. (Chicago) 5, 188 (1922).

BROWN, G. E., and G. M. ROTH: The reduction of hypercalcemia in cases of polycythemia vera by phenylhydrazin. J. clin. Invest. 6, 159 (1928).

BRUWER, A. J., F. R. RAYNAK and F. H. ELLIS jr.: Unilateral venous obstruction in an upper extremity: report of an unusual case. Proc. Mayo Clin. 32, 594 (1957).

BÜCHNER, F.: Allgemeine Pathologie. München u. Berlin: Urban & Schwarzenberg 1959.

BUERGER, L.: Thrombophlebitis migrans der oberflächlichen Venen bei Thromboangitis obliterans. Mitt. Grenzgeb. Med. Chir. 21, 353 (1910).

BÜRGER, M.: Pathologische Physiologie, 6. Aufl. Leipzig: Georg Thieme 1958.

BÜTZLER, O.: Zur Differentialdiagnose der Phlebolithen und Ureterkonkremente im Röntgenbild des kleinen Beckens. Fortschr. Röntgenstr. 49, 253 (1934).

BURCH, G. E.: A primer of venous pressure. Philadelphia: Lea and Febiger 1950.

BURTON, A. C.: Visceral circulation (Laws of physics and flow in blood vessels). Ciba Foundation Symposium, London 1952, p. 70.

— Relation of structure to function of the tissue of the wall of blood vessels. Physiol. Rev. 34, 619 (1954).

BURTON, C. C.: The criteria, classification, and technique of iliopectineal (Cooper's) ligament hernioplasty. Surg. Gynec. Obstet. 89, 227 (1949).

— Interligamentous inguinal hernia. Ann. Surg. 134, 119 (1951).

— The inguinal canal, a trihedral space; the adaptation of its anatomic boundaries to modern hernia repair. Surgery 36, 106 (1954).

— The combined Cooper's ligament and inguinal ligament hernia repair. Surg. Gynec. Obstet. 98, 153 (1954).

— The critical point of Cooper's ligament hernia repair. Amer. J. Surg. 91, 215 (1956).

— Current concepts of the anatomic, clinical, and reparative features of femoral hernia. Surgery 44, 877 (1958).

BURTON-OPITZ, R.: Muscular contraction and the venous blood-flow. Amer. J. Physiol. 9, 161 (1903).

CAMP, P. T. DE, R. M. LAUDRY, M. E. DE BAKEY and A. OCHSNER: Spontaneous thrombophlebitis. Surgery 31, 43 (1952).

— — — — R. J. SCHRAMEL, C. J. RAY, N. D. FEIBLEMAN, J. A. WARD and A. OCHSNER: Ambulatory venous pressure determinations in postphlebitic and related syndromes. Surgery 29, 44, 365 (1951).

CANDEL, S., and D. E. EHRLICH: Venous blood flow during the Valsalva experiment including some clinical applications. Amer. J. Med. 15, 307 (1953).

CARLETON, A., J. ST. C. ELKINGTON, J. G. GREENFIELD and A. H. T. ROBB-SMITH: Maffucci's syndrome (Dyschondroplasia with haemangiomata). Quart. J. Med. 11, 203 (1942).

CARLSSON, E., and P. GARSTEN: Compression of the common iliac vessels by dilatation of the bladder. Acta radiol. (Stockh.) 53, 449 (1960).

— S. HOLTZ and A. I. SHERMAN: Demonstration of lymph node metastases by pelvic venography. Amer. J. Roentgenol. 85, 21 (1961).

CARLSTEN, A., and T. OLIN: The route of the intestinal lymph to the blood stream. Acta physiol. scand. 25, 259 (1951).

CARRIER, E. B., and P. B. REHBERG: Capillary and venous pressure in man. Skand. Arch. Physiol. 44, 20 (1923).

CARROLL, W. W.: Varicosities of the lesser saphenous vein. Arch. Surg. (Chicago) 59, 578 (1949).

CASTAGNA, R., e G. IMPALLOMENI: La flebografia retrograda. Minerva cardioangiol. (Torino) 4, 328 (1956).

—, and C. MAIRANO: Follow-up of 60 cases of postphlebitic syndrome treated surgically with interruption of the deep venous circulation. Angiology 8, 1 (1957).

Catchpole, B. N.: Massive thrombophlebitis. Lancet 1957 I, 343.

Cernès, M., R. Chambraud et J. Tropé: Exploration radiologique du système cave inférieur. J. Radiol. Électrol. 33, 671 (1952).

Chalmers, D. J., J. Marks, J. E. Bottomley and O. Lloyd: Postoperative prophylactic anticoagulants. Lancet 1960 II, 220.

Chambraud, R.: La phlebographie pelvienne par voie transosseuse. Gynéc. Obstét. 50, 477 (1951).

Charpy, A., et A. Hovelacque: Veines en particulier. In Poirier et Charpy, Traité d'anatomie humaine, tome II/3. Paris: Masson & Cie. 1920.

Chevrier, L.: De l'examin du reflux veineux dans les varices superficielles. Arch. gén. Chir. 2, 44 (1908).

Chott, F., u. R. Kühlmayer: Experimentelle Untersuchungen über die Beeinflussung der Geschwindigkeit des venösen Blutstromes durch Venostasin. Münch. med. Wschr. 1955, 1309.

Clara, M.: Arteriovenöse Nebenschlüsse. Verh. dtsch. Ges. Kreisl.-Forsch. 11, 226 (1938).

— Die arterio-venösen Anastomosen, 2. Aufl. Wien: Springer 1956.

Clark, E. R.: Arterio-venous anastomosis. Physiol. Rev. 18, 229 (1938).

Cleave, T. L.: Varicose veins. Nature's error or man's? Some implications of the Darwinian theory. Lancet 1959 II, 172.

Cliffton, E. E., C. E. Grossi and D. Cannamela: Lysis of thrombi produced by sodium morrhuate in the femoral vein of dogs by human plasmin (fibrinolysin). Ann. Surg. 139, 52 (1954).

Cockett, F. B.: The practical uses of venography. Brit. J. Radiol. 26, 339 (1953).

— The pathology and treatment of venous ulcers of the leg. Brit. J. Surg. 43, 260 (1955).

—, and E. Jones: The ankle blow-out syndrome. Lancet 1953 I, 17.

Cokkinis, A. J.: Chronic ulcer of the leg. Lancet 1933 I, 1168.

Colin, J., et A. Gersten: Phlébographie selective des voies veineuses profondes et communicantes du membre inférieur variqueuse. J. belge radiol. 23, 193 (1950).

Collins, C. G., J. R. Jones and E. W. Nelson: Surgical treatment of pelvic thrombophlebitis. New Orleans med. surg. J. 95, 324 (1943).

Conner, L. A.: Thrombophlebitis and its pulmonary complications. New Engl. J. Med. 222, 125 (1940).

Conti, G.: Sur la morphologie des anastomoses artério-veineuses et des dispositifs régulateurs du courant sanguin. Ann. anat. path. 3, 1 (1958).

Cook, A. W., H. R. Freund and E. J. Browder: Venous patterns following occlusion of the jugular system as demonstrated by jugular venography. Surgery 44, 338 (1958).

—, and H. A. Lyons: Venous thromboembolic phenomena, their absence in paraplegic and tetraplegic patients. Amer. J. Med. Sci. 218, 155 (1949).

Cooper, A. P.: The principles and practice of surgery, vol. II. London: E. Cox 1837.

Cooper, W. M.: Clinical evaluation of trypsin in treatment of thrombophlebitis and sequalae, and hematomas after surgery of veins. Angiology 11, 513 (1960).

Cotescu, N.: Gangrène des membres par phlébite cave inferieure. Presse méd. 69, 2209 (1961).

Cramer, V., u. E. Pohlhaus: Erfahrungen bei einer generellen Thrombose-Prophylaxe. Beitr. klin. Chir. 196, 1 (1958).

Creyx, M., J. Leng-Lévy et A. Serres: L'anémie des hernies diaphragmatiques transoesophagiennes. Sem. Hôp. Paris 29, 1437 (1953).

Crosby, W. H.: Paroxysmal nocturnal hemoglobinuria. Blood 8, 769 (1953).

Cruchaud, S.: Syndrome néphrotique dans un cas de thrombose bilaterale des veines rénales. Helv. med. Acta 23, 495 (1956).

Cruveilhier, J.: Traité d'anatomie pathologique générale, tome IV, p. 288. Paris: J. B. Baillière & Fils 1862.

— Traité d'anatomie descriptive, 4. edit., tome III. Paris 1871.

Curtis, A. C., and R. W. Helms: Congenital absence of the valves in the veins as a cause of varicosities. Arch. Derm. Syph. (Chicago) 55, 639 (1947).

Curtius, F.: Die hereditäre Ätiologie der Beinphlebectasien. Dtsch. Arch. klin. Med. 162, 194, 330 (1928).

— Klinische Konstitutionslehre, S. 148. Berlin u. Heidelberg: Springer 1954.

Dafgård, T.: Behandling av tromboser och tromboflebiter med butazolidin. [Schwedisch.] Svenska Läk.-Tidn. 55, 1859 (1958).

Dalali, S. J., A. A. Plentl and A. L. Bachmann: Application of pelvic venography to diagnostic problems associated with cancer of female genital tract. Surg. Gynec. Obstet. 98, 735 (1954).

Davis, P. R.: The causation of herniae by weight-lifting. Lancet 1959 II, 155.

De la Pena, A.: Flebografia de plexos y vasos pelvianos en el vivo. Rev. esp. Cir. 4, 245 (1946).

— Röntgendarstellung der Gefäße des Beckens beim Manne. Z. Urol. 43, 474 (1950).

— Études phlébographiques du système pelvien de l'homme vivant. J. Radiol. Électrol. 32, 36 (1951).

Delbet, P.: Du role de l'insuffisance valvulaire de la saphene interne dans les varices du membre inférieur. Sem. méd. (Paris) 17, 372 (1897).

— Pathogénie des varices du membre inférieur. Sem. méd. (Paris) 20, 295 (1900).

— Traitement des varices par l'anastomose saphéno-fémorale. Sem. méd. (Paris) 26, 609 (1906).

Desruelles, J., R. Cordier et J. P. Cecile: Technique de phlebographie du membre inferieure. Interet de la phlebographie retrograde en position verticale. Acta cardiol. (Brux.) 16, 1 (1961).

DETERLING, R.A., H.E. ESSEX and J.M.WAUGH: Experimental studies of arteriovenous fistula with regard to the development of collateral circulation. Proc. Mayo Clin. **22**, 495 (1947).

DÉTRIE, PH.: La veine cave inférieure. Presse méd. **69**, 853 (1961).

DIAMOND, M.T.: Thrombophlebitis associated with gout. N.Y. St. J. Med. **53**, 3011 (1953).

DIEZ, E.D., and H.A. FERRANDO: Anatomofunctional phlebography. Angiology **7**, 159 (1956).

DIMTZA, A.: Technik und Bedeutung der Venographie der Extremitäten. Radiol. clin. (Basel) **20**, 198 (1951).

DODD, H.: Varicosity of the external and pseudovaricosity of the short (external) saphenous vein. Brit. J. Surg. **46**, 520 (1959).

— A.R. CALO, M. MISTRY and A. RUSHFORD: Ligation of ankle communicating veins in the treatment of the venous-ulcer syndrome of the leg. Lancet **1957II**, 1249.

—, and F.B. COCKETT: The pathology and surgery of the veins of the lower limb. Edinburg and London: E. & S. Livingstone 1956.

DOHN, K.: Investigations of the venous system of the lower extremities during activity. J. Bone Surg. B **34**, 528 (1952).

— Tilt phlebography. Acta radiol. (Stockh.) **50**, 293 (1958).

DONEGAN, J.F.: The physiology of the veins. J. Physiol. (Lond.) **55**, 226 (1921).

DOS SANTOS, J. CID.: La Phlebographie directe. J. int. Chir. **3**, 625 (1938).

DOS SANTOS, R.: Phlebographie d'une veine cave inférieure suturée. J. Urol. méd. chir. **39**, 586 (1935).

DOUGHERTY, J., and J. HOMANS: Venography, a clinical study. Surg. Gynec. Obstet. **71**, 697 (1940).

DOUTRE, L.-P., et M. BOUYSSOU: Phlébographie par injection dans l'artère tibiale postérieure. Presse méd. **59**, 737 (1951).

DOW, J.D.: Venography of the leg with particular reference to acute deep thrombophlebitis and to gravitational ulceration. J. Fac. Radiol. (Lond.) **2**, 180 (1950/51).

— The venographic localization of incompetent communication veins in the leg. Brit. J. Radiol. **24**, 182 (1951).

— The venographic diagnosis of the method of recurrence of varicose veins. Brit. J. Radiol. **25**, 382 (1952).

— Venography. In S.C. SHANKS and P. KERLEY, A textbook of x-ray diagnosis, 3rd edit., vol. II, p. 323. London: Lewis & Co. Ttd. 1962.

DRASNAR, V.: Intraspongiöse Dauertropfinfusion. Schweiz. med. Wschr. **76**, 36 (1946). (Čas. Lék. čes. 1943).

DREWES, J.: Phlebographische Befunde bei der Venensperre der oberen Extremität (Paget-v. Schroetter-Syndrome). Fortschr. Röntgenstr. **80**, 341 (1954).

— Chirurgische Erkrankungen der Venen. Bruns' Beitr. klin. Chir. **191**, 397 (1955).

— Die Phlebographie der oberen Körperhälfte. Berlin-Göttingen-Heidelberg: Springer 1963.

DRURY, A.N., and N.W. JONES: Observations upon the rate at which oedema forms when the veins of the human limb are congested. Heart **14**, 55 (1927).

DUCCI, L.: L'injection intramédullo-osseuse d'un produit de contrast pour le diagnostic des affections osseuses. Presse méd. **58**, 623 (1950).

DUCUING, J.: A propos des sequelles des phlebites post-opératoires. Proces verbaux. XIVᵉ Congr. Soc. Internat. Chir. Paris 1951, p. 498.

— P. GUILHEM, D. ENJALBERT, J. POULHES et R. BAUX: La phlébographie du pelvis par voie trans-osseuse pubienne. Lyon chir. **40**, 393 (1951).

— P. MARQUÈS, R. BAUX, J. PAILLÉ et R. VOISIN: Physiologie de la circulation osseuse. J. Radiol. **32**, 189 (1951).

DUFFIELD, F.A., and I. HARRIS: Increase of pressure in veins to level of arterial pressure caused by constricting the limb in which the venous pressure is recorded. J. Physiol. (Lond.) **81**, 283 (1934).

DUGDALE, F.E., and C.C. BURTON: The surgical triangles of the inguinopectineal region (inguina): their classification, parietal relationship and significance in hernia repair. Ann. Surg. **127**, 627 (1948).

DURANT, T.M., J. LONG and M.J. OPPENHEIMER: Pulmonary (venous) air embolism. Amer. Heart J. **33**, 269 (1947).

DURHAM, R.H.: Thrombophlebitis migrans and visceral carcinoma. Arch. intern. Med. **96**, 380 (1955).

DZIALLAS, P.: Über das Vorkommen von Klappen in kleinsten Venen beim Menschen. Z. Anat. Entwickl.-Gesch. **114**, 309 (1949).

EBAUGH, F.G., R.M. BIRD and J.D. HARDY: Observations on pain and temperature perception within the sternal marrow cavity. Proc. Soc. exp. Biol. (N.Y.) **74**, 844 (1950).

EBEL, A., M. KAUFMAN and T. EHRENREICH: Gangrene of an extremity secondary to venous thrombosis. Arch. intern. Med. **90** 402 (1952).

EDHOLM, O.G., S. HOWARTH and E.P. SHARPEY-SCHAFER: Resting blood flow and blood pressure in limbs with arterial obstruction. Clin. Sci. **10**, 361, 371 (1951).

EDWARDS, E.A.: The status of vasography. New Engl. J. Med. **209**, 1337 (1933).

— The orientation of venous valves in relation to body surfaces. Anat. Rec. **64**, 369 (1936).

— Clinical anatomy of lesser variations of the inferior vena cava and a proposal for classifying the anomalies of this vessel. Angiology **2**, 85 (1951).

— Clinical anatomy of lesser variations of the inferior vena cava and a proposal for classifying the anamalies of this vessel. Angiology **2**, 85 (1951).

—, and J.E. EDWARDS: The effect of thrombophlebitis on the venous valve. Surg. Gynec. Obstet. **65**, 310 (1937).

—, and J.D. ROBUCK: Applied anatomy of the femoral vein and its tributaries. Surg. Gynec. Obstet. **85**, 547 (1947).

Edwards, J. E., and E. A. Edwards: The saphenous valves in varicose veins. Amer. Heart J. 19, 338 (1940).

Edwards, W. S.: The effect of altering arterial flow on ambulatory venous pressure in postphlebitic extremities. Surg. Gynec. Obstet. 99, 756 (1954).

— Observations on the pathogenesis and management of massive venous occlusion. Surgery 43, 153 (1958).

Egar, S. A., and S. L. Casper: Etiology of varicose veins from an anatomic aspect based on a dissection of 38 adult cadavers. J. Amer. med. Ass. 123, 148 (1943).

—, and F. B. Wagner: Etiology of varicose veins. Postgrad. Med. 6, 234 (1949).

Ehrich, W. E., and E. B. Krumbhaar: A frequent obstructive anatomy of the mouth of the left common iliac vein. Amer. Heart J. 26, 737 (1943).

Eiseman, B., and W. Malette: An operative technique for the construction of venous valves. Surg. Gynec. Obstet. 97, 731 (1953).

Eisenmenger, R.: Druckschwankungen in der Bauchhöhle. Z. Kreisl.-Forsch. 27, 73 (1935).

Ellis, L. B., and S. Weiss: The measurement of capillary pressure under natural conditions and after arteriolar dilatation; in normal subjects and in patients with arterial hypertension and with arteriosclerosis. J. clin. Invest. 8, 47 (1929/30).

Engelberg, H.: Prolonged anticoagulant therapy with subcutaneously administered concentrated aqueous heparin. Surgery 36, 762 (1954).

Engelhardt, A.: Die Rückwege des Blutes aus der Peripherie zum Herzen. Medizinische 1958, 914.

Enjalbert, D., et A. Gedeon: Le flebografia ortostatica dinamica. Minerva cardioangiol. (Torino) 4, 149 (1956).

Enria, G., e R. Ferrero: Le flebografia degli arti per via ossea. Chirurgia (Milano) 5, 289 (1950a).

— — Valore e indicazioni della flebografia degli arti per via ossea. Minerva chir. (Torino) 5, 620 (1950b).

Erhardt, K., u. P. Kneip: Die „offene Tür" vom Knochenmark zum Kreislauf. Geburtsh. u. Frauenheilk. 5, 29 (1943).

Erlenmayer, A.: Springende Thrombose der Extremitätenvenen und Hirnsinus bei einer Erwachsenen mit Ausgang in Genesung. Dtsch. med. Wschr. 16, 781 (1890).

Eufinger, H., L. Diethelm u. E. May: Röntgenologische und Operationsbefunde bei chronischer Beckenvenensperre und ihre Bedeutung für die Operationsindikation. Bruns' Beitr. klin. Chir. 203, 152 (1961).

Evans, J. A.: Treatment of acute thrombophlebitis of the arm after radical mastectomy. Angiology 12, 155 (1961).

— and M. I. Smedal: Clinical experiences with fibrinolysin therapy. Angiology 10, 311 (1959).

Eylau, O.: Die primäre spastische Venensperre der oberen Extremität. Med. Klin. 52, 1291 (1957).

Eysholdt, K.-G.: Die experimentelle Thrombose im Röntgenkontrastbild. Langenbecks Arch. klin. Chir. 275, 310 (1953).

— Die experimentelle Thrombose und ihre Beeinflussung durch Heparin und Heparinoide. Langenbecks Arch. klin. Chir. 277, 455 (1954a).

— Beitrag zur Venenkontrastdarstellung bei akuten Abflußstörungen der unteren Gliedmaßen. Fortschr. Röntgenstr. 80, 714 (1954b).

— Eine zweckmäßige Kanüle zur intraspongiösen Infusion und Phlebographie. Chirurg 27, 335 (1956).

— Die Phlebographie und ihre Bedeutung in der Venendiagnostik. Fortschr. Röntgenstr. 89, 269 (1958a).

— Venen (außer Thrombo-Embolie). In: H. Hellner, R. Nissen u. K. Vossschulte, Lehrbuch der Chirurgie, 2. Aufl., S. 825. Stuttgart: Georg Thieme 1958b).

Eyster, J. A. E.: Venous pressure and its clinical applications. Physiol. Rev. 6, 281 (1926).

Fabian, E.: Über Phlebolithiden. Fortschr. Röntgenstr. 27, 265 (1920).

Fallenius, G.: Das Röntgenbild beim Vorliegen eines flottierenden Thrombus. Acta radiol. (Stockh.) 23, 444 (1942).

Fariñas, P. L.: Abdominal venography. Amer. J. Roentgenol. 58, 599 (1947).

Faxon, H. H., and D. W. Barrow: The end-results of high ligation and injection in the treatment of varicose veins. Surgery 3, 518 (1938).

Felder, D. A.: Anatomical-spatial relationships of the deep veins of the lower extremity as a basis for venographic interpretation. Radiology 54, 521 (1950).

— Venography of the lower extremities. In: H. L. Abrams, Angiography, p. 743. Boston: Little, Brown & Co. 1961.

—, and T. O. Murphy: The evaluation of a method of phlebography of the lower extremities. Surgery 37, 198 (1955).

— and D. M. Ring: A posterior subfascial approach to the communicating veins of the leg. Surg. Gynec. Obstet. 100, 730 55).

Ferreira, J. A., A. O. Ciruzzi y E. J. F. Villamil: La exploración flebográfica en los edemas crónicos en los miembros inferiores. Angiologia 3, 245 (1951a).

— — — Dynamic phlebography. Angiology 2, 350 (1951b).

— — — Phlebographie dynamique. Presse méd. 60, 1755 (1952).

Ferrero, R., and C. Mairano: Venous stasis and thrombosis. Angiology 6, 462 (1955).

Fiala, J., u. M. Svoboda: Der Einfluß von Biligrafin auf die osmotische Resistenz und Hämolyse roter Blutkörperchen. Fortschr. Röntgenstr. 87, 471 (1957).

Finby, N., J. A. Evans and I. Steinberg: Reactions from intravenous organic iodide compounds: pretesting and profylaxis. Radiology **71**, 15 (1958).

FISCHER, A. W.: Anatomische und physiologische Grundlagen der Varizentherapie. Langenbecks Arch. klin. Chir. **162**, 666 (1930).

FISCHER, F. K.: Die Phlebographie von Schulter, Hals und Mediastinum. Schweiz. med. Wschr. **1951**, 1198.

FLEISCH, A.: Venomotorenzentrum und Venenreflexe. Pflügers Arch. ges. Physiol. **225**, 26 (1930).

— Venomotorenzentrum und Venenreflexe. II. Blutdruckzügler und Venenreflexe. Pflügers Arch. ges. Physiol. **226**, 393 (1931).

— Über eine gefäßerweiternde Substanz der Erythrocyten. Pflügers Arch. ges. Physiol. **239**, 345, 476 (1937).

FLEISCHNER, F. G.: Pulmonary embolism. Canad. med. Ass. J. **78**, 653 (1958).

FLORANGE, W.: Anatomie und Pathologie der Arteria bronchialis. VII. Die sogenannten Sperrarterien. Ergebn. allg. Path. path. Anat. **39**, 152, 179 (1960).

FÖRSTERLING, K.: Entzündliche Thrombose fast des gesamten peripheren Venensystems. Mitt. Grenzgeb. Med. Chir. **19**, 727 (1909).

FOLKOW, B.: A critical study of some methods used in investigations on the blood circulation. Acta physiol. scand. **27**, 118 (1953).

— Nervous control of blood vessels. Physiol. Rev. **35**, 629 (1955).

FONTAINE, R.: Remarks concerning venous thrombosis and its sequelae. Surgery **41**, 6 (1957).

—, et E. FORSTER: Deux nouvelles observations de gangrène des membres d'origine veineuse. Lyon chir. **41**, 174 (1946).

— L. ISRAEL et S. PEREIRA: A propos d'un cas de thrombose de la veine cave inferieure. J. Chir. (Paris) **47**, 928 (1936).

—, et S. PEREIRA: Oblitérations et résections veineuses expérimentales; contribution à l'étude de la circulation collatérale veineuse. Rev. Chir. (Paris) **75**, 161 (1937).

FOOTE, R. R.: Varicose veins, 3rd edit. Bristol: John Wright & Sons 1960.

FORSSELL, G.: Beiträge zur Röntgenanatomie des Beckens, besonders in Hinsicht auf die Verkalkungen in den Gefäßen als Fehlerquelle bei Diagnose von Konkrementbildungen innerhalb der Harnorgane. Fortschr. Röntgenstr. **13**, 51 (1908).

FRANTZELL, A.: Soft tissue radiography. Acta radiol. (Stockh.) Suppl. **85** (1951).

FREEMAN, N. E., T. M. FULLENLOVE, E. J.WYLIE and R. S. GILFILLAN: The Valsalva maneuver; an aid for the contrast visualization of the aorta and great vessels. Ann. Surg. **130**, 398 (1949).

FRIED, P. H., P. K. PERILSTIEN and F. B. WAGNER jr.: Saphenous varicosities vs. angiectids. Obstet. and Gynec. **2**, 418 (1953).

FRIEDREICH, N.: Über das Verhalten der Klappen in den Cruralvenen sowie über das Vorkommen von Klappen in den großen Venenstämmen des Unterleibes. Morph. Jb. **7**, 322 (1882).

FRIMANN-DAHL, J.: Röntgenuntersuchung über den Venenstrom in der postopertiven Periode. Verh. dtsch. Ges. Kreisl.-Forsch. **7**, 184 (1934).

— Postoperative Röntgenuntersuchungen. Acta chir. scand. Suppl. **36** (1935).

— On venography of the lower extremities. Acta radiol. **28**, 199 (1947).

— Roentgen examinations of the soft tissue in acute thrombosis. Acta radiol. (Stockh.) **30**, 1 (1948).

FROMMHOLD, W., u. H. BRABAND: Zwischenfälle bei Gallenblasenuntersuchungen mit Biligrafin und ihre Behandlung. Fortschr. Röntgenstr. **92**, 47 (1960).

FRYKHOLM, R.: On ventrombosens patogenes och mekaniska profylax. [Schwedisch.] Nord. Med. **4**, 3534 (1939).

— The pathogenesis and mechanical prophylaxis of venous thrombosis. Surg. Gynec. Obstet. **71**, 307 (1940).

FUCHS, B., et H. C. D. DENBER: Introduction de sang et d'autres liquides dans la circulation générale par voie médullaire osseuse. Schweiz. med. Wschr. **74**, 1008 (1944).

FUCHS, W. A.: Der diagnostische Wert der Cavographie. Radiol. clin. (Basel) **30**, 129 (1961).

— A. RÜTTIMANN u. M. S. DEL BUONO: Zur Lymphographie bei chronischen sekundären Lymphödemen. Fortschr. Röntgenstr. **92**, 608 (1960).

FULTON, M. N., and M. C. SOSMAN: Venous angiomas of skeletal muscle. J. Amer. med. Ass. **119**, 319 (1942).

GABRIEL, H., F. KAINDL u. B. THURNHER: Zur Frage der radiographischen Darstellbarkeit arteriovenöser Kurzschlüsse im Endstromgebiet. Radiol. clin. (Basel) **23**, 5 (1954).

GALLY, L., et N. ARVAY: Les lésions osseuses dans les troubles circulatoires et trophiques des membres. J. Radiol. Électrol. **31**, 690 (1950).

GANSAU, H.: Retrograde Füllung der Beckenvenen durch percutane Punktion der Vena cava inferior. Chirurg **26**, 375 (1955).

— Cavographie. Fortschr. Röntgenstr. **84**, 575 (1956).

— Die Cavographie, eine neue röntgenologische Untersuchungsmethode zum Studium der Beckenvenen, insbesondere der Beckenvenenthrombose. Arch. Gynäk. **190**, 419 (1957).

— Bedeutung der Cavographie für den Nachweis der Beckenvenenthrombose und hochsitzender Rezidivtumoren von Genitalkarzinomen. Geburtsh. u. Frauenheilk. **18**, 566 (1958).

GARBSCH, H., F. KAINDL, E. KAUTEK u. A. v. ORELLI: Diagnostische Problematik bei venöser Stauung im Schulter-Hals-Bereich. Radiologia Austriaca **14**, 67 (1963).

GARUSI, G. F., and M. CRESTI: Obstructed venous discharge syndromes of the superior limb. Angiology **14**, 209 (1963).

GASKELL, P., and A. C. BURTON: Local postural vasomotor reflexes arising from the limb veins. Circulat. Res. **1**, 27 (1953).

GAY, J.: On varicose disease. London 1868.

Gehrig, D., u. J. Heinzel: Klinischer Beitrag zur Behandlung der Thrombophlebitis. Langenbecks Arch. klin. Chir. **288**, 354 (1958).

Gelfand, M. L., and L. Goodkin: Thrombophlebitis-A sign of unrecognized neoplasm. Angiology **9**, 15 (1958).

Gersten, A., et J. Colin: Phlebographie transcondylienne du fémur et de la cuisse. J. Radiol. Électrol. **36**, 412 (1955).

Giacomini,: (1824): Zit. nach G. Nobl 1918.

Gibbs, N. M.: Venous thrombosis of the lower limbs with particular reference to bed-rest. Brit. J. Surg. **45**, 209 (1951).

Gilbert, R., et G. Voluter: Contribution à l'étude radiologique des modifications osseuses et cutanées concomitantes dans la région des jambes. Acta radiol. (Stockh.) **29**, 405 (1948).

Gilje, O., and I. Andresen: Osseous x-ray findings in ulcus cruris. Acta derm.-venereol. (Stockh.) **36**, 294 (1956).

—, and C. Cappelen: Measurement of venous pressure in varicose and in post-thrombotic legs. Nord. Med. **62**, 1477 (1959).

—, and H. Ødegaard: Venographic control of the varix injection technique in erect position. Acta derm.-venereol. (Stockh.) **36**, 336 (1956).

Giugiaro, A., G. Impallomeni e D. Ferraris: La flebografia pertrocanterica. Minerva cardioangiol. (Torino) **4**, 46 (1956).

Gius, J. A.: Arteriovenous anastomoses and varicose veins. Arch. Surg. **81**, 299 (1960).

Glasser, S. T.: An anatomic study of venous variations at the fossa ovalis. Arch. Surg. (Chicago) **46**, 289 (1943).

Godfrey, G. C., J. M. Miller and M. Ginsberg: An improved method of venography. Surg. Gynec. Obstet. **108**, 375 (1959).

Goetz, R. H., and O. Budtz-Olsen: Scientific safari — the circulation of the giraffe. S. Afr. med. J. **29**, 773 (1955).

Gore, I.: Thrombosis and pancreatic carcinoma. Amer. J. Path. **29**, 613, 1093 (1953).

Gottlob, R.: Angiographie und Klinik. Wien. Beitr. Chir. **12** (1956).

— Über die Phlebographie der unteren Extremitäten. Radiol. clin. (Basel) **27**, 373 (1958).

—, and R. May: Experimental thrombosis similar to clinical conditions produced on the hindlegs of minor laborator animals. Angiology **5**, 307 (1954).

—, u. G. Zinner: Über die Schädigung des Venenendothels durch verschiedene Noxen. Wien. klin. Wschr. **71**, 482 (1959).

— — u. F. Goldschmidt: Über die Testmethoden zur Feststellung der lokalen schädlichen Wirkung von Röntgenkontrastmitteln bei der Angiographie. Langenbecks klin. Chir. **285**, 591 (1957).

Gould, E. P., and D. H. Patey: Primary thrombosis of the axillary vein. Brit. J. Surg. **16**, 208 (1928).

Graf, R., u. H. Werner: Die Phlebographie des Schenkelkopfes bei der frischen medialen Schenkelhalsfraktur. Fortschr. Röntgenstr. **92**, 331 (1960).

Grant, J. C. B.: A method of anatomy. 5th ed. Baltimore: Williams & Wilkins Company 1952.

Graumann, W.: Über die Möglichkeiten zur Ausbildung von Umgehungskreisläufen im Stromgebiet der A. femoralis. Anat. Nachr. **1**, 190 (1950).

—, u. H. Braband: Über Periostveränderungen bei peripheren Durchblutungsstörungen. Fortschr. Röntgenstr. **92**, 337 (1960).

Greenfield, A. D. M.: The haemodynamics, measurement and nervous control of the limb circulation. Amer. J. Med. **23**, 675 (1957).

— Physiology of the veins. In A. A. Luisada: Cardiology. An encyclopedia of the cardiovascular system, vol. I, part 2, p. 174. New York: McGraw-Hill Book Comp. 1959.

Grégoire, R.: La phlébite bleu (phlegmatia caerulea dolens). Presse méd. **46**, 1313 (1938).

Greither, A.: Comparative studies of the blood of normal and varicose veins. Angiology **6**, 533 (1955).

— Über die Pathogenese der Krampfadererfolge. Dtsch. med. Wschr. **81**, 1797 (1956).

Greitz, T.: The technique of ascending phlebography of the lower extremity. Acta radiol. (Stockh.) **42**, 421 (1954).

— Phlebography of the normal leg. Acta radiol. (Stockh.) **43**, 1 (1955).

— Some aspects of the technique in pelvic phlebography. Acta radiol. (Stockh.) **43**, 429 (1955).

Grenabo, K. J.: Treatment of varicose leg ulcers. Acta chir. scand. **98**, 591 (1949).

Griessmann, H.: Die Phlegmasia coerulea dolens. Langenbecks Arch. klin. Chir. **287**, 343 (1957).

— u. E. Godt: Die Phlegmasia coerulea dolens. Bruns' Beitr. klin. Chir. **200**, 274 (1960).

Grill, C.: Die Venendruckkurve bei artifizieller Stauung, ein Maß für die Kapillarresistenz, den präkapillaren Widerstand und die Zirkulationsgeschwindigkeit im Gefäßsystem des Armes. Upsala Läk.-Fören. Förh., N. F. **36**, 113 (1931).

Groterjahn, A., u. R. Seyss: Arteriographie bei dem varicösen Symptomenkomplex. Hautarzt **3**, 159 (1952).

Grunwaldt, E., and E. J. Tomsovic: Iliac vein obstruction caused by retroperitoneal abscess in newborn infants. J. Pediat. **50**, 361 (1957).

Gryspeerdt, G. L.: Venography of the lower limb. Brit. J. Radiol. **26**, 329 (1953).

Guilhem, P., et R. Baux: La phlébographie pelvienne par voies veineuse, osseuse et utérine. Paris: Masson & Cie. 1954.

— — J. Fournie et J. Paille: Exploration radiologique des veines du bassin chez la femme. Gynéc. et Obstét. **49**, 432 (1950).

— — et J. Paillé: Phlébographie pelvienne par voie transosseuse ischiatique. J. Radiol. Électrol. **33**, 311 (1952).

— — R. Voisin et J. Paillé: La phlébographie pelvienne par voie utérine. Bull. Gynec. Obstet. **3**, 709 (1951).

Guilleminet, M., J. Sautot et F. Pichet: Communication artério-veineuse intra-métatarsienne. Lyon chir. **46**, 756 (1951).

GULLICK, H. D.: Carcinoma of the pancreas. A review and critical study of 100 cases. Medicine (Baltimore) **38**, 47 (1959).

GULLMO, Å. L.: Diskussion an „Operationsmetod för varicer och sekundärtrombotiska venektasier". [Schwedisch.] Nord. Med. **53**, 125 (1955a).

— Flebografistudier över patologiska kommunikantvener och muskelvener på underbenet. [Schwedisch.] Nord. Med. **54**, 1578 (1955b).

— On the technique of phlebography of the lower limb. Acta radiol. (Stockh.) **46**, 603 (1956).

— The strain obstruction syndrome of the femoral vein. Acta radiol. **47**, 119 (1957a).

— Obstruktion av vena femoralis i lacuna vasorum, en vanlig orsak till venös insufficiens i underbenet. Nord. Med. **57**, 88 (1957b).

— Bråckkompression av vena femoralis i lacuna vasorum och dess följdtillstånd. Nord. Med. **57**, 408 (1957c).

— Om flebografi. Svenska Läk.-Tidn. **54**, 3461 (1957d).

— Les localisations anatomiques de l'insuffisance veineuse des membres inférieurs. Bull. Soc. franç. Phlebologie **12**, 343 (1959).

— The phlebographic Trendelenburg test. Brit. J. Radiol. **36**, 812 (1963).

GUMRICH, H., S. DORTENMANN u. E. KÜBLER: Das klinische und röntgenologische Bild des posttraumatischen Spätödems. Dtsch. med. Wschr. **78**, 1404 (1953).

—, u. E. KÜBLER: Zur Klärung der Genese des Armstaus nach Mammaradikaloperation und seine chirurgische Bedeutung. Chirurg **26**, 204 (1955a).

— — Das phlebographische Bild der Beckenvenensperren und deren Ursachen. Fortschr. Röntgenstr. **82**, 757 (1955b).

HAIMOVICI, H.: Gangrene of the extremities of venous origin. Circulation **1**, 225 (1950).

HALPERN, A., D. SELMAN, N. SHAFTEL, S. S. SAMUELS, H. SHAFTEL and P. H. KUHN: The peripheral vascular dynamics of bowel function. Amer. J. med. Sci. **237**, 453 (1959).

— N. SHAFTEL, D. SELMAN and H. G. BIRCH: The cardiovascular dynamics of bowel function. Angiology **9**, 99 (1958).

HALSE, TH.: Phlebographische Funktionsdiagnostik bei venöser Insuffizienz der unteren Extremitäten. Z. Kreisl.-Forsch. **41**, 482 (1952).

— Zur Pathogenese, Diagnostik und Prophylaxe des postthrombotischen Syndroms. Gynaecologia (Basel) **138**, 32 (1954).

HALSTEDT, W. S.: The swelling of the arm after operations for cancer of the breast — Elephantiasis chirurgica. Its cause. Bull. Johns Hopk. Hosp. **32**, 309 (1921).

— Replantation of entire limbs without suture of vessels. Proc. nat. Acad. Sci. (Wash.) **8**, 181 (1922).

HAMPERL, H.: Lehrbuch der allgemeinen Pathologie und der pathologischen Anatomie, 24./25. Aufl., S. 333. Berlin-Göttingen-Heidelberg: Springer 1960.

HARDING, F., and M. H. KNISELY: Settling of sludge in human patients. Angiology **9**, 317 (1958).

HARRISON, R. G., and H. H. GOSSMANN: The fate of radiopaque media injected into the cancellous bone of the extremities. J. Bone Jt Surg. B **37**, 150 (1955).

HASEBROEK, K.: Über die Bedeutung der Arterienpulsation für die Strömung in den Venen und die Pathogenese der Varizen. Pflügers Arch. ges. Physiol. **163**, 191 (1916).

HASSE, H. M.: Die Angiographie. In M. RATSCHOW, Angiologie. Stuttgart: Georg Thieme 1959.

HAUG, W. A., and E. J. LOSLI: Primary leiomyosarcoma within the femoral vein. Cancer (Philad.) **7**, 159 (1954).

HAUSWIRTH, L., and A. A. EISENBERG: Disseminated venofibrosis (Phlebosclerosis). Arch. Path. (Chicago) **11**, 857 (1931).

HAVLICEK, H.: Vasa privata und Vasa publica. Hippokrates (Stuttgart) **1929 II**, 105.

— Anatomische und physiologische Grundlagen der Thromboseentstehung und deren Verhütung. Beitr. klin. Chir. **160**, 174 (1934a).

— Neue Wege der Thromboseforschung. Verh. dtsch. Ges. Kreisl.-Forsch. **7**, 195 (1934b).

— Les nouvelles connaissances sur la circulation de la veine porte et leur importance en chirurgie. Congr. Franç. de Chir. Paris 1935a, p.166.

— Die Bedeutung der porto-cavalen Verbindungen für das Zustandekommen der Fernthrombose. Langenbecks Arch. klin. Chir. **183**, 726 (1935b).

— Arbeitet das Herz wie eine Druckpumpe oder wie ein Stoßheber? Arch. Kreisl.-Forsch. **1**, 188 (1937).

HAXTHAUSEN, H.: Kredsløbsforholdene ved varicer undersøgt ved intravenøse injectioner af farvestof. [Dänisch.] Bibl. Laeger **129**, 377 (1937).

HEITZMAN, E. R., and J. B. JONES: Roentgen characteristics of cavernous hemangioma of striated muscle. Radiology **74**, 420 (1960).

HELANDER, C. G., and Å. LINDBOM: Retrograde pelvic venography. Acta radiol. (Stockh.) **51**, 401 (1959).

HELLER, R. E.: The circulation in normal and varicose veins. Surg. Gynec. Obstet. **74**, 1118 (1942).

HELLSTEN, W.: Phlebographic studies and heparin treatment in thromboembolic diseases. Acta chir. scand. Suppl. **73** (1942).

HELLSTRÖM, J., K. A. HULTBORN and L. ENGSTEDT: Diffuse cavernous haemangioma of the rectum. Acta chir. scand. **109**, 277 (1955).

HENNING, N.: Die intrasternale Injektion und Transfusion als Ersatz für die intravenösen Methoden. Dtsch. med. Wschr. **64**, 737 (1940).

HENSCHEN, C.: Venopathia saltans (sog. Thrombophlebitis migrans) als Folgekrankheit eines chronischen Gallenblasenempyems). Schweiz. med. Wschr. **17**, 38 (1936).

HERBEAU, J., et M. VERHAEGHE: Réflexions après 120 phlébographies pelviennes. J. Radiol. Électrol. **38**, 1117 (1957).

HERLYN, K.-E.: Krampfaderverödung im Röntgenbild. Fortschr. Röntgenstr. **53**, 122 (1936).

HERMANNES, PAUL: Zur Frage der arterialisierten Venen beim arterio-venösen Aneurysma. Beitr. klin. Chir. **130**, 40 (1924).

HERMODSSON, I.: Om halsrevben vid så kallad traumatisk axillarventrombos. [Schwedisch.] Nord. Med. **19**, 1481 (1943).

HERRINGTON, J. L.: Congenital angiomatous malformation involving the entire lower extremity. Surgery **34**, 759 (1953).

HESSE, E., u. W. SCHAACK: Die Klappenverhältnisse der Oberschenkelvene und der Vena saphena magna in ihrer klinischen Bedeutung für die Operation der sapheno-femoralen Anastomose bei Varicen. Virchows Arch. path. Anat. **205**, 145 (1911).

HEUSSER, H.: Allgemeine postoperative Störungen. Helv. med. Acta **9**, 149 (1942).

HEYDE, M. N. VAN DER: Phlebography and venous pressure determination. Leyden: H. E. Stenfert Kroese N. V. 1961.

HEYERDALE, W. W., and E. M. ANDERSON: Diagnosis and occurrence of communicating veins in the treatment of varicose veins. Proc. Mayo Clin. **17**, 221 (1942).

HICKAM, J. B., R. P. McCULLOCH and R. J. REEVES: Normal and impaired function of the leg veins. Amer. Heart. J. **37**, 1070 (1949).

HIERONYMI, G.: Allergische Gewebsreaktionen in den Gefäßwänden. In M. RATSCHOW, Angiologie. Stuttgart: Georg Thieme 1959.

HILL, L.: The influence of the force of gravity on the circulation of the blood. J. Physiol. (Lond.) **18**, 15 (1895).

—, and H. BARNARD: The influence of the force of gravity on the circulation. P. II. Section I. The action of the respiratory pump. J. Physiol. (Lond.) **21**, 323 (1897).

HILLEMAND, P., P. ISCH-WALL, R. WATTEBLED et J.-E. VARELA: A propos des formes anémiques des hernies diaphragmatiques de l'estomac chez l'adulte. Presse méd. **62**, 223 (1954).

HILLMAN, D. C., and T. A. TRISTAN: Inferior vena cavography in the detection of abdominal extension of pelvic cancer. Radiology **81**, 416 (1963).

HILSCHER, W. M.: Zur Frage der venösen Aneurysmen. Fortschr. Röntgenstr. **82**, 244 (1955a).

— Die Phlebographie der tiefen Beckenvenen einschließlich der V. cava inferior. Fortschr. Röntgenstr. **82**, 741 (1955b).

HILTY, H.: Die makroskopische Gefäßvariabilität im Mündungsgebiet der V. saphena magna des Menschen. Basel: Benno Schwabe & Co. 1955.

HIRSCH, S.: Die peripheren Blutgefäße im Röntgenbild. Radiol. Praktika **1**, 1 (1924).

HÖJENSGÅRD, I. C.: Phlebography in chronic venous insufficiency of the lower extremity. Acta radiol. (Stockh.) **32**, 375 (1949).

— Kronisk venös insufficiens i underextremiteterna. [Dänisch.] Köpenhamn: Arne Frost-Hansens Förlag 1951.

HÖJENSGÅRD, I. C.: Sequelae of venous thrombosis of the lower limbs following various methods of treatment. Angiology **7**, 517 (1956).

—, and H. STÜRUP: Venous pressure in primary and postthrombotic varicose veins. Acta chir. scand. **99**, 133 (1950).

— — — On the function of the venous pump and the venous return from the lower limbs. Acta derm.-venereol. (Stockh.) **32**, Suppl. 29, 168 (1952).

— — — Static and dynamic pressures in superficial and deep veins of the lower extremity in man. Acta physiol. scand. **27**, 49 (1952).

HOLLA, A.: Zur Prophylaxe posttraumatischer Weichteilschwellungen mit Venostasin. Münch. med. Wschr. **99**, 1831 (1957).

HOLMAN, E.: The physiology of an arteriovenous fistula. Arch. Surg. (Chicago) **7**, 64 (1923).

HOLMGREN, I.: Ein Beitrag zur klinischen Diagnostik der amyloiden Entartung bei der Lungentuberkulose. Z. Tuberk. **21**, 141 (1913).

HOMANS, J.: The operative treatment of varicose veins and ulcers, based upon a classification of these lesions. Surg. Gynec. Obstet. **22**, 143 (1916).

— The etiology and treatment of varicose ulcers of the leg. Surg. Gynec. Obstet. **24**, 300 (1917).

— Varicose veins and ulcer: methods of diagnosis and treatment. Boston med. surg. J. **187**, 258 (1922).

— Thrombophlebitis of the lower extremities. Ann. Surg. **87** 641 (1928).

— Phlegmasia alba dolens and the relation of the lymphatics to thrombophlebitis. Amer. Heart J. **7**, 415 (1932).

— Venous thrombosis in the lower limbs: its relations to pulmonary embolism. Amer. J. Surg. **38**, 316 (1937).

— Postoperative and posttraumatic thrombophlebitis of the lower limbs and its complications. J. int. Chir. **3**, 599 (1938).

— Exploration and division of the femoral and iliac veins in the treatment of thrombophlebitis of the leg. New Engl. J. Med. **224**, 179 (1941).

— Thrombosis as a complication of venography. J. Amer. med. Ass. **119**, 136 (1942).

— Deep quiet venous thrombosis in the lower limb. Surg. Gynec. Obstet. **79**, 70 (1944).

— Diseases of the veins. New Engl. J. Med. **235**, 163, 193 (1946a).

— The late results of femoral thrombophlebitis and their treatment. New Engl. J. Med. **235**, 249 (1946b).

HOOKER, D. R.: The effect of exercise upon the venous blood pressure. Amer. J. Physiol. **28**, 235 (1911).

HORVATH, F., et A. HAJOS: Altérations des os de la jambe dues aux troubles des circulations veineuse et lymphatique. J. Radiol. Électrol. **40**, 257 (1959).

HOVE, R. VAN: La phlébographie préopératoire du membre inférieur. Acta chir. belg. **51**, 90 (1952).

— M. BROMBART et Y. LAURENT: La phlébographie préopératoire du membre inférieure. Acta chir. belg. **53**, 255 (1954).

HOWARD, E. J.: Phlegmasia cerulea dolens secondary to carcinoma of the pancreas. Angiology 11, 319 (1960).

HOWARD, N.: Phlebography in superior vena caval obstruction. Radiology 81, 380 (1963).

HÜBSCHER, C.: Über den Pes valgus. Z. orthop. Chir. 13, 73 (1904).

HUETER, J.: Fall von Gangrän in Folge von Venenobliteration. Virchows Arch. path. Anat. 17, 482 (1859).

HUGHES, E. S. R.: Venous obstruction in the upper extremity. Brit. J. Surg. 36, 155 (1948).

HULTH, A.: Intra-osseous venographies of medial fractures of the femoral neck. Acta chir. scand. 111, Suppl. 214 (1956).

— Circulatory disturbances in osteoarthritis of the hip. Acta orthop. scand. 28, 81 (1958a).

— Femoral head phlebography. J. Bone Jt Surg. A 40, 844 (1958b).

HUNTER, R. B., and W. WALKER: Anticoagulant drugs in the treatment of pulmonary embolism. Lancet 1960 II, 206.

HUNTER, W. C., J. J. KRYGIER, J. C. KENNEDY and V. D. SNEEDEN: Etiology and prevention of thrombosis of the deep leg veins. Surgery 17, 178 (1945).

— V. D. SNEEDEN, G. A. C. SNYDER and T. D. ROBERTSON: Thrombosis of the deep veins of the leg. Arch. intern. Med. 68, 1 (1941).

HUTTER, K.: Zur Röntgendarstellung von Bekkengefäßen bei urologischen Fällen. Acta radiol. (Stockh.) 16, 94 (1935).

HYATT, R. E., and J. R. SMITH: The mechanism of ascites. Amer. J. Med. 16, 434 (1954).

IMDAHL, H., u. W. RICHTER: Ein Beitrag zur Klinik und Therapie der Phlegmasia cerulea dolens. Beitr. klin. Chir. 197, 488 (1958).

INFRANZI, A.: Considerazioni anatomo-cliniche sulla evoluzione di un caso di trombosi della vena cava inferiore. Minerva chir. (Torino) 12, 115 (1957).

IVERSON, L., and A. B. MORRISON: Primary systematic amyloidosis. Arch. Path. (Chicago) 45, 1 (1948).

JABOULAY, M., et R. CONDAMIN: Contribution à l'étude des voies collatérales de la circulation veineuse du membre inférieur. Lyon méd. 62, 145 (1889).

JACOBSSON, S., and S. JOHANSSON: Lymphographic changes in lower limbs with varicose veins. Acta chir. scand. 117, 346 (1959).

JAEGER, F.: Phlebosklerose und Varizen. Langenbecks Arch. klin. Chir. 189, 713 (1937).

— Krampfadern, Hämorrhoiden, Krampfaderbruch; ihre Entstehung und ihre Behandlung. Leipzig: Johann Ambrosius Barth 1941.

JAFFE, H. L.: Tumors and tumorous conditions of the bones and joints. London: Henry Kimpton 1958.

JAKOB, F.: Zur Prophylaxe der posttraumatischen Thrombose und Embolie. Schweiz. med. Wschr. 75, 208 (1945).

— Knochenveränderungen bei trophischen Störungen am Unterschenkel. Fortschr. Röntgenstr. 82, 28 (1955).

JENNY, F.: Über die Venographie an der unteren Extremität, klinische Bedeutung und Technik. Schweiz. med. Wschr. 77, 1195 (1947).

JÖNSSON, G.: Venous circulation in the lower half of the body. Acta chir. scand. Suppl. 161 (1951).

— F. LINELL and PH. SANDBLOM: Subcutaneous cords on the trunk. Acta chir. scand. 108, 351 (1955).

JÖRIMANN, A.: Knochen- und Weichteilveränderungen bei Ulcera cruris verschiedener Aetiologie. Radiol. clin. (Basel) 14, 262 (1945).

JOHNSON, E. W., R. K. GHORMLEY and M. B. DOCKERTY: Hemangiomas of the extremities. Surg. Gynec. Obstet. 102, 531 (1956).

JOHNSTON, J. H., and W. C. SHANDS: Primary leiomyosarcoma of the femoral vein. Surgery 38, 410 (1955).

JORPES, J. E.: Origin and physiology of heparin: Specific therapy in thrombosis. Ann. intern. Med. 27, 361 (1947).

— Heparin in the treatment of thrombosis, 2nd. edit. Oxford: University Press 1947.

— Die Behandlung der Thrombose mit gerinnungshemmenden Mitteln. Ergebn. inn. Med. Kinderheilk. 2, 6 (1951).

JOSEFSON, A.: A new method of treatment — intraossal injections. Acta med. scand. 81, 550 (1934).

JÜRGENS, J.: Indikation und Überwachung der Anticoagulantien-Therapie. Internist 1, 242 (1960).

JUNGE, H.: Chirurgie der oberen Hohlvene und der Schlüsselbeinachselvenen. Langenbecks Arch. klin. Chir. 282, 720 (1955).

JUNOD, J.-M.: La phlébolymphangiographie. Praxis 50, 97 (1961).

KAHR, E.: Darstellung der Beckenvenen mittels transössärer Serienphlebographie. Fortschr. Röntgenstr. 78, 449 (1953).

KAINBERGER, F.: Der Wert der Beckenvenographie in der Rezidivdiagnostik nach Uteruskarzinom. Radiologia Austriaca 12, 119 (1961).

KAMIYA, K., and K. FUKUTA: Influences of trypsin and streptokinase on intravascular clotting. Angiology 12, 105 (1961).

KAMPMEIER, O. F.: The genetic history of the valves in the lymphatic system of man. Amer. J. Anat. 40, 413 (1928).

—, and BIRCH C. LA FLEUR: The origin and development of the venous valves with particular reference to the saphenous district. Amer. J. Anat. 38, 451 (1927).

KANIA, U.: Die venösen Strombahnen des Beines. Anat. Anz. 97, 430 (1949/50).

KAPLAN, TH.: Thrombophlebitis of the veins of the lower extremities. (Following effort and strain). Industr. Med. (Chicago) 10, 328 (1941).

— Thrombosis of the axillary vein. Surgery 12, 184 (1942).

KASHIMURA, S.: Die Entstehung der Varizen der Vena saphena in ihrer Abhängigkeit vom Gefäßnervensystem. Virchows Arch. path. Anat. 179, 373 (1905).

KEINDL, F., W. LINDEMAYR u. B. THURNHER: Phlebographie und Venendruck bei Varizen der unteren Extremität. Dtsch. med. Wschr. 77, 587 (1952).

—, E. MANNHEIMER, L. PFLEGER-SCHWARZ, B. THURNHER: Lymphangiographie und Lymphadenographie der Extremitäten. Stuttgart: Georg Thieme 1960.

KEITH, A.: An account of the structures concerned in the production of the jugular puls. J. Anat. and Physiol. 42, 1 (1908).

— Man's posture: its evolution and disorders. I—IV. Brit. med. J. 1923 I, 451, 499, 545, 669.

— On the origin and nature of hernia. Brit. J. Surg. 11, 455 (1923/24).

KENNEY, W. E.: The association of carcinoma in the body and tail of the pancreas with multiple venous thrombi. Surgery 14, 600 (1943).

KING, E. S. J.: The genesis of varicose veins. Aust. N.Z. J. Surg. 20, 128 (1950).

KINMONTH, J. B.: Discussion on primary treatment of varicose veins. Proc. roy. Soc. Med. 41, 632 (1948).

—, and D. J. ROBERTSON: Injection treatment of varicose veins. Brit. J. Surg. 36, 294 (1949).

KIRMISSON, M.: Varices congénitales du membre inférieur droit. Bull. mém. Soc. nat. chir. 36, 614 (1910).

KJELLBERG, S. R.: Die Mischungs- und Strömungsverhältnisse bei Gefäß- u. Herzuntersuchungen. Acta radiol. (Stockh.) 24, 433 (1943).

KLAPP, R.: Experimentelle und klinische Studie über Varicen. Langenbecks Arch. klin. Chir. 127, 500 (1923).

KLEINSASSER, L. J.: Intravenous clotting. Surgery 23, 687 (1948).

— „Effort" thrombosis of the axillary and subclavian veins. Arch. Surg. (Chicago) 59, 258 (1949).

KLIPPEL, M., et P. TRENAUNAY: Du naevus variqueux ostéo-hypertrophique. Arch. gén. Méd. 77, 641 (1900).

KLÜKEN, N.: Der variköse Symptomenkomplex. In M. RATSCHOM, Angiologie. Stuttgart: Georg Thieme 1959.

KNISELY, M. H., E. H. BLOCH, T. S. ELIOT and L. WARNER: Sludged blood. Science 106, 431 (1947).

KOBAK, M., and M. LEV: Anatomy of the deep venous system of the popliteal fossa and lower leg. Arch. Surg. (Chicago) 68, 350 (1954).

KOLAR, J., u. V. BEK: Schwere Knochenwachstumshemmung nach Kontakt-Röntgenbestrahlung eines ausgedehnten Hämangioms. Fortschr. Röntgenstr. 91, 669 (1959).

KOLLER, F.: Die Pathogenese der Thrombose und ihre therapeutischen Konsequenzen. Dtsch. med. Wschr. 86, 1793 (1961).

KOSINSKI, C.: Observations on the superficial venous system of the lower extremity. J. Anat. (Lond.) 60, 131 (1926).

KRAUSE, G. R.: Dyschondroplasia with hemangiomata (Maffucci's syndrome). Amer. J. Roentgenol. 52, 620 (1944).

KRAUSS, J.: Emboliequellen und ihre klinische Feststellung. Ergebn. inn. Med. u. Kinderheilk. 14, 153 (1960).

KRIEG, E.: Phlebitis migrans. Med. Klin. 51, 1739 (1956).

— Akute und chronische Venenthrombosen. In M. RATSCHOW, Angiologie, S. 703. Stuttgart: Georg Thieme 1959.

KROGH, A., E. M. LANDIS and A. H. TURNER: The movement of fluid through the human capillary wall in relation to venous pressure and to the colloid osmotic pressure of the blood. J. clin. Invest. 11, 63 (1932).

KRÜCKE, W.: Die Paramyloidose. Ergebn. inn. Med. Kinderheilk. 11, 299 (1959).

KÜCHMEISTER, H.: Läßt sich die Wirkung des Roßkastanienextraktes auf die Kapillarwandfunktionen objektivieren. Ärztl. Forsch. 7, 102 (1953).

KÜGELGEN, A. v.: Über den Wandbau der großen Venen. Morph. Jb. 91, 447 (1951).

KUSZ, C. V.: Venography in the postphlebitic syndrome. Minn. Med. 33, 619 (1950).

LÄWEN, A.: Arteriospasmus bei akuter massiver Thrombose der V. femoralis. Zbl. Chir. 61, 1681 (1934).

— Weitere Erfahrungen über operative Thrombenentfernung bei Venenthrombose. Langenbecks Arch. klin. Chir. 193, 723 (1938).

LAGERGREN, C., Å. LINDBOM and G. SÖDERBERG: Hypervascularization in chronic inflammation demonstrated by angiography. Acta radiol. (Stockh.) 49, 441 (1958).

— Angiographic demonstration of a tumor thrombus in the popliteal vein. Acta radiol. (Stockh.) 52, 401 (1959).

Lancet (Editorial): 1959 II, 332. Adjustments to postural change.

LANDIS, E. M.: Capillary pressure and capillary permeability. Physiol. Rev. 14, 404 (1934).

— L. J. M. ANGEVINE and W. ERB: The passage of fluid and protein through the human capillary wall during venous congestion. J. clin. Invest. 11, 771 (1932).

—, and J. H. GIBBON: The effects of temperature and of tissue pressure on the movement of fluid through the human capillary wall. J. clin. Invest. 12, 105 (1933).

LANGENBECK, B. v.: Beiträge zur chirurgischen Pathologie der Venen. Langenbecks Arch. klin. Chir. 1, 47 (1861).

LANZ, T. v., A. KRESSNER u. R. SCHWENDEMANN: Über den funktionellen Einbau peripherer Venen. Anat. Anz. 83, 51 (1936/37).

— Der Einbau der oberflächlichen und der tieferen Venen am Bein, morphologisch und konstruktiv betrachtet. Z. Anat. Entwickl.-Gesch. 108, 695 (1938).

—, u. W. WACHSMUTH: Praktische Anatomie, Bd. I/IV, S. 37. Berlin: Springer 1938.

LARSON, R. A., and F. L. SMITH: Varicose veins: evaluation of observations in 491 cases. Proc. Mayo Clin. 18, 400 (1943).

LAST, R. J.: On the form and structure of muscles. J. Bone Jt Surg. B 34, 295 (1952).

LATASTE, J., et CH. HÉLÉNON: Les cures herniaires inguinale et crurale. Leur retentissement veineux. Presse méd. 68, 152 (1960).

LAUFMAN, H.: Ancillary care in postphlebitic syndrome. Surg. Clin. N. Amer. 39, 183 (1959).

— The veins. In L. DAVIS, Christophers Textbook of surgery, p. 1327. Philadelphia and London: W. B. Saunders Company 1960.

LAWRENCE, J. H., N. I. BERLIN and R. L. HUFF: The nature and treatment of polycythemia. Medicine (Baltimore) 32, 323 (1953).

LEB, A.: Die Röntgen-Serienvasographie des periarticulären Gefäßapparates bei der rheumatischen Polyarthrose. Fortschr. Röntgenstr. 75, 251 (1951).

LECOURS, R.: Intra-abdominal pressures. Canad. med. Ass. J. 55, 450 (1946).

LEDDERHOSE, G.: Studien über den Blutlauf in den Hautvenen unter physiologischen und pathologischen Bedingungen. Mitt. Grenzgeb. Med. Chir. 15, 355 (1906).

LEEMANN, R. A.: Die chronischen Beckenvenensperre und ihre chirurgische Behandlung. Schweiz. med. Wschr. 88, 397 (1958).

LEGER, L., et C. FRILEUX: Traumatismes des membres et thromboses veineuses. Presse méd. 57, 279 (1949).

— P. LAJOUANINE, A. CORNET et J. ARNAVIELHE: Le retentissement splénique des affections pancréatiques. Presse méd. 62, 666 (1954).

LENCZNER, M., and D. G. WOLLIN: Cysticercosis: multiple infarcts and necrosis in bone. Canad. med. Ass. J. 78, 344 (1958).

LENGGENHAGER, K.: Das Problem des Ulcus cruris. Chirurg 8, 759 (1936).

— Zur Genese der Anstrenungsthrombose. Schweiz. med. Wschr. 1946, 702.

LENNANDER, K. G.: Über die Möglichkeit, Thrombose in den Venen der unteren Extremitäten nach Operation zu verhüten, nach denen längeres Stilliegen nötig ist. Zbl. Chir. 26, 553 (1899).

LERICHE, R.: Essai de traitement chirurgical des suites eloingnées des phlébites du membre inférieur. Presse méd. 31, 309 (1923).

— Traitement chirurgical des suites eloignées des phlébites et des grands oedèmes non médicaux des membres inférieurs. Bull. mém. Soc. nat. chir. 53, 187, 561 (1927).

— Considérations sur le traitement chirurgical de la phlébite du membre inférieur et de ses séquelles eloignées. J. int. Chir. 3, 585 (1938).

— Dolicho- et méga-artère. Dolicho- et méga-veine. Presse méd. 1943, 554.

— Nécessité de l'intervention immédiate dans les phlébites de la veine cave inférieure. Lyon chir. 42, 385 (1947).

— Progrès dans la chirurgie vasculaire. Lyon chir. 43, 266 (1948).

—, et W. GEISENDORF: Resultats d'une thrombectomie précoce avec résection veineuse. Presse méd. 47, 1301 (1939).

—, et A. JUNG: Recherches expérimentales sur les oedèmes chirurgicaux des membres d'origine phlébitique. J. Chir. (Paris) 37, 481 (1931).

LERICHE, R., et M. SERVELLE: Phlebographie dans les phlébites. Mém. Acad. Chir. 69, 313 (1943).

LESSER, A., and L. RAIDER: Venography with fluoroscopy in venous lesions of the lower limb. Radiology 41, 157 (1943).

LESSMANN, F. P., and G. M. WALDROP: The value of intraosseous venography in tumors of the female pelvis. Acta radiol. (Stockh.) 50, 501 (1958).

LESTER, J., and C. E. LAMPE: Intraosseous venography with special reference to its complications. Brit. J. Radiol. 30, 145 (1957).

LEUN, W.: Über die Venendarstellung im Röntgenbild. Fortschr. Röntgenstr. 71, 12 (1949).

—, u. B. H. LANGMAACK: Die Grenzen und Gefahren der Varizenverödung. Dtsch. med. Wschr. 80, 257 (1955).

LEV, M., and O. SAPHIR: Endophlebohypertrophy and phlebosclerosis. I. Popliteal vein. A.M.A. Arch. Path. 51, 154 (1951).

— II. The external and common iliac veins. Amer. J. Path. 28, 401 (1952).

LEVY, H., and S. S. LICHTMAN: Clinical characterization of primary carcinoma of the body and tail of the pancreas. Arch. intern. Med. 65, 607 (1940).

LIAN, C., R. GARCIN, F. SIGUIÉ, J. J. WELTI et J. SEBAOUN: Hernie diaphragmatique et thromboses veineuses répétées. Bull. Soc. méd. Hôp. Paris 68, 467 (1952).

LICHTENBERG, A. v., u. M. SWICK: Klinische Prüfung des Uroselectans. Klin. Wschr. 8, 2089 (1929).

LIECHTI, A.: Die Röntgendiagnostik der Wirbelsäule und ihre Grundlagen, 2. Aufl. Wien: Springer 1948.

LIEDHOLM, K.: Studien über das Verhalten des Venendruckes beim Valsalvaschen Versuch. Acta med. scand. (Stockh.) Suppl. 106 (1939).

LIGHT, H. G., G. W. PESKIN and I. S. RAVDIN: Primary tumors of the venous system. Cancer (Philad.) 13, 818 (1960).

LILLIE, R. H., R. W. BUXTON and I. F. DUFF: Prevention and management of thromboembolism. Arch. Surg. (Chicago) 59, 609 (1949).

LINDBLOM, K.: Phlebographische Untersuchung des Unterschenkels bei Kontrastinjektion in eine subkutane Vene. Acta radiol. (Stockh.) 22, 288 (1941).

LINDBOM, Å.: Lokalization of thrombosis in the main arteries and deep veins of the lower limb. Arch. Path. (Chicago) 52, 128 (1951).

— Venographie. In H. R. SCHINZ u. Mitarb., Lehrbuch der Röntgendiagnostik, 5. Aufl., S. 1815. Stuttgart: Georg Thieme 1952.

— Pelvic phlebography and cavography. In J. W. McLAREN, Modern trends in diagnostic radiology, 3. edit., p. 111. London: Butterworth & Co. 1960.

LINDE, P.: Post-thrombotic varices. Results of phlebography and radical operative treatment. Acta chir. scand. 97, 430 (1949).

Lindgren, S.: Arterien-Symptome bei den tiefen Beinthrombosen. Upsala Läk.-Fören. Förh. **42**, 415 (1937).

Lindvall, N., and A. Lodin: Congenital absence of valves in deep veins of the leg. Part II: Roentgenologic investigations. Acta derm.-venereol. (Stockh.) **41**, Suppl. 45 (1961).

Linton, R. R.: The communicating veins of the lower leg and the operative technic for their ligation. Ann. Surg. **107**, 582 (1938).

— Post-thrombotic syndrome of the lower extremity. Surgery **24**, 452 (1948).

— Modern concepts in the treatment of the postphlebitic syndrome with ulcerations of the lower extremity. Angiology **3**, 431 (1952).

— The post-thrombotic ulceration of the lower extremity: its etiology and surgical treatment. Ann. Surg. **138**, 415 (1953).

— Peripheral vascular diseases. New Engl. J. Med. **260**, 370 (1959).

— Venous thrombosis, pulmonary embolism and varicose veins. J. Amer. med. Ass. **183**, 198 (1963).

—, and I. B. Hardy: Postthrombotic sequelae of the lower extremity. Treatment by superficial femoral vein interruption and stripping of the saphenous veins. Surg. Clin. N. Amer. **27**, 1171 (1947).

—, and J. K. Keeley: The postphlebitic varicose ulcer. Amer. Heart J. **17**, 27 (1939).

Lippmann, H. I.: Subcutaneous ossification in chronic venous insufficiency. Angiology **8**, 378 (1957).

—, and R. R. Goldin: Subcutaneous ossification of the legs in chronic venous insufficiency. Radiology **74**, 279 (1960).

—, and E. Perchuk: Nocturnal cramps of the legs. N.Y. St. J. Med. **54**, 2976 (1954).

Lobstein, J. F.: Lehrbuch der pathologischen Anatomie, Bd. 2, S. 514. Stuttgart 1835.

Lockhart-Mummery, E. H., and J. H. Smitham: A study of the deep veins with special reference to retrograde venography. Brit. J. Surg. **38**, 284 (1951).

Loder, J. C.: Anatomische Tafeln. Weimar 1803.

Lodin, A.: Congenital absence of valves in the deep veins of the leg. Part I: Clinical observations. Acta derm.-venereol. (Stockh.) **41**, Suppl. 45 (1961).

— N. Lindvall and H. Gentele: Congenital absence of venous valves as a cause of leg ulcers. Acta chir. scand. **116**, 256 (1958/59).

Löfstedt, S.: Om tekniken vid flebografi å benet. [Schwedisch.] Nord. Med. **31**, 1535 (1946).

Löhr, W.: Ein Beitrag zur Varizenbehandlung. Dtsch. Z. Chir. **165**, 166 (1921).

— Über die sogenannte „traumatische" Thrombose der Vena axillaris und subclavia. Dtsch. Z. Chir. **214**, 263 (1929).

— Die Claudicatio venosa intermittens der oberen Extremität. Langenbecks Arch. klin. Chir. **176**, 701 (1933).

—, u. R. Tölle: Über die Blutströmung in gesunden und kranken Blutadern. Langenbecks Arch. klin. Chir. **189**, 321 (1937).

Lofgren, K. A., A. P. Ribisi and Th. T. Myers: An evaluation of stripping versus ligation for varicose veins. Arch. Surg. (Chicago) **76**, 310 (1958).

Loring, W. E.: Venous thrombosis in the upper extremities as a complication of myocardial failure. Amer. J. Med. **12**, 397 (1952).

Ludbrock, J., and G. Beale: Femoral venous valves in relation to varicose veins. Lancet **1962 II**, 79.

Lüdeke, H.: Thrombophilie und Polycythämie. Virchows Arch. path. Anat. **293**, 218 (1934).

Luke, J. C.: The diagnosis of chronic enlargement of the leg. Surg. Gynec. Obstet. **73**, 472 (1941).

— Retrograde venography of the deep leg veins. Canad. med. Ass. J. **49**, 86 (1943).

— The pathology and treatment of the postphlebitic leg and its complications. Canad. med. Ass. J. **61**, 270 (1949).

— Evaluation of the deep veins following previous thrombophlebitis. Arch. Surg. (Chicago) **61**, 787 (1950).

— The deep vein valves. Surgery **29**, 381 (1951).

— The costobrachial syndrome. Canad. med. Ass. J. **66**, 127 (1952).

— The sequelae of thrombophlebitis. Angiology **4**, 413 (1953).

— The management of recurrent varicose veins. Surgery **35**, 40 (1954).

Lundvall, O.: Estradurinterapi vid cancer prostatae med mjukdelsmetastaser. [Schwedisch.] Svenska Läk.-Tidn. **57**, 112 (1960).

Maas, H.: Die Zirkulation der unteren Extremität. Dtsch. Z. chir. **17**, 197 (1882).

Magnus, G.: Zirkulationsverhältnisse in Varizen. Dtsch. Z. Chir. **162**, 71 (1921a).

— Chirurgisch wichtige Beobachtungen am Kapillarkreislauf im Bilde des Hautmikroskops von O. Müller u. Weiss. Münch. med. Wschr. **68**, 908 (1921b).

Mahorner, H.: A method for obtaining venograms of the veins of the extremities. Surg. Gynec. Obstet. **76**, 41 (1943).

Mairano, M., R. Castagna e P. C. Monateri: L'importanza della flebografia nella diagnosi e nel trattamento della varici recidive. Minerva cardioangiol. (Torino) **2**, 291 (1954).

Málek, P., J. Kolc and A. Belán: Lymphography and the deep lymphatic system of the thigh. Acta radiol. (Stockh.) **51**, 422 (1959).

Manheimer, L. H., and L. M. Levin: Phlegmasia cerulea dolens. Angiology **5**, 472 (1954).

Mansberger, A. R., G. H. Yeager, R. M. Smelser and F. M. Brumback: Saphenofemoral junction anomalies. Surg. Gynec. & Obstet. **91**, 533 (1950).

Marchand, J. H., L. le Vizon, N. Barag et G. Clément: Technique simplifiée de la phlébographie. J. Radiol. Électrol. **38**, 125 (1957).

Marino, D. J., and M. Fuchs: Pathogenesis, diagnosis and management of thrombophlebitis. Geriatrics **13**, 307 (1958).

Mark, J.: Venography. Ann. Surg. **118**, 469 (1943).

MARKS, J., B. M. TRUSCOTT and J. FR. WITHY-COMB: Treatment of venous thrombosis with anticoagulants. Lancet 1954 II, 787.

MARQUÉS, E.: Thrombosis de venas varicosas por compresión de la vena iliaca externa, a nivel del arco crural, por lipoma subperitoneal. Angiologia 3, 108 (1951).

MARTIN, P.: Phlegmasia cerulea dolens. Brit. med. J. 1953 II, 1351.

— R. B. LYNN, J. H. DIBLE and I. AIRD: Peripheral vascular disorders. Edinburg and London: Livingstone 1956.

MARTIN, R. S., and R. S. McCLEERY: An improved method of venography for the preoperative evaluation of the postphlebitic extremity. Surgery 28, 322 (1950).

MARTINET, J. D.: Die retrograde Preßphlebographie. In R. MAY, u. R. NISSL: Die Phlebographie der unteren Extremität. Stuttgart: Georg Thieme 1959.

MARTORELL, F.: Les mécanismes de rétablissement de la circulation veineuse dans les obliterations iliaques post-phlebitiques. Presse méd. 51, 379 (1943).

— Trombosis por esfuerzo del miembro inferior. Rev. clin. esp. 14, 297 (1945).

— Varices. Su tratamiento basado en la flebografia. Editorial Labor, S. A. Barcelona 1946.

— Un nouveau cas d'ulcère hypertensif. Presse méd. 59, 1208 (1951).

— Trombosis venosas espontaneas. Angiologia 5, 59 (1953).

— Le syndrome du coup de fouet. Presse méd. 63, 522 (1955).

MARTORELL, F., T. ALONSO and V. SALLERAS: Treatment of post-poliomyelitic ulcerations of the legs with lumbar sympathectomy. Angiology 4, 118 (1953).

—, y A. MARTORELL: Anomalias de desague venoso como causa de recidiva de las varices operadas. Angiologia 1, 80 (1949).

MARX, H.: Pathologische Physiologie der Durchblutung. In M. RATSCHOW, Angiologie. Stuttgart: Georg Thieme 1959.

MASSELL, T. B., and J. ETTINGER: Phlebography in the localization of incompetent communicating veins in patients with varicose veins. Ann. Surg. 127, 1217 (1948).

—, and A. R. KRAUS: A physiological approach to the peripheral venous stasis. Angiology 1, 150 (1950).

MASSON, P.: Le glomus neuromyo-artériel des regions tactiles et ses tumeurs. Lyon chir. 21, 257 (1924).

— Les glomus neuro-vasculaires. Hermann et Cie., Paris 1937.

MATAS, R.: Primary thrombosis of the axillary vein caused by strain. Amer. J. Surg. 24, 642 (1934).

MATHIESEN, F. R.: The venous pressure in the lower limbs during tilting and „tilting" phlebography. Acta chir. scand. 108, 461 (1955).

— Tilt phlebography. Acta radiol. (Stockh.) 50, 430 (1958).

MATHIESEN, F. R.: Tilt phlebography of normal legs. Acta radiol. (Stockh.) 50, 493 (1958).

— Clinical manifestations of primary varicose veins. Acta chir. scand. 116, 155 (1958/59).

— Subclinical deep venous damage after sclerosing injection demonstrated by phlebography. Acta chir. scand. 118, 155 (1959).

MAURER, H.-J.: Zur Ätiologie und Therapie von Kontrastmittel-Zwischenfällen. Fortschr. Röntgenstr. 92, 60 (1960).

MAXIMOW, A. A., and W. BLOOM: A textbook of histology, 7th edit. Philadelphia and London: Saunders Company 1957.

MAY, R., u. R. NISSL: Über die „Venoskopie" der unteren Extremität. Fortschr. Röntgenstr. 76, 774 (1952).

— Die Phlebographie der unteren Extremität. Stuttgart: Georg Thieme 1959.

—, u. J. THURNER: Ein Gefäßsporn in der Vena iliaca communis sinistra als Ursache der überwiegend linksseitigen Beckenvenenthrombosen. Z. Kreisl.-Forsch. 45, 912 (1956).

— — The cause of the predominantly sinistral occurrence of thrombosis of the pelvic veins. Angiology 8, 419 (1957).

MAYO, C. H.: Treatment of varicose veins. Surg. Gynec. Obstet. 2, 385 (1906).

McCALLIG, J. J., and W. W. HEYERDALE: A basic understanding of varicose veins. J. Amer. med. Ass. 115, 97 (1940).

McCARTNEY, E. T., and A. S. LEWIS: Pulmonary embolism arising from the great saphenous vein. Brit. J. Surg. 37, 78 (1949).

McCLEERY, R. S., J. E. KESTERSON, J. A. KIRTLEY and R. B. LOVE: Subclavius and anterior scalene muscle compression as a cause of intermittent obstruction of the subclavian vein. Ann. Surg. 133, 588 (1951).

McLACHLIN, J., and J. C. PATERSON: Some basic observations on venous thrombosis and pulmonary embolism. Surg. Gynec. Obstet. 93, 1 (1951).

— — Die Ätiologie der Venenthrombose. Klin. Wschr. 36, 645 (1958).

McLAREN, J. W.: Soft tissue radiography. In J. W. McLAREN, Modern trends in diagnostic radiology, 3rd ser., p. 135. London: Butterworth & Co. 1960.

McLAUGHLIN, C. W., and A. M. POPMA: Intermittent obstruction of the subclavian vein. J. Amer. med. Ass. 113, 1960 (1939).

McMURRICH, J. P.: The valves of the iliac vein. Brit. med. J. 1906 II, 1699.

— Congenital adhesions in the common iliac veins. Anat. Rec. 1, 78 (1907).

McPHEETERS, H. O., and J. K. ANDERSON: Injection treatment of varicose veins and hemorrhoids, edit. 2, p. 323. Philadelphia 1939.

— C. E. MERKERT and R. A. LUNDBLAD: The mechanics of the reverse flow of blood in varicose veins as proved by blood pressure readings. Surg. Gynec. Obstet. 55, 298 (1932).

—, and C. O. RICE: Varicose veins. The circulation and direction of the venous flow. Surg. Gynec. Obstet. 49, 29 (1929).

McVay, Ch. B., and B. J. Anson: A fundamental error in current methods of inguinal herniorhaphy. Surg. Gynec. Obstet. **74**, 746 (1942).
— — Inguinal and femoral hernioplasty. Surg. Gynec. Obstet. **88**, 473 (1949).
—, and J. D. Chapp: Inguinal and femorals hernioplasty. Ann. Surg. **148**, 499 (1958).
Melchior, E., u. P. Melchior: Rapider Tod durch massive Blutversackung im Bein. (Phlegmasia caerulea dolens.) Bruns' Beitr. klin. Chir. **195**, 102 (1957).
Mellgren, J.: Ein Fall von Hyperparathyreoidismus mit multiplen Thrombosen. Upsala Läk.-Fören. Förh. **42**, 35 (1936).
Menegaux, G., L. Leger et P. Détrie: La médullographie osseuse. Presse méd. **61**, 1728 (1953).
Mentha, Ch.: Deux cas de maladie de Klippel-Trenaunay. Presse méd. **69**, 416 (1961).
Mériel, P., R. Ruffié, A. Fournié, R. Baux, G. Bastide et J. Gaubert: La phlébographie de la hanche. Presse méd. **63**, 1381 (1955).
Metzger, M., u. H. W. Spier: Ulcus cruris und Eiweißpermeabilität der Gefäße. Dtsch. med. Wschr. **78**, 1068 (1953).
Mills, E. S., and R. C. Bennetts: Phlegmasia cerulea dolens as a cause of gangrene of the fingers. Canad. med. Ass. J. **72**, 917 (1955).
Mirabel, L.: Migrating thrombophlebitis associated with malignant neoplasms. Canad. med. Ass. J. **70**, 34 (1954).
Mixter jr., G.: Respiratory augmentation of inferior vena cava flow demonstrated by a low-resistance phasic flowmeter. Amer. J. Physiol. **172**, 446 (1953).
Moberg, E.: The shoulder-hand-finger syndrome as a whole. Acta chir. scand. **109**, 284 (1955).
— The shoulder-hand-finger syndrome. Surg. Clin. N. Amer. **40**, 376 (1960).
Moberg, G.: On widespread subcutaneous calcifications in the connective tissue of the leg. Acta radiol. (Stockh.) **20**, 150 (1939).
Molen, H. R. van der: Le syndrome de Klippel-Trenaunay; angiomatose hypertrophiante, 6e phacomatose. Bull. Soc. franç. phlébol. **7**, 72 (1954).
Monder, H., et P. Huet: Angiomes musculaires. J. Chir. (Paris) **21**, 423 (1922).
Moore, H. D.: A new method of venography with particular reference to its use in varicose veins. Brit. J. Surg. **37**, 78 (1949).
— Deep venous valves in the aetiology of varicose veins. Lancet **1951 II**, 6671.
— An evaluation of venography and venous pressures in the study of the leg veins. Brit. J. Surg. **41**, 633 (1954).
Moore, R. F., and G. B. D. Scott: Gangrene of venous origin. Brit. J. Surg. **43**, 591 (1956).
Moreaux, L., A. Deuquet, H. Koenig et A. Destrée: La phlébographie des membres inférieurs (une technique de routine). J. de radiol. et d'electrol. **40**, 778 (1959).
Morgan, E. H., E. V. Allen and C. S. Mac Carty: Acute peripheral circulatory failure caused by acute venous thrombosis. Proc. Mayo Clin. **23**, 425 (1948).
Moro, G.: Über die Pathogenese und die zweckmäßigste Behandlung der Krampfadern der unteren Extremitäten. Bruns' Beitr. klin. Chir. **71**, 420 (1910).
Murphy, T. O., and D. A. Felder: The phlebographic pathology of the postphlebitic limb. Surgery **37**, 873 (1955).
— J. J. Haglin, E. C. Emerson and D. A. Felder: Popliteal vein ligation in the treatment of the lower limb stasis syndrome. Arch. Surg. **74**, 105 (1957).
Murray, M. R., and A. P. Stout: The glomus tumor investigation of its distribution and behavior and the identity of its „epiteloid" cell. Amer. J. Path. **18**, 183 (1942).
Myers, T. T.: Varicose veins, p. 636. Surgical treatment of varicose veins, p. 948. In Allen, Barker and Hines, Peripheral vascular diseases, 2nd edit. Philadelphia: W. B. Saunders Company 1962.
—, and J. C. Cooley: Varicose vein surgery in the management of the postphlebitic limb. Surg. Gynec. Obst. **99**, 733 (1954).
—, and J. M. Janes: Comprehensive surgical management of cavernous hemangioma of the lower extremity with special reference to stripping. Surgery **37**, 184 (1955).
Naegeli, Th., u. P. Matis: Die thromboembolische Krankheit. Ergebn. Orthop. Chir. **38**, 1 (1953).
Naide, M.: Spontaneous venous thrombosis in the legs of tall men. J. Amer. med. Ass. **148**, 1202 (1952).
—, and A. Sayen: Venospasm. Its part in producing the clinical picture of Raynaud's disease. Arch. intern. Med. **77**, 16 (1946).
Narath, A.: Über eine eigenartige Form von Hernia cruralis (praevascularis) im Anschluß an die unblutige Behandlung angeborener Hüftgelenkverrenkung. Langenbecks Arch. klin. Chir. **49**, 396 (1899).
Neij, S.: Traumatisk armstas. [Schwedisch.] Nord. Med. **20**, 1956 (1943).
— Till frågan om flebografier. Svenska Läk.-Tidn. **48**, 1518 (1951).
Nelson, W.: Phlegmasia cerulea dolens type reaction following retrograde vein injection of sodium morrhaute. Amer. Surg. **19**, 756 (1953).
Neumann, R.: Ursprungszentren und Entwicklungsformen der Bein-Thrombose. Virchows Arch. path. Anat. **301**, 708 (1938).
Nicholson, B. B.: Histopathology and etiology of varicose veins. Arch. Surg. (Chicago) **7**, 47 (1923).
Nilsson, N. J.: Eine oximetrische Methode zur Kreislaufzeitmessung am menschlichen Gehirn. Acta physiol. scand. **40**, 83 (1957).
Nisbet, N. W.: Congenital arteriovenous fistula in the extremities. Brit. J. Surg. **41**, 658 (1954).
Nobl, G.: Der variköse Symptomencomplex, 2. Aufl. Berlin u. Wien: Urban & Schwarzenberg 1918.

NORDENFELT, O.: Studien über Valsalvas Versuch in seiner Anwendung als „Bürgers Preßdruckprobe". Acta med. scand. 82, 465 (1934).

NORMAN, I. L., and E. V. ALLEN: The vascular complications of polycythemia. Amer. Heart J. 13, 257 (1937).

NORRIS, D. H.: The deeper structural changes arising from varicose ulceration. Surg. Gynec. Obstet. 30, 72 (1920).

NORTHWAY, R. O., and R. W. BUXTON: Ligation of the inferior vena cava. Surgery 18, 85 (1945).

NYLANDER, G.: Haemodynamics of the pelvic veins in incompetence of the femoral vein. Acta radiol. (Stockh.) 56, 369 (1961).

OCHSNER, A., and M. E. DE BAKEY: Thrombophlebitis and phlebothrombosis. Sth. Surg. 8, 269 (1939).

— The significance of phlebothrombosis and thrombophlebitis in orthopaedic surgery. J. Bone Jt Surg. 23, 788 (1941).

— Postphlebitic sequelae. J. Amer. med. Ass. 139, 423 (1949).

ÖDMAN, P.: Notes on the technique in phlebography of the thigh. Acta radiol. (Stockh.) 38, 367 (1952).

— Percutaneous selective angiography of the main branches of the aorta. Acta radiol. (Stockh.) 45, 1 (1956).

OELBAUM, M. H., and S. J. STRICH: Thrombophlebitis migrans and carcinoma of body and tail of pancreas. Brit. med. J. 1953 II, 957.

OGDEN, E., and R. S. SHERMAN: Physiologic considerations in the care of patients with varicose veins. Arch. Surg. 52, 402 (1946).

OGILVIE, H.: Men of two worlds. Arch. Surg. 61, 7 (1950).

OLDBY, N.: Axillarventrombos. [Schwedisch.] Nord. med. 59, 413 (1958).

OLIVIER, CL.: Le rétablissement de la circulation après phlébite du membre inférieur. Presse méd. 53, 433 (1945).

— Phlébographie et traitement des varices symtomatiques d' une phlébite ancienne et profonde. Presse méd. 56, 678 (1948).

— La désobstruction des veines après phlébite du membre inférieur. Presse méd. 57, 946 (1949).

— Technique de la radiographie de la veine cave inférieure. Mém. Acad. Chir. 77, 324 (1951a).

— Les thromboses anciennes des veines iliaques primitives et externes. Presse méd. 59, 1753 (1951b).

— Les varices symptomatiques de malformations vasculaires. Presse méd. 86, 1822 (1955).

— Maladies des veines. Paris: Masson & Cie. 1957.

— La ligature des veines communicantes de jambe. J. Chir. 76, 137 (1958).

—, et G. LORD: Les phlébites ambulatoires des veines profondes au membre inférieur. Presse méd. 62, 457 (1954).

—, et G. SABATIER: Les phlébites anciennes des membres inférieurs propagées à la veine cave inférieure. Presse méd. 59, 948 (1951).

O'LOUGHLIN, B. J.: Roentgen visualization of the inferior vena cava. Amer. J. Roentgenol. 58, 617 (1947).

OLOW, J.: Sur un détail concernant le diagnostic de la thrombose crurale. Acta obstet. gynec. scand. 10, 159 (1930).

OLSSON, OLLE: Contrast media in diagnosis and the attendant risks. Acta radiol. (Stockh.) Suppl. 116, 75 (1954).

OLSSON, OLOF: Abdominal wall varices secondary to thrombosis of the iliac vein. Acta chir. scand. 97, 148 (1949).

OPPENHEIMER, B. S.: Vascular occlusion in polycythemia vera. Trans. Ass. Amer. Phycns 44, 338 (1929).

OSIUS, E. A.: Acute massive venous occlusion. Arch. Surg. (Chicago) 65, 19 (1952).

OTTO, K., u. H. WERNER: Phlebographische Differentialdiagnose bei Stauungserscheinungen im Zuflußgebiet der Vena cava superior. Fortschr. Röntgenstr. 99, 473 (1963).

— — u. P. C. ALNOR: Leistungsfähigkeit der klinischen und röntgenologischen Diagnostik bei Varicosis. Bruns' Beitr. klin. Chir. 203, 234 (1961).

OZANAM, CH.: De la circulation veineuse par influence. C. R. Acad. Sci. (Paris) 93, 92 (1881).

PÄSSLER, H. W.: Die Angiographie zur Erkennung, Behandlung und Begutachtung peripherer Durchblutungsstörungen. Stuttgart: Georg Thieme 1952.

PAGET, J.: On gouty and some other forms of phlebitis. St. Barth. Hosp. Rep. 2, 82 (1866).

— Clinical lectures and essays, 2. edit. London 1879.

PALLIN, G.: The differential diagnosis: arterial embolism — venous thrombosis. Acta chir. scand. 65, 558 (1929).

PARAMORE, R. H.: The intra-abdomino-pelvic pressure in man. Lancet 1911 II, 1677.

PARKER, J. M., P. E. RUSSO and D. L. OESTERREICHER: Investigation of cause of lymphedema of the upper extremity after radical mastectomy. Radiology 59, 538 (1952).

PARONA, F.: Della legatura della vena poplitea nelle varici alle gambe. Policlinico, Sez. chir. 11, 349 (1904).

PENDERGRASS, H. P., R. L. TONDREAU, E. P. PENDERGRASS, D. J. RITCHIE, E. A. HILDRETH and S. J. ASKOVITZ: Reactions associated with intravenous urography: historical and stastical review. Radiology 71, 1 (1958).

PEREIRA, A. DE SOUSA: The innervation of the veins. Surgery 19, 731 (1946).

PERLICK, E., u. H. BÖDECKER: Die Beeinflussung der Erythrozyten- und Kapillarresistenz der Permeabilität und der Plasma-Antithrombin-Aktivität durch Venostasin. Münch. med. Wschr. 1951, 1465.

PERLOW, S., and J. L. DANIELS: Venous thrombosis and obscure visceral carcinoma. Arch. intern. Med. 97, 184 (1956).

PERNKOPF, E.: Topographische Anatomie des Menschen, Bd. I/1. Berlin u. Wien: Urban & Schwarzenberg 1943.

Perret, H.: La phlébographie. Helv. chir. Acta 17, 269 (1950).
— Le traitment chirurgical du complexe variqueux. Rev. méd. Suisse rom. 73, 295 (1953).
Perroy, A., J. D. Martinet et G. Sapin: La phlébographie dynamique „A contre-courant", fémorale et poplitée. J. Radiol. Électrol. 35, 789 (1954).
Perthes, G.: Über die Operation der Unterschenkelvaricen nach Trendelenburg. Dtsch. med. Wschr. 21, 253 (1895).
Petkovic, S.: Darstellung der Beckenvenen durch verschiedene Wege. Fortschr. Röntgenstr. 79, 739 (1953).
Piccóli, B., e A. Ruggiero: Osservazioni clinica-sperimentali sull'azione dei liquidi radioopachi sulla parete venosa. G. ital. chir. 8, 34 (1952).
Pico, C.: L'azione sulla parete venosa di alcuni liquidi radio-opachi usati per l'indagine flebografica. Minerva chir. (Torino) 12, 216 (1957).
Piorry, P. A.: Recherches sur l'influence de la pesanteur sur le cours du sang, diagnostic de la syncope et de l'apoplexie, cause et traitement de la syncope. Arch. gén. Méd. 12, 527 (1826).
Pirner, F.: Über die Bedeutung, Form und Art der Klappen in den Venae communicantes der unteren Extremität. Anat. Anz. 103, 450 (1956).
— Über örtliche Venenveränderungen am Fuß. Chirurg 32, 310 (1961).
Piulachs, P.: Considérations physiopathologiques sur les anéurysmes artério-veineux. Sem. Hôp. Paris 27, 2787 (1951).
—, et J. M. Biel: Considération pathogéniques sur les varices de la grossesse. Lyon chir. 47, 263 (1952).
—, e A. Modolell: L'angiochimografia. Minerva cardioangiol. (Torino) 4, 203 (1956).
—, et F. Vidal-Barraquer: Les ulcères de jambe au cours de la maladie de Raynaud. Presse méd. 59, 1197 (1951).
— — Pathogenic study of varicose veins. Angiology 4, 59 (1953).
Pleasant, J. H.: Obstruction of the inferior vena cava with a report of eighteen cases. Johns Hopk. Hosp. Rep. 16, 363 (1911).
Poilleux, F., L. Leger et M. Merlier: A propos de 4 cas de thrombophlébite dite par effort du membre superieur. Mém. Acad. Chir. 75, 36 (1949).
Poirault, A.: Les lésions des os de la jambe au cours des ulcères variqueux. J. Radiol. Électrol. 37, 531 (1956).
Poiseuille, J. L. M.: Recherches sur les causes du mouvement du sang dans les veins. J. Physiol. exp. path. 10, 277 (1829).
Pollack, A. A., B. E. Taylor, E. H. Wood and T. T. Myers: The effects of exercise and body position on the venous pressure at the ankle in patients having venous valvular defects. J. clin. Invest. 28, 559 (1949).
—, and E. H. Wood: Venous pressure in the saphenous vein at the ankle in man during exercise and changes in posture. J. appl. Physiol. 1, 649 (1949).

Pomeranz, M. M., and I. S. Tunick: Varicography. Surg. Gynec. Obstet. 57, 689 (1933).
Pons, H.: Gangrène de la jambe consécutive à une thrombose de la veine fémorale. Bull. Soc. anat. Paris 7, 645 (1905).
Poulain, E.: Du role de l'uricémie dans la pathogénie des phlébites constitutionelles. Gaz. Hôp. (Paris) 81, 915 (1908).
Powell, T., and R. B. Lynn: The valves of the external iliac, femoral and upper third of the popliteal veins. Surg. Gynec. Obstet. 92, 453 (1951).
Pratt, G. H.: Arterial varices. A syndrom. Amer. J. Surg. 77, 456 (1949).
— An early sign of femoral thrombosis. J. Amer. med. Ass. 140, 476 (1949).
Prerovsky, I., J. Linhart u. R. Dejdar: Krankheiten der tiefen Venen der unteren Gliedmaßen. Jena: Gustav Fischer 1960.
Puchelt, F. A. B.: Das Venensystem in seinen krankhaften Verhältnissen, S. 286. Leipzig: F. A. Brockhaus 1818.
Puglionisi, A., et V. Giabbani: Trois cas de gangrène des membres d'origine veineuse. Phlébologie 13, 155 (1960).
Purschke, H.: Die fulminante tiefe Venenthrombose. Chirurg 31, 327 (1960).
Rabaiotti, A.: Un metodo di venografia: la flebografia „ortostaticodinamica". Ann. Radiol. diagn. (Bologna) 28, 423 (1955).
Raivio, E. V. L.: Untersuchungen über die Venen der unteren Extremitäten mit besonderer Berücksichtigung der gegenseitigen Venenverbindungen zwischen den oberflächlichen und tiefen Venen. Ann. Med. exp. Fenn. 26, Suppl. 4 (1948).
Rappert, E.: Was leistet die chirurgische Therapie der Varizen und das Ulcus cruris? Medizinische 1958 II, 907.
Ratschow, M.: Uroselektan in der Vasographie unter spezieller Berücksichtigung der Varicographie. Fortschr. Röntgenstr. 42, 37 (1930).
— Leistung und Bedeutung der Vasographie als Funktionsprüfung der peripheren Blutgefäße. Fortschr. Röntgenstr. 55, 253 (1937).
— Zur Therapie von Permeabilitätsstörungen bei Gefäßkrankheiten. Ther. d. Gegenw. 90, 129 (1951).
— Über den Gefäßschmerz. Acta neuroveg. (Wien) 7, 328 (1953).
— Angiologie. Stuttgart: Georg Thieme 1959.
—, u. H. M. Hasse: Zur Indikation der Angiographie der Gliedmaßen. Münch. med. Wschr. 16, 519 (1955).
—, u. D. Thüre: Zur Wirkung des Butazolidins auf die peripheren Gefäße und seine Eignung in der Behandlung von Thrombophlebitiden und Thrombosen. Medizinische 1957 I, 359.
Reboul, H.: Rapport sur la gangrène des extrémités d'origine veineuse. Phlébologie 13, 145 (1960).
Recklinghausen, H. v.: Unblutige Blutdruckmessung. Naunyn-Schmiedeberg's Arch. exp. Path. Pharmak. 55, 463 (1906).

REESE, H. L., R. P. DARROW and M. L. CULLEN: Calf muscle blood flow, before and after operation and during various normal and pathologic states. Surg. Gynec. Obstet. **92**, 751 (1951).

REICHERT, F. L.: The regeneration of the lymphatics. Arch. Surg. (Chicago) **13**, 871 (1926).

REID, M. R.: Studies on abnormal arteriovenous communications, acquired and congenital. I—II. Arch. Surg. (Chicago) **10**, 601, 996 (1925).

— Abnormal arteriovenous communications, acquired and congenital. III—IV. Arch. Surg. (Chicago) **11**, 25, 237 (1925).

REINHARDT, K.: Verkalkungen und Verknöcherungen am Unterschenkel bei Venenerkrankungen. Fortschr. Röntgenstr. **98**, 65 (1963).

REINHAREZ, D.: La phlebographie des membres inférieurs. Bull. Soc. franç. Phlébol. **15**, 75 (1962).

REUS, H. D., et M. VINK: De betekenis van arterioveneuze anastomosen voor het ontstaan van varices. J. belge Radiol. **38**, 51 (1955).

RIBBERT, V. A.: Über Bau, Wachstum und Genese der Angiome, nebst Bemerkungen über Cystenbildung. Virchows Arch. path. Anat. **151**, 381 (1898).

RIBBING, S.: Une source d'erreurs négligée dans l'interprétation des pyelographies. Acta radiol. (Stockh.) **14**, 545 (1933).

RICHTER, W.: Zur Klinik postthrombotischer Folgezustände an den unteren Gliedmaßen Beitr. klin. Chir. **196**, 82 (1958).

RIEDEL, B.: Über die linksseitige Schenkelvenenthrombose nach der Laparotomie. Langenbecks Arch. klin. Chir. **66**, 977 (1902).

RIVA, G.: Die Klinik der Ödeme. Helv. med. Acta **23**, 359 (1956).

RIVLIN, S.: Gravitational leg ulcers in the elderly. Lancet **1958 I**, 1368.

ROCKE ROBERTSON, H., M. SKARE and J. E. McGOVERN: Venographic studies in the postphlebitic limb. J. int. coll. Surg. **12**, 516 (1949).

ROELCKE, KARL: Ein Beitrag zur Funktion der Venenklappen. Inaug.-Diss. Kiel 1934.

RÖSSLE, R.: Über die Bedeutung und die Entstehung der Wadenvenenthrombosen. Virchows Arch. path. Anat. **300**, 180 (1937).

ROGOFF, S. M., and J. A. DEWEESE: Phlebography of the lower extremity. J. Amer. med. Ass. **172**, 1599 (1960).

ROMANUS, R.: Pelvo-spondylitis ossificans in the male and genito-urinary infection. Acta med. scand. **1953**, Suppl., 280.

ROMIEU, CL., H. POURQUIER, H. PUJOL et J. L. VIALA: La jugolographie. Son intérét dans les tumeurs ganglionmaires du cou. J. Radiol. Électrol. **40**, 576 (1959).

ROMINGER, C. J.: The normal axillary venogram. Amer. J. Roentgenol. **80**, 217 (1958).

ROSENTHAL, W. J.: Über Thrombose an der oberen Extremität nach Anstrengungen. Dtsch. Z. Chir. **127**, 405 (1912).

ROUSSAK, N. J., and J. D. HEPPLESTON: Obstruction of the inferior vena cava by a leiomysarcoma. Lancet **259**, 853 (1950).

RUNGE, H.: Über den Venendruck in Schwangerschaft, Geburt und Wochenbett. Arch. Gynäk. **122**, 142 (1924).

RUSSO, P. E., J. M. PARKER and H. H. MATHEWS: Changes of the axillary vein after radical mastectomy. Sth. med. J. (Bgham, Ala.) **47**, 430 (1954).

SACK, E.: Über Phlebosklerose und ihre Beziehungen zur Arteriosklerose. Virchows Arch. path. Anat. **112**, 403 (1888).

SALLERAS, V.: Flebografia funcional retrógrada percutánea. Angiologia **4**, 179 (1952).

SALZMAN, F. A., and R. E. WISE: Intraosseous venography. Recent modification in technique. Surg. Clin. N. Amer. **40**, 825 (1960).

SAMPSON, J. J., J. B. DE C. M. SAUNDERS and C. S. CAPP: Compression of the subclavian vein by the first rib and clavicle, with special reference to the prominence of chest veins as a sign of collateral circulation. Amer. Heart J. **19**, 292 (1940).

SANDAA, E.: Orthoroentgenographic measurement of long bones. Acta orthop. scand. **22**, 76 (1952).

SANDBLOM, PH.: Postoperative Thromboembolism. Spectrum **4**, 43 (1960).

SANDEGÅRD, E.: Några erfarenheter av retrograd phlebografi och resektion av vena femoralis superficialis vid underbensbesvär av posttrombotisk typ. [Schwedisch.] Nord. Med. **41**, 560 (1949).

— Resultaten av delning av vena femoralis superficialis vid cirkulationsrubbningar av posttrombotisk typ. [Schwedisch.] Nord. Med. **45**, 942 (1951).

SANDSTRÖM, C.: Contrast media for kidneys, heart and vessels, and their toxicity. Acta radiol. (Stockh.) **39**, 281 (1953).

— Secondary reactions from contrast media and the allergy concept. Acta radiol. (Stockh.) **44**, 233 (1955).

SARTORI, C.: Die Blutgerinnung bei der venösen Stase. Münch. med. Wschr. **1958**, 481.

SAVAGE, J. P.: The role of reflex spasm in the pathogenesis of venous ischemia. Surg. Gynec. Obstet. **113**, 47 (1961).

SAWYER, P. N., and J. W. PATE: Bio-electric phenomena as etiological agents in intravascular thrombosis. Surgery **34**, 491 (1953).

SCHADE, H., u. O. HEPP: Die Pulsationsübertragung von der Arterie auf die Vene und ihre Bedeutung für den Blutkreislauf. Z. Kreisl.-Forsch. **28**, 133, 153 (1936).

—, u. TH. WOHLLEBEN: Über den Röntgennachweis der Pulsationsübertragung von Arterie auf Vene. Klin. Wschr. **12**, 296 (1933).

SCHAEFER, W.: Über Blutuntersuchungen bei Varizen. Langenbecks klin. Chir. **136**, 661 (1925).

SCHATZ, I. J., and G. FINE: Venous aneurysms. New Engl. J. Med. **266**, 1310 (1962).

SCHEELE, J., u. P. MATIS: Zur Frage der Venostasinwirkung unter Berücksichtigung der Therapie und Prophylaxe der thromboembolischen Krankheit. Medizinische **1952**, Nr 20, 35.

Schilling, W.: Über Phlebosklerose, ihre Entstehungsweise und Ursachen. Virchows Arch. path. Anat. **262**, 658 (1926).

Schink, W.: Phlebolithen im kavernösen Hämangiom des Säuglings. Fortschr. Röntgenstr. **76**, 115 (1952).

Schmidt, W.: Die Vasographie mit Uroselectan, eine Methode zur röntgenologischen Darstellung und Funktionsprüfung des peripheren Kreislauf. Chirurg **2**, 652 (1930).

Schmier, A. A.: Sclerotizing injections in varices of the lower extremities. J. Amer. med. Ass. **94**, 1222 (1930).

Schmitt, H. G.: Verkalkungen in Varizen. **14**, 65 (1942).

Schobinger, R.: Intraosseous venography of the atlas. Angiology **8**, 428 (1957).

— Intraosseous venography. Angiology **11**, 283 (1960a).

— Intraosseous venography. New York: Grune & Stratton 1960b.

— Angiographic observations on arteriosclerotic venopathy of the inferior vena cava. Angiology **12**, 98 (1961).

Schorr, S., A. Hochmann and M. Fraenkél: Phlebographic study of the swollen arm following radical mastectomy. J. Fac. Radiol. (Lond.) **6**, 104 (1954).

Schott, E.: Die Druckverhältnisse in den Venen der unteren Extremitäten. Münch. med. Wschr. **73**, 227 (1926).

Schrötter, L. v.: Erkrankungen der Venen. In H. Nothnagels Handbuch der Pathologie und Therapie. Wien 1884.

Schüssler, R., u. G. Heinen: Die Phlebographie des Uterus. Fortschr. Röntgenstr. **98**, 610 (1963).

Schütz, W.: Störungen des Knochenwachstums bei ausgedehnten Hämangiomen. Langenbecks Arch. klin. Chir. **272**, 385 (1952).

Schulze, W.: Über die anatomischen Bedingungen für die Metastasierung bei der Allgemeininfektion. Dtsch. Z. Chir. **239**, 34 (1933).

Schwartz, Ed.: Varices. In: LeDentu et Delbet, Traité de Chirurgie, Tome 4, p. 377. Paris: Baillière & Fils 1897.

Schwarz, E.: Die Krampfadern der unteren Extremität mit besonderer Berücksichtigung ihrer Entstehung und Behandlung. Ergebn. Chir. Orthop. **27**, 256 (1934).

Schwarz, G.: Phlebitis migrans (non syphilitica). Virchows Arch. path. Anat. **182**, 178 (1905).

Schweitzer, H.: Thrombose bei Chlorose. Virchows Arch. path. Anat. **152**, 337 (1898).

Scott, H. W., and J. F. Roach: Phlebography of the leg in the erect position. Ann. Surg. **134**, 104 (1951).

Scully, R. E., and C. W. Hughes: The pathology of ischemia of sceletal muscle in man. Amer. J. Path. **32**, 805 (1956).

Seeger, S. J., and W. Milwaukee: Congenital arteriovenous anastomoses. Surgery **3**, 264 (1938).

Seiro, V.: Über Blutdruck und Blutkreislauf in den Krampfadern der unteren Extremitäten. Acta chir. scand. **80**, 41 (1938).

Seldinger, S. I.: Catheter replacement of the needle in percutaneous arteriography. A new technique. Acta radiol. (Stockh.) **39**, 368 (1953).

Serafini, G.: Sulle varietà dell'ernia crurale e particolarmente sull'ernia crurale retrovascolare intravaginale e sull'ernia pettinea. Policlinico, Sez. chir. **24**, 230, 264 (1917).

Serra, P.: La phlebographie médullaire et ses possibilités. Sem. méd. (Paris) **1952**, 49.

Serre, H., L. Simon, J. Vidal et M. Vialla: La part vasculaire dans la pathogénie de l'ostéonécrose primitive de la tête femorale de l'adulte. J. Radiol. Électrol. **42**, 606 (1961).

Servelle, M.: La veinographie va-t-elle nous permettre de démembrer. Presse méd. **53**, 353 (1945).

— Les voies de suppléance dans les obliterations veineuses. Arch. Mal. Cœur **39**, 2 (1946).

— Des malformations veineuses congénitales. Arch. Mal. Cœur **40**, 125 (1947).

— Les malformations congenitales des veines. Rev. Chir. (Paris) **87**, 88 (1949).

— Étude de 420 cas de séquelles de phlébite. Rev. Chir. (Paris) **88**, 198 (1950).

— Pathologie vasculaire. Masson & Cie. Paris 1952.

—, et P. Trinquecoste: Des angiomes veineux. Arch. Mal. Cœur **41**, 436 (1948).

Sevastikoglou, J.: A simple application of orthoroentgenography. Acta orthop. scand. **22**, 80 (1952).

Sevitt, S.: Aetiology and pathogenesis of deep vein thrombosis. Lancet **1960I**, 384.

—, and N. G. Gallagher: Prevention of venous thrombosis and pulmonary embolism in injured patients. Lancet **1959II**, 981.

Sgalitzer, M.: Unterscheidung funktioneller und organischer Erkrankungen der Extremitätenarterien durch die Röntgenuntersuchung. Das Doppelinjektionsverfahren. Fortschr. Röntgenstr. **56**, 387 (1937).

— V. Kollert u. R. Demel: Kontrastdarstellung der Venen im Röntgenbilde. Klin. Wschr. **1931**, 1659.

Sharpey-Schafer, E. P.: Effects of Valsalva's manoeuvre on the normal and failing circulation. Brit. med. J. **1955I**, 693.

Sherman, R. S.: Varicose veins. Ann. Surg. **120**, 772 (1944).

— Varicose veins. Ann. Surg. **130**, 218 (1949).

—, and W. G. Selakovich: Bone changes in chronic circulatory insufficiency. J. Bone Jt Surg. A **39**, 892 (1957).

Shumacker, H. B.: Radiologic method for demonstrating incompetency of the valves of the femoral vein. Surg. Clin. N. Amer. **29**, 1692 (1949).

— The diagnosis of thrombo-embolic disease. Amer. Surg. **18**, 565 (1952)

— T. C. Moore and J. A. Campbell: Functional venography of the lower extremities. Surg. Gynec. Obstet. **98**, 257 (1954).

Sicard, J. A., et G. Forestier: Injections intravasculaires d'huile iodée sous contrôle radiologique. C. R. Soc. Biol. (Paris) **88**, 1200 (1923).

SICARD, J. A., et J. FORESTIER: Méthode générale d'exploration radiologique par l'huile iodée (lipiodol). Bull. Soc. méd. Hôp. Paris **46**, 463 (1922).

— — Injektions intravasculaires d'huile iodée pour le contrôle radiologique. Presse méd. **31**, 446 (1923).

SIGG, K.: Zur Behandlung der Venenthrombose mit Butazolidin. Schweiz. med. Wschr. **85**, 261 (1955).

— Varicen, Ulcus cruris und Thrombose. 2. Aufl. Berlin-Göttingen-Heidelberg: Springer 1962.

SILVA, M. DA, u. H. NEVES: Über einen Fall von Klippel-Trenaunayschen Symptomenkomplex, der erfolgreich mit Röntgenstrahlen behandelt wurde. Fortschr. Röntgenstr. **90**, 475 (1959).

SMEDAL, M. I., and J. A. EVANS: The cause and treatment of edema of the arm following radical mastectomy. Surg. Gynec. Obstet. **111**, 29 (1960).

SMIRK, F. H.: Observations on the causes of oedema in congestive heart failure. Clin. Sci. **2**, 317 (1936).

SMITH, E., and PH. ROSENBLATT: Venospasm an early and late manifestation of poliomyelitis. Angiology **3**, 283 (1952).

SOBOTTA, J., u. H. BECHER: Atlas der deskriptiven Anatomie des Menschen, 13. Aufl. München u. Berlin: Urban & Schwarzenberg 1956.

SÖRENSEN, F.: Phlebographic demonstration of incompetent communicating veins in the lower leg. Acta chir. scand. **107**, 567 (1954).

SONNTAG, E.: Das Rankenangiom, sowie die genuine diffuse Phlebarteriektasie und Phlebektasie. Ergebn. Chir. Orthop. **11**, 99 (1919).

— Über genuine diffuse Phlebectasie am Bein. Münch. med. Wschr. **1919**, 155.

SPALTEHOLZ, W.: Handatlas der Anatomie des Menschen, 8. Auf. Leipzig: S. Hirzel 1918. 14. Aufl. Leipzig: S. Hirzel 1939.

SPEED, K.: Observations of inguinal lipomata based on 154 herniotomies. Surg., Gynec. Obstet. **19**, 373 (1914).

SPEYER, B.: Phlebografische demonstratie van de communicerende venen van het onderbeen. J. belge Radiol. **41**, 184 (1958).

SPIESS, H.: Die Knochenmarkinfusion mit Kontrastflüssigkeit im Röntgenbilde. Mschr. Kinderheilk. **9**, 217 (1950).

SPROUL, E. E.: Carcinoma and venous thrombosis: the frequency of association of carcinoma in the body or tail of the pancreas with multiple venous thrombosis. Amer. J. Cancer **34**, 566 (1938).

STACKELBERG, B., J. LIND and C. WEGELIUS: Absence of inferior vena cava diagnosed by angiocardiography. Cardiologia (Basel) **21**, 583 (1952).

STALKER, L. K., and W. W. HEYERDALE: Factors im recurrence of varicosities following treatment. Surg. Gynec. Obstet. **71**, 723 (1940).

STAMM, H.: Beeinflussung der venösen Rückflußgeschwindigkeit. Medizinische **1957**, Nr 24, 904.

STANTON, J. R., E. D. FREIS and R. W. WILKINS: The acceleration of linear flow in the deep veins of the lower extremity of man by local compression. J. clin. Invest. **28**, 553 (1949).

STARKLOFF, G. B., E. M. BRICKER, J. J. McDONALD and L. T. LITZOW: Proximal femoral venography. Ann. Surg. **131**, 413 (1950).

STAUBESAND, J.: Der Feinbau des Glomus coccygicum und der Glomerula caudalia. Acta anat. (Basel) **19**, 105, 209, 309 (1953).

— Funktionelle Morphologie der Arterien, Venen und arterio-venösen Anastomosen. In M. RATSCHOW, Angiologie. Stuttgart: Georg Thieme 1959.

—, u. W. RULFFS: Die Klappen kleiner Venen. Z. Anat. Entwickl.-Gesch. **120**, 392 (1958).

STECKEN, A., u. H. OPITZ: Über das kombinierte Auftreten eines arterio-venösen Lungenaneurysmas bei Telangiektasia haemorrhagica hereditaria (al. Osler) mit einer Osteopoikilie. Fortschr. Röntgenstr. **80**, 236 (1954).

STEIGLEDER, G. K.: Die Gefäße der Haut. In Handbuch der allgemeinen Pathologie, Bd. III, Teil 2. Berlin: Springer 1960.

STEIN, A. H., H. C. MORGAN and R. F. PORRAS: The effect of pressor and depressor drugs on intramedullary bone-marrow pressure. J. Bone Jt Surg. A **40**, 1103 (1958).

STEIN, I. D.: Inhibition of experimental venous thrombosis. Angiology **6**, 403 (1955).

STEINBACH, H. L.: Identification of pelvic masses by phlebolith displacement. Radiology **83**, 1063 (1960).

STEINER, C. A., and L. H. PALMER: A simplification of the diagnosis of varicose veins. Ann. Surg. **127**, 362 (1948).

STEUDEL, I.: Die Entdeckung der Venenklappen. Dtsch. med. Wschr. **1955**, 1913.

STOCK, E.: Diffuse systemic angiomata. Brit. J. Surg. **41**, 273 (1953).

STOUT, A. P.: Solitary cutaneous and subcutaneous leiomyoma. Amer. J. Cancer **29**, 435 (1937).

STRAIN, W. H., S. M. ROGOFF and A. MAURITZEN: The opaque media: Nomenclature, chemical formulas, bibliography. In: H. L. ABRAMS, Angiography, p. 29. Boston: Little, Brown & Co. 1961.

STÜRUP, H., and I. C. HÖJENSGÅRD: Venous pressure in varicose veins in patients with incompetent communicating veins. Acta chir. scand. **99**, 518 (1950a).

— Venous pressure in the deep veins of the lower extremity of patients with primary and post-trombotic varicose veins. Acta chir. scand. **99**, 528 (1950b).

STUHL, L., C. DRAMEZ, J. TOURNIER et C. GALINE: La place du retour veineux dans les artériographies des membres inféerieurs. Presse méd. **1961 II**, 905.

STULZ, E., et CH. FROEHLICH: Les thromboses veineuses post-traumatiques du membre inférieur. Presse méd. **60**, 1432 (1952).

SÜSSE, H. J.: Angiographische Untersuchungen bei der Ostitis deformans Paget. Fortschr. Röntgenstr. **83**, 498 (1955).

Süsse, H. J.: Gefahren und Technik der Osteomyelographie und transossalen Venographie.
Fortschr. Röntgenstr. 85, 181 (1956).
—, u. G. Aurig: Über die transossale Venographie. Zbl. Chir. 79, 596 (1954).
Sundin, T.: The influence of body posture on the
urinary excretion of adrenalin and noradrenalin. Acta med. scand. 154, Suppl., 313
(1956).
Swartley, W. W., S. D. Weeder and E. F.
McLaughlin: Thrombosis and gangrene of
right arm, associated with polycythemia vera:
its relation to „effort thrombosis". Ann. Surg.
116, 184 (1942).
Swick, M.: Darstellung der Niere und Harnwege
im Röntgenbild durch intravenöse Einbringung
eines neuen Kontraststoffes, des Uroselektans.
Klin. Wschr. 8, 2087 (1929).
Sylvan, T.: Försök till flebografisk funktionsdiagnostik. [Schwedisch.] Nord. Med. 43,
518 (1950).
— Percutaneous retrograde phlebography of the
leg. Acta radiol. (Stockh.) 36, 66 (1951).
Szilagyi, D. E., and J. F. Alsop: Early and late
sequelae of therapeutic vein ligation for thrombosis of veins of lower limbs. Arch. Surg.
(Chicago) 59, 633 (1949).
Tagariello, P.: Value of phlebography in the
diagnosis of intermittent obstruction of the
subclavian vein. J. int. Coll. Surg. 17, 789
(1952a).
— El valor diagnóstico de las imágenes flebo-
gráficas en la „obstrucción intermitente de la
vena subclavia". Angiologia 4, 1 (1952b).
— Gangrene degli arti inferiori da ostruzione
trombotica massiva del letto venoso senza
concomitanti ostruzioni arteriose. Minerva
med. (Torino) 43, 500 (1952c).
Takats, G. de: Trombo-Embolism. J. int. Chir.
8, 903 (1948).
— Vascular surgery. London: W. B. Saunders
Company 1959.
—, and G. W. Graupner: Division of the popliteal vein in deep venous insufficiency of the
lower extremities. Surgery 29, 342 (1951).
—, and P. L. Marcus: Venous thrombosis. Arch.
intern. Med. 70, 495 (1942).
Tanyol, H.: The contribution of excessive consumption of alcohol to the development of
varicose veins. Surgery 48, 1061 (1960).
Thoenes, E.: Multiple Venenthrombosen, ein
bisher unbekanntes Frühsymptom bei Pan-
kreaskarzinomen. Münch. med. Wschr. 79,
1677 (1932).
Thomas, J. W., H. E. Taylor and W. J. O'Donnell: Thrombophlebitis migrans. Canad. med.
Ass. J. 69, 40 (1953).
Thomas, M. A., and G. Fine: Leiomyosarcoma of
veins. Cancer (Philad.) 13, 96 (1960).
Thompson, A. W., and J. C. Shafer: Congenital
vascular anomalies. J. Amer. med. Ass. 145,
869 (1951).
Tichy, V. L.: Prevention of venous thrombosis
and pulmonary embolism by electrical stimulation of leg muscles. Surgery 26, 109 (1949).

Tilling, G.: The vascular anatomy of long bones.
A radiological and histological study. Acta
radiol. (Stockh.) Suppl. 161 (1958).
Tinozzi, F. P.: La flebografia nello studio delle
recidive di varici. Minerva cardioangiol.
(Torino) 4, 44 (1956).
Tiwisina, Th.: Der Achselvenenstau, seine Er-
kennung, Behandlung und Begutachtung.
Chirurg 24, 292 (1953).
Tocantins, L. M., and J. F. O'neill: Infusions
of blood and other fluids into the general
circulation via the bone marrow. Surg. Gynec.
Obstet. 73, 281 (1941).
Töndury, G.: Angewandte und topographische
Anatomie, 2. Aufl. Stuttgart: Georg Thieme
1959.
—, u. E. Weibel: Über das Vorkommen von
Blutgefäßanastomosen in menschlichen Lun-
gen. Schweiz. med. Wschr. 80, 265 (1956).
Tori, G.: Phlébographie de la veine cave in-
férieure par voie transépineuse. Presse méd.
64, 595 (1956).
Toth, F., J. Kelemen u. I. Szatai: Die sog.
„Überanstrengungsthrombose" der V.axillaris.
Fortschr. Röntgenstr. 99, 484 (1963).
Tournay, R., et P. Wallois: Les varices de la
grossesse. L'expansion scient. franç. Paris 1948.
Trémolières, F., et P. Veran: Syndrome d'
oblitération artérielle du membre inférieur
droit apparu au cours d'une phlébite super-
ficielle et profonde avec embolies pulmonaires.
Bull. méd. (Paris) 43, 1101 (1929).
Trendelenburg, F.: Über die Unterbindung der
Vena saphena magna bei Unterschenkelvarizen.
Bruns' Beitr. klin. Chir. 7, 195 (1890).
Trousseau, A.: Phlegmasia alba dolens. Clin.
méd. Hôtel-Dieu 3, 652 (1868).
Trout, H. H.: Ulcers due to varicose veins and
lymphatic blockage. Arch. Surg. (Chicago) 18,
2280 (1929).
Trzebicky, R., u. St. Karpinski: Über die Zu-
lässigkeit der Unterbindung der Schenkelvene.
Langenbecks Arch. klin. Chir. 45, 642 (1893).
Turner, D. P. B.: Treatment of varicose veins.
Brit. med. J. 1939 II, 412.
— Prevascular femoral hernia. Brit. J. Surg.
41, 77 (1953).
Uggeri, C., B. Uggeri e U. Stringa: Riperti
flebografici in un caso di occlusione venosa
dell'estremità superiore. Minerva cardioangiol.
(Torino) 4, 121 (1956).
Umlauft, W.: Thrombosen und Pankreaskarzi-
nom. Münch. med. Wschr. 80, 607 (1933).
Vandendorp, F., R. Du Bois et R. Duquesne:
La phlebographie cave inférieure ou cavographie. J. Radiol. Électrol. 43, 125 (1962).
Veal, J. R.: The pathologic basis for swelling
of the arm following radical amputation of the
breast. Surg. Gynec. Obstet. 67, 752 (1938).
— The mode of development of collateral venous
circulation in the extremities. Amer. Heart J.
19, 275 (1940).
—, and N. J. Cotsonas: Diseases of the superior
vena caval system with special consideration
of pathology and diagnosis. Surgery 31, 1 (1952).

VEAL, J. R., T. J. DUGAN, W. L. JAMISON and R. S. BAUERSFELD: Acute massive venous occlusion of the lower extremities. Surgery **29**, 355 (1951).

—, and H. H. HUSSEY: The use of „exercise tests" in connection with venous pressure measurements for the detection of venous obstruction in the upper and lower extremities. Amer. Heart J. **20**, 308 (1940).

— — The venous circulation in the lower extremities during pregnancy. Surg. Gynec. Obstet. **72**, 841 (1941).

— — Thrombosis of the subclavian and axillary veins. Report of 46 cases. Amer. Heart J. **25**, 355 (1943).

—, and E. M. McFETRIDGE: Primary thrombosis of the axillary vein. Arch. Surg. (Chicago) **31**, 271 (1935).

VERNEUIL, A.: Du siége réel et primitif des varices des membres inferieurs. Gaz. méd. Paris **25**, 524 (1855).

— Du siége réel et primitif des varices du membre inférieur. Gaz. hebd. méd. chir. Paris **2**, 811 (1855).

— Note sur les varices profondes de la jambe envisagées au point de vue clinique; symtomatologie, diagnostie et traitment de cette lésion. Gaz. hebd. méd. chir. **8**, 428, 446, 477 (1861).

— De certaines formes graves du coup de fouet. Arch. gén. Méd. **29**, 24, 158 (1877).

VIALLET, P., L. CHEVROT, P. AUBRY, L. SENDRA et P. COMBE: Compression cave inférieure dans les hepatosplénomégalies. J. Radiol. Électrol. **38**, 271 (1957).

VIETEN, H.: Ein Beitrag zur Frage der Überempfindlichkeit gegen Perabrodil. Röntgenpraxis **16**, 47 (1944).

VILLARET, M., FR. SAINT-GIRONS et L. SALASE: La tension veineuse périphérique dans les varices des membres inférieurs. Ann. Mèd. **18**, 87 (1925).

VINTHER-PAULSEN, N.: Thrombophlebitis migrans. Angiology **3**, 194 (1952).

VIRCHOW, R.: Die Verstopfung der Lungenarterie und ihre Folgen. Beitr. exp. Path. Physiol. **2**, 1 (1846).

— Über die Erweiterung kleinerer Gefäße. Virchows Arch. path. Anat. **3**, 427 (1851).

— Gesammelte Abhandlungen zur wissenschaftlichen Medizin. Frankfurt 1856.

— Neuer Fall von tödlicher Embolie der Lungenarterien. Virchows Arch. path. Anat. **10**, 225 (1856).

VOEGT, H.: Veränderungen der Wadenmuskulatur bei Venenthrombose und langem Krankenlager. Virchows Arch. path. Anat. **300**, 190 (1937).

VOGLER, E.: Die arterio-venösen Anastomosen im Röntgenbild. Fortschr. Röntgenstr. **78**, 322 (1953a).

— Die ursächliche Bedeutung arterieller Gefäßschäden für die Entstehung der Venenerweiterungen. Fortschr. Röntgenstr. **79**, 354 (1953b).

— Vasographischer Beitrag zur Ätiologie und Genese des Ulcus cruris. Fortschr. Röntgenstr. **79**, 79 (1953c).

VOLLMAR, J.: Sonderformen des umschriebenen Riesenwuchses. Ergebn. Chir. Orthop. **42**, 242 (1959).

WACHSMUTH, R.: Die Kreislauf- und Gefäßwirksamkeit der Roßkastanie. Med. Klin. **50**, 2041 (1955).

WAHLGREN, FR.: Kort framställning av vensystemets allmänna anatomi hos människan. [Schwedisch.] Akad. Afh. Lund 1851.

WALKER, A. J.: Treatment of post-phlebitic leg and application of venous pressure measurement. Brit. med. J. **1950 II**, 1307.

—, and C. J. LOUGLAND: Venous pressure measurement in the foot in exercise as an aid to investigation of venous disease in the leg. Clin. Sci. **9**, 101 (1950).

WALLDÉN, L.: Administration of contrast medium in urography via the bone marrow. Acta radiol. (Stockh.) **25**, 213 (1944).

— On injuries of bone and bone-marrow after intraosseous injection. Acta chir. scand. **96**, 152 (1948).

— Defecation block in cases of deep rectogenital pouch. Acta chir. scand. Suppl. 165 (1952).

WANKE, R.: Operative Therapie der chronischen Beckenvenensperre. Chirurg **26**, 161 (1955a).

— Chirurgie der großen Körpervenen. Langenbecks Arch. klin. Chir. **282**, 703 (1955b).

—, u. H. GUMRICH: Chronische Beckenvenensperre. Zbl. Chir. **75**, 1302 (1950).

WARREN, R., E. A. WHIHE, C. D. BELCHER and W. ROXBERG: Venous pressures in the suphenous system in normal, varicose, and postphlebitic extremities. Surgery **26**, 435 (1949).

WARWICK, V. T.: Valvular defect in relation to varicosis. Lancet **1930 II**, 1278.

— The rational treatment of varicose veins and varicocele. London: Faber & Faber 1931.

WATSON, W. L., and W. D. McCARTHY: Blood and lymph vessel tumors. Surg. Gynec. Obstet. **71**, 569 (1940).

WEBER, F. P.: Hemangiectatic hypertrophy of limbs, congenital phlebarteriectasis and so-called congenital varicose veins. Brit. J. Child. Dis. **15**, 13 (1918).

WEESE, J. A. DE: Functional popliteal phlebography in the patient with a complicated varicose vein problem. Surgery **44**, 390 (1958a).

— Functional ascending phlebography of the lower extremity by serial long film technique. Amer. J. Roentgenol. **81**, 841 (1959).

— T. J. JONES, J. LYON and W. A. DALE: Evaluation of thrombectomy in the management of iliofemoral venous thrombosis. Surgery **47**, 140 (196o).

—, and S. M. ROGOFF: Clinical uses of functional ascending phlebography of the lower extremity. Angiology **9**, 268 (1958b).

— R. TERRY and S. I. SCHWARTZ: Leiomyoma of the greater saphenous vein with preoperative localization by phlebography. Ann. Surg. **148**, 859 (1958c).

WEIGEN, J. F., and S. F. THOMAS: Reactions to intravenous organic iodine compounds and their immediate treatment. Radiology **71**, 21 (1958).

Weis, J.: Erfahrungen und Beobachtungen bei 400 Arteriographien. Fortschr. Röntgenstr. **75**, 145 (1951).

Weiss, A. G., J. P. Witz, J. M. Horst et J. P. Wagner: Considérations a propos de 100 cas de phlébographie rétrograde. J. Radiol. Électrol. **36**, 409 (1955).

Welch, C. E., H. H. Faxon and C. E. McGahey: The application of phlebography to the therapy of thrombosis and embolism. Surgery **12**, 163 (1942).

Wellens, W.: Triade de Klippel et Trenaunay à propos de 23 cas. Bull. Soc. franç. Phlebol. **14**, 21 (1961).

Wells, H. S., J. B. Youmans and D. G. Miller: Tissue pressure (intracutaneous, subcutaneous, and intramuscular) as related to venous pressure, capillary filtration, and other factors. J. clin. Invest. **17**, 489 (1938).

West, J. P., and J. B. Ellison: A study of the causes and prevention of edema of the arm following radical mastectomy. Surg. Gynec. Obstet. **109**, 359 (1959).

White, E. A., and R. Warren: The walking venous pressure test as a method of evaluation of varicose veins. Surgery **26**, 987 (1949).

Wiedmann, A.: Der variköse Symptomenkomplex. Hautarzt **9**, 337, 385, 438, 481 (1958).

Wild, H.: Die intraossäre Phlebographie unter histologischer Kontrolle. Wien. klin. Wschr. **17**, 341 (1956).

Wildman, C. J.: Intramuscular trypsin in the treatment of chronic thrombophlebitis. Angiology **6**, 473 (1955).

Williams, A. A.: Malignant disease associated with vascular phenomena. Brit. med. J. **1954 II**, 82.

Williams, A. F.: The formation of the popliteal vein. Surg. Gynec. Obstet. **97**, 769 (1953).

— A comparative study of the venous valves in the limbs. Surg. Gynec. Obstet. **99**, 676 (1954).

Williams, T. H.: Initiation of varicose veins. Lancet **1959 I**, 1010.

Winsor, T.: Peripheral vascular diseases. Springfield: Ch. C. Thomas 1959.

Wise, R. E., F. A. Salzman, D. O. Johnston and F. J. Siber: Intraosseous venography in pelvic malignancy. Amer. J. Roentgenol. **90**, 373 (1963).

Wise, W. D., F. F. Loker and C. E. Brambel: Effectiveness of dicumarol prophylaxis against thromboembolic complications following major surgery. Surg. Gynec. Obstet. **88**, 486 (1949).

Witt, A. N.: Die Kontrastdarstellung des Venensystems unter besonderer Berücksichtigung der intraspongiösen Venographie. Z. Orthop. **83**, 24 (1952).

Wohlleben, Th.: Venographie. Klin. Wschr. **11**, 1786 (1932).

— Beitrag zur Vasographie. Dtsch. Z. Chir. **235**, 607 (1932).

Wood, E. H.: Physiologic mechanismus for preventing edema of the lower extremities. Proc. Mayo Clin. **27**, 2 (1952).

Woollard, M. M.: The development of the principal arterial stems in the forelimb of the pig. Contr. Embryol. Carneg. Inst. **14**, 141 (1922).

Wright, A. Dickson: Treatment of varicose ulcers. Brit. med. J. **1930 II**, 996.

— The treatment of indolent ulcer of the leg. Lancet **1931 I**, 457.

— Discussion on primary treatment of varicose veins. Proc. roy. Soc. Med. **41**, 631 (1948).

Wright, G. Payling: An introduction to pathology. London: Longmans Green Co. 1950.

Wright, H. Payling: Changes in the adhesiveness of blood platelets following parturition and surgical operations. J. Path. Bact. **54**, 461 (1942).

— M. M. Kubik and M. Hayden: Influence of anticoagulant administration on the rate of recanalisation of experimentally thrombosed veins. Brit. J. Surg. **40**, 163 (1952 a).

—, and S. B. Osborn: Effect of posture on venous velocity, measured with 24 NaCl. Brit. Heart. J. **14**, 325 (1952 b).

— S. B. Osborn and D. G. Edmonds: Changes in the rate of flow of venous blood in the leg during pregnancy measured with radioactive sodium. Surg. Gynec. Obstet. **90**, 481 (1950).

— — and M. Hayden: Venous velocity in bedridden medical patients. Lancet **1952 II c**, 699.

Youmans, J. B., J. H. Akeroyd and H. Frank: Changes in the blood and circulation with changes in posture. The effect of exercise and vasodilatation. J. clin. Invest. **14**, 739 (1935).

— H. S. Wells, D. Donley, D. G. Miller and H. Frank: The effect of posture (standing) on the serum protein concentration and colloid osmotic pressure of blood from the foot in relation to the formation of edema. J. clin. Invest. **13**, 447 (1934).

Zimmermann, L. M.: Phlebitis, thrombosis, and thrombophlebitis of the lower extremities. Surg. Gynec. Obstet. **61**, 443 (1935).

— Venous and lymphatic systems. In L. M. Zimmermann and R. Levine, Physiologic principles of surgery, p. 447. Philadelphia and London: W. B. Saunders Company 1957.

—, and G. de Takáts: The mechanism of thrombophlebitic edema. Arch. Surg. (Chicago) **23**, 936 (1931).

Zinner, G., and R. Gottlob: Morphologic changes in vessel endothelia caused by contrast media. Angiology **10**, 207 (1959 a).

— — Die gefäßschädigende Wirkung verschiedener Röntgenkontrastmittel, vergleichende Untersuchung. Fortschr. Röntgenstr. **91**, 507 (1959 b).

Zöllner, N.: Moderne Gichtprobleme. Ergebn. inn. Med. Kinderheilk. **14**, 379 (1960).

Zsebök, Z.: Experimentelle Untersuchungen über Gefäßwandreaktionen auf Kontrastmitteleinwirkung. Fortschr. Röntgenstr. **90**, 75 (1959).

—, u. R. Gergely: Die osteomedulläre Phlebographie. Dtsch. med. Wschr. **83**, 106 (1958).

Gehirn und Gesichtsschädel

A. Cerebral angiography

By

E. Lindgren

With 57 Figures in the Text

Cerebral angiography, its technique and possibilities, is to be treated in more detail in Volume XIV, on neuroradiology, where it will be placed in its correct organical context as one part, though an important one, of the roentgenologic investigation of patients with cerebral symptoms. In the present paper, it will be considered in more general terms.

I. Technique

1. Carotid angiography

Percutaneous puncture of the carotid artery is used by the majority of investigators today, although some authors still prefer operative exposure of the vessel. The examination is usually carried out under local anaesthesia, but narcosis may be necessary in some cases, especially in nervous patients and children. To judge from the literature, most authors recommend puncture and injection of the contrast medium into the common carotid artery, but in the writer's opinion selective puncture of the internal or external carotid has many advantages. With selective puncture, a higher concentration of contrast medium in the intracranial vessels can be obtained with a smaller amount of medium, and furthermore, branches from the different vascular systems do not cause confusion in the interpretation of the films. RUGGIERO and JAY have pointed out that selective puncture of the internal and external carotid arteries is facilitated if the head of the patient is rotated about 45⁰ towards the contralateral side, as the two arteries will then be separated in the frontal plane. LIVERUD suggested the substitution of a polyethylene catheter for the puncture needle as this prevents the medium from being injected into or outside the vascular wall; this procedure is, however, more time-consuming. In the writer's opinion, if the injection is made through a needle it should be done by hand in order to avoid injection into the vessel wall; with a catheter, on the other hand, an apparatus for automatic injection of the contrast medium may be used. A catheter, however, sometimes causes an increased resistance in the blood flow in the artery, especially in narrow arteries; this must involve an increase in the concentration of the contrast medium and a prolongation of its application time, and hence a greater risk of cerebral complications. If the catheter method is used the selective examination of the internal and external carotid systems, however, will be facilitated through the fact that the catheter usually passes into the internal carotid artery if the head of the patient is flexed forward and into the external carotid if the head is bent backwards. Puncture of the carotid sinus should be avoided, as it is likely to produce a sinus reflex; the patient becomes pale and clammy. Although as a rule this does not have any serious consequences for the patient.

A perivascular or intramural injection may compress the artery to a greater or lesser degree, resulting in lowering of the pressure peripheral to the compression and possibly also in changes in the circulation in the circle of Willis. As the most common consequence the pericallosal artery does not fill on the side on which the contrast medium has been injected. The possibility of an incorrect injection technic should always be considered first in every case in which incomplete filling of the intracranial vessels has been observed.

Some device for rapid film changing should be used to enable the passage of the contrast medium through both arteries and veins to be studied. Rapid film changing is not only a necessary aid to the estimation of the circulation time, which is often an important factor in establishing the nature of a tumour, but it also proves in some cases

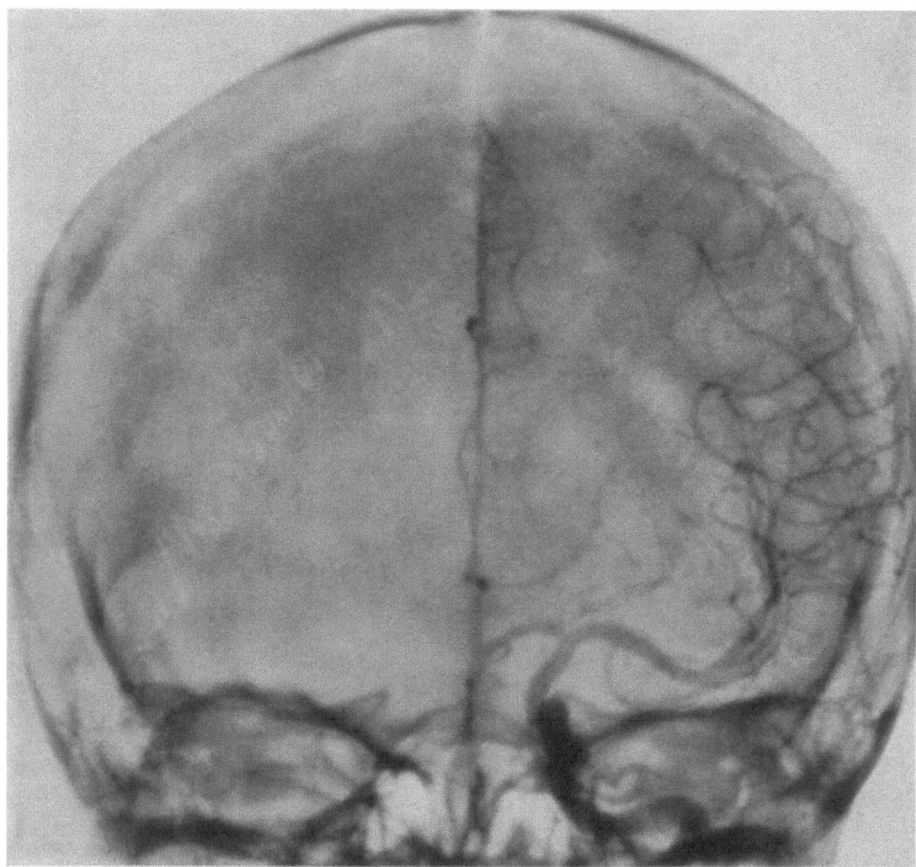

Fig. 1. Antero-posterior view taken with the central ray parallel to the floor of the anterior fossa

to be the only means by which a tumour can be demonstrated. A rapid film changer is also essential in the demonstration of the feeding arteries of an arteriovenous malformation and of the collateral circulation in arterial occlusion. An exposure rate of up to 6 films per second may be necessary in the latter cases. The apparatus should furthermore allow lateral views to be taken without the necessity of turning the patient's head to the side to obtain a true lateral position. The lateral views should therefore be taken with the patient in the supine position and with a horizontal beam. For the anteroposterior views the centre ray should be parallel to the floor of the anterior cranial fossa, i.e. the supraorbital margins are projected at the level of the petrous ridges. In such a view, the intracranial vessels will be demonstrated as far as possible without disturbing overlying bone (Fig. 1). The best evidence of whether a vascular displacement is more marked posteriorly than anteriorly is provided by a half-axial projection (Fig. 2). If arterial aneurysm is suspected, other special projections are necessary to enable all vessels, particularly those in the region of the anterior communicating artery, to be studied in detail. The oblique supraorbital projection especially is suitable for this purpose; in this view, the centre ray is parallel to the floor of the anterior cranial fossa, and the head is rotated approximately 30⁰ towards the non-injected side (Fig. 3). The straight intraorbital projection (Fig. 4) is suitable for the examination of the middle cerebral artery and its branches. Occasionally oblique intraorbital and submentovertical

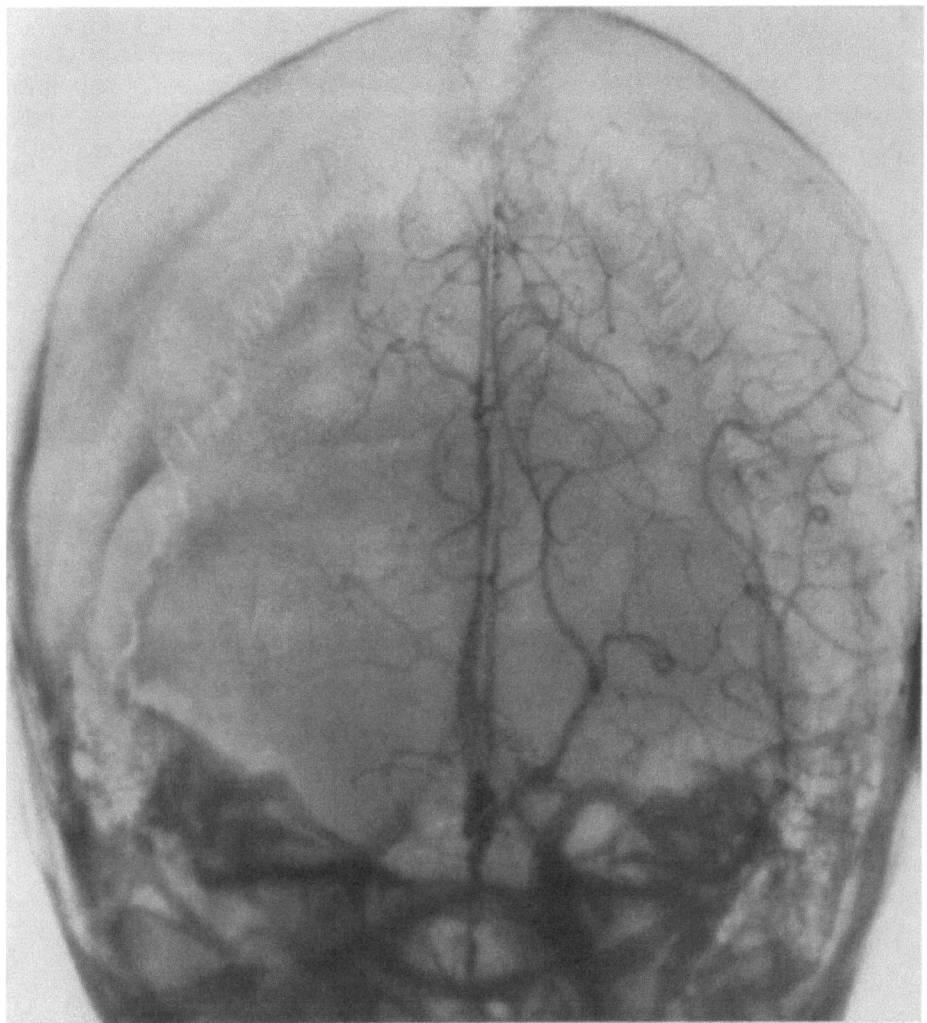

Fig. 2. Half-axial projection taken with the central ray 25⁰ from above. On such a view it is easier to determine the site of the tumour in the antero-posterior direction

projections (Fig. 17b) may also be required in order to obtain full information on the anatomy of an aneurysm. The technique must be varied in the individual cases to fit in both with the clinical observations occasioning the examination and with those made during its course.

2. Vertebral angiography

The vertebral artery with its intracranial branches may also be examined either after direct puncture of this artery or by the introduction of a catheter. Many different methods have been described. Catheterization may be performed either by exposing the brachial artery (RADNER) or after percutaneous puncture of that vessel. The catheter may also be introduced after percutaneous puncture of the femoral artery. In

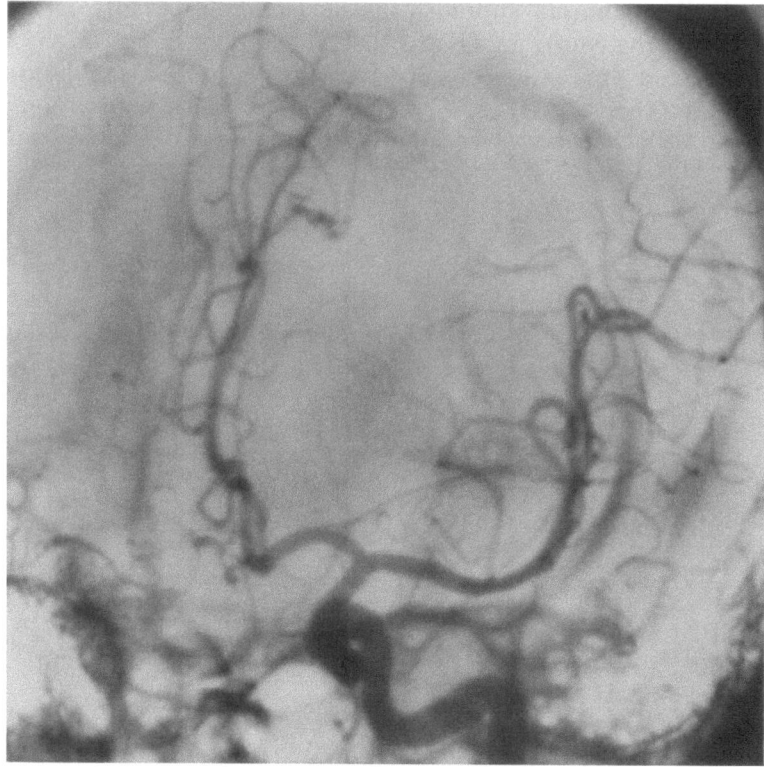

Fig. 3. The oblique supraorbital projection. Central ray parallel to the floor of the anterior fossa. Head rotated 30⁰ to the right. Injection into the left carotid artery

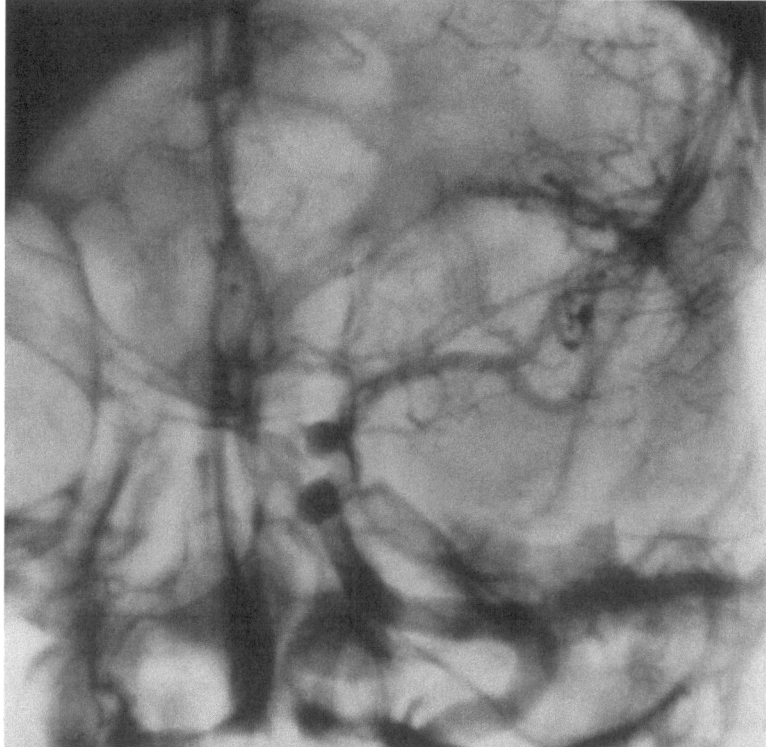

Fig. 4. The straight intraorbital projection to show the middle cerebral artery and the beginning of its main branches

percutaneous puncture of the vertebral artery the needle may be inserted either in front of, or behind the carotid artery, towards an intervertebral foramen. Generally, it is easier to puncture in the lower part of the neck, except in cases with herniation of a disk, when it is difficult to puncture the artery. The needle should be short-bevelled in order to prevent extravascular injection. The vertebral artery may also be punctured suboccipitally, at the site where the artery bends off around the atlas to enter the cranial cavity. The advantages of this method would seem to be that as the needle is inserted in the longitudinal direction of the artery, the risk of extravascular injection will be lessened.

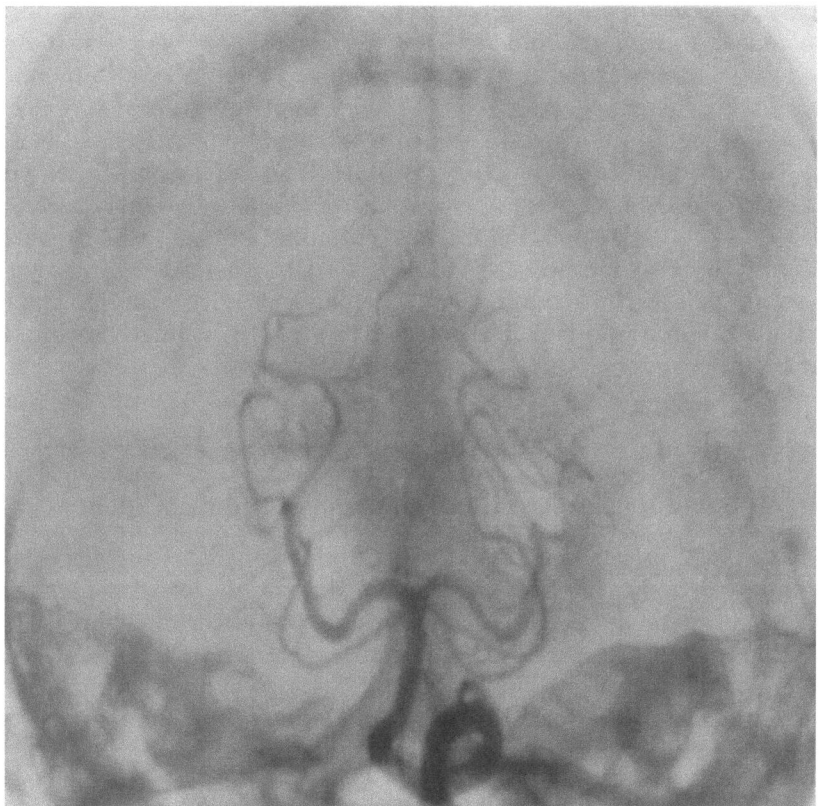

Fig. 5. Vertebral angiography. Half-axial projection

In addition to the true lateral projection the half-axial projection (Fig. 5) is the most commonly used one; when aneurysm is suspected, however, oblique projections must also be utilized in some cases.

3. Contrast medium

The ideal contrast medium should possess high ray absorption, should be neutral, and be capable of being rapidly excreted after use. Such a substance does not exist, although the media now available approximate more closely to this ideal than those in use only a few years ago. Tri-iodized contrast media contain a higher percentage of iodine per molecule than di-iodized types and thus have higher ray absorption. Clinical and experimental investigations have shown that the diatrizoate salts (Hypaque, Urografin) affect the circulation in the brain as well as the systemic circulation to a considerably lesser degree than do contrast media of the acetrizoate type (Urokon). The acetrizoate media produce on intra-arterial injection paralysis of the muscles in the vessel wall both in the brain and in peripheral arteries; this results in a marked increase

38*

in the blood flow and an immediate drop in the blood pressure. Disturbances in the pulse rate — bradycardia and sometimes even asystole — also arise. The pulse disturbances may be recorded electrocardiographically during the examination, and it seems probable that contrast media giving marked ECG changes might also cause cerebral complications. The diatrizoate salts, on the other hand, have little or no such effects, and in the opinion of the writer only contrast media of this type, and not the acetrizoate salts, should be used for cerebral angiography. Patients with cerebrovascular symptoms or serious head injuries seem to be more sensitive to the examination, and in these cases at least, an electrocardiogram should be made during the examination and the patient kept under observation after each injection in order to counteract complications. The amounts of contrast medium should be kept as low as possible; if rapid serial angiography is used, 4—5 ml is sufficient at each injection. Such a small amount of medium has the added advantage of allowing a more exact determination of the circulation time in different parts of the brain than the use of a larger amount. It has been observed at autopsy that the internal carotid artery and its intracranial branches usually holds 4 to 5 ml (Greitz) and the basilar artery with its branches slightly less.

The patient should be tested before the examination for hypersensitivity to the contrast medium; the best method for this is to inject about 1 ml intravenously a few hours, or the day before the examination. Hypersensitivity reactions may, however, arise during the examination even if the test has given a negative result, but in these cases they are seldom severe.

II. Vascular anatomy

1. The internal carotid artery and its main branches

The *internal carotid artery* (Fig. 6) may be divided into an intraosseous, an extra-, and an intradural part. Its intraosseous portion lies in the carotid canal, at the inner opening of which it turns cranially to run through the cavernous sinus. It pierces the dura mater at the level of the anterior clinoid process and runs first posterolaterally and superiorly, then bends forwards and divides into its two main branches, the anterior and middle cerebral arteries. Hence the extra- and intradural portions form together a more or less inverted S, and have therefore been called the carotid siphon. Both the lower and upper parts of the siphon, however, show fairly marked variations in appearance. Its shape can be assessed in lateral views only by exact focussing, since even a slight divergence in the direction of the beam may cause relatively marked changes in its appearance and thus lead to errors of judgement.

The commencement of the two main branches of the internal carotid (*anterior* and *middle cerebral arteries*) lies for the most part in the frontal plane and hence can be studied only in anteroposterior views. Together with the upper portion of the siphon they form a more or less distinct T. The *anterior cerebral artery* runs above the optic nerve to the interhemispheric fissure where it is connected with its fellow of the opposite side by the anterior communicating artery. After bending sharply the artery then passes, in the intercerebral fissure, around the corpus callosum. Many authors refer to this continuation of the vessel also as the anterior cerebral artery; from the practical standpoint, however, it seems logical, in the writer's opinion, to call the whole of this continuation the *pericallosal artery*, which consequently will consist of a portion passing forwards (the inferior or basal part), an anterior portion around the genu corporis callosi, and a superior portion running along the upper surface of the corpus callosum. Hence, the anterior cerebral artery may be observed only in anteroposterior films, and the whole pericallosal artery to best advantage in lateral views.

The fact that the portion of the artery called in this paper the anterior cerebral artery varies greatly in width is another justification for using this terminology. Sometimes both the pericallosal arteries appear to come from the one side while the anterior cerebral artery of the other side forms only a small communicating vessel between the two peri-callosals and the middle cerebral artery; occasionally it is absent.

Usually the inferior and anterior parts of the pericallosal artery together pass in an even curve around the genu of the corpus callosum, but the inferior portion is sometimes bowed with the convexity upwards. Exceptionally the course of the vessel resembles that seen in subfrontal tumours.

The superior part of the pericallosal artery usually gives off branches both to the corpus callosum and to the medial portion of the hemisphere above the corpus callosum, but occasionally the callosomarginal artery, which runs in the sulcus cinguli, takes over a greater or lesser part of the area supplied by the pericallosal artery. The latter vessel

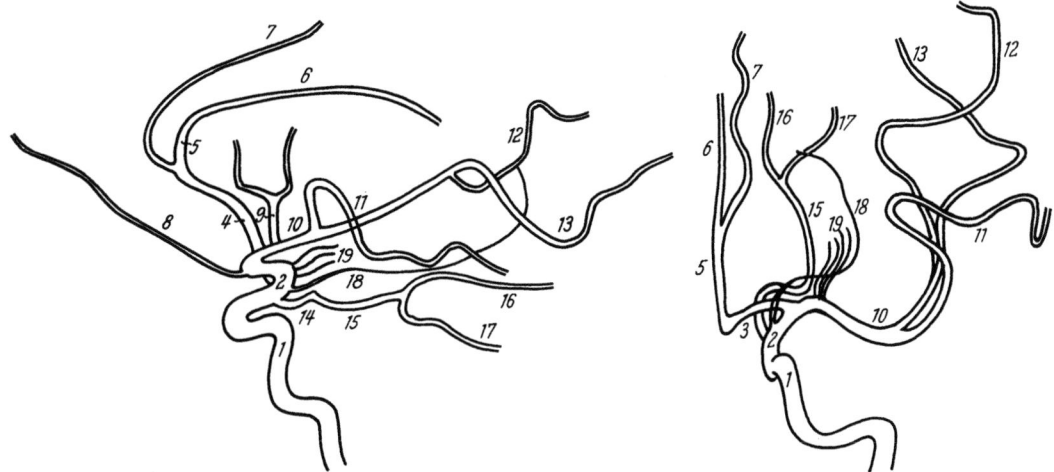

Fig. 6. A. carotis interna and its main branches. Schematic. *1* A. carotis int., extradural part.; *2* A. carotis int., intradural part.; *3* A. cerebri anterior; *4* A. pericallosa, inferior part.; *5* A. pericallosa, anterior part.; *6* A. pericallosa, superior part.; *7* A. calloso marginalis; *8* A. frontopolaris; *9* A. frontalis ascendens; *10* A. cerebri media; *11* A. temporalis posterior; *12* A. parietalis posterior; *13* A. gyri angularis; *14* A. communicans posterior; *15* A. cerebri posterior; *16* A. cerebri posterior, Ramus occipitalis; *17* A. cerebri posterior, Ramus temporalis; *18* A. chorioidea ant.; *19* Aa. lenticulo-striatae

is then narrower, and in exceptional cases, when only the corpus callosum is vascularized by the pericallosal artery, its superior portion may be so narrow that great difficulty is experienced in distinguishing it.

The *callosomarginal artery* may consist of one main vessel arising from the first or second portion of the pericallosal artery, but sometimes it is composed of several branches given off at different levels from this artery. The course of the callosomarginal artery runs partly in the floor of the sulcus cinguli; it is tortuous rather than absolutely straight, the vessel-loops occasionally lying a good distance from the midline (Fig. 1, 6). The pericallosal artery, on the other hand, runs in the midline, although small wavy diver-gences are sometimes distinguishable. Posteriorly, branches are usually given off to both the hemispheres.

The *frontopolar artery* usually runs parallel to the floor of the anterior cranial fossa, appearing as a distinct main stem proceeding towards the anterior pole of the frontal lobe; occasionally, however, a distinct main stem is absent, the vessel consisting instead of several smaller branches. In the writer's opinion, the other branches given off from the anterior cerebral artery are not sufficiently constant to be worthy of receiving special names.

The *middle cerebral artery* lies on the lower surface of the brain below the anterior perforated substance and runs out to the fissure of Sylvius. Along this stretch, it gives off the *lenticulostriate arteries* which pass upwards to the central ganglia in a curve with the convexity laterally. These vessels are variable in number. The middle cerebral artery usually divides into its main branches towards the beginning of the fissure of Sylvius, but occasionally the division takes place farther towards the proximal aspect, or even at the carotid siphon so that a true main stem is absent; the division may also lie at a more distal site in the Sylvian fissure. The first branch arising in this fissure is the *ascending frontal artery*, which runs to the inferolateral part of the frontal lobe The *posterior temporal artery*, is the next vessel usually given off; as a rule this vessel has a characteristic outline, curving first sharply upwards and then turning posteriorly and inferiorly to the posterior parts of the temporal lobe. Usually the middle cerebral artery divides into a further two main branches, one of which passes to the gyrus angularis and the other to the posterior parts of the parietal lobe. The first of these vessels, the *angular artery*, runs in approximately the same direction as the fissure of Sylvius, while the other, the *posterior parietal artery*, lies at lower level. This typical bifurcation system shows many variations, however. In addition to the principal branches there are always several small branches running to the anterior parts of the parietal and temporal lobes.

The *ophthalmic artery* is given off immediately before the carotid siphon leaves the cavernous sinus and is thus the first intracranial branch from the internal carotid artery. It passes forwards into the orbital cavity and continues in the superomedial part of the orbit.

The *anterior choroidal artery* springs from the posterior portion of the carotid siphon, immediately above the posterior communicating artery, and passes thence to the choroidal plexus of the temporal horn. The first part of the artery lies in the chiasmatic cistern and is called the cisternal portion, while the other part follows the choroidal plexus in the temporal horn and is referred to as the plexus portion. The cisternal part is usually slightly S-shaped in lateral views.

The *posterior cerebral artery* may be filled through the posterior communicating artery. The success with which filling of the posterior cerebral artery is obtained after injection of the medium into the internal carotid artery depends largely on the calibre of the posterior communicating artery; technical factors, however, as mentioned earlier, also play a part. The posterior cerebral artery usually fills from the vertebral artery if the posterior communicating artery is narrow, whereas, if the latter vessel is wide, filling takes place through the carotid artery. The vessel, running from the bifurcation of the basilar artery to the site where the posterior communicating artery becomes continuous with the posterior cerebral artery, fills only occasionally in a retrograde direction at carotid angiography, but the posterior cerebral artery fills through this vessel at vertebral angiography. This vessel forms the posterior portion of the circle of Willis, but is regarded by many authors as part of the posterior cerebral artery.

2. The vertebral artery

The *vertebral artery* lies, in the neck, in the canal formed by the foramina transversaria. Occasionally, however, it may also spring from the common carotid or internal carotid artery and only runs for a short distance in this canal in the upper part of the cervical spinal column. Very exceptionally it passes directly through the foramen magnum, or less rarely, through the hypoglossal canal. The two vertebral arteries may show differences in development; one of them may even be absent in exceptional cases. On the inferior portion of the clivus, the two vertebral arteries unite to form the *basilar artery* (Fig. 7); this runs first parallel to the clivus, but its superior portion often curves backwards so that its bifurcation lies as much as 1 cm behind the dorsum sellae. Most commonly it lies in the midline, but considerable lateral deviations are normally observed. Approximately at the level of the dorsum sellae, it bifurcates into two branches which form the posterior part of the circle of Willis; these two branches then continue as the two *posterior cerebral arteries* which primarily supply the medial surface of the occipital lobe and the inferior portion of the temporal lobe, passing around the cerebral peduncles or around the pons and lying in the medial portion of the ambient cistern. Anteriorly in the ambient cistern, the posterior cerebral artery usually divides into a *temporal* and an *occipital* branch, the latter usually divides again into two smaller branches, an upper and a lower one. If only one posterior cerebral artery fills after injection of contrast medium into the vertebral artery the explanation may be that the other fills from the internal carotid; in such cases contrast medium must also be injected into the carotid artery in order to obtain a complete anatomical survey.

The *superior cerebellar arteries* are given off immediately before the basilar artery bifurcates in the posterior part of the circle of Willis; hence, these vessels are the terminal branches of the basilar artery in those cases in which both posterior cerebral arteries spring from the internal carotid artery. At first the superior cerebellar arteries have

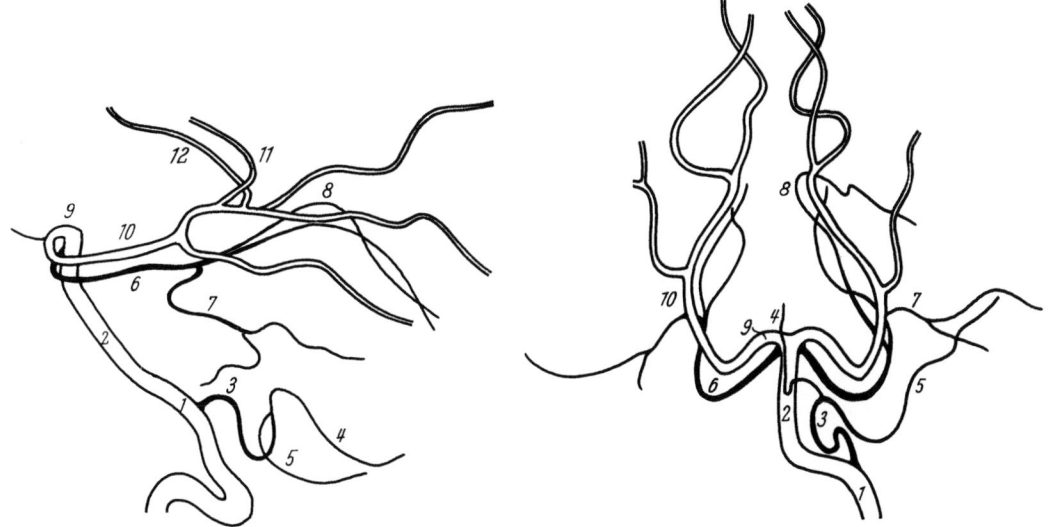

Fig. 7. Arteria vertebralis. Schematic. *1* A. vertebralis; *2* A. basilaris; *3* A. cerebelli post. inf.; *4* A. cerebelli post. inf., Ramus medialis; *5* A. cerebelli post. inf., Ramus lateralis; *6* A. cerebelli post. sup.; *7* A. cerebelli post. sup., Ramus lateralis; *8* A. cerebelli post. sup., Ramus medialis; *9* Circulus Willisi. Pars posterior; *10* A. cerebri post.; *11* A. chorioidea lateralis; *12* A. chorioidea medialis

the same course as the posterior cerebral arteries, in other words they run around the cerebral peduncles or around the pons to the ambient cistern. Whereas the posterior cerebral artery sometimes lies in the wing of the ambient cistern, the superior cerebellar artery never seems to have this location. Branches are given off to the superior surface of the vermis and the cerebellar hemispheres.

The *medial choroidal artery* (usually called the medial branch of the posterior choroidal artery) arises from the beginning of the posterior cerebral artery or the posterior part of the circle of Willis runs adherent to the brainstem backwards laterally to the pineal body and to the midline over the third ventricle. The *lateral choroidal arteries* (which in the literature incorrectly are called the lateral branch of the posterior choroidal artery) are two (occasionally three) small arteries also arising from the posterior cerebral artery. They run in the choroid fissure, the anterior to the plexus in the temporal horn, the posterior along the medial posterior part of thalamus. The lateral choroidal artery is projected behind the medial choroidal in a lateral view.

The *posterior inferior cerebellar artery* springs from the vertebral artery immediately before this vessel unites with its fellow of the opposite side to form the basilar artery. It passes around the medulla oblongata to the medial surface of the tonsil, turns downwards, and immediately above the inferior pole of the tonsil swings posterosuperiorly, forming the so-called caudal loop. In general, however, the inferior portion of the caudal loop may be said to correspond to the lower pole of the tonsil. The artery then continues upwards roughly to the level of the superior pole of the tonsil, where it again bends off in a posterior and slightly inferior direction, forming the cranial loop. The top of this arch corresponds approximately to the posteroinferior portion of the fourth ventricle. At about this site the artery divides into lateral and medial branches, the lateral branch running to the inferior surface of the cerebellar hemisphere and the medial one passing below the uvula to supply the vermis.

The most common anomalous anastomosis between the carotid and vertebral artery systems is formed by a vessel which emerges from the posterior side of the carotid siphon at the level of the cavernous sinus and runs to the basilar artery. It is usually of large calibre and is considered to be a patent *primitive trigeminal artery* (Fig. 8). Two types of this malformation may be distinguished (Saltzman). In the one, the whole vertebral artery system peripheral to the anomaly fills through this communication; in these cases, the posterior inferior cerebellar artery constitutes the main area of distribution of the vertebral artery. In the other type, the posterior superior cerebellar arteries fill through the anastomosis while the posterior cerebral artery receives its blood through the posterior communicating artery.

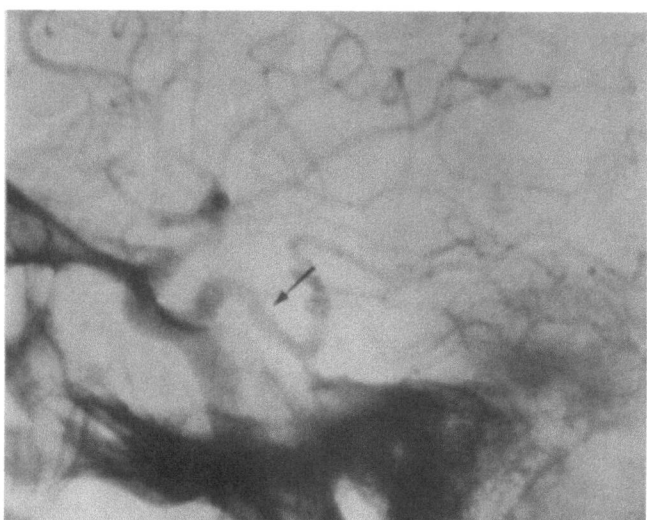

Fig. 8. A. trigemini primitiva

3. The cerebral veins (Fig. 9, 10, 11)

The vascular system of the brain differs from that in other organs through the fact that the veins and arteries do not run beside one another. The connections between arteries and veins, furthermore, are shorter and wider, and the circulation time consequently short. To a large extent, however, the circulation time depends on technical factors such as injection time, injection pressure, and the viscosity, amount, and concentration of the contrast medium. According before comparisons can be made between different patients the technique must be standardized as regards these points. As a standard technique is not applied in all quarters, it is difficult or even impossible to draw final conclusions from the literature regarding the circulation time. However, if 4 ml of a 45% tri-iodized contrast medium is used, the difference is 4 to 6 seconds between the maximum arterial and maximum venous filling in the parietal region. The time is longer, up to 10 seconds, in tumour cases, especially when the intracranial pressure is increased.

Rapid serial angiography must always be used for a detailed investigation of the circulation time through different parts of the brain. Normally, the frontal veins are filled first, then the veins around the anterior portion of the Sylvian fissure, followed by the parietal veins, and finally by the occipital veins. The deep veins usually fill simultaneously with the parietal veins, the septal vein generally being the last to fill.

Contrary to the deep veins, the superficial veins are subject to great variations in both number and location. The vessels in the anterior portion of the Sylvian fissure, the *middle cerebral veins*, as well as the *superior* and *inferior anastomotic veins* springing from this region, are those most invariably present. The superior anastomotic vein

(vein of Trolard) unites the anterior portion of the Sylvian fissure with the superior longitudinal sinus, entering the sinus behind the sulcus centralis, and the inferior anastomotic vein (vein of Labé) passes backwards and downwards from the same part of the Sylvian fissure to the transverse sinus. The veins on the convexity of the brain run mainly upwards towards the superior longitudinal sinus and are therefore referred to as *ascending veins*; among these, the vessel in the sulcus centralis, the Rolandic vein, is usually present, and fairly large. The *descending* superficial veins are usually small and run into the transverse sinus.

Anatomical variations are much less common in the deep veins; these are therefore of greater practical significance than the superficial vessels. The *internal cerebral vein* runs along the roof of the third ventricle, continues backwards between the posterior portion of the corpus callosum and the pineal body, and unites with its fellow of the opposite side to form the *great vein of Galen*. The two veins lie directly lateral to the midline. Veins from the central part of the lateral ventricle unite into a vein stem situated in the groove between the nucleus caudatus and the thalamus, the *striothalamic vein*; this runs forwards to the interventricular foramen (Monro), where it joins with the septal vein from the medial part of the anterior horn to form the internal cerebral vein. Behind the interventricular foramen, other tributaries run to the internal cerebral vein, namely the *vein of the posterior horn*, which issues from the posterior region

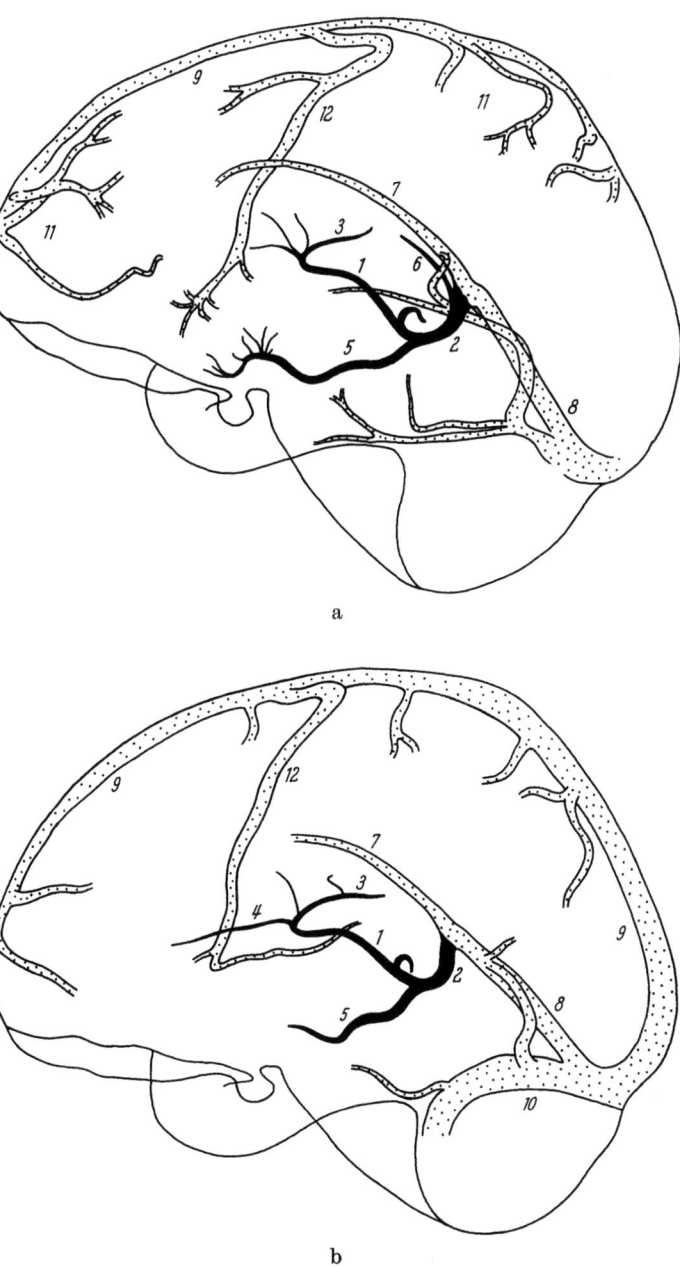

a

b

Fig. 9a and b. Cerebral veins filled by injection into the internal carotid artery. Lateral view. The central veins in full line. a Early phase. b Late phase. *1* V. cerebri interna; *2* V. magna Galeni; *3* V. striothalamica; *4* V. septi pellucidi; *5* V. basalis; *6* V. cerebri posterior; *7* Sinus longitudinalis inf.; *8* Sinus rectus; *9* Sinus longitudinalis sup.; *10* Sinus transversus; *11* Veins to sinus longitudinalis sup.; *12* Vena anastomotica sup. (TROLARD)

of the lateral ventricle, and the *choroidal vein* from the choroid plexus in the lateral ventricle. These two veins often do not fill if the contrast medium is injected into the internal carotid artery but may be demonstrated only by vertebral angiography. A nameless vein of great practical significance empties into the middle portion of the internal cerebral vein; if, for instance, this vein is not visible at the same time as the striothalamic vein confusion may arise between them, the nameless vein being mistaken for a displaced striothalamic vein. The junction between the striothalamic and internal cerebral veins varies considerably in appearance; it has been called, unsuitably, the "venous angle". Normally, however, it is not angular but more or less markedly bowed. In pathological cases, on the other hand, in which the anterior portion of the striothalamic vein is displaced inferiorly, the junction of the veins appears in the lateral view as an angle. Occasionally the striothalamic vein does not pass down through the posterior part of the interventricular foramen but lies farther posteriorly (RING). Various methods have been described (WULFF, LAINE et coll.) for determining the normal site of the junction between the striothalamic and internal cerebral veins. In the writer's opinion, however, the possibilities of error with these methods are so great that they are not suitable for practical use.

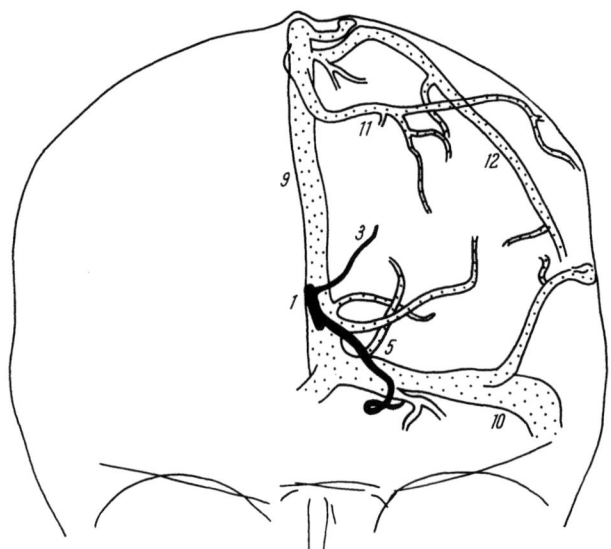

Fig. 10. Antero-posterior view of the veins. Numbering as in Fig. 9

The modification of LAINE's method suggested by RING is perhaps the best of them, although it too gives far from conclusive results. The *posterior cerebral vein*, also called the posterior pericallosal vein, opens into the posterior extremity of the internal cerebral vein; this is a small vessel passing around, and in close proximity to the splenium. It is of great significance from the practical viewpoint as it is nearly always present and usually fills well at carotid angiography.

The *basal vein* commences at the anterior perforated substance, i.e. the region immediately above the sella turcica in the lateral view. Its tributaries usually appear as a small star at this site. Occasionally it commences farther posteriorly. From its origin above the sella, it runs backwards, then bends upwards to unite with the internal cerebral vein and runs into the great vein of Galen. Anteriorly there are communications with the veins of the Sylvian fissure and with the corresponding vein of the opposite side. The basal vein lies medial to the temporal lobe and usually runs in the medial portion of the ambient cistern around the mid-brain. In exceptional cases, it does not unite with the internal cerebral vein but empties independently into the great vein of Galen. The latter vein curves around the splenium at varying distances to terminate at the superior extremity of the sinus rectus.

The *inferior sagittal sinus* is situated in the lower border of the falx. Usually, it is evenly curved but irregularities may occur so that some parts of the sinus appear fairly straight in outline. As it lies in the lower border of the falx, it is closer to the skull cap anteriorly than posteriorly. It terminates in the sinus rectus. The *superior longitudinal sinus* and the *straight sinus* unite in the confluens sinuum, from which the transverse sinus emerges. The latter may differ in appearance on the two sides, or may be absent on one side.

As a general rule *the veins of the posterior cranial fossa* are divisible into two groups, namely the superior cerebellar veins on the upper surface of the cerebellum, and the inferior cerebellar veins on its lower surface. Originating from both these groups, however, a large vessel is often seen on the lateral aspect of the hemispheres; this runs medially, on the posterior aspect of the hemisphere and directly above the transverse sinus, to the confluens sinuum. We call this vein the *posterior cerebellar vein*. Veins emptying direct into the transverse sinus are also seen. The medial inferior cerebellar vein lies near the midline on the inferior surface of the vermis and runs upwards to the confluens sinuum.

The veins on the inferior surface of the cerebellum communicate anteriorly with a venous plexus ventral to the pons, as well as with the veins in the cerebellopontine angle. The latter vessels lie medial to the internal acoustic meatus and are in communication with the petrosal sinus through the petrosal vein. Anterosuperiorly, veins are occasionally seen running to the great vein of Galen. The superior veins of the vermis also pass to that vessel.

The veins in the posterior fossa usually fill within 3 to 4 seconds after the contrast medium has been injected into the vertebral artery. Simultaneously, some of the supratentorial veins in the area vascularized by the posterior cerebral arteries also fill; among

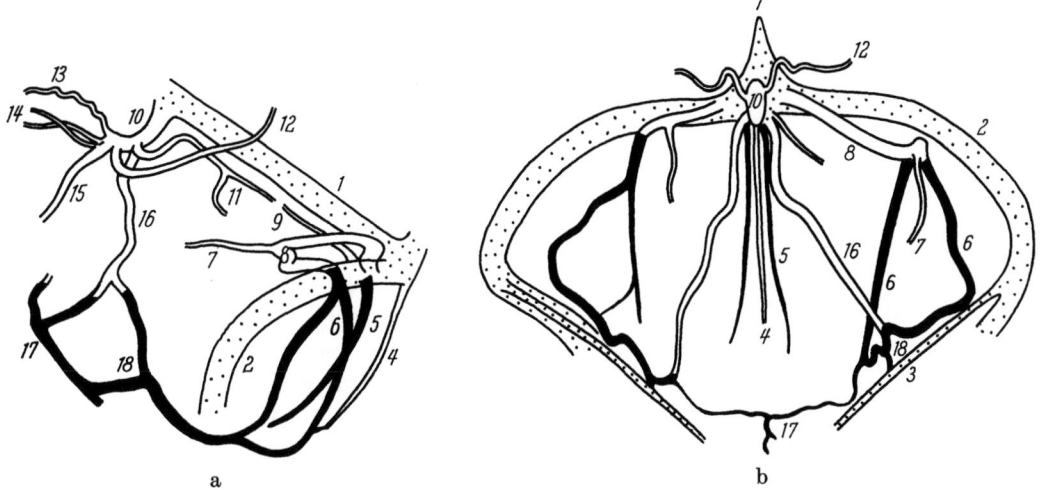

Fig. 11a and b. Veins of the posterior fossa. Inferior cerebellar veins in full line. a Lateral. b Half-axial view. *1* Sinus rectus; *2* Sinus transversus; *3* Sinus petrosus sup.; *4* Sinus occipitalis; *5* V. cerebellaris inf. med.; *6* V. cerebellaris inf. lat.; *7* V. cerebellaris sup.; *8* V. cerebellaris posterior; *9* Inferior veins of vermis; *10* V. magna Galeni; *11* Superior veins of vermis; *12* Internal occipital vein; *13* V. chorioidea post., Ramus lateralis; *14* V. chorioidea post., Ramus medialis; *15* V. basalis; *16* V. cerebellaris ant. sup.; *17* Venous plexus anterior to pons; *18* Veins of the cerebello-pontine angle anastomosing with the superior petrous sinus

these the most important are the veins on the medial surface of the occipital lobe and of the posterior portion of the parietal lobe, the basal vein, the great vein of Galen, the straight sinus, the posterior part of the superior longitudinal sinus, the choroidal veins, and occasionally the plexuses in the third ventricle and lateral ventricle.

III. Diseases of the vessels

1. Arteriosclerosis and thrombosis

The internal carotid artery near its origin in the common carotid artery, as well as the carotid siphon and the basilar artery, are the sites of predilection for arteriosclerosis. Thickening of the intima has the same appearance in these as in other vascular regions. The arterial wall is irregular, and the artery is more or less constricted and finally may become completely obliterated. There will be no doubt that intimal haemorrhage plays a significant part in the pathogenesis of arterial occlusion. This condition may occur not only in the internal carotid artery immediately peripheral to the bifurcation of the common carotid (Fig. 12) and in the carotid siphon, but also in other vascular branches, especially in the stem or one of the main branches of the middle cerebral artery (Fig. 13).

On the other hand, arteriosclerotic changes or vascular occlusion are not as a rule observed in the smaller branches of the intracranial vessels.

In addition to local changes in the wall, generalized dilatation and prolongation of the vessel (Fig. 14), resulting in an increasingly tortuous course, are other sequels of arteriosclerosis. These changes may cause the vessels to bulge into a cistern or into the ventricular system and may thus occasionally produce a roentgen appearance suggestive of tumour; the bulge occurring in the floor of the third ventricle in association with a prolonged basilar artery is a typical example of this. The slower an occlusion develops, and the younger the patient, the greater is the likelihood that a collateral circulation will develop. To obtain complete information regarding the vascularization of the brain through these collaterals after an occlusion, it is sometimes necessary to inject the contrast medium into both the internal carotid arteries, as well as into the external carotid on the occluded side, and into the vertebral artery. Rapid serial film changing must also be used. After occlusion of the internal carotid artery, the whole hemisphere may be vascularized from the similar artery of the opposite side through the anterior communicating artery. If the middle cerebral artery is occluded, its area of distribution may receive blood through collaterals from the anterior cerebral or vertebral arteries. The external carotid artery may also contribute secondary vessels.

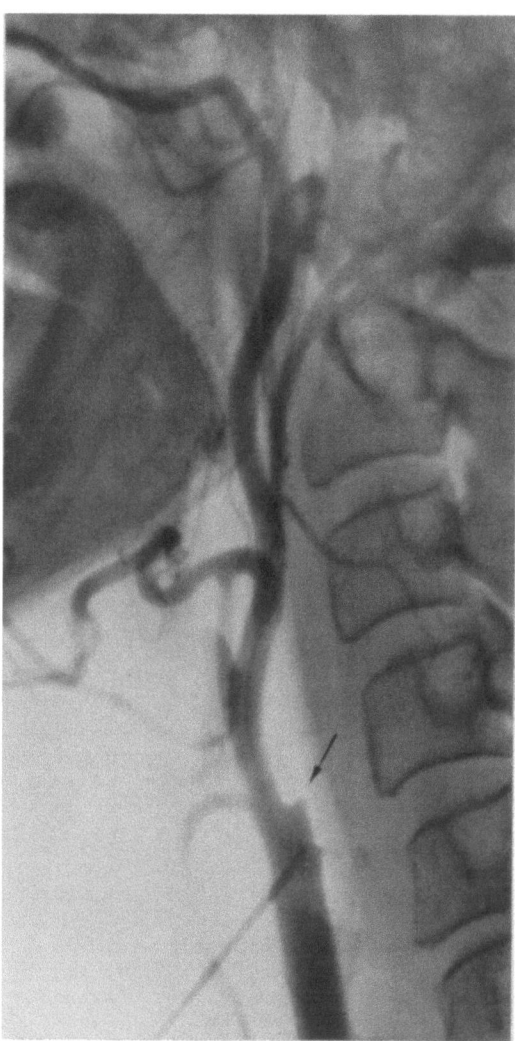

Fig. 12. Obliteration of the internal carotid artery immediately peripheral to the bifurcation of the common carotid

2. Arterial aneurysm

Large aneurysms causing tumour symptoms do not as a rule present diagnostic problems; greater difficulties are experienced, on the other hand, with the small ones that do not produce symptoms capable of clinical localization. These small aneurysms are common, and manifest themselves first as a subarachnoid haemorrhage; their detection is wholly dependent on the examination technique. Usually, they occur at the bifurcations of fairly large vascular branches (Fig. 15). Common locations are the region of the anterior communicating artery, the bifurcation of the middle cerebral artery, and the carotid siphon; other less common sites are in the pericallosal artery or farther towards the periphery in the middle cerebral artery. Occasionally local dilatation at the origin of an artery is observed, especially in the posterior communicating artery. It has been histologically demonstrated (SALTZMAN) that the vessel wall in these widened areas resembles that seen in arterial aneurysm. Aneurysmal widening may occur at the bifurcation of the basilar artery, in the posterior inferior cerebellar artery, and also, although less commonly, on the peripheral aspect of vessels filling from the basilar artery. The roentgen examination should aim at demonstrating not only the actual presence of an aneurysm, but also its direction and relationship to adjacent structures, as well as the width of the neck, since both the operability and the choice of operative technique are judged from these observations. Another reason for obtaining exact information on

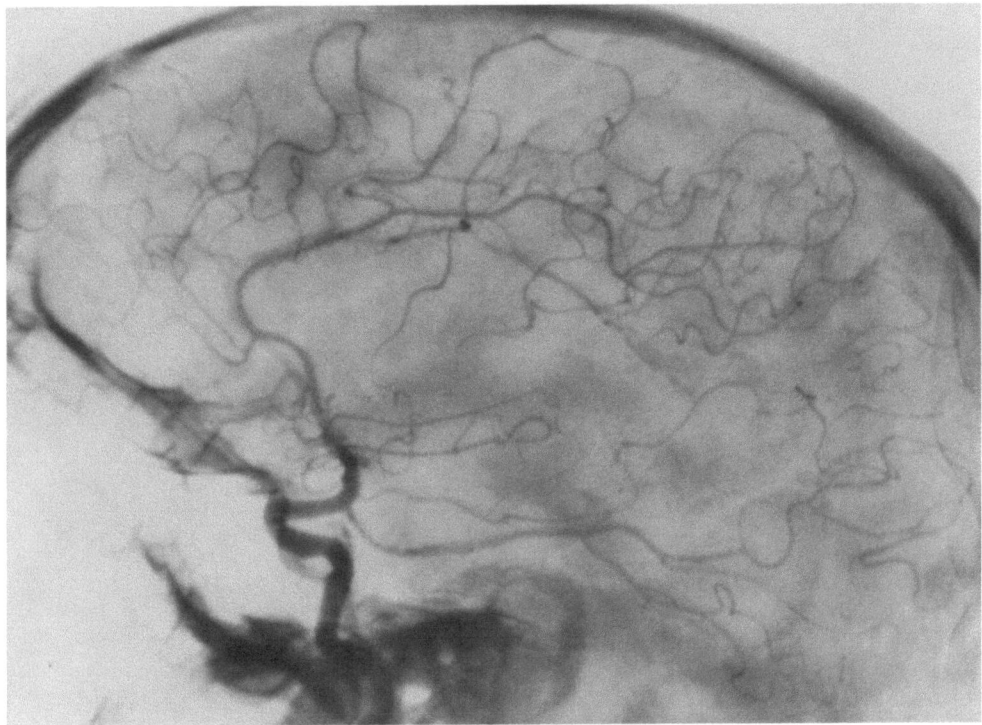

Fig. 13. Thrombosis of the middle cerebral artery

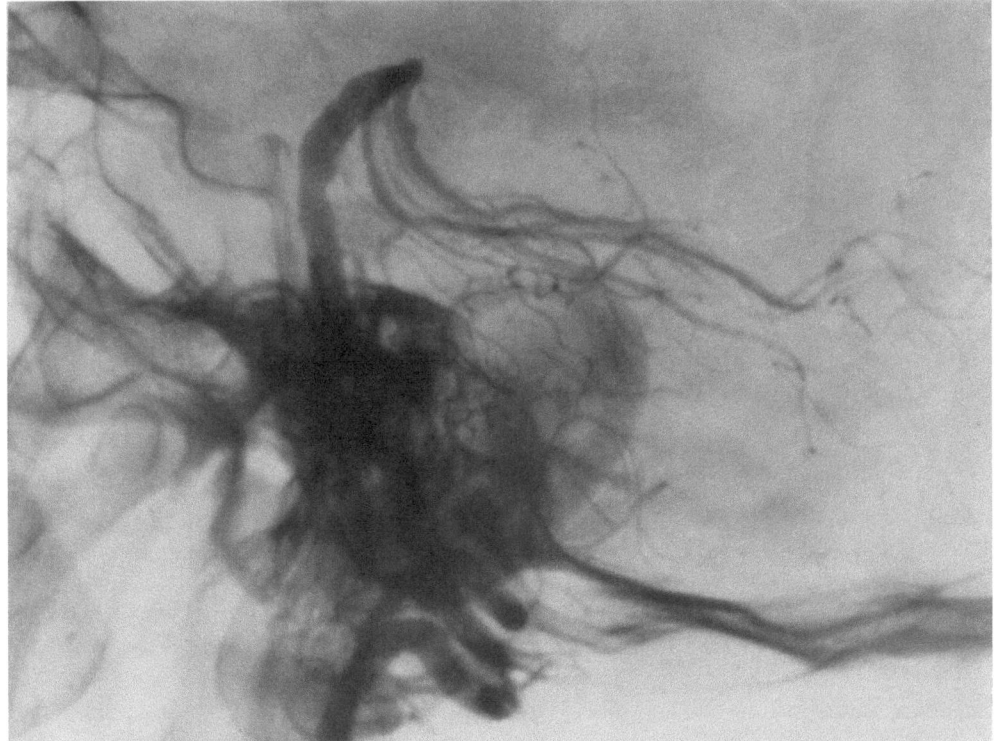

Fig. 14. Prolongation and irregular dilatation of the basilar artery due to arteriosclerosis

the site of the aneurysm is that the lesion may be concealed in blood clots, or be so situated within the cerebrum that it cannot be detected at operation without such knowledge. These details are seldom obtainable with ordinary lateral and anteroposterior projections alone. In some cases, not even the actual existence of an aneurysm can be established

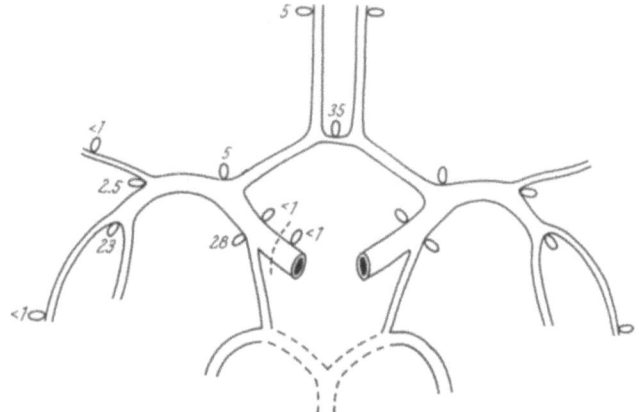

Fig. 15. The most common localizations of arterial aneurysm. The figures represent percentages in a consecutive material of 250 cases

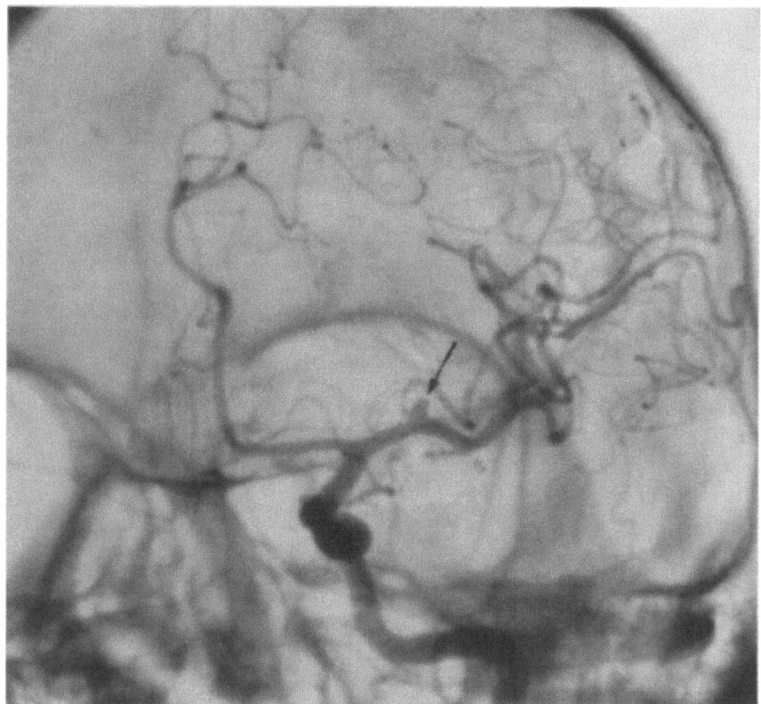

Fig. 16. Straight intraorbital projection. Small arterial aneurysm in the bifurcation of the middle cerebral artery

in these views, even if they are taken stereoscopically. Oblique supraorbital and straight intraorbital projections (Fig. 16) must always be used at carotid angiography, but modifications of these as well as submentovertical projections (Fig. 17) may also be necessary. Special beam angulations are usually also required in the examination of the posterior cranial fossa, in order to demonstrate the exact position of the aneurysm. If the examination is made relatively soon after a subarachnoid haemorrhage, more or less strong contractions in the arteries near the aneurysm (Fig. 19), sometimes continuing a good distance away from it, are often observed. A haemorrhage around the aneurysm may cause displacement of adjacent vessels. If the aneurysm is situated near the anterior com-

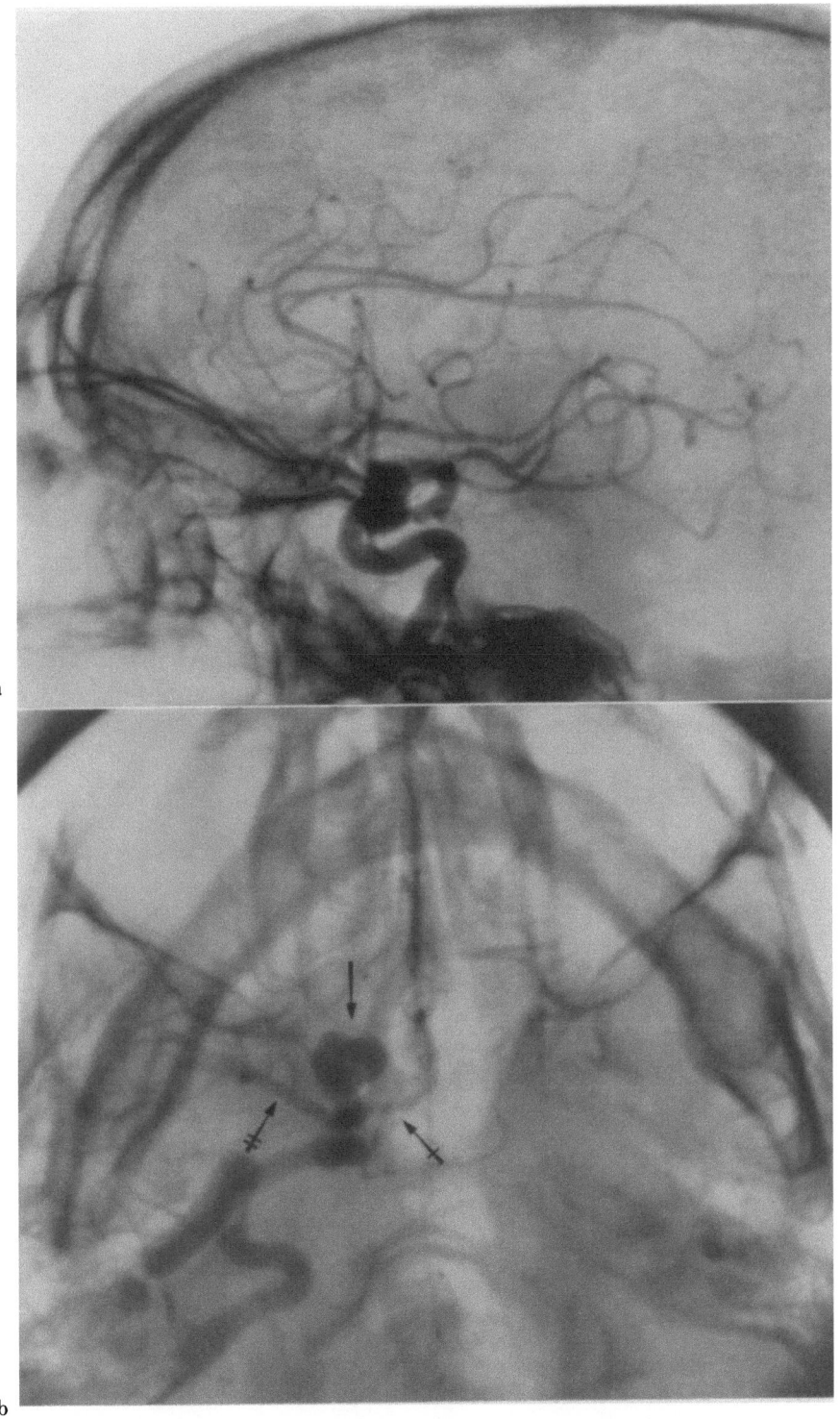

Fig. 17a and b. Large aneurysm at the birfurcation of the carotid siphon between the anterior and middle cerebral arteries. The anatomy is clearly demonstrated on the submentovertical view (b). Aneurysm →. Anterior cerebral artery ┼→. Middle cerebral artery ╫→

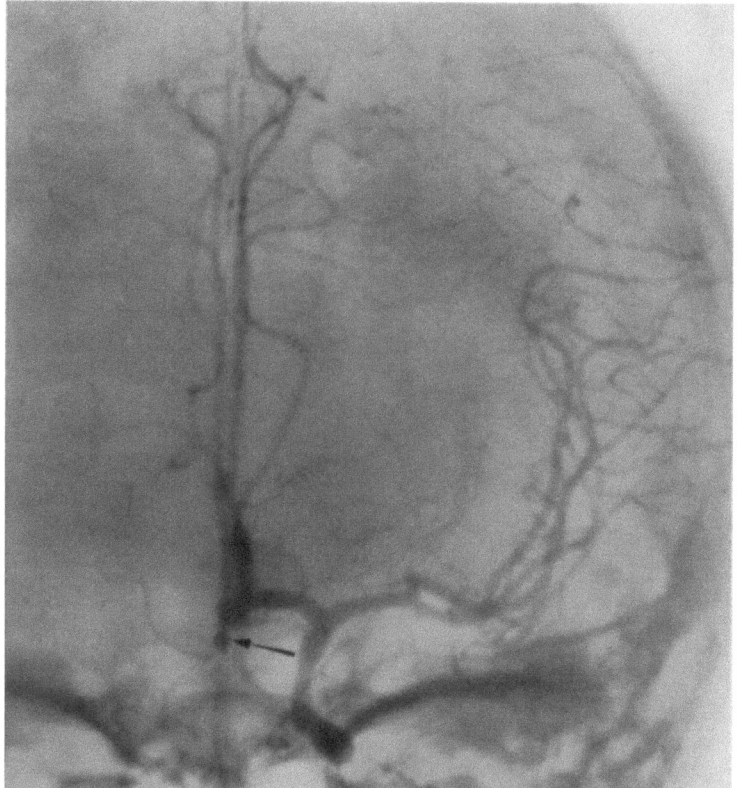

a

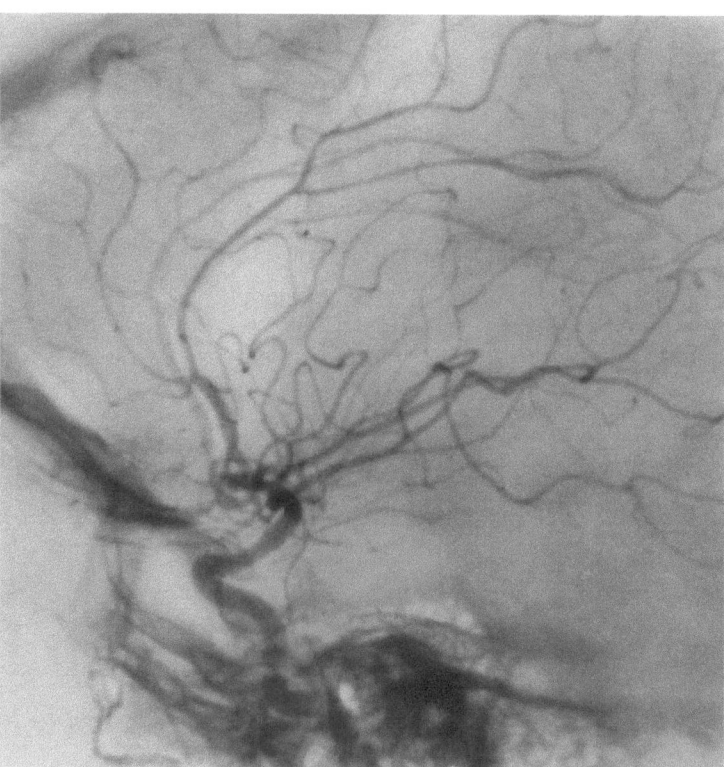

b

Fig. 18a and b. Small aneurysm on the anterior communicating artery

municating artery the circulatory conditions must be investigated by means of a cross circulation test. This is done by compressing the internal carotid artery on the side of the neck opposite to that on which the contrast medium is injected. Hence, when the

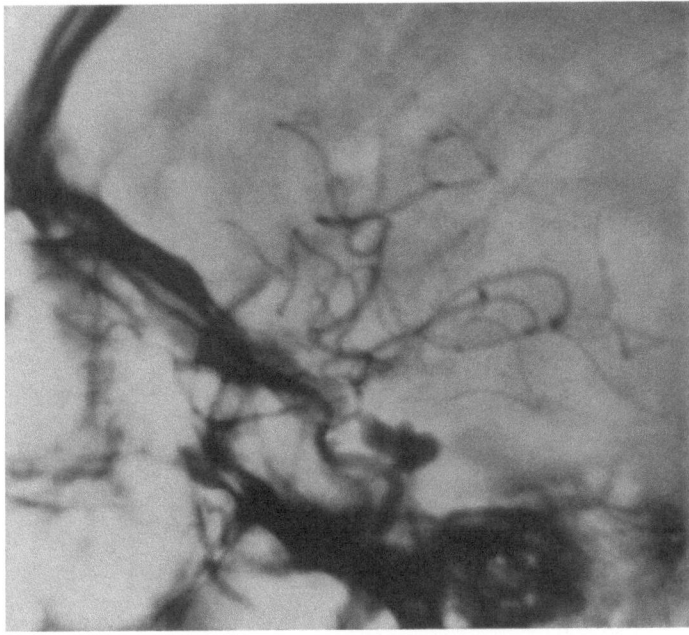

Fig. 19. Marked contraction of the upper part of the carotid siphon around an arterial aneurysm

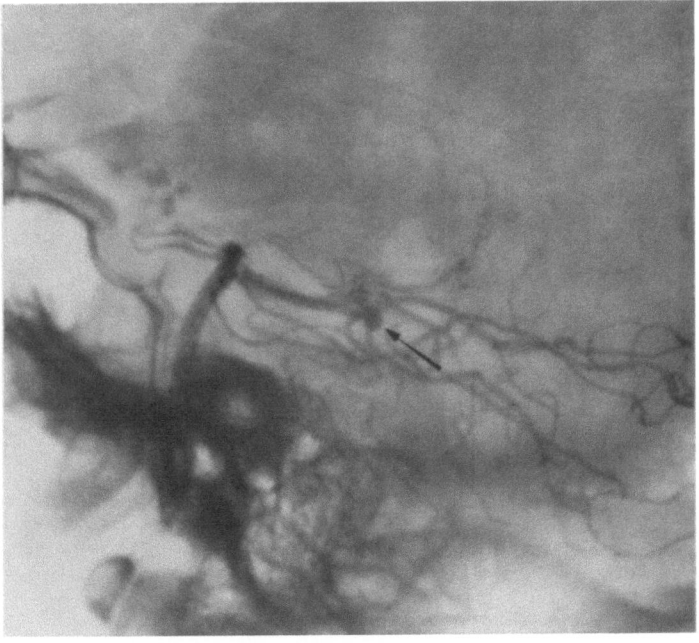

Fig. 20. Small aneurysm at the bifurcation of the posterior cerebral artery

pressure drops on the compressed side contrast medium will flow over to that area from the injected side, and information may be obtained regarding the capacity of the anterior communicating artery. The surgeon may thus gain an idea of the possible consequences of a ligation, if this should prove necessary during the operation.

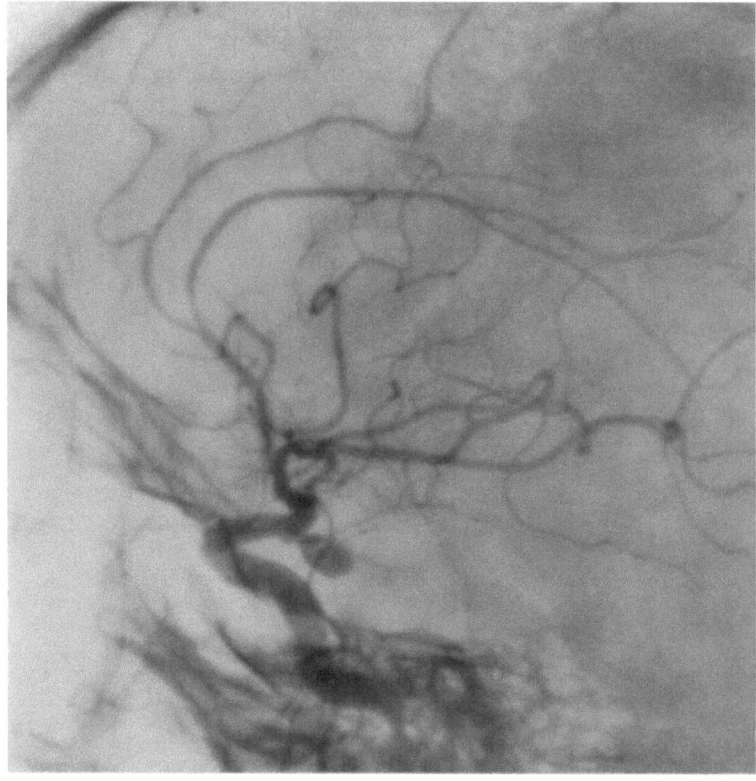

a

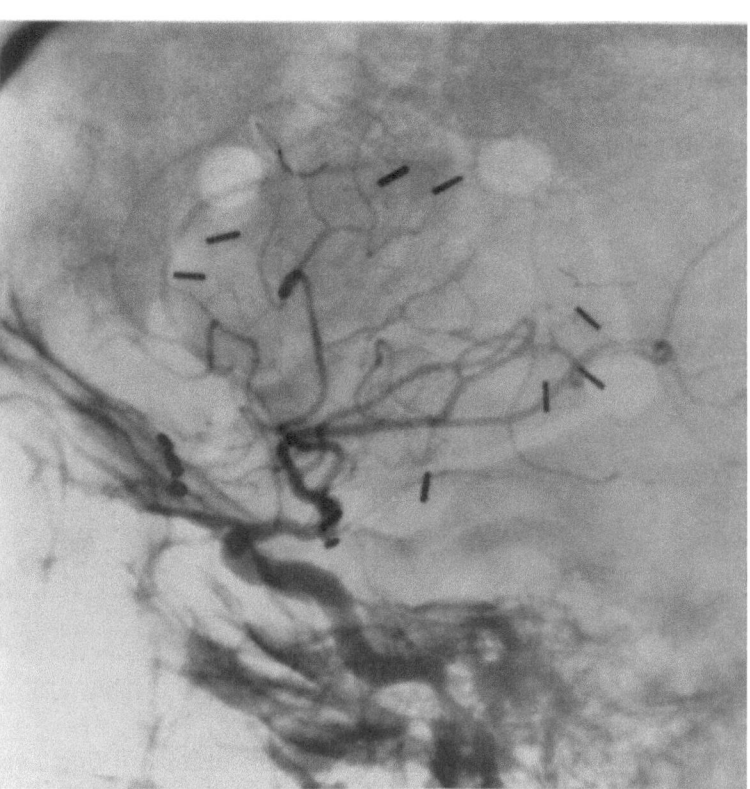

b

Fig. 21a and b. Arterial aneurysm on the carotid siphon a before, b after operation

3. Arteriovenous malformation

In these conditions the normal capillary system is replaced by irregular wide vessels that connect the arteries with the veins. Usually, several vessels are grouped into an irregular bundle, but occasionally only a few vascular stems are present. Hence, the resistance to the blood flow is lowered in the deformed area, the circulation through it will thus be rapid and the arterial pressure will be directly transmitted to the veins, causing them to widen. Depending on the size, a fairly large amount of blood can be shunted through the malformation, with the result that the remainder of the brain receives

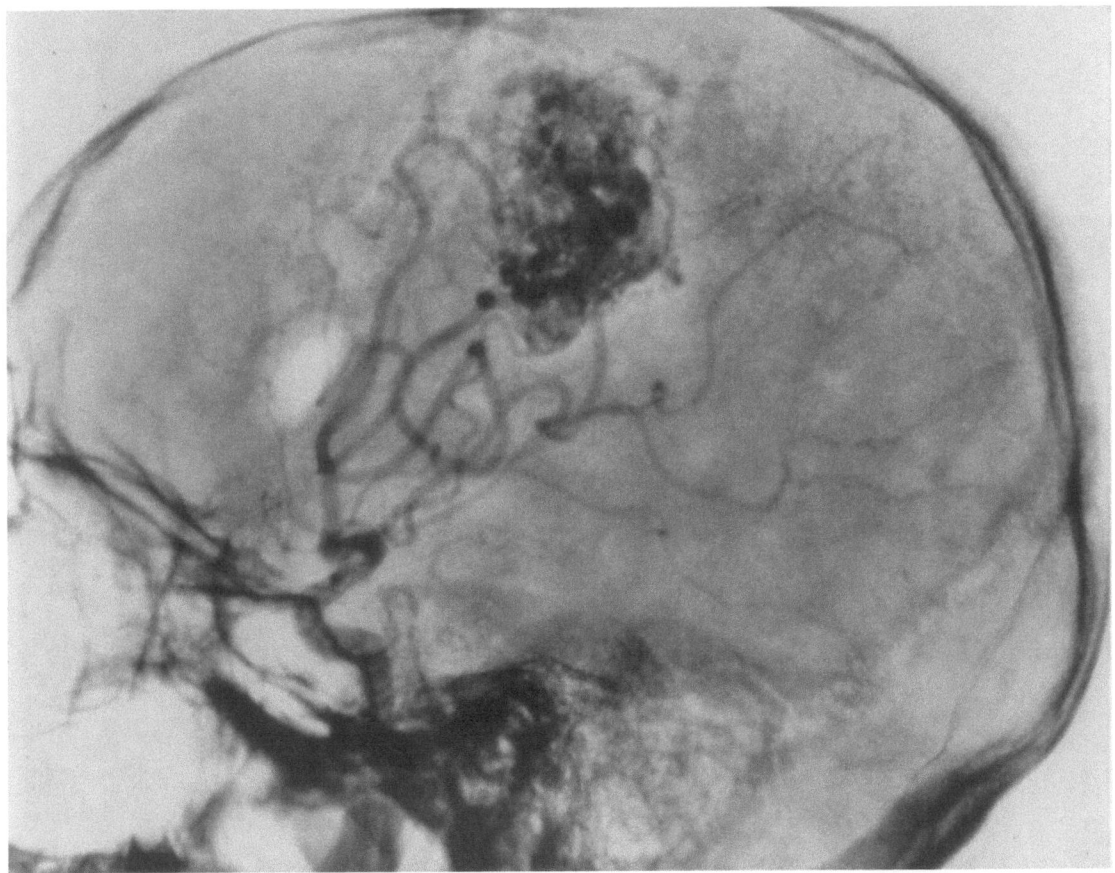

Fig. 22. Arteriovenous malformation on the convexity. Most of the contrast medium passes the malformation

proportionately less blood (Fig. 22). In general an arteriovenous malformation has a typical appearance at angiography. One or several widened arteries run into an irregular, tortuous bundle of vessels which empties into wide veins. As a rule the veins are more dilated than the afferent arteries and fill with contrast medium at an early stage because of the rapid circulation. Prior to an operation it is essential to have a clear picture of the drainage veins and above all of the feeding arteries. The latter vessels often can not be identified as any of the arteries normally present. Rapid serial angiography must be used in order to obtain distinct demonstration of the afferent and efferent vessels of an aneurysm; according to our experience an exposure rate of at least 6 films per second is necessary. If a deformity has been demonstrated in a particular vascular system the adjoining vessel areas must also be investigated. Thus, if there is a malformation in the carotid artery system on the one side, it is usually necessary to make a study of the areas supplied by the internal carotid and vertebral arteries of the opposite side (Fig. 23). Occasionally a cerebral arteriovenous malformation also receives branches

39*

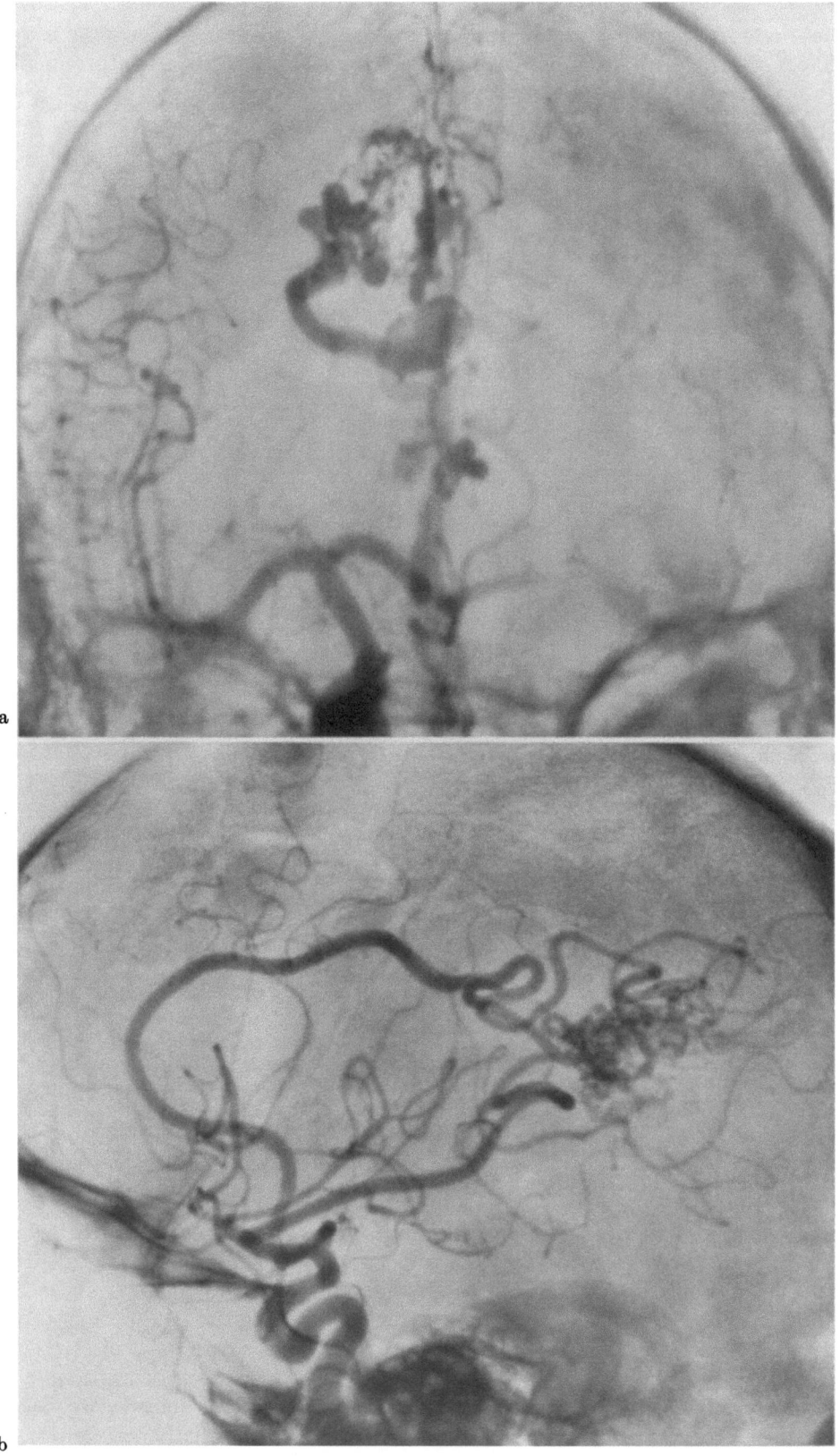

Fig. 23a—d. Arteriovenous malformation on the right side filled through the pericallosal artery, after injection both into the right (a, b) and the left (c) carotid artery, as well as through the posterior cerebral artery after injection into the vertebral artery (d)

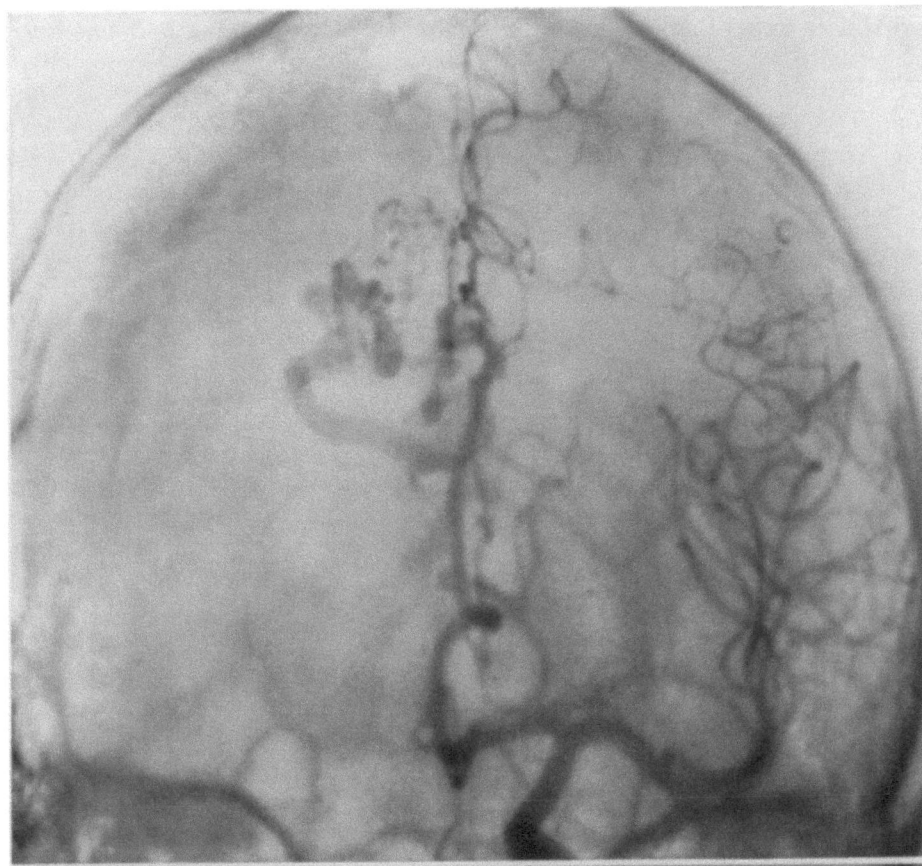

Fig. 23 c

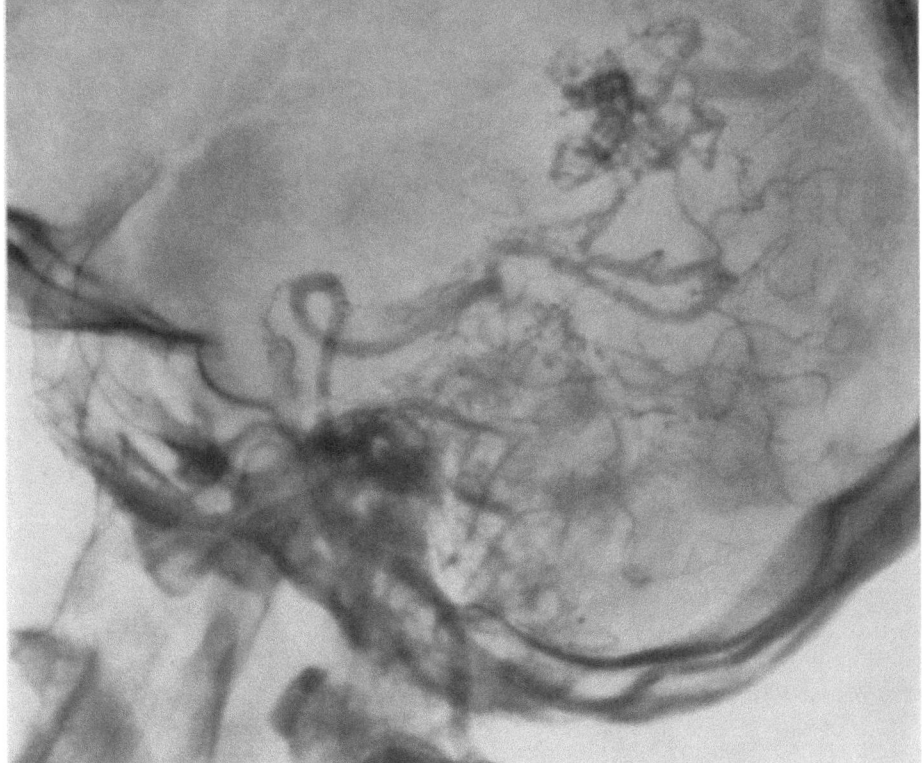

Fig. 23 d

from the external carotid artery. It is often found that different parts of the vascular bundle are filled from different vascular systems. If an intracranial haemorrhage has arisen from the deformed vessels there will be an avascular area showing displacement of adjacent vessels.

Although the diagnosis usually presents no difficulties, certain malignant tumours containing irregular, new-formed blood vessels, as well as arteriovenous fistulas, sometimes have an appearance suggesting an arteriovenous malformation. The circulation is also rapid in these tumour cases, and both feeding arteries and drainage veins may be slightly widened. The arteries are more dilated and tortuous in a vascular malformation, however, and furthermore, a tumour is an expansive process which displaces the adjacent vessels. The drainage veins are also more markedly widened in a malformation than in a tumour.

If appreciable shunting takes place through the malformation the normal vessels surrounding it will fill either defectively or not at all after the injection of contrast medium. When the deformity has been removed by operation these vessels fill normally; the dilatation of the afferent and efferent vessels also disappears. Slight widening of the vessels may still persist if the examination is performed relatively soon after the operation (4 to 6 weeks), but if a longer interval has elapsed the vessels will be of normal width if the malformation has been effectively removed.

IV. General considerations in angiographic diagnosis of expansive processes

An intracranial expansive process will cause dislocations of surrounding cerebral tissues and vessels, and it may itself possess a vascular architecture that differs from the vascularization of the normal brain tissue; these two facts render possible the diagnostic application of angiography. Both factors are of importance for the localization of a tumour and for an estimation of its size, but it is mainly by a study of the vascular appearances that a determination of the tumour type can be made. The vascular displacements will depend not only on the site and size of the expansive process but will be largely dependent also on the manner of growth of the process, whether infiltrating or expanding, and, further, will be affected by secondary changes produced in surrounding tissues. This means that two expansive processes in the same location and of practically the same size may cause vascular changes of quite different appearances although the main cerebral vessels will in principle be displaced in a like manner.

The position of the pericallosal and middle cerebral arteries are of decisive importance for the angiographic localization of supratentorial expansive processes. The posterior part of the brain is more rigidly fixed than its anterior portion as the falx extends deeper posteriorly. A process may therefore, even if it is situated in the posterior part of the brain, cause a more marked displacement of the anterior than of the posterior portion of the pericallosal artery. Processes in the posterior part of the brain usually cause the internal cerebral vein to be more displaced than the arteries; by making a comparison between the displacements of the pericallosal artery and the central veins it will thus be possible to estimate the position of the tumour in anterior-posterior direction. The lateral displacements arising by parasagittal processes and lesions high up on the convexity are often surprisingly small. When occurring the lateral displacement of the pericallosal artery will be greater than that of the central veins. An expansive process located further down on the convexity, at the level of or lower than the corpus callosum, will on the other hand cause the internal cerebral vein to be more displaced than the superior part of the pericallosal artery. A process in the proximity of some portion of a vessel may also more or less affect its course, due to local pressure, and instead of the smoothly undulating appearance, which is normal, the vessel will assume a more stretched course. It is true, consequently, that a tumour situated in the posterior parts of the brain may cause even the anterior portions of the pericallosal artery to be laterally displaced, but the artery and its branches will still run in smooth and short curves. If the process is situated in the anterior parts of the brain, on the contrary, the said vessels will be exposed to local pressure resulting in displacement and a more or less streched course. Not only the general dislocation of the pericallosal artery but also the aspect of the vessel in its different portions, as well as the appearances of the efferent branches, are of significance for the localization of the process. The more infiltrating the growth of a tumour, the less conspicuous are the vascular displacements; even large regions of the brain can be infiltrated without causing vascular displacement, and practically without leading to any observable local deformation of vascular branches.

The arteries in the Sylvian fissure will be displaced upwards in the presence of a process beneath and downwards if the process lies above the fissure. Occipital tumours displace the peripheral branches of the middle cerebral artery forwards, and if the tumour is large the whole group of vessels in the Sylvian fissure (that is, in the anterior part as well) will be pushed together in a manner reminding of an accordion. When the process is situated in the Sylvian fissure, the vascular branches will be pushed apart. Suprasellar and parasellar processes affect the carotid siphon, the anterior cerebral artery, and sometimes also the middle cerebral artery.

Dilatation of a lateral ventricle will cause the pericallosal artery to run in a wider arch than usual, and the course of the vascular branches in the Sylvian fissure will be more straight. The lenticulostriate arteries become laterally displaced. The thalamostriate vein, which runs in the wall of the lateral ventricle, often gives the best information about the magnitude of the dilatation, and the half-axial projection, in particular, is suitable for evaluating the degree of the widening (Fig. 24). If the lateral ventricle is very much dilated, even the internal cerebral vein will be dislocated downwards and its course will be more straight than usual.

The possibilities of localizing expansive processes in the posterior cranial fossa by means of angiography are considerably smaller than for lesions situated supratentorially. The vessels of the two sides become superimposed in the lateral projections, and even in a.p. views the branches of the posterior cerebral artery will be projected over those of the postero-superior cerebellar artery. Small vessels may moreover be difficult to be seen in the lateral views, due to the mastoid processes. The vessels in the posterior cranial fossa, furthermore, display greater normal variations than vessels in the cerebrum; small displacements may then be difficult correctly to assess. Even large intracerebellar tumours may cause so small vascular displacements that they easily can be overlooked.

If an expansive process contains pathologic vessels, the angiographic localization will be more reliable, and in certain cases also leads to a greater richness in details, than when the localization has to be established on the basis of vascular displacements alone. It is frequently not possible, however, by an assessment of the region containing pathologic vessels, to draw any conclusions regarding the size of the lesion, as pathologic vessels may be present in only part of the tumour. Exceptions to this are: meningiomas which are so highly vascularized that the whole tumour appears distinctly outlined at angiography, certain metastases by which the same occurs, and, further, the less common type of angioreticuloma which is characterized by the feature that the wall of the cyst constitutes the highly vascularized tumour proper.

In certain types of tumour, the new-formed vessels are wide and form fistulas between arteries and veins. The speed of circulation is then more rapid in the tumour than in the normal brain. In other instances, a strong oedema may arise in and around the tumour; then the speed of circulation through the tumour and in adjacent parts of the brain tissue will be reduced. In such a case, the tumour region in the early venous phase will appear to be practically free from vessels, as the veins in this region will fill later than in the surrounding normal brain tissue.

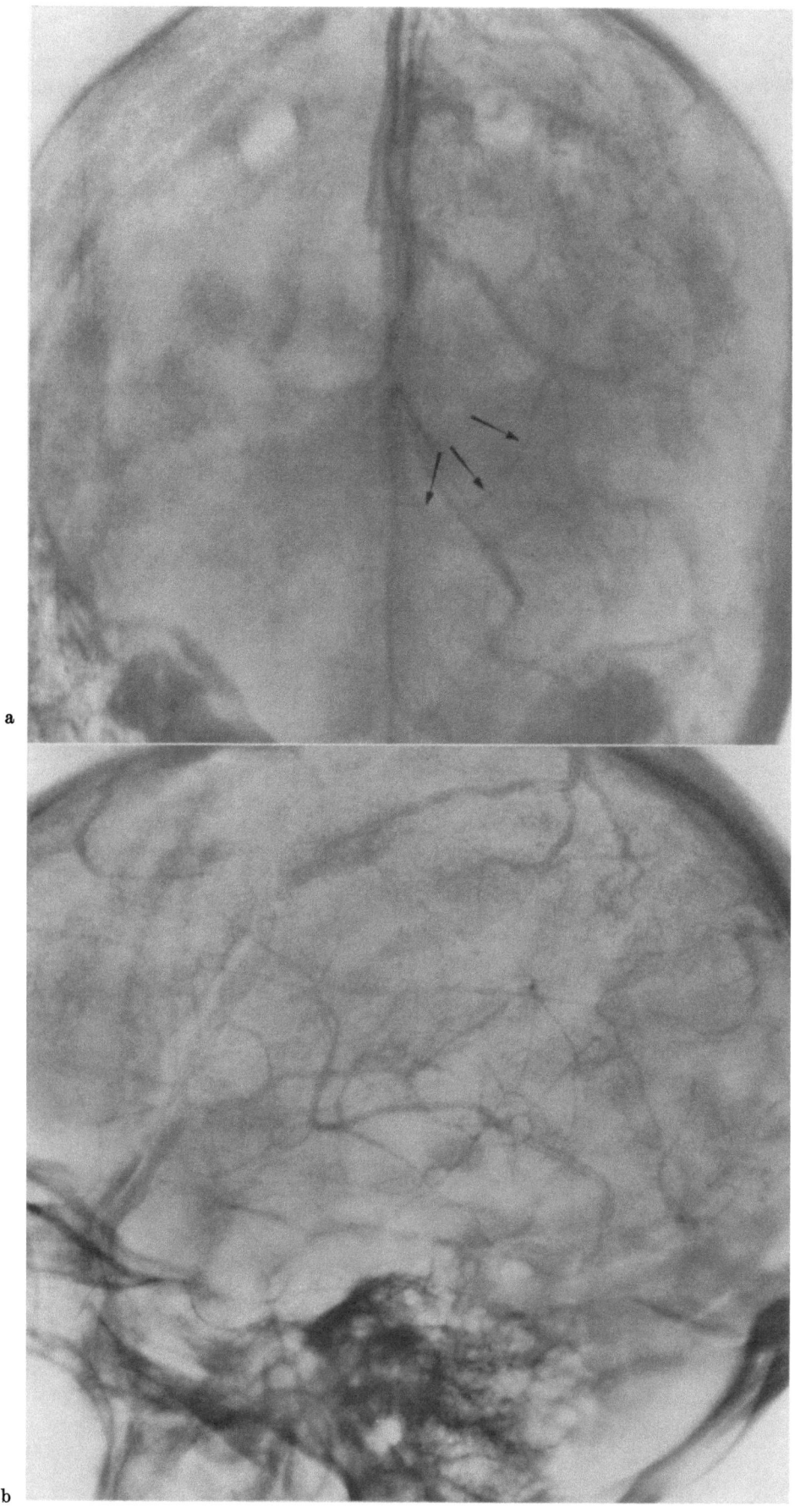

Fig. 24a and b. Hydrocephalus. Appearance of the central veins. a Half-axial view. The arrows point to the thalamo-striate vein which runs in a wider arch than normally. b The internal cerebral vein is stretched

A hypervascularized zone may be present around necrotic regions, while the necrotic region itself is free from vessels. Cysts, abscesses, and intracerebral hematomas are likewise free from vessels.

V. Special angiographic tumour localization

1. Frontal expansive processes

Frontal expansive processes, with the exception of those situated at the anterior pole near the midline, generally cause a lateral displacement of the vessels coursing in the interhemispheric fissure. A lateral displacement of the internal cerebral vein may also occur but this will not be so marked as for the arteries. The vein moreover will be dislocated in its anterior portion.

Subfrontal tumours (Fig. 25) push the inferior part of the pericallosal artery upwards. If the process extends far backwards, also the anterior cerebral artery may be displaced upwards and the suprasellar portion of the carotid siphon backward-downwards. The small branches of the pericallosal artery and of the frontopolar artery are likewise displaced upwards, and this is of importance for a differential diagnosis to be made from the normal variation that is represented by the inferior part of the pericallosal artery running in an upwards convex arch. The frontal ascending artery may be displaced backwards if the tumour also extends laterally. The septal vein is displaced upwards, and the anterior portion of the internal cerebral vein backwards, and in some cases upwards also. This applies particularly if a process in the middle cranial fossa grows up into the anterior cranial fossa. Then, an upward-displacement of the internal cerebral vein may be the only sign of tumour penetration into the anterior cranial fossa, since there may be no changes in the appearances of the arteries to indicate such a growth.

Processes situated at the *anterior pole* (Fig. 26) cause a displacement backwards of the anterior portion of the pericallosal artery, as well as of the anterior part of the internal cerebral vein. The vein will pursue a more tortuous course than usual. The septal vein may also be displaced backwards.

Processes in the *postero-inferior part of the frontal lobe* usually cause a downward dislocation of the arteries in the anterior part of the Sylvian fissure, and the ascending branches will become stretched and possibly pushed apart. The dislocation of the Sylvian vessels will be smaller, the higher the tumour is situated. Is is common that the pericallosal artery is laterally displaced. If the process grows deeply inwards, the inferior part of the pericallosal artery may be displaced backwards and upwards, and the upper part of the siphon backward-downwards. The basal vein at its beginning may be medially displaced. If the tumour also extends upwards, the anterior portion of the internal cerebral vein may be displaced downwards, but the superior part of the pericallosal artery is not displaced downwards unless the process grows high up on the convexity.

Processes located *parasagittally*, in the middle and posterior parts of the frontal lobe, cause a basal displacement of the anterior portion of the superior part of the pericallosal artery, and the small branches from the main stem become stretched. If the tumour infiltrates the corpus callosum this as a rule does not lead to any significant displacements of the pericallosal artery but only to small irregular changes in the course of the vessel; the normal smooth waviness disappears. The pericallosal and callosomarginal arteries may be pushed apart, however. The anterior part of the internal cerebral vein is usually displaced downwards and backwards.

Processes present in the postero-superior part of the frontal lobe (Fig. 27) and extending behind the bregma, usually called *fronto-parietal*, lead to a downward-dislocation of the middle and posterior parts of the superior portion of the pericallosal artery and

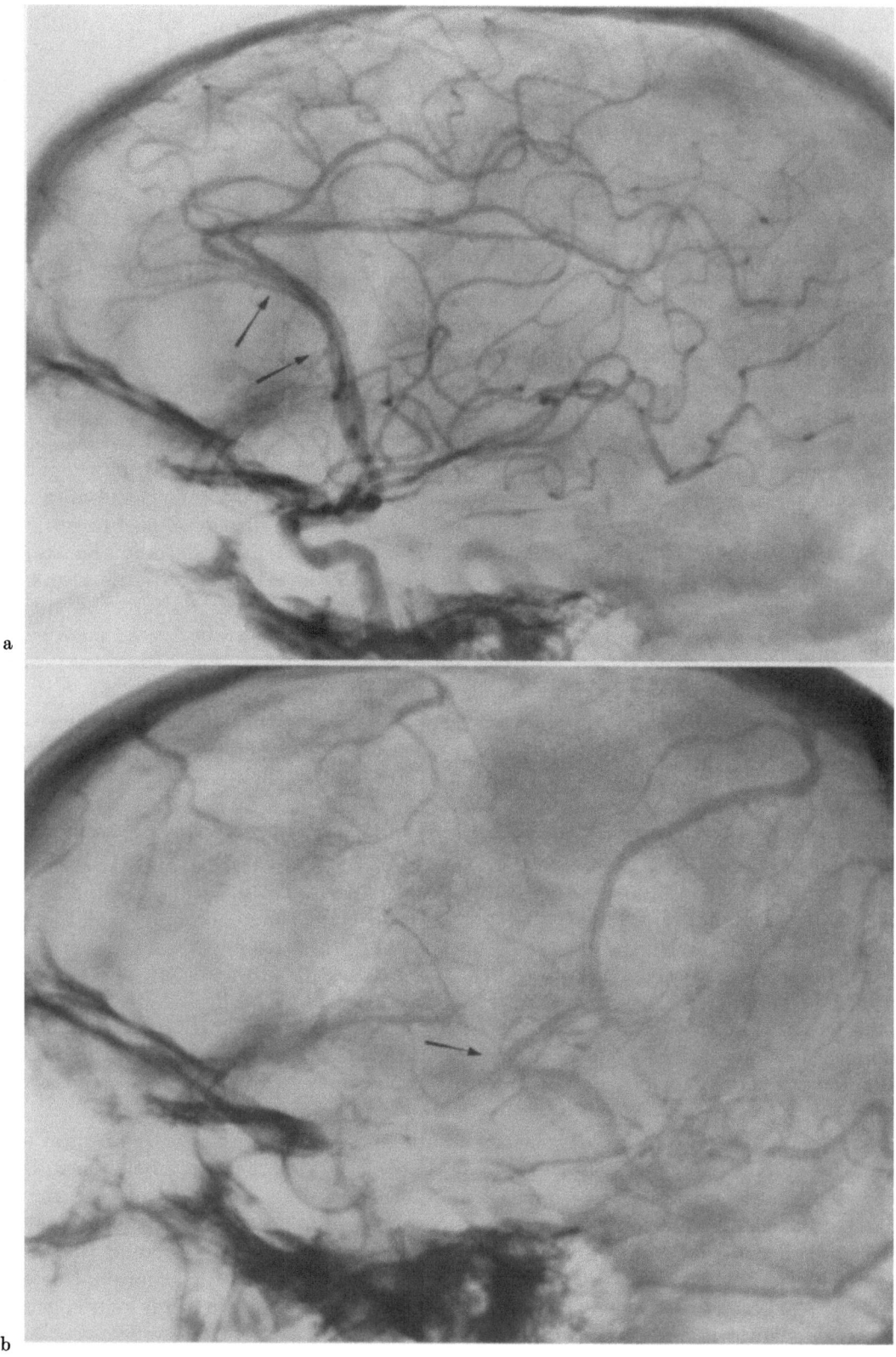

a

b

Fig. 25a and b. Subfrontal tumour. The inferior part of the pericallosal artery is displaced upwards and backwards. The suprasellar part of the carotid siphon is compressed. The frontopolar artery runs in an arch
around the tumour. The anterior portion of the internal cerebral vein is pushed backwards

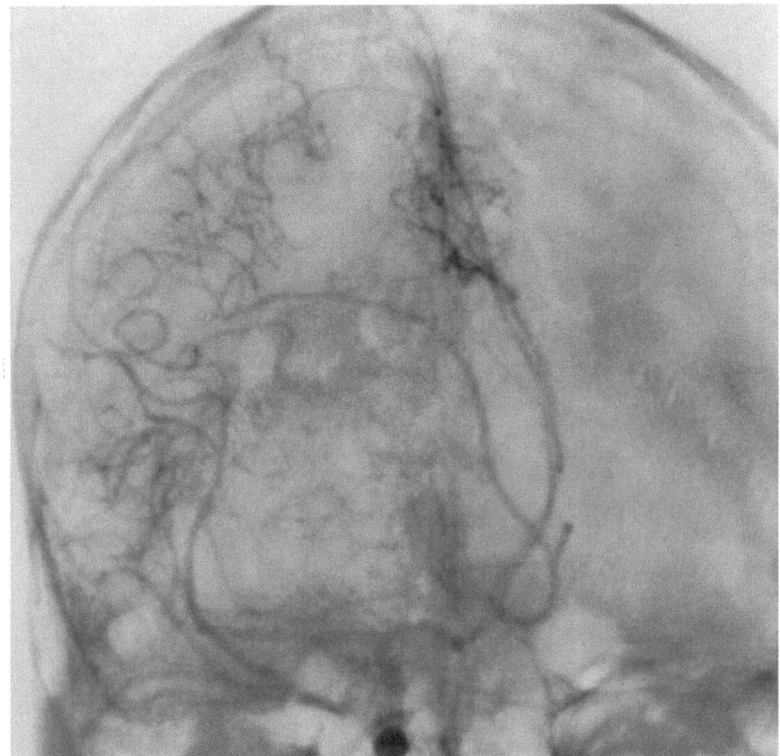

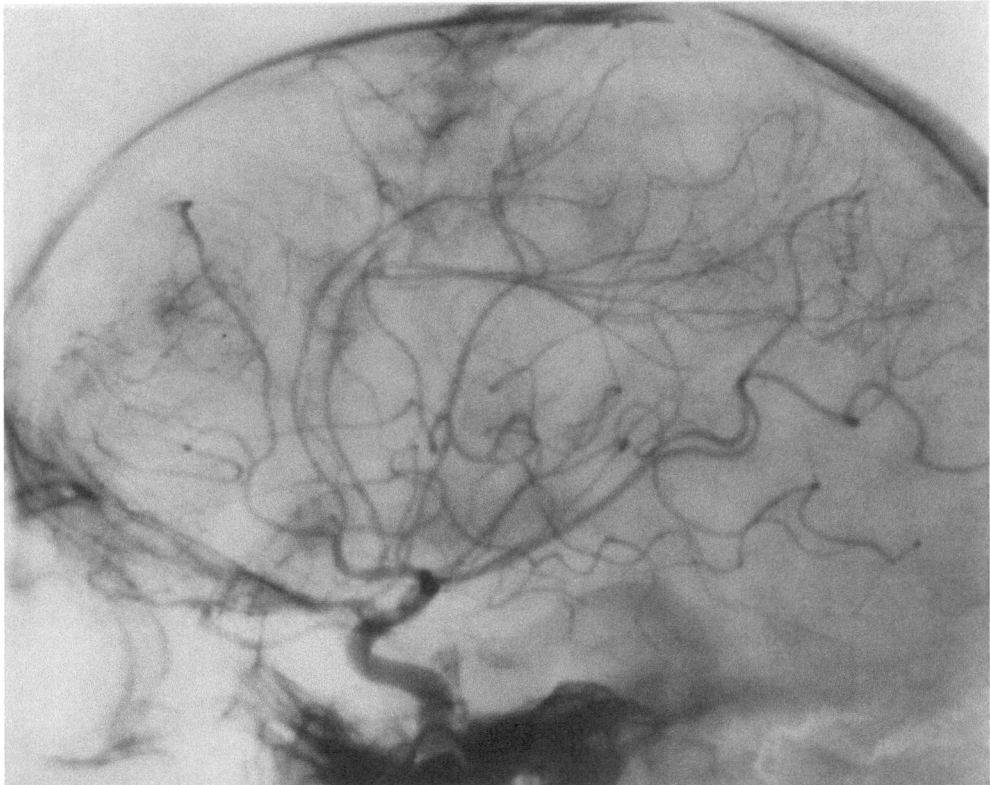

Fig. 26a and b. Tumour in the anterior pole. The anterior portion of the pericallosal artery and the calloso-marginal artery displaced backwards. Pathologic vessels within the tumour fed from the frontopolar artery

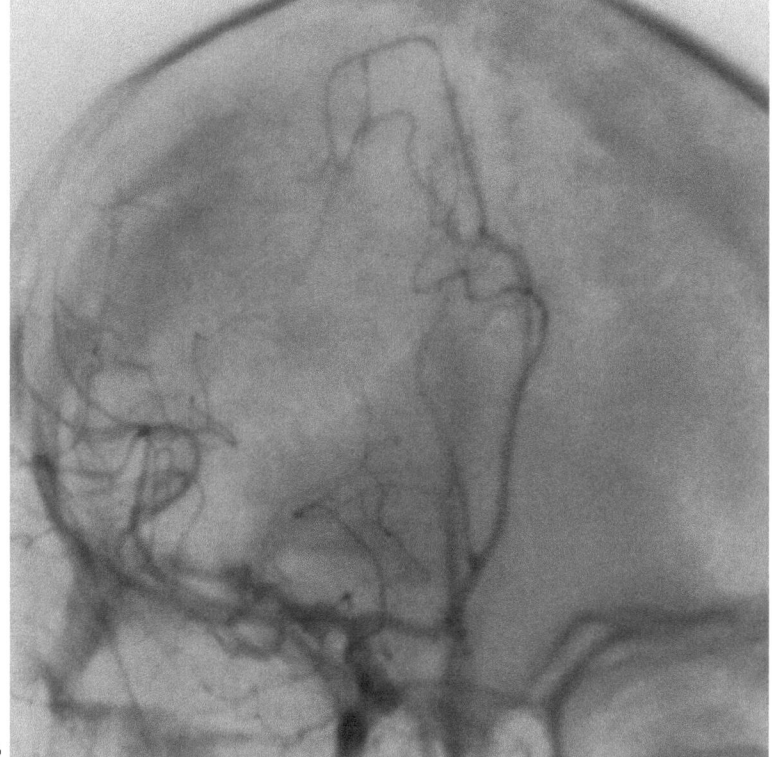

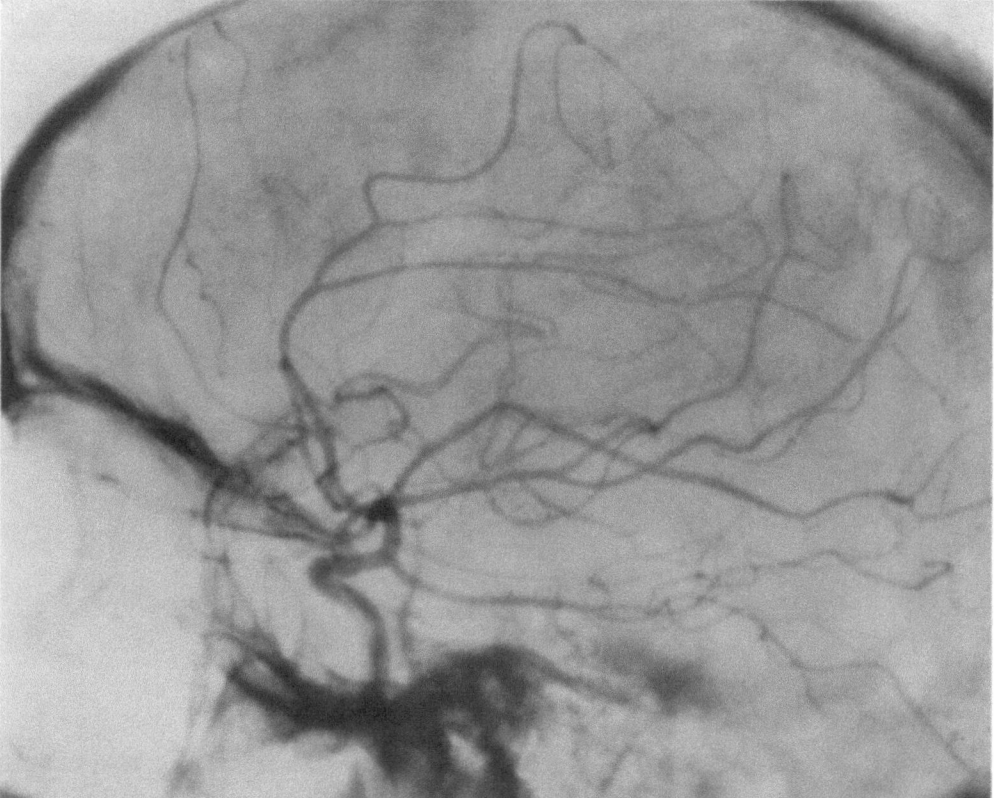

Fig. 27a—c. Tumour in the superior posterior part of the frontal lobe. The superior part of the pericallosal artery and the callosomarginal artery displaced downwards and laterally. The thalamostriate vein displaced downwards as well as the anterior part of the internal cerebral vein (c)

of the internal cerebral vein. The small vascular branches become stretched. There is not always a lateral dislocation. The thalamostriate vein and its tributaries may also be changed: displaced or stretched.

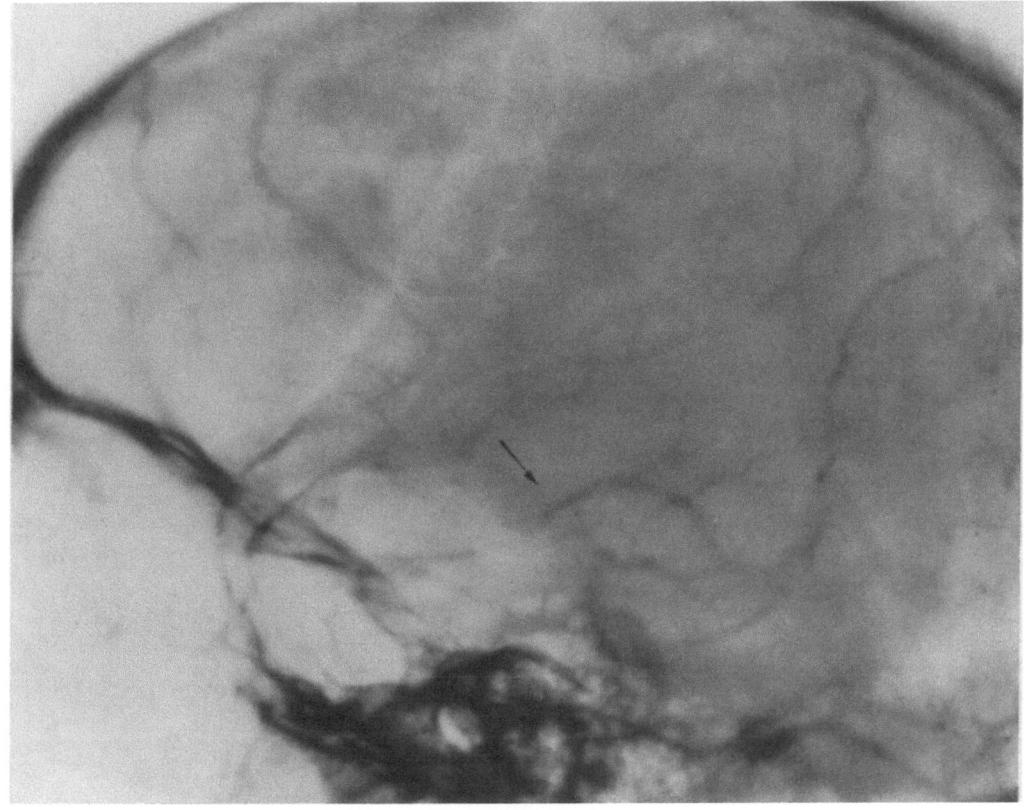

Fig. 27 c

2. Parietal processes

A process situated parasagittally displaces the posterior part of the superior portion of the pericallosal artery in a downward-directed arch (Fig. 29); also the internal cerebral vein will be pushed downwards. If the process lies further laterally, but above the Sylvian fissure, the vessels in the posterior part of the fissure will be displaced downwards, and the ascending branches will be stretched. If, on the other hand, the process lies below and behind the Sylvian fissure, the vessels instead will be pushed upwards and then the posterior portion of the internal cerebral vein also may be displaced upwards. These tumours represent transitions to the group of posterior temporal lesions. In cases of tumour in the posterior part of the Sylvian fissure, on the contrary, or behind the fissure, the peripheral branches of the middle cerebral artery will be pushed apart and stretched (Fig. 28).

3. Occipital tumours

The space occupied by these tumours is generally not restricted to the occipital lobe alone, but the lesion may infiltrate also adjacent parts of the parietal or temporal lobes, or both these lobes. Occipital tumours therefore frequently lead to changes which nearly correspond to those arising with processes in the posterior parts of the parietal or temporal lobes. The posterior branches of the vessels of the Sylvian group are displaced upwards and may also be pushed apart (Fig. 30). When the tumour is deep-infiltrating, also the terminal portion of the pericallosal artery may be displaced upwards. The posterior portion of the plexus-part of the anterior choroidal artery will be displaced forwards in

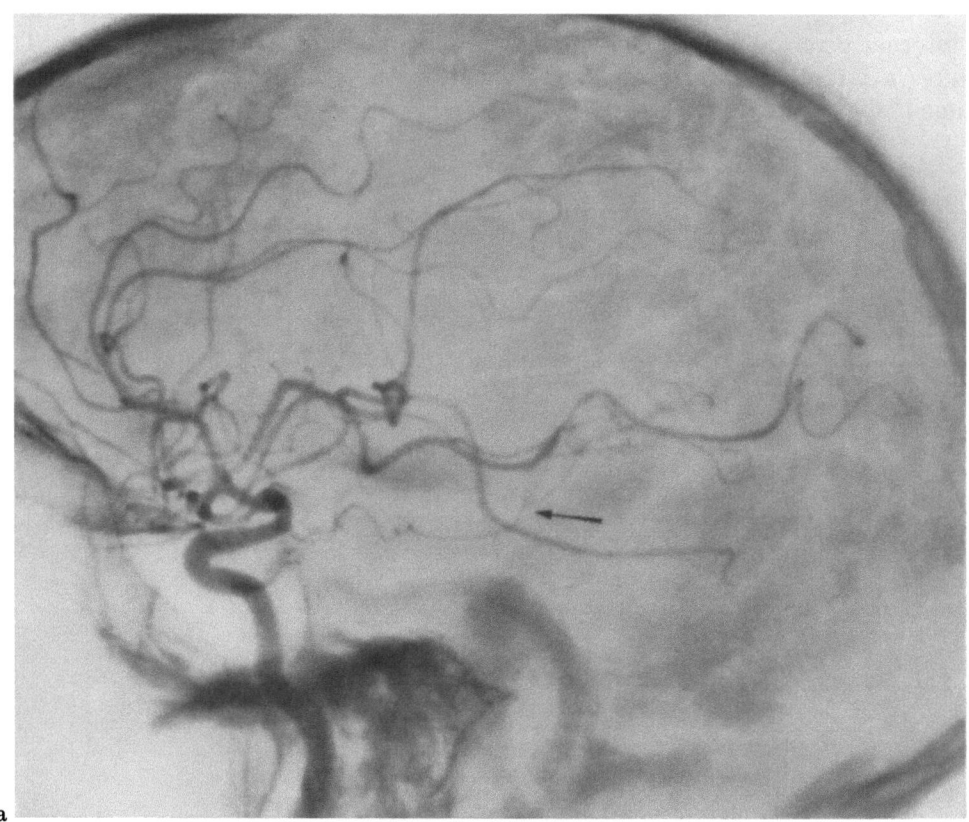

a

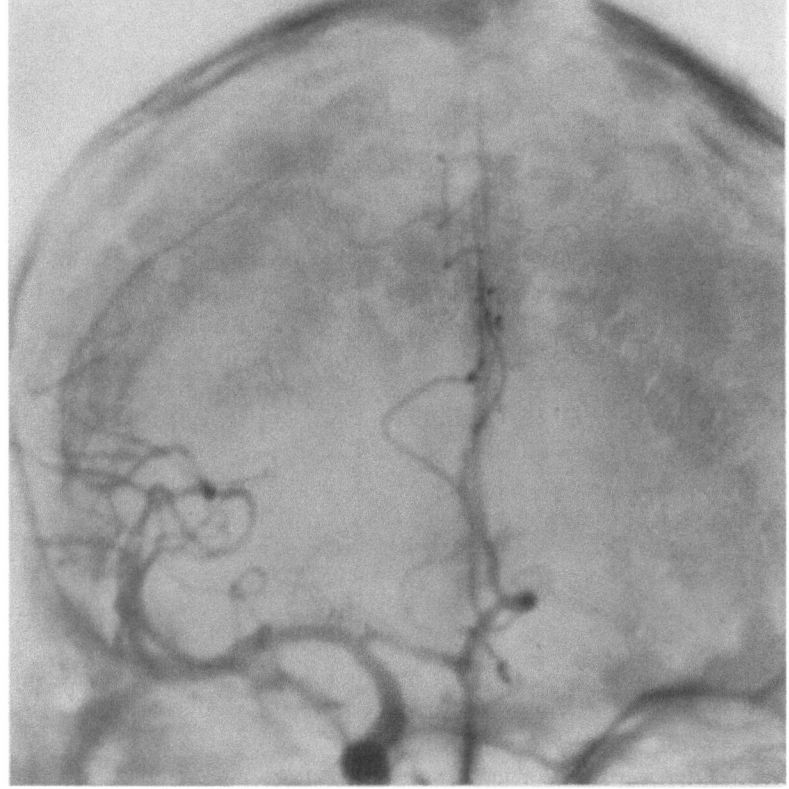

b

Fig. 28a—d. Parietal tumour. a The peripheral branches of the Sylvian vessels pushed apart. The anterior choroidal artery displaced anteriorly (→) and its anterior part is "accordion-shaped". b No evident displacement of the pericallosal artery over the midline. c The internal cerebral vein stretched and d displaced laterally
(compare b)

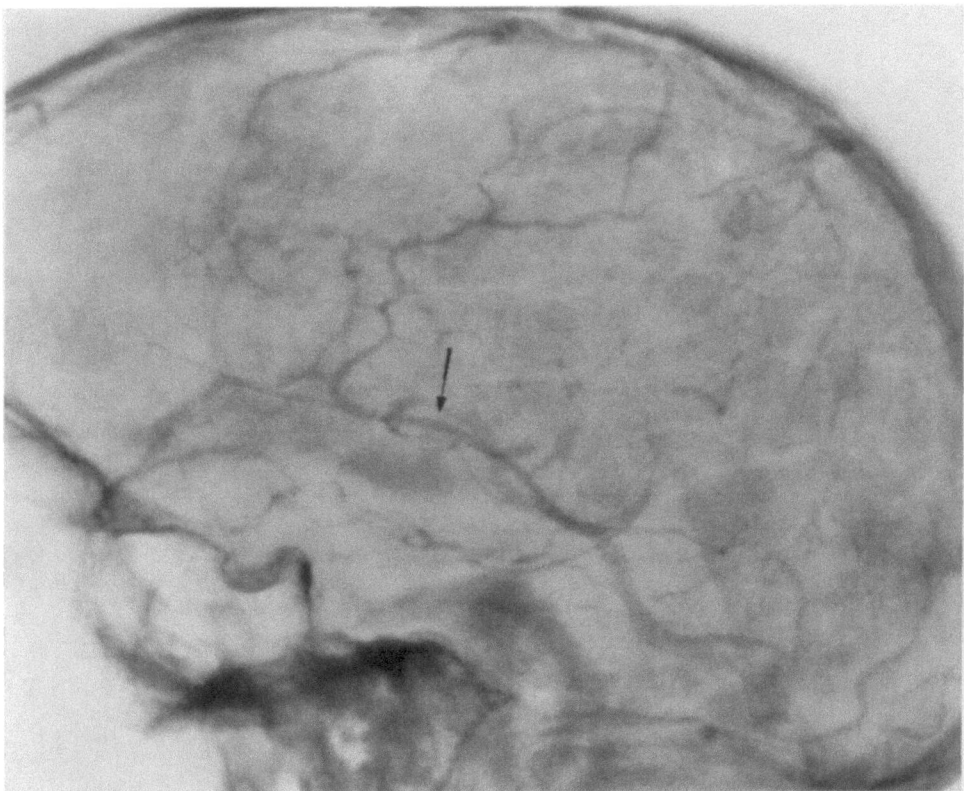

Fig. 28c

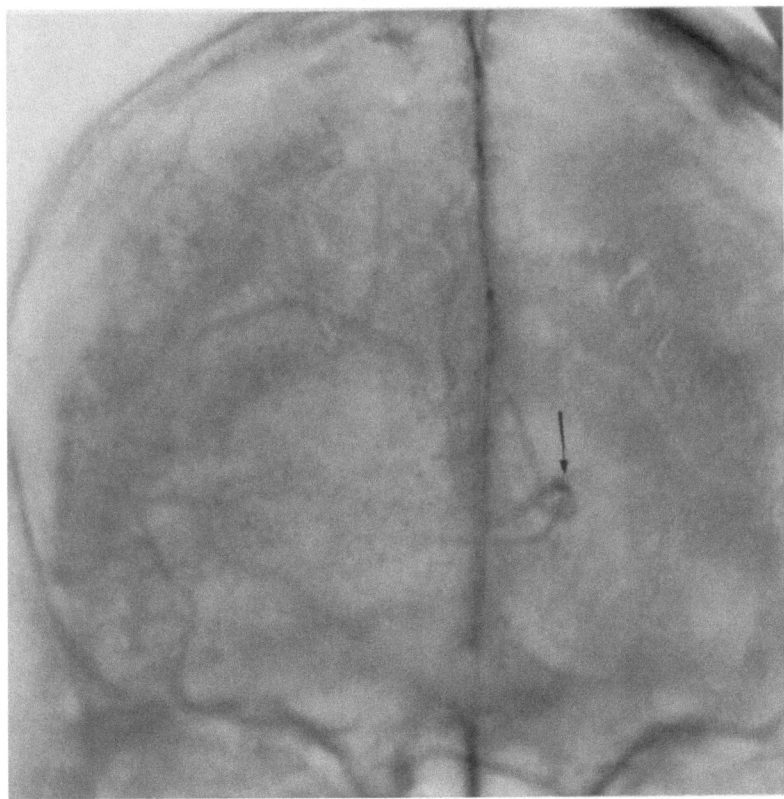

Fig. 28d

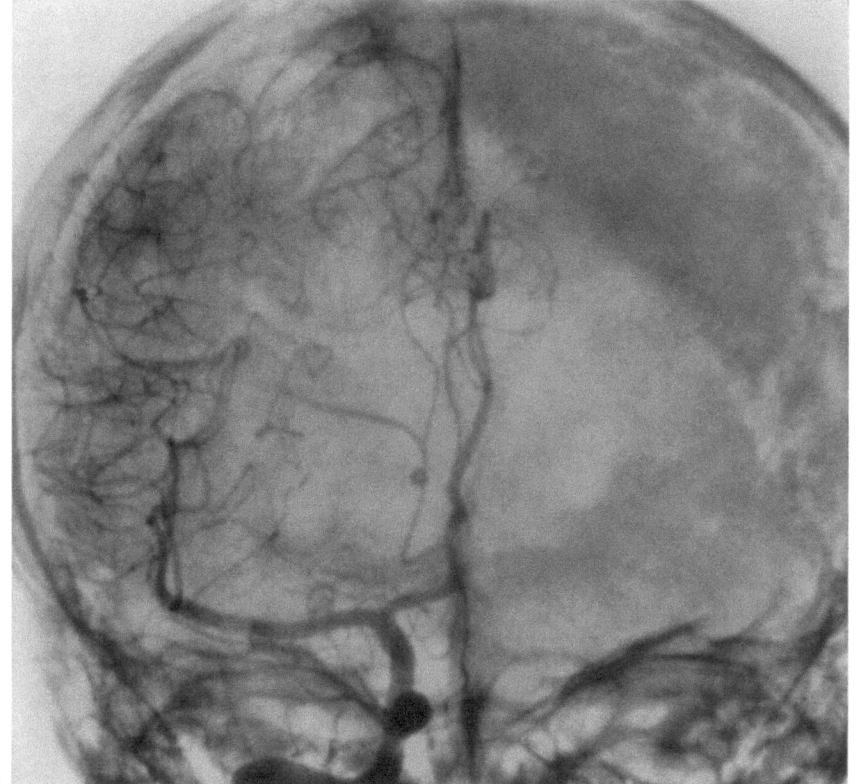

a

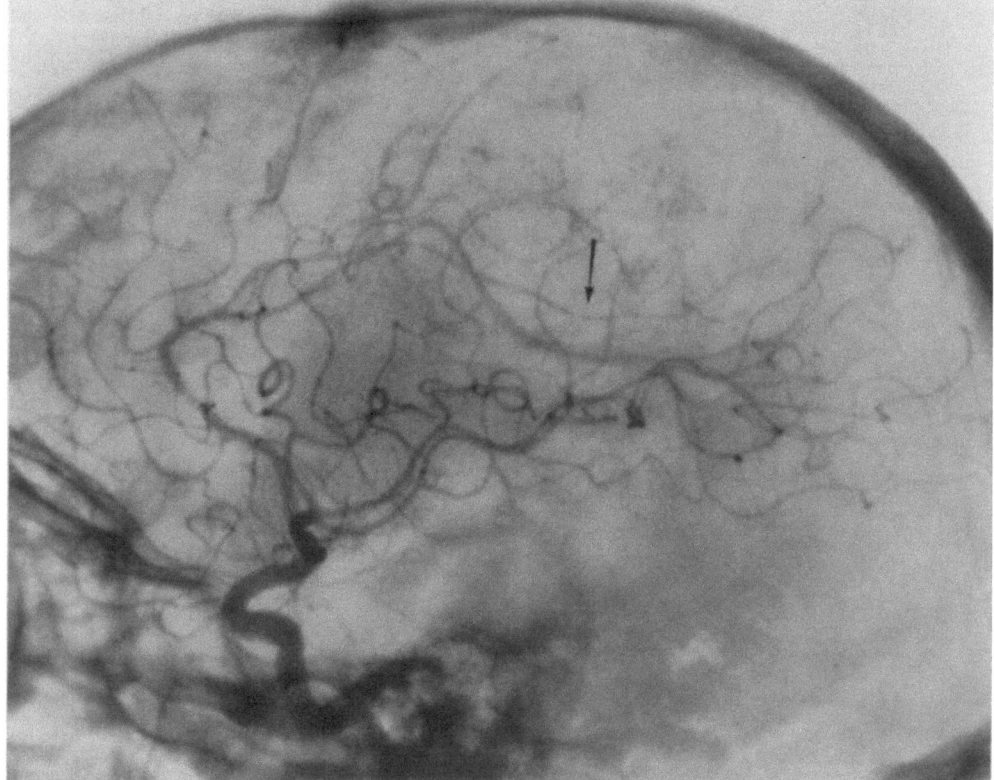

b

Fig. 29a and b. Parietal tumour. The superior posterior part of the pericallosal artery displaced downwards.
Slight displacement of the pericallosal artery over the midline

a degree corresponding to the forwarddisplacement of the trigone. The internal cerebral vein is pushed over the midline, and this displacement, as by processes in the posterior parts of the parietal and temporal lobes, is greater than the lateral displacement of the arteries in the interhemispheric fissure. The venous displacement will moreover arise earlier than the arterial.

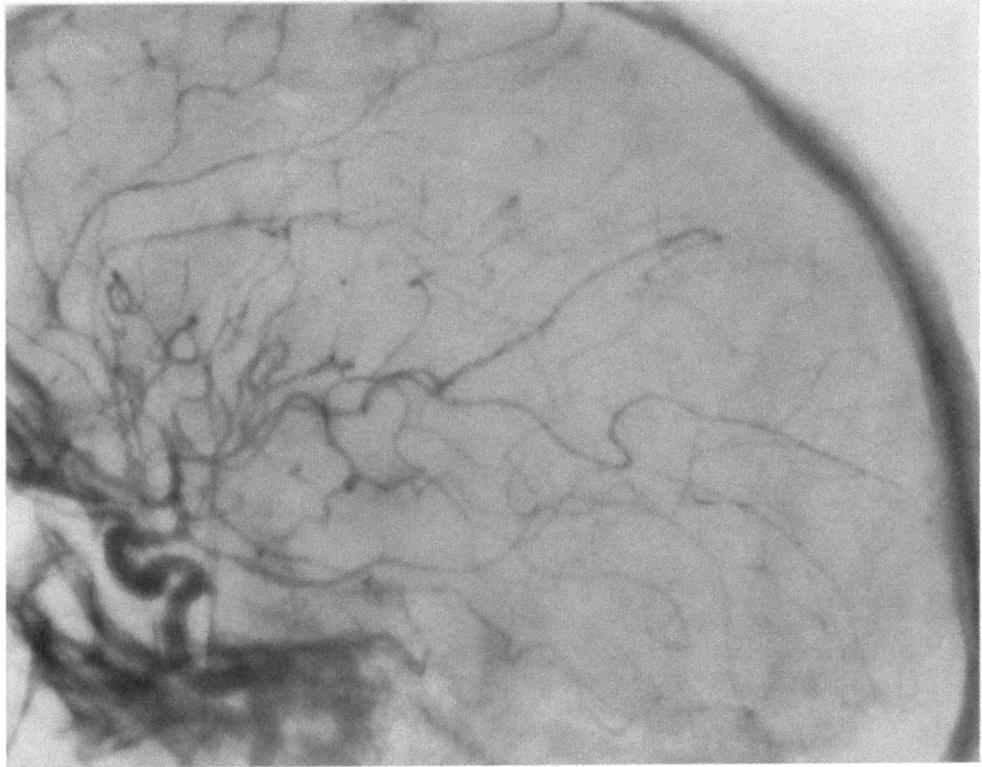

Fig. 30. Occipital tumour. The peripheral branches of middle and posterior cerebral arteries pushed apart

4. Temporal expansive processes

The *anterior temporal tumours* compress the vessels in the anterior part of the Sylvian fissure and displace them upwards, or upward-forward, and in the majority of cases that portion of the middle cerebral artery which runs on the underside of the brain is also pushed upwards (Fig. 31). The pericallosal artery in most cases is displaced laterally but not in the same degree as by frontal tumours. The internal cerebral vein likewise is pushed over the midline, and generally more than the arteries. The appearance of the anterior choroidal artery and its location are of great importance for an accurate localization of the tumor. An expansive process in a far forward position, causing the temporal horn to be displaced backwards, leads to a stretching of the cisternal part of the anterior choroidal artery, which thus loses its S-shape (Fig. 32). When there is a process in infratemporal position, the anterior choroidal artery will form an upwards convex arch. In lateral position, the process will cause a medial dislocation of the artery, and the normal, medially directed convexity of the arch will be wider than usual. Hence the course of the artery will be similar to its appearance in cases of anterior temporal herniations. The basal vein and the posterior cerebral artery are located at the median side of the temporal lobe, and these vessels therefore are displaced medially by laterally situated processes. As the artery, at internal carotid angiography, is not always contrast-filled, while the basal vein will be filled, it follows that this vein is very important in this connection. At angiography it is often difficult to determine if a temporal tumour

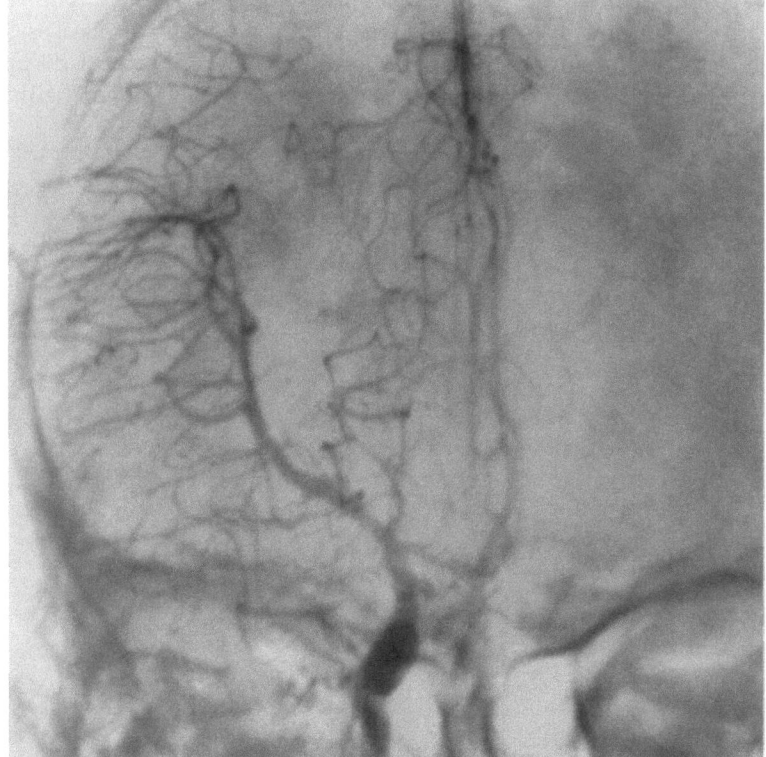

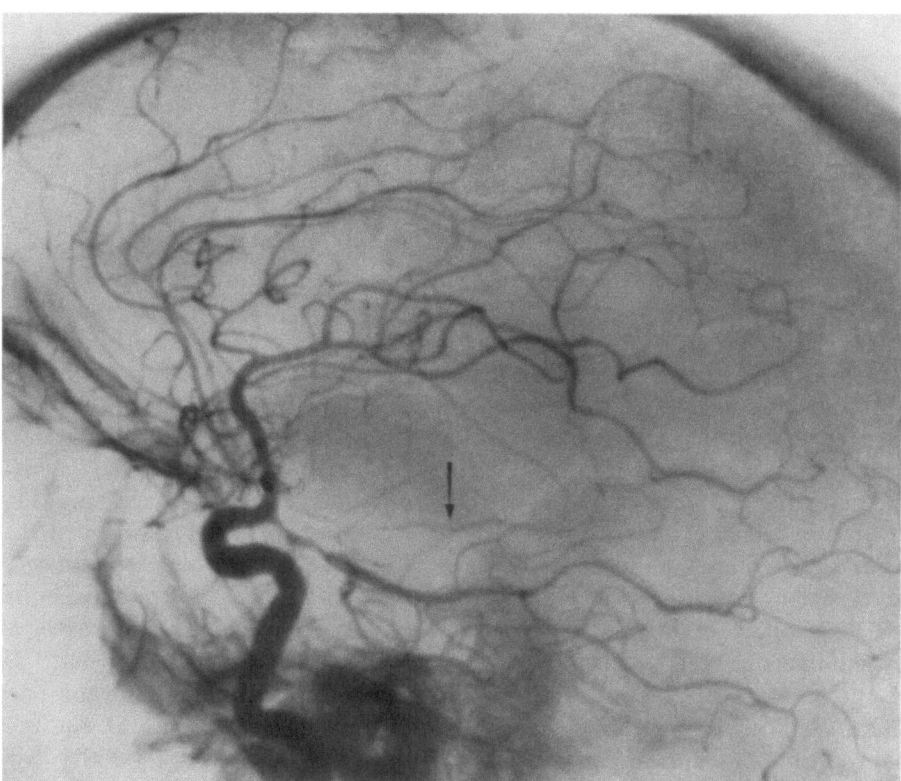

Fig. 31. Tumour in the anterior part of the temporal lobe. The middle cerebral artery pushed upwards as well as the branches in the anterior part of the Sylvian fissure. The cisternal part of the choroidal artery stretched and displaced downwards. The beginning of the plexus part (→) pushed backwards. The posterior cerebral artery pushed downwards

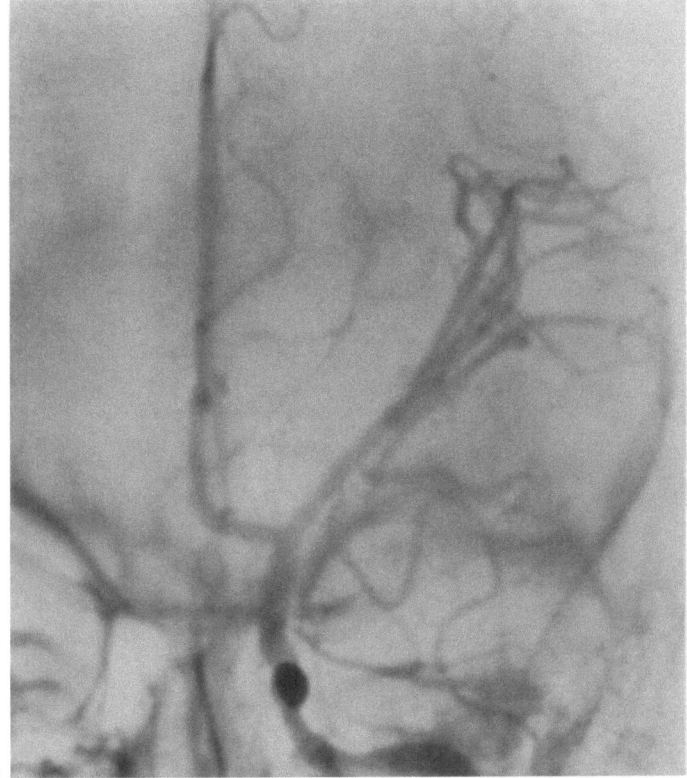

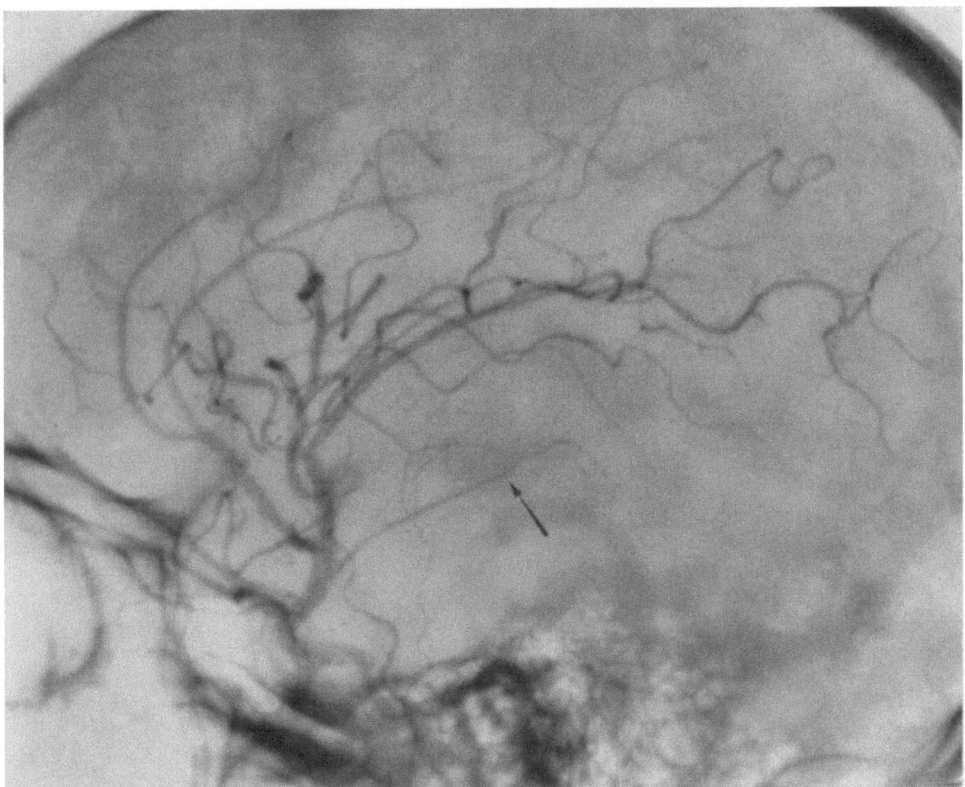

Fig. 32 a and b. A pterion meningioma growing down into the anterior part of the middle fossa. In addition to the displacement of the middle cerebral artery and its branches the cisternal part of the anterior choroidal artery is stretched and displaced upwards. The beginning of the plexus part (→) is pushed backwards indicating a displacement of the temporal horn backwards

40*

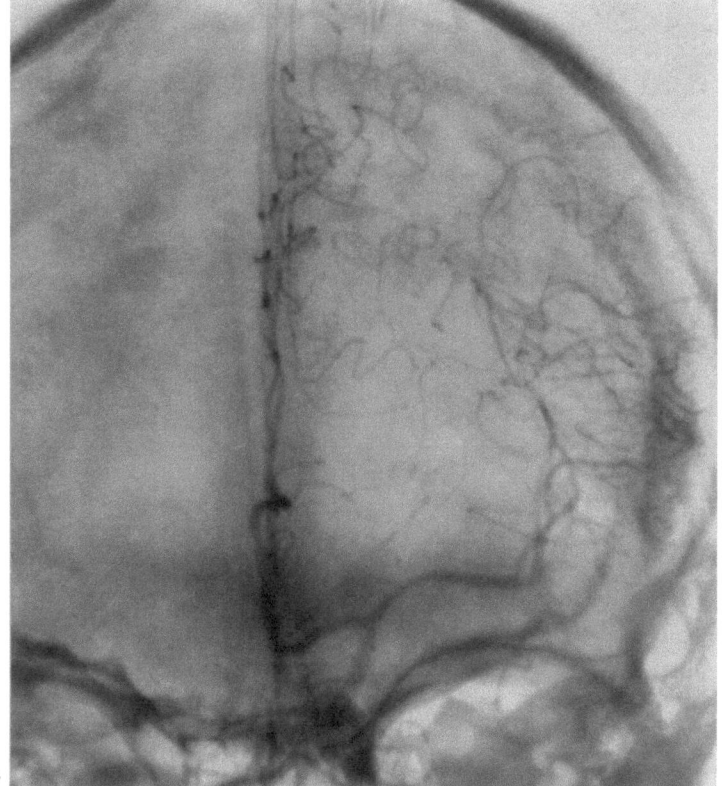

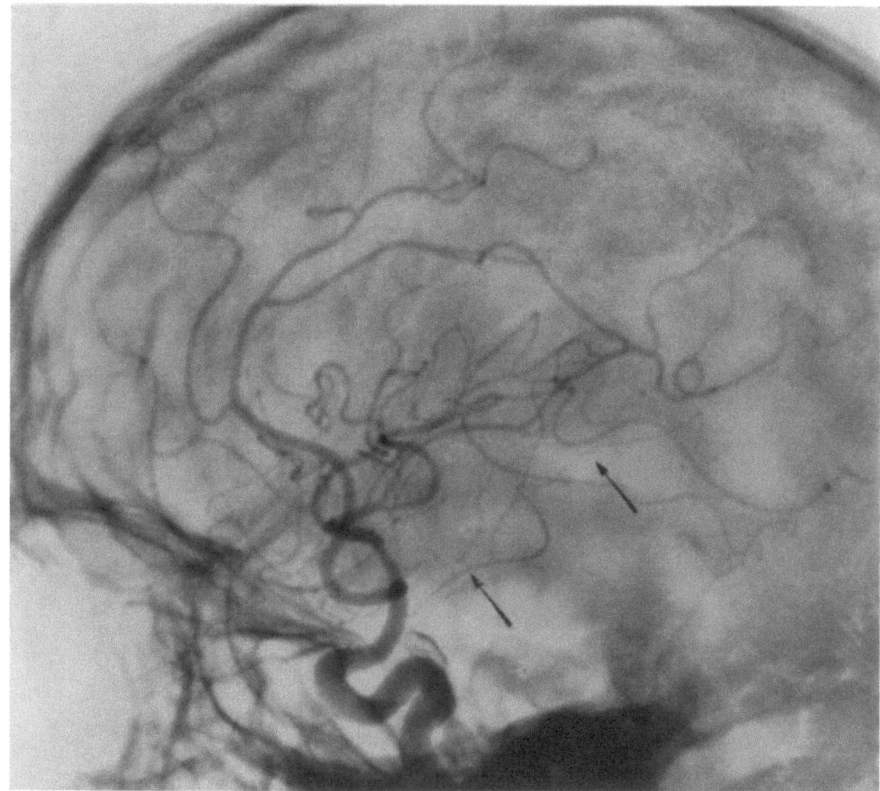

Fig. 33 a and b. Infratemporal tumour in the posterior part of the middle fossa. The middle cerebral and the Sylvian vessels displaced upwards. The anterior choroidal artery displaced upwards and anteriorly. Practically no displacement of the pericallosal artery over the midline

is deep-growing. A medial displacement of the basal vein in itself is no sign of deep growth, the vein must also be locally deformed. If the posterior temporal artery is less displaced than the other branches of the Sylvian group, this generally indicates that the tumour growth is deeply infiltrating.

The *posterior temporal tumours*, also, displace the vessels of the Sylvian group in an arch directed upwards, but posteriorly the displacement will be stronger than in cases of anterior tumour. Particularly with tumours of more expansive growth even those situated far posteriorly can cause an upward-displacement of the middle cerebral artery,

probably because the tumour pushes the normal brain tissue forwards. If the process extends far medially, the internal cerebral vein may be displaced upwards; the same applies to the posterior part of the basal vein. Infiltrating tumours in the posterior part of the temporal lobe often penetrate into the parietal or occipital lobes; the resulting vascular displacements will depend upon the extent to which this occurs.

5. Supra- and parasellar expansive processes

These processes displace the suprasellar part of the carotid siphon upwards, and this somewhat more when in parasellar position. The inferior part of the siphon will be compressed. If the process has parasellar extensions, the middle cerebral artery at

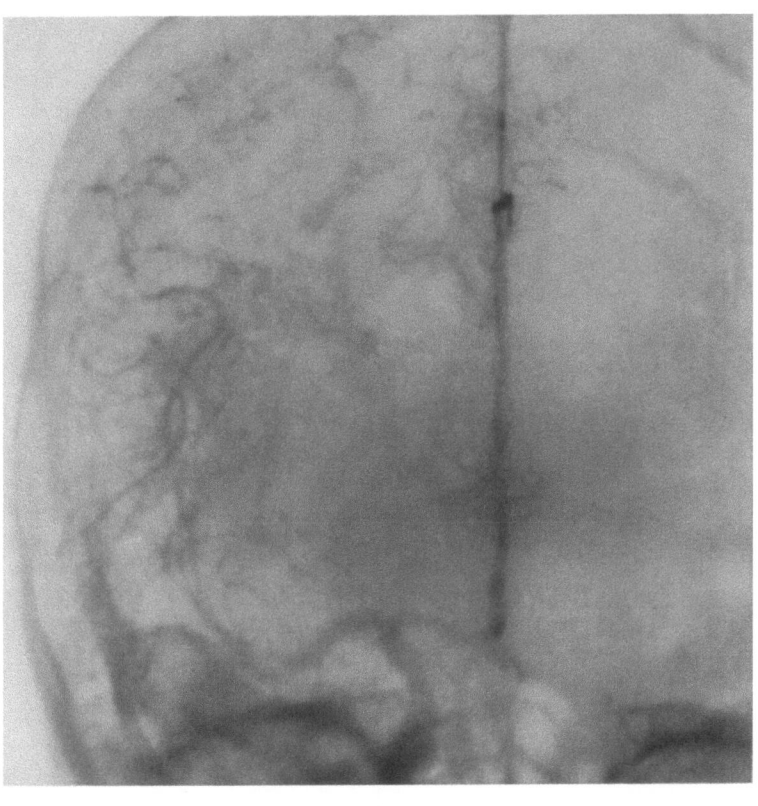

a

Fig. 34a—c. Intra- and suprasellar adenoma. The most evident vascular displacement is that the anterior part of the internal cerebral veins is displaced upwards (c). The cisternal part of the anterior choroidal artery is also stretched

its beginning may also be displaced upwards. A suprasellar process, extending forwards over the sphenoid plane, displaces the anterior cerebral artery upwards. Ex ra- and intracerebral suprasellar processes cause about the same vascular displacement but the intracerebral lesions appear more liable to affect the lenticulostriate arteries, which may become deformed, pushed apart (Fig. 35), and eventually dilated. Large suprasellar processes displace the septal vein and the anterior part of the internal cerebral vein in an arch directed upwards (Fig. 34).

6. Central expansive processes

The veins are more important than the arteries for determining the presence of a central expansive process and for its localization. When the tumour is in a location to provoke hydrocephalus, the same general arterial changes will occur as those accompanying hydrocephalus, but the arterial changes in themselves provide no information as to whether the tumour is situated supratentorially or in the posterior

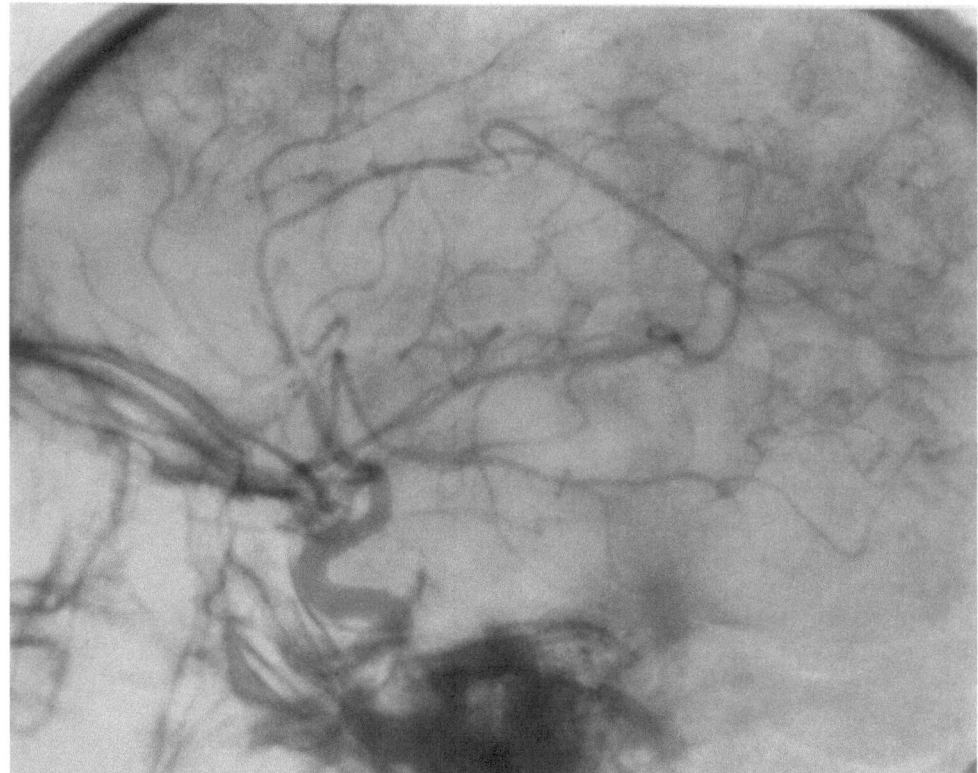

Fig. 34 b

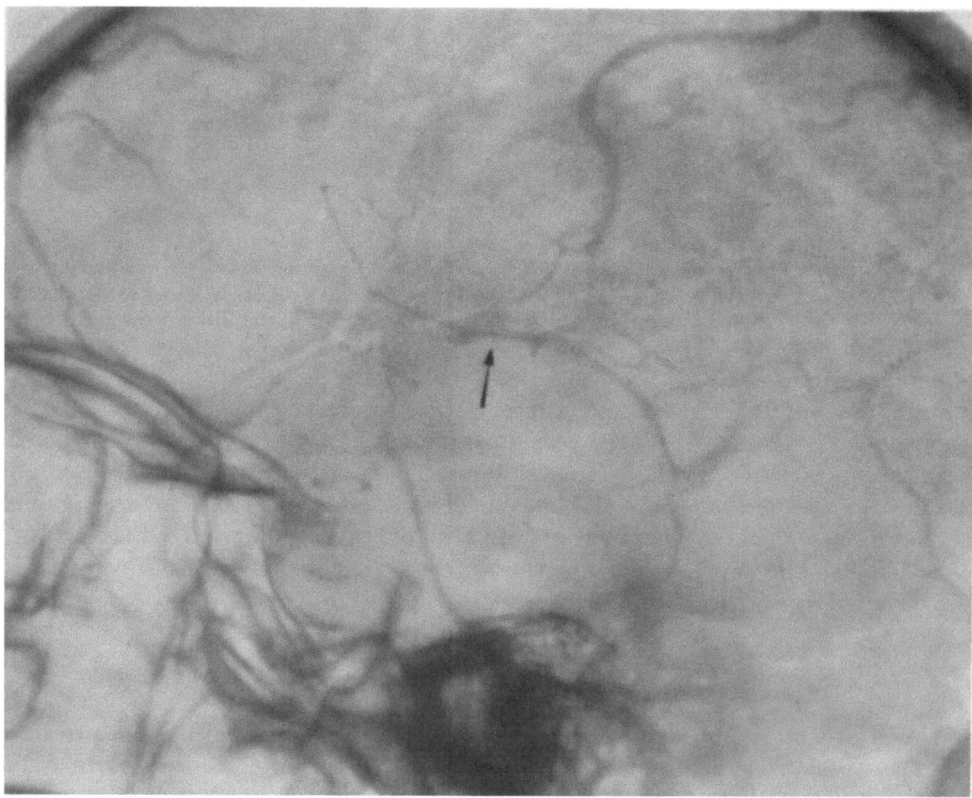

Fig. 34 c

fossa. Yet, if in addition the pericallosal artery is displaced laterally this indicates the presence of a central supratentorial process.

The veins, and their appearances, on the contrary, often permit an exact localization of the process. The internal cerebral vein in many instances is laterally displaced even if there is no lateral displacement of the pericallosal artery. Processes in the anterior part of the thalamus, which are usually best demonstrated at carotid angiography, cause an upward-displacement of the striothalamic vein, and the arch between this vein and the internal cerebral vein consequently will be wider than normal. Tumours in the posterior part of the thalamus, can be demonstrated generally with carotid angiography

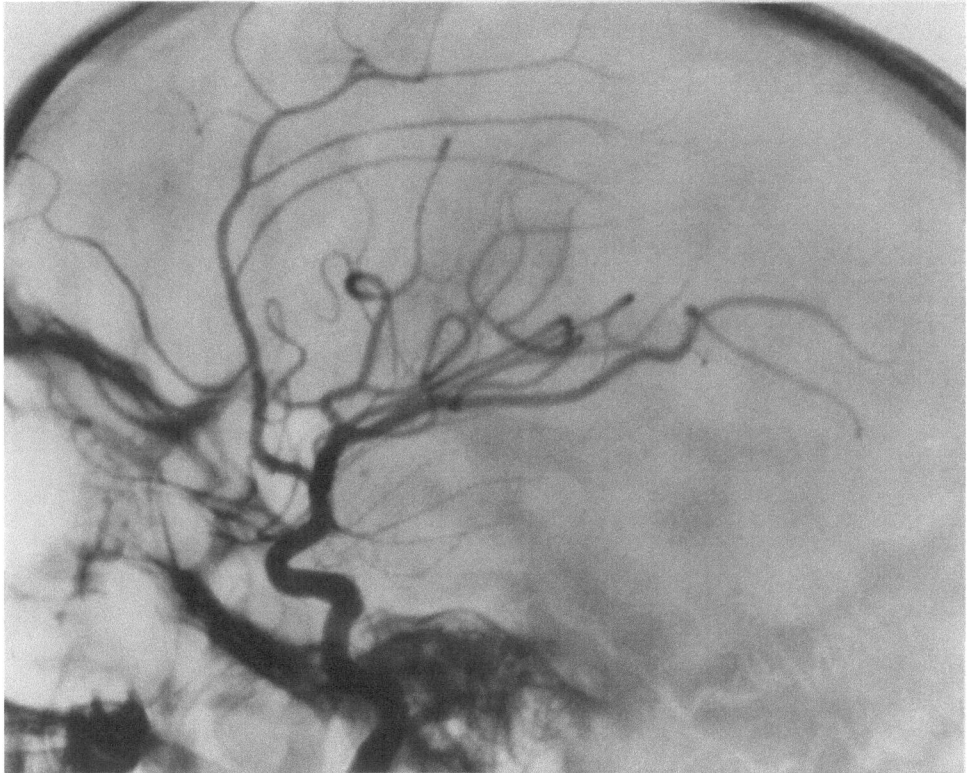

Fig. 35. The lenticulo-striate arteries are stretched and pushed apart in a case of glioma in the hypothalamus

as well as with vertebral angiography. The choroid plexus in the lateral ventricle will run in a wider arch than normally. The same applies to the anterior choroidal artery and also to the lateral choroidal arteries (Fig. 36). A pinealoma may cause a similar arch-formed displacement backwards of the lateral choroidal artery, but then usually on both sides, and the arterial displacement arises later than the upward displacement of the great vein of Galen. The central tumours generally cause a stretching and a displacement downwards of the basal vein.

The extension of an expansive process and its location in the corpus callosum depend on the relation between the pericallosal artery and the internal cerebral vein. The artery is displaced upwards while the vein is displaced downwards. Also a lateral displacement may occur if the mass of the tumour lies more to one side or the other.

7. Intraventricular expansive processes

The arterial changes occurring in these cases vary much, depending on the site of the tumour and to what extent the ventricular system or parts thereof have become dilated. The arterial displacements do not generally allow an accurate diagnosis to be made. The only exceptions, practically, are those cases in which pathologic tumour vessels are contrast-filled.

8. Expansive processes in the posterior fossa

Expansive processes in the posterior fossa in the majority of cases cause a certain degree of symmetric hydrocephalus; at carotid angiography, therefore, the same general vascular changes as those resulting from a widening of the ventricular system may occur

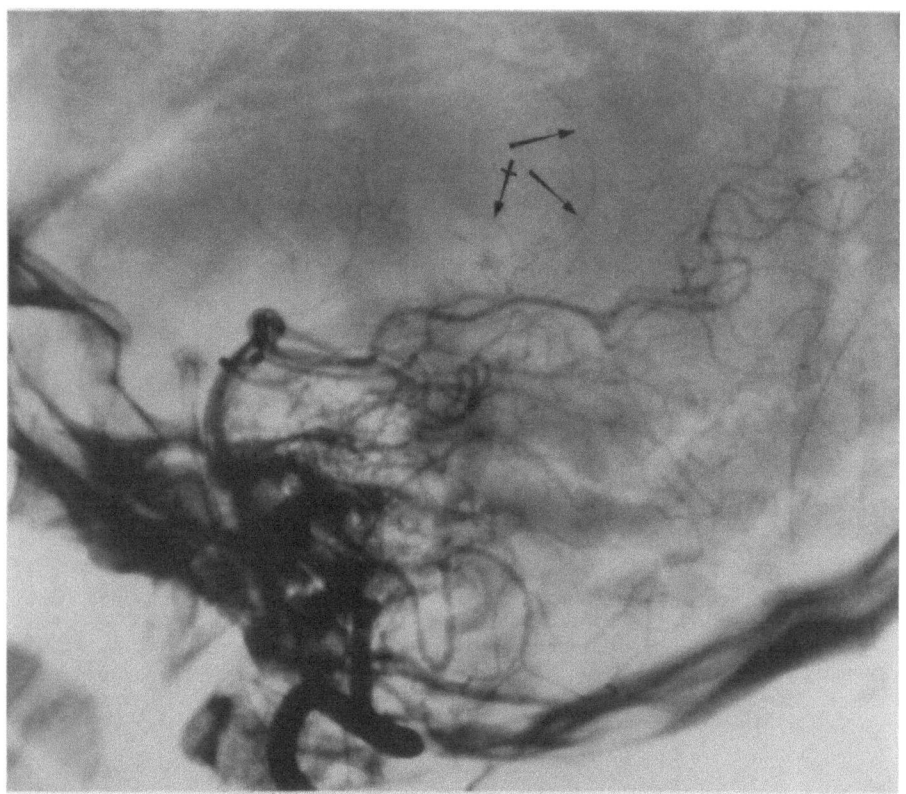

Fig. 36. Thalamus tumour. The lateral choroidal artery runs in a wider arch than normally →. The medially situated posterior choroidal artery ↦

(compare Fig. 24). The possibility of obtaining an exact localization of an expansive process in the posterior fossa, and even the possibility of determining the eventual presence of a tumour, by means of vertebral angiography, is considerably smaller, as has been mentioned earlier, than at carotid angiography of supratentorially situated processes.

If the tumour has led to a descending herniation of the cerebellar tonsils, also the caudal loop of the posterior cerebellar artery will be displaced downwards. A displacement upwards of the vermis leads to an upwarddisplacement of the superior cerebellar arteries. A diagnosis of lateral displacement of the inferior part of the vermis can be established on the basis of a lateral displacement of the median branch of the posterior inferior cerebellar artery. A dilated 4th ventricle dislocates the cranial loop of the posterior inferior cerebellar artery downwards, but the same occurs when there is a tumour in the 4th ventricle; an angiographic differential diagnosis in these conditions therefore can not be made unless the tumour is rich in vessels.

There are, however, a few exceptions to the general rule that expansive processes in the posterior cranial fossa can be localized accurately by means of angiography only rarely. Thus, extracerebral tumours located on the clivus cause the basilar artery to be displaced backwards, and so the distance between the artery and the clivus augments (Fig. 37); if the greater portion of the tumour lies at one side, a lateral displacement will also arise. Tumours of the cerebellopontine angle displace the vessels around the internal auditory meatus and the vessels will form an arch about the tumours. This applies to the small arteries, i.e. branches from the superior posterior cerebellar artery, as well as to the small veins in the cerebellopontine angle. Also the superior cerebellar artery may be displaced cranially and medially, but as the normal variations are great the interpretation may present difficulties.

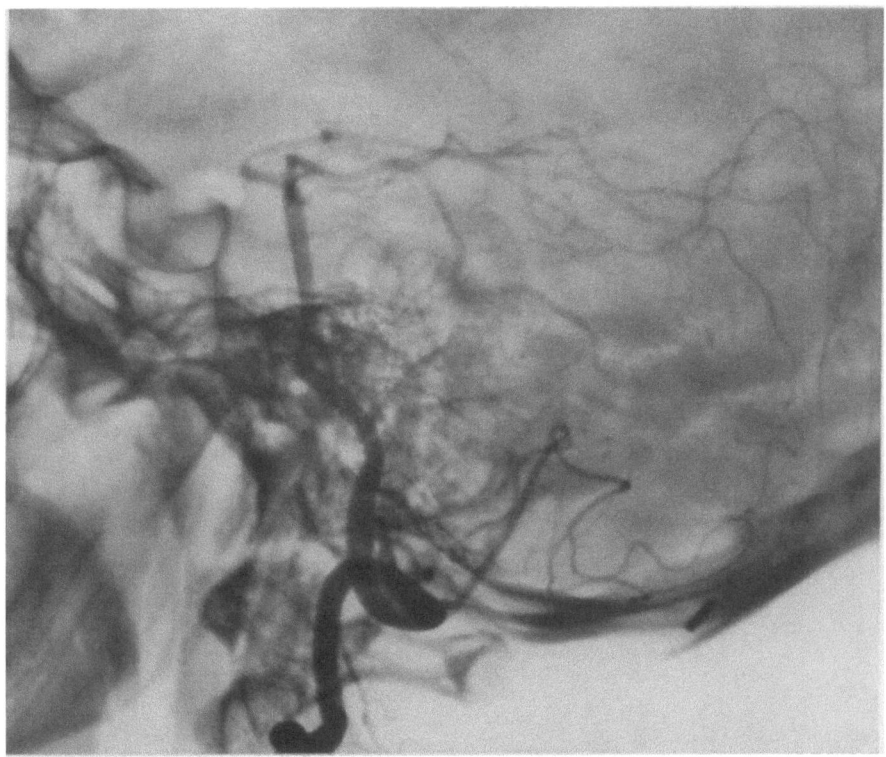

Fig. 37. Meningioma on the clivus. The basilar artery displaced backwards and stretched. The caudal loop of the inferior posterior cerebellar artery displaced downwards as a sign of herniation of the tonsil

VI. Angiographic determination of toumor pathology

The inherent possibilities of angiography to contribute towards the determination of the type of a tumour lie in the facts that a tumour often possesses a vascular structure which differs from the vascularization of the normal brain tissue, and that the circulatory conditions in the tumour deviate from those of the normal brain. The manner of growth of the tumour, whether it is predominantly infiltrating or mainly expansive, may be judged from the degree and appearance of the vascular dislocations. In certain instances, the vascularization of the tumour may be so characteristic that an exact type diagnosis is possible, while in other instances only the malignity of the tumour can be established. The latter occurs particularly in those cases on which no typical pathologic vessels can be demonstrated but the circulation speed is greater through the tumour than in the normal brain tissue. By large expansive processes a strong compression of the normal cerebral vessels may occur around the tumour, and these compressed normal cerebral vessels can assume an appearance which may lead to the erroneous impression that the peripheral parts of the tumour are hypervascularized. It most frequently occurs that glioblastoma, metastases and meningioma are hypervascularized. When a tumour contains pathologic vessels, the localization will be much more definite than when only vascular displacements have arisen.

1. Gliomas

The glioblastomas may be grouped in three divisions: (1) hypervascularized, (2) poorly vascularized, and (3) a group displaying no appreciable changes in vascular structure in

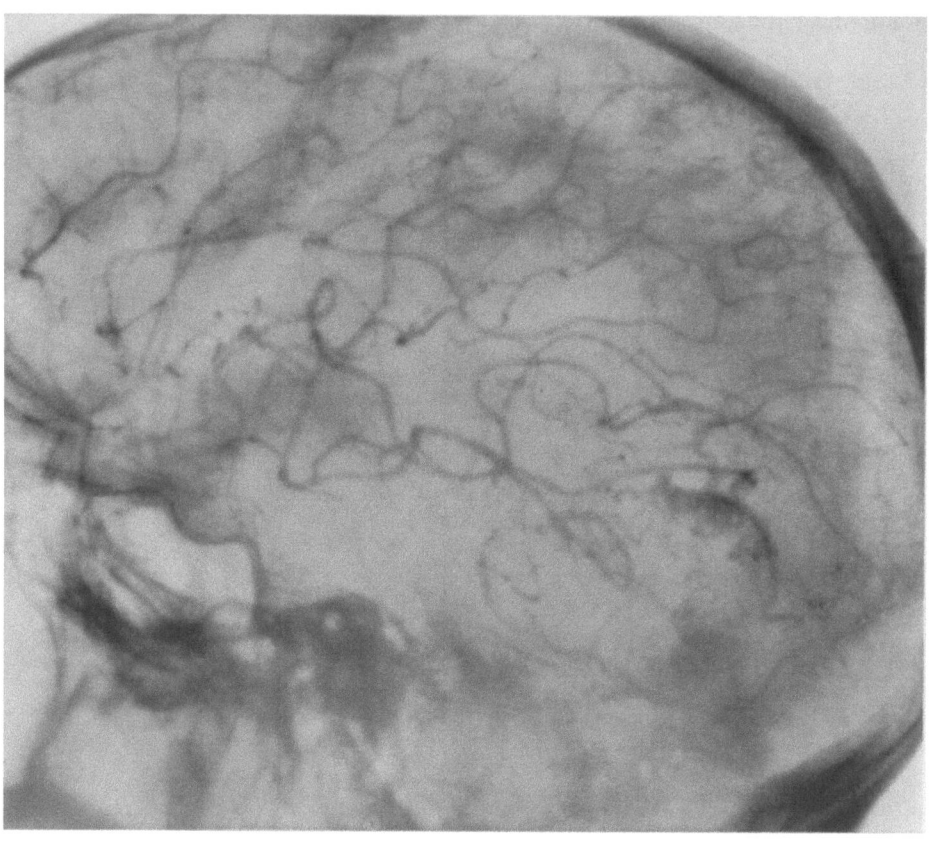

a

Fig. 38a—c. Glioblastoma in the occipital region. Numerous arteriovenous fistulas. Veins filled already in the arterial phase (b late arterial phase). The tumor vessels are empty of contrast medium in the venous phase due to the rapid circulation through tumour (c)

comparison with the normal brain tissue. Hence the possible presence of a glioblastoma cannot be excluded even if a tumour is poorly vascularized or has a normal vascular structure.

The hypervascularized glioblastomas have been subdivided into many different groups but from a practical standpoint it seems sufficient to apply two subdivisions:

Group I. Highly vascularized tumours are ranged in this group. The vascular lumen is irregular and small bulges, resembling aneurysm, may occur. There are usually numerous, wide connections between arteries and veins, so called arteriovenous fistulas. On account hereof the circulation speed is greater through the tumour than in the normal brain tissue. Contrast-filled veins therefore may be observed already in the phase of arterial filling. Vascular changes of this type are pathognomonic for malignant glioma (Fig. 38).

Group II. The vessels in this group are similar to the ones in the first group but directly demonstrable fistulas between arteries and veins are absent, and no contrast-filling of veins can be observed in the arterial filling phase. Practically always, however, when rapid serial angiography is employed, contrast-filled drainage veins can be seen before the normal cerebral veins fill. Also those tumors which have only a few pathologic vessels are ranged in the present group. When the vessels are few in number, and if they are not obviously irregular, it may be difficult to make a differentiation between these vessels and normal ones which have but filled fragmentarily. The vascular structure of gliomas in this group is not specific for any particular type of tumour. The same type of vascularization may be seen in other gliomas than glioblastoma, and also in metastases.

Necrotic regions, hemorrhages and cysts often occur with malignant glioma, and hypervascularized regions therefore may alternate twih avascular ones. Such regions often are surrounded by a more or less distinct, irregular zone of pathologic vessels (Fig. 39).

The more benign type of glioma, astrocytoma, is less rich in vessels than the glioblastoma. The tumour region is frequently less vascularized than the normal brain, but in

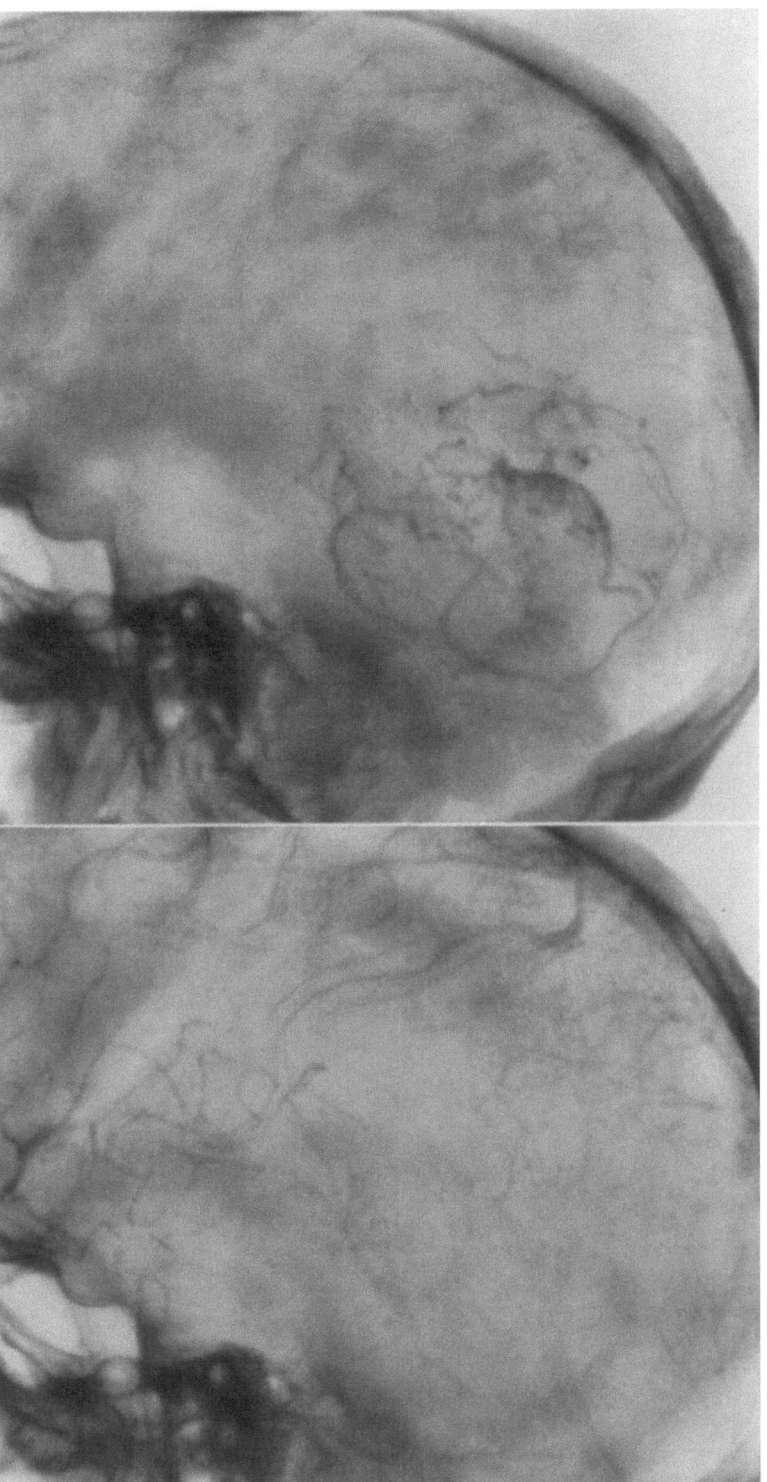

Fig. 38 b

Fig. 38 c

certain cases pathologic vessels may be demonstrated. They are then usually few and narrow, and display a fairly regular arrangement. Arteriovenous fistulas are, as a rule, absent but in isolated cases an early filling of drainage veins may be observed.

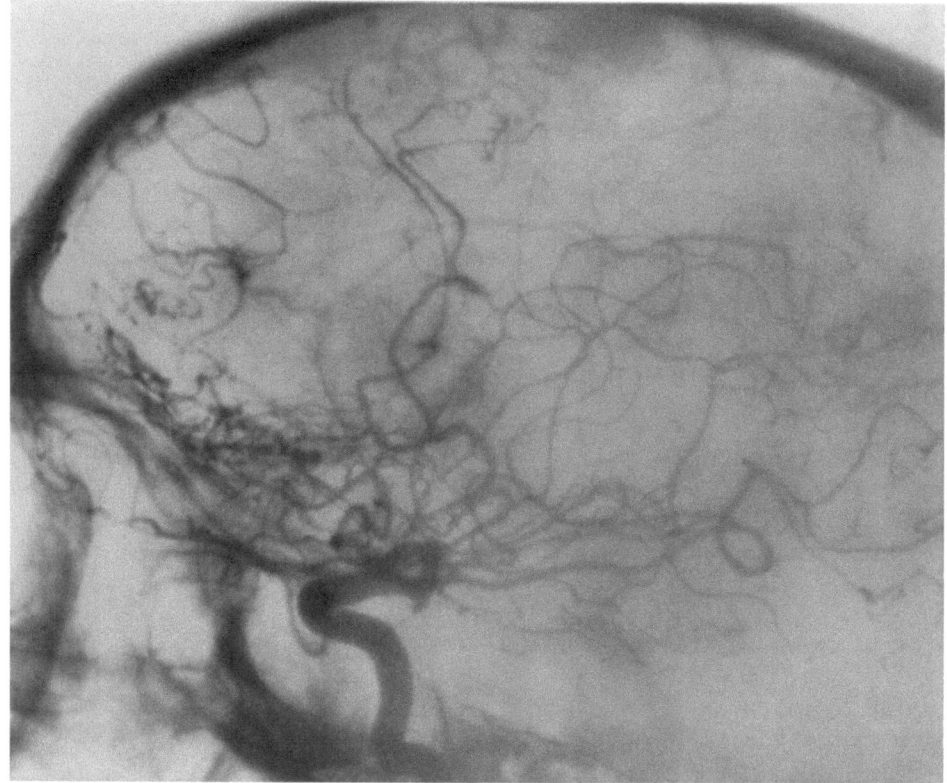

a

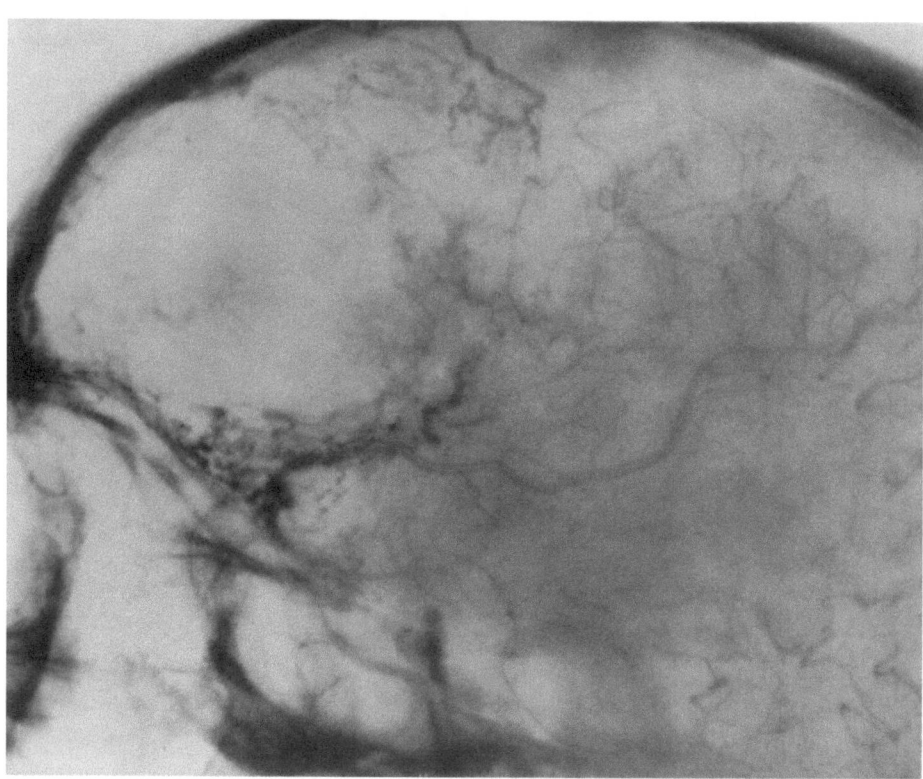

b

Fig. 39a and b. Glioblastoma in the frontal region with numerous pathologic vessels around a cyst. (b) Venous phase

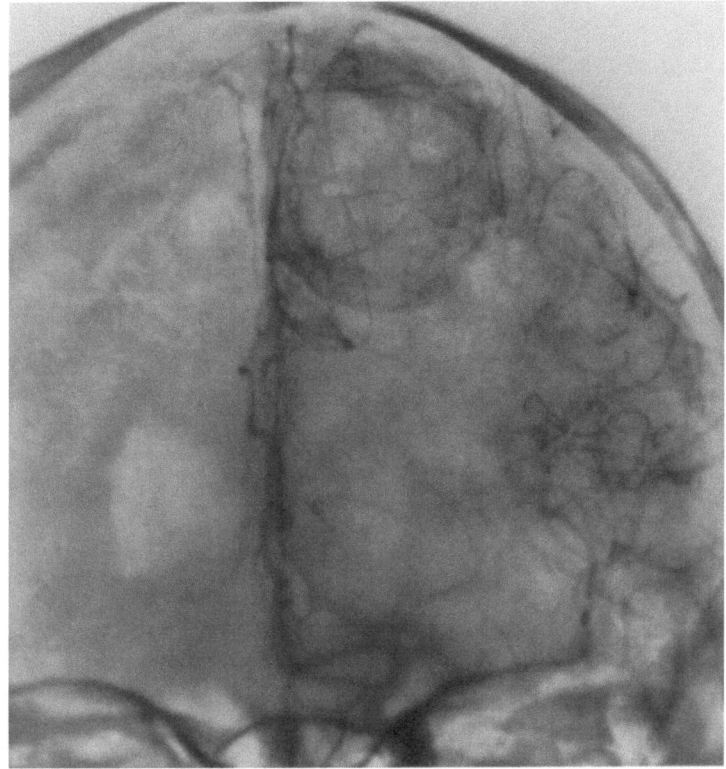

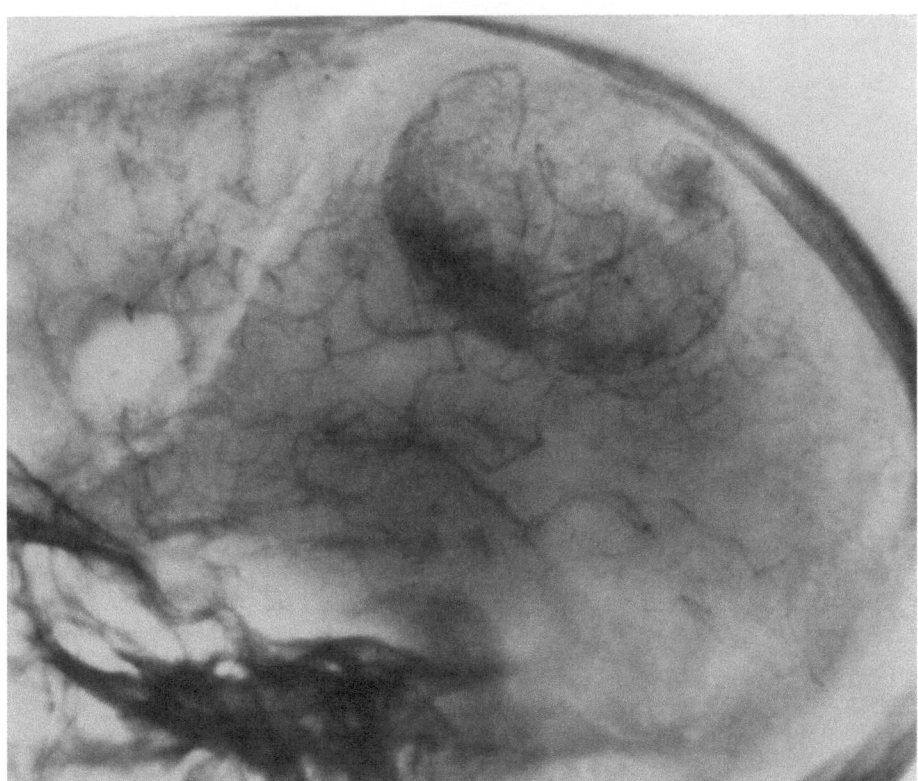

Fig. 40. Parasagittal meningioma. The vessels in the periphery of the tumor filled after injection into the internal carotid artery

2. Meningioma

Angiographically demonstrable pathologic vessels occur in about half the number of meningioma cases. The meningiomas derive supply from the external as well as from the internal carotid artery. The vessels at the centre of the tumour usually fill after contrast injection into the external carotid while the peripheral parts of the tumour fill at injection into the internal carotid (Fig. 40). For a complete clarification of the vascularization of the tumour a selective injection into the external and internal carotid therefore is to be preferred. The feeding arteries usually course along the periphery of the tumour before plunging into the tumour, there to form a vascular plexus. The drainage veins likewise join into veins located along the periphery of the tumour; these are often called "capsular veins". The circulation through a meningioma is slower than through normal brain tissue, and these drainage veins therefore fill later than the normal veins. The vessels of a meningioma are regularly arranged, and their lumen is regular. The most common feature is a capillary network of such abundance that the whole tumour appears to be filled with the contrast medium, without permitting any separate vessels to be distinguished. In other instances, thin and regular vessels may form a vascular ball (Fig. 42), and in other instances again the vessels may radiate in a way reminding of spokes in a wheel. Occasionally,

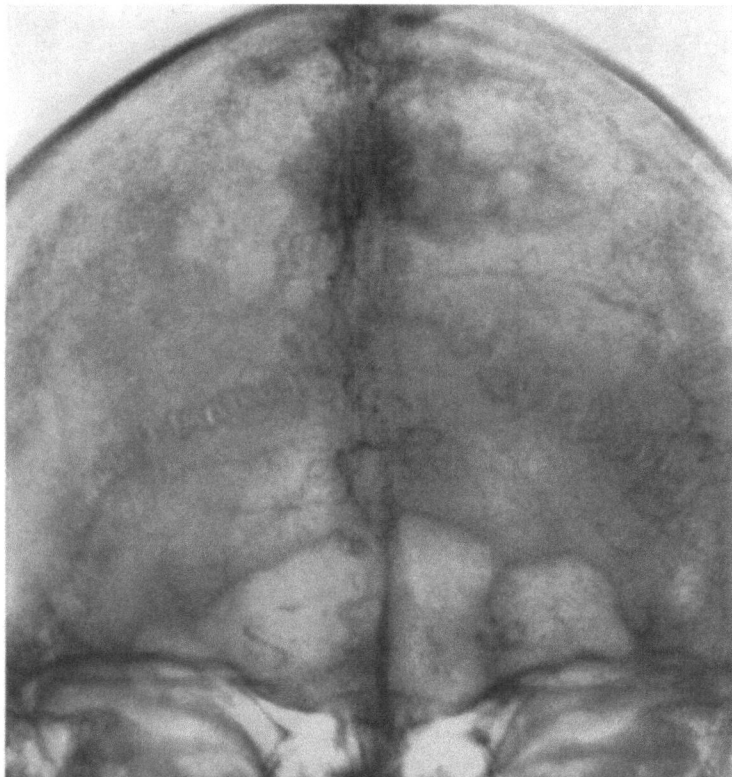
a

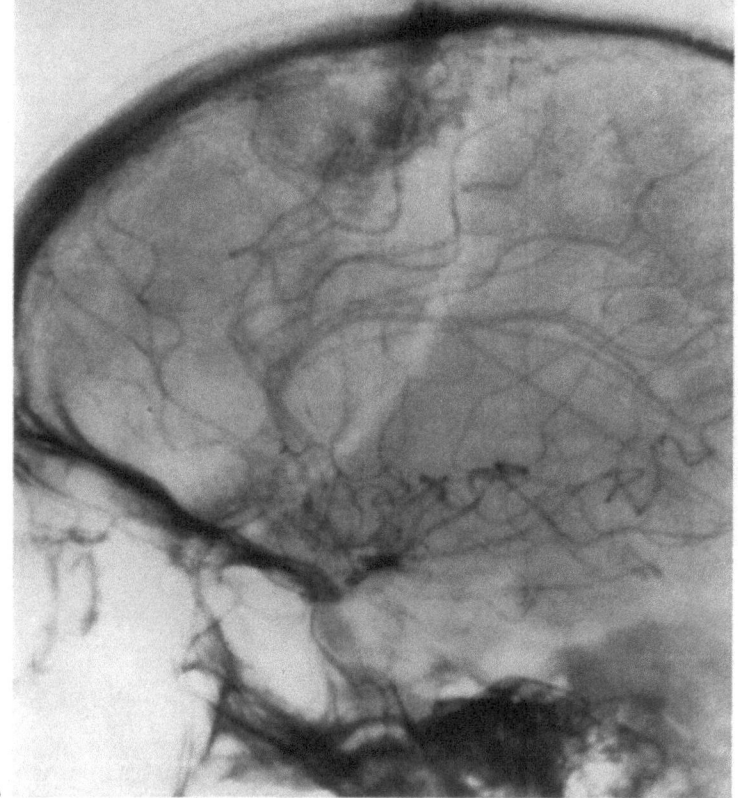
b

Fig. 41a and b. Falx meningioma. Tumor vessels filled after injection into the internal carotid artery

a meningioma may possess only a few vessels which in themselves do not permit that a type diagnosis may be established but if they fill by injection into the external carotid artery the type diagnosis can be made. Arteries circumscribing the tumour may be observed sometimes although no special tumour vessels can be detected within the tumour. Vessels along the periphery of a tumour, however, are not per se characteristic of meningioma. Such vessels may occur also with metastases and gliomas, but then they form a hypervascularized zone consisting of a considerable number of small vessels, both arteries and veins. Irregular, wide vessels, resembling those seen in glioblastoma, may be present in rare cases also in meningioma. A meningioma, however, is usually

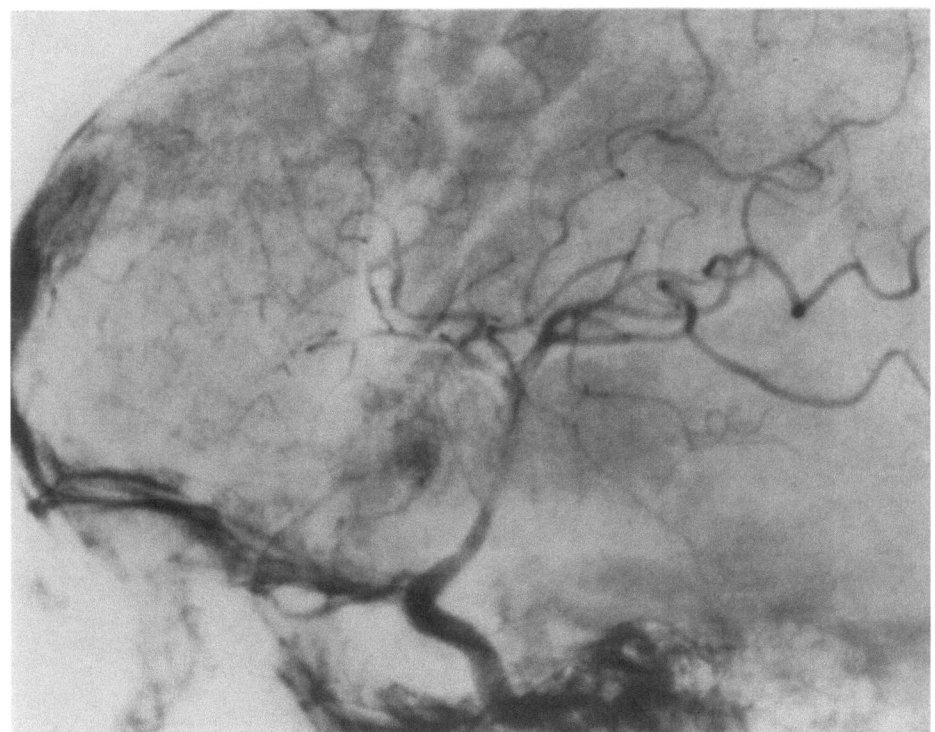

Fig. 42. Pterion meningioma

more rich in vessels, more clearly demarcated, and more expansive than the glioblastoma, although a differential diagnosis may occasionally involve great difficulties if the vessels do not fill from the external carotid artery.

3. Angioreticuloma

These tumours are often multiple and consist of a solid part and a cystic part. In most cases the solid part is sufficiently large to be angiographically demonstrable. In one type of these tumours, the solid part forms a bud which bulges into the cyst. The solid portion of the tumor contains a tangle of vessels which usually fill during the arterial phase. In certain cases the vascular ball may be so dense that the whole of the tumour appears contrast-filled, and a differentiation between the separate vessels cannot be made (Fig. 44). Thus, the solid part of the tumour will be demarcated clearly but the extension of the cyst must be estimated from the displacement of surrounding vessels. By the other type of these tumours the proper wall of the cyst forms the vascularized part of the tumour, which thus has the appearance of a vascularized zone around an avascular centre. The highly vascularized zone usually consists of capillaries and is therefore best observed in the arteriovenous transitory phase, or in the early venous phase. In these cases, the exact size of the tumour can be determined.

4. Metastases

About half the number of all metastases are highly vascular. It is usually not possible from the appearance of the metastasis to determine the type of the primary tumour,

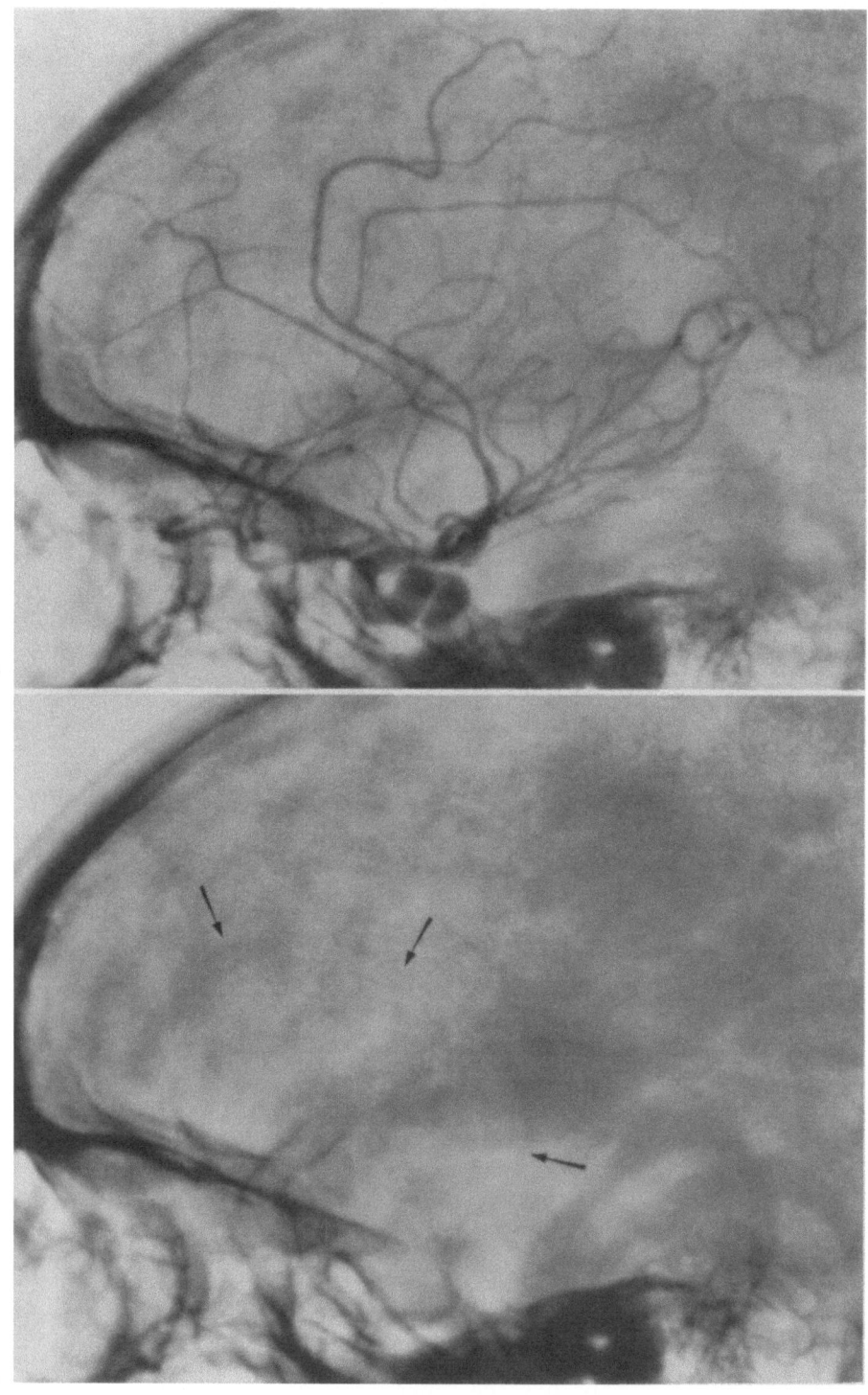

Fig. 43 a and b. Capsular vein around an olfactory meningioma

but metastases from a hypernephroma often have vessels similar to those present with glioblastoma (Fig. 45), and an early filling of drainage veins is not uncommon (Fig. 46). Less common, on the contrary, are directly visible fistulas between arteries and veins.

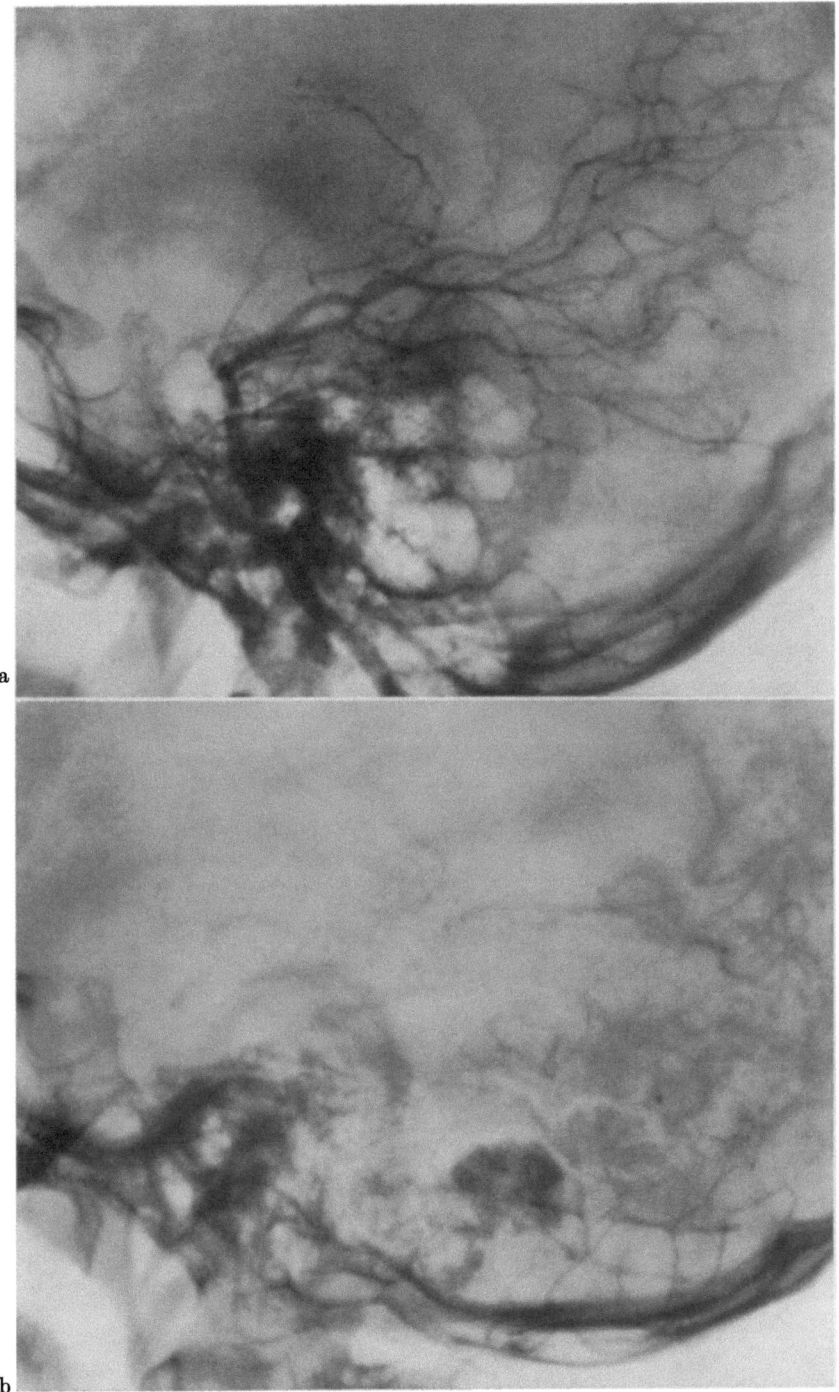

Fig. 44a and b. Angioreticuloma best seen in the late arterial phase (b)

In cancer metastases, in particular, there is a capillary network so highly developed that the whole tumour appears contrast-filled. Accordingly it may resemble very much certain types of meningioma. By metastasis, however, the contrastfilling is not so dense

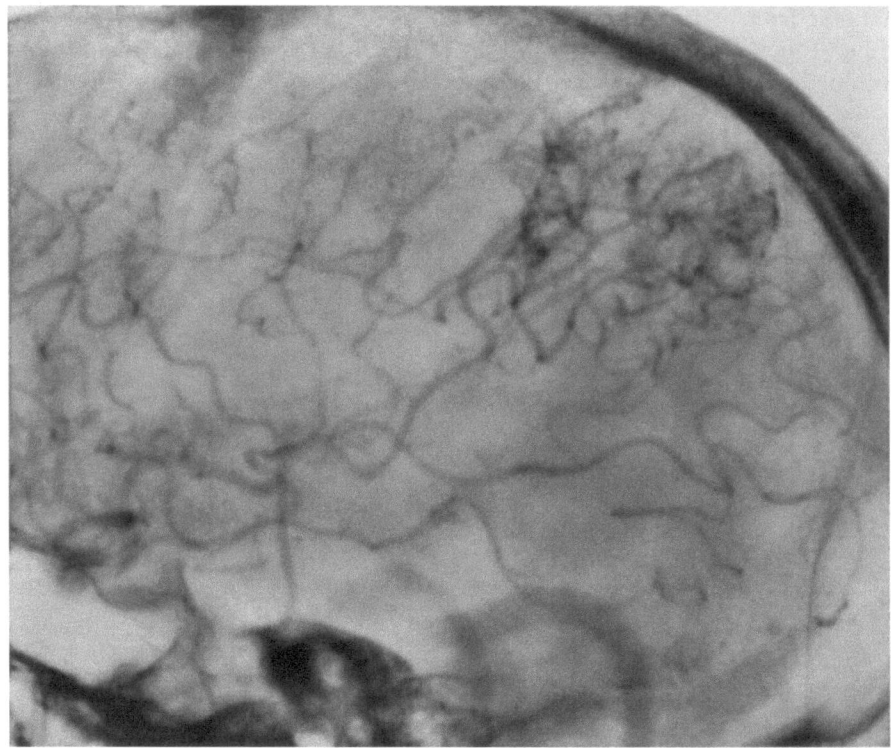

Fig. 45. Metastasis from a hypernephroma. Vessels similar to those present in glioblastoma

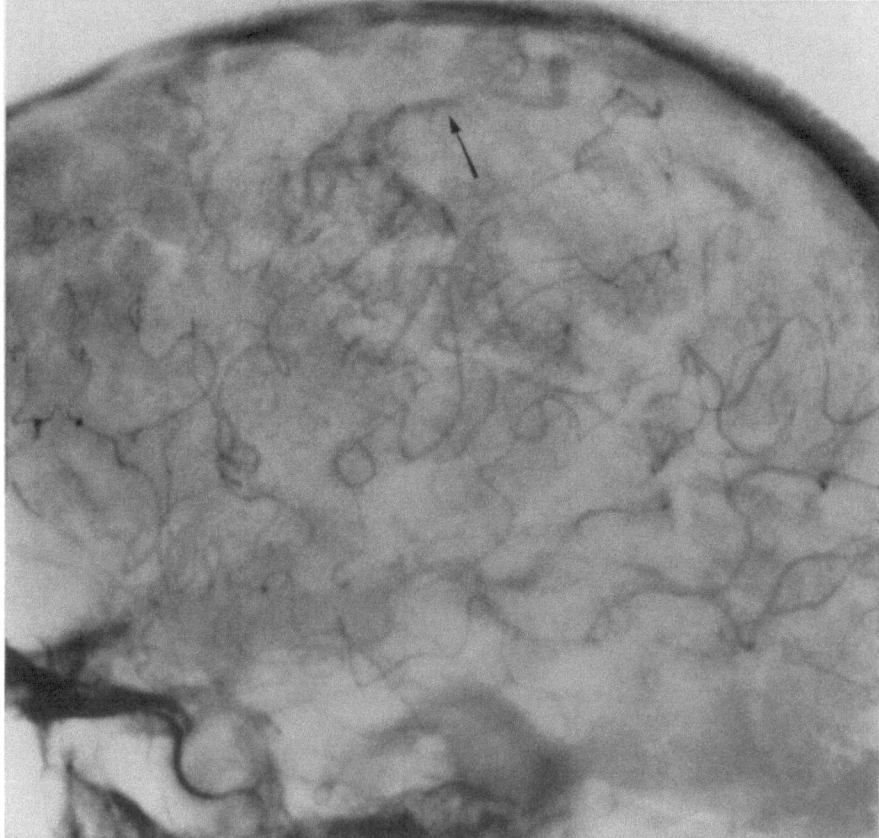

Fig. 46. Rapid circulation through a metastasis. Drainage vein filled in the arterial phase

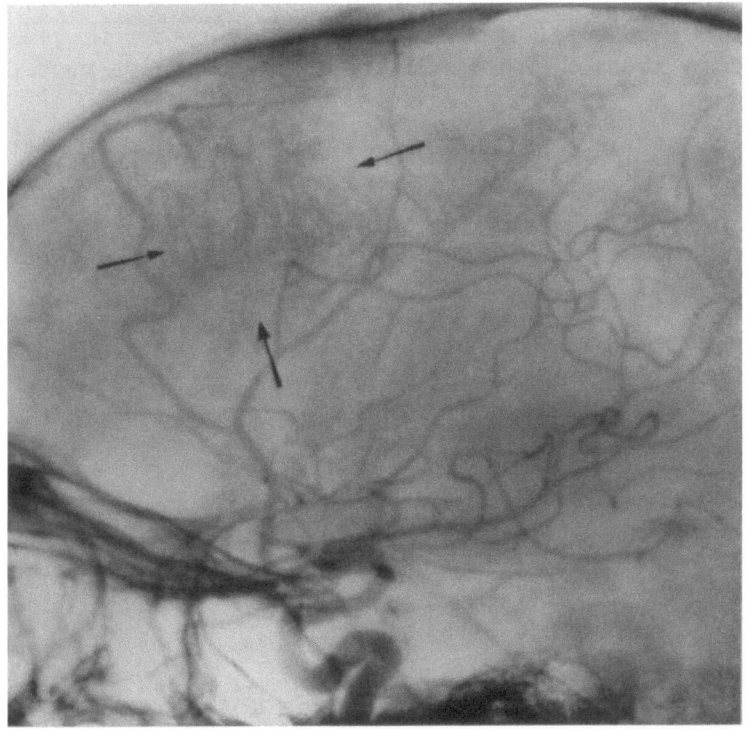

a

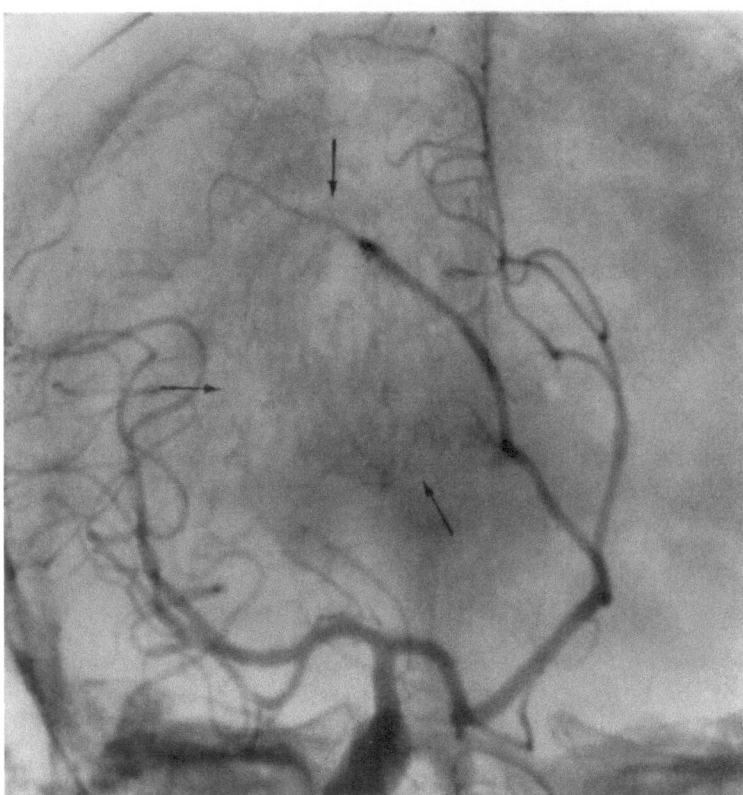

b

Fig. 47a and b. Metastasis from a pulmonary carcinoma. The tumour is filled with numerous fine vessels (→).
The marked displacement of the pericallosal artery is due to oedema

41*

and the boundaries of the tumour usually are more irregular (Fig. 47). Nor does the contrast-filling as a rule last as long as by meningioma. Moreover, the presence of multiple tumours makes the probability of metastasis greater, although meningioma also may occur as multiples.

5. Inflammatory processes

Inflammatory processes causing no volume increase in the region they occur, nor any changes in the vascular architecture, can not be demonstrated, of course, by means of angiography. Intracerebral abscesses do not differ in the main, from other avascular

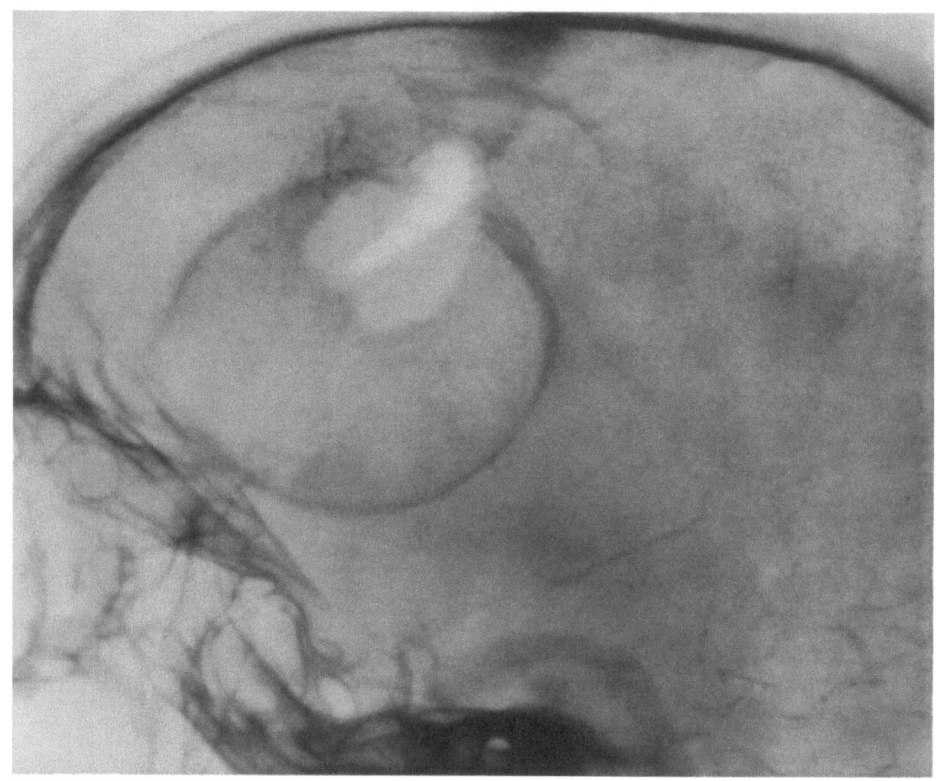

Fig. 48. A hypervascularized zone around an abscess best visible in the late arterial phase

intracerebral expansive processes, for example a hemorrhage. If the abscess is of some duration, a richly vascularized zone will form around it, however. The vessels of this zone will fill generally in the arteriovenous transitory phase, or in the early venous phase (Fig. 48). An extracerebral intracranial abscess dislocates the brain from the vault, and thus it resembles an extracerebral hemorrhage.

VII. Brain herniations

A pathologic intracranial process which successively increases in volume will displace adjacent parts of the brain. The intracranial space is not a unity but formed by several major divisions as a result of the shape of the skull base, the falx and the tentorium, and through the foramen magnum it connects with the vertebral canal. The borders of the different intracranial cavities are fairly sharp, and when the brain is pushed over the marginal edges, distinct furrows arise, which constitute boundaries between the herniated and non-herniated parts of the brain. The cerebral herniations are generally divided into four groups: 1. lateral, beneath the falx, 2. sphenoidal ridge herniations, ascending or descending, 3. tentorial, temporal or axial, and ascending or descending, 4. occipital, through the foramen magnum.

Lateral herniations displace the one hemisphere beneath the falx to the other side. Every lateral displacement of the vessels of the longitudinal interhemispheric fissure is thus virtually a sign of such a herniation. When the pericallosal artery and its branches are displaced beneath the free border of the falx, a clutch-formed deformation of the vessels arises (Fig. 47b). The herniated portion of the brain tissue sometimes can be observed during the arteriovenous transitory phase when the capillaries are contrastfilled.

Sphenoidal ridge herniations affect the middle cerebral artery. Thus, a descending herniation causes a downward-displacement of the lateral part of that portion of the middle cerebral artery which runs on the inferior surface of the brain, while an ascending herniation causes a displacement upwards of the corresponding part of the artery.

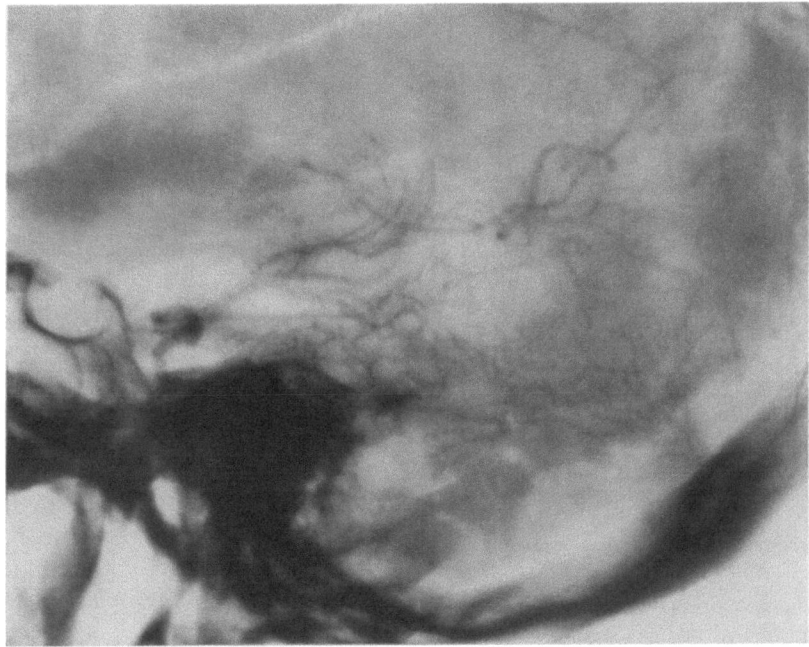

Fig. 49. The basilar artery displaced downwards in a case with bilateral anterior tentorial herniation

The *temporal descending herniations* can be anterior or posterior, or a combination of both. With anterior herniations, the uncus is the essential part of the brain that is herniated through the tentorial notch. This leads to a displacement downwards, and more or less medially, of the posterior cerebral and posterior communicating arteries. The cisternal part of the anterior choroidal artery lies at the medial surface of the uncus and will thus be affected at an early stage. This part of the artery runs in a longer arch than normally, which is best seen in a half-axial view, and is displaced medially. It may even be pushed over the midline by large herniations. In the case of bilateral anterior herniations which fill up the interpeduncular cistern the basilar artery will be displaced downwards and assume a shape resembling an accordion (Fig. 49). The *posterior herniations* in the main are represented by the hypocampal gyrus of the temporal lobe. They cause a medial displacement of the posterior part of the posterior cerebral artery. The posterior part of the basal vein is displaced medially likewise. When anterior and posterior herniations occur simultaneously the posterior cerebral artery will thus be displaced medially and downwards along the margin of the tentorium. Its branches first must circumscribe the herniation to reach their region of distribution in the occipital and temporal lobes, and when they pass the marginal edge of the tentorium they will form rather accentuated angles.

Supratentorial processes may give rise to *descending axial tentorial herniations*. The brain stem will be displaced downwards along the clivus, and the 3rd ventricle will be displaced basally and backwards. In the presence of such a herniation the basilar artery will assume a similar appearance as with bilateral anterior herniations, i.e. the artery will be displaced downwards and become accordion-shaped. An axial herniation often occurs simultaneously with both anterior and posterior herniations.

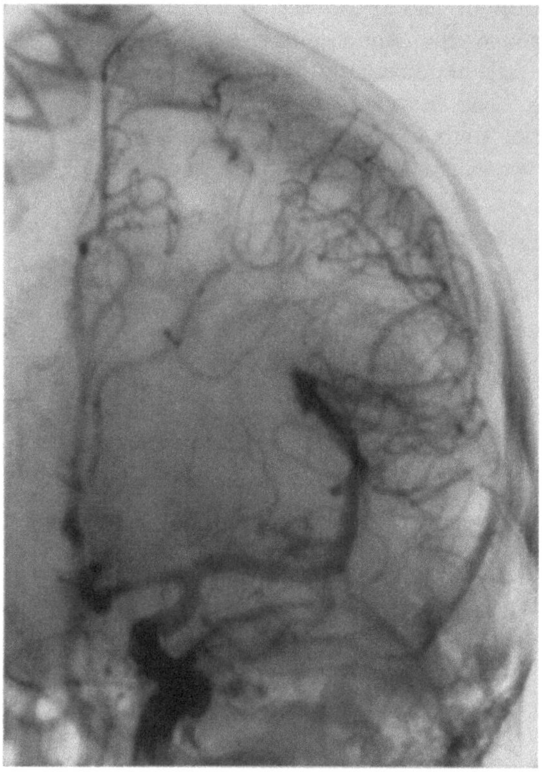

Fig. 50. Small haematoma evenly distributed over the convexity. Trauma 8 days earlier

By *ascending herniations* those parts of the brain which are located in the posterior fossa will be displaced upwards through the tentorial notch. Thus the brain stem may be dislocated upwards (axial herniations). Most common is a more or less symmetrical herniation of the upper portion of the vermis. Also unilateral herniations with an upward-displacement of the upper portion of one hemisphere may occur. In cases of such herniations, the superior cerebellar arteries are displaced upwards, and with a herniation at the midline they will also be pushed apart. The vein of Galen may be deformed and even compressed.

Occipital herniations consist of a displacement of the tonsils downwards through the foramen magnum. The caudal loop of the posterior inferior cerebellar artery then is displaced downwards so that this part of the vessel will lie beneath the foramen magnum (Fig. 37). A very similar displacement, however, arises also in the case of an Arnold-Chiari malformation, but then usually the cranial loop of the artery also lies lower than usual.

VIII. Traumatic injuries

A *subdural haematoma* lies between the brain and the cranial bone structures, and there is an avascular region at the site of the hematoma. Norman has shown that the age of a haematoma may in some degree be determined at angiography. If the haemorrhage is of less duration than two weeks the hematoma usually is distributed evenly over the convexity, and the brain forms a convex border against the haematoma (Fig. 50). When the hemorrhage is of more than three weeks duration, the haematoma has usually demarcated boundaries, and the brain surface is concave towards the hematoma (Fig. 51). This is due to a semipermeable membrane having been formed around the hematoma, through which liquor transport takes place. Thus the haematoma increases in thickness and makes a more marked impression into the brain surface which forms a concave border against the haematoma. The haematoma usually is located to the middle part of the convexity and it is deepest in the region of the Sylvian fissure. But it can be situated farther anteriorly, or posteriorly. In the latter two instances frequently it cannot be seen in the conventional symmetrical a.p. views but only in oblique projections (Fig. 52). Haematoma may be present also basally beneath the temporal lobe or the frontal lobe. A haematoma situated over the middle part of the convexity almost always causes a lateral displacement of the pericallosal artery, but lateral displacement may be absent in cases of atypically situated hematomas. The pericallosal artery at the midline in presence of a hematoma at one side in a typical site is a sign of hemorrhage at the other side as well.

The *extradural haematomas*, also, result in an avascular region between the brain and the vault. An extradural haematoma displaces the dura from the skull and, therefore, has already from the beginning a convex border against the brain (Fig. 54). For this reason it is possible, in a case of recent haematoma, to differentiate between an extradural and a subdural hematoma. If the lesion lies high up, so that the longitudinal sinus is dislocated from the vault, this is also a sure sign of extradural haematoma (Fig. 53). The majority of the extradural haematomas occur, however, in the temporal region and are due to rupture of a branch from the middle meningeal artery, but even if the examination is carried out at the acute stage it is very rarely possible to demonstrate contrast leakage.

Traumatic *intracerebral haematomas* cause in principle the same angiographic changes as other avascular expansive processes and thus can not very simply be differentiated from such lesions. In the case of a haematoma, however, the vascular displacement as a rule will disappear within a month; a definite diagnosis therefore can be obtained at a repeat examination (Fig. 55, 56). A posttraumatic brain oe-

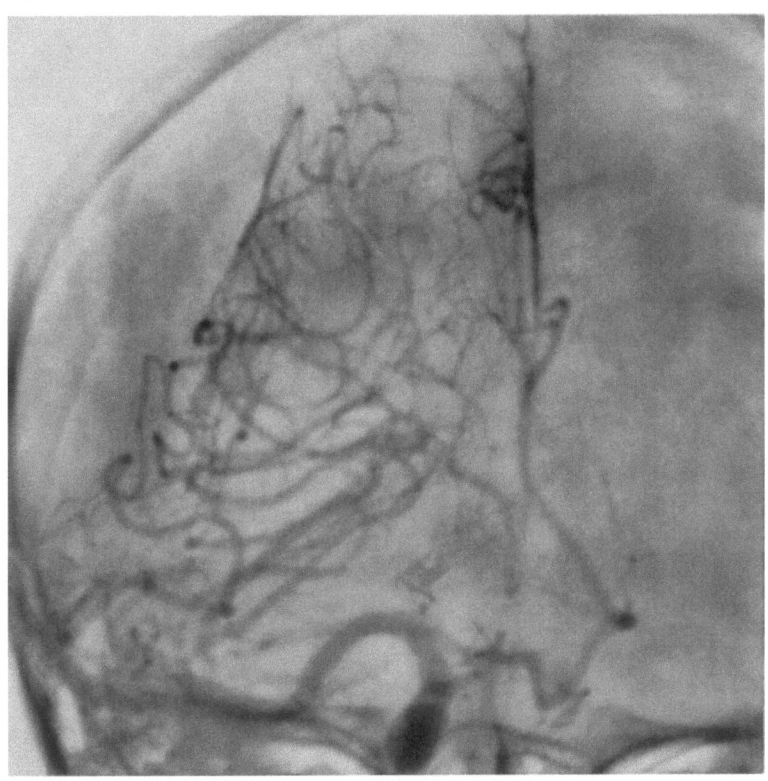

Fig. 51. Old subdural haematoma

dema without haemorrhage may also cause vascular displacements, which however will indicate a process of more diffuse expansiveness than a circumscribed hematoma. The speed of circulation through the oedematous region is reduced.

Extra- and intracerebral haemorrhages may occur simultaneously; this may be established by considering the thickness of the extracerebral haemorrhage and its location and by a comparison with the displacement of the intracerebral branches. Extensive vascular contractions of long duration may occur mainly in the carotid siphon and in the anterior and middle cerebral arteries, particularly in young subjects after skull trauma. The vascular contractions resemble in appearance those occurring after subarachnoid hemorrhage in cases of arterial aneurysm, and are usually so severe that a collateral circulation has been formed. According to our experience this spastic vascular contraction generally disappears within two months.

The majority of *the fistulas between the carotid artery and the cavernous sinus* (Fig. 57) are traumatic, but so called "spontaneous" fistulas may also arise. The latter kind occurs with arteriosclerosis and hypertension, and in isolated cases may be caused by rupture of an arterial subclinoidal aneurysm. In the great majority of cases, the fistula

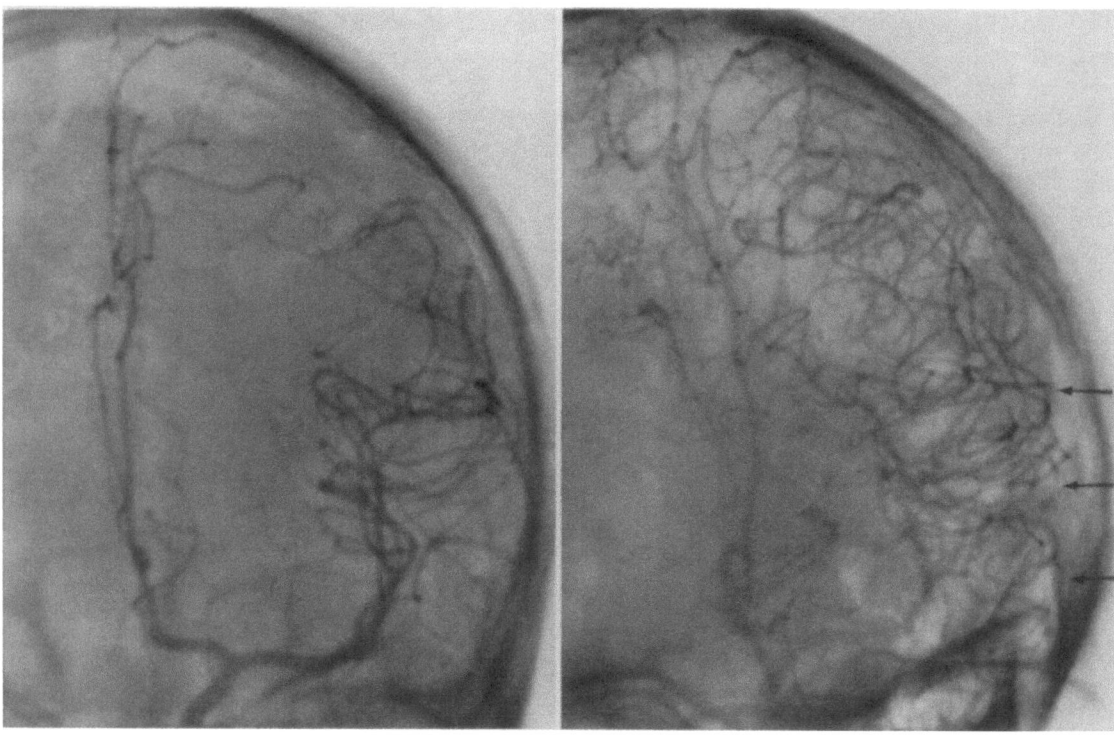

a   b

Fig. 52a and b. Small subdural haematoma best seen in the oblique view (b). Slight displacement of the pericallosal artery over the midline (a)

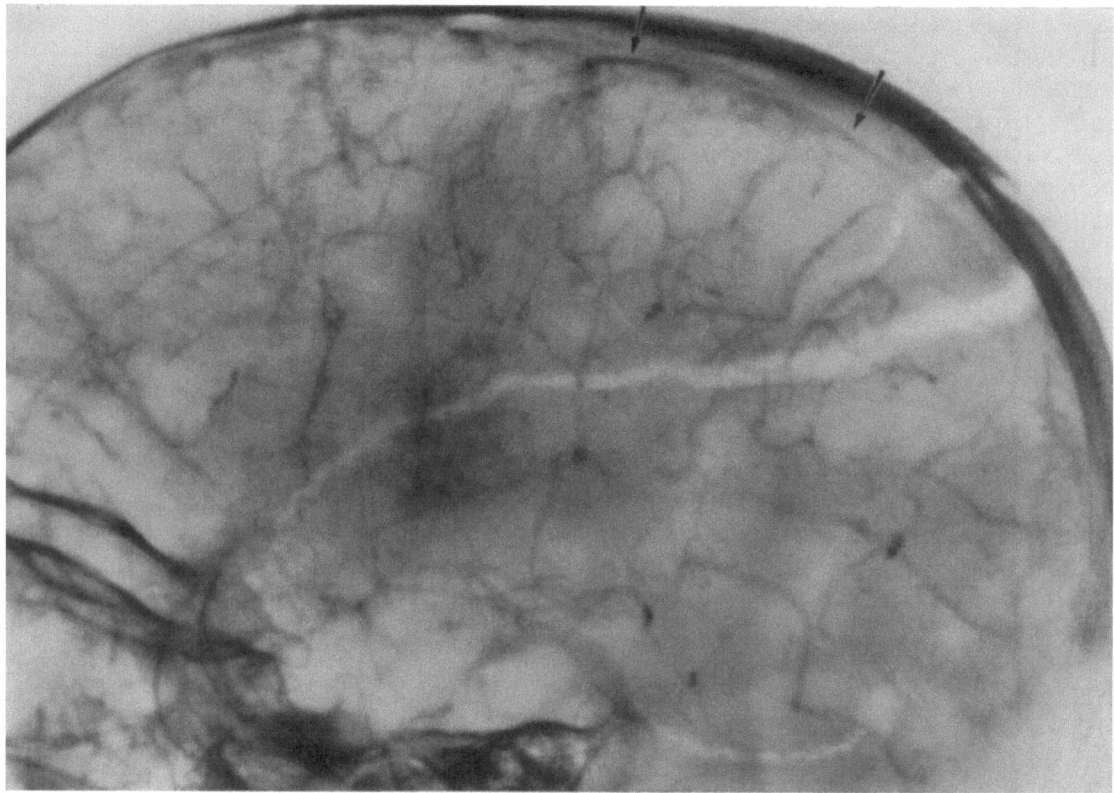

Fig. 53. The longitudinal sinus displaced from the vault due to an extradural haematoma

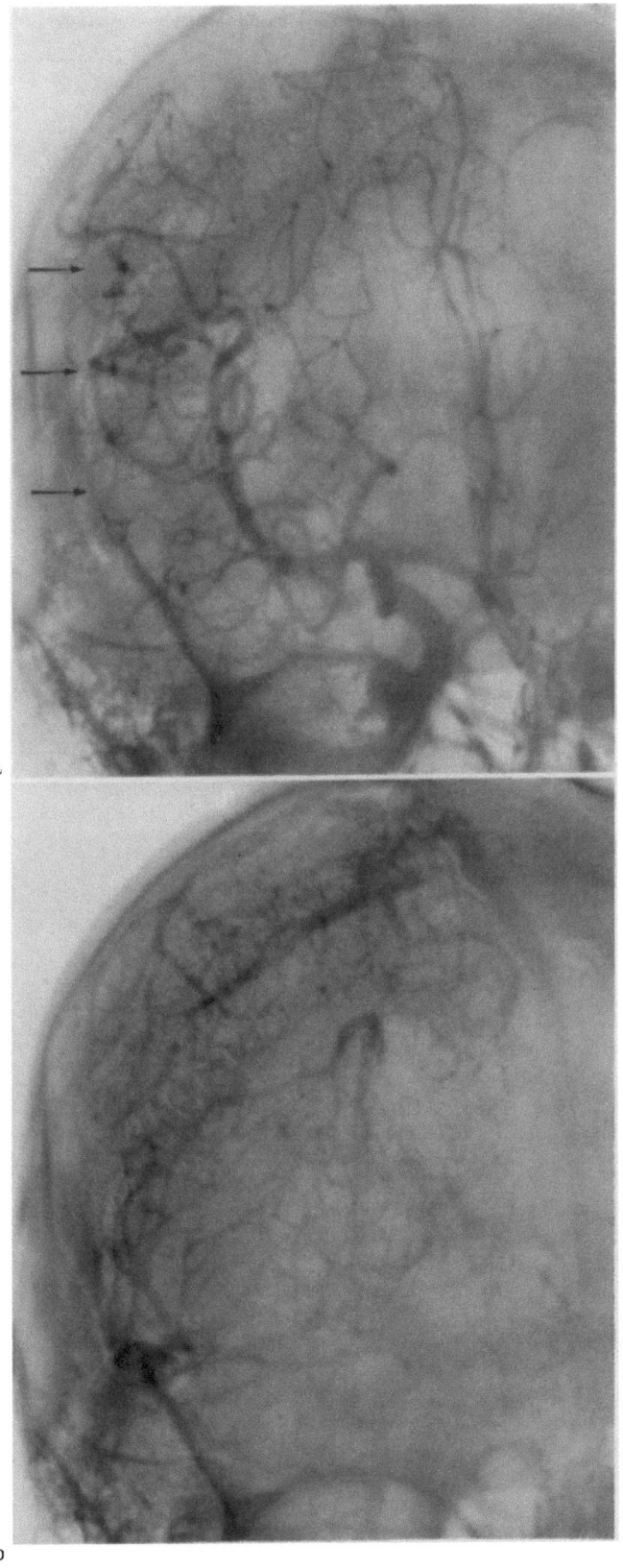

Fig. 54. Extradural haematoma. Fresh trauma. The avascular region has the same appearance as an old subdural haematoma

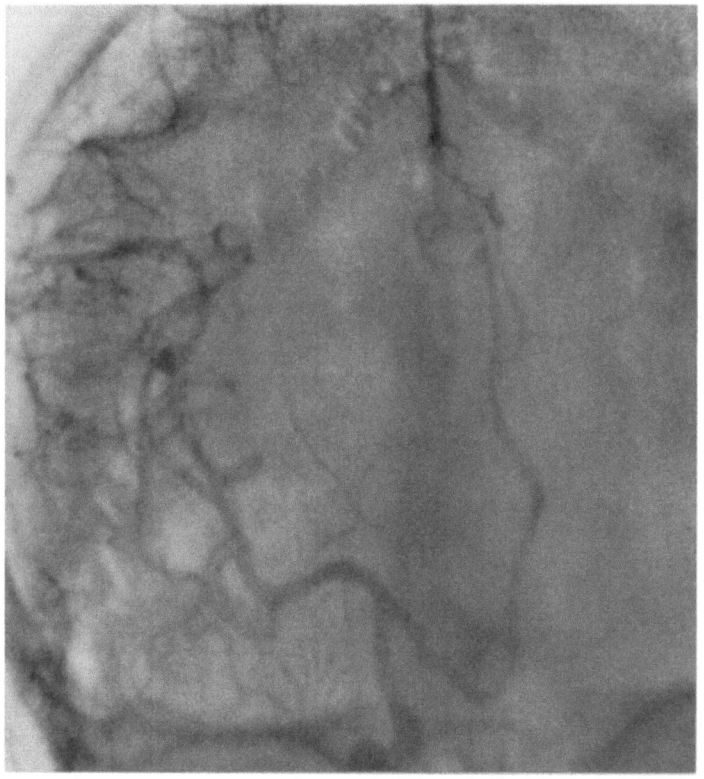

a

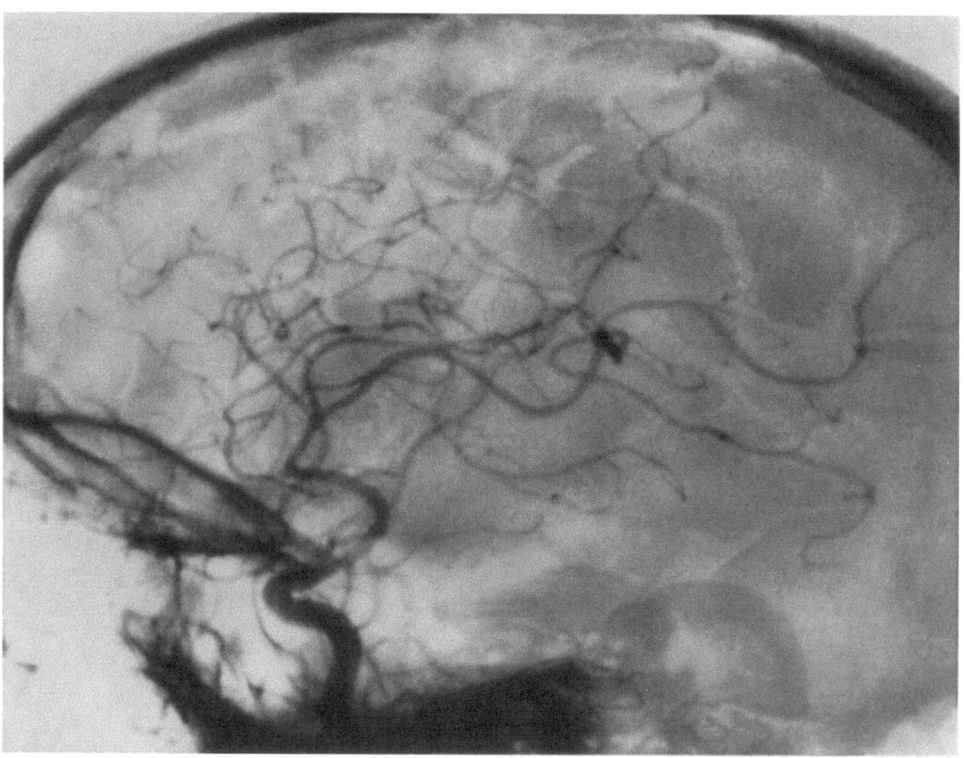

b

Fig. 55. Expansive lesion in the anterior temporal region after skull trauma

fills after injection of the contrast medium into the internal carotid artery. If the fistula is wide, all of the contrast medium will enter the cavernous sinus, but if it is thin some

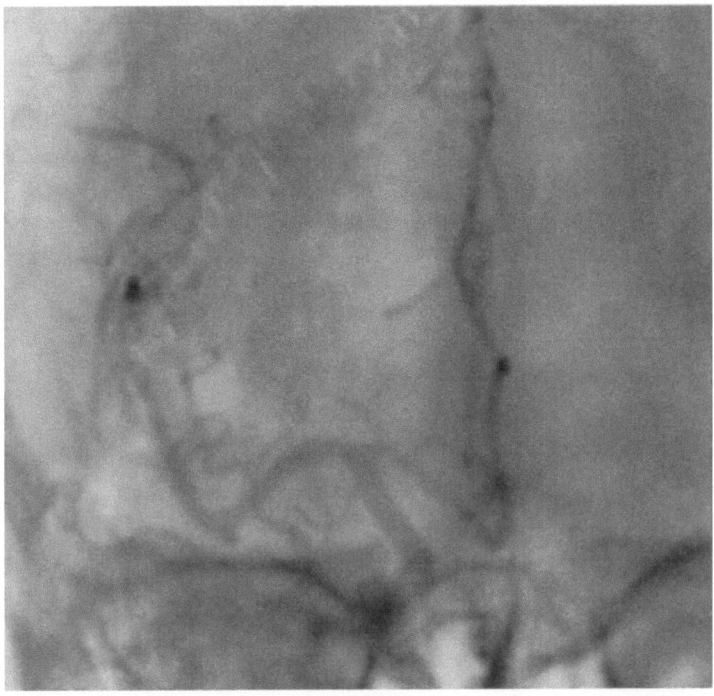

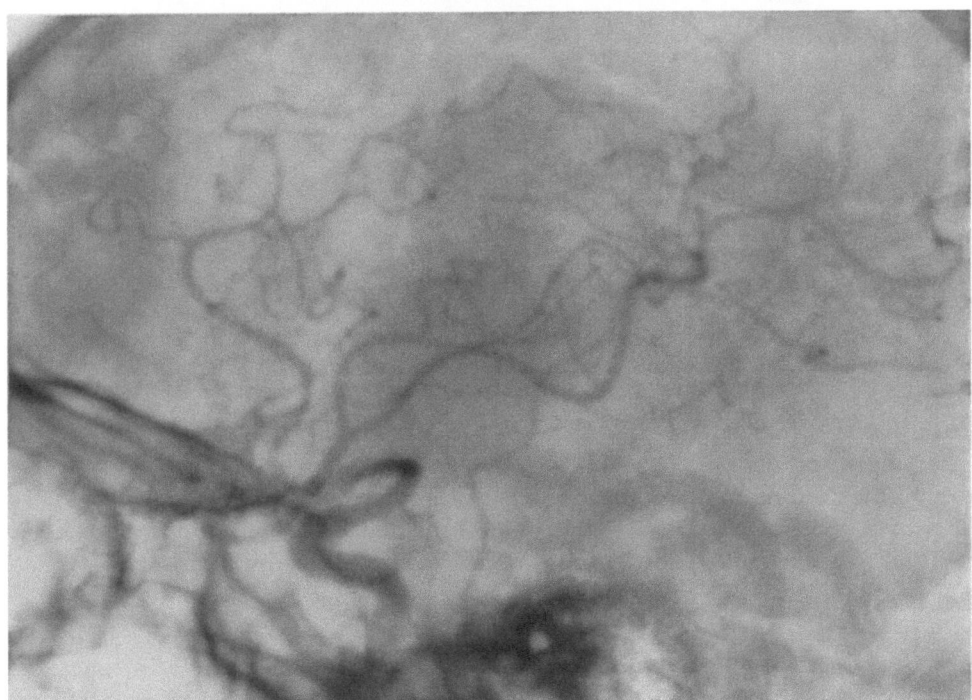

Fig. 56a and b. Same case as in Fig. 55. 20 days later the displacement of the vessels has disappeared

amount of the medium will pass into the intracranial branches of the internal carotid artery. In exceptional cases the contrast medium may pass from the external carotid through the meningeal artery into the cavernous sinus. The sinus drains through the ophthalmic vein, the facial vein and the external jugular vein but often also through the basilar vein and the basilar sinus of the dura. Fistulas of the cavernous sinus as a rule can be diagnosed clinically, without difficulty, but angiography gives more detailed information about the size of the fistula and the circulatory conditions. Since the treatment consists of ligature of the internal carotid artery, the angiographic examination must always be carried out on the contralateral side, with compression of the internal carotid artery on the diseased side, in order to make it possible to study the collateral circulation.

As has been emphasized earlier, subjects with acute brain damage are particularly sensitive, and even if the modern contrast media are considerably better than earlier

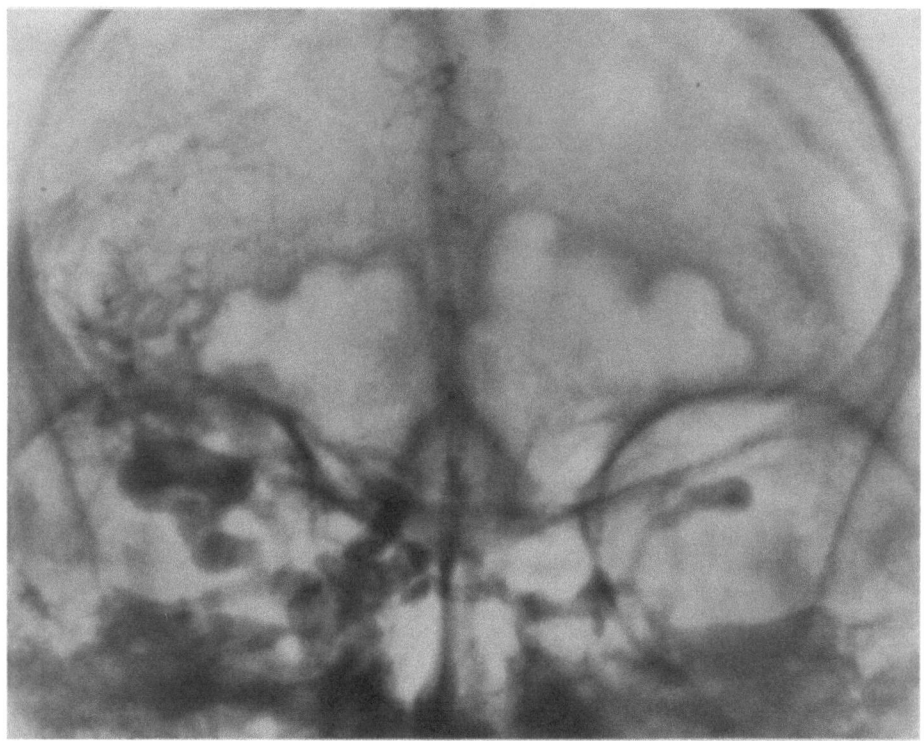

Fig. 57. Fistula between carotid artery and the cavernous sinus after trauma. Injection into the right internal carotid artery. Contrast-filling of ophthalamic and facial veins on the right side as well as the ophthalmic vein on the left. Slight filling of the intracranial arterial branches

ones, the angiographic examination may cause deterioration of the patient's general condition. This method of examination should therefore be employed only in those acute cases in which it may be expected to provide information of decisive importance for the treatment of the patient. The amounts of the contrast medium injections must be as small as possible, and the condition of the patient must be carefully watched during the examination.

References

Andersen, P. E.: The lenticulo-striate arteries and their diagnostic value. Acta radiol. (Stockh.) 50, 84—91 (1958).

Azambuja, N., E. Lindgren and S. E. Sjögren: Tentorial herniations I—III. Acta radiol. (Stockh.) 46, 215—241 (1956).

Ecker, A. D.: The normal cerebral angiogram. Springfield, Ill.: Ch. C. Thomas 1951.

—, and R. H. Chamberlain: An additional approach to the internal carotid artery for cerebral angiography. J. Neurosurg. 4, 444—450 (1947).

ECKER, A. D., and O. A. RIEMENSCHNEIDER: Angiographic localization of intracranial masses. Springfield, Ill.: Ch. C. Thomas 1955.

FISCHER, E.: Die Lageabweichungen der vorderen Hirnarterie im Gefäßbild. Zbl. Neurochir. 3, 300 (1938).

GALLOWAY, J. R., and T. GREITZ: The medial and lateral choroid arteries. Acta radiol. (Stockh.) 53, 353—366 (1960).

GREITZ, T.: A radiologic study of the brain circulation by rapid serial angiography of the carotid artery. Acta radiol. (Stockh.) Suppl. 140 (1956).

—, and S. LÖFSTEDT: The relationship between the third ventricle and the basilar artery. Acta radiol. (Stockh.) 42, 85— 100 (1954).

JOHANSSON, C.: The central veins and deep dural sinuses of the brain. Acta radiol. (Stockh.) Suppl. 107 (1954).

KÅGSTRÖM, E., P. LINDGREN and G. TÖRNELL: Changes in cerebral circulation during carotid angiography with sodium acetrizoate (Triurol) and sodium diatrizoate (Hypaque). Acta radiol. (Stockh.) 50, 151—159 (1958).

LAINE, E., J. M. DELANDTSHEER, P. GALIBERT and G. DELANDTSHEER-ARNOTT: Phlebography in tumours of the hemispheres and central grey matter. Acta radiol. (Stockh.) 46, 203—214 (1956).

LINDGREN, E.: The technique of direct (percutaneous) cerebral angiography. Brit. J. Radiol. 20, 326—331 (1947).

— Percutaneous angiography of the vertebral artery. Acta radiol. (Stockh.) 33, 389—404 (1950).

— Röntgenologie. In Handbuch der Neurochirurgie. Berlin: Springer 1954.

— Another method of vertebral angiography. Acta radiol. (Stockh.) 46, 257—261 (1956).

— Radiologic examination of the brain and spinal cord. Acta radiol. Suppl. 151 (1957).

LIVERUD, K.: Technique in percutaneous carotid and vertebral angiography with polyethylene catheters. J. Oslo Cy Hosp. 8, 220—242 (1958).

LÖFGREN, F. O.: Vertebral angiography in the diagnosis of tumours in the pineal region. Acta radiol. (Stockh.) 50, 108—124 (1958).

MASLOWSKI, H. A.: Vertebral angiography: Percutaneous lateral atlanto-occipital method. Brit. J. Surg. 43, 1—8 (1955).

MORRIS, L.: Arteriographic demonstration of the vertebral artery with special reference to percutaneous subclavian puncture. Brit. J. Radiol. 32, 673—679 (1959).

NORMAN, O.: Angiographic differentiation between acute and chronic subdural and extradural haematomas. Acta radiol. (Stockh.) 46, 371—378 (1956).

RADNER, S.: Vertebral angiography by catheterization. Acta radiol. (Stockh.) Suppl. 87, (1951).

RING, A.: Inconstancies of the striate vein and other variants of the cerebral veins affecting measurements of the „venous angle". Acta radiol. (Stockh.) 52, 433—447 (1959).

RUGGIERO, G., et M. JAY: Une technique pour l'artériographie de l'artère carotide externe. Acta radiol. (Stockh.) 50, 453—459 (1958).

SALTZMAN, G. F.: Infundibular widening of the posterior communicating artery studied by carotid angiography. Acta radiol. (Stockh.) 51, 415—421 (1959).

SHELDON, PH.: A special needle for percutaneous vertebral angiography. Brit. J. Radiol. 29, 231—232 (1956).

SJÖGREN, S. E.: Percutaneous vertebral angiography. Acta radiol. (Stockh.) 40, 113—127 (1953).

— The anterior chorioidal artery. Acta radiol. (Stockh.) 46, 143—157 (1956).

SWANN, G. F.: Vertebral arteriography using the Sheldon needle and modifications of it. Brit. J. Radiol. 31, 23—27 (1958).

WICKBOM, I.: Angiography of the carotid artery. Acta radiol. (Stockh.) Suppl. 72 (1948).

— Angiographic determination of tumor pathology. Acta radiol. (Stockh.) 40, 529—546 (1953).

WOLF, B., C. NEWMAN and B. SCHLESINGER: The diagnostic value of the deep cerebral veins in cerebral angiography. Radiology 64, 161—177 (1955).

B. Angiographische Untersuchungen im Bereich des Versorgungsgebietes der A. carotis externa

Von

H. Scheunemann und J. Schrudde

Mit 18 Abbildungen in 21 Einzeldarstellungen

I. Indikation

Für die Diagnostik pathologischer Prozesse im Bereich des Gesichtsschädels hat die Angiographie erst in den letzten Jahren Bedeutung erlangt. Hierfür dürfte besonders die Tatsache verantwortlich sein, daß krankhafte Veränderungen in dieser Region durch die üblichen klinischen Methoden Inspektion, Palpation und Röntgennativaufnahme im allgemeinen ausreichend erfaßt werden können.

Die Angiographie der A. carotis externa kommt hauptsächlich zur Darstellung bestimmter Geschwulstausdehnungen in Betracht, wenn die klassischen Untersuchungsverfahren erschöpft sind.

Solche Bedingungen bestehen z. B. bei Oberkiefertumoren, die über die knöchernen Grenzen des Oberkiefers hinaus nach lateral und dorsal in den Retromaxillar-Infratemporalraum vorgewachsen sind. Für die Einschätzung der Operabilität ist die Erfassung einer derartigen Geschwulstausbreitung unter Umständen bedeutsam. Da der Retromaxillar-Infratemporalraum von der A. maxillaris durchzogen wird, kann eine veränderte Angioarchitektonik dieses Gefäßes über die Tumorausdehnung wichtige Hinweise geben.

Auch parapharyngeal gelegene Tumoren sind häufig mit den üblichen klinischen Methoden nicht ausreichend zu begrenzen. Bei diesen ist ferner die Frage von Interesse, ob sich die Geschwulst von der A. carotis interna noch isolieren läßt.

Die klinische Erfahrung hat gezeigt, daß die angiographische Diagnostik bei gefäßreichen Geschwülsten besonders wertvoll ist. Neben der Einschätzung der Ausdehnung des Tumors ist hier die Darstellung der zuführenden Gefäße bedeutsam. Eine präventive Gefäßunterbindung zur Einschränkung des Blutverlustes kann gezielter durchgeführt werden, die Operation wird damit unter Umständen erleichtert.

Aber auch die weniger gefäßreichen bösartigen epithelialen und mesenchymalen Geschwülste sind angiographisch erfaßbar. Die Diagnose stützt sich auf atypische Gefäßbilder oder auf eine Kontrastmittelanfärbung im Geschwulstbereich. Eine Gefäßverschiebung allein gestattet keine bindenden Schlüsse hinsichtlich der Lokalisation eines Tumors.

II. Anatomische Grundlagen

Die Beurteilung eines pathologischen Angiogramms setzt eine genaue Kenntnis der normalen Angioarchitektonik des zu untersuchenden Gefäßes voraus. Einen grundlegenden Eindruck über Gefäßverlauf und Verteilung der A. carotis externa ergaben angiographische Studien von SCHOENMACKERS und SCHEUNEMANN an der Leiche. Im postmortalen Angiogramm wurde bei stereoskopischer Betrachtung festgestellt, daß die Zahl der Varianten im Bereich der A. carotis externa gegenüber anderen Gefäßgebieten zurücktritt. Im Rahmen dieser Darstellung soll auf eine nähere Beschreibung des gesamten Stromgebietes der A. carotis externa nicht verzichtet werden, besonders, da bei der cerebralen Angiographie im allgemeinen nur die sich auf den Hirnschädel projizierenden Endäste der A. carotis externa näher beschrieben werden.

Die A. carotis externa entspringt etwa in Höhe der Protuberantia laryngea aus der A. carotis communis und verläuft dann oberhalb der A. carotis interna, wo sie bereits in Höhe des Zungenbeins fächerförmig auseinandertretende Äste abgibt. Nach abwärts zieht die A. thyreoidea superior, nach aufwärts und vorn A. lingualis und A. facialis, nach dorsal A. occipitalis und nach dorsokranial die A. pharyngea ascendens. Der stark reduzierte Stamm der A. carotis externa nimmt seinen Weg unter dem hinteren Bauch des M. biventer zur Retromandibularregion. Oberhalb des Kieferwinkels gibt die A. carotis externa die A. retroauricularis ab und teilt sich in Höhe des Unterkieferhalses in die großen Endäste A. temporalis superficialis und A. maxillaris. Die für klinische Belange bedeutungsvolle A. maxillaris verläuft hinter dem Unterkieferhals über die Regio faciei lateralis profunda zur Fossa pterygopalatina. Die wichtigsten Hauptäste nach kranial sind A. meningica media, A. temporalis profunda, nach caudal A. alveolaris mandibularis, A. buccalis, A. alveolaris posterior; aus der Endstrecke der A. maxillaris bilden sich in der Fossa pterygopalatina A. infraorbitalis, A. palatina descendens und A. sphenopalatina, die als A. nasopalatina in der Furche des Vomer zum Foramen incisivum zieht. Die beschriebene Strombahn der A. carotis externa läßt sich in den Hauptästen angiographisch erfassen. In den nachfolgenden Angiogrammen werden diese Verhältnisse zur Darstellung gebracht. Des größeren Kontrastreichtums wegen erfolgt die Demonstration des normalen Gefäßverlaufes teilweise an postmortalen Angiogrammen. In diesen Fällen wurde eine 10%ige Bariumsulfat-Formalinaufschwemmung als Kontrastmittel verwandt (vgl. SCHOENMACKERS und SCHEUNEMANN).

1. Normales Angiogramm

Abb. 1 zeigt das normale postmortale Angiogramm eines Erwachsenen seitlich. Gefäßverlauf: Die A. carotis externa steigt senkrecht nach oben, nach ventral geht als erste Ast die A. lingualis ab. Dieselbe steigt bis zur Zungenspitze an und kreuzt dabei die A facialis. Die A. facialis, die in Höhe der A. lingualis ebenfalls nach ventral aus der A. carrotis externa entspringt, erreicht nach Kreuzung des Unter- und Oberkieferknochens die seitliche Nasenfurche. Nahe dem Ursprung ist die zum Gaumen aufsteigende A. palatina ascendens zu erkennen. Nach dorsal gibt die A. carotis externa die starke A. occipitalis ab. In gleicher Höhe entspringt auch die A. pharyngea ascendens, deren Anfangsteil von der A. occipitalis verdeckt ist. Die A. retroauricularis bildet sich oberhalb der A. occipitalis und kreuzt die A. pharyngea ascendens. Nach Abgabe dieser Äste steigt die A. carotis externa senkrecht kranialwärts. Unterhalb der Schädelbasis sehen wir die Teilung der A. temporalis superficialis mit Ramus frontalis und Ramus parietalis und die kaliberstärkere A. maxillaris. Von den Ästen der A. maxillaris sind als kranialwärts aufsteigende Gefäße A. meningea media, A. temporalis profunda posterior zu erkennen. Caudalwärts stellen sich zahlreiche kleine Muskelgefäße dar, ferner die zum Gaumen ziehende A. palatina descendens. Von der in der Projektion schlingenförmigen Aufteilung in der Endstrecke der A. maxillaris entwickelt sich nach ventral die zarte A. infraorbitalis, nach kranial die A. temporalis profunda anterior.

Abb. 2 zeigt das normale postmortale Angiogramm eines Erwachsenen in der Sagittalaufnahme (gleicher Fall wie Abb. 1).

Gefäßverlauf: Die A. carotis externa steigt in einem leichten Bogen nach kranial auf. Die Anfangsteile von A. lingualis, A. facialis und A. occipitalis projizieren sich übereinander. Die A. lingualis zieht in kurzem nach caudal ausholendem Bogen zur Mittellinie. Die A. facialis bildet eine Schlaufe nach lateral und caudal. Sie steigt dann nach kranial auf, kreuzt die A. carotis externa und erreicht das Nasenskelet. Aus dem Winkel, der zwischen A. carotis externa und A. lingualis besteht, entwickelt sich die A. pharyngea ascendens, die in der Projektion parallel zur A. facialis senkrecht nach oben steigt. Die

A. carotis externa bildet selbst einen weiten Bogen nach lateral und zeigt einige kleine Schleifen an der Teilungsstelle in A. temporalis superficialis und A. maxillaris. Die A. maxillaris biegt in einem fast halbkreisförmigen Bogen nach medial und kranial um und teilt sich am Augenhöhlenboden in ihre Endäste, die von der dichten Knochenzeichnung des Gesichtsschädels teilweise überlagert sind. Aus dem Anfangsteil der A. maxillaris entspringt die A. meningea media, die während ihres Verlaufs die A. maxil-

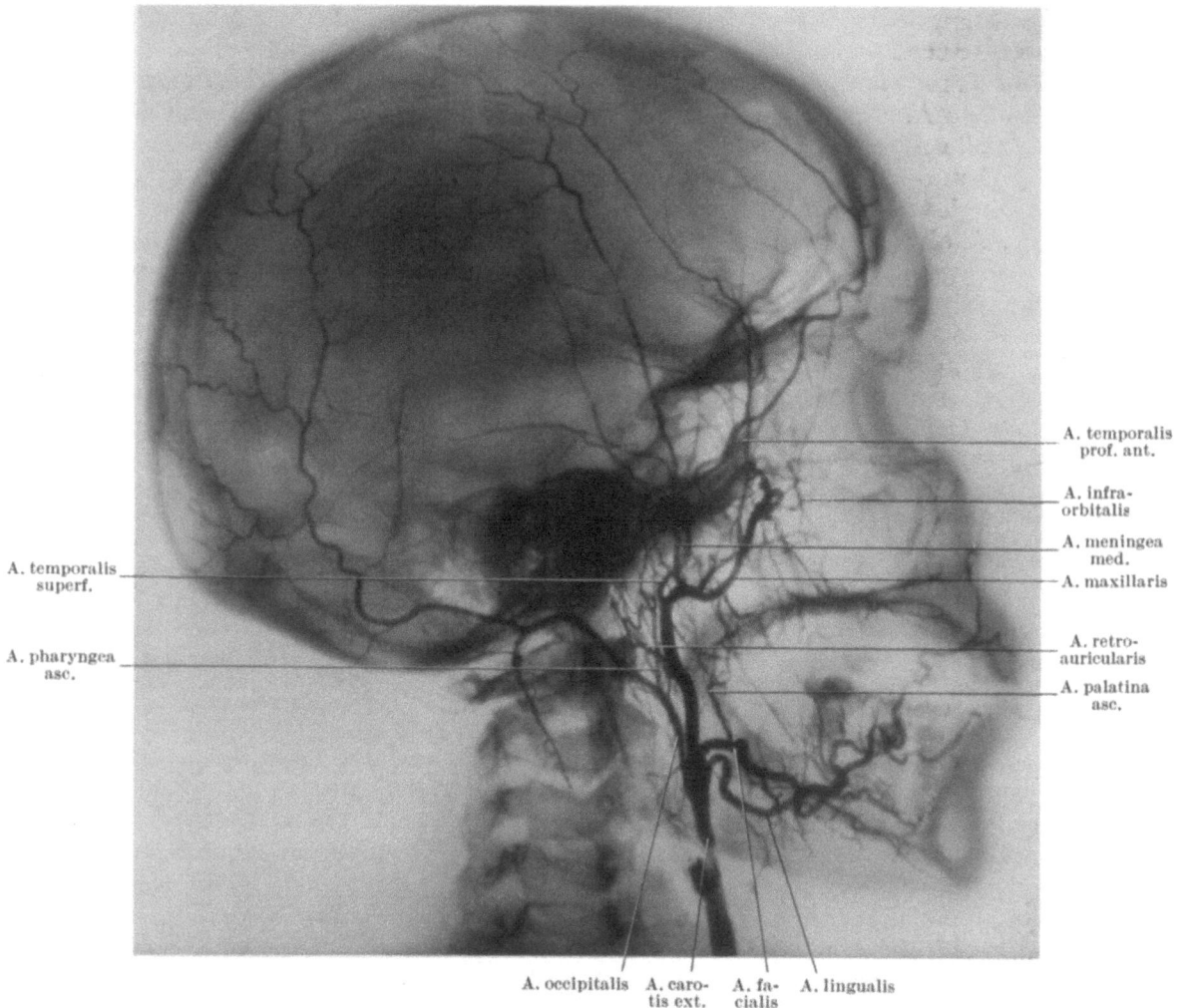

Abb. 1. Normales postmortales Angiogramm der A. carotis externa (seitlich)

laris überkreuzt und sich dann im lateralen Bereich der Orbita in ihre Endäste aufzweigt. Die A. occipitalis liegt zunächst lateral der A. carotis externa, steigt dann etwa senkrecht nach oben, überquert dabei die A. carotis externa und A. maxillaris. Gleich danach macht sie einen scharfen Bogen nach medial und zieht dann in der Projektion geschlängelt durch die Orbita. Sie verteilt sich an der Schädelkalotte in ihre Endäste. Tangential am Schädeldach trifft man die A. temporalis superficialis, die zunächst gradlinig, später leicht geschlängelt verläuft.

Das vorliegende Angiogramm macht deutlich, wie vielseitig die Gefäßüberlagerungen in der antero-posterioren Aufnahme sind und wie stark sich die Knochenzeichnung des Schädels in den Bereich der A. maxillaris hineinprojiziert. Die A. maxillaris ist darüber hinaus optisch verkürzt, da sie nicht senkrecht vom Strahlengang getroffen wird.

2. Phlebogramm

Für die röntgenologische Kontrastmitteldiagnostik der Gefäße ist die Kenntnis des venösen Rückflusses des Kontrastmittels nicht ohne Bedeutung, da diesbezügliche Gefäßzeichnungen bei der Beurteilung eines Angiogramms berücksichtigt werden müssen. Das

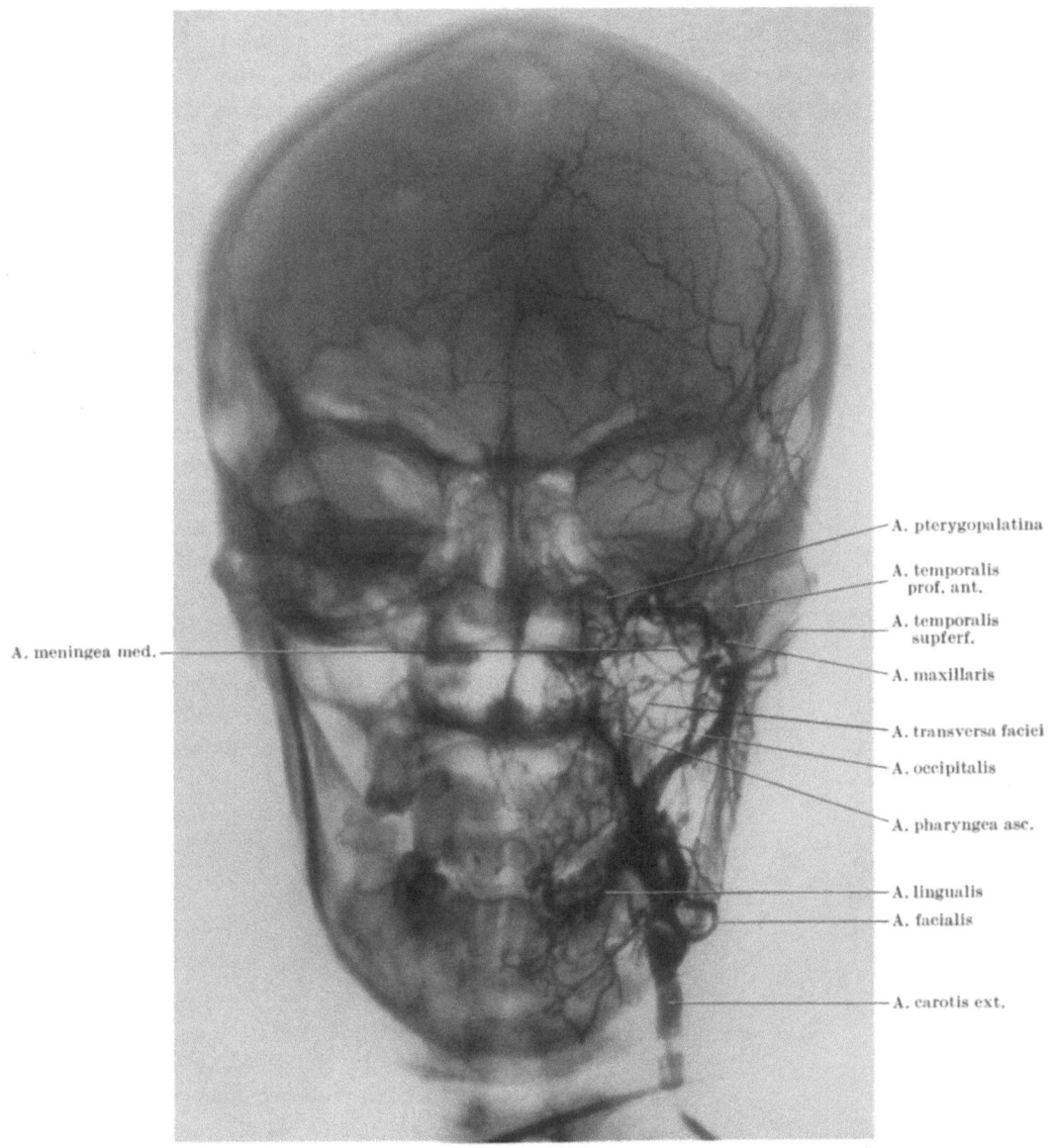

Abb. 2. Normales postmortales Angiogramm der A. carotis externa (Sagittalaufnahme)

venöse Blut des Gesichtsschädels wird über größere Sammelvenen zur V. jugularis interna abgeführt. Die V. jugularis interna beginnt in der Fossa jugularis und zieht mit den großen Halsschlagadern nach abwärts, mündet zwischen dem sternalen und clavicularen Ursprung des M. sternocleidomastoideus in die V. subclavia (Angulus venosus). Die wesentlichsten Zuflüsse sind V. jugularis superficialis dorsalis und V. facialis communis. Die V. jugularis superficialis dorsalis sammelt das Blut aus den vor und hinter dem Ohr gelegenen Venen, Vv. temporalis, occipitalis und retroauricularis. Sie zieht auf der Fascia colli senkrecht nach abwärts zum Venenwinkel.

Die V. facialis communis entsteht unterhalb des Kieferwinkels durch Zusammenfluß der V. facialis ant. und V. facialis post. Die V. facialis ant. begleitet die Äste der A. facialis, die V. facialis post. bildet in Begleitung der A. maxillaris ein starkes Geflecht zwischen den Kaumuskeln (Plexus pterygoideus), in welches sich die V. ophthalmica inferior ergießt. Die komplizierten anatomischen Verhältnisse dieses Venennetzes sind in eindrucksvoller Weise von Kádár und Kocsis beschrieben worden. Für die klinische Angiographie der A. carotis externa ist besonders die Frage von Bedeutung, ob es während des venösen Rückflusses des Kontrastmittels zu einer für die Diagnostik bedeutungsvollen Kontrastmittelanreicherung im Bereich des Plexus pterygoideus kommt. Wir haben zur Klärung dieser Frage zunächst eine retrograde Kontrastmittelfüllung über die V. facialis posterior vorgenommen und die Ausdehnung dieses Venengeflechtes mit zahlreichen Ästen zwischen Tuber maxillae und Capitulum mandibulae dargestellt, wie Abb. 3 zeigt. Zahlreiche seriographische Kontrolluntersuchungen ergaben, daß dieses umfangreiche Venennetz bei der klinischen Angiographie nicht zur Darstellung kommt, wenn die Kontrastmittelinjektion von der arteriellen Seite aus vorgenommen wird. Nach Bargmann ist eine solche Kontrastanreicherung im Plexusbereich bei Vorliegen bestimmter pathologischer Veränderungen (Aneurysma des Sinus cavernosus, Hämangiom) aber möglich.

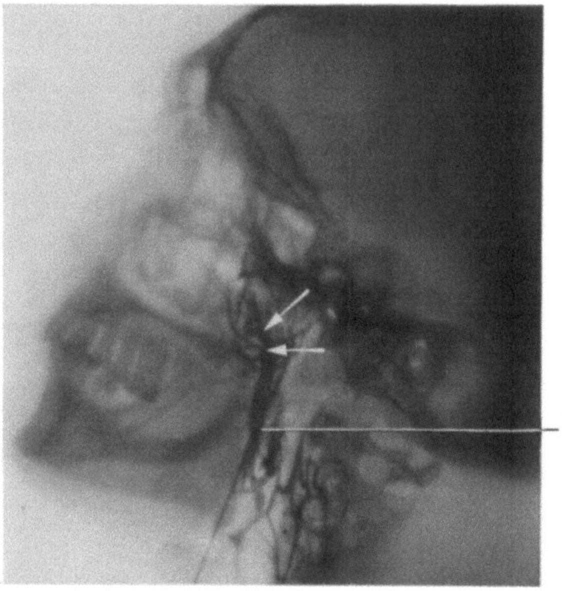

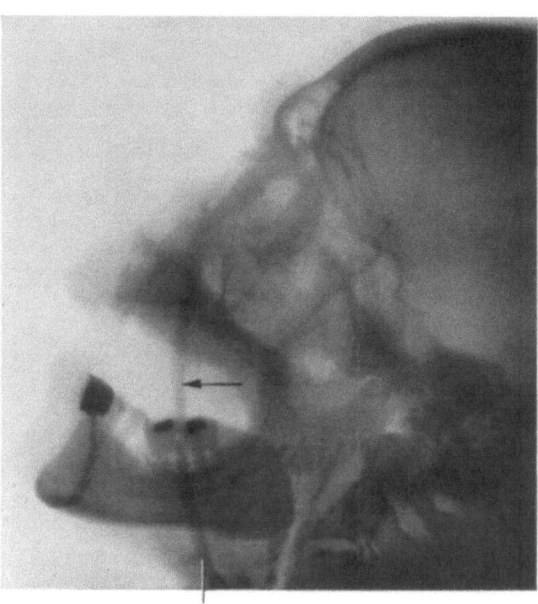

V. facialis post.

Abb. 3. Retrograde Kontrastmitteldarstellung des Plexus pterygoideus

V. facialis ant.

Abb. 4. Normale Phlebophase mit streifenförmiger Anfärbung der V. facialis anterior nach Kontrastmittelinjektion am Stamm der A. carotis externa

Die venöse Füllungsphase zeichnet sich im Normalfall nach unseren Erfahrungen lediglich durch eine zarte Anfärbung der V. facialis ant., eventuell auch der V. facialis post. ab (siehe Abb. 4). Der größte Kontrastreichtum der Venenfärbung ist 8 sec nach Beginn der Kontrastmittelinjektion zu beobachten, wenn die Füllung direkt am Stamm der A. carotis externa vorgenommen wird. Die Anfärbung der V. facialis dauert etwa 3—4 sec an.

Außerhalb dieser typischen Venenzeichnung findet man vom Zeitpunkt der arteriovenösen Übergangsphase ab häufig eine gewisse flächenhafte Verschleierung des Angiogramms durch capilläre Kontrastfüllung der Weichteile. Diese schwache Anfärbung muß bei der Auswertung von Angiogrammen berücksichtigt werden.

3. Abweichungen der Angioarchitektonik bei allgemeinen Gefäßveränderungen

Bei der Beurteilung von Angiogrammen müssen allgemeine angioarchitektonische Gesichtspunkte berücksichtigt werden, wenn man diagnostische Irrtümer vermeiden will. Diese Problematik wurde von SCHOENMACKERS und VIETEN im Atlas postmortaler Angiogramme ausführlich erörtert. Für den Bereich der A. carotis externa ist zu beachten, daß das Wachstum Länge und Weite der Gefäße sowie Lage und Projektion der Gefäße zueinander beeinflußt. Unterschiedliche Schädelformen verändern vorwiegend den Verlauf oberflächlicher Schlagadern, bei den tieferen führen sie meist nur

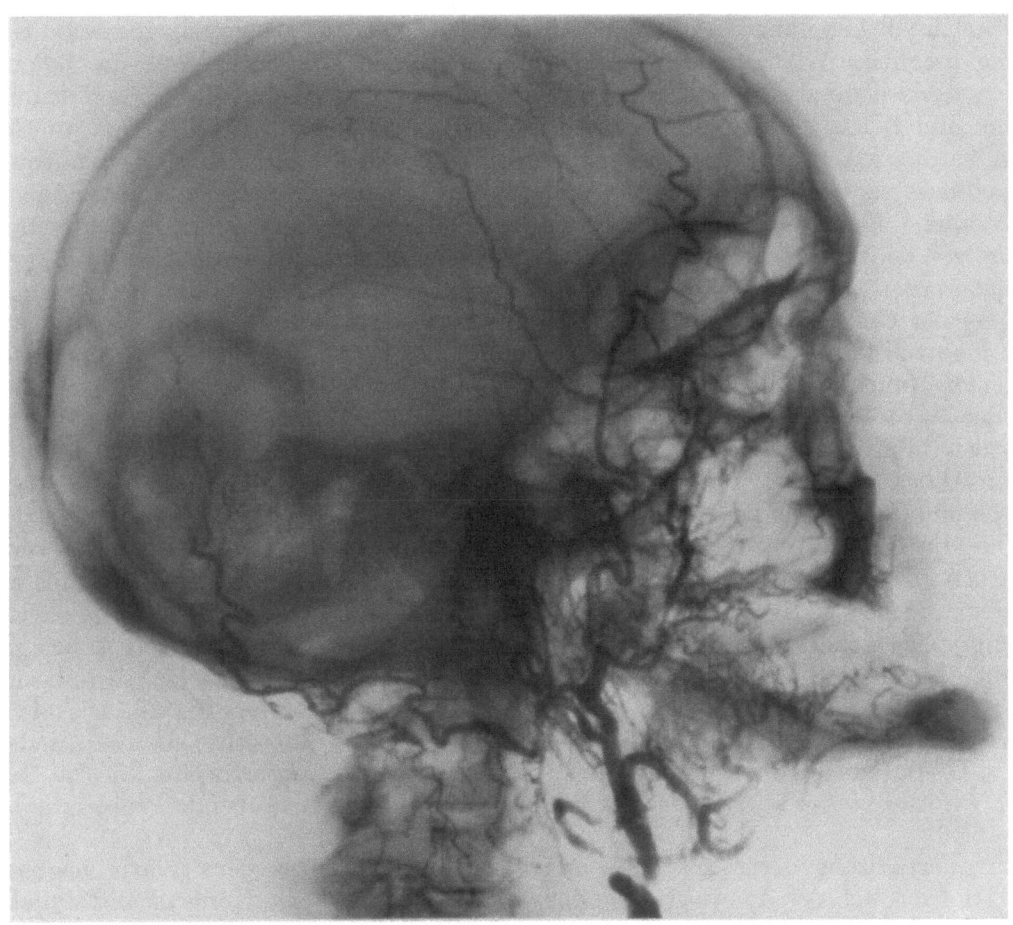

Abb. 5.
Postmortales Angiogramm der A. carotis externa bei Hochdruck und schwerer allgemeiner Arteriosklerose

zu einer unwesentlichen Verlängerung oder Verkürzung. Aufnahmen bei offenem und geschlossenem Mund gestatten Rückschlüsse auf die Verschieblichkeit und Verlängerungsfähigkeit der Arterien. Beim Kieferschluß eines Zahnlosen werden die Abgangswinkel der unteren Äste der A. carotis externa und die Gefäßbögen verstärkt. Dieses Phänomen ist allerdings aus klinischer Sicht wenig bedeutsam, da geringe Abweichungen des Gefäßverlaufes keine bindenden diagnostischen Schlüsse gestatten.

Unabhängig von diesen Gesichtspunkten müssen bei der Angiographie der A. carotis externa Herz- und Gefäßbefund sowie besonders die Höhe des Blutdrucks berücksichtigt werden. Herzklappenfehler und Hochdruck sind die häufigsten Ursachen einer veränderten Angioarchitektonik. Hier werden periphere Gefäße weiter, selbst größere Schlagadern bilden Schlingen und Schleifen. Auch bei der Arteriosklerose entstehen

42*

mit und ohne Hochdruck Schleifen und Schlingen und sogar Spiralen, wie Abb. 5 zeigt, die unter Umständen ein Blastom vortäuschen.

Fragen des Kollateralkreislaufs zwischen A. carotis externa und A. carotis interna sollen in diesem Zusammenhang nicht erörtert werden, da die Problemstellung ohne nähere Beschreibung des Hirnkreislaufes nicht abgehandelt werden kann (vgl. Finke-meyer).

III. Untersuchungstechnik

Bei der röntgenologischen Kontrastmitteldiagnostik im Ausbreitungsgebiet der A. caro-tis externa muß die vielseitige Knochenzeichnung des Gesichtsschädels beachtet werden. Eine sichere Beurteilung eines Angiogramms ist nur bei technisch einwandfreier Gefäß-füllung möglich. Während sich für die Arteriographie der Hirngefäße die percutane Injektionsmethode als die Methode der Wahl erwiesen hat (Krayenbühl und Richter; Wolff und Schaltenbrand), ist diese Technik nach unseren Erfahrungen im Gebiet der A. carotis externa nicht immer zuverlässig, besonders wenn man feine Endäste der A. maxillaris angiographisch erfassen will. Häufig zeigen diese eine unvollständige oder zu schwache Kontrastmittelanreicherung, eine Tatsache die unseres Erachtens weit-gehend von den anatomischen Gegebenheiten bestimmt wird. In erster Linie muß berück-sichtigt werden, daß eine sichere isolierte Punktion der A. carotis externa bei der Größen-ordnung des Gefäßes und der wenig fixierten Lage selten gelingt. Eine Kontrastmittel-injektion nach Punktion der A. carotis communis, als weitere Möglichkeit des percutanen Vorgehens, führt ebenfalls häufig zu einer unvollständigen Darstellung der feinen Neben-äste der A. carotis externa, da anscheinend der größte Teil des Kontrastmittels in die A. carotis interna abfließt. Hierbei kommt sicher dem Kaliberunterschied der beiden großen Halsschlagadern und der stärkeren Abknickung des Ursprungs der A. carotis externa eine Bedeutung zu.

Die von Bargmann diskutierte Methode, das Lumen der A. carotis externa von der A. carotis communis aus mit gebogener Punktionsnadel zu erreichen, erscheint uns wenig erfolgversprechend. Hierbei ist zu bedenken, daß sich die A. carotis externa nahe der Teilungsstelle fächerförmig in die großen Äste A. lingualis, A. facialis und A. occipitalis aufteilt. Liegt die Spitze der Injektionsnadel im Bereich dieser Astfolge, so füllt sich je nach Richtung der Schlifffläche der Kanüle das eine oder andere Gefäß. Die gleichen Schwierigkeiten bestehen auch bei der Verwendung eines Polyäthylenkatheters, wollte man z. B. die von Radner geübte Methode der Vertebralisangiographie auf die Region der A. carotis externa übertragen. In jedem Fall sind hier zeitraubende Probeaufnahmen unerläßlich.

Zur Vermeidung derartiger Schwierigkeiten haben wir bei dem relativ begrenzten Indikationsbereich der Arteriographie der A. carotis externa die Kontrastmittelinjektion in der Regel nach operativer Freilegung des Gefäßes vorgenommen. Die Carotisteilungs-stelle wird am Vorderrand des M. sternocleidomastoideus unterhalb des Kieferwinkels aufgesucht. Zu diesem Vorgehen kann man sich besonders dann leicht entschließen, wenn im Rahmen der operativen Behandlung eine Unterbindung der A. carotis externa erwünscht ist. Dem percutanen Vorgehen gegenüber werden hierbei stets einwandfreie Angiogramme erzielt.

Untersuchungen von Scheunemann und Schrudde haben gezeigt, daß eine sichere Darstellung der A. carotis externa auch nach operativer Freilegung der A. temporalis superficialis oder A. facialis möglich ist (vgl. Abb. 6 und 9). Die im Gesichtsbereich gut tastbaren Arterien lassen sich von einem kleinen Hautschnitt aus vor dem Ohr oder am Unterkieferrand darstellen; die Kalibergröße der Gefäße gestattet das Einbinden einer kleinen Knopfkanüle. Diese Technik ist gegenüber der Freilegung der A. carotis externa weniger aufwendig und zeitraubend und etwa mit dem Schwierigkeitsgrad einer Venaesectio vergleichbar. Die Injektion erfolgt gegen den Blutstrom, was aus prak-tischer Sicht mit keinerlei Nachteilen verbunden ist. Als Folgezustand verbleibt nach der Freilegung eine kleine Narbe, die vor dem Ohr oder unterhalb des Unterkieferrandes kaum in Erscheinung tritt. Bei der Präparation der A. facialis muß die Lage des Ramus marginalis des N. facialis beachtet werden.

Im ganzen ist festzustellen, daß sich die Füllungstechnik über die A. temporalis superficialis gut bewährt hat. Sie ermöglicht eine besonders kontrastreiche Darstellung der A. maxillaris, die im Rahmen unseres Indikationsbereiches eine große Bedeutung hat. Bei diesem Vorgehen wird die A. maxillaris in der antero-posterioren Aufnahme kaum von der Gefäßzeichnung der A. occipitalis überlagert, da letztere wegen der retrograden Injektionsrichtung nur wenig Kontrastmittel erhält (vgl. Abb. 2 und 7). Gefäßabzweigungen der A. carotis externa, die nahe der Teilungsstelle lokalisiert sind, lassen sich gut von der A. facialis aus erfassen.

Die operative Gefäßfreilegung erfolgt in Lokalanaesthesie nach Vorbereitung mit Atosil und Dolantin. Die Dosierung der Prämedikation wird so gewählt, daß der Patient noch ansprechbar ist. Als Kontrastmittel haben sich 50%iges Triabrodil, 60%iges Perabrodil und 76%iges Urografin bewährt. Die Injektion wird so rasch wie möglich vorgenommen, um eine optimale Gefäßzeichnung zu erhalten. Hierbei ist zu erwähnen, daß der Injektionsgeschwindigkeit wegen der geringen Kalibergröße der Gefäße ohnehin Grenzen gesetzt sind. Manche Patienten klagen während der Zuführung des Kontrastmittels kurzfristig über brennende oder stechende Schmerzen in der gleichnamigen Gesichtshälfte. Zwischenfälle wurden nicht beobachtet. Die Verwendung hochprozentiger Kontrastmittel erscheint besonders dann unbedenklich, wenn das Kontrastmittel dem Hirnkreislauf primär ferngehalten werden kann, was nach operativer Freilegung der A. carotis externa oder ihrer Äste im allgemeinen durchaus möglich ist.

Für klinische Belange genügt in der Regel die seitliche Aufnahmetechnik in Rückenlage, wobei die plattennahen Gefäße zur Darstellung kommen. Den Zentralstrahl richtet man am besten auf den Tragus der plattenfernen Seite. Die A. maxillaris wird hierbei vom Strahlengang fast senkrecht getroffen und, wie bereits erwähnt, im Gegensatz zur Sagittalaufnahme ohne wesentliche Verkürzung wiedergegeben. Darüber hinaus sind die Gefäße in der Seitenaufnahme weniger von der Knochenzeichnung des Gesichtsschädels und der Schädelbasis überlagert.

Die Angiogramme werden zweckmäßigerweise im Direktverfahren angefertigt. Bei besonderer Fragestellung bietet die Leuchtschirmphotographie im Mittelformat einige Vorteile (vgl. VIETEN). Durch letzte Methode konnte geklärt werden, daß die arterielle Füllungsphase der A. carotis externa etwa 4—5 sec andauert und die kontrastreichste Darstellung etwa 2—3 sec nach Beginn der Kontrastmittelinjektion vorliegt. Der venöse Rückfluß stellt sich, wie bereits erwähnt, 3—4 sec lang in Form einer zarten Anfärbung der V. facialis ant. bzw. V. facialis post. dar. Diese Zeiten wurden bei direkter Injektion am Stamm der A. carotis externa ermittelt. Benutzt man zur Arteriographie die A. temporalis superficialis, so verlängert sich wegen des kleinen Gefäßkalibers und des entgegengerichteten Blutstromes die Injektionsdauer wesentlich. Für die Applikation von 10 cm³ Kontrastmittel benötigt man hier etwa 5—6 sec.

Zur Klärung klinischer Fragestellungen genügt im allgemeinen die angiographische Erfassung der arteriellen Füllungsphase. Wenn man die Belichtung nach schneller Injektion von 8—10 cm³ Kontrastmittel vornimmt, wird diese immer gut dargestellt. Um allen diagnostischen Belangen gerecht zu werden, sollte man allerdings Serienaufnahmen anfertigen. Sie bieten den Vorteil, daß die venöse Phase in die Beurteilung mit einbezogen werden kann. Für die direkte Seriographie haben sich uns die Serienkassette nach BUCHTALA und das Elema-Gerät bewährt. Ein Aufnahmeabstand von einer Aufnahme pro Sekunde kann als ausreichend angesehen werden.

In letzter Zeit haben wir den Versuch gemacht, die A. maxillaris durch eine veränderte Aufnahmetechnik noch besser zur Darstellung zu bringen. Wir verwandten dafür die halbaxiale Schädelaufnahme bei occipito-mentalem Strahlengang, die Kontrastmittelinjektion wurde über die A. temporalis superficialis unter Zwischenschaltung eines

Plastikschlauches vorgenommen. Zahlreiche Versuche haben gezeigt, daß sich die A. maxillaris bei diesem Vorgehen in das Felsenbein und in die Schattendichtigkeit des aufsteigenden Unterkieferastes hineinprojiziert. Darüber hinaus trat in der Aufnahme eine stärkere Verschleierung durch kontrastmittelgefüllte Weichteilpartien auf, die in großer Ausdehnung vom Strahlengang erfaßt werden. Wir sind daher von dieser Technik wieder abgekommen.

IV. Spezielle angiographische Befunde bei Geschwülsten im Kiefer- und Gesichtsbereich

Geschwülste im Kiefer-, Gesichts- und Halsbereich können die Angioarchitektonik der A. carotis externa in verschiedener Weise verändern. Für die angiographische Tumordiagnostik sind atypische Gefäßstrukturen und abnorme Kontrastmittelanfärbungen die wichtigsten Kriterien. Während man im normalen Gefäßbild auch bei kleineren Schlagadern Ursprung und Verlaufsrichtung im allgemeinen verfolgen kann, zeigen Tumorgefäße häufig eine wirre Anordnung.

Bei gefäßreichen Geschwülsten sind atypische Gefäßbilder besonders deutlich und zu jedem Zeitpunkt der Füllungsphase darzustellen. Die Geschwulstausdehnung wird hier meist durch ein Netzwerk grobkalibriger Gefäße markiert.

Bei bösartigen epithelialen und mesenchymalen Tumoren stellen sich dagegen lediglich im Höhepunkt der arteriellen Füllungsphase feine unregelmäßige Geschwulstgefäße dar, die bereits in der arterio-venösen Übergangsphase von einer Kontrastmittelanfärbung des Capillarnetzes der Geschwulst überdeckt werden können. Diese Anfärbung eines Tumors kann später so stark sein, daß die Geschwulst von Kontrastmittel nahezu angefüllt erscheint (vgl. Abb. 13). Der Rückfluß des Kontrastmittels aus dem Tumorbezirk ist in diesen Fällen oft stark verzögert. Die Tumoranfärbung überdauert dann unter Umständen den über die V. facialis ant. und V. facialis post. erfolgenden sichtbaren venösen Rückfluß bei weitem. Sie ist durch ihre Intensität und fleckförmige Zeichnung von der capillären Kontrastmittelfüllung der Gesichtsweichteile durchaus zu differenzieren.

Neben diesen charakteristischen Gefäßveränderungen findet man bei Geschwülsten in manchen Angiogrammen Stops einzelner oder mehrerer Gefäße, Ausweitungen oder Verengungen des Gefäßlumens über große und kleine Strecken und Füllungsdefekte ganzer Abschnitte. Als alleinige Abweichung vom Normalbild sind diese Merkmale unsichere diagnostische Zeichen, da unvollständige Füllungen, Abknickungen der Gefäßaxe im Strahlengang und allgemeine angioarchitektonische Veränderungen z. B. bei Hochdruck und Arteriosklerose zu gleichartigen Befunden führen können.

Auch eine Verschiebung der Verlaufsrichtung der A. carotis externa oder ihrer Äste gestattet keine sicheren Schlüsse hinsichtlich der Lokalisation eines Tumors, wenn keine weiteren angiographischen Tumorzeichen vorhanden sind.

Liegen echte Veränderungen der Angioarchitektonik in Form von Gefäßatypien vor, so sind diese stets unspezifische Tumorzeichen. Man kann lediglich zwischen gefäßarmen und gefäßreichen Geschwülsten unterscheiden. Eine nähere Differenzierung der Geschwulstart z. B. in Carcinome und Sarkome läßt sich angiographisch nicht durchführen. Hierzu besteht in der Regel im Kiefer- und Gesichtsbereich auch keine Notwendigkeit, da eine Klärung durch Biopsie fast immer möglich ist.

Nachstehende klinische Fälle geben Beispiele für die Möglichkeiten der Angiographie im Ausbreitungsgebiet der A. carotis externa. Bezüglich der Anamnese und des klinischen Befundes haben wir uns auf die zum Verständnis wesentlichsten Punkte beschränkt.

Patientin R. A., 59 Jahre. *Klinischer Befund.* Kleinapfelgroßer, derber Tumor im Bereich der rechten Parotis, der den Hinterrand des aufsteigenden Unterkieferastes umfaßt. In der Mundhöhle besteht eine tumoröse Vorwölbung des weichen Gaumens rechts, die sich entlang der Innenseite des aufsteigenden Unterkieferastes fast bis zum Mundboden erstreckt.

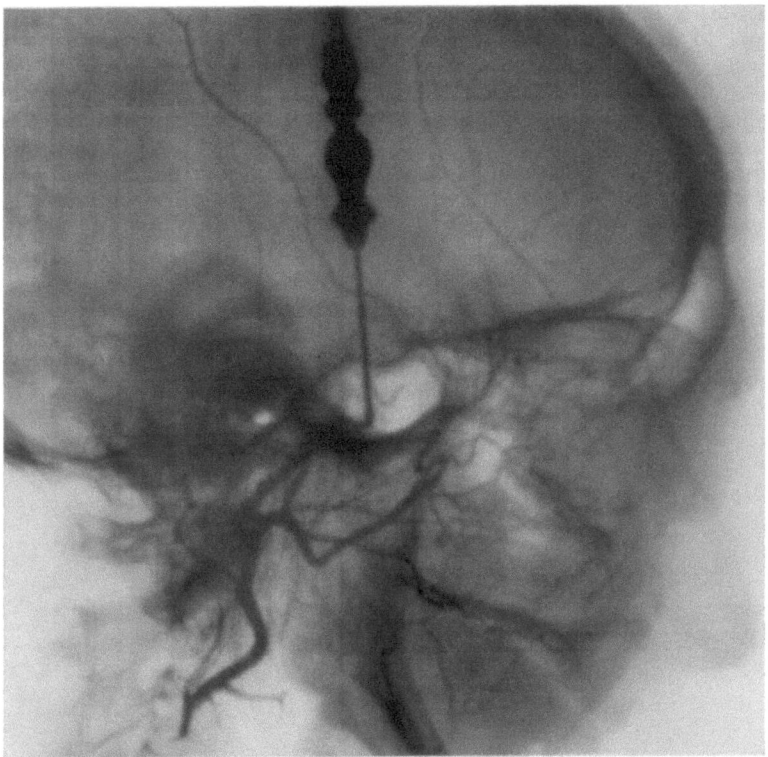

Abb. 6. Normales Angiogramm der A. carotis externa seitlich links bei kontralateralem Parotismischtumor, vgl. Abb. 7 und 8. (Höhepunkt der arteriellen Füllungsphase)

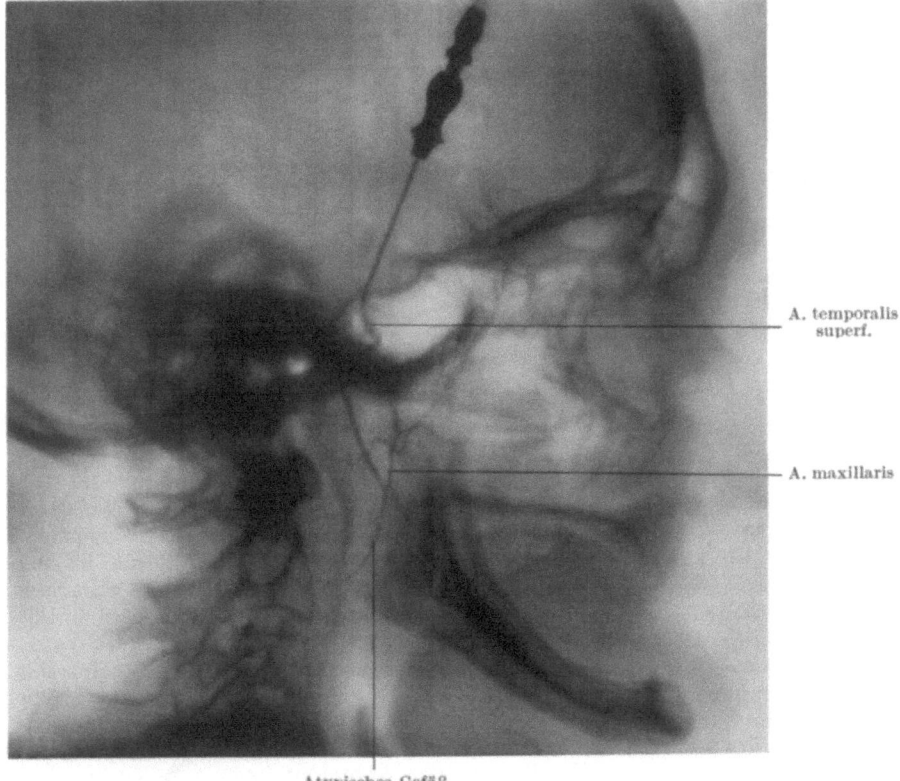

A. temporalis superf.

A. maxillaris

Atypisches Gefäß

Abb. 7. Seitliches Angiogramm der A. carotis externa rechts bei Parotismischtumor. (Beginn der arteriellen Füllungsphase)

Histologische Diagnose. Parotismischtumor.

Röntgenbefund. In der Nebenhöhlenvergleichsaufnahme ist eine Verschattung der basalen und lateralen Partien der rechten Kieferhöhle zu erkennen, darüber hinaus erscheint die Seitenwand der rechten Kieferhöhle nach medial und oben verdrängt. Die Schrägaufnahme des Unterkiefers zeigt eine Druckatrophie des aufsteigenden Unterkieferastes an der Außenkante, die etwa ¹/₃ des Unterkieferquerschnittes ausmacht.

Angiographischer Befund. Serienangiogramm in zwei Ebenen mit dem Elema-Gerät (15 Aufnahmen; eine Aufnahme pro Sekunde). Kontrastmittelinjektion nach Freilegung der A. temporalis superficialis. Aus Gründen der Demonstration wurde die gesunde linke Seite ebenfalls dargestellt.

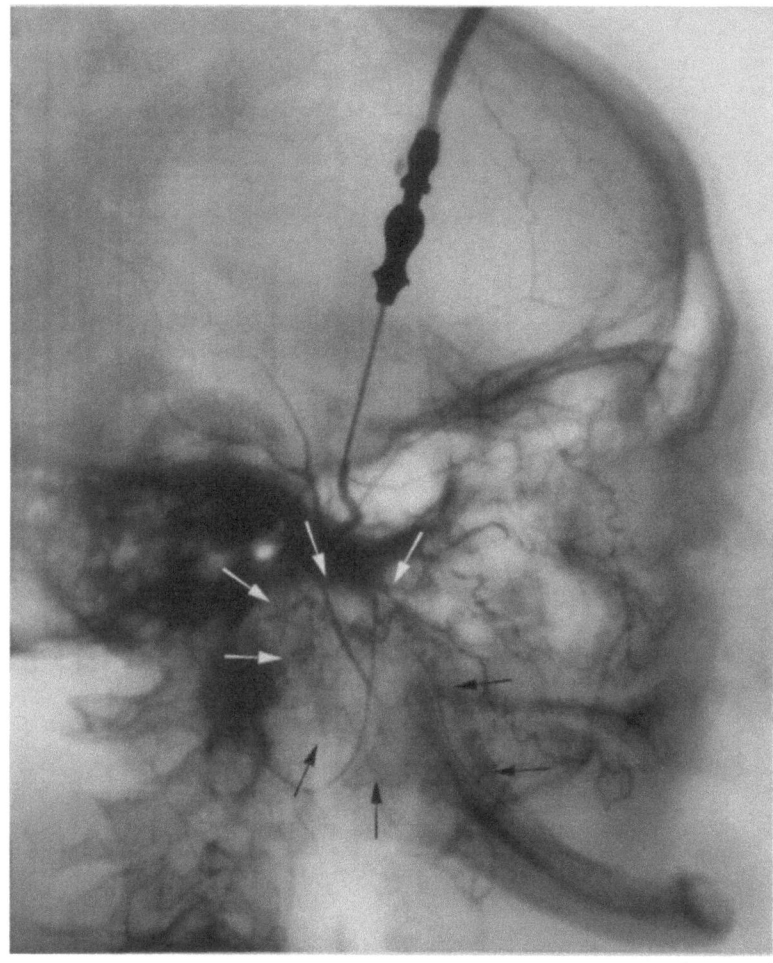

Abb. 8.   Seitliches Angiogramm der A. carotis externa rechts bei Parotismischtumor. (Arterio-venöse Übergangsphase)

Abb. 6 zeigt das seitliche Angiogramm links (gesunde Seite). Aufnahme im Höhepunkt der arteriellen Füllungsphase. Die Injektionsnadel liegt in der A. temporalis superficialis, deren proximaler Stumpf deutlich dargestellt ist. Als caudale Verlängerung kann man entlang der Hinterkante des aufsteigenden Unterkieferastes die leicht geschlängelte A. carotis externa bis zur Unterseite des dritten Wirbelkörpers verfolgen. Die nach ventral ziehenden unteren Äste A. facialis und A. lingualis sind nur schwach angefärbt. In dorsaler Richtung entwickelt sich aus dem unteren Abschnitt der A. carotis externa unvollständig die A. pharyngea ascendens, weiter oberhalb die A. retroauricularis. Die A. maxillaris ist mit ihren wesentlichen Nebenästen vollständig und besonders deutlich dargestellt. Sie wird in ihrem nach unten abgewinkelten Verlauf von der A. transversa faciei überkreuzt, die sich im Endteil in die Gaumenplatte projiziert.

Abb. 7 zeigt das seitliche Angiogramm rechts (Tumorseite). Aufnahme zu Beginn der arteriellen Füllungsphase. Die Injektionsnadel liegt in der A. temporalis superficialis, die im Anfangsteil gut gefüllt ist. Nach caudal stellt sich im Vergleich zur gesunden Seite (vgl. Abb. 6) die A. carotis externa stark verdünnt dar. Etwa über der Mitte des aufsteigenden Unterkieferastes gibt dieselbe nach ventrokranial die A. maxillaris ab, die von der aus der A. temporalis superficialis kommenden A. transversa faciei überkreuzt wird. Nach unten und dorsal ist bogenförmig ein zartes Gefäß zu erkennen, das sich in die normale Angioarchitektonik nicht einordnen läßt.

Abb. 8 zeigt das seitliche Angiogramm rechts (Tumorseite). Aufnahme in der arterio-venösen Übergangsphase. Im Vergleich zur gesunden Seite stark verdünnte A. carotis externa, aus der sich

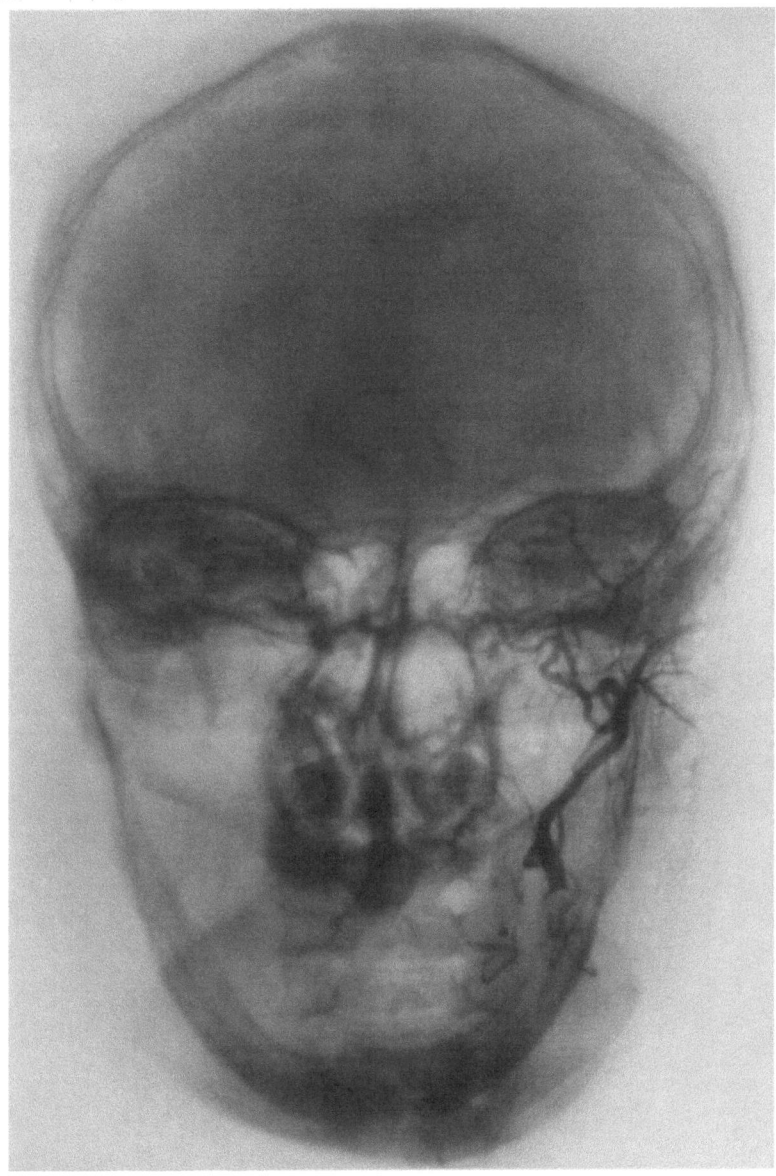

Abb. 9. Normales Angiogramm der A. carotis externa im sagittalen Strahlengang links bei kontralateralem Parotismischtumor, vgl. Abb. 10 und 11. (Höhepunkt der arteriellen Füllungsphase)

am unteren Pol ein nach dorsal ziehendes atypisches Gefäß entwickelt. Nach oben und vorn stellt sich als zartes Gefäß die A. maxillaris mit ihren Nebenästen dar. Das Lumen der beschriebenen Gefäße ist auf weiter Strecke wesentlich verdünnt. Darüber hinaus ist der aufsteigende Unterkieferast von feinen atypischen Gefäßen überlagert, die caudal oberhalb des Kieferwinkels enden, und besonders deutlich unterhalb der Schädelbasis zu verfolgen sind. Über der Vorderkante des aufsteigenden Unterkieferastes stellen sich ferner einige unregelmäßige Kontrastflecke dar. Als Ausdruck der arterio-venösen Übergangsphase findet man eine Anfärbung der V. facialis, die als relativ breiter Kontraststreifen den Unterkiefer überkreuzt. Die V. facialis ant. erhält in Höhe des Kieferhöhlenbodens einen atypischen Zufluß aus dorsaler Richtung, der sich in der Aufnahme aber nur schwach von der kontrastreichen Umgebung absetzt.

Abb. 9 zeigt das linksseitige Angiogramm im sagittalen Strahlengang (gesunde Seite). Aufnahme im Höhepunkt der arteriellen Füllungsphase. Die Injektionsnadel liegt in der A. temporalis superficialis. Die massive Füllung der A. carotis externa erreicht etwa den Kieferwinkel. Aus dem unteren Pol der A. carotis externa entwickelt sich nach kranial die A. pharyngea ascendens, die sich etwa in der Mitte ihres Verlaufes in die A. carotis externa projiziert. Zum Warzenfortsatz zieht die A. retroauricularis, schlingenförmig nach medial verläuft die A. maxillaris, deren starker Nebenast A. meningea media dieselbe überkreuzt und sich dann in die Orbita projiziert.

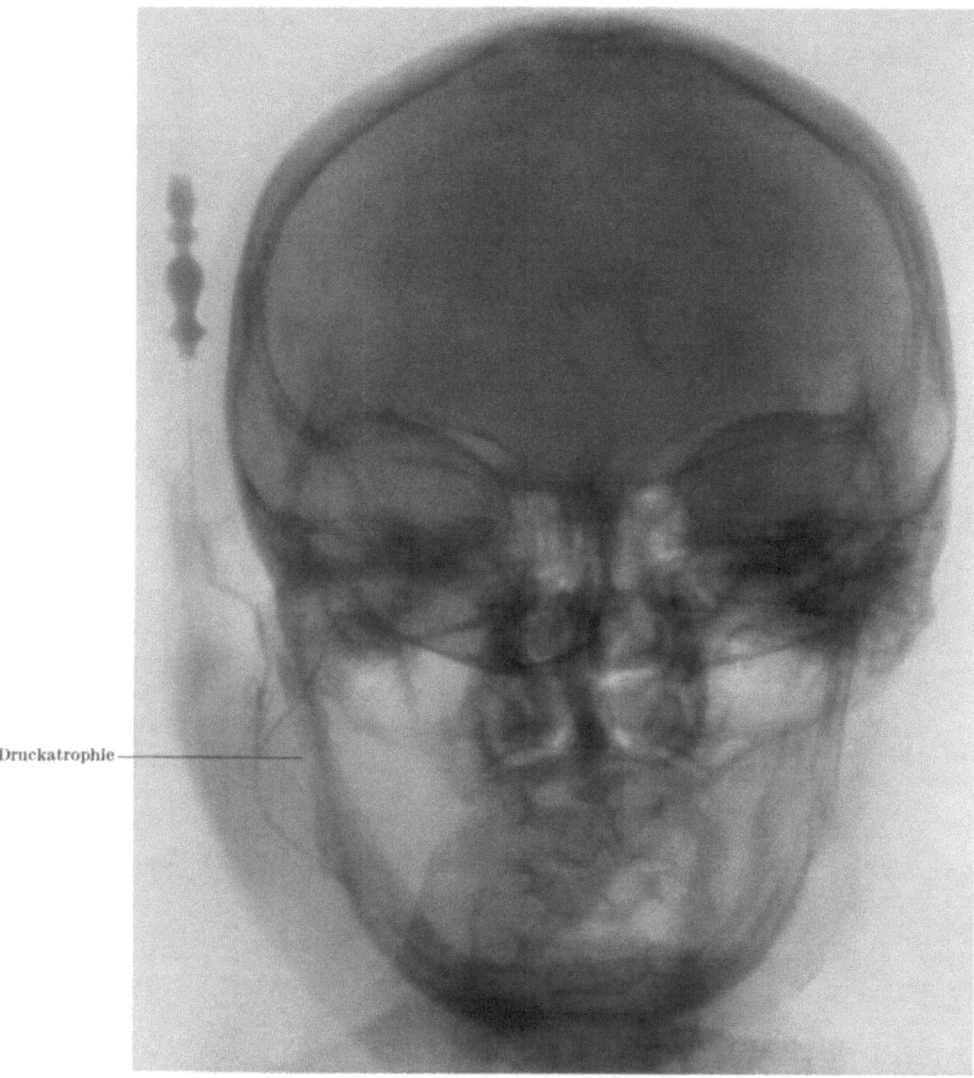

Druckatrophie

Abb. 10. Rechtsseitiges Angiogramm der A. carotis externa im sagittalen Strahlengang bei Parotismischtumor. (Beginn der arteriellen Füllungsphase)

Die Aufnahme macht deutlich, daß Gefäßüberlagerungen im Gebiet der A. maxillaris weniger umfangreich sind, wenn die Injektion des Kontrastmittels von der A. temporalis superficialis aus vorgenommen wird, da die A. occipitalis kaum Kontrastmittel erhält.

Abb. 10 zeigt das rechtsseitige Angiogramm im sagittalen Strahlengang (Tumorseite). Aufnahme zu Beginn der arteriellen Füllungsphase. Es besteht lediglich eine schwache Anfärbung der A. temporalis superficialis an der seitlichen Schädelkalotte und eine stark verdünnte Zeichnung der A. carotis externa und A. maxillaris. Ein Vergleich der beiden aufsteigenden Unterkieferäste läßt die Druckatrophie auf der rechten Seite deutlich erkennen.

Abb. 11 zeigt das rechtsseitige Angiogramm im sagittalen Strahlengang (Tumorseite). Aufnahme in der arterio-venösen Übergangsphase. Die stark verdünnte A. carotis externa stellt sich im Vergleich zur gesunden Seite (Abb. 9) weit lateral dar. Sie gibt nach medial die ebenfalls im Kaliber reduzierte A. maxillaris ab, die sich unterhalb der Schädelbasis in einem Gefäßknäuel verliert. Nach caudal entläßt die A. carotis externa ein atypisches Gefäß, das bogenförmig den Kieferwinkel umgreift, dann medial des aufsteigenden Unterkieferastes senkrecht nach oben steigt. Als Kriterium der arteriovenösen Übergangsphase ist die V. facialis ant. angefärbt. Sie kommt aus der Infraorbitalregion und zieht zum Kieferwinkel. In der Mitte ihres Verlaufes erhält sie von lateral einen atypischen Zufluß aus der Schädelbasisregion.

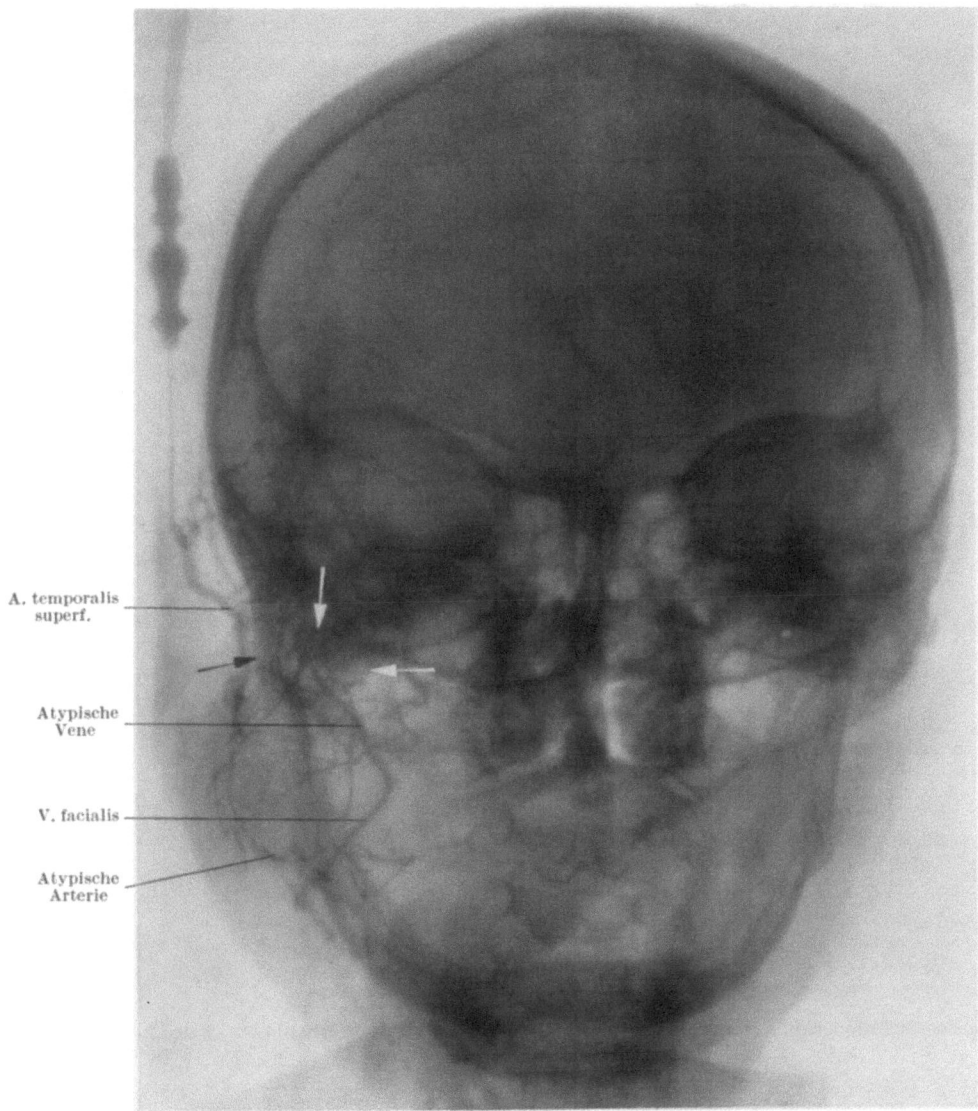

Abb. 11. Rechtsseitiges Angiogramm der A. carotis externa im sagittalen Strahlengang bei Parotismischtumor. (Arterio-venöse Übergangsphase)

Beurteilung. Die vorliegenden Angiogramme zeigen verschiedene Veränderungen der Angioarchitektonik, die deutliche Hinweise für das Vorhandensein und die Ausdehnung des Parotismischtumors geben. Zunächst fällt eine weitgehende Minderung des Gefäßquerschnittes der A. carotis externa und der regulären Nebenäste auf. Darüber hinaus findet man neben vielen kleinen atypischen Gefäßen und abnormer Kontrastmittelanfärbung ein größeres atypisches Gefäß, das sich aus der A. carotis externa entwickelt und über eine weitere Strecke verfolgen läßt. Unter Berücksichtigung beider Projektionen lokalisieren sich die angioarchitektonischen Veränderungen um den aufsteigenden

Unterkieferast. Sie sind in Form eines Gefäßknäuels besonders stark unterhalb der Schädelbasis ausgeprägt und erreichen caudal den Kieferwinkel. Entsprechend der großen Ausdehnung muß die Geschwulst als inoperabel angesehen werden.

Patientin A. H., 66 Jahre. *Klinischer Befund.* Verdickung des lateralen Anteils des Alveolarfortsatzes des rechten Oberkiefers. Äußerlich fällt eine geringe ödematöse Weichteilschwellung über der Infratemporalregion auf.

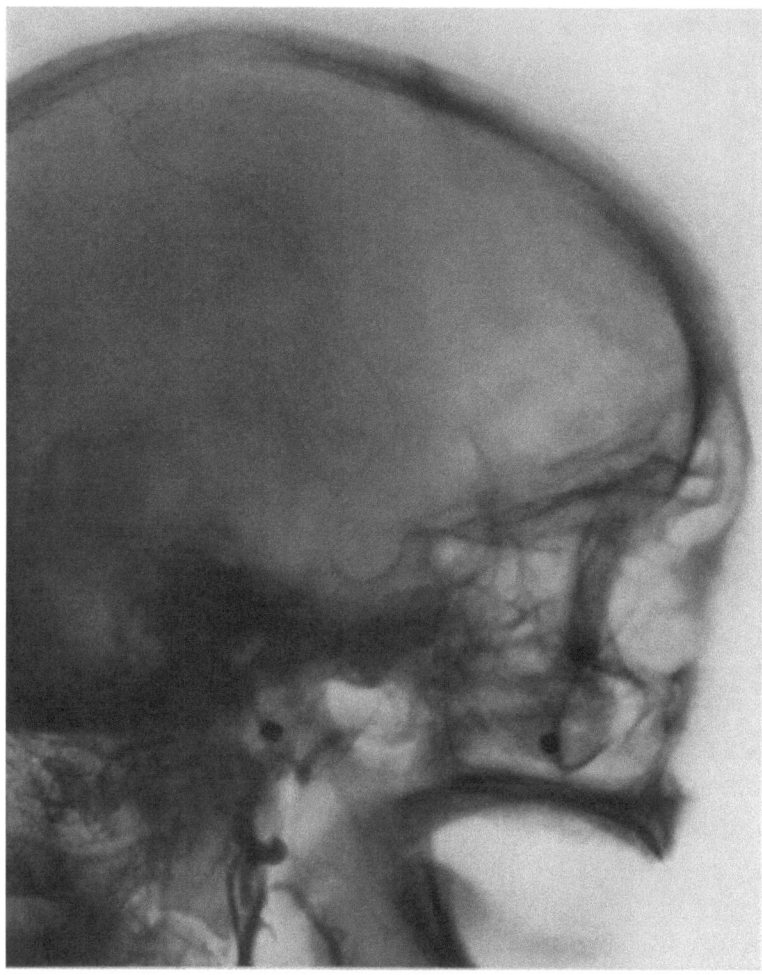

Abb. 12. Seitliches Angiogramm der A. carotis externa rechts bei Oberkiefercarcinom. (Beginn der arteriellen Füllungsphase)

Histologische Diagnose. Solides Carcinom des Oberkiefers.

Röntgenbefund. Die Leeraufnahme im occipito-mentalen Strahlengang zeigt eine diffuse Verschattung der rechten Kieferhöhle, die Kieferhöhlenseitenwand ist teilweise zerstört. In der seitlichen Schädelaufnahme findet sich kein Anhalt für eine Ausbreitung des Tumors über die Oberkieferbegrenzung hinaus.

Angiographischer Befund. Einzelangiogramme in verschiedener Füllungsphase seitlich mit 4-Ventiler DA-250. Kontrastmittelinjektion nach Freilegung der A. carotis externa.

Abb. 12 zeigt das seitliche Angiogramm rechts zu Beginn der arteriellen Füllungsphase. In der Aufnahme ist hinter dem Unterkieferrand die A. carotis externa zu erkennen. Im unteren Abschnitt stellen sich die Anfangsteile ihrer caudalen Nebenäste dar. Die A. maxillaris läßt sich von der Hinterseite des Unterkieferhalses bis in die Gegend des Processus muscularis gut verfolgen. Sie geht dann in eine fleckförmige Kontrastmittelanfärbung über, die sich in die hinteren Abschnitte der Kieferhöhle hineinprojiziert. Bei genauer Betrachtung sind hier auch einige kleine unregelmäßige atypische Gefäße zu erkennen.

Abb. 13 zeigt das seitliche Angiogramm rechts in der arterio-venösen Übergangsphase. Der beginnende venöse Rückfluß ist als schwache Anfärbung der V. facialis ant. und V. facialis post. zu erkennen. Die Darstellung der A. maxillaris ist vollständig, am seitlichen Schädeldach können wir die A. meningea media und die A. temporalis superficialis verfolgen. Aus der Endstrecke der A. maxillaris entwickeln sich nach ventral unregelmäßige atypische Gefäße, die von einem großen runden Kontrastmittelschatten teilweise überdeckt werden. Der gut begrenzte Kontrastmittelschatten projiziert sich ventral in die Spina nasalis anterior, caudal in das Palatum durum, kranial in die Schädelbasis und dorsal in die Region oberhalb des Processus muscularis.

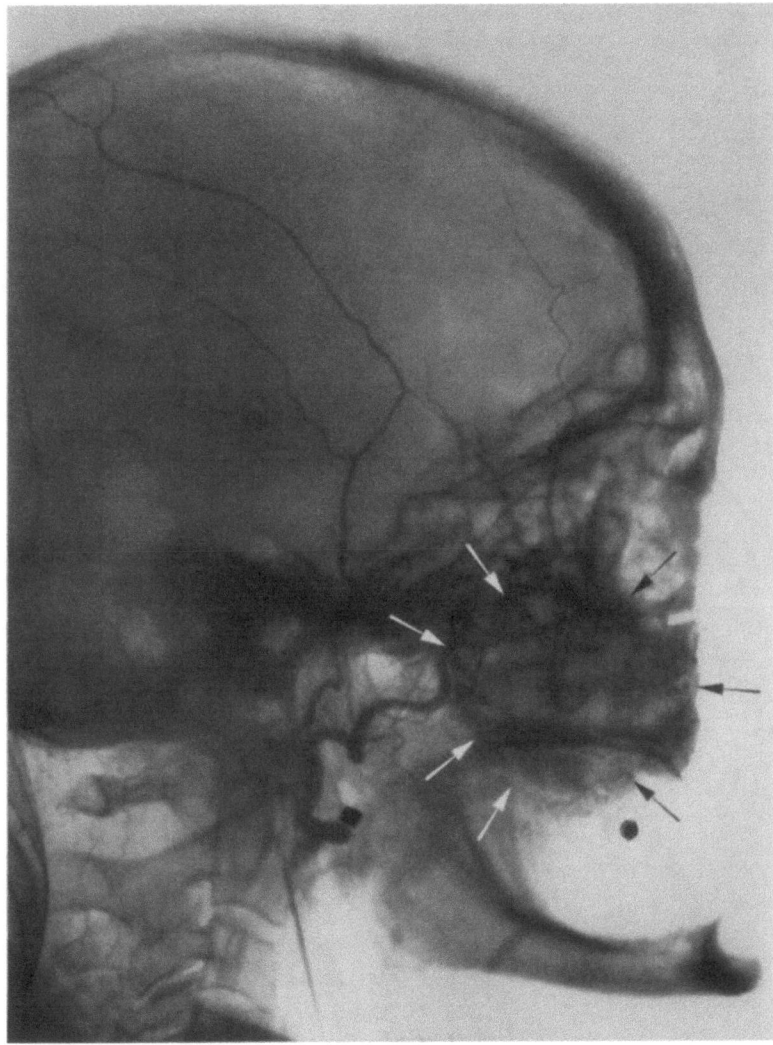

Abb. 13. Seitliches Angiogramm der A. carotis externa rechts bei Oberkiefercarcinom. (Arterio-venöse Übergangsphase)

Beurteilung. Zur Klärung der Ausdehnung eines Oberkiefercarcinoms wurden Einzelangiogramme in verschiedener Füllungsphase angefertigt. Die beiden Aufnahmen ergeben sehr unterschiedliche Befunde. Im Zustand der beginnenden arteriellen Füllungsphase finden sich nur geringe angiographische Veränderungen im Bereich des Endabschnittes der A. maxillaris in Form kleiner atypischer Gefäße und einer fleckförmigen Kontrastmittelanfärbung, die sich in die hinteren Partien der Kieferhöhle projizieren. Im Gegensatz dazu stellt sich in der arterio-venösen Übergangsphase ein gut zu begrenzender runder Kontrastmittelschatten dar, in dem sich mehrere atypische Gefäße differenzieren lassen. Dieser Kontrastmittelschatten ist wesentlich massiver und ausgedehnter

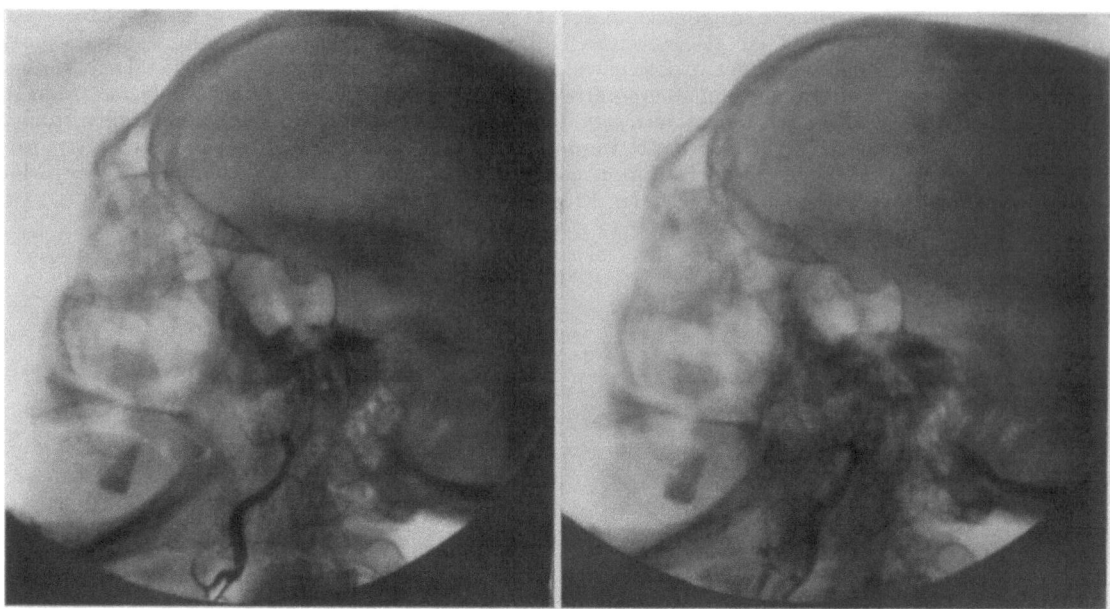

Abb. 14a   Abb. 14b

Abb. 14a. Seitliches Angiogramm der A. carotis externa rechts bei großzelligem Malignom des Oberkiefers. (Beginn der arteriellen Füllungsphase)

Abb. 14b. Seitliches Angiogramm der A. carotis externa rechts bei großzelligem Malignom des Oberkiefers. (Arterio-venöse Übergangsphase)

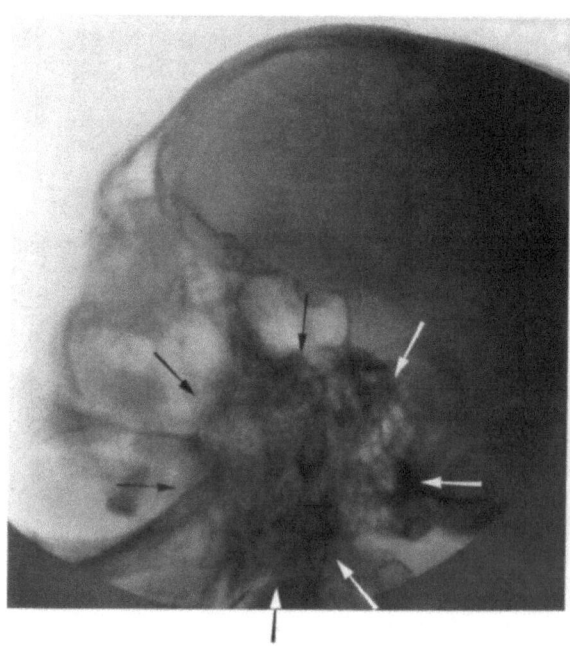

Abb. 14c. Seitliches Angiogramm der A. carotis externa rechts bei großzelligem Malignom des Oberkiefers. (Späte venöse Füllungsphase)

als in der Vergleichsaufnahme, er entspricht der Tumorausdehnung. Bei der Auswertung von Angiogrammen muß man daher auf die Erfassung des Höhepunktes der arteriellen Füllungsphase Wert legen, um diagnostische Irrtümer zu vermeiden. Der Abb. 13 kann entnommen werden, daß das Carcinom die dorsale Oberkieferbegrenzung in Richtung auf die Flügelgaumengrube und die Schädelbasis überschritten hat. Eine Kontrastvermehrung am Boden der Augenhöhle läßt einen Einbruch in die Orbita vermuten. Da die proximalen Anteile der A. maxillaris keinerlei Veränderungen der Angioarchitektonik zeigen, ist ein Geschwulstbefall des Infratemporalraumes nicht zu erwarten.

Patient H. R., 58 Jahre. *Klinischer Befund.* Im Bereich des seitlichen Alveolarfortsatzes des rechten Oberkiefers besteht ein Knochendefekt mit Verbindung zur Kieferhöhle. Die Kieferhöhle selbst ist im unteren Bereich mit weichen Gewebsmassen angefüllt.

Histologische Diagnose. Großzelliges Malignom.

Röntgenbefund. Leeraufnahme im occipito-mentalen Strahlengang. Es besteht eine Verschleierung der basalen Anteile der rechten Kieferhöhle. In der seitlichen Schädelaufnahme stellt sich ebenfalls eine Verschattung im unteren dorsalen Abschnitt der Kieferhöhle dar.

Angiographischer Befund. Serienangiogramm seitlich, indirektes Aufnahmeverfahren mit der Odelka (2 Aufnahmen pro Sekunde). Kontrastmittelinjektion nach Freilegung der A. carotis externa. Abb. 14a zeigt das seitliche Angiogramm rechts zu Beginn der arteriellen Füllungsphase.

In der Aufnahme stellt sich die A. carotis externa gut dar. Neben der Injektionsnadel ist eine beginnende Füllung der A. lingualis zu erkennen. Unterhalb der Schädelbasis finden wir eine schwache Anfärbung der A. maxillaris. In diesem Bereich, der vom aufsteigenden Unterkieferast, von der Kieferhöhlenhinterwand, der Schädelbasis und der Halswirbelsäule umgrenzt ist, besteht eine relative Kontrastarmut.

Abb. 14b zeigt das seitliche Angiogramm rechts zum Zeitpunkt der arterio-venösen Übergangsphase.

Der beginnende venöse Rückfluß zeigt sich in Form einer Anfärbung der V. retromandibularis am Vorderrand der Wirbelkörper an. In der Umgebung der schwach sichtbaren A. carotis externa besteht jetzt eine ausgedehnte Kontrastmittelanfärbung, die von feinen unregelmäßigen Gefäßen durchsetzt ist. Die Kontrastvermehrung reicht von der Schädelbasis bis zum Kieferwinkel und überlagert den ersten Wirbelkörper. Im Vergleich zu Abb. 14a ist die Anfärbung der Retromaxillarregion besonders deutlich.

Abb. 14c zeigt das seitliche Angiogramm rechts, späte venöse Phase. In der Aufnahme kann man die A. carotis externa nicht mehr differenzieren. Wir finden jetzt eine diffuse Kontrastmittelanfärbung in der unter Abb. 14b bereits bezeichneten Region, die als capilläre Füllung des Tumorbezirkes aufgefaßt werden muß. Teilweise ist die Kontrastmittelanreicherung fleckförmig.

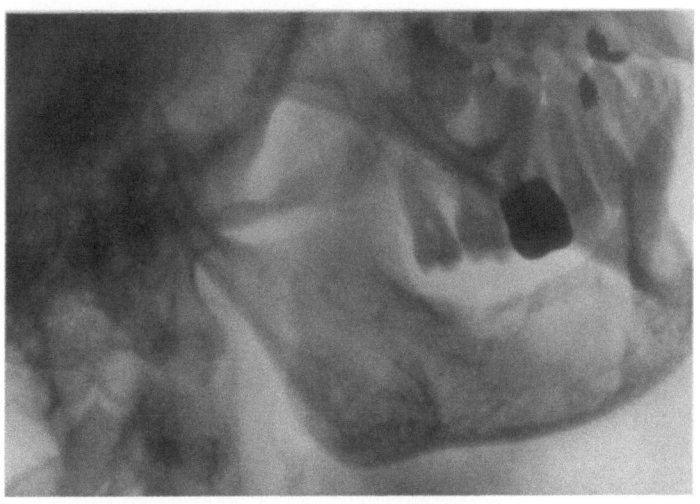

Abb. 15. Schrägaufnahme des horizontalen Astes des linken Unterkiefers bei kavernösem Hämangiom des Unterkieferknochens

Beurteilung. Im Gegensatz zu der mit den üblichen klinischen Methoden erfaßten Tumorausbreitung im Bereich der rechten Kieferhöhle wurde durch Seriographie ein weit über diese Grenzen hinausgehendes Tumorwachstum festgestellt. Entsprechend der atypischen Gefäßzeichnung und abnormen Kontrastmittelanfärbung in der Umgebung der A. carotis externa und A. maxillaris muß die Geschwulstausbreitung in den Retromaxillar-Infratemporalraum und in die Parapharyngealregion lokalisiert werden. In den Serienbildern kommt besonders zum Ausdruck, daß die Tumoranfärbung die arterielle Füllungsphase weit überdauern kann.

Patientin K. I., 29 Jahre. *Klinischer Befund.* Geringe Auftreibung des Alveolarfortsatzes und des Corpus mandibulae im linken Molarenbereich. Bei einer notwendigen Extraktion von /7 trat eine starke Blutung aus der Alveole auf.

Histologische Diagnose. Kavernöses Hämangiom des Unterkieferknochens.

Röntgenbefund. Die Schrägaufnahme des linken Unterkiefers zeigt eine großwabige Auflockerung des Knochens. Darüber hinaus besteht eine halbmondförmige Aufhellung am Alveolarfortsatz im Seitenzahnbereich (Zustand nach Extraktion von /7), wie Abb. 15 zeigt.

Angiographischer Befund. Einzelangiogramm mit 4-Ventiler-DA-250, Kontrastmittelinjektion nach Freilegung der A. carotis externa.

Abb. 16 zeigt das seitliche Angiogramm im Höhepunkt der arteriellen Füllungsphase.

Gegenüber dem normalen Angiogramm sind die A. carotis externa und A. maxillaris stark erweitert. Die A. maxillaris entläßt nahe ihrem Ursprung nach caudal die A. alveolaris inferior, die ebenfalls stark dilatiert ist. Letztere verliert sich nach kurzem Verlauf in einen diffusen Kontrastmittelschatten, der den Unterkieferknochen bis in die Prämolarenregion überlagert. Vorher sind einige relativ große atypische Gefäße zu erkennen, die man nur über eine kurze Strecke verfolgen kann. Die Knochenstruktur und die Grenzen des Unterkiefers werden vom Kontrastschatten teilweise aufgehoben. Die über die knöchernen Grenzen hinausgehende Kontrastmittelanfärbung liegt offenbar in den benachbarten Weichteilen. Hierfür spricht auch die breitflächige Kontrastmittelanreicherung unterhalb des Unterkieferrandes.

Beurteilung. Nach der Röntgenleeraufnahme des Unterkiefers war lediglich eine Tumorausbreitung im horizontalen Unterkieferast anzunehmen. Das Angiogramm zeigt jedoch, daß sich die Geschwulst auch auf den aufsteigenden Unterkieferast ausdehnt. Entsprechend der starken Erweiterung der A. alveolaris mandibularis und den dargestellten atypischen Nebenästen mußte diesem Gefäß eine wesentliche Beteiligung an der Blutversorgung des Knochenhämangioms zugesprochen werden. Bei der Operation stellte sich jedoch heraus, daß die Blutversorgung des Tumors weitgehend auch aus den angrenzenden Weichteilen erfolgte (vgl. Rehrmann und Stellmach), dafür sprachen

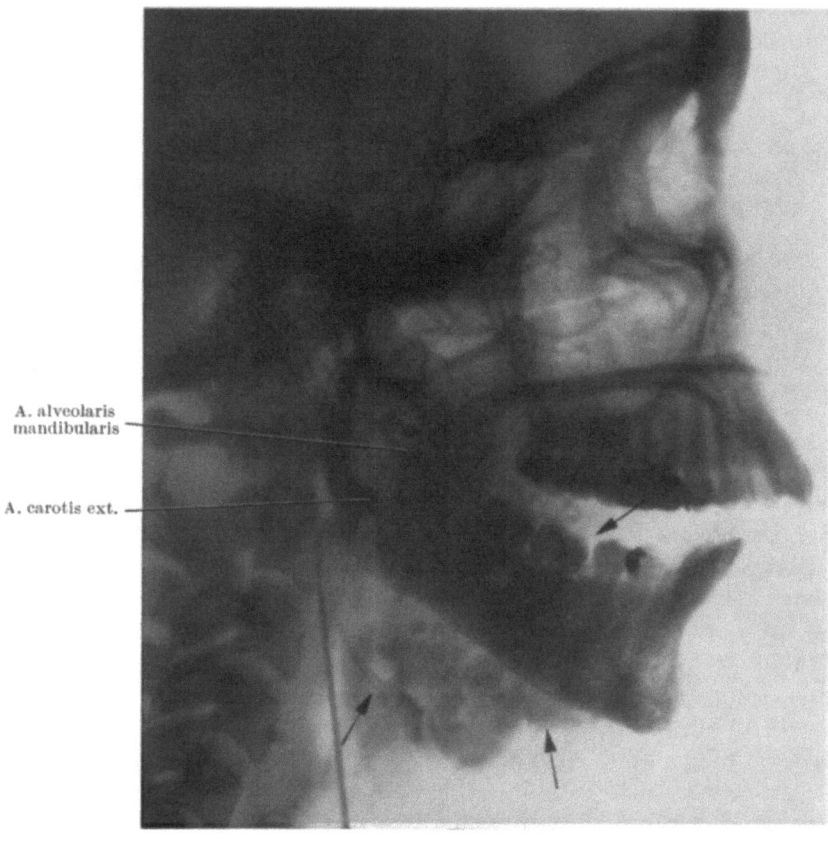

Abb. 16.
Seitliches Angiogramm der A. carotis externa links bei kavernösem Hämangiom des Unterkieferknochens

allerdings schon die zahlreichen atypischen Gefäße im Angiogramm, die sich in der starken Kontrastmittelanfärbung noch differenzieren ließen. Wie eine histologische Untersuchung zeigte, entsprach die abnorme Kontrastmittelanreicherung unterhalb des Unterkieferrandes einer kompensatorischen Erweiterung der Mundbodenvenen.

Patient B. J., 47 Jahre. *Klinischer Befund.* Es besteht eine Schwellung von prallelastischer Konsistenz über dem rechten aufsteigenden Unterkieferast, die Hinterkante desselben ist nicht palpabel. In der Mundhöhle sind pathologische Veränderungen nicht festzustellen. Zur Klärung des Zustandes wurde der vermutliche Tumor unterhalb des Kieferwinkels freigelegt. Nach Einstechen einer feinen Kanüle entleerte sich ein Blutstrahl. Differentialdiagnostisch wurde ein Aneurysma in Erwägung gezogen.

Röntgenbefund. Die Röntgenkontrolle des aufsteigenden Unterkieferastes ergibt keinen pathologischen Befund.

Angiographischer Befund. Einzelangiogramm mit 4-Ventiler-DA-250; Kontrastmittelinjektion nach Freilegung der A. carotis externa.

Abb. 17 zeigt das seitliche Angiogramm rechts im Höhepunkt der arteriellen Füllungsphase.

In der Aufnahme ist die Carotisteilungsstelle dargestellt. Die A. carotis externa erscheint im Vergleich zum normalen Angiogramm nach ventral verdrängt. Sie gibt etwa in Höhe des Kieferwinkels größere atypische Gefäße ab, die einen diffusen Kontrastmittelschatten umkreisen, der von der Schädelbasis bis zur Unterkante des zweiten Wirbelkörpers reicht.

Beurteilung. Mit Hilfe des Angiogramms konnte geklärt werden, daß es sich im vorliegenden Fall um eine gefäßreiche Geschwulst der Retromandibular-Parapharyngealregion handelte, die von der Schädelbasis bis zum Kieferwinkel reicht. Ein Aneurysma konnte ausgeschlossen werden. Entsprechend der nur angedeuteten Füllung der A. carotis interna nahe ihrem Ursprung war mit einer Beteiligung dieses Gefäßes am Geschwulstprozeß nicht zu rechnen. Der angiographische Befund wurde durch die Operation bestätigt, histologisch handelte es sich um ein Paragangliom, offenbar vom Glomus caroticum

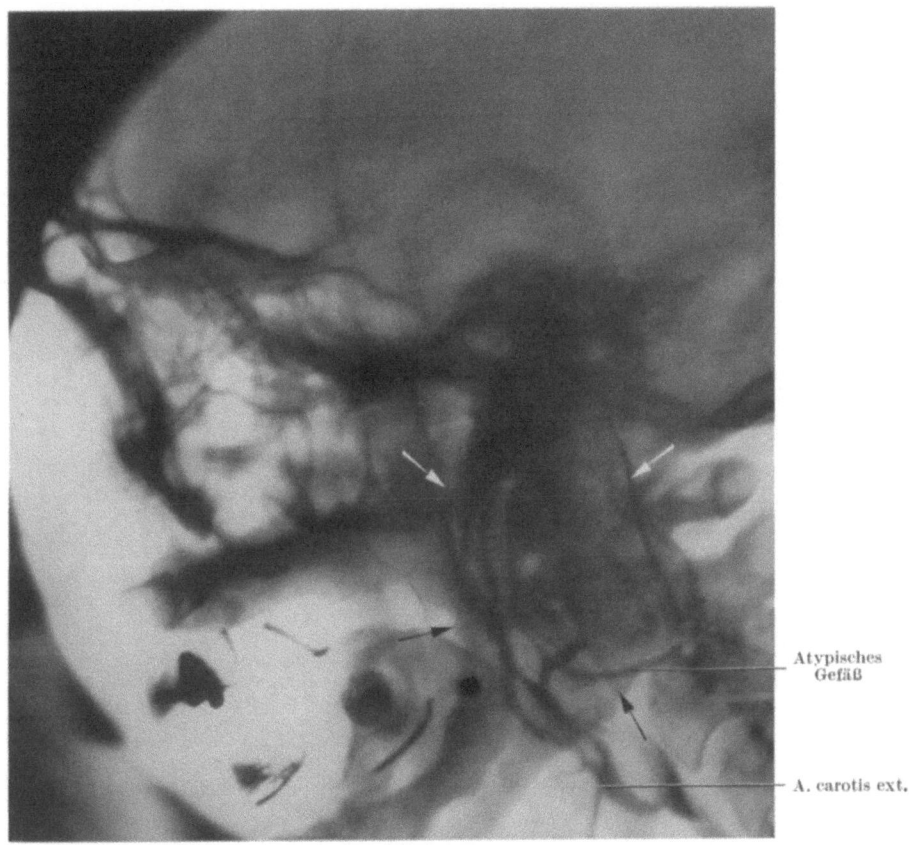

Atypisches
Gefäß

A. carotis ext.

Abb. 17.
Seitliches Angiogramm der A. carotis externa rechts bei Paragangliom der rechten Retromandibularregion

ausgehend. Histologie und Klinik dieser Geschwulst wurden von LANGER und REHRMANN eingehend beschrieben. Das Angiogramm zeigt darüber hinaus, daß das Kontrastmittel von sehr gefäßreichen Tumoren so weit absorbiert werden kann, daß normale distale Gefäßbezirke nicht mehr zur Darstellung kommen.

Patientin R. H., 49 Jahre. *Klinischer Befund.* Pflaumengroßer Tumor im Bereich des Alveolarfortsatzes des linken Oberkiefers, der sich auf den harten Gaumen ausdehnt. Stärkere Anschwellung der linken Wange in den oberen Abschnitten.

Histologische Diagnose. Angioblastische Geschwulst mit stellenweise deutlicher Hohlraumbildung.

Röntgenbefund. Die Leeraufnahme im occipito-mentalen Strahlengang zeigt eine diffuse Verschattung der linken Kieferhöhle, eine Schrägaufnahme des Unterkiefers ergibt eine Druckatrophie des aufsteigenden Unterkieferastes, die besonders in den oberen Partien ausgeprägt ist.

Angiographischer Befund. Einzelangiogramm mit 4-Ventiler-DA-250; Kontrastmittelinjektion nach Punktion der A. carotis externa.

Abb. 18 zeigt das seitliche Angiogramm links im Höhepunkt der arteriellen Füllungsphase.

Die A. carotis externa steigt senkrecht nach oben und gibt nach ventral fast rechtwinkelig die A. maxillaris etwa über der Mitte des Unterkieferhalses ab. Die A. maxillaris teilt sich bereits nahe ihrem Ursprung in ein Netzwerk kleinerer und größerer Gefäße auf, das kranial bis an die Schatten-dichtigkeit der Schädelbasis heranreicht. Die caudalen Abschnitte des Gefäßtumors überlagern den aufsteigenden Unterkieferast, ventral projiziert sich ein stärkerer Kontrastmittelschatten in die Mundhöhle.

Beurteilung. Das Angiogramm zeigt in eindrucksvoller Weise eine veränderte Angio-architektonik in Form zahlreicher atypischer Gefäße, die mit einer fleckförmigen Kon-trastmittelanfärbung kombiniert sind. Der angioblastische Tumor liegt im Ausbreitungs-gebiet der A. maxillaris, die nur nahe ihrem Ursprung in typischer Weise zu verfolgen ist. Die Geschwulst erreicht nach dem Gefäßbild in der Infratemporalregion die Schädelbasis.

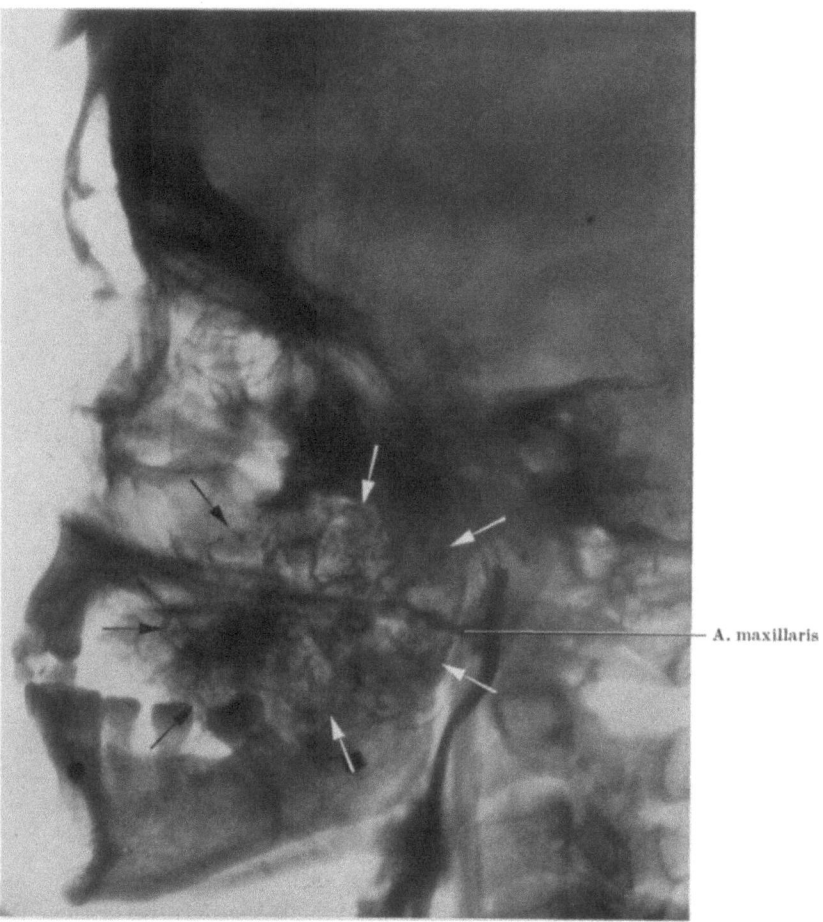

Abb. 18. Seitliches Angiogramm der A. carotis externa links bei Angioblastom des Oberkiefers

Zusammenfassung

Angiographische Untersuchungen im Versorgungsgebiet der A. carotis externa haben ergeben, daß die röntgenologische Kontrastdarstellung der Gefäße des Gesichtsschädels bei speziellen klinischen Fragestellungen ein brauchbares diagnostisches Hilfsmittel dar-stellt.

Die Angiographie der A. carotis externa kommt hauptsächlich zur Erfassung be-stimmter Geschwulstausbreitungen in Betracht, wenn die klassischen Untersuchungs-verfahren, Inspektion, Palpation und Röntgennativaufnahme in ihrem Aussagewert erschöpft sind.

Eine Indikation zur Angiographie besteht unter diesen Gesichtspunkten bei Ober-kiefertumoren, die über die knöchernen Grenzen des Oberkiefers hinaus, in den Retromaxillar-Infratemporalraum vorgewachsen sind. Eine veränderte Angioarchitektonik der A. maxillaris kann hier über die Tumorausbreitung wichtige Hinweise geben.

Die Arteriographie ist ferner bei parapharyngeal gelegenen Geschwülsten, besonders bei Tumoren in der Umgebung der großen Halsgefäße von Bedeutung. Mit Hilfe der Gefäßdarstellung lassen sich die anatomischen Beziehungen zur A. carotis interna klären, was für die Einschätzung der Operabilität häufig wesentlich ist.

Im Unterkiefer liegt der praktische Wert der Angiographie in der Erfassung der Gefäßversorgung und Ausdehnung von Gefäßgeschwülsten.

Die klinische Erfahrung hat gezeigt, daß eine sichere Darstellung der feinen Endäste der A. maxillaris am besten gelingt, wenn die Injektion des Kontrastmittels nach operativer Freilegung der A. carotis externa oder A. temporalis superficialis vorgenommen wird.

Der venöse Rückfluß des Kontrastmittels stellt sich nur als zarte Anfärbung der V. facialis ant. eventuell der V. facialis post. dar. Eine Anfärbung des Plexus pterygoideus wurde nicht beobachtet.

Die Beurteilung der Angiogramme der A. carotis externa wird durch Serienaufnahmen erleichtert. Für klinische Belange reichen im allgemeinen Aufnahmen im seitlichen Strahlengang aus.

Die Veränderungen der Angioarchitektonik sind bei angioblastischen Tumoren besonders eindrucksvoll, aber auch bösartige epitheliale und mesenchymale Geschwülste stellen sich im Angiogramm dar.

Eine spezielle angiographische Differenzierung der Geschwülste des Gesichtsschädels ist nicht möglich, wir können lediglich zwischen gefäßarmen und gefäßreichen Tumoren unterscheiden.

Literatur

BARGMANN, B.: Angiographie im Zahn-, Mund- und Kieferbereich. Diss. München 1957.

FINKEMEYER, H.: Der Kollateralkreislauf zwischen A. carotis externa und interna im Arteriogramm. Zbl. Neurochir. 16, 342—348 (1956).

KÁDÁR, F., u. A. G. KOCSIS: Beiträge zur Anatomie und zu den klinischen Beziehungen des Plexus venosus pterygoideus. SMFZ/RMSO 69, 618—630 (1959).

KRAYENBÜHL, H., u. H. R. RICHTER: Die cerebrale Angiographie. Stuttgart: Georg Thieme 1952.

LANGER, E., u. A. REHRMANN: Das nicht chromaffine Paraganglion caroticum (Glomus caroticum). Dtsch. Zahn-, Mund- u. Kieferheilk. 27, 104—112 (1957).

RADNER, ST.: Technical equipment for vasal catheterization. Acta radiol. (Stockh.) 31, 152—154 (1949).

REHRMANN, A., u. R. STELLMACH: Operatives Vorgehen, Blutersatz und Narkoseführung bei kavernösen Haemangiomen der Kieferknochen. Dtsch. Zahn-, Mund- u. Kieferheilk. 24, 445 bis 467 (1956).

SCHEUNEMANN, H., u. J. SCHRUDDE: Intravitalangiographische Untersuchungen bei Geschwülsten im Kieferbereich. Dtsch. Zahn-, Mund- u. Kieferheilk. 25, 190—200 (1956).

— — Zur Methodik der Angiographie der A. carotis externa. Dtsch. Zahn-, Mund- u. Kieferheilk. 28, 226—228 (1958).

SCHOENMACKERS, J., u. H. SCHEUNEMANN: Angiographische Untersuchungen der A. carotis externa. Dtsch. Zahn-, Mund- u. Kieferheilk. 23, 346—360 (1956).

—, u. H. VIETEN: Atlas postmortaler Angiogramme. Stuttgart: Georg Thieme 1954.

VIETEN, H.: Leuchtschirmphotographie im Mittelformat bei der cerebralen Angiographie. Röntgenblätter 8, 167—183 (1955).

WOLFF, H., u. G. SCHALTENBRAND: Die perkutane Arteriographie der Gehirngefäße. Zbl. Neurochir. 4, 233—239 (1939).

Namenverzeichnis — Author-Index

Die *kursiv* gesetzten Seitenzahlen beziehen sich auf die Literatur

Page numbers in *italics* refer to the bibliography

Sachverzeichnis

(Deutsch-Englisch)

Bei gleicher Schreibweise in beiden Sprachen sind die Stichwörter nur einmal aufgeführt

Subject Index

(English-German)

Where English and German spelling of a word is identical the German version is omitted